现代骨折与并发症治疗

Contemporary Surgical Management of
Fractures and Complications

图文编辑

刘 菲 刘 娜 康 鹤 肖 艳 王静雅 纪凤薇 刘玉卿 张 浩 曹 勇 杨 洋

This is translation of Contemporary Surgical Management of Fractures & Complications, ISBN 978-93-5025-964-1, by ILYAS & REHMAN.

Originally published in India by Jaypee Brothers Medical Publishers

©2023，辽宁科学技术出版社。
著作权合同登记号：06-2017第166号。

图书在版编目（CIP）数据

现代骨折与并发症治疗 /（美）阿西夫·伊利亚斯（Asif Ilyas），（美）萨奇布·雷曼（Saqib Rehman）主编；谭嘉，郝永强主译.—沈阳：辽宁科学技术出版社，2023.3

ISBN 978-7-5591-2704-4

Ⅰ.①现… Ⅱ.①阿… ②萨… ③谭… ④郝… Ⅲ.①骨折—并发症—治疗 Ⅳ.①R683.06

中国版本图书馆CIP数据核字（2022）第151030号

出版发行：辽宁科学技术出版社
　　　　　（地址：沈阳市和平区十一纬路25号　邮编：110003）
印 刷 者：辽宁鼎籍数码科技有限公司
经 销 者：各地新华书店
幅面尺寸：210mm×285mm
印　　张：66.75
插　　页：8
字　　数：1335千字
出版时间：2023年3月第1版
印刷时间：2023年3月第1次印刷
策划编辑：陈　刚
责任编辑：杨晓宇
封面设计：袁　舒
版式设计：袁　舒
责任校对：王春茹

书　　号：ISBN 978-7-5591-2704-4
定　　价：998.00元

投稿热线：024-23280336
邮购热线：024-23280336
E-mail:cyclonechen@126.com
http://www.lnkj.com.cn

第1卷：上肢与脊柱

现代骨折与并发症治疗
Contemporary Surgical Management of Fractures and Complications

（美）阿西夫·伊利亚斯（Asif Ilyas）
（美）萨奇布·雷曼（Saqib Rehman）　主编

谭　嘉　郝永强　主译

北方联合出版传媒（集团）股份有限公司
辽宁科学技术出版社
沈　阳

译者名单

主 译

谭 嘉　　郝永强

译 者

陈国平　陈家耀　程志琳　甘锋平　甘 智

黄圣斌　黄国秀　李 晓　李 颖　梁旭权

林 汉　林鑫欣　陆俭军　陆声榆　罗 翔

莫勇军　秦 豪　韦灿燊　韦平欧　谢兆林

许 林　张其标　郑静茂　植宁喜　朱智鹏

献给

我的妻子 Erum 和我的孩子 Dean、Amber 和 Sammy，
感谢他们对我不断成长的激励和耐心。
我的父母 Qazi 和 Sajda Ilyas 对我的教育和完善的指导，
始终贯彻我的整个职业发展。
最后，感谢我的同事和住院医师们对我的不断挑战，
激励我成为一名优秀的临床医生和教育家。

阿西夫·伊利亚斯

献给

我有幸与之共事的住院医师和同事。
我的导师 William DeLong 和 Christopher Born，
以及让我受益匪浅的许多其他外科医生。
感谢我的兄弟 Asim、我的妻子 Saadia，
以及我的孩子 Omar、Laila 和 Sofia 给予我的支持。
最重要的是，感谢我的父母 Khalid 和 Sabeeha Rehman，
他们是真正的榜样，
为我实现目标和愿望铺平了道路。

萨奇布·雷曼

编委名单

Jamal Ahmad MD
Assistant Professor of
Orthopaedic Surgery
Thomas Jefferson University
Hospital
Rothman Institute
Philadelphia, Pennsylvania, USA

Andrea Bauer MD
Orthopaedic Surgery Fellow
Massachusetts General Hospital
Boston, Massachusetts, USA

Stephen Becher MD
Orthopaedic Surgery Resident
Atlanta Medical Center
Atlanta, Georgia, USA

Pedro Beredjiklian MD
Chief, Hand Surgery Service
Rothman Institute
Associate Professor of
Orthopaedic Surgery
Thomas Jefferson University
Philadelphia, PA, USA

Christopher Born MD
Chief of Orthopaedic Trauma and
Director of the Weiss
Laboratory for
Orthopaedic Trauma Research
Rhode Island Hospital
Intrepid Heroes Professor of
Orthopaedic Surgery
The Apert Medical School of
Brown University
Providence, Rhode Island, USA

Wendy Bruinsma MD
Orthopaedic Surgery Fellow
Massachusetts General Hospital
Boston, Massachusetts, USA

Neal Chen MD
Assistant Professor of
Orthopaedic Surgery
Thomas Jefferson University
Philadelphia Hand Center
Philadelphia, Pennsylvania, USA

Peter Cole MD
Chief of Orthopaedic Surgery
Regions Hospital
Professor of Orthopaedic Surgery
University of Minnesota
St Paul, Minnesota, USA

Katharine Criner MD
Orthopaedic Surgery Resident
Temple University
Philadelphia, Pennsylvania, USA

William DeLong MD
Chief of Orthopaedic Surgery
St Luke's Health Network
Professor of Orthopaedic Surgery
Anatomy and Cell Biology
Temple University
Philadelphia, Pennsylvania, USA

River Elliott MD
Plastic Surgery Resident
University of the Pennsylvania
Philadelphia, Pennsylvania, USA

Christina Endress MD
Orthopaedic Surgery Resident
University of the Pennsylvania
Philadelphia, Pennsylvania, USA

Ryan Ficco MD
Orthopaedic Surgery Resident
University of Miami
Miami, Florida, USA

Abtin Foroohar MD
Orthopaedic Surgery Fellow
University of the Pennsylvania
Philadelphia, Pennsylvania, USA

John Fowler MD
Orthopaedic Surgery Resident
Temple University
Philadelphia, Pennsylvania, USA

Matthew Frank MD
Orthopaedic Surgery Resident
New Jersey Medical School
Newark, New Jersey, USA

Elie Ghanem MD
Orthopaedic Surgery Resident
Thomas Jefferson University
Philadelphia, Pennsylvania, USA

Melissa Gorman MD
Assistant Professor of
Orthopaedic Surgery
Louisiana State University
Health Science Center
New Orleans, Louisiana, USA

Steven Gross MD
Orthopaedic Surgery Resident
NYU-Hospital for Joint Diseases
New York, New York, USA

Christopher Haydel MD
Orthopaedic Trauma Fellow
Temple University Hospital
Philadelphia, Pennsylvania, USA

David Helfet MD
Director of Orthopaedic Trauma
Hospital for Special Surgery
Professor of Orthopaedic Surgery
Weill Medical College of Cornell
University
New York, New York, USA

Zhiyong Hou MD
Orthopaedic Research Fellow
Geisinger Medical Center
Danville, Pennsylvania, USA

Asif Ilyas MD
Program Director of Hand and
Upper Extremity Surgery Fellowship
Rothman Institute
Associate Professor of
Orthopaedic Surgery
Thomas Jefferson University
Philadelphia, Pennsylvania, USA

Kaan Irgit MD
Orthopaedic Research Fellow
Geisinger Medical Center
Danville, Pennsylvania, USA

Roman Isaac MD
Orthopaedic Surgery Resident
Thomas Jefferson University
Philadelphia, Pennsylvania, USA

Andrew Jawa MD
Assistant Professor of
Orthopaedic Surgery
Boston University
Boston, Massachusetts, USA

Jesse B Jupiter MD
Hansjorg Wyss/AO Professor of
Orthopaedic Surgery
Harvard Medical School
Massachusetts General Hospital
Boston, Massachusetts, USA

Rishi Kanna MS
Consultant Spine Surgeon
Ganga Hospital
Coimbatore, Tamil Nadu, India

Stephen Kayiaros MD
Orthopaedic Trauma Fellow
Rhode Island Hospital
Providence, Rhode Island, USA

Emily Keener DO
Orthopaedic Surgery Resident
University of Medicine and
Dentistry of New Jersey
Stratford, New Jersey, USA

Sanjit Konda MD
Orthopaedic Surgery Resident
NYU-Hospital for Joint Diseases
New York, USA

Stephen Kottmeier MD
Chief of Orthopaedic Trauma and
Associate Chairman
Associate Professor of
Orthopaedic Surgery
Stony Brook University Hospital
Stony Brook, New York, USA

Peter Krause MD
Director of Orthopaedic Trauma
Louisiana State University Public
Hospital
Associate Professor of Orthopaedic
Surgery and Residency Director
Louisiana State University
Health Science Center
New Orleans, Louisiana, USA

Paul Lafferty MD
Assistant Professor of
Orthopaedic Surgery
University of Minnesota
St Paul, Minnesota, USA

Charles Leinberry MD
Associate Professor of
Orthopaedic Surgery
Thomas Jefferson University
Philadelphia, Pennsylvania, USA

Frank Liporace MD
Associate Professor of
Orthopaedic Surgery
New Jersey Medical School
Newark, New Jersey, USA

Dean Lorich MD
Associate Director of
Orthopaedic Trauma
Hospital for Special Surgery
Assistant Professor of
Orthopaedic Surgery
Weill Medical College of
Cornell University, New York, USA

Neil MacIntyre MD
Director of Orthopaedic Trauma
New Hannover Regional
Medical Center
Wilmington, North Carolina, USA

Megan Manthe MD
Orthopaedic Surgery Resident
University of Florida, Shands
Jacksonville, Florida, USA

Jonas Matzon MD
Assistant Professor of
Orthopaedic Surgery
Thomas Jefferson University
Philadelphia, Pennsylvania, USA

Matthew Mellon MD
Director of Orthopaedic Trauma
Total Orthopaedics and
Sports Medicine
Massapequa, New York, USA

Matthew Mendez-Zfass MD
Orthopaedic Surgery Resident
University of Miami
Miami, Florida, USA

Chaitanya Mudgal MD
Interim Chief and Program Director
of Orthopaedic Hand Service
Massachusetts General Hospital
Assistant Professor of
Orthopaedic Surgery
Harvard Medical School
Boston, Massachusetts, USA

序 Foreword

非常荣幸受阿西夫·伊利亚斯博士和萨奇布·雷曼博士邀请，为他们主编的《现代骨折与并发症治疗》写序。我真的十分高兴，这不仅仅是因为目睹了阿西夫·伊利亚斯博士在完成手与上肢奖学金项目后其学术生涯的发展，同时也因为这是一本定义清晰和目标明确的佳作。

这是一本面向21世纪的书，此书较少关注历史重点、背景原则，以及内固定治疗的替代疗法，而这些内容正是构成了过去认为是标准格式的骨折书籍的基础。相反，主编和编委们编写的是一本外科医生在面对临床骨折问题时，能及时、有效地解决一系列问题的书。因此，读者会发现，每一章的格式基本相似，即强调手术方法、详细的骨折固定技术以及"经验与教训"。骨折并发症及其相关处理方法，在每一章中也都有详细撰述。此外，所有章节都展示优秀的特定案例。

同时，这部著作的亮点是编委名单。名单中不乏有很多"常见的大咖"，而且绝大多数作者，都是新一代理念的引领者和骨科医生中的"明日之星"。

当今，正处于即时信息时代，我们可以从网站、基于网络的视频或容易获取的期刊等找到这些相关知识。骨科医生也会从《现代骨折与并发症治疗》中，找到骨折与并发症的问题和具体处理方法。

Jesse B Jupiter

骨科学Hansjorg Wyss/AO教授

哈佛医学院

马萨诸塞州综合医院

波士顿，马萨诸塞州，美国

前言 Preface

> "没有遇到并发症的外科医生，说明手术做得还不够多。"

在我们的培训或者实践中，都曾听过上面这句话。但是，在骨折治疗中并发症的发生率其实很高，骨折相关并发症的发生也有很多原因。

患者可以在不可预测的任何时间出现，一些可能没有太多骨折处理经验的外科医生，需要对这些患者进行急诊手术。骨折手术经常使用容易引起细菌生长的植入物，而这些植入物被放置在受损的软组织床时，很有可能引起感染。另外，现代骨折治疗已经见证了新型植入物和生物制剂的快速发展，而在这些新型植入物和生物制剂的适应证还没明确之前，往往已经被快速使用。此外，我们对骨折愈合的认识，仍然存在明显的不足。比如说，为什么有些骨折容易愈合，而有些则不容易？有时候问题在于患者本身以及其不依从医生的术后嘱托。

目前，有许多优秀的书籍，用大量的篇幅来描述正确的骨折处理方法。然而，骨折并发症的出现及如何处理并发症对临床医生来说是一个重大的挑战。尽管所有骨科医生都有很好的参考资料，但在我们看来，目前很少有书籍能真正把重点放在并发症的处理上。当我们聚在一起，讨论我们的期望和本书的目标时，编写本书的困难之处很快便出现在我们面前。

因此，我们所要做的是，为骨科医生提供一本简明、实用的书籍。本书的目的是清楚地描述骨科手术的适应证，提供适当的手术方法和获得良好效果的技巧，并就如何处理并发症提供大量的病例讨论。鉴于许多其他书籍对骨折治疗（包括非手术治疗）的历史文献和基本原则做了较为详尽的回顾，我们选择直接进行骨折及其并发症的外科治疗的讨论。当然，这并非意味着淡化骨折非手术治疗基本原则的重要性，也不是暗示所有骨折都需要手术治疗。因此，本书不应被视为骨折处理的综合教材，而应被视为骨科医生处理骨折手术和/或其并发症的实用且严谨的著作。

本书包含了几个要点。重点叙述的"经验与教训"部分，是向读者分享关于各种手术方法的重要实用要点。为此，我们还使用图片形式，来帮助阐明每一章中的关键概念。"典型并发症案例"一节，是本书最独特和最重要的一部分。这里包括了每章作者所提供的并发症病例，如骨不连、畸形愈合和感染等。

衷心希望本书能成为工具书的一个有效的补充，并希望读者在将来的学习和工作中都能使用。对患者来说，遭遇骨折是一个重大事件。骨折处理后的并发症可能会进一步影响患者的预后。作为骨科医生，我们的工作不仅是避免这些并发症的发生，而且要知道并发症出现的时间，以及如何有效解决。如果这本书在这方面能帮助到你，我们就算完成了使命。

阿西夫·伊利亚斯

萨奇布·雷曼

致谢 Acknowledgments

首先，如果没有优秀外科医生团队的无私奉献，本书是不可能完成的。在这里，真诚地感谢所有作者的努力，与读者分享专业知识。在编写本书的过程中，从他们身上已经学到了很多。

如果没有导师帮助我们开创和塑造事业，向我们展示如何妥善处理骨折，以及提醒我们为患者"做正确的事情"，我们将一事无成。

虽然，我们认为自己是教育工作者，但"三人行，必有我师"。我们身边有堪称楷模的同事、住院医师和研究员。在每天的交流与合作中，我们受益匪浅。为此，感谢他们对本书的支持。

还要感谢印度新德里Jaypee Brothers医学出版社在整个出版过程中给予的支持，使我们的愿景得以实现。

最后，衷心感谢我们的爱人及家人在整个出版过程中的耐心、理解和鼓励。如果没有他们的支持，本书将无法呈现在读者面前。

阿西夫·伊利亚斯
萨奇布·雷曼

目录 Contents

第2卷：骨盆与下肢
Saqib Rehman

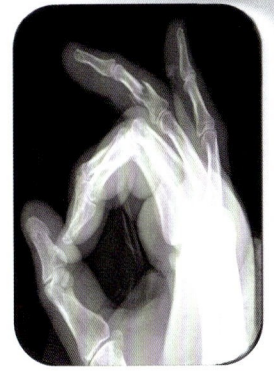

第1章

指骨骨折
Phalangeal Fractures

Jonas Matzon, Elie Ghanem, Pedro Beredjiklian

本章纲要

一、导言

　　在美国，指骨骨折约占手部骨折的20%，是掌骨骨折的2倍，多发于30~40岁男性及20~30岁女性。最常见的两个受伤机制是意外跌伤和直接撞击手部。大多数指骨骨折是近节指骨骨折，其次是远节指骨骨折，最后是中节指骨骨折。虽然，指骨骨折是常见的损伤，但常常被忽略或轻视，因此很可能引起严重的手部功能障碍。

　　指骨骨折的治疗方案，取决于骨折移位程度及复位的难易程度。然而，与周围肌腱的紧密关系严重影响指骨骨折的治疗，容易引起骨折成角及手指肿胀、僵硬。因此，治疗指骨骨折的基本要求，是恢复它的正常位置，减少肿胀和早期功能锻炼。

　　指骨骨折有多种治疗方案，但目前无足够高水平证据的前瞻性比较研究证实哪种治疗方法更好。因为骨折类型的多样性和影响治疗与疗效的许多相关的可变因素，以至随机对照试验很难执行。尽管如此，对复杂手指解剖学知识、骨折类型、康复计划和术后并发症的了解有助于制订个性化治疗方案。

二、诊断

对于疑似指骨骨折，应该仔细检查整个手部和每个手指。首先观察手部的整体形态，注意手部的软组织情况和手指的休息位状态。检查时应注意手指的肿胀、瘀斑、伤口和手指对位。手部正常休息位应该是所有手指指端指向手舟骨结节。手指长度的丢失和指间关节的异常往往提示有骨折短缩和成角。其次是手指触诊查看有无压痛及骨擦感。手指主动屈伸活动时评估手指的旋转对齐并与对侧手部对比。屈曲时，手指指端指向手舟骨结节，手指之间不会重叠交错（图1.1）。手指屈曲时，旋转与对位不良最明显。如果不能做主动活动动作，则可以做被动运动来评估手指功能。在伸直活动中，可以看到轻微的旋转畸形。主动屈曲手指，评估指间关节和掌指关节的活动，以确保深、浅屈肌腱，伸肌腱，滑车、侧腱束及腱钮共同的稳定性。

大多数的指骨骨折可通过标准正、侧、斜位X线片轻易地明确诊断（图1.2）。X线拍患指要比拍整个手部更能提高X线片的诊断质量。正、侧位X线片可以很好评估骨折成角和移位程度。斜位X线片经常会放大对骨折成角的角度判断。特殊的牵引位X线片可有助于发现关节内骨折。

虽然X线片已经能够诊断出大多数的指骨骨折，但高空间分辨率和高对比度分辨率的CT则是观察复杂的关节内骨折有效技术。在某些医疗中心，超声成像也用于诊断身体多个部位的骨折。Tayal等用高分辨率的超声成像对手部受伤的成年人进行前瞻性观察性研究，提示其在诊断手部骨折方面比X线片和临床检查有更好的灵敏度（90%）和特异性（98%）。

指骨骨折诊断的经验和教训：

（1）细微的骨折可导致旋转畸形。

（2）主动和被动屈伸手指并与对侧肢体比较，以检查手指旋转对位情况。

（3）标准的正、侧位X线片更容易确认骨折和判断骨折移位与成角。

（4）斜位X线片往往会放大骨折成角。

（5）牵引位X线片有助于评估关节内骨折。

三、分型

指骨骨折可使用AO系统进行分类。AO分类很繁琐，很难在临床上应用，但在研究中非常有用。指骨骨折通常以描述性特征来分类，相关术语包括骨折位置（头、颈、干或基底部），骨折模式（横、斜、螺旋或粉碎），骨折畸形（平移、成角或旋转）以及软组织和/或骨污染程度（开放或闭合）。

横形骨折通常是指背受到直接撞击的结果，粉碎程度依撞击程度而定。弯曲和轴向压缩的结合将发生伴有蝶形碎片的粉碎性骨折。扭伤会导致骨折线与骨轴成45°角的螺旋形骨折。旋转和轴向载荷的组合引起粉碎性的短斜骨折。

近节指骨骨折通常向掌侧成角畸形。近端骨块被骨间肌附着点牵拉屈曲进入到远端指骨基底部，远端骨块被中央腱束过度拉伸。鉴于伸肌腱和屈肌腱在穿过中节指骨时的共同作用力，中节指骨骨折的成角很难预测。

指浅屈肌止点近端的骨折由于中央腱束的牵拉通常导致背侧成角，而指浅屈肌止点远端的骨折由于指浅屈肌牵拉通常导致掌侧成角。远节指骨骨折通常是粉碎性或继发于挤压伤的骨干骨折。由于伸肌和屈肌肌腱止点在远节指骨基底，这些骨折通常没有严重的移位。

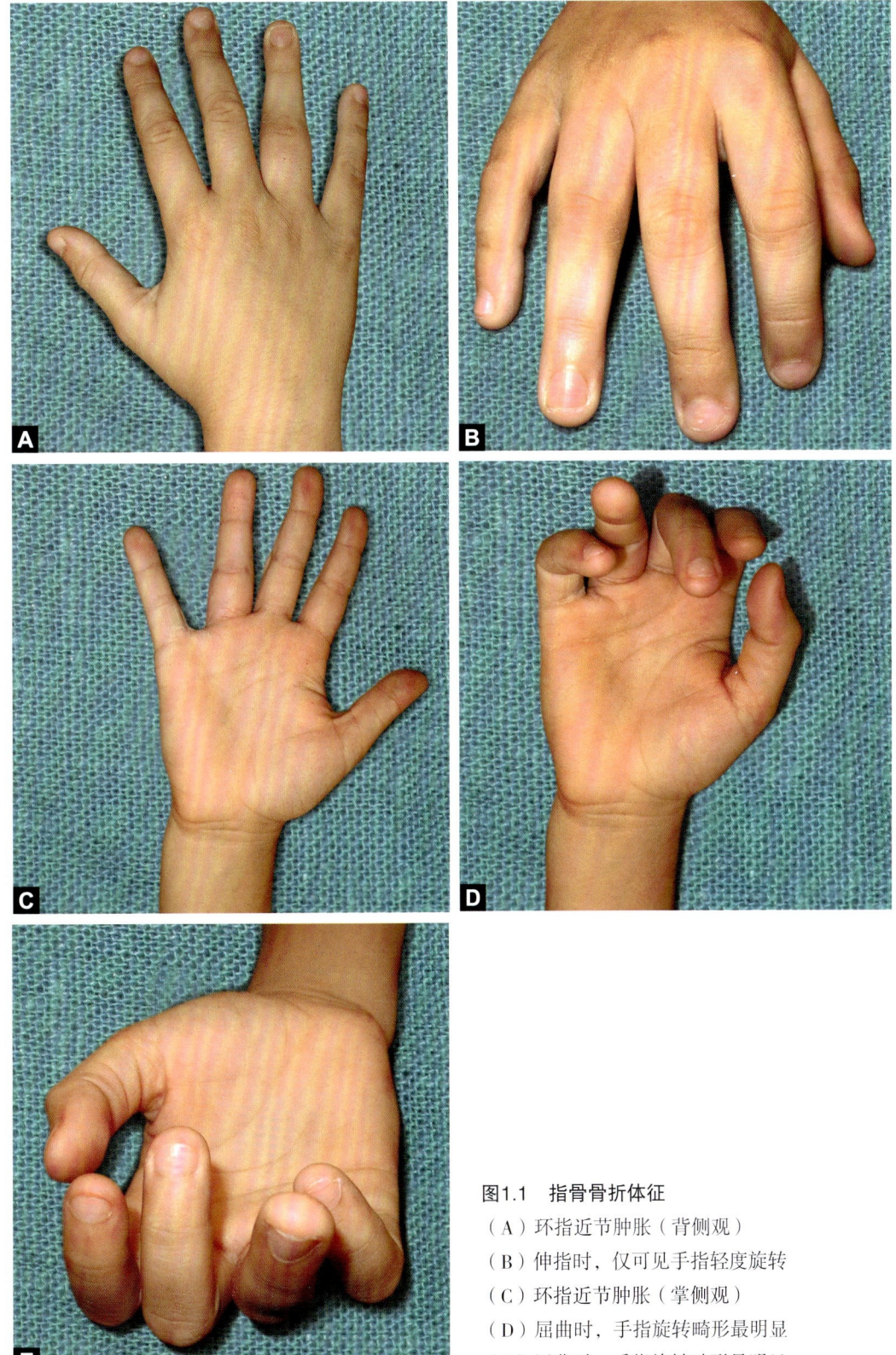

图1.1 指骨骨折体征

（A）环指近节肿胀（背侧观）

（B）伸指时，仅可见手指轻度旋转

（C）环指近节肿胀（掌侧观）

（D）屈曲时，手指旋转畸形最明显

（E）屈曲时，手指旋转畸形最明显

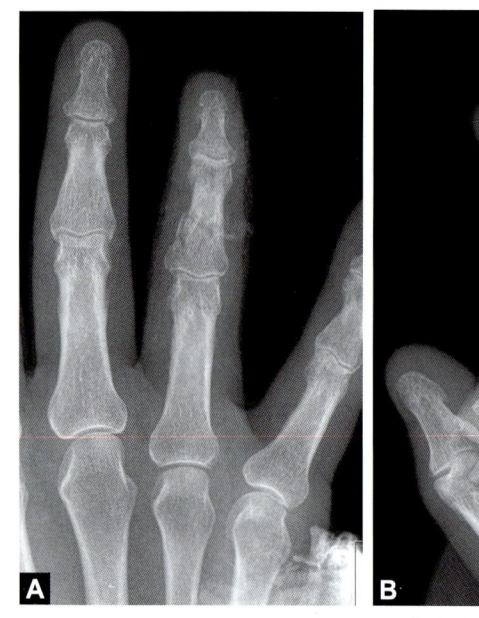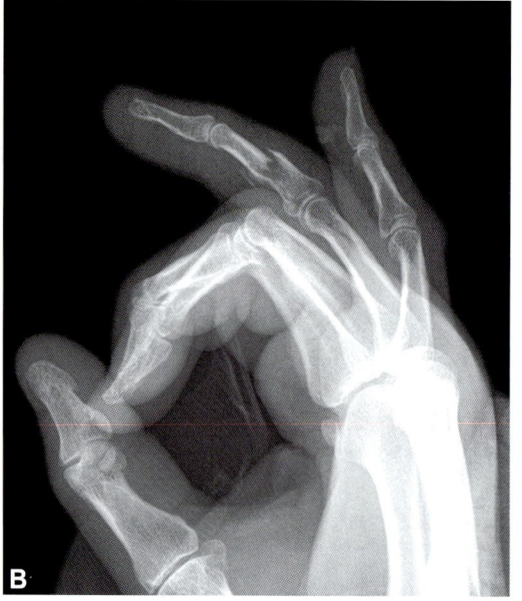

图1.2　指骨骨折X线片

（A）正位X线片　（B）侧位X线片

四、手术指征

决定指骨骨折治疗方案的主要因素有骨折移位、复位难度和指骨稳定性。总的来说，无移位的骨折可以行夹板外固定和早期功能锻炼治疗。可复位且稳定的指骨骨折，同样可以用夹板固定和早期功能锻炼治疗。相反，可复位但不稳定的关节外骨折或移位的关节内骨折，最好采用手术复位固定治疗。只要有可能，都应采用闭合复位和克氏针固定治疗。然而，使用闭合技术治疗不能复位的骨折，可能需要切开复位内固定治疗。此外，开放性骨折、严重的骨丢失、肌腱撕裂和神经血管损伤也需要手术治疗。

（一）闭合复位经皮穿针固定

闭合复位经皮穿针治疗多数不稳定和/或可复位的指骨关节外骨折的首选技术（图1.3A）。虽然克氏针不加压骨折端，但能有效地固定骨折至骨折愈合。由于指骨骨折与容易发生肌腱粘连密切相关，经皮穿针的优势是避免了术中软组织的剥离和术后的肌腱粘连。这种技术的缺点包括无法预计的技术难度，无法实现骨碎片之间的加压以及有可能固定软组织而无法早期功能锻炼。

（二）切开复位内固定

切开复位内固定最适合治疗关节内骨折、复位失败的关节外骨折或必须使用坚强内固定时。切开复位内固定的优点是达到解剖复位和早期功能锻炼。然而，切开复位内固定的缺点是容易引起的肌腱粘连，软组织切开后引起的关节纤维化，继发肿胀和内固定物刺激。切开复位内固定可采用骨块间螺钉或钢板内固定（图1.3B、C）。

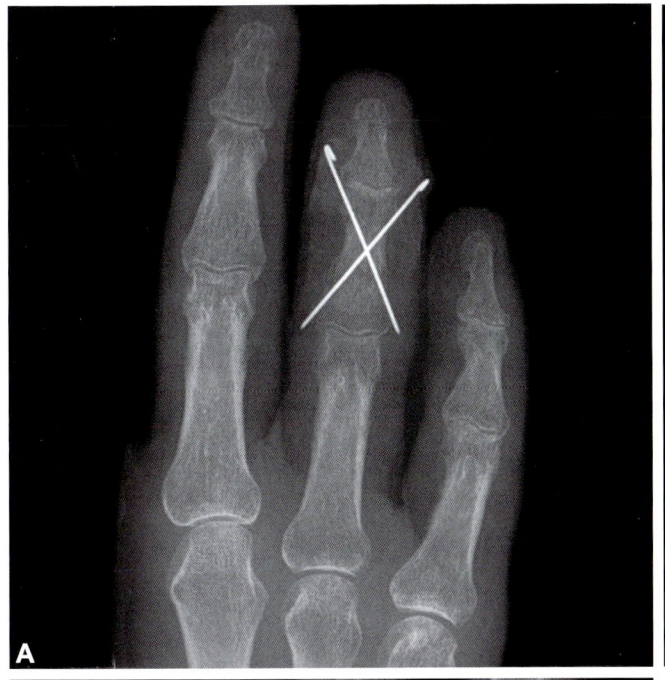

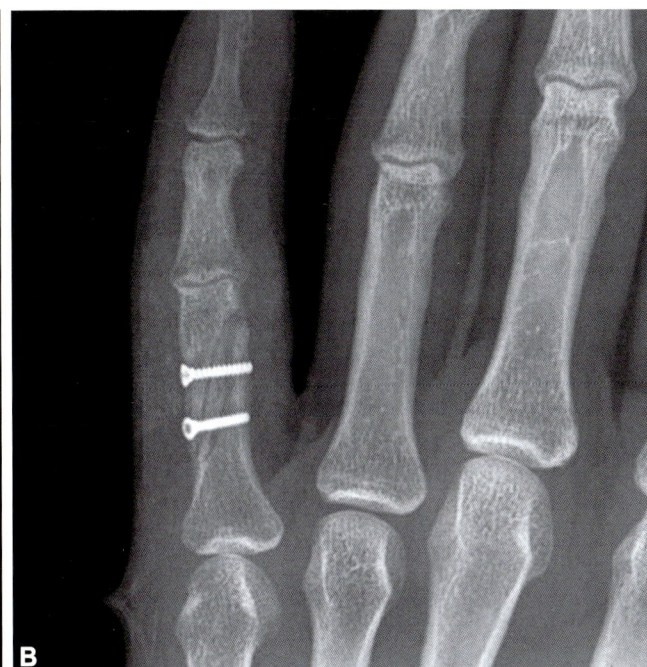

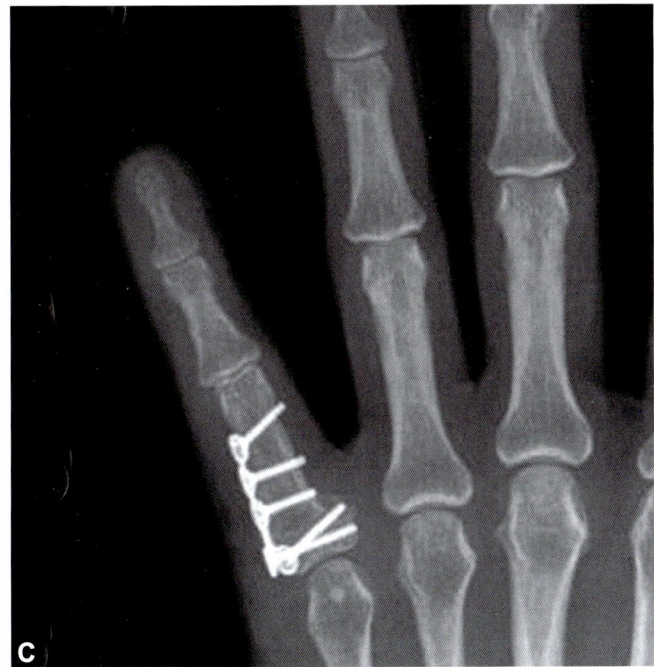

图1.3　指骨骨折内固定
（A）指骨骨折闭合复位和经皮克氏针内固定
（B）切开复位螺钉内固定
（C）切开复位钢板内固定
由Asif M Ilyas提供

（三）外固定

外固定器可用于治疗各种手部骨折。优点在于很少或不暴露骨折部位和提供足够的稳定性，但在治疗简单的指骨闭合性骨折上，并不比克氏针有压倒性优势。相反，外固定器在桥接粉碎性关节内骨折或临时固定伴有骨缺损和/或软组织缺损的严重开放性骨折时非常实用。

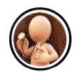 **指骨骨折手术适应证的经验与教训：**

（1）大多数手指骨折可以采用非手术治疗。然而，移位和不稳定骨折需要手术固定。我们建议尽可能使用闭合复位和经皮穿针。

（2）经皮穿针可以做到近乎解剖复位，同时最大限度地减少软组织的损伤、肿胀和避免后期内固定物刺激。

（3）切开复位内固定可提供稳定的解剖复位和早期功能锻炼，但可能导致肌腱粘连和关节僵硬。

（4）在有广泛软组织损伤、骨缺损/或污染的情况下，外固定是治疗复杂手部损伤的最好方法。

五、外科解剖、体位与入路

（一）应用解剖

指骨与周围屈、伸肌腱密切相联。尽管每个手指的伸肌肌腱在掌骨上都有明确的位置，一旦它们靠近指骨，就会变得更加复杂（图1.4）。在掌指关节处，伸肌腱形成一个矢状带，其作用就像一个吊索围绕着掌指关节并将其连接在掌板上。矢状带还集中于指伸肌腱，有助于掌指关节的伸展。在掌指关节的远端，这些内在肌（蚓状肌和骨间肌）连接在一起，形成外侧束，这些外侧束汇入到腱帽，并同时覆盖近端指骨外侧。在背侧，骨间肌的横纤维形成横束，在近节指骨上起悬索的作用，有利于掌指关节屈曲。在近侧指间关节，指伸肌腱分叉形成2个外侧束和1个中间束。中间束止于中节指骨基底部，起伸展近侧指间关节的作用。指伸肌腱与固有肌（蚓状肌和骨间肌）肌腱共同参与形成外侧束。两侧的外侧束均止于远节指骨基底部，起伸展远侧指间关节的作用。三角韧带防止联合侧腱束掌侧半脱位，横韧带防止背侧半脱位。

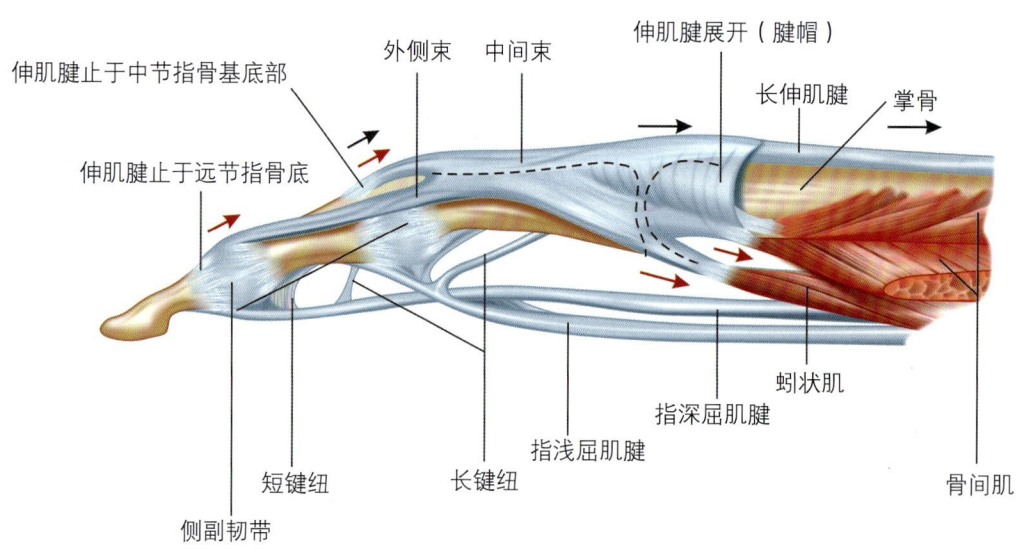

图1.4　指骨伸肌腱和屈肌腱解剖图示
注意：黑色箭头表示长伸肌腱拉力；红色箭头表示骨间肌和蚓状肌的拉力

与伸肌系统相比，屈肌系统较简单。指浅屈肌腱和指深屈肌腱共同在纤维腱鞘中滑动，分别起到屈曲近侧指间关节和远侧指间关节的作用。在近节指骨的水平，指浅屈肌腱在Camper交叉处分裂为2束，分别止于中节指骨基底部的两侧，而指深屈肌腱则止于远节指骨的基底部。屈肌腱穿过的纤维腱鞘由纤维滑车组成，纤维滑车提供结构稳定性并使肌腱贴近指骨。共有5个环形滑车和3个十字滑车。

神经血管束位于屈肌腱鞘的桡侧和尺侧，固有神经位于固有动脉的掌内侧。神经的背侧分支提供近侧指间关节以远的手指感觉功能。指神经在远侧指间关节处分叉。

指间关节是复杂的单轴铰链关节。通过关节和软组织支撑结构提供稳定性。这些软组织结构包括关节囊、侧副韧带、背侧伸肌腱、屈肌腱鞘和掌板。

（二）体位

对于大多数手外科病例来说，体位是通用的。患者仰卧在衬垫良好的手术台上，患侧上肢放在手台上。非无菌止血带置于患肢上臂近端。

（三）手术入路

指骨的手术入路涉及周围的肌腱和神经血管结构的精确定位。手术入路的选择取决于骨折部位、骨折类型及固定方法的选择。无论是何种手术入路，应尽量减少对肌腱的侵犯，以避免继发粘连。肌腱的止点应受到保护，以避免运动的障碍，并尽量减少肿胀，以避免关节纤维化。此外，切口应慎重选择，以避免软组织挛缩和伤口并发症（图1.5）。

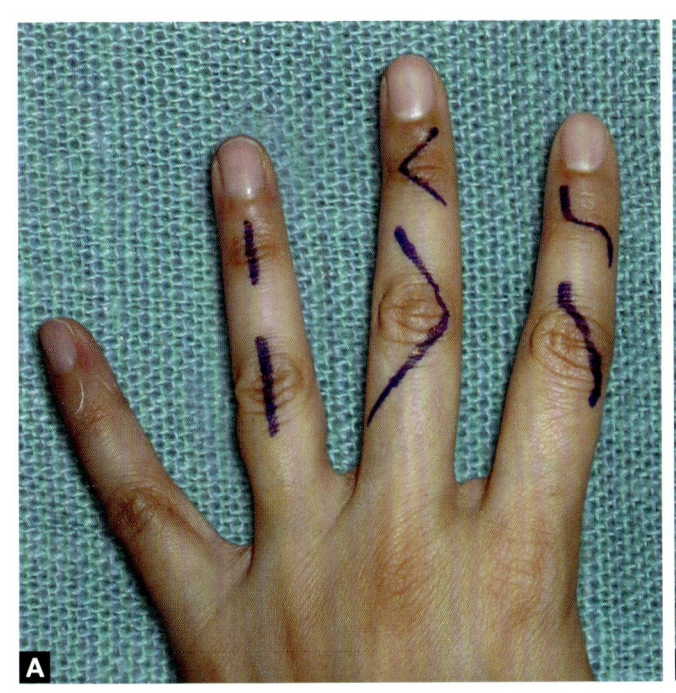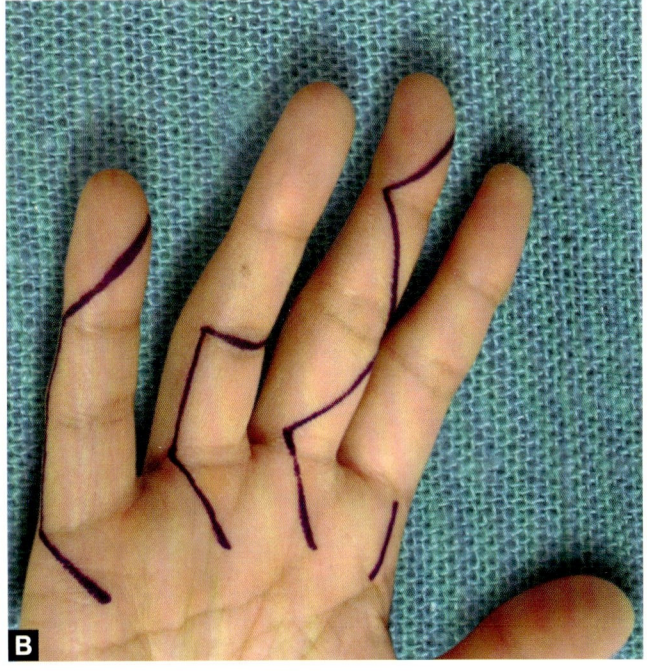

图1.5　指骨手术入路示意图
（A）背侧，切口可纵向或斜跨延伸折痕放置　（B）掌侧，切口应远离弯曲折痕利用侧正中切口或Bruner技术
由Asif M Ilyas提供

1. 背侧入路

背侧入路为近节指骨干和基底部提供良好的显露。在手指的背侧取切口，然后形成一个大的皮瓣，并将其掀开，从而显露背部伸肌腱。在近节指骨，伸肌腱可以是纵向劈开或通过背侧的中央腱束Chamay瓣切口（图

1.6）。这种入路可避免在中节指骨基底的中央腱束的损伤。对于近节指骨的远端暴露Chamay入路在提供最大显露的同时保护中央腱束。对中节指骨，伸肌腱纵向劈开最好。然而，暴露明显受到近端中间束止点和远端肌腱止点的限制。中节指骨最好使用侧正中入路。

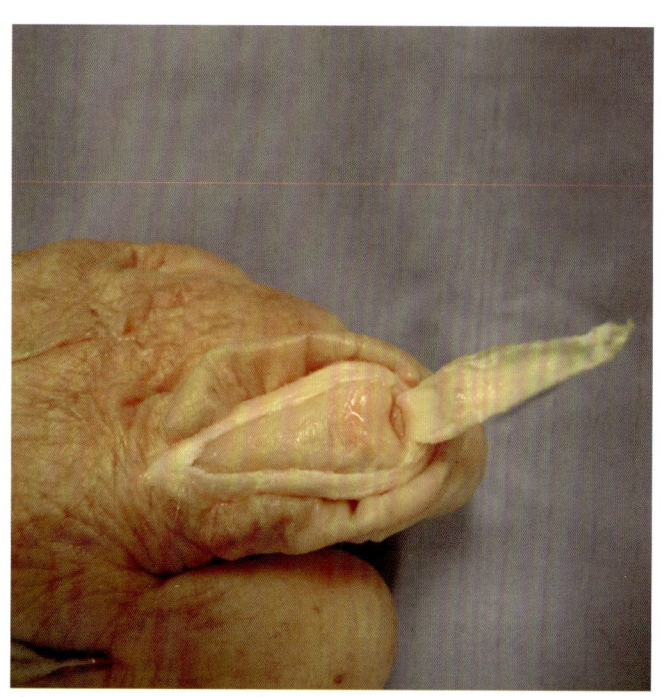

图1.6　近节指骨背侧显露切口
由Asif M Ilyas提供

2. 侧正中入路

侧正中入路为接骨板应用提供了更好的指骨内侧或外侧显露，最大限度地减少伸肌腱创伤（图1.7）。因此，侧正中入路减少对伸肌装置的操作可减少术后粘连和伸肌挛缩。对于近节指骨，外侧束需要向背侧牵开或切开并翻转。或者，对外侧束和斜纤维进行单侧Littler切除以进入近节指骨，同时减少粘连的形成及僵硬的风险。对外侧束的保存能保留指间关节的伸肌力和防止畸形。对中节指骨，侧正中入路可在不受肌腱干扰的情况下进入外侧皮质。

3. 掌侧入路

对于一些骨折类型，有必要通过掌侧入路显露。这最常见于近侧指间关节骨折脱位，特别是进行半钩骨重建时。Bruner切口放置在远侧指间关节掌侧横纹。小心掀起皮瓣，注意保护血管神经束。使用横切口，将屈肌鞘在A2滑车和A4滑车之间小心切开，注意不要损伤屈肌腱。屈肌腱牵开以显露覆盖指间关节的掌板。如果有必要，可以使用"鸟枪法"显露两个关节面（图1.8）。

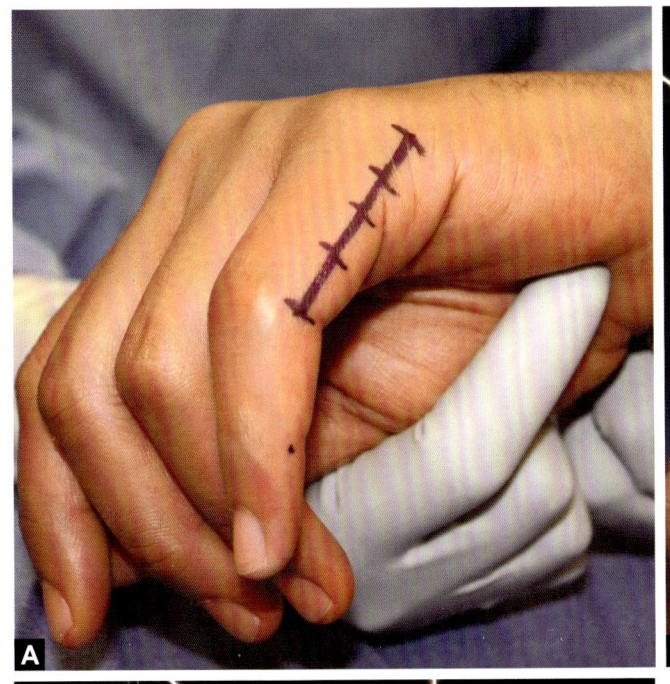

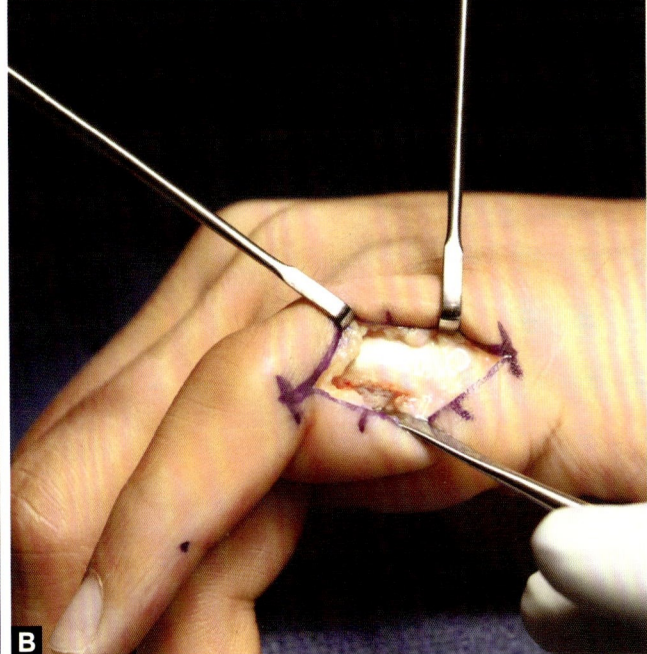

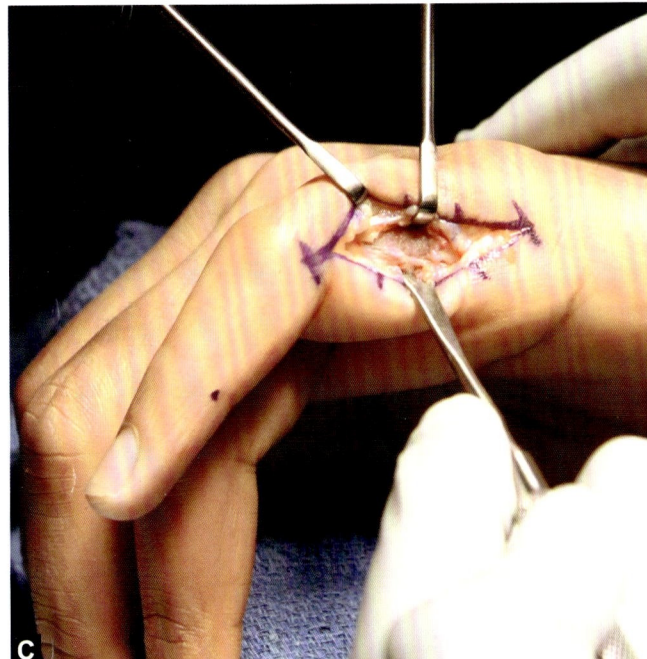

图1.7　近节指骨侧正中入路的切开与暴露

（A）切口设计

（B）切开暴露近节指骨的外侧韧带

（C）切开后防止损伤手指神经血管结构或屈肌腱

由Asif M Ilyas提供

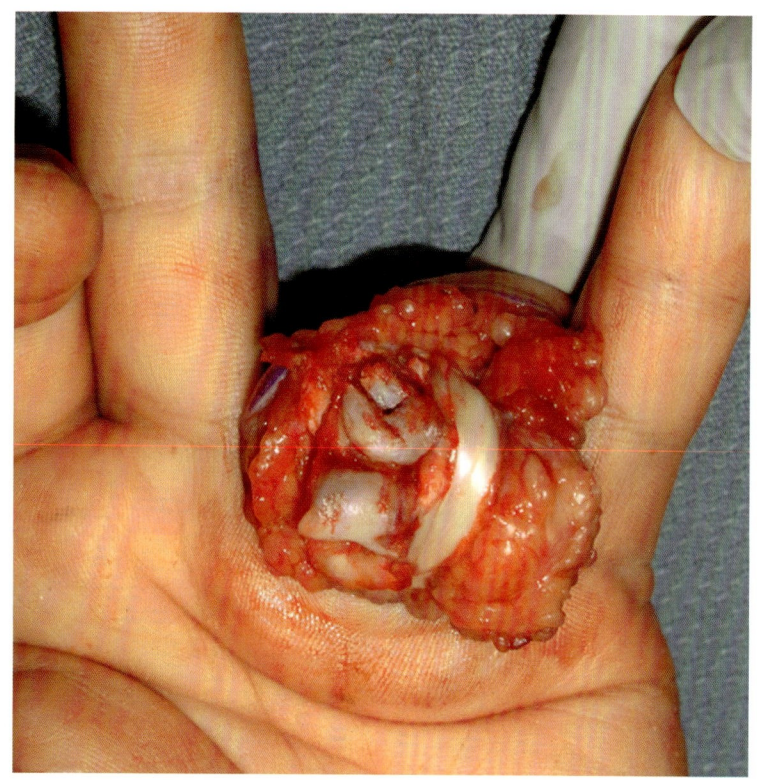

图1.8　近侧指间关节过伸关节切口

六、手术方法

（一）近节指骨基底部骨折

近节指骨基底部骨折的手术入路首先由骨折是关节内或关节外来确定。关节外的骨折可以采用闭合复位经皮穿针治疗（图1.9）。然而，关节内骨折或不能闭合复位的关节外骨折可行切开复位内固定术治疗（图1.10）。

闭合复位使用纵向牵引。掌指关节同时屈曲，然后手指反旋以恢复正常的旋转和对位。经透视显示充分复位后，在掌指关节屈曲状态下，1枚0.9mm或1.2mm克氏针经皮穿过掌骨头两侧直到触及近节指骨基底。克氏针向前汇聚，为了使结构的稳定性最大化，克氏针不应在骨折处交叉，最好应能达到双皮质固定。

X线透视确定骨折的复位情况和克氏针的位置。折弯并剪短克氏针，用夹板固定于手内肌休息位（屈曲掌指关节，并伸直近侧指间和远侧指间关节）。术后，可以开始早期的指间关节运动，以尽量减少僵硬。3~4周拔除克氏针。

需切开复位内固定时，近节指骨可通过背侧或侧正中切口显露（图1.11）。骨折复位后，可用1.5mm或2mm接骨板和螺钉固定。骨折复位和手指力线的恢复是至关重要的，必须在切开复位内固定后确认。此外，应注意减少内固定物的突出和螺钉的长度，以尽量减少软组织粘连。同样，在闭合伤口时要非常小心地修复伸肌装置。术后，应开始早期活动和采取积极的消肿措施。

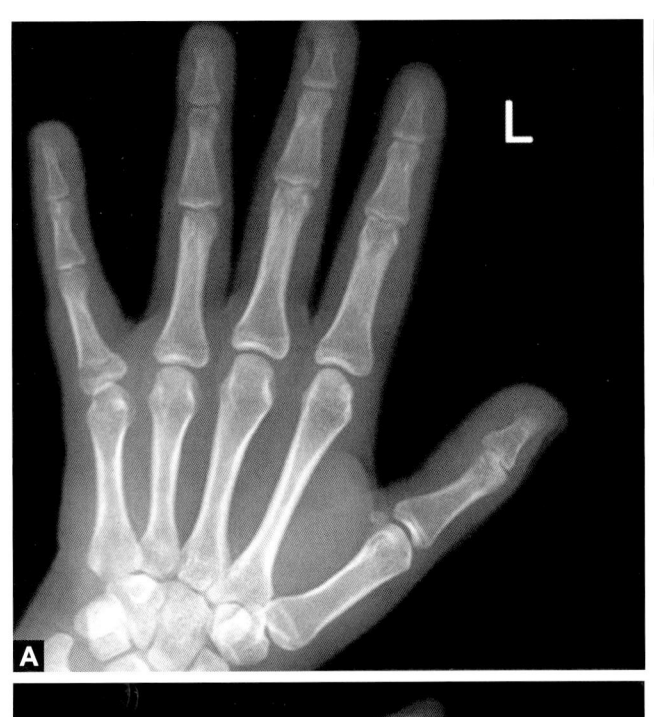

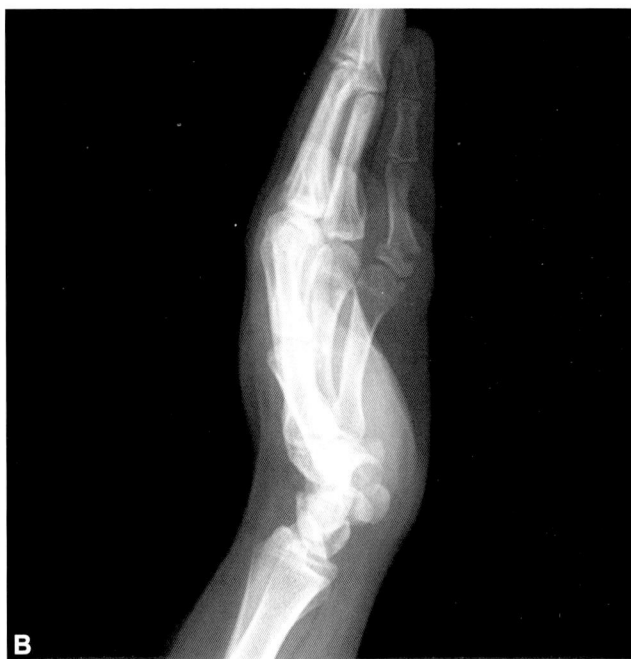

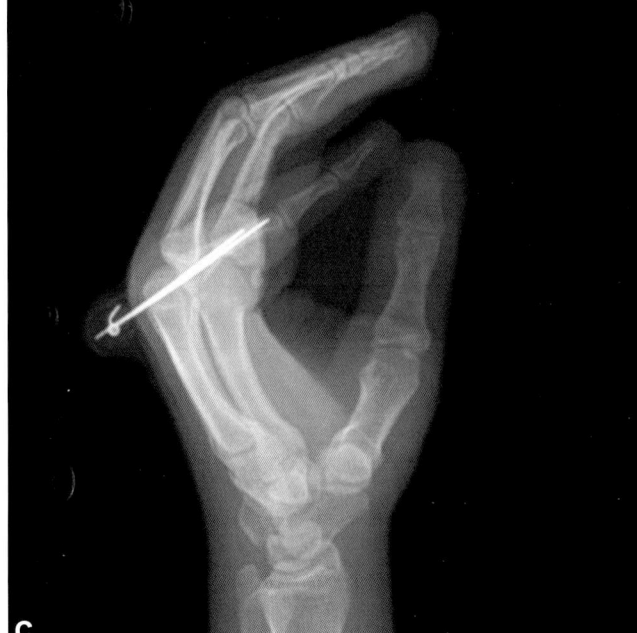

图1.9 近节指骨基底骨折闭合复位经皮穿针内固定

（A）术前正位X线片

（B）术前侧位X线片

（C）术后侧位X线片

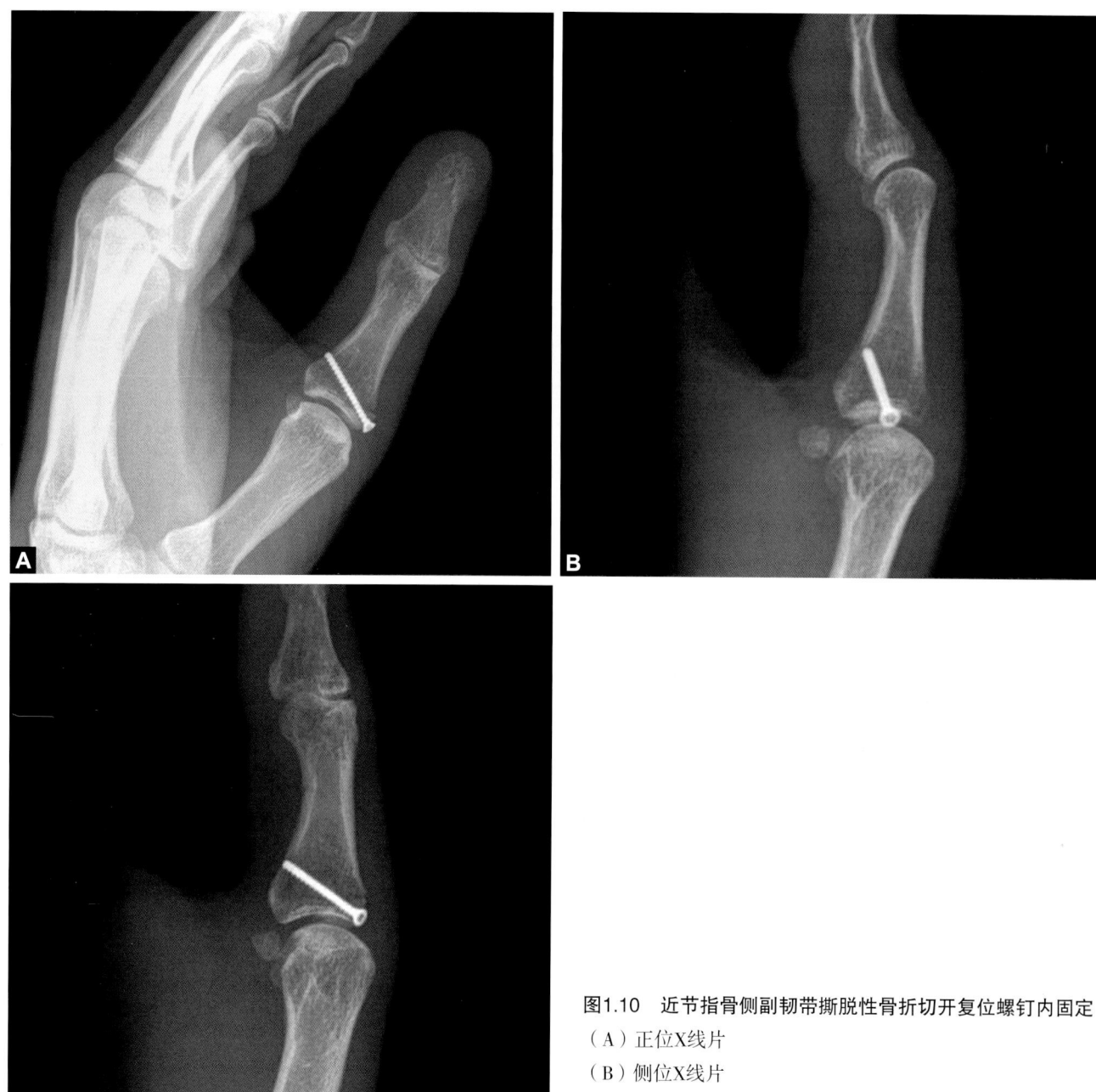

图1.10　近节指骨侧副韧带撕脱性骨折切开复位螺钉内固定

（A）正位X线片

（B）侧位X线片

（C）斜位X线片

由Asif M Ilyas提供

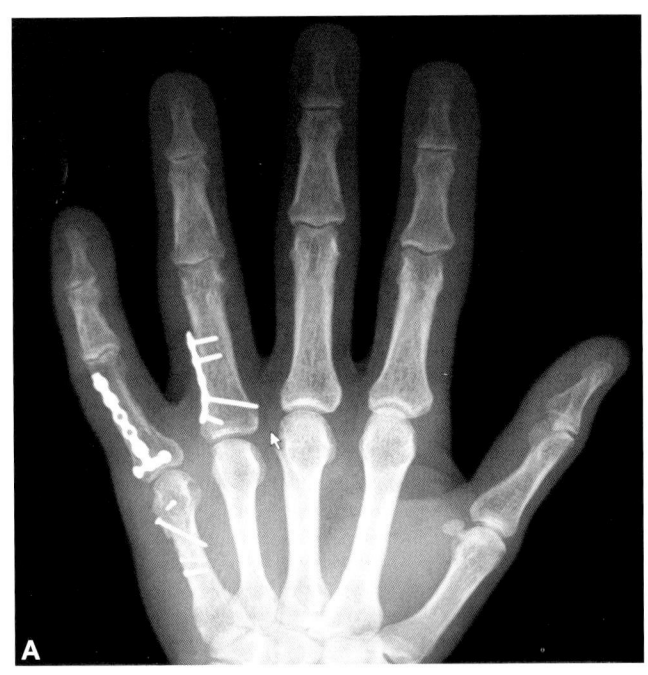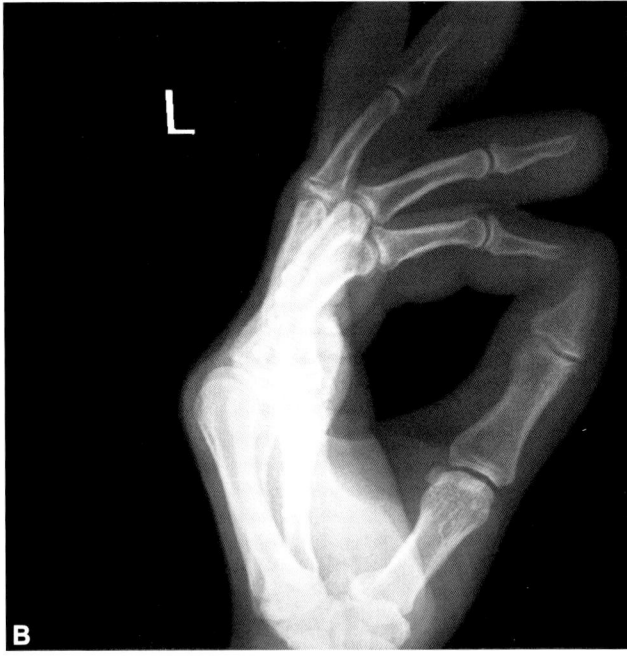

图1.11 关节内骨折或多指骨骨折切开复位内固定
（A）术后正位X线片 （B）术后侧位X线片

（二）指骨干骨折

指骨干骨折容易短缩、旋转、成角。手术治疗方法包括闭合复位经皮穿针或切开复位内固定术。闭合复位经皮穿针是治疗适合闭合性复位的关节外骨折的最好方法（图1.12）。通常情况下，需要多枚0.9mm或1.2mm克氏针固定。在克氏针固定前后，必须确认是否恢复正常手指力线。X线透视检查也被用来确认骨折复位和克氏针位置。用夹板固定于手内肌休息位（屈曲掌指关节，伸直近侧指间和远侧指间关节）。术后，应开始早期的指间关节运动，以尽量减少僵硬。克氏针可在3~4周后拆除。

切开复位内固定是治疗那些不适合闭合复位的骨折、关节内骨折和多指骨骨折或旋转不稳定性骨折的最好方法（图1.13）。近节指骨骨折可以通过背侧或者侧正中入路显露，但中节指骨骨折最好通过侧正中入路处理。切开复位内固定可使用1.5mm或2mm接骨板和螺钉。对于斜形或螺旋形骨折，使用骨折块间加压螺钉进行切开复位内固定。对于横形骨折，推荐使用钢板和螺钉进行固定。固定前和复位后必须确认是否恢复正常手指力线。X线透视检查骨折复位情况和固定位置。缝合的时候，小心修复伸肌装置。用夹板固定于手内肌休息位（屈曲掌指关节、伸直近侧指间和远侧指间关节）。术后，应进行早期运动和采取积极的抗水肿措施。

除了肌腱粘连、关节僵硬以外，近节指骨切开复位内固定最常见的问题是近侧指间关节的伸直受限，甚至可能发展成永久的屈曲挛缩。预防这种畸形须重视对伸肌装置的认真修复和强调休息位的近侧指间关节伸展和早期肌腱滑动。

 近节指骨基底部骨折和指骨骨干骨折处理的经验和教训：

（1）固定前、后必须确认是否恢复正常手指力线。

（2）为避免闭合复位经皮穿针术后掌指关节挛缩和近侧指间关节伸直受限，手指应用夹板固定于手内肌休息位。

（3）为避免闭合复位术后近侧指间关节伸直受限，在仔细修复伸肌装置后应充分进行早期肌腱滑动和休息位的指间关节伸展。

（4）为最大限度地促进手指的运动和康复，应尽早进行早期运动和采取积极的抗水肿措施。

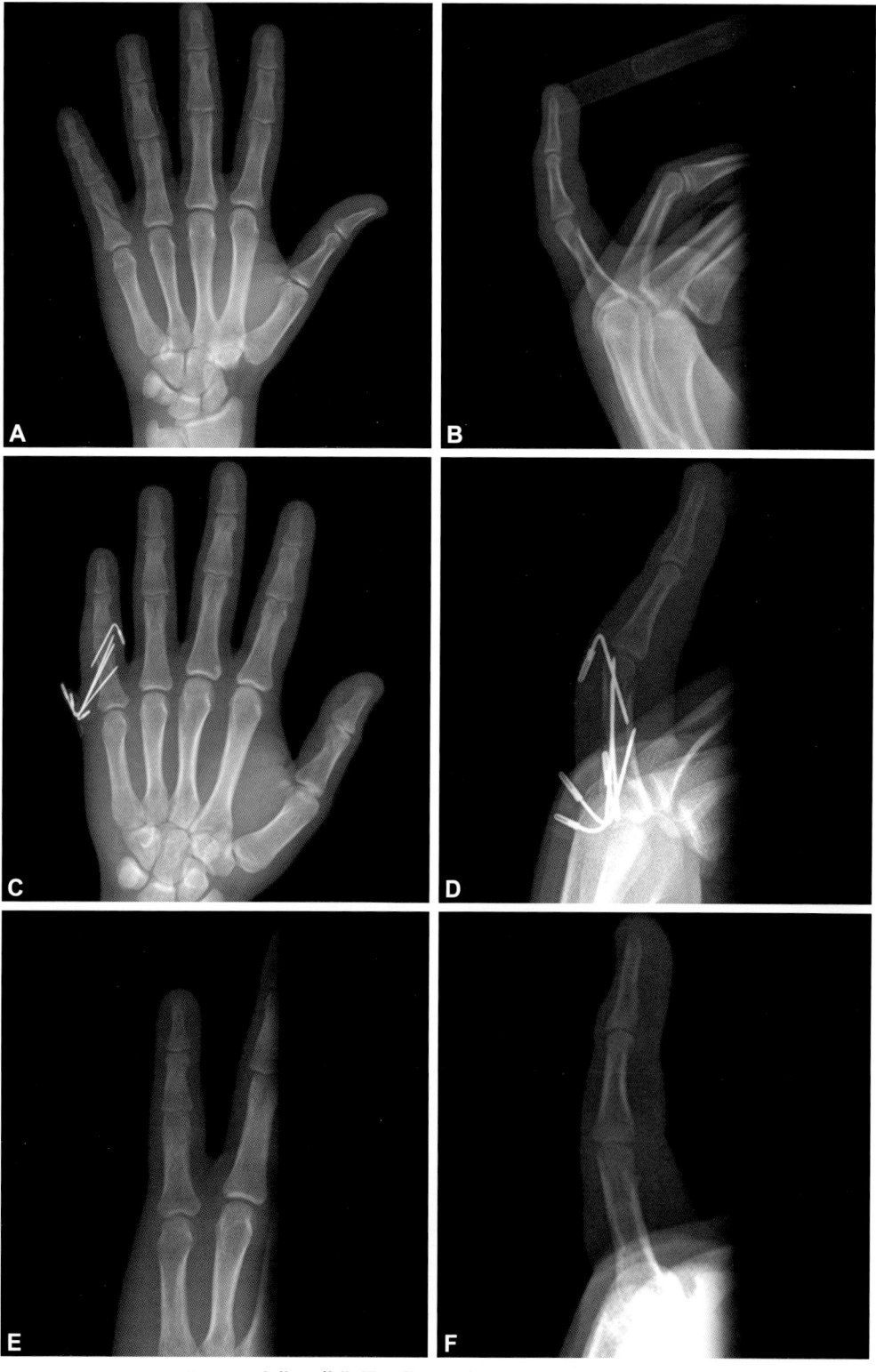

图1.12　小指近节指骨干骨折闭合复位经皮克氏针内固定

（A、B）术前正、侧位X线片　（C、D）术后正、侧位X线片　（E、F）术后3个月正、侧位X线片

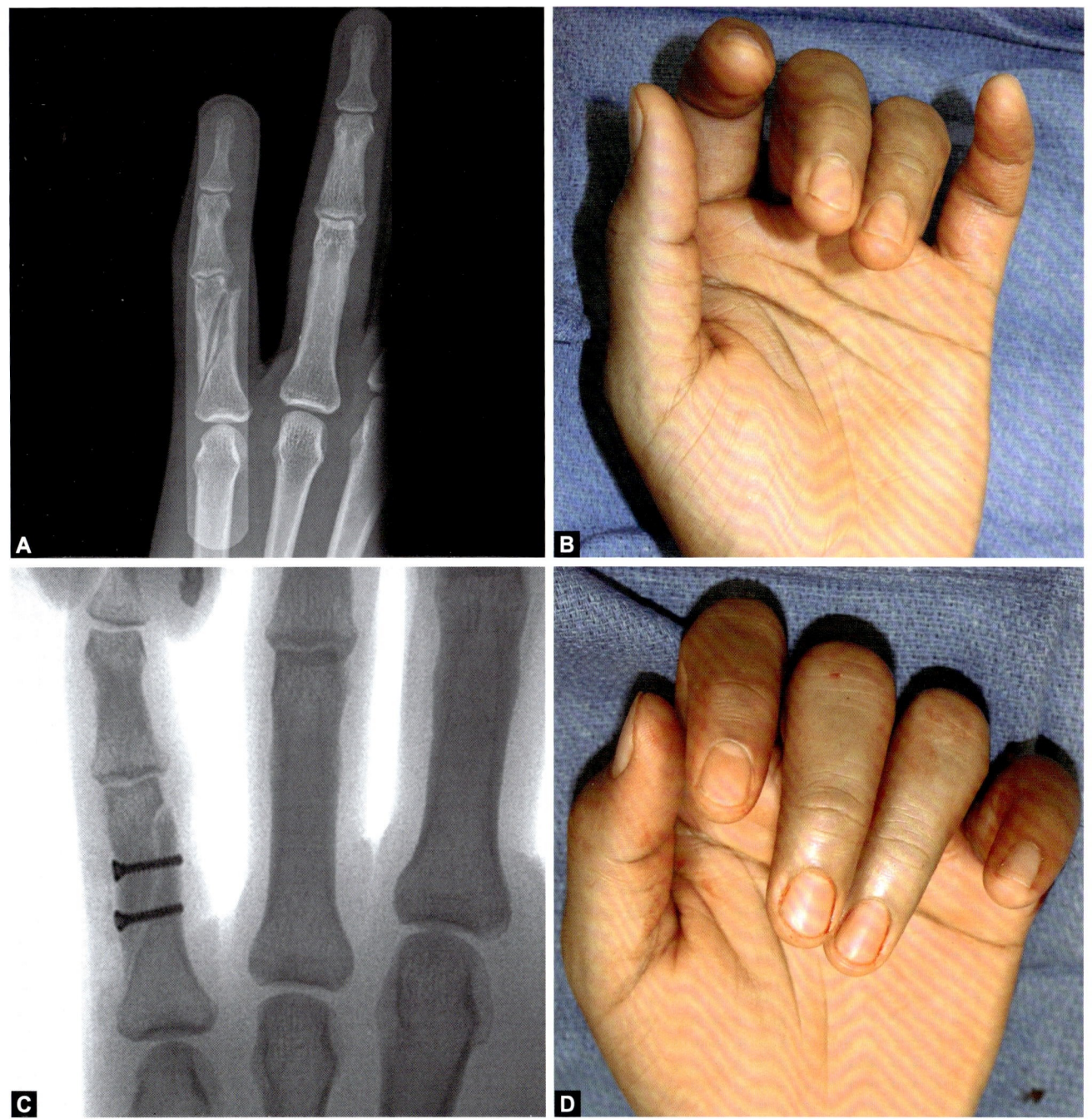

图1.13 近节指骨骨干骨折螺钉内固定
（A）术前X线片 （B）术前体征 （C）术后X线片 （D）术后体征
由Asif M Ilyas提供

（三）指骨髁间骨折

近节指骨或中节指骨头部的髁间分别为近侧指间关节、远侧指间关节提供骨稳定性（图1.14）。指骨头部的髁间骨折通常是轴向负荷和侧向偏斜造成的。London描述了近节指骨髁间骨折的3种骨折构型：Ⅰ型为稳定型，无移位的单髁骨折；Ⅱ型为不稳定型，单髁移位骨折；Ⅲ型为粉碎性双髁骨折。如果有任何移位、成角或粉碎，则需要通过手术治疗。手术方式的选择包括闭合复位经皮穿针和切开复位内固定术。最大限度地达到关节复位和稳定固定，以便早期活动，可通过侧正中入路行切开复位内固定治疗。如果是单髁骨折，用1.5mm或2mm的螺钉平行于关节表面置钉就能修复。如果是双髁骨折，可使用90°髁钢板或锁定钢板。

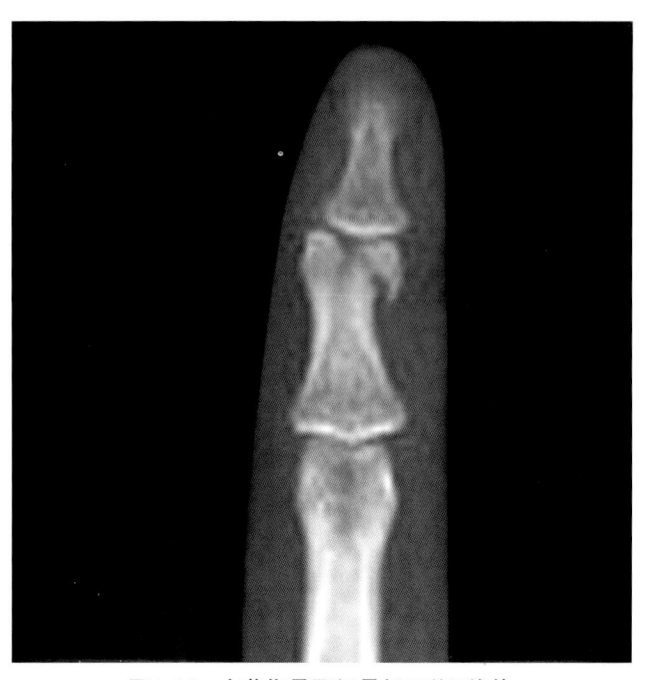

图1.14　中节指骨髁间骨折正位X线片

（四）中节指骨基底部骨折/近侧指间关节骨折并脱位

中节指骨基底部骨折是一种较难处理的骨折，可以是关节外骨折，但最常见为关节内骨折。在大多数情况下，当中节指骨的掌侧关节面骨折时，会由于手指伸肌腱在远端止点的牵引力造成近侧指间关节背侧脱位，以及由于指浅屈肌腱掌侧止点牵拉造成短缩。如果骨折区域不到中节指骨关节面的1/3，且指间关节对位良好，那么骨折情况通常是稳定的，可以用背伸阻挡夹板和尽早活动的方法进行非手术治疗。

然而，如果骨折累及更大关节面或出现任何指间关节移位或不稳定，需要进行手术治疗。手术治疗选择包括：闭合复位和背伸阻挡钉、动态外固定、切开复位内固定、半钩骨重建、掌板成形术、关节成形术或关节融合术。

1. 背伸阻挡钢钉

当轻微屈曲近侧指间关节的方式能够闭合复位关节内中节指骨基底骨折时，背伸阻挡钉治疗是有效的（图1.15）。这是一个简单的技术，包括将0.9mm或1.2mm克氏针逆行穿过指间关节屈曲时的近节指骨骨折头部。克氏针放置后，必须确定指间关节的同轴复位。术后，鼓励主动和被动的手指运动。3~4周后拆除。虽然技术简单，但克氏针限制伸肌装置可能导致指间关节屈曲挛缩和僵硬。此外，经皮关节内克氏针可能会引起感染，引起指间关节化脓性关节炎。大多数临床报告显示，恢复80°~90°屈曲时指间关节会出现轻度屈曲挛缩。

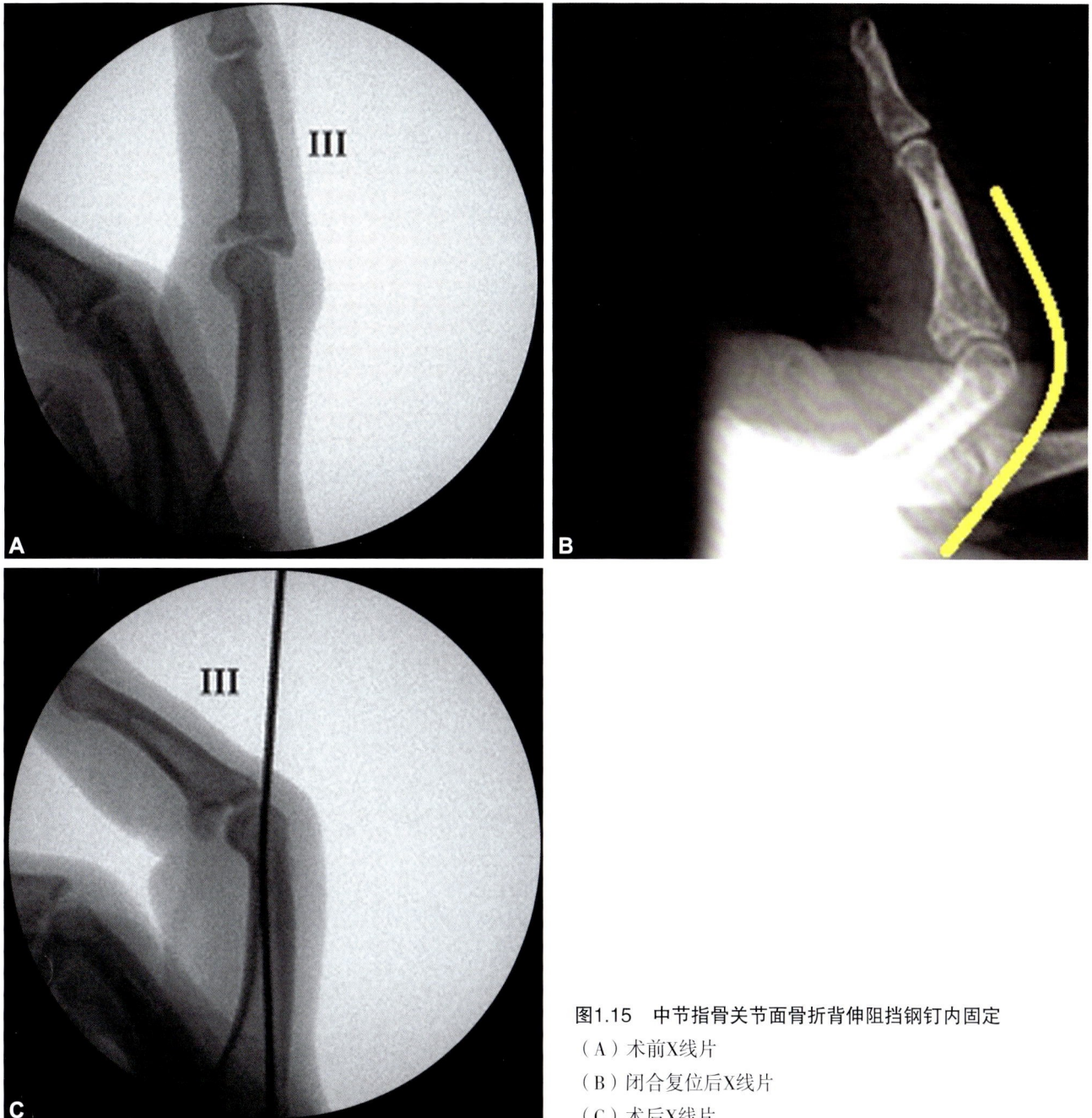

图1.15 中节指骨关节面骨折背伸阻挡钢钉内固定
（A）术前X线片
（B）闭合复位后X线片
（C）术后X线片

2. 动态外固定

动态外固定可以通过韧带整复间接复位指间关节骨折脱位，同时保持指间关节活动（图1.16）。尽管繁琐，技术要求高，但动态外固定价格较便宜，且患者能更早活动。该技术采用3枚1.2mm克氏针及牙科橡胶带。3枚克氏针相互平行，并垂直于手指的长轴。第1枚置于近节指骨头部，与关节的旋转中心一致。第2枚置于中节指骨远端。第3枚置于中节指骨的近端。所有克氏针须弯曲且向上成角。接着，第1枚在第2枚下方和第3枚上方旋转，为中节指骨基底提供一个背向力。第2枚缠绕穿过横穿的第1枚。在第1枚和第3枚末端制作1个挂钩，通过牙科橡胶带进行韧带整复以牵引和复位指间关节。继续用橡胶带直到完成指间关节中心轴复位。复位完成后，鼓励进行主动指间关节屈曲。

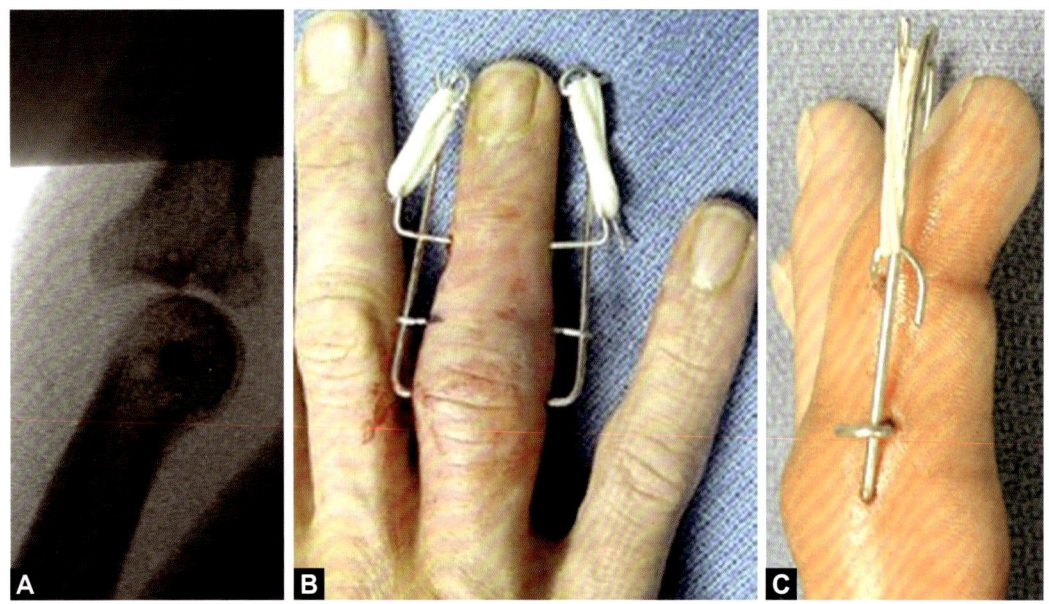

图1.16   中节指骨骨折动态外固定

（A）术前X线片　（B）术后正面观　（C）术后侧面观

3. 切开复位内固定

切开复位内固定是通常使用在近侧指间关节掌侧横纹的Bruner切口（图1.17）。小心打开近侧指间关节处A2和A4滑车间的腱鞘，牵开屈肌腱，横行打开掌板，暴露近侧指间关节，注意保护侧副韧带。直接将骨折复位并用1.3mm或1.5mm螺钉由掌侧向背侧固定。骨折固定后，必须确认近侧指间关节完全复位。

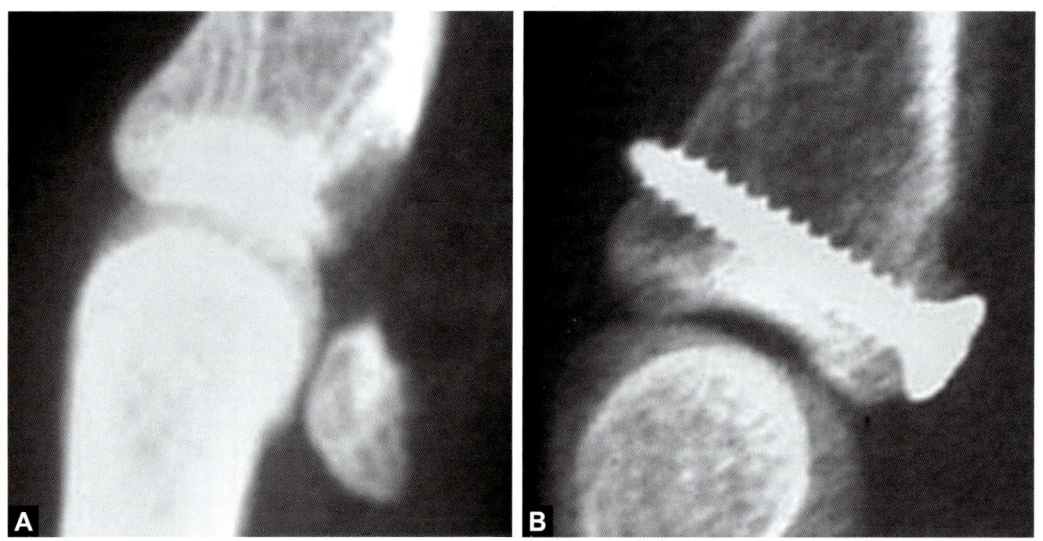

图1.17   中节指骨近端撕脱骨折切开复位螺钉内固定

（A）术前X线片　（B）术后X线片

4. 半钩骨重建

半钩骨重建是一种自体骨软骨移植术，用大小相当的骨软骨移植来重建中节指骨基底部不能修复的骨折（图1.18）。这一技术是对损失50%或更多近端关节面骨折的最好修复方法。

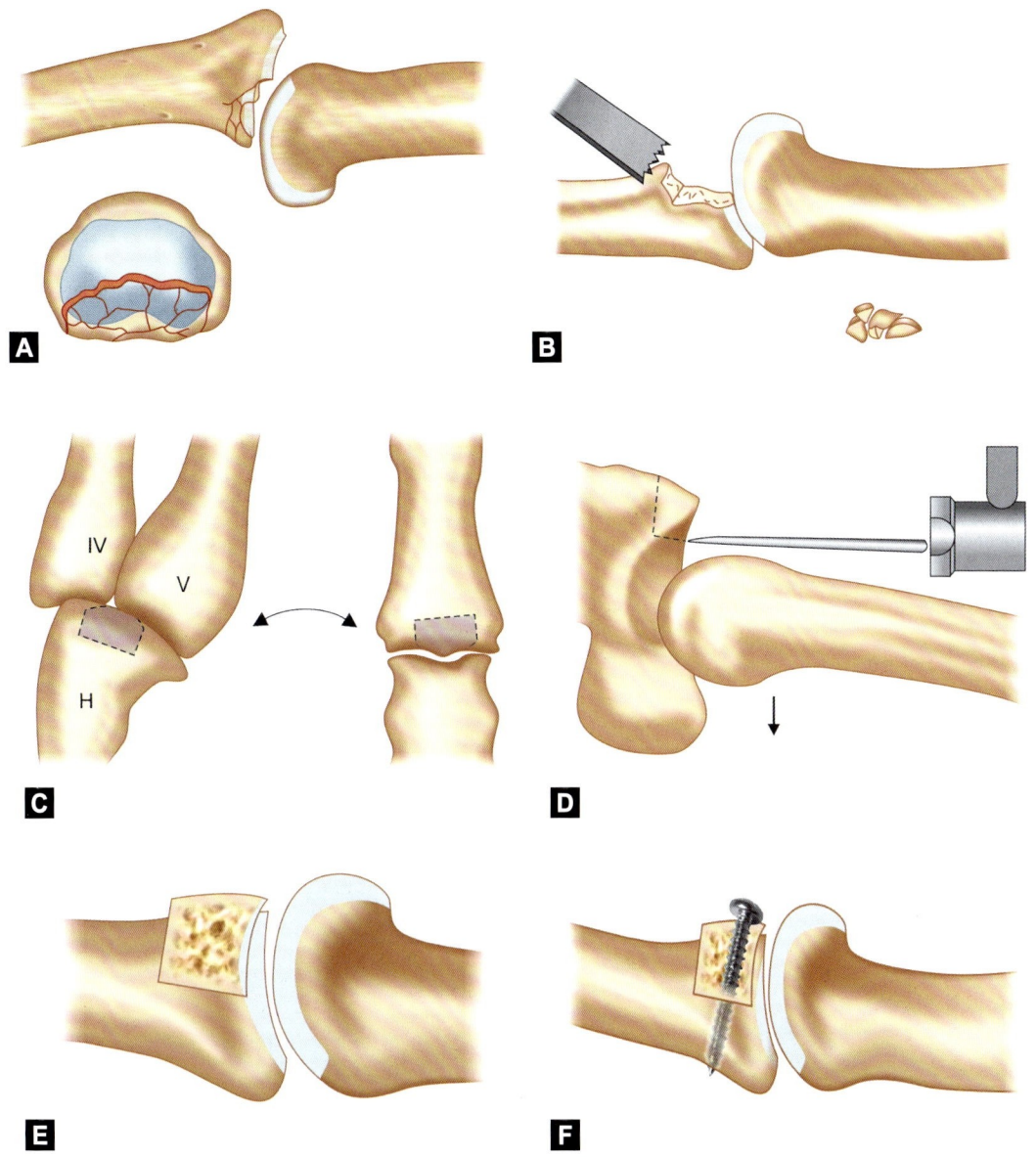

图1.18 近侧指间关节骨折脱位行半钩骨重建示意图

（A）骨折部位掌侧显露，过伸关节 （B）清除粉碎部分，缺损处使用咬骨钳或锯形成一个"盒子"

（C）骨关节移植是从第4和第5掌骨基底之间的钩骨远端关节面获得。测量要精确，宁多勿少

（D）将掌骨基底向掌侧加压，用骨凿或小摆锯获取移植骨

（E）塑形后将骨移植在缺损处，直到关节达到一致，确保移植骨足够大以提供完整的关节覆盖

（F）用1~3枚1mm或1.3mm的螺钉固定碎片，小心不要让螺钉太深入，避免刺激侧伸肌腱

　　此外，通过骨软骨自体移植恢复关节完整性和稳定性，理论上可以更直接地修复损伤，进行早期活动康复锻炼，减少僵硬和创伤性关节炎。可用于急诊治疗粉碎性、不稳定近侧指间关节背唇骨折脱位，也可用于补救治疗其他手术后再脱位的患者。虽然这个手术修复了中节指骨基底的缺损关节面、重建关节的完整性，但这种移植软骨的远期可靠性仍然有待观察。该技术通过指关节掌侧横纹上的Bruner切口来显露近侧指间关节。小心打开指间关节A2和A4滑车间的屈肌腱鞘，牵开屈肌腱，清除掌板和骨折碎片后暴露出指间关节。要注意维持和保护侧副韧带。指间关节处于过度伸展位。钩骨移植物是通过环、小指背侧的腕掌关节囊切开获得的。移

植骨块应略大于实际测得的缺损大小，以便进一步对移植骨块的大小和形状精确塑形。移植骨块应塑形，以重建中节指骨基底部似杯子形状。根据骨的大小，将骨块安全移植到中节指骨基底，将2～3枚1.3mm或1.5mm的螺钉沿掌侧到背侧方向置入。固定后，确认指间关节同轴复位。术后，背侧夹板屈曲30°固定近侧指间关节，允许充分的主动屈曲。

5. 关节成形术

中节指骨基底部指间关节骨折脱位有多种补救治疗方案，包括掌板成形术、假体置换术、关节融合术。掌板成形术适用于指间骨折脱位的一期或二期修复。通常建议采用掌板成形术对近侧指间关节骨折脱位修复失败后的二期重建或半钩骨重建（图1.19）。此外，在处理固定失败或延迟诊断的慢性指间关节骨折并脱位时，也可以考虑假体置换术或关节融合术（图1.20）。

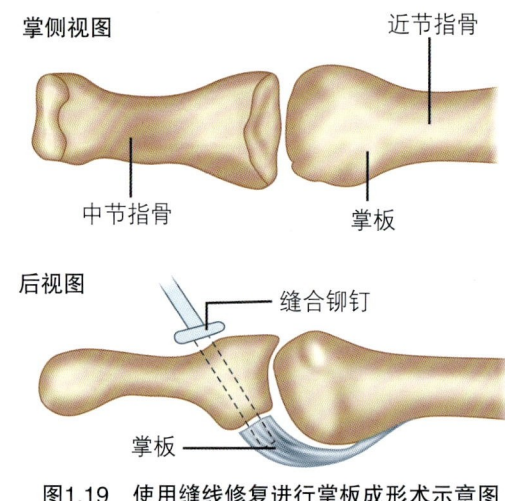

图1.19　使用缝线修复进行掌板成形术示意图

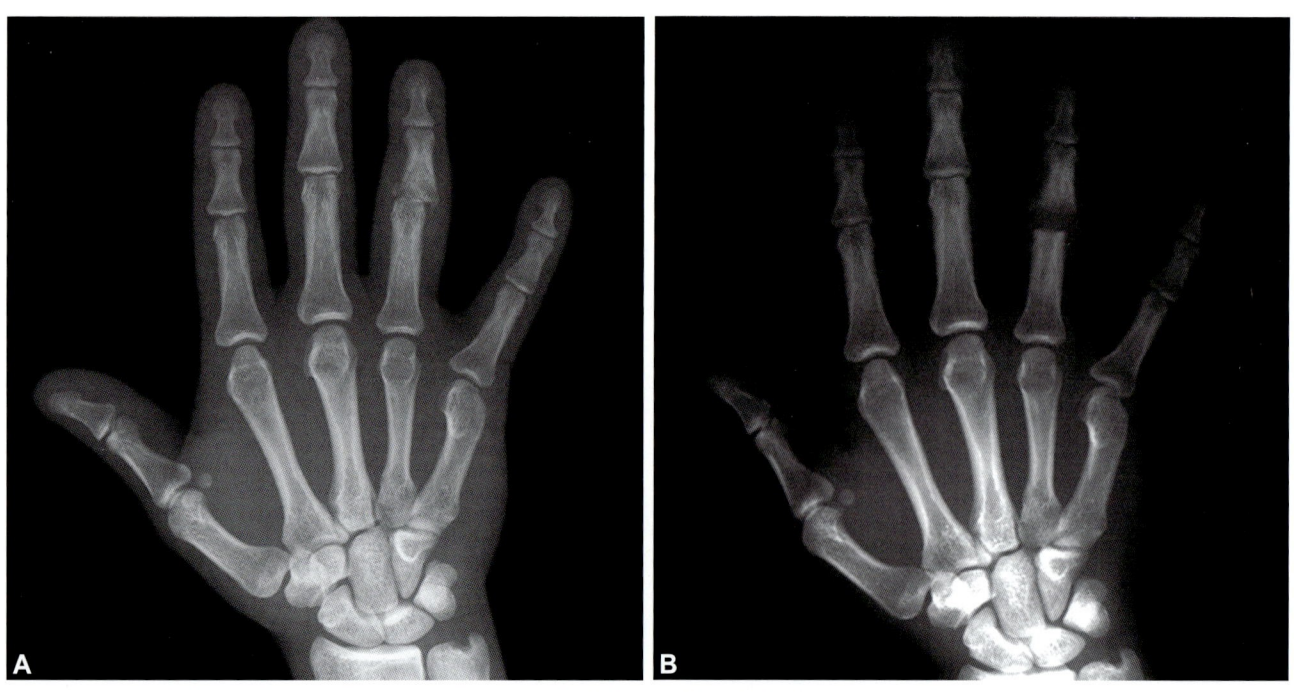

图1.20　指间关节硅胶假体置换

（A）术前X线片　（B）术后X线片

由Asif M Ilyas提供

Eaton等在1980年描述了用掌板成形术来解决中节指骨掌板基底部粉碎性骨折，这类骨折不适合切开复位内固定，采用标准的Bruner切口进行指间关节掌侧入路。打开A2和A4滑车之间的屈肌腱鞘，显露近侧指间关节，沿其侧缘从侧副韧带松解掌板，小心抬起中节指骨基底，向近端牵开，移除全部侧副韧带。在中节指骨掌侧基底与关节面交汇处形成浅槽。通过轻柔的掌侧平移和关节屈曲复位指间关节，指间关节以10°～20°屈曲放置克氏针。掌板前移进入缺损处并用缝合锚钉或缝线进行修复。克氏针在3～4周后拆除。

 髁间骨折和中节指骨基底部骨折处理的经验和教训：

（1）只要有可能，应考虑轻度屈曲位夹板或穿针闭合复位，减少手术暴露和潜在的继发并发症。

（2）指间关节骨折并脱位切开复位内固定的指征是，掌侧关节骨碎片较大，而粉碎程度相对较小。

（3）半钩骨重建是治疗指间关节骨折并脱位的有效方法，但需要细致地移植骨块塑形和固定移植骨至掌侧关节缺损处。

（4）动态外固定需要精准放置克氏针，以便为指间关节的韧带整复提供支点和轴。

（5）掌板关节成形是补救性治疗的最佳方法，但往往导致残留的指间关节背侧移位。

（6）不论哪种手术技术，手术完成前，必须确认指间关节同轴复位。

（五）远节指骨骨折

远节指骨骨折可包括指骨粗隆骨折、骨干骨折或基底部撕脱骨折。除非软组织的损伤，指骨粗隆骨折通常是轻度移位骨折，常可以通过保护夹板固定和早期活动的非手术方式进行治疗。同样，远节指骨干骨折通常可以行保守治疗，除非出现严重的移位和或需手术修复的相关甲床损伤。在这些情况下，用0.9mm或1.2mm克氏针经远节指骨长轴进行经皮穿针对骨折部位进行有效修复，提供甲床的稳定修复。克氏针可以单独放置在远节指骨；然而，建议克氏针穿过远侧指间关节进入中节指骨，以为骨折部位提供更好的稳定性和利于相关的软组织修复。远侧指间关节跨关节穿针后出现远侧指间关节僵硬的情况不常见。远节指骨基底部的关节内骨折，通常是伸肌腱或屈肌腱撕脱骨折的结果，分别导致手指"Mallet"骨折或者"Jersey"骨折。

1. 手指球衣手（Jersey）骨折修复

这种骨折以一种常见的运动创伤命名：其中一个人抓住对手的衣服，对方突然推开导致指深屈肌腱与其止点骨块从远节指骨掌侧基底剥离。在临床上，表现为一个过伸的远侧指间关节且不能主动屈曲。在小块的撕脱骨折时，单纯清除骨块和肌腱修复。然而，当超过30%的远节指骨关节面骨折时，则需进行骨折修复。建议通过掌侧入路，利用远侧指间关节Bruner切口进行骨折修复。移动骨折块，保护指深屈肌肌腱止点。如果骨碎片足够大，可以用1.3mm或1.5mm的螺钉从掌侧向背侧方向固定直接修复，注意不要破坏远节指骨干背侧的甲质。也可以贯穿肌腱和骨折骨块缝线从背侧皮质穿出，在指甲衬垫纽扣进行修复。必须在手术结束前确认远侧指间关节面是否完整复位。术后，在远侧指间关节放置背侧屈曲夹板，按照屈肌腱修复流程进行康复训练。

2. 锤状指（Mallet）骨折修复

伸直的手指受到轴向载荷或强力屈曲时，通常发生伸肌肌腱末端腱束止点脱离远节指骨基底背侧的撕脱骨折。多数情况下，可以行远侧指间关节伸直夹板固定治疗4～6周。然而，当30%以上的关节面受损和有继发性远侧指间关节半脱位时，需要进行手术修复，或在陈旧性损伤时，也建议手术修复。手术治疗包括远侧指间关节穿针，张力带钢丝，背伸阻挡钉和加压钉。作者建议用背伸阻挡钉，这是一个简单有效的技术，而且效果可靠（图1.21）。该技术首先是将背侧阻挡钉放在撕脱骨折近端处并进入中节指骨头部，此时指间关节屈曲，从而在远端位置锁定撕脱骨块。接下来，第2针以跨关节方式从远节指骨置入远侧指间关节，充分背伸远侧指

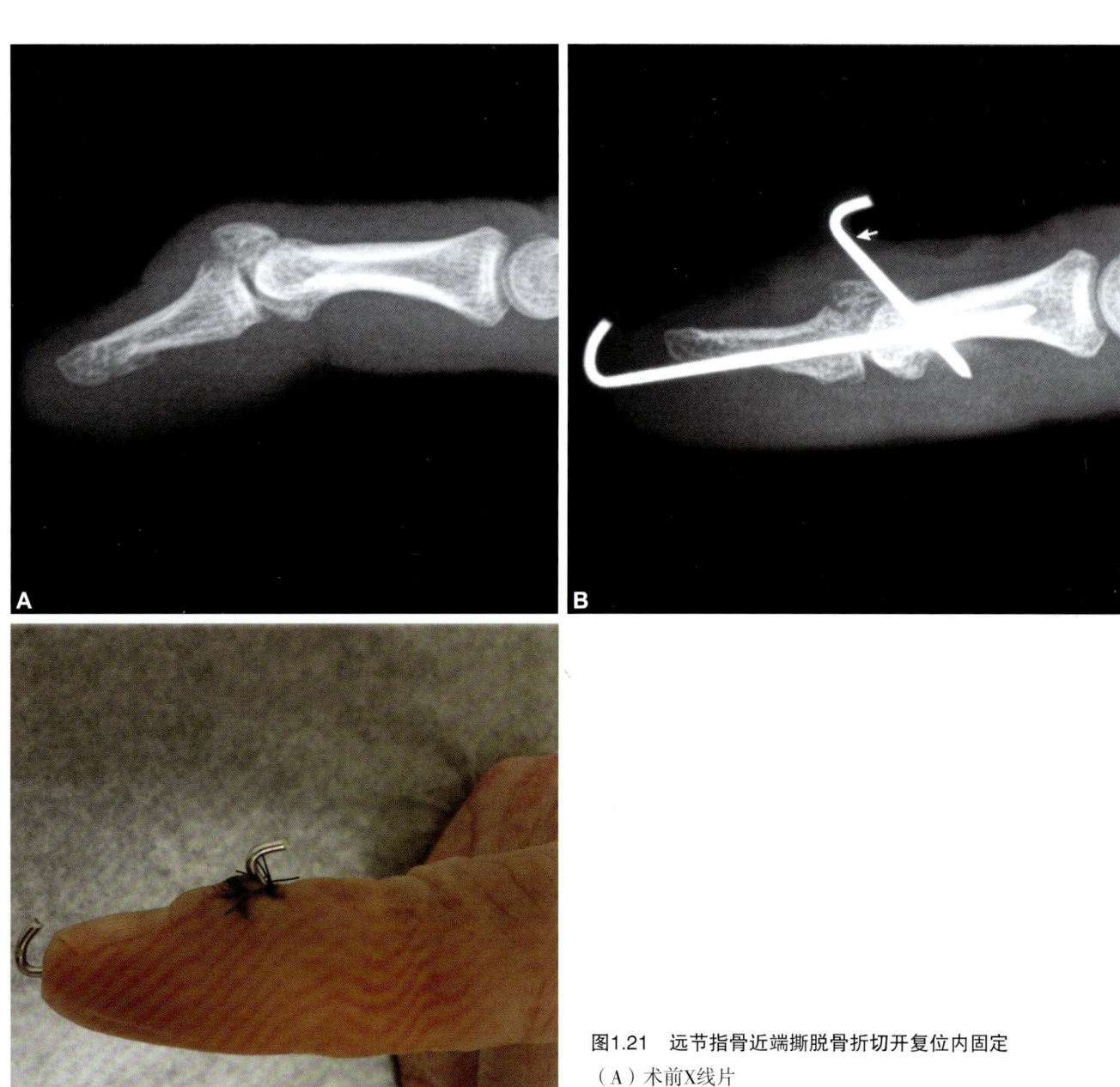

图1.21　远节指骨近端撕脱骨折切开复位内固定
（A）术前X线片
（B）术后X线片
（C）术后外观
由Asif M Ilyas提供

间关节以达到骨折的复位。陈旧性病例中，在骨折部位行小切口，骨折复位前用刮匙清理骨折端，以提高愈合效果。结束手术之前必须确定远侧指间关节面和骨折部位同心复位。近侧指间关节不固定，远侧指间关节使用保护夹板。4～6周后拆除克氏针。

七、疗效

Horton等进行一项前瞻性随机对照分析，对比斜形指骨骨折中克氏针和拉力螺钉固定的应用，发现在功能恢复和疼痛评分上无显著性差异，畸形愈合率相似，运动范围或握力无差异。然而，克氏针组有较高的并发症，包括进针处伤口感染以及影响伸肌装置导致的手指僵硬。

背伸阻挡钉简单易行，可使指间关节被限制在一个较小的屈曲范围内，防止关节半脱位。但患者数量较少、临床病例有限。据文献记载，治疗后，指间关节活动范围平均恢复到弯曲85°。Ellis等评估了用动态外固定器治疗不稳定、背侧、关节内指间关节骨折并脱位的经验。14例连续治疗病例中，8例在平均时间26个月后进行最后的随访。平均近侧指间关节活动范围为1°～89°，握力相当于对侧手的92%。所有患者均得到同心复位，但8例患者中有5例有轻微台阶样畸形或关节炎。

Calfee等介绍33例不稳定粉碎性近侧指间关节骨折并脱位患者行半钩骨重建的经验，骨折累及至少50%中节指骨掌侧关节面，不适合切开复位内固定术。虽然影像学评估显示，43%的患者有关节间隙消失，但影像上的改变与术后效果较差并不相关。在急诊重建和后期重建上，近侧指间关节活动恢复与臂、肩和手评分是相似的。Dionysian和Eaton描述了运用掌板关节成形术治疗急性和慢性近侧指间关节骨折并脱位的长期经验。17名患者接受平均11年的随访。没有患者反映出现休息时疼痛，但4名患者出现关节间隙狭窄和退变现象。

对于受伤后4周内进行治疗的病例，平均主动活动范围达到了85°，而受伤4周后进行治疗的病例，主动活动范围只有61°。

Lubahn比较了锤状指损伤的手术与非手术治疗的情况，结论是，与闭合治疗相比，手术治疗提供更好的外形、功能及疗效。这组病例的并发症包括皮肤破损、感染和继发性移位。相反，Wehbe等的报道指出，33%的并发症发生率与锤状指损伤手术治疗有关，而非手术治疗的发生率为9%，因此，推荐对锤状骨折行非手术治疗。

八、并发症

原则上，指骨骨折稳定固定使患者能更早活动，最大限度提高疗效。以往对指骨骨折模型的生物力学研究表明，钢板内固定提供的稳定性等于或大于克氏针和骨间缝线。因此，由于能固定骨折的解剖复位，允许更早的关节活动，钢板内固定优势更大。然而有些研究表明，一个稳定的结构只是众多决定性因素之一。骨折的严重性（粉碎和关节受累）、软组织损伤、复位不良、固定不良、手术创伤和术后管理不足均是影响疗效的主要因素。

指骨钢板内固定的缺点是钢板体积大，可能会影响肌腱的滑动。有人认为，这个问题可能远大于其稳定固定的优势，而闭合复位方法更是一个有效的选择。近年来，随着技术的进步，已开始使用微型接骨板以及设计良好的低切迹型钛板，很少影响肌腱滑动。尽管在板型、设计和器械上有进步，指骨骨折钢板内固定还是有很多并发症和不能令人满意的结果。为评估并发症，常用Page和Stern分类。这详述了许多明显的功能障碍或并发症，如运动范围（活动幅度范围）＜180°、复杂局部疼痛综合征、感染和包括肌腱松解术在内的其他额外手术。

指骨骨折钢板内固定的研究报道好坏参半。Kurzen等回顾性分析了54例64指指骨骨折行切开复位钢板固定的病例（髁钢板，低切迹钛板包括直板和T板）。如果用背侧肌腱劈开入路或侧正中入路（侧正中入路28%僵硬、背侧入路37%僵硬），显示并无差异。15名患者声称在患指或整手出现持续性疼痛（27%）。

Page等发现，尽管可以稳定固定和早期活动，仍然有36%指骨骨折出现并发症，尤其是开放性骨折，僵硬是最常见的并发症。关节周围及关节内骨折的总并发症发生率明显高于关节外骨干骨折。同样，Page和Stern报道显示，关节周围骨折并发症发生率高于骨干骨折。指骨关节周围粉碎性骨折在恢复手指运动方面很难有满意疗效。Omokawa等前瞻性评价了采用微型钛板治疗不稳定干骺端指骨骨折病例的临床效果。统计分析显示，术后1年随访中，患者的年龄、关节内损伤程度和相关软组织损伤明显影响手指的运动范围。

（一）骨折畸形愈合

伴有掌侧成角畸形的近节指骨骨折畸形愈合可能导致骨短缩、假性爪形指畸形和手指关节的运动范围减小，尤其是当畸形角度＞25°时。近节指骨每短缩1mm，就会导致近侧指间关节12°的伸直受限。掌侧16°成角产生10°的伸直受限，27°成角产生24°的伸直受限，46°成角产生66°的伸直受限。

对于中节指骨基底部骨折畸形愈合的治疗，当出现关节疼痛时可行关节融合术、关节置换术、骨软骨关节成形术。这些成角畸形的矫正，可以通过在骨折部位闭合楔形或开放楔形截骨术来实现。然而，这些手段并不能把骨的长度恢复到其骨折前的初始长度。文献已报道了切开截骨复位克氏针内固定，加或不加植骨。为了观察整个中节指骨基底部的畸形愈合，推荐使用由Eaton和Marerich使用的过伸位掌侧入路进行关节成形术（鸟枪法）并彻底处理畸形愈合的骨碎片以恢复关节完整性并避免残留的背侧半脱位。查看整个愈合不良的中节指骨基底，推荐由Eaton和Malerich使用过的置换后过伸掌侧入路（鸟枪法）进行关节成形，再加上对移位骨碎片的彻底处理，以恢复关节的完整性，避免残留的背侧半脱位。根据Ishida等的报道，利用截骨术和掌唇抬高来恢复掌侧支撑，手术效果更好。但他们发现，中央凹陷的骨碎片抬高方法对粉碎性和陈旧性病例不可行。

del Pinal等介绍了通过截骨充分暴露关节面以恢复正常解剖治疗中节指骨基底陈旧性的嵌插骨折。中节指骨基底杯形轮廓的恢复是通过截骨和骨软骨碎片复位完成的。以环扎钢丝、螺钉或两者组合进行坚强固定。在这种复杂的病例中，从短期和中期效果来看，10例病例中9例取得良好的效果。既往手术史和中、重度近节指骨头软骨磨损对结果有不良影响。

（二）关节僵硬

除了畸形愈合和不愈合的情况，与近节指骨骨折相关的主要问题是近侧指间关节的活动丧失。关节僵硬是手指活动范围（掌指关节、近侧指间关节、远侧指间关节）＜180°。IP等的报告显示，在其前瞻性研究中，29%的指骨骨折出现屈肌或伸肌肌腱粘连。指骨关节外骨折后手指活动受限的原因包括屈肌腱粘连、伸肌腱粘连、关节挛缩、皮肤挛缩、畸形愈合或这些因素同时出现。屈肌腱粘连常出现在近节指骨和中节指骨骨折时，与骨折错位或移位、掌侧成角、挤压损伤和长时间固定有关。

加强对骨折愈合生物学的认识，更好地在骨折初期处理中做决策，在植入物设计方面的技术进步，在滑动结构方面改进手术技能和早期控制性活动有助于减少并发症的发生率。相比掌骨骨折，指骨骨折更容易出现活动困难，恢复概率估计为84%，而掌骨的活动能力恢复能达到96%。如果固定持续超过4周，活动恢复概率会下降到66%。如果近节指骨安装钢板，应优先采用外侧入路，以减少对伸肌腱的干扰和提高生物力学稳定性。甚至有人建议在手术入路处切除外侧束和内在肌腱以减少后期钢板干扰。

导致运动范围受限的粘连范围很广，不单单局限于骨折邻近的部位。粘连的位置和程度是不确定的，与骨折的类型、固定时间及骨折与肌腱松解术之间的时间间隔都无关。Yamazaki等对进行保守治疗或切开复位内固定术治疗的12个指骨骨折手指进行屈肌腱粘连松解术，与骨折类型（粉碎性或横断性），骨折后到开始活动的活动时间、骨折至肌腱松解的间隔时间长短无关，对术前手指活动合理的患者，结果都令人满意。只有术前手指的总被动运动对肌腱松解术后的总主动运动有影响。

九、典型并发症案例

例1：骨折畸形愈合

51岁，女性，小指骨折，非手术治疗。伤后6个月出现持续手指排列不齐和握力下降（图1.22）。检查发现小指近节指骨骨折愈合处与环指重叠。确诊为小指近节指骨旋转骨折畸形愈合，行截骨矫正术。

指骨骨折后的畸形愈合很常见，导致成角或旋转畸形。轻微的骨折移位都可导致严重的骨折畸形愈合。治疗是基于确认畸形部位并决定后续矫形的方式。旋转畸形校正方法为垂直于旋转轴的横向截骨。相反，成角畸形需要切开或闭合楔形截骨。闭合楔形截骨技术更容易愈合且更可靠；然而，风险在于伸肌机制的力臂的短缩会导致伸直受限。

技术要点

使用区域阻滞麻醉，用侧正中切口入路减少对肌腱的干扰，要确认伸肌腱外侧束并向背部牵开。通常，选择该畸形愈合的部位为校正部位。在垂直于指骨纵轴处进行横断截骨。手指解除旋转后再临时固定到位。用2mm钢板横向加压固定。在截骨部位上部和下部植入至少2~3枚螺钉。可利用锁定螺钉在加压截骨部位坚强固定。结束手术前，必须确认手指旋转畸形已矫正。以标准的方式闭合伤口。术后按照切开复位内固定标准程序进行康复治疗。

例2：关节僵硬

42岁，男性，右利手，主诉跌落致右手小指掌指关节处疼痛和畸形。评估后发现，患者小指有明显的旋转畸形。X线片显示出小指近节指骨基底部不稳定及骨折移位（图1.23）。进行手术修复，按背侧入路用微型锁定板和螺钉对近节指骨进行切开复位内固定术。手术后固定2周，之后在监督下进行物理治疗和使用尺侧半管形手内肌休息位保护性支具。然而，尽管积极治疗，患者却仍有明显关节肿胀和僵硬。术后4个月，患者的主动掌指关节活动范围为20°~30°，主动近侧指间关节活动范围为30°~60°。

手指骨折后关节僵硬是由于多种因素共同造成的，包括肌腱粘连、关节挛缩和皮肤挛缩。僵硬早期管理的目的在于预防。防止僵硬的方法包括早期运动、肌腱滑动和积极的抗水肿措施。然而，如果骨折愈合良好，经过3个月或更长时间的治疗仍不好时，需对僵硬采取手术治疗。建议拆除内固定，松解关节与肌腱。

技术要点

　　使用区域阻滞麻醉，建议使用之前的同一切口。仔细松解肌腱和拆除内固定物。通常，伸肌腱与指骨明显粘连。使用剥离子或肌腱松解刀将肌腱从骨上分离，必须注意不要损伤中央束远端。一旦手指被动屈曲可使骨骼和肌腱之间独立运动，则肌腱松解术完成。最后，可进行关节松解，通常包括掌指关节和近侧指间关节。不

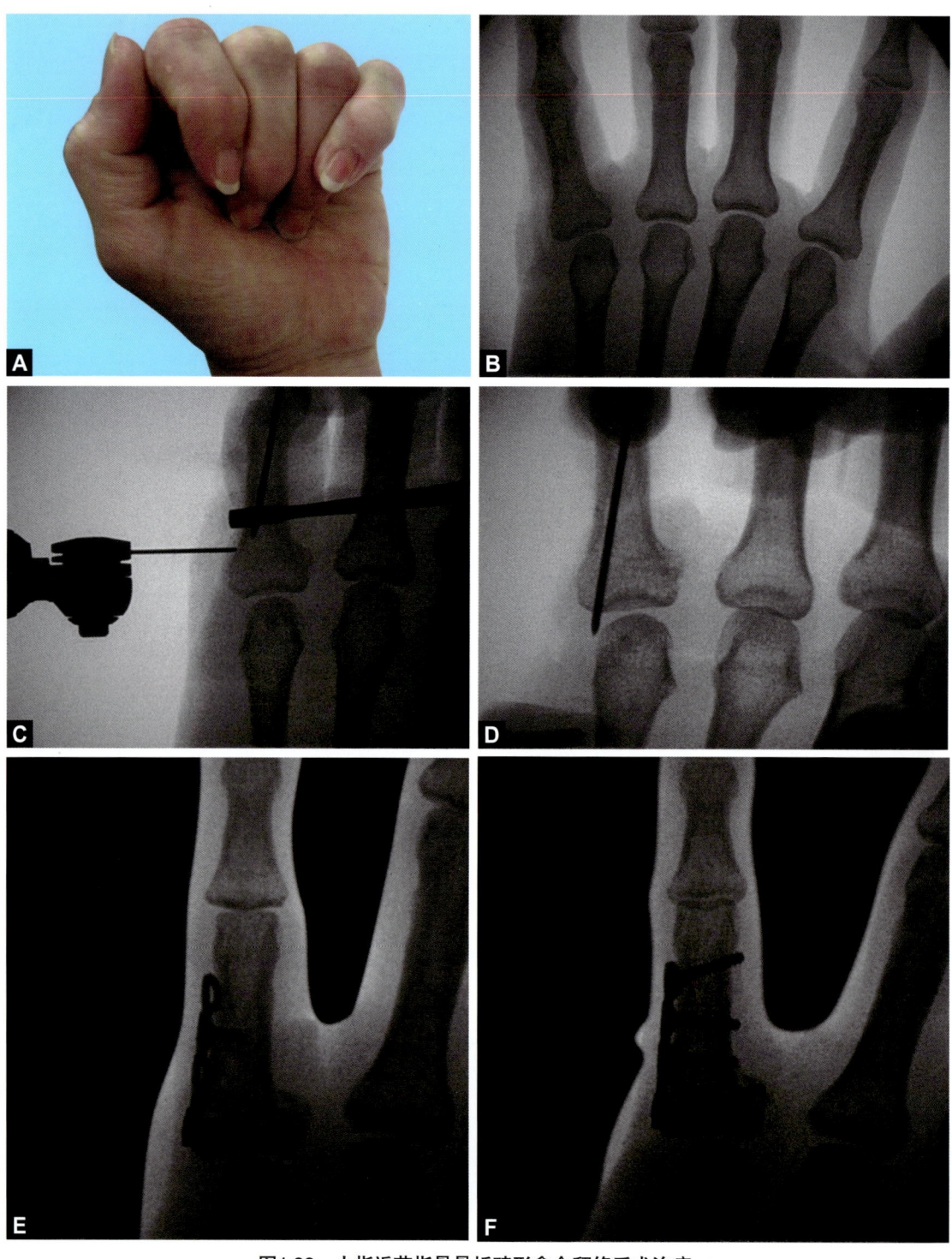

图1.22　小指近节指骨骨折畸形愈合翻修手术治疗

（A）术前外观　（B）术前X线片　（C～E）术中X线片　（F）术后X线片

由Asif M Ilyas提供

管是被动还是主动运动，挛缩的关节都可以通过等速运动来确认。此病例中，掌指关节挛缩，伸肌腱纵向劈开并向近端延伸，将背侧关节囊从伸肌装置抬起，将背侧关节囊横形切开。接着将侧副韧带慢慢切开，直至达到掌指关节可完全被动屈曲。在闭合伤口之前，唤醒患者并要求主动活动手指，以确认已做到适当的松解。活动满意之后缝合伤口，应用软加压敷料包扎。术后48小时内开始指导患者积极活动、肌腱滑动并积极抗水肿治疗。

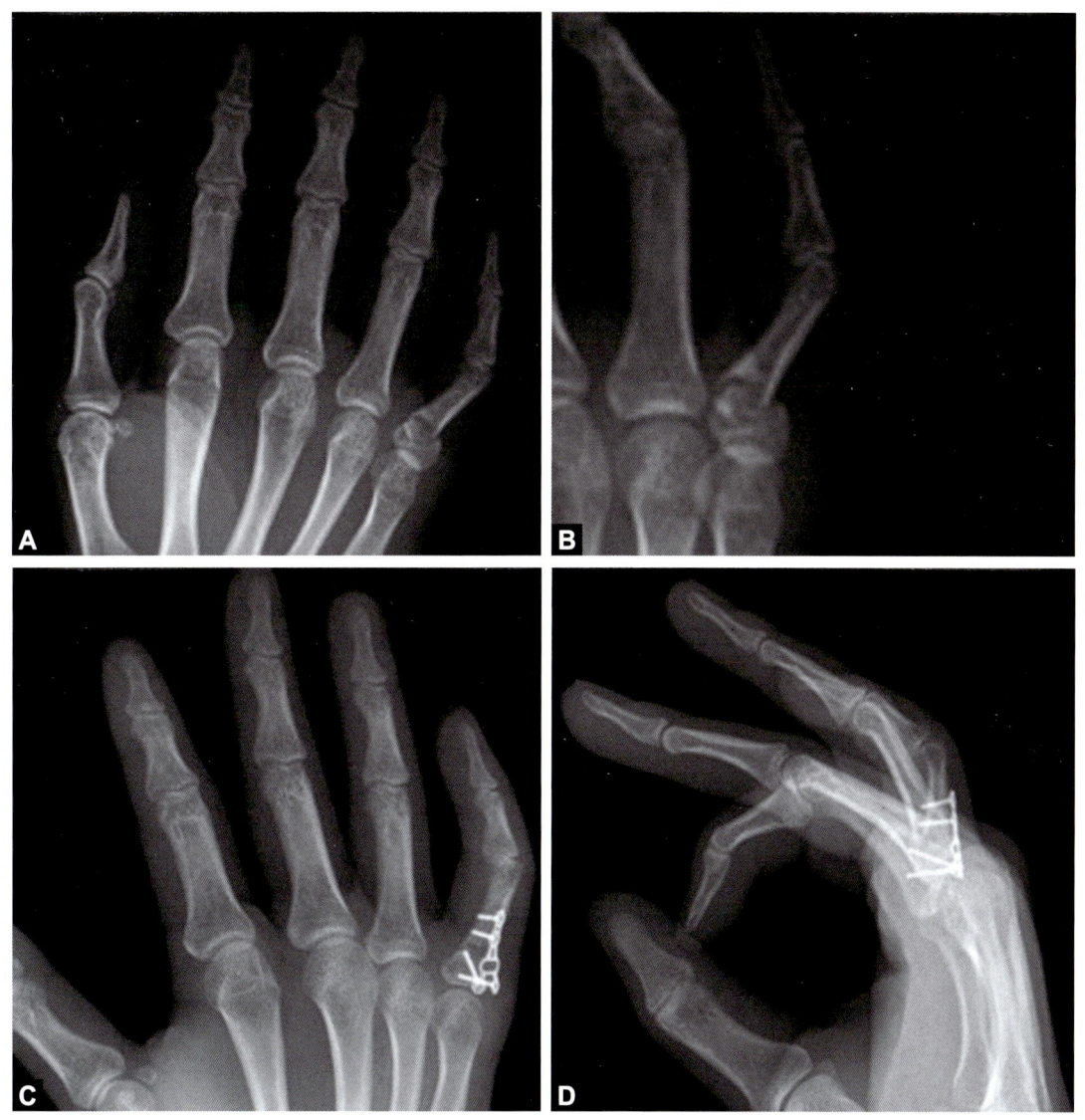

图1.23　小指近节指骨骨折切开复位钢板内固定
（A、B）术前正、侧位X线片　（C）术后正位X线片　（D）术后侧位X线片

十、小结

指骨骨折是极其复杂多样的损伤。每种骨折的治疗都取决于许多因素，包括骨折位置、稳定性、能否复位，与软组织损伤也有关。在处理这些骨折时，考虑总体功能的目标是很重要的。外科医生要平衡各种手术技术的优点与缺点，力求为每一名患者提供最佳的治疗。

（林汉　译）

参考文献

[1] Chung KC, Spilson SV. The frequency and epidemiology of hand and forearm fractures in the United States. J Hand Surg Am. 2001;26(5):908-915.

[2] van Onselen EB, Karim RB, Hage JJ, et al. Prevalence and distribution of hand fractures. J Hand Surg Br. 2003;28(5): 491-495.

[3] Perron AD, Brady WJ, Keats TE, et al. Orthopedic pitfalls in the emergency department: closed tendon injuries of the hand. Am J Emerg Med. 2001;19(1):76-80.

[4] Henry MH. Fractures of the proximal phalanx and meta-carpals in the hand: preferred methods of stabilization. J Am Acad Orthop Surg. 2008;16(10):586-595.

[5] Kozin SH, Thoder JJ, Lieberman G. Operative treatment of metacarpal and phalangeal shaft fractures. J Am Acad Orthop Surg. 2000;8(2):111-121.

[6] Bailie DS, Benson LS, Marymont JV. Proximal interphalangeal joint injuries of the hand. Part I: anatomy and diagnosis. Am J Orthop (Belle Mead NJ). 1996;25(7):474-477.

[7] Chamay A. A distally-based dorsal and triangular tendinous flap for direct access to the proximal interphalangeal joint. Ann Chir Main. 1988;7(2):179-183.

[8] Horton TC, Hatton M, Davis TR. A prospective randomized controlled study of fixation of long oblique and spiral shaft fractures of the proximal phalanx: closed reduction and percutaneous Kirschner wiring versus open reduction and lag screw fixation. J Hand Surg Br. 2003;28(1):5-9.

[9] Freeland AE, Sud V, Lindley SG. Unilateral intrinsic resection of the lateral band and oblique fibers of the meta-carpophalangeal joint for proximal phalangeal fracture. Tech Hand Up Extrem Surg. 2001;5(2):85-90.

[10] Dabezies EJ, Schutte JP. Fixation of metacarpal and phalangeal fractures with miniature plates and screws. J Hand Surg Am. 1986;11(2):283-288.

[11] Faccioli N, Foti G, Barillari M, et al. Finger fractures imaging: accuracy of cone-beam computed tomography and multislice computed tomography. Skeletal Radiol. 2010; 39(11): 1087-1095.

[12] Coonrad RW, Pohlman MH. Impacted fractures in the proximal portion of the proximal phalanx of the finger. J Bone Joint Surg Am. 1969;51(7):1291-1296.

[13] Schreibman KL, Freeland A, Gilula LA, et al. Imaging of the hand and wrist. Orthop Clin North Am. 1997;28(4):537-582.

[14] Lazar RD, Waters PM, Jaramillo D. The use of ultrasonography in the diagnosis of occult fracture of the radial neck. A case report. J Bone Joint Surg Am. 1998; 80(9):1361-1364.

[15] Marshburn TH, Legome E, Sargsyan A, et al. Goal-directed ultrasound in the detection of long-bone fractures. J Trauma. 2004;57(2):329-332.

[16] Tayal VS, Antoniazzi J, Pariyadath M, et al. Prospective use of ultrasound imaging to detect bony hand injuries in adults. J Ultrasound Med. 2007;26(9):1143-1148.

[17] Stern PJ. Management of fractures of the hand over the last 25 years. J Hand Surg Am. 2000;25(5):817-823.

[18] Tencer AF, Johnson KD, Kyle RF, et al. Biomechanics of fractures and fracture fixation. Instr Course Lect. 1993;42:19-55.

[19] Freeland AE. External fixation for skeletal stabilization of severe open fractures of the hand. Clin Orthop Relat Res. 1987;(214):93-100.

[20] Black DM, Mann RJ, Constine RM, et al. The stability of internal fixation in the proximal phalanx. J Hand Surg Am. 1986;11(5):672-677.

[21] Green DP, Anderson JR. Closed reduction and percutaneous pin fixation of fractured phalanges. J Bone Joint Surg Am. 1973;55(8):1651-1654.

[22] Hastings H. Unstable metacarpal and phalangeal fracture treatment with screws and plates. Clin Orthop Relat Res. 1987;(214):37-52.

[23] Barton NJ. Fractures of the hand. J Bone Joint Surg Br. 1984;66(2):159-167.

[24] Page SM, Stern PJ. Complications and range of motion following plate fixation of metacarpal and phalangeal fractures. J Hand Surg Am. 1998;23(5):827-832.

[25] Hardy MA. Principles of metacarpal and phalangeal fracture management: a review of rehabilitation concepts. J Orthop Sports Phys Ther. 2004;34(12):781-799.

[26] London PS. Sprains and fractures involving the inter-phalangeal joints. Hand. 1971;3(2):155-158.

[27] Glickel SZ, Barron OA. Proximal interphalangeal joint fracture dislocations. Hand Clin. 2000;16(3):333-344.

[28] Williams RM, Kiefhaber TR, Sommerkamp TG, et al. Treatment of unstable dorsal proximal interphalangeal fracture/dislocations using a hemi-hamate autograft. J Hand Surg Am. 2003;28(5):856-865.

[29] Ellis SJ, Cheng R, Prokopis P, et al. Treatment of proximal interphalangeal dorsal fracture-dislocation injuries with dynamic external fixation: a pins and rubber band system. J Hand Surg Am. 2007;32(8):1242-1250.

[30] Dionysian E, Eaton RG. The long-term outcome of volar plate arthroplasty of the proximal interphalangeal joint. J Hand Surg Am. 2000;25(3):429-437.

[31] Twyman RS, David HG. The doorstop procedure. A technique for treating unstable fracture dislocations of the proximal interphalangeal joint. J Hand Surg Br. 1993; 18(6):714-715.

[32] Ruland RT, Hogan CJ, Cannon DL, et al. Use of dynamic distraction external fixation for unstable fracture-dis-locations of the proximal interphalangeal joint. J Hand Surg Am. 2008;33(1):19-25.

[33] Eaton RG, Malerich MM. Volar plate arthroplasty of the proximal interphalangeal joint: a review of ten years' experience. J Hand Surg Am. 1980;5(3):260-268.

[34] Ishida O, Ikuta Y. Results of treatment of chronic dorsal fracture-dislocations of the proximal interphalangeal joints of the fingers. J Hand Surg Br. 1998;23(6):798-801.

[35] Capo JT, Hastings H, Choung E, et al. Hemicondylar hamate replacement arthroplasty for proximal interphalangeal joint fracture dislocations: an assessment of graft suitability. J Hand Surg Am. 2008;33(5):733-739.

[36] Calfee RP, Kiefhaber TR, Sommerkamp TG, et al. Hemi-hamate arthroplasty provides functional reconstruction of acute and chronic proximal interphalangeal fracture-dislocations. J Hand Surg Am. 2009;34(7):1232-1241.

[37] Agee J. Treatment principles for proximal and middle phalangeal fractures. Orthop Clin North Am. 1992; 23(1): 35-40.

[38] Cannon NM. Rehabilitation approaches for distal and middle phalanx fractures of the hand. J Hand Ther. 2003; 16(2):105-116.

[39] Bischoff R, Buechler U, De RR, et al. Clinical results of tension band fixation of avulsion fractures of the hand. J Hand Surg Am. 1994;19(6):1019-1026.

[40] Ishiguro T, Itoh Y, Yabe Y, et al. Extension block with Kirschner wire for fracture dislocation of the distal inter-phalangeal joint. Tech Hand Up Extrem Surg. 1997;1(2):95-102.

[41] Yamanaka K, Sasaki T. Treatment of mallet fractures using compression fixation pins. J Hand Surg Br. 1999;24(3):35835-60.

[42] Lubahn JD. Mallet finger fractures: a comparison of open and closed technique. J Hand Surg Am. 1989;14(2 Pt 2):394-396.

[43] Wehbe MA, Schneider LH. Mallet fractures. J Bone Joint Surg Am. 1984;66(5):658-669.

[44] Lu WW, Furumachi K, Ip WY, et al. Fixation for comminuted phalangeal fractures. A biomechanical study of five methods. J Hand Surg Br. 1996;21(6):765-767.

[45] Duncan RW, Freeland AE, Jabaley ME, et al. Open hand fractures: an analysis of the recovery of active motion and of complications. J Hand Surg Am. 1993;18(3):387-394.

[46] Pun WK, Chow SP, So YC, et al. Unstable phalangeal fractures: treatment by A.O. screw and plate fixation. J Hand Surg Am. 1991;16(1):113-117.

[47] Lins RE, Myers BS, Spinner RJ, et al. A comparative mechanical analysis of plate fixation in a proximal phalangeal fracture model. J Hand Surg Am. 1996;21(6):1059-1064.

[48] Stern PJ, Wieser MJ, Reilly DG. Complications of plate fixation in the hand skeleton. Clin Orthop Relat Res. 1987; (214):59-65.

[49] Kurzen P, Fusetti C, Bonaccio M, et al. Complications after plate fixation of phalangeal fractures. J Trauma. 2006; 60(4): 841-843.

[50] Tan V, Beredjiklian PK, Weiland AJ. Intra-articular fractures of the hand: treatment by open reduction and internal fixation. J Orthop Trauma. 2005;19(8):518-523.

[51] Omokawa S, Fujitani R, Dohi Y, et al. Prospective outcomes of comminuted periarticular metacarpal and phalangeal fractures treated using a titanium plate system. J Hand Surg Am. 2008;33(6):857-863.

[52] Lee SG, Jupiter JB. Phalangeal and metacarpal fractures of the hand. Hand Clin. 2000;16(3):323-332, vii.

[53] Vahey JW, Wegner DA, Hastings H. Effect of proximal phalangeal fracture deformity on extensor tendon function. J Hand Surg Am. 1998;23(4):673-681.

[54] Peimer CA. Silicone rubber implant arthroplasty of MP joint in rheumatoid arthritis. J Hand Surg Am. 1987;12(1):154.

[55] Ishida O, Ikuta Y, Kuroki H. Ipsilateral osteochondral grafting for finger joint repair. J Hand Surg Am. 1994;19(3):372-377.

[56] Seitz WH, Jr, Froimson AI. Management of malunited fractures of the metacarpal and phalangeal shafts. Hand Clin. 1988;4(3):529-536.

[57] Del PF, Garcia-Bernal FJ, Delgado J, et al. Results of osteotomy, open reduction, and internal fixation for late-presenting malunited intra-articular fractures of the base of the middle phalanx. J Hand Surg Am. 2005;30(5):1039.e1-14.

[58] Ip WY, Ng KH, Chow SP. A prospective study of 924 digital fractures of the hand. Injury. 1996;27(4):279-285.

[59] Schneider LH. Tenolysis and capsulectomy after hand fractures. Clin Orthop Relat Res. 1996;(327):72-78.

[60] Shehadi SI. External fixation of metacarpal and phalangeal fractures. J Hand Surg Am. 1991;16(3):544-550.

[61] Yamazaki H, Kato H, Uchiyama S, et al. Results of tenolysis for flexor tendon adhesion after phalangeal fracture. J Hand Surg Eur Vol. 2008;33(5):557-560.

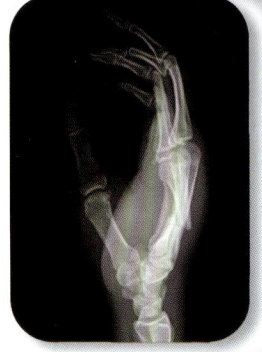

第2章

掌骨骨折与腕掌骨骨折脱位
Metacarpal Fractures and Carpometacarpal Fracture–Dislocations

Charles Leinberry, Uzoma Ukomadu, Asif Ilyas

一、导言

　　掌骨骨折是手部骨折最常见的骨折之一。每年的发病人数约有150万人，占所有手部骨折受伤人数的40%。常见的病因，包括轴向撞击或直接暴力损伤，表现为冲压伤或跌倒时手部受压。掌骨骨折大部分是单纯性骨折，最常累及第5掌骨颈，但其他掌骨骨折也很常见（图2.1）。最常见的掌骨骨折是第5掌骨，而第1掌骨骨折占掌骨骨折的近1/4，发生率仅次于第5掌骨骨折。第1掌骨远端骨折很少见，但超过80%的第1掌骨骨折发生在近端骨干骺端区域。这些骨折通常由直接轴向力作用于第1掌骨基底部造成。

　　腕掌关节骨折脱位在手外伤中非常常见。这种外伤是在拳击时，常为高能轴向力直接作用于第1掌骨引起。

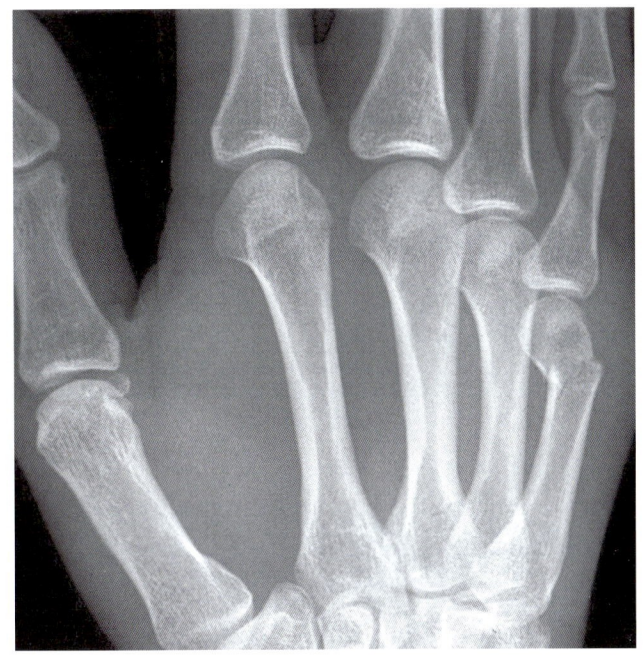

图2.1　孤立性第5掌骨颈骨折

二、诊断

完整病史应包括骨折的损伤机制和手部外伤史。体格检查应首先重点检查局部皮肤软组织肿胀、瘀斑以及伤口情况。掌骨颈骨折通常伴有开放性的伤口和相应部位的掌骨头畸形（图2.2）。当掌指关节处皮肤有伤口时，可能提示开放性骨折。

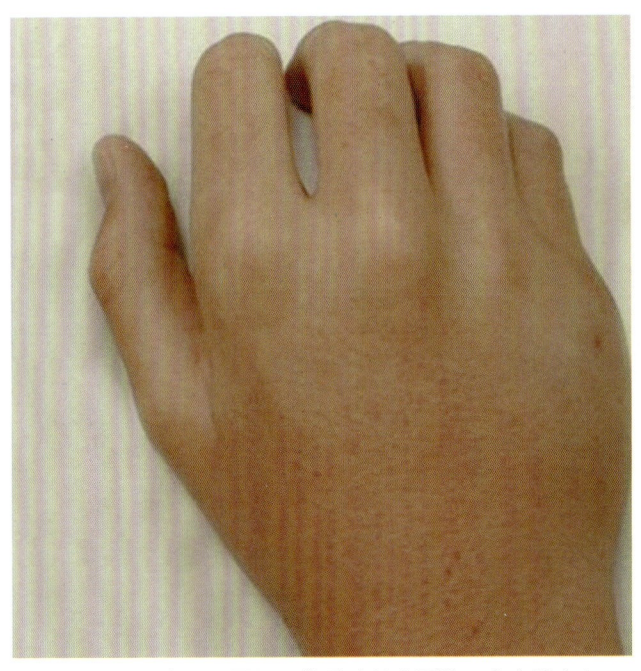

图2.2　第5掌骨颈骨折，掌骨头处变圆钝，有皮肤瘀斑

此外，应评估手指的旋转和对指功能，伸直时手指长度可能是正常的，但在屈曲、旋转时可有明显异常（图2.3）。如果患者不能主动弯曲手指，可通过轻柔的被动屈曲活动，来评估手指的旋转功能。屈曲时，所有手指指尖应指向舟骨远端。

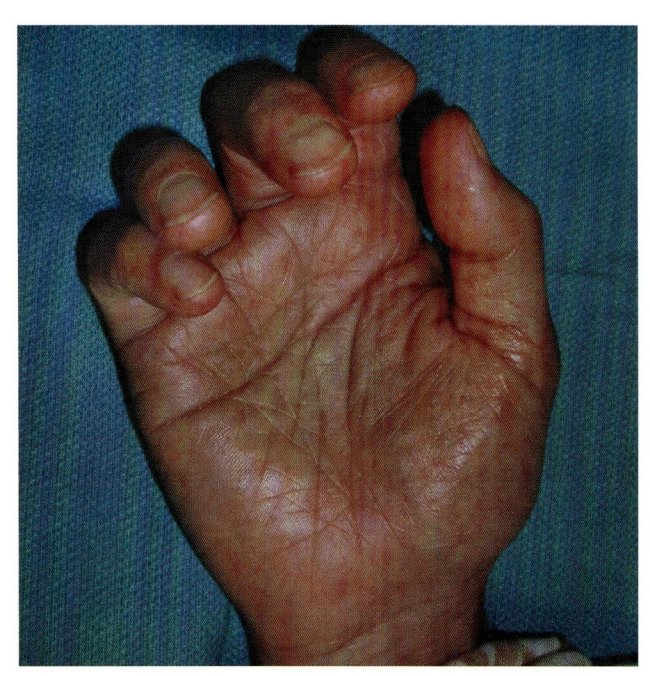

图2.3　单纯性环指掌骨骨折，注意在被动屈曲手指时环指外旋

影像学检查至关重要，可很容易地辅助诊断。标准的三视图影像应包括正、侧、斜位（图2.4）。骨折诊断的主要依据为影像学检查，但轻度移位的骨折在影像学上表现不明显，有时仅在单一视图才能看到。此外，根据临床经验，从某些特殊的角度也可以得到有价值的图像，例如Brewerton视图，要求掌指关节屈曲65°，手背平放在X线机暗盒上，手掌尺偏15°。计算机断层扫描（CT）可用于评估关节内骨折，如涉及掌骨头或腕关节的关节内骨折（图2.5）。

正如前面所讨论，标准的体格检查，也适用于评价第1掌骨骨折。拍摄手休息位正、斜位片至关重要，为了更充分地了解骨折的解剖形态，需对第1掌骨从不同的角度进行透视。第1掌骨的正位图为前臂旋后，拇指背侧放在暗盒上；侧位图须将手旋前放置在暗盒上，X线机探测器从垂直位置由远端向近端旋转约10°。

 掌骨与腕骨骨折诊断的经验与教训：

（1）检查手部是否肿胀、有无开放性伤口或瘀斑，特别是掌指关节周围的开放性伤口可能提示开放性骨折。

（2）评估手的旋转与屈曲功能，并与健侧手对比。如果主动屈曲活动不理想，可尝试固定手腕再被动弯曲手指，屈曲时，所有的手指应指向舟状骨。

（3）通过标准的3个角度的X线片，可很容易诊断骨折，然而，有些隐匿性损伤，仅能通过单一视图判别。涉及关节内的损伤，可应用CT辅助诊断。

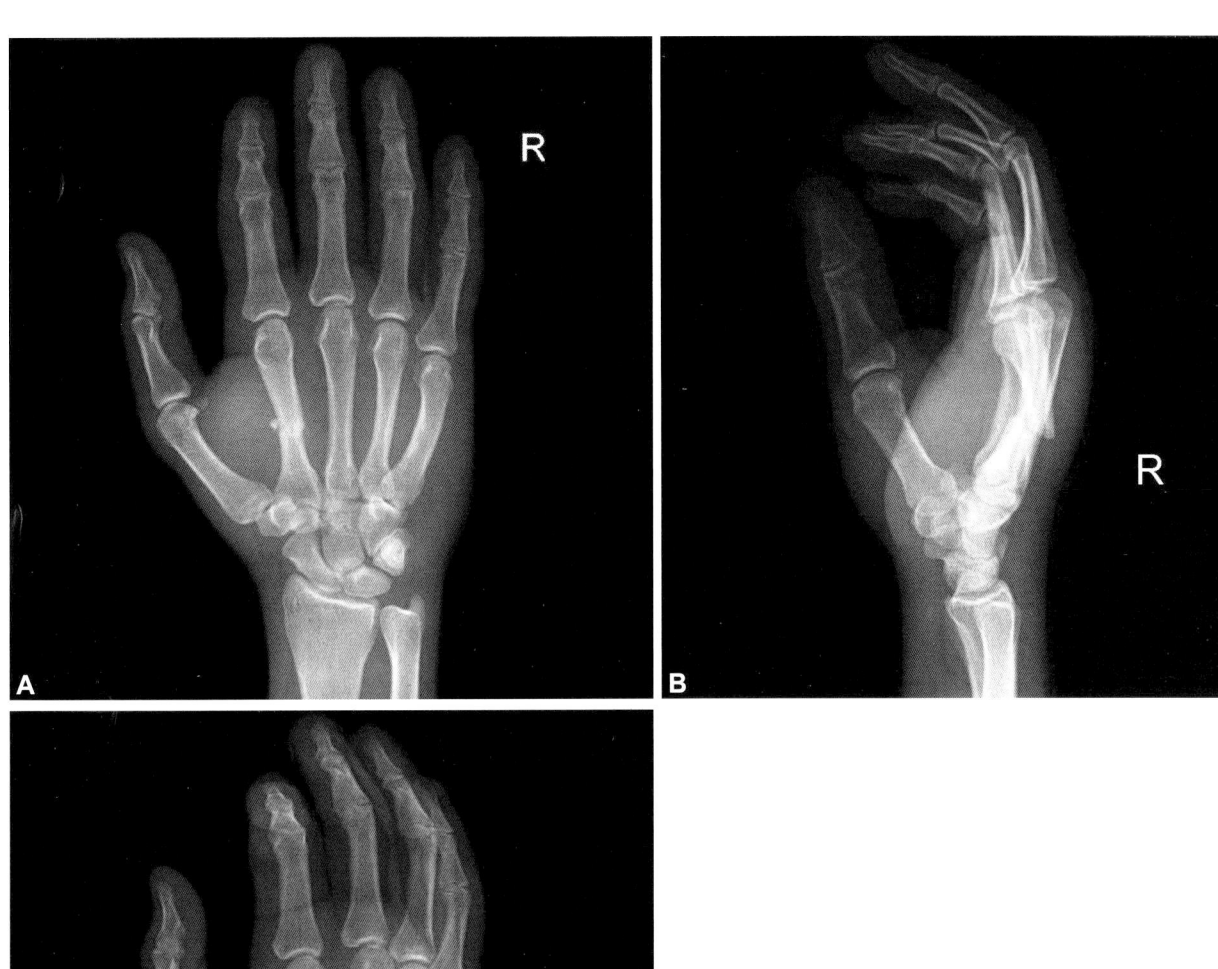

图2.4　第2掌骨骨折标准的3个角度的X线片

（A）正位X线片

（B）侧位X线片

（C）斜位X线片

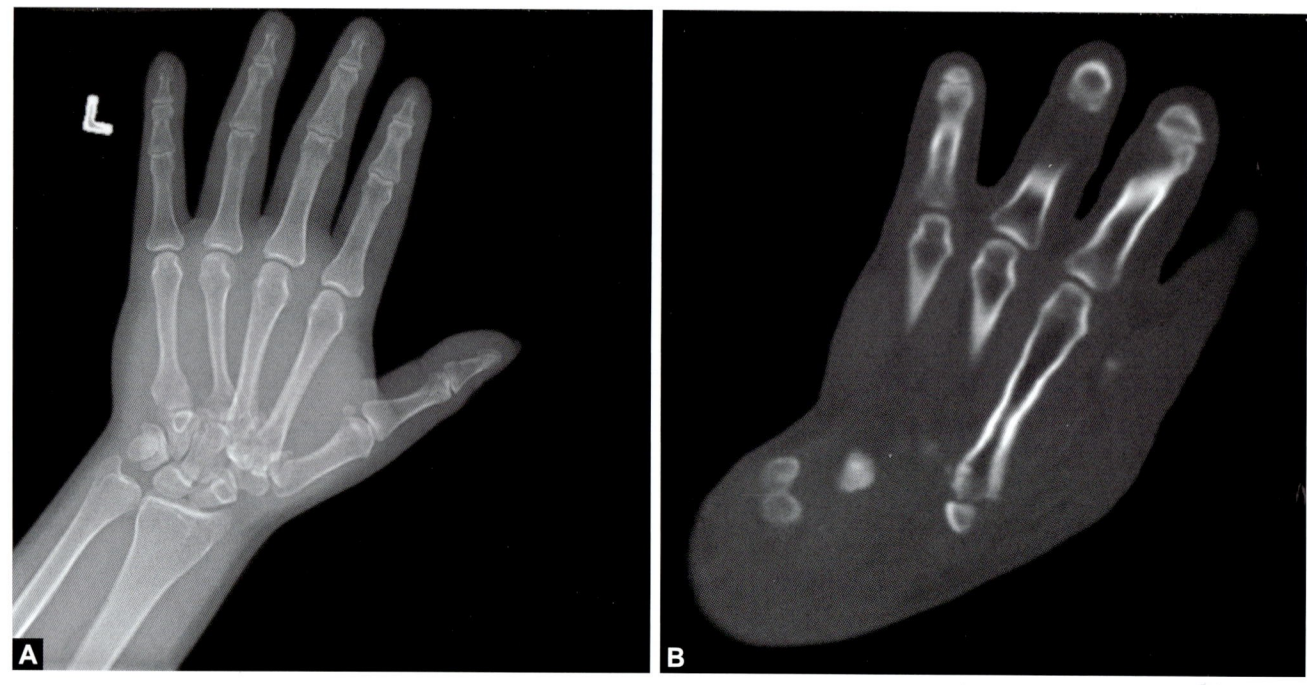

图2.5　高能量损伤，第2掌骨骨折脱位
（A）X线片　（B）CT图像

三、分型

　　掌骨骨折的分型，尚未有统一的标准化分型，常通过骨折位置描述进行分型。例如，掌骨的骨折分型通常考虑骨折的位置、形状、形态、移位情况以及皮肤的完整性（表2.1）。

　　此外，骨折的分型还可划分为稳定性骨折和不稳定性骨折，可复位骨折与不可复位骨折。

表2.1　掌骨骨折分类

骨折位置	形状	形态	位移	皮肤完整情况
掌骨基底	横形	粉碎性	成角	开放性
掌骨干	螺旋形	分段性	短缩	闭合性
掌骨颈		楔形	平移旋转	
掌骨头				

　　掌骨基底部骨折分4类：①基上型骨折；②Bennett骨折；③Rolando骨折；④粉碎性骨折（图2.6）。

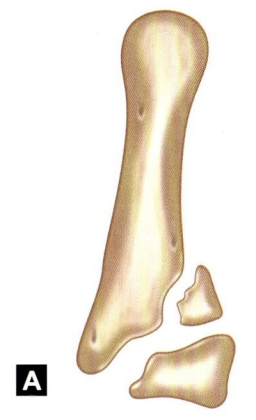 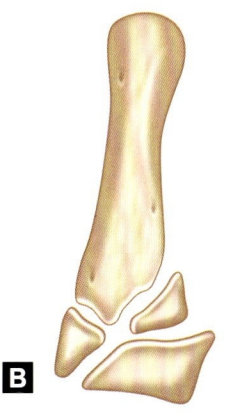 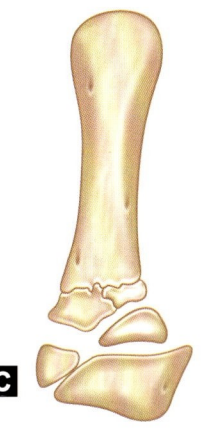 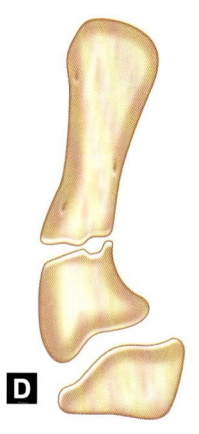

图2.6　指掌骨基底部骨折分4种类型

（A）关节内Bennett骨折　（B）关节内Rolando骨折　（C）关节内混合型骨折　（D）关节外横形骨折

第1掌骨的基上型骨折是关节外骨折，通常为发生于掌骨近端的横形或斜形骨折。最常见的第1掌骨基底部关节内骨折是Bennett骨折和Rolando骨折（图2.7）。

Bennett骨折，为第1掌骨基底部关节内骨折，形成2个骨折块。因掌骨干受大鱼际肌、拇长展肌和拇长屈肌的牵拉，产生桡侧方向的力，使基底部脱位，而掌斜韧带附着的掌骨底保持原位。

Rolando骨折，有3个骨折块，常形成T形或Y形骨折。然而，这也常用来描述为第1掌骨基底部粉碎性骨折。此外，Bennett骨折和Rolando骨折均可由拇长展肌肌腱牵拉形成撕脱骨折。

腕掌关节骨折脱位的分类和命名，通常是由掌骨和腕掌关节脱位情况决定。腕掌关节的单纯性掌骨脱位较常见，而其他类型的骨折也较为常见（如钩骨的背向骨折，合并环、小指掌骨的脱位）。除确定骨折的位置和脱位的方向，还应判断损伤是否稳定。

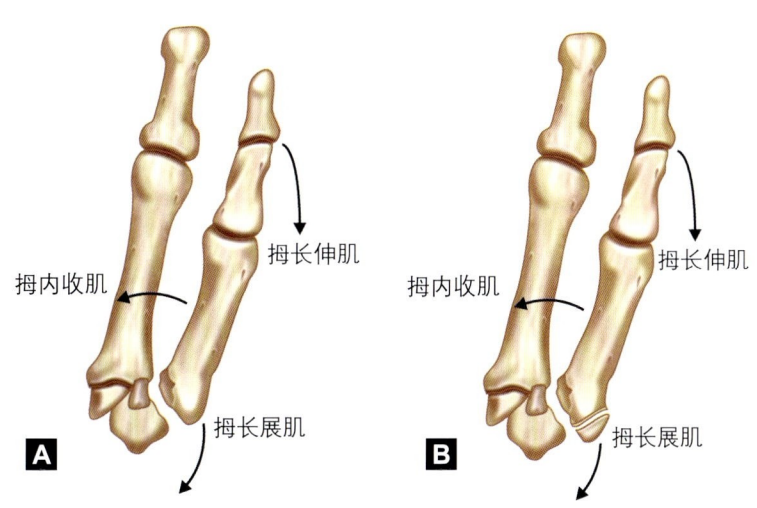

图2.7　拇指掌骨基底部关节内骨折的移位变形机制

（A）Bennett骨折　（B）Rolando骨折

四、手术指征

掌骨骨折的手术指征常根据骨折部位置来区别：头、颈、干、基底部。第1掌骨基底部骨折和腕掌关节骨折的手术指征，根据骨折类型和移位程度决定。

（一）掌骨骨折

掌骨头骨折的手术指征，包括 > 1mm 的移位和/或影响掌指关节运动的损伤。此外，"咬伤"引起的掌指关节处的骨折意味着开放性骨折，需要对之进行冲洗、清创和骨折固定。

第5掌骨颈骨折最为常见，目前大多数可采用非手术治疗。掌骨颈骨折少有旋转不良发生，其主要手术适应证为骨折成角。当骨折成角大于以下角度时可考虑手术内固定：15° 的示指掌骨颈骨折、25° 的中指掌骨颈骨折、35° 的环指掌骨颈骨折、45° 的小指掌骨颈骨折。

尺侧的手指活动度较大，可耐受较大角度丢失。与此相反，由于握持力的作用，在握紧拳头时掌骨头突出，背侧软组织和伸肌腱受压迫，桡侧的食指和中指的掌骨对角度的变化更为敏感，治疗方法包括闭合或切开复位克氏针固定、髓内固定、切开复位加压螺钉或钢板螺钉固定。

掌骨干骨折手术指征取决于许多变量，包括旋转、成角、缩短、不稳定性和骨折多样性。坚强的掌骨间韧带对示指和小指的掌骨骨折的不稳定与畸形影响较大，而对中指与环指的掌骨影响较小。手术适应证包括：①明显的手指旋转畸形；②示指和中指掌骨干畸形成角 > 10°；③环指畸形成角 > 20° 和小指畸形成角 > 30°；④广泛的粉碎性骨折，特别是掌骨近–远端骨折，以及多发掌骨骨折。

掌骨基底部骨折的手术适应证与掌骨干骨折相似，其基底部骨折更易受肌腱牵拉力的影响。食指和中指的掌骨背侧移位和缩短是由桡侧腕长伸肌和桡侧腕短伸肌腱牵拉导致的。小指掌骨的移位可能是由尺侧腕伸肌腱牵拉导致的。治疗选择包括闭合或切开复位克氏针固定，切开复位钢板螺钉内固定。

（二）第1掌骨基底部骨折

第1掌骨基底部关节外骨折的手术指征，是根据骨折成角、移位、稳定性决定的。虽然第1掌骨骨折对畸形的耐受性较好，但闭合性治疗仍难以稳定可靠。远端很容易受到牵拉力影响，包括由拇短屈肌、拇内收肌引起屈曲和内收，拇长伸肌和拇短伸肌牵拉引起的短缩。手术适应证包括：①任何显著的旋转功能不良，最常见的过度旋前；②冠状面成角畸形 > 30°；③严重粉碎性，缩短 > 3mm。

第1掌骨基底部关节内骨折，包括Bennett骨折、Rolando骨折以及粉碎性骨折类型，最好进行手术治疗，以对抗拉力、恢复拇指正常长度并复位大多角骨与腕骨关节。骨折治疗选择包括闭合或切开复位克氏针内固定和切开复位钢板螺钉内固定。然而，由于关节内骨折碎片往往很小，骨折间接复位或外固定也可用于第1掌骨基底关节内骨折。

五、外科解剖、体位与入路

（一）应用解剖

掌骨为短管状骨，由突出的关节面及近端和远端干骺端，头部、颈部和基底部和中间的骨干组成，有坚强的皮质骨和松软的髓腔，掌骨由较厚的软组织覆盖保护。背侧的掌骨几乎位于皮下，由骨膜、肌腱等覆盖。因此，手术入路常选择背侧入路。掌骨头由球形部和弓形部构成，它与近节指骨基底构成多轴髁状关节，副韧带可防止指骨内翻和外翻，同时掌侧板防止其掌侧半脱位。此外，远端掌骨的血管与两侧韧带走向一致，在近端和远端，由强大的横向掌骨间韧带互相相连。

掌骨外形大致呈自然弓形。手的弓形，可以分解成两个部分（图2.8）。一是由示指和中指掌骨组成拱形的不可移动部分。二是由环、小指掌骨组成的可移动部分。由于内在蚓状肌、骨间肌的牵拉作用，掌骨骨折形成背侧成角畸形，并且坚强的横向掌骨间韧带也起部分作用。由于食指和中指掌骨提供稳定支撑，如果旋转 < 10° 或者有很小的移位，也是可以接受的。相反，鉴于环、小指掌骨有更多的角度变化范围，在无旋转畸形的情况下，可接受20°～30°的骨干骨折成角畸形。

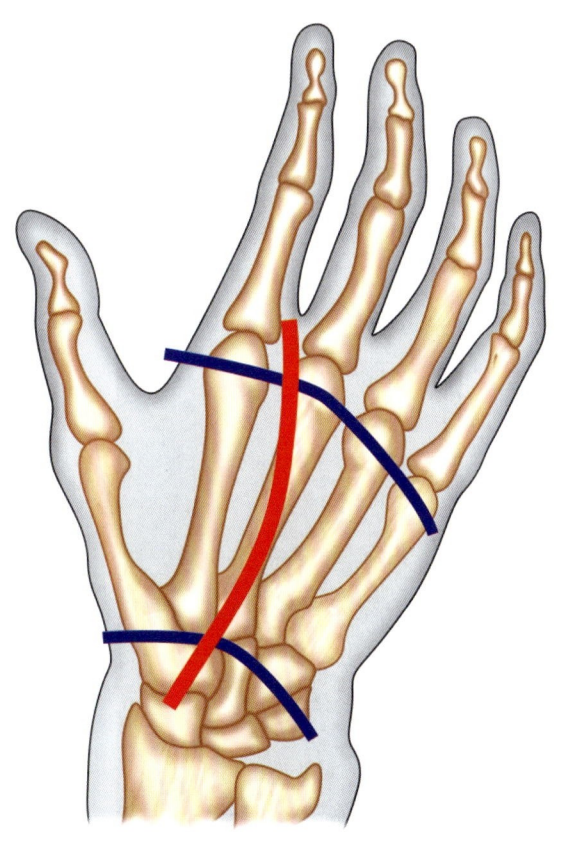

图2.8 手部掌骨弓形示意图
纵向弓（红线）和横向弓（蓝线）

上述的原则，同样适用于示指、中指、环指掌骨的掌骨颈骨折。然而，对于小指掌颈骨折却存在更多争议。根据文献报道表明，无明确共识来支持特定的可接受的角度。有研究认为 < 40° 的成角畸形，可接受非手术治疗。然而，也有研究表明，甚至达到65° 也是可接受非手术治疗。此外，Hunter和Cowen等建议如果患者手指活动没有伸肌减弱，无论小指掌骨颈骨折有无成角都可以保守治疗。尽管一些临床数据报道小指掌骨颈骨折可接受的成角角度范围不可靠，但在尸体生物力学掌骨骨折中的研究发现，由于屈肌腱的作用，可接受的骨折成角远大于30°。

第1掌骨的基底部与大多角骨的关节呈双鞍状的梯形，可以轴向旋转以及屈曲、伸展运动。这种关节的稳定是依靠周围的复杂韧带。除了背部韧带和浅表前斜韧带，掌侧斜韧带对关节的稳定性至关重要。在拇指掌骨关节内基底部骨折，Bennett型骨折的掌骨基底部是由掌侧斜韧带牵拉造成，掌骨干的骨折移位是由背侧的拇长展肌牵拉所致（图2.7）。

（二）体位

仰卧位，患肢外展伸直放置于透射平板上。由于手术入路体位是通过腕部背侧内旋位，通常外科医生坐在患者的头侧，助手坐在患者的腋侧。使用气压止血带，卷起的方巾用来帮助腕部屈伸。患侧手部X线片是必需的。

（三）手术入路

通过背侧掌骨间中线或中心的纵行切口，靠近指蹼位置，切口靠近掌骨头、颈部骨折位置（图2.9）。钝性剥离软组织，同时保护皮肤神经和血管的分支。识别联合腱，必要时切开，为后来的修复做必要标记。如果不修复，可导致术后伸肌腱时活动受限。矢状束与伸肌腱汇合并包裹掌骨头，切开近端部分，从而显露掌指关节关节囊和掌骨颈。如果需要，整个矢状束可纵向切开，但需进行精细的修复，以避免术后伸肌半脱位。另外，可纵向切开伸肌腱，从而显露掌指关节关节囊，显露掌骨头，但不可损伤副韧带及血管穿支，避免掌指关节不稳或影响远端的掌骨的血运。

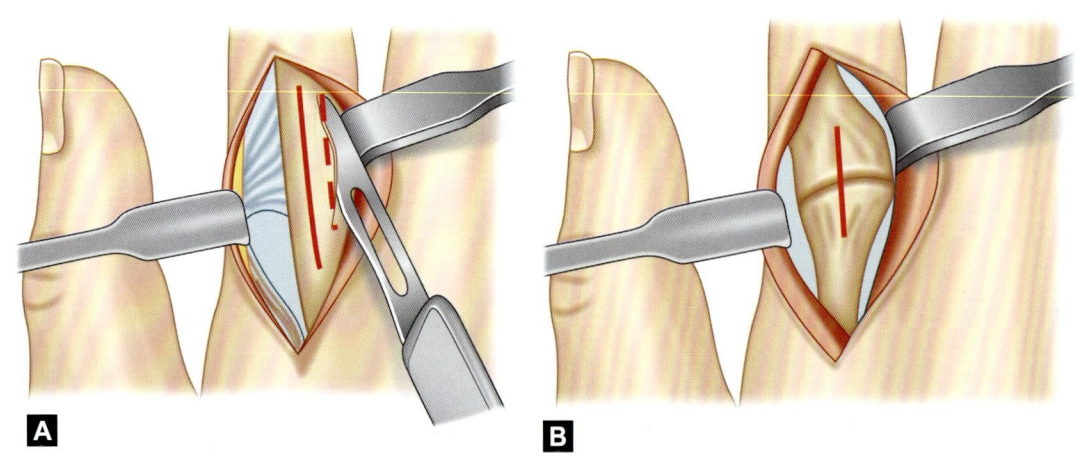

图2.9 掌骨头、颈部骨折入路示意图
（A）切开显露指伸肌腱 （B）显露掌指关节囊

处理掌骨干、底部骨折，须通过背侧纵行切口（图2.10）。

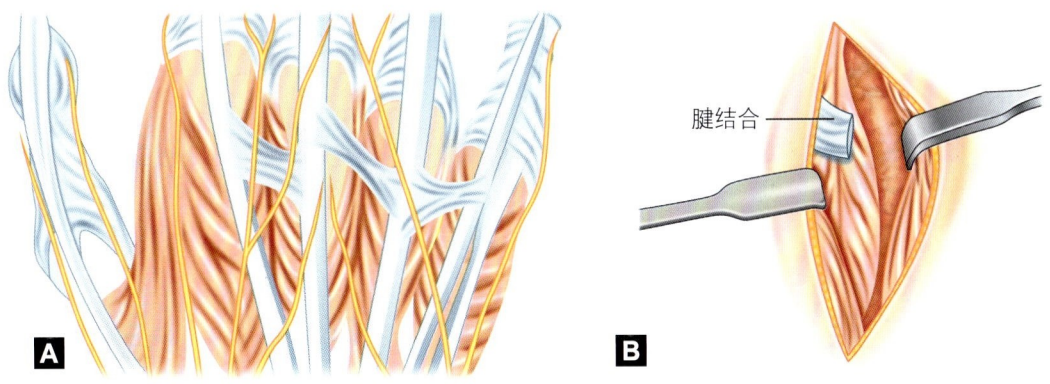

图2.10 掌骨干基底部骨折入路解剖示意图
（A）掌背侧解剖示意图 （B）掌背伸肌腱腱结合示意图

软组织要钝性分离，同时保护皮肤神经和血管的分支。识别伸肌腱并牵开，识别联合腱并切开，必要时标记，以便后续修复。纵向切开掌骨干上的骨膜并直接识别，保存骨膜层，以便后期修复。避免过度显露掌骨周围组织。对掌骨基底显露时，避免损伤粗壮的掌骨间韧带。第1掌骨基底部骨折通过掌桡侧（Wagner入路）或桡背侧入路。建议Wagner入路，因为可避免损伤桡感觉神经分支，为桡侧和背侧的第1掌骨提供良好的显露，并提供更多显露的接近Bennett骨折块（图2.11）。切口在拇指基底部的有毛和无毛的皮肤交界处，注意识别和保护桡神经感觉分支。打开大鱼际肌和拇长展肌的间隙，在拇指掌骨基底部骨膜下显露。必要时，可纵向切开进入，显露第1掌骨关节基底。

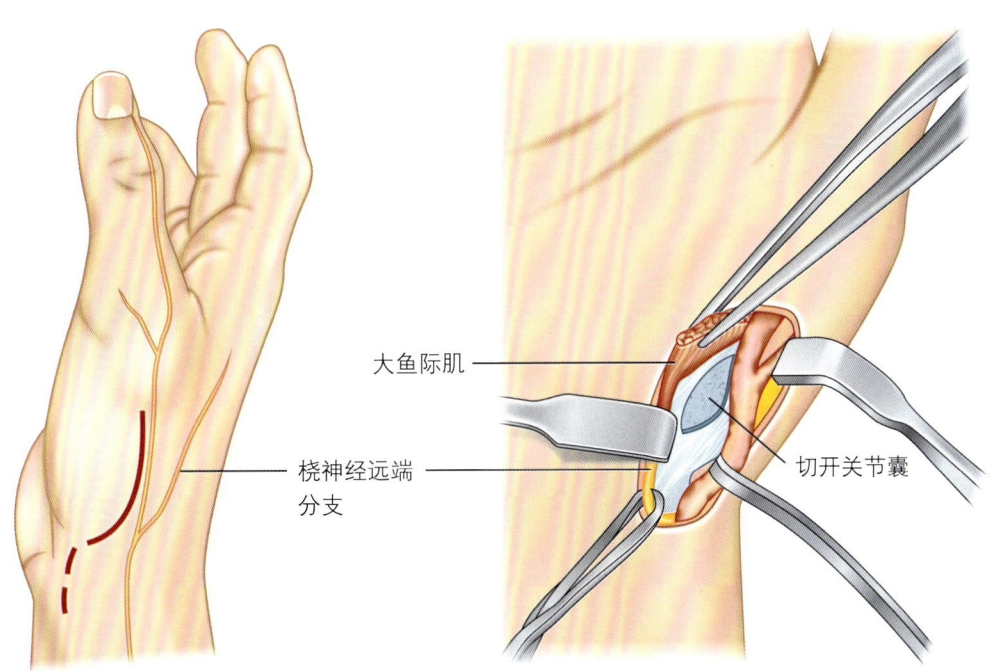

图2.11 Wagner入路解剖关系示意图

注意：在关节处将皮肤切开，可见桡神经分支，注意保护神经分支。切开掌部肌肉和拇长展肌肌腱之间的间隔，从而使腕掌关节和第1掌骨干的桡侧显露。必要时，可纵向切开关节囊，以便更好地显露第1掌骨基底部的关节面

六、手术方法

（一）掌骨头骨折：螺钉固定

掌骨头骨折通常为关节内骨折，需要进行复位。背侧纵向切开韧带或伸肌腱，打开关节囊，显露关节面。应彻底冲洗关节囊并清除骨折端内的软组织。用镊子或者小的克氏针临时固定骨折块，当骨折复位时，临时用0.7mm或0.9mm的克氏针固定。假如骨折块足够大，可用无头螺钉固定，首先使用克氏针临时固定骨折块，再用1.5mm或2.0mm螺钉固定。双皮质螺钉固定比较困难，因为掌骨头在矢状面270°被关节软骨覆盖，因此，可利用单皮质或无头加压螺钉。另外，螺钉可沿掌骨头的非关节部位的桡侧或尺侧置入，避免螺钉头在关节表面突出。

另外，头下型掌骨头或颈骨折可以用髓内无头加压螺钉固定（图2.12）。该技术也可应用于闭合或部分开放性骨折。当掌指关节屈曲，于掌骨头处切开皮肤，纵向切开伸肌肌腱。无头加压螺钉的导针打入复位的骨折至髓腔内，并拍X线片确认。当复位满意时，显露掌骨头和远端掌骨干，顺着导针空心螺钉置入。螺钉一定要埋于掌骨头关节面下方。螺钉长度应近似于从掌骨头到髓管峡部的长度。

X线片可以很好地观察骨折复位情况。当内固定物无妨碍时，可通过检查关节的被动活动明确术后关节的活动度及骨折的稳定性。术后，大号夹板固定患处，并早期进行有保护的活动锻炼。

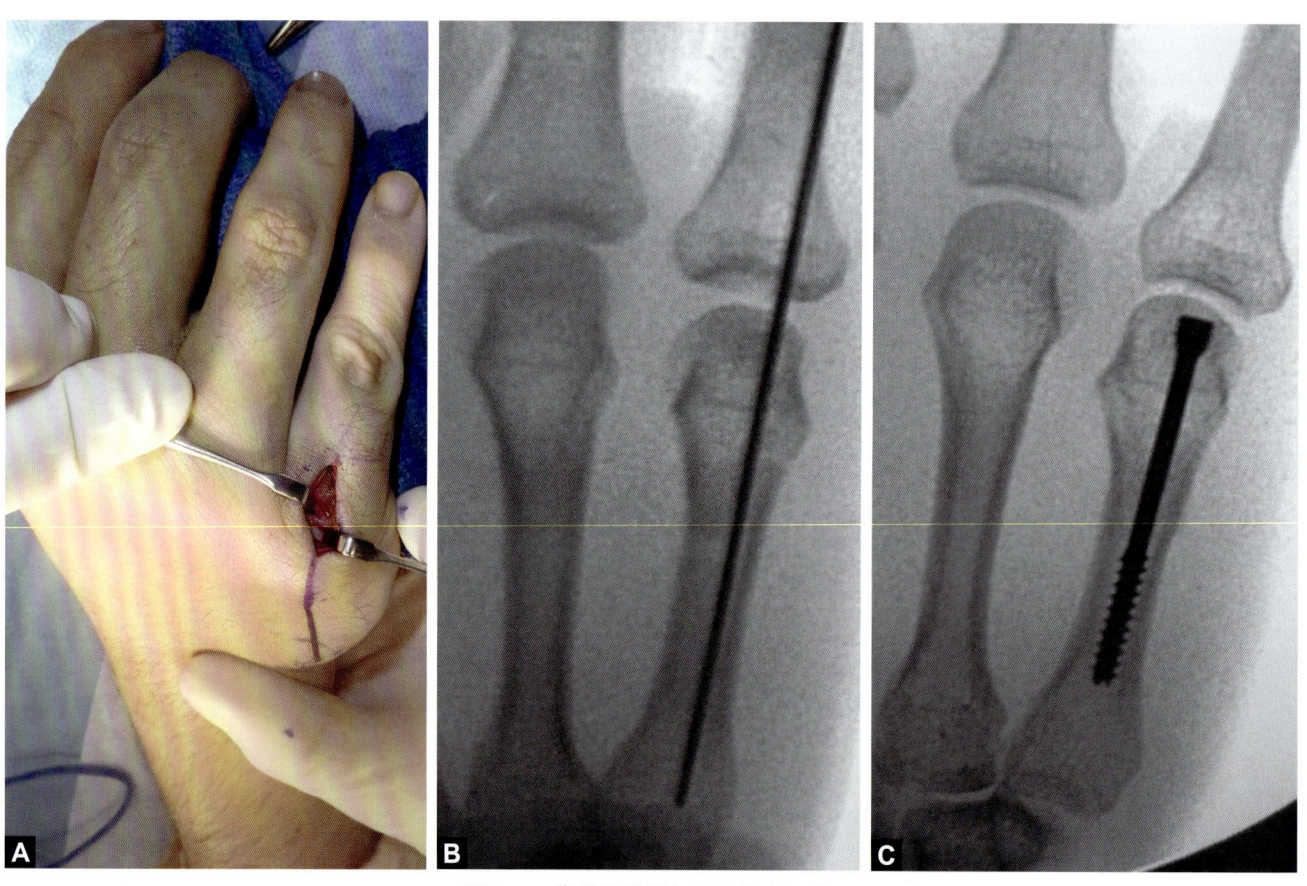

图2.12 掌骨颈骨折切开复位内固定

（A）掌骨头背侧切口 （B）导针固定X线片 （C）无头加压螺钉固定X线片

由Chaitanya Mudgal提供

掌骨头骨折螺钉固定的经验与教训：

（1）关节内骨折往往影响功能，必须进行解剖复位。

（2）掌骨头表面270°被关节软骨覆盖。因此，避免固定物长出关节软骨，螺钉一定要置于软骨以下。或者也可使用无头加压螺钉。

（3）固定后，关节进行被动活动时，应该是平滑无障碍的运动，并具有良好稳定性。

（二）掌骨颈、干或基底部骨折：闭合复位克氏针固定

闭合或有限切开复位固定技术可用于治疗掌骨颈、干或基底部骨折（图2.13）。各种技术均可接受，但首选闭合复位。应用恰当时，每种方法都能产生极好的效果。常见的闭合复位克氏针内固定术包括：①交叉钉；②十字交叉钉；③横向钉；④花束钉；⑤髓内钉；⑥经关节钉。

当掌骨颈或者掌骨干骨折时，更倾向于使用闭合交叉或十字交叉针固定。掌骨颈骨折的复位通过在屈曲的近端指间关节和近节指骨上施加轴向压力，然后最大限度地使掌指关节弯曲。同时，使骨折的手指与其他正常手指功能旋转一致。掌骨干骨折闭合复位以类似的方式修复，但除了在弯曲的掌指关节背侧施加轴向载荷，同时施加一个背侧的反作用力作用于骨折部位。

交叉钉固定骨折的最好的方法是用0.9mm或1.2mm克氏针放置到掌骨头的隐窝或掌骨颈的隆突，然后逆向置入。为最大限度地控制旋转，克氏针应穿过两侧皮质，并且避免在骨折部位交叉。克氏针的末端弯曲或埋于皮下，以利于早期活动。

十字交叉针是将交叉部位置于骨折远端（图2.14）。首先，如上所述方式进行骨折复位，1.6mm的克氏针钻入复位的掌骨头。其次，确认掌骨头无旋转，用1.2mm克氏针从掌骨头一侧进入钻入穿透相邻掌骨头的对侧皮质。

此外，还可用标准的1.6mm或1.2mm髓内钉逆行或顺行修复，预制的髓内钉用顺行的方式固定掌骨干骨折（图2.15）。

对于掌骨基底部骨折或腕掌关节骨折脱位，更倾向于使用经关节的克氏针固定术。对于骨折和（或）脱位，应减少受伤手指在骨折部位的轴向牵引力。一旦复位，用1.6mm或1.2mm克氏针以逆行的方式固定骨折或脱位，克氏针应深入腕掌关节至近端的腕骨内。

 掌骨颈、干或基底部骨折闭合复位克氏针内固定的经验与教训：

（1）如果实现闭合复位，经皮克氏针固定是可行的。

（2）掌骨的正常形状是呈背侧微弓形，过度矫正，可以降低掌骨手指屈曲功能。在掌骨骨折固定术后，应反复评估手指的旋转和抓握功能。

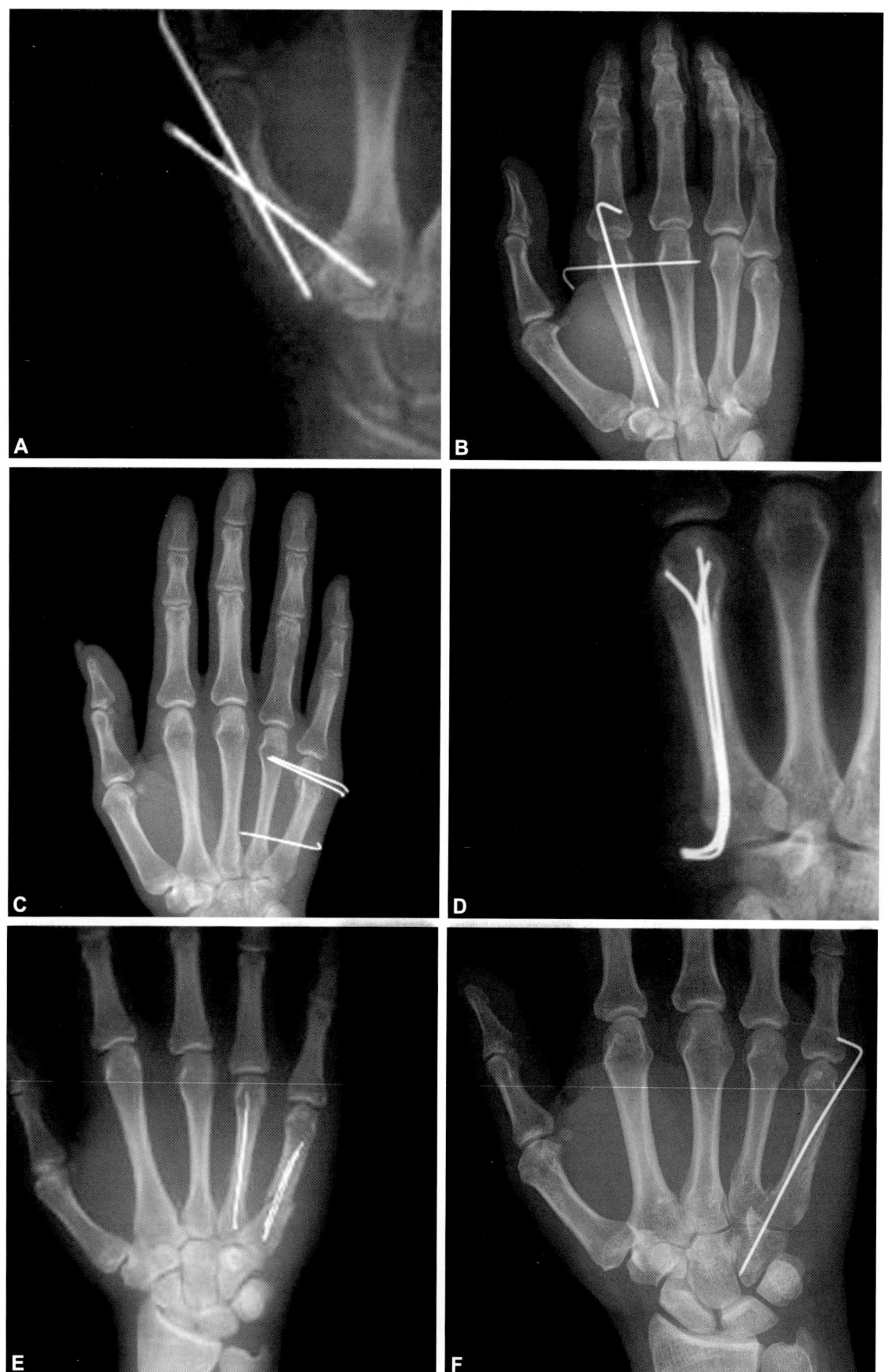

图2.13 掌骨颈、干或基底部骨折闭合复位克氏针固定
（A）交叉钉 （B）十字交叉钉 （C）横向钉 （D）花束钉 （E）髓内钉 （F）经关节钉

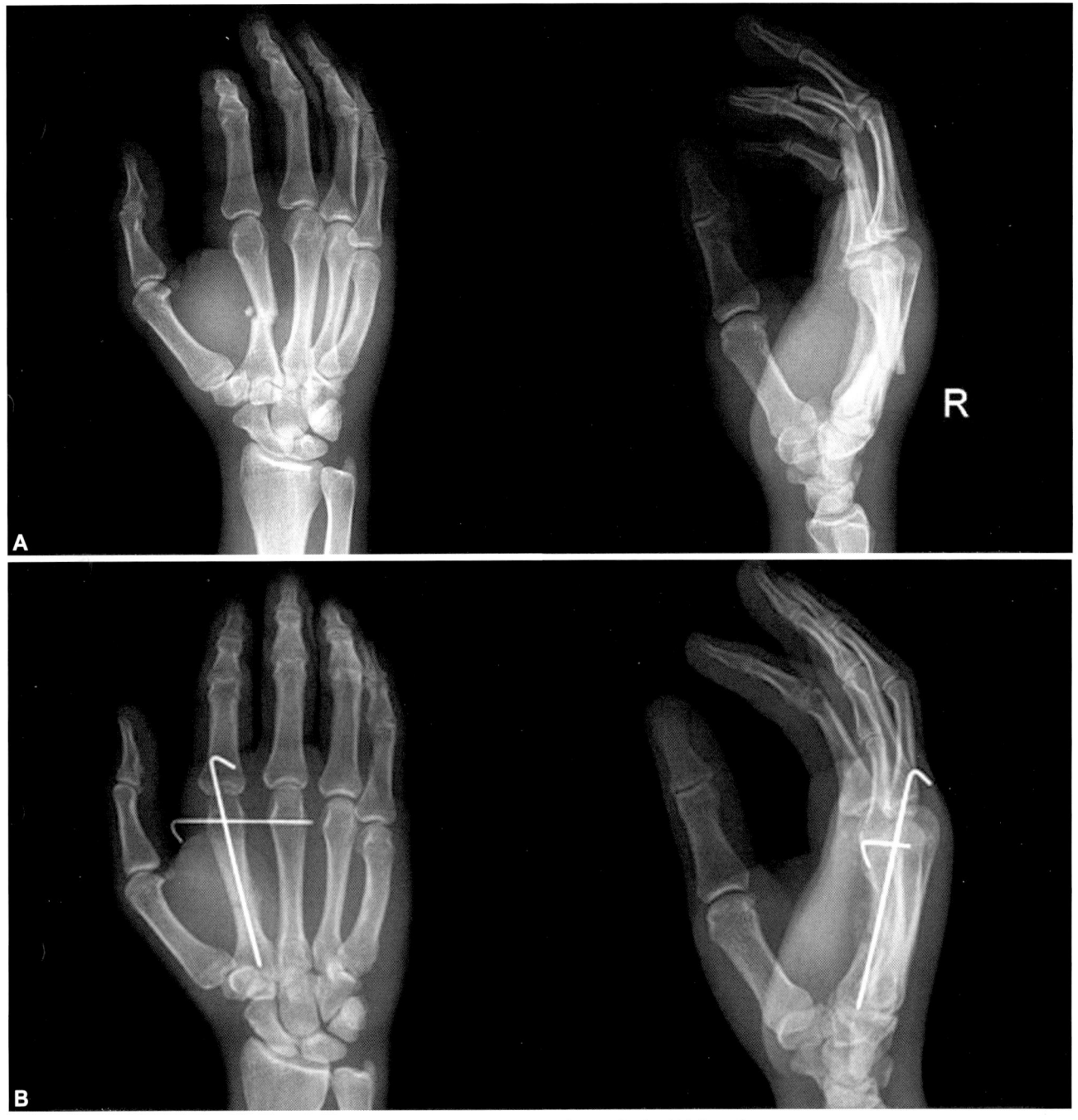

图2.14 第2掌骨骨折"十字交叉"克氏针内固定
（A）第2掌骨骨折正、侧位X线片 （B）第2掌骨骨折克氏针内固定术后X线片

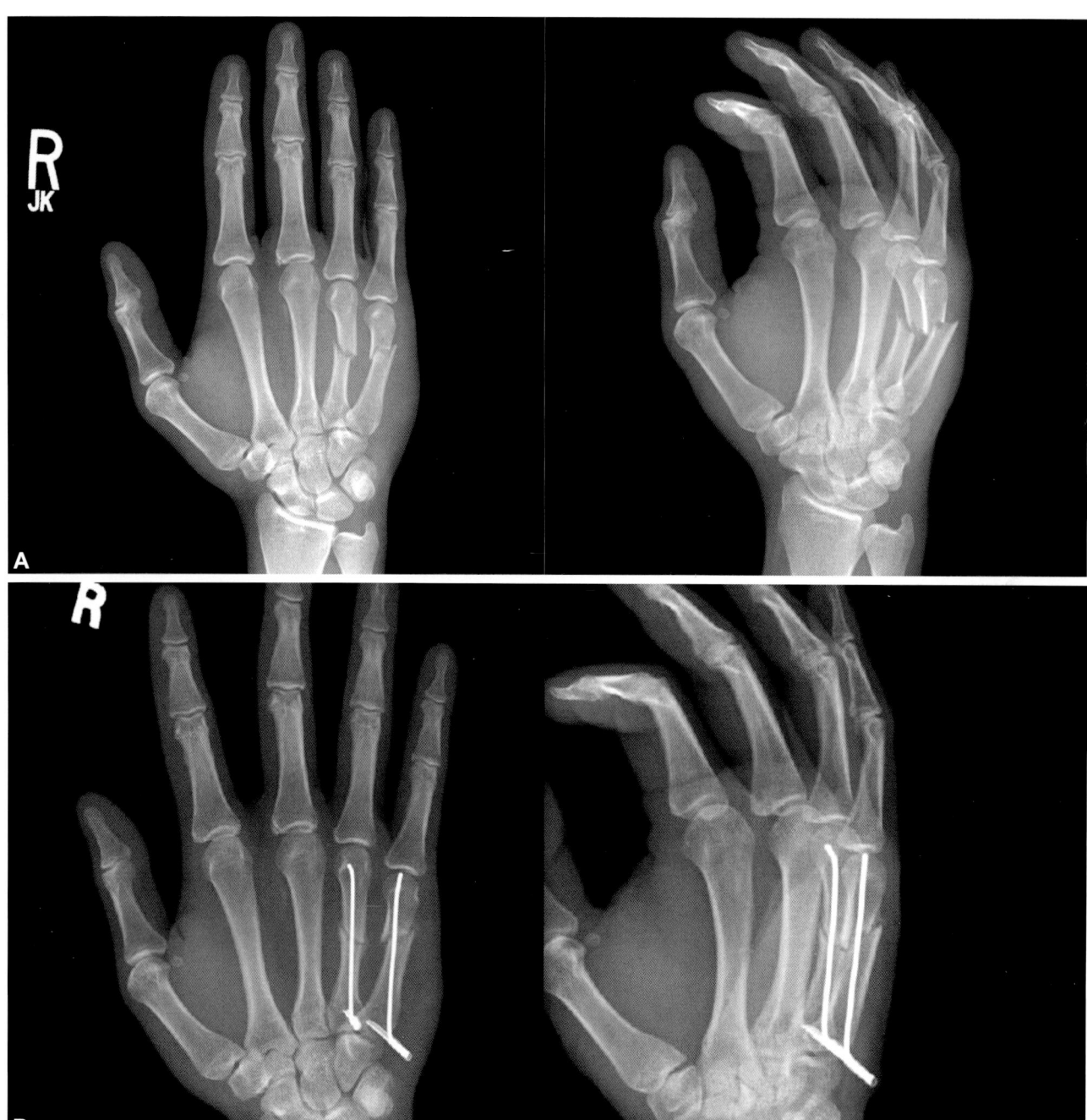

图2.15 第3、第4掌骨骨折髓内钉固定X线片
（A）第3、第4掌骨骨折术前X线片 （B）第3、第4掌骨骨折髓内钉固定术后X线片
由Jorge Orbay提供

（三）掌骨颈骨折：钢板螺钉固定

掌骨颈骨折通常是由于掌骨颈受到纵向或屈力造成的。在单纯性掌骨颈骨折中，粉碎性骨折罕见。大多数掌骨颈骨折需闭合复位克氏针内固定治疗。钢板和螺钉固定适用于不适合闭合复位克氏针内固定治疗的骨折。这些骨折常行背侧入路，通过切开联合腱，牵开伸肌腱在骨膜下显露掌骨颈。必要时，矢状束可部分或全部切开，使掌骨远端显露。骨折部位的远端显露可能会受到掌指关节囊的限制，必要时切开关节囊扩大显露。如果螺旋形骨折足够长，可直接复位骨折和螺钉固定。常用1.5mm或2.0mm螺钉使骨折复位固定（图2.16）。近端至少用2枚螺钉固定掌骨干，远端用2枚螺钉固定掌骨头或颈。远端双皮质螺钉固定因受到掌侧的关节软骨限制，可通过远端的螺钉进入不同平面或者用锁定板和单皮质锁定螺钉得以解决。

可直接用透视证实骨折复位，特别是对手的掌指关节进行轻柔的被动的屈曲和旋转活动，可验证修复的效果。也可评估钢板是否突出影响活动。钢板放置位置过远或螺钉过长都会阻碍掌指关节的运动。术后，患者患手暂时夹板固定并早期进行保护性活动。

 掌骨颈骨折钢板螺钉固定的经验与教训：

（1）大多数掌骨颈骨折适合闭合复位克氏针内固定。然而，在粉碎性或多发性掌骨颈骨折的情况下，使用钢板固定。

（2）因为掌骨头270°的表面被关节软骨覆盖，锁定钢板和单皮质锁定螺钉能很好地固定掌骨头。

（3）背侧钢板过长可能影响伸肌腱和掌指关节的活动。

（4）在掌骨骨折固定期间，应评估手指旋转和抓握功能。

（四）掌骨干和基底部骨折：钢板螺钉固定

掌骨干骨折螺钉内固定包括加压（拉力）螺钉固定、加压钢板固定或桥接钢板/锁定钢板固定，通常用直径2.0mm螺钉。对于非粉碎性的横形、短斜形或长螺旋骨折，拉力螺钉固定有效，对于非粉碎性长螺旋形骨折也可用方形螺钉固定。对于广泛粉碎性的骨折，最好使用桥接钢板或锁定钢板固定（图2.16）。

骨膜下显露掌骨，切开关节囊及其韧带并标记以便后期修复。显露骨折部位，冲洗，清除骨折端内嵌入的软组织。骨折复位，恢复正常的长度和旋转功能。

对于长螺旋斜形骨折，拉力螺钉固定具有良好的压缩性和稳定性。先进行骨折复位，用复位钳或者0.9mm克氏针固定。使用标准的AO碎片加压技术，分别于远端、近端钻孔，测量孔长度，并于近端置入埋头螺钉，垂直于骨折平面放置2~3枚螺钉，螺钉应放置在骨折非断裂或应力集中部位。螺钉的间距必须大于或等于螺钉直径的2倍。必要时，可用钢板固定骨折抵消螺钉在掌骨体的拉力和扭转力（图2.17）。

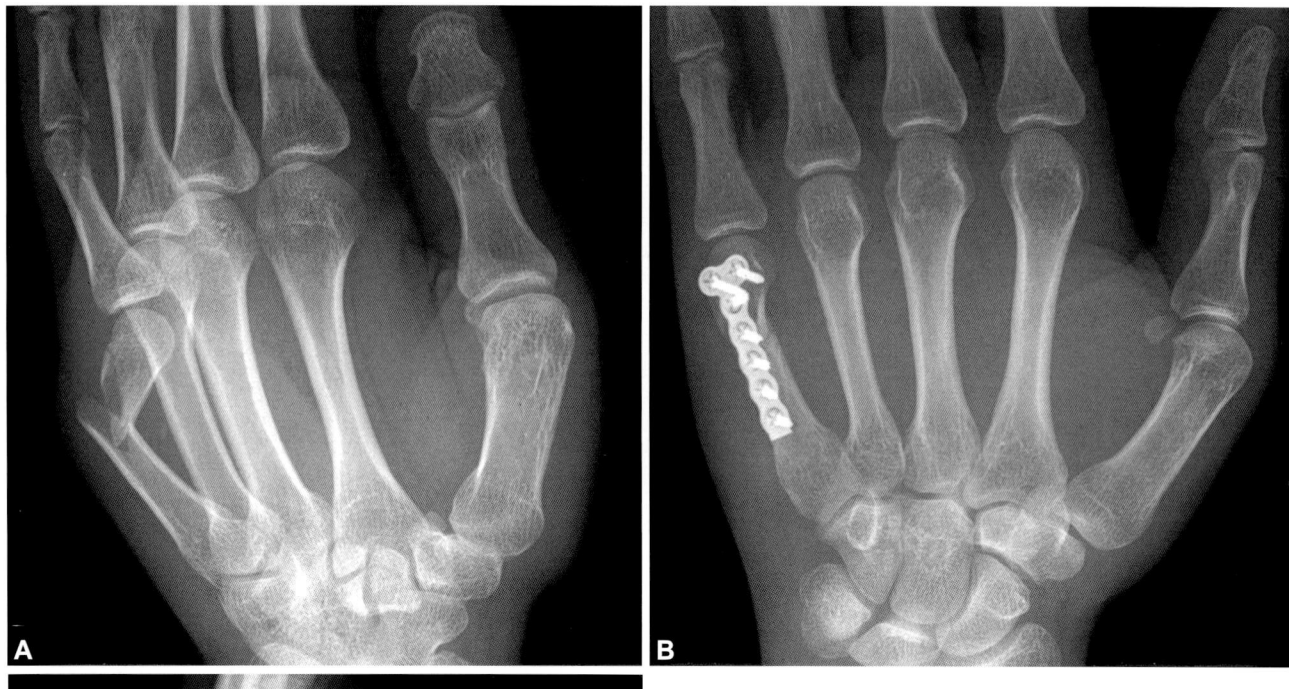

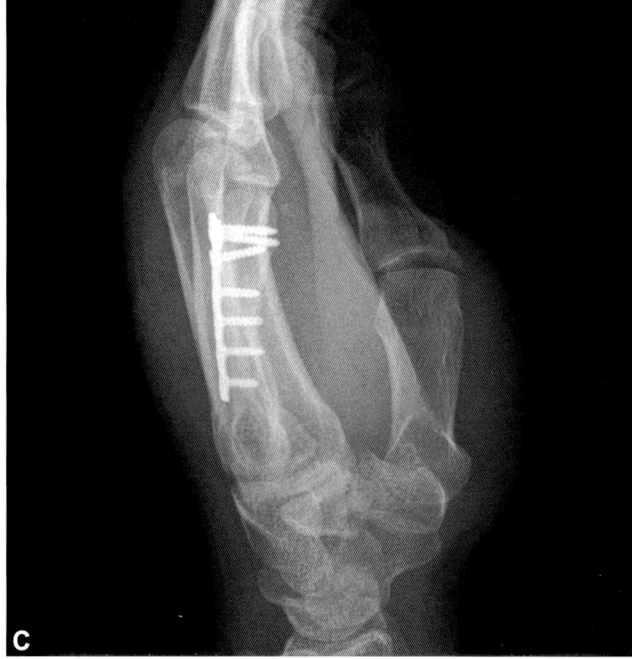

图2.16 第5掌骨颈骨折切开复位钢板内固定

（A）第5掌骨骨折术前X线片

（B、C）第5掌骨骨折术后正、侧位X线片

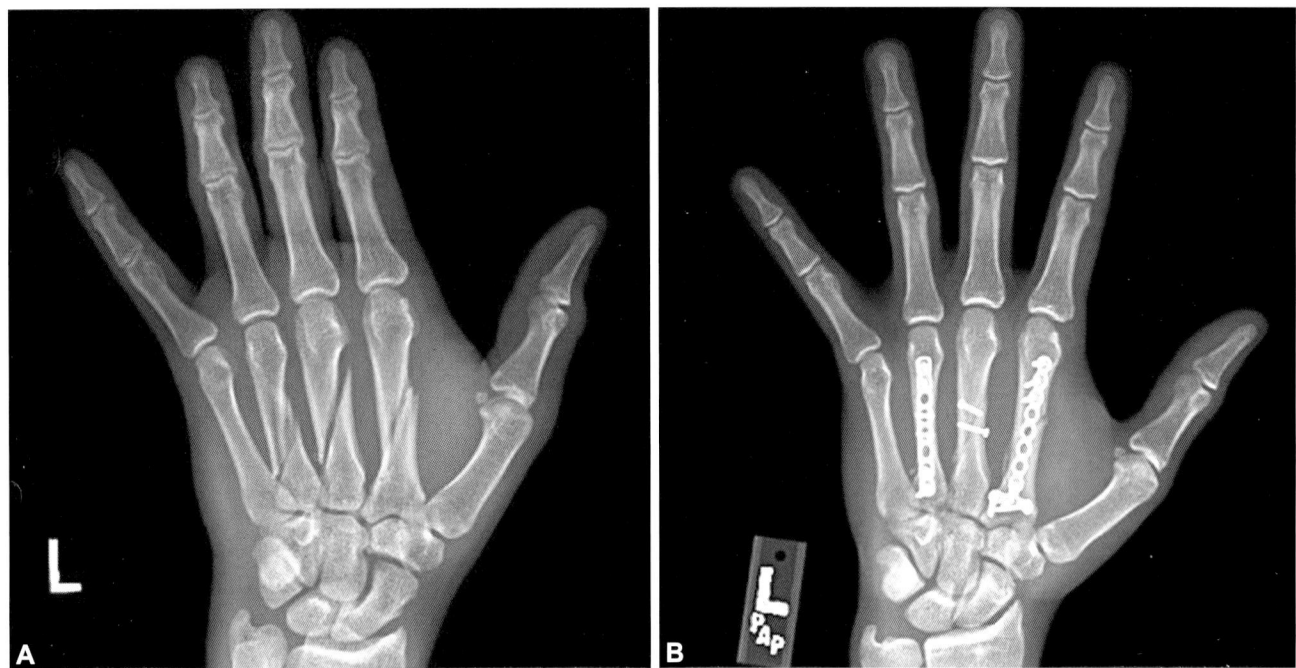

图2.17 左手多发掌骨骨折内固定
（A）左手多发掌骨骨折术前X线片 （B）左手多发掌骨钢板及螺钉内固定术后X线片

对于无粉碎性短斜形的骨折，可应用加压钢板固定。先用复位钳或者0.9mm克氏针复位并固定骨折块。选择合适的钢板，预弯钢板最大限度地紧贴掌骨，并使用至少2枚螺钉固定于骨折部位的近端和远端。在掌骨背侧运用标准的AO骨碎片加压技术固定（图2.18），第1枚螺钉应置于靠近骨折部位，不要加压拧紧。第2枚螺钉放置在骨折部位的近端，以抵消远端螺钉的应力，其余的螺钉可以全部置于半拧紧或者加压拧紧状态。拧紧螺钉时，须仔细检查骨折部位，以避免二次复位丢失。

对严重粉碎性骨折，不推荐使用加压钢板固定，建议使用桥接钢板固定。建议使用模块型钢板，并在远端靠近骨折的部位放置2~3枚锁定螺钉。

透视证实骨折复位，特别是对掌骨干的弓形恢复应从多个透视视图中来验证。同时，通过掌指关节的被动活动来验证手指的旋转功能。术后，夹板临时固定，并进行早期保护性活动。

对于掌骨基底部骨折，如果远端没有足够的骨量固定，钢板可以暂时固定在腕掌关节上，近端用螺钉固定于腕骨远端。示指和中指的腕掌关节活动有限，而环指和小指的腕掌关节活动度大，钢板放在此位置易导致金属疲劳，因此，当影像学上骨折愈合时，应尽早拆除内固定装置。

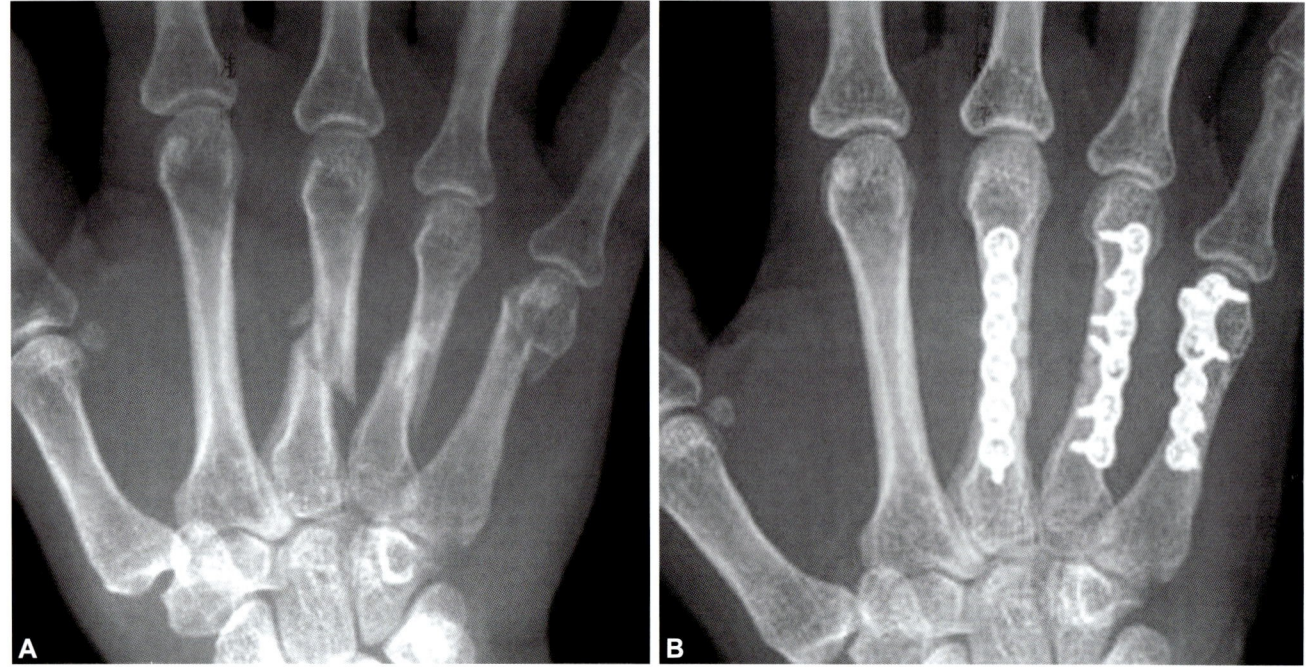

图2.18　多发掌骨骨折内固定

（A）多发掌骨骨折术前X线片　（B）左手多发掌骨钢板内固定术后X线片

　掌骨干和基底部骨折钢板螺钉固定的经验与教训：

（1）在非粉碎性的螺旋形骨折中，可应用拉力螺钉或骨折块间加压固定，还可用钢板固定。

（2）对于横形或短斜形骨折最好选择加压钢板固定。

（3）对于严重粉碎性骨折最好使用桥接钢板固定。

（4）精细整复并缝合至钢板上的骨膜及筋膜层，可最大限度地减少对伸肌腱的刺激。

（5）掌骨的正常形状呈向背侧微弓形。过度矫正可降低手指屈曲的功能。在掌骨骨折固定术后，应对手指旋转和抓握功能进行常规评估。

（五）第1掌骨基底部关节内Bennett骨折：闭合复位克氏针固定

第1掌骨基底部关节内Bennett骨折的闭合复位内固定通常易导致第1腕掌关节半脱位。闭合复位时，掌骨近端可固定牢固，而第1掌骨常半脱位。闭合复位需抵消拇长展肌、拇收肌和拇内收肌产生的应力，这些应力会造成掌骨缩短、拉伸或者内收等改变。

轴向牵引和外展第1掌骨，同时按压掌骨干（图2.19）。1.2mm克氏针穿过基底部直到已经复位的Bennett骨折块，也可以继续深入到指骨掌骨底（图2.20）。或者，随着骨折的复位压紧，也可用1.6mm克氏针逆行从第1掌骨干远端，穿过基底部到达大多角骨。当骨折复位良好时，仅需回退即可。此外，横置于第1掌骨体并进入掌骨的1.6mm克氏针，可间接地使Bennett骨折块复位。如果有必要，也可用1~2枚1.2mm克氏针穿过拇指掌骨基底，实现对Bennett的骨折块固定。

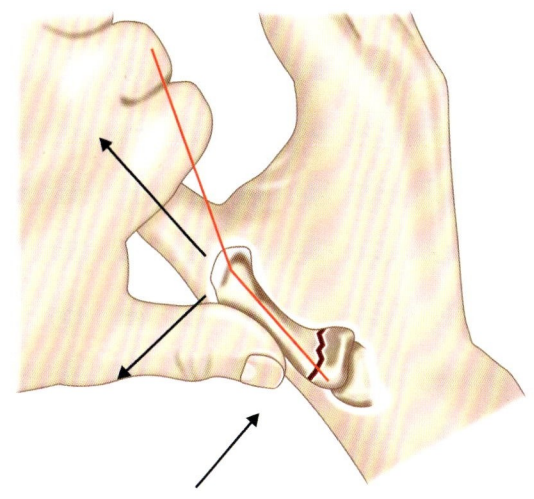

图2.19 Bennett骨折闭合复位示意图
注意：复位时，需对抗拇长展肌、拇长伸肌、拇收肌的拉力

 第1掌骨基底部关节内Bennett骨折闭合复位克氏针固定的经验与教训：

（1）为使Bennett骨折稳定，需放置1～2枚克氏针固定。透视评估确认第1掌骨基底部及Bennett骨折块在尺侧及掌侧的对位情况。

（2）成功的闭合复位要求有持续对抗第1掌骨基底的拉力，这可以通过穿过大多角骨基底或拇指与示指掌骨体的克氏针来实现。

（六）第1掌骨基底部关节内Bennett骨折：钢板螺钉固定

显露第1掌骨基底和Bennett骨折块的最好的方法是掌桡侧（Wagner法）入路。切开掌长肌与拇长展肌之间的间隔，可显露第1掌骨基底。如果有必要，纵向切开腕掌关节囊，可充分显露第1掌骨关节基底的部位。直视下进行骨折复位，暂时用复位钳或者0.9mm、0.7mm克氏针复位固定。如果Bennett的骨折块太小，无法钻入螺钉，可以剪短克氏针直接作为最终的固定。还可放置1～2枚1.5mm或2.0mm螺钉固定骨折（图2.21）。对于掌骨基底关节内粉碎性骨折，锁定钢板特别适用，如Rolando骨折。

 第1掌骨基底部关节内Bennett骨折钢板螺钉固定的经验与教训：

（1）在透视下，仔细评估确认Bennett骨折块在掌骨基底部的掌侧与尺侧对位是否一致。

（2）对关节内粉碎性骨折，可以选择锁定钢板，也可用外固定架间接复位并固定。外固定器的螺钉分别放置于大多角骨和第1掌骨干，并同时保持骨的长度。

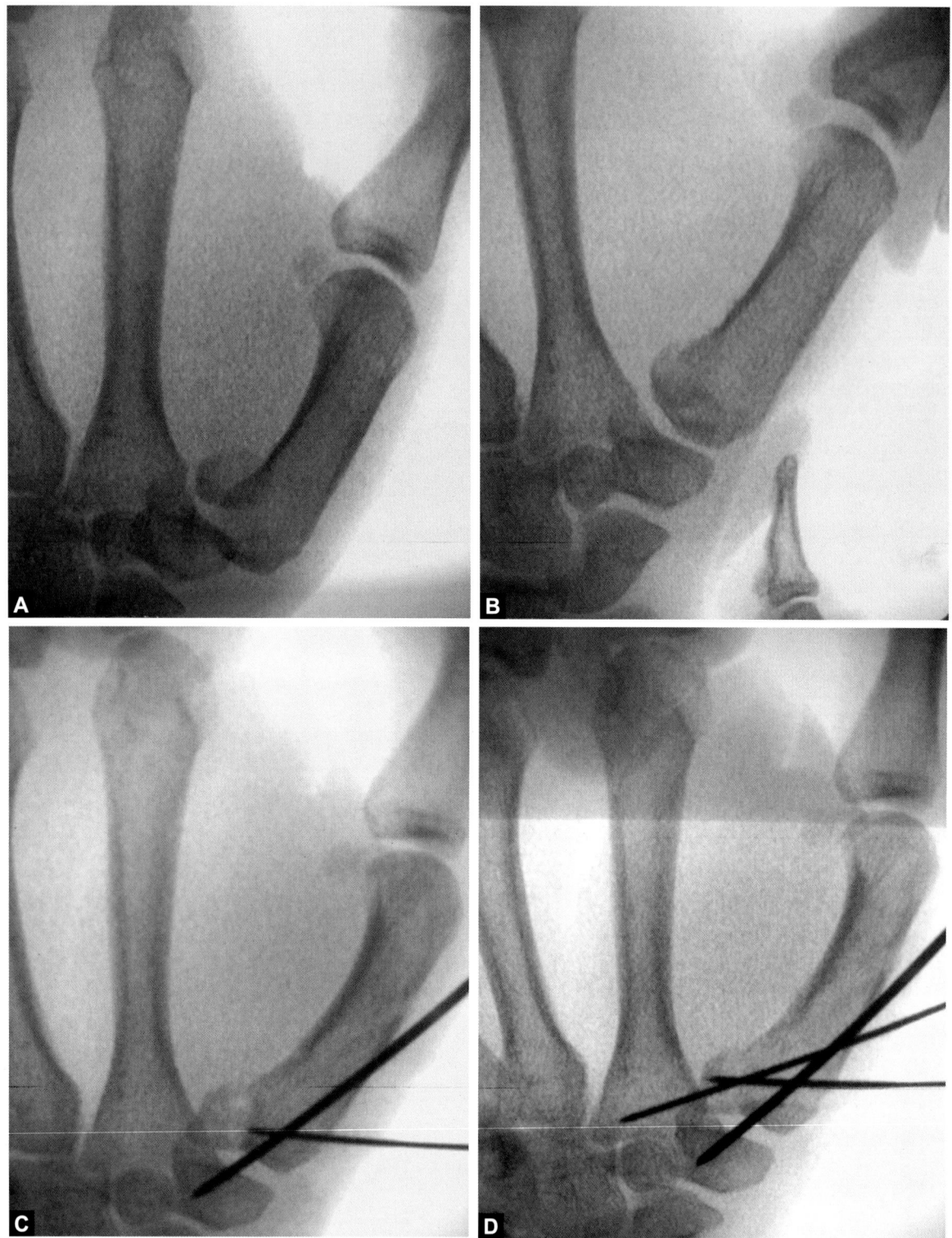

图2.20 第1掌骨基底部骨折克氏针内固定

（A）Bennett骨折X线片 （B）骨折复位后的X线片
（C）Bennett骨折块克氏针固定X线片 （D）完成骨折内固定术后X线片

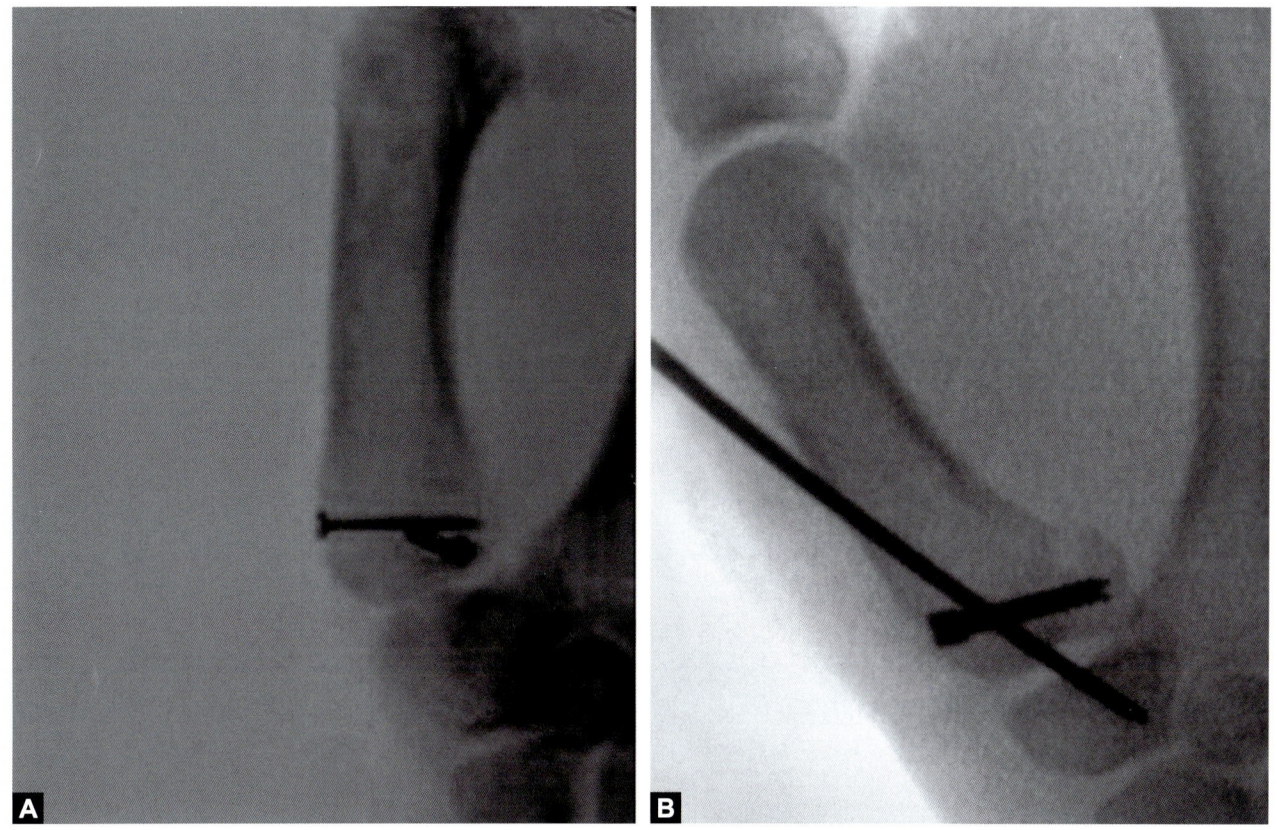

图2.21　Bennett骨折内固定
（A）有头或无头螺钉固定X线片　（B）螺钉及克氏针内固定X线片

七、疗效

　　掌骨骨折手术固定效果良好。Bannasch等报道了365例切开复位和闭合复位的掌、指骨骨折钢板螺钉固定的结果。将切开复位和闭合复位内固定术后感染率或愈合率进行比较，无显著差别。Ozer等报道52例闭合性、移位性和关节外掌骨骨折采用髓内固定或钢板螺钉固定手术疗效。在臂、肩和手（指）评分、灵活度、影像学愈合等方面，这些技术没有显著差异。此外，发现髓内固定并没有缩短手术时间。Lutz等报道部分Bennett骨折采用闭合复位克氏针内固定或切开复位拉力螺钉内固定的治疗结果显示在疼痛程度、抓握力、腕关节活动范围及创伤性关节炎等结果无显著差异，但闭合复位组第1掌骨内收畸形的发生率较高。Klasen报道11例腕掌关节骨折脱位切开复位，用螺钉或桥接钢板固定第4和第5腕掌关节骨折脱位，平均随访6.6年，在长期随访中，11例手术患者，有9例手功能完全恢复。

八、并发症

　　掌骨骨折内固定相关的并发症包括僵硬、肌腱损伤、畸形愈合及骨不连。在腕关节固定术后，尤其是掌骨头和颈部位的骨折，掌指关节的僵硬比较常见。关节损伤、肿胀、固定和背侧手术入路可诱发掌指关节挛缩或关节囊纤维化。避免掌指关节僵硬最有效的方法是预防。僵硬也可以通过局部修复、早期活动、抗水肿的方式避免。

僵硬也可能由伸肌腱粘连引起，也被称为手的外在紧张度。伸肌腱粘连最好的处理是预防，预防伸指肌腱粘连，可采用纵行切口，早期运动和有效的抗水肿。

也可发生急性或慢性伸肌腱损伤。急性或早期肌腱损伤是少见的，可因骨折或手术显露时引起的肌腱直接损伤而发生。慢性或晚期肌腱损伤较常见，由于摩擦损伤或突出的内固定物长期刺激引起。

掌骨固定后骨不连是罕见的。然而，畸形是常见的，通常表现为手指旋转不良，在掌骨骨折固定术中，确定固定前、复位中和固定后的正常旋转功能十分重要。能做到主动屈曲是最好的，也可以做被动固定和手指屈曲。通常，手指屈曲、手指旋转不良较为常见。

九、典型并发症案例

例1：手指僵硬

32岁，男性，环指掌骨骨折并旋转移位，行背侧切开复位加压钢板内固定治疗（图2.22）。在康复治疗师的指导下行早期活动训练。然而，尽管经过了3个月的康复治疗，环指的主动和被动屈曲活动受限，从而导致屈曲和抓握功能受限。此外，患者还表现出轻微的掌指关节伸肌减弱。

掌骨骨折后常见掌指关节僵硬。如果系统的康复治疗不能恢复关节的正常屈曲功能，可行关节松解手术干预。此外建议，骨折愈合后常规移除内固定物。通常，掌指关节僵硬主要原因为屈伸肌腱粘连导致。

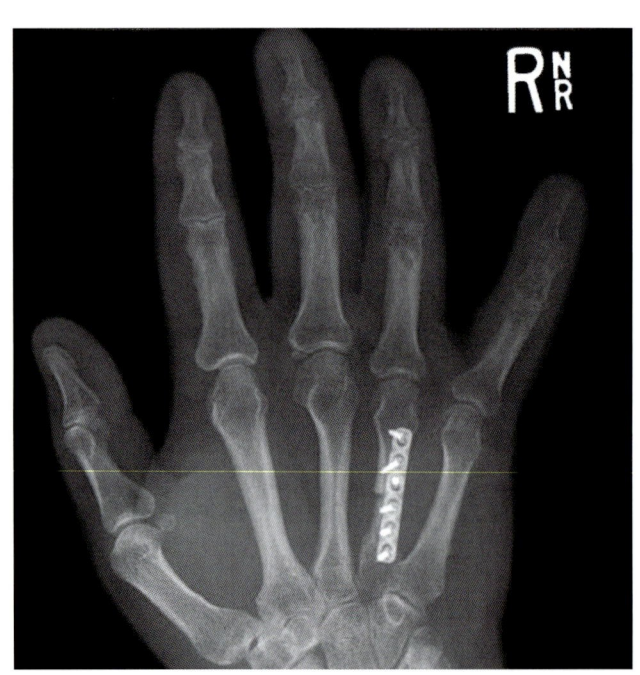

图2.22 掌骨骨折切开复位加压钢板内固定
（注释：治疗旋转移位的掌骨骨折。术后，患者出现环指掌指关节僵硬和伸肌腱粘连）

技术要点

采用背侧切口，取出内固定物。清除掌骨背侧的不规则骨赘并修复周围组织。注意掌指关节的旋转功能。显露覆盖在掌指关节上的伸肌腱，向一侧牵拉。通常，韧带附着在关节囊上，需要锐性解剖分离。切开显露掌指关节背侧，关节被动屈曲，恢复掌指关节屈曲。如果需要增大运动范围，可以进行有限且循序渐进的方式将两侧韧带小心切开。最后，行伸肌腱松解术，将伸肌腱从周围组织和皮肤组织中游离出来。术后第1天，在康复治疗师的帮助下，进行早期功能锻炼。

例2：肌腱断裂

19岁，男性，第1掌骨基底部骨折，行背侧切开复位钢板内固定（图2.23）。术后恢复顺利。术后约3年，患者突然出现拇指指间关节无痛性伸直障碍，并且掌指关节伸展无力。

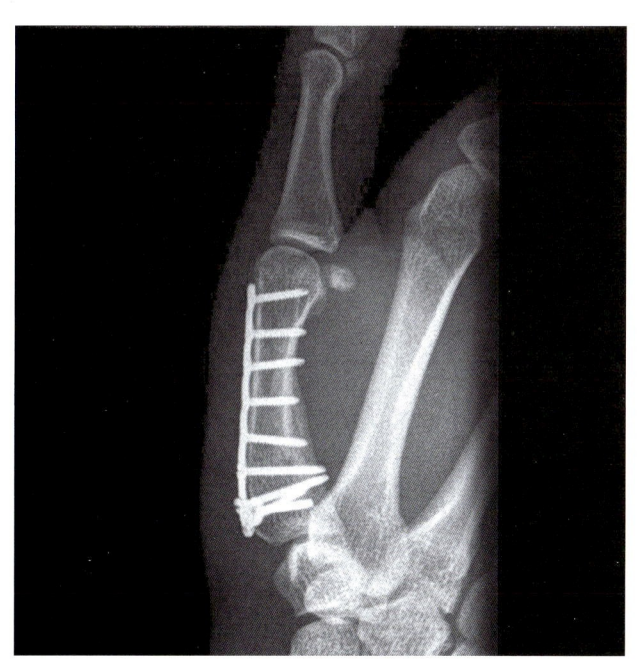

图2.23　拇指掌骨骨折背侧钢板内固定
注意：术后因摩擦导致拇伸肌腱断裂

拇伸肌腱断裂通常由内固定物对肌腱的长期慢性损伤导致。外科治疗包括肌腱固定、肌腱移植、直接修复。通常情况下，直接修复不是一个可行的选择，因为断裂肌腱有部分缺损，断裂的伸肌腱可以固定到邻近手指的伸肌腱。当拇指的拇收肌断裂时，示指固有伸肌腱转移修复是最佳治疗方案。

技术要点

在掌指关节的伸肌腱帽处可找到示指固有伸肌腱，在尺侧的腱帽位置上，示指固有伸肌腱与指总伸肌腱分离。第二切口考虑在预估拇收肌肌腱断裂的位置，钝性分离平面下的皮下组织显露示指固有伸肌腱。显露出拇收肌肌腱，使用标准肌腱缝合法，用示指固有伸肌腱修复拇收肌。移植肌腱的张力使指间关节处于过伸位，掌指关节微曲。术后拇指伸直，并夹板固定约4周，在康复治疗师的指导下康复治疗。

十、小结

掌骨骨折是手部最常见的损伤之一。许多骨折可以采用非手术治疗。当需要手术干预时，多种外科技术可供选择。手术治疗的目的是准确的骨折复位和早期活动，手术治疗效果良好。常见并发症包括关节僵硬、肌腱损伤和畸形愈合。在康复理疗师的指导下可预防并发症。

（程志琳 译）

参考文献

[1] Diao E. Metacarpal fixation. Hand Clin. 1997;13(4):557-571.

[2] Beredjiklian PK. Small finger metacarpal neck fractures. J Hand Surg Am. 2009;34(8):1524-1526.

[3] Hunter JM, Cowen NJ. Fifth metacarpal fractures in a compensation clinic population. A report on one hundred and thirty-three cases. J Bone Joint Surg Am. 1970;52(6): 1159-1165.

[4] Ali A, Hamman J, Mass DP. The biomechanical effects of angulated boxer's fractures. J Hand Surg Am. 1999;24(4): 835-844.

[5] Birndorf MS, Daley R, Greenwald DP. Metacarpal fracture angulation decreases flexor mechanical efficiency in human hands. Plast Reconstr Surg. 1997;99(4):1079-1083.

[6] Bannsash H, Heermann AK, Iblher N, et al. Ten years stable internal fixation of metacarpal and phalangeal hand frac-tures-risk factors and outcome analysis show no increase of complications in the treatment of open compared with closed fractures. J Trauma. 2010;68(3):624-648.

[7] Ozer K, Gillani S, Williams A, et al. Comparison of intra-medullary nailing versus plate-screw fixation of extra-articular metacarpal fractures. J Hand Surg Am. 2008; 33(10):1724-1731.

[8] Lutz M, Sailer R, Zimmermann R, et al. Closed reduction transarticular Kirschner wire fixation versus open reduction internal fixation in the treatment of Bennett's fracture-dislocation. J Hand Surg Br. 2003;28(2):142-147.

[9] Schortinghuis J, Klasen HJ. Open reduction and internal fixation of combined fourth and fifth carpometacarpal (fracture) dislocations. J Trauma. 1997;42(6):1052-1055.

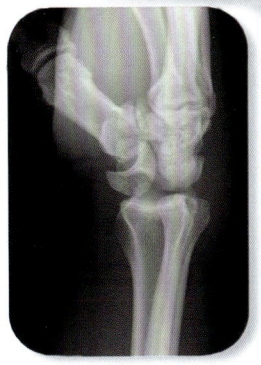

第3章

腕骨骨折与月骨周围脱位
Carpal Fractures and Perilunate Dislocations

Valentin Neuhaus, Andrea Bauer, Chaitanya Mudgal

一、导言

　　腕骨及周围韧带损伤，对患者的腕关节功能与生活造成很大的影响。手的正常活动依赖腕骨和腕间韧带衔接。桡腕关节与腕间关节有屈、伸以及桡偏、尺偏功能。此类同步多向运动极易受骨或韧带损伤的影响。因此，对腕部损伤进行及时的诊断与治疗至关重要。

　　腕骨骨折与脱位较少见。舟骨最常受累，占腕骨损伤的80%。所有手腕部骨折中，舟骨骨折约占2.5%。其发生率为每年每10万人中约有1.5例，高危人群如士兵则上升至120例/10万人/年；第二位常见损伤的腕骨是三角骨，占5%～20%，其余约占2%。单纯腕骨脱位罕见。月骨周围骨折并脱位比月骨周围脱位更常见。经舟–月骨周围骨折并脱位，占腕关节骨折并脱位的60%以上。

腕骨骨折与脱位，多由于腕部伸直位跌倒或机动车撞伤所致。病史、临床表现、肿胀与压痛的部位有助于损伤的定位。所有可疑腕骨损伤都必须拍X线片检查（图3.1），腕部解剖复杂通常单纯X线片难以明确诊断。因此，可以采用进一步的影像［如CT或磁共振成像（MRI）］检查（图3.2）来明确。

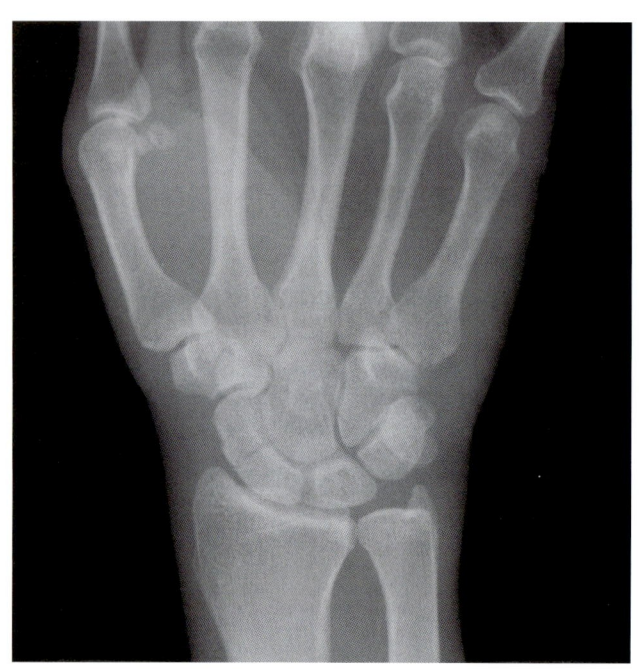

图3.1　标准X线正位片可鉴别舟骨腰部骨折

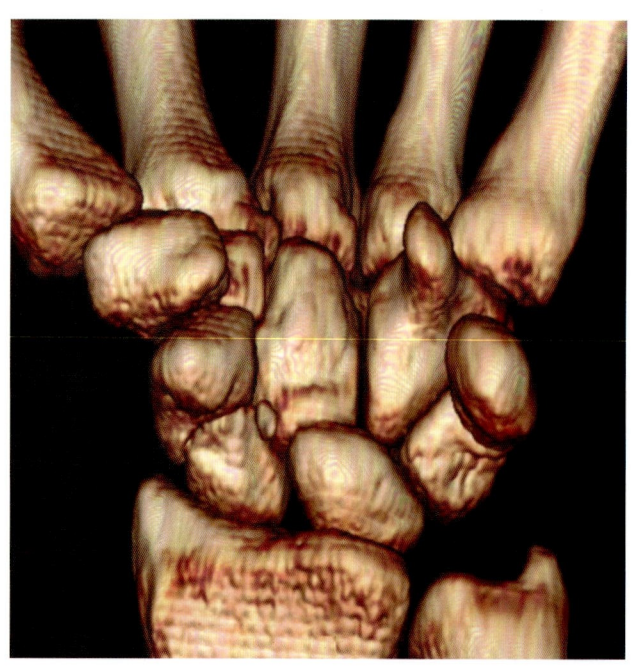

图3.2　手的三维重建，显示两排8块腕骨

近排称为"嵌入段"，由舟骨（与腰部骨折）、月骨和三角骨组成。豌豆骨位于近排，与手掌相邻；
远排由大多角骨、小多角骨、头状骨及钩骨组成

二、诊断

准确的诊断始于对病史的全面了解。几种腕骨损伤都有其特征性的损伤机制，例如，手伸直位跌倒是舟骨骨折的典型病因。然而，钩骨钩骨折是由运动所制，如高尔夫运动，患者常见腕部疼痛和功能障碍。完整的病史包括损伤机制、现有症状、优势肢体与职业等信息。既往病史也与评估腕骨损伤有关，包括手部原有疾病如腕管综合征或腕部陈旧性损伤均较为重要。其他问题，如吸烟史、糖尿病等在康复中扮演着重要角色，并最终影响效果。

体格检查，需要关注双手是否畸形、肿胀、瘀斑、伤口、潮红。腕部骨性标志的触诊，根据患者疼痛和肿胀的部位，可触及包括尺、桡骨远端，三角纤维软骨复合体，掌侧的舟状骨结节，三角骨背侧以及解剖学上的"鼻烟窝"。评估血运，触诊腕部尺、桡动脉搏动手指的皮温及毛细血管充盈试验。如有疑问，可行多普勒检查。有手术指征的患者，都应该有Allen试验记录。还应进行桡神经、正中神经和尺神经的全面检查。在损伤的情况下，单纯触诊是不够的，应该用针头来测试痛觉以及静态的两点辨别觉。功能检查，区分疼痛引起运动障碍和神经损伤引起的运动障碍至关重要。最后，一些激发性的试验是必要的。正中神经压迫包括Durkan与Phalon试验。拇指的研磨和轴向负荷试验，可刺激舟骨骨折或大多角骨骨折部位。三角骨–月骨与舟–月骨浮动试验阳性，提示韧带损伤。

最基础的影像学评估是手部X线片，包括腕关节正、侧、斜位X线片，需注意的是，斜位X线片往往能发现腕骨微小骨折。从正位X线片来看，Gilula线（图3.3）可用于检查腕骨的不连续性。月骨应该显示为梯形，舟骨与月骨分离称为"Terry Thomas"征，提示舟–月骨分离。"皮质环征"由舟骨的过度屈曲引起，也可以提示舟–月骨分离（图3.4）。从侧位X线片来看，桡骨、月骨、头状骨和第3掌骨必须与腕部中线平行。在侧位X线片，月骨不在这条线上，以及正位X线片看不见三角形的月骨，提示月骨周围脱位（图3.5）。

然后，根据特殊部位增加特别的X线检查。"舟骨位"是尺偏位的腕关节正位X线片。应该避免桡偏位的正位X线片，腕部桡偏时，舟骨屈曲而显得更短，这可能误诊为骨折。半旋前视图可以帮助检查桡侧腕关节，而半旋后视图有助于排除尺侧腕关节骨结构损伤。紧握拳头的正位X线片，最容易鉴别舟–月骨分离。增加桡偏与尺偏的视图有助于发现腕关节不稳定。此外，对比正常的腕骨影像图片，有助于鉴别，尤其是疑似腕关节不稳定的儿童，正常的解剖变异，可能会误诊为损伤。

特别要提到舟骨骨折的影像学诊断。这是一个有争议的领域，因为常规的X线检查确诊率约75%。舟骨骨折漏诊的后果严重。如果怀疑有舟骨骨折，但在X线片上未见明显损伤时，有几个选择，传统上，可使用骨扫描，但在前48小时内可能呈阴性。CT和MRI对隐匿性舟骨骨折的诊断有相似之处，两者都有假阳性和假阴性。总的来说，排除隐匿性骨折比确定隐匿性骨折更重要（敏感性低至67%，特异性89%～96%）。建议把可疑舟骨骨折，予以人字形石膏固定，10～14天重复临床检查和X线检查。这与其他学者建议的固定腕关节2周相似，因为大多数隐匿性骨折在2周后X线片可呈现阳性。然而，也有报道多达80%的患者没有骨折，并不需要固定和随访。

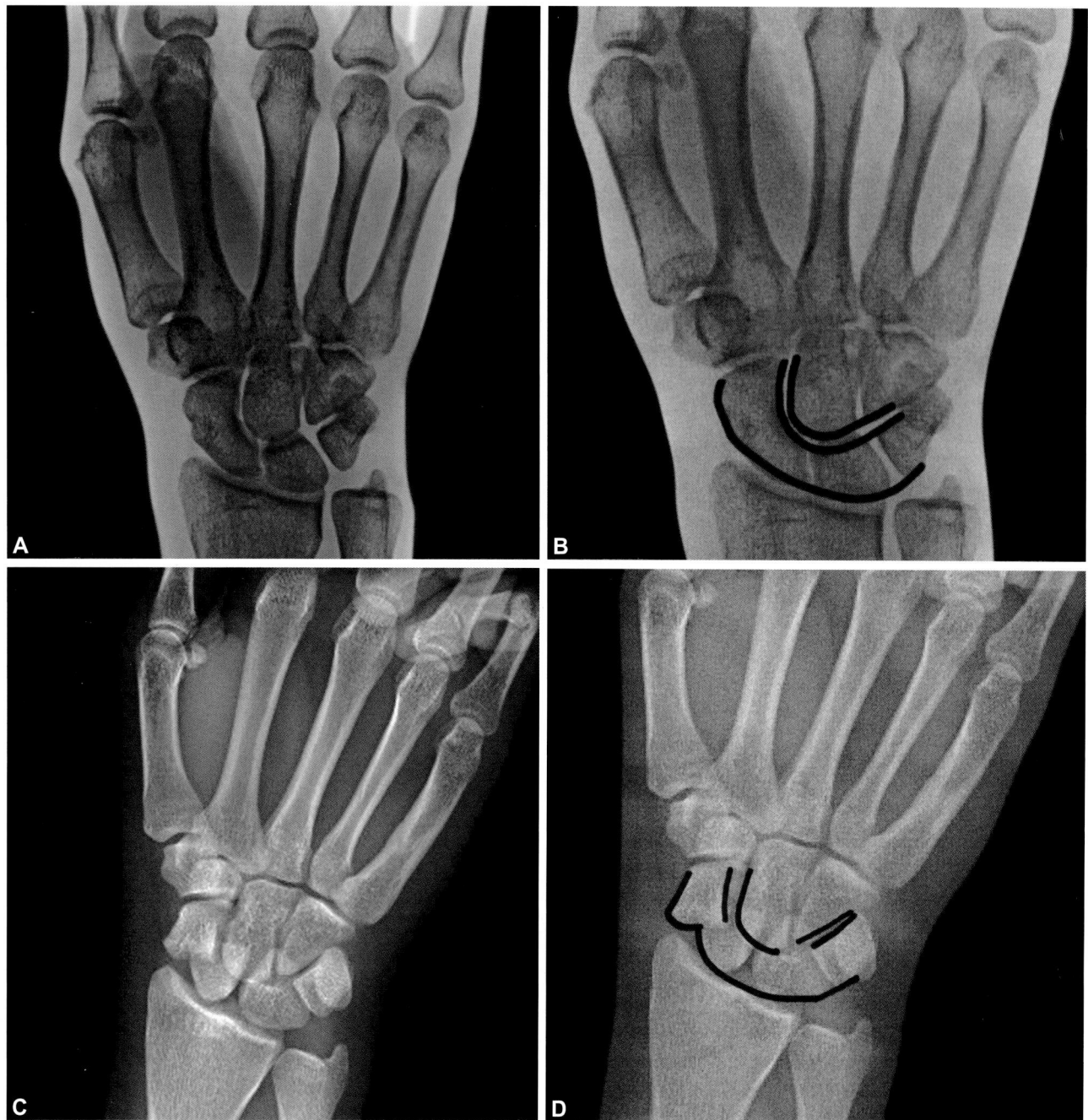

图3.3 腕部正位X线片上的Gilula线帮助鉴别骨折和不稳定

（A、B）手腕部正常X线片表现与Gilula线 （C、D）注意经舟-月骨周围脱位伴有Gilula线中断

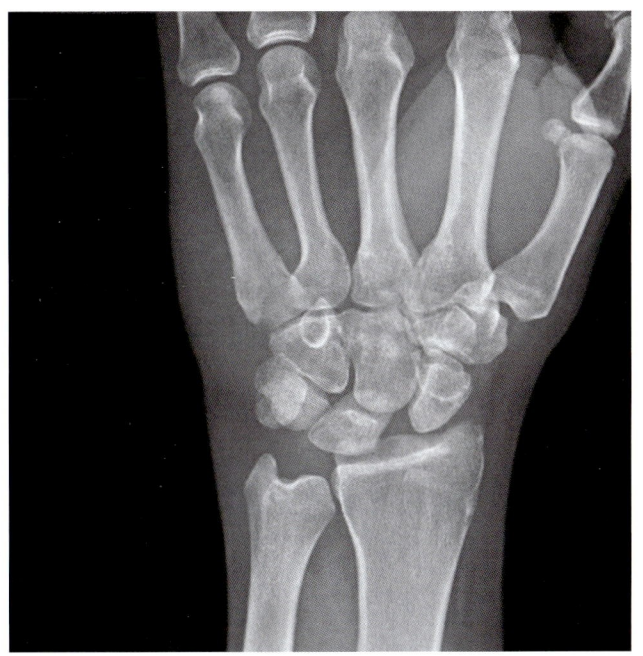

图3.4 舟–月骨分离代表舟–月韧带损伤，导致舟骨旋转半脱位并舟–月间隙＞4mm

舟–月骨分离也称为Terry Thomas征，异常增加的屈曲引起舟骨远极的"环征"

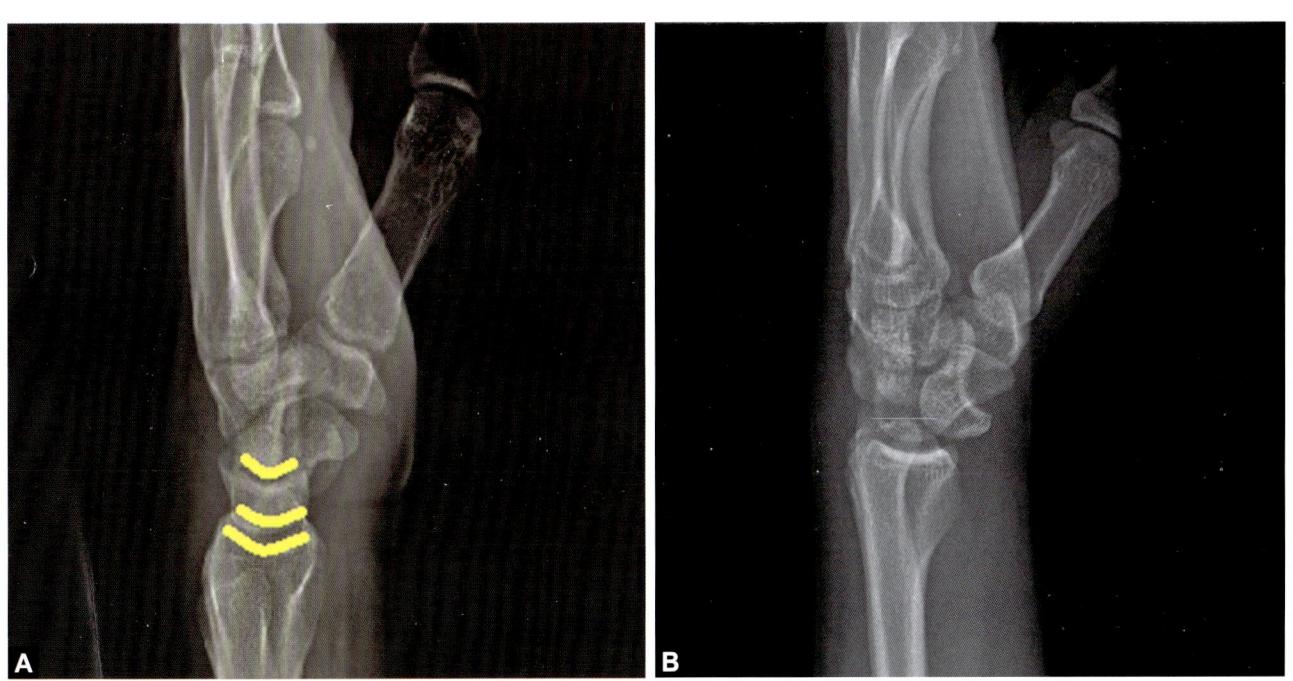

图3.5 月骨周围脱位在侧位X线片上最容易确诊

（A）从一张正常的侧位X线片上看第3掌骨、头状骨、月骨和桡骨全部都要对齐

（B）在月骨周围脱位情况下，月骨向掌侧移位（也称为打翻了的"茶杯"征）扰乱正常的对齐

先进的影像，如CT和MRI，有助于腕骨损伤的诊治。在急诊的情况下，CT能更清晰地显示骨折的分型和移位，包括显示隐匿性骨折。在舟骨骨折的处理中，常规使用CT，以评估手术和非手术治疗的预后。

另外，MRI扫描可以详细了解腕部解剖结构并协助诊断，如血运（图3.6）或腕骨间韧带撕裂。MRI在评估月–舟韧带和月–三角韧带撕裂的敏感性为89%，特异性为89%，但韧带间结构可导致假阳性。

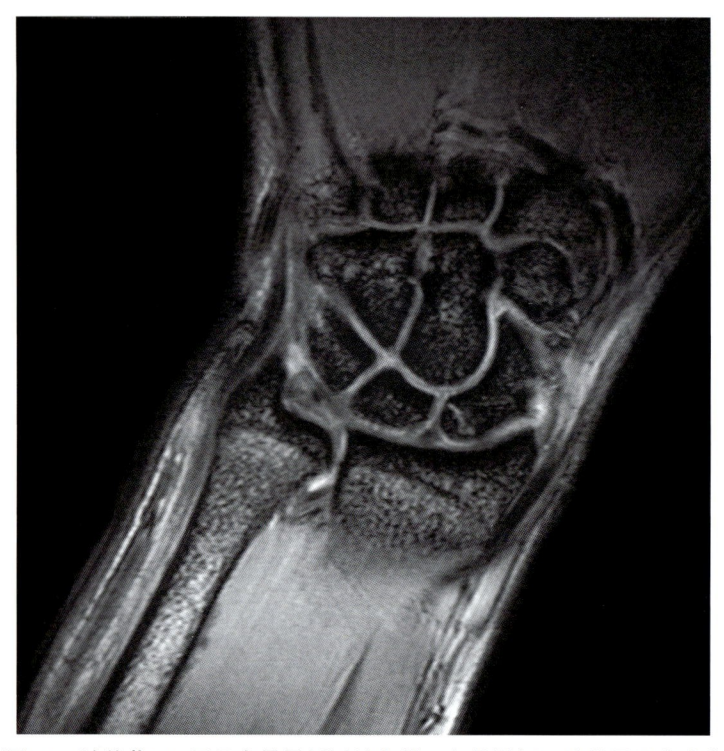

图3.6　腕关节MRI显示舟骨骨折近端血供，舟骨骨折两端信号没有改变

 腕骨骨折与月骨周围脱位诊断的经验与教训：

（1）诊断舟骨骨折的查体要点是"鼻烟窝"有压痛，掌侧舟状骨结节压痛，拇指轴向压痛。

（2）每名有腕部创伤病史和手腕疼痛的患者都应该拍摄手部X线片，至少拍摄中立位置正、侧位X线片。正位X线片的3条Gilula线必须是连续的，月骨呈梯形。在侧位X线片，第3掌骨应该与头状骨、月骨、桡骨平行。

（3）CT有助于诊断隐匿性舟骨骨折及评估愈合时间。

（4）MRI有助于评估隐匿性舟骨骨折、舟骨血运及腕骨间相关韧带损伤。

三、分型

骨折分型有利于交流和研究，以及指导治疗和评估预后。每一类腕关节损伤，都可以用描述性的术语来分型：①哪些骨受到了影响？②骨折是单纯的还是粉碎性的？③骨折块有无移位？④是否有脱位？⑤骨折是开放的还是闭合的？

阅片者在骨折分型上，存在着相当大的分歧。原因之一，对腕骨的X线片理解困难。区分简单的和粉碎性骨折至关重要。粉碎性骨折定义为存在3个或更多碎骨块。Cooney定义舟骨骨折上的"移位"为任何方向上骨块之间间隙 > 1mm，舟–月骨成角 > 45°，或侧位X线片上月–头状骨成角 > 15°。在任何腕骨骨折中，移位≥1mm通常认为有骨折移位。

所有腕关节骨折和脱位，可以按照AO/OTA进行分型，该分型对研究用途最有帮助。但在临床上，常用Herbert和Russe分型。

（一）舟骨骨折

根据X线片上的影像学表现，Herbert描述了以下舟骨骨折分型（图3.7）：

- A型：新鲜稳定性骨折
    - A1型：舟骨结节骨折
    - A2型：不完全性腰部骨折
- B型：新鲜不稳定性骨折
    - B1型：远侧1/3斜形骨折
    - B2型：完全性横形骨折
    - B3型：近侧1/3骨折
    - B4型：经舟–月骨周围骨折并脱位
    - B5型：粉碎性骨折
- C型：延迟愈合性骨折
- D型：不愈合性骨折
    - D1型：稳定的纤维连接性骨折
    - D2型：不稳定的假关节病性骨折

该分型可区分稳定和不稳定型骨折，以及急性骨折与骨不连。然而，不同医生对X线片的理解不同，在阅片者间传递的可靠性低。另外，Russe分型，根据骨折线与舟骨长轴的关系分为水平形、横形及垂直形（图3.8）。Ⅰ型为水平斜形骨折、Ⅱ型为横形骨折、Ⅲ型为垂直斜形骨折。

需要重点注意的是，舟骨骨折通常与其他腕骨骨折或月骨周围脱位相关。此外，伴随腕骨间韧带损伤，如对于舟–月韧带断裂，也会与舟骨骨折联合描述，但韧带损伤的总体发生率不明确。上述分型没有考虑韧带的损伤。

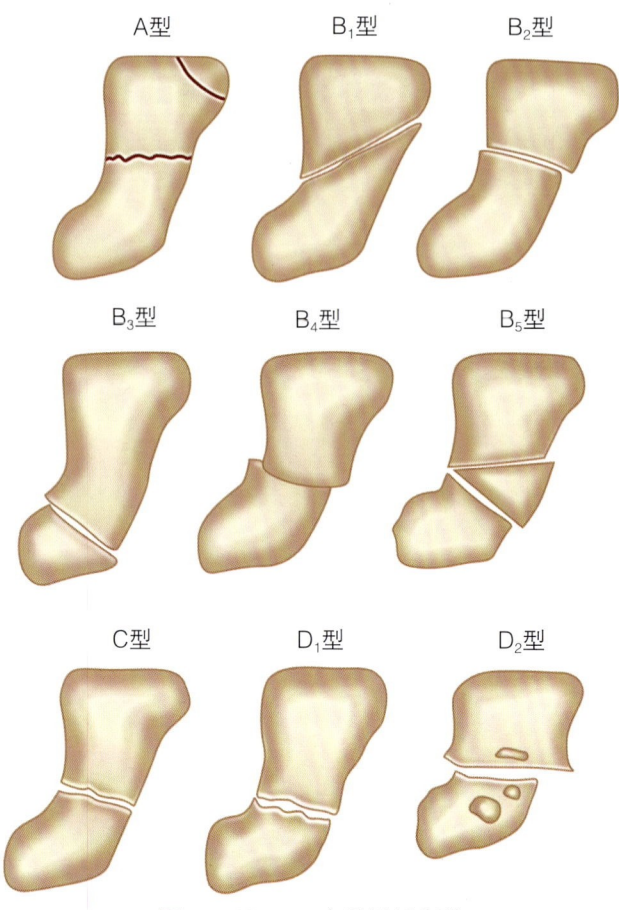

图3.7　Herbert 舟骨骨折分型

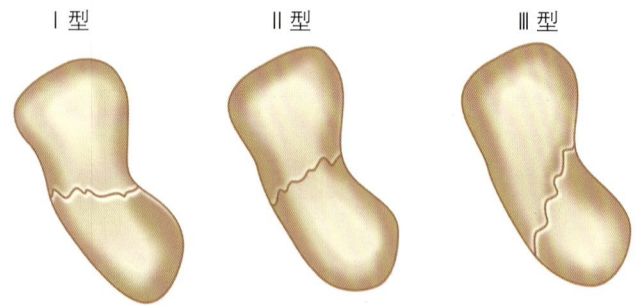

图3.8　Russe 舟骨骨折分型

（二）三角骨骨折

三角骨骨折发生率仅次于舟骨，简单地分为撕脱骨折或体部骨折。所有三角骨骨折，90%是背侧的桡–三角韧带和腕骨间韧带止点撕脱（图3.9）。三角骨骨折多发生于腕关节过度背伸和旋转暴力之后，而三角骨体部骨折（图3.10）少见。

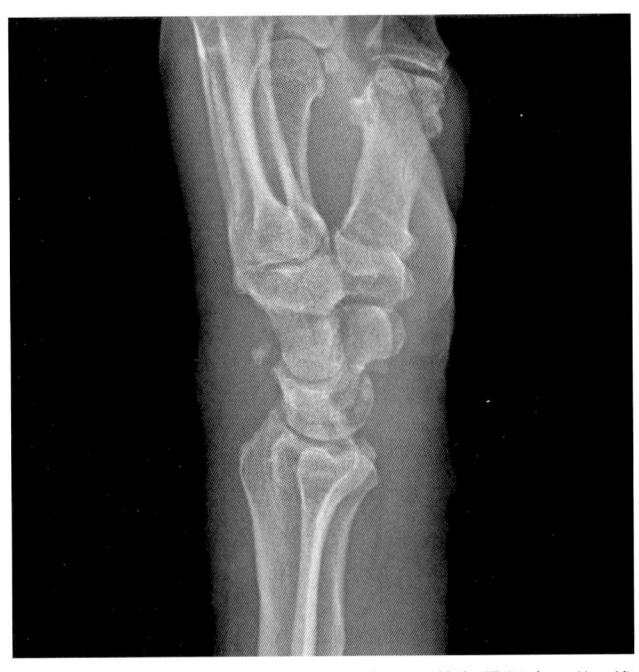

图3.9　三角骨撕脱性骨折在侧位X线片中最容易观察，而体部骨折在正位X线片中最容易观察

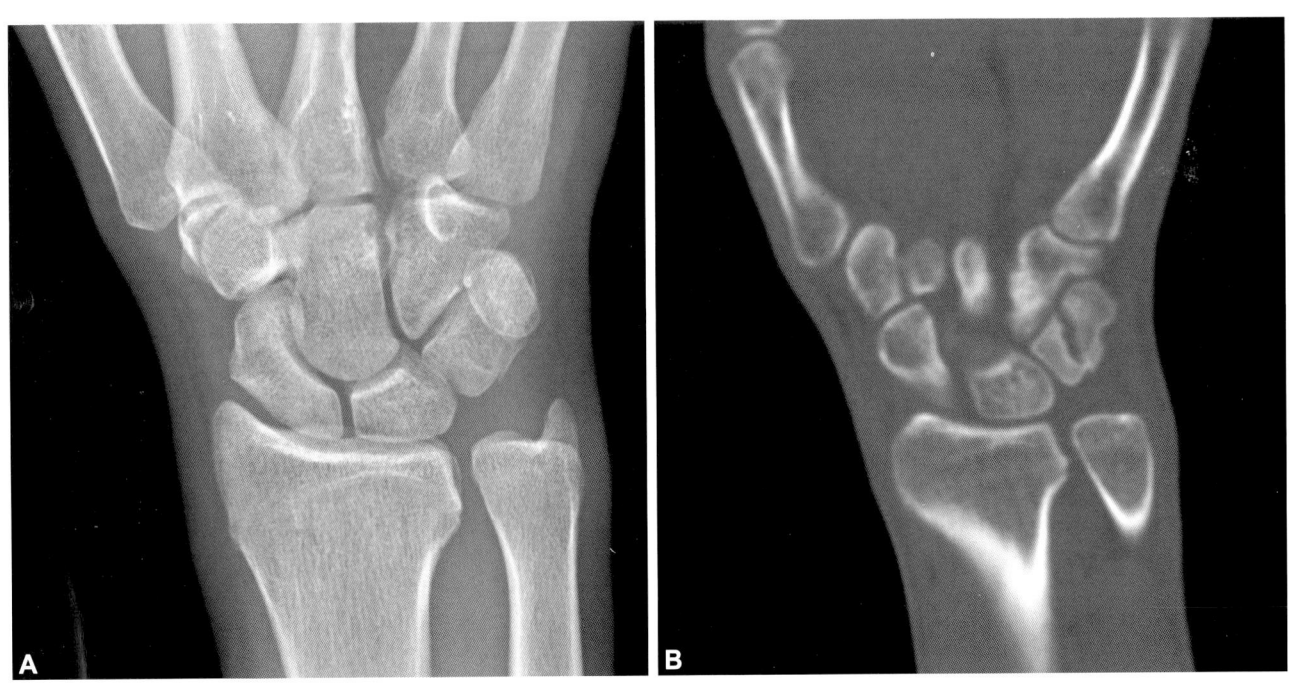

图3.10　三角骨体部骨折

（A）正位X线片　（B）CT图像

（三）大多角骨骨折

大多角骨骨折占所有腕骨骨折的3%～4%。分为掌脊侧骨折和经体部的垂直骨折。由于应力传导，常伴有第1掌骨骨折。

（四）月骨骨折

月骨80%以上软骨覆盖，只有掌侧和背侧表面两个小供血区域。基于其血管解剖，Teisen和Hjarbaek将月骨骨折，分为5组（图3.11）：

- 第1组：可能影响滋养血管的掌侧极骨折。
- 第2组：不在滋养血管区的碎片骨折。
- 第3组：可能影响滋养血管的背侧极骨折。
- 第4组：经体部的矢状骨折。
- 第5组：经腰部的横形骨折。

（五）头状骨骨折

头状骨骨折可以单独发生，但更常见于合并其他结构损伤。当合并舟骨骨折时，这就是所谓的舟−头状骨骨折综合征，或者称为"大弧"月骨周围损伤。

（六）钩骨骨折

钩骨骨折分为累及钩骨钩的Ⅰ型和影响体部的Ⅱ型。Ⅰ型更常见。Ⅱ型可进一步分为矢状面和冠状面骨折。冠状面骨折常常合并有腕掌关节脱位。

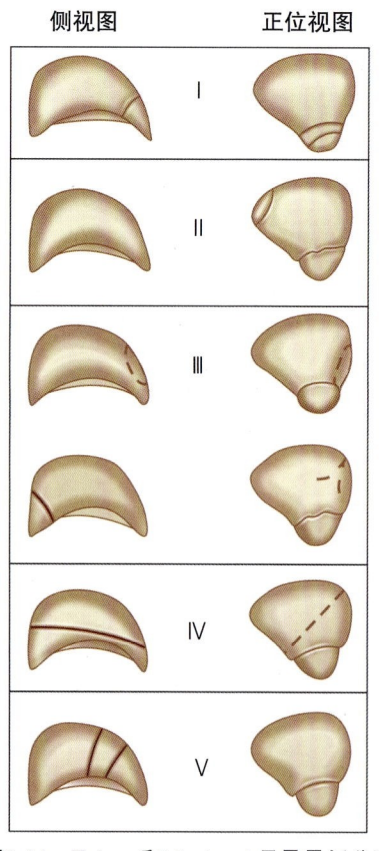

侧视图　　　　　正位视图

图3.11　Teisen和Hjarbaek月骨骨折分型

（七）其他腕骨骨折

豌豆骨骨折没有具体分型。小多角骨骨折是非常罕见的，通常是更复杂损伤的一部分，如示指骨折并脱位。

（八）腕关节脱位

近排腕骨活动度大于远排腕骨，近排腕骨脱位的风险更高。腕关节脱位并不常见，通常是手腕尺偏和腕骨间后旋高能量创伤所致。由于高能量受伤机制，必须排除伴随的其他损伤。腕骨脱位有4种形态：①桡腕关节脱位罕见，其主要是软组织损伤，通常与桡骨远端、桡腕韧带止点撕脱有关（图3.12）。以上代表一种韧带损伤，但常常误诊为桡骨远端Barton骨折；②纵向脱位指的是与手指轴线同向的脱位；③单纯腕骨脱位，主要在罕见病例报告中描述。每块腕骨都有可能脱位；④横向脱位是最常见的，包括月骨和月骨周围脱位。

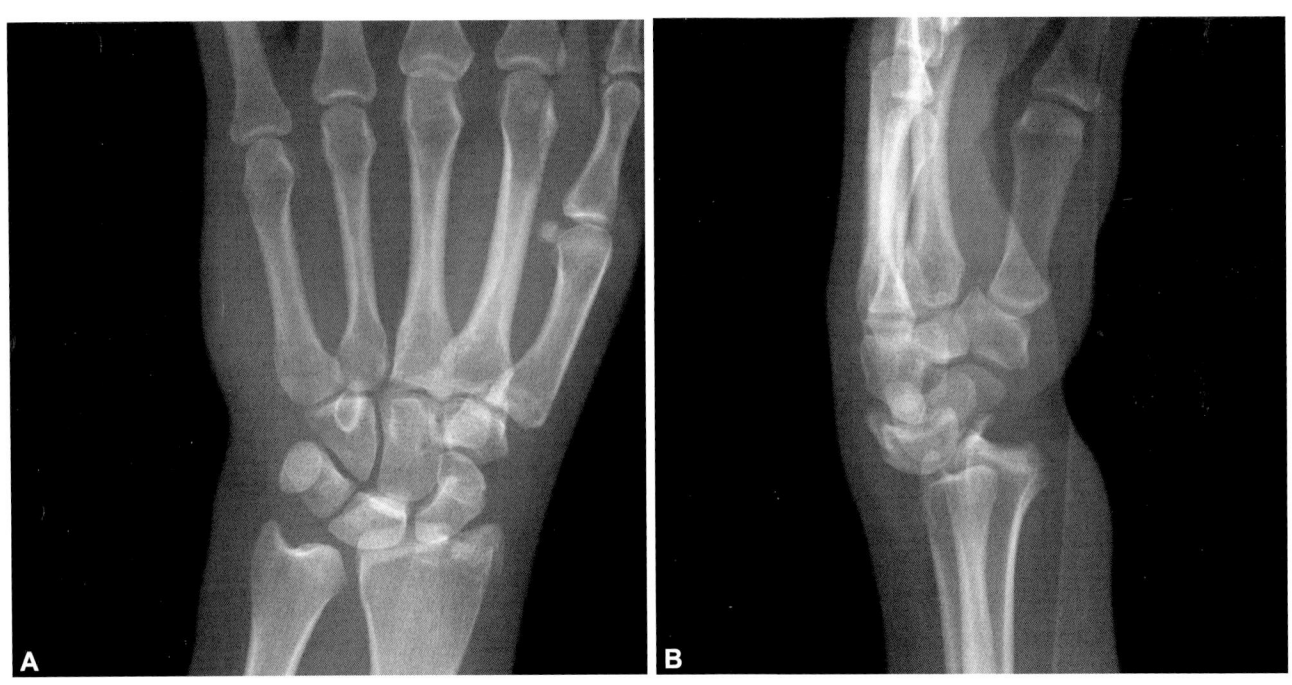

图3.12　桡腕关节背侧脱位伴桡骨茎突撕裂性骨折
（A）腕关节正位X线片　（B）腕关节侧位X线片
由Asif M Ilyas提供

单一的月骨脱位，其余腕骨与桡骨仍然是对齐的。与此形成对比的是，月骨周围脱位是月骨与桡骨对齐而不是与腕骨对齐（图3.13）。大多数作者提到，月骨周围脱位先于月骨脱位。月骨脱位与月骨周围脱位，是同一损伤的不同发展阶段。此类脱位也称单纯韧带损伤（又称"小弧"损伤）或与桡骨茎突、舟骨、头状骨和/或三角骨骨折有关（也叫"大弧"损伤）（图3.14）。月骨周围脱位较为常见，是月骨脱位的2～3倍，而最常见的月骨周围损伤是经舟骨骨折并脱位。

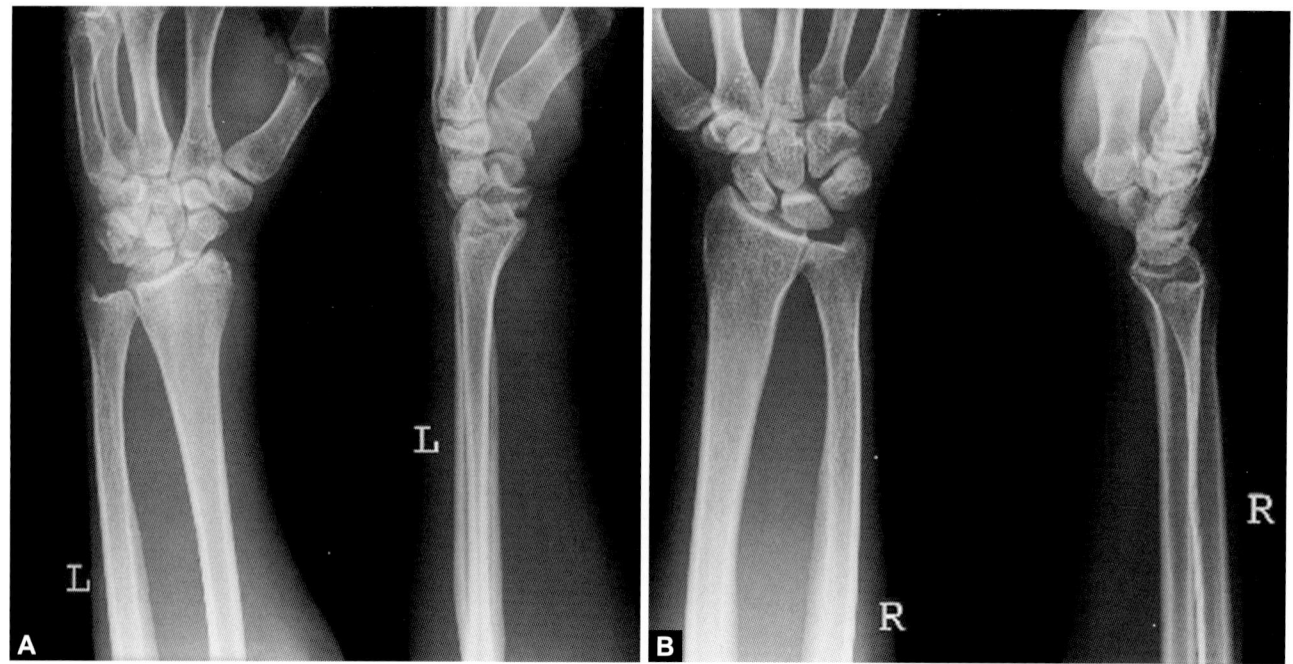

图3.13　月骨周围脱位与健侧对比

（A）月骨周围脱位正、侧位X线片

（B）健侧正、侧位X线片。相比没有受到影响的对应的右侧，月骨与桡骨保持对齐，而不是与腕骨对齐

由Hans-Peter Simmen提供

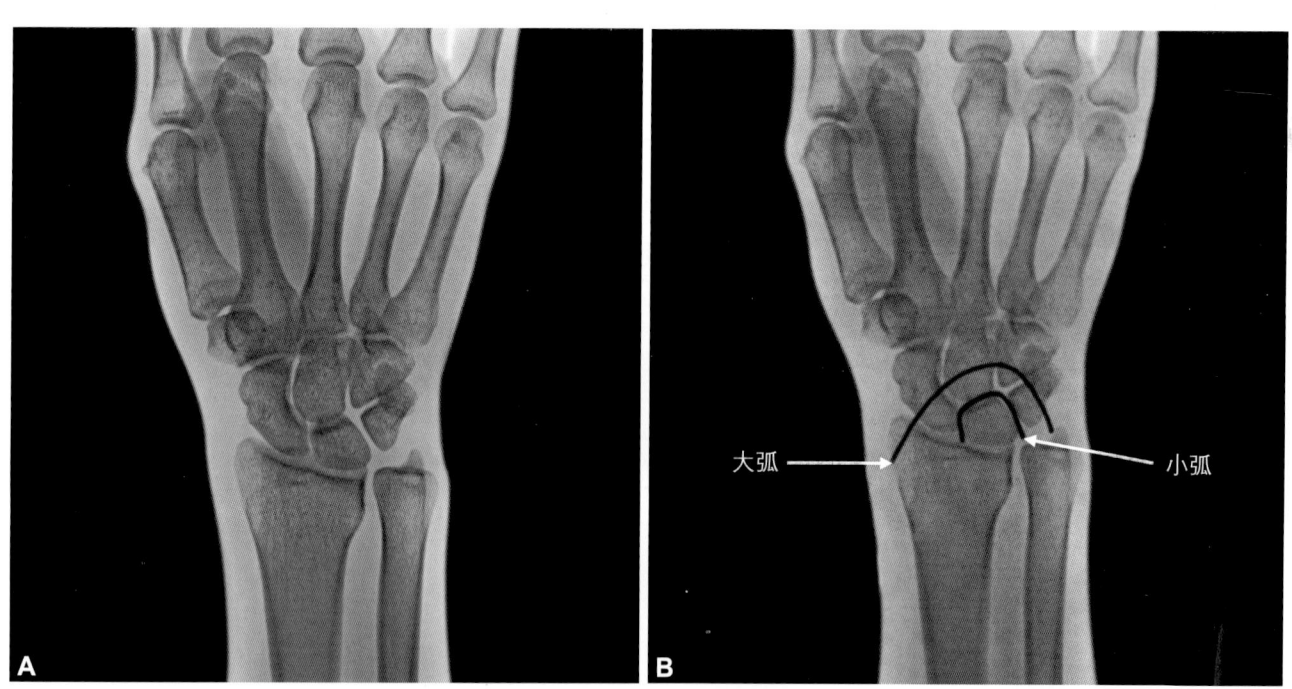

图3.14　月骨周围脱位损伤模式

（A）正常腕关节正位X线片

（B）"大弧""小弧"模式图。月骨周围脱位遵循一个较小的弧或更大的弧的损伤模式，取决于损伤和继发性损伤的途径。"小弧"损伤由月骨周围完全脱位，不伴有骨折。"大弧"损伤由月骨周围脱位伴桡骨茎突、舟骨、头状骨或三角骨的骨折组成

根据Mayfield报道，进行性月骨周围不稳定可分为以下几个阶段（图3.15）：

- Ⅰ期：舟-月韧带破裂，舟骨和桡骨之间的韧带变薄或撕裂。致舟-月骨不稳定和X线片显示舟-月骨分离。

- Ⅱ期：渐进性暴力使头状骨从月骨旁剥离，桡-头韧带撕裂导致头状骨近端移位。

- Ⅲ期：月-三角韧带破裂导致月骨周围背侧脱位。月骨通常仍与桡骨形成关节。

- Ⅳ期：月骨自由旋转向下脱位到腕管。侧位X线片显示月骨掌侧脱位。

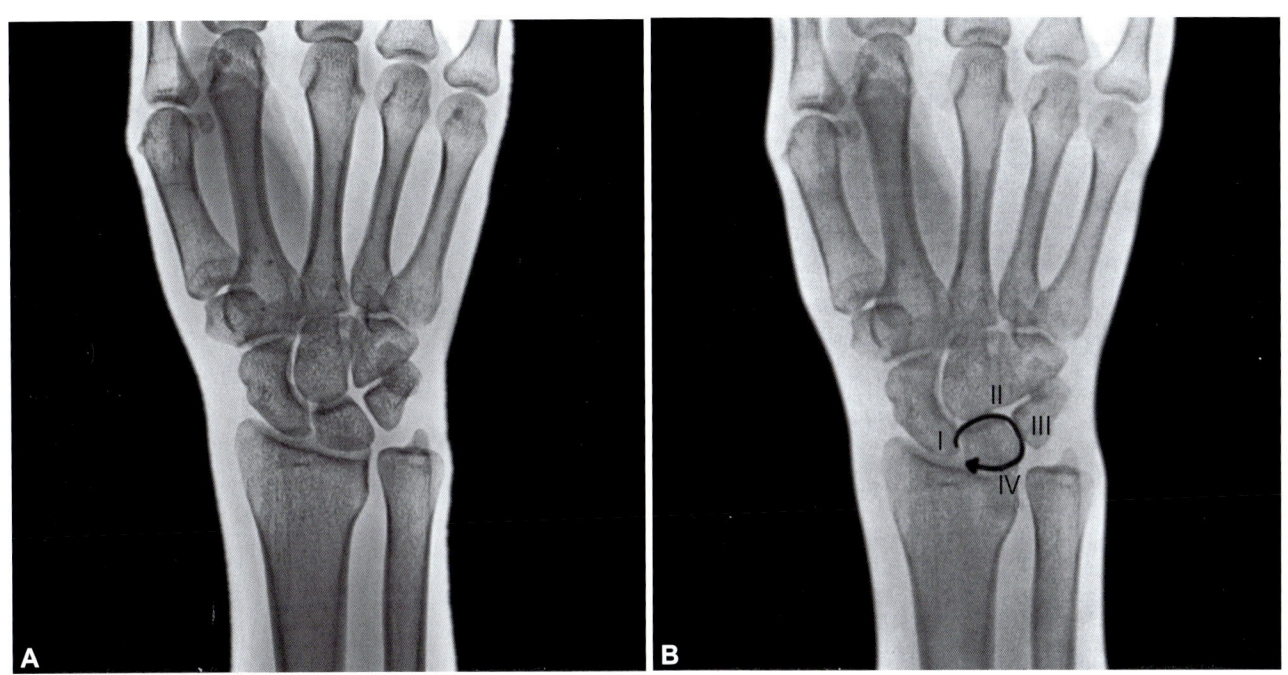

图3.15　月骨周围脱位遵循围绕月骨的环形途径
（A）正常腕关节正位X线片　（B）环形途径模式图
Ⅰ：舟-月韧带损伤；Ⅱ：腕中关节损伤；Ⅲ：月-三角韧带损伤（腕骨背侧脱位）；Ⅳ：月骨掌侧脱位

腕骨脱位日益增多，最常见的应力传导方向是从桡侧向尺侧。也有描述从尺侧向桡侧的反向损伤，但极少见。在背侧，腕骨脱位后，头状骨替代月骨。常伴随有最严重的肌肉、骨骼损伤的肌肉痉挛，使头状骨移位到月骨背侧。当变形力消耗殆尽时，损伤开始反作用于其"解剖"位置。此时，头状骨无法恢复，而在掌侧撞击月骨导致月骨移位，最终导致月骨脱位，从而完成渐进性月骨周围不稳定的最后阶段。

四、手术指征

（一）舟骨骨折

无移位或Herbert A型或轻度移位（＜1mm）的舟骨骨折，可以采用非手术治疗（图3.16）。根据骨折的位置和分型，使用石膏固定6～12周。远极骨折固定时间较短，腰部骨折则需要较长时间的固定。

根据不同要求，使用不同类型的石膏固定。目前，还没有明确的证据，证明应该使用何种石膏，作者首选短臂的拇指人字形石膏（石膏覆盖拇指甲根部和手掌近端横纹，拇指保持功能位）。固定和无痛运动后，可以开始康复治疗。一般在8～10周做CT，以确定愈合情况。

在选定的病例中，无移位和腰部骨折微移位，可经微创手术治疗（图3.17）。这样做的好处是比石膏固定时间短，恢复时间快，但并发症增加（图3.18）。在一项前瞻性研究中，schädel-höPfner提出手术治疗，主要有利于较早恢复到以前的活动水平和更好的功能状态，患者疼痛减少，满意度高。

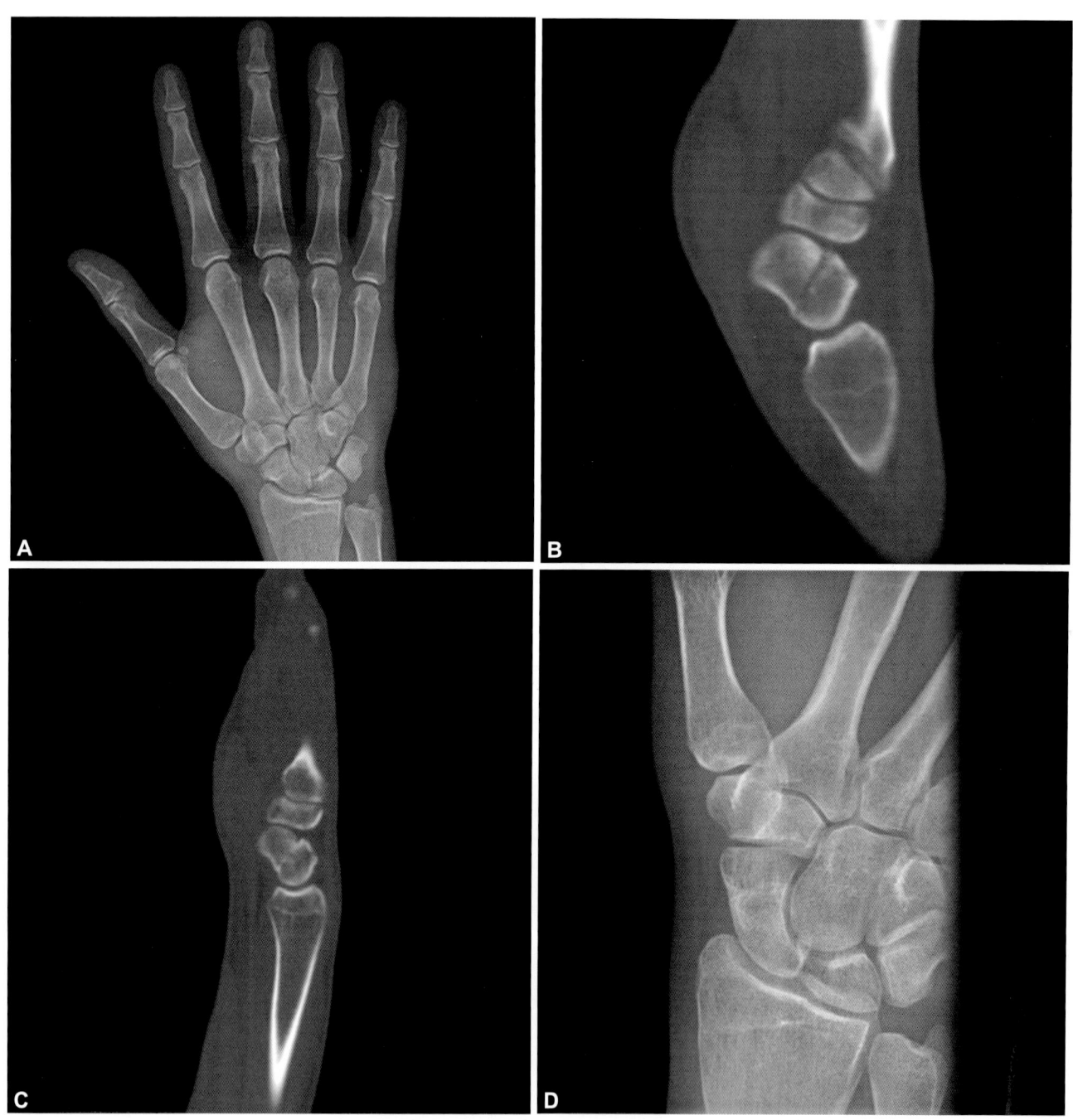

图3.16　舟骨无移位骨折非手术治疗
（A）无移位的舟骨骨折非手术治疗与短臂拇指对掌位石膏固定　（B）CT图像
（C）6个月后随访CT　（D）1年后随访X线片显示舟骨骨折愈合

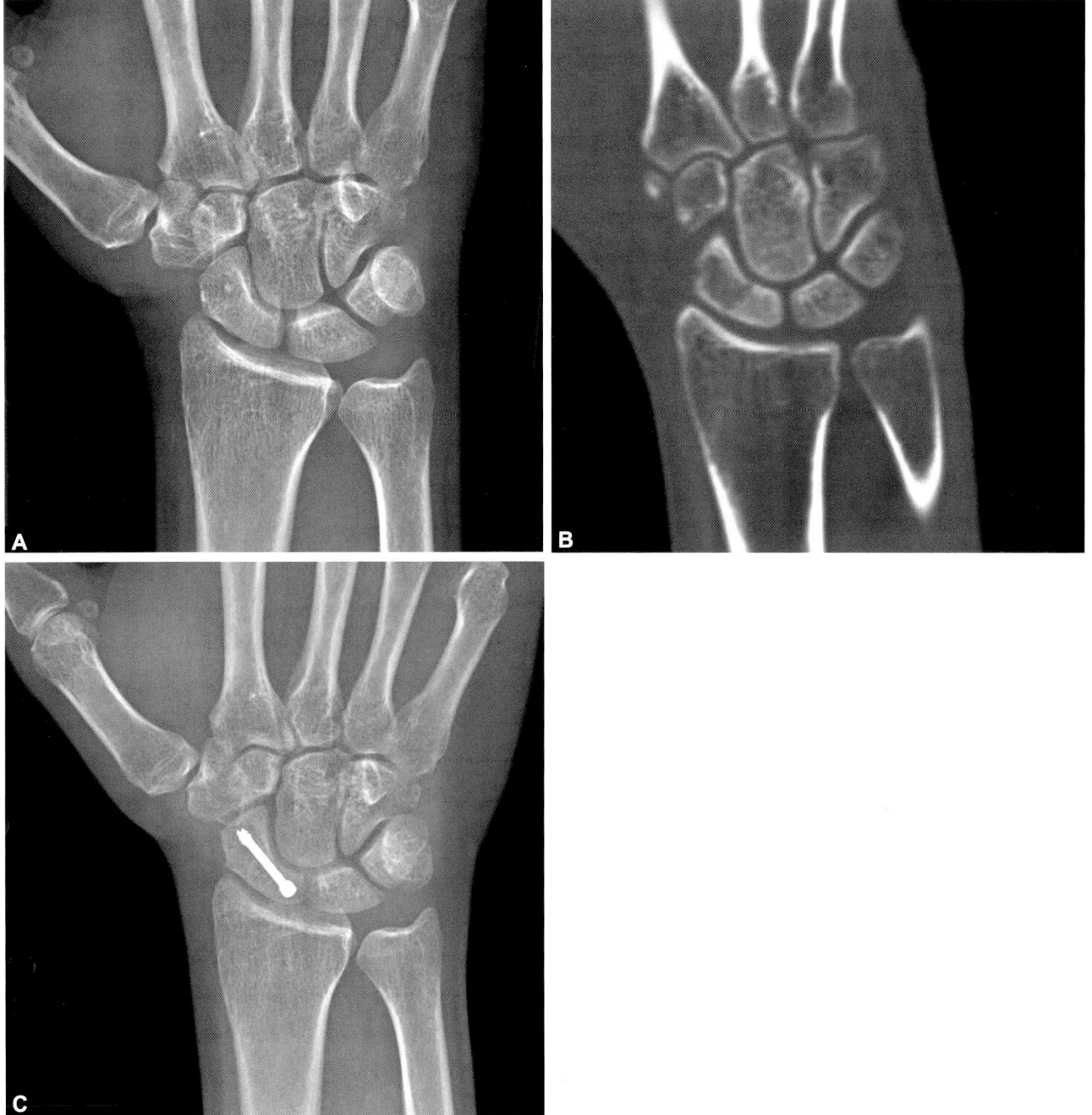

图3.17　舟骨骨折微创手术治疗

（A）影像学图片显示阴性

（B）CT图像证实为无移位的舟骨骨折

（C）采用经背侧入路空心加压螺钉固定，愈合顺利（患者的职业需求不允许长期固定）

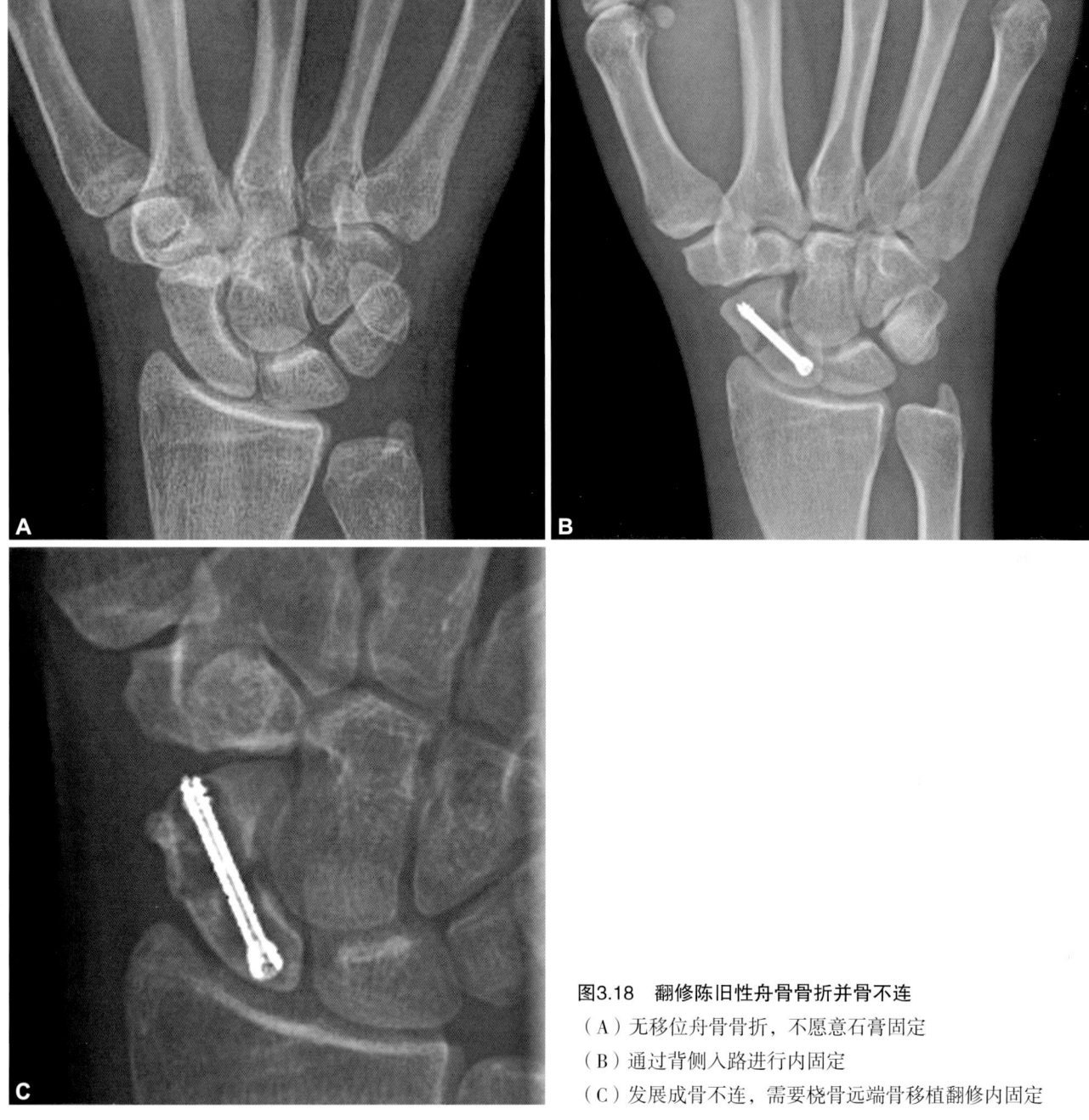

图3.18 翻修陈旧性舟骨骨折并骨不连

（A）无移位舟骨骨折，不愿意石膏固定

（B）通过背侧入路进行内固定

（C）发展成骨不连，需要桡骨远端骨移植翻修内固定

　　然而，一个长期的随访研究注意到：在舟-大多角骨骨关节患者的手术治疗中，经皮放置背侧和掌侧加压螺钉后，骨关节炎的发病率显著增加。首选背侧经皮入路，因为该入路提供可重复的操作通道，使螺钉的放置位置一致且居于中央。手术治疗适合于所有的移位或不稳定（Herbert B型）舟骨骨折。由于骨折移位与增加缺血性坏死及骨不连的风险有关，应早期切开复位或闭合复位，内固定是治疗移位骨折的首选。手术入路取决于骨折的位置、移位的量和术者对背侧和掌侧入路的偏好。如果闭合复位成功，可以应用经皮技术。此类骨折块可以用无头加压螺钉、空心螺钉或克氏针固定。闭合操作在移位骨折中极具挑战性，而倾向于切开复位治疗。克氏针不能提供足够的稳定，并且，在这里使用克氏针可能会使骨折块分离。近端骨折与陈旧性舟骨骨折

应该手术治疗。在此类大多数的案例中，可应用背侧经皮入路。舟骨骨折合并有严重的软组织损伤，开放性伤口，联合腕关节韧带损伤，或合并桡骨远端骨折应手术治疗。合并有桡骨远端骨折的最小移位的舟骨骨折可保守治疗。

总而言之，对无移位骨折的处理要注意：①石膏固定，固定时间取决于骨折部位；②不接受石膏固定治疗的患者，经皮固定；③近极骨折或延迟诊断的骨折切开复位固定。

对有移位的骨折，可保守治疗，也可手术治疗。

（二）其他腕骨骨折

根据基本原则，治疗无移位的腕骨骨折，予以石膏外固定4~6周。移位骨折（>1mm）可以手术治疗，以便将骨不连和骨关节炎的风险降到最低。可以尝试闭合复位内固定。但是，如果复位不理想，需要切开复位。较小的骨折块可用克氏针，较大的骨折块适用螺钉（小骨折块，空心或无头加压螺钉）。三角骨撕脱性骨折通常采取保守治疗。常规应用前臂夹板或石膏固定4~6周。三角骨体部骨折移位（>1mm）应手术治疗，特别是关节内骨折。大多数大多角骨、月骨、头状骨骨折可用保守治疗。通常应用短臂石膏固定4~6周。移位性骨折（>1mm）需切开复位内固定。在舟-头状骨综合征中，切开复位需反旋转头状骨。大多数豌豆骨骨折是由于直接损伤引起，骨折移位不明显，可以用一块可拆除式夹板固定治疗。豌豆骨骨不连罕见，最好的治疗是手术切除。Ⅰ型钩骨骨折或钩骨钩骨折，可以用短臂石膏固定治疗。因为钩骨钩骨不连常见，有些学者建议连同手指一起固定，以降低骨不连的风险。后期出现的钩骨钩骨折，最初也可以用石膏试验性治疗，但依然很有可能导致骨不连。一些术者因害怕钩骨钩骨不连会引起疼痛，选择手术内固定（克氏针或依据骨折块大小选择螺钉）。然而，"补救式"的方法：切除骨不连以消除持续存在的疼痛症状，患侧手一般不会留下明显的功能障碍。钩骨钩骨折首选非手术治疗，治疗有症状的钩骨钩骨不连予以手术切除。Ⅱ型骨折，特别是冠状面骨折，常合并第4和第5腕掌关节半脱位或脱位。此类型的骨折是不稳定的，需要手术治疗。闭合复位，可以使用经皮固定。否则，需采用切开复位内固定治疗。任何单纯钩骨体部骨折并移位（>1mm），可切开复位内固定治疗。

（三）腕关节脱位

腕骨脱位需早期处理。出现任何神经、血管的卡压，需早期闭合复位。闭合复位后，有持续神经症状或晚期神经、血管卡压的患者，切开复位和/或减压。腕骨脱位通常是不稳定的，需要手术修复。

（四）桡腕关节脱位

桡腕关节脱位通常不稳定，需要手术治疗。保守治疗需谨慎，进行密切随访的患者可以考虑同轴复位。否则，治疗单纯的韧带脱位，应选择修复手掌外侧韧带和克氏针临时固定或外固定支架固定桡腕关节。桡腕关节骨折并脱位的治疗，需要手术修复桡骨远端撕脱性骨折及腕掌关节外侧韧带。

（五）纵向脱位

纵向脱位是罕见的损伤，开放性骨折并脱位通常由高能量损伤导致，因此，需要切开复位和内固定。

（六）横向脱位

大多数月骨周围脱位是不稳定的或不易复位的，因此需要手术处理。在某些情况下（如重病患者），可以考虑闭合复位内固定。但切开修复韧带内固定（克氏针或舟-月骨和月-三角骨间的螺钉）通常会改善效果（图3.19）。在后面章节中，详细介绍一种联合背侧与掌侧入路的方法。腕部横向脱位由于创伤及术后水肿，大多数患者会存在腕管神经卡压，建议术中同时进行腕管神经松解术。

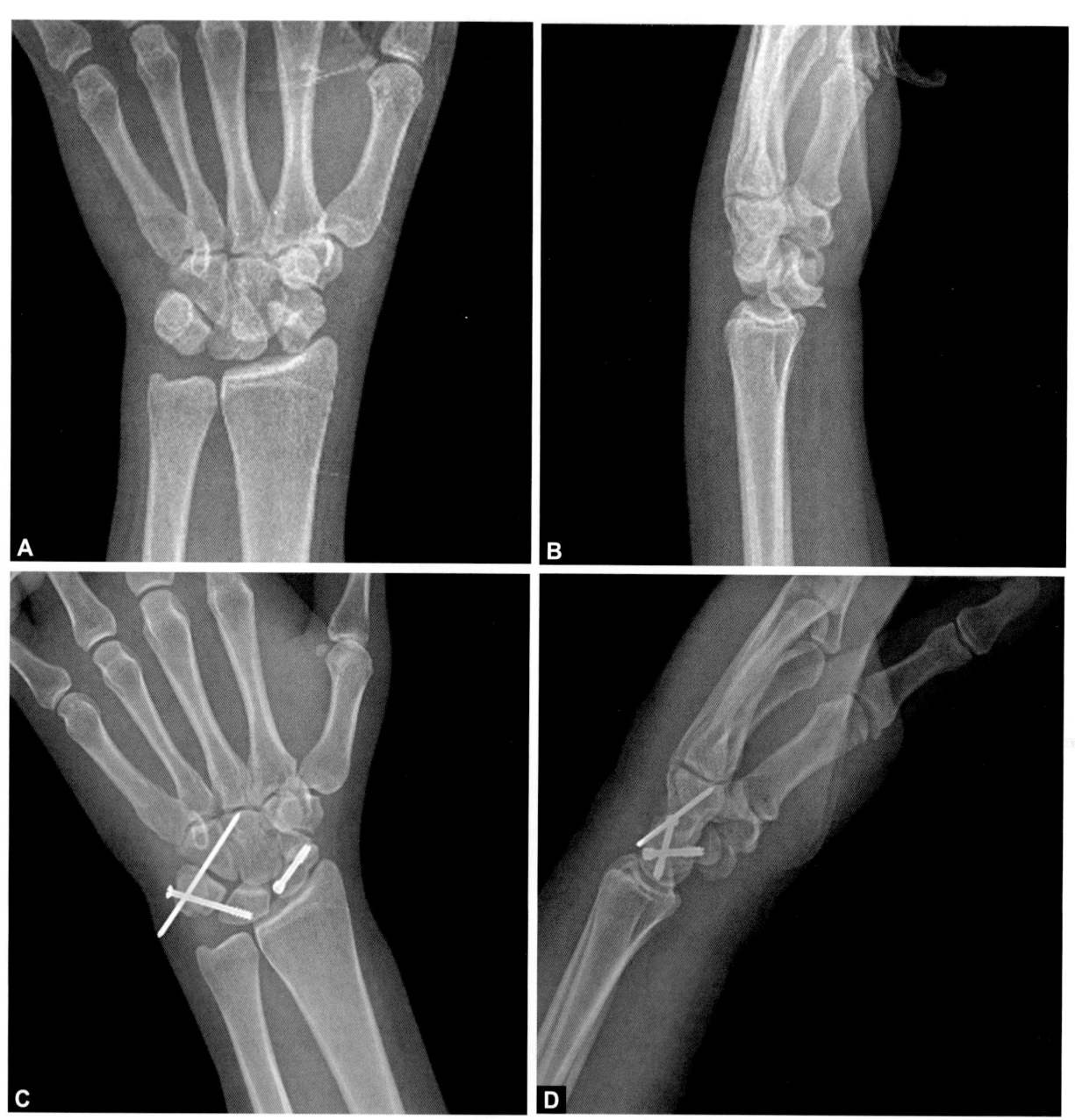

图3.19　月骨周围脱位切开韧带复位内固定

（A、B）月骨周围脱位正、侧位X线片　（C、D）月骨周围脱位内固定术后正、侧位X线片。经舟-月骨周围脱位，延长掌侧入路联合腕管松解与月骨复位，随后通过背侧入路，内固定舟骨骨折和克氏针复位腕骨正常的排列

掌侧入路的优点，包括修复掌侧重要的关节囊状韧带，更好地进入腕管以及月骨复位。背侧入路，有利于显露腕骨直接复位。石膏外固定通常使用4～6周。在特殊情况下，内固定物可能跨越腕骨，通常用1块钢板固定桡骨和第3掌骨。这不仅有利于开放性伤口的护理，而且有助于早期创面的修复。这种手术方式的缺点是术后10～12周需要Ⅱ期手术去除内固定物。

 腕骨骨折与月骨周围脱位手术指征：

（1）石膏固定对于无移位和轻度移位（＜1mm）的舟骨骨折是有效的。

（2）舟骨骨折的手术指征包括：①有移位骨折（≥1mm）；②近端骨折；③延迟诊断/延迟愈合；④不能行石膏固定的任何骨折；⑤腕骨脱位常伴有神经、血管卡压，需要及时复位和减压；⑥为恢复腕部稳定性，桡–腕骨与月骨周围脱位需切开复位并且修复韧带。

五、外科解剖、体位与入路

（一）应用解剖

1. 体表解剖

手和手腕的体表解剖知识，对于查体以及经皮和微创手术是很重要的。必须记住的是，腕骨骨折通常由高能量损伤引起，多伴有严重的软组织损伤和正常解剖关系的破坏。

在掌侧，可以很容易触及舟骨结节，恰好在远侧腕横纹远端，与中指的桡侧平行。它也是第1个明显的骨性突起，位于桡侧腕屈肌腱止点，远侧腕横纹水平。在手掌尺侧，远侧腕横纹水平的是豌豆骨。如果检查者将拇指的掌侧放在豌豆骨上，将拇指指尖按向手掌远端桡侧，在手掌深阻力下可以感觉钩骨钩。在大多数情况下，钩骨钩位于距豌豆骨中心2cm并偏向桡侧约2cm处。通常情况下，可以在前臂掌侧远端桡侧触及腕屈肌腱和掌长肌腱。在软组织严重肿胀的情况下，舟骨结节可作为指引桡侧腕屈肌腱的位置，因为它可以立即触及桡侧腕屈肌腱的远端。在桡侧腕屈肌腱的桡侧，可感觉到桡动脉搏动。

在背侧，可在"鼻烟窝"处扪及舟骨腰部，并在拇短伸肌腱、拇长伸肌腱之间与拇指平行。桡骨茎突位于舟骨近端桡侧，通常很容易触及，但创伤后软组织肿胀可能会掩盖。舟骨尺侧和Lister结节远端区域柔软，即在桡腕关节中，舟骨与月骨之间，该区域的尺侧，可触及月骨，即三角骨背侧位于月骨尺侧。

2. 骨骼和韧带

八块腕骨通常分为近排和远排。近排由（从桡侧到尺侧）舟骨（S）、月骨（L）、三角骨（T）和豌豆骨（P）组成。远排由大多角骨（T1）、小多角骨（T2）、头状骨（C）和钩骨（H）（图3.20）组成。腕骨间的关系（连同桡骨远端与尺骨）由桡腕关节和腕骨间韧带的复杂排列维持。此类韧带可分为掌、背侧桡腕韧带、尺腕韧带，掌侧和背侧腕骨间韧带以及近端和远端的骨间韧带。

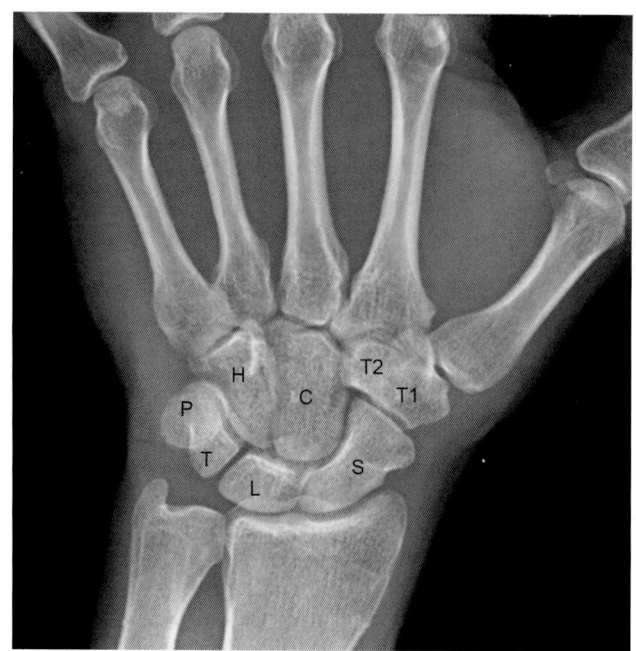

图3.20 腕骨解剖

S：舟骨；L：月骨；T：三角骨；P：豌豆骨；

T1：大多角骨；T2：小多角骨；C：头状骨；H：钩骨

掌侧桡腕韧带（从桡侧到尺侧）是桡–舟–头韧带、桡–舟–月韧带（Testut韧带）、桡–月长韧带和桡–月短韧带（图3.21）。Poirier空隙是掌侧韧带中的薄弱区域，在月骨周围脱位中，月骨掌侧脱位将经过此处。该空隙是由桡–舟–头韧带和桡–月长韧带之间的薄弱点造成的。桡–舟–月韧带（Testut韧带）最不像1条真正的韧带，相当于神经、血管结构的导管。

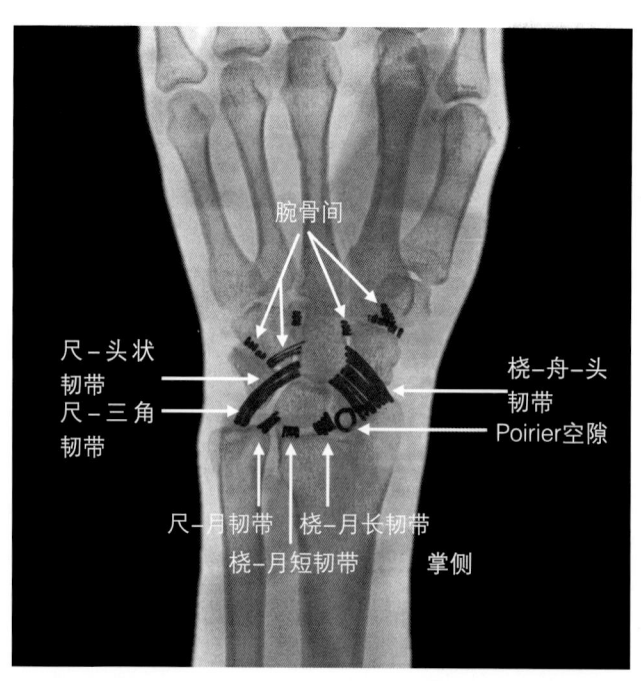

图3.21 掌侧腕关节韧带

桡–舟–头韧带、桡–舟–月韧带（Testut韧带）、桡–月长韧带、桡–月短韧带和尺–月韧带

尺腕韧带是腕掌侧韧带的延续，包绕腕部尺侧，包括尺-月韧带、尺-三角韧带和尺-头韧带。有1条单一的桡腕背侧韧带附着于桡骨远端、月骨和三角骨（图3.22）。

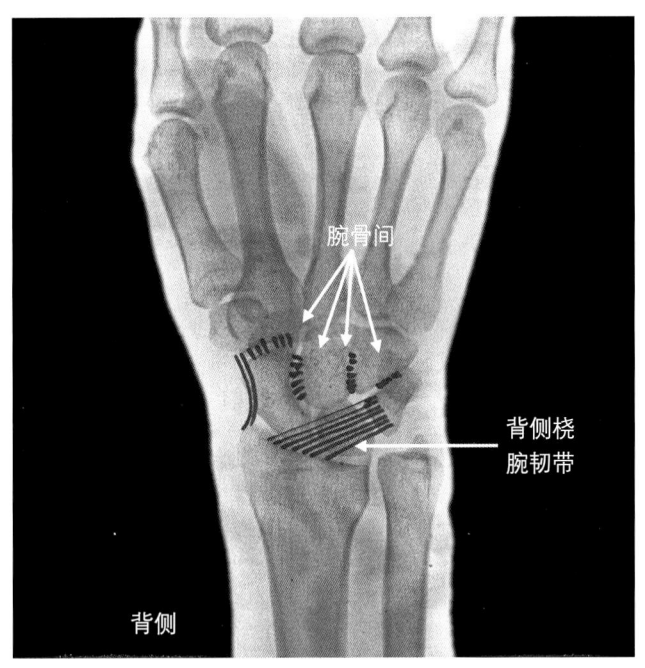

图3.22　腕背侧韧带主要为单一的桡腕背侧韧带，附着于桡骨远端、月骨和三角骨

有5条掌侧腕中关节韧带（舟-大多角-小多角韧带、舟-头韧带、三角-头韧带、三角-钩韧带和掌侧舟-三角韧带）和2条背侧腕间韧带（腕骨间背侧韧带、舟-三角背侧韧带）。掌侧腕中关节韧带通常是连接两骨（或者是三骨，在舟-三角-小多角韧带中）的不相关联的关节内韧带。然而，两腕骨间背侧韧带如宽大的囊状韧带跨越数块骨。个别腕骨通过骨间韧带连接。在近排，有舟-月韧带和月-三角韧带。在远排，有小多角-小多角韧带、小多角-头韧带、头-豌豆韧带。

3. 肌腱

腕背侧肌腱分为6个背侧伸肌间室。从桡侧到尺侧依次是：第1伸肌间室（拇长展肌和拇短伸肌），第2伸肌间室（桡侧腕短伸、腕长伸肌），第3伸肌间室（拇长伸肌腱），第4伸肌间室［指总伸肌（4根肌腱）和示指伸肌］，第5伸肌间室（小指伸肌）和第6伸肌间室（尺侧腕伸肌）。第3伸肌间室围绕桡骨远端的Lister结节成角，增加拇长伸肌腱的机械优势。

在掌侧，桡侧屈肌腱是一个重要的标识，就是在桡动脉尺侧。尺侧腕屈肌腱位于尺神经和尺动脉尺侧，并止于豌豆骨内。在该水平，拇长屈肌腱，指浅、深屈肌位于腕管内。在腕管松解术中，这些肌腱是可视的，通常与腕关节损伤的显露和修复相结合。

4. 神经

无论经皮或切开治疗腕骨骨折，必须熟知桡神经、正中神经和尺神经的走行。桡神经在这一水平已经分为终末分支，桡神经感觉支和骨间后神经。桡神经感觉支位于肱桡肌下方约9cm处，桡骨茎突近端，然后分叉，再往前，为桡背侧手感觉支，通常分为2～3条不同分支。骨间后神经终末分支位于第4背侧伸肌间室。在这一点上，骨间后神经仅仅为腕关节感觉支，在腕背侧的某些手术为了缓解腕关节疼痛，许多术者选择骨间后神经切除术。

从腕横纹近端0~5cm位置，正中神经向其前臂桡掌侧发出皮支。该分支沿着掌长肌腱鞘桡侧走行，支配手掌感觉。正中神经通过腕管进入腕部，发出运动返支（至大鱼际肌），其次是指神经。运动支离开腕管后通常向正中神经桡侧偏离走行（所谓的韧带外），或在腕管内（韧带下）。然而，也有描述过其他的解剖变异。因此，在这个区域的任何外科手术，都必须在直视下仔细地操作。

尺神经在腕部沿尺侧腕屈肌腱桡侧走行，背侧尺神经感觉分支在腕横纹近端约7cm处发出。余下的神经通过Guyon管。在本区域进入手的尺神经解剖，分为3个区。Ⅰ区为神经分支各自进入其浅、深部在Guyon管最近端前部。神经分为运动分支，近乎垂直走行在Guyon管深面（Ⅱ区）与掌浅支（Ⅲ区）。深支继续走行于小指展肌、小指短屈肌之间，支配手深层的内在肌。浅支支配掌短肌并发出环、小指感觉分支。

5. 血管

桡、尺动脉的走行对于理解腕部损伤的处理至关重要。桡动脉通过前臂掌侧走行在肱桡肌腱与桡侧腕屈肌腱之间。在前臂远端发出2个分支：掌浅支（汇入掌浅弓）与腕掌支（通常可在旋前方肌远端看到），以及腕部2个分支：腕背支和第1掌骨背侧动脉（在拇指背侧基底部手术时可见）。该动脉在解剖学"鼻烟窝"中通过拇指基底部背侧汇入掌深弓。在返回手掌前，该分支经过第1骨间背侧肌与拇收肌之间的指蹼。在指蹼汇入掌深弓前，发出分支到拇指（拇指固有动脉）和示指（示指桡侧）。

尺动脉在腕部发出腕分支，与相似的桡动脉分支汇合。然后，通过Guyon管进入手掌，走行于尺神经桡侧。该动脉在豌豆骨远端分为掌深支和掌浅支。掌深支对掌深弓的贡献小，而浅支是掌浅弓的主要贡献者。

特别提及的是舟骨的血供。因为舟骨近端几乎全是关节面，所以主要的血液是通过舟骨远端逆行供应的。桡动脉的分支长入舟骨近端，主要来自前面提到的腕背支。

（二）体位

患者仰卧位，患肢外展，上臂用止血带。对于背侧入路，将卷成圆筒状的布巾垫在手掌下方，屈腕以利于显露。对于掌侧入路，托手板可能会有助于进行手术。首选局部阻滞麻醉（或腋路或锁骨下阻滞），这可以减少术中麻醉用药量，同时缓解术后疼痛。

（三）手术入路

改良型远端Henry掌侧入路和背侧正中入路可用于所有腕部骨折。这两个入路以及用于特定骨折的其他入路描述如下。

改良型远端Henry掌侧入路，在前臂远端沿着桡侧腕屈肌腱，当治疗舟骨骨折使用这种入路时，延长切口以45°角跨过腕横纹，与拇指轴线相吻合，切开皮肤和皮下组织至接近桡侧腕屈肌腱鞘和大鱼际肌远端，然后，沿其桡侧腕屈肌腱鞘桡侧边缘切开，以避开正中神经掌侧皮支。将该肌腱牵向尺侧，并在腱鞘底部沿其桡侧边缘切开，以便进入Parona空间。顺着切口远端，切开大鱼际肌。锐性切开皮肤，可识别掌侧桡-腕韧带和鞘囊。选择标记便于后期进行修复。在舟-大多角关节进行鞘囊切开，然后将鞘囊提至桡侧显露舟骨，尺侧显露整个舟骨以及大多角骨，直至舟骨远极。此外，为了使螺钉放置位置通过舟骨远极的中心，切开大多角骨掌侧边缘与抬高舟骨远极至关重要。

　　手腕背部正中入路始于正中切口，就是Lister结节尺侧与第3掌骨平行。切开皮肤、皮下组织，由尺侧向桡侧显露整个伸肌支持带（图3.23）。注意保持皮瓣的厚度，使背侧皮神经在皮瓣中保持原状。显露第3背侧伸肌间室（屈伸拇指指间关节有助于辨别）并且横向切开。可从该伸肌间室中寻找拇长伸肌腱。在第2和第4伸肌间室显露背侧的腕关节囊。然后，沿着正中线皮肤切口纵向切开该鞘囊（图3.24）。小心避免损伤腕骨软骨结构或舟–月韧带。同样要注意在创伤的情况下解剖关系很可能会改变。

　　豌豆骨和钩骨钩位于手掌的尺侧，是接近尺侧腕屈肌的最好入路。顺着尺侧腕屈肌腱走行，在前臂远端切口，并在桡侧方向斜行跨过腕关节，与钩骨和豌豆骨之间平行。沿尺侧腕屈肌腱桡侧边缘切开，沿着皮肤切口分离腕掌侧韧带进入Guyon管，可以由近端到远端显露尺动脉和尺神经。在豌豆骨水平，尺神经分为浅表的感觉支和深层的运动支。显露后，可以轻轻地牵开神经和动脉，以远离术野（钩骨钩或豌豆骨）。在行腕管松解时，可扩大该入路。在远端，切口位于掌部近端与第三指蹼平行，在近端，位于正中神经与屈肌腱的尺侧。该入路可显露桡骨远端尺侧角与掌腕韧带以及腕管。通过该相同入路较易显露钩骨钩。

　　可以通过腕尺侧的中外入路显露豌豆–三角关节，如果利用此入路切除豌豆骨，必须保持豌豆骨骨膜的完整，因为在豌豆–三角关节桡侧的尺动脉和尺神经极易受损。

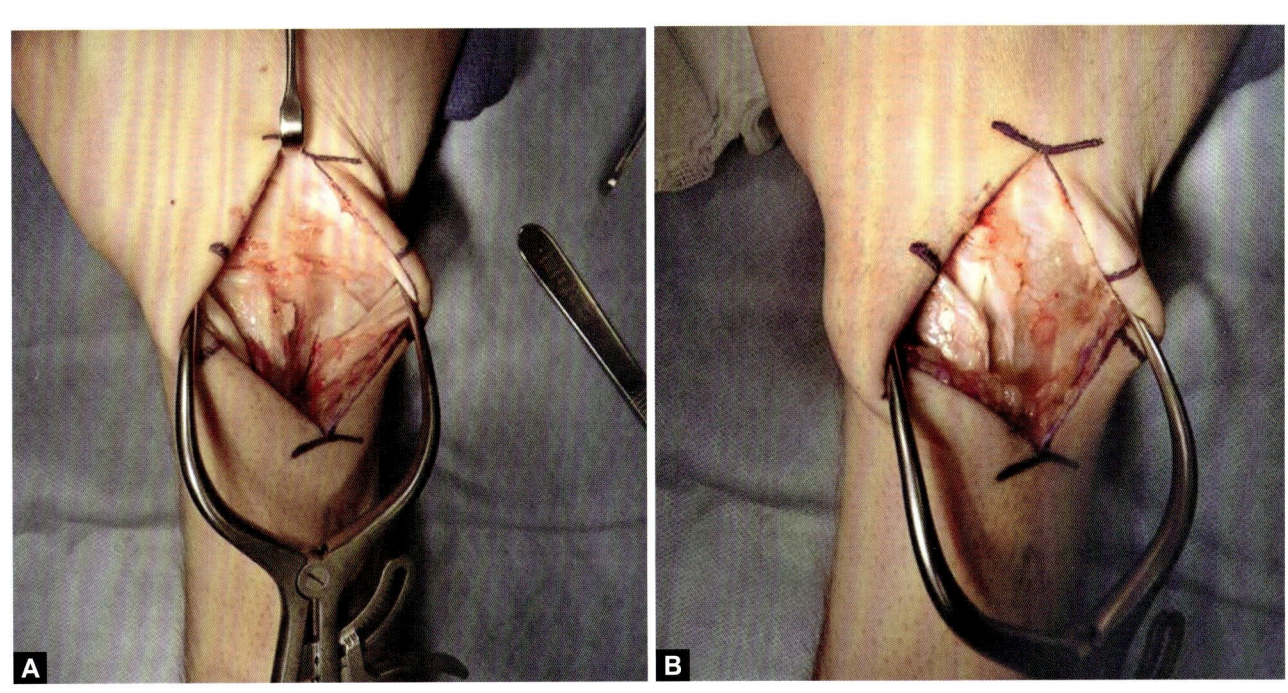

图3.23　腕背侧入路

（A）接近第3背侧伸肌间室　（B）切开并松解牵向桡侧的拇长伸肌。最终完全显露腕背侧关节囊
显露始于分离第2和第4背侧伸肌间室之间的韧带

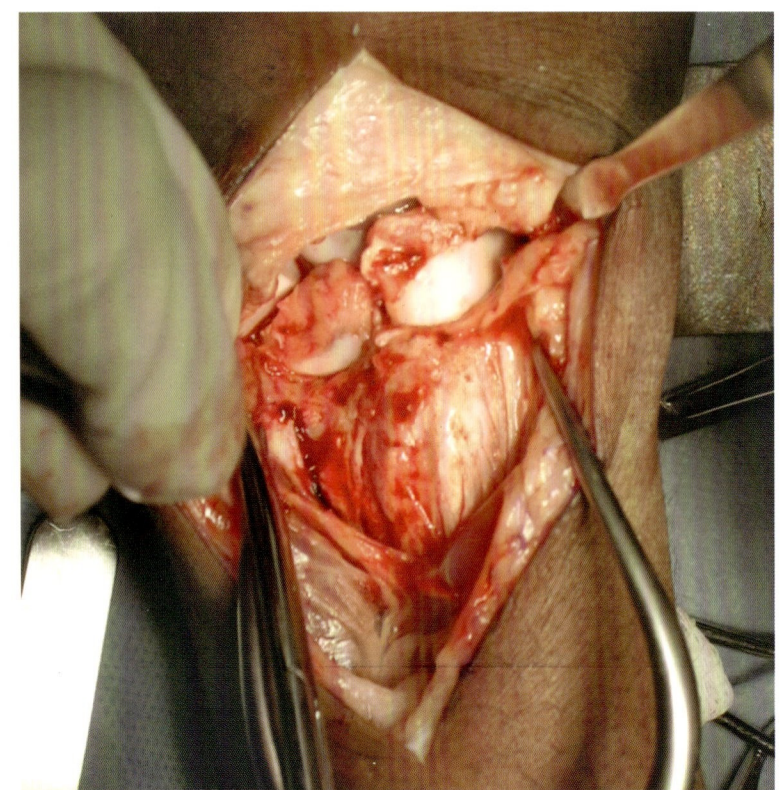

图3.24　月骨周围脱位的腕背侧入路视图

注意：舟–月韧带断裂和舟–月骨移位

六、手术方法

（一）舟骨骨折切开复位内固定

可通过3个入路进行治疗新鲜舟骨骨折：经皮掌侧入路、掌侧切开或微创背侧入路，将分别描述。术前完善CT检查，以确定舟骨骨折线的方向、移位和大小。通常使用3mm空心加压螺钉固定，偶尔需要2.4mm螺钉。

1. 掌侧经皮固定舟骨骨折

对于无移位的舟骨腰部骨折，首选掌侧经皮技术（图3.25）。如前所述，患者仰卧位，患肢外展。透视下确认骨折位置。触及并标记掌侧舟骨结节位置。在透视下确认。如果不明显的话，在小结节上做一个小切口，刚好能容纳1个钻孔导向器，钝性解剖到达骨面。如果必要，应扩大切口，以允许咬骨钳钳咬三角骨掌侧边缘，以达到导针和螺钉满意的植入位置。

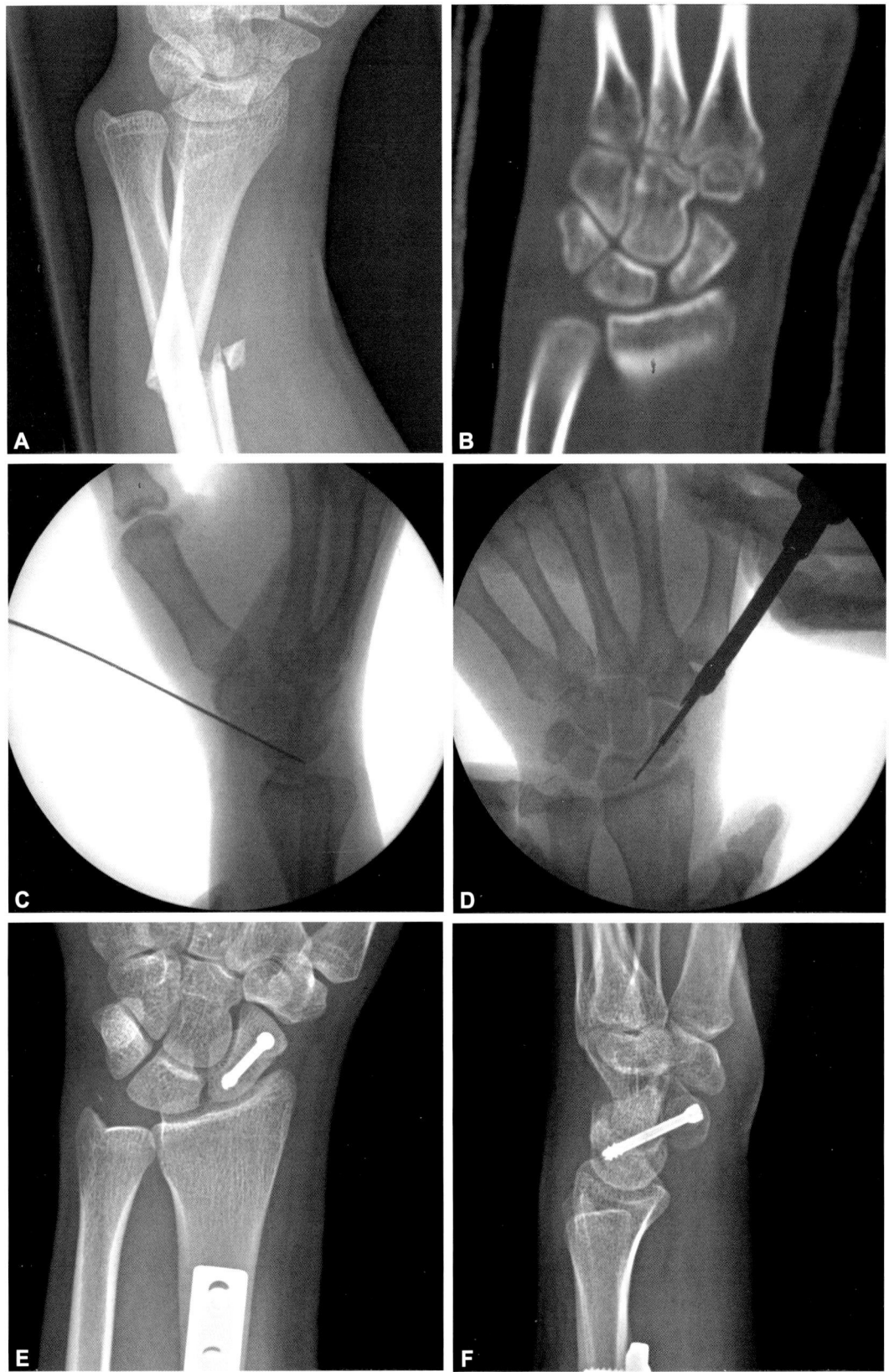

图3.25 Galeazzi骨折合并舟骨骨折复位内固定

（A）Galeazzi骨折正位X线片 （B）CT （C、D）经皮掌侧入路固定舟骨 （E、F）无头加压螺钉固定舟骨正、侧位X线片。跌伤导致Galeazzi骨折，手术内固定。腕关节持续性疼痛，CT确诊为隐匿性舟骨骨折；通过经皮掌侧入路固定舟骨。必须拍摄正位X线片，以便确认导针进入舟骨轴正中线位置。推荐放置1枚螺钉，比所测得的长度短4mm，以避免由于疏忽而导致螺钉突出；最后的X线片确认骨折复位良好和无头加压螺钉的位置

　　舟骨结节处放置导针，透视下确认进针点与方向。导针的方向与拇指的纵轴平行，指向尺背侧约45°。然后通过导针进入骨折远端皮质浅层。再次确认进针点位置和方向。如果置针位置不理想，可以取出导针并重新定位，或者留在原位，引导置入第2枚导针。进针点与方向令人满意后，在透视下确认导针进入近端碎骨块并达软骨下。如果对定位有疑问，可以使用实时透视图，在透视下确认导针位置，获得正、侧位X线片，以及尺偏位片，半旋前和半仰卧位斜视图。

　　导针的位置满意后，确定导针的长度，一般选择短于测量长度约4mm的螺钉。空心钻顺导针钻入。在转动钻头前，把钻头固定在舟骨上确保钻头与导针平行。钻过骨折线进入骨折块近端。如果对所钻入的长度有疑问，可以在透视下进行。小心退出钻头，然后将螺钉沿着导针置入并拧紧。取出导针，透视下最终确认位置。

2. 舟骨骨折掌侧切开复位内固定

　　舟骨腰部移位骨折首选掌侧入路。患者仰卧位，患肢外展，手腕伸展，切口斜跨掌侧腕横纹，与桡侧腕屈肌腱平行。将该肌腱牵向尺侧，从而显露舟骨远极。舟骨移位骨折通常很容易从骨折血肿中显露。为显露腰部骨折，切开并标记腕部韧带和掌侧桡腕韧带，随后修复。冲洗骨折部位，清除骨折端嵌入组织。为便于舟骨骨折复位，推荐将1.2mm克氏针钻入两骨折块中，作为操纵杆使用。在舟骨近极放置双头黏膜剥离子，辅助减少骨碎块数量，同时使用双头黏膜剥离子显露舟骨近极。将导针对准双头黏膜剥离子进入远极，驱使导针进入近端骨折块。如上所述，在测量钻孔和放置加压螺钉前，可通过多个透视图确认导针的位置。在拔除导针前，拍摄最终的透视图像确保螺钉位于舟骨软骨内。彻底冲洗创面、修复韧带，然后用尼龙缝线间断缝合皮肤。

3. 舟骨微创背侧入路内固定

　　采用微创背侧入路治疗舟骨近极骨折（图3.26）。相同的体位，腕关节旋前，屈曲跨过垫子。透视下确定近极合适的进针点。可直接在该区域做纵行小切口，通常与Lister结节远端相关联。钝性分离皮下组织，保护感觉神经，确认伸肌支持带的长度。确认拇长屈肌腱并牵开，切开第2和第4伸肌间室之间的背侧关节囊。当切开鞘囊时，必须注意，避免造成舟-月韧带医源性损伤。

　　近极复位取得满意效果后，直接在近极与舟-月韧带连接处对准拇指轴线置入导针。该阶段屈腕至关重要，因为这样有利于导针进入近极中央而非背侧缘。导针靠近骨折块时，需要获得多个C型臂透视图，以便确认进针点与钉道。进针点如果不够偏向掌侧，可向近端扩大切口，允许在桡骨远端背侧做槽。确定导针的位置可进入舟骨远端软骨下，测量螺钉长度，选择比测量长度短4mm的螺钉。如上所述，以同样的方法反钻导针，在拔除导针前，在导针引导下小心置入螺钉，螺钉充分埋在关节面内。彻底冲洗伤口并缝合。

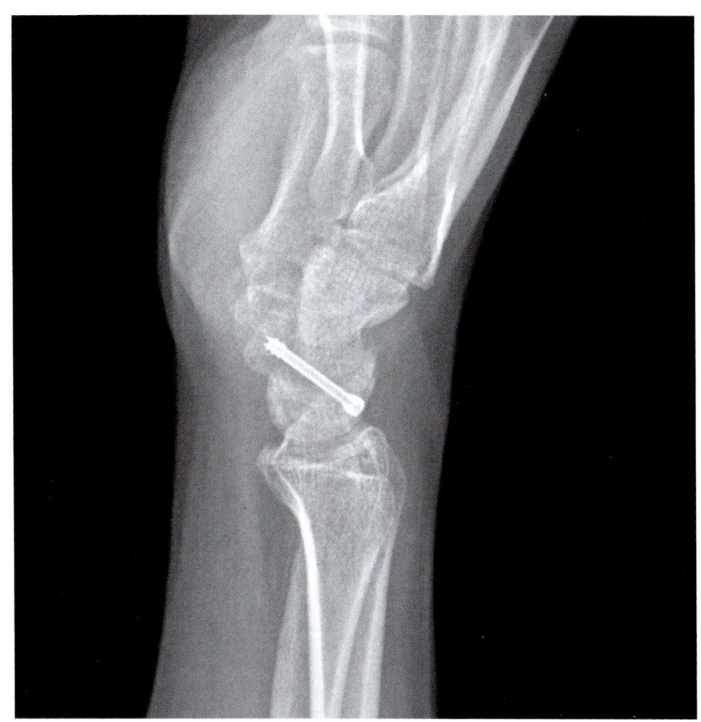

图3.26　背侧微创入路与舟骨固定

术后处理

不管采取何种手术入路与方式，所有患者在术后都应给予短臂拇指人字形石膏固定，术后1~2周定期随访。近极骨折掌侧切开复位，一般术后石膏外固定4周，腰部骨折经皮固定（掌侧或背侧），使用可拆卸的夹板并开始康复计划。术后6周可进行CT检查，评估骨愈合情况。确认愈合后，开始增强功能锻炼计划并停用所有夹板。通常在12周后允许接触式运动。

 舟骨骨折切开复位内固定的经验与教训：

（1）大多数舟骨骨折可以通过经皮或微创入路进行治疗。

（2）成功的关键是进针点和导针的位置。将导针沿舟骨中轴缓慢置入。

（3）掌侧经皮入路可以将部分大多角骨咬除以利于放置导针。

（4）实时透视是非常有用的，透视机的摆放位置，应该有利于在整个手术操作过程中使用。

（5）避免骨折部位移位；坚强的固定和加压有助于骨折愈合。

（二）其他腕骨骨折切开复位内固定

单一或联合的腕骨骨折，常通过扩大背侧入路的切口进行治疗。广泛切开背侧关节囊，可以显露整个腕骨。一般来说，在腕骨之间首选1.2mm或1.6mm克氏针固定，以维持腕骨间解剖关系。个别腕骨的冠状面骨折，可以在直视下直接手法复位，并用1.5mm或2.0mm带头螺钉固定，如果可能的话，根据需要也可以用无头加压螺钉固定。由于此类小螺钉的固定脆弱，所以，不应过度拧紧。体部横形骨折用无头空心加压螺钉固定。腕关节屈曲，置于垫子上，利于目标腕骨的显露，在导针引导下置入螺钉。所有操作都需要在透视下确认，以确保复位满意。

 其他腕骨骨折切开复位内固定的经验与教训：

（1）腕骨和骨折块可能非常小。使用与骨折块大小相称的器械。

（2）在垫子上通过屈曲腕关节使腕关节抬高到适当高度，有助于显露术野。

（三）月骨周围脱位切开复位内固定

一般来说，月骨周围损伤，不能通过闭合或经皮入路治疗。显露"大弧"和"小弧"的损伤，建议通过联合背侧和掌侧入路（图3.27）。将经舟骨、桡骨、月骨周围骨折并脱位，作为这种入路的案例（图3.28）。

通过掌侧入路常规延长切口松解腕管。斜行切口，随着该入路延长至近端跨过腕关节，屈指肌腱和尺神

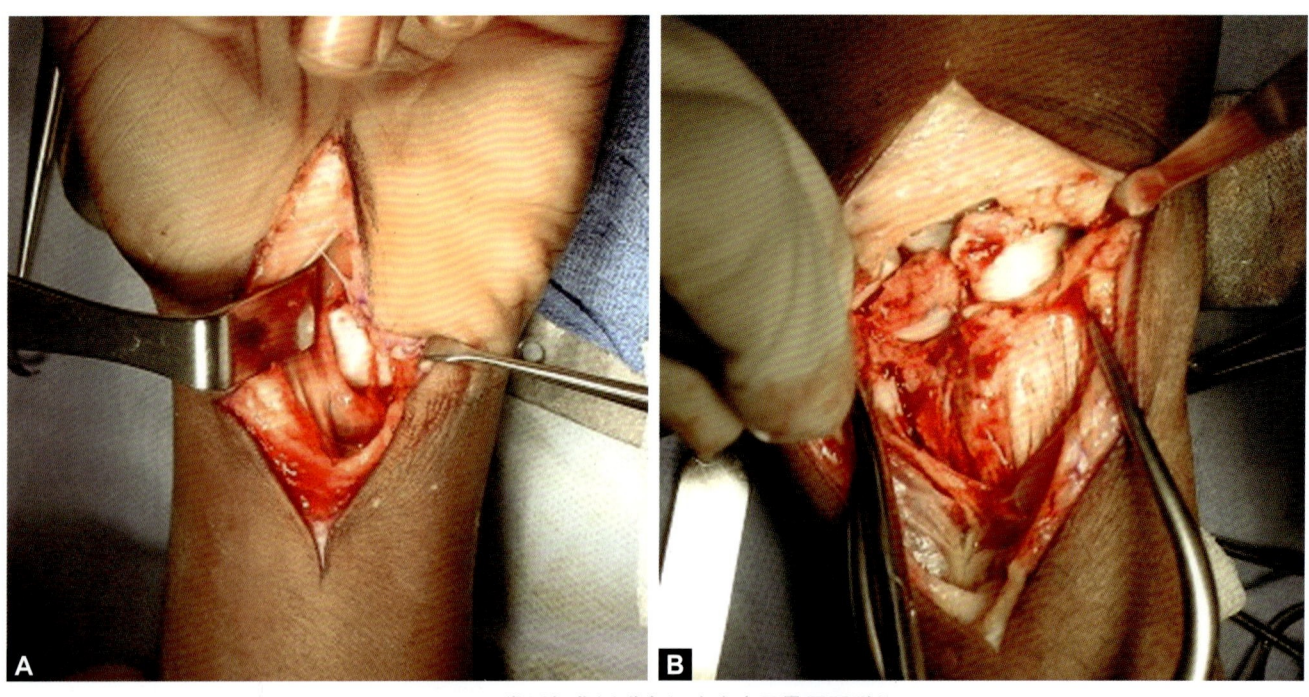

图3.27　掌侧与背侧联合入路治疗月骨周围脱位
以便最大限度地显露和有利于腕骨准确复位以及关节囊–韧带与骨间韧带损伤的修复

图3.28 经舟骨、桡骨、月骨周围骨折并脱位切开复位内固定

（A、B）经舟-月骨周围背侧脱位伴桡骨远端骨折正、侧位X线片 （C、D）闭合复位术后CT冠状位、轴位图像
（E）术中显露背侧

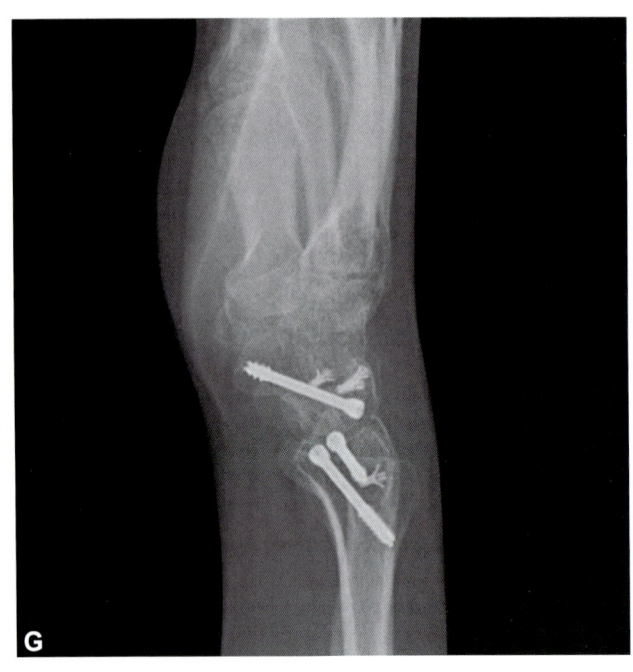

图3.28 （续）

（F、G）术后6个月随访正、侧位X线片

高处坠落导致经舟骨、月骨周围背侧脱位伴桡骨远端骨折，正中神经感觉异常；施行闭合复位术；复位后CT图像显示舟-月骨分离、舟骨骨折和桡骨茎突骨折；术中显露背侧，证实舟骨骨折经其腰部及舟-月韧带完全断裂。此外，桡骨茎突骨折和干骺端受损，关节面塌陷。修复遵循以下步骤：①修复所有的骨折；②恢复及克氏针固定正常腕关节解剖；③修复舟-月韧带；④修复掌背侧关节囊韧带结构。6个月后随访拍摄正、侧位X线片，显示所有骨折愈合和良好的腕关节结构

经、血管束之间产生的间隔，使得随后修复掌侧关节囊获得了极佳的入路。必须记住，手掌的结构在屈肌腱回缩后不是韧带撕裂，而仅仅是关节囊撕裂。只有将它的边缘清创后，才可以对真正的韧带损伤做出评估。如果月骨通过该缝隙一直向掌侧脱位，将其向背侧复位还纳入腕关节。用不可吸收材料的编织线缝合该缝隙，此时，该编织线暂不打结，直至所有需要复位的骨折完成后再进行打结。然后，延长背侧入路到腕部。关节囊很脆弱，常常会破裂。如果没有破裂，在关节囊上做倒T形切口。在此显露期间，应保护舟骨背侧边缘血供。

充分显露腕骨后，便开始固定舟骨，可用空心无头加压螺钉。然后，通过相同的背侧切口或通过一个额外的桡骨茎突小切口，继续行桡骨茎突骨折切开复位内固定术，注意保护桡神经感觉支。桡骨茎突骨折一般可用空心螺钉固定，也可以应用桡骨茎突钢板。

所有骨折固定后，要解决腕关节不稳的问题。首选1.2mm或1.6mm克氏针做菱形结构固定，以确保腕关节稳定。开始复位舟-月骨间隙，可以通过在舟骨、月骨上使用克氏针作为操纵杆，用克氏针将月骨复位并固定于桡骨上，然后使舟骨朝对准月骨方向移动。复位后，在X线透视引导下，克氏针通过舟骨近端进入月骨。然后，第2枚克氏针由舟骨远端置入头状骨作为额外固定。当务之急是在这一步中恢复正常舟-月骨间解剖关系，包括消除任何舟-月骨分离以及恢复在侧位X线片上正常的舟-月骨成角——35°～60°。

通常，月-三角韧带也有断裂。完成舟-月骨复位后，应恢复月-三角骨解剖。1枚克氏针由三角骨置入月骨，接着第2枚针从三角骨进入钩骨。这就完成了菱形结构。如果舟-月骨部分或月-三角韧带完好无损，使用锚钉将它们重新连接到适当的附着点上。此时，必须再次透视确认恢复所有的腕关节结构。

缝合前，尽量修复背侧关节囊。牵开拇长伸肌，在其深面缝合伸肌支持带。修补掌侧关节囊。冲洗缝合伤口，拇指人字形石膏固定。

术后，所有患者短臂拇指人字形石膏或夹板固定。术后1～2周常规随访。此时，术后夹板需改为短臂拇指人字形石膏，固定8～12周，以便有足够的时间恢复骨和软组织损伤。但是，长时间石膏夹板固定会导致关节僵硬和关节病。

月骨周围脱位切开复位内固定的经验与教训：

（1）延长掌侧入路行腕管松解和修复掌侧韧带。此外，如果月骨嵌顿于掌侧，掌侧入路有利于直接将月骨还纳桡-腕关节内。

（2）延长背侧入路评估与直接恢复腕关节解剖关系。

（3）修复的顺序应为：①修复骨折；②恢复与克氏针固定腕骨关系；③如果合适，也可以最后修复骨间韧带；④修复关节囊韧带。

（4）恢复舟骨、月骨的正常解剖结构极为关键。

七、疗效

严重的腕骨和韧带的损伤，可以导致腕关节永久性改变。患者可能出现与原发创伤有关的残疾，如疼痛和创伤性关节炎。尤其是脱位，效果更不理想，许多患者伴有关节僵硬、无力和骨关节病。长期石膏固定也可能导致不良后果，如关节僵硬、肌肉萎缩、废用性骨质疏松。有报道表明对于舟骨骨折，较慢的恢复工作和骨折不愈合发生率高。

（一）舟骨骨折

舟骨骨折后恢复工作的时间是多变的。舟骨骨折的非手术治疗中，有50%在3个月内恢复正常的工作。相比之下，手术治疗的是80%。此外，握力、运动和患者整体满意度，通常是手术组的较高。但两组在6个月后无差异。在长期随访中，多达20%骨折愈合的患者诉有持续性疼痛，一些外科医生认为这与受伤当时软骨的损伤有关。

难以预测骨愈合，诊断骨不连的时间阈值尚不明确。无移位的舟骨骨折愈合时间，较有移位的舟骨骨折切开复位内固定的愈合时间短。相比使用石膏治疗愈合时间（14周），接受经皮螺钉固定愈合时间（9周）更短。切开复位内固定治疗移位的舟骨骨折，愈合时间通常为3~5个月。

石膏外固定治疗无移位的舟骨骨折，愈合率高达95%，而手术治疗无移位骨折愈合率接近100%。在作者的机构，治疗后6~8周CT检查确认愈合，如果有必要的话，在此之后的3个月做第2次CT。舟骨骨折不愈合的危险因素（图3.29），包括骨折移位、吸烟和延误诊断和/或治疗。近端骨折不愈合的风险也较高，这与舟骨近端的逆行血供有关，只有60%的近极骨折顺利愈合。

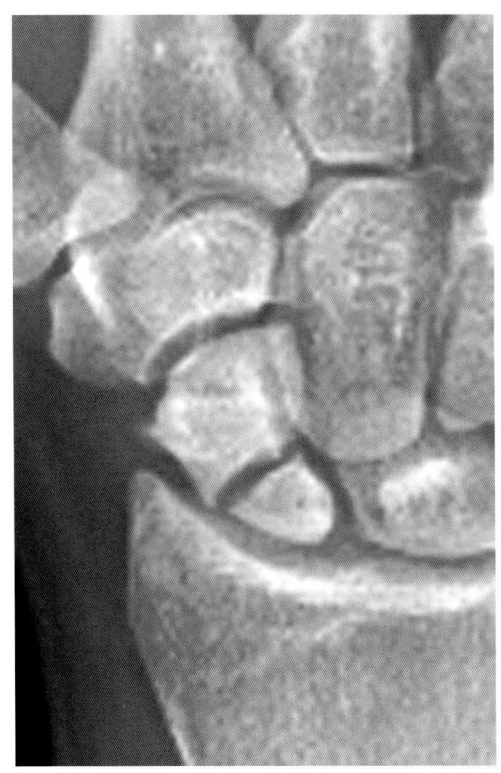

图3.29 舟骨骨不连X线片

注意：舟骨两端移位，皮质和骨折位置骨刺化

（二）月骨周围脱位

该类损伤很难治疗，缺少大量的队列研究。月骨周围骨折并脱位和经舟–月骨周围骨折并脱位的临床和放射学结果类似。根据Mayo腕关节评分，有超过50%的患者月骨周围（骨折）脱位，治疗效果不佳。平均4年内的随访，结果显示，倾向于发展为进展性腕骨间关节病。平均4年之后的随访，超过20%的患者需要手术治疗。

八、并发症

（一）舟骨骨折并发症

1. "延迟愈合"

超过90%的舟骨骨折采用非手术治疗，3个月后愈合，不称为"延迟愈合"。另有60%无须特殊处理或长时间的固定治疗，骨折在治疗6~12个月后未愈合，通常称为"不愈合"。

2. 舟骨骨不连

采用手术或非手术治疗的患者，4个月后诉有局部持续性疼痛，CT证实骨不连，一般需要外科干预。治疗舟骨骨不连的技术多种多样。治疗典型的舟骨腰部骨折骨不连且无关节炎病变的患者，须清除骨不连以及从桡骨远端或髂嵴取骨植骨（图3.30）。Matti首次描述嵌体骨移植。Russe通过改变方法，从背侧到掌侧入路，愈合率达90%。很久以前，手术治疗舟骨骨不连，一般不包括内固定。偶尔，在移植位置不稳定的情况下使用克氏针进行内固定。Herbert改变了这个观念，介绍了加压螺钉。现在普遍认为最理想的治疗方式是，结合加压螺钉和松质骨植骨治疗舟骨骨不连。

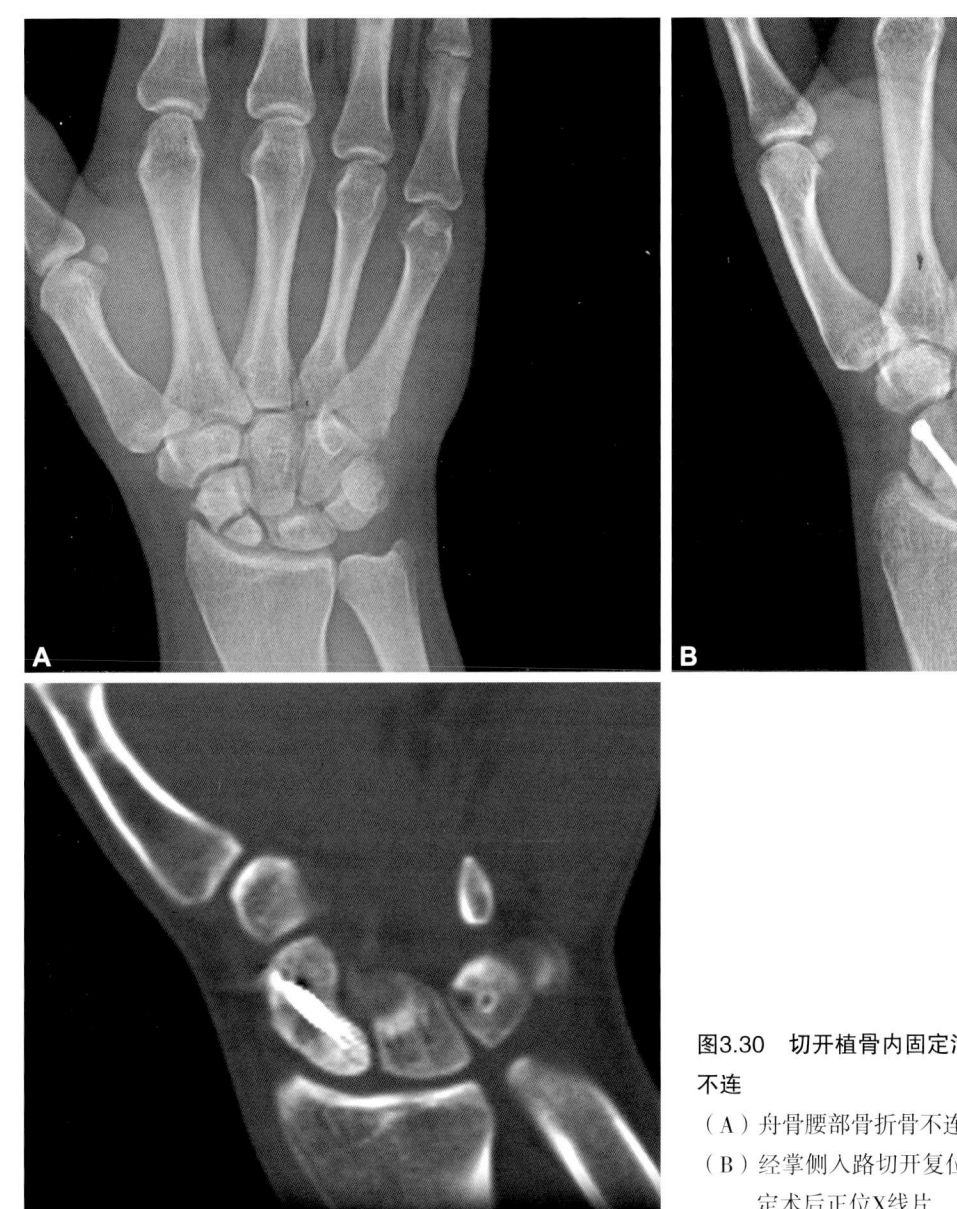

图3.30 切开植骨内固定治疗无关节炎病变的舟骨腰部骨折骨不连

（A）舟骨腰部骨折骨不连正位X线片

（B）经掌侧入路切开复位，取髂骨移植，无头加压螺钉内固定术后正位X线片

（C）术后4个月CT图像（X线片显示舟骨腰部骨折骨不连，其治疗是通过切开复位，取髂骨移植以及无头加压螺钉经掌侧入路内固定；术后4个月CT确诊愈合）

在临床上，首先通过X线片、CT和MRI评估舟骨骨不连。通常，对侧手腕的X线片也有帮助。CT有助于定义舟骨骨不连的位置和排列方式。MRI能识别舟骨，尤其是近端的血运。为了帮助决定每名患者使用何种外科技术，使用以下法则：①骨不连的部位：腰部骨折一般掌侧入路，近极骨折一般背侧入路；②骨不连部位有无空洞，如果有，植骨是必要的；③有无"驼背畸形"，如果有，结构性骨移植是必要的；④舟骨近极是否缺血，如果缺血，带血管的骨移植是必要的。

对舟骨骨不连，尝试手术修复失败后，补救措施包括舟骨切除并四角融合，近排腕骨切除或全腕关节融合术。

3. 畸形愈合

舟骨畸形愈合可能导致"驼背畸形"，并伴有中间体/嵌体背伸不稳畸形，有可能进展为骨关节炎。腕骨角改变 > 35°，会导致不利的结果。然而，舟骨畸形愈合的治疗是有争议的。鉴于舟骨对位及愈合困难，目前，不推荐舟骨畸形愈合截骨术。

4. 骨关节炎

舟骨骨折不愈合继发性腕关节塌陷是舟骨骨不连常见的并发症。其变化过程开始于舟骨囊性变化，其次是桡舟关节炎以及最终的整个腕关节炎（图3.31）。月骨关节面通常不受影响。腕部舟骨骨不连的晚期塌陷，最常见的相关危险因素是移位和骨折不稳。患者主诉疼痛、肿胀和僵硬。根据骨折不愈合及骨关节炎的不同阶段，手术包括近排腕骨切除、四骨关节融合术（图3.32），最后方案为全腕关节融合术。技术包括使用克氏针、螺钉或圆形钢板。近排腕骨切除术更适合在工作中需要较少握力的患者。在近排腕骨切除中，至少50%的活动无影响，超过75%的患者在休息时无疼痛。在手腕补救手术中，切除骨间后神经。

无移位的舟骨骨折，一般不会进展到腕舟骨骨不连晚期塌陷，但最近的文献表明，对无移位的舟骨骨折的治疗有骨关节炎的倾向。这通常倾向于影响舟–三角关节活动，并认为与逆行螺钉的植入相关。需要进一步研究这一领域，以确定手术是否是骨关节炎的危险因素。

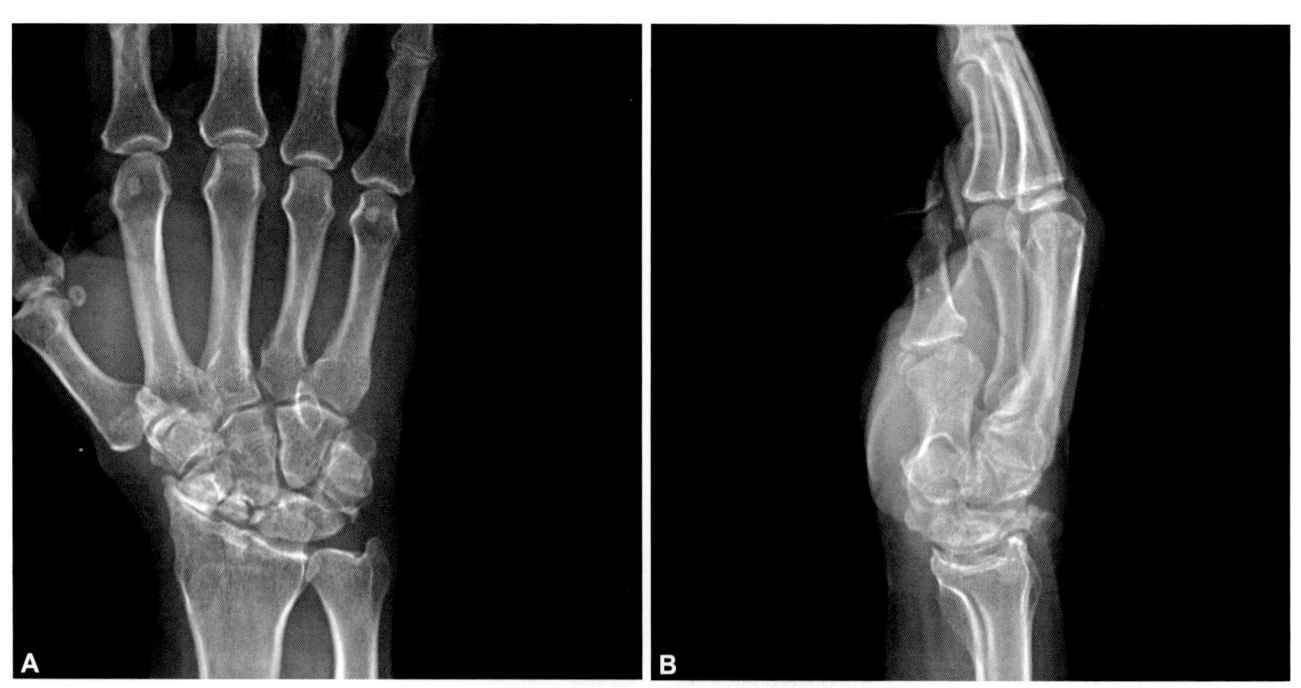

图3.31 陈旧性舟骨骨折骨不连合并腕关节炎
（A）腕关节正位X线片 （B）腕关节侧位X线片（手腕上呈现出舟骨长期疼痛，骨不连晚期塌陷）

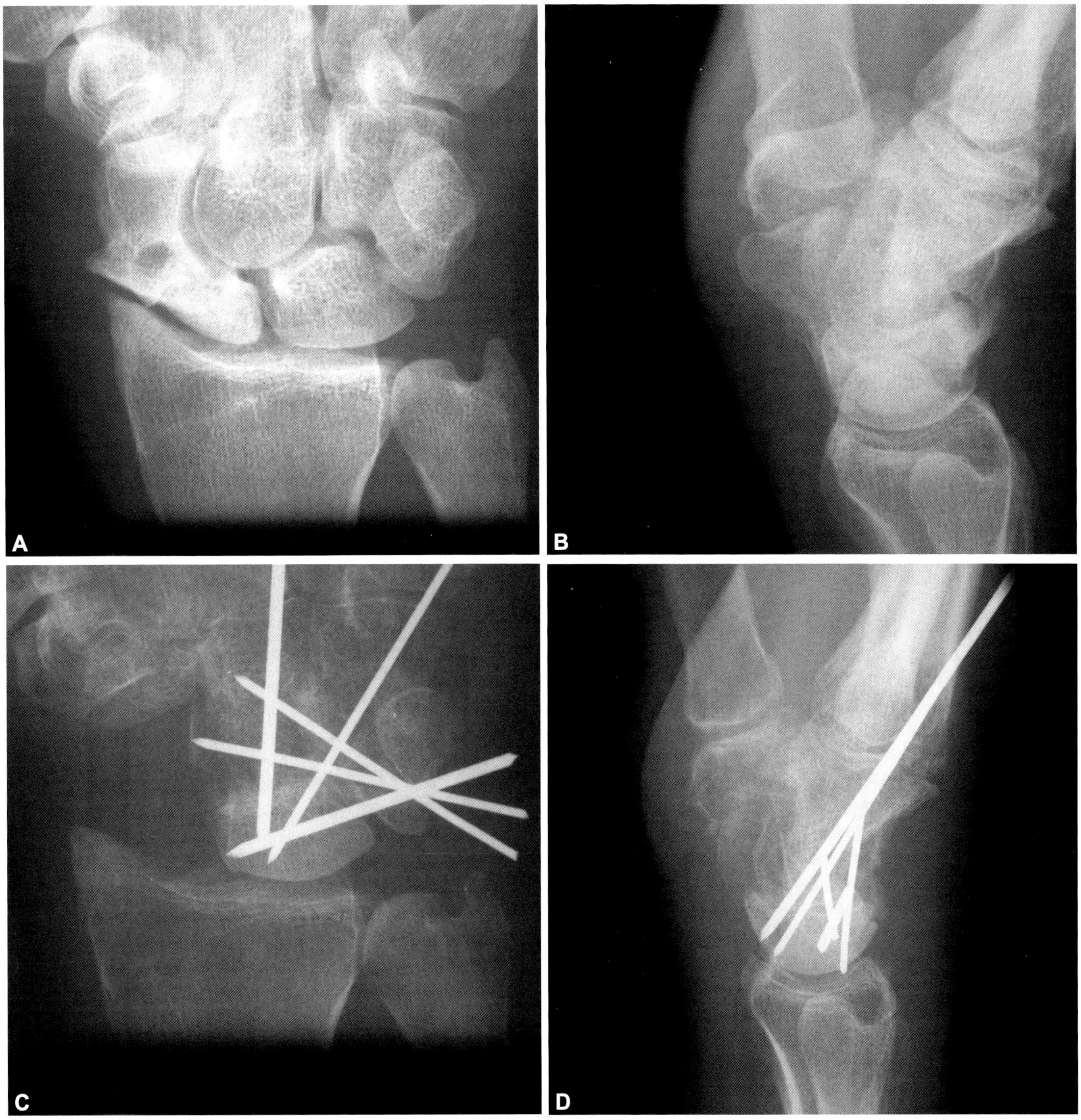

图3.32 腕舟骨骨不连四骨关节融合术
（A、B）舟骨骨不连，晚期塌陷 （C、D）施行舟骨切除及四角融合并骨移植及克氏针固定

（二）其他腕骨骨折并发症

钩骨钩骨折常进展为骨不连，由于钩骨钩血供差，其骨不连一般延迟表现，并且难以固定，在骨折部位可能会导致持续假性活动以及最后的愈合不良，治疗有症状的骨不连，首选切除骨碎块。头状骨逆行性血供导致骨不连和缺血性坏死。当这种情况发生时，建议进行清除骨不连、骨移植和内固定术。

三角骨或大多角骨撕脱性骨折，很少进展为有症状的骨不连，需要进一步处理，比如切除移位的骨碎片。豌豆骨骨折骨不连所导致疼痛，也经常采用切除。

（三）腕关节脱位——腕关节不稳定

腕骨间关系取决于韧带和创伤，该类创伤影响骨骼本身或韧带之间的关系，导致不稳定。腕关节不稳定可能是静态的，也可能是动态的。

腕关节不稳，大致可以划分为游离型和非游离型。游离型也许更容易理解，因为它包含了近排腕骨中断引起的不稳定。该类损伤包括舟–月韧带和月–三角韧带撕裂。非游离型包括腕关节不稳定，近排腕骨保持一致。该类损伤包括桡腕关节脱位和腕关节不稳。月骨周围损伤通常是游离与非游离的混合型。

也许，最常见的腕关节不稳，是由于舟–月韧带断裂。在舟–月韧带断裂的情况下，因受轴向力作用，舟骨倾向于掌侧屈曲，而月骨本身由于自身形状倾向于伸展。月骨通常称为近排腕骨的"嵌入段"，因为它在舟骨和三角骨之间。因为月骨直接指向背侧，在舟–月韧带损伤中月骨伸展，因此，被称为"驼背畸形"。同样的，在舟骨骨折移位的情况下，远极倾向于屈曲，而近极背伸，由于舟–月韧带完整，月骨随着近极伸展，再次导致"驼背畸形"。在侧位片中，舟–月角通常 > 60°。月–三角韧带断裂后，三角骨保持伸展而月骨屈曲。在侧位X线片，可以看到月骨掌屈，即掌中间节段不稳。其舟–月骨角 < 30°，CT和MRI图像有助于诊断。影像学诊断的金标准是标准侧位X线片和关节镜。腕关节不稳定的治疗缺乏循证医学。在以下部分中，将描述一种慢性舟–月韧带断裂的治疗。

九、典型并发症案例

例1：舟骨、月骨联合螺钉治疗慢性舟–月骨分离

51岁，男性，外伤史不明确，手腕疼痛多年，活动和抬重物时加重（图3.33）。查体，左腕背侧有压痛。左腕关节活动受限屈曲60°，背伸45°，活动时疼痛。X线检查表明舟、月骨间隙增宽。MRI图像显示为慢性舟–月韧带撕裂（图3.33C、D）。

治疗慢性舟、月骨分离的方法，包括：①切开复位克氏针固定和修复韧带/重建；②复位和舟–月骨联合固定；③"补救手术"，如近排腕骨切除术、舟骨切除并四骨融合或全腕关节融合术。

为了帮助每名患者决定使用何种外科技术，使用以下法则：①舟、月骨分离无关节炎的变化：切开复位克氏针固定修复韧带/重建术，切开复位和舟–月骨联合螺钉固定；②舟、月骨分离与关节炎改变限于桡–舟关节：近排腕骨切除术；③舟、月骨分离与关节炎改变蔓延腕中关节：切除舟骨，四角融合；④舟、月骨分离与全腕关节炎改变：全腕关节融合，全腕关节成形术。

技术要点

使用腕背侧正中入路。背侧正中行关节囊切开。检查舟–月韧带是否有重新复位（或重新缝合）的可能性。检查腕骨间的关系。舟骨为典型的屈曲而月骨伸展。首先，确定舟骨与月骨是否可移动和能否复位，如果无法复位，则取消复位与舟–月骨联合螺钉固定术，需要行"补救手术"。

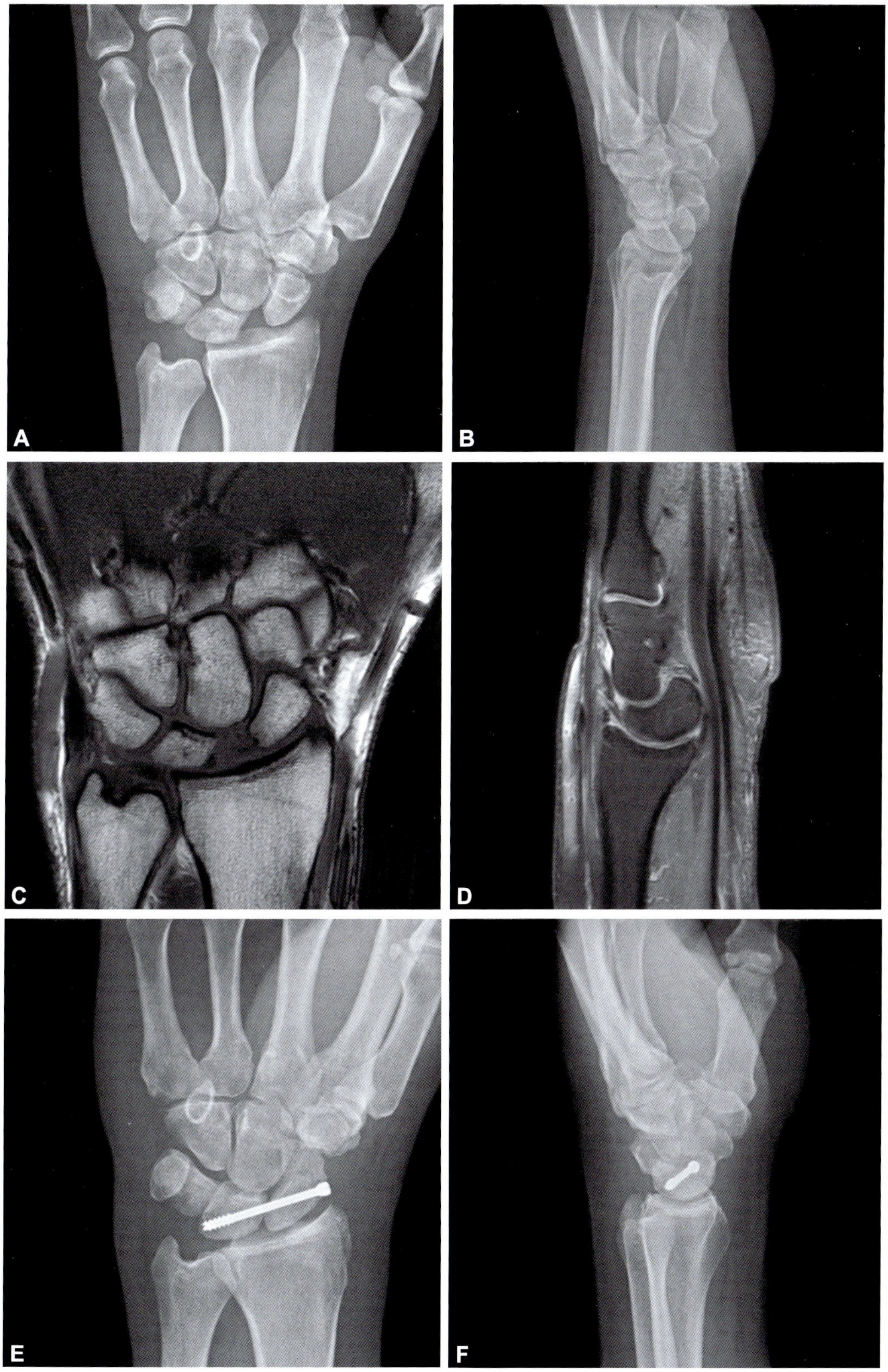

图3.33 慢性舟-月骨分离切开复位内固定术

（A、B）慢性舟-月骨分离正、侧位X线片 （C、D）慢性舟-月骨分离MRI冠状位、轴位图像
（E、F）术后正、侧位X线片。X线片和MRI图像诊断为慢性舟-月骨分离。注意侧位X线片"驼背畸形"；患者通过背侧正中入
路；近排腕骨切除术的补救手术，可通过背侧近端基底囊瓣行关节囊切开。刮除舟-月骨的韧带表面至骨出血。
恢复舟-月骨间关系，导针穿过舟-月骨轴稍偏向桡骨茎突远端引导无头加压螺钉固定。这种无头加压螺钉的放置，
为以后的移除提供便利；正、侧位X线片确认舟骨、月骨间位置

为了实施复位和舟–月骨联合固定，考虑月骨掌屈，选用1.6mm克氏针和类似的1.6mm克氏针穿过月骨。在上述针穿过后，刮除月–舟骨相邻的表面韧带。利用克氏针作为操纵杆恢复舟–月骨的位置。只需在桡骨茎突远端做一个小切口，舟–月骨位置恢复后，可以用骨折牵引器暂时地维持复位。桡侧入路显露舟骨，复位后以便植入无头加压螺钉联合固定舟–月骨。稍显露螺钉头，如果有必要，以便日后取出。侧位X线片显示舟–月骨成角以及正位X线片显示舟–月骨位置。逐层缝合伤口使拇长伸肌腱外置。术后，使用短臂夹板固定，随后改用石膏固定。总共固定时间为6周。

> **例2：全腕关节融合治疗月骨周围脱位复位内固定失效**
>
> 41岁，男性，交通事故致伤（图3.34）。腕部肿胀，压痛明显。X线片显示月骨周围脱位并移位。急诊手术，联合掌侧和背侧切开复位和克氏针固定腕关节，锚钉修复舟–月韧带和腕管松解。拇指人字形石膏固定12周后，拆除石膏和克氏针，逐渐开始运动和肌力锻炼。术后12个月，患者腕部出现持续性疼痛，X线片显示舟–月骨晚期塌陷和全腕关节炎。

月骨周围脱位常发展为创伤性关节炎。错误或延误诊断后风险增加（图3.35）。然而，即使早期诊断和治疗，创伤性关节炎也常有发生。月骨周围脱位后发生创伤性关节炎最常见的形式是舟–月骨晚期塌陷。治疗方法，包括：①改良切开复位螺钉固定和韧带修复/重建；②近排腕骨切除；③舟骨切除并四角融合；④全腕关节融合。

为了帮助每名患者决定使用何种外科技术，使用以下法则：①复发性月骨周围脱位或不稳：改良切开复位螺钉固定术和韧带修复/重建；②舟–月骨分离并无关节炎改变：切开复位和克氏针固定修复/重建韧带。切开复位及舟–月骨联合螺钉内固定；③舟–月骨分离与关节炎改变限于桡–舟关节：近排腕骨切除术；④舟–月骨分离与关节改变延伸至腕中关节：舟骨切除并四角融合；⑤舟–月骨分离与全腕关节炎改变：全腕关节融合。

技术要点

当关节炎症状已发生，可用一些补救方法，患者必须同意各种手术方式，最终根据术中实际情况对腕关节软骨评估。利用月骨背侧正中入路。这是一个改良术式，必须仔细分辨拇长伸肌腱，并游离和牵拉。行标准背侧关节囊切开术。仔细检查腕关节和腕中关节的关节面。如果存在全腕关节炎，则须行全腕关节融合。如果以前没有做过全腕关节融合，行骨间后神经切除术，可将术后背侧腕关节疼痛降到最低。为了尽量减少在全腕关节融合术中必须融合的关节数量，需要进行近排腕骨切除手术。近端腕骨也是骨移植的来源。清理桡骨远端、大多角骨基底的关节面、头状骨和钩骨，直到出血的松质骨。这可以用咬骨钳或高速磨钻进行，注意避免损伤下尺桡关节复合体。随后，摘除Lister结节，从桡骨远端向下用刮匙获取移植骨。最后，按压腕背伸和尺偏对齐复位腕关节。应用预弯腕关节融合钢板和采用动力加压钢板技术固定。钢板以桡骨远端和第3掌骨的轴线为中心。固定后，融合部位填满所取的移植骨。术后，用夹板或石膏固定6~12周，直到腕关节融合部位愈合。

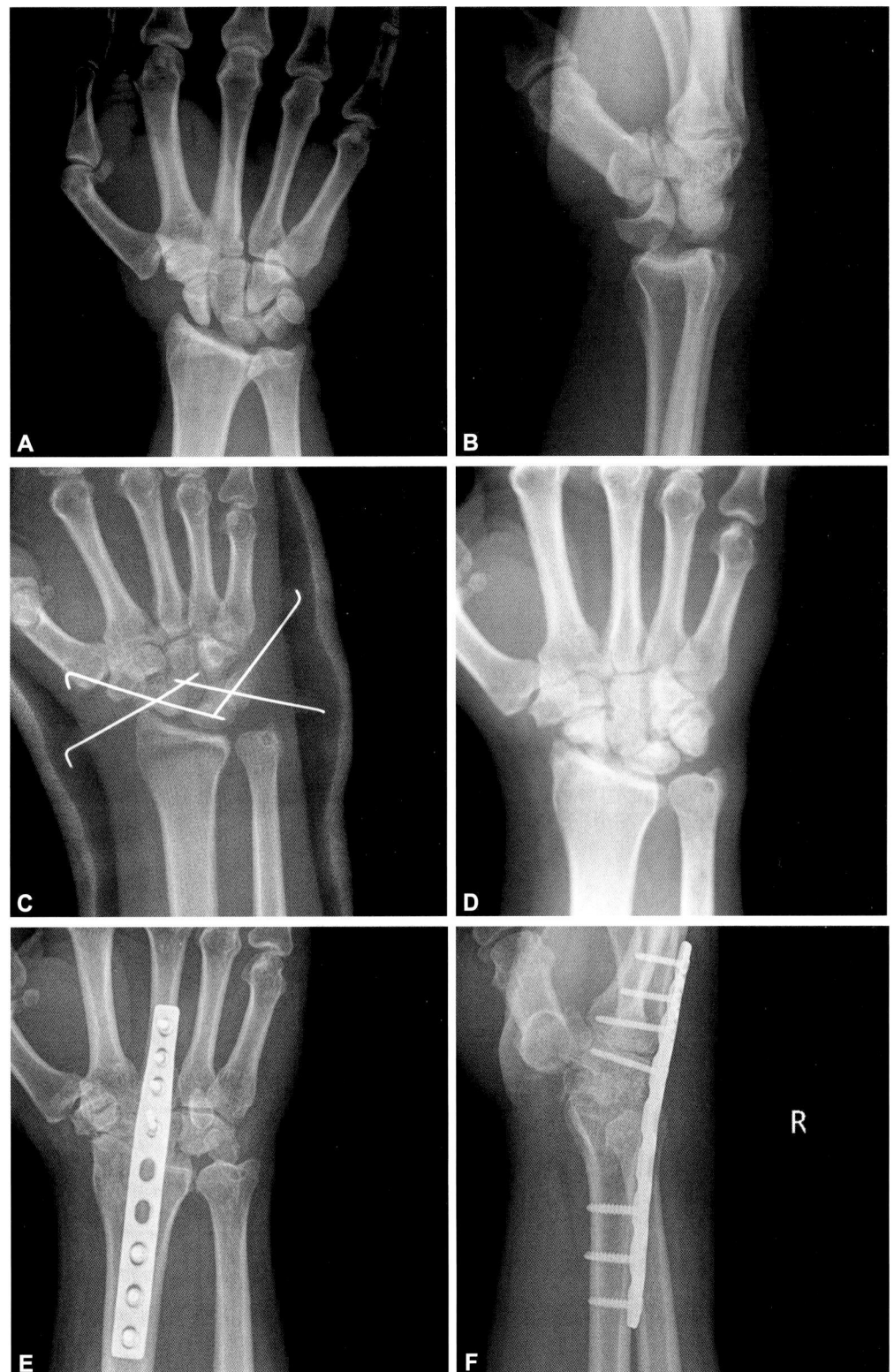

图3.34 全腕关节融合治疗月骨周围脱位复位内固定失效

（A、B）月骨周围脱位正、侧位X线片 （C）舟、月骨间隙轻微分离

（D）术后12个月X线片发现舟月骨晚期塌陷伴全腕关节炎 （E、F）全腕关节融合术后正、侧位X线片。交通事故而导致月骨周围脱位。接受切开复位，克氏针以菱形结构固定腕骨以及锚钉修复舟–月韧带。术后，短臂拇指人字形石膏固定；在拆除石膏和克氏针前12周，X线发现舟–月骨间隙轻微分离；术后12个月X线片发现舟–月骨晚期塌陷伴全腕关节炎。患者主诉腕部持续疼痛、无力和日常生活困难；为了缓解疼痛和增加最大限度的握力，患者进行了全腕关节融合术

由Asif M Ilyas提供

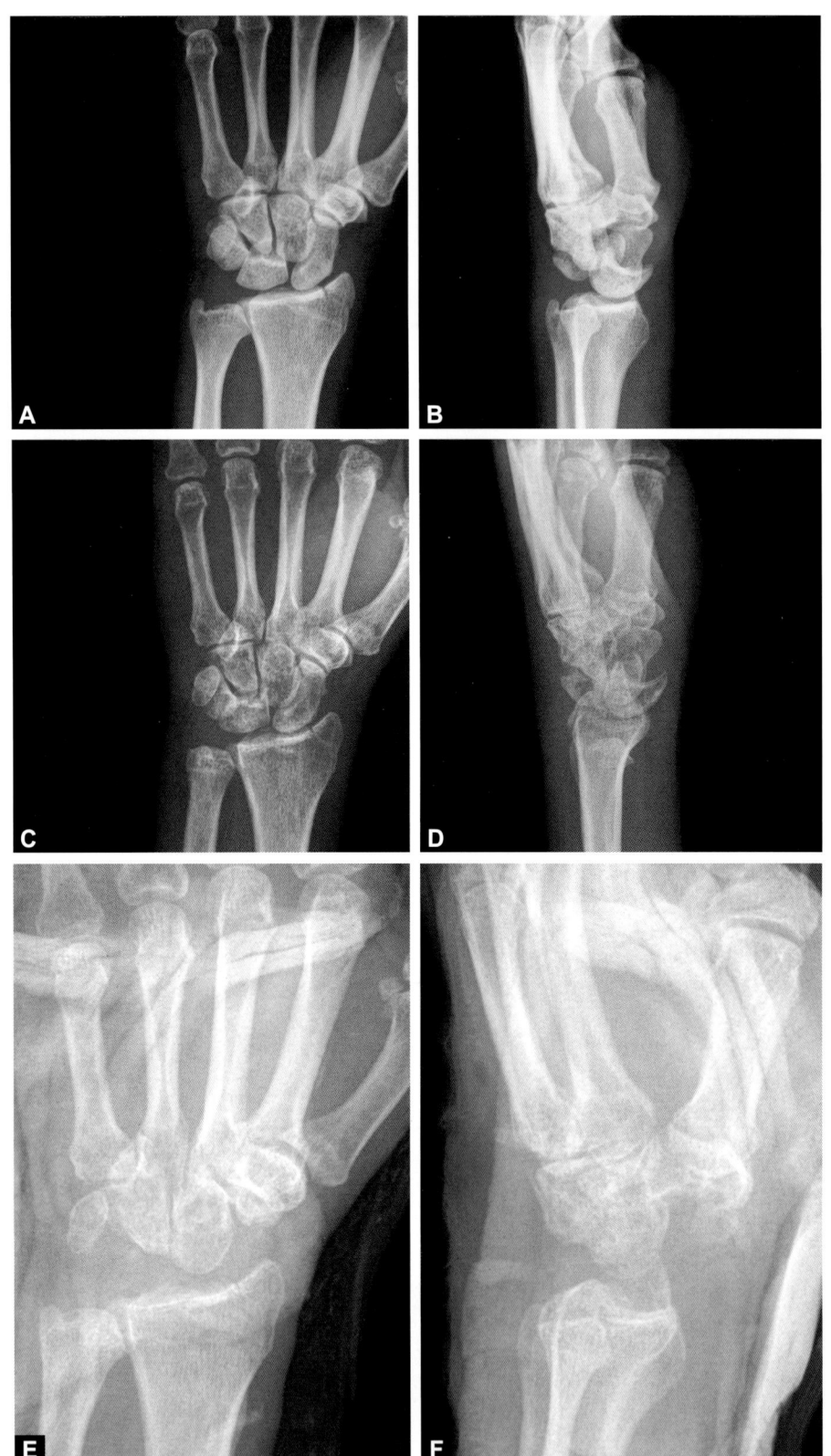

图3.35 近排腕骨切除治疗月骨周围脱位后创伤性关节炎

（A、B）桡骨远端微小骨折并微移位正、侧位X线片 （C、D）桡骨茎突骨折愈合正、侧位X线片。高处坠落，急诊主诉腕部疼痛和肿胀。X线片提示桡骨远端微小骨折并微移位。侧位X线片未见明显月骨周围脱位。应用夹板固定，要求患者门诊随访。患者最终于3个月后回到急救部门，主诉腕关节持续性疼痛；重复拍片显示桡骨茎突骨折愈合，但持续存在的月骨周围脱位当时未予诊断。行切开复位术。然而，术中发现月骨和舟骨的软骨广泛溶解 （E、F），采取近排腕骨切除术对之进行补救

由Asif M Ilyas提供

例3：近排腕骨切除术治疗月骨缺血性坏死

42岁，女性，骑自行车跌伤，发生月骨骨折并轻度移位（图3.36）。采用石膏固定的非手术治疗。术后8周，X线片显示骨折愈合，患者逐渐开始进行活动和肌力锻炼。6个月后因腕关节持续性疼痛而再次就诊。当时X线片显示月骨缺血性坏死并塌陷。

缺血性坏死是舟骨骨折后最常见的并发症。然而，所有的腕骨均有在创伤后发生骨头缺血性坏死的风险。月骨在这种情况下，骨头缺血性坏死，称为"Kienbock病"（月骨无菌性坏死）。月骨无菌性坏死的病因尚不明确，但一般病情发展缓慢，最终导致月骨的血液灌注不足。然而，在这种情况下，已存在的骨折病史可以很好地解释缺血性坏死的原因。治疗方法包括：①桡骨短缩；②血运的重建；③近排腕骨切除；④全腕关节融合。为了帮助每名患者决定使用何种外科技术，使用以下法则：①保持月骨形状，并无关节炎病变：桡骨缩短（负尺偏角），血运的重建；②月骨塌陷并无关节炎病变：近排腕骨切除术；③月骨塌陷并关节炎病变：全腕关节融合。

技术要点

利用腕背侧正中入路。寻找拇长伸肌腱，打开第3伸肌间室。抬高第2和第4伸肌间室。切断骨间后神经。利用近端保持的"活门"囊瓣，切开背侧关节囊，然后再使用此囊瓣作为介入瓣，以最大化恢复关节功能。首先，切除舟骨和三角骨，最后是月骨。切除桡骨茎突，必须注意避免损伤掌侧桡腕韧带，避免晚期桡–腕关节不稳定。此外，必须非常小心，以避免损伤桡骨远端月骨骨窝和头状骨的基底关节面。然而，如果发现已存在关节炎，必须进行腕关节融合术。

行腕骨切除术，将背侧囊瓣插入月骨窝，以修复掌侧关节囊。修复第2和第4伸肌间室之间的间隔以及向左取出拇长伸肌腱。头状骨向近端复位。缝合伤口，夹板固定。开始早期活动和肌力锻炼。

十、小结

腕骨骨折并月骨周围脱位极少见。最常见的是舟骨损伤，占80%。最常见的脱位是经舟骨的月骨周围脱位。舟骨骨折的发病率每10万人1年约1.5例。其机制之一通常是过伸位损伤。临床检查有助于进一步诊断与评估。每一名手腕部创伤并诉疼痛的患者的腕部X线片，至少需包含两个视图。必须特别注意Gilula线，Terry Thomas征以及在正、侧位X线片中月骨呈三角形，以防脱位。在不清楚的情况下，或在骨折的情况下，CT或MRI可以提供更多腕骨骨折移位程度、损伤程度以及任何其他损伤的重要信息。

（一）骨折

石膏固定治疗无移位骨折，疗程为4～6周。在舟骨骨折的情况下，疗程为10～12周。生活方式非常活跃或者不愿意使用石膏固定的无移位舟骨骨折的患者经皮固定。移位的关节骨折（>1mm）应进行手术治疗，以使骨不连和骨关节炎风险降到最低。也许可以尝试内固定和闭合复位。如果闭合复位失败，则切开复位。克氏针用于较小的骨折块而较大骨折块首选螺钉（微型骨折块或无头加压螺钉）。骨折愈合的效果最好用CT评价。骨不连有疼痛症状的情况下，推荐切开复位、骨移植和内固定。

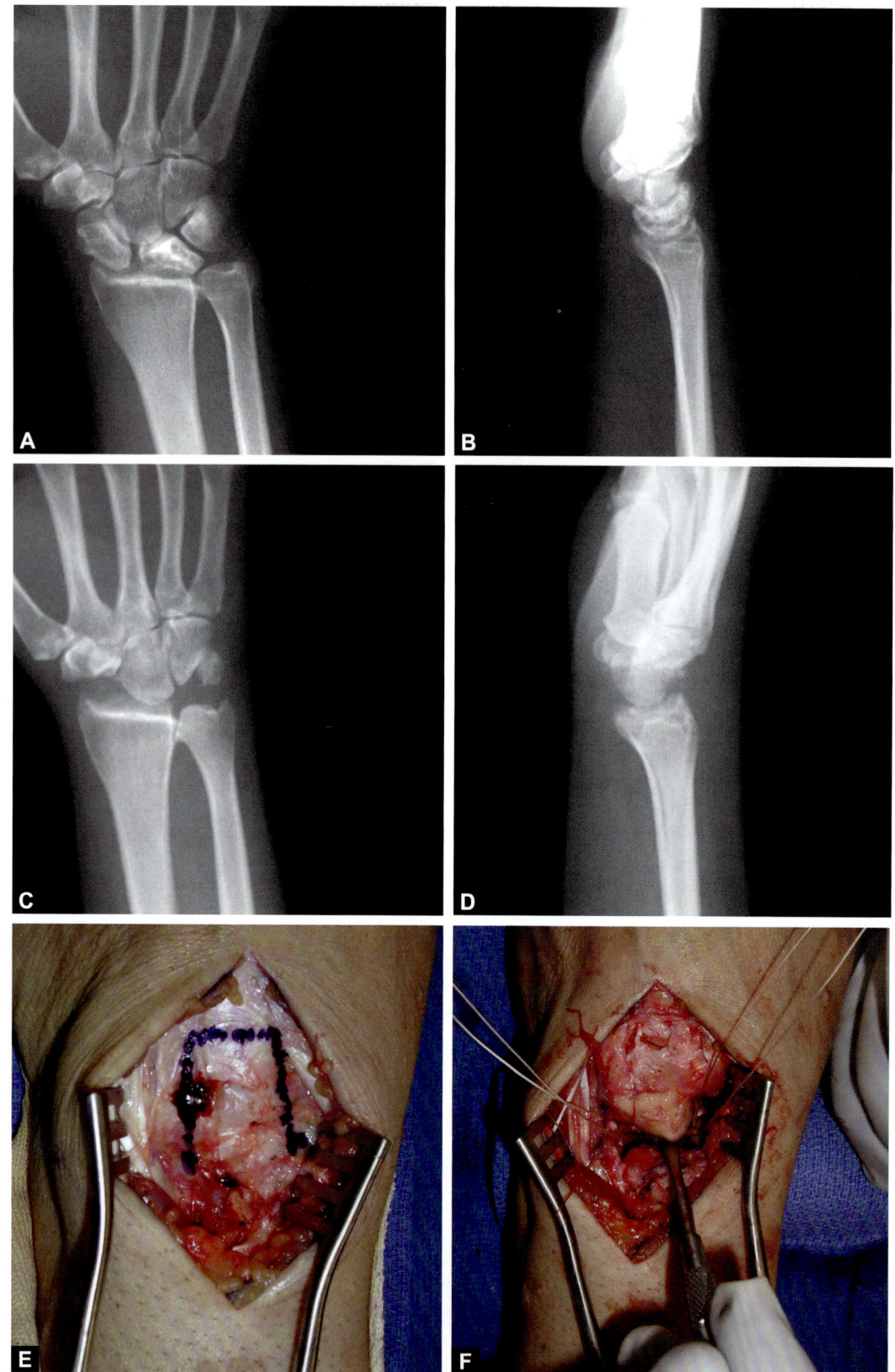

图3.36 近排腕骨切除治疗月骨缺血性坏死

（A、B）月骨骨折并轻度移位正、侧位X线片 （C、D）月骨缺血性坏死正、侧位X线片

（E、F）近排腕骨切除术。

发生月骨骨折，非手术治疗，石膏固定8周。6个月后患者出现持续性腕关节疼痛。X线片显示月骨缺血性坏死。患者选择近排腕骨切除术与关节囊近端背侧基底部嵌入瓣嵌于头状骨底部与月骨窝之间

由Asif M Ilyas提供

（二）脱位

这是紧急情况，必须迅速而有效地闭合复位。为恢复和维持腕关节正常位置，最终推荐的治疗方案是切开复位内固定。由于韧带愈合失败或骨折不愈合，其长期目标是避免发生慢性腕关节不稳定。

（植宁喜 译）

参考文献

[1] Van Tassel DC, Owens BD, Wolf JM. Incidence estimates and demographics of scaphoid fracture in the US population. J Hand Surg Am. 2010;35(8):1242-1245.

[2] Wolf JM, Dawson L, Mountcastle SB, et al. The incidence of scaphoid fracture in a military population. Injury. 2009; 40(12):1316-1319.

[3] Teisen H, Hjarbaek J. Classification of fresh fractures of the lunate. J Hand Surg Br. 1988;13(4):458-462.

[4] Herzberg G, Comtet JJ, Linscheid RL, et al. Perilunate dislocations and fracture-dislocations: a multicenter study. J Hand Surg Am. 1993;18(5):768-779.

[5] Gilula LA. Carpal injuries: analytic approach and case exercises. AJR Am J Roentgenol. 1979;133(3):503-517.

[6] Lozano-Calderon S, Blazar P, Zurakowski D, et al. Diagnosis of scaphoid fracture displacement with radiography and computed tomography. J Bone Joint Surg Am. 2006; 88(12):2695-2703.

[7] Bernard SA, Murray PM, Heckman MG. Validity of conventional radiography in determining scaphoid waist fracture displacement. J Orthop Trauma. 2010;24(7):448-451.

[8] Mallee W, Doornberg JN, Ring D, et al. Comparison of CT and MRI for diagnosis of suspected scaphoid fractures. J Bone Joint Surg Am. 2011;93(1):20-28.

[9] Pillai A, Jain M. Management of clinical fractures of the scaphoid: results of an audit and literature review. Eur J Emerg Med. 2005;12(2):47-51.

[10] Magee T. Comparison of 3-T MRI and arthroscopy of intrinsic wrist ligament and TFCC tears. AJR Am J Roentgenol. 2009;192(1):80-85.

[11] Cooney WP, Dobyns JH, Linscheid RL. Fractures of the scaphoid: a rational approach to management. Clin Orthop Relat Res. 1980;(149):90-97.

[12] Herbert TJ, Fisher WE. Management of the fractured scaphoid using a new bone screw. J Bone Joint Surg Br. 1984;66(1):114-123.

[13] Russe O. Fracture of the carpal navicular. Diagnosis, non-operative treatment, and operative treatment. J Bone Joint Surg Am. 1960;42-A:759-68.

[14] Papp S. Carpal bone fractures. Orthop Clin North Am. 2007;38(2):251-260.

[15] Mudgal C, Lovell M. Scapho-capitate syndrome: distant fragment migration. Acta Orthop Belg. 1995;61(1):62-65.

[16] Hirano K, Inoue G. Classification and treatment of hamate fractures. Hand Surg. 2005;10(2-3):151-157.

[17] Mayfield JK, Johnson RP, Kilcoyne RK. Carpal dislocations: pathomechanics and progressive perilunar instability. J Hand Surg Am. 1980;5(3):226-241.

[18] Ilyas AM, Mudgal CS. Radiocarpal fracture-dislocations. J Am Acad Orthop Surg. 2008;16(11):647-655.

[19] Graham TJ. The inferior arc injury: an addition to the family of complex carpal fracture-dislocation patterns. Am J Orthop (Belle Mead NJ). 2003;32(9 Suppl):10-19.

[20] Vinnars B, Pietreanu M, Bodestedt A, et al. Nonoperative compared with operative treatment of acute scaphoid fractures. a randomized clinical trial. J Bone Joint Surg Am. 2008;90(6):1176-1185.

[21] Buijze GA, Doornberg JN, Ham JS, et al. Surgical compared with conservative treatment for acute nondisplaced or minimally displaced scaphoid fractures: a systematic review and meta-analysis of randomized controlled trials. J Bone Joint Surg Am. 2010;92(6):1534-1544.

[22] Schadel-Hopfner M, Marent-Huber M, Gazyakan E, et al. Acute non-displaced fractures of the scaphoid: earlier return to activities after operative treatment. A controlled multicenter cohort study. Arch Orthop Trauma Surg. 2010; 130(9):1117-1127.

[23] Haisman JM, Rohde RS, Weiland AJ. Acute fractures of the scaphoid. J Bone Joint Surg Am. 2006;88(12):2750-758.

[24] Jeon IH, Micic ID, Oh CW, et al. Percutaneous screw fixation for scaphoid fracture: a comparison between the dorsal and the

volar approaches. J Hand Surg Am. 2009;34(2): 228-236.e1.

[25] Ring D, Jupiter JB, Herndon JH. Acute fractures of the scaphoid. J Am Acad Orthop Surg. 2000;8(4):225-231.

[26] Rutgers M, Mudgal CS, Shin R. Combined fractures of the distal radius and scaphoid. J Hand Surg Eur Vol. 2008; 33(4):478-483.

[27] Lacey JD, Hodge JC. Pisiform and hamulus fractures: easily missed wrist fractures diagnosed on a reverse oblique radiograph. J Emerg Med. 1998;16(3):445-452.

[28] Scheufler O, Andresen R, Radmer S, et al. Hook of hamate fractures: critical evaluation of different therapeutic procedures. Plast Reconstr Surg. 2005;115(2):488-497.

[29] Weil WM, Slade JF, 3rd, Trumble TE. Open and arthroscopic treatment of perilunate injuries. Clin Orthop Relat Res. 2006;445:120-132.

[30] Green DP, O'Brien ET. Classification and management of carpal dislocations. Clin Orthop Relat Res. 1980;(149):55-72.

[31] Kremer T, Wendt M, Riedel K, et al. Open reduction for perilunate injuries—clinical outcome and patient satisfaction. J Hand Surg Am. 2010;35(10):1599-1606.

[32] Nourissat G, Mudgal CS, Ring D. Bridge plating of the wrist for temporary stabilization of concomitant radiocarpal, intercarpal, and carpometacarpal injuries: a report of two cases. J Orthop Trauma. 2008;22(5):368-371.

[33] Berger RA. The ligaments of the wrist. A current overview of anatomy with considerations of their potential functions. Hand Clin. 1997;13(1):63-82.

[34] Abrams RA, Ziets RJ, Lieber RL, et al. Anatomy of the radial nerve motor branches in the forearm. J Hand Surg Am. 1997;22(2):232-237.

[35] Dias JJ, Wildin CJ, Bhowal B, et al. Should acute scaphoid fractures be fixed? A randomized controlled trial. J Bone Joint Surg Am. 2005;87(10):2160-2168.

[36] Trumble TE, Gilbert M, Murray LW, et al. Displaced scaphoid fractures treated with open reduction and internal fixation with a cannulated screw. J Bone Joint Surg Am. 2000; 82(5):633-641.

[37] McQueen MM, Gelbke MK, Wakefield A, et al. Percutaneous screw fixation versus conservative treatment for fractures of the waist of the scaphoid: a prospective randomised study. J Bone Joint Surg Br. 2008;90(1):66-71.

[38] Forli A, Courvoisier A, Wimsey S, et al. Perilunate dislocations and transscaphoid perilunate fracture-dislocations: a retrospective study with minimum ten-year follow-up. J Hand Surg Am. 2010;35(1):62-68.

[39] Souer JS, Rutgers M, Andermahr J, et al. Perilunate fracture-dislocations of the wrist: comparison of temporary screw versus K-wire fixation. J Hand Surg Am. 2007;32(3):318-325.

[40] Mack GR, Bosse MJ, Gelberman RH, et al. The natural history of scaphoid non-union. J Bone Joint Surg Am. 1984; 66(4):504-509.

[41] Strauch RJ. Scapholunate advanced collapse and scaphoid nonunion advanced collapse arthritis-update on evaluation and treatment. J Hand Surg Am. 2011;36(4):729-735.

[42] Dacho AK, Baumeister S, Germann G, et al. Comparison of proximal row carpectomy and midcarpal arthrodesis for the treatment of scaphoid nonunion advanced collapse (SNAC-wrist) and scapholunate advanced collapse (SLAC-wrist) in stage II. J Plast Reconstr Aesthet Surg. 2008; 61(10):1210-1218.

[43] Larsen CF, Amadio PC, Gilula LA, et al. Analysis of carpal instability: I. Description of the scheme. J Hand Surg Am. 1995;20(5):757-764.

[44] Rosenwasser MP, Miyasajsa KC, Strauch RJ. The RASL procedure: reduction and association of the scaphoid and lunate using the Herbert screw. Tech Hand Up Extrem Surg. 1997;1(4):263-272.

[45] Divelbiss B, Baratz ME. Kienbock Disease. J Am As Surg Hand. 2001;1(1):61-72.

[46] Ilyas AM. Proximal row carpectomy with a dorsal capsule interposition flap. Tech Hand Up Extrem Surg. 2010;14(3): 136-140.

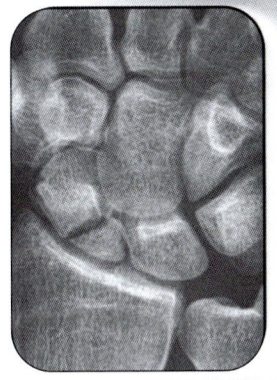

第4章

腕舟骨骨折
Scaphoid Fractures

Aaron Venouziou, Dean Sotereanos

一、导言

　　腕舟骨骨折是常见的损伤，占腕关节骨折的60%～70%。常见于手撑着地摔倒所致。从年轻人到老年人，任何年龄群体均可发生，但最常见于青少年和成年男性。儿童少见，儿童摔倒后常见桡骨远端骨骺损伤。同样，腕舟骨骨折少见于老年人，因为老年人摔倒后多发生桡骨远端干骺端骨折。腕舟骨骨折常误诊为腕关节扭伤。正确、及时的诊断是治疗成功的关键。一旦确诊，腕舟骨骨折可以通过闭合、开放或经皮固定的方法进行治疗。短臂石膏固定是大多数舟骨骨折治疗最常用的方法。但这种方法往往持续数月，特别是对于不稳定性骨折，其治疗效果不明确。内固定的优点在于使骨折端加压并提供坚强固定，有较高的愈合率和能早期活动的优点。然而，切开会破坏腕舟骨周围重要韧带及血液供应，如桡-舟韧带。应用经皮螺钉固定技术，不但具有切开复位内固定技术的优点，而且切口小，能保存腕关节韧带和维持血供。

文献报道腕舟骨骨折最常见的并发症，包括骨折延迟愈合、畸形愈合、骨不愈合、缺血性坏死、关节僵硬、创伤后伤口疼痛等问题。骨折不愈合是腕舟骨骨折最常见的并发症，尤其是不稳定性骨折。如果不及时治疗，可能会出现腕部疼痛、关节不稳，最终会导致腕-桡关节塌陷。因此，为了避免腕关节疼痛的发生，对腕舟骨骨折不愈合通常进行手术治疗。

二、诊断

腕舟骨骨折的早期诊断和治疗，是取得满意疗效的关键。腕舟骨骨折的诊断标准包括：病史、临床检查和客观影像资料（X线片或其他影像学资料）。

腕舟骨骨折通常是由于腕关节伸直位摔倒所致。可能有参与对抗性运动、摔倒或其他外伤病史的描述。在体格检查时，骨折症状一般不易察觉。用拇指纵向按压，多数疼痛症状表现在鼻烟窝或舟骨远端结节，并伴随鼻烟窝处水肿（图4.1），腕关节活动受限并伴有疼痛，尤其是在屈腕、腕关节尺偏、桡偏时症状明显，据报道临床检查握力下降的总体灵敏度高达100%，但特异性仅为74%。

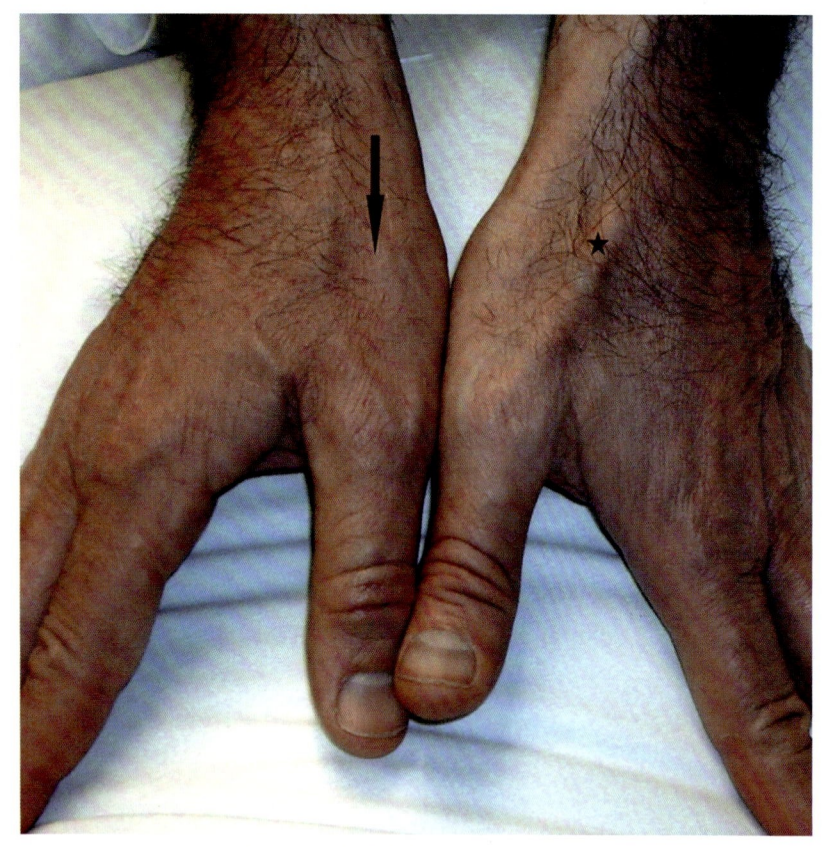

图4.1　右腕舟骨损伤与健侧对比图
箭头：在鼻烟窝可见典型的水肿；星号：右侧拇长伸肌腱未见

普通X线片是判断急性腕舟骨骨折的标准。美国放射学学会对急性期疑似腕舟骨骨折提出了4种不同角度的X线摄片方法。这些包括：后前位、侧位、斜位和尺偏位（图4.2）。在16%的病例中，初次X线片未发现舟骨骨折，可能在1～2周后才能在X线片上看到明显的骨折。需要直接治疗的几个因素必须仔细检查X线片，包括：骨折断端部位（远极、腰部和近极），骨折移位程度，粉碎性骨块在腕关节内的关系。通常，临床发现疑似腕舟骨骨折，早期X线片阴性的情况，给予短臂石膏固定2周治疗，然后再次进行体格检查和影像学检查。

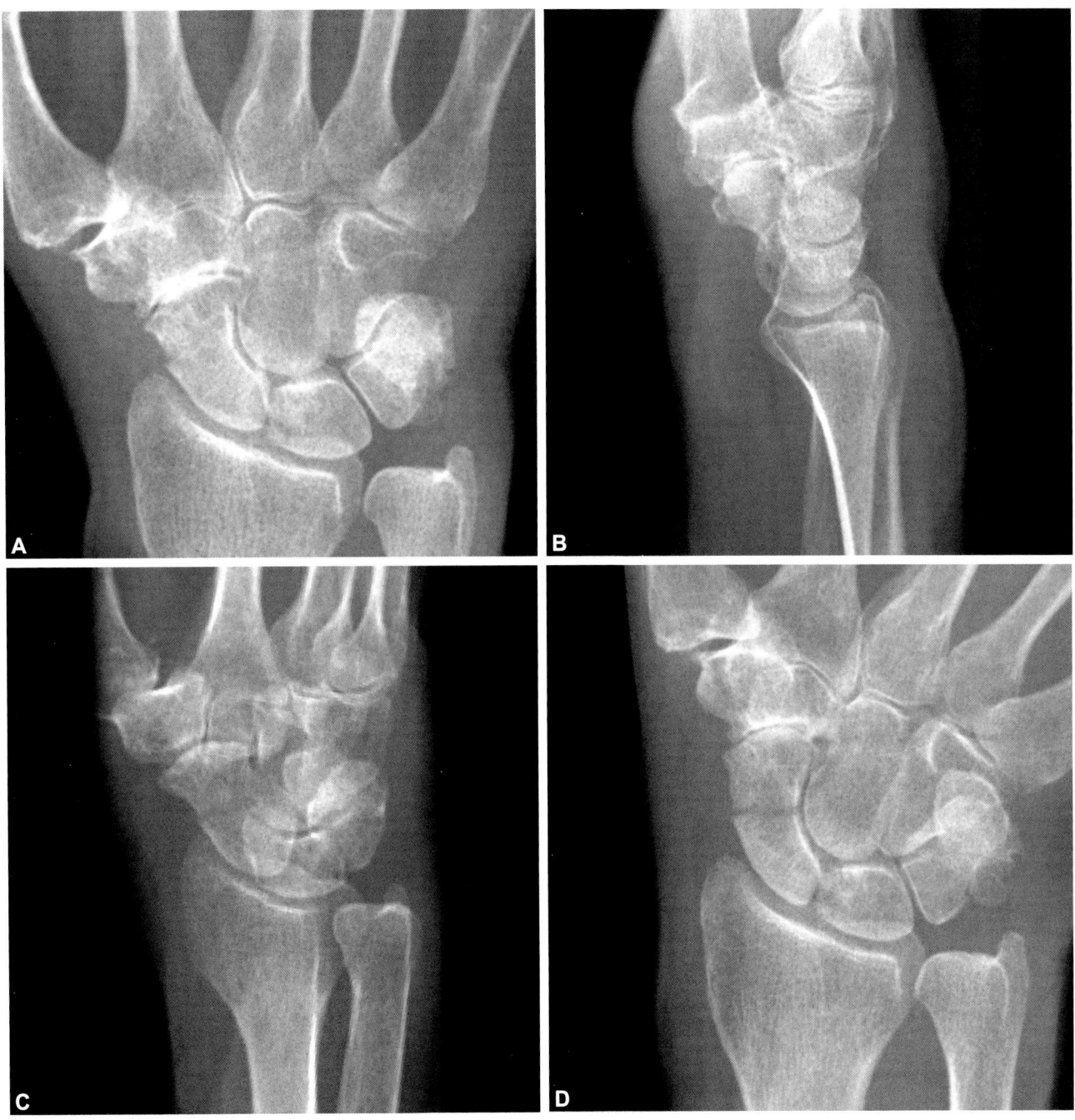

图4.2 舟状骨标准X线片包括4个视图

（A）前后位X线片 （B）侧位X线片不能显示明显的腕舟骨骨折 （C）斜位在侧位的基础上掌心稍转向下
（D）尺偏位X线片（或舟骨位）清楚地显示了未移位的舟骨腰部骨折

如果早期X线片是阴性的，但高度怀疑腕舟骨骨折，建议做MRI。据报道，MRI对急性舟骨骨折的诊断具有极好的敏感性（100%）和特异性（95%~100%）。提示骨折的MRI特征，包括骨折线，通过T1图像上的低信号和T2图像上的骨折线周围水肿的高信号来显示（图4.3）。增强MRI在诊断腕舟骨缺血性坏死也有重要的作用。另外，骨扫描也证明100%可识别急性舟骨骨折。但是，骨扫描特异性低。此外，骨扫描与MRI不同，它可能在受伤后的最初几天内呈阴性。

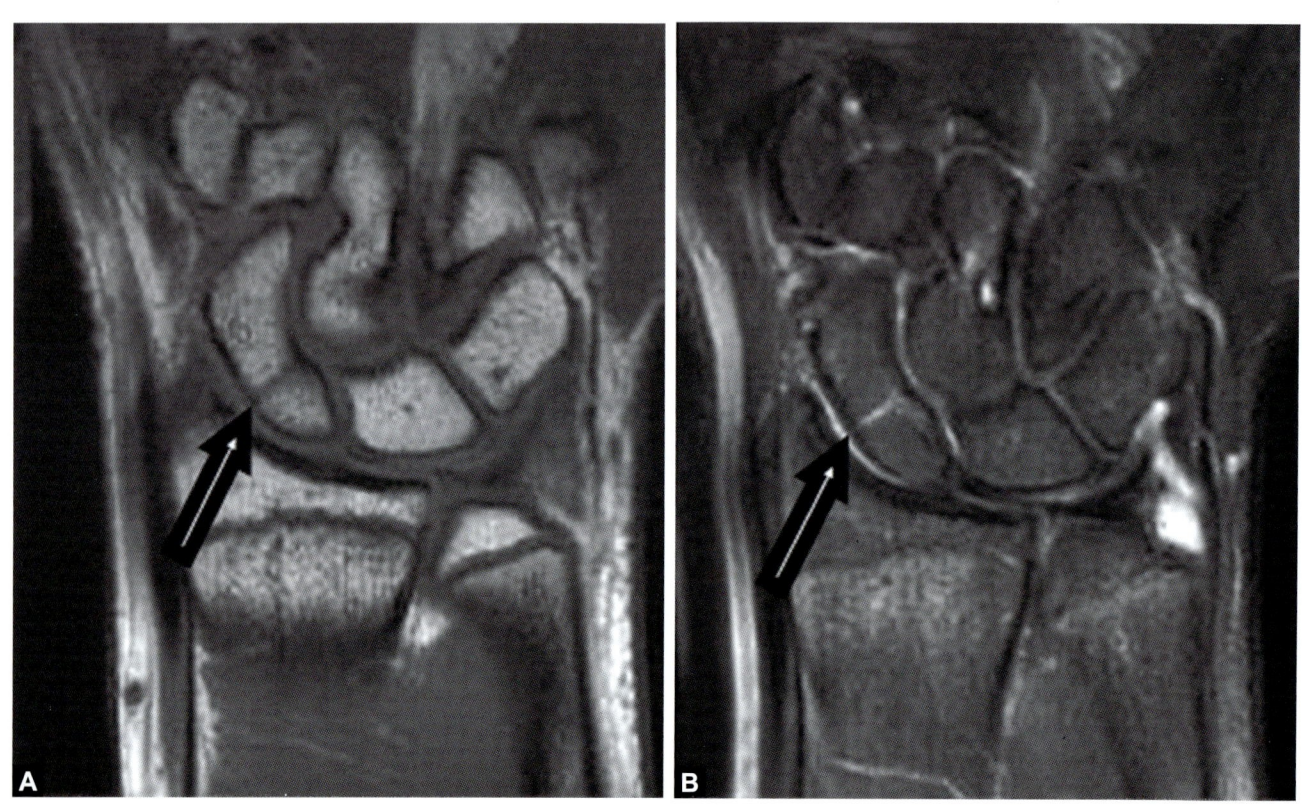

图4.3 舟状骨骨折MRI图像

（A）T1加权图像显示通过舟骨腰部的骨折（箭头） （B）T2加权图像显示该骨折区域水肿（箭头）

CT可用于评估骨折移位和成角。此外，它可用于舟骨骨折愈合或评估可疑骨折不愈合的研究。

 腕舟骨骨折诊断的经验与教训：

（1）鼻烟窝处压痛和舟骨结节压痛，是诊断腕舟骨骨折敏感性但非特异性的方法。

（2）在有疑似舟骨骨折但X线片阴性，最好通过MRI诊断或石膏固定2周后复查X线片对照评估。

（3）在评估舟骨移位，骨折愈合和不愈合时，建议做CT。

（4）MRI可评估舟骨内部血运情况。

三、分型

腕舟骨骨折，可根据骨折平面、位置和稳定性分类。骨折位于骨的近极，中部（腰部）或远极1/3处。大多数腕舟骨骨折发生在中部（70%），其次是近极（20%），然后是远极（10%）。Herbert分型最常用，Herbert分型能确定骨折是否需要手术固定，属于不稳定性或延迟愈合/不愈合的（表4.1）。骨折分为4型：①A型，新鲜稳定性骨折；②B型，新鲜不稳定性骨折；③C型，延迟愈合性骨折；④D型，不愈合性骨折。

表4.1　舟骨骨折Herbert 与Fisher分型

名称	分型	特征
新鲜稳定性骨折	A1	舟骨结节骨折
	A2	不完全性腰部骨折
新鲜不稳定性骨折	B1	远侧1/3斜行骨折
	B2	完全性或有移位腰部骨折
	B3	近侧1/3骨折
	B4	经舟–月骨周围骨折脱位
延迟愈合	C	延迟愈合性骨折
骨不连	D1	稳定性纤维连接性骨折
	D2	不稳定性假关节性骨折

四、手术指征

腕舟骨骨折治疗的最终目标，是获得和恢复腕部解剖学排列，同时维持血供直到骨折完全愈合。因此，急性舟骨骨折的治疗主要取决于骨折的位置和稳定性。一般来说，舟骨骨折的治疗可分为三大类：①非手术治疗的石膏固定；②经皮固定；③切开复位内固定。

（一）非手术治疗

非手术治疗通常用于舟骨远端骨折。典型的舟状骨结节撕脱或撞击骨折，因血供良好，通常采用短臂石膏固定4~6周。不完全和非移位的稳定性腕舟骨腰部骨折，传统上采用短臂或长臂石膏固定治疗。许多研究已经表明，通过及时确诊和持续固定，治愈率可达90%以上。

（二）手术治疗

经皮固定，最适用于那些需要立即恢复活动且没有移位的腕舟骨骨折。急性不稳定性舟骨骨折，是经皮固定的相对指征。

当骨折无法闭合复位时，则需要切开复位。掌侧入路适用于腰部骨折，背侧入路适用于近极骨折。

不稳定性或移位的舟骨骨折需要切开复位内固定。切开复位内固定能达到解剖复位、坚强固定和早期恢复运动的优点。移位和不稳定性的标准包括：移位>1mm，侧位舟骨内角>35°，骨缺损或粉碎性骨折、舟骨骨折伴月骨周围脱位、中间体（嵌体）背伸不稳定以及舟骨近极骨折（表4.2）。其他切开复位内固定适应证包括伴有桡骨远端骨折、延迟诊断的腕舟骨骨折。手术入路取决于骨折部位。近极骨折固定首选背侧入路；而舟状骨腰部骨折和远极1/3骨折最好采用掌侧入路。

表4.2 腕舟骨骨折移位与不稳定的判定标准

名称	判定标准
腕舟骨骨折移位 与不稳定	移位 > 1mm 侧位舟骨内角 > 35° 骨缺损或粉碎 月骨周围骨折并脱位 中间体（嵌体）背伸不稳 近极骨折

（三）植入物

修复舟骨骨折首选无头双螺纹加压螺钉。在20世纪80年代初，Herbert研发了一种特殊的螺钉系统，成为治疗舟骨骨折的金标准。这种无头双螺纹螺钉能够在固定两个碎骨块的同时提供骨折块间加压作用。该无头螺钉的下一个重要改进是中空结构，这种改进使螺钉在舟骨内置钉更简化，通过在透视下控制细导针的方向实现。制造商已经研发出部分螺纹或全螺纹空心加压螺钉。这些螺钉之间的临床对比研究很少，植入物的选择取决于外科医生。除了无头空心加压螺钉外，还需要1个小型电力驱动钻、克氏针和1个小型C型臂。也可以使用克氏针和双头螺纹螺钉。克氏针稳定性不佳并且存在断裂的风险。双头螺纹螺钉可以提供良好的骨折加压作用，但存在关节损伤的风险。

五、外科解剖、体位与入路

（一）应用解剖

"舟骨"是来自希腊词"skaphee"，意思是"艘"或"船"。舟骨复杂的三维形状影响骨折诊断以及骨折移位程度和螺钉或导针放置的准确性判断。

舟骨是近排桡侧最大的骨头，它有5个关节面，几乎完全是由软骨覆盖，韧带附着和血供有限。舟骨与桡骨、月骨、头状骨、大多角骨、小多角骨相互连接，并作为近、远排腕骨之间的机械连接。分为近极、腰部、远极及舟骨结节（图4.4A）。近极表面是双凸面并与桡骨相关联。与桡骨关节面相对的大凹沟形成头状骨近端舟骨窝（图4.4B）。远极相对于近极弯曲，并具有大多角骨和小多角骨单独关节面。

舟状骨有多个韧带附着（图4.5），舟-月骨间韧带是将舟状骨与月骨连接并插入舟骨近极的坚韧韧带。舟-月骨间韧带是C形的，并紧贴于关节表面的背侧、近端和掌侧边缘。

背侧部分的韧带主要是限制舟骨向背-掌侧平移。掌侧韧带对维持舟-月关节旋转稳定性有重要的作用。桡-舟-头韧带起源于桡骨茎突，位于舟骨腰部的掌侧凹陷处，并且向头状骨突起，作为舟骨旋转的支点。舟-头韧带起源于舟骨远端掌侧，界于小多角骨与头状骨之间，嵌入桡-舟-头韧带远端头状骨腰部，该韧带与舟-小多角韧带一起维持舟骨远极的稳定性。背面是背侧腕骨间韧带和桡侧副韧带的附着点。背侧腕骨间韧带是一个薄弱的关节囊韧带，它维持腕关节的稳定性，以及维持头状骨近极的稳定性。

舟骨血供来源于舟骨周围附着的韧带。Gelberman表明，进入舟骨的血管来源于桡动脉，包括掌外侧支、背侧支和远侧支。掌外侧支和背侧支血液供应系统共同供应舟骨的近侧2/3。从舟骨背侧嵴进入的桡动脉分支供应舟骨近极和70%～80%骨间循环。在舟骨结节处，桡动脉掌侧支提供20%～30%的舟骨血供。掌侧支进入舟骨的远端1/3，背侧支进入中间1/3，这些血管的逆行分支为近极舟骨提供血运。因此，舟骨近极1/3的受损，易导致缺血性坏死。

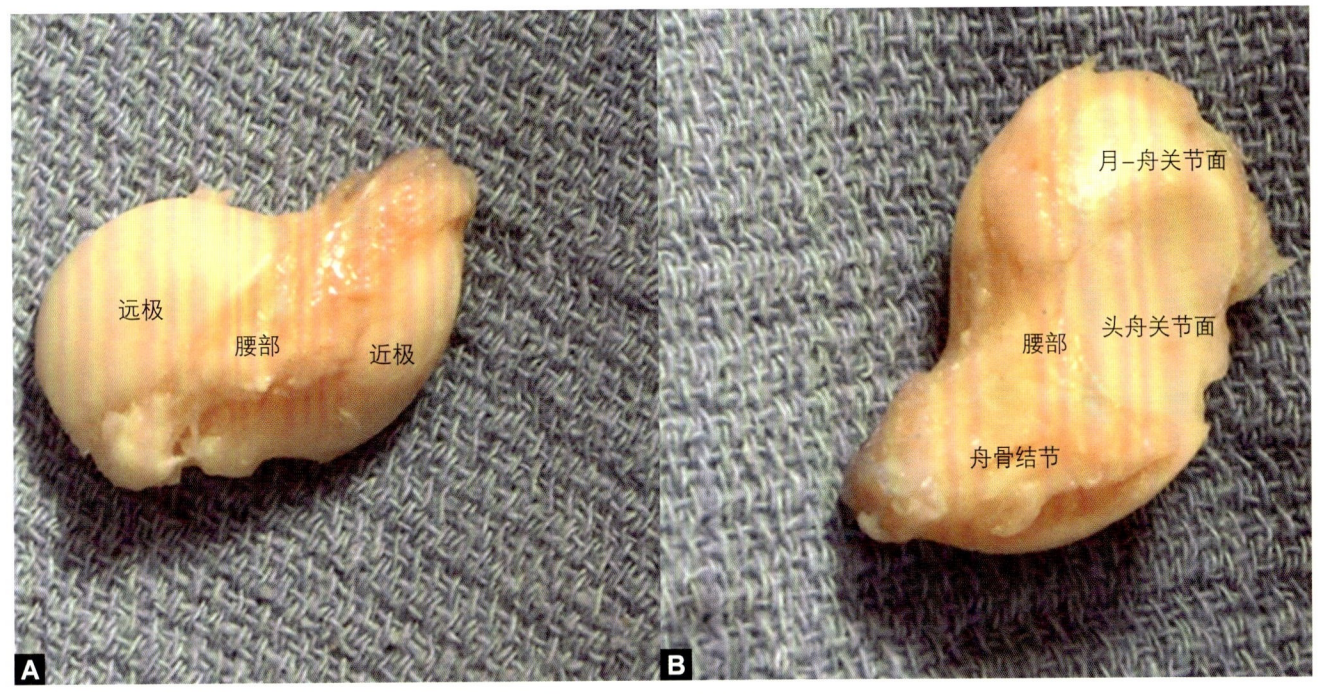

图4.4　舟骨的解剖标本

（A）背侧面（近极，腰部，远极）　（B）掌侧面（月–舟关节面，头–舟关节面，舟骨结节）
注意：腕舟骨形状复杂，几乎完全被关节软骨覆盖

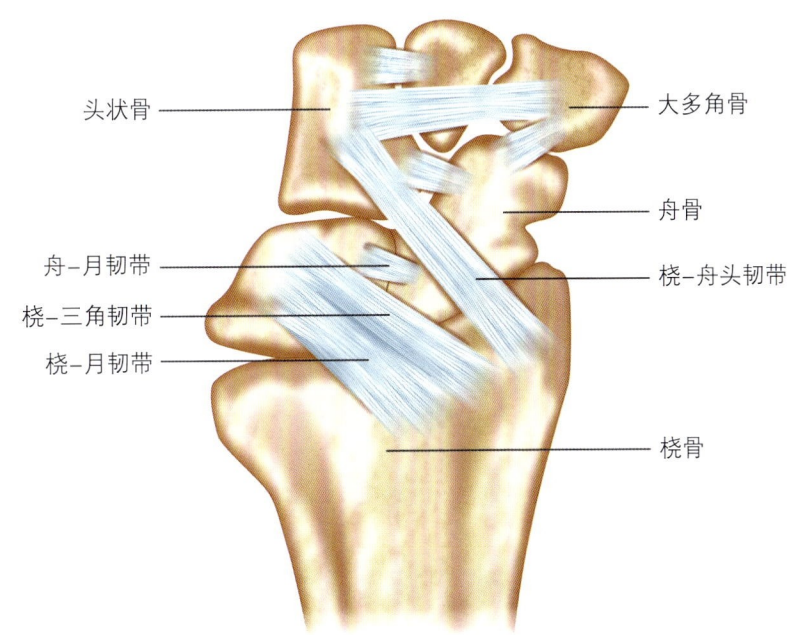

图4.5　桡腕掌韧带
注意：桡–舟–头韧带是如何穿过舟骨腰部

　　腕骨间及桡–腕韧带能否稳定嵌入近排腕骨，取决于舟骨的完整性。不稳定的舟骨骨折，出现月骨背侧旋转是因为三角骨韧带占主导地位，舟骨的近极随着月骨旋转，而远极由于其附着于大多角骨和小多角骨而保持弯曲，结果导致驼背畸形（图4.6）。舟骨骨折驼背畸形会引起腕骨运动力学的改变，这可能会导致腕关节塌

陷和腕关节炎。

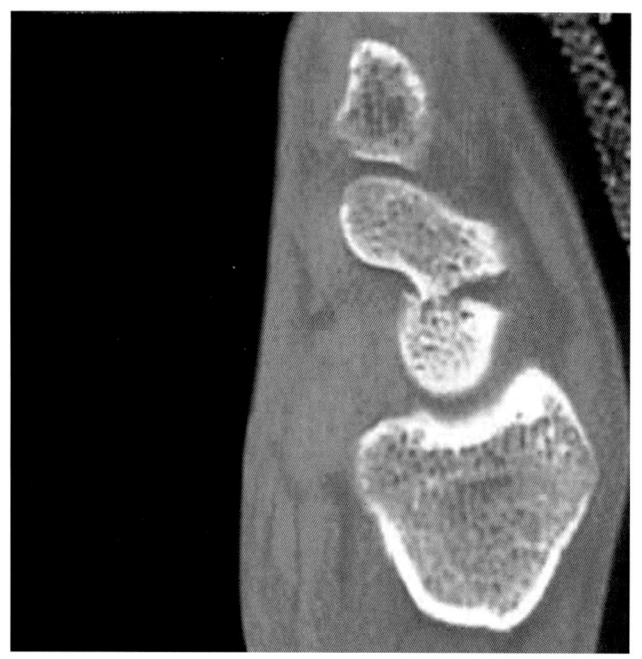

图4.6 CT图像显示舟骨骨不连驼背畸形

（二）体位

患者仰卧，手放在可透视X线手术台上。对于掌侧入路，无论是开放还是闭合复位，外科医生占优势的手在桌子的外端。背侧入路，位置相反。常规使用止血带。一条卷起来的手术巾用来辅助腕关节伸或屈。操作时必须使用荧光图像增强器。更倾向使用小型C型臂，以减少辐射暴露。

（三）手术入路

舟骨掌侧入路，最大限度地降低了影响血液供应的风险。这种方法适用于中部或远端1/3不稳定舟骨骨折以及舟骨腰部骨不愈合，特别是驼背畸形。在驼背畸形的情况下，这种方法提供了极好的视野，植骨后便于恢复舟骨角度，以及便于加压螺钉固定。这种方法忌用于近极骨折。这种方法会有正中神经、正中神经手掌皮肤分支、桡动脉损伤的风险。

背侧入路用于近极骨折，也可用于经舟–月骨周围脱位、舟骨骨折不愈合，以及需要桡骨远端的带血管骨移植时。背侧入路具有保护掌侧韧带的优点。然而，切口过大，可能会损伤舟骨血供。

六、手术方法

（一）掌侧切开复位内固定治疗腕舟骨骨折

掌侧入路切开复位内固定最适合用于有移位的舟骨骨折（图4.7和图4.8）。

手术要点

在舟骨结节上方做一个3~4cm类似曲棍球棒形切口（图4.7A）。切口的远端部分朝向拇指掌骨的基部轻轻弯曲，近端沿桡侧屈腕肌延伸约3cm。牵开器撑开皮肤，切开桡侧屈腕肌腱鞘（图4.7B）。在桡侧屈腕肌和桡动脉之间继续解剖。显露掌侧关节囊（图4.7C）。结扎通过舟骨近端的掌侧桡动脉分支。沿皮肤切口纵行切开关节囊，避免损伤舟骨的关节软骨（图4.7D）。舟骨近端关节囊增厚对应于桡–舟–头韧带和桡–月韧带。这些韧带必须保留以备修复。舟骨远端，关节囊划分为舟大小多角关节。沿切开的关节囊放置牵开器，直视舟状骨（图4.7E、F）。

　　冲洗舟骨去除血肿并清除嵌顿在骨折部位的滑膜。纠正旋转或成角畸形，解剖复位。可通过近端和远端骨块置入克氏针作为操纵杆帮助骨折复位。可以用1.2mm的克氏针临时固定，该克氏针置于最终空心钉钉道旁边。临时克氏针固定可预防骨折块旋转。有时，为了沿着长轴将螺钉放置在舟状骨的中心，去除一小部分大多

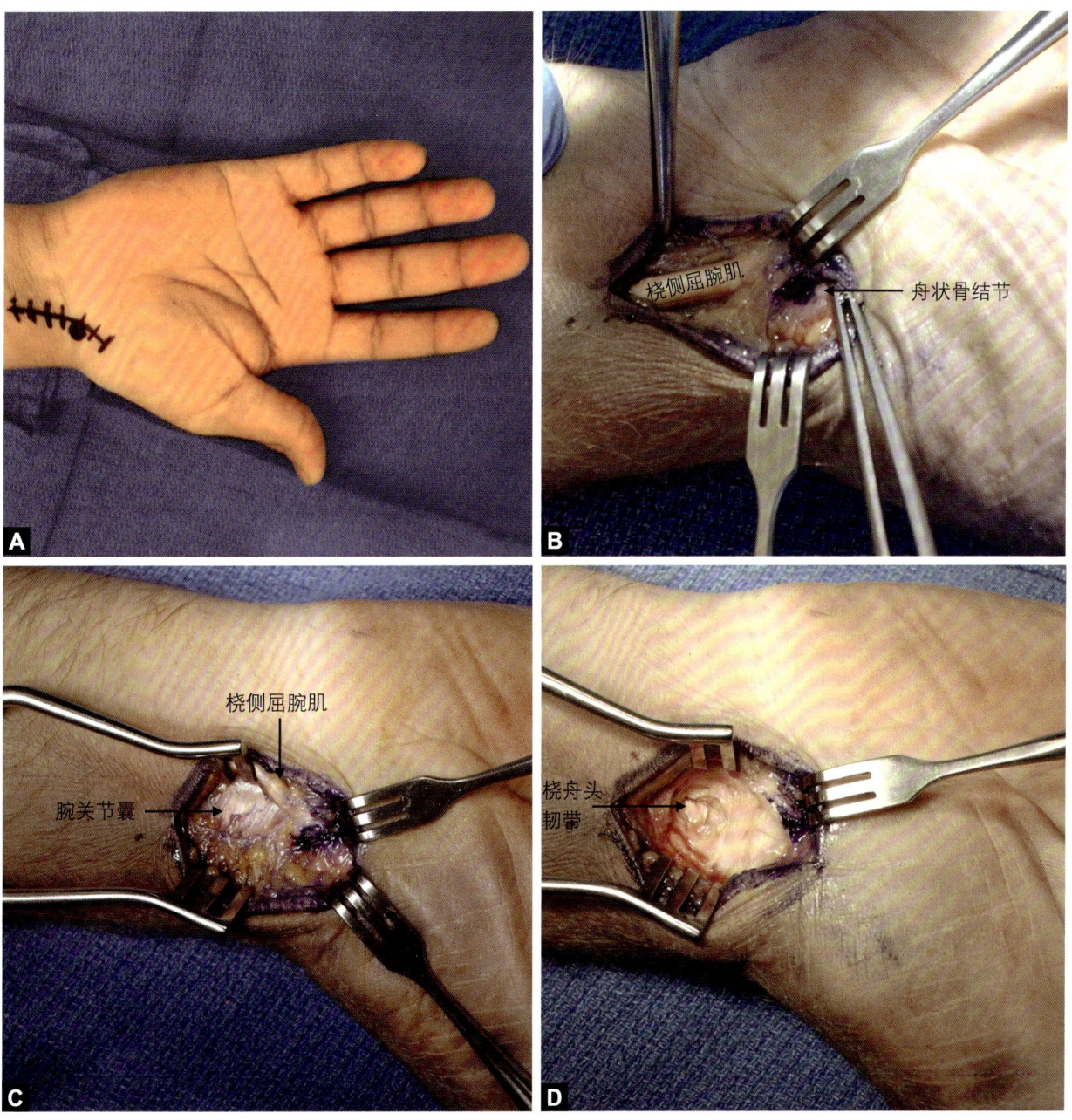

图4.7　掌侧入路的标志：桡侧腕屈肌和舟状骨结节
（A）以桡侧腕屈肌为中心做1个类似曲棍球棒形切口，并在舟骨结节上方向拇指弯曲　（B）切开桡侧腕屈肌腱鞘
（C）充分显露腕关节囊　（D）纵行切开桡–舟–头韧带，这些韧带必须保留以备修复

角骨（图4.7G）。然后将导针从舟状骨结节置入达近端的顶点（图4.8）。C型臂透视确保导针位于舟状骨中心，空心钻沿导针钻孔，置入测量合适的空心加压螺钉，确保螺钉深埋在关节面内。实际螺钉的长度通常比测量长度短2～4mm，以利于骨折块加压以及螺钉充分包埋于软骨下。通过透视确认螺钉的长度和位置，一旦确认螺钉长度、位置满意，去除临时克氏针（图4.8B、C）。松开止血带，充分止血。伤口大量冲洗，用3-0可吸收缝合线间断缝合腕关节囊。尼龙线间断褥式缝合皮肤。手术后夹板固定2周，直到拆线。一旦拆除缝线，鼓励患者主动进行手指和手腕运动。患者带上可拆卸的夹板可进行日常工作。至少6周不能从事重型手工作业或体育运动，直至X线片提示骨愈合。通常术后6周和12周时进行X线检查。

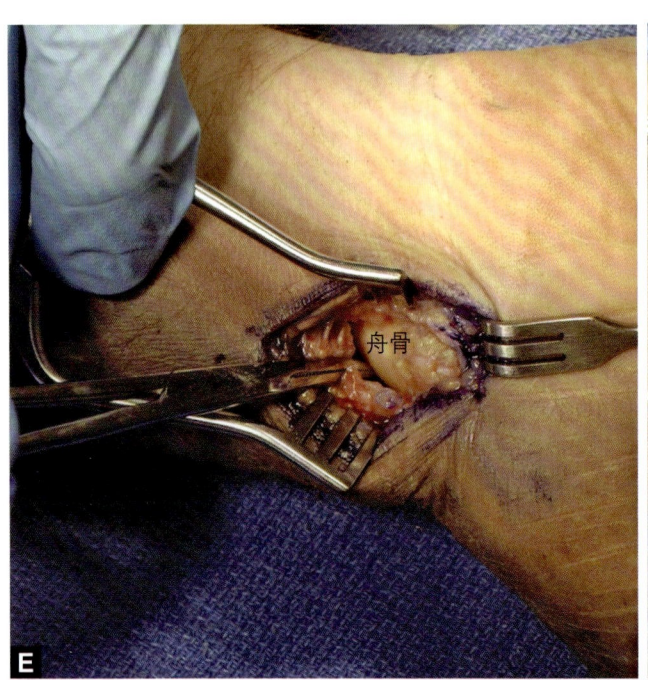

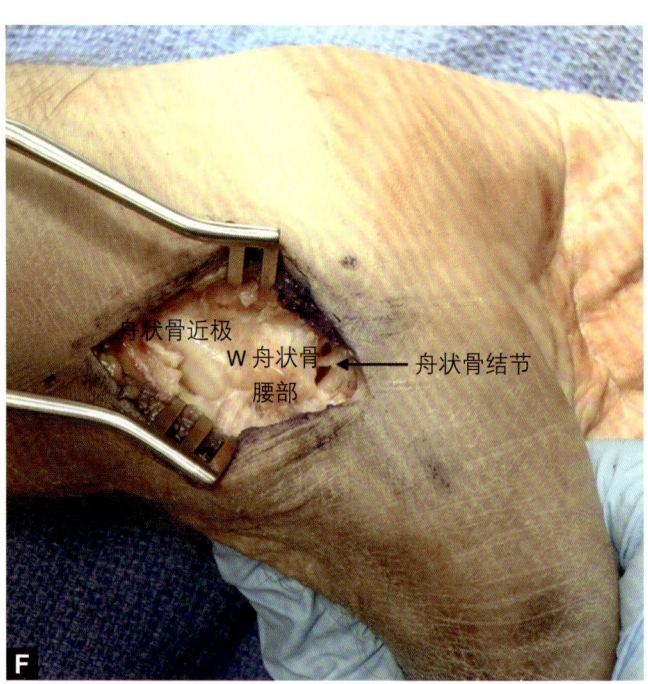

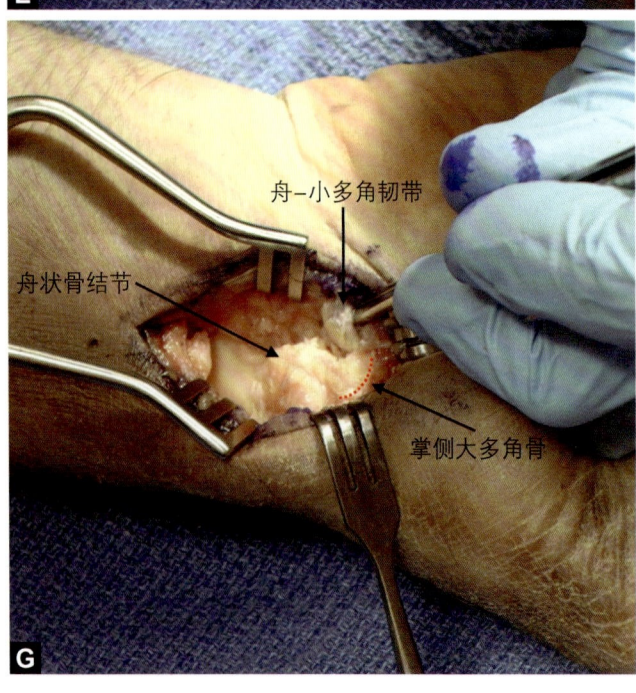

图4.7 （续）

（E）切开腕关节囊后，显露舟骨的掌侧面

（F）腕关节过伸位，使大多角骨向背侧移位，显露舟骨结节

（G）可切除一小部分大多角骨（红色虚线），以方便导针放置在舟状骨的中央

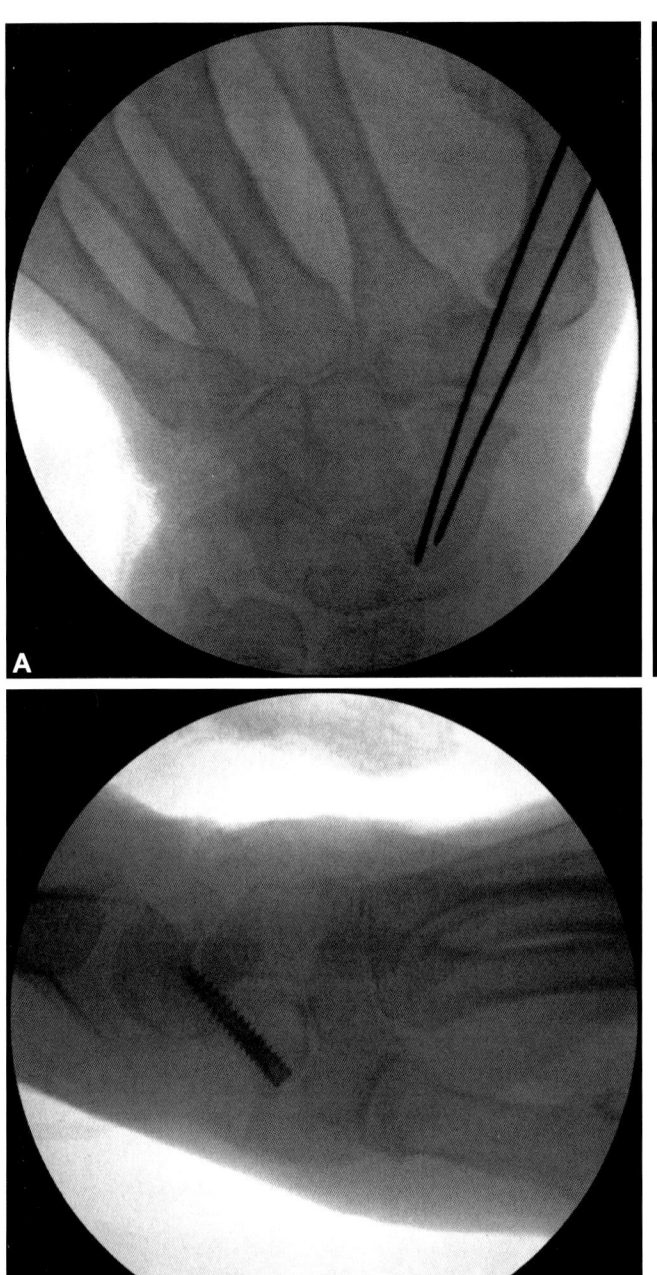

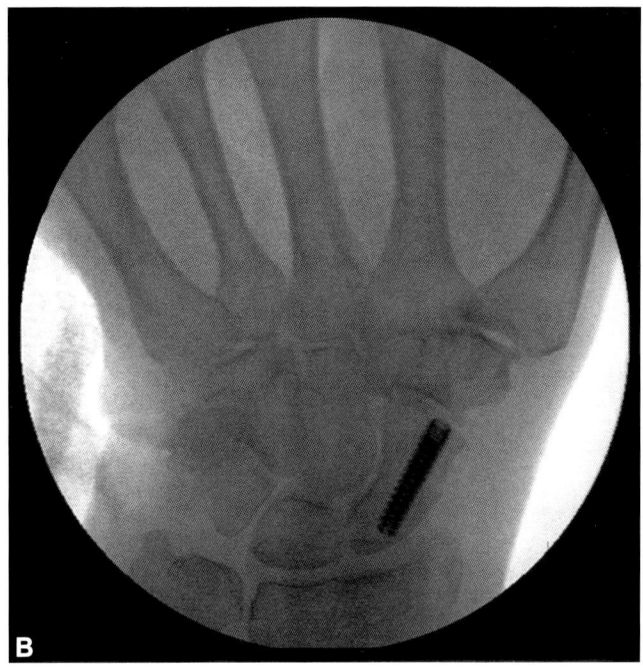

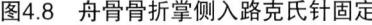

图4.8　舟骨骨折掌侧入路克氏针固定

（A）在舟骨上放置2枚克氏针。第1枚克氏针用于临时固定和提供抗旋转控制，第2枚克氏针沿舟骨的中轴放置，作为导针

（B）腕部前后位X线片确定螺钉的位置和长度

（C）腕部侧位X线片确定螺钉的位置和长度

 掌侧切开复位内固定治疗腕舟骨骨折的经验与教训：

（1）桡侧屈腕肌腱是舟骨掌侧入路的标志。

（2）腕关节过伸位，使大多角骨向背侧移位，显露舟骨结节；可切除一小部分大多角骨，利于将导针放置在舟状骨的中央。

（3）用克氏针临时固定防止骨折块旋转移位。

（4）选择比实际测的螺钉长度短4mm，以充分将螺钉埋在关节面内。

（5）掌侧关节囊的解剖修复是预防腕关节不稳的关键。

（二）背侧切开复位内固定治疗腕舟骨骨折

舟骨骨折的背侧入路切开复位内固定，最适用于舟骨近极骨折或舟骨骨折不愈合需要带血管蒂骨块移植（图4.9和图4.10）。

手术要点

在腕背部位于Lister结节的远端做一个3cm纵行切口（图4.9A），注意保护桡神经感觉支。显露伸肌支持带（图4.9B）。牵开器撑开皮肤确认拇长伸肌腱（图4.9C）。在拇长伸肌腱和伸指总肌腱之间纵向切开腕关节囊（图4.9D），注意保护囊内的韧带。不要损伤覆盖在舟骨远端和腰部的关节囊，以保护舟骨血液供应。将牵开器深入关节内，显露近端的舟骨（图4.9E）。

冲洗骨折端，清除血肿并清除嵌入骨折端的滑膜。通过屈腕，翻转和尺偏进行复位。克氏针可作为操纵杆以帮助骨折复位。沿舟骨的尺侧缘在透视引导下使用克氏针复位。使用空心加压螺钉系统，将导针放置到近极的顶点，并沿着长轴线朝向拇指的基底部。证实骨折复位和导针的位置，测量螺钉的长度。螺钉长度应通常比测量长度短2~4mm，以利于骨折块加压以及螺钉充分包埋于软骨下。沿导针置入螺钉，确认骨折复位和螺钉位置（图4.10）。螺钉的头部必须埋在关节面内，并通过透视确认。一旦螺钉的长度和位置令人满意，去除临时克氏针。松开血带，充分止血。伤口大量冲洗，用3-0可吸收缝合线间断缝合腕关节囊。尼龙线间断褥式缝合皮肤。夹板固定。

手术后给予拇指人字形夹板固定2周，直到拆线。一旦拆除缝线，鼓励患者主动进行手指和手腕运动。患者带上可拆卸的夹板可进行日常工作。至少6周不能从事重型手工作业或体育运动，直至X线片提示骨愈合。通常术后6周和12周时进行X线检查。

 背侧切开复位内固定治疗腕舟骨骨折的经验与教训：

（1）小心切开背侧关节囊，以免损伤韧带。

（2）放置防旋转导针，以防止骨折旋转移位。

（3）沿着舟骨的轴线中心放置导针、螺钉，远端与拇指方向保持一致。

（4）选择比实际测量长度短4mm的螺钉，以完全将螺钉埋在关节面内。

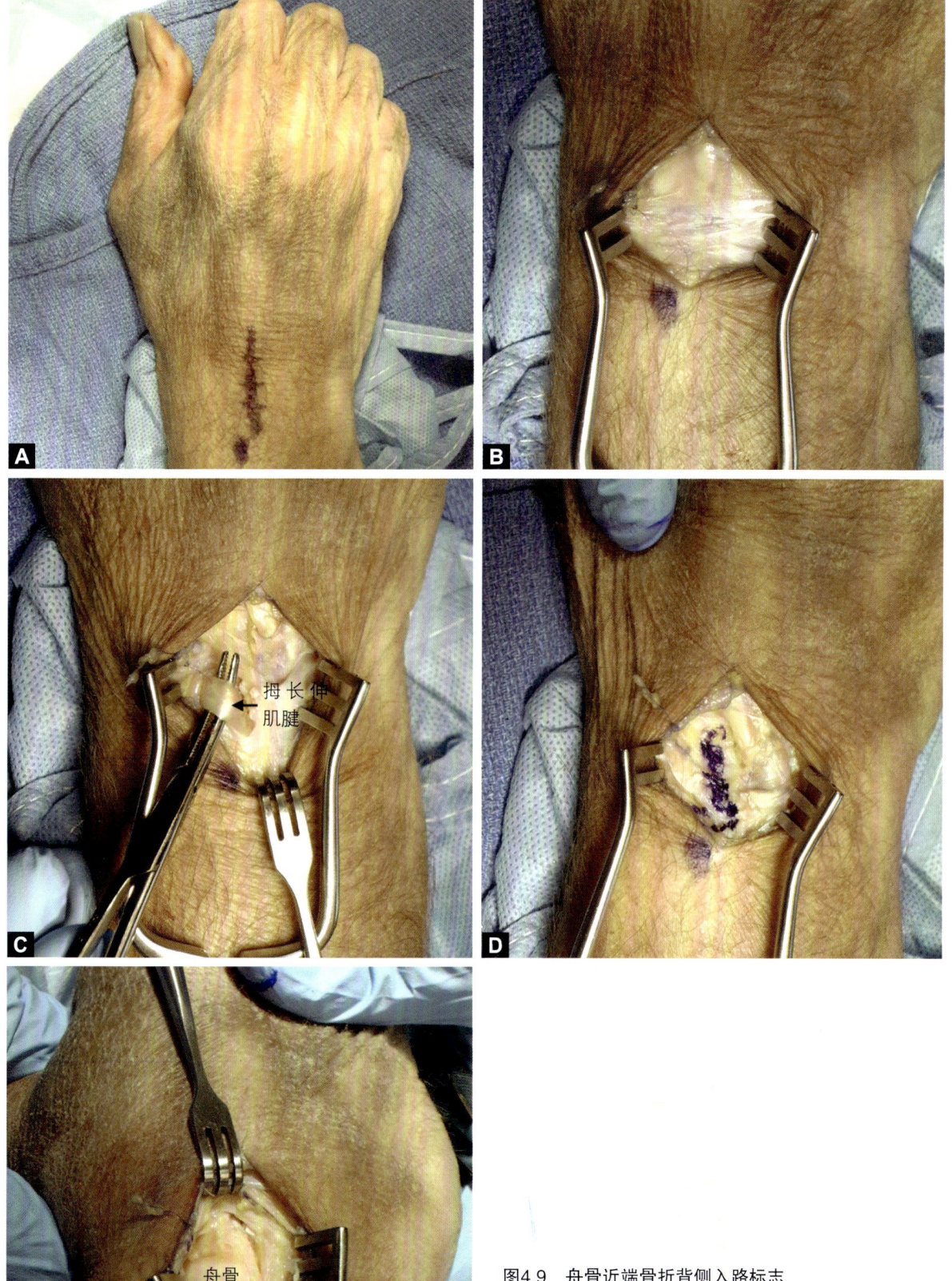

图4.9 舟骨近端骨折背侧入路标志

（A）在腕背部位于Lister结节的远端做一个3cm纵行切口

（B）显露伸肌支持带

（C）牵开器撑开皮肤确认拇长伸肌腱

（D）在拇长伸肌腱和伸指总肌腱之间纵向切开伸肌支持带

（E）显露舟骨近极

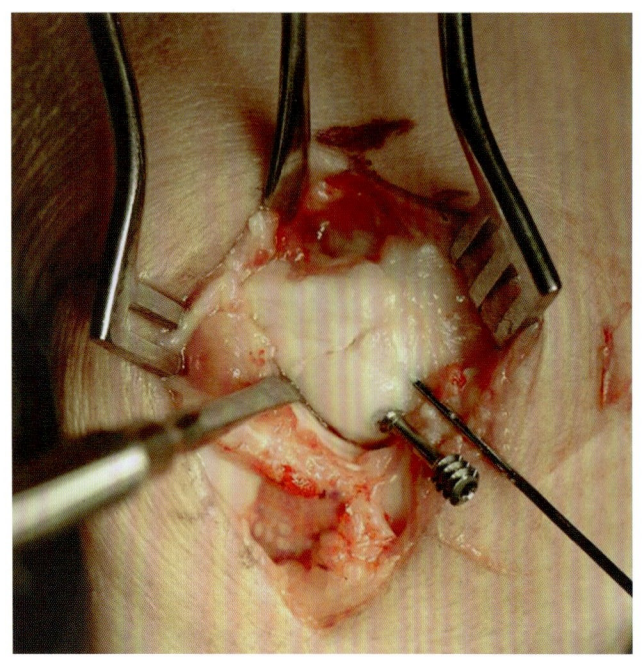

图4.10　舟骨近极骨折背侧入路切开复位内固定

注意：无头加压螺钉在第1条导针引导下植入，第2条导针起到防旋转作用，当螺钉植入时维持骨折的稳定，在确定螺钉植入之后拔出导针

（三）掌侧经皮内固定治疗腕舟骨骨折

掌侧经皮螺钉固定技术，主要用于轻微和未移位的舟状骨腰部骨折（图4.11）。骨折移位 > 1mm或粉碎性骨折是切开复位内固定的适应证。

手术要点

备好上臂止血带，经皮固定术通常不需要将其充气。腕关节充分背屈。通过掌侧舟状结节置入导针，并指向近端、背侧和尺侧，腕部过伸位，轻度尺偏（图4.11A）。多角度增强图像以确保导针准确地穿过骨折部位。并且确保舟骨近端有足够骨质支撑螺钉头（图4.11B）。腕关节背屈有助于将大多角骨移出导针置入路径。如果需要，导针可以贯穿部分大多角骨，或者将大多角骨部分切除以充分显露舟状骨结节。此外，腕关节尺偏可以增大舟骨弯曲度，有利于导针进入。平行于第1导针置入第2导针用于预防骨折块旋转（图4.11C）。测量螺钉长度，也可以间接地与第2导针相比较。因为螺钉应完全埋在舟骨内，所以，重要的是从导针实际测量长度上减去2～4mm。导针位置满意后，在导针周围做3mm皮肤切口，以允许钻头和螺钉通过。然后用空心钻在舟骨上钻孔，并在透视下确认空心钻深度。在透视下置入空心螺钉。拔出导针，最后透视确认螺钉位置（图4.11D）。伤口大量冲洗，尼龙线间断褥式缝合皮肤。夹板固定。手术后夹板固定2周，直到拆线。一旦拆除缝线，鼓励患者主动进行手指和手腕运动。患者带上可拆卸的夹板可进行日常工作。至少6周不能从事重型手工作业或体育运动，直至X线片提示骨愈合。通常术后6周和12周时进行X线检查。

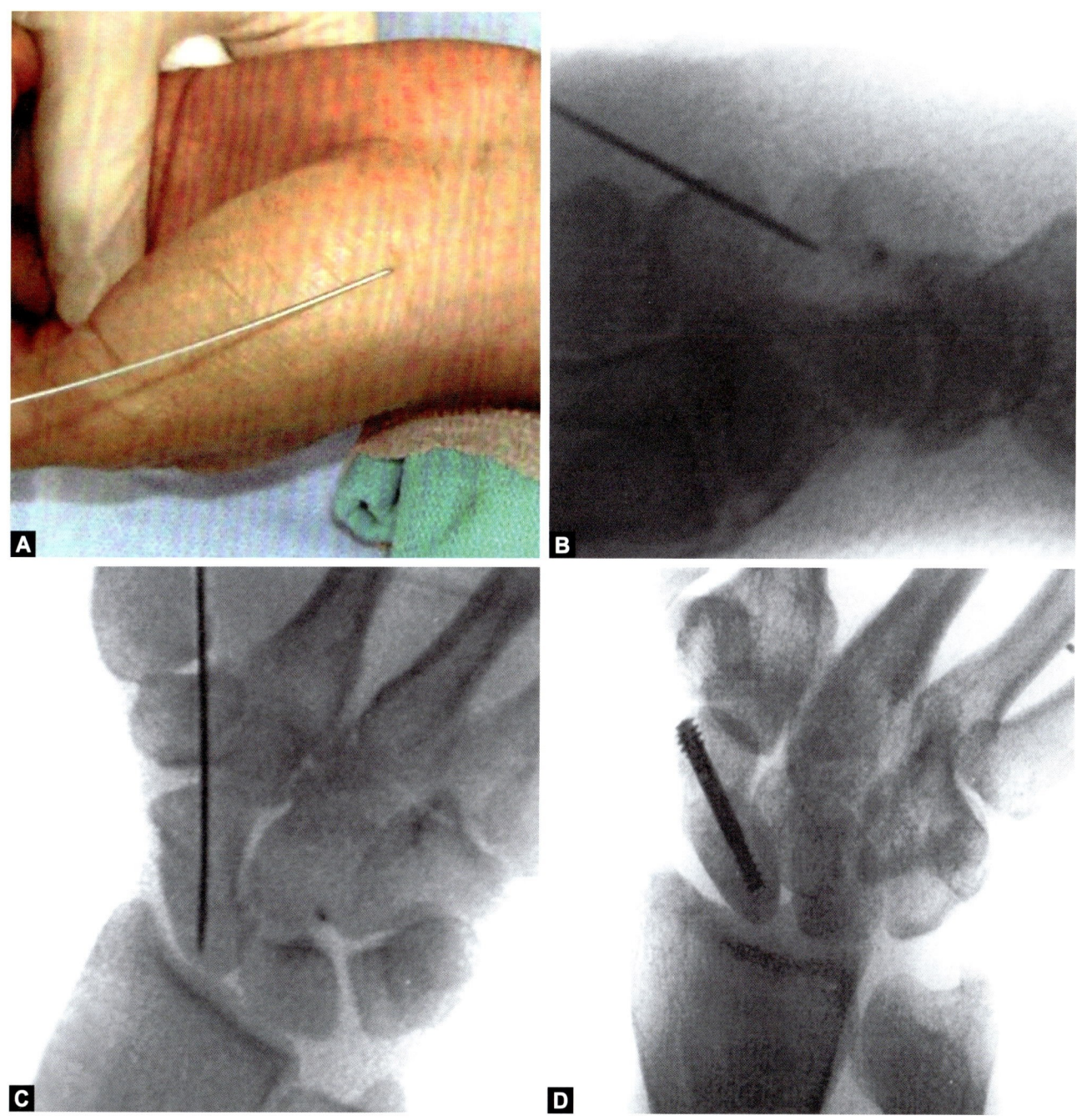

图4.11 掌侧经皮固定治疗腕舟骨骨折

（A）腕关节背屈，便于正确置入导针 （B）X线透视下明确舟状骨结节入口点

（C）X线透视下将导针向近端置入，导针位于舟骨中央。第2枚导针平行于第1枚导针置入避免骨折旋转

（D）螺钉位于舟骨中心位置，骨折解剖复位

掌侧经皮内固定治疗腕舟骨骨折的经验与教训：

（1）腕关节过伸、尺偏位，可使舟骨结节充分显露。

（2）导针的舟骨中央位置至关重要，必须多角度透视确认。

（3）可以切除部分大多角骨，便于导针进入舟状骨结节。

（4）在钻孔和螺钉放置之前，置入防旋转导针。

（5）在舟骨结节上方做一个皮肤小切口，便于螺钉植入。

（四）背侧经皮内固定治疗腕舟骨骨折

背侧经皮螺钉固定技术，主要用于轻微和无移位的舟骨腰部骨折（图4.12）。骨折移位 > 1mm或粉碎性骨折是切开复位内固定的适应证。

手术要点

通过腕关节内旋、屈曲和尺偏，舟骨在X线透视下呈圆柱状（图4.12A）沿着该圆柱体的中心解剖轴钻入导针（图4.12B）。导针在X线透视下穿过舟骨骨折部位。一旦对骨折复位和导针放置的位置满意，导针可以留在原地或通过掌侧皮肤推进，导针尾部撤回至桡腕关节，以允许手腕自由活动而不被导针阻挡。如果骨折有移位，可将导针尾部进一步退至舟骨远端骨块，可以通过杠杆作用，由远端导针操作使骨折复位。一旦骨折复位，导针由掌侧向背侧方向逆行至舟骨近极。接下来，第2枚导针平行于第1枚导针的方向置入，以避免骨折旋转（图4.12C）。

在导针周围做一个3mm纵行皮肤切口，利于钻孔和螺钉通过。然后用空心钻在舟骨上钻孔，透视下检查钻头深度。钻孔达远极皮质的2mm范围内，测量螺钉长度。螺钉长度在导针的实际测量长度上减去2~4mm，螺钉应完全埋在舟骨内。然后透视引导下置入空心螺钉，透视确认螺钉位置（图4.12D），去除抗旋转导针。大量冲洗伤口，尼龙线缝合皮肤，夹板固定。

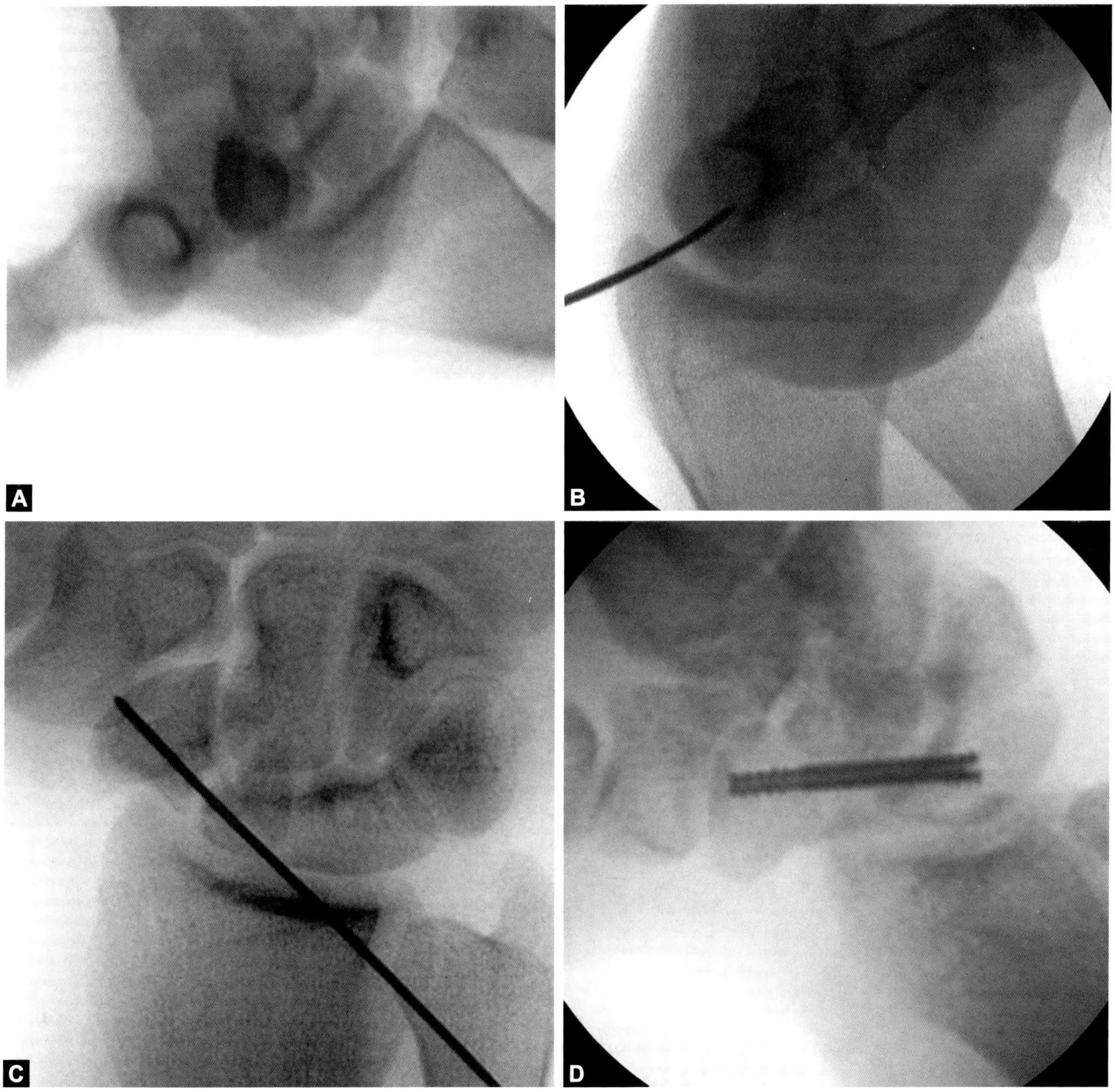

图4.12 背侧经皮内固定治疗腕舟骨骨折

（A）透视下，腕关节内旋、屈曲和尺偏，舟骨呈圆柱状 （B）透视引导下，导针尖端置于圆柱的中心，然后向前钻入

（C）第1枚导针沿舟骨中心解剖轴置入，第2枚导针与第1枚导针平行，避免骨折旋转

（D）螺钉放置舟骨中心，透视下确认骨折解剖复位

手术后夹板固定2周，直到拆线。一旦拆除缝线，鼓励患者主动进行手指和手腕运动。患者带上可拆卸的夹板可进行日常工作。至少6周不能从事重型手工作业或体育运动，直至X线片提示骨愈合。通常术后6周和12周时进行X线检查。

 背侧经皮内固定治疗腕舟骨骨折的经验与教训：

（1）腕关节内旋、屈曲和尺偏，舟骨在X线透视下呈圆柱状。圆柱中心解剖轴是导针置入的目标。

（2）导针位于背侧，伸腕时避免导针弯曲。

（3）导针在舟骨中心位置是关键。

（4）沿拇指指尖方向置入导针。

七、疗效

舟状骨骨折传统治疗以非手术治疗为主。然而，非手术治疗需要长时间的固定且无法工作。目前，对于舟状骨骨折，无论是开放还是经皮内固定均建议早期手术治疗，以便更快地恢复工作和早期活动。

手术治疗无移位和轻度移位的舟骨骨折能够获得更好的功能、满意度和握力，缩短愈合时间、更早恢复工作。在治疗成本方面，据报道，由于长期固定和生产能力的丧失，非移位的舟骨骨折的非手术治疗成本远远高于手术治疗。此外，手术治疗，特别是对于劳动者而言，固定周期和生产力丧失时间明显缩短。

通过掌侧或背侧入路行新鲜舟骨骨折螺钉内固定，愈合率可以达到约95%。但是，螺钉位置偏移可能导致骨折不愈合，植入物位置靠近舟骨中心轴对骨愈合有重要意义。对于舟骨腰部骨折，临床研究显示出较高的愈合率，并且尸体标本研究显示，将螺钉放置在舟骨近端和远端中心1/3处，舟骨在弯曲载荷下的抗折弯能力更强。近极骨折的生物力学测试表明，从近端向远端的固定提供更大抗折弯能力，这可能是因为螺钉对近极小的骨折块的把持能力较强。

经皮技术被推荐用于无移位或轻度移位的舟骨骨折，但这种技术最近甚至被用于有移位的舟骨骨折，在透视或关节镜下辅助复位。与开放技术相比较，经皮技术的愈合率和并发症发生率分别为94%～100%，0～30%。在一个具有里程碑意义的研究中，Bond等前瞻性随机抽样25个无移位腕舟骨骨折，进行石膏固定或经皮螺钉固定。经皮固定组的愈合时间和恢复工作时间明显缩短。然而，在2年内，两组之间的功能或满意度没有显著差异。

八、并发症

骨折复位内固定效果满意，术后并发症少。大多数并发症是延迟诊断或治疗不当导致骨折不愈合、缺血性坏死。

（一）舟骨骨折不愈合

舟骨骨折不愈合发生率为5%～25%（图4.13）。导致不愈合的因素包括：移位＞1mm，延迟诊断、固定＞4周，骨折位于腰部或近极以及吸烟史。由于骨折不愈合与继发性腕关节炎的发生有着密切的关系，所以即使对于没有症状的健康年轻人，也建议手术治疗。

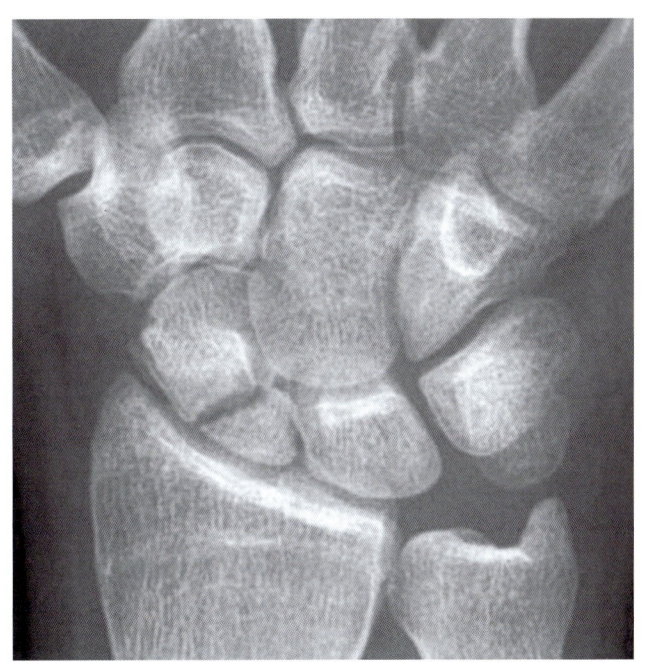

图4.13 舟状骨腰部骨折不愈合
注意：缺乏骨连接、硬化和骨折线加宽，表明慢性损伤

一旦决定手术治疗，术前应该精细规划，并评估骨折不愈合的特点。MRI最适用于评估舟骨近端的血运及是否发生缺血性坏死（图4.14）。腕关节CT是确定是否存在驼背畸形的首选技术，同时评估腕关节的排列。此外，舟状骨骨折不愈合常有显著的骨丢失和腕关节塌陷，伴随远极的掌侧旋转，产生驼背畸形，这可以通过CT很好的评估（图4.6）。

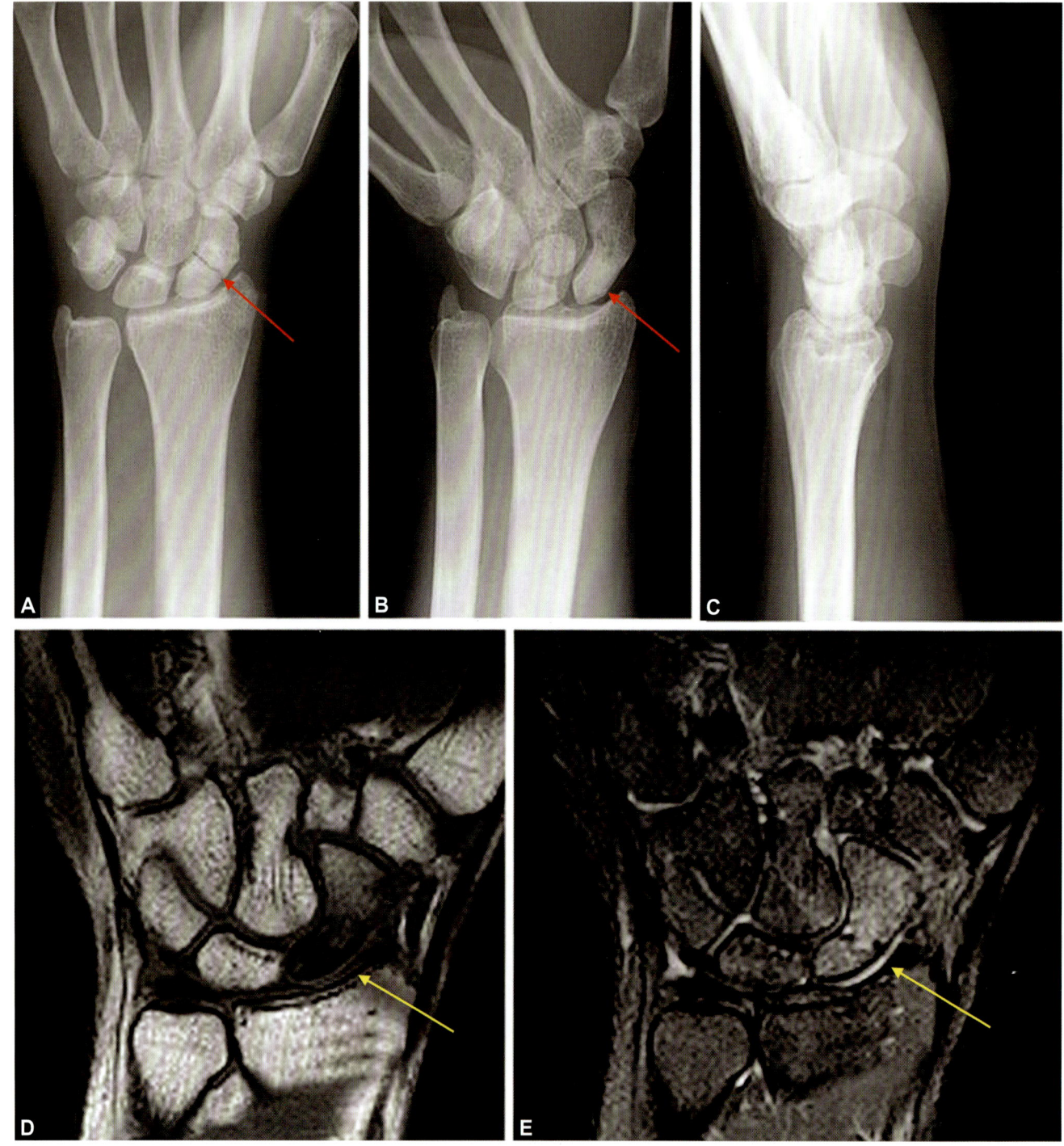

图4.14　舟骨骨折不愈合伴缺血坏死可通过近极的骨硬化（红色箭头）判断
（A）腕关节前后位X线片　（B）腕关节尺偏位X线片　（C）腕关节侧位X线片
（D）MRI冠状位T1加权图像显示近极端低信号（黄色箭头）是缺血坏死的特征
（E）MRI冠状位T2加权图像显示骨不愈合部位水肿和近极端低信号（黄色箭头）

（二）舟骨骨折缺血性坏死

　　舟骨缺血性坏死可发生在约30%治疗不当的腰部骨折和近100%的近极骨折（图4.14）。舟骨的近极由于其主要营养血管在舟骨的远端，且骨内血液供应为逆行模式，容易出现缺血性坏死。是否驼背畸形和近极骨块的血供状态，将决定手术的方式。一般来说，舟骨骨折不愈合伴严重塌陷和驼背畸形，以及近极血运尚好的可用骨块，必须行背侧入路植骨内固定术。桡骨远端带血管蒂植骨固定是治疗舟骨缺血性坏死的首选方法。

　　带血管骨移植理论上提供血供并促进骨折愈合。大多数报道带血管蒂骨移植，在术后6~12周愈合。Merrell等的Meta分析发现，与常规移植物患者的47%愈合率相比，带血管蒂骨移植治疗的舟骨不愈合和近极坏死总体愈合率为88%。在另一项Meta分析中，Munk和Larsen报道，使用带血管蒂骨移植治疗手术失败和/或近极坏死的患者的愈合率为91%。带血管蒂骨移植所报道的高愈合率以及常规骨移植导致修复手术失败事实表明，即使在没有缺血性坏死的情况下，使用带血管蒂骨移植是舟骨不愈合手术的首选治疗方法。移植物的类型取决于骨不连的位置和是否存在明显的畸形。

（三）舟骨骨折创伤后关节炎

　　未经治疗的舟骨骨折不愈合会导致腕关节不稳和腕关节炎（图4.15）。这种关节炎包括可预测的腕骨塌陷，即所谓的舟骨骨折不愈合继发性腕关节塌陷（图4.16）。常与腕舟骨骨折不愈合并存的关节炎影像学征象包括桡–舟关节狭窄、头–月关节狭窄、囊肿形成和明显的中间体（嵌体）背伸不稳（表4.3）。桡–月关节通常在早期阶段不受累，但随着关节炎加重，将会出现退行性改变。

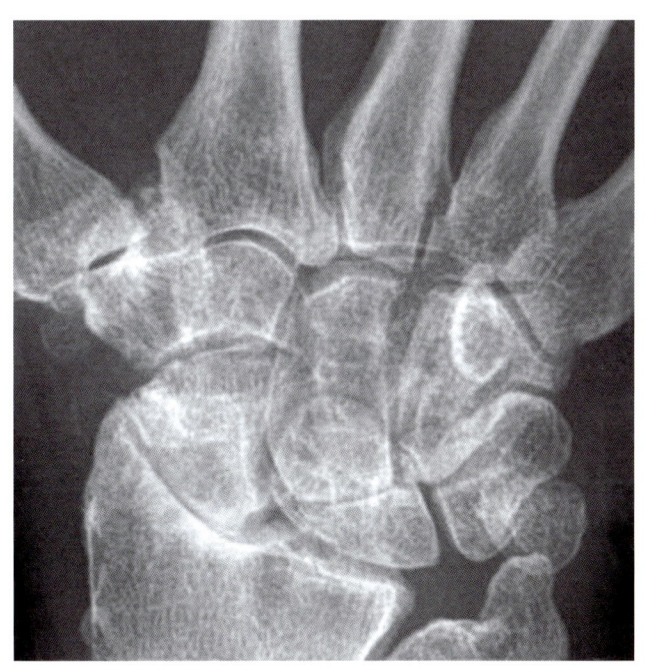

图4.15　未经治疗的舟骨骨不连

腕关节畸形和腕关节炎，即继发性舟骨骨折不愈合腕关节塌陷

表4.3　舟骨骨折不愈合继发性腕关节塌陷

阶段	特征
I	局限于舟骨远端–桡骨茎突的关节炎
II	桡–舟关节加舟头关节炎，不累及月–头关节
III	关节炎累及桡骨茎突、舟骨远端、舟–头关节、舟状骨周围和月–头关节
IV	弥漫性腕关节炎累及桡–月窝

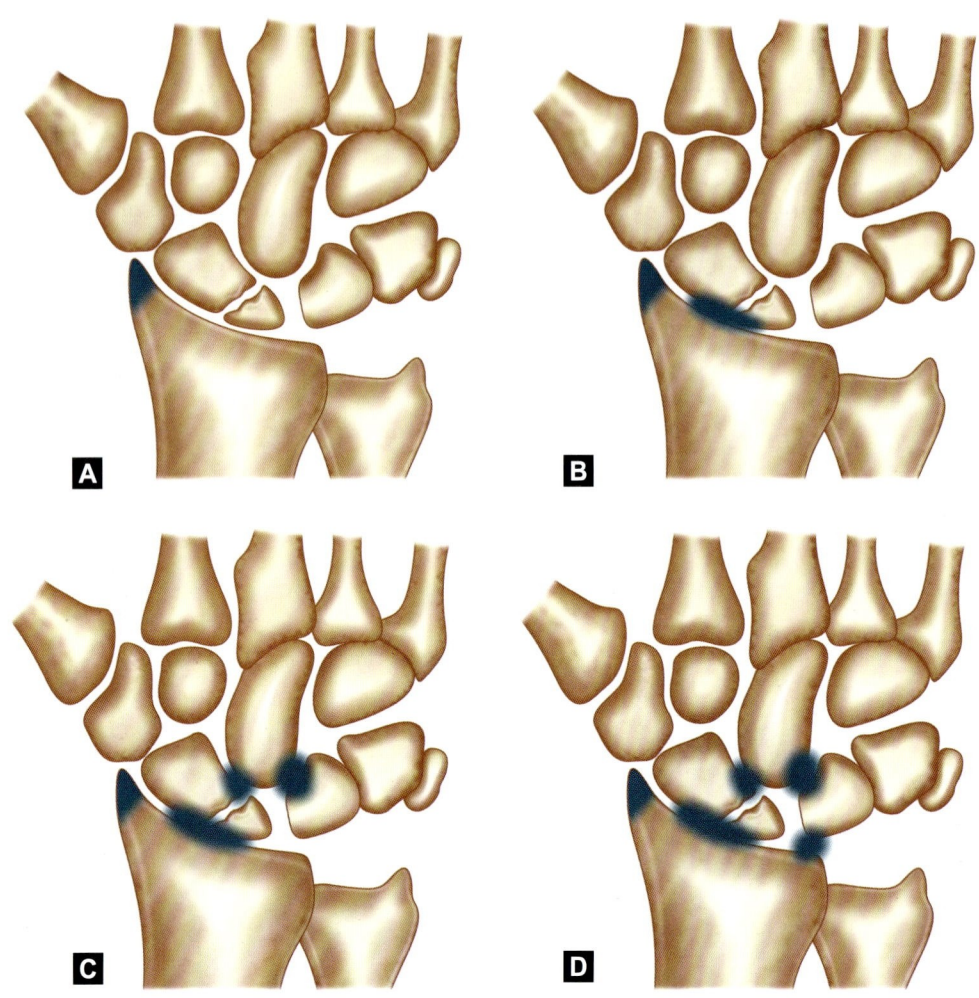

图4.16 舟骨骨折不愈合继发性腕关节塌陷

（A）第Ⅰ期局部舟骨远端–桡骨茎突关节炎 （B）第Ⅱ期舟状窝关节炎：桡–舟关节炎，不累及月–头关节
（C）第Ⅲ期头–月关节炎涉及桡骨茎突、舟骨远端、舟–头关节和月–头关节 （D）第Ⅳ期弥漫性腕关节炎累计桡–月窝

　　无关节炎骨不连需要进行手术治疗，但在出现关节炎后需要额外的手术或补救措施。舟骨骨折不愈合继发性腕关节塌陷的最佳手术治疗取决于几个因素，包括患者的年龄、活动水平、职业和腕关节退变程度（图4.17）。

- 舟骨骨折不愈合继发性腕关节塌陷Ⅰ期：桡骨茎突切除和舟骨骨折不愈合的修复。
- 舟骨骨折不愈合继发性腕关节塌陷Ⅱ期：近排腕骨切除术或四角融合并舟骨切除。一般来说，对于年龄较小的患者，劳动者和高活动度的患者，建议使用四角融合与舟骨切除术。
- 舟骨骨折不愈合继发性腕关节塌陷Ⅲ期：四角融合与舟骨切除或全腕关节融合术。近排腕骨切除术不是舟骨骨折不愈合继发性腕关节塌陷Ⅲ期的选择，因为腕中关节，特别是头–月关节受累（图4.18）。
- 舟骨骨折不愈合继发性腕关节塌陷Ⅳ期：全腕关节融合术。

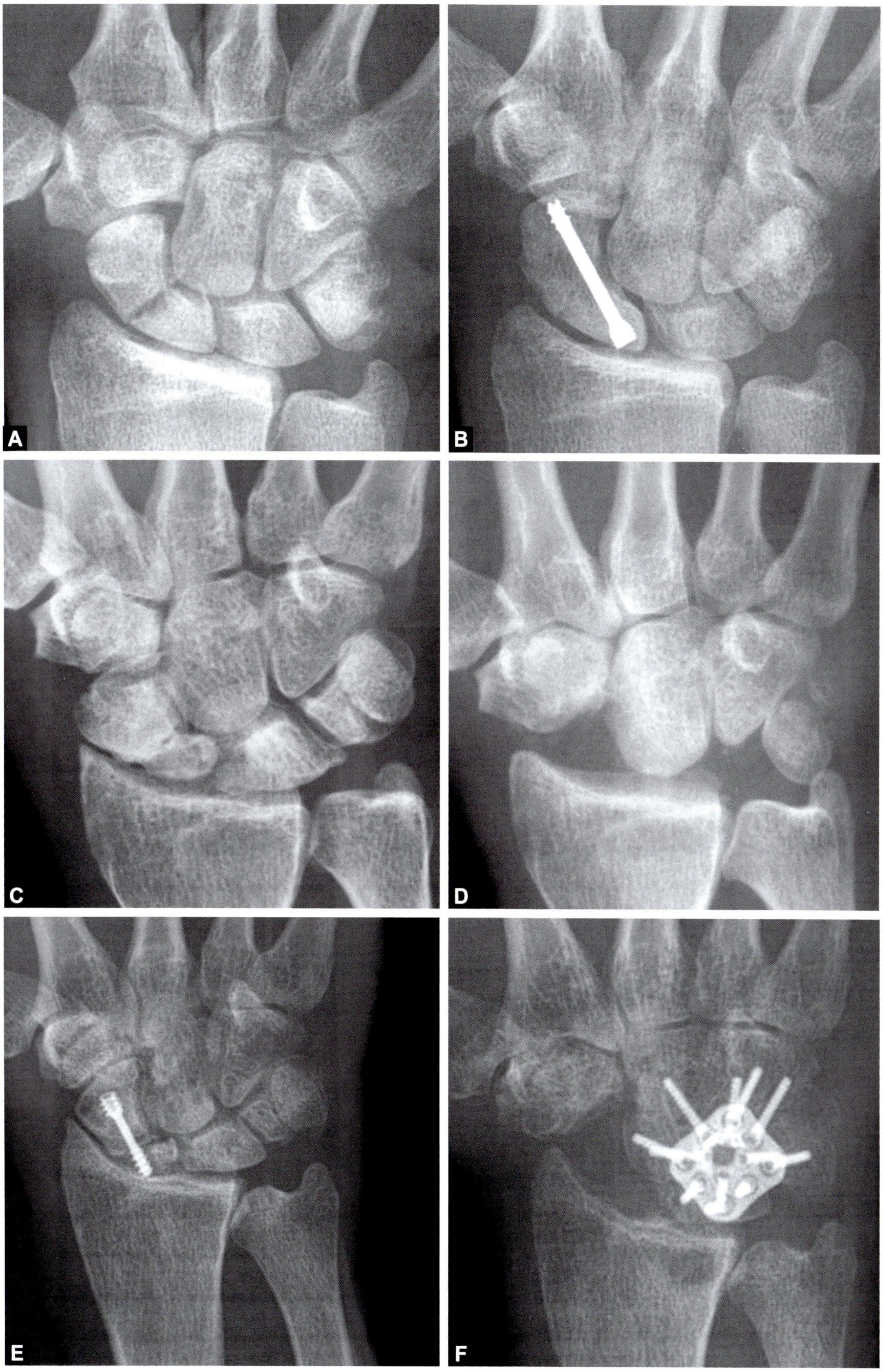

图4.17　舟骨骨折不愈合继发性腕关节塌陷疾病分期手术治疗

（A、B）Ⅰ期舟骨骨折不愈合继发性腕关节塌陷修复骨不连　（C、D）Ⅱ期舟骨骨折不愈合继发性腕关节塌陷近排腕骨切除术

（E、F）Ⅲ期舟骨骨折不愈合继发性腕关节塌陷四角融合术和舟骨切除

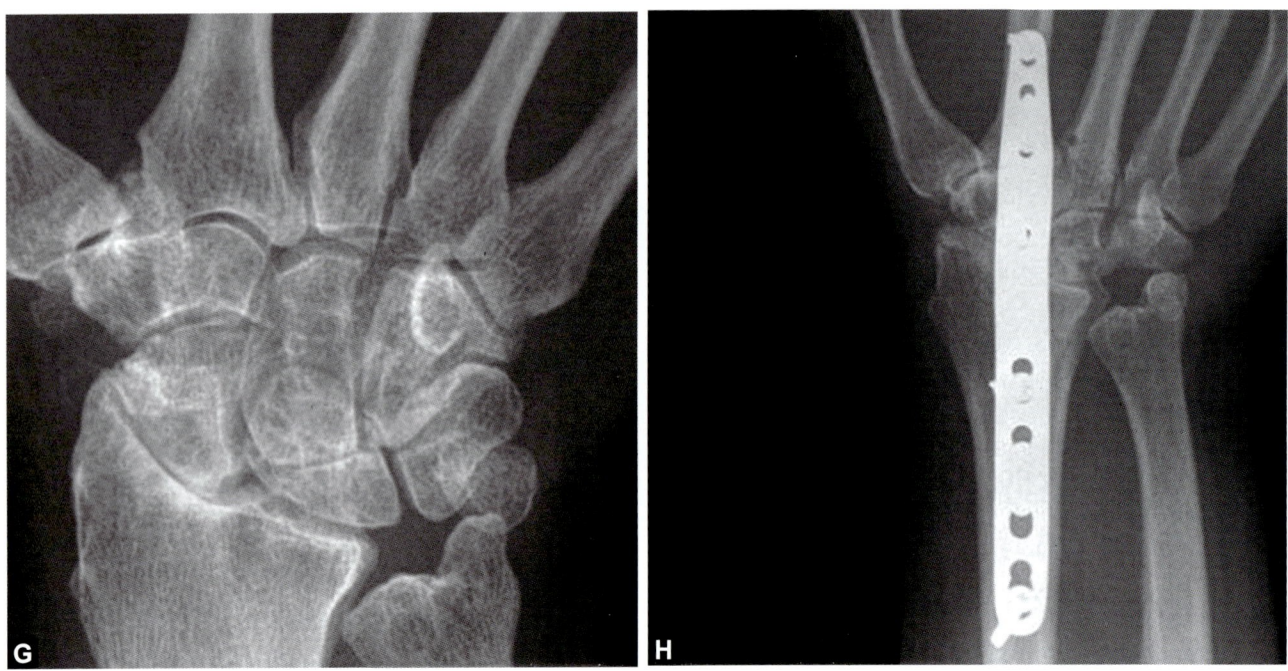

图4.17 （续）

（G、H）Ⅳ期舟骨骨折不愈合继发性腕关节塌陷全腕关节融合术

由Asif M Ilyas提供

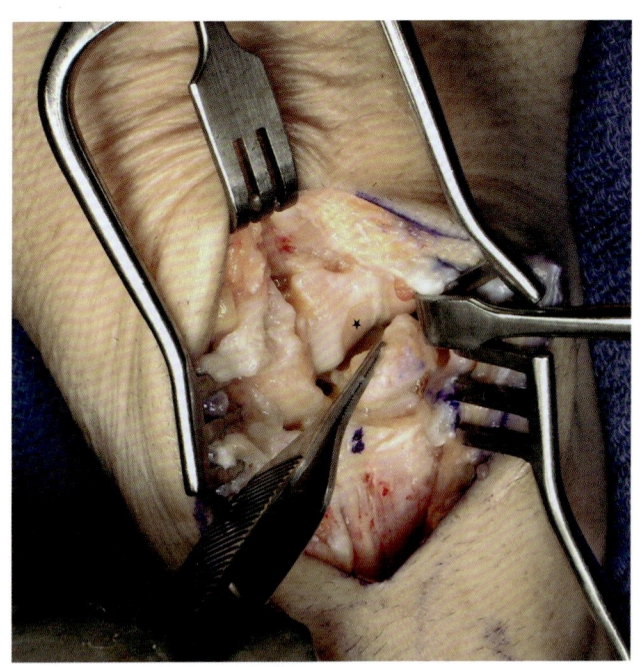

图4.18 术中发现第Ⅲ期舟骨骨折不愈合继发性腕关节塌陷

星号标志着头-月关节，这显然是关节炎，从而与近排腕骨切除术形成对比

九、典型并发症案例

例1：舟骨近极骨折不愈合伴缺血性坏死

　　30岁，机械师，主诉左腕关节桡侧疼痛。4个月前工伤，向后摔倒时手撑地。诊断为舟状骨骨折，使用长臂石膏固定数周后更换为短臂石膏固定。石膏固定共10周。重返工作后，仍有手腕疼痛和握力下降。查体，

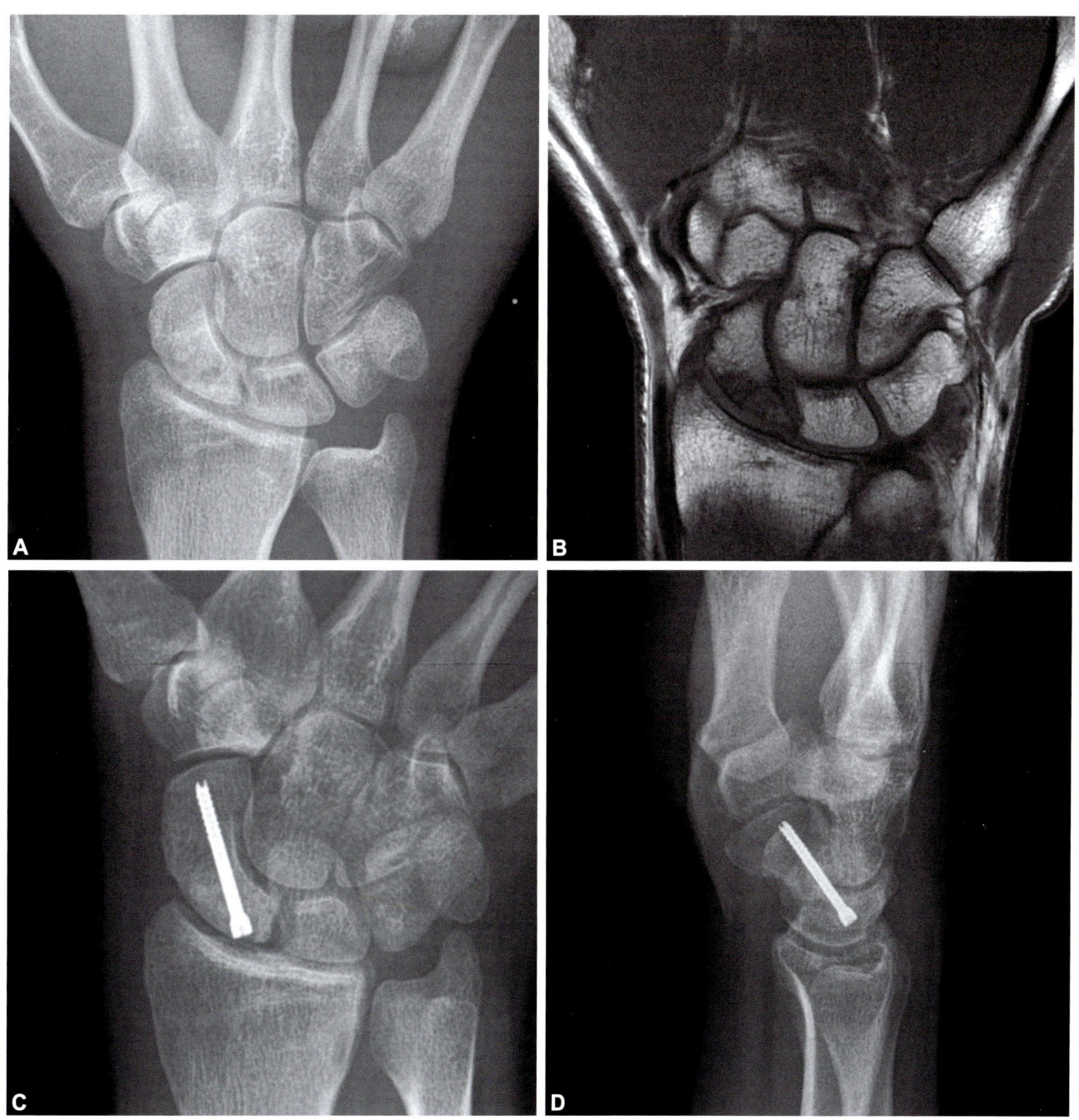

图4.19 舟骨近极骨折术前、术后影像图

（A）X线片显示舟状骨不连以及近极缺血性坏死 （B）MRI图像证实近端极的缺血性坏死

（C、D）背侧入路带血管蒂骨移植＋螺钉内固定

由Asif M Ilyas提供

腕背伸70°，屈曲60°，伴有疼痛，鼻烟窝明显压痛，拇指纵向按压疼痛。X线片显示舟骨骨不连及近极缺血性坏死（图4.19A）。MRI图像证实舟骨近端缺血性坏死（图4.19B）。

伴有缺血性坏死的舟骨近极骨不愈合，可用带血管蒂骨移植成功治疗（图4.19C、D）。多种移植物可用于解决这一具有挑战性的问题，移植物的选择取决于骨不愈合的位置和畸形。既没有驼背畸形也没有腕关节畸形的病例，倾向从桡骨远端背侧腕关节基底部取带血管蒂骨块移植。这种移植物在技术上很简单，可以以最小的旋转移植至舟骨（图4.20A）。带血管蒂骨块由第4伸肌间室支持带上动脉供血（图4.20B）。主要优点是移植骨块的位置接近舟骨近极，血管蒂旋转弧度短和血管蒂扭转风险低。

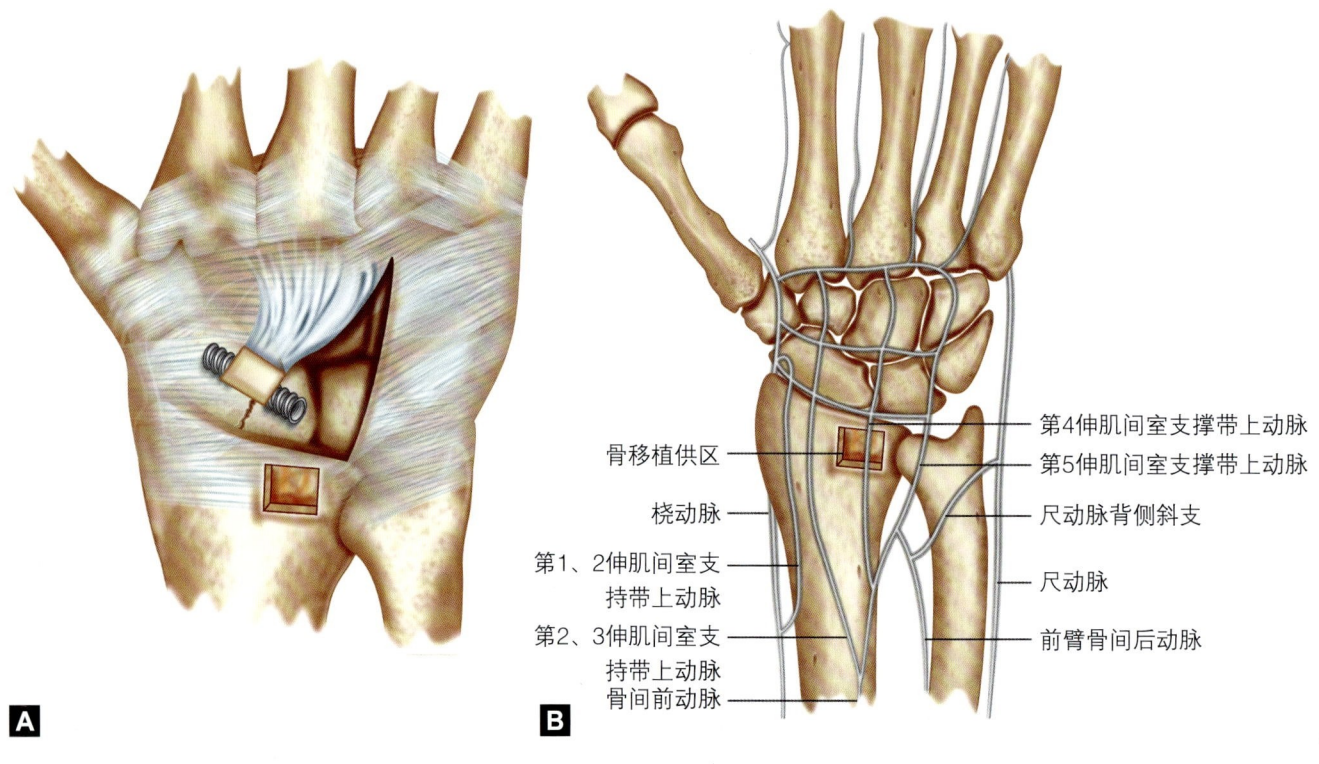

骨移植供区
桡动脉
第1、2伸肌间室支持带上动脉
第2、3伸肌间室支持带上动脉
骨间前动脉

第4伸肌间室支撑带上动脉
第5伸肌间室支撑带上动脉
尺动脉背侧斜支
尺动脉
前臂骨间后动脉

图4.20 带蒂骨瓣解剖示意图

（A）带血管蒂骨瓣移植部位

（B）腕背侧带血管蒂骨瓣血管供应带血管蒂骨瓣是一种以第4伸肌间室支持带上动脉为基础的轴向移植

来源：Sotereanos DG, Darlis NA, Dailiana ZH, et al. A capsular-based vascularized distal radius graft for proximal pole scaphoid pseudarthrosis. J H Surg Am. 2006; 31(4): 580-7

技术要点

局麻或全麻，止血带止血和放大镜下进行。位于腕背侧Lister结节正中尺侧，做一个4cm纵行切口。于第4伸肌间室纵行切开，显露腕关节囊和桡骨远端。牵开拇长伸肌腱，将伸指总肌腱向尺侧牵引。在腕背侧标记出带血管蒂骨块（图4.21A）。组织瓣呈梯形长2cm，由骨块处1cm扩大至远端基底部的1.5cm。移植骨块尺寸为1cm×1cm，从桡骨远端背侧Lister结节的远端尺侧切取，骨块深度为7mm，包括桡骨远端的背侧脊。桡骨远端背侧骨皮质2~3mm保留完整，最大限度减少关节软骨面损伤。通过使用1mm的钻头在桡骨远端背侧多个钻孔勾画出移植骨块。然后使用薄的骨刀轻轻地抬起骨移植物，小心不要侵犯关节。仔细分离血管蒂，随着骨移植物沿着近端到远端方向从下面的组织提起（图4.21B）。注意防止背侧韧带撕脱，松开止血带以验证移植骨的血供情况。

　　带蒂骨块移植至舟骨上。屈曲腕关节以显露舟骨近极。如果存在假性关节炎与软骨面破裂，用小刮匙清除干净骨不愈合部位。不要在舟骨固定之前破坏骨不愈合的部位，因为剥离骨不愈合后固定非常困难。如果软骨面没有破坏严重，则不必撬开骨不连部位。在透视下进行螺钉固定。将2枚1mm的导针从舟骨的近极向拇指基底部插入，手腕极度屈曲（图4.21C）。其中1枚用作空心螺钉的导针，另1枚起到防旋转作用。应注意尽可能将螺钉的导针垂直于骨折部位并尽可能靠近掌侧，为处理近端和远端骨块预留足够空间，螺钉的长度是通过测量一枚完整的导针来确定，然后钻孔和置入空心螺钉。将螺钉埋在关节面下方2mm，拔除防旋转导针（图4.21D）。

　　一旦固定了舟骨，不愈合部位用小的刮匙清除，并且在不愈合部位上形成背槽，槽边缘毛糙（图4.22A）。槽的尺寸是由带血管蒂骨瓣尺寸确定。此时，应评估近极骨块以确定其血供。当近极端太小而不能

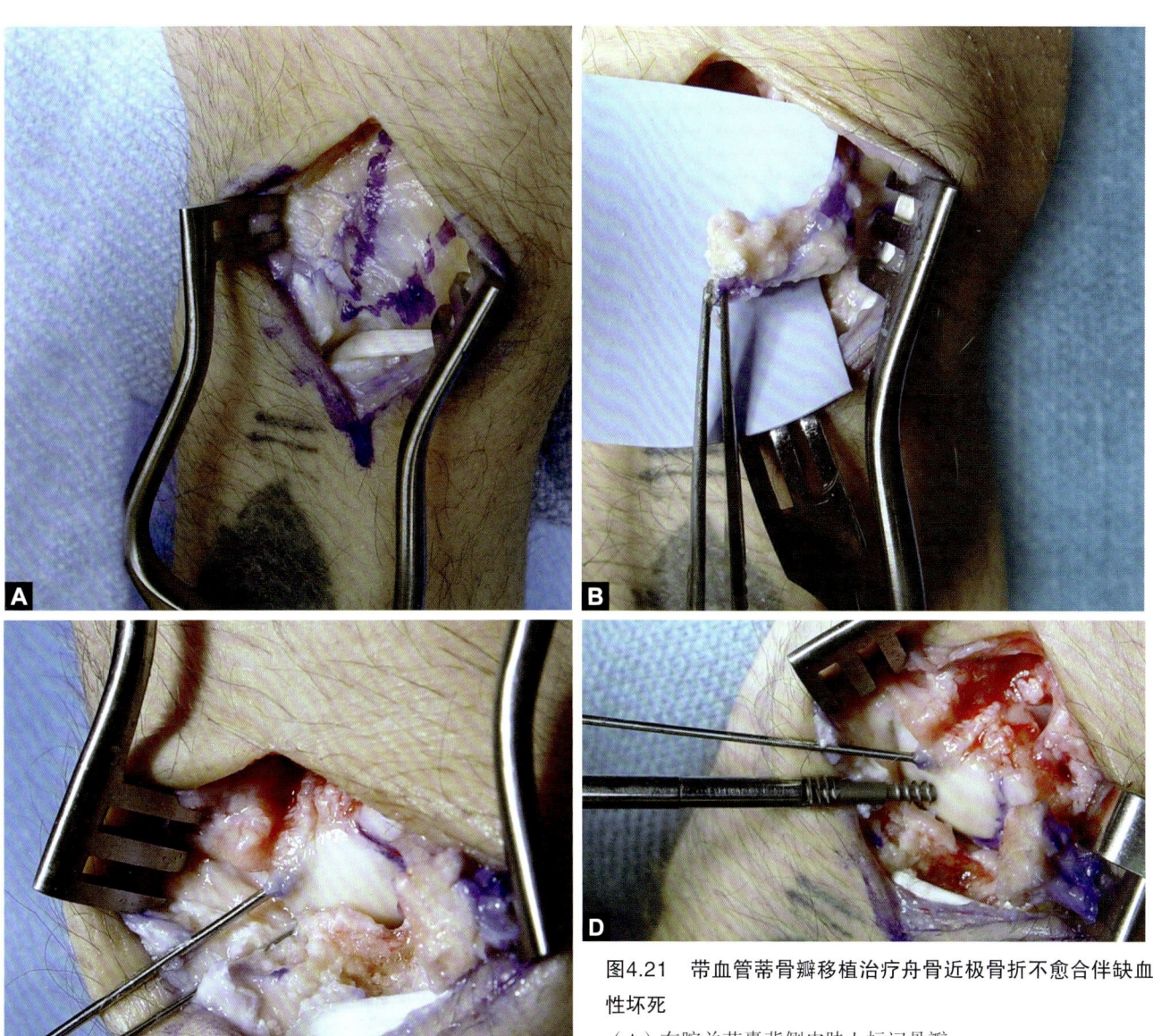

图4.21　带血管蒂骨瓣移植治疗舟骨近极骨折不愈合伴缺血性坏死

（A）在腕关节囊背侧皮肤上标记骨瓣

（B）已完成血管蒂骨瓣移植，并将骨瓣抬高。取下骨瓣后，将骨瓣移植入舟骨

（C）取下骨不愈合部位，缩小骨折部位，植入无头加压螺钉的导针。第2枚导针平行于第1枚插入，预防骨折旋转

（D）无头加压螺钉沿导针将舟骨固定

容纳骨瓣时，可以将骨瓣定在骨折近端的挖槽中。更倾向于通过放置小骨锚缝合来固定带血管蒂骨瓣。带有2根缝线的骨锚置入槽的底部（图4.22B）。然后将带血管蒂骨瓣轻轻地插入舟状骨槽中，并缝合移植骨膜的周边组织固定（图4.22C、D）。这样的方式固定移植物，避免压迫血管蒂。止血，冲洗伤口，用3-0尼龙线缝合皮肤。

腕关节中立位短臂石膏固定2周，接着短臂拇指人字形石膏固定4周。在6周后拆除石膏，每月复查1次，以评估骨折愈合进展情况。对于延迟愈合患者继续前臂石膏固定。只有在骨折愈合后才恢复活动。

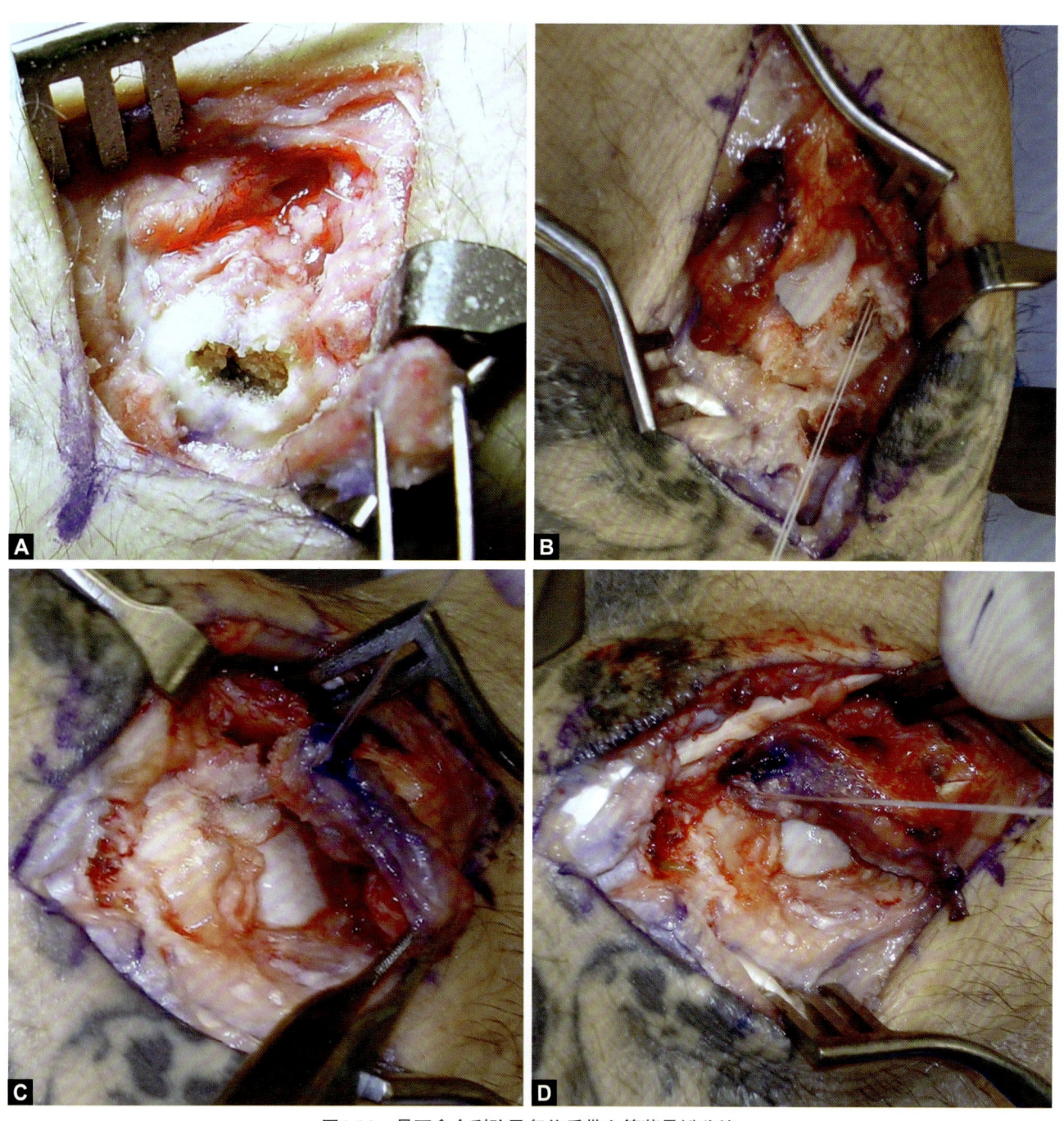

图4.22　骨不愈合刮除及复位后带血管蒂骨瓣移植
（A）在骨不连部位形成背槽　（B）小型骨缝合锚放置入槽
（C、D）带血管蒂骨瓣已插入舟骨槽，并通过移植骨膜周边的褥式缝合固定

例2：不伴随舟骨缺血性坏死的舟骨骨折不愈合

32岁，男性，警官，在上班期间摔倒，伸手着地导致舟骨腰部骨折，骨折无移位。石膏固定治疗12周后复查X线片，证实骨折线存在（图4.23A）。MRI检测证实舟骨近极骨未坏死。

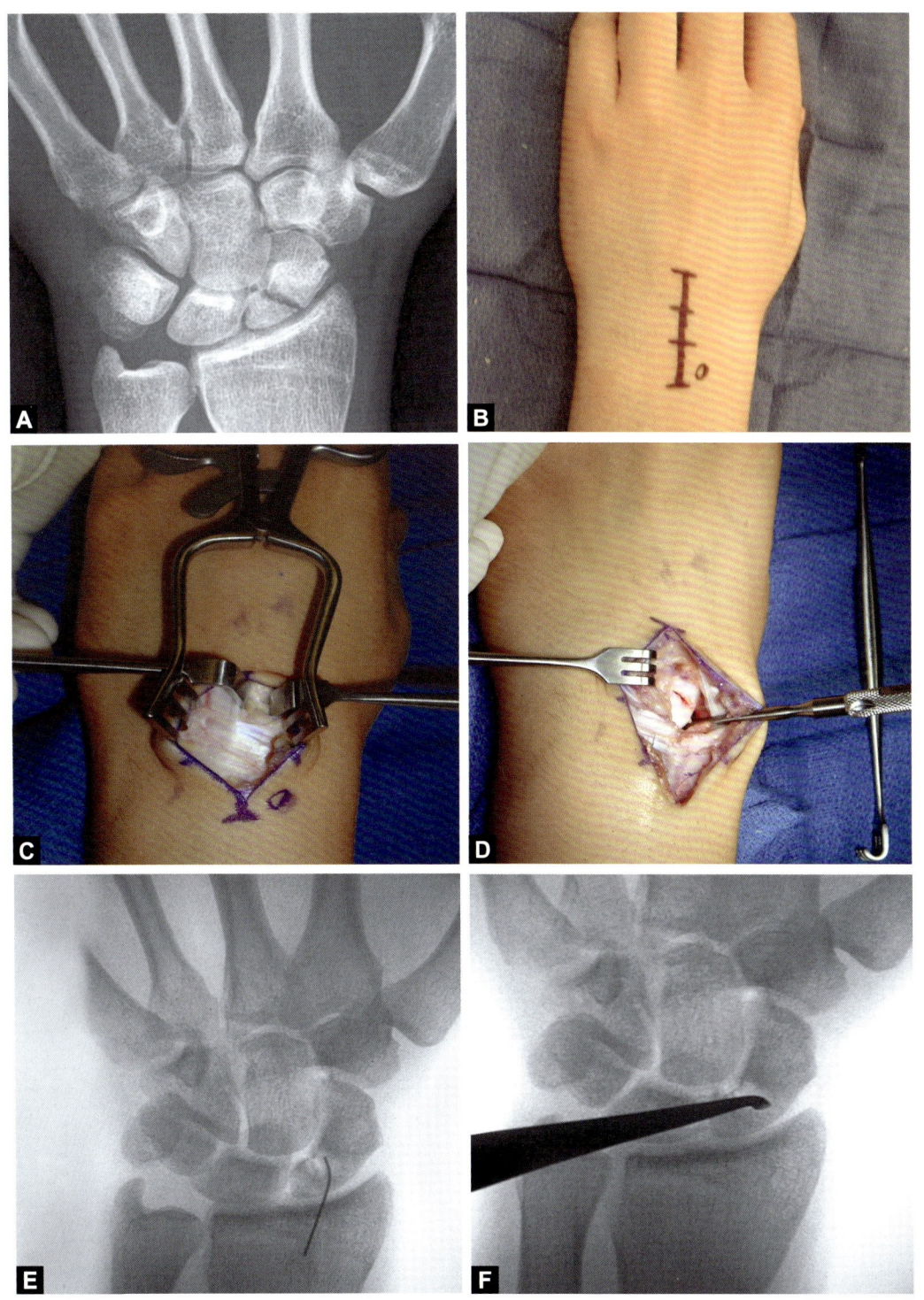

图4.23　舟骨腰部骨折不愈合

（A）X线片证实舟骨骨折不愈合　（B）背侧入路手术　（C）在背侧第3、第4伸肌间室之间切开关节囊
（D）显露舟骨，并确定骨不愈合部位　（E）如果直视下骨折线不明显，用25号针头在透视下定位骨不愈合部位
（F）骨不愈合部位用刮匙清创

　　舟骨骨折不愈合发生率为5%～25%。骨折不愈合的原因包括移位＞1mm，诊断/固定延迟＞4周，骨折部位位于腰部或近端，以及有吸烟史。由于骨不愈合与外伤后腕关节炎的发展有密切关系，因此也建议大部分目前没有症状的健康的年轻患者行手术治疗。在手术之前，检查骨折位移，成角和血运，以指导手术方法。

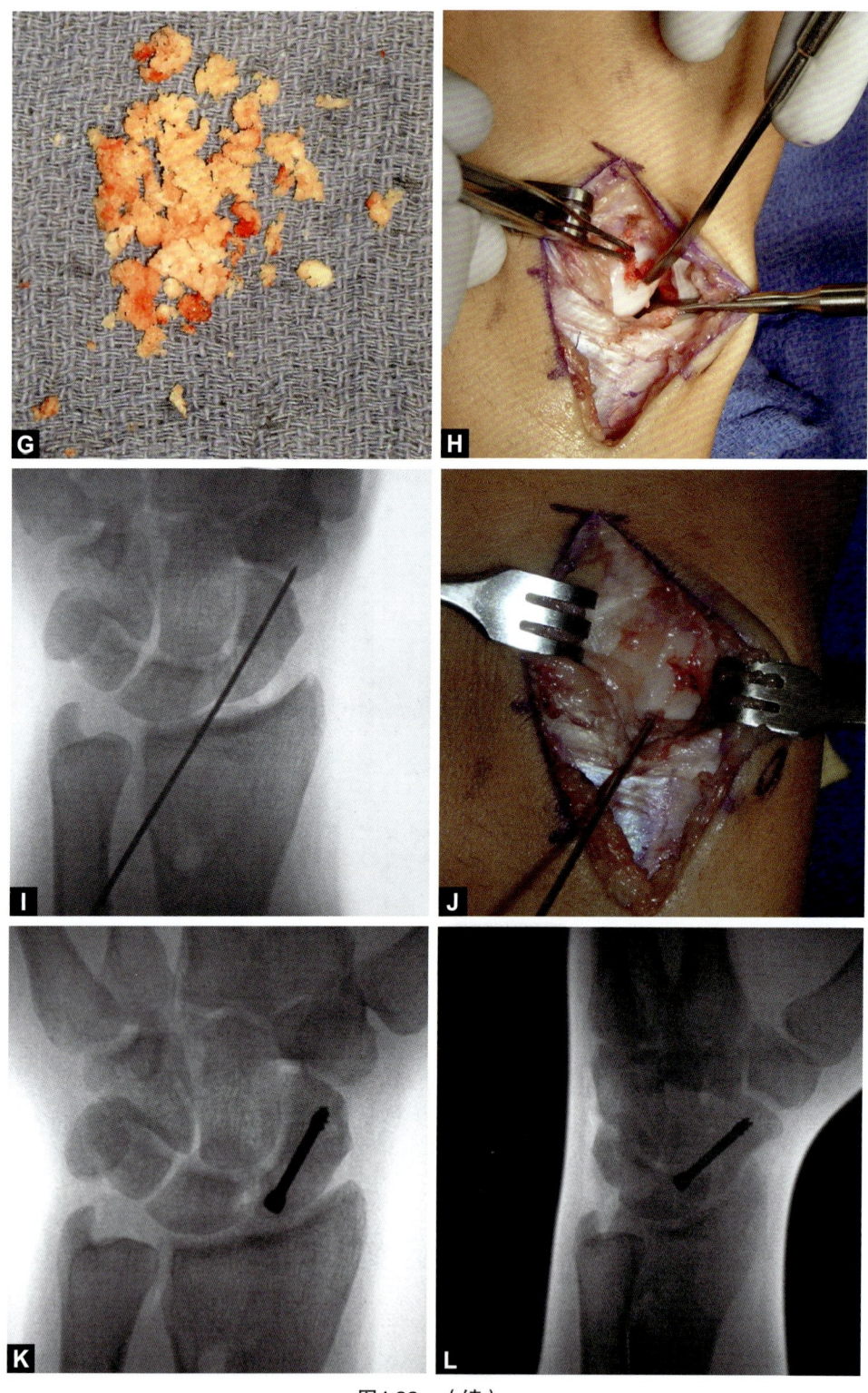

图4.23　（续）
（G）从切口近端进入至桡骨远端获取自体松质骨移植　（H）松质骨填充骨不愈合部位
（I、J）骨折复位，并用导针临时固定，置入第2枚导针防止骨折旋转　（K、L）植入无头加压螺钉
由Asif M Ilyas提供

技术要点

局部或全麻，止血带止血和放大镜下操作。在Lister结节尺侧纵行切口（图4.23B）。牵开拇长伸肌腱。以倒T形式在第3和第4伸肌间室之间切开关节囊（图4.23C）。应注意不要超过舟月骨间韧带深层。显露舟骨，确定骨不愈合部位（图4.23D）。

骨不愈合部位通常在直视下无法确定，在透视下用25号针头确定骨不愈合的位置（图4.23E）。一旦确定，用刮匙清创骨不愈合部位（图4.23F）。通过切口近端从桡骨远端获取松质骨移植物（图4.23G），显露桡骨远端背侧伸肌支持带近端指总伸肌腱下方骨皮质，骨刀切开背侧骨皮质，桡骨远端干骺端松质骨作为骨移植物。

用松质骨移植物填充骨不愈合部位（图4.23H）。骨折复位，导针临时固定。放置第2枚导针用于抗旋转（图4.23I、J）。测量导针并将导针置入大多角骨底部，将其保持在适当的位置，同时用导钻沿导针进行钻孔。放置长度合适的无头加压螺钉以获得软骨下骨固定，但螺钉要短于舟骨两端的关节软骨面（图4.23K、L）。

止血，伤口冲洗，修补背侧关节囊，缝合皮肤。短臂石膏固定2周。2周后拆线，短臂拇指人字形石膏固定至少4周，直至确定骨折愈合。通常用CT来确认骨折愈合。

例3：舟骨骨折不愈合继发性腕关节塌陷：四角腕骨融合并舟骨切除

48岁，木匠，渐进性腕关节疼痛、肿胀、活动丧失3年。几年前手腕受伤，但从未就医，腕部固定、非甾体类抗炎药物和类固醇注射症状不能缓解。查体，右手腕桡侧明显肿胀，触诊时有明显的压痛，与健侧相比，患侧腕关节活动明显受限，手腕屈曲约30°，伸展5°～10°。X线片显示Ⅲ期舟骨骨折不愈合继发性腕关节塌陷（图4.24A、B）。

Ⅲ期舟骨骨折不愈合继发性腕关节塌陷，涉及头-月关节和舟-头关节，但未涉及桡-月关节。保守治疗不能缓解手腕疼痛时，应考虑手术治疗。手术选择包括腕骨间关节融合或腕关节固定术。近排腕骨切除术是Ⅲ期的相对禁忌证，因为存在头-月关节炎（图4.18）。舟骨切除和四角融合术的生物力学原理，手腕是通过保留桡-月关节和尺腕关节活动。据报道，四角融合术后的腕关节活动范围约为对侧腕关节的60%，握力约为80%。总的不融合比率为4%～8%。四角融合术的禁忌证包括桡-月关节退变和腕骨尺侧偏移（通常是桡月韧带功能不全导致），这会破坏桡-月关节的正常结构并加速其退变。这些情况下，全腕关节融合术是首选的方法。

技术要点

局部或全麻，止血带止血和放大镜下操作。横行切口形成的伤疤更美观，纵行切口可获得更大的显露，（图4.24）。小心剥离背侧软组织，以保护腕背神经和静脉。

通过第4伸肌间室或第3和第4伸肌间室之间骨膜下解剖显露。在第4伸肌间室底部识别并切除骨间后神经。拇长伸肌牵向桡侧，伸指总肌腱牵向尺侧，于腕背关节囊做一个与皮肤切口一致的纵行切口（图4.24C）。评估月骨窝的完整性。如果月骨窝关节面不完整，终止四角融合术，改做全腕关节融合术。

一旦确定桡-月关节间隙完整性好，则切除舟骨。清除骨碎片（图4.24D），切除舟骨的同时要保留好桡–舟–头韧带可限制腕关节尺侧移位（图4.24E）。如果手术期间该韧带受伤，术后可能有腕关节尺侧移位的风险。

舟骨骨折不愈合继发性腕关节塌陷，舟骨远极向腕侧屈曲，很难切除。在舟–大多角骨关节内放置剥离子可部分减少舟骨掌屈，有利于将舟骨远极切除。此外，舟骨远极在掌侧可触及，可将残余舟骨从掌侧向背

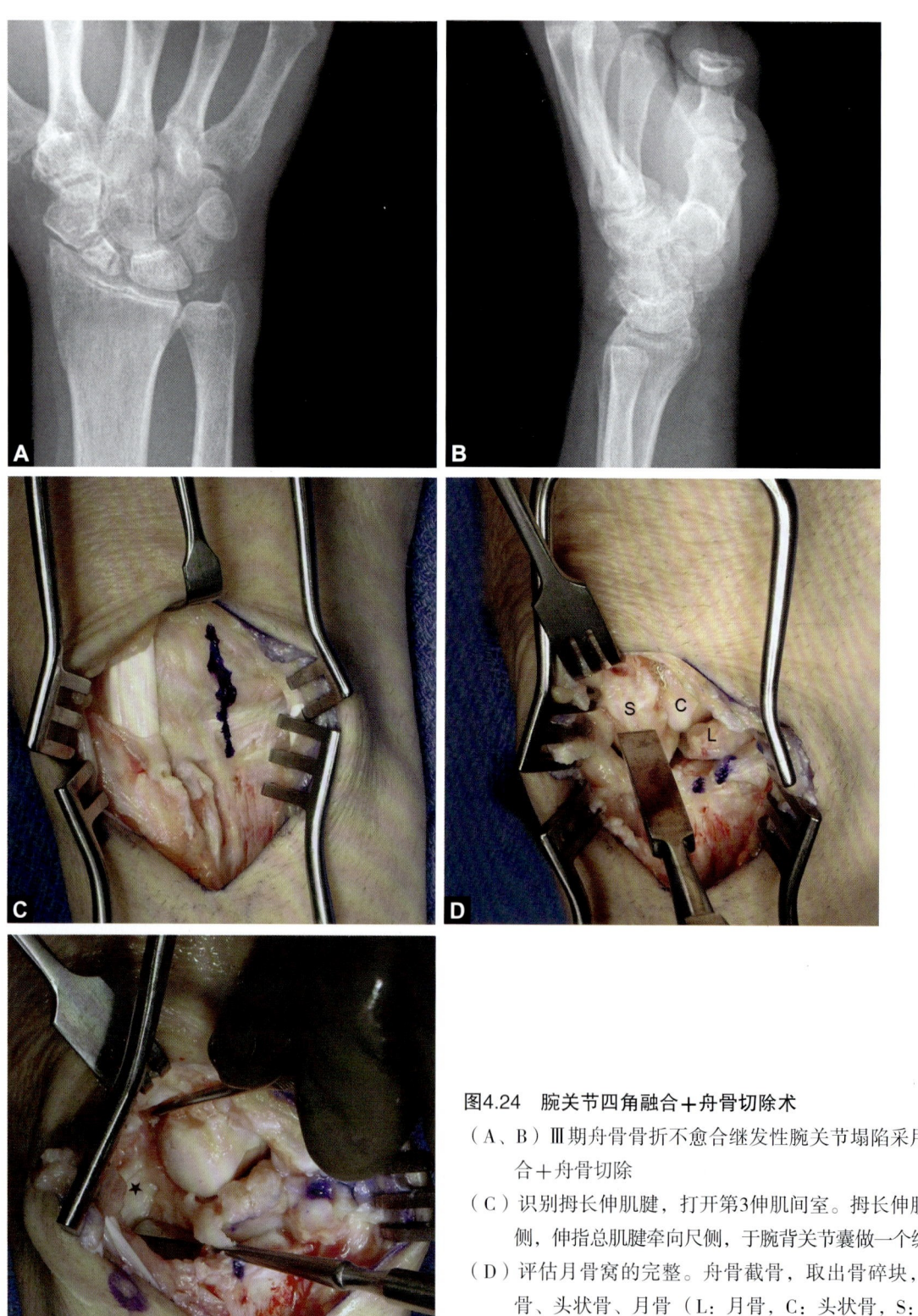

图4.24 腕关节四角融合＋舟骨切除术

（A、B）Ⅲ期舟骨骨折不愈合继发性腕关节塌陷采用四角融合＋舟骨切除

（C）识别拇长伸肌腱，打开第3伸肌间室。拇长伸肌牵向桡侧，伸指总肌腱牵向尺侧，于腕背关节囊做一个纵行切口

（D）评估月骨窝的完整。舟骨截骨，取出骨碎块，显露舟骨、头状骨、月骨（L：月骨，C：头状骨，S：舟骨）

（E）注意，在切除舟骨的同时要保留好桡–舟–头韧带（RSCL）（星号）

侧推挤。通过将桡骨茎突切除，并仔细保存桡–舟–头韧带的起点，以防止桡骨茎突和大多角骨发生撞击（图4.24F）。此韧带起源于桡骨茎突并维持头状骨的稳定性，防止腕关节尺侧移位。使用小刮匙，从桡骨茎突切除后的桡骨上获取松质骨移植物（图4.24G）。桡骨远端处取出的移植物与从切除的舟骨中取出的移植物相结合，可获得足够数量的骨量用于融合。

接着显露月骨、头状骨、钩骨和三角骨的关节面。手指的纵向牵引可能有助于打开腕间关节通路。使用咬骨钳或刮匙去除月骨、头状骨、钩骨和三角骨之间的软骨面，直至松质骨，随后进行腕骨复位和腕部不稳定矫

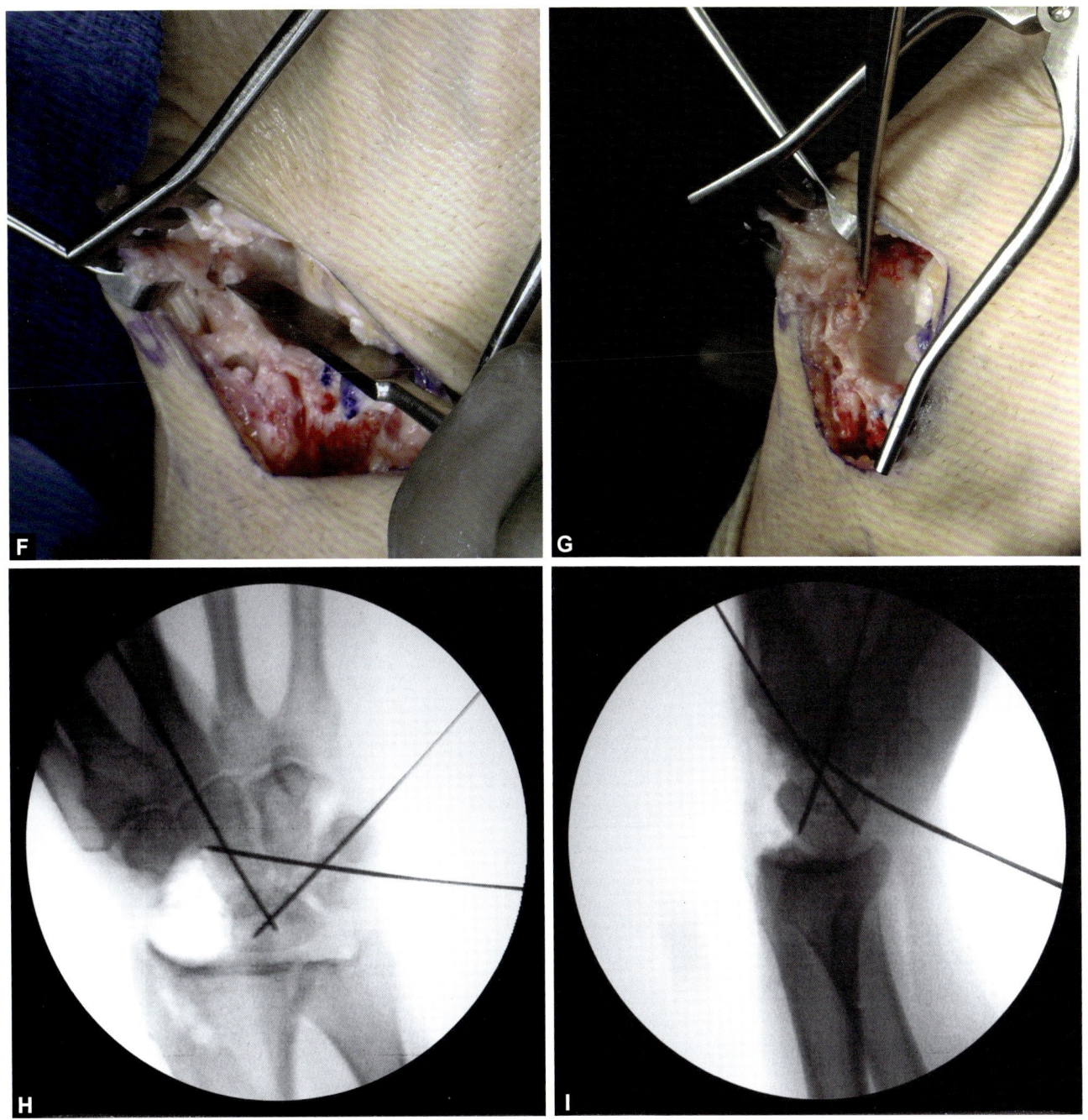

图4.24　（续）

（F）用薄骨刀切除桡骨茎突　（G）从桡骨茎突及切除的舟骨中获取松质骨。刮除头状骨、月骨、三角骨和钩骨关节面上软骨，
直至软骨下骨　（H）前后位X线片描述腕骨间隙填充满松质骨植骨，克氏针做三角固定，以保持四角融合的稳定性
（I）侧位X线片证实了月骨窝中的月骨复位良好

正［通常为中间体（嵌体）背伸不稳］。克氏针可作为操纵杆矫正中间体（嵌体）背伸不稳畸形，当月骨和桡骨达到对位良好后，将1.6mm克氏针穿过桡骨远端背侧进入月骨，月骨相对于头状骨轻微屈曲的融合可以提供更大的腕关节背伸。腕关节不稳复位后，透视下将导针穿过头状骨和月骨，如果月骨复位充分，在关节面之间植入松质骨以加强融合。通过克氏针穿过头状骨–月骨、三角骨–月骨和三角骨–头状骨的三角固定达到四角的稳定性（图4.24H、I）。在放置克氏针后再植骨，剪断克氏针并埋于皮下，或者可以使用U形钉、无头加压螺钉或背侧钢板进行腕骨间融合。止血、伤口冲洗、修复背侧关节囊，将拇长伸肌腱移位后缝合伸肌支持带，缝合皮肤，手术后保持腕关节轻度背伸夹板固定10~14天，术后可立即进行手指活动。拆线后拇指人字形石膏或夹板固定6周。为了方便护理和卫生，部分患者术后使用定制型夹板固定。如果融合良好，在手术后6~8周，局麻下取出钢针，开始手部康复治疗。首先是逐渐增加运动范围，然后逐步进行力量训练。只有充分愈合后才能进行正常运动。

十、小结

腕舟骨骨折常见于年轻活跃人群。及时的诊断和治疗是成功的关键。因此，除非明确证实无骨折，最好将所有疑似损伤视为骨折。虽然石膏固定的非手术治疗是无移位性腕舟骨骨折的治疗标准，但是普遍认为不稳定、发生移位的骨折或容易缺血坏死的骨折（如近极骨折）应该手术治疗。外科医生应该熟悉这些骨折的手术治疗原则，并能够根据骨折类型选择掌侧或背侧入路进行固定。患者要求早日恢复活动及工作时，经皮固定术是非移位骨折患者的合理选择。

只要能做到早期诊断和充分固定，用石膏固定或手术治疗舟骨骨折的愈合率都很高。如果出现延迟治疗或治疗失败，治疗腕舟骨骨折的并发症，是极具挑战性的。舟骨骨折不愈合需要稳定的内固定并植骨治疗，出现缺血性坏死时，需要带血管蒂骨瓣移植。长期的舟骨骨折不愈合会导致腕骨不稳及关节炎。治疗舟骨骨折不愈合继发性腕关节塌陷的手术技术，能有效缓解疼痛，获得令人满意的腕关节活动和手腕功能。

（许林　译）

参考文献

[1] Duppe H, Johnell O, Lundborg G, et al. Long-term results of fracture of the scaphoid. A follow-up study of more than thirty years. J Bone Joint Surg Am. 1994;76(2):249-252.

[2] Parvizi J, Wayman J, Kelly P, et al. Combining the clinical signs improves diagnosis of scaphoid fractures. A prospective study with follow-up. J Hand Surg Br. 1998; 23(3):324-327.

[3] Hunter JC, Escobedo EM, Wilson AJ, et al. MR imaging of clinically suspected scaphoid fractures. AJR Am J Roentgenol. 1997;168(5):1287-1293.

[4] Smith M, Bain GI, Turner PC, et al. Review of imaging of scaphoid fractures. ANZ J Surg. 2010;80(1-2):82-90.

[5] Herbert T, Fisher W. Management of the fractured scaphoid using a new bone screw. J Bone Joint Surg Br. 1984;66-B(1):114-123.

[6] Cooney WP, 3rd. Scaphoid fractures: current treatments and techniques. Instr Course Lect. 2003;52:197-208.

[7] Berger RA. The anatomy of the ligaments of the wrist and distal radioulnar joints. Clin Orthop Relat Res. 2001;383: 32-40.

[8] Gelberman RH, Menon J. The vascularity of the scaphoid bone. J Hand Surg Am. 1980;5(5):508-513.

[9] Slade JF, 3rd, Grauer JN, Mahoney JD. Arthroscopic reduction and percutaneous fixation of scaphoid fractures with a novel dorsal technique. Orthop Clin North Am. 2001; 32(2):247-261.

[10] Buijze GA, Doornberg JN, Ham JS, et al. Surgical compared with conservative treatment for acute nondisplaced or minimally displaced scaphoid fractures: a systematic review and meta-analysis of randomized controlled trials. J Bone Joint Surg Am. 2010;92(6):1534-1544.

[11] Ram AN, Chung KC. Evidence-based management of acute nondisplaced scaphoid waist fractures. J Hand Surg Am. 2009;34(4):735-738.

[12] Trumble TE, Gilbert M, Murray LW, et al. Displaced scaphoid fractures treated with open reduction and internal fixation with a cannulated screw. J Bone Joint Surg Am. 2000; 82(5):633-641.

[13] McCallister WV, Knight J, Kaliappan R, et al. Central placement of the screw in simulated fractures of the scaphoid waist: a biomechanical study. J Bone Joint Surg Am. 2003; 85-A(1):72-77.

[14] Gutow AP. Percutaneous fixation of scaphoid fractures. J Am Acad Orthop Surg. 2007;15(8):474-485.

[15] Chen AC, Chao EK, Hung SS, et al. Percutaneous screw fixation for unstable scaphoid fractures. J Trauma. 2005; 59(1):184-187.

[16] Bushnell BD, McWilliams AD, Messer TM. Complications in dorsal percutaneous cannulated screw fixation of non-displaced scaphoid waist fractures. J Hand Surg Am. 2007; 32(6):827-833.

[17] Bond CD, Shin AY, McBride MT, et al. Percutaneous screw fixation or cast immobilization for nondisplaced scaphoid fractures. J Bone Joint Surg Am. 2001;83-A(4):483-488.

[18] Haisman JM, Rohde RS, Weiland AJ. Acute fractures of the scaphoid. J Bone Joint Surg Am. 2006;88(12):2750-2758.

[19] Inoue G, Sakuma M. The natural history of scaphoid nonunion. Radiographical and clinical analysis in 102 cases. 1996;115(1):1-4.

[20] Fernandez DL. A technique for anterior wedge-shaped grafts for scaphoid nonunions with carpal instability. J Hand Surg Am. 1984;9(5):733-737.

[21] Sotereanos DG, Darlis NA, Dailiana ZH, et al. A capsular-based vascularized distal radius graft for proximal pole scaphoid pseudarthrosis. The Journal of Hand Surgery. 2006;31(4):580-587.

[22] Merrell GA, Wolfe SW, Slade JF, 3rd. Treatment of scaphoid nonunions: quantitative meta-analysis of the literature. J Hand Surg Am. 2002;27(4):685-691.

[23] Munk B, Larsen CF. Bone grafting the scaphoid nonunion: a systematic review of 147 publications including 5,246 cases of scaphoid nonunion. Acta Orthop Scand. 2004; 75(5):618-629.

[24] Cohen MS, Kozin SH. Degenerative arthritis of the wrist: proximal row carpectomy versus scaphoid excision and four-corner arthrodesis. J Hand Surg Am. 2001;26(1):94-104.

[25] Siegel JM, Ruby LK. A critical look at intercarpal arthrodesis: review of the literature. J Hand Surg Am. 1996;21(4):717-723.

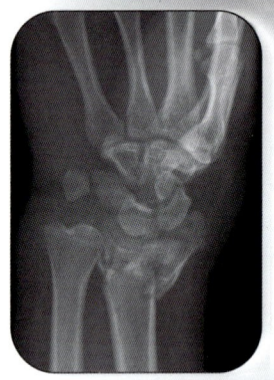

第5章

桡骨远端骨折
Distal Radius Fractures

Wendy Bruinsma, Frank Peters, Jesse Jupiter

一、导言

桡骨远端骨折是急诊最常见骨折之一，约占美国急诊部门所有上肢骨折病例的1/6。大多数患者最常见的病因是跌倒，在年轻人中，大多数病例是高能量创伤导致；在老年人中，大多数病例发生于低能量创伤（图5.1和图5.2）。绝经后的妇女易患骨质疏松症，因此更容易骨折。

Colles骨折，是以亚伯拉罕·科勒斯（1773—1843年）命名的一种桡骨骨折。近2个世纪以前，把这种常见的受伤定义为骨折，而不是脱位。此后，桡骨远端骨折发展出许多分型。对于适当的骨折分型与治疗，以及对功能康复结果的判断仍然存在争议。目前，已经达成一些共识，比如晚期的手功能和陈旧畸形有相关性。而且越来越多的人认识到，桡骨远端骨折的治疗，应该集中于重建关节面和恢复正常关节连接，并尽量减少畸形。

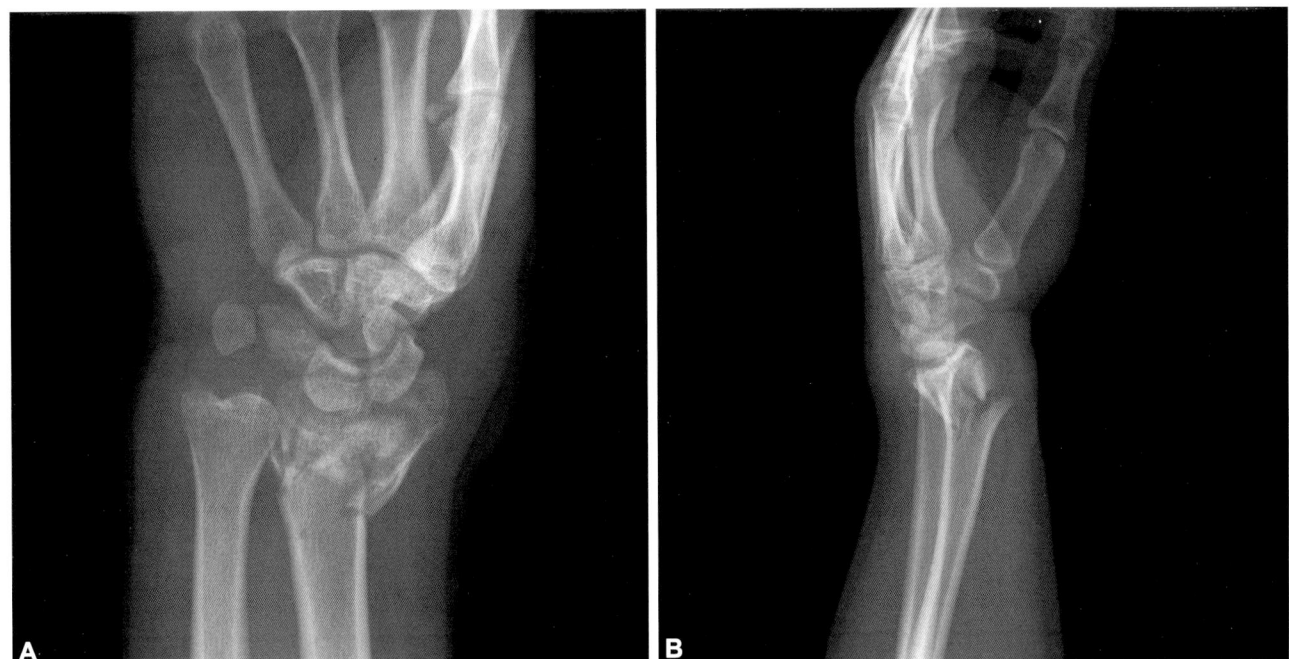

图5.1 30岁男性的标准正、侧位X线片

（A）正位X线片，明显的粉碎性骨折和移位。需急诊手术来减压腕管和骨折复位，并给予内固定治疗

（B）侧位X线片，可见近端的骨皮质突刺和背侧成角，以及远端骨折移位

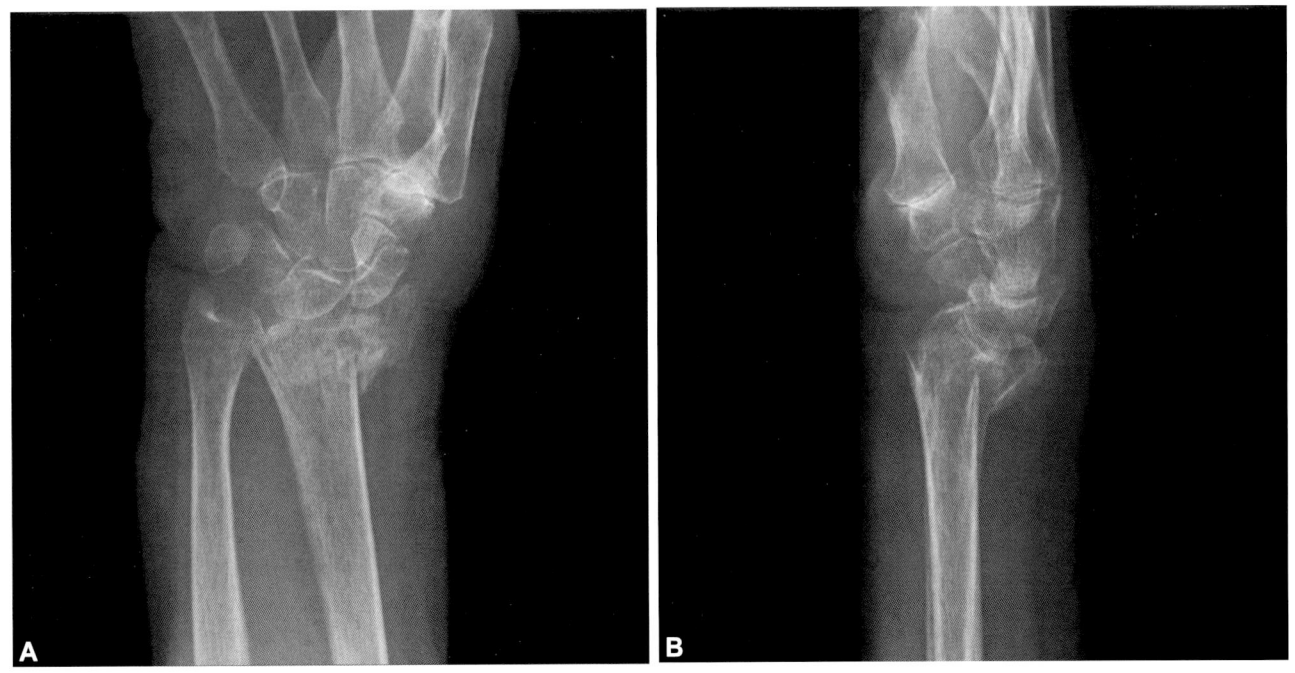

图5.2 80岁女性的标准正、侧位X线片，潜在的骨质疏松，低能量损伤导致高度粉碎性的骨折

（A）正位X线片 （B）侧位X线片

手法复位和牵引等非手术复位，无法恢复远端关节的完整性。此外，这些骨折在第一次复位后由于固定不牢靠而发生塌陷的病例并不少见。因此，更倾向于手术治疗。随着手术技术的不断创新和研究，倾向手术治疗的观点更明确。许多手术技术被用来治疗移位或不稳定的桡骨远端骨折。这些技术包括克氏针固定、外固定、切开复位的内固定等。另外，不同的骨移植技术也可用于填补桡骨远端大块骨缺损或维持不稳定的骨折缺损。

治疗不稳定和移位的桡骨远端骨折，取决于骨折的分类、患者的特点和外科医生的习惯。骨折固定方式包括经皮穿针、外固定、背侧钢板、掌侧钢板、骨折块特异性固定和髓内钉等。越来越多的外科技术可以优化关节重建和提高功能恢复的机会，但是对于最佳的治疗方法仍然没有达成共识。此外，频繁和多样化的侵袭性操作，也意味着并发症的发生率增加。手术治疗的并发症包括感染、畸形或骨不连、医源性神经损伤、术后腕管综合征、复杂的局部疼痛综合征、术后肌腱炎、钢板断裂或位置异常导致的关节损伤等。

二、诊断

外伤史可为判断创伤的严重程度和创伤机制提供线索。一份全面的病史应重点关注年龄、优势手、职业或娱乐需求、药物使用、受伤肢体的既往损伤史、腕管综合征和骨质疏松症等。这些信息对治疗预后和可能的并发症有参考意义。

疼痛、肿胀、畸形和功能丧失是桡骨远端骨折后的主要表现。没有畸形或轴向压痛，不能排除骨折。老年人和年幼的儿童需要特别警惕，因为在这些年龄段中，骨折临床表现不典型。

神经血管功能的评估很重要，且应与健侧对比。闭合性复位操作后应进行神经血管功能的再评估。最常见的合并损伤是急性腕管综合征或正中神经的急性压迫，导致正中神经支配区域的疼痛和感觉异常。这一问题可以通过骨折固定后立即进行正中神经减压来解决。移位大的骨折会使神经在较大的拉伸时增加神经损伤的机会（图5.1）。尽管不常见，高能量损伤桡骨远端骨折，可导致前臂的骨筋膜室综合征。

软组织条件对手术治疗的选择至关重要。尽管有大量证据表明，在早期清创后，内固定是治疗桡骨远端开放性骨折的一种安全方法，但开放性骨折和腕部裂伤可能会使初次手术切口复杂化。此外，肿胀需延缓手术治疗。肿胀消退之后，有利于手术解剖的显露、骨折复位和伤口闭合。

标准的正、侧位X线片是诊断腕关节骨折的基础，在确定治疗方案时需结合病史。应仔细查看X线片，包括骨折的位置、关节的损伤程度、移位程度、粉碎程度以及复合损伤是否存在。在标准的正、侧位X线片和放射解剖学上，X线片的测量有助对骨折损伤程度的分析（图5.3）。

在正位X线片中，要测量3个数据：

（1）桡骨远端的尺偏角：桡骨远端的尺偏角被定义为两条线之间的夹角；指桡骨纵轴的垂线与桡骨远端尺桡侧最远点的连线之间的夹角，正常范围为20°~23°（图5.4A）。

（2）桡骨远端的高度：桡骨远端的高度被定义为垂直于桡骨干的长轴的两条平行线之间的距离；一条通过桡骨茎突的尖端，另一条通过月骨窝的尺侧角，平均12mm（图5.4B）。

（3）尺骨变异（尺骨高度差）：指尺骨和桡骨在腕关节内的高度差。它的测量方法是在尺骨的远端关节面和桡骨乙状切迹的尺骨角分别作桡骨长轴的垂线，这两条平行线之间的垂直距离就是尺骨变异值，通常为负值，意味着桡骨长度超过尺骨。判断是否正常的最佳方法是将测量值与之前的X线片相比较，如果没有，则拍对侧X线片比较。

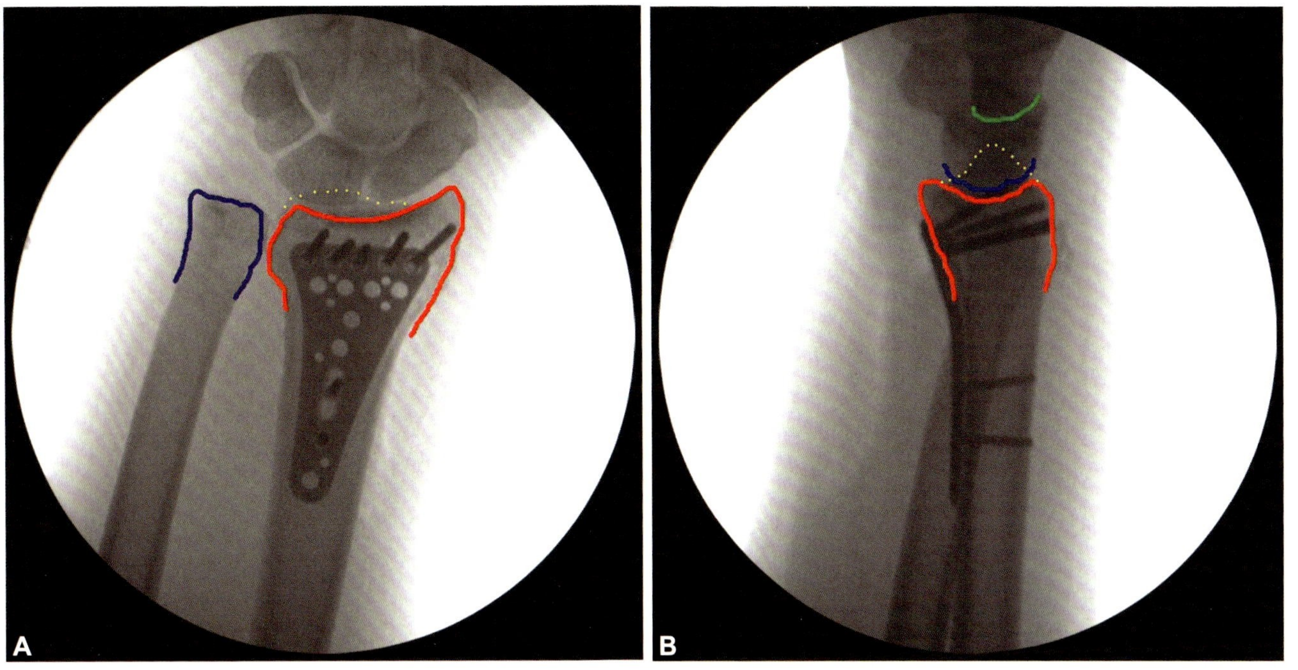

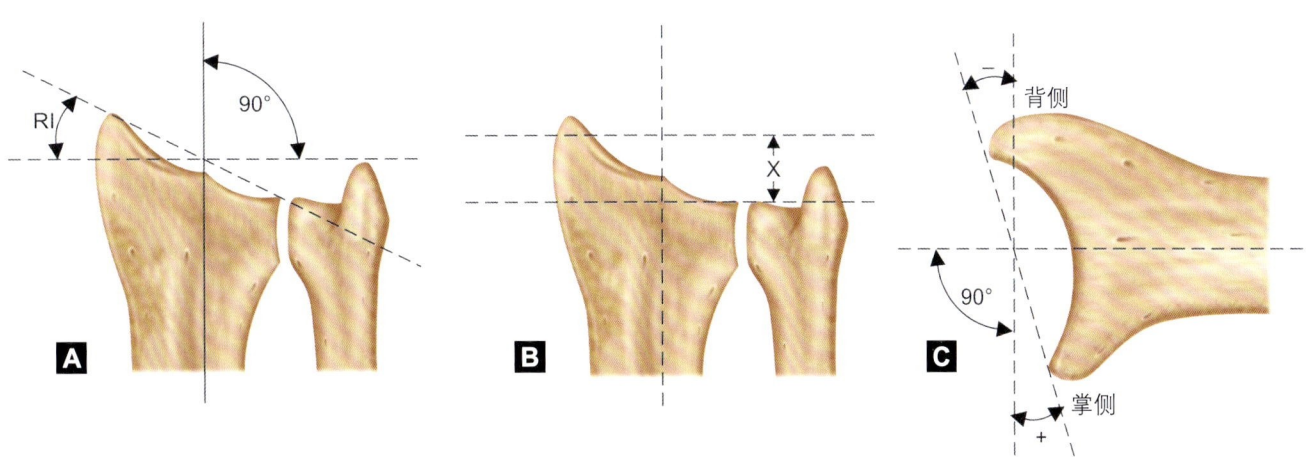

图5.3 桡骨远端影像学的正确解析和测量依赖于标准的X线片和对正常影像解剖学的理解

X线片必须是正交的，由标准的正、侧位X线片组成，可对远端的尺桡关节可视化。一个标准的侧位X线片，显示桡骨和尺骨完全重叠。在正位X线片上，桡骨远端为红色线，背侧关节边缘的轮廓线为黄色虚线。在侧位X线片上，用绿色线标记的头状骨基底部，在蓝色线上标记的月骨底部，以及红线标记的桡骨远端关节表面。桡骨茎突以黄色虚线标出，在标准的侧位X线片上通常是重叠的

由Asif M Ilyas提供

图5.4 标准X线片测量的桡骨远端数据

（A）桡骨远端的尺偏角为20°～23° （B）桡骨高度为11～13mm （C）10°～12°的掌倾角

从侧位X线片中，要测量：

掌倾角：在腕关节侧位X线片中，桡骨远端关节面掌、背侧最远点连线与桡骨长轴的垂直线之间夹角，正常值：10°～12°（图5.4C）。

尽管有测量值可参考，但之前的X线片或对侧未受伤侧的X线片仍然是最好的参考。为了更好呈现关节表面的图像，应该使用特定的视图（图5.5）。月骨窝关节面或背内侧关节面可在多数前后位片上得到较好的显示，桡骨茎突可在部分前后位片上清晰的显示。在标准的正、侧位X线片上显示不清楚的关节内骨折移位可在斜位X线片上看到（图5.6A）。复杂的骨折也可以通过CT和三维成像技术（图5.6B、C）来三维可视化。

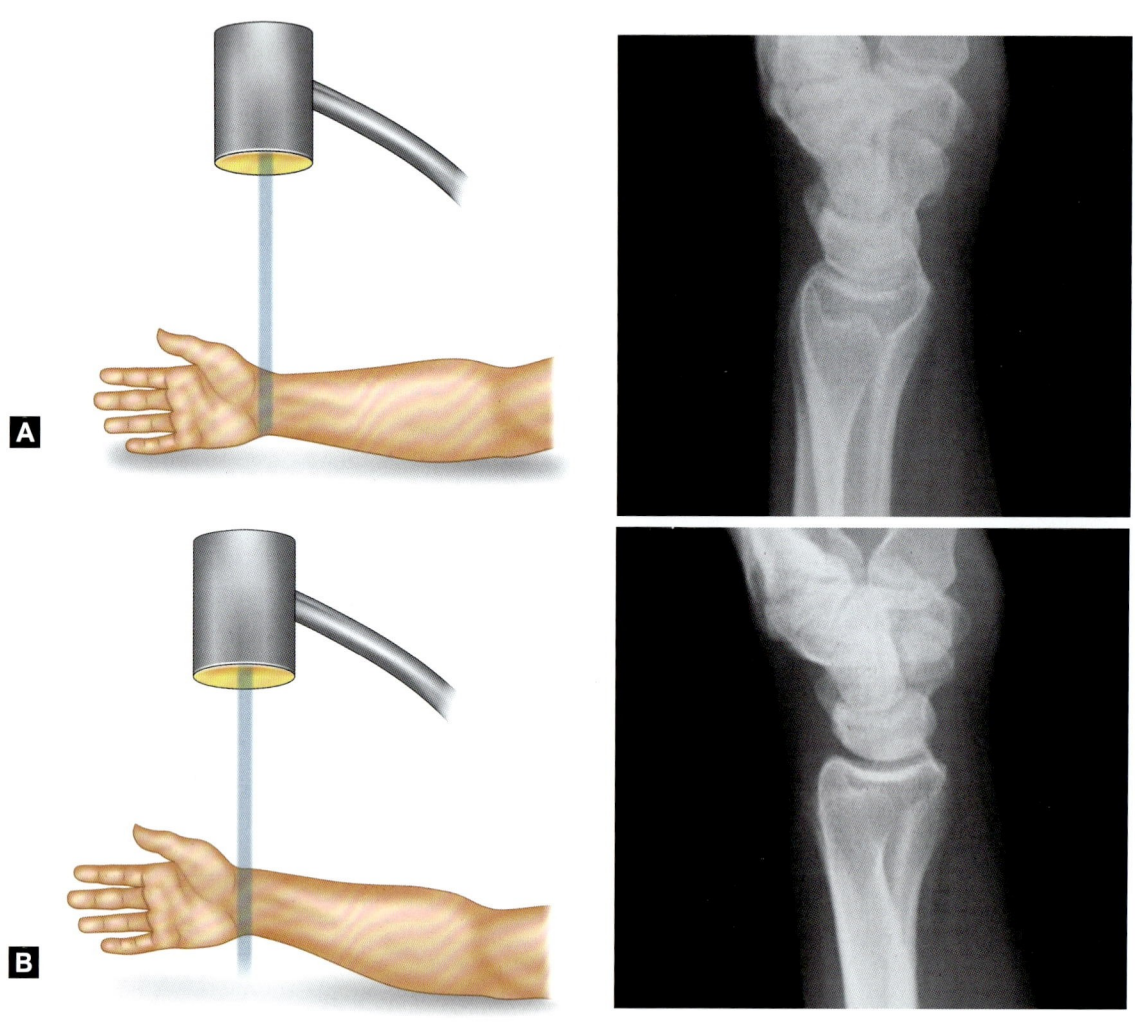

图5.5　在X线透视下的手腕
（A）X线透视下的标准侧位片。注意关节面被桡骨茎突遮挡
（B）观察一个手腕的关节，要使手腕成角为20°～25°，以表现正常的桡骨倾角，
从而提供一个直观的桡骨远端关节面视图

MRI可以对隐匿韧带或腕关节损伤进行评估，例如三角纤维软骨复合体撕裂、交叉韧带损伤或关节骨折。关节内舟状骨和月骨窝骨折后，常发生舟状骨下韧带损伤。因此影像学评估对于准确的诊断和处理非常重要。桡腕关节脱位通常伴随着桡骨远端撕裂骨折，易与Barton骨折或桡骨远端关节的损伤（图5.7）混淆。桡腕关节的脱位是撕脱损伤，当该关节脱位时，仍可保存大部分的关节面（图5.8）。大部分月骨周围脱位与桡骨茎

突远端的骨折有关（图5.9）。

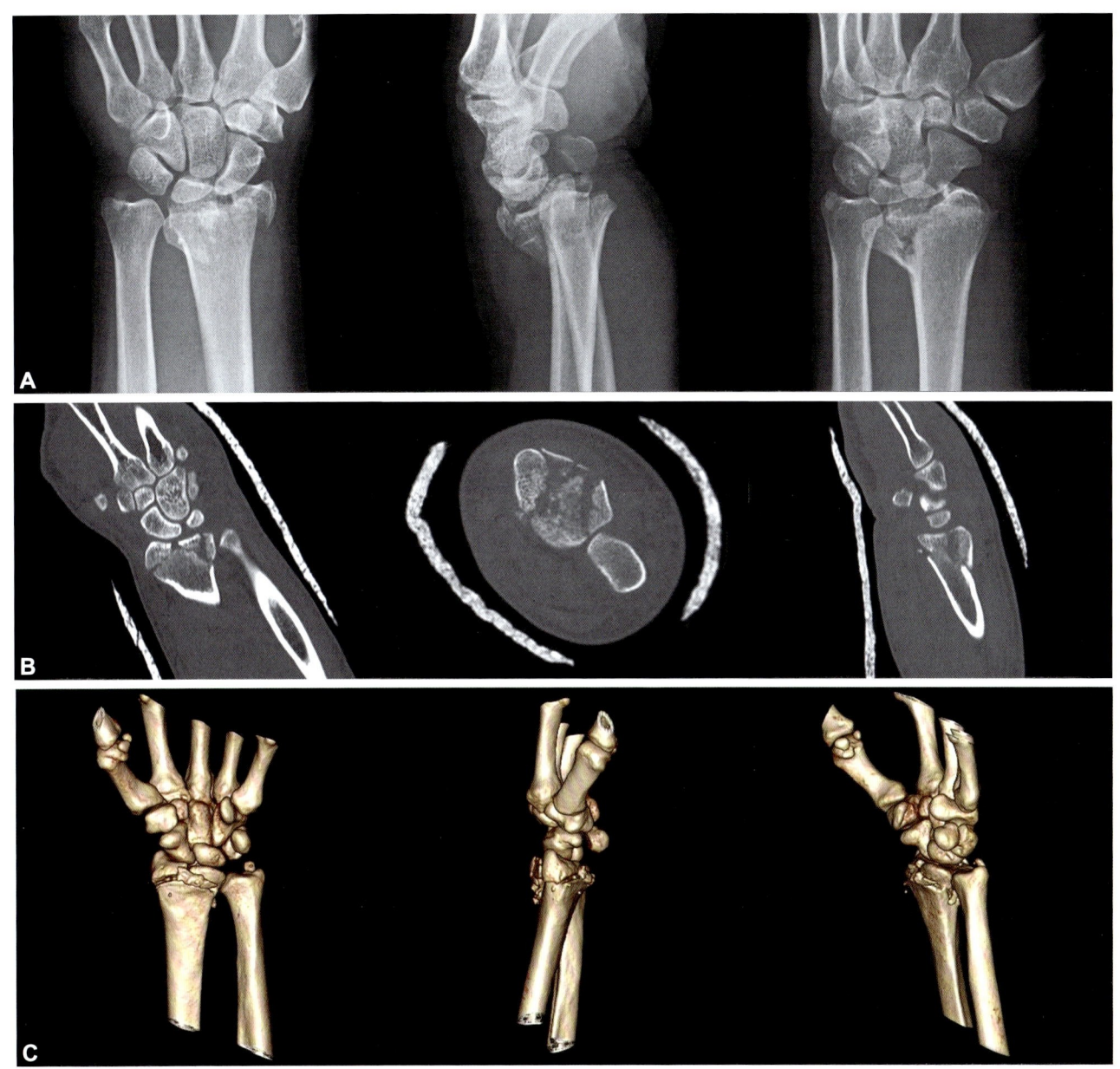

图5.6 关节内移位桡骨远端骨折X线片及CT图像
（A）42岁男性的标准X线片，关节内移位的桡骨远端骨折，导致严重肿胀需进行急诊手术
（B、C）骨折在标准的CT二维和CT三维下，以便进一步诊断

桡骨远端骨折诊断的经验与教训：

（1）神经损伤，特别是正中神经损伤，常见于桡骨远端骨折，必须准确判断。随着损伤能量的增加和骨折移位的增加，该风险随之增加。

（2）标准的X线片可以明确诊断，但必须检查相关韧带损伤或其他损伤，如桡腕关节脱位。

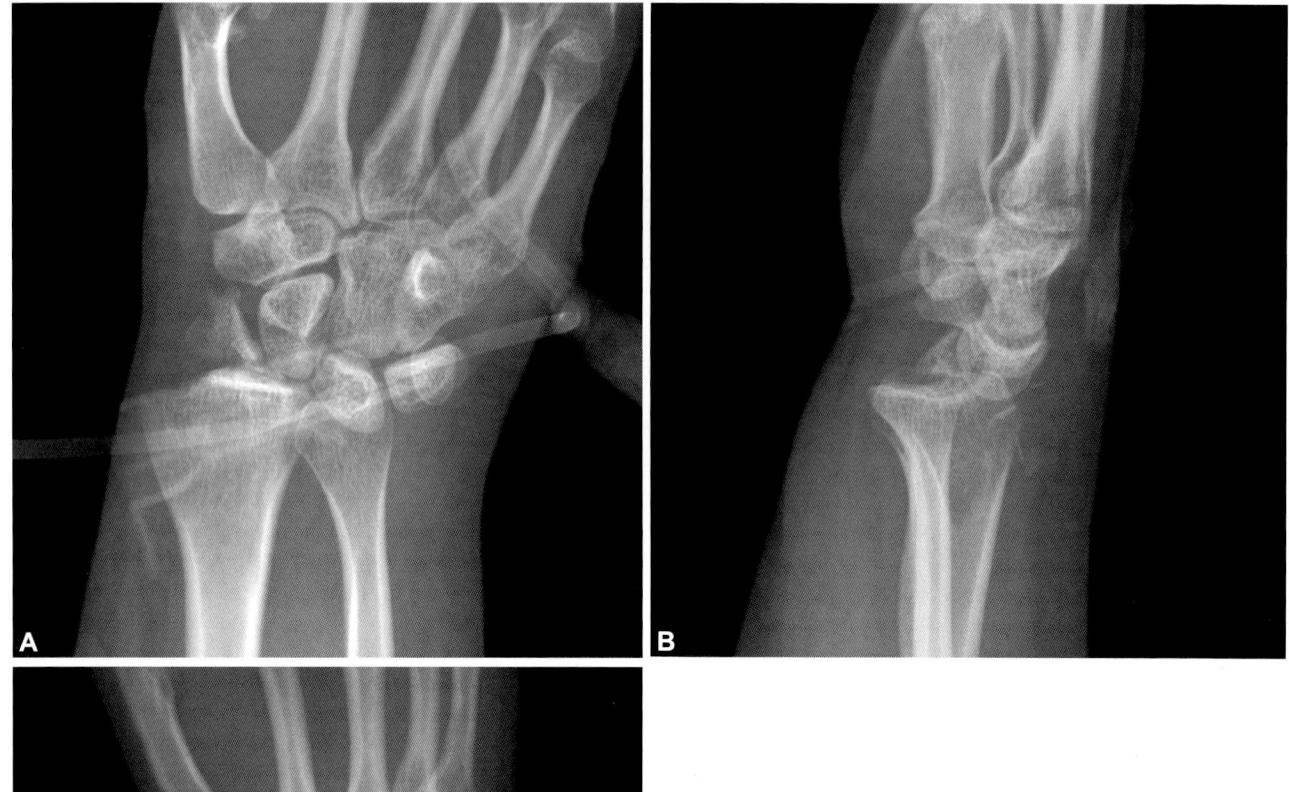

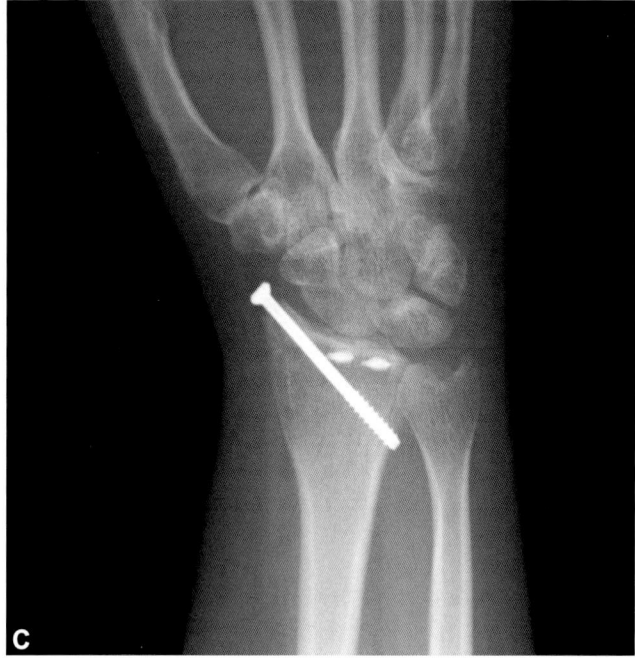

图5.7 桡腕关节脱位伴桡骨远端撕裂骨折术前、术后X线片

（A、B）35岁女性的标准X线片，车祸导致桡腕关节的脱位与桡骨茎突撕裂性骨折

（C）该骨折与典型的桡骨远端骨折不同，正确的治疗不仅包括骨折的复位，还包括桡腕韧带的修复

由Asif M Ilyas提供

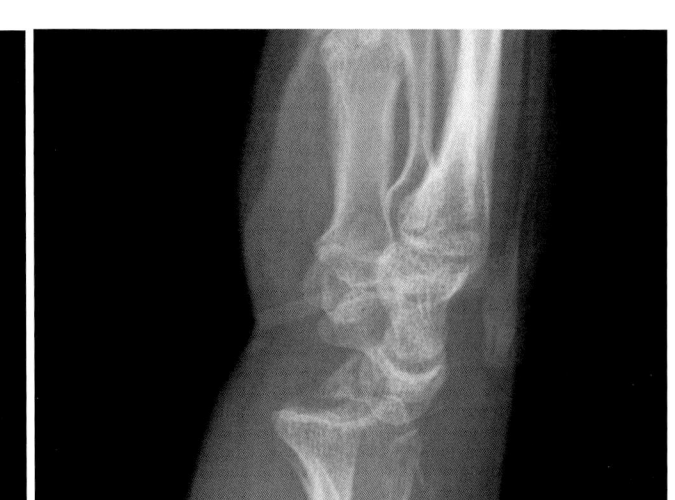

图5.8 注意骨折修复与桡腕脱位骨折区分

（A）背侧移位的桡骨远端骨折 （B）背侧脱位的桡腕脱位骨折

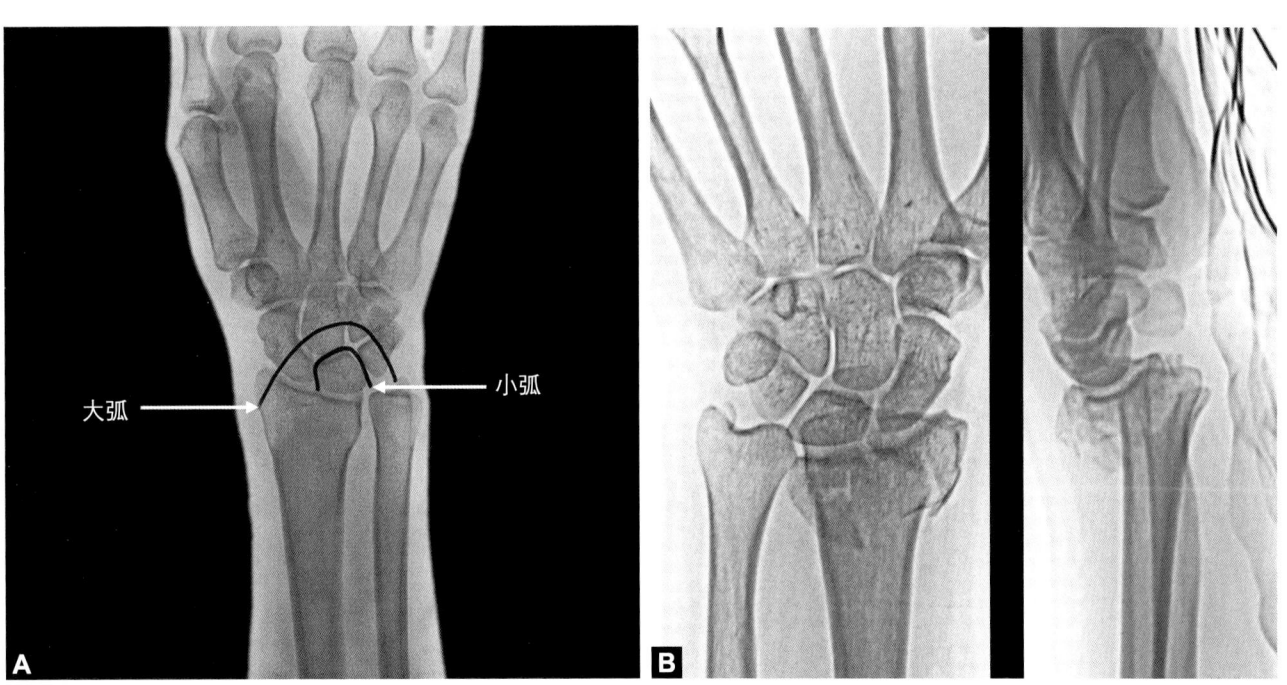

图5.9 月骨周围脱位可能与周围的软组织（较小的弧）或与桡骨远端和/或舟状骨（较大的弧）骨折有关

（A）正常腕关节正位X线片，大小弧位置 （B）月骨脱位合并桡骨远端骨折的正、侧位X线片

三、分型

近200年来，桡骨远端骨折的分型已经出现多种类型。早期以人名分型，多以首次描述这些骨折的人命名，沿用至今。Colles、Barton和Smith都是具有历史地位和著名的外科医生，他们根据临床表现和尸体研究描述了一个或多个特定的骨折。这些早期的骨折分型，不同分型的关注点不同，例如位移方向、X线片的表现、损伤机制、关节面的受损程度和粉碎程度等。Frykman的分型直到20世纪末才开始广泛使用，并以确定了关节内骨折的重要性以及尺骨茎突骨折的相关性而引人注目。但是它缺乏对桡骨短缩、骨折移位和骨折粉碎程度的评估。

AO分型是目前最详细的分型，确定27种骨折类型，具有良好的可靠性和一致性（图5.10），在临床中广泛应用。其与关节面的损伤有关，并以数字的方式来细分各型骨折的严重程度。

临床上，Fernandez的分型（图5.11）最常用，描述了受伤的机制和相应治疗方案的选择。根据受伤时外力施于桡骨的方向和力度，将骨折分为5组（图5.12）。

A1 关节外尺骨骨折，桡骨完整

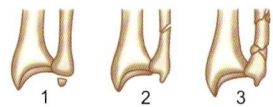

1. 茎突骨折；2. 简单骨干骨折；3. 多发骨干骨折

A2 关节外桡骨远端骨折，简单型和嵌入型

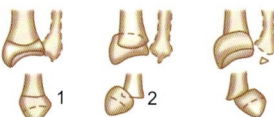

1. 没有任何倾斜；2. 向背侧倾斜(Pouteau-Colles)；3. 向掌侧倾斜(Goyrand-Smith)

A3 关节外桡骨远端骨折，多发性

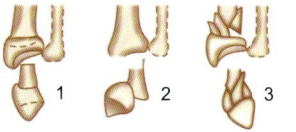

1. 嵌入与轴向短缩；2. 楔形成角；3. 复杂型

B1 关节内桡骨部分骨折

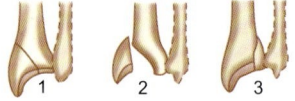

1. 单纯侧向骨折；2. 多发侧向骨折；3. 中间型骨折

B2 关节内桡骨背侧部分骨折

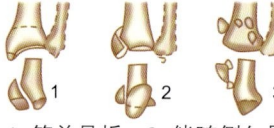

1. 简单骨折；2. 伴随侧向骨折；3. 伴随腕关节背侧脱位

B3 关节内桡骨掌侧部分骨折

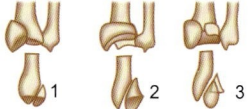

1. 简单骨折，小的骨折碎片；2. 简单骨折，大的骨折碎片；3. 多发骨折

C1 桡骨远端全关节骨折，关节简单，骨干简单

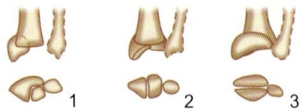

1. 后侧关节破碎；2. 矢状关节骨折线；3. 前侧关节骨折线

C2 桡骨远端全关节骨折，关节简单，骨干多发

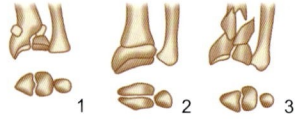

1. 矢状关节骨折线；2. 前侧关节骨折线；3. 骨折延伸到骨干

C3 桡骨远端全关节多发性骨折

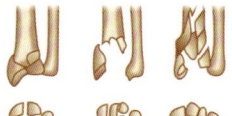

1. 简单骨干骨折；2. 多发骨干骨折；3. 骨折延伸到骨干

图5.10 桡骨远端骨折的AO分型

包括27种类型，但大体分为3种类型：A型由关节外骨折组成，B型由局部关节骨折组成，C型由关节内骨折组成。每种类型都被进一步细分，共产生27种类型

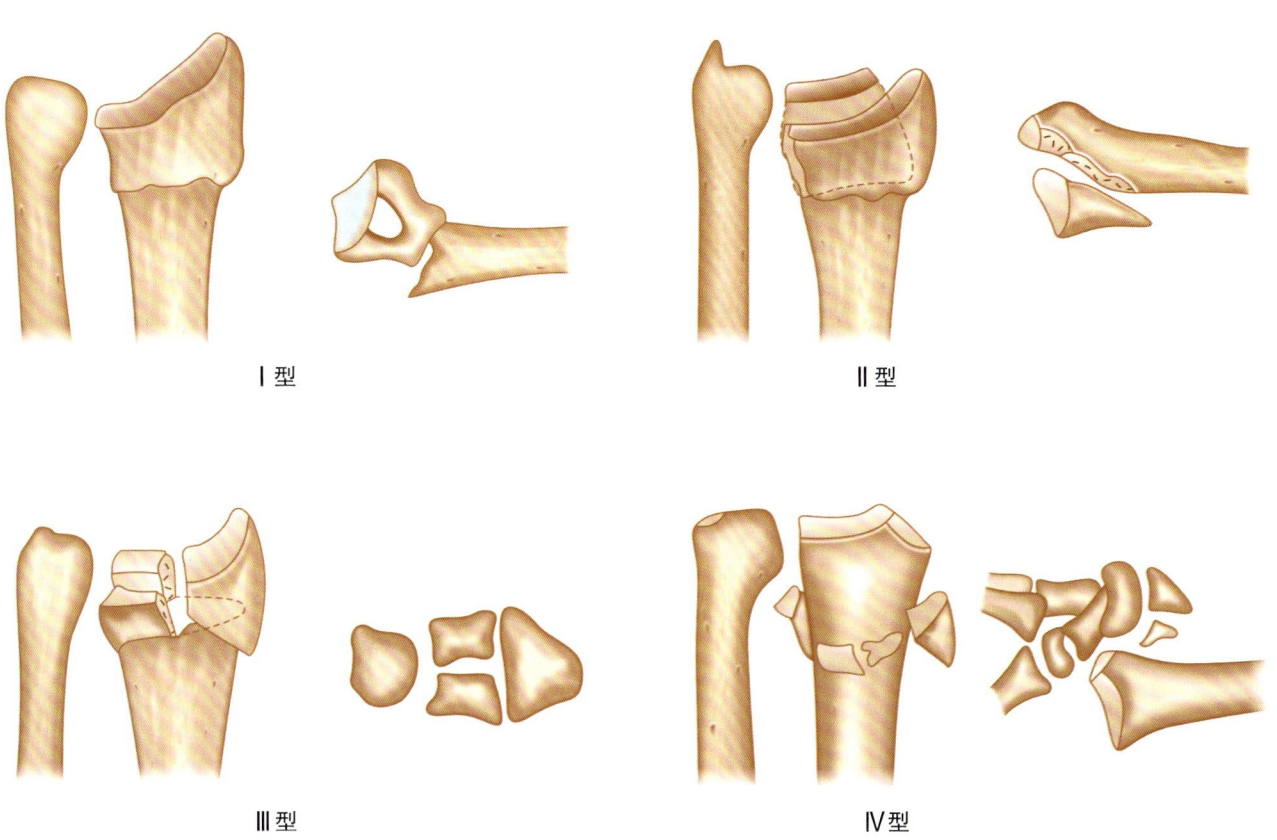

Ⅰ型

Ⅱ型

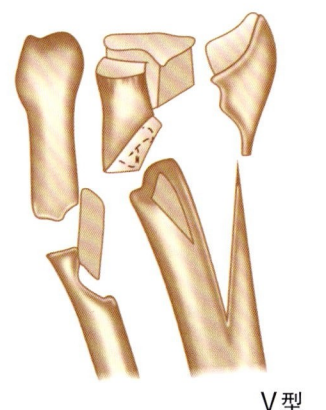
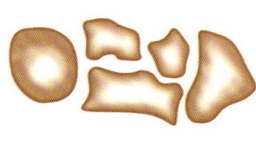

Ⅲ型

Ⅳ型

Ⅴ型

图5.11　Fernandez的分型是一种基于机制的分型

Ⅰ型：关节外骨折；Ⅱ型：关节内边缘剪切骨折；

Ⅲ型：关节内挤压骨折；Ⅳ型：崩裂骨折；Ⅴ型：组合模式骨折

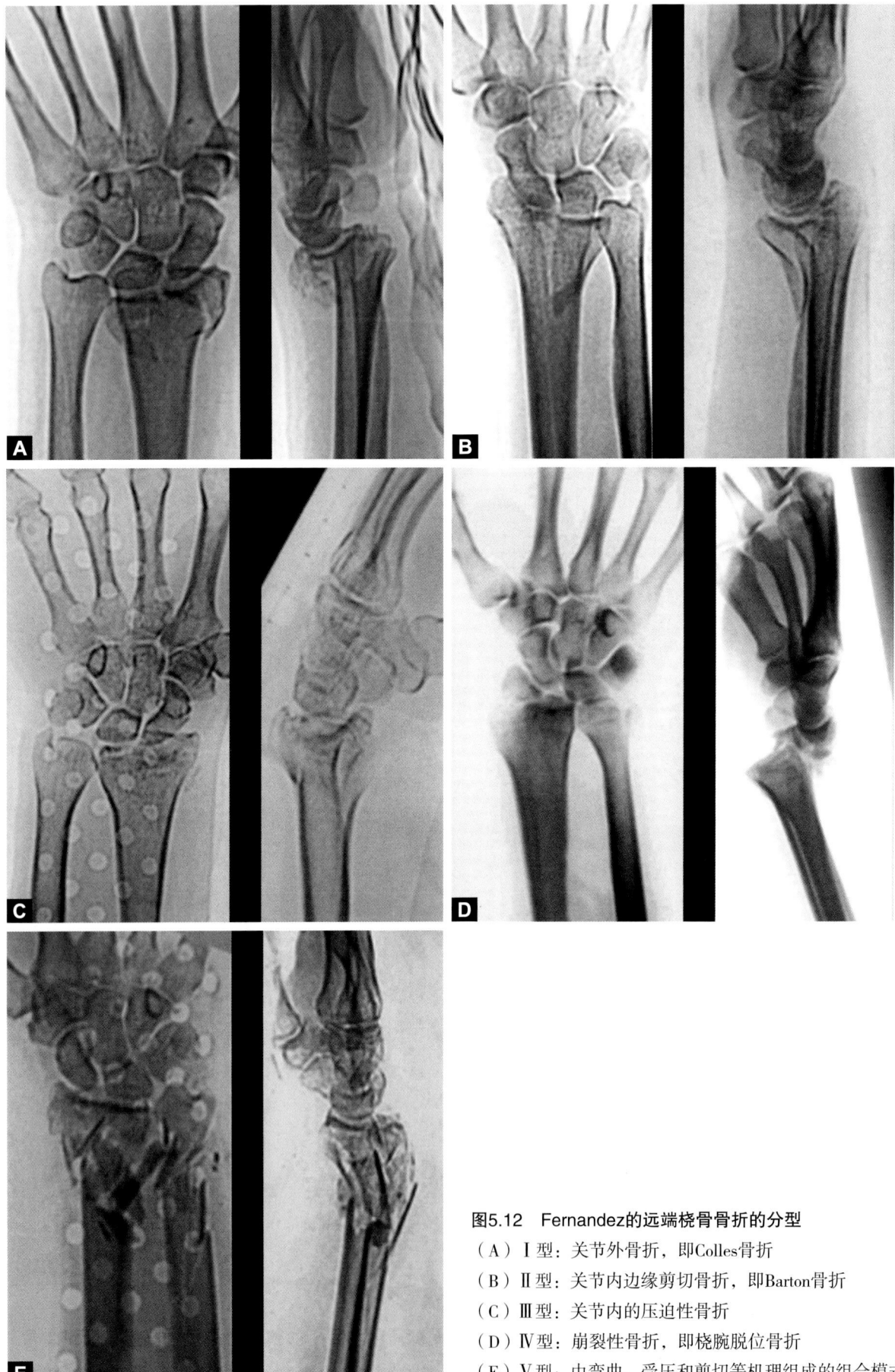

图5.12 Fernandez的远端桡骨骨折的分型

（A）Ⅰ型：关节外骨折，即Colles骨折

（B）Ⅱ型：关节内边缘剪切骨折，即Barton骨折

（C）Ⅲ型：关节内的压迫性骨折

（D）Ⅳ型：崩裂性骨折，即桡腕脱位骨折

（E）Ⅴ型：由弯曲、受压和剪切等机理组成的组合模式骨折

桡骨远端骨折三柱理论帮助临床医师理解骨折模式，同时指导内固定方案。三柱理论指的是：①桡骨柱为桡骨的桡侧，包括舟骨窝和桡骨茎突；②中柱是桡骨远端的尺侧部分，由月骨窝和乙状切迹组成；③尺骨柱为尺骨远端相关结构，包括三维软骨复合体和远端尺桡关节。治疗这些骨折的目标是确保三柱稳定。

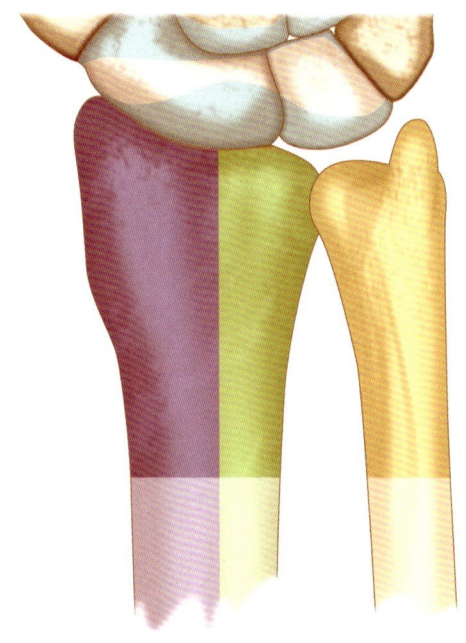

图5.13 桡骨远端骨折的三柱理论包括桡骨柱、中柱和尺骨柱
这一理论着重于每一柱在传递力和维持稳定性方面的作用。根据该理论，正确的骨折处理取决于所有三柱稳定性的恢复

四、手术指征

桡骨远端骨折的手术适应证不断变化。在过去的20年，随着大量内固定器械的发明，以及对关节的复位、合适长度的恢复和早期运动康复的理解，桡骨远端骨折的手术治疗逐步增多。桡骨远端骨折的手术指征可分为四类：①患者因素；②骨折类型；③骨折稳定性；④相关的损伤。

患者因素，包括对患者年龄、优势手、职业要求、娱乐期望、损伤前的功能水平和并发症等因素的评估。要求和期望较高的患者，可通过手术治疗得到更好的治疗效果，尽量减少后期关节疾病、加速功能康复。与此相反，需求较低的患者，即使在骨折复位不佳，关节面不规整的情况下，也可能不需要手术治疗。

骨折类型的分析，包括对骨折移位和粉碎程度的评估。对于闭合处理，目前仍有争议。但通常包括关节面不平整 < 2mm，掌倾角 > 15°，桡骨高度 > 5mm，尺骨变异 ≥ 0mm以及侧倾 ≤ 20° 的背侧成角。根据患者的年龄、需求和骨折分型，这些影像学的数据可以上下波动。

骨折稳定性，是指在桡骨远端骨折闭合治疗后，骨折端移位的风险。不稳定风险因素包括掌侧粉碎性骨折、背侧骨折 > 50%、初始骨折位移 > 1cm、初始桡骨短缩 > 5mm、伴有尺骨颈或干的骨折或严重的骨质疏松症。在确定骨折复位是否稳定或手术是否有效时，以上均需要考虑。

相关的损伤表明桡骨远端骨折需要手术治疗的相关损伤，指的是包括开放性骨折、神经血管损伤或其他的肢体损伤。如果伤口条件允许的话，所有的开放性骨折都需要进行手术治疗，并行骨折固定。所有神经损伤包括直接神经损伤、急性腕管综合征或骨筋膜室综合征都需要手术减压和骨折治疗。在双侧骨折或多种外伤的情况下，额外的肢体损伤需要手术固定以促进患者的功能康复。

一旦有手术适应证，即有若干手术技术可使用。每种技术都有特定的骨折适应证（图5.14）。这些技术可以分为3个主要类别。

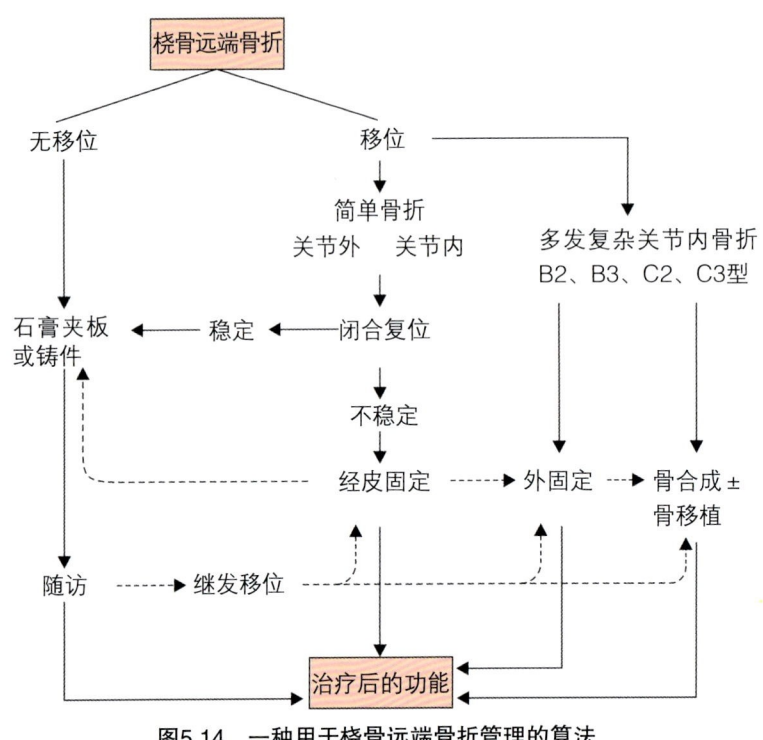

图5.14 一种用于桡骨远端骨折管理的算法

最初用于骨折移位，其次是骨折稳定性，并用于指导治疗和固定

（一）闭合复位与外固定

闭合复位与外固定，可适用于任何不稳定的桡骨远端骨折。复位是通过韧带修复间接实现的，因此，直接对骨折块进行复位，特别是关节内骨折复位，可能很难达到理想效果。用外固定的桡骨远端骨折可以用克氏针固定来增强。由于切开复位钢板内固定技术的进步，外固定的适应证已逐渐发展为特定的桡骨远端骨折。外固定术可用于多处外伤或其他固定技术辅助下的桡骨远端骨折的暂时稳定。某些情况内固定是禁忌证，例如严重的粉碎性骨折，晚期骨质疏松和大面积软组织损伤（图5.15A）。

（二）闭合复位与内固定

1. 克氏针固定

闭合复位克氏针固定，适用于关节外和关节内骨折（图5.15B）。相关禁忌证包括严重的关节内骨折，严重的粉碎性骨折或严重的骨质疏松症。内固定后，患肢可能会短缩或内固定失效，因此在骨折愈合前需要制动。

2. 经皮螺钉固定

移位小和关节面无明显破坏的骨折可以用经皮螺钉固定。

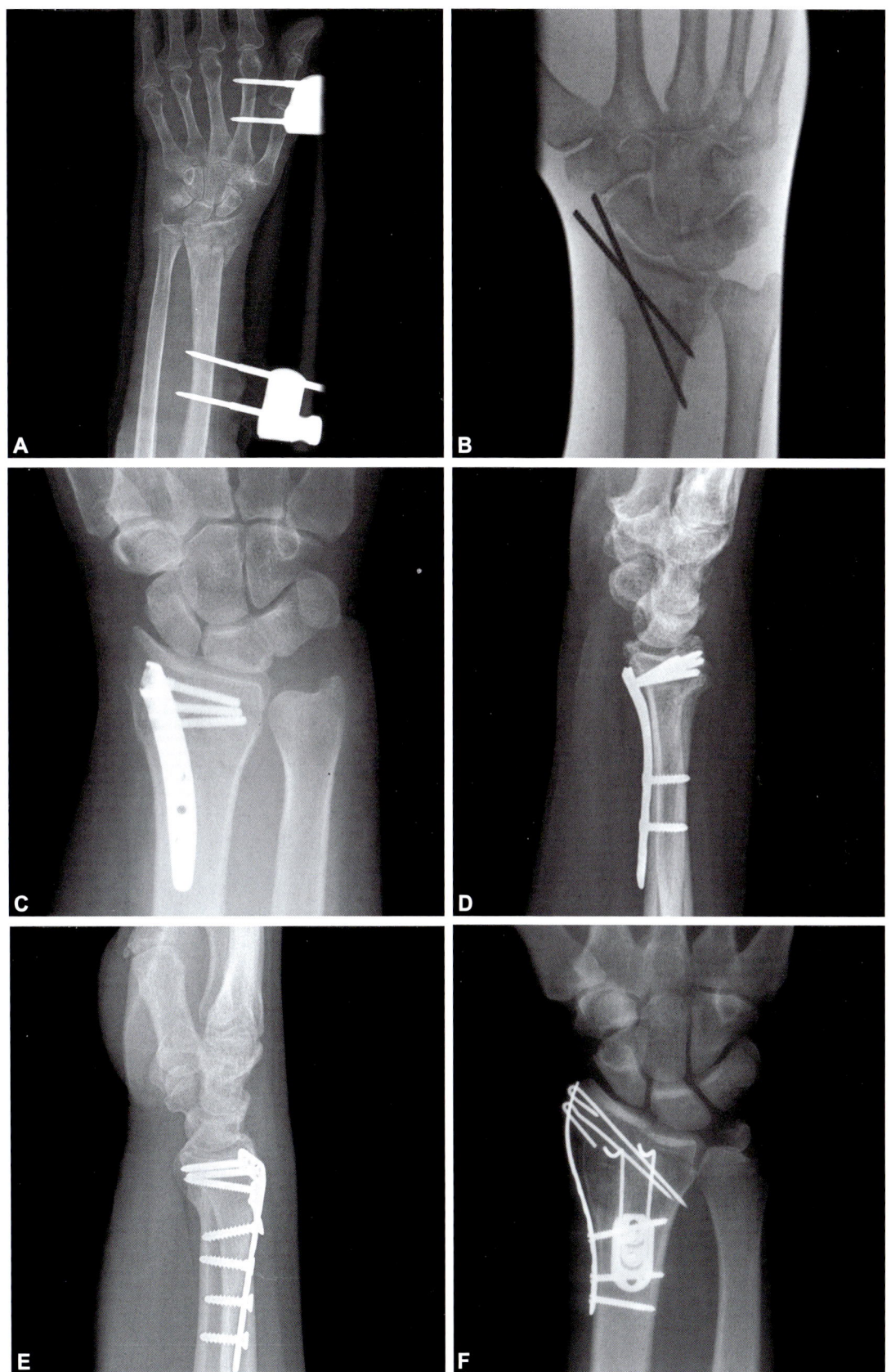

图5.15 一旦确定实施手术，多种手术技术和植入物可用于治疗桡骨远端骨折

（A）闭合复位和外固定术 （B）闭合复位和使用克氏针的内固定 （C）髓内钉术

（D）切开复位和掌侧钢板内固定 （E）背侧刚板内固定术 （F）骨碎片固定术

由Asif M Ilyas提供

3. 髓内钉

桡骨远端关节外骨折或单纯关节内骨折可用髓内钉进行治疗（图5.15C）。在闭合或有限切开复位和进钉的基础上进行内固定。这一技术的禁忌证为关节内移位或背侧/掌侧的剪切骨折。

（三）切开复位内固定

1. 掌侧钢板

钢板内固定的适应证是关节内的掌侧骨折或掌侧"Barton"骨折，以及掌侧移位的关节外骨折或"Smith"骨折。随着锁定板技术的出现，在需要切开复位骨折的时候（图5.15D），锁定钢板已迅速成为内固定的首选。锁定螺钉可以固定关节碎片和干骺端碎片，而不需要双皮质固定（图5.16）。此外，掌侧板的刚度提供了固定角度下的必要支撑以防止移位，以及促进骨质疏松性骨折的早期活动。

因此，大多数移位和不稳定的桡骨远端骨折，都用掌侧钢板固定。掌侧锁定板的潜在局限是AO型B2骨折，背侧骨折或背侧"Barton"骨折，用掌侧锁定板治疗效果一般，应使用背侧固定效果更好。

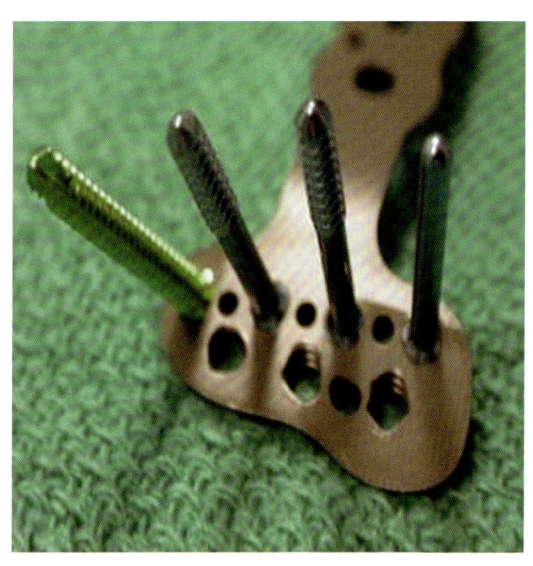

图5.16　掌侧锁定板
注意：固定角度锁定螺钉

2. 背侧钢板

背侧钢板的适应证是桡骨远端背侧移位性骨折（图5.15E）。背侧钢板固定为背侧关节表面和背侧粉碎性骨折提供了良好的稳定性。因此，背侧钢板方案在治疗关节内或关节外的背侧骨折、"Barton"骨折有优势。背侧钢板的使用必须注意减少对肌腱等软组织的阻挡。

3. 骨折碎片固定

对骨折碎片固定的适应证，包括桡骨远端关节内骨折（图5.15F）。该技术可单独使用或与背侧或掌侧钢板结合使用。尽管在关节骨折固定治疗上效果很好，但由于多个切口和小植入物需要烦琐的操作，这项技术可能较难完成。

五、外科解剖、体位与入路

（一）应用解剖

桡骨远端与尺骨、舟状骨和月骨的连接，是一种旋转机制的必要组成部分，可以在腕关节处内旋/支撑、屈曲/伸展和桡侧/尺侧偏移。

腕关节的旋后和旋前功能由尺桡关节决定。这个关节是由远端的尺骨头形成，在桡骨远端的半圆形的桡切迹中旋转（图5.17A）。这在评估关节复位和稳定性以及在掌侧或背侧钢板螺钉固定的过程中是非常重要的。螺钉放置得太靠近尺骨，可能会穿透尺桡关节，导致关节疾病或使腕关节旋转受限。

桡骨远端的关节面包括月骨窝和舟状骨窝（图5.17A）。关节表面掌倾角平均为22°，掌侧倾斜平均为11°，桡骨高度平均为12mm。桡骨远端的背侧表面不规则，皮质薄，成为最易发生背侧成角和粉碎性骨折的位置（图5.17B）。在桡骨远端的背侧有一个不规则结构，即李斯特结节（图5.17B）。该结节作为伸肌肌腱的滑车，也可以作为自体骨移植的来源。桡骨远端的掌侧皮质由更强的骨质构成，不易骨折。掌侧皮质的远端部是桡骨韧带的起点，并与指屈肌腱紧密相连。月骨窝特别薄，但它是掌侧皮质边缘的突出部分。新月状骨面是稳定桡尺关节韧带的重要来源（图5.18）。月骨窝的骨折可能是轻微的，但不合适的内固定可以导致后期的桡腕关节半脱位（图5.19）。

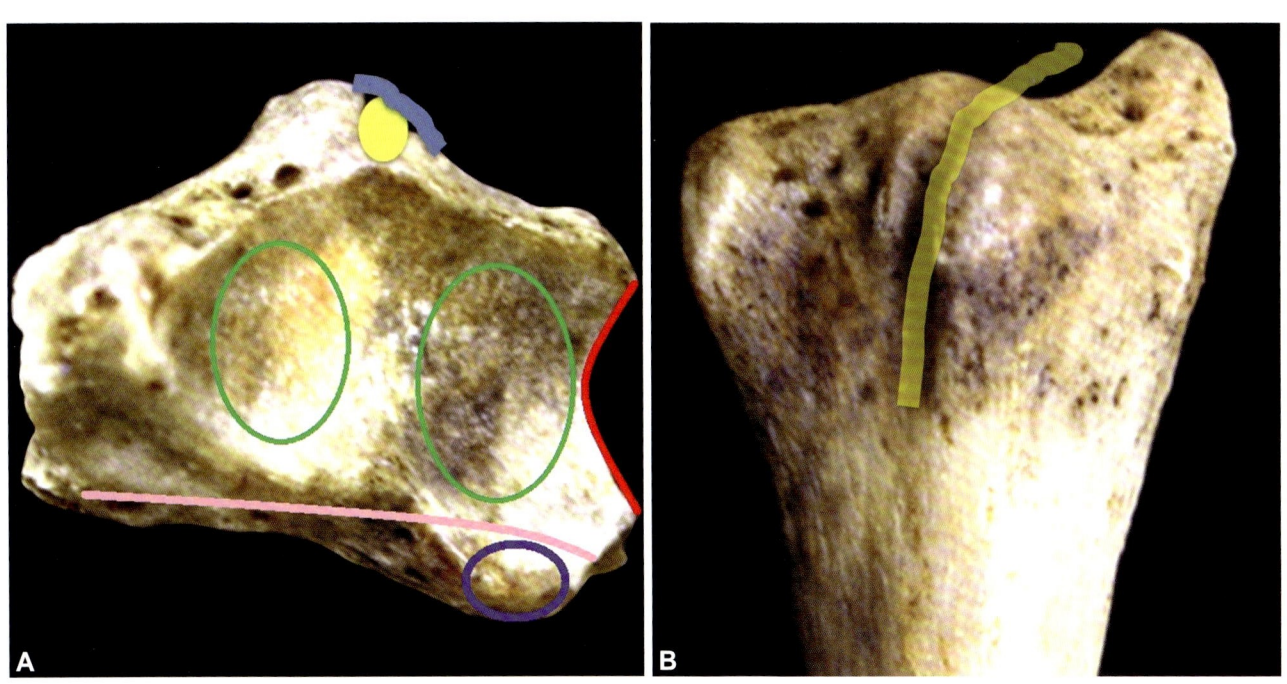

图5.17 桡骨远端

（A）关节面有两个窝：舟状骨面窝和月骨窝（绿色），尺骨与桡骨远端（红色）的S形切口相连，远端掌侧皮质与粉色线相对应，但要注意月骨窝（蓝色）是如何进一步触碰掌侧。远端背侧皮层包括突出的李斯特结节，它是拇长伸肌的一个滑车（黄色的）（B）在背侧的视图上，注意在李斯特的结节周围环绕的伸肌肌腱（黄色）的路径

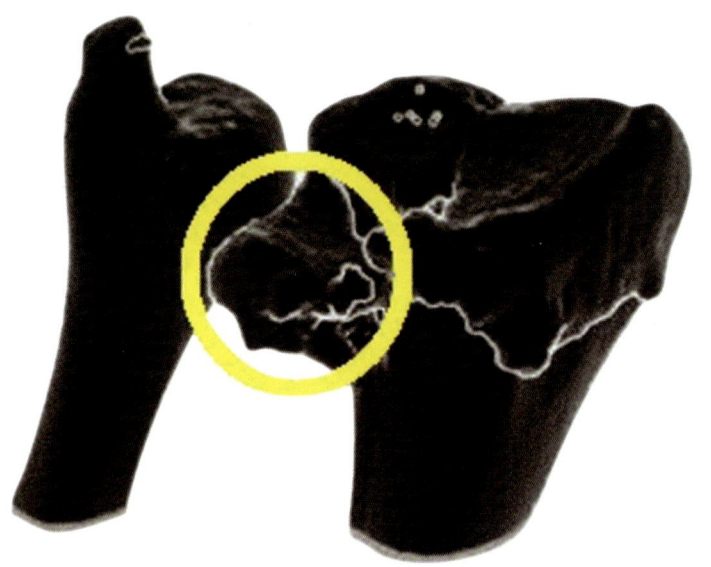

图5.18 月骨窝（黄色）骨折在桡骨远端的CT三维重建图像

桡骨远端的背侧是由伸肌肌腱直接覆盖的。与之相反，掌侧是由旋前方肌所覆盖。只有远端骨皮质与手指屈肌腱相连，特别是拇长屈肌和指深屈肌。

背侧置入的内固定物，容易刺激指伸肌腱，这是由于指伸肌腱和背侧骨皮质紧密相连。然而，放置在掌侧的内固定物以桡骨为中心，并置于旋前方肌之下，相对来说较少对软组织产生刺激，除非内固定太大或太倾斜（图5.20），可能会刺激拇长屈肌和指深屈肌的肌腱。

（二）体位

一般更倾向患者处于仰卧位，并一直使用托手桌。在整个手术过程下，术中C型臂应该便于使用。止血带可以用来止血。对于掌侧入路，前臂旋后使掌心向上。对于背侧的入路，前臂是旋前的。术中尽量减少手腕旋转，以避免骨折移位。

（三）手术入路

1. 背侧入路

背侧入路是通过各指伸肌腱的间隙，为桡骨远端骨折和桡腕关节提供了背侧入路（图5.21）。一般来说，背侧的入路可以分为4种不同的入路，具体取决于需要暴露的解剖结构（图5.22）。对桡骨远端的标准或中线的背侧入路，包括在尺侧偏向于李斯特结节上做一个纵行切口的入路。

第3个含有伸肌肌腱的背侧间隙被打开，肌腱被分离出来并向桡侧缩进。然后，通过将周围的第2和第4间隙进行骨膜的剥离，暴露出桡骨远端的背侧。在进入骨折部位、骨移植或钢板放置的时候，将李斯特结节用咬骨钳处理掉是有必要的。在关闭伤口的时候，伸肌支持带关闭在第3个背侧间隙的位置上，并分离出伸肌肌腱。

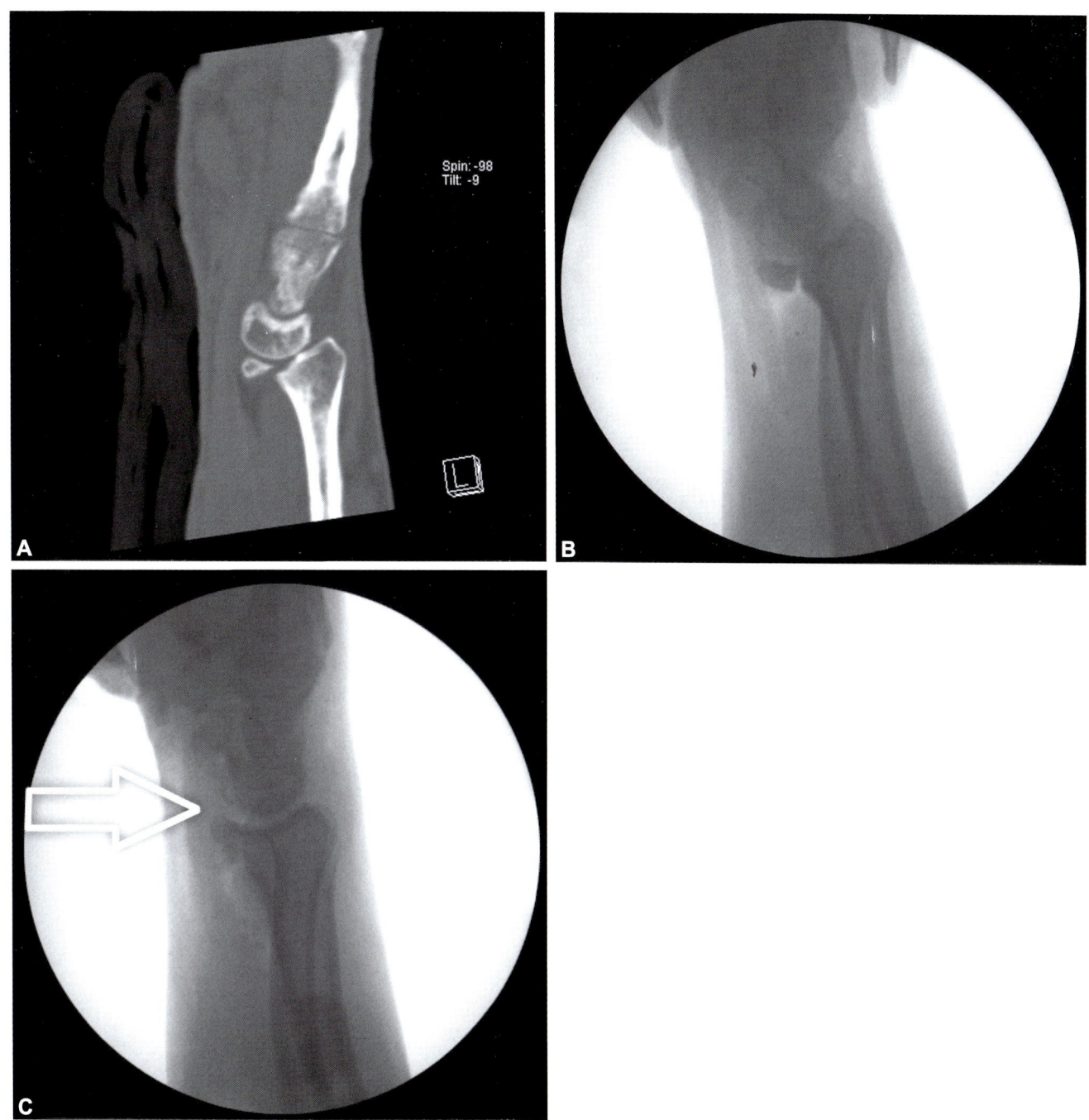

图5.19 桡骨远端的关节内骨折

（A）CT图像发现移位的月骨窝骨折

（B）骨折移位和桡腕关节损伤

（C）复位桡骨远端的腕背侧移位。良好的治疗需要对月骨窝骨折解剖复位

由Asif M Ilyas提供

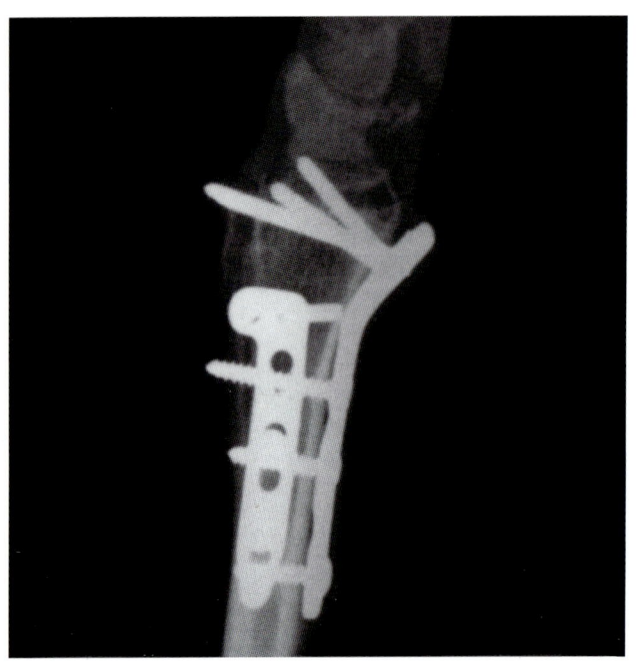

图5.20　注意掌侧钢板末端的突出部分
患者抱怨拇指弯曲的不适，并最终出现拇指弯曲功能丧失。
钢板的角度太过倾斜，定位太远，从而刺激了覆盖在上面的
肌腱。此外，螺钉的背侧突出，使伸肌肌腱有损伤的风险

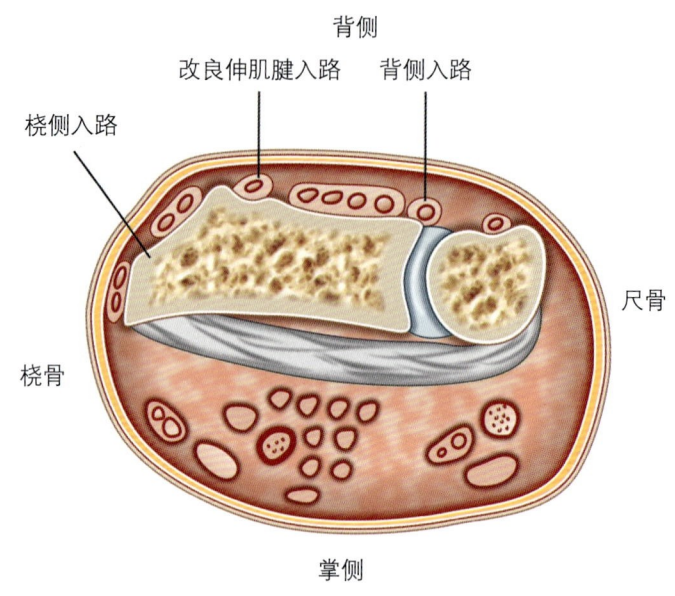

图5.21　从背侧进入桡骨远端的各入路
标准的跨伸拇指肌腱或中桡骨的入路，
以利于桡骨远端的背侧暴露

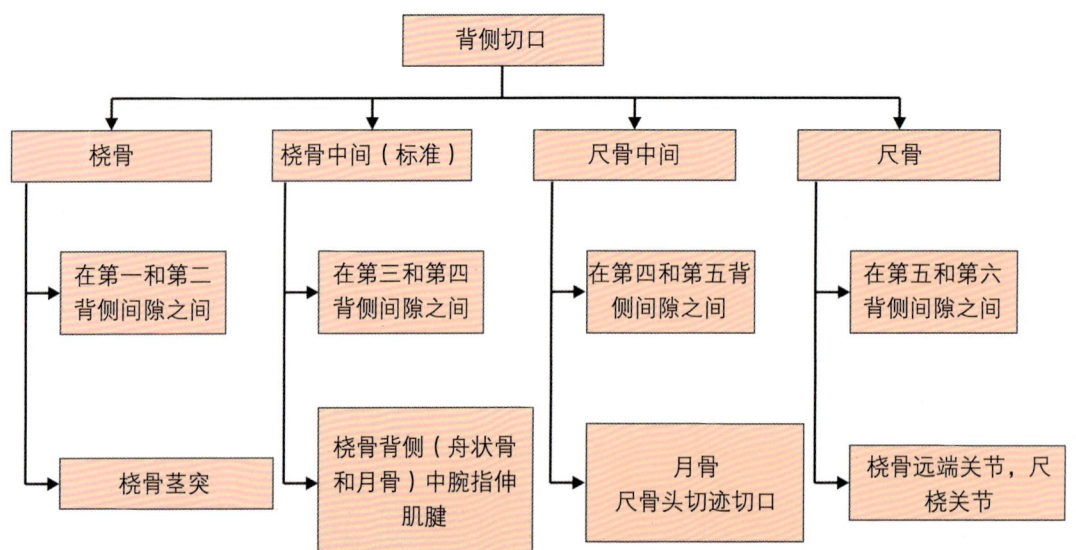

图5.22　背侧的入路可以大致分为4个主要的区间：桡骨、桡骨中间、尺骨中间和尺骨

2. 桡侧入路

由腕关节桡侧做一个纵行的皮肤切口，从桡骨的茎突或解剖学上的鼻烟窝开始，并继续向近心端解剖。在切开时，必须注意识别和保护桡侧感觉神经的分支。先将桡骨远端的桡侧骨皮质暴露出来，然后切开或者打开第1背侧间隙，或者将第1、第2背侧间隙提拉。在必要的时候还应该对肱桡肌进行识别和松解。

3. 掌侧入路

桡骨远端的掌侧入路，可以通过3种不同间隙入路：①腕屈肌入路；②亨利入路；③桡骨远端腕屈肌入路（图5.23）。

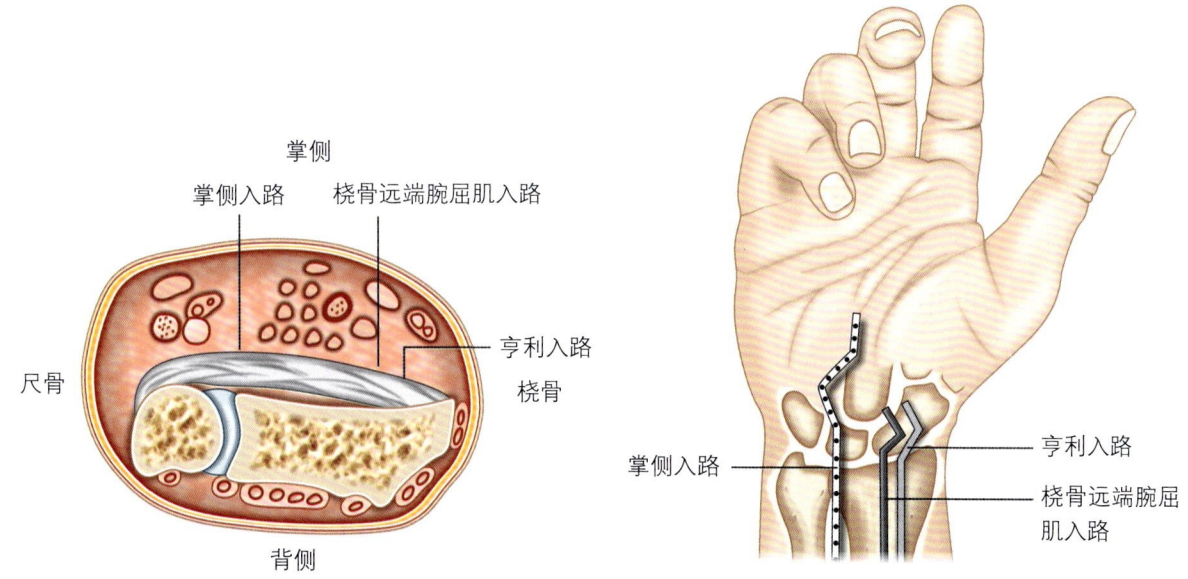

图5.23　从桡骨远端进入掌侧入路包括经桡侧腕屈肌、经亨利和掌侧入路

（1）腕屈肌入路：腕屈肌入路提供了一种安全可靠的方法来治疗掌侧的远端骨折（图5.24）。从远端腕关节处的腕屈肌腱处做一个纵行切口，并延伸至近端6～8cm。对腕屈肌腱鞘进行钝性解剖。桡动脉位于桡骨的肌腱附近，必须保护。切开腕屈肌腱鞘，肌腱向尺骨收缩。然后，肌腱鞘的底部再切开，便于进入深部的掌侧间隙。腕屈肌腱和所有的指屈肌腱都向尺骨缩进。大部分桡骨肌腱是拇长屈肌肌腱，钝性分离桡骨将为进入桡骨远端的旋前方肌和掌侧表面提供通道。充分显露是为了避免对正中神经造成意外损伤，而不是在腕屈肌或指屈肌腱上进行操作。旋前方肌沿桡骨边界充分松解，从桡骨到尺骨，暴露出桡骨远端的背侧面。旋前方肌的远端刚好在骨折的位置时，通常会被撕裂。同样，必须注意避免过度的远端剥离，这会破坏桡骨远端背侧韧带稳定性。为了更好地处理骨折碎片，肱桡肌可从第1背侧间隙的桡骨边界松解出来。

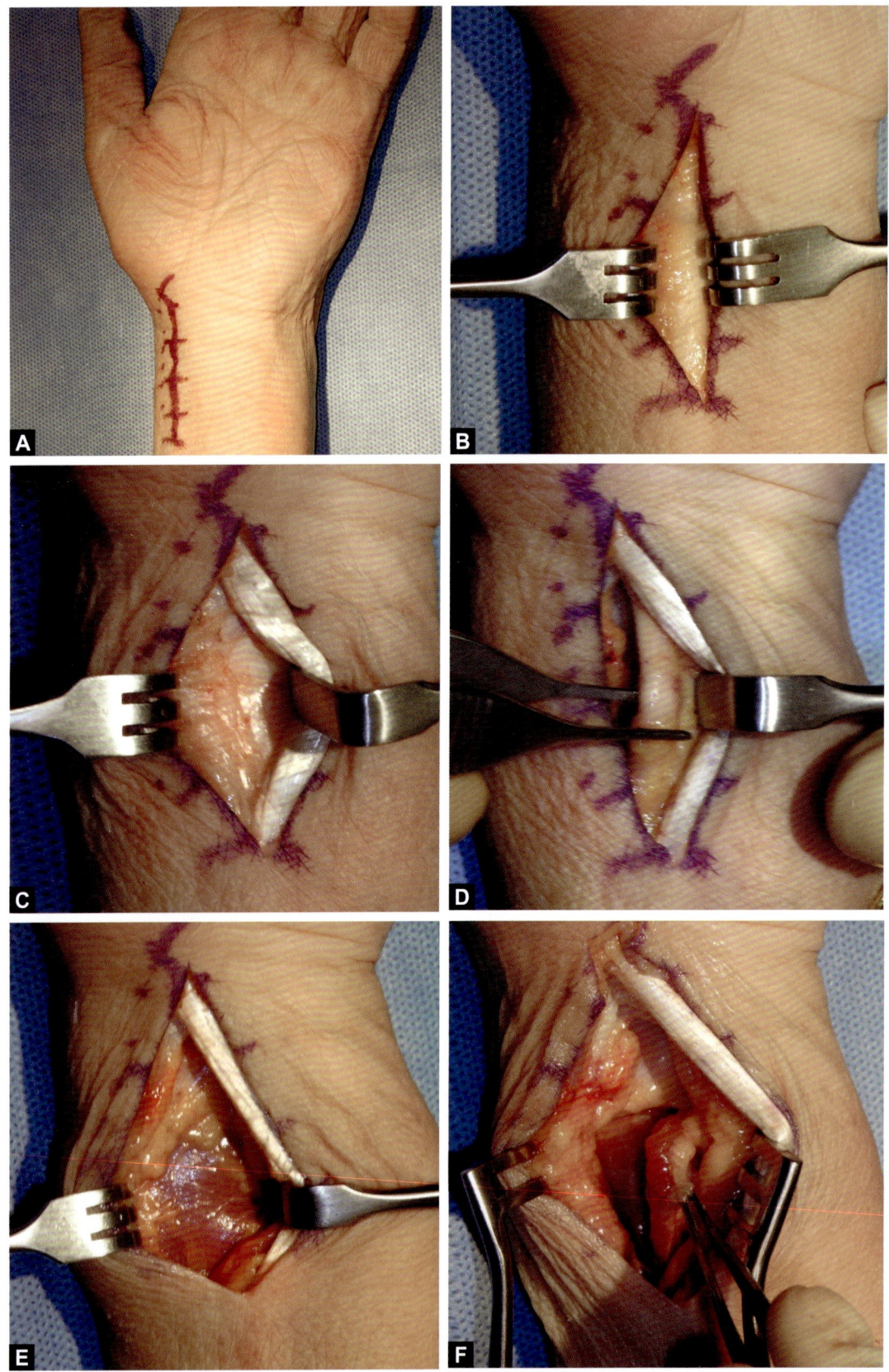

图5.24A～F 腕屈肌入路治疗桡骨远端骨折

（A）标准桡侧腕屈肌入路始于一个纵行切口 （B、C）桡侧腕屈肌腱打开和腱鞘的牵拉
（D）拇指屈肌肌腱（用拉钩固定）和指屈肌腱被缩回 （E、F）旋前方肌的显露，并从骨膜上分离，
从而将桡骨远端的掌面完全暴露

由Asif M Ilyas提供

（2）亨利入路：腕屈肌入路和改良的亨利入路都采用同样的深度解剖，但是在表面的间隔上有不同。亨利入路是在腕屈肌入路和肱肌之间进入前臂的。虽然亨利入路没有特别描述远端范围，但已经被推断为在腕屈肌腱和桡动脉之间。在仔细解剖了这段间隔和对桡动脉的保护后，深度解剖与上述的改良腕屈肌入路相同。

（3）桡骨远端腕屈肌入路：桡骨远端腕屈肌入路的间隙位于尺骨神经血管结构和手指屈肌腱之间。当解剖到远端的掌侧前臂时，腕管被松解。屈肌肌腱向桡骨缩进，尺骨神经和动脉向尺骨缩进。旋前方肌的远端部分覆盖了远端桡腕，并且部分被分成了暴露于掌侧尺骨远端和远端桡腕关节的部分。在解剖过程中，必须注意保护掌侧桡尺韧带和桡腕韧带。

延长的桡侧腕屈肌入路

为了更好地复位关节内的碎片和背部粉碎骨折，标准的掌侧入路可以被改良。在标准的深度掌侧解剖后，第一个背部的间隙被松解或从骨膜中分离，并向背侧收缩。采用分段切割技术可使肱桡肌嵌入物得到松解，肌腱易在后期更大程度上得到修复。包围在近端桡骨碎片的骨膜应被松解，以促进近端桡骨干的转动。然后，桡骨近端被一种腱膜进行保护，并可向前旋转便于直接暴露远端碎片和背侧骨折碎片。一旦骨折直接复位，近端骨折碎片就会被恢复到原来的位置。

六、手术方法

所有的手术都应该麻醉，最好是局部麻醉，止血带止血和C型臂辅助下进行。预防性抗生素应根据当地抗生素管理的规定进行使用。手术部位必须根据标准技术进行消毒和覆盖。确保手术室准备好所有必需的器械和植入物。

（一）克氏针内固定

经皮克氏针内固定是在成功的闭合复位（图5.25）基础上进行的。在克氏针放置之前，腕关节在X线透视引导下直接复位。或者，可以将克氏针放置在骨折内或周围帮助复位。如果不能进行闭合复位，则可以将小切口置于李斯特结节和骨折的水平上，使用更简单的方法，然后直接复位骨折。

克氏针通常被置入到桡骨茎突的碎片中，并通过2~3枚克氏针稳定到桡骨骨干上。这些克氏针以倾斜的方向穿过桡骨茎突，并直接靠近骨折部位近端尺骨皮质。在此过程中有两种解剖结构特别危险：桡动脉和桡神经。在插入克氏针之前可以做一个小的切口，以便获得更好的视角，从而避开桡神经的分支。为了避开桡动脉，必须将克氏针插入到桡骨茎突的背侧半部。一枚尺骨背部克氏针可以用来固定在桡骨远端的尺骨区域的一个裂缝，或者增加桡骨克氏针的固定。这些克氏针可以在皮肤下方切割或在皮肤上方弯曲和覆盖。

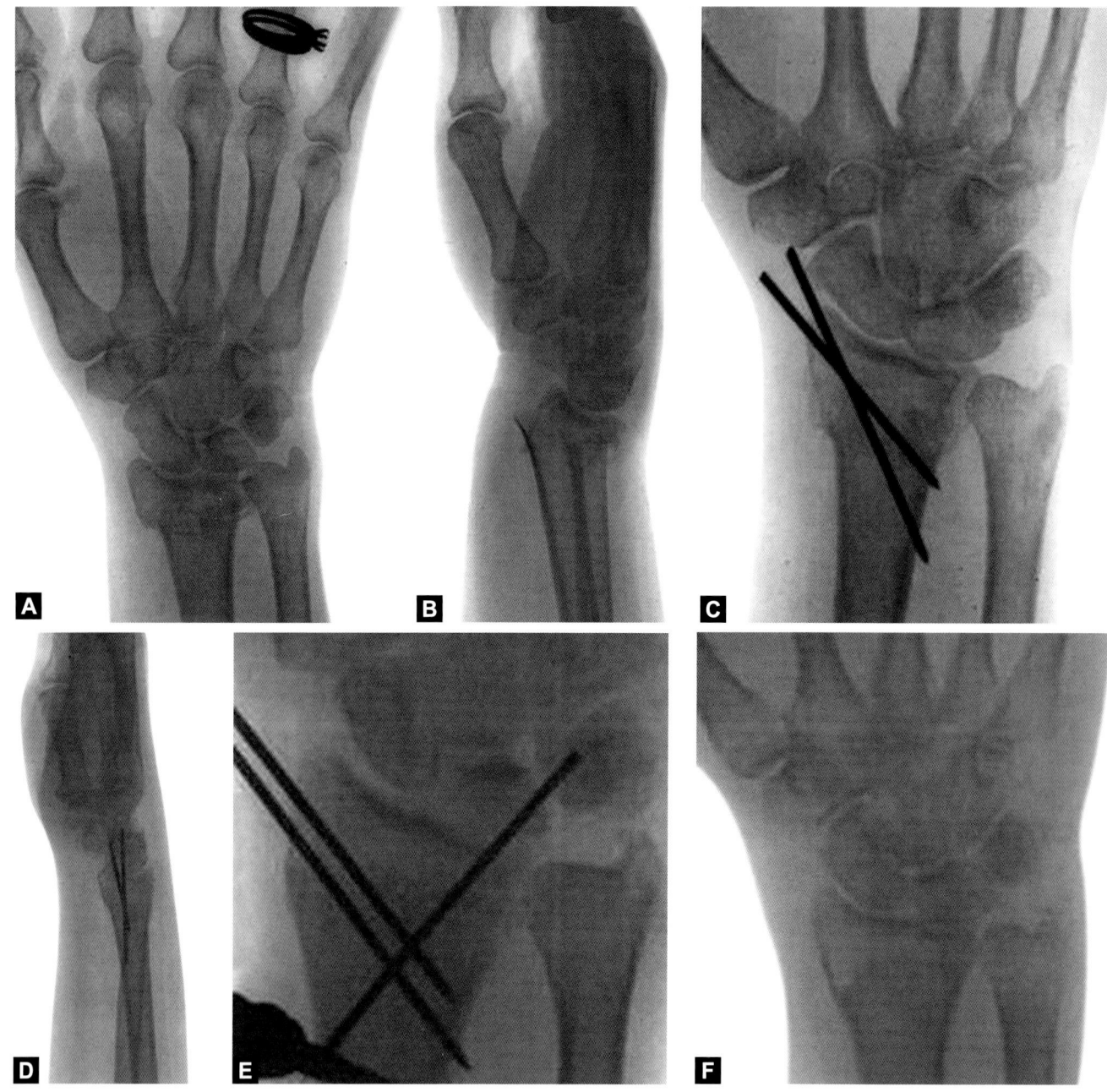

图5.25 这是一个坠落致伤案例

（A、B）62岁女性患者桡骨远端关节外粉碎骨折（AO分型为A3）

（C、D）进行了闭合复位术以及经皮克氏针固定治疗。注意桡骨高度的恢复，掌倾角以及尺偏角

（E）重建掌侧皮质 （F）加强固定防止背侧移位。6周后取出钢钉

克氏针固定的经验与教训：

（1）经皮克氏针固定治疗的前提，是闭合或有限切开复位的骨折。

（2）桡骨茎突附近的桡神经分支易损伤。做沿桡骨茎突顺延的小切口，或者通过锤子敲入克氏针，可有效避免损伤。

（3）克氏针应倾斜放入并且至少2枚用于固定骨折。

（二）外固定

闭合复位在透视下进行，克氏针可用于辅助复位或增强固定。外固定只能间接复位，克氏针可直接复位骨折和临时固定（图5.26）。

选择从掌骨开始，第一个切口应在距掌骨约1cm的掌骨底部进行。首先做0.5cm切口，然后钝性沿骨切开，以避开伸肌腱和表面桡神经的分支。固定钉被斜置放入以加大结构的强度，减少被拔出的风险（图5.27）。使用软组织保护器，用手将近端的固定钉插入掌骨底附近的钻孔内。可通过触到一个小槽确定插入的位置。远端固定钉的插入方式与近端固定钉的插入方式相同，插入靠近掌骨头头部的钻孔，同样可通过一个小槽确定插入的位置。插入关节的伸肌腱腱鞘的时候，第2掌指关节屈曲可避免固定钉的末梢伤到伸肌腱腱鞘。

桡骨中段的桡骨皮质，可以很容易通过皮肤来触及。这是一个安全的首选区域，可以做小切口并插入2枚近端固定钉。但是开始的时候必须注意保护桡骨神经表层分支。在皮肤上标记2枚钉放置的位置，与所使用的固定器的种类相一致。固定的时候，做两个1cm的皮肤切口，或者钝性切开一个3~4cm的沿骨的皮肤切口。用软组织保护器的钻孔，随后小心将钢钉以双锥形放置。当达到合适的位置的时候，插入点周围的皮肤用4-0的尼龙线缝合。使用金属夹或金属杆，用1~2根碳纤维棒固定，但不要收紧。然后在牵引下手动复位骨折，并用C型臂透视检查复位情况，经透视证实复位满意，腕掌轻度屈伸和尺偏时腕关节受力加强，手掌屈曲过度可能导致腕管综合征，过度牵张可导致皮肤神经损伤。

 外固定的经验与教训：

（1）避免过度牵拉手腕关节。可以在放大的桡腕关节X线片上看清。

（2）如果需要的话，还可以使用额外的克氏针来进一步稳定和修复骨折碎片。

（3）应指导患者保持固定钉部位清洁以防止感染。

（4）在开放性伤口的情况下，可以使用外部固定器来避免深部内固定物的放置和随后的感染。

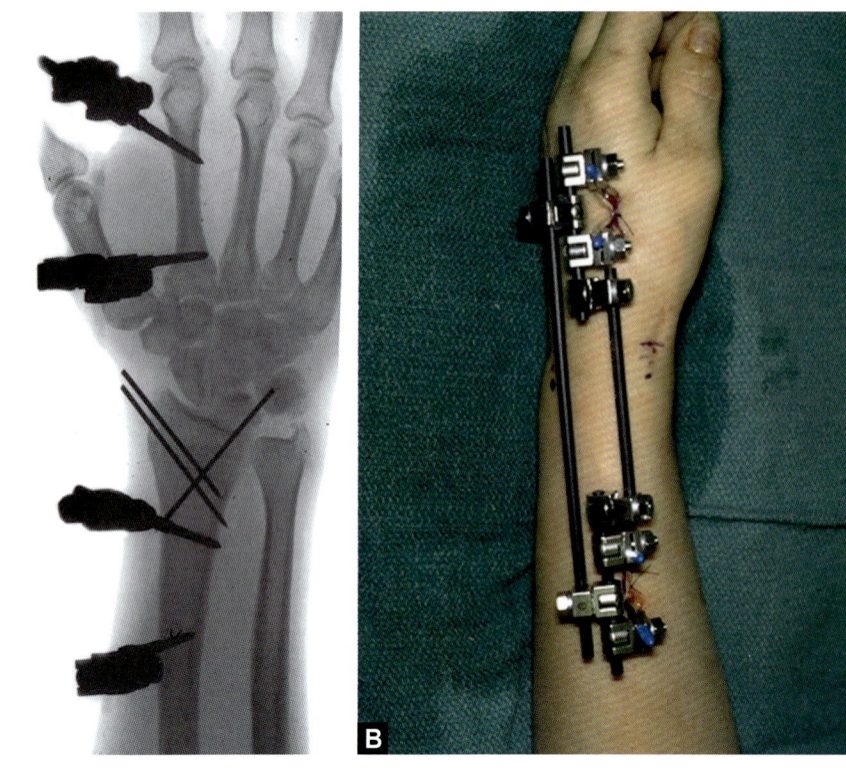

图5.26　外固定架治疗桡骨远端骨折

（A）固定后的腕关节正位X线片　（B）固定后的外观

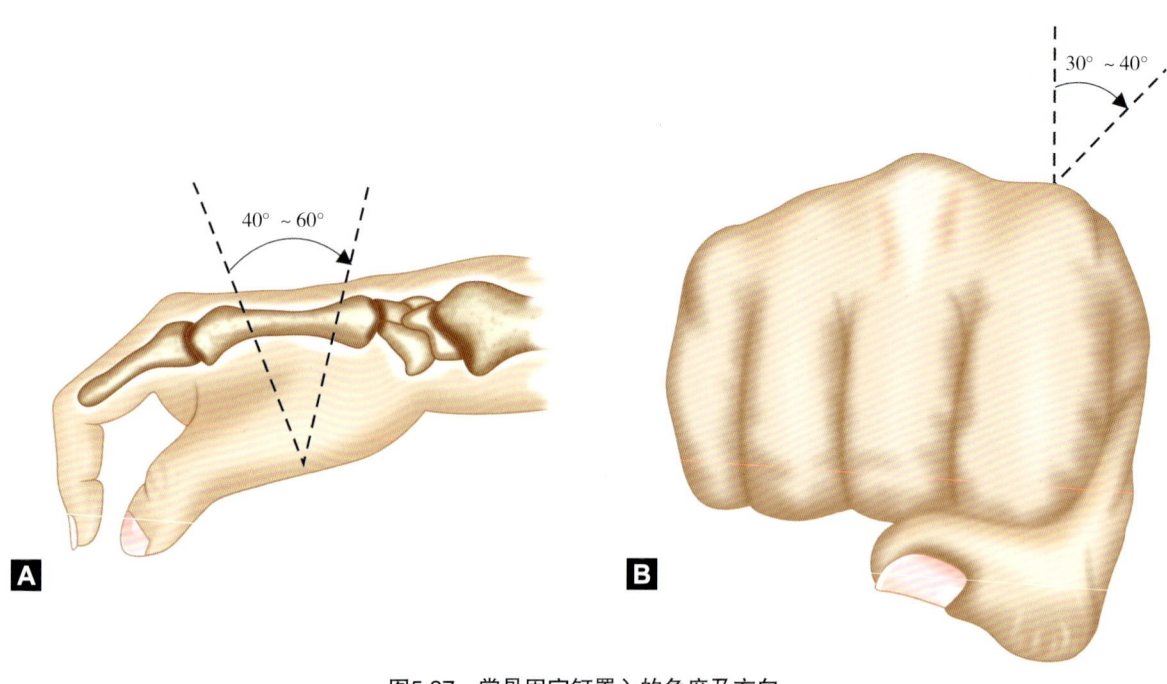

图5.27　掌骨固定钉置入的角度及方向

（A）第2掌骨侧位示意图　（B）第2掌骨轴位示意图

（三）髓内钉

这一技术在最近文献中有报道。这项技术是建立在成功的闭合复位和允许早期运动的基础上的，在关节外或关节远端骨折的治疗方面有着良好的效果。

第一步是在X线透视下复位骨折。当这一步完成时，骨折通过桡骨远端（图5.28）背部的1枚克氏针固定，这将在置入钉的时候维持骨折的复位。当背部掌皮质有阻塞或牵连时，可以采取有限的背侧切口来帮助骨折的直接复位。同样的背部切口将会应用于放置近端锁定螺钉。

在骨折复位和固定后，沿桡骨远端做一个2～3cm的切口。当沿骨进行钝性分离时，要识别和保护表面桡神经的分支。在第1和第2间隙中分离骨膜。使用导针和钻孔器打开桡骨远端，通过桡骨开口处在桡骨远端的髓腔里放入尖钩。然后，髓腔被钻穿至骨折处，直到桡骨被很好地填充，并且没有紧迫感。要经过测量确保内固定大小合适。

当内固定充分就位时，用工具植入分散的固定角度的锁定螺钉。螺钉在远端被锁住后，在靠近李斯特的结节的附近做一个2cm的切口，并在第2和第3背侧间隙之间暴露桡骨的背侧皮质，近端双螺钉穿过背侧皮质。用4-0的尼龙缝线缝合皮肤切口。

 髓内钉固定的经验与教训：

（1）髓内钉应局限应用于移位的关节外骨折。

（2）在钉置入之前，必须使骨折正确复位，因为在钉插入后进一步的骨折复位是不可能的。

（3）应该识别和保护桡神经，因为它非常容易受伤。

（4）螺钉放置时要小心使用C型臂透视，以防止关节内螺钉移位。远端桡腕关节是最容易受伤的。

（5）手术后应尽早进行腕关节运动。

（四）掌侧钢板

推荐使用腕屈肌入路或亨利入路来进入和暴露桡骨远端（图5.29和图5.30）。随着旋前方肌的提拉，骨折将进入视野。骨折端良好暴露是很重要的。为了最大限度地暴露术野，应对伤口冲洗，清除血肿或挫伤组织。应将撑开器放置在桡骨干的两侧，两侧骨皮质应在骨膜下显露。通过透视或在关节间隙放置1个皮下注射针来识别桡骨远端关节面是有必要的。这能最大限度地暴露骨折，同时避免损伤桡腕韧带。应仔细判断骨折碎片、位置及关节面情况。应特别注意关节面塌陷，月骨窝骨折和远端桡腕关节损伤情况。

骨折的复位和固定可以通过4种通用技术来完成（图5.29）：①直接骨折复位后使用掌侧板；②间接使用钢板骨折复位；③用掌侧板进行远端骨折碎片固定后间接复位；④用掌侧板进行远端骨折碎片的复位和固定。

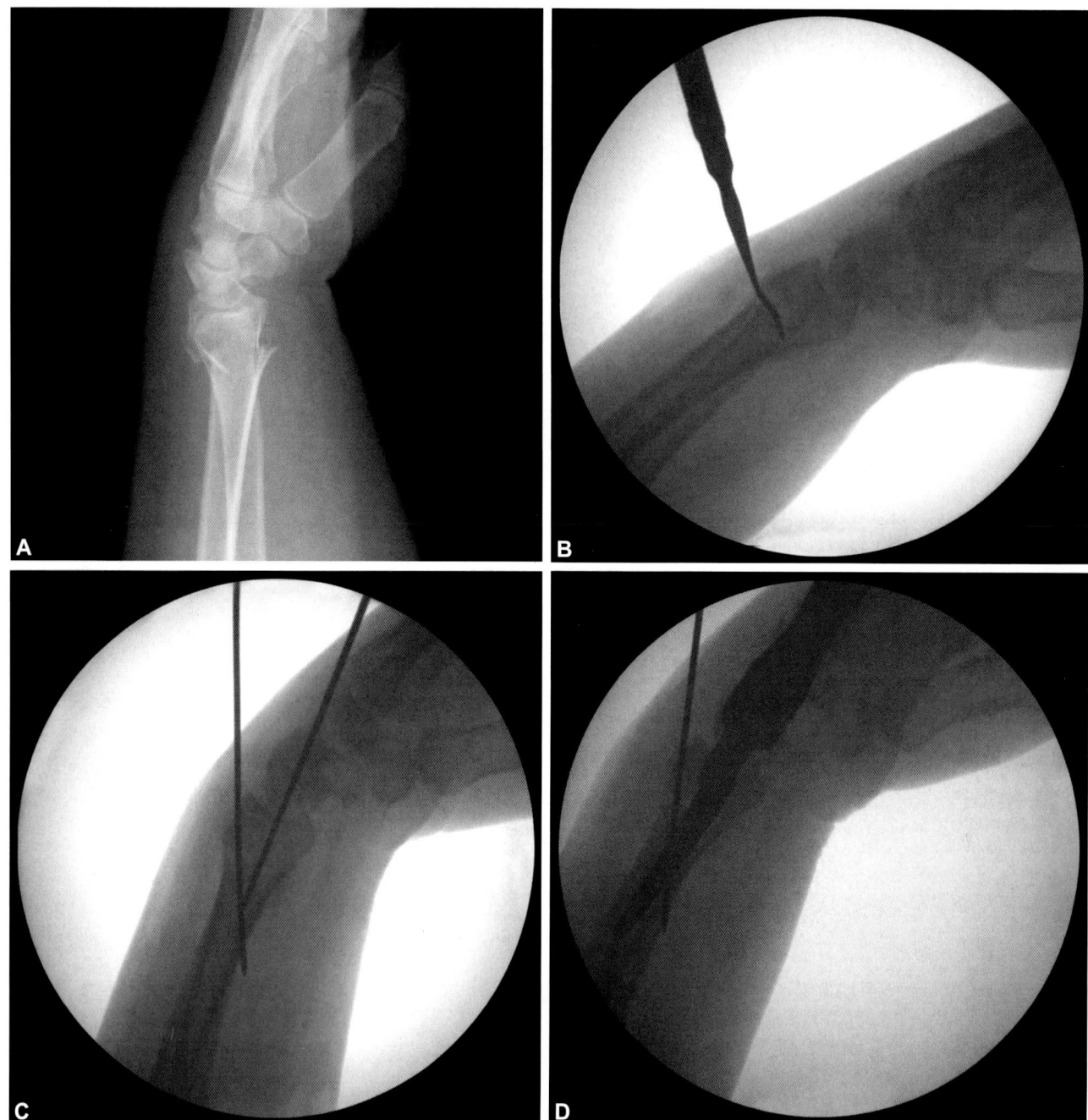

图5.28　36岁女性患者，跌倒致腕关节远端骨折（AO分型为A2）
（A）骨折移位，随后接受髓内钉手术。过程包括　（B）经皮或局部切开复位
（C）临时克氏针固定　（D、E）在骨折处开孔并用钉子插入

图5.28 （续）

（F）注意切口的位置要避开桡神经（用虚线在皮肤上标注）

（G）桡骨远端开孔后，钉子插入，然后 （H）锁定远端和近端

由Asif M Ilyas提供

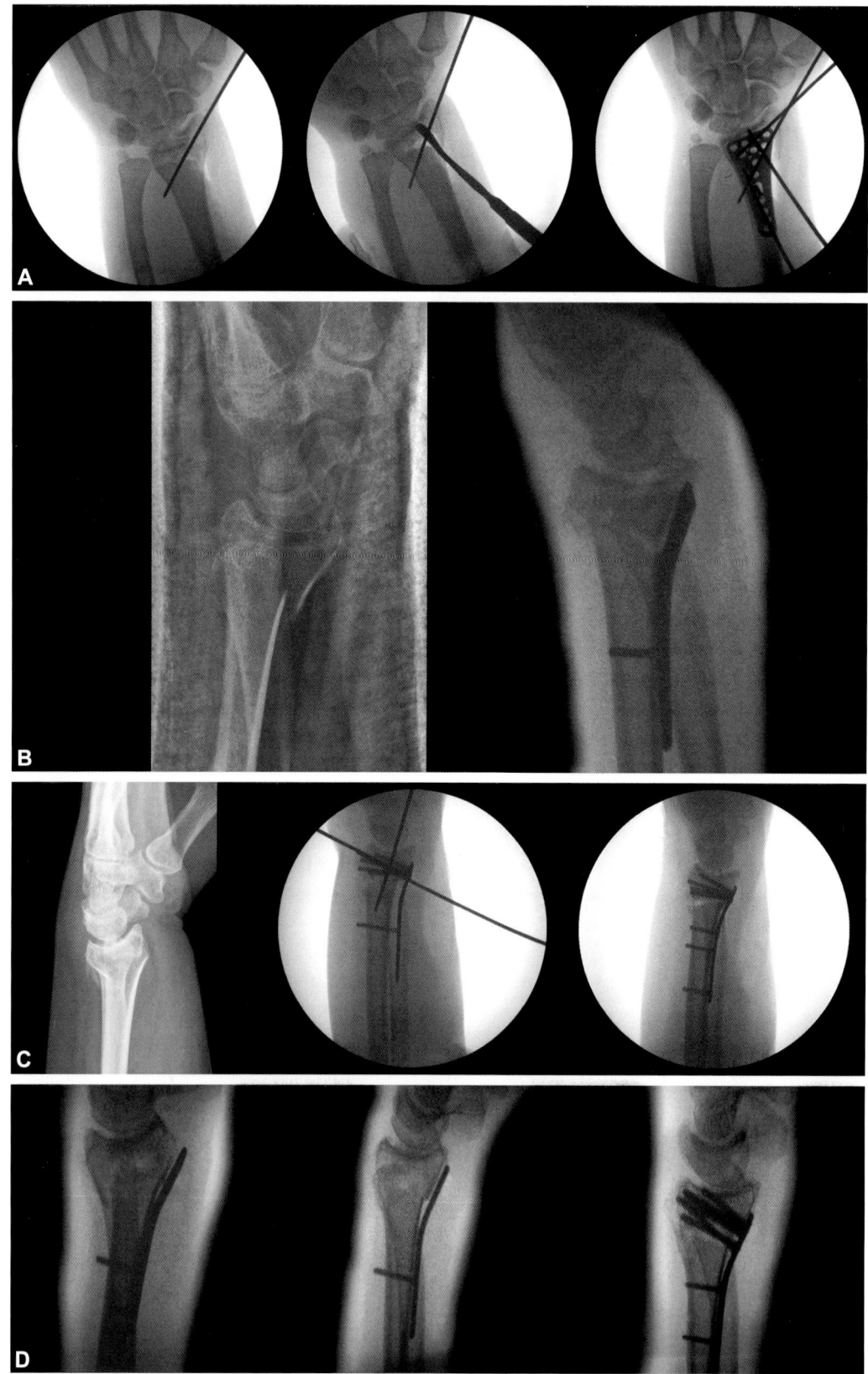

图5.29　使用掌侧板来复位和固定骨折可通过4种通用的技术实现

（A）直接骨折复位后使用掌侧板　（B）间接骨折复位后使用掌侧板
（C）用掌侧板进行远端骨折碎片复位后固定　（D）用掌侧板进行远端骨折碎片的复位和固定

由Asif M Ilyas提供

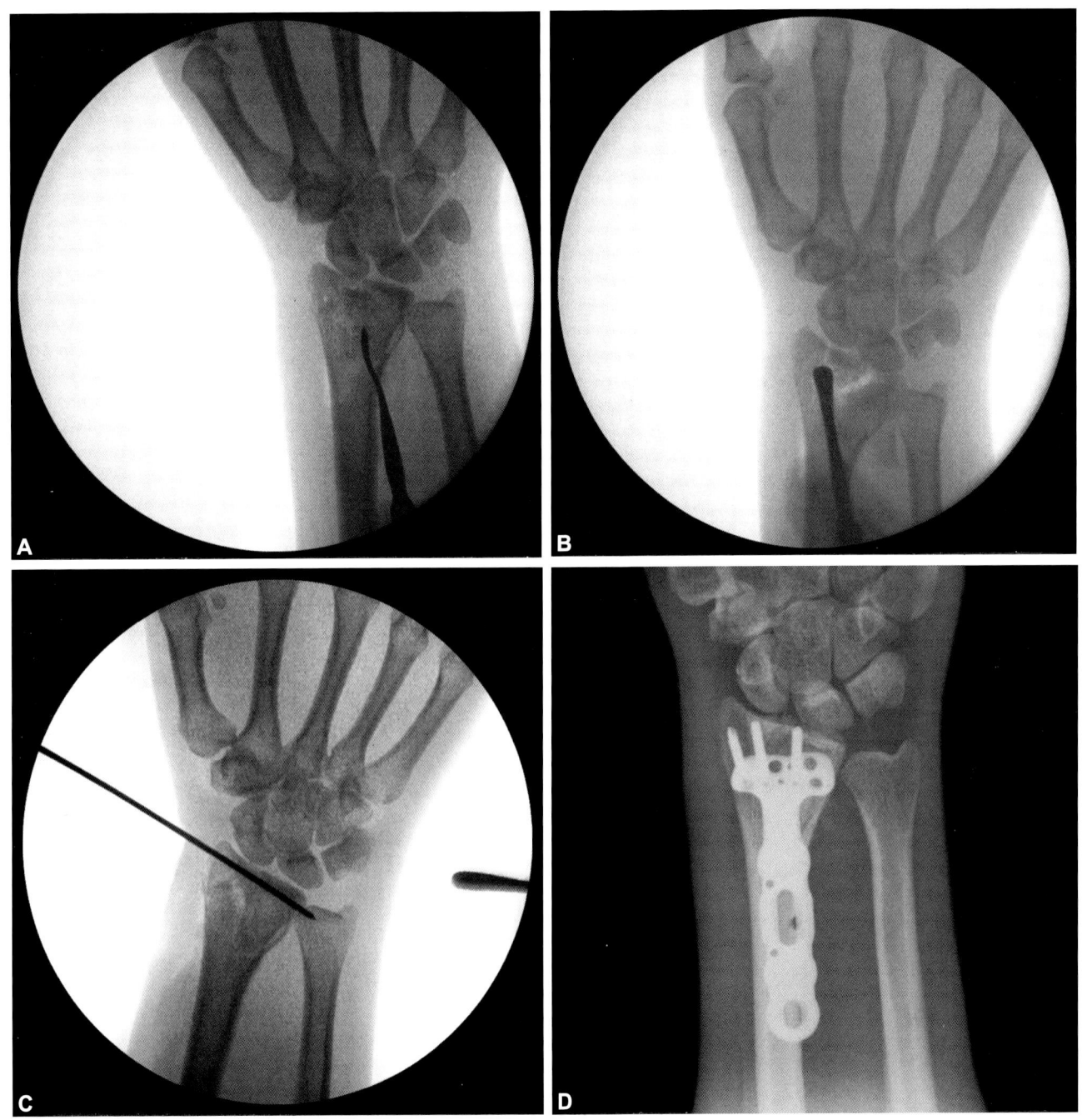

图5.30 桡骨远端骨折合并关节面的中央凹陷的复位内固定

（A、B）骨折块直接复位 （C）克氏针临时固定 （D）钢板内固定后正位X线片

由Asif M Ilyas提供

前2种技术是传统的非锁定的掌侧钢板应用。在第1种情况下，骨折是直接复位的，暂时保留或固定，然后用1块钢板将骨折碎片固定在复位的位置。第2种情况，间接复位，代表传统掌侧剪切"Barton"骨折的处理，在桡骨干的掌侧表面上使用1块波状钢板，当它被压缩到骨干上时，远端关节骨折碎片复位。随着锁定技术的出现，掌侧锁定板已成为复位工具。在第3种情形中，锁定板被用于远端碎片上，在正确位置上单独使用。当把钢板应用到骨干上时，骨折裂缝就会缩小。该技术最适合关节外骨折，并根据远端碎片准确定位。在第4种情况下，掌侧板被应用到骨干上，然后远端碎片将通过加压和屈曲的方式直接固定在钢板上，随后使用锁定螺钉固定。在实际应用中，这4种方法的结合通常可以实现最佳的骨折复位和固定。

初步的复位，通常是通过牵引、夸张的变形、直接对远端骨折碎片的加压和重构掌侧骨皮质实现的。如果关节塌陷出现，在复位掌侧皮质之前，应对塌陷部分的骨折先进行复位。临时使用的克氏针可以帮助复位骨折碎片和保持临时的稳定。

固定的目标是获得稳定的解剖学，允许早期运动。最后的钢板固定应该包括至少2～3枚皮质的非锁定螺钉和3～5枚软骨的锁定螺钉。应注意避免在尺桡关节或远端桡腕关节中植入螺钉。

同样，软骨锁定螺钉应该只放置在背侧表面，以避免肌腱炎。在此情况下放置的克氏针可以保留。如果有明显的骨缺损，骨移植应当考虑，尽管骨移植的有效性仍然是急性骨折处理要解决的问题。最后，通过C型臂透视仔细检查术中骨折复位是否充分，是否稳定和确定内固定的位置是否合适。

在对所有骨折碎片进行固定后，使前臂做平伸、内翻和旋外的活动，评估远端桡腕关节的稳定性。不稳定的远端桡腕关节损伤如果没有尺骨茎突骨折，应使用夹板固定。不稳定的远端桡腕关节如果有巨大的尺骨茎突骨折，应使用螺钉固定、掌侧板固定或张力带固定。

旋前方肌可以很容易地覆盖钢板。表层筋膜是无须缝合的。无菌敷料和掌部石膏夹板可用于外固定，注意掌指关节和手指活动情况。并鼓励患者尽早运动。

 掌侧钢板应用的经验与教训：

（1）识别桡腕关节有助于判断和充分暴露骨折。

（2）松解肱桡肌可以改善桡骨干的暴露，也有助于恢复桡骨正常解剖。

（3）关节骨折的复位可以间接进行，也可以通过采用改良的腕屈肌入路来将桡骨干从切口中解剖出来。

（4）侧面钢板可用于复位骨折或帮助骨折间接复位。

（5）远端软骨锁定螺钉定位非常关键，而且常常很难通过X线片判断。螺钉放置的时间过长易导致肌腱损伤。螺钉放置不准确会破坏桡腕关节或远端桡腕关节。

（6）李斯特结节可能会隐藏在远端软骨锁定螺钉的突出部位，使伸肌腱特别容易发生磨损破裂。

（7）如果要松解腕管，应避免将切口开在手腕处，因为它可能损伤正中神经。应为腕管的松解做一个单独的专用切口。

（五）背侧钢板

标准的背侧入路，通过第3个间隙并将桡骨远端背侧表面筋膜提拉，使骨折部位充分显露，同时可以清除骨折血肿和嵌入的软组织，背侧和关节面骨折可直接复位。桡骨茎突骨折和尺侧骨折需要准确判断。应该灵活地使用克氏针来帮助复位和临时固定骨折碎片。关节面的不平整，可以通过骨折复位来减少。另一种方法是，推荐使用囊膜切开术，可进行背侧的囊膜切开以获得直接的术野，并减少关节面损伤。像掌侧面一样，许多背侧板可以应用，钢板应用通常需通过切除李斯特结节来实现。固定的目标是获得稳定的解剖固定，并使患者尽早进行运动。最后的钢板固定应该包括至少2～3枚皮质的非锁定螺钉和3～5枚软骨下的锁定螺钉。应注意避免在桡腕关节或尺桡关节处植入螺钉。如果有明显的骨缺损，骨移植应当考虑，但是骨移植的效果仍然是急性骨折处理要解决的问题。最后的术中X线透视应仔细检查，以确保足够的骨折复位，内固定的稳定性和内固定的正确放置。

闭合切口时，腕关节如果打开，要用3-0可吸收缝线缝合。伸肌韧带要用3-0可吸收缝线修复，同时将伸肌腱保留在关节之外。皮肤层缝合后。使用无菌敷料和石膏外固定，注意掌指关节和手指自由活动。鼓励患者尽早进行运动。

 背侧钢板应用的经验与教训：

（1）软组织处理对于避免后期内固定刺激至关重要。应保持为全厚皮瓣。背侧应在骨膜下进行显露，并在关闭伤口时将其修复。

（2）与掌侧面不同，关节囊切开和关节面暴露可以很容易地在背侧实现，同时注意避免因疏忽造成的腕骨间韧带损伤。

（3）在闭合复位时，注意避免肌腱粘连、挛缩和损伤。

七、疗效

至今已有数百项治疗桡骨远端骨折的研究。然而，对于桡骨远端骨折的最佳治疗仍没有共识。大量的治疗方案加上许多不同的骨折分型，使得设计一项在所有情况下都能得到最好治疗的研究变得困难。比较不同模式的研究，可以对相互治疗的相关风险和疗效有一定的启发。

在2000年之前，Handoll和Madhok对桡骨远端骨折文献进行了系统回顾，认为外固定和经皮钉有更好的影像学表现，并且与闭合复位相比，有更好的功能疗效。然而，该研究证据并没有达到最佳。许多研究表明，仍有少数患者缺乏有效的疗效测定，以及随访失效。

在过去的10年中，研究方法有了显著的提高。然而，使用的内固定物也发生了显著的变化。较新的研究已经根据效果检验了新内固定物。有学者比较了掌侧钢板、背侧钢板和外固定架。结果显示，在固定后的前3个月，使用锁定的掌侧钢板效果更好。然而，在6个月至1年的时间里，在这项研究中所评估的3种技术的结果都很好，在强度、运动和X线片的表现方面之间的差异极小。其他几项研究也验证了这些结果。

采用固定角度的钢板进行切开复位固定正变得越来越流行。过去10年来，许多不同类型的钢板和钢板技术都被引入。但是，比较不同技术的研究并没有以同样的速度开展。Ruch和Papadonikolakis发表了一项Ⅲ级病例对照研究，发现在掌侧锁定钢板和背部非锁定钢板中，前臂、肩关节和手的功能情况没有任何差异。Koshimune等进行了一项Ⅱ级研究，发现掌侧锁定板在并没有比非锁定板有明显的优势。然而，Jakubietz等进行了Ⅰ级的随机临床实验，比较老年患者桡骨远端骨折使用锁定的背侧板和掌侧板恢复早期功能的疗效，发现运动、握力和疼痛在使用掌侧板治疗的一组有改善。

在所有的关节骨折处理文献中，有很多讨论关节塌陷和创伤性关节炎的研究。Kreder等在实验中发现，关节塌陷患者发展成创伤性关节炎的可能性较非关节塌陷患者高10倍，这证实了之前的猜想。然而，桡腕关节的关节炎临床影响仍不清楚。不同的研究对创伤性关节炎和临床上症状性关节炎的报告相互矛盾。Goldfarb等展示了创伤性关节炎的16个腕关节中，有13个腕关节有桡骨远端骨折。然而，尽管有了创伤性关节炎的存在，但在临床上却表现出良好的功能。

八、并发症

并发症常见于桡骨远端骨折手术治疗后。并发症包括软组织损伤、神经损伤、关节损伤和骨折问题。有关并发症的讨论将相对于不同内固定方法分别进行。

（一）克氏针内固定的并发症

经皮克氏针固定，需避开重要的结构放置克氏针，如表面桡神经的分支，桡动脉和手腕周围的伸肌腱。闭合和经皮钉是相对容易的，具有微创性和效率性，是一个较少并发症的手术方式。最近的Cochrane综述描述了在桡骨远端骨折治疗中，切开复位内固定的并发症和经皮克氏针固定的并发症没有区别。经皮克氏针对组织的损伤可以通过小切口，并通过钝性解剖实现最小化。同样，克氏针可以通过"敲击"而不是"钻孔"放置，避免缠绕包裹周围组织，如皮肤和神经。

（二）外固定的并发症

外固定后可能出现的并发症包括复杂的局部疼痛综合征、进针点的医源性骨折、复位失败、桡神经表面分支的损伤或（最常见的）进针点部位感染。通过显露进针位置，可以避免医源性神经损伤。复杂的局部疼痛综合征1型（也称反射型交感神经综合征）与外固定相关，特别是外固定器被长期使用并且过度牵拉时。局部疼痛综合征2型（也称为灼性神经痛）可能是由于桡骨神经的直接损伤引起的。以韧带整复术对骨折进行间接复位，这种复位在大量的骨缺损中是可行的。容易发生二次损伤的骨折，可以通过经皮克氏针增强固定。针道感染是常见的，最好是通过预钻孔针避免松动和热坏死，并加强术后的钢钉护理。

（三）髓内钉的并发症

桡骨远端骨折髓内钉的并发症包括：复位失败、因疏忽造成的关节面螺钉穿出、表面桡神经损伤和运动障碍。在髓内钉骨折手术中，复位的不足和失败的风险是最大的。使用髓内钉应限于简单的关节内断裂骨折，避免应用于边缘结构的骨折，即掌侧或背侧Barton骨折和其他AOB型骨折，以及由于骨折复位和内固定受限制的移位的关节内骨折。

（四）掌侧钢板的并发症

桡骨远端掌侧钢板的并发症包括固定失效、正中神经损伤、术后腕管综合征、伸肌肌腱损伤、屈肌腱损伤、手术后活动障碍和关节内植入螺钉。当掌侧月骨窝没有被充分复位时，内固定的失效风险很高。其结果可能导致桡腕关节的损伤。如果可预见正中神经的受压，例如神经受压的术前症状或高能量机制损伤，则应准备进行预防性的腕管松解。最好是做一个新的切口来完成这个手术，以避免在掌侧皮肤的正中神经分支发生损伤。伸肌肌腱损伤可能是由于软骨下的锁定螺钉长时间置于背侧导致。如果钢板被放置在离桡骨远端边缘太远的地方，在掌侧板突出的位置可能出现屈肌肌腱损伤。骨折复位不佳，螺钉位置粗心放置以及对骨折和相关内固定术中X线透视评估不足，很容易导致在桡腕关节内植入螺钉。

（五）背侧钢板的并发症

尽管肌腱断裂的报道广泛见于背侧钢板，但随着技术的改进和硬件的改良，肌腱损伤的发生率有所下降。除了伸肌腱损伤以外，其他并发症包括手指或腕关节运动障碍、复位失败和关节内螺钉的放置。在前一节中提到的通过X线透视仔细检查钢板和螺钉的位置，同样适用于背侧钢板。

九、典型并发症案例

例1：关节内螺钉

62岁，男性，跌倒并导致关节内远端骨折（AO C1型），合并骨质疏松和背侧粉碎骨折（图5.31）。接受了掌侧锁定钢板的切开复位内固定治疗。手术治疗的8个月后，患者疼痛越来越严重，活动障碍也越来越明显。X线片显示骨折塌陷，合并有掌侧钢板错位和关节内螺钉植入。

在桡骨远端骨折的掌侧钢板中错误放置螺钉，是比较常见的并发症。Soong等发现在1.3%的病例中，存在关节内错误放置内固定的情况。在关节处放置螺钉会对关节面造成严重损伤，通常会导致患者慢性疼痛和残疾。掌侧锁定钢板，可用固定角度和可变角度的螺钉。固定角度的螺钉易因疏忽而植入关节内。如果该钢板的使用太靠近远端，螺钉可能会穿透桡腕关节。如果钢板装得太靠近尺骨，螺钉可能会穿透尺桡关节。此外，如果骨折没有充分复位，即使该钢板在掌侧皮质上的位置合适，固定角度的螺钉也可能会再次穿透关节。

谨慎的术中X线透视检查，是避免关节内螺钉放置的关键（图5.32）。一个标准的正位X线片应该为整个桡腕关节提供清晰的视图。桡腕关节是半圆形的，容易出现螺钉的植入失误。

尺侧最大的螺钉应该平行或远离桡腕关节。20°侧关节X线片将提供一个直接的桡腕关节视角。除桡骨茎突螺钉外，其余的螺钉应该低于桡腕关节的软骨下骨。半侧位X线片直接显示桡骨茎突和桡腕关节。如果还不能确定，CT可以为关节内螺钉的位置的提供参考。

在本例中，有3枚关节内螺钉可被CT确认。此外，CT和其他影像学检查也证实了桡骨远端的短缩畸形和继发性桡腕关节炎的存在。随后，患者移除了内固定和修复腕关节。

技术要点

同样的掌侧切口，可用于置入掌侧钢板。也可用改良腕屈肌入路或改良的亨利入路来进入深部的掌侧间隙。拉开旋前方肌，以暴露掌侧钢板。小心地拆卸螺钉，确保不要拧断螺钉。在拆卸螺钉的时候，可以使用通用的螺钉拆卸装置。用器械升高掌侧钢板然后小心地移除。清理螺钉孔，清洗伤口。接着，把注意力转向背侧，开始正式的腕关节内固定术。

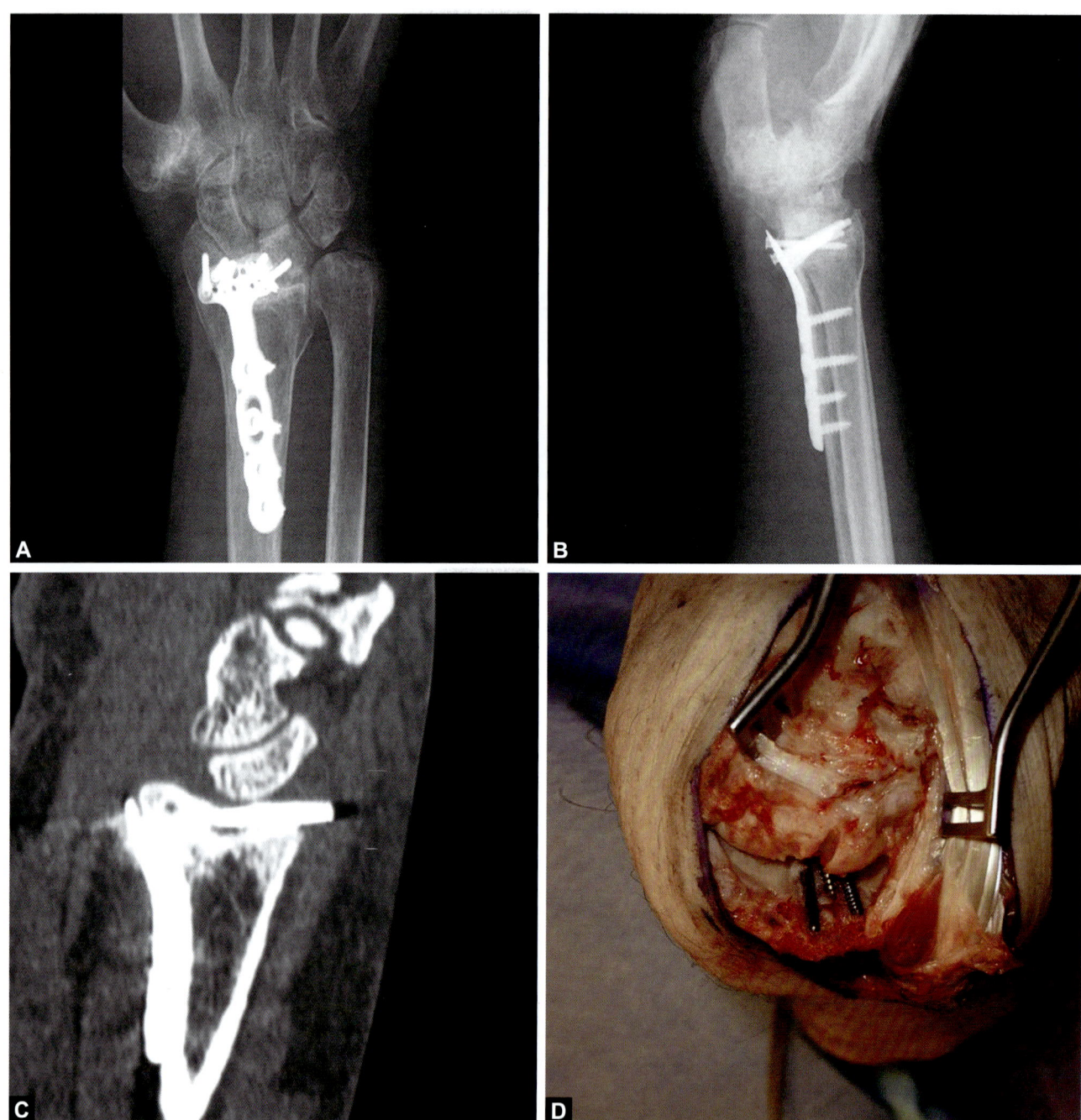

图5.31　62岁男性跌倒并导致关节内桡骨远端骨折（AO C1型），合并骨质疏松和背侧粉碎性骨折，进行了切开复位和锁定板内固定。约8个月后，开始出现疼痛和活动障碍

（A、B）普通的X线片显示有错位的掌侧板和疑似关节内螺钉

（C）CT图像证实关节内螺钉的存在。患者随后接受了内固定和腕关节的修复手术

（D）桡腕关节中螺钉导致关节损伤

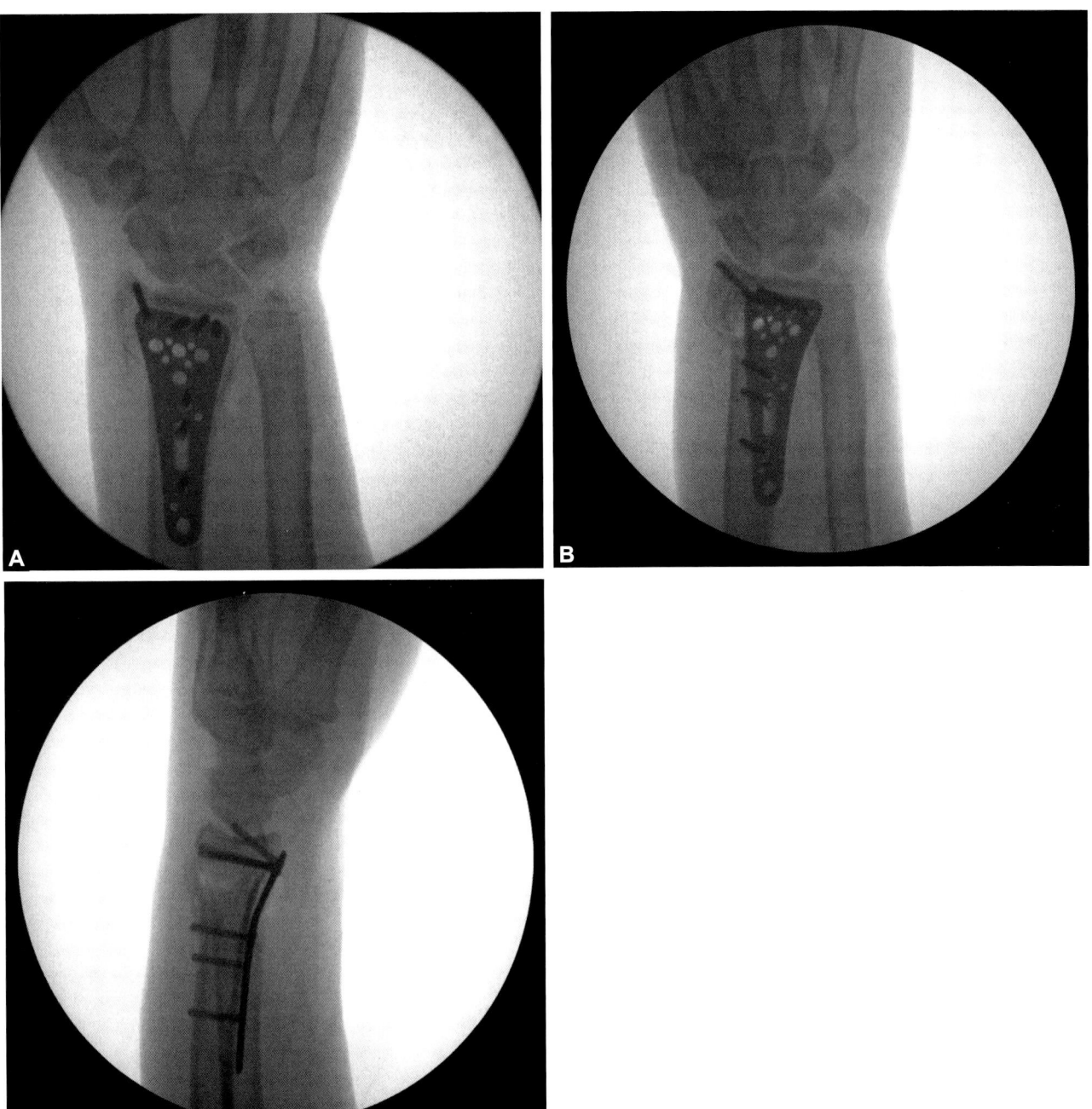

图5.32　术中透视检查是避免螺钉打入关节内的关键

（A）标准的前后位（AP）X线透视图像提供了远端桡腕关节的直接视图

（B）半侧位X线透视图像为桡骨茎突和尺桡关节提供直接视图

（C）20°侧关节X线透视图像为桡腕关节提供直接视图

（注释：除桡骨茎突螺钉外，其余的螺钉应低于软骨下骨）

例2：内固定松动

36岁，男性，高能量损伤导致的移位和不稳定的掌侧剪切骨折（AO B2型）（图5.33）。使用掌侧锁定钢板对骨折进行了切开复位内固定手术治疗。患者按照要求进行康复，包括早期的运动。术后5周，患者开始出现明显的畸形和手腕关节活动障碍。标准的X线片显示骨折复位失败和腕骨掌侧移位。

粉碎性桡骨远端骨折的稳定性，不仅由主要骨折碎片的复位决定，还由掌侧月骨窝骨折碎片的复位决定。判断关节骨折类型对骨折的治疗至关重要。

通常，掌侧锁定钢板放置的位置太近，不足以固定月骨窝骨折。把软骨下螺钉植入到月骨窝骨折碎片，无论是通过钢板还是从钢板外部，都可以稳定骨折碎片或避免后期的桡腕关节不稳定。另一种方法是用克氏针或张力带固定，也可以确保稳定（图5.34）。

技术要点

同样入路的掌侧切口用于置入掌侧钢板。可使用改良腕屈肌入路或改良的亨利入路来进入深部的掌侧间隙。旋前方肌被拉开，从而暴露掌侧钢板，移除原掌侧钢板。从周围的组织中识别并分离出月骨窝骨折。经证实，月骨窝骨折复位可使桡腕关节复位。碎片太小，不能固定螺钉，会有骨折碎片漂移的风险。因此，选择支撑钉板可实现半月面骨折碎片的优良复位。手术后，手腕要石膏外固定，制成1个短臂的模型。需固定6周，直到骨折愈合。

十、小结

总而言之，使用非手术治疗桡骨远端骨折是最常见的。外科治疗的目标是恢复关节内骨的正常解剖，尽量减少畸形和促进早期活动。使用掌侧钢板技术进行切开复位内固定的做法越来越流行，具有优良的临床效果。优点是更早的恢复活动，较少出现关节功能障碍，更少的伸指肌腱损伤和更少的畸形。该项技术尽管越来越受欢迎，但没有证据证明其优于其他的内固定方法。复杂的骨折，通常是高能量损伤导致，需要详细的术前计划和手术相结合。为每个具体的病例选择正确的治疗方案仍然是一个挑战，要综合考虑骨折类型、骨折稳定性和患者的需求。通过正确的治疗，早期治疗不稳定或移位的桡骨远端骨折可以取得良好的临床效果，且较少出现并发症。

（朱智鹏　译）

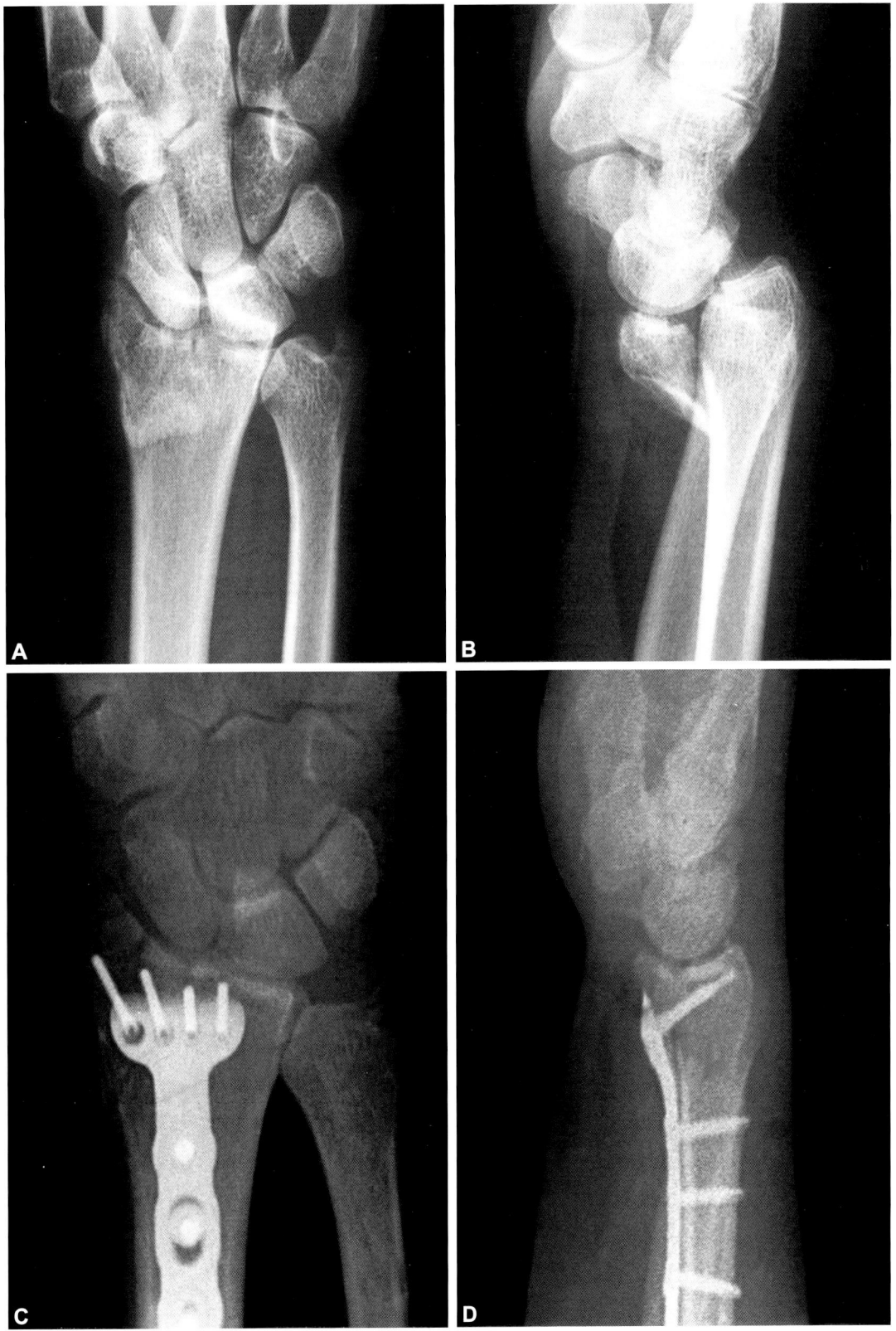

图5.33　36岁男性的病例，高能量损伤导致骨折

（A、B）移位和不稳定的桡骨远端（AO B2型）骨折

（C、D）切开复位掌侧锁定板内固定

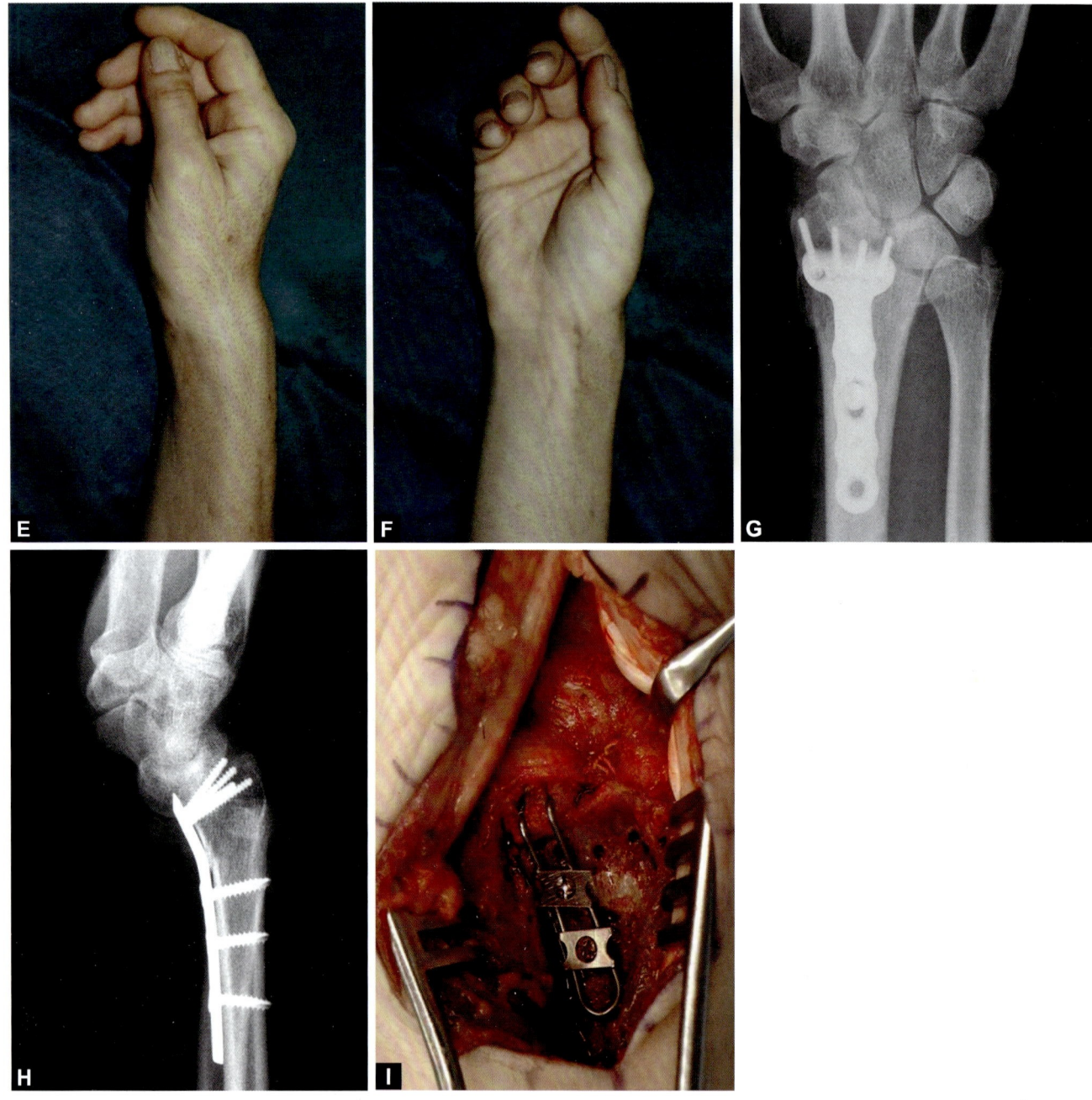

图5.33　（续）
（E、F）明显的畸形和腕关节的活动障碍
（G、H）标准的X线片显示复位的失败和腕骨的掌侧移位
（I）掌侧板移除使用支撑钢板直接固定月骨窝骨折碎片

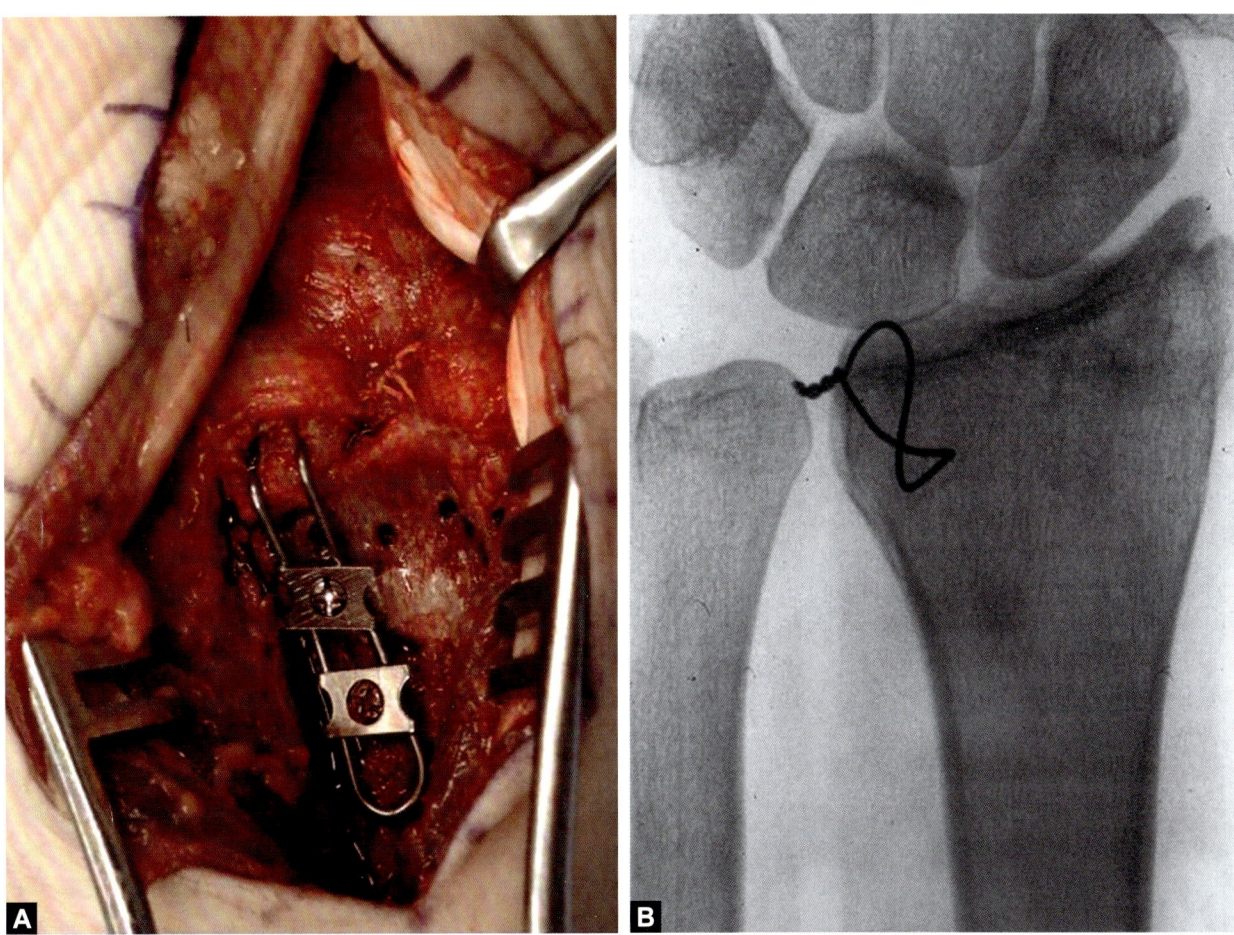

图5.34 月骨窝骨折的治疗方案包括通过掌侧钢板固定或在掌侧钢板上直接用螺钉固定，
月骨窝可以用（A）支点板固定（B）张力带固定

参考文献

[1] Jupiter JB. Fractures of the distal end of the radius. J Bone Joint Surg Am. 1991;73(3):461-469.

[2] Catalano LW 3rd, Cole RJ, Gelberman RH, et al. Displaced intra-articular fractures of the distal aspect of the radius. Long-term results in young adults after open reduction and internal fixation. J Bone Joint Surg Am. 1997;79(9):1290-1302.

[3] Knirk JL, Jupiter JB. Intra-articular fractures of the distal end of the radius in young adults. J Bone Joint Surg Am. 1986;68(5):647-659.

[4] Moed BR, Kellam JF, Foster RJ, et al. Immediate internal fixation of open fractures of the diaphysis of the forearm. J Bone Joint Surg Am. 1986;68(7):1008-1017.

[5] Mueller ME, Nazarian S, Koch P, et al. The comprehensive classification of long bones. New York: Springer-Verlag. 1990;54-63.

[6] Fernandez DL. Fractures of the distal radius: operative treatment. Instr Course Lect. 1993;42:73-88.

[7] Rikli DA, Honigmann P, Babst R, et al. Intra-articular pressure measurement in the radioulnocarpal joint using a novel sensor: in vitro and in vivo results. J Hand Surg Am. 2007; 32(1):67-75.

[8] Viegas SF, Tencer AF, Cantrell J, et al. Load transfer characte-ristics of the wrist. Part II. Perilunate instability. J Hand Surg Am. 1987;12(6):978-985.

[9] Jaremko JL, Lambert RG, Rowe BH, et al. Do radiographic indices of distal radius fracture reduction predict outcomes in older adults receiving conservative treatment? Clin Radiol. 2007;62(1):65-72.

[10] Young BT, Rayan GM. Outcome following nonoperative treatment of displaced distal radius fractures in low-demand patients older than 60 years. J Hand Surg Am. 2000;25(1):19-28.

[11] Lafontaine M, Hardy D, Delince P. Stability assessment of distal radial fractures. Injury. 1989;20(4):208-210.

[12] Mackenney PJ, McQueen MM, Elton R. Prediction of instability in distal radial fractures. J Bone Joint Surg Am. 2006;88(9):1944-1951.

[13] Orbay JL, Badia A, Indriago IR, et al. The extended flexor carpi radialis approach: a new perspective for the distal radius fracture. Tech Hand Up Extrem Surg. 2001;5(4):204-211.

[14] Ilyas AM. Intramedullary fixation of distal radius fractures. J Hand Surg Am. 2009;34(2):341-346.

[15] Tosti R, Ilyas AM. The role of bone grafting in distal radius fractures. J Hand Surg Am. 2010;35(12):2082-2084.

[16] Handoll HH, Madhok R. Surgical interventions for treating distal radial fractures in adults. Cochrane Database Syst Rev. 2003(3):CD003209.

[17] Orbay JL, Fernandez DL. Volar fixed-angle plate fixation for unstable distal radius fractures in the elderly patient. J Hand Surg Am. 2004;29(1):96-102.

[18] Grewal R, Perey B, Wilmink M, et al. A randomized pros-pective study on the treatment of intra-articular distal radius fractures: open reduction and internal fixation with dorsal plating versus mini open reduction, percutaneous fixation, and external fixation. J Hand Surg Am. 2005; 30(4):764-772.

[19] Margaliot Z, Haase SC, Kotsis SV, et al. A meta-analysis of outcomes of external fixation versus plate osteosynthesis for unstable distal radius fractures. J Hand Surg Am. 2005; 30(6):1185-1199.

[20] Azzopardi T, Ehrendorfer S, Coulton T, et al. Unstable extra-articular fractures of the distal radius: a prospective, randomised study of immobilisation in a cast versus supple-mentary percutaneous pinning. J Bone Joint Surg Br. 2005; 87(6):837-840.

[21] Kreder HJ, Agel J, McKee MD, et al. A randomized, controlled trial of distal radius fractures with metaphyseal dis-placement but without joint incongruity: closed reduc-tion and casting versus closed reduction, spanning external fixation, and optional percutaneous K-wires. J Orthop Trauma. 2006;20(2):115-121.

[22] Kreder HJ, Hanel DP, Agel J, et al. Indirect reduction and percutaneous fixation versus open reduction and internal fixation for displaced intra-articular fractures of the distal radius: a randomised, controlled trial. J Bone Joint Surg Br. 2005;87(6):829-836.

[23] Koshimune M, Kamano M, Takamatsu K, et al. A rando-mized comparison of locking and non-locking palmar plating for unstable Colles' fractures in the elderly. J Hand Surg Br. 2005;30(5):499-503.

[24] Goldfarb CA, Rudzki JR, Catalano LW, et al. Fifteen-year outcome of displaced intra-articular fractures of the distal radius. J Hand Surg Am. 2006;31(4):633-639.

[25] Ruch DS, Papadonikolakis A. Volar versus dorsal plating in the management of intra-articular distal radius fractures. J Hand Surg Am. 2006;31(1):9-16.

[26] Jakubietz RG, Gruenert JG, Kloss DF, et al. A randomised clinical study comparing palmar and dorsal fixed-angle plates for the internal fixation of AO C-type fractures of the distal radius in the elderly. J Hand Surg Eur Vol. 2008; 33(5):600-604.

[27] Wei DH, Raizman NM, Bottino CJ, et al. Unstable distal radius fractures treated with external fixation, a radial column plate, or a volar plate. A prospective randomized trial. J Bone Joint Surg Am. 2009;91(7):1568-1577.

[28] Clancey GJ. Percutaneous Kirschner-wire fixation of Colles fractures. A prospective study of thirty cases. J Bone Joint Surg Am. 1984;66(7):1008-1014.

[29] Habernek H, Weinstabl R, Fialka C, et al. Unstable distal radius fractures treated by modified Kirschner wire pinning: anatomic considerations, technique, and results. J Trauma. 1994;36(1):83-88.

[30] Mah ET, Atkinson RN. Percutaneous Kirschner wire stabi-lisation following closed reduction of Colles' fractures. J Hand Surg Br. 1992;17(1):55-62.

[31] Handoll HH, Huntley JS, Madhok R. Different methods of external fixation for treating distal radial fractures in adults. Cochrane Database Syst Rev. 2008;(1):CD006522.

[32] Soong M, van Leerdam R, Guitton TG, et al. Fracture of the distal radius: risk factors for complications after locked volar plate fixation. J Hand Surg Am. 2011;36(1):3-9.

[33] Harness NG, Jupiter JB, Orbay JL, et al. Loss of fixation of the volar lunate facet fragment in fractures of the distal part of the radius. J Bone Joint Surg Am. 2004;86-A(9):1900-1908.

第6章

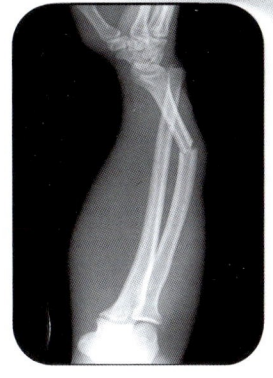

前臂骨折
Forearm Fractures

Abtin Foroohar, River Elliott, Christina Endress, David Steinberg

一、导言

　　前臂是手在空间定位和活动的关键，它连接肘部与手腕，可操作手部旋转和力量活动。前臂功能的有效恢复，必须基于对其解剖学的了解。骨折治疗的重点是恢复桡骨的弧度和尺骨的长度，以及上尺桡关节和下尺桡关节的一致性。近端和远端桡尺关节以及附着的肌肉、肌腱等结构，驱动桡骨围绕尺骨完成前臂的功能性旋转。前臂骨由尺骨与桡骨组成，以近端的桡骨头的中心到远端尺骨凹为轴，桡骨围着尺骨旋转范围接近200°（图6.1）。尺骨是前臂旋转的稳定支柱，桡骨呈背外侧微弓形，是可移动的部分，有利于它在尺骨周围旋转。骨间膜为尺桡骨的整个运动弧及位置提供了动态的连接。尺、桡骨骨折的解剖复位及上、下尺桡关节的稳定性恢复对前臂损伤的功能恢复至关重要。

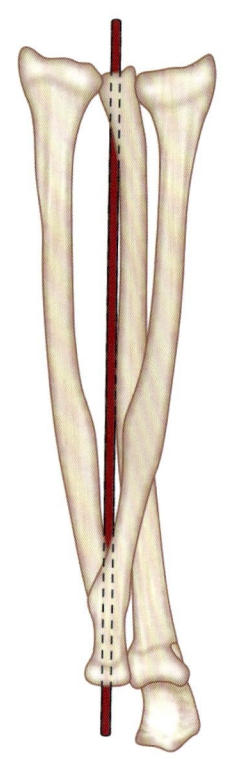

图6.1　前臂旋转轴由尺骨与桡骨组成

该旋转以近端桡骨头到远端尺骨凹为轴，旋转范围接近200°

前臂骨折的发生率因报道不同而各异。McQueen等发现，2812例骨折中，5%是单纯性前臂骨干骨折。Chung等报道，桡骨骨折和尺骨骨折占所有前臂和手部骨折的44%。

前臂损伤的机制，既可以是低能量损伤，如摔倒时手掌的受伤，也可以是高能量损伤，如车祸和高处坠落等，也可为弹道损伤。因此，必须仔细检查前臂软组织和骨质损伤。常见的损伤包括单纯性桡骨干或尺骨干骨折、前臂双骨骨折、盖氏骨折和孟氏骨折（图6.2）。

除了轻微移位的尺骨干骨折外，成人前臂骨折通常需要手术干预。早期文献回顾了前臂骨折的保守治疗，发现永久预后不良的结果多为旋转功能丢失。Knight与Purvis等比较了100例保守治疗与手术治疗前臂骨折的结果，保守治疗的患者约占总病例一半，其中有71%的治疗效果不满意，存在骨折畸形愈合和前臂活动障碍。

二、诊断

前臂骨折通常是高能量损伤造成的，因此，需对受伤的肢体进行仔细的评估及对患者进行全面检查。前臂的严重畸形和/或开放性骨折较少危及生命。在对前臂骨折患者进行体格检查时，前臂的畸形很容易被发现，

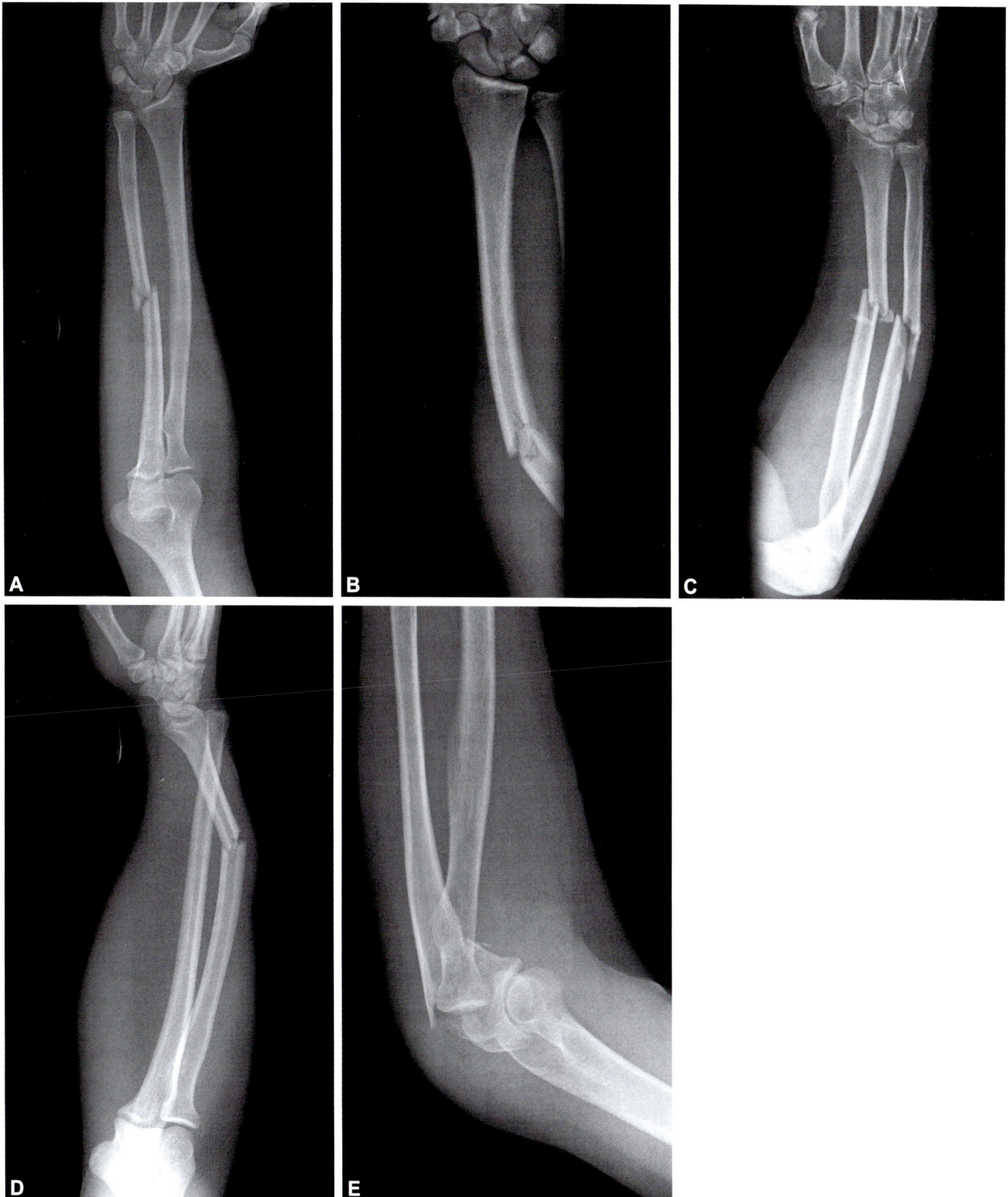

图6.2　几种常见的前臂骨折X线片

（A）尺骨干骨折　（B）桡骨干骨折　（C）前臂双骨骨折

（D）盖氏骨折　（E）孟氏骨折

患者也会有自我保护患肢的动作。仔细检查受伤的前臂，注意损伤部位、软组织损伤程度、肿胀程度和开放性骨折的可能。除胫骨外，前臂开放骨折的发生率最高。由于尺骨和桡骨损伤特性，所有的伤口都要仔细检查，及时发现隐匿性骨折。

需要进行全面的神经血管检查，包括肢体的功能、感觉和血运。前臂特别容易发生筋膜室综合征，应仔细评估疼痛程度以及前臂筋膜室的张力。如果怀疑存在筋膜室综合征的可能，随时测骨筋膜室压力。骨筋膜室综合征是临床综合征，如果有足够的临床证据怀疑，应紧急行筋膜室切开减压。此外，对不配合或感觉迟钝的患者，可适当放宽手术适应证。

骨折容易通过X线片诊断，前臂的影像学评价应该从前臂的正侧位开始，同时也应对腕关节和肘关节进行正、侧位X线检查，确保上、下尺桡关节一致。初步诊断很少应用高级成像技术，但MRI可用于评估周围组织的损伤，如骨间膜；CT可用于评估涉及上、下尺桡关节的关节内损伤。

单纯性尺骨骨折在前臂骨折中最常见，常称为"警棍"骨折。通过X线片很容易诊断，但同时也必须注意检查是否合并有上尺桡关节损伤，如果合并这种损伤，须考虑孟氏骨折。孟氏骨折是在X线出现以前以Giovanni Monteggia的名字命名，描述为尺骨近端1/3骨折并桡骨头脱位。孟氏骨折通常涉及尺骨干上1/3，但不累及尺骨鹰嘴关节，肘部的X线片有助于诊断。

相反，传统上认为单纯性桡骨干骨折较罕见，通常需要考虑是否为盖氏骨折。盖氏骨折以Ricardo Galeazzi的名字命名的，描述为桡骨干远端1/3骨折合并下尺桡关节脱位。因此，任何单纯的桡骨干损伤，都要仔细检查是否有下尺桡关节损伤。然而，距下尺桡关节7.5cm以上的单纯性桡骨干骨折比盖氏骨折更常见，腕部X线片有助于诊断。

 前臂骨折诊断的经验与教训：

（1）开放性骨折是常见的，需要仔细检查前臂。

（2）筋膜室综合征是常见的，有任何怀疑都要紧急有效的筋膜切开处理。然而，如果对压力有疑问或患者不配合，应测筋膜室内压力。

（3）除前臂的标准X线片外，还应通过对腕关节和肘关节的X线评估上尺桡关节和下尺桡关节。

三、分型

前臂骨折的分型，可以使用骨折AO分型。但是，由于AO分型系统的繁琐性以及在指导治疗和提示预后中缺乏价值，因此对前臂骨折的最佳分型描述是直接简单描述。

（一）尺骨干骨折

单纯性尺骨干骨折，也称为"警棍"损伤，通常为直接打击尺骨造成，病因包括钝器伤和穿透伤。常根据骨折形态和位置进行分型，前臂骨折还可分为近、中、远段骨折。同时，还应注意有无粉碎、移位和旋转。

（二）孟氏骨折

孟氏骨折是根据意大利医师Giovanni Monteggia（1762—1815年）临床描述命名，后来Jose Bado（1903—1977年）从影像学上分为4种类型广泛用来描述这些损伤（图6.3）。

Ⅰ型：尺骨中段或近段1/3骨折伴桡骨头前脱位

Ⅱ型：尺骨中段或近段1/3骨折伴桡骨头后脱位

Ⅲ型：尺骨冠突以远骨折伴桡骨头外侧脱位

Ⅳ型：尺骨中段或近段1/3骨折伴桡骨头前脱位，肱二头肌腱结节以远桡骨近1/3骨折

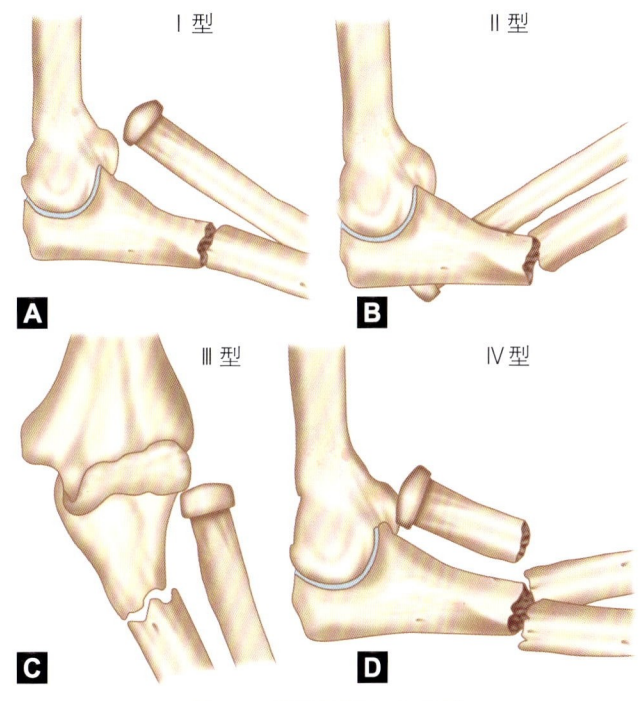

图6.3 孟氏骨折Bado分型

（A）Ⅰ型为桡骨小头的前脱位 （B）Ⅱ型为桡骨小头后脱位
（C）Ⅲ型为桡骨小头外侧脱位 （D）Ⅳ型包含桡骨近端骨折

（三）桡骨干骨折

桡骨干骨折容易发生短缩、成角、桡骨弓改变以及上、下尺桡关节的解剖学改变。

（四）盖氏骨折

Riccardo Galeazzi（1866—1952年），意大利医生，第一次世界大战时从事儿童和受伤士兵的骨科康复工作。Galeazzi描述了一系列的桡骨干骨折伴下尺桡关节关节脱位，但没有进一步分型。下尺桡关节常见于尺骨背侧向脱位，掌侧向脱位很少见。任何累及桡骨中下1/3的骨折都可能伴随有下尺桡关节不稳定应仔细检查。桡骨干远端7.5cm内的骨折累及下尺桡关节损伤的发生率比7.5cm以上单纯性骨折的概率更高。

（五）前臂双骨骨折

桡骨和尺骨干骨折常称为"前臂双骨骨折"。前臂可分为近段、中段和远段，前臂骨折应从以下几点进行评估有无粉碎、成角和移位，同时也应对前臂整体旋转功能以及桡骨和尺骨的长度或弧度进行评估。

四、手术指征

前臂骨折的手术治疗包括切开复位和内固定，解剖复位内固定和早期活动可获得良好的疗效。常放置动力加压钢板，分别使用3枚双皮质螺钉固定在骨折的近端和远端。对骨质疏松的患者，锁定钢板螺钉可增加结构强度。对严重粉碎性骨折患者，可使用带锁螺钉或不带锁螺钉的桥接钢板。

常见的单纯性桡骨骨折或尺骨骨折或双骨骨折均可用髓内固定治疗。此技术仅需较少的手术显露及简单直接的固定技术。虽有文献报道了这种技术与骨不连和尺桡骨间骨性连接等并发症有关，但现有的证据表明在适应证内，该技术的疗效是明确的。当有广泛的软组织损伤，存在手术显露和骨折钢板内固定的禁忌时，可使用髓内钉固定。

（一）尺骨干骨折

与其他类型的前臂骨折不同，单纯性尺骨干骨折，移位≤50%，成角≤10°的上、下2/3的尺骨干闭合性骨折，可通过固定4～6周保守治疗。各种形式的固定方式已被报道，结果大致相似。无论选择何种固定方式，肘关节固定不应超过3周，尤其是老年患者。

相反，当移位＞50%和成角＞10°的尺骨干骨折，常采用手术内固定治疗，固定方法包括切开复位动力加压钢板固定或髓内钉固定。尺骨远端的骨折，常伴随下尺桡关节损伤，最好也采用手术治疗。

（二）孟氏骨折

孟氏骨折，应采用常规手术治疗，尺骨的解剖复位内固定是关键，要确保桡骨头同轴稳定的解剖复位。多数情况下，钢板固定下的尺骨解剖复位有利于桡骨头间接闭合复位。然而，在桡骨头不可复位的情况下，需对桡骨头进行手术切开复位，清除关节内嵌入的软组织，包括破裂的关节囊。

（三）桡骨干骨折

与尺骨不同，单纯性桡骨干骨折应常规采用手术治疗以恢复桡骨弓和长度。桡骨易受外力致畸的影响，可导致缩短、成角和桡骨弓形损失，这些常与桡骨旋转功能障碍不良预后有关，因此常采用切开复位钢板内固定治疗。

（四）盖氏骨折

盖氏骨折，应采用常规手术治疗，需要对桡骨进行解剖复位并恢复下尺桡关节的稳定，最好用钢板固定。桡骨固定之后，要对下尺桡关节的稳定性进行评估。如果确认下尺桡关节稳定，便可做早期活动。如果不稳定，应将前臂旋后固定以恢复下尺桡关节复位。或者，对下尺桡关节进行切开复位修复，可用或不用克氏针固定。

（五）前臂双骨骨折

前臂双骨骨折同时涉及桡骨和尺骨干的骨折，应常规采用手术治疗。恢复桡骨弓形、长度以及尺骨干的稳定性是治疗成功的关键。固定方法包括切开复位钢板固定和髓内钉固定。

五、外科解剖、体位与入路

（一）应用解剖

彻底了解前臂解剖结构，是安全实施手术和显露桡骨、尺骨的必要条件。前臂双骨都被肌肉覆盖以及远端的下尺桡关节、近端的上尺桡关节和两骨之间的骨间膜室等重要结构组织。前臂显露时易损伤的神经包括骨间背神经、桡神经感觉支、正中神经、正中神经掌皮支、尺神经和尺神经背侧感觉支。供应前臂的血管包括在前臂近端肱动脉分出的桡动脉和尺动脉。

桡神经在肱桡肌和肱肌之间穿行进入前臂近端，在旋后肌处分为桡神经感觉支和骨间背神经。桡神经感觉支在肱桡肌表面穿出并在前臂远端的1/3处分2～4支。骨间背神经穿过旋后肌后与骨间膜血管伴行沿着骨间膜穿过前臂的后室。当骨间背神经穿过旋后肌直接越过近端桡骨干后侧时，在这个部位，骨间背神经容易受到切开、牵引、骨复位钳等操作损伤。在外侧入路中，可通过前臂旋前和避免在桡骨颈放置牵开器来保护骨间背神经。

在上臂正中神经与肱动脉伴行，穿过肱二头肌腱膜后，正中神经在旋前圆肌两头之间进入前臂近端掌侧。远端的正中神经位置较表浅位于掌长肌腱下方的尺侧，如果掌长肌腱缺如，则位于桡侧腕屈肌的尺侧。正中神经的掌皮支也在这两个肌腱之间穿行，通常在距离远侧腕横纹近端约8.5cm处由正中神经分出。

尺神经经肘管进入前臂，在前臂，尺神经穿过尺侧腕屈肌与尺动脉伴行。在距尺骨茎突近端约4cm处，尺背侧皮神经从神经主干发出分支，于尺侧走行至手背，解剖尺骨远段时，特别容易损伤尺神经背侧支。

肱动脉在肱二头肌腱膜下方后分为桡、尺动脉。在前臂近端，桡动脉在肱桡肌下方穿行，而尺动脉在尺侧腕屈肌肌腹下方与尺神经伴行。

（二）体位

对于前臂骨折，患者通常取仰卧位，手臂外展于外展桌上。这一体位容易显露桡骨的掌侧或背侧。然而，在这一体位显露尺骨会有些困难，但可以通过用布巾垫高或弯曲肘部的方式来实现显露。气动止血带对精细解剖至关重要。

（三）手术入路

1. Henry入路

Henry入路是显露桡骨掌侧远端2/3的安全可靠入路，切口与桡侧屈腕肌腱方向一致（图6.4A）。在远端，沿桡动脉和桡侧腕屈肌腱之间间隙分开。在近端，将桡侧屈腕肌腱和旋前圆肌及肱桡肌分开，识别桡动脉，小心将其向桡侧牵开。牵开屈指浅、深肌腱能直接显露桡骨掌侧。解剖肱桡肌下方时须仔细操作避免损伤桡神经。同样地粗暴牵拉尺侧也会导致正中神经的意外损伤。

整个桡骨都被肌肉覆盖着，桡骨近段1/3有旋前方肌覆盖，显露时须沿其桡侧缘进行解剖。桡骨中1/3段被旋前圆肌覆盖，显露时须沿其桡侧缘进行解剖。近段1/3是由旋后肌覆盖，显露须沿其尺侧缘进行。然而，由于旋后肌被抬高和肱二头肌腱宽大止点位于此处，在显露时骨间背神经容易受损，故桡骨近段的显露最好利用背侧入路。

2. Tompson入路

Tompson入路提供了可靠的桡骨背侧显露，桡神经支配的桡侧腕短伸肌的和骨间背神经支配的指总伸肌腱之间的神经解剖界面。切口位于Lister结节和外上髁连线上（图6.4B），在前臂中段可以通过显露的拇长伸肌腱和拇长展肌腱交叉点来识别该解剖界面。此入路对近端桡骨干骨折显露优势明显，因为在旋后肌内可以直接识别骨间背神经，避免损伤神经。

3. 直接尺侧入路

大多数尺骨骨折可通过直接尺骨入路显露。切口设计位于前臂尺侧缘（图6.4C），尺侧腕屈肌与尺侧腕伸肌之间的平面。在尺骨远段显露时，注意识别和保护尺神经的感觉支。

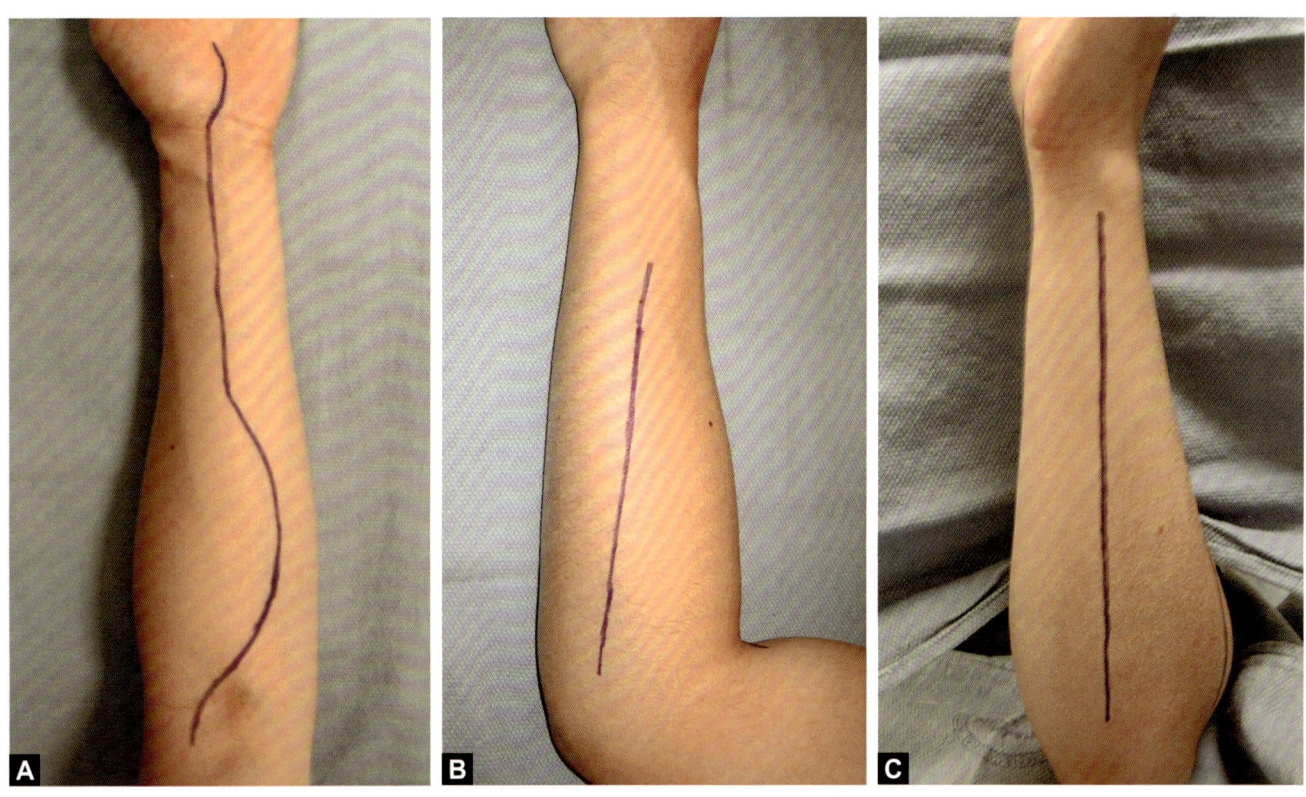

图6.4 前臂骨折手术入路

（A）Henry掌侧入路，沿着桡侧腕屈肌腱入路 （B）Tompson背侧入路，沿着外上髁与Lister结节的连线进行
（C）直接尺侧入路，沿着尺骨皮下边缘和尺骨鹰嘴尖与尺骨茎突之间的连线切开

六、手术方法

（一）尺骨干骨折固定术

取仰卧位，无菌或非无菌止血带置于上臂。患者仰卧位时，将前臂以3种方式放置显露尺骨：①直接外展于外展桌上；②肘关节垂直弯曲；③肘部屈曲至患者胸部，下方放置消毒布巾。大多数人的尺骨可在皮下直接触及。如果不可触及，体表投影位于鹰嘴尖到尺骨茎突的连线（图6.4C）。根据预期显露和固定所需的长度，在尺骨所在位置的皮肤标记手术切口。尺骨骨折手术入路位于尺侧腕伸肌与尺侧腕屈肌之间的界面。尺侧腕伸肌向背侧牵开，尺侧腕屈肌向掌侧牵开。分离尺侧腕屈肌时有损伤尺侧的神经血管的风险，因此避免解剖尺侧腕屈肌可使神经血管得到最好的保护。此外，尺背侧感觉神经在距尺骨茎突近端6~8cm处跨过尺骨干，对尺骨远段1/3显露时应注意避免损伤尺背侧感觉神经。

骨折的临时固定可以用复位夹板或克氏针来实现。轻微的粉碎骨折直接用动力加压钢板复位固定（图6.5），骨折近端与远端分别放置3枚双皮质螺钉。如果为斜形骨折，在应用钢板固定之前，可先行加压（拉力）螺钉固定。

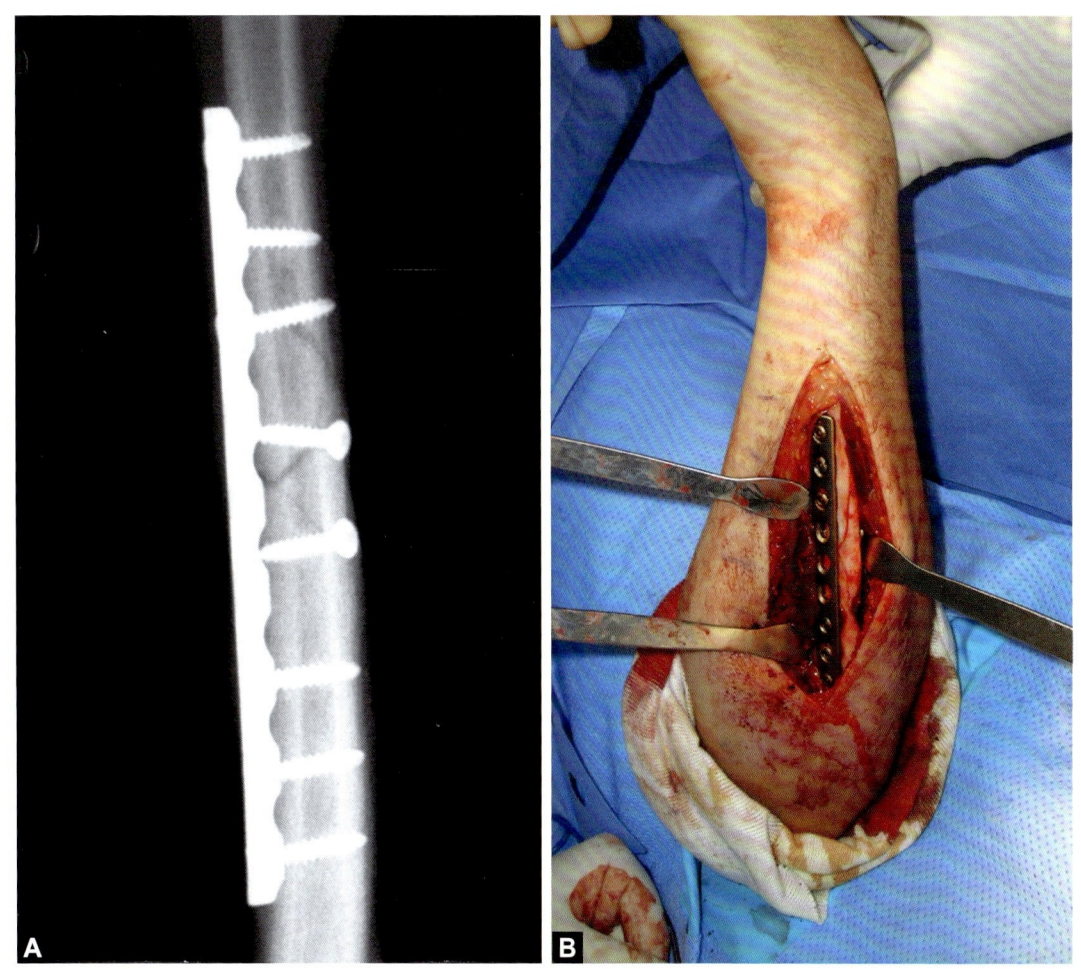

图6.5 直接尺侧入路治疗尺骨干骨折

（A）拉力螺钉固定，尺骨动力加压钢板固定 （B）注意钢板掌侧置入，以避免引起钢板激惹

由Asif M Ilyas提供

对粉碎性骨折进行钢板固定前，可保留附着软组织的小块骨折，克氏针临时固定于更大的骨折块或骨干上，从而最大限度地减少需要修复的骨碎片的数量。然而，在严重粉碎性骨折中，可运用桥接钢板固定修复，使粉碎区域以更长的钢板形成桥接固定（图6.6）。此外，通过使用锁定板也可获得稳定和坚固的固定。

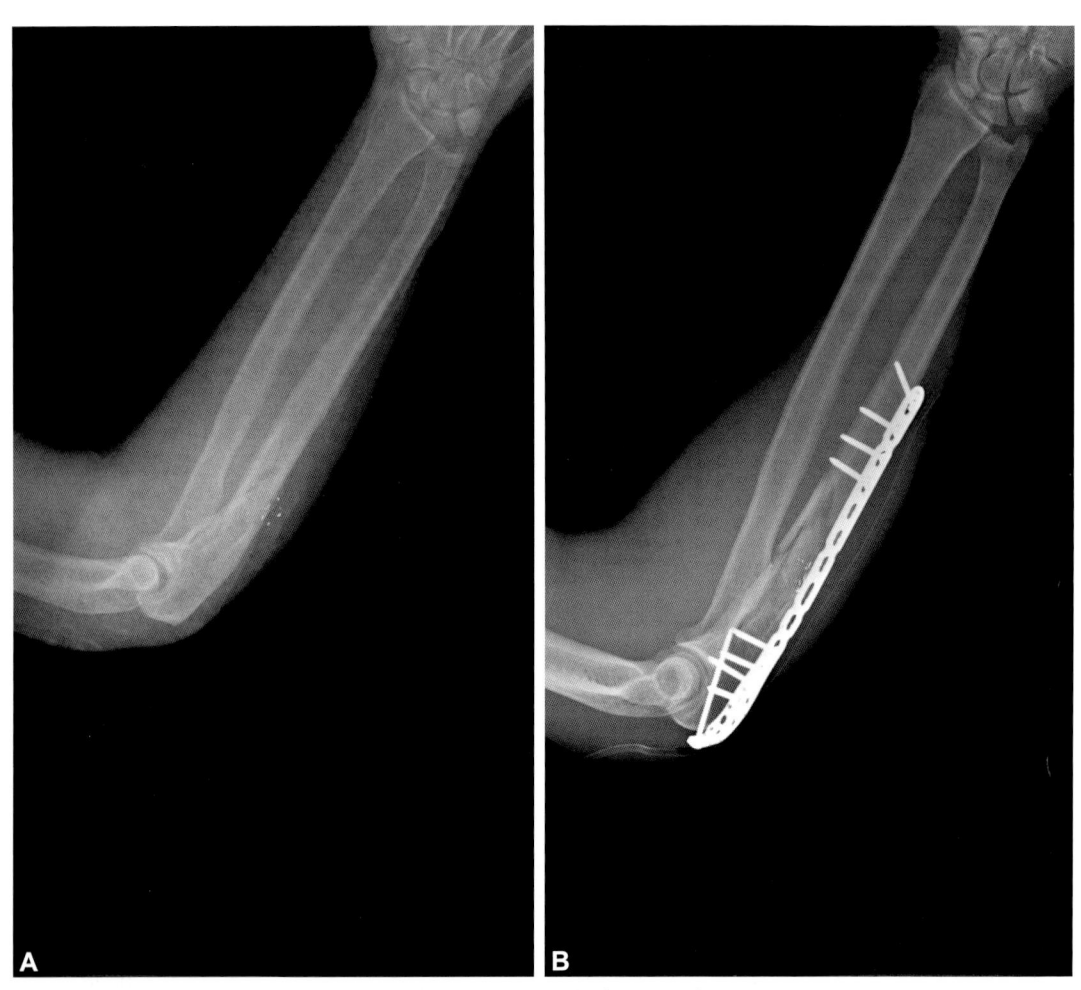

图6.6　尺骨骨折切开复位钢板内固定与术后X线片

（A）术前尺骨干粉碎性骨折X线片　（B）术后锁定钢板内固定X线片

在尺骨较小或瘦的患者中，动力加压钢板可能太大，可叠加2块1/3管形钢板作为整体来固定。此外，需考虑钢板的位置，因其可直接放置在尺侧、掌侧或背侧。钢板放置尺侧很容易被触及，患者可能会感到不适。相比之下，掌侧和背侧放置钢板有更多的软组织覆盖，但同时也需要更多的显露及软组织分离。

尺骨复位后，应对前臂上、下尺桡关节的运动范围及稳定性进行评估，再逐层缝合皮肤。术后可应用夹板外固定，如果固定稳定，可不使用外固定。

尺骨干骨折固定术的经验与教训：

（1）患者仰卧位，可通过3种手臂放置方式显露尺骨：①外展于外展桌上；②肘部弯曲垂直放置；③肘部屈曲至患者胸部，下方放置消毒布巾。

（2）掌侧切开时，具有损伤尺神经血管的潜在风险，不在尺侧腕伸肌肌肉内解剖可将风险最小化。

（3）掌侧或背侧放置钢板可最大限度地减少内固定物引起的不适。

（4）动力加压钢板可能太大的情况下，可使用2块1/3管形钢板堆叠在一起作为一个整体固定。

（5）严重粉碎性或骨量减少的情况下，考虑使用锁定桥接钢板固定。

（二）桡骨干骨折固定术

前臂中、远段1/3桡骨干骨折，推荐使用Henry掌侧入路。近段1/3处骨折，因为骨间背神经在桡神经发出后穿过旋后肌，因此掌侧入路有损伤骨间背神经的风险，推荐Tomposon背侧入路。

1. 桡骨掌侧固定

患者取仰卧位，患肢外展并旋后放于外展桌上，沿着桡侧屈腕肌腱做切口，该肌腱易被触及，或者于近端沿着肱二头肌腱外侧缘至远端的舟骨结节形成直线做切口。Henry入路的神经间平面，在近端位于肱桡肌、旋前圆肌和远端肌之间，在远端位于肱桡肌和桡侧腕屈肌之间。于桡侧腕屈肌腱体表处切开前臂皮肤筋膜，识别桡动脉和肱桡肌并向桡侧牵开，向尺侧牵开桡侧屈腕肌腱和手指屈肌群。桡动脉分支可能需要电凝切断，以便更好的显露。此外，切开桡侧时避免损伤肱桡肌下的桡神经分支和前臂外侧皮神经。在前臂远端1/3正中神经掌皮支沿着桡侧腕屈肌腱的尺侧缘穿过，应注意保护正中神经掌皮支。桡骨的深部解剖显露需要牵开覆盖桡骨的肌肉，包括远端的旋前方肌、中段1/3的旋前圆肌和近端的旋后肌。

骨折的临时固定可以用复位钳或克氏针来实现，轻微的粉碎性骨折可直接复位，使用3.5mm的动力加压钢板固定（图6.7），骨折部位的两侧分别放置3枚双皮质螺钉。在放置钢板拧紧之前，首先使用标准的骨折加压技术对骨折端进行加压。在骨质疏松或严重粉碎性骨折的情况下，可利用锁定钢板。尽量恢复桡骨弓形，避免医源性过度矫正。钢板固定后，要对桡骨弓，上、下尺桡关节的协调稳定性以及整个前臂的活动情况进行评估。

2. 桡骨背侧固定

取仰卧位，肩外展，前臂旋前置于外展桌上。沿外上髁到Lister结节的直线做切口，此切口体表投影位于桡侧腕短伸肌和指总伸肌之间切开。远端部分，神经解剖界面位于桡侧伸腕短肌和拇长伸肌之间。通过突出的拇长展肌和拇短伸肌识别该间隙，这些肌肉向桡侧穿出跨过桡侧伸腕短肌。近端解剖可显露旋后肌，在显露旋后肌下面的桡骨之前，需要识别和保护骨间背神经。骨间背神经位于旋后肌内并于旋后肌远端近侧约1cm处浅出，并与旋后肌肌纤维方向垂直。在保护神经的前提下，旋后肌止点可以通过充分前臂旋后和分离其肌肉的桡侧边缘显露。一旦桡骨被显露，复位骨折端，并以标准的方式固定。

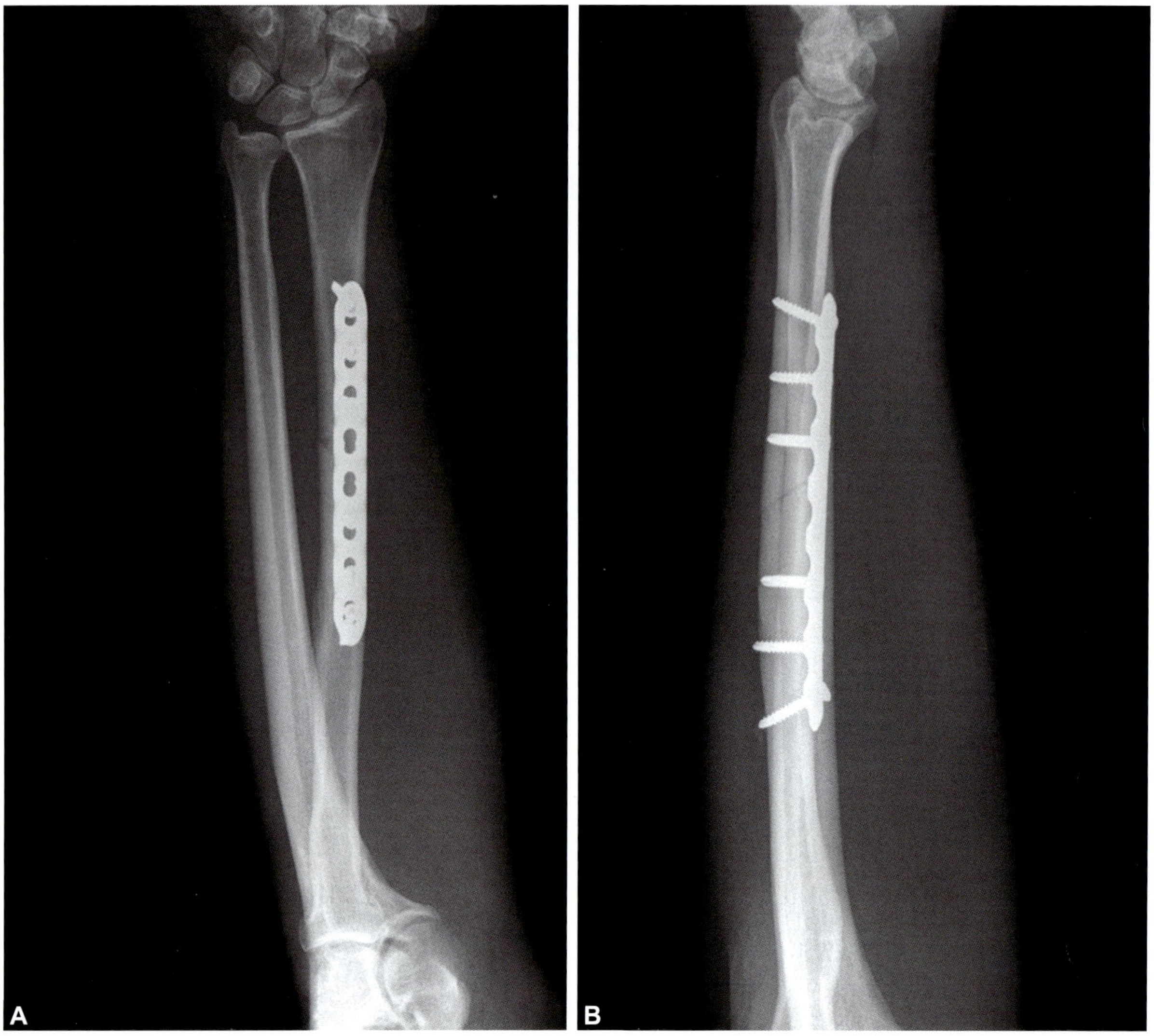

A

B

图6.7 桡骨干骨折钢板内固定

（A）桡骨中段骨折术后正位X线片 （B）桡骨中段骨折术后侧位X线片

由Asif M Ilyas提供

 桡骨干骨折固定术的经验与教训：

（1）对于桡骨中下段骨折，使用Henry的掌侧入路。对于桡骨近段骨折，使用Tomposon背侧入路。

（2）推荐使用3.5mm动力加压钢板固定。

（3）内固定物不要放入尺桡骨间隙以避免形成医源性尺桡骨间骨性连接。

（4）仔细恢复桡骨弓，避免桡骨过度矫直。

（5）固定后，确认上、下尺桡关节复位情况和稳定性。

（三）孟氏骨折固定术

对孟氏骨折的手术方法类似于上面描述的尺骨干近端骨折的手术方法。治疗孟氏骨折的关键是对尺骨进行解剖复位（图6.8），这常导致桡骨头间接复位。如桡骨头没有复位，应考虑软组织嵌入或桡骨头穿透至关节囊后方。常见的嵌入组织包括环状韧带、关节囊、伸肌腱、肘肌等。一旦这些组织被移除，如尺骨干达到解剖复位，桡骨头也就很容易复位。为了保持稳定，要对撕裂的副韧带/关节囊进行修复。前臂应保持一定的活动范围，以确保在功能性的运动范围内保持稳定。如果嵌入的软组织被清除，可用恰当的固定方式修复尺骨干骨折及肘关节的副韧带/关节囊，如果肘部仍不稳定，则可使用外固定器固定。

 孟氏骨折固定术的经验与教训：

（1）桡骨头的同心圆复位的前提是尺骨的解剖复位。

（2）尽管尺骨解剖复位，但是还有阻碍桡骨头复位的因素，包括尺骨外侧的侧副韧带复合体、关节囊、总伸肌腱、肘肌等。

（3）涉及桡骨头相关骨折较常见，移位或嵌顿的骨碎块可阻碍肱桡关节复位。

（四）盖氏骨折固定术

Henry掌侧入路治疗盖氏骨折，桡骨干解剖复位可使下尺桡关节间接获得稳定的复位（图6.9）。桡骨固定之后，应对下尺桡关节旋前或旋后的稳定性进行充分评估。术前对健侧手的检查有助于辨别下尺桡关节病理性或正常的松紧度。大多数情况下，下尺桡关节如果保持稳定，应旋后位固定4～6周，以便促进下尺桡关节的同心圆复位，而后适当功能锻炼活动。也可使用Muenster石膏完全旋后位固定4周或者短臂石膏中立位固定2周，接着再用功能支具固定4周。如果下尺桡关节不稳定，可选择治疗方式包括延长石膏固定、克氏针固定、合并尺骨茎突骨折者可在关节镜下或切开方式直接修复韧带（图6.10）。尺骨茎突骨折固定可用克氏针、螺钉或张力带修复。如果无尺骨茎突骨折，推荐用1.6mm克氏针或更大克氏针以中立位的方式对下尺桡关节进行经皮固定。放置克氏针有很大的断针风险，克氏针放置应穿过尺骨的两侧皮质，方便从两侧进入或取出。当下尺桡关节不能复位时，腕关节囊也不稳定。建议腕背侧入路，切开第5伸肌腱并清除嵌入的组织。注意保护尺骨颈背侧的尺神经背侧分支、保留尺侧腕伸肌腱鞘。如果关节囊没有损伤，应对近端三角纤维软骨复合体进行纵向切开，注意保护近端三角纤维软骨复合体和背侧的桡尺韧带。检查关节复位情况，不可吸收缝线缝合关节囊并检查其稳定性。

 盖氏骨折固定术的经验与教训：

（1）下尺桡关节稳定的患者将前臂旋后位固定4～6周后进行早期运动。

（2）桡骨解剖复位固定后出现下尺桡关节不稳定，可通过对尺骨茎突骨折固定，修复桡尺韧带或固定桡骨和尺骨。

（3）下尺桡关节放置克氏针，断裂的风险大，应穿透桡骨和尺骨的两侧，以方便从两侧找到并取出。

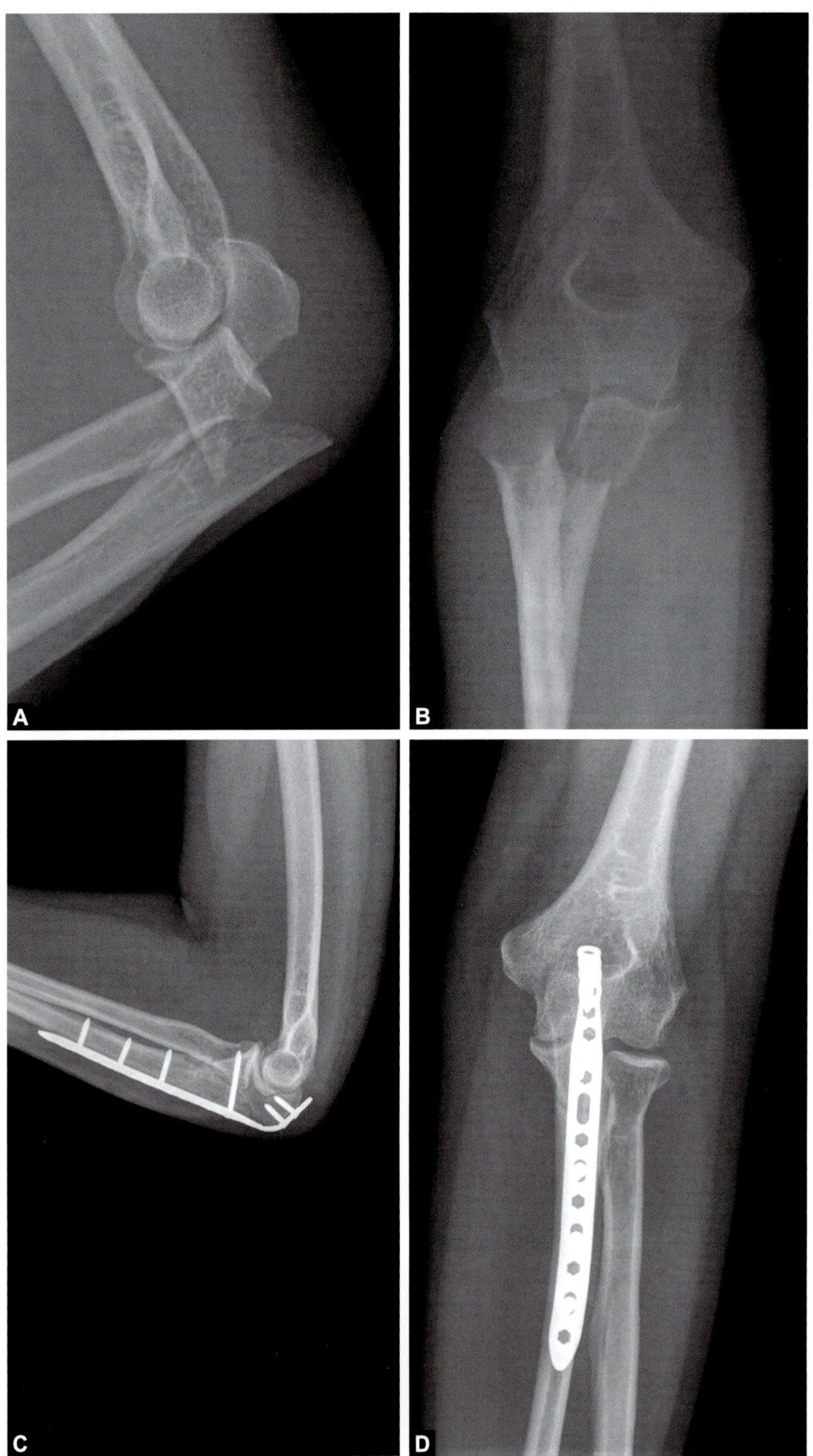

图6.8 孟氏骨折切开复位钢板内固定

（A、B）孟氏骨折并桡骨头后脱位正、侧位X线片 （C、D）锁定钢板复位内固定术后正、侧位X线片

由Asif M Ilyas提供

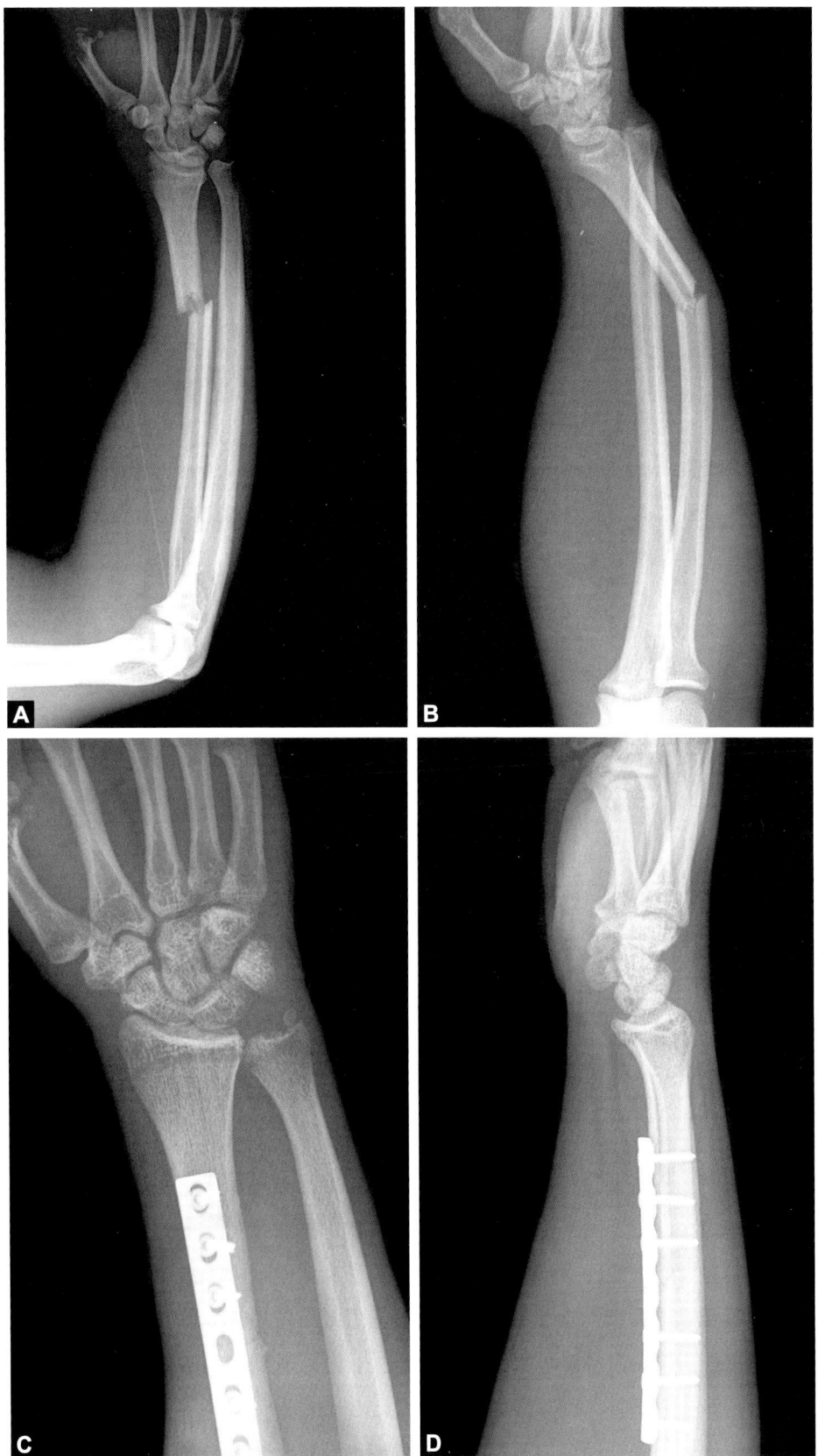

图6.9 盖氏骨折切开复位钢板内固定
（A、B）桡骨干骨折、桡骨远端关节面7cm内骨折合并远端尺桡关节脱位术前正、侧位X线片
（C、D）桡骨骨折切开复位加压钢板固定术后正、侧位X线片
由Asif M Ilyas提供

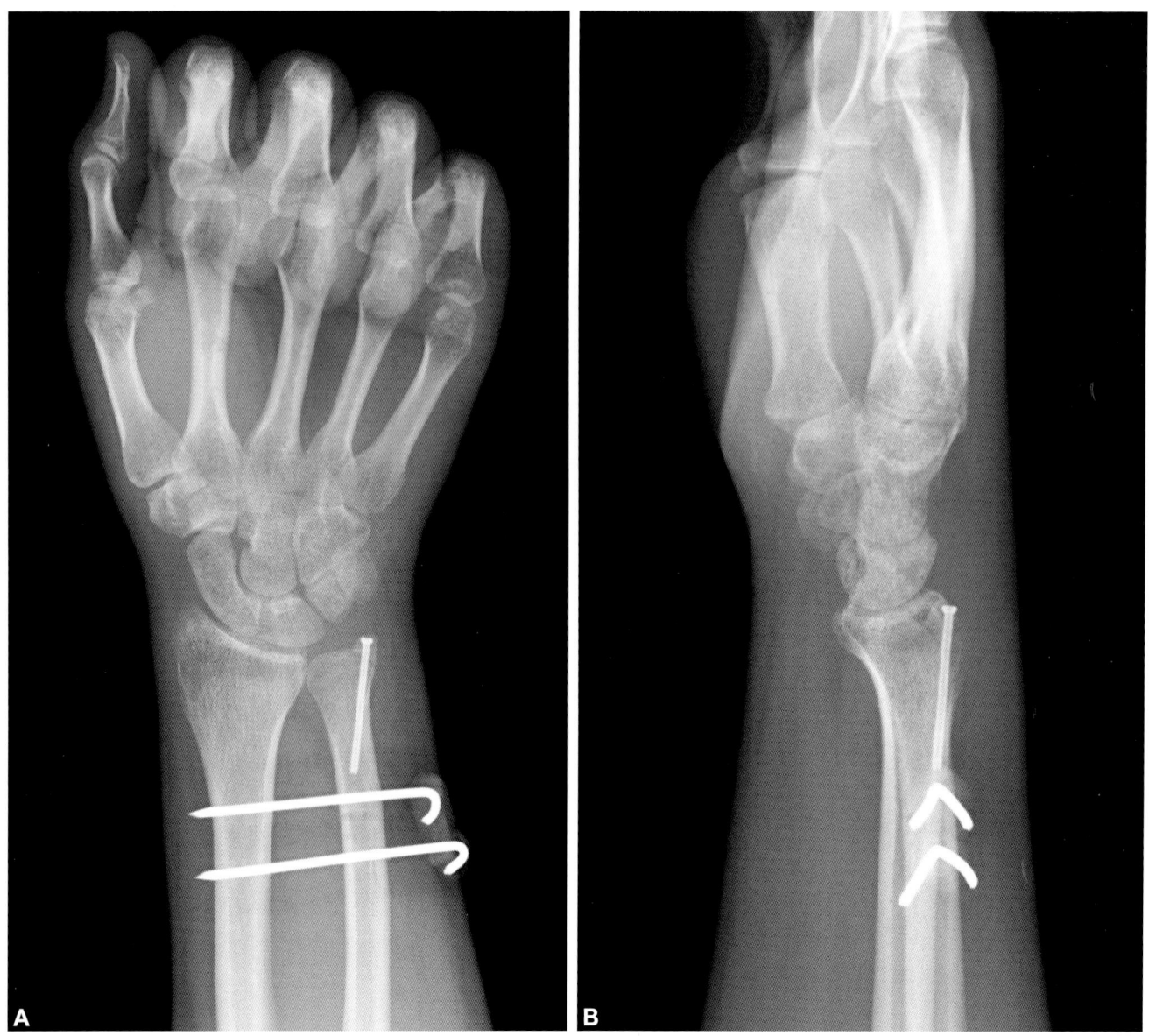

图6.10　下尺桡关节脱位伴尺骨茎突骨折克氏针及螺钉内固定
（A）术后正位X线片　（B）术后侧位X线片

（五）前臂双骨骨折固定术

对尺骨和桡骨干骨折，建议通过两个独立的切口切开复位加压钢板内固定（图6.11）。同时实施两种入路，在固定之前先显露出两个骨折端。如果先固定一个骨折可能会妨碍另一个骨折的解剖复位。

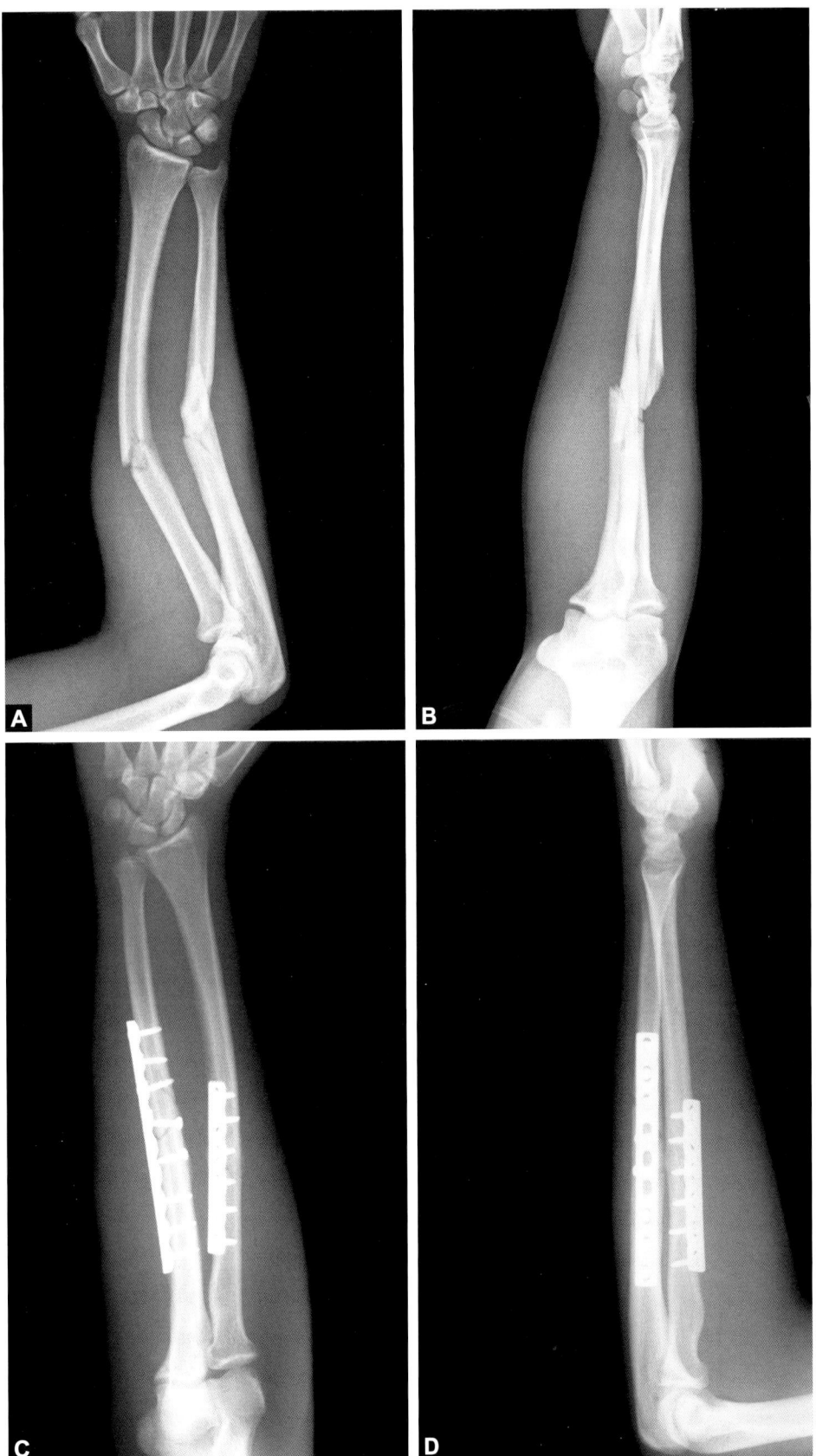

图6.11 前臂双骨骨折切开复位钢板内固定

（A、B）前臂双骨骨折术前正、侧位X线片 （C、D）前臂双骨骨折术后正、侧位X线片

由Asif M Ilyas提供

桡骨干骨折,采用Henry掌侧入路显露,尺骨干骨折经尺侧皮下直接入路。当显露骨折部位时,首先临时固定较大的骨折块,这样会更准确地恢复正常的长度。可通过手动复位和安全放置复位钳来完成固定,然后再固定其他骨折块,尽量解剖复位。用动力加压钢板修复骨折,在骨折两端,分别放置3枚3.5mm双皮质螺钉固定。在严重挤压粉碎性的情况下,应避免普通钢板固定,考虑桥接锁定钢板固定。固定之后,应对整个前臂进行透视评估前臂的上、下尺桡关节的复位及稳定性,确保获得满意的效果。

 前臂双骨骨折固定术的经验与教训:

(1)前臂双骨最终固定之前,先显露和临时复位尺骨和桡骨。

(2)除广泛粉碎性骨折,首选动力加压钢板内固定。

(3)固定后,检查上、下尺桡关节的复位情况和稳定性。

(4)避免内固定物刺激和过多剥离尺桡骨间隙,防止形成继发性尺桡骨间骨性连接。

(六)前臂双骨骨折的髓内固定术

经皮前臂双骨骨折的髓内固定术具有对软组织剥离损伤小的优点。这项技术,在广泛的软组织损伤或多段性骨损伤的情况下特别有利,因为在这些情况下放置钢板可能很困难,避免内固定物外露。

患者取仰卧位,前臂外展于外展桌上。在桡侧靠近Lister结节的位置做2~3cm的纵行切口,切口位于桡侧腕短伸肌腱距桡骨关节面近端约5mm处,切开桡侧腕伸短肌和拇长伸肌之间的间隙,避免伤及近端1/3伸肌支持带,钝性分离,避免损伤桡神经浅支。

髓内固定技术的成功基于骨折的闭合复位。在桡骨髓内固定术中,桡骨弓的恢复至关重要。按照植入物制造商的技术进行锥入、扩髓。测量髓内钉长度,插入骨折端,骨折复位后,钉锁定。髓内钉长度应该足够长,但一般近端不超出桡骨粗隆。

尺骨骨折髓内固定于尺骨鹰嘴尖端处做1~2cm的纵行切口(图6.12)。经皮下组织解剖至肱三头肌肌腱。尺骨髓内入口位于尺骨鹰嘴中心,并与髓管腔成直线。按照植入物制造商的技术进行锥入、扩髓。测量髓内钉至合适长度,插入骨折端,使骨折复位后,用髓内钉锁定。

 前臂双骨骨折的髓内固定术的经验与教训:

(1)髓内钉可用于广泛的软组织损伤或节段性骨折的患者。

(2)在确定髓内钉长度时,可参考对侧前臂的长度。

(3)髓内钉的成功应用取决于骨折的闭合复位和桡骨弓的成功恢复。

七、疗效

自内固定术出现以来，前臂骨折的治疗效果非常好。Anderson等回顾了前臂骨折加压钢板固定，报道了桡骨骨折的愈合率是97.9%，尺骨骨折的愈合率为96.3%，感染率或不愈合率为2.9%。他们也提供了功能量表来评估手术结果。

Chapmen等评估了129例用3.5mm加压钢板固定前臂骨折，应用Anderson量表评估前臂骨折愈合效果，有98%的愈合率和92%的功能优良率以及2.3%的感染率。尽管有很高的愈合率，但最近的研究发现，前臂、腕部和握力等功能性结果有中度下降。

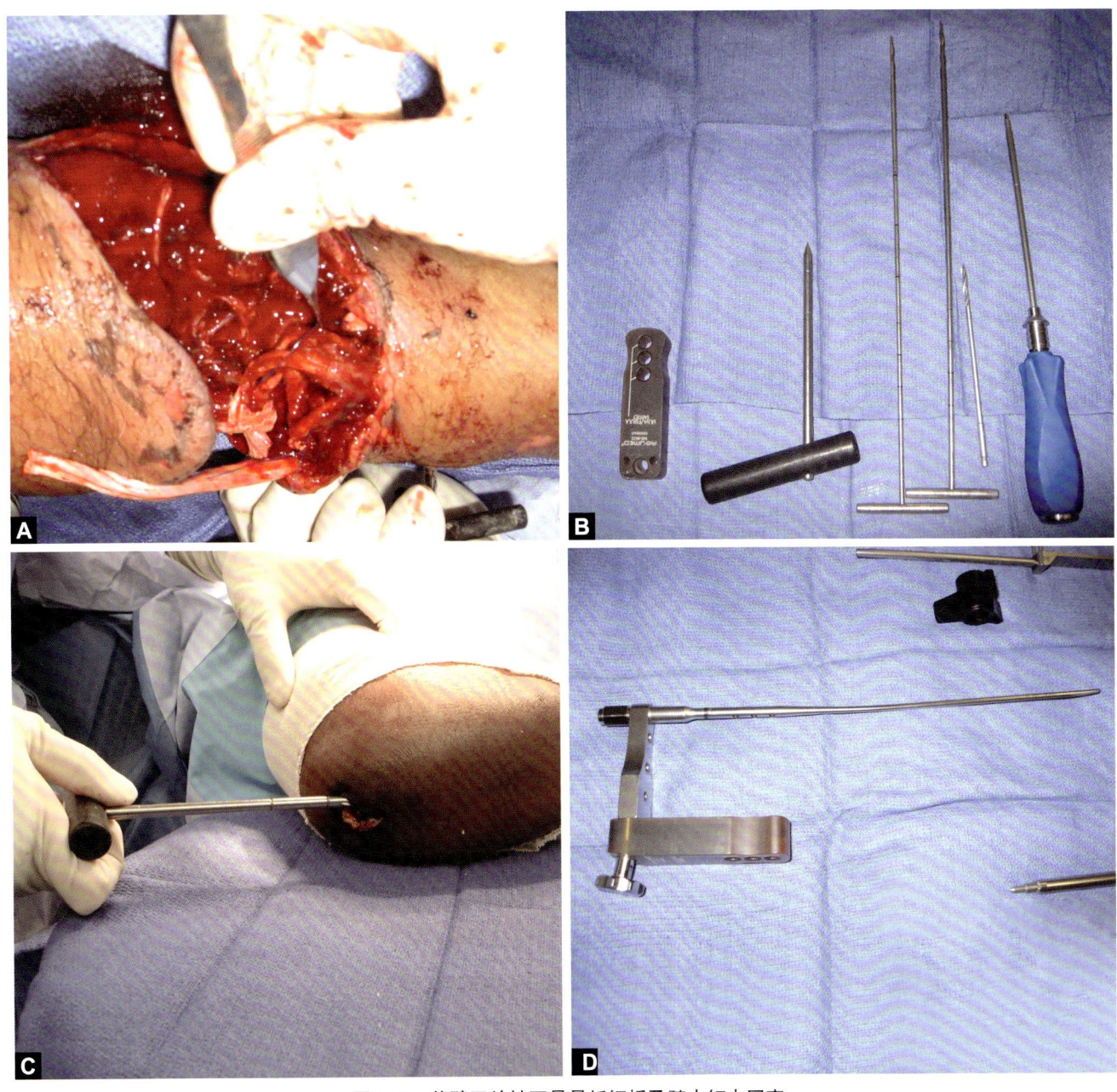

图6.12 前臂开放性双骨骨折钢板及髓内钉内固定
（A）开放性双骨骨折 （B）内固定器械 （C）尺骨扩髓 （D）髓内钉器械

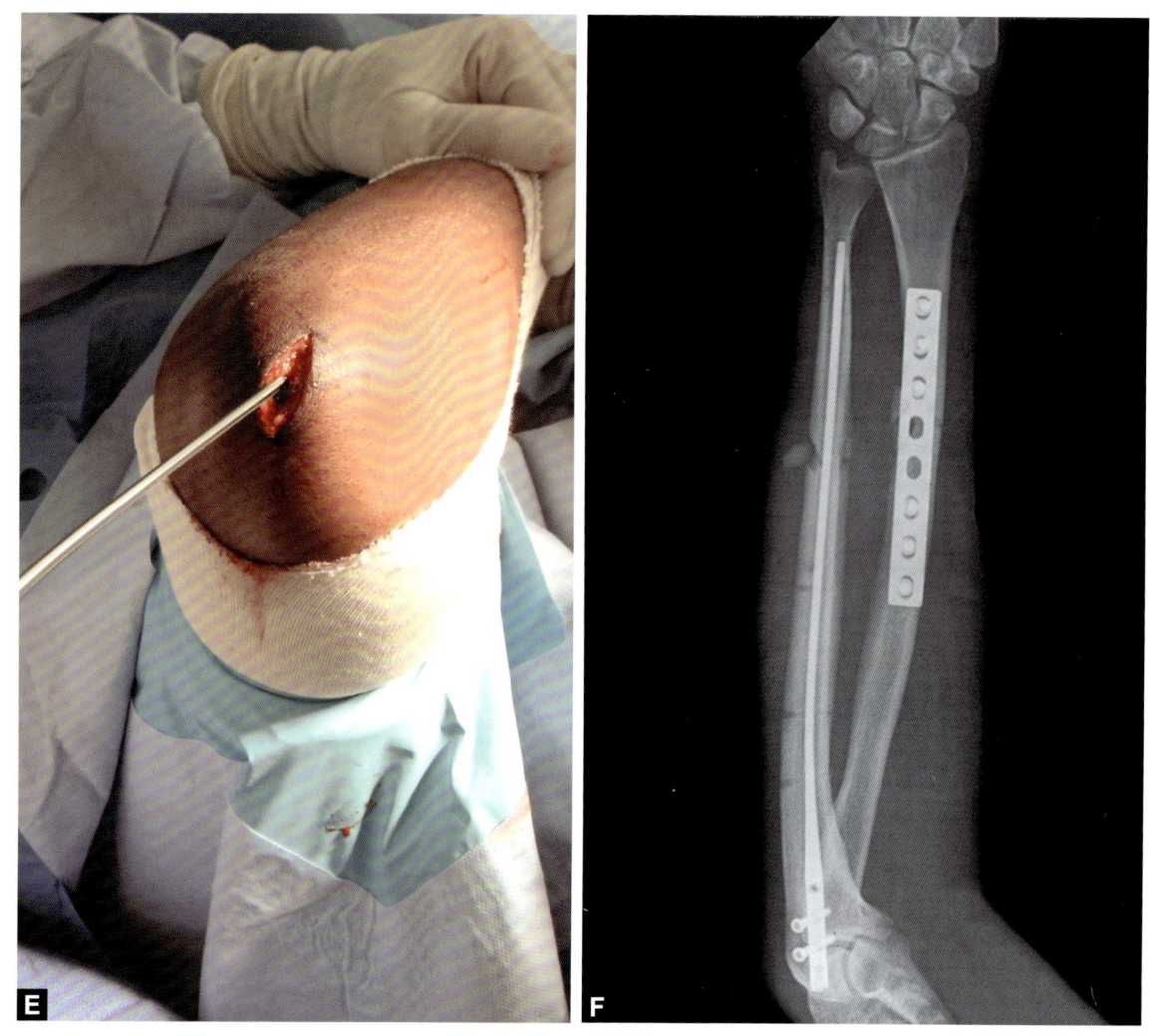

图6.12 （续）
（E）尺骨髓内钉固定 （F）内固定术后X线片
由Saqib Rehman提供

八、并发症

前臂骨折手术固定术后并发症较少见，出现的并发症包括感染、畸形愈合、骨不愈合、神经损伤和尺桡骨间骨性连接。

（一）感染

前臂骨折内固定术后感染少见，外科操作及患者本身条件均可导致感染。治疗方式由损伤机制、固定方式、骨折愈合程度、感染严重程度和感染时间等因素决定。

急性感染的患者会出现红斑、硬结或分泌物，随后出现发热、寒战、白细胞增多和c-反应蛋白升高和红细胞沉降率升高等。随着时间的推移，感染会在X线片显示出变化（图6.13），如怀疑脓肿形成应及时切开、引流、清除坏死组织及抗生素治疗。如果感染可通过清创与抗生素控制，不推荐拆除内固定，特别是在骨折未愈合的情况下，最近的研究表明，早期清创和特异性抗生素治疗，大部分术后感染的患者即使不去除内固定物也能达到骨折愈合。对于更严重的感染，可能需去除内固定物、积极彻底清创和抗生素治疗。

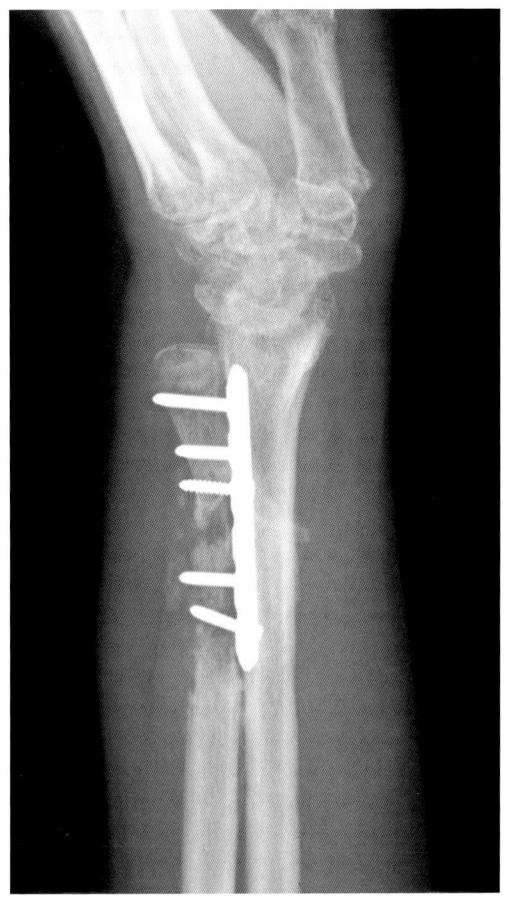

图6.13　尺骨钢板内固定术后感染X线片

（二）骨不连与畸形愈合

前臂闭合性骨折的不愈合少见，但容易发生因桡、尺骨骨干的长度变化而引起上、下尺桡关节继发性复位不良导致的畸形愈合，甚至前臂旋转功能障碍。此外，这些变化也可改变腕关节和肘关节的正常功能活动，甚至发生创伤性关节炎。骨折端局部环境破坏造成骨不连，骨不连的类型和病因包括感染性骨不连，肥大性骨不连（不稳定的固定），营养性骨不连（血液供应，广泛剥离骨膜，骨量损失）或延迟愈合（早期运动、吸烟和其他患者本身并发症）。相反，畸形愈合是由手术固定后复位不良或复位后二次丢失所致。

虽然双骨骨折仅有小部分发展为骨不连，但尺骨骨折的骨不连发生率可能比既往研究的结果还要高。既往的研究报道对移位较小的尺骨干骨折进行闭合治疗发生骨不连的概率为0～2%。而Szabo和Skinner发现，在28例非手术治疗的骨干骨折中，25%的骨不连发生在前臂近端1/3处，在中远端1/3骨折情况下，如果骨折移位≤5mm，可采用非手术治疗。

（三）尺桡骨间骨性连接

前臂尺桡骨间骨性连接由于骨间膜的前臂软组织发生异位骨化，导致桡骨和尺骨撞击或完全骨性连接愈合。虽然不常见，但它可能导致前臂旋转功能严重障碍。此外，前臂可能长期锁定于一个不良的位置，严重影响手臂功能。

前臂异位骨化通常由初始损伤或手术干预所致，而尺桡骨间骨性连接更常见于桡骨和尺骨高能量骨折（图6.14），前臂近端1/3骨折具有较高的尺桡骨间骨性连接发生率。严重创伤，如挤压伤和严重的软组织受损，可能会使患者的前臂发生这类情况。早期手术内固定、避免骨间膜解剖过多分离及双切口可降低尺桡骨间骨性连接发生率。

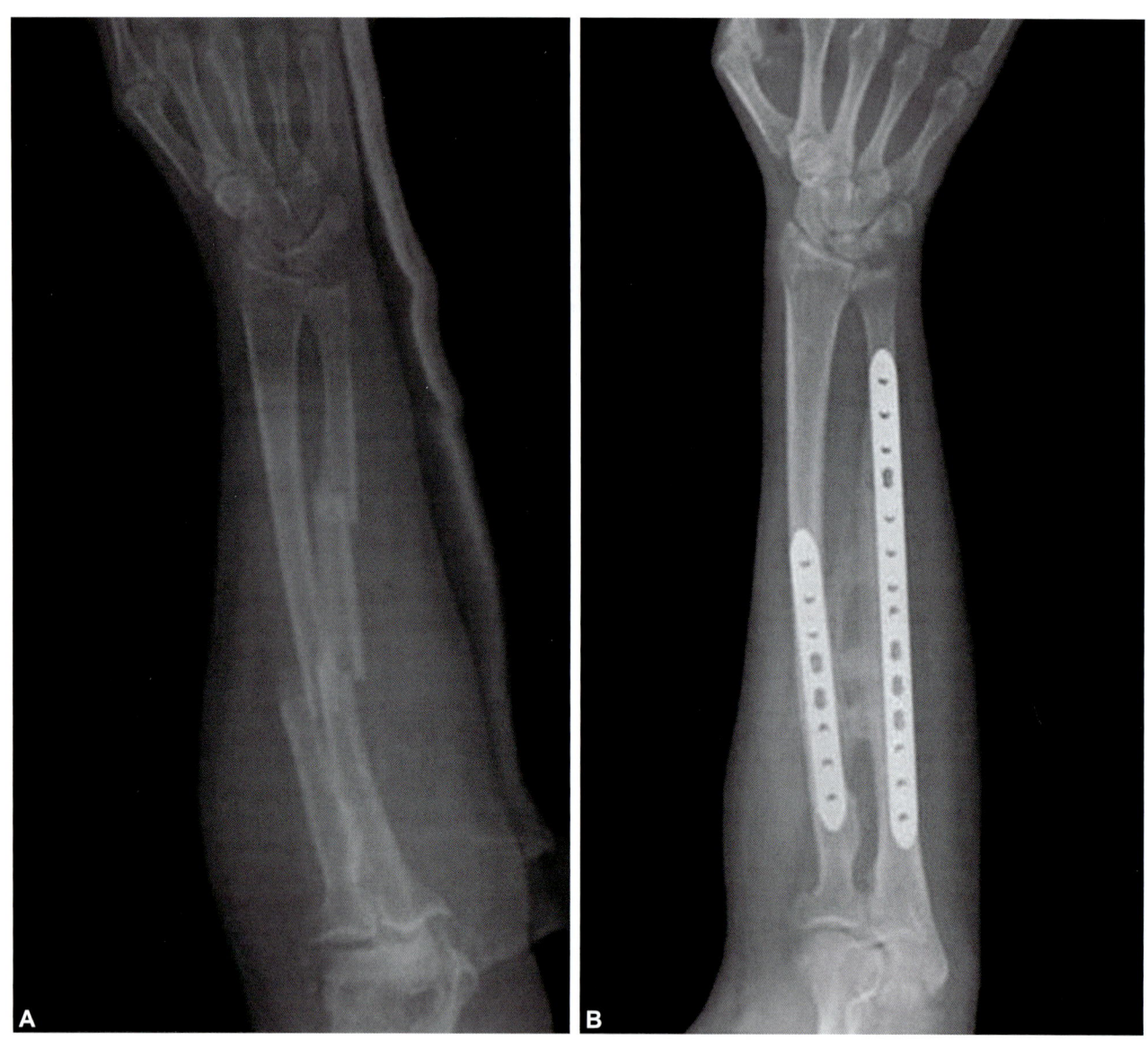

图6.14　前臂节段性开放性骨折钢板内固定
（A）前臂双骨骨折X线片　（B）术后6个月形成异位骨化的X线片

九、典型并发症案例

例1：骨折不愈合

30岁，男性，摩托车事故导致尺骨开放性骨折的前臂双骨骨折（图6.15）。患者接受紧急切开和清创术，桡骨钢板固定，尺骨髓内固定。术后3个月，患者再次诉尺骨骨折部位持续疼痛。此时拍摄的X线片显示内固定物位置良好，但尺骨骨折线存在并伴有骨皮质分离，未显示有骨连接。桡骨也显示缺乏骨连接迹象，但无临床症状。

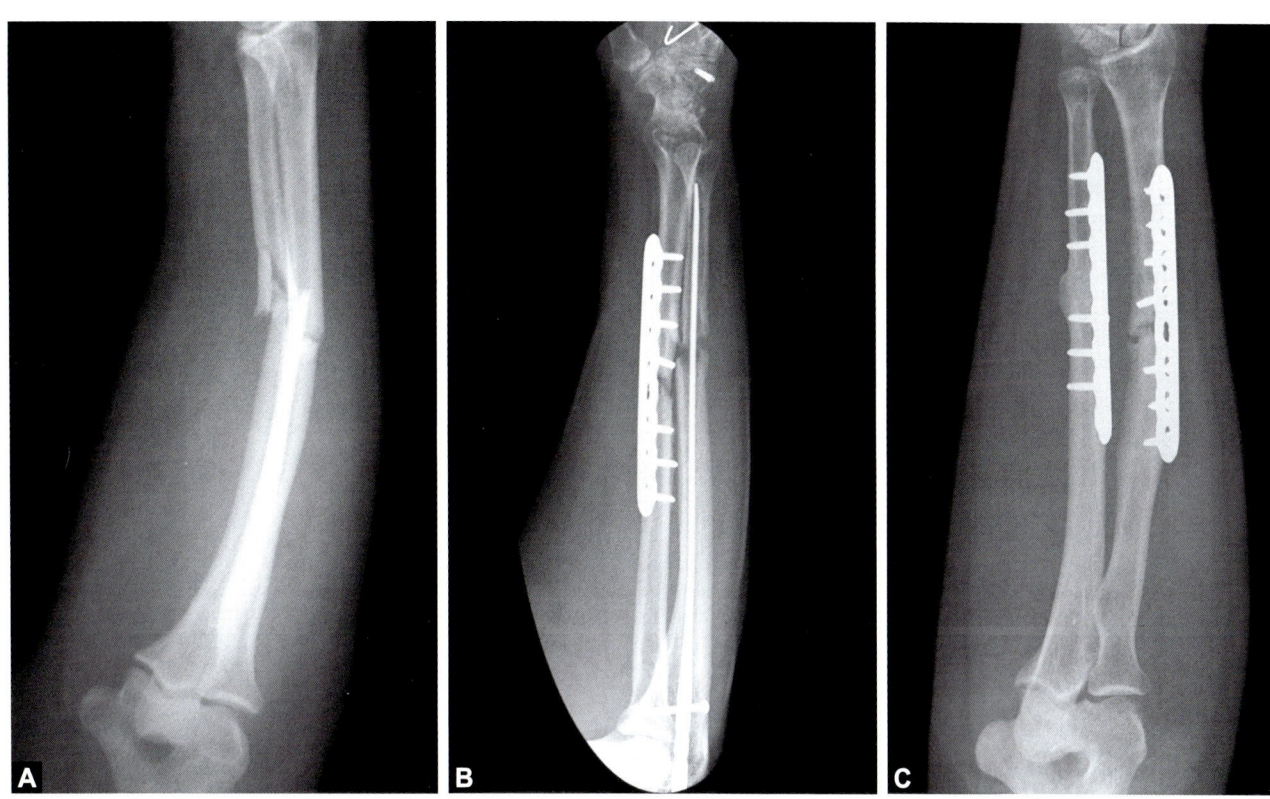

图6.15　尺骨开放性双骨骨折内固定
（A）前臂双骨骨折X线片　（B）第1次手术术后3个月前臂X线片显示骨不愈合
（C）第2次手术术后3个月，X线片显示尺骨骨折愈合

前臂骨折一般在2～3个月愈合。疼痛、复位丢失、内固定物断裂和持续的隐匿的骨折可能意味着骨折延迟愈合或骨不连。阐明骨不连的原因十分重要，它决定了治疗原则，可降低复发或顽固性骨不连的概率。有明显前臂旋转障碍和上、下尺桡关节活动不一致的前臂骨折，需使用截骨矫形固定或植骨。相反，感染引起的骨不连（清创、抗菌）与无菌性肥厚性骨不连（加压钢板加植骨）的治疗方法不同。因此，对骨不连的评估包括高倍镜下白细胞计数、红细胞沉降率、c-反应蛋白和组织细菌培养等指标。如果发现感染，首先进行彻底的清创、抗生素治疗或延迟重建。

技术要点

前臂骨折内固定术后产生的不愈合，治疗首先从评估潜在的感染开始。确认骨折不愈合后，怀疑有感染可能性，最好去除内固定物，清创至健康骨和正常血运，加压钢板固定，带或不带自体骨移植。然而，如果出现相关的畸形伴有短缩、骨皮质不一致或者成角，应同时进行修正。骨不连情况下也可采用自体骨移植。如果需要对角度矫正或恢复长度，可从髂前上棘获取骨质进行自体骨移植。固定方式应选择最大限度地提高稳定性和结构强度，更倾向于使用动力加压钢板，带或不带锁定螺钉。

在这个病例中，通过之前的切口拆除髓内钉。骨不连部位可经尺骨直接入路显露，清除骨不连部位两端纤维组织直到骨端渗血。由于骨量损失较多，加压钢板固定不可行。因此，须从髂骨处取自体骨填充缺损，然后用桥接钢板于尺侧缘用锁定钢板螺钉固定。

例2：尺桡骨间骨性连接

　　42岁，男性，车祸头部受伤，合并开放性前臂双骨骨折。患者稳定后，接受紧急冲洗和清创，然后用两个不同的切口固定桡骨和尺骨。经过住院治疗后，患者出院2个月后评估为尺桡骨间骨性连接重新入院，门诊主诉前臂旋转功能障碍。X线片显示骨折愈合，但是桡骨和尺骨之间完全骨性连接（图6.16）。

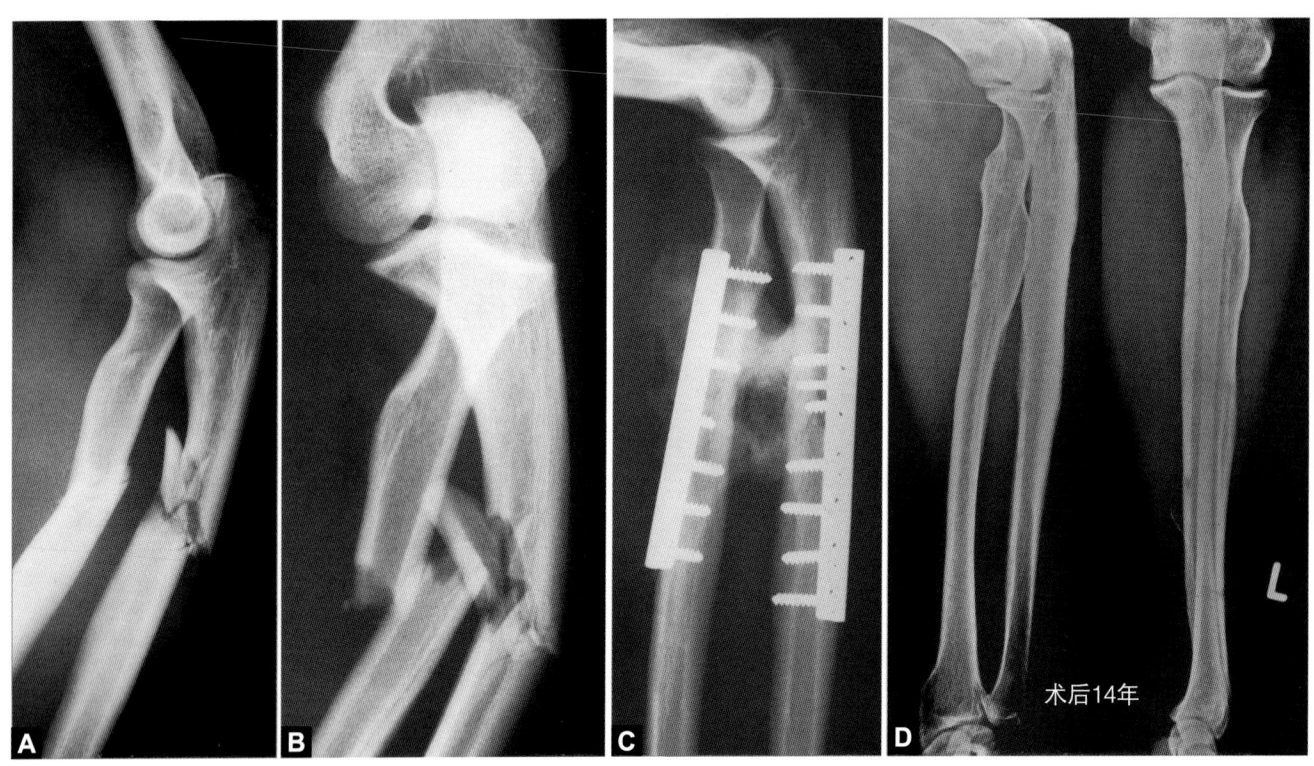

图6.16　前臂开放性双骨骨折
（A、B）前臂双骨骨折X线片　（C）术后2个月前臂X线片异位骨化　（D）二次手术术后10年X线片
由Jesse Jupiter提供

　　对于前臂骨间膜尺桡骨间骨性连接的高风险因素包括高能量损伤、严重软组织缺损、骨间膜的切开与显露、长时间制动和颅脑外伤。一旦骨性愈合"成熟"，手术治疗骨性连接为切除两骨之间的骨桥。可通过一个或两个切口切除，可保留内固定物。为了避免复发，可采取软组织置入（图6.17）、术后放射治疗和早期活动等措施。

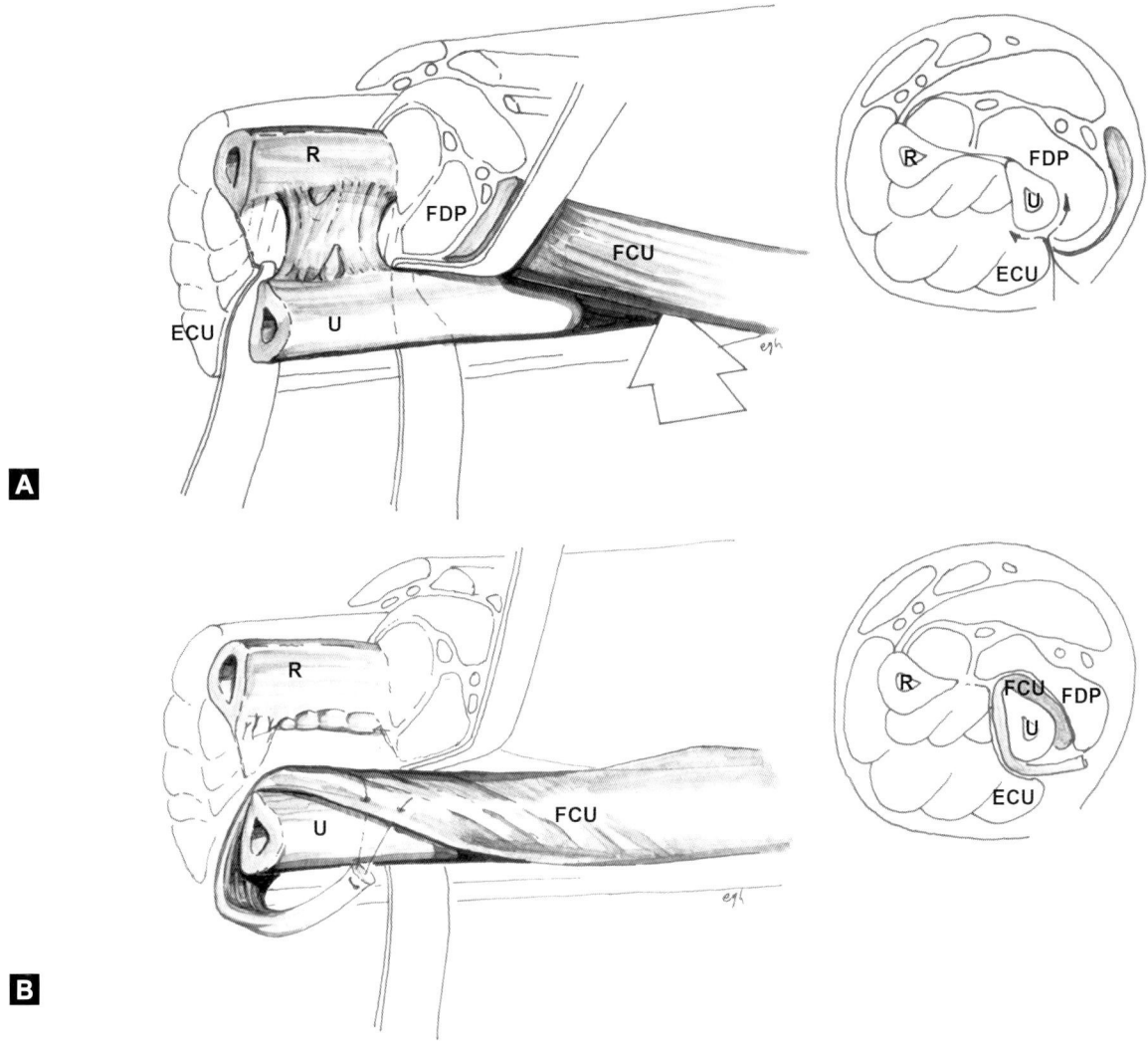

图6.17 异位骨化手术切除预防复发示意图

（A）尺侧腕屈肌远端切开松解，拉至伤口近端 （B）肌腱从掌侧至背部被缠绕，并沿尺骨的尺侧缘缝合

ECU：尺侧腕伸肌；FDP：指深屈肌；FCU：尺侧屈腕肌；U：尺骨；R：桡骨

由Jesse Jupiter提供

技术要点

前臂骨折导致的尺桡骨间骨性连接的外科治疗可通过之前的切口完成。可去除内固定物，但最好保留，避免医源性骨折。小心去除附着的软组织后，用骨凿将骨面附着的骨赘去除。在切除异常骨连接时，神经血管有受损的风险，最好在异位骨化区域外辨认这些血管组织以便更好地保护神经血管。尺桡骨间骨性连接的切除须至前臂完全恢复旋转，桡骨和尺骨之间无骨撞击。为避免复发，可松解尺侧腕屈肌和尺骨周围肌肉，并进行软组织嵌入，须注意避免尺神经血管的继发性损伤。术后患者接受单一剂量的放射治疗，然后立即进行康复训练。

十、小结

前臂骨折由多种损伤造成，具有不同的病因和模式。这些损伤大部分都需要手术干预来恢复尺骨、桡骨的解剖关系，以达到恢复前臂功能。前臂骨折的手术治疗效果很好，重要的是要保持高度警惕，明确相关的损伤，选择适当的植入物和监测潜在的并发症。并发症虽然少见，但包括感染、畸形愈合、骨不连、异位骨化在内的并发症治疗具有很大挑战性。前臂骨折治疗需要系统的方法，包括周密的术前规划、谨慎的手术技术、持续的医患沟通。

（程志琳　译）

参考文献

[1] Means KR, Graham TJ. Disorders of the forearm axis. In: Green's Operative Hand Surgery, 6th edition. 2011. pp. 836-837.

[2] McQueen MM. Epidemiology of fractures of the forearm. In: McQueen MM, Jupiter JB (Eds). Radius and Ulna. Oxford: Butterworth-Heinemann; 1997. pp. 1-11.

[3] Chung KC, Spilson SV. The frequency and epidemiology of hand and forearm fractures in the United States. J Hand Surg Am. 2001;26(5):908-915.

[4] Evans E Mervyn. Rotational deformity in the treatment of fractures of both bones of the forearm. J Bone Joint Surg Am. 1945;27:373-379.

[5] KNIGHT RA, PURVIS GD. Fractures of both bones of the forearm in adults. J Bone Joint Surg Am. 1949;31A:755-764.

[6] BadoJL. The Monteggia Lesion. Clin. Orthop Relat Res. 1967;50:71-86.

[7] Sebastian SJ, Chung KC. A historical report on Riccardo Galeazzi and the management of Galeazzi fractures. J Hand Surg Am. 2010;35A:1870-1877.

[8] Ring D, Rhim R, Carpenter C, et al. Isolated radial shaft fractures are more common than Galeazzi fractures. J Hand Surg Am. 2006;31A:17-21.

[9] Müller ME, Nazarian S, Koch P, et al. The Comprehensive Classification of Fractures of Long Bones, 1st edition. (1990) Berlin, Heidelberg, New York: Springer-Verlag. 1990.

[10] Galeazzi R. Di una particolae sindrome traumatica dello scheletro dell' avambraccio. Attimem. Soc. Lombardi chir. 1934;2:12.

[11] Rettig ME, Raskin KB. Galeazzi fracture-dislocation: a new treatment oriented classification. J Hand Surg Am. 2001; 26:228-235.

[12] Anderson LD, Sisk D, Tooms RE, et al. Compression-plate fixation in acute diaphyseal fractures of the radius and ulna. J Bone Joint Surg Am. 1975;(3):287-297.

[13] Chapman MW, Gordon JE, Zissimos AG. Compression-plate fixation of acute fractures of the diaphyses of the radius and ulna. J Bone Joint Surg Am. 1989;71(2):159-169.

[14] Lee YH, Lee SK, Chung MS. Interlocking contoured intramedullary nail fixation for selected diaphyseal frac-tures of the forearm in adults. J Bone Joint Surg Am. 2008; 90:1891-1898.

[15] Sarmiento A, Latta LL, Zych G, et al. Isolated ulnar shaft fractures treated with functional braces. J Orthop Trauma. 1998;12(6):420-424.

[16] Atkin DM, Bohay DR, Slabaugh P, et al. Treatment of ulnar shaft fractures: a prospective, randomised study. Orthopedics. 1995;18(6):543-547.

[17] Henry AK. Extensile exposure, 2nd edition. Baltimore: Williams and Wilkins. 1970:100.

[18] Thompson JE. Anatomical methods of approach in operations on the long bones of the extremities. Ann Surg. 1918; 68:309-329.

[19] Droll KP, Perna P, Potter J, et al. Outcomes following plate fixation of fractures of both bones of the forearm in adults. J Bone Joint Surg Am. 2007;89(12):2619-2624.

[20] Goldfarb CA, Ricci WM, Tull F, et al. Functional outcome after fracture of both bones of the forearm. J Bone Joint Surg Br. 2005;87:374-379.

[21] Bednar DA, Grandwilewski W. Complications of forearm-plate removal. Can J Surg. 1992;35(4):428-431.

[22] Berkes M, Obremskey WT, Scannell B, et al. Maintenance of hardware after early postoperative infection following fracture internal fixation. J Bone Joint Surg. Am. 2010; 92(4):823-828.

[23] Sarmiento A, Latta LL, Zych G, et al. Isolated ulnar shaft fractures treated with functional braces. J Orthop Trauma. 1998;12(6):420-424.

[24] Szabo RM, Skinner M. Isolated ulnar shaft fractures. Retrospective study of 46 cases. Acta Orthop Scand. 1990; 61(4):350-352.

[25] Bauer G, Arand M, Mutschler W. Post-traumatic radioulnar synostosis after forearm fracture osteosynthesis. Arch Orthop Trauma Surg. 1991;110(3):142-145.

[26] Vince KG, Miler JE. Cross-union complicating fractures of the forearm. Part I: Adults. J Bone Joint Surg Am. 1987; 69A(5):640-653.

[27] Stern PJ, Drury WJ. Complications of plate fixation of forearm fractures. Clin Orthop Relat Res. 1983;175:25-29.

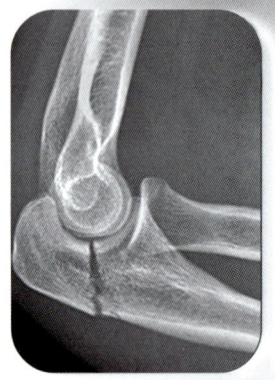

第7章

尺骨鹰嘴骨折
Olecranon Fractures

Brandon Steen, Andrew Jawa

一、导言

尺骨近端骨折包括从尺骨鹰嘴的无移位骨折到合并骨和韧带损伤的复杂骨折（图7.1）。尺骨鹰嘴骨折占肘关节骨折的10%。损伤机制复杂多变，可以是直接或间接损伤。直接损伤通常是由跌倒或肘部撞击引起的。间接损伤是由三头肌的强力收缩引起的，间接导致尺骨近端的撕脱骨折。约20%的鹰嘴骨折有相关合并损伤。肱尺关节连接是否完好，是单纯鹰嘴骨折与合并桡骨头和冠突骨折的复杂肘关节骨折的区别。

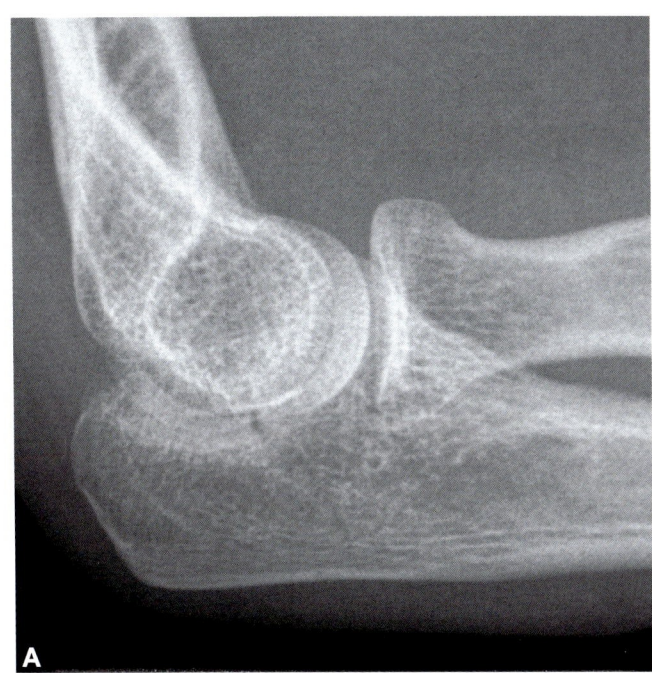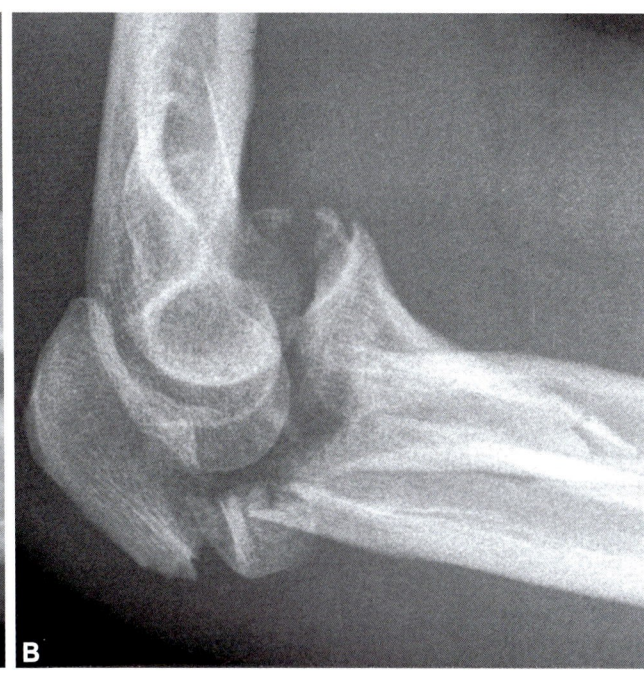

图7.1 鹰嘴骨折累及尺骨近端的关节面

（A）X线片显示无移位、累及尺骨近端关节面的单纯鹰嘴骨折

（B）鹰嘴骨折可发生在更复杂的肘关节骨折中，包括骨和韧带损伤的复杂关节内鹰嘴骨折，导致脱位和不稳定

二、诊断

通过体格和影像学检查，很容易诊断尺骨鹰嘴骨折。体格检查，肘部后侧会出现不同程度的肿胀和瘀斑，常见后侧血肿。由于尺骨鹰嘴在皮下比较容易触及，移位的骨折，常见明显的凹陷畸形。由于伸肌装置的损伤，导致肘部伸直活动的丧失或减弱。患者全身情况无大碍时，伸肘障碍是伸肌装置损伤的表现。

标准的影像学，包括正、侧位X线片，很容易做出诊断。如果有相应的临床表现，加拍肱骨、前臂和手腕的X线片，以排除合并损伤。如伴有肘关节的脱位或半脱位，应依据标准X线片仔细检查骨折粉碎的程度和骨折移位情况，这对于决定治疗方式非常重要。

区分单纯鹰嘴骨折和复杂肘关节骨折–脱位损伤十分必要，可以通过仔细评估X线片（图7.2）来完成。鹰嘴骨折是累及滑车切迹的关节内损伤。在尺骨鹰嘴骨折中，近端与远端骨折块应与肱骨滑车相对应，如果在侧位X线片上存在不一致，则应怀疑有更复杂的损伤。相反，孟氏骨折是半月切迹以远的关节外骨折，与肱桡关节破裂有关，但与肱尺关节无关。在关节的侧位X线片上，经鹰嘴骨折脱位看上去可能是简单的鹰嘴骨折，但可能会表现为肱尺关节的不一致，也可能包括肱桡关节的不一致。同样，恐怖三联征肘关节脱位可能出现大的冠状突骨折，与鹰嘴骨折混淆。

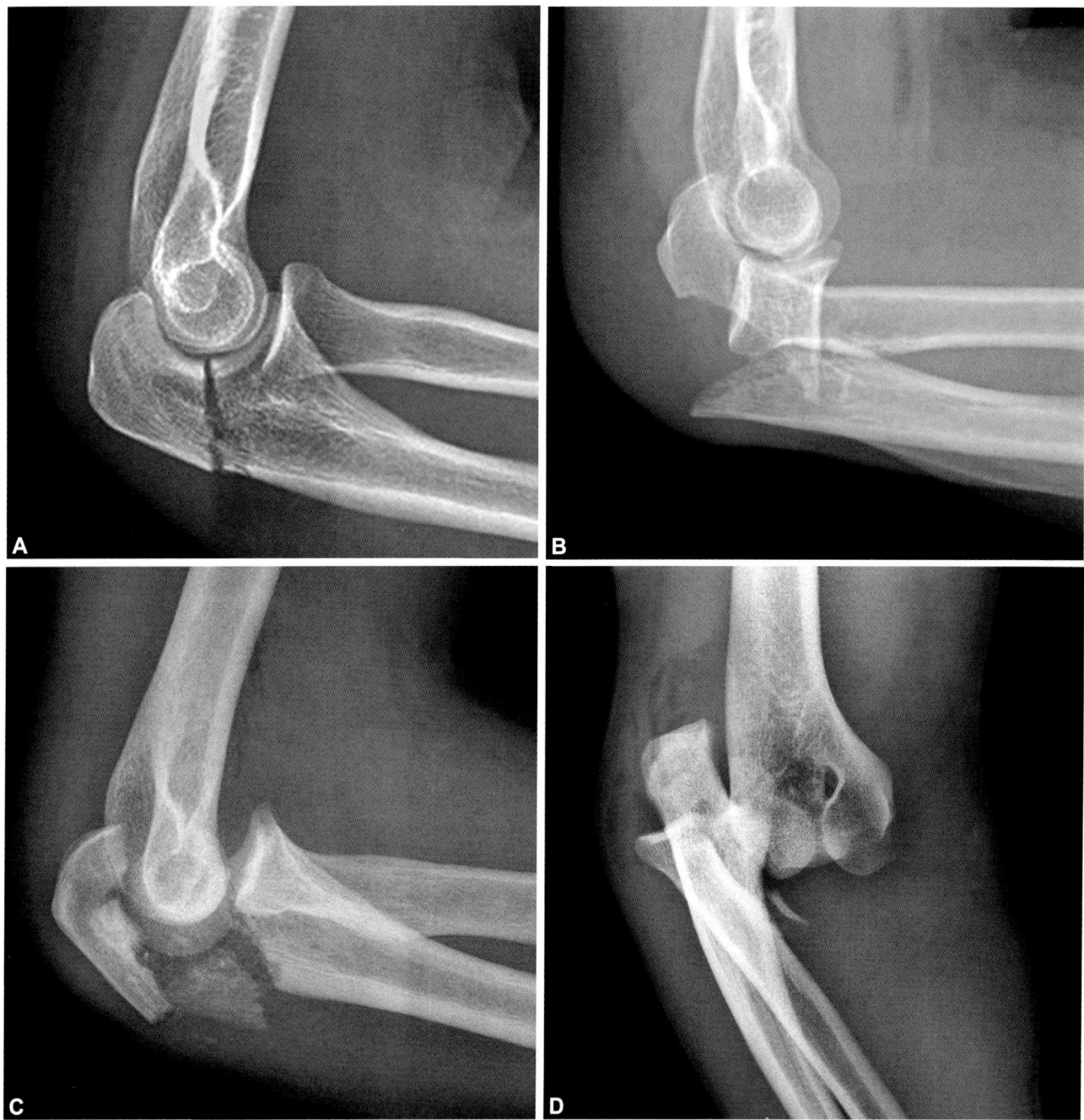

图7.2 鹰嘴骨折可与复杂肘关节骨折混淆，后者与额外的骨和韧带损伤有关

（A）无论如何移位，鹰嘴骨折近端和远端碎片与肱骨远端滑车保持一致

（B）孟氏型损伤将会出现肱桡关节破裂和尺骨近端骨折，但不涉及肱尺关节

（C）经鹰嘴骨折可以有不同的表现，但通常会出现粉碎性鹰嘴骨折合并肱尺和肱桡关节损伤

（D）恐怖三联征肘关节脱位可出现大的冠状突骨折，但与鹰嘴骨折不同的是，不会影响尺骨近端后方皮质

由Asif M Ilyas提供

CT也可用于评估隐匿性骨折，确定骨折粉碎程度、骨折平面，并诊断与之相关的隐匿损伤，如肱骨远端、桡骨头或冠突骨折（图7.3）。确定治疗方案时需要评估骨折线的位置、移位的程度以及粉碎的程度。

鹰嘴骨折诊断的经验与教训：

（1）通过标准的X线片，尺骨鹰嘴骨折可与复杂肘关节骨折脱位损伤相鉴别。与其他骨折类型不同的是，尺骨鹰嘴骨折肱尺关节和肱桡关节都保持完整。

（2）鹰嘴骨折时，很难检查肘关节韧带的稳定性。

（3）如果骨折类型与合并损伤有关，CT有助于明确隐匿的关节损伤。

（4）明确骨折线走行方向对内固定方式的选择有重要作用。

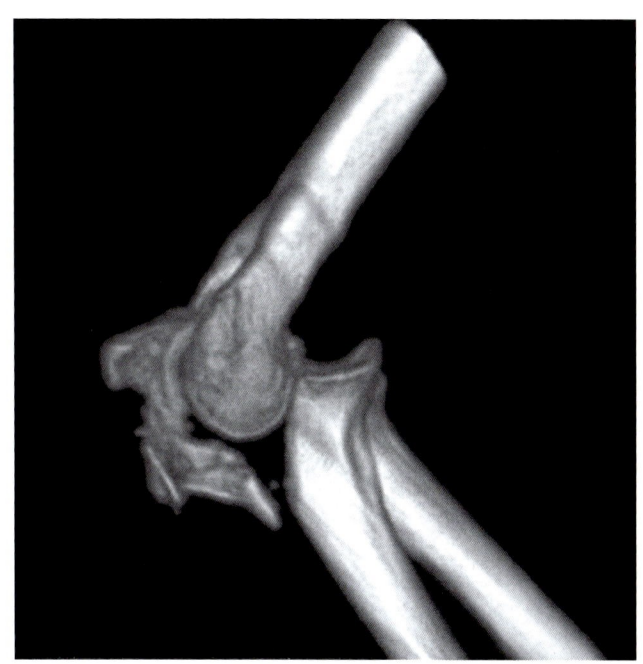

图7.3　CT有助于描述骨折特征
可量化骨折粉碎程度，评估关节脱位情况及相关的隐匿损伤

三、分型

目前，鹰嘴骨折没有普遍适用的分型系统。可以由骨折线的方向、移位程度、粉碎程度以及是否合并肱尺或肱桡关节损伤来判断其分型。

第一个分型系统是由Colton创建的。根据骨折位置、骨折线走行、粉碎与否及合并的副韧带损伤进行分型。Ⅰ型骨折为非移位性骨折；Ⅱ型骨折为近端撕脱骨折；Ⅲ型骨折为横形骨折；Ⅳ型骨折为斜形骨折；Ⅴ型骨折为粉碎性骨折；Ⅵ型骨折为骨折合并脱位。Schatzker建立了一个基于许多相同原理的分型系统，其中包括一个单独的关节损伤的骨折分型。

Mayo分型是基于稳定性、移位性和粉碎性来进行骨折分型（图7.4）。它简化了Colton和Schatzker所提出的相同概念。不累及鹰嘴关节部分的骨折被排除在Mayo分型之外。Ⅰ型骨折不移位，Ⅱ型骨折移位，有稳定的肱尺关节，Ⅲ型骨折移位且关节不稳定。每一组再被细分为A（非粉碎性）或B（粉碎性）。

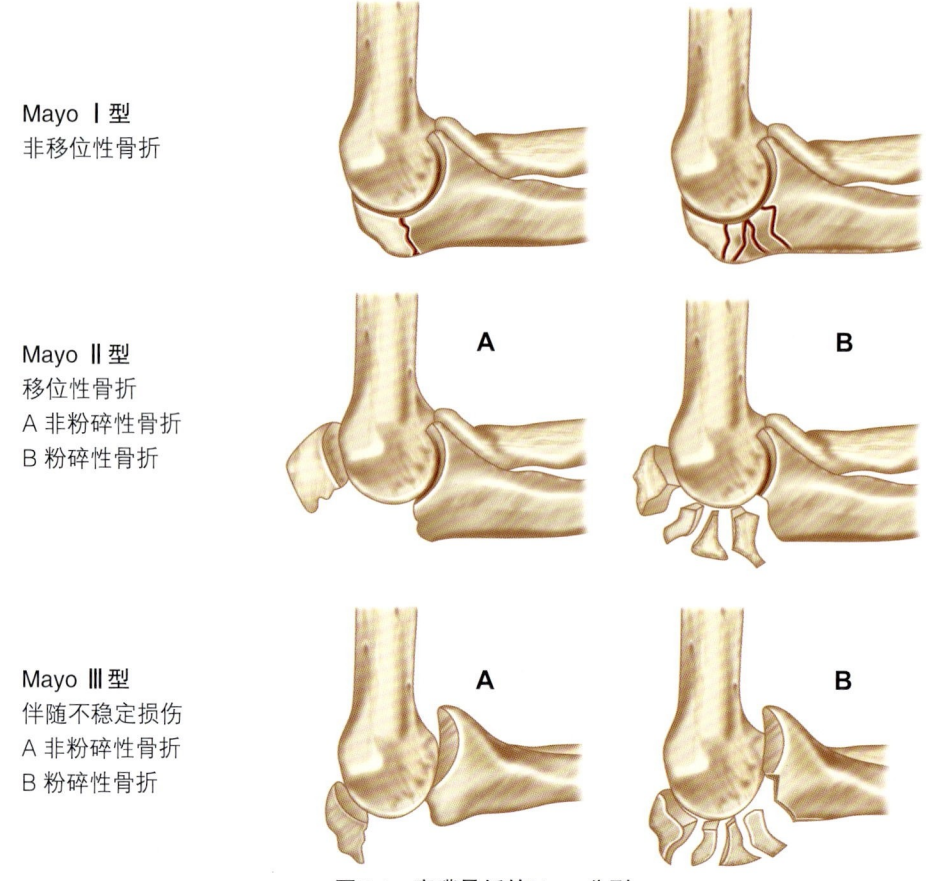

Mayo Ⅰ型
非移位性骨折

Mayo Ⅱ型
移位性骨折
A 非粉碎性骨折
B 粉碎性骨折

Mayo Ⅲ型
伴随不稳定损伤
A 非粉碎性骨折
B 粉碎性骨折

图7.4 鹰嘴骨折的Mayo分型

四、手术指征

鹰嘴骨折通常采用手术固定，因为它常代表肘部伸肌装置的断裂。鹰嘴骨折的非手术治疗，会导致肘部活动受限、伸肌力量下降，以及形成纤维愈合的可能。骨折位置骨折移位<2mm的，可进行非手术治疗。在这种情况下，剩余附着的软组织牵引肘关节进行适当运动而不会造成明显的骨折分离。此外，必须认识到非手术治疗移位性的骨折，远期骨不愈合或纤维愈合的概率很高。骨折手术治疗的基本原则：①骨折的解剖复位和关节面正常排列的恢复；②稳定的内固定；③早期功能康复。

其他鹰嘴骨折处理原则包括：①因直接撞击引起的骨折，通常有半月切迹内关节的骨折塌陷。这类型损伤，关节碎片的复位至关重要，注意不要缩小滑车沟；②恢复尺骨近端的稳定性和长度，是治疗鹰嘴骨折合并复杂肘关节骨折-脱位损伤的基础。如果关节匹配性恢复，韧带损伤通常会痊愈；③多发伤患者，尺骨鹰嘴骨折的坚强固定可以促进肘关节的早期运动，以减少纤维化和瘢痕挛缩。此外，合并下肢损伤的患者，早期固定后通过前臂使用平台式拐杖来负重，可以提高康复效果。如术后骨折的稳定性出现问题，则不应使用肢体负重。生物力学研究表明，无论是张力带，还是锁定钢板，强度都不足够，不能承受相当于从椅子上撑起的负重。

与其他部位的开放性骨折一样，治疗方案的制订取决于损伤的严重程度、污染程度和软组织条件。开放性骨折发病率高达31%。在彻底冲洗和清创之后，简单的Ⅰ级开放性损伤可以直接进行内固定修复。夹板或外固定的分期手术方法适用于污染的或严重软组织损伤的骨折。对于严重的粉碎、开放性骨折，骨碎片切除和肱三头肌前移是一个合理的治疗选择。在骨碎片切除之前对外侧副韧带、冠状突或桡骨头的损伤必须修复，否则术后可能会发生肱尺关节的不稳定。

鹰嘴骨折的手术治疗方案，涵盖了各种各样的技术，每种都有其优点和缺点，但通常是根据骨折线方向、粉碎程度以及肘关节周围软组织情况来决定的。最常用的治疗方法包括：张力带固定、髓内钉固定、加压钢板、锁定钢板和骨折碎片切除与肱三头肌前移。在每一种治疗方式中，都有许多技术改良和各种各样的植入物可供选择。

（一）张力带固定

张力带装置的生物力学概念，是将背侧皮质的张力作用转化为关节面的加压力（图7.5）。1963年，Weber发明了这种技术，随后更多张力带结构形式被研究评估。研究最多的装置包括：2枚平行双皮质克氏针与8字形张力带装置环绕肱三头肌腱下的克氏针，生物力学研究中，生理张力负荷与活动范围相一致的情况下，克氏针的双皮质放置可减少关节面分离；此外，使用双线张力带装置，在中间和横向上具有两点钢丝张力，改善了单钢丝张力的均匀性，同时也减少了关节面分离。

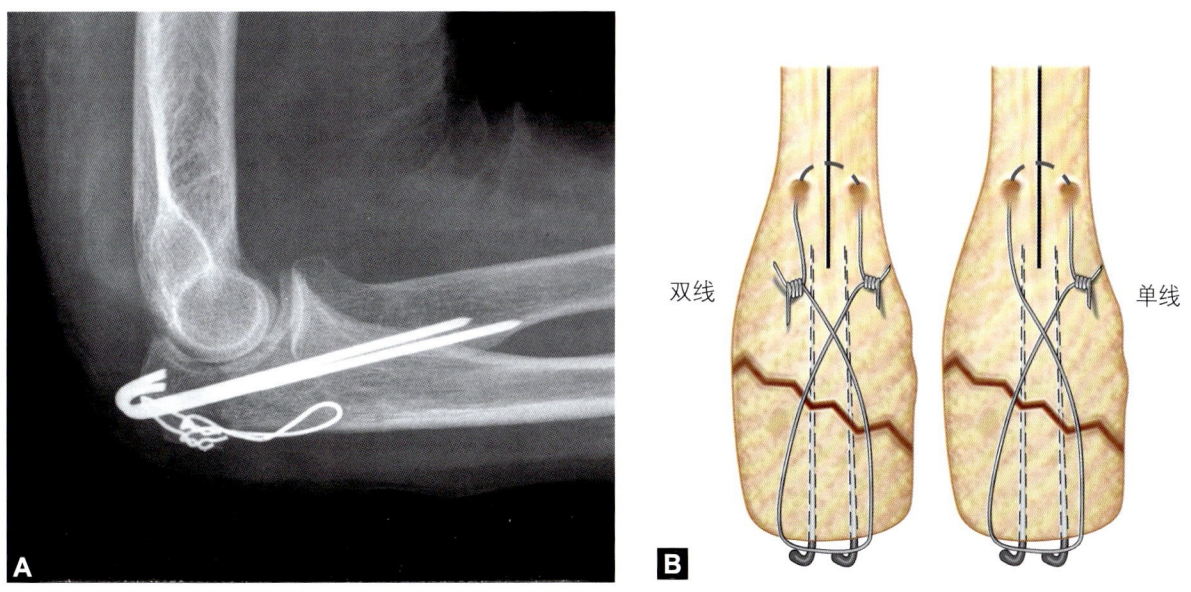

双线　　　　　　单线

图7.5　张力带装置的设计目的是将背侧皮质张力作用转化为关节面加压力
（A）该技术涉及骨折复位和平行放置的克氏针在跨骨折双皮质的位置，其次是钢丝张力
（B）该技术可采用单钢丝或双钢丝，发现使用双钢丝可以提供更均匀的加压

张力带对无明显的粉碎性骨折或斜形骨折，提供足够的轴向稳定。关节粉碎是使用张力带技术的禁忌，为达到稳定和加压要求，骨折固定需轴向、成角稳定。过度加压或成角的畸形复位，会导致滑车切迹曲面的不匹配，从而导致肱尺关节的不协调、不稳定。使用张力带治疗粉碎性骨折会出现固定失效和明显的骨折分离等并发症已被生物力学和临床上证实。

同样，在斜形骨折中应用张力带装置，会导致明显的骨折碎片移位，是相对禁忌证。

（二）钢板固定

1951年，Zuelzer首先在治疗鹰嘴骨折时使用钩钢板。鹰嘴骨折钢板固定技术的早期研究相对缺乏。34年后，Fyfe等发表了第一个生物力学研究，比较了在尸体四肢的张力带固定和塑形钢板固定的效果。从生物力学角度看，塑形钢板在横形、斜形和粉碎性骨折治疗中等于或优于张力带钢丝。最近，各种各样的钢板技术都显示了优良的结果，并且在生物力学研究生理负荷和加载负荷试验中始终优于张力带技术。

有各种钢板技术（图7.6）可供选择。使用或不使用拉力螺钉的1/3的管形钢板，治疗包括横形和斜形在内的中1/3的鹰嘴骨折的效果令人满意。只要关节中间骨折碎片能够被分离，并用1枚软骨下螺钉固定，骨折碎片的存在并不是该技术的禁忌证。与张力带固定相比，非锁定的1/3管形钢板在斜形和粉碎性骨折中，表现出更高的强度和更少的骨折移位。除了关节脱位骨折和近端有小碎片的骨折，非锁定的动态加压板结可以有效地用于治疗大多数骨折类型。近年来，解剖型关节锁定钢板已经开始使用，可用于所有的鹰嘴骨折类型，但必须考虑尺骨皮下钢板突起的可能。在小的近端骨碎片、广泛粉碎性骨折、涉及骨干或冠突的远端骨折以及骨质较差的病例中，关节周围锁定钢板效果最好，这些骨折类型最好使用锁定钢板。

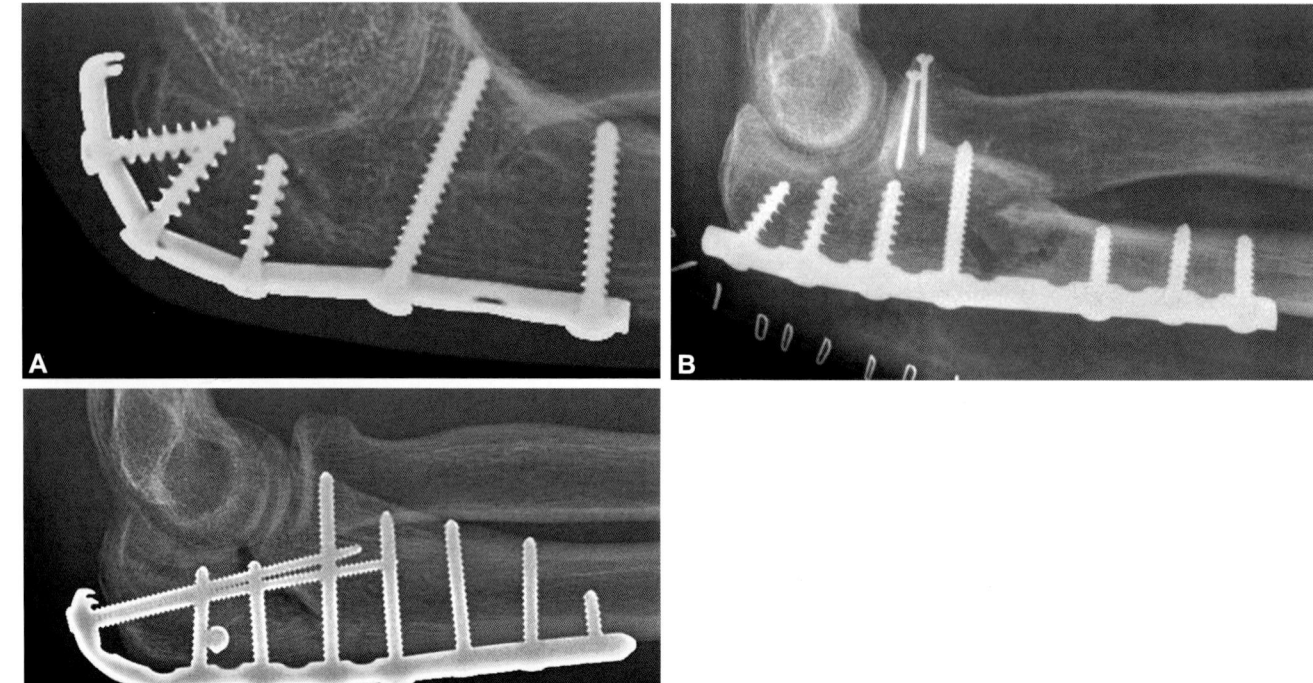

图7.6　鹰嘴骨折各种钢板固定技术
（A）利用1块预弯1/3管状钢板进行钩钢板固定
（B）非锁定动力加压钢板
（C）解剖型关节锁定板

（三）髓内固定

髓内固定可以通过直径为6.5mm或7.3mm的部分螺纹螺钉或预弯髓内钉来实现（图7.7和图7.8）。髓内螺钉固定出现骨折端分离和骨不连的不良效果，可能与骨髓腔大小差异以及潜在的骨质问题有关，从而影响髓内钉的固定。为了增加内固定的强度，可在安装髓内钉时用钢丝缠绕螺钉头部形成张力带代替缠绕克氏针进行加固。

鹰嘴骨折使用预弯锁定钉固定，是一种相对较新的技术。目前尚无确切证据证明髓内钉的使用是合理的。其优点包括软组织损伤少和内固定物的刺激小。鹰嘴骨折使用锁定钉尚不成熟，必须认识到内固定与解剖不匹配的可能性。如果是严重粉碎性骨折，强行锁定钉内固定，可能会出现畸形复位。在这种情况下，钉的长度和解剖对应是获得最佳效果的关键。简单的横形或斜形骨折，在钉插入时使用复位钳维持复位利于操作。

（四）骨碎片切除及肱三头肌前移

骨碎片切除及肱三头肌前移手术（图7.9）很少用于鹰嘴骨折的初次治疗，这种技术通常用于感染或内固定失败之后的补救。即使是严重粉碎性骨折，通过用锁定钢板也能有效治疗。对于功能要求低的近端骨折患者，骨碎片切除和肱三头肌前移术，也可以考虑用于初次治疗。

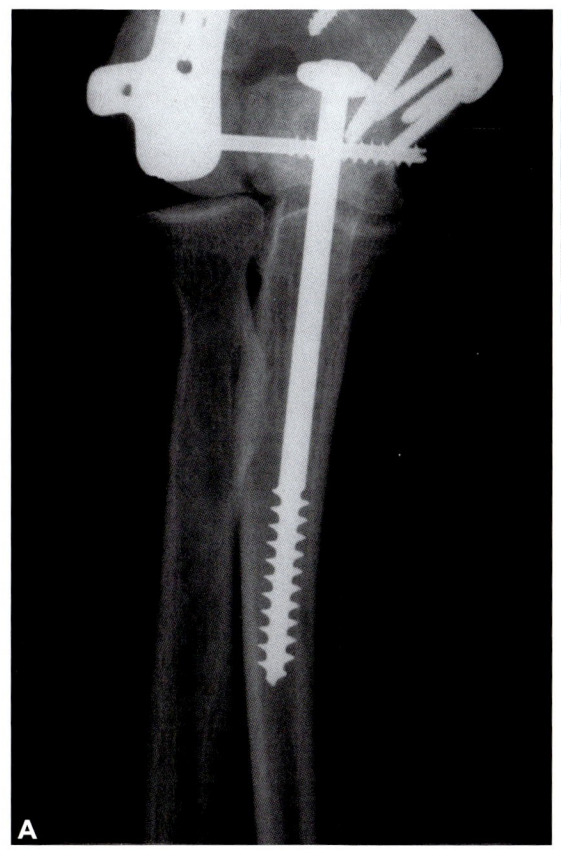

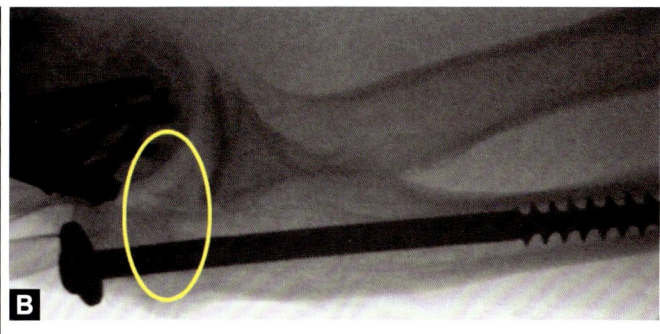

图7.7 鹰嘴骨折的髓内螺钉内固定最好是用6.5mm或7.3mm的部分螺纹螺钉和垫圈

（A）螺钉长度受尺骨髓腔宽度和尺骨干限制。尺骨干有正常的内翻角度，螺钉不应强行穿过。螺钉放置前应通过测量来确定合适的长度

（B）对粉碎性关节面骨折或者骨质疏松的患者应避免对骨折处过度加压。注意过度加压会引起滑车沟的二次短缩和不协调

由Asif M Ilyas提供

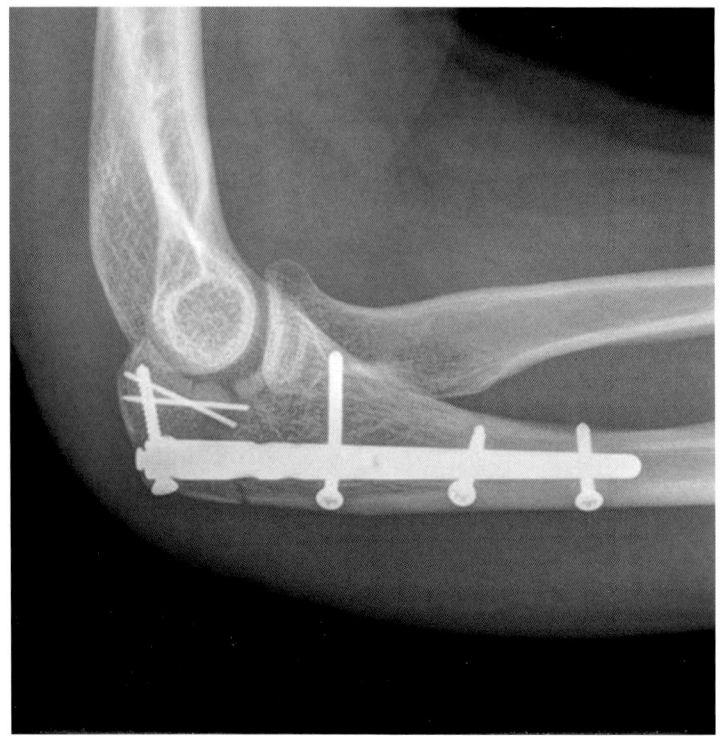

图7.8　鹰嘴骨折髓内钉固定，有更佳的微创和内固定效果

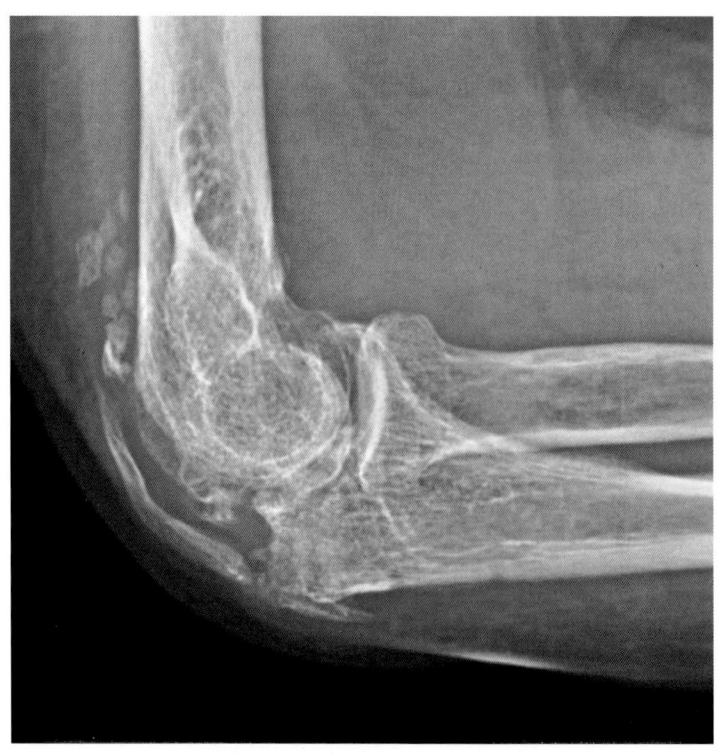

图7.9　骨折碎片切除和肱三头肌前移用于补救病例，以便保留肘关节运动和维持伸肘力量

五、外科解剖、体位与入路

（一）应用解剖

移位的尺骨鹰嘴骨折，实质上是肘部伸肘装置的破坏。鹰嘴是半月形的，为肱三头肌提供了一个止点，与肱骨远端滑车构成关节（图7.10）。鹰嘴的关节部称为滑车切迹。鹰嘴与肱骨滑车高度匹配，提供了足够的稳定性。鹰嘴矢状脊纵向通过滑车切迹，进一步增强了尺侧滑车关节的骨稳定性。在滑车切迹的底部有一软骨下骨区域，由于无关节软骨覆盖被称为"裸区"。冠突和鹰嘴的配合不仅提高了屈伸肘关节的稳定性，也增加了运动的弧度。尺骨近端外侧缘有小切迹，与桡骨头形成关节。尺骨鹰嘴的关节部分相对尺骨干有一个约30°向后倾斜的角度。这结构让肘关节在鹰嘴与肱骨远端后侧接触之前得到充分伸展。正常肘关节屈伸弧度为0° ~ 145°，旋转弧度为180°。日常生活的肘关节活动范围是屈曲30° ~ 130°，旋前旋后约50°。

尺骨近端是一个皮下结构，特别容易受到直接损伤。尺骨近端上方是尺骨鹰嘴囊。尺骨鹰嘴的背侧面分别被肱三头肌和肘关节的内外侧覆盖，并被伸肌腱膜包裹，而伸肌腱则止于鹰嘴的更远端，鹰嘴的背侧就是上述三者的汇合处。伸肌腱膜横向伸展至外侧的尺侧腕伸肌肌膜，以及内侧的尺侧腕屈肌肌膜。尺神经可通过触诊识别，应由内侧软组织保护。术中尺神经不必进行常规移位，因为可能增加术后尺神经炎发生的风险。然而，应注意防止复位钳太靠近尺神经或克氏针放置得太靠近内侧软组织鞘而造成尺神经的意外损伤。

尺骨近端有明显的内翻成角和背侧成角。这些角度的位置和大小与尺骨近端骨折内固定方法选择有关。尺骨近端内翻位于尺骨鹰嘴尖端后侧约85mm处（45 ~ 110mm），背侧成角发生在距鹰嘴尖端约50mm处。内翻成角约为17°，背侧成角约为6°。修复骨折时不熟悉尺骨的正常角度，可能会导致不正确的复位和骨折畸形愈合。尤其是在骨折脱位病例中，未能重建背侧成角可能导致肱桡关节不稳定。同样，进行髓内固定时必须考虑正常的内翻角度。

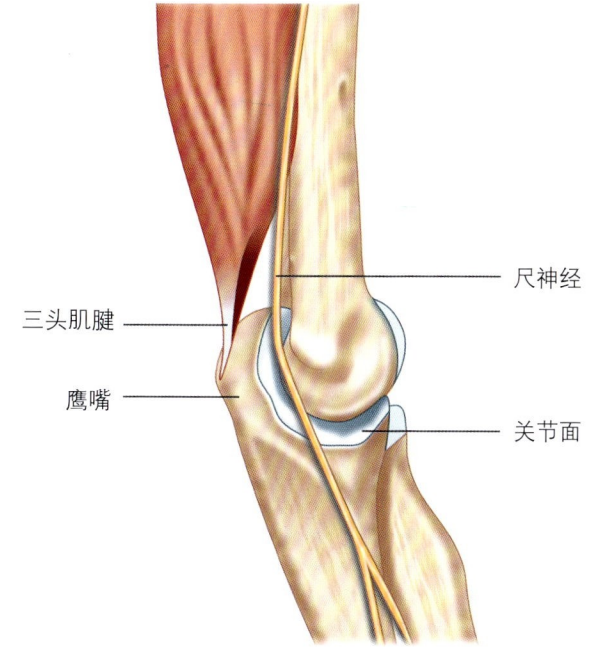

三头肌腱

鹰嘴

尺神经

关节面

图7.10 鹰嘴为半月形，为肱三头肌提供一个止点，与肱骨远端滑车构成关节

鹰嘴的关节部分称为滑车切迹。尺骨鹰嘴的背侧表面的近侧与后端分别被肱三头肌和肘关节内外侧覆盖，远端由伸肌腱膜覆盖。伸肌腱膜横向伸展至外侧的尺侧腕伸肌肌膜以及内侧的尺侧腕屈肌膜。尺神经沿着肱骨内上髁在鹰嘴内侧走行

（二）体位

尺骨鹰嘴骨折通常采用后侧入路，患者可以置于以下几种体位。

1. 仰卧位

推荐采用仰卧位，并将患肢放置在普通手术室台上（图7.11）。手臂悬吊牵引，消毒至腋窝。上臂放置无菌止血带。使用无菌巾遮盖的支架或无菌布块，肘部胸前位，让外科医生能够直接站在骨折的前方。这有助于肘部更易获得良好的术野和X线透视，同时也有助于屈曲和伸直肘部以帮助骨折复位。这种技术的缺点是需要一个助手在暴露、复位和固定期间托住和操纵手臂。

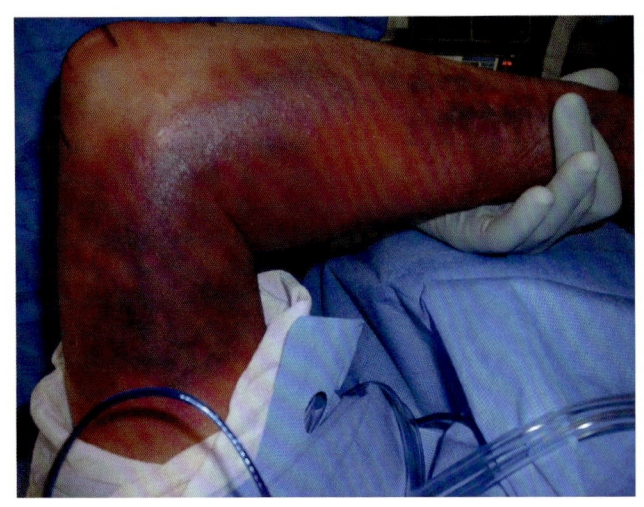

图7.11　手术体位

推荐患者仰卧位并将手臂跨过胸部悬挂在胸前，消毒至腋窝。在上臂放置无菌止血带。使用无菌巾遮盖的支架或无菌布块，使肘部跨过胸部悬吊，让外科医生能够直接站在骨折的前方。或者，助手托住手臂置于患者胸前

2. 侧卧位

患者侧卧位给外科医生提供了前臂自然下垂的重力优势。患者处于标准侧卧位，使用躯干或沙袋来固定。手术侧的手臂搭在臂板上，使前臂悬挂垂直于地面。这为肘后侧提供良好的术野及入路，是一些较新的髓内固定装置的选择。透视可能更容易，因为手臂不需要通过在臂板上移动来获得图像。

3. 俯卧位

不推荐使用俯卧位，除非需要处理肱骨的合并损伤。手臂可以外展，屈曲的手肘悬挂在一个完全回缩的臂板的一侧。

（三）手术入路

后路

鹰嘴多采用后正中切口（图7.12）。近端暴露的程度，应该足以使骨折近端碎片能够显露，且操作不会使覆盖的软组织受到张力。远端切口的长度取决于所使用的固定方式。切口可以是一个尺骨鹰嘴尖端直形正中切

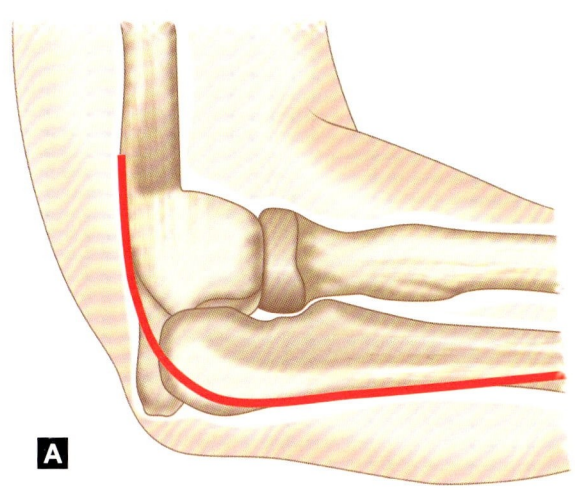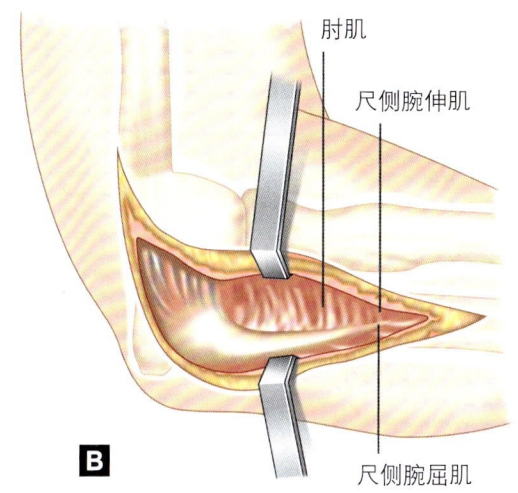

图7.12　尺骨鹰嘴通常采用两种入路

（A）经后侧中线入路。切口可以是直形正中切口，位于尺骨鹰嘴尖端（如图所示），或在鹰嘴尖端外侧略微弯曲（B）骨折部位通常表现为骨折端嵌插移位和骨折血肿。应保护伸肌腱膜插入的骨折。应在尺侧腕伸肌和尺侧腕屈肌之间的骨膜间隙下暴露尺骨背侧皮质

口，也可以在鹰嘴尖端稍向外侧弯曲，以减少鹰嘴尖端敏感性和伤口并发症。锐性分离肱三头肌肌腱组织以及在远端伸肌腱膜直达关节囊。在尺骨背侧的三角尖端上方进行纵向锐性分离骨膜。必要时，可剥离伸肌肌群以显露和固定骨折。但必须避免从骨折近端整个剥离伸肌肌群。如果有必要，可轻度剥离桡侧腕伸肌和尺侧腕屈肌以获得充分的术野，注意避免意外损伤内侧的尺神经。

六、手术方法

（一）张力带固定

张力带固定最好用于关节粉碎轻，骨折线斜行小的简单鹰嘴骨折。

手术要点

标准后路暴露（图7.13）。清理骨折表面血肿和嵌入的软组织。复位时，肘关节伸直位可放松肱三头肌张力。复位困难时，可以用点状复位钳辅助近端骨折碎片复位。复位后，大点状复位钳垂直施加压力于骨折线加强复位。克氏针由近端向远端穿过骨折端固定。克氏针应在关节面下平行穿过直到冠突远端尺骨掌侧皮质。此时，骨折部位足够稳定，肘部轻轻活动，并在X线透视下确认理想复位。选择一个足够靠前的进针点，让克氏针在靠近滑车切迹处的软骨下进针。这样可以加强关节面的稳定性。

一旦骨折得到复位和固定，即可安装张力带装置。在骨折线远端即尺骨干近端背侧双皮质钻孔以便穿过钢丝。或者，双钻孔放置双钢丝，形成一个"双张力带"结构。钻孔应位于尺骨的中心轴，并且距离骨折端至少2cm或长度至少与近端骨折块长度一样。用16号或18号不锈钢丝在导管辅助下从肱三头肌肌腱深处穿过。同一个规格的第2条钢丝穿过远端钻孔，2条钢丝交叉穿过，形成8字形结构。将2条钢丝拧在一起，打2个结。内侧和外侧结应交替拧紧，以确保张力均匀。剪断多余的钢丝，然后将结弯曲180°埋在软组织下方，并轻敲到

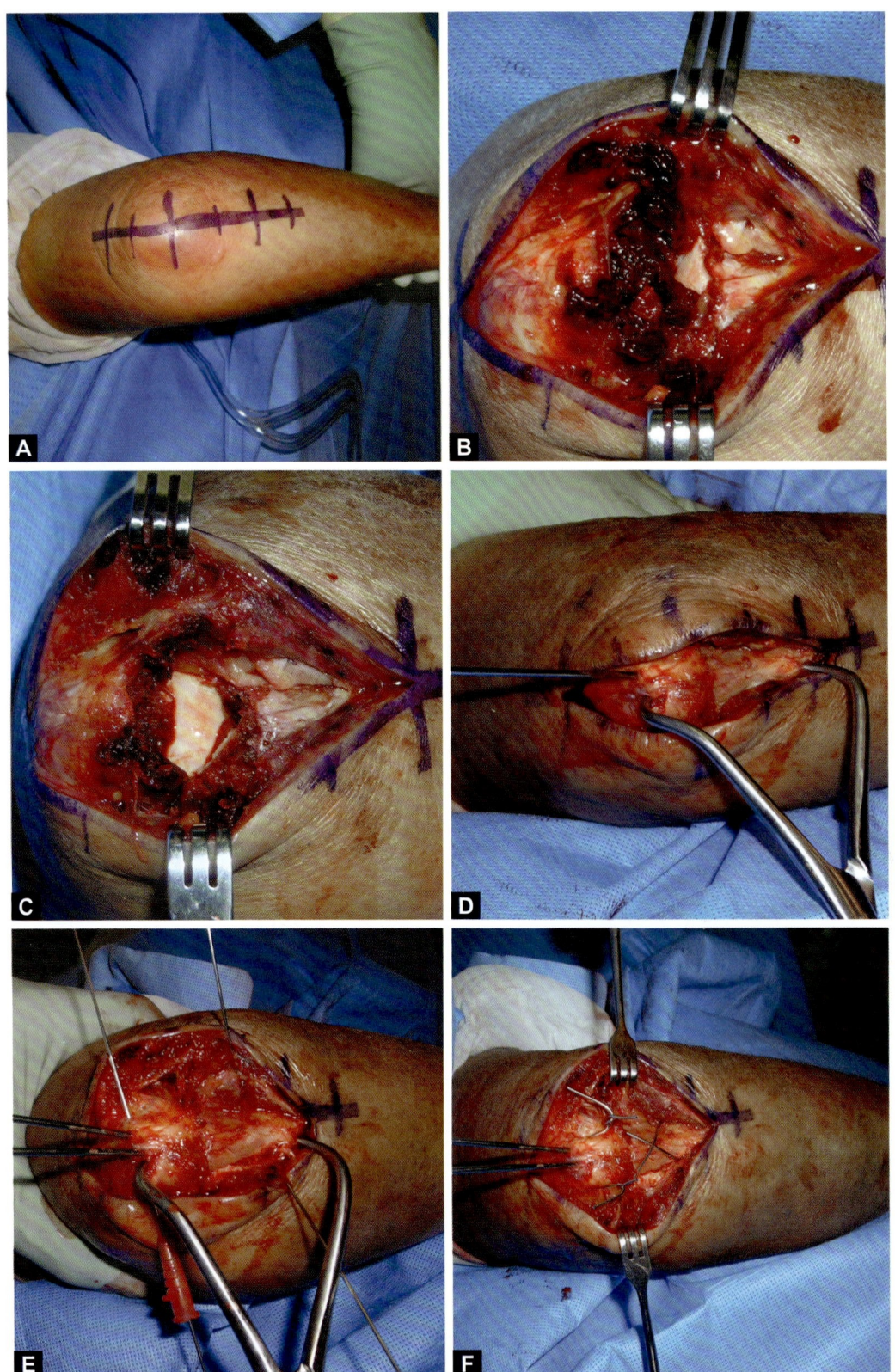

图7.13 张力带内固定

（A）常用的后入路 （B）骨折部位通常会看到血肿和嵌入的软组织 （C）清除软组织并检查骨折部位
（D）骨折部位复位并用复位钳固定。2枚克氏针在关节面下从近端到远端的方向平行穿过尺骨近端的前方皮质
（E）放置2条16号或18号不锈钢丝。第1条钢丝是在克氏针上方及肱三头肌肌腱下方穿过。
第2条钢丝在远端穿过双皮质钻孔进入尺骨干
（F）钢丝交叉打结

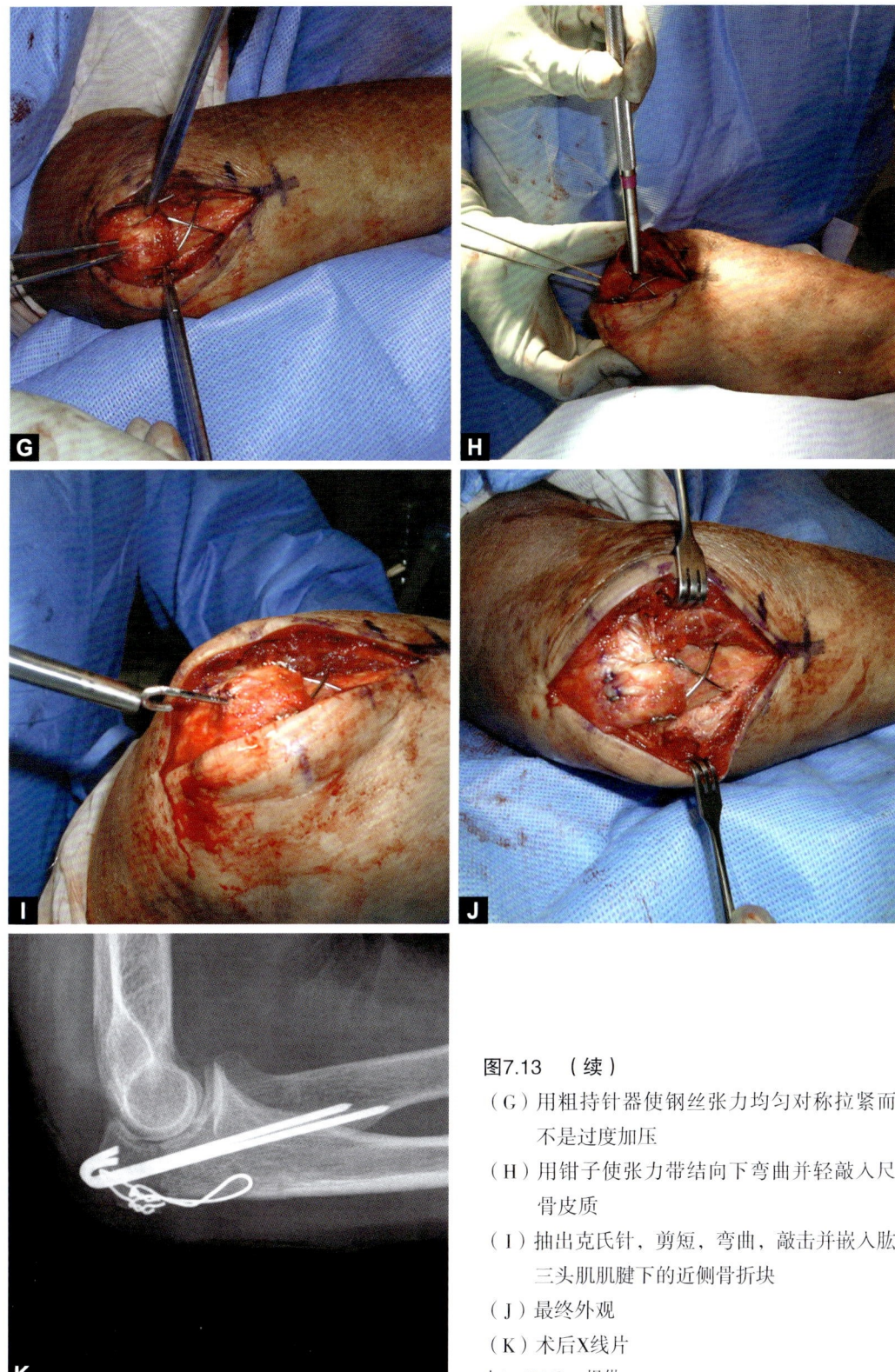

图7.13 （续）

（G）用粗持针器使钢丝张力均匀对称拉紧而不是过度加压

（H）用钳子使张力带结向下弯曲并轻敲入尺骨皮质

（I）抽出克氏针，剪短，弯曲，敲击并嵌入肱三头肌肌腱下的近侧骨折块

（J）最终外观

（K）术后X线片

由Asif M Ilyas提供

骨面避免突出。然后克氏针稍微退出和切断至合适的长度。克氏针的近端末端弯曲90°～180°，再向前敲入直至埋入肱三头肌腱下。应注意避免过长的克氏针在尺骨前方皮质突出，因为这与前侧骨间的神经损伤、异位骨化、阻碍桡骨近端旋转以及上桡尺关节骨性连接有关。

另外，髓内螺钉可取代平行克氏针用于创建一个张力带结构。髓内螺钉与克氏针-张力带固定的结构比传统的克氏针技术更牢固。不推荐单独使用髓内螺钉，其在骨折部位无法提供稳定的加压。尽管使用髓内螺钉可提供骨折端的额外加压的好处，但带来了使用克氏针与张力带结构时不存在的并发症的风险。原因如前所述，尺骨近端的解剖结构不是线性圆柱体。

髓腔直径随其长度变化而变化，在尺骨干近端，髓腔有显著的向上、背侧和内翻弯曲。如果合适长度和直径的螺钉正确插入轨道，可以提供良好的固定。但是，如果螺钉插入深度没有指向骨髓腔中间或超过尺骨的近端弯曲，螺钉的刚性会导致骨折部位的成角移位。通常情况下，髓腔可容纳6.5～7.3mm的部分螺纹螺钉。可以在透视的指引下让钻头到达适当的深度，同时螺钉达到合适的深度。可以通过测深来确保合适的长度，以确保良好的植入，从而达到良好的效果。然而，髓腔较大的患者难以获得理想的髓内螺钉植入，能接受＞8mm螺钉的髓腔是罕见的。螺钉可以放置垫圈，以便在近侧皮质和骨折部位提供一致的加压。螺钉植入后，在加压之前，螺钉头或垫圈和后方皮质之间放置16号或18号钢丝，其余的张力带安装技术同前面所描述的一致。

关闭伤口前行X线透视，以确保骨折复位和内固定物位置适当。缝合筋膜应尽可能覆盖钢丝。皮下层用可吸收的缝合线间断缝合，皮肤缝合用皮钉封闭或者尼龙线间断缝合。术后，患者可在屈曲70°和中立旋转位用后侧夹板固定1～2周。或者，可以使用柔软敷料固定以便促进早期活动。开始实行一个渐进性的主动和被动的运动计划。力量训练要推迟到X线片提示骨折愈合时。

 张力带固定的经验与教训：

（1）关节粉碎是张力带固定的禁忌证。过度加压或背侧复位不良会造成桡骨大切迹曲率减少，会导致肱尺关节病变或不稳定。

（2）张力带固定之前，骨折必须良好复位并用2枚平行克氏针固定。

（3）从尺骨前方皮质穿出的克氏针过长，可能造成神经损伤。同样的，克氏针横向穿出可能会干扰桡骨的旋转。

（4）髓内螺钉固定的前提是放置合适长度的螺钉，并有足够的骨质把持。骨折复位后应先钻孔，然后通过测深确定适当的长度。

（5）可以使用单线16号或18号钢丝，或双线20号或22号钢丝。张力带应均匀地向上提拉拧紧，夹紧钢丝转动并打结。

（6）在骨质较差的骨折端，避免张力过紧，这可能会导致肱尺关节继发性不一致。

（7）张力带固定后，较多人要求拆除内固定，可以通过良好放置内固定物来减少这种需求。

（二）钢板固定

钢板固定适用于所有移位的鹰嘴骨折，特别是关节粉碎的骨折。有多种钢板，包括1/3管形钩状钢板，动力加压钢板和关节周围锁定钢板均可应用。由于锁定技术的进步，预弯的关节周围锁定钢板应用较为普遍。

手术要点

常用后路切口显露，注意清除骨折部位血肿和嵌入的软组织（图7.14）。用大的点状复位钳或克氏针辅助骨折复位。锁定板直接放置在尺骨干背侧皮质，而不是后内侧或后外侧。将2枚克氏针插入钢板的后侧，暂时固定骨折。一些钢板放置在肱三头肌表面，后方有齿状结构固定在厚厚的三头肌肌腱上。其他钢板通过劈开肱三头肌的远端，直接贴在尺骨鹰嘴后部。用1枚非锁定螺钉或临时固定装置放置在骨折远端，保持骨折复位。必要时，远端螺钉可以通过偏心钻孔插入，利于骨折部位加压。严重粉碎性骨折时应小心加压，避免继发关节不一致。

骨折复位时，近端放置克氏针和远端放置双皮质螺钉，肘关节是足够稳定的，可以轻度活动和操作。此时应及时对骨折复位和关节的匹配性进行仔细评估。复位满意后，植入髓内螺钉或近端皮质螺钉，退出原先的尺骨远端到关节面的皮质螺钉。如果需要在关节面加压，可以将非锁定双皮质螺钉应用在尺骨干，或者严重粉碎性骨折时植入锁定螺钉，帮助支撑软骨下骨。在骨折块近端至少放置3枚螺钉，用双皮质螺钉或髓内螺钉，其余的单皮质锁定螺钉置于近端关节面下。远端用3枚标准的双皮质非锁定螺钉固定。对于稳定骨折，远端3枚皮质螺钉是足够的。

其他的非锁定钢板包括：

（1）钩状板，可以是由1/3管形钢板制作，该钢板形状与尺骨后方形状相吻合（图7.15）。横行剪断钢板最近端的孔，剩下的部分可以弯曲超过90°作为钉齿，固定在肱三头肌上。远端部分，利用加压装置或者放在钢板远端孔的钳，对骨折部位加压。在离最远端的孔远侧约2cm的位置，钻直径2mm的孔，以便点状复位钳可作为一个加压装置。一旦获得足够的压力，双皮质螺钉插入远端骨段保持定位。

（2）动力加压重建钢板，可应用于鹰嘴骨折复位。可将重建钢板塑形应用于尺骨干内侧，并且缠绕在后侧。这种后置钢板的优点是在肘部尖端内固定物突出较少。但是，尺神经需要解剖出来并进行前置。此外，要避免螺钉穿透关节和尺桡关节炎的发生。

关闭伤口前，拍X线透视图像，以确定骨折复位和内固定物位置满意。无论是用锁定和非锁定钢板，闭合伤口是一样的。将远端伸肌腱膜覆盖钢板。将会覆盖远端2/3的植入物，减少皮下钢板突出。皮下层使用可吸收缝线间断缝合，皮肤用皮钉或尼龙缝线缝合。术后，患者前臂可屈曲70°和中立位旋转，夹板固定1~2周。或者可以使用柔软敷料包扎促进早期运动。开始进行渐进的主动和被动的活动。力量训练要推迟到X线片提示骨折愈合时。

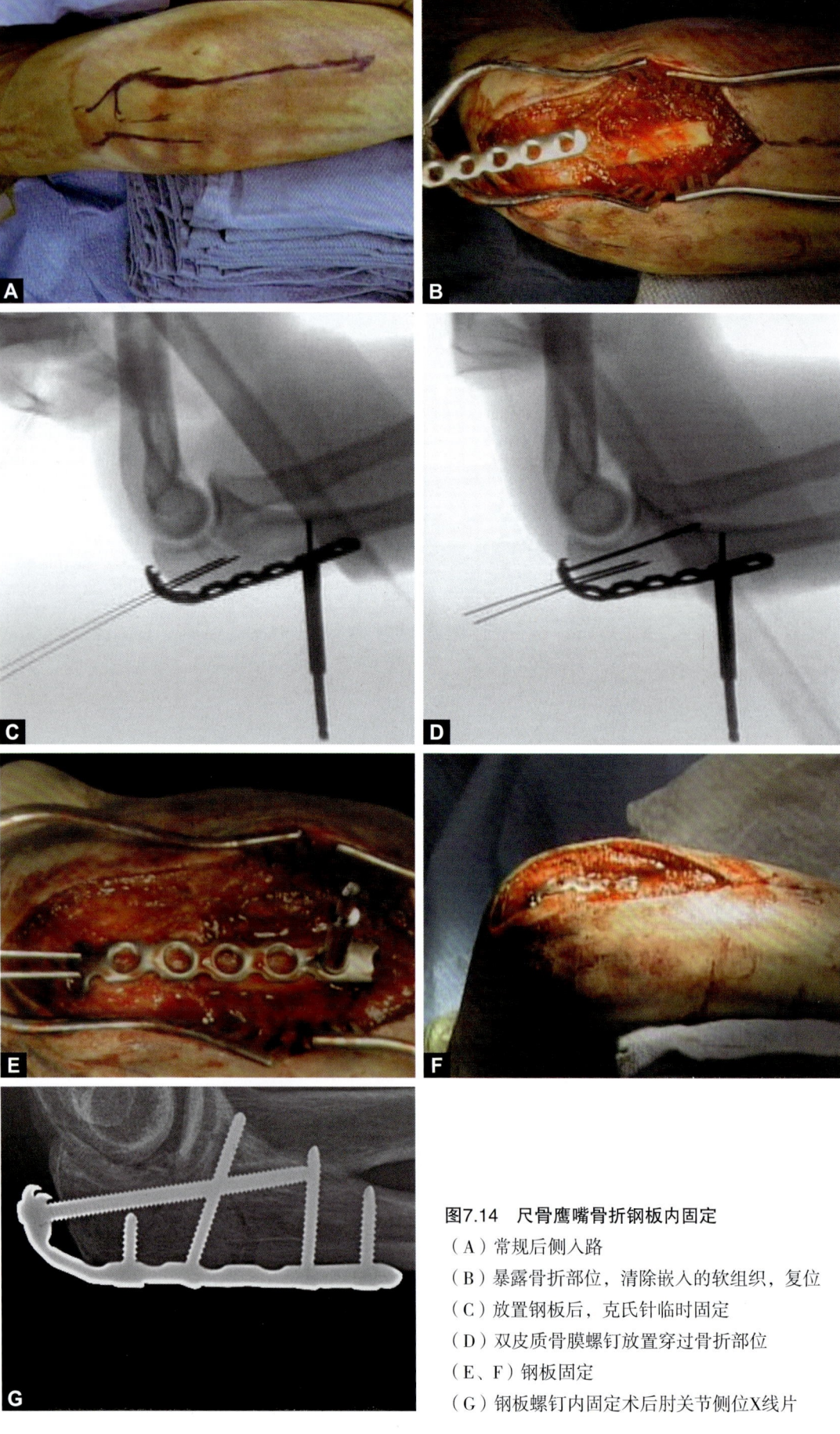

图7.14　尺骨鹰嘴骨折钢板内固定

（A）常规后侧入路

（B）暴露骨折部位，清除嵌入的软组织，复位

（C）放置钢板后，克氏针临时固定

（D）双皮质骨膜螺钉放置穿过骨折部位

（E、F）钢板固定

（G）钢板螺钉内固定术后肘关节侧位X线片

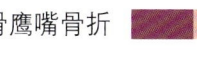

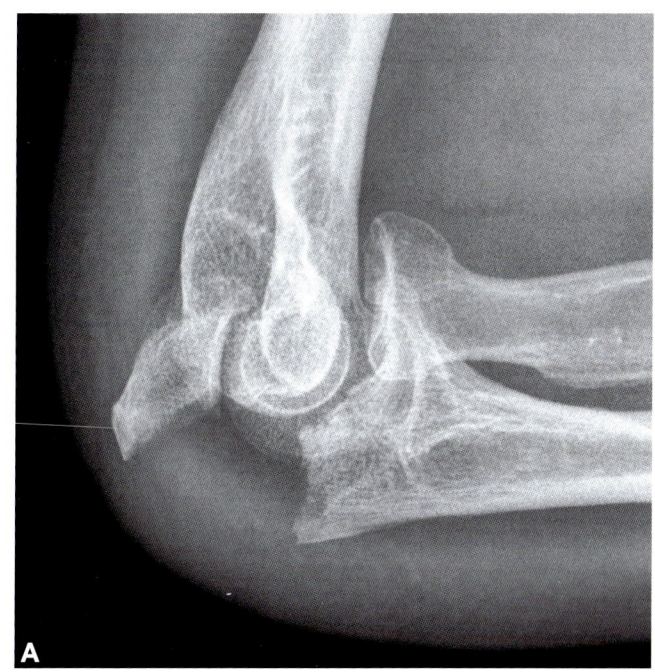
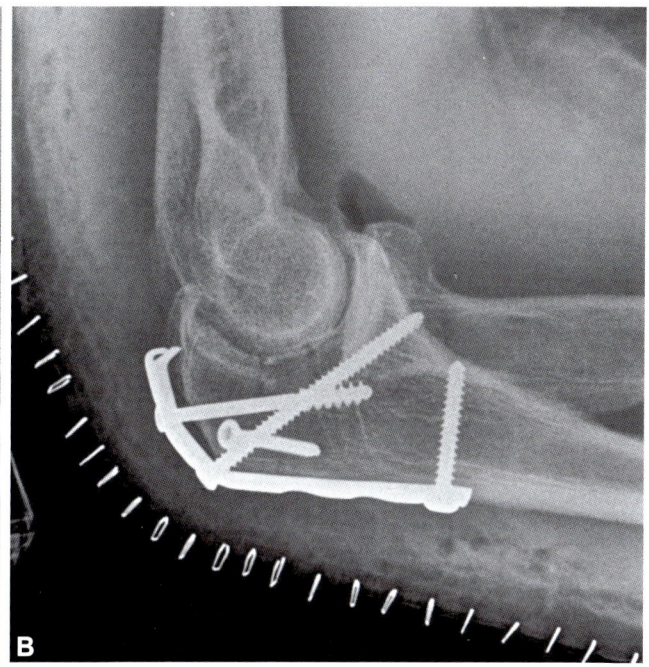

图7.15 尺骨鹰嘴骨折钢板内固定治疗
（A）术前X线片 （B）术后X线片

 钢板固定的经验与教训：

（1）目前常用的预塑形锁定钢板使用简单，可以创建多种混合结构来治疗各种各样的骨折类型。

（2）锁定钢板适用于近端小骨块、粉碎性骨折和伴有关节塌陷的骨折固定。

（3）严重的经关节面粉碎性骨折，可以通过在软骨下锁定螺钉提供支撑。这是锁定钢板最有利的特点之一。

（4）可以通过限制鹰嘴尖端的螺钉固定来减轻患者的不适。有选择性地在这个位置放置螺钉，因为这个位置是患者术后主诉内固定物刺激的地方。将软组织细致地覆盖在钢板上也有助于降低内固定物刺激的发生率。

（5）与其他锁定钢板结构一样，钢板无复位作用，必须在固定钢板前复位骨折，否则就会发生复位不良的情况。

（三）髓内固定

髓内钉的优点包括经皮插入、坚强的固定和较少的内固定物刺激。最新的设计已发展到多轴固定，以及对整个骨折部位加压。与其他长骨的髓内钉类似，必须确定正确的插入点，如果髓内钉与髓腔不匹配，会使骨折复位不良。与其他长骨不同，尺骨鹰嘴骨折髓内钉在插入尺骨近端之前需要进行复位。

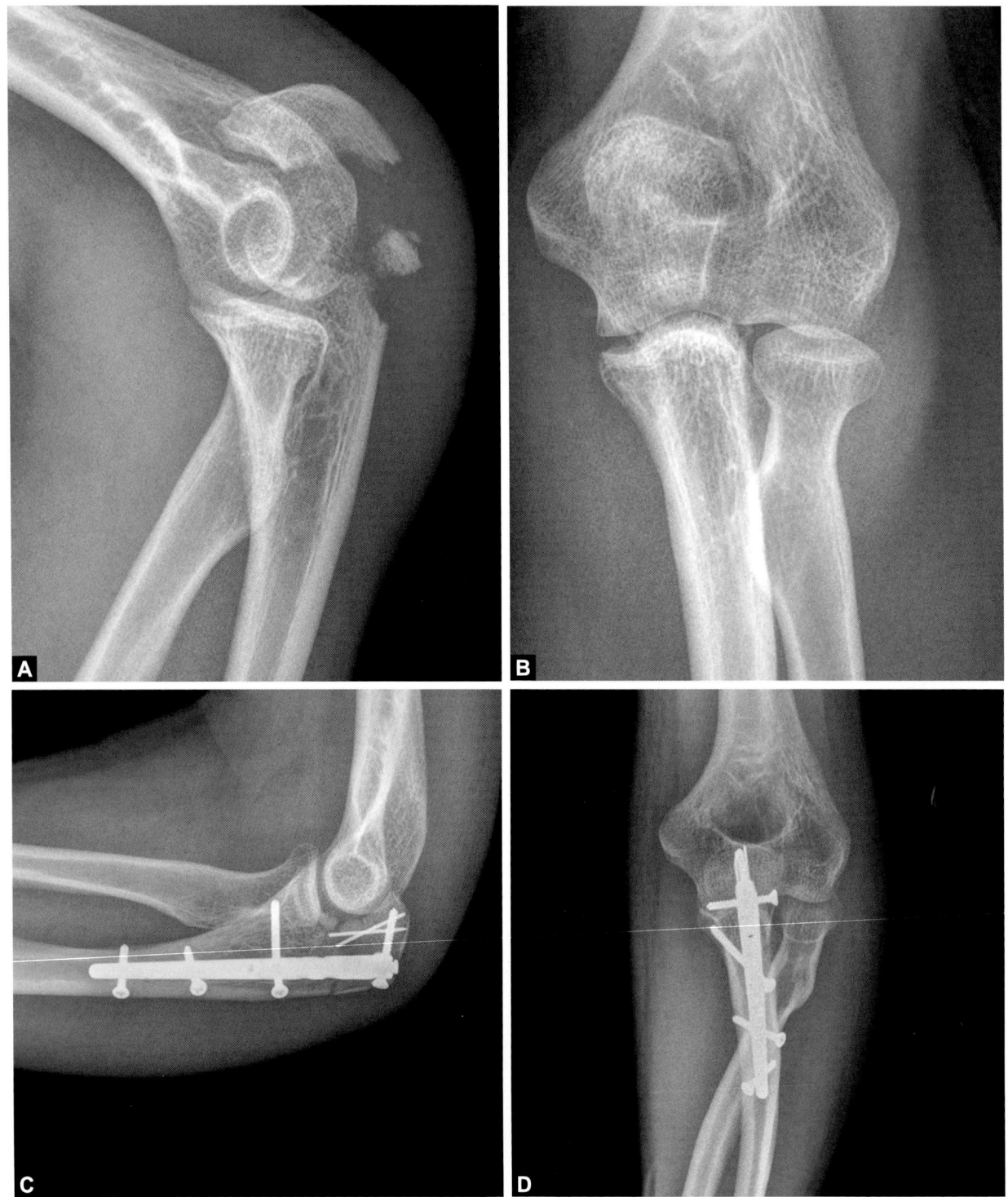

图7.16 髓内钉固定，开始于近端后部至远端，只需要较少的暴露就可复位骨折

（A、B）特别注意关节面。关节对齐就可以暂时用克氏针或螺钉固定

（C、D）一旦骨折复位，使用配套工具插入髓内钉

注意：避免在插入髓内钉时对关节面过度加压，造成继发性骨折复位不良

手术要点

在尺骨鹰嘴近端1cm后方处开始纵切口，并向远端延伸使骨折部位充分显露（图7.16）。骨折部位要清除血肿和嵌入的软组织。复位骨折并用大点状复位钳临时固定。克氏针可以用来维持复位，但必须倾斜放置，远离髓腔，避免阻碍髓内螺钉的放置。一旦复位，肱三头肌肌腱纵向切开，使植入物顺利放置。选择正确的进钉点可防止骨折复位不良。正确的进钉点倾向于稍微低于尺骨鹰嘴的后表面的中心点并稍偏外侧，以便更好地与尺骨干的内翻对齐。这种方式更接近于正常的尺骨干后弯和侧弯。合适扩髓，以适应选择的内固定物。插入髓内钉并在远端锁定。目前可用的植入物带有髓外瞄准装置，有助于锁定螺钉植入。一旦远端螺钉被锁定，植入物在中间位置可以被加压或固定，这取决于骨折粉碎程度。加压装置连接到钉子末端固定，使拉力由远端向近端紧缩。一旦达到适当的加压水平，就可以放置近端螺钉，并可拆除瞄准装置。

在关闭切口之前，需透视，以确定骨折复位和内固定物的位置适当。由于这种技术主要是经皮的，只需要简单的缝合。然而，如果是开放性骨折复位，要进行标准的缝合，包括筋膜层、皮下组织和皮肤的缝合。术后，患者可于屈曲70°和旋转中立位后托夹板固定1～2周。或者，可以使用柔软敷料固定便于即刻早期运动。开始进行渐进的主动和被动的活动。力量训练要推迟到X线片提示骨折愈合。

 髓内固定的经验与教训：

（1）髓内钉的潜在好处包括较少的内固定物刺激和有限的切开。

（2）目前，髓内钉的设计在形状、弯曲度和直径方面有很大的不同。术前规划要保证髓内钉适合患者的解剖结构且不会使骨折移位。

（3）在插入髓内钉之前，骨折及关节面必须复位。

（4）髓内钉插入适当的进钉点，往往是尺骨鹰嘴后表面中心点偏外侧和下侧，以更好地与尺骨干正常内翻对齐。

（5）对于粉碎性关节或骨质缺损患者，骨折部位的加压必须小心。

（四）骨碎片切除及肱三头肌前移

随着现代植入物的设计，大多数骨折类型可以使用锁定钢板和髓内装置进行复位和充分固定。然而，当近端碎片非常小，伤口高度污染或患者的功能需求非常低时，骨碎片切除和肱三头肌前移，是一种首选的治疗手段。在感染或内固定失败，需要重建伸肌功能和保留伸肘关节的稳定性的挽救性措施中，这也是一种有效的技术。然而，在切除和前移之前，要确定肘关节韧带的稳定性。冠突、前关节囊、外侧和内侧副韧带的完整，是防止骨碎片切除后不稳定的必要条件。此外，生物力学研究表明，可切除达60%的滑车切迹骨碎片，仍保留必要的稳定性。

手术入路，也是通过后路切口。识别鹰嘴骨折并锐性切除肱三头肌肌腱的鹰嘴骨折碎片。注意尽可能多地保存肌腱。一旦与骨分离，彻底清创垂直于纤维方向的远端肌腱，以便于将肌腱末端插入余下的尺骨近端。2个2.0mm的钻孔仅在软骨下骨的表面穿过骨折部位，通过尺骨的背侧皮质向远端钻出。用不可吸收的编织缝线以Krackow缝合法固定肌腱远端，同时，缝线两端穿过钻孔。将缝合线末端系在尺骨背侧皮质的骨桥上，逐层闭合伤口。患者屈曲45°～60°固定，活动范围缓慢增加，使肌腱愈合到骨骼内（图7.17）。

不建议在有足够骨量的患者中使用该方法实施切开复位内固定手术。然而，作为固定失败或感染后的挽救措施，能获得可以接受的疗效。

 骨碎片切除及肱三头肌前移的经验与教训：

（1）切除和前移之前，应确认肘关节韧带的稳定性。完整的冠突、前关节囊，外侧与内侧副韧带可防止碎片切除后产生不稳定。

（2）通常用不可吸收的编织缝线连续锁边缝合。增加缝合的强度提供更高的安全性。

（3）尽可能宽地在远端皮质上的钻孔，防止钻孔之间的骨桥失效，这是很重要的。

（4）肌腱的插入点应靠近剩余的鹰嘴关节面，而不是背表面。这种装置为滑车提供了类似吊索的效果，并在理论上改善了剩余鹰嘴的关节反作用力。

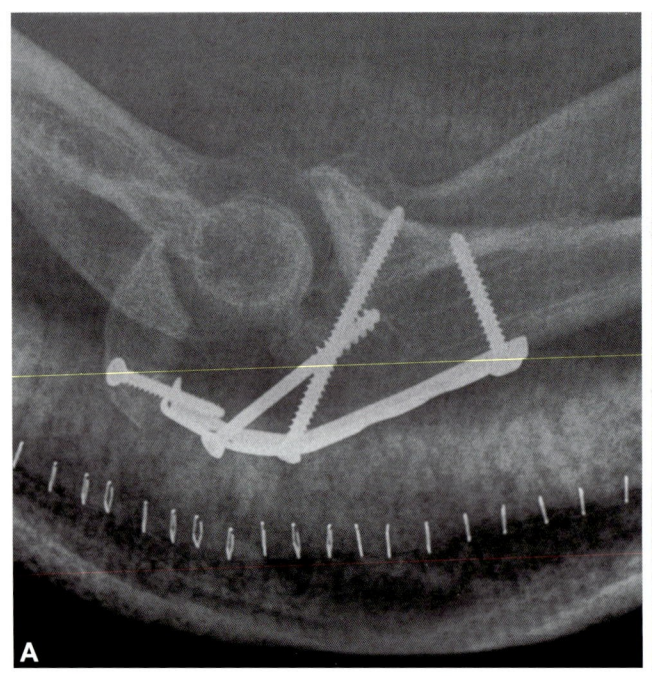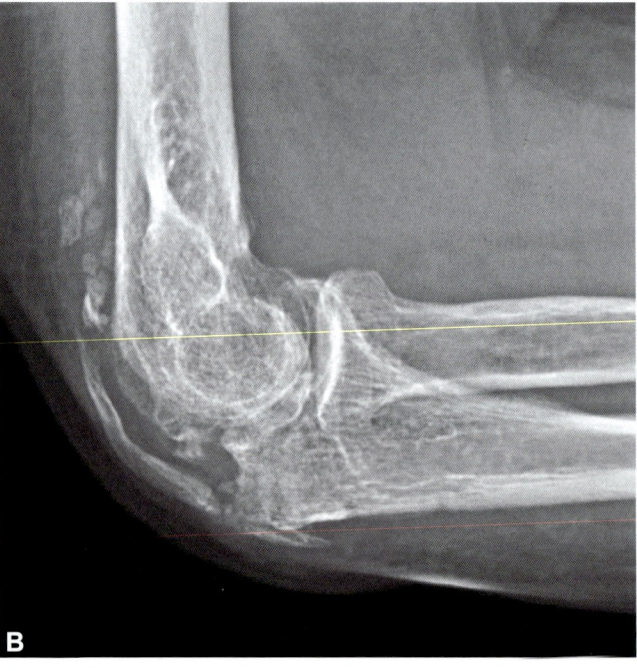

图7.17　开放性尺骨鹰嘴骨折病例
（A）冲洗和清创，手术复位和钩钢板后侧固定。然而，由于深部感染、骨折再次移位导致固定失败
（B）肘部功能通过实施近端骨碎片切除术和肱三头肌前移术进行补救。2年后X线片显示术后肱尺关节的稳定性得到保持

七、疗效

大多数关于尺骨鹰嘴骨折治疗的研究，都是关于生物力学和临床应用的。

（一）生物力学研究

初步分析比较几种张力带结构的差异。Hutchinson等比较了标准张力带结构和有无张力带的加压螺钉的区别。发现使用髓内螺钉后，模拟肘关节运动范围及从椅子上撑起时的骨折碎片位移程度明显小于使用张力带。这是Morrey经常使用的技术，较少的内植入物移位，导致对内植入物移除的需求较少。而类似的研究发现了一些不同的结果。Fyfe等比较张力带固定、加压螺钉固定和1/3管形钢板固定，发现钢板在拉伸应力下对间隙形成的抵抗力最为持久。加压螺钉结构显示，在对抗骨折移位时产生很高的变化率，这被认为是螺纹把持力变化的原因。值得注意的是，对1个结与2个结的张力带技术进行了比较，发现在骨折部位2个结技术能产生更多压力，导致更少的骨折分离。1/3管形钢板固定在斜行和粉碎骨折模型中更优。锁定钢板的发展为尺骨鹰嘴骨折的固定提供了理论优势。锁定螺钉有助于增加粉碎性骨折的结构刚度，并允许通过单皮质螺钉来改善固定。Bujize等观察骨折移位周期加载负荷期间以及1/3管形锁定钢板破坏性负荷的失效模式，发现骨折部位的分离与失效模式间无明显差异。这两种结构失效继发于骨破坏，锁定钢板被证实更坚固。Wilson等最近的一项研究，是将锁定钢板与张力带进行比较，得出了一个有趣的结论：张力带的构造并不能在肱三头肌载荷作用下为骨折部位提供加压。锁定钢板结构提供超过骨折部位10倍的压力，并在整个屈伸过程中保持加压。在骨折关节边缘差异更为明显。

关于髓内钉，有两项研究在强度、破坏性荷载以及在骨折部位分离情况方面与张力带进行了比较。Molloy等发现，在横形骨折中，髓内钉的强度是标准张力带结构的2倍，并且在超过标准张力带结构的2倍载荷情况下才发生损坏。Nowak报道，在模拟生理负荷300次循环后，与张力带构造中的1.5mm相比，髓内钉后骨折部位分离仅为0.2mm。所有这些差异都具有统计学意义。

（二）临床应用研究

有关尺骨鹰嘴骨折治疗的临床研究，大部分是回顾性病例分析。缺乏比较治疗方法的前瞻性对照试验，因此，在确定治疗方案时引起了很大的争议。对现有文献的评价，确实提出了部分观点。总的来说，接受鹰嘴骨折手术治疗的患者效果都很好。因为文献中缺乏一致性评价结果的标准，尺骨鹰嘴骨折固定术后的临床效果很难评估。大多数临床研究是回顾性病例，有不同的标准，但是都报道了满意的结果。接受了张力带固定或钢板内固定术的患者有36%~94%疗效良好或极好。用钢板后的取出率明显低于张力带。Anderson等最近回顾了32例接受锁定钢板的患者，发现其只有4例需要拆除内固定物。运动障碍和并发症的发生率（不包括拆除内固定物）和之前报道的张力带结果类似。Hume等发表了迄今为止唯一的比较固定方法的临床试验。发现使用钢板比张力带的患者有更好的临床和影像学效果（86%对比43%）。同时还发现，与接受张力带结构的患者相比，接受钢板的患者术后的内固定物刺激明显减少（42%对比5%）。关于张力带组的结果明显比以前的报道更糟糕，这些研究结果强烈支持使用钢板。对文献的进一步解读后，发现有一些证据表明，做内固定时，简单的骨碎片切除和肱三头肌前置会导致类似的结果。Gartsman回顾了做过骨碎片切除以及内固定的超过60岁的患者。结论是，术后关节发病率、力量和运动的范围没有显著差异。他们对结论提出了疑问：是否需要在低需求患者中进行复杂的修复？

总的来说，在复杂骨折模式中，应用钢板进行固定的趋势是一致的。与张力带比较，钢板结构在生物力学研究中通常表现出优异的强度、较少的骨折间隙和导致固定失败的最大负荷，整体临床结果没有显著不同，包括骨碎片切除。由于缺乏强有力的证据支持最佳做法，必须认真评估他们的结果，并在必要时采用不同的治疗策略。迄今为止，没有证据表明，钢板固定在治疗任何骨折模式或患者人群方面效果较差。正因为如此，作者采用预弯钢板作为所有的关节周围粉碎骨折的主要治疗方法，用张力带结构治疗简单的尺骨鹰嘴骨折。

八、并发症

尺骨鹰嘴骨折固定后并发症，包括内固定的并发症、内固定失败、畸形愈合、骨不连、僵硬、异位骨化、近端尺桡关节损伤和感染

（一）固定物导致的症状

固定物导致的症状是鹰嘴骨折手术后最常见的并发症。无论使用何种技术，在张力带固定后，去除内固定物的需求普遍很高。大多数临床研究显示，因疼痛或内固定物松动的再手术率为43%～87%。各种改良手术，已试图降低内固定物的拆除率。到目前为止，没有改良的张力带技术能降低内固定物的去除率。内固定物的移除最常见的原因是患者的不适感。在作者的经验中，几乎所有的患者主诉在尺骨近端皮下边缘钢丝交叉的部位存在不适（图7.13J）。除了这个观察结果，利用这项技术有超过90%的病例报道结果是好的。值得注意的是，钢板固定后取出内固定物的概率显著降低，为5%～17%。一项前瞻性研究是检测张力带固定或钢板内固定治疗骨折时的内固定物的刺激率，与其他已发表的病例结果相一致，发现张力带固定组的症状显著高于钢板固定组。

（二）固定物失效

固定物失效的发生率高度依赖于如何定义失效。许多生物力学和临床研究表明，张力带固定骨折部位可以发生明显的骨折间隙。当失效被定义为固定术后骨折间隙＞2mm时，失效率高达83%。很明显，尽管有一定数量的内固定失效，但是，也有很多患者愈合。骨不连的报道是罕见的（1%～5%）。尽管在骨折部位有间隙，无论何种固定方法，临床结果似乎是类似的。无论固定方法如何，很少有患者功能丧失或运动范围丧失＞15°。

（三）畸形愈合与骨不连

畸形愈合发生于复位不良或复位丢失的情况下，常见的是在粉碎性骨折的关节水平加压，可导致远端滑车和尺骨鹰嘴之间的曲率半径不匹配（图7.7B）。固定后裸区的丢失是一个不好的征象，这是由于鹰嘴被固定在一个过度加压的位置。当鹰嘴关节面与远端滑车不一致时，鹰嘴失去其固有的稳定性。导致畸形愈合的其他常见缺陷，包括无法重建正常的尺骨轴内翻。同样的，在粉碎性骨折或因为选用一个与骨外形不一致的植入物的情况下，尺骨近端正常的6°尖背弯可能无法重建。当骨折脱位发生时，这种正常的解剖弯曲的丧失可能是最重要的结果。在这些情况下，尺骨近端骨折畸形愈合可导致慢性肱桡关节脱位或半脱位。另外，正常的背侧

成角的丢失意味着滑车切迹的损伤，改变了关节的生物力学并可能增加术后关节病。

骨不连是一个常见的并发症，由尺骨鹰嘴移位性骨折的非手术治疗导致（图7.18）。肱三头肌的持续拉力导致骨折部位受到持续的移位力量。对移位的损伤进行非手术治疗的研究，骨不愈合率是75%。

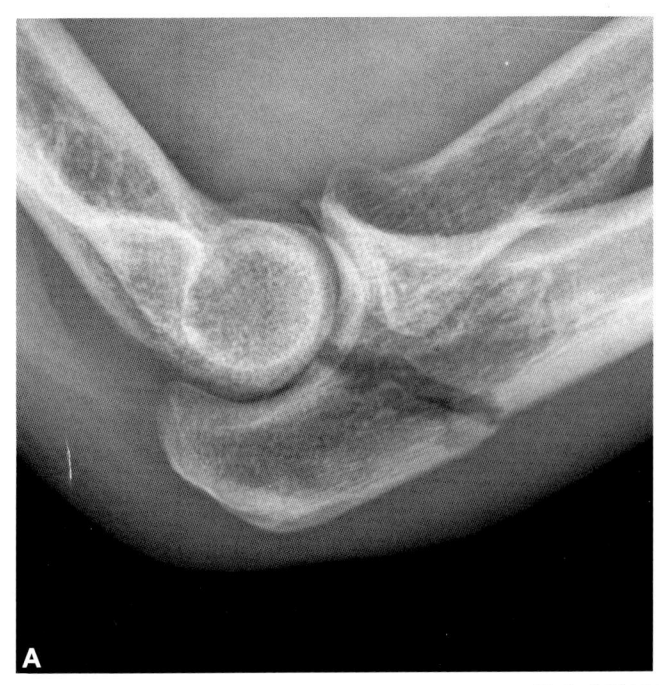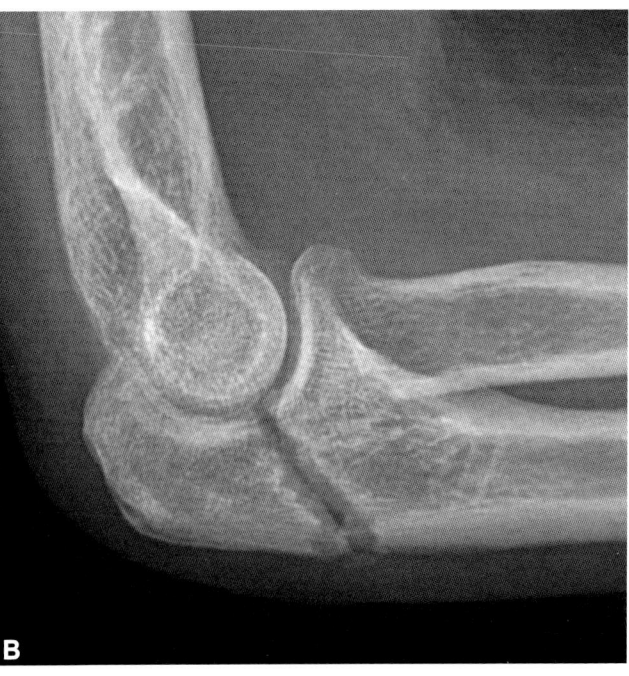

图7.18 尺骨鹰嘴骨折患者保守治疗复查X线片

（A）发生尺骨鹰嘴骨折轻度移位的患者，合并多种严重手术禁忌证。进行非手术治疗，石膏固定3周后，逐渐活动（B）3个月后X线片显示稳定的纤维骨不连。无临床症状，并恢复肘关节功能

然而，功能效果与影像学愈合不相关，因为67%的患者无疼痛并且丢失运动范围极少。通常，不推荐移位性骨折保守治疗，除非患者的健康状况不适于进行手术干预。然而，在没有伸肌力量减弱，但是有对抗重力的作用下，患者可能偶尔会有轻微的骨折移位，可以通过非手术治疗，但要密切进行影像学随访监测后期骨折移位。

（四）僵硬

肘部骨折手术后运动障碍不是例外，而是常见的。通常情况下，单纯尺骨鹰嘴骨折患者会恢复良好的活动范围，但是术后恢复时运动范围往往会有10°~15°的丢失。术后的活动范围与受伤严重程度有关。高度粉碎性骨折或骨折脱位的患者，术后可能出现可预计的更严重的活动障碍。

术后僵硬可以通过仔细的软组织处理、恰当的骨折复位固定和积极的术后治疗来减少。结果取决于尽早开始活动。因此，倾向于增加固定强度，以便在术后1~2周开始积极的早期活动。

（五）异位骨化

虽然异位骨化在尺骨鹰嘴骨折中是一种罕见的并发症，但是异位骨化通常发生在肘关节周围（图7.19）。异位骨化发生率据报道高达14%，然而这些病例，包括尺骨鹰嘴骨折，是复杂损伤模式中的一部分。患者通常

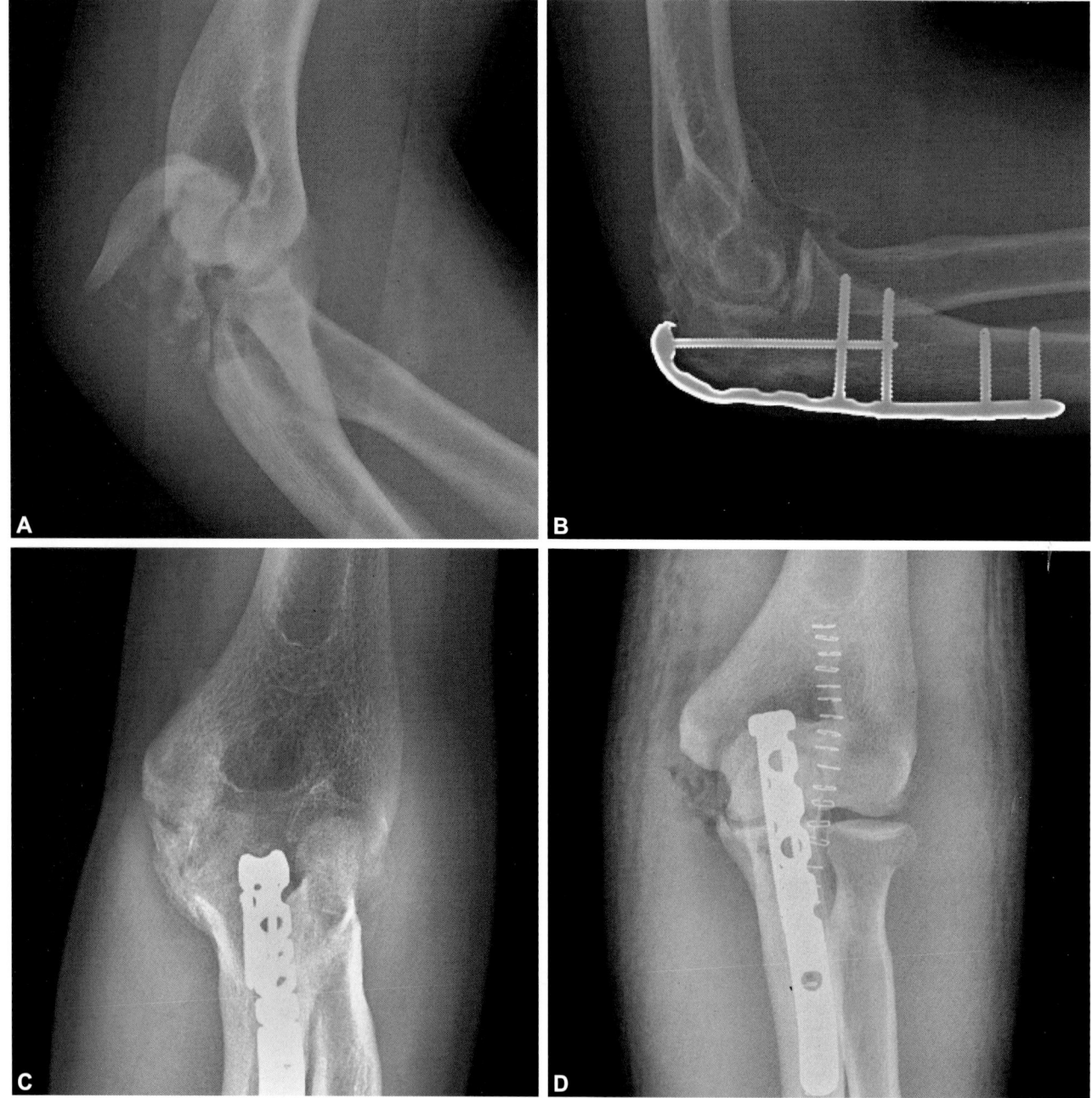

图7.19 尺骨鹰嘴骨折患者手术治疗后异位骨化

（A）发生严重尺骨鹰嘴粉碎性骨折的患者。高处坠落后，尺骨鹰嘴横形骨折合并对侧月骨周围骨折并脱位。接受手术复位及预弯关节周围锁定钢板固定术。术后用标准的康复方案，包括早期运动和积极治疗，但患者仍出现广泛异位骨化

（B、C）术后3个月X线片发现异位骨化跨过前后的肱尺关节

（D）术后6个月，患者再次行异位骨化切除和关节囊松解术，同时接受单剂量700cGy放疗。最终恢复功能范围，包括20°～100°的屈伸功能

表现为在骨折愈合后功能逐步丧失。功能丧失通常先于影像学上的异位骨。异位骨化被认为是继发于严重的软组织损伤的细胞发育不良导致。虽然对异位骨化不完全了解，但人们认为，细致的处理软组织可以帮助避免异位骨化的形成。一旦出现异位骨化的临床和影像学征象，最好的手术方式是延迟切除。物理疗法可以而且应该继续，以防止完全强直。一旦异位骨化成熟，应予切除，这些典型的异位骨化发生于伤后4～6个月。通常，前、后关节囊切除术必须同时进行以恢复肘关节的运动。异位骨化切除术后的并发症，包括关节僵硬、神经损伤和异位骨化复发。目前，尚不清楚尺骨鹰嘴骨折围手术期放疗预防异位骨化的有效性。有人担心术后放疗会增加骨不连发生率和伤口并发症。然而，放疗已成功地用于预防异位骨化切除和关节囊松解术后复发。

（六）近端尺桡关节损伤

尽管正确放置预弯的塑形锁定钢板，近端尺桡关节损伤的可能性减少，但是桡骨头易受损伤，因为它明显地侵入尺骨近端桡切迹。钢板技术需要解决两个重要变量，以防止继发于近端尺桡关节的软骨溶解和早期关节病。当使用定制的1/3管形或动力加压钢板时，在后侧插入髓内钉会改变尺骨近端螺钉的轨迹。螺钉应向外侧偏斜以避免对髓内螺钉的冲击，并可能会意外地损伤近端尺桡关节（图7.20）。这不容易辨别，除非在透视下仔细评估来确定放置的安全。由于这一风险，在尺骨近端插入的所有螺钉进钉点都应稍微向内侧，以防止对后方纵向髓内螺钉的撞击。预弯锁定钢板的应用大大降低了这种风险，它在远离尺骨近端髓内中央部分放置锁定螺钉。使用合适的钻孔导向器可以安全地插入后螺钉和近端背侧螺钉，而不必互相抵触。然而，如果钢板放置错误或偏移，近端螺钉会以不恰当的角度进入桡骨头，就会无意中增加了损伤近端尺桡关节的风险。此外，近端尺桡关节的意外损伤可以通过仔细的旋转前臂评估来避免。

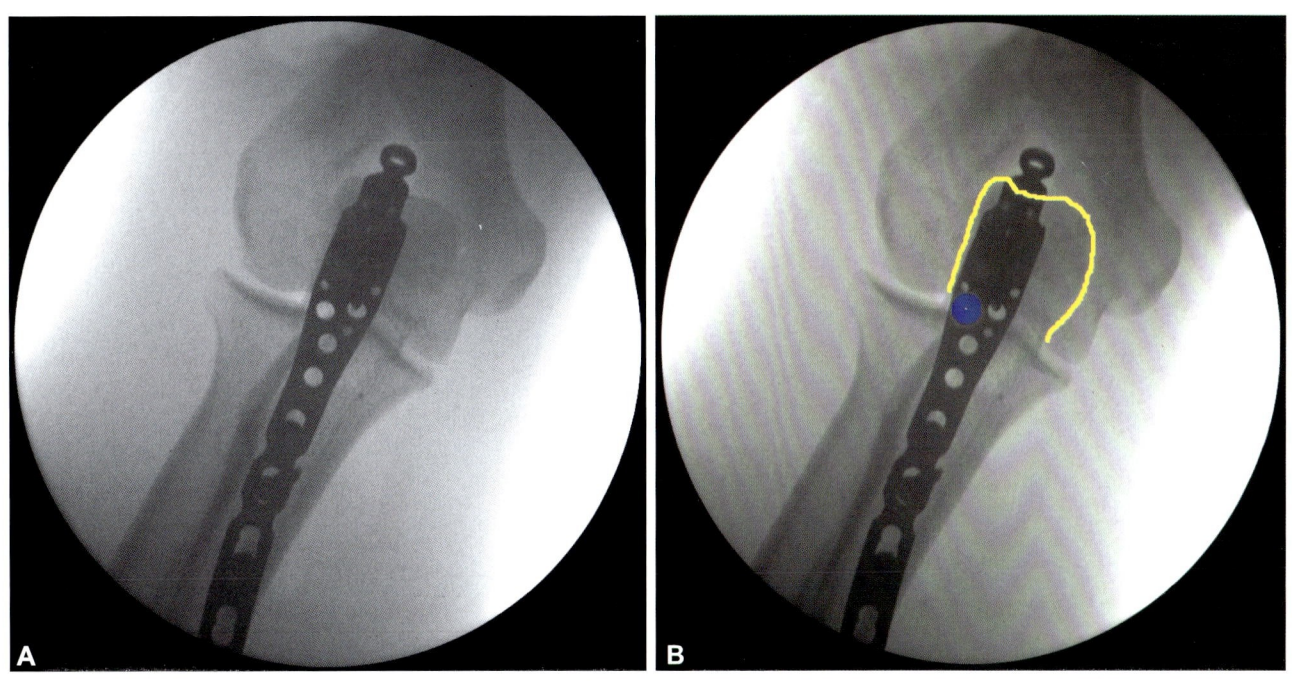

图7.20　近端尺桡关节容易受到固定物的刺激，因为螺钉放置过偏或错误地使用了预弯钢板
（A）尺骨鹰嘴骨折术后X线图像
（B）注意图像蓝色孔所应用的螺钉具有侵入桡尺关节的潜在风险

（七）尺神经损伤

术后尺神经功能障碍不是常见的并发症，但对患者的功能预后可能造成灾难性的后果。据报道，术后有多达5%的患者有尺神经损伤发生，常见的尺神经损伤不是继发于手术，而是与发病时的损伤程度相关。继发于纤维化和瘢痕形成的压迫被认为是术后功能障碍的原因。因此，在治疗尺骨鹰嘴骨折时，并没有常规地显露尺神经，认为对神经的进一步解剖可能会导致瘢痕和纤维化，这不是一个有意义的步骤。虽然没有关于尺骨鹰嘴骨折神经损伤的研究，但是有研究表明，正确处理尺神经已被证明是可以减少肱骨远端骨折术后功能障碍的有效方法。必须仔细辨别尺神经的位置，避免将复位钳或克氏针放置在其附近。通常，它的位置可以通过直接触诊感觉到。

（八）感染

上肢闭合性骨折和开放性骨折固定后的感染率较下肢损伤的感染率低。这已被归因于血管丰富，较厚的软组织覆盖在上肢骨骼周围。然而，感染也会不可避免地发生。基于已发表的研究中，在尺骨鹰嘴骨折内固定发生的感染率范围在0~10%。迄今为止，还没有开放性鹰嘴骨折感染率的特别描述。术后感染的预防应以积极和早期的冲洗和清创为基本准则，尝试维持内固定直到愈合为止。

九、典型并发症案例

例1：内固定失效

60岁，男性，因机动车事故造成股骨颈骨折并同侧尺骨鹰嘴骨折（图7.21），患者被送往医院进行手术来固定两种损伤。切开复位内固定术使用预弯锁定钢板治疗尺骨鹰嘴骨折。患者随后用双手拄拐杖开始负重活动。术后6周重新评估，患者主诉肘关节疼痛和伸展无力。X线片复查确定内固定失效以及尺骨鹰嘴骨折再移位。

固定失败通常发生在固定技术不适合骨折类型或所应用的固定不充分的时候。生物力学研究表明，尺骨鹰嘴骨折的锁定钢板可以提供足够的强度，以允许在安全的活动范围。然而，从椅子上撑起这一简单动作，也可能发生固定失效。如果仍有足够的骨量，提倡手术复位及内固定的翻修。如果近端没有足够的骨量合并感染，肘关节可通过近端碎片切除和肱三头肌肌腱前移来补救。

技术要点

术前通过X线片和仔细检查损伤来对尺骨鹰嘴骨折的固定失效进行术前评估。包括对骨折线、关节粉碎和近端碎片质量的评估。在这个病例中，确定了良好的骨量和近端碎片的大小，但固定不佳。随后，翻修将需要更换另一块钢板，以更好地固定近端碎片。

患者处仰卧位，手臂放在胸前。使用消毒止血带及助手握持手臂。骨折部位通过同样的后部切口暴露。取出以前的内固定物，用大点状复位钳重新复位骨折。透视确定关节面的骨折复位。放置克氏针临时保持骨折复位。各种预弯关节周围的锁定螺钉供选择。选择对近端碎片有足够把持力的钢板，并首先固定远端。近端骨块用双皮质螺钉固定。额外的单皮质锁定螺钉放置在近端骨块的后部以避免将来再次移位。

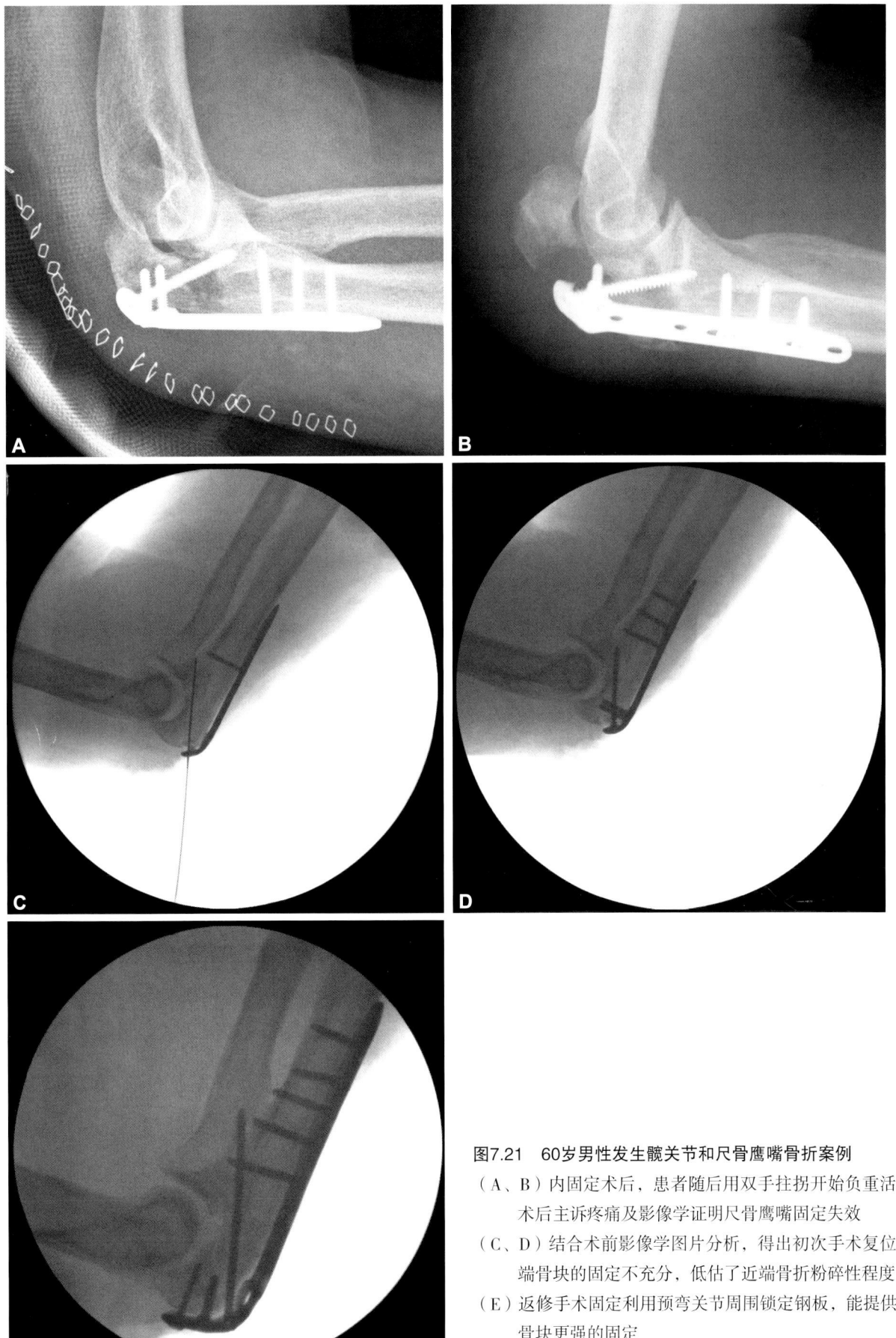

图7.21　60岁男性发生髋关节和尺骨鹰嘴骨折案例

（A、B）内固定术后，患者随后用双手拄拐开始负重活动，术后主诉疼痛及影像学证明尺骨鹰嘴固定失效

（C、D）结合术前影像学图片分析，得出初次手术复位和近端骨块的固定不充分，低估了近端骨折粉碎性程度

（E）返修手术固定利用预弯关节周围锁定钢板，能提供近端骨块更强的固定

由Asif M Ilyas提供

在尺骨干远端骨折至少放置3枚双皮质螺钉。由于既往有固定失效史，患者在严密监督下进行缓慢的活动。

例2：近端尺桡关节损伤

20岁，男性，诊断为移位性尺骨鹰嘴骨折。患者接受预弯关节周围锁定钢板固定。术后进行标准康复活动，包括早期运动。患者恢复了5°～140°的屈伸活动范围，没有任何不适。然而，前臂旋转明显受限。当试图手腕旋后时，有锁住感。X线片显示桡骨颈部有骨质溶解区域（图7.22）。

近端尺桡关节的尺骨不规则的外形和滑车与桡骨头构成的复杂关节，有时使螺钉置入困难。当用标准钢板固定时，必须细致小心地防止螺钉置入关节内。用透视来评估螺钉是否置入周围的桡切迹。预弯锁定钢板在很大程度上减少螺钉穿透近端尺桡关节的风险，但风险仍然存在。如不小心将钢板放置偏向尺骨尖背内侧可能导致螺钉向着近端尺桡关节偏斜。以这种方式放置的双皮质螺钉很可能会进入到关节内。这很难通过X线透视进行评估，因为前侧冠状骨明显突出。即使使用有固定角的导钻并通过透视仔细评估，在离开手术室之前，也要对肘关节整个活动度进行彻底的检查。在活动范围内检测到的任何不规则现象，应该再次彻底检查。整个治疗包括拆除合并翻修内固定物两个步骤。

十、小结

尺骨鹰嘴突骨折是比较常见的损伤，可带来特别的挑战。肱三头肌的强大拉力、骨皮质的性质和骨折类型的多样性是重建关节稳定和恢复肱尺关节功能的常见障碍。必须使肌肉张力适中，骨碎片之间没有过度加压，用合适的内固定物来完成，因为这一区域软组织覆盖相对较少。

张力带已成功应用了50多年。随着替代固定方法的出现，必须熟悉各种固定方法以及它们的优缺点。众多的生物力学研究提供了越来越多的证据，对严重粉碎性尺骨鹰嘴骨折，涉及冠状突骨折和近端小碎片骨折的近端损伤，锁定钢板的使用提供了显著的固定优势。至于二次手术拆除内固定物，与钢板技术应用相比，张力带没有优势。同样的，在生物力学研究中，髓内钉与钢板固定比张力带固定移位更少。尽管在临床比较试验中尚不能推断出任何临床优势，但在选择合适的固定物时应牢记：由于锁定髓内植入物的发展，可能改善由于外固定装置的刺激导致的二次手术率。然而，在临床研究证实良好效果之前，应谨慎使用这些植入物。

最后，这种骨折损伤的治疗目标，是解剖复位、坚强固定和早期肘关节运动。肘关节及其周围解剖的复杂特性为取得好的疗效带来很大的挑战。然而，坚持合理的技术和把握适应证可以提供始终如一的良好疗效。

（朱智鹏　植宁喜　谭霄　程志琳　林金嬉　译）

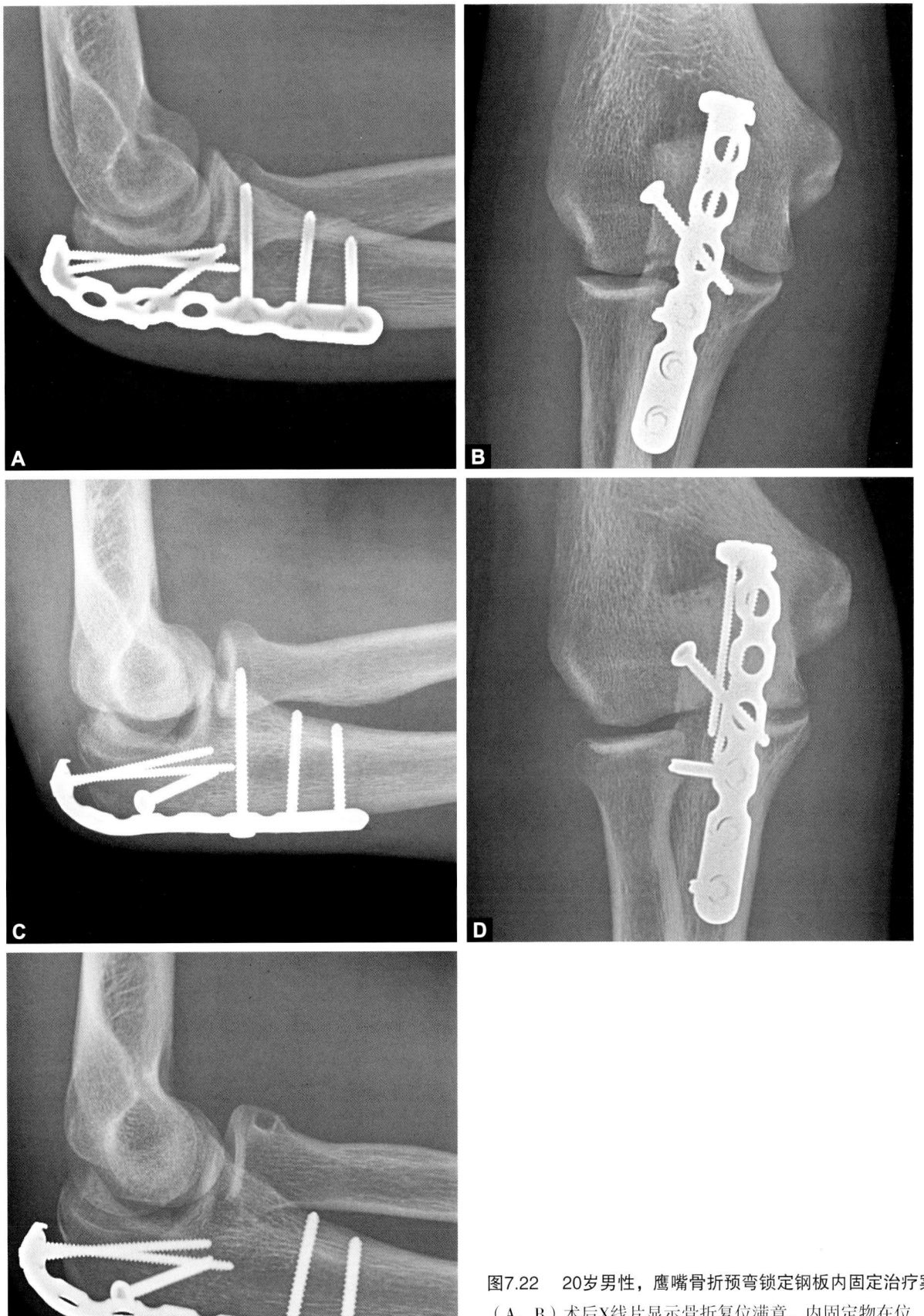

图7.22　20岁男性，鹰嘴骨折预弯锁定钢板内固定治疗案例

（A、B）术后X线片显示骨折复位满意，内固定物在位

（C、D）主诉前臂旋转功能减退，几周后再次拍X线片，发现一个桡骨头内高亮影，以及螺钉侵入关节

（E）取出螺钉后，前臂恢复正常旋转，疼痛缓解

参考文献

[1] Bryce CD, Armstrong AD. Anatomy and biomechanics of the elbow. Orthop Clin North Am. 2008;39(2):141-154.

[2] Colton CL. Fractures of the olecranon in adults: classi-fication and management. Injury. 1973;5(2):121-129.

[3] Schatzker J, Tile M, Hu R. The Rationale of Operative Fracture Care Springer.

[4] Hutchinson DT, Horwitz DS, Ha G, et al. Cyclic loading of olecranon fracture fixation constructs. J Bone Joint Surg Am. 2003;85(5):831-837.

[5] Wolfgang G, Burke F, Bush D, et al. Surgical treatment of displaced olecranon fractures by tension band wiring technique. Clin Orthop Relat Res. 1987;(224):192-204.

[6] Morrey BF, Askew LJ, Chao EY. A biomechanical study of normal functional elbow motion. J Bone Joint Surg Am. 1981;63(6):872-877.

[7] Hak DJ, Golladay GJ. Olecranon Fractures: treatment options. J Am Acad of Othop Surg. 2000;8(4):266-275.

[8] Weber BG, Vasey H. [Osteosynthesis in Olecranon Fractures]. Z Unfallmed Berufskr. 1963;56:90-96.

[9] Fyfe IS, Mossad MM, Holdsworth BJ. Methods of fixation of olecranon fractures. An experimental mechanical study. J Bone Joint Surg Br. 1985;67(3):367-372.

[10] Morrey BF. Current concepts in the treatment of fractures of the radial head, the olecranon and the coronoid. J Bone Joint Surg. 1995;77(2):316-327.

[11] Hume M, Wiss D. Olecranon fractures. A clinical and radiographic comparison of tension band wiring and plate fixation. Clin Orthop Relat Res. 1992 dec(285):229-235.

[12] Villanueva P, Osorio F, Commessatti M, et al. Tension band wiring for olecranon fractures: analysis of risk factors for failure. J Shoulder Elbow Surg. 2006;15(3):351-356.

[13] Horner S, Sadasivan K, Lipka J, et al. Analysis of mechanical factors affecting fixation of olecranon fractures. Orthopedics. 1989;12(11):1469-1472.

[14] Weseley M, Barenfeld P, Eisenstein A. The use of the Zuelzer hook plate in fixation of olecranon fractures. J Bone Joint Surg. 1976;58(6):859-863.

[15] Buijze G, Kloen P. Clinical Evaluation of Locking Compression Plate Fixation for Comminuted Olecranon Fractures. J Bone Joint Surg. 2009;91(10):2416-2420.

[16] Anderson ML, Larson AN, Merten SM, et al. Congruent elbow plate fixation of olecranon fractures. J Orthop Trauma. 2007;21(6):386-393.

[17] Bailey C, MacDermid J, Patterson S, et al. Outcome of plate fixation of olecranon fractures. J Orthop Trauma. 2001; 15(8):542-548.

[18] Siebenlist S, Torsiglieri T, Kraus T, et al. Comminuted fractures of the proximal ulna—Preliminary results with an anatomically preshaped locking compression plate (LCP) system. Injury. 2010;41(12):1306-1311.

[19] Simpson NS, Goodman LA, Jupiter JB. Contoured LCDC plating of the proximal ulna. Injury. 1996;27(6):411-417.

[20] Wilson J, Bajwa A, Kamath V, et al. Biomechanical comparison of interfragmentary compression in transverse fractures of the olecranon. J Bone Joint Surg Br. 2011; 93(2):245-250.

[21] Tejwani N, Garnham I, Wolinsky P, et al. Posterior olecranon plating: biomechanical and clinical evaluation of a new operative technique. Bull Hosp Jt Dis. 2002;61(1-2):27-31.

[22] Buijze G, Blankevoort L, Tuijthof G, et al. Biomechanical evaluation of fixation of comminuted olecranon fractures: one-third tubular versus locking compression plating. Arch Orthop Trauma Surg. 2010;130(4):459-464.

[23] Molloy S, Jasper LE, Elliott DS, et al. Biomechanical evaluation of intramedullary nail versus tension band fixation for transverse olecranon fractures. J Orthop Trauma. 2004;18(3):170-175.

[24] Bell TH, Ferreira LM, McDonald CP, et al. Contribution of the olecranon to elbow stability: an in vitro biomechanical study. J Bone Joint Surg. 2010;92(4):949-957.

[25] Gartsman G, Sculco T, Otis J. Operative treatment of olecranon fractures. Excision or open reduction with internal fixation. J Bone Joint Surg. 1981;63(5):718-721.

[26] Chen RC, Harris DJ, Leduc S, et al. Is ulnar nerve transposition beneficial during open reduction internal fixation of distal humerus fractures? J Orthop Trauma. 2010;24(7):391-394.

[27] Veras Del Monte L, Sirera Vercher M, Busquets Net R, et al. Conservative treatment of displaced fractures of the olecranon in the elderly. Injury. 1999;30(2):105-110.

[28] Rouleau DM, Faber KJ, Athwal GS. The proximal ulna dorsal angulation: a radiographic study. J Shoulder Elbow Surg.

2010;19(1):26-30.

[29] Wang A, Mara M, Hutchinson D. The proximal ulna: An anatomic study with relevance to olecranon osteotomy and fracture fixation. J Shoulder Elbow Surg. 2003;12(3):293-296.

[30] Windisch G, Clement H, Grechenig W, et al. A morphometrical study of the medullary cavity of the ulna referred to intramedullary nailing. Surg Radiol Anat. 2006;29(1): 47-53.

[31] Rowland SA, Burkhart SS. Tension band wiring of olecranon fractures. A modification of the AO technique. Clin Orthop Relat Res. 1992;(277):238-242.

[32] Paremain GP, Novak VP, Jinnah RH, et al. Biomechanical evaluation of tension band placement for the repair of olecranon fractures. Clin Orthop Relat Res. 1997;(335):325-330.

[33] Thumroj E, Jianmongkol S, Thammaroj J. Median nerve palsy after operative treatment of olecranon fracture. J Med Assoc Thai. 2005;88(10):1434-1437.

[34] Velkes S, Tytiun Y, Salai M. Proximal radio-ulnar synostosis complicating tension band wiring of the fractured olecranon. Injury. 2005;36(10):1254-1256.

[35] Parker JR, Conroy J, Campbell DA. Anterior interosseus nerve injury following tension band wiring of the olecranon. Injury. 2005;36(10):1252-1253.

[36] Finlayson D. Complications of tension-band wiring of olecranon fractures. J Bone Joint Surg Am. 1986;68(6): 951-952.

[37] Bell JE. Advances in elbow fracture management. Curr Orthop Pract. 2010;21(5):478.

[38] Karlsson MK, Hasserius R, Karlsson C, et al. Fractures of the olecranon: a 15- to 25-year followup of 73 patients. Clin Orthop. 2002;403:205-212.

[39] Akman S, Erturer RE, Tezer M, et al. [Long-term results of olecranon fractures treated with tension-band wiring technique]. Acta Orthop Traumatol Turc. 2002;36(5):401-407.

[40] Murphy DF, Greene WB, Gilbert JA, et al. Displaced olecranon fractures in adults. Biomechanical analysis of fixation methods. Clin Orthop Relat Res. 1987;(224):210-214.

[41] Holdsworth B, Mossad M. Elbow function following tension band fixation of displaced fractures of the olecranon. Injury. 1984;16(3):182-187.

[42] Macko D, Szabo RM. Complications of tension-band wiring of olecranon fractures. J Bone Joint Surg Am. 1985; 67(9):1396-1401.

[43] Edwards SG, Varecka TF, Cohen MS. Surgeon perceptions of patient outcomes regarding proximal ulna internal fixation. 2010.

[44] Rommens PM, Küchle R, Schneider RU, et al. Olecranon fractures in adults: factors influencing outcome. Injury. 2004;35(11):1149-1157.

[45] Mayer PJ, Evarts CM. Nonunion, delayed union, malunion and avascular necrosis. In: Epps CH Jr (Ed). Complications in orthopaedic surgery; 1978. pp. 159-175.

[46] Papagelopoulos PJ, Morrey BF. Treatment of nonunion of olecranon fractures. J Bone Joint Surg Br. 1994;76(4):627-635.

第8章

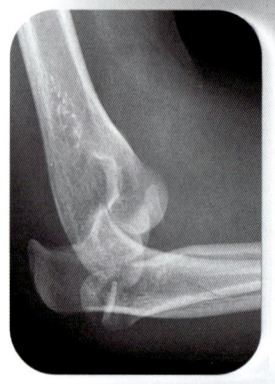

桡骨头骨折与恐怖三联征
Radial Head Fractures and
Terrible Triad Injuries

John Fowler, Joseph Thoder

一、导言

　　桡骨头骨折是一种常见的损伤，占全身骨折的1.7%～5.4%，在全部肘关节骨折中所占的比例高达1/3。骨折常见于20～60岁的患者，女性多见，男女比例为2：3。最常见的损伤机制为手掌着地，前臂旋前，肘关节处于35°～80°的屈曲位。外翻、外旋的联合力量促使桡骨头前外侧缘撞击肱骨小头，从而导致骨折。桡骨头骨折可以单独发生，合并相关部位的骨折和韧带损伤也很常见，并且对决定治疗方案有重要的影响。桡骨头骨折有几种分型系统，但是任何分型在治疗决策中，关键是区别稳定性、不稳定性骨折及导致活动障碍的骨折。对不稳定性骨折，仅用X线片来观察是不可靠的；如果骨折块＞3块，行切开复位内固定术，预后不良。桡骨头骨折并肘关节脱位，也称为复杂肘关节脱位，需注意其相关骨折合并韧带损伤（图8.1）。复杂肘关节脱位，包括韧带和骨损伤，容易出现复位不稳定和关节病。在骨损伤中，桡骨头和尺骨冠状突骨折多见，也可合并尺骨鹰嘴和肱骨远端骨折。有效的治疗需分三步骤：①在同一轴线上复位肱尺和/或肱桡关节的桡骨头脱位；②骨折复位；③侧副韧带修复。复杂肘关节脱位包括：①桡骨头骨折伴侧副韧带损伤；②单独的冠状突骨折；③恐怖三联征；④孟氏骨折后脱位；⑤经鹰嘴的骨折脱位。

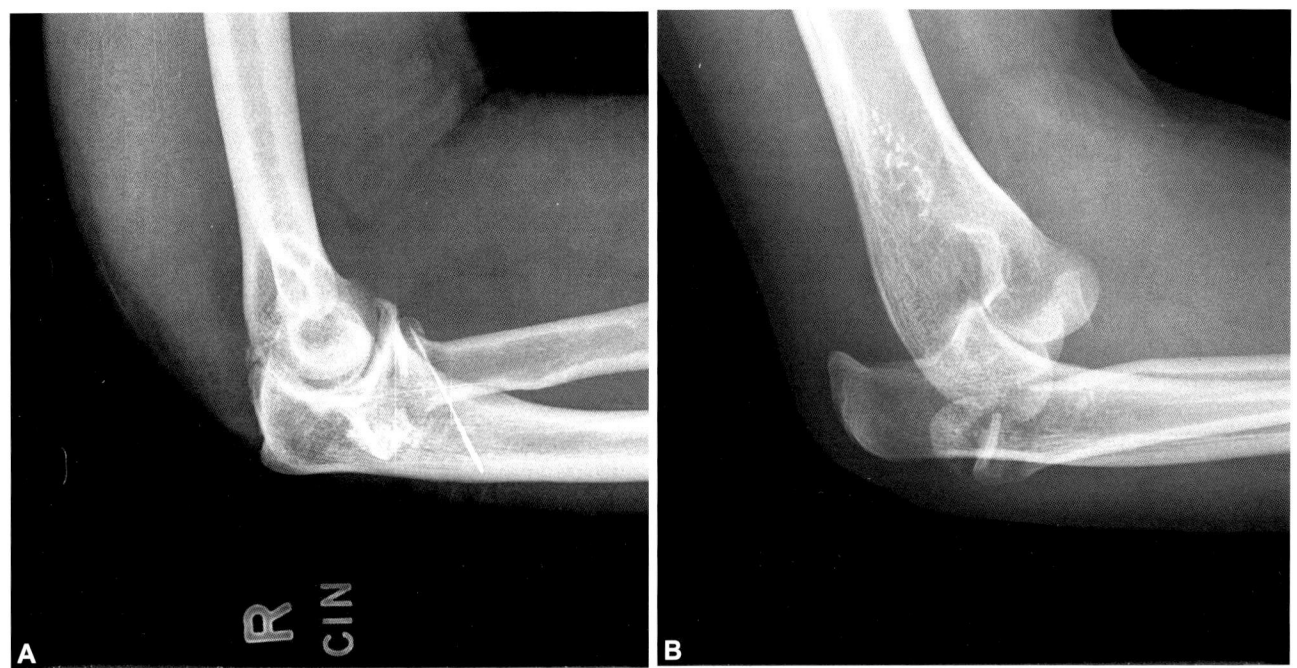

图8.1　桡骨头骨折
（A）桡骨头单独骨折　（B）复杂不稳定肘关节骨折

本章将重点讨论单纯的桡骨头骨折和复杂肘关节脱位，包括桡骨头和尺骨冠状突骨折，也称为"恐怖三联征"。

二、诊断

桡骨头骨折患者通常会出现肘关节疼痛和活动受限。检查可发现前臂近端背侧肿胀和瘀斑。桡骨头部位有触痛，前臂前侧最为明显。桡骨头骨折常发生合并伤。外上髁触诊压痛表明可能有隐秘的外侧副韧带复合损伤。肱骨内上髁压痛可能意味着尺侧副韧带损伤。检查远端尺桡关节的稳定性，以排除相关的Essex-Lopresti损伤（桡骨颈骨折伴有远端尺桡关节分离），这种损伤伴有前臂骨间损伤和导致的前臂纵向失稳。

注意检查肘关节活动范围，包括屈伸以及前臂的旋转；因疼痛和骨擦感可能会使检查受限。如果前臂旋转受限，可通过关节内注射局麻药来判断活动受限是因为疼痛还是机械阻挡。肘关节屈伸受限最常见的原因是关节的血肿。在屈肘40°时施加外翻应力，使前臂向后外侧轴移，做后外侧旋转不稳或尺侧副韧带复合体松弛相关试验。这个动作也可能因疼痛受限。

大部分桡骨头骨折通过正、侧、斜位X线片确诊（图8.2）。隐匿的桡骨头骨折，由于肱骨远端皮质上出现关节血肿，肘关节侧位X线片见"脂肪垫征"。肘关节斜位X线片可更清晰看到肱桡关节的血肿。手腕疼痛可通过X线检查是否有关节破坏。应力片也可用于评估后外侧旋转不稳。CT能明确详细的骨折特点。怀疑有韧带损伤或骨间膜撕裂，可以做MRI检查。

合并桡骨头骨折的肘关节脱位，提示骨和韧带复合损伤及关节不稳。由于处理上的困难以及预后差，桡骨头骨折、冠状突骨折和肘关节脱位被称为恐怖三联征（图8.3）。常见于后或后外侧脱位。患者会出现疼痛、

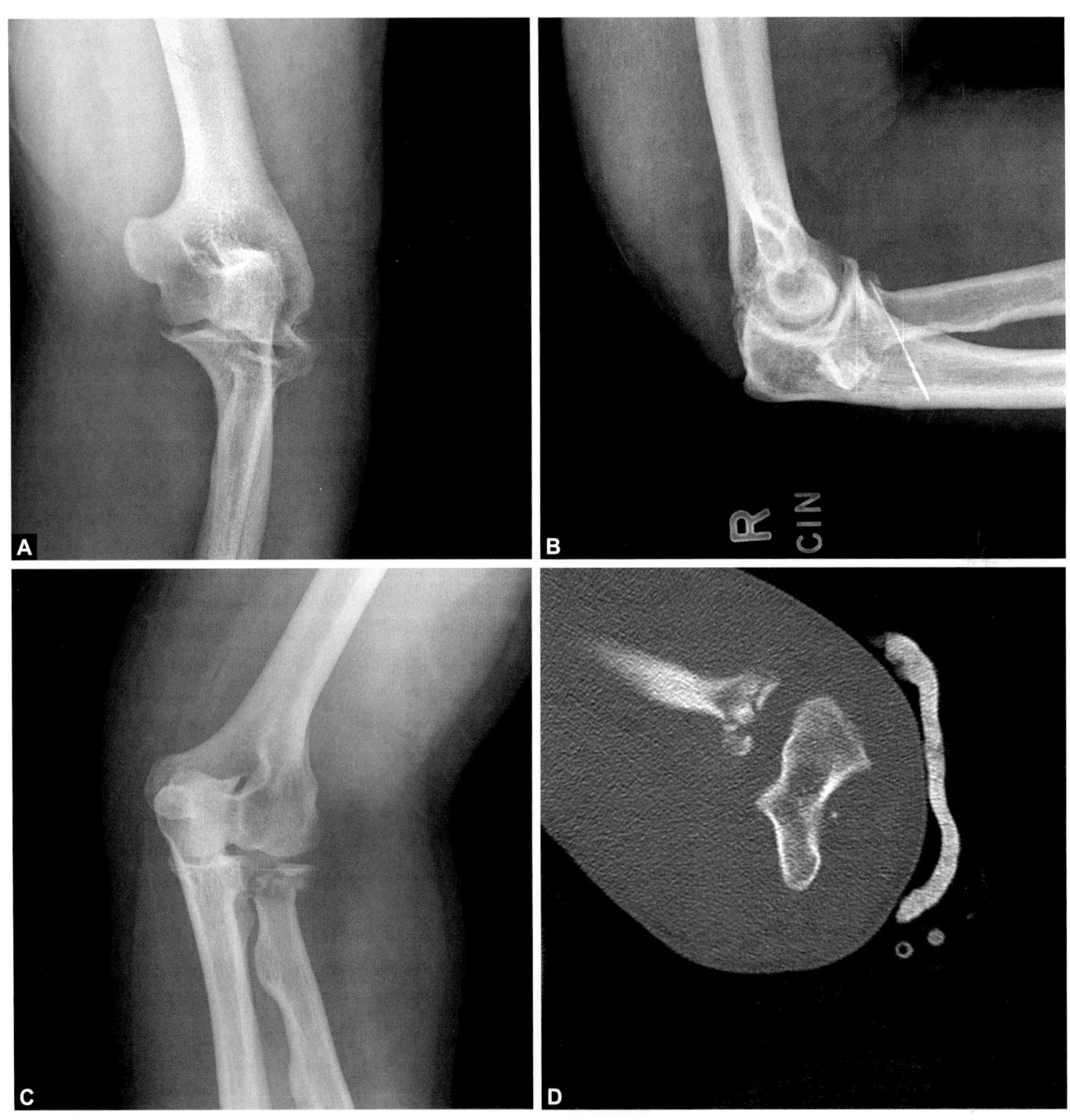

图8.2 桡骨头骨折标准影像图

（A）前后位X线片 （B）侧位X线片 （C）斜位X线片 （D）CT图像

肿胀和活动受限。此外，复杂的肘关节脱位可伴有开放性损伤和相关的神经血管损伤。复位后，肘关节在受到伸展和外翻应力时不稳定。

 桡骨头骨折与恐怖三联征诊断的经验与教训：

（1）对并发相关韧带损伤的桡骨头骨折应高度怀疑为恐怖三联征，因为可能同时发生了肘关节脱位后自发性复位。

（2）普通X线片对骨折粉碎和移位程度评估不足。如果想要获得更好的骨折形态，可以考虑行CT图像。

（3）关节内注射局麻药有助于区分活动受限源于骨折疼痛还是机械阻挡。

三、分型

1954年，Mark Mason对桡骨头骨折做出了第一个广泛使用的分型系统。在分型方案中，确定了3种类型的骨折：Ⅰ型骨折无移位；Ⅱ型骨折部分移位；Ⅲ型骨折合并桡骨头脱位。Mason采用分型系统指导治疗，Ⅰ型骨折采用非手术治疗；Ⅱ型骨折采用固定或去除骨折块的方法；Ⅲ型骨折行全桡骨头切除术。Johnston在Mason分型的基础上增加了第4种类型，即桡骨头骨折伴肘关节脱位。Broberg和Morrey进一步改良Mason分型（图8.4）：Ⅰ型骨折为＜2mm移位的骨折；Ⅱ型骨折为≥2mm的移位和/或≥关节面30%的骨折；Ⅲ型骨折为粉碎性骨折；Ⅳ型骨折为上述类型的骨折伴肘关节脱位。

Hotchkiss为了更好地指导手术治疗修改了Mason分型：Ⅰ型骨折为无移位或轻度移位的不限制活动的边缘性骨折（＜2mm移位），可以采用非手术治疗；Ⅱ型骨折是移位骨折（通常＞2mm），可能有活动障碍，没有粉碎性骨折；Ⅱ型骨折可切开复位内固定；Ⅲ型骨折是不可修复的粉碎性骨折，可进行桡骨头切除或置换术。

桡骨头骨折常与尺骨冠状突骨折相关，所以，了解Regan和Morrey对于尺骨冠状突骨折的分型也是有必要的。尺骨冠状突骨折分为3种类型：Ⅰ型骨折在肘关节半脱位或脱位时只涉及微小骨块；Ⅱ型骨折涉及≥50%的冠状突高度；Ⅲ型骨折累及冠状突高度的50%以上。Hotchkiss创造了"恐怖三联征"这一术语，描述了肘关节脱位伴尺骨冠状突骨折和桡骨头骨折，因为它的预后较差。

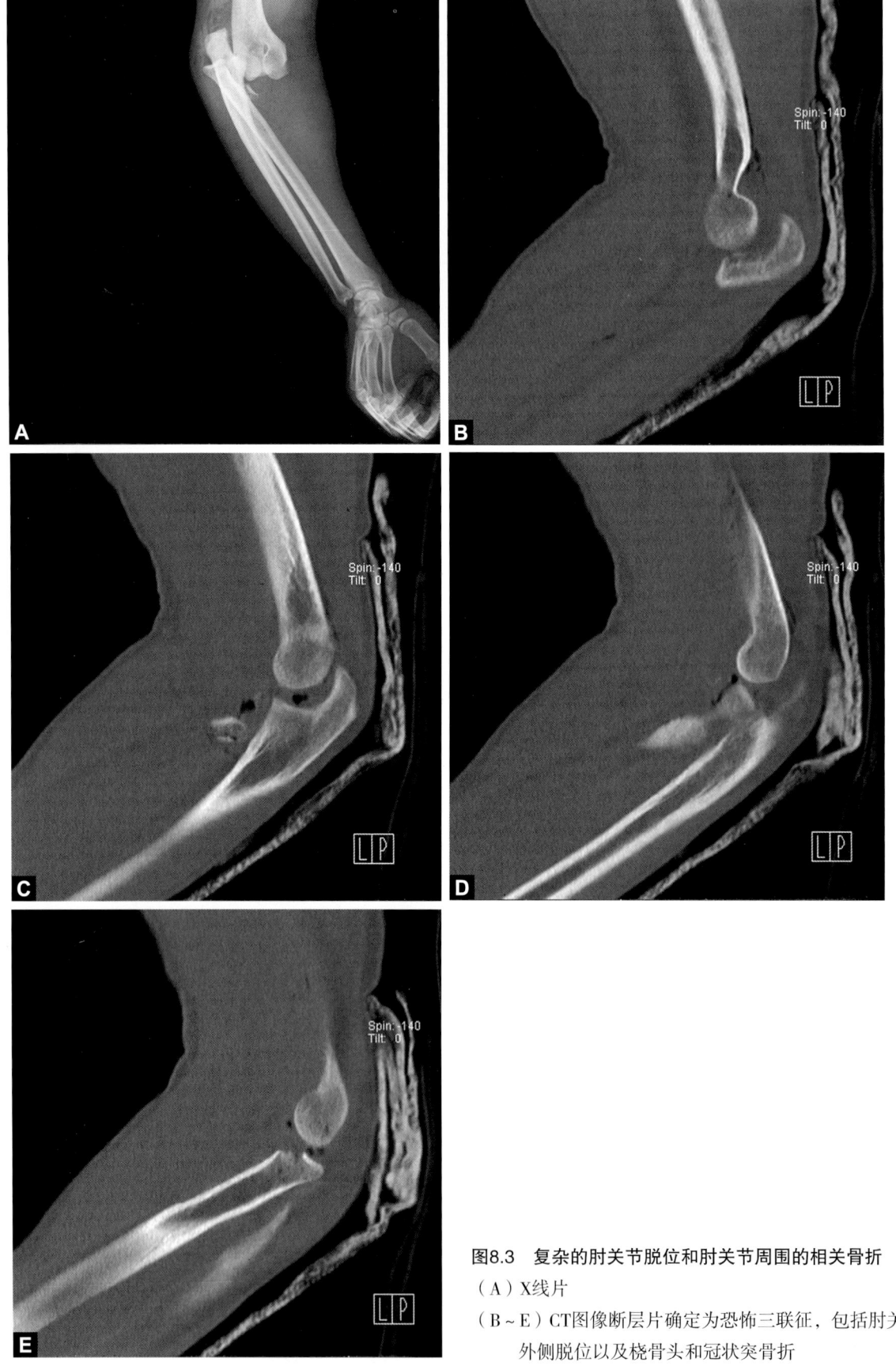

图8.3 复杂的肘关节脱位和肘关节周围的相关骨折

（A）X线片

（B～E）CT图像断层片确定为恐怖三联征，包括肘关节的后
　　　　外侧脱位以及桡骨头和冠状突骨折

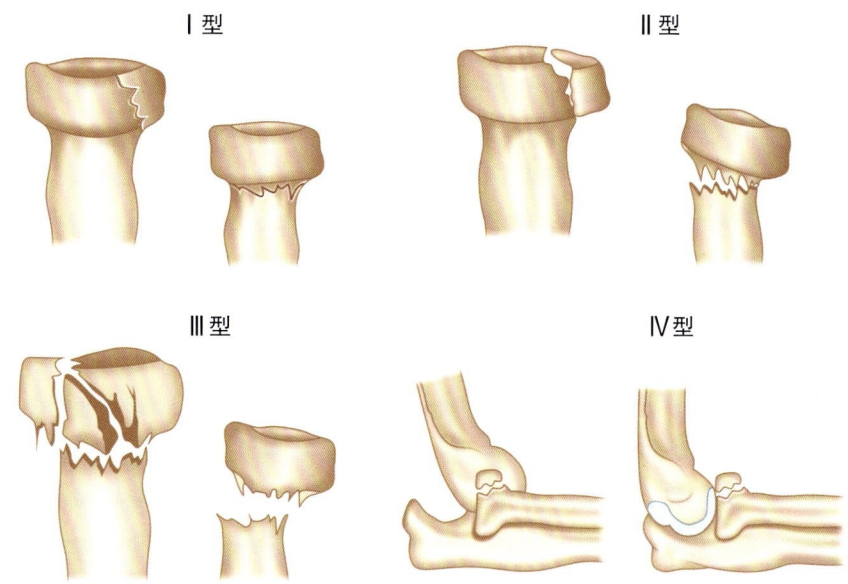

图8.4　桡骨头骨折Mason分型（经Broberg和Morrey修正）

Ⅰ型骨折的位移＜2 mm；Ⅱ型骨折具有≥2mm的位移和/或涉及≥30%的关节表面；Ⅲ型骨折被粉碎；
Ⅳ型骨折由任何上述类型组成，伴有肘关节脱位

四、手术指征

手术治疗桡骨头骨折和肘关节脱位时，必须考虑患者的年龄、并发症和功能需求等因素。

单纯桡骨头骨折，可以采用非手术治疗。非手术治疗的适应证，包括无活动障碍的桡骨头轻度移位或无移位性骨折。也包括了直径＜1/3、移位＜2mm的桡骨头骨折。

无论骨折是否移位或桡骨头受累的程度的多少，如果有活动障碍则需要手术治疗。尺桡关节内嵌顿性小骨碎片也是手术治疗的一个指征。移位≥2mm和/或范围＞1/3的桡骨头骨折是手术的相对适应证。如果技术条件允许，可行切开复位内固定术。另外，桡骨头置换术适用于不能重建的桡骨头骨折。

手术治疗肘关节脱位、桡骨头和尺骨冠状突骨折（恐怖三联征），可恢复肘关节的稳定以及功能。治疗需要解决3个组成部分存在的问题：桡骨头、冠状突和侧副韧带。因为桡骨头向肘关节提供前臂的纵向稳定性和外翻稳定性，所以桡骨头在这些损伤中最好不要切除。同样，冠状突的固定在肘部肱尺关节的稳定性中起了主要作用，所以冠状突也不能切除。最后，有必要修复或重建侧副韧带，因为有助于稳定肘部内翻/外翻。

对于桡骨头粉碎性骨折是切开复位内固定还是桡骨头置换存在争议。一直以来，不能重建的桡骨头粉碎性骨折，多行桡骨头切除。然而，由于高发的相关骨间膜损伤、Essex-Lopresti损伤以及继发的前臂纵向不稳定，仅行桡骨头切除在新鲜桡骨头骨折的治疗效果不佳。此外，由于桡骨头在某些情况下有稳定外翻的作用，因此在冠状突骨折和韧带损伤时禁止行桡骨头切除术。

　　桡骨头置换的适应证包括不能满意复位及稳定固定的新鲜粉碎性骨折。在复杂肘关节损伤中，包括范围 >
30％的桡骨头关节边缘骨折且不能重建，可考虑桡骨头置换。出现3个以上碎块或严重粉碎的患者也可考虑桡
骨头置换术。桡骨头切除术后出现迟发性持续疼痛和不稳定，以及畸形愈合和创伤性关节炎的患者，都是桡骨
头置换术的适应证。

五、外科解剖、体位与入路

（一）应用解剖

　　肘关节是人体最稳定的关节之一，保持稳定主要有3个因素：肱尺关节、内侧副韧带和外侧副韧带复合体
（图8.5）。肘关节的关节面都是不规则的，却能够提供坚强的骨性稳定。肱尺关节的稳定性约占肘关节稳定
性的50％。

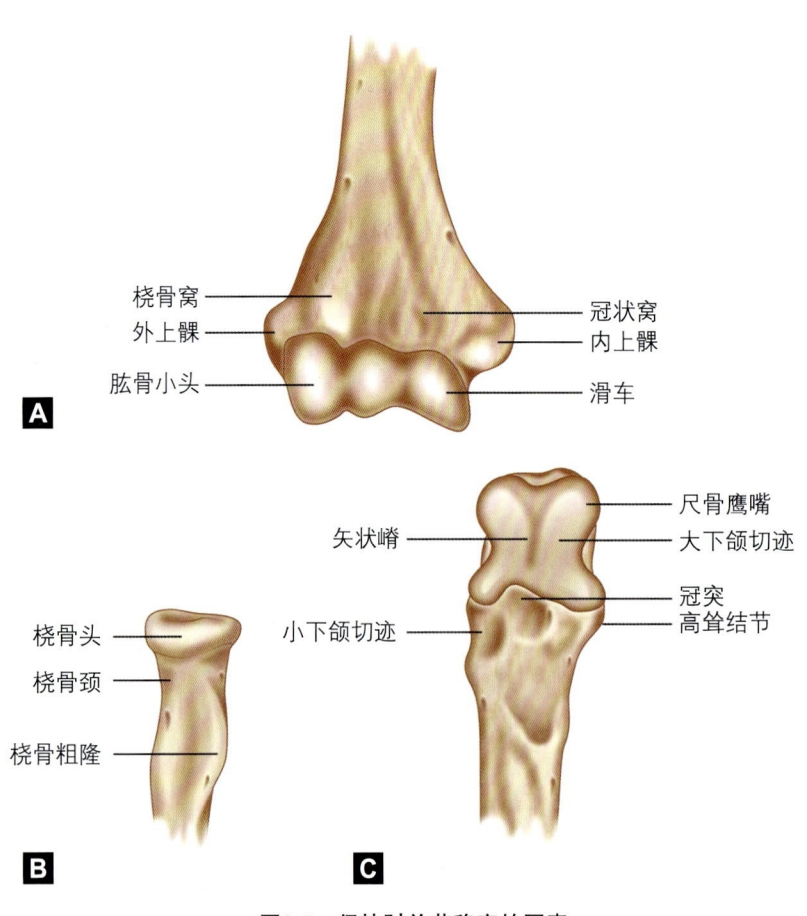

图8.5　保持肘关节稳定的因素
（A）肱骨远端　（B）桡骨近端　（C）尺骨近端

滑车位于肱骨干长轴的远端。滑车的内侧嵴比外侧嵴凸出，导致肘关节完全伸展的时候有6°~8°的外翻角度。小切迹与桡骨头构成关节面，而冠状突在肘关节屈曲时锁进冠状突窝，增加骨的稳定性。肘关节的弯曲轴是基于肱骨内髁和肱骨外髁平面进行3°~5°的内旋，并且沿肱骨长轴平面外翻4°~8°。肘关节的屈伸活动幅度是0°~140°，旋转幅度是160°~180°（旋前与旋后均是80°~90°）。大部分的日常活动要求屈伸30°~130°和前臂旋转100°（50°旋前和50°旋后）。由于冠状突是肱尺关节前侧的支撑，同时是内侧副韧带的前侧带，因此是肱尺关节面的关键点。滑车和肱骨小头构成肘关节近端关节面。桡骨头的凹面与肱骨小头构成关节；桡骨头的边缘与尺骨的桡侧切迹也构成关节。桡骨头被认为肘关节外翻的重要的稳定点，尤其是合并有副韧带损伤和冠状突骨折时。

除了骨性关节面提供的稳定性，还有大量软组织决定了肘关节的稳定性。最主要的动力稳定性因素包括肱肌、肱三头肌、肱桡肌。肘后肌有助于防止肘关节后外侧移位。肘关节的内侧副韧带是限制肘关节外翻的稳定性因素，由以下3点组成：前束、后束和横韧带（图8.6A）。内侧副韧带起源于肱骨内上髁的表面。前束延伸到冠状突前内侧的高耸结节，并作为抵抗肘外翻的主要力量。后束是延伸到鹰嘴内侧的一个腱性增厚组织。横韧带，包括与腱汇合的水平走向纤维，在冠状突与鹰嘴顶之间活动。

肘关节的侧副韧带复合体，包含4个结构：桡侧副韧带、尺侧副韧带、环状韧带及前关节囊（图8.6B）。侧副韧带复合体起源于肱骨后上髁下端的表面。环状韧带附着于小切迹，而桡侧副韧带延伸到环状韧带和旋后肌嵴上方。尺侧副韧带延伸到旋后肌嵴上方，作为抵抗肘内翻和后外侧不稳的主要力量。

桡神经在旋后肌的近侧缘分出骨间背神经，并在距离肱桡关节4cm处跨过桡骨颈。骨间背神经支配所有伸指和伸拇功能。手术时可以通过维持前臂旋前而使该神经远离视野。

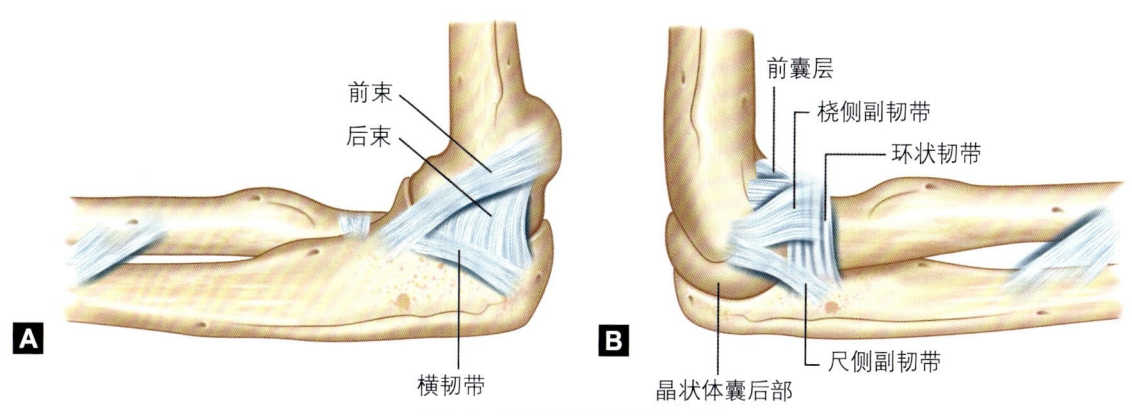

图8.6 肘关节的韧带稳定结构

（A）内侧副韧带复合体，包括前束、后束、横韧带，前束是抵抗外翻应力的主要稳定结构

（B）外侧副韧带复合体与尺侧副韧带是内翻应力的主要稳定结构

（二）体位

桡骨头骨折手术，取仰卧位（图8.7），也可侧卧或俯卧，有利于尺骨和肱骨远端的显露。患者仰卧位，整个上肢均暴露于手术区域，可以把前臂外展放置于操作台，也可以置胸前位。任一体位均可暴露肘关节的侧面及后面。如果有必要，仰卧位可显露肘关节的内侧。C型臂X线机可置于同一侧。必要时应尽可能使上臂多暴露以方便延长切口，并准备好无菌止血带。仰卧位的另外一个优势，方便麻醉团队操作，还可以方便影像学检查，包括骨移植。

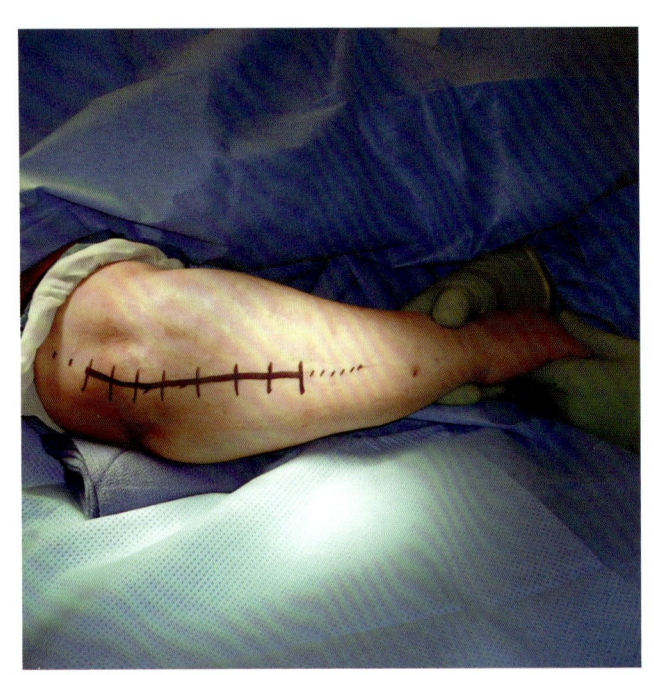

图8.7 仰卧位，肘部屈曲放置手台上或手臂横置胸前
可提供对肘部所有方面的良好暴露

（三）手术入路

病变的位置和所需暴露的范围决定最佳的手术入路。不同的外侧入路可以方便更好地显露桡骨头。对于涉及韧带损伤或恐怖三联征的复杂骨折，使用后侧切口显露肘关节，通过后侧切口必要时可同时显露肘关节的内侧和外侧。

1. Kocher入路

是桡骨头的固定、切除和/或关节置换的一种常用入路（图8.8A）。切口沿着尺骨的下缘，斜向肘关节的后外侧，止于外上髁近端前。从肘肌和尺侧伸腕肌的间隙进入，沿尺侧副韧带的前缘，于旋后肌嵴上方约1cm切开关节囊。如果切除桡骨头，将部分尺侧伸腕肌和旋后肌与关节囊分离并向前方牵开。该入路容易损伤侧副韧带，应小心保护，沿尺侧副韧带前缘分离，不能过度解剖后侧以避免破坏肘关节的稳定。距肱桡关节约4cm绕过桡骨颈处是骨间背神经易损伤的位置。保持前臂旋前位可使骨间背神经远离术野。Kocher入路可以通过将肱骨外上髁嵴伸肌总腱牵开来扩大近端显露。

2. Kaplan入路

Kaplan入路，通过伸指总肌和桡侧腕长短伸肌之间的间隔能够良好地显露桡骨头并尽可能减少对侧副韧带的损伤（图8.8B）。肘关节屈曲90°，皮肤切口开始于外上髁尖并朝向Lister结节向远端延伸3～4cm。在外上髁前部分离伸指总肌腱和桡侧伸腕肌间隙并朝着桡骨颈的前侧的远端延长。在深层，分离横向的环状韧带复合体但不超过在尺侧副韧带的前端，并于肱桡关节的中线进行牵开。牵开肱骨外上髁嵴上的伸肌总腱可扩大近端入路的显露。

3. Midaxial入路

中轴入路或者指总伸肌分离入路是通过分离指总伸肌的肌间隙从而显露桡骨头、肱桡关节（图8.8C）。可以分离覆盖于关节上层的筋膜和深层肌肉。不要从后侧分离，以免损伤侧副韧带复合体。

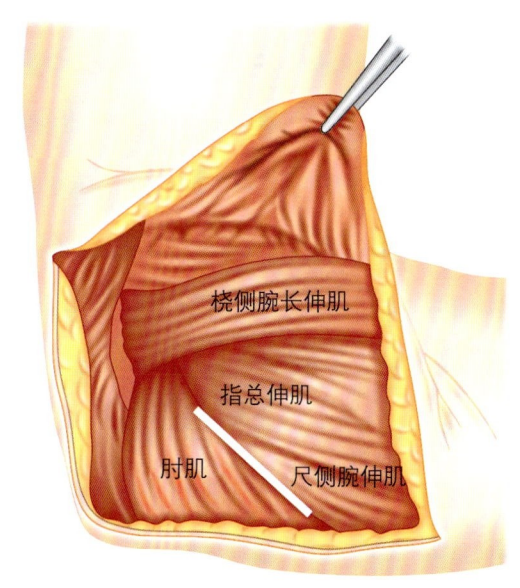

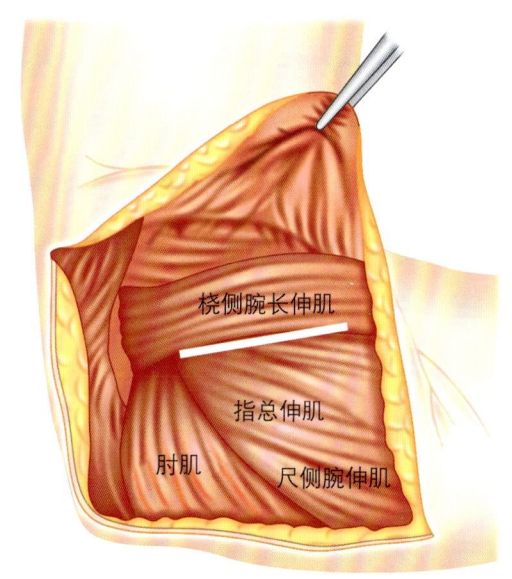

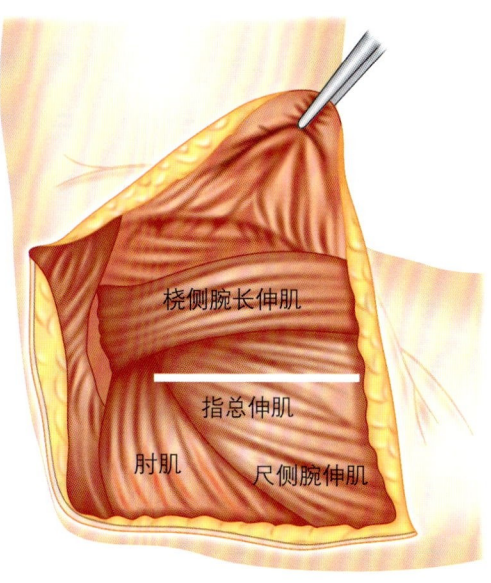

图8.8　利用各种肌肉间隔的桡骨头的各种侧方入路

（A）Kocher入路通过肘部肌肉和尺侧腕伸肌之间的间隙

（B）Kaplan入路通过指长伸肌和桡侧伸肌的间隙

（C）中轴入路通过分离指总伸肌

4. 正中冠状入路

处理复杂的包括恐怖三联征的肘关节不稳，显露肘关节的内侧与外侧很有必要。外侧显露使桡骨头骨折和/或侧副韧带的修复变得容易。而后正中显露使冠突骨折和/或内侧副韧带的修复更加容易（图8.9）。

后正中皮肤采用纵切口。从靠近尺骨鹰嘴尖5cm处开始并延伸至远端5cm处（图8.7）。一直分离到肱三头肌筋膜层。全层皮瓣向内侧或外侧分离横向延伸。外侧入路牵开皮瓣可显露桡骨头。冠状突骨折可通过肘管的底部进入，松解肘管，在肱骨内上髁的后侧显露尺神经，尺神经在尺侧腕屈肌的两头之间潜行，继续向远端进行分离。尺侧屈腕肌两头分开后，前半部分向前牵开，后一半与尺神经向后牵开。内侧副韧带的前束位于尺神经和尺侧屈腕肌之间，观察冠状突骨折的大小，前束附着于冠状突骨折的结节上。在近端牵拉尺侧屈腕肌的前头和部分旋前圆肌，使它们与内上髁分开，以增加显露。

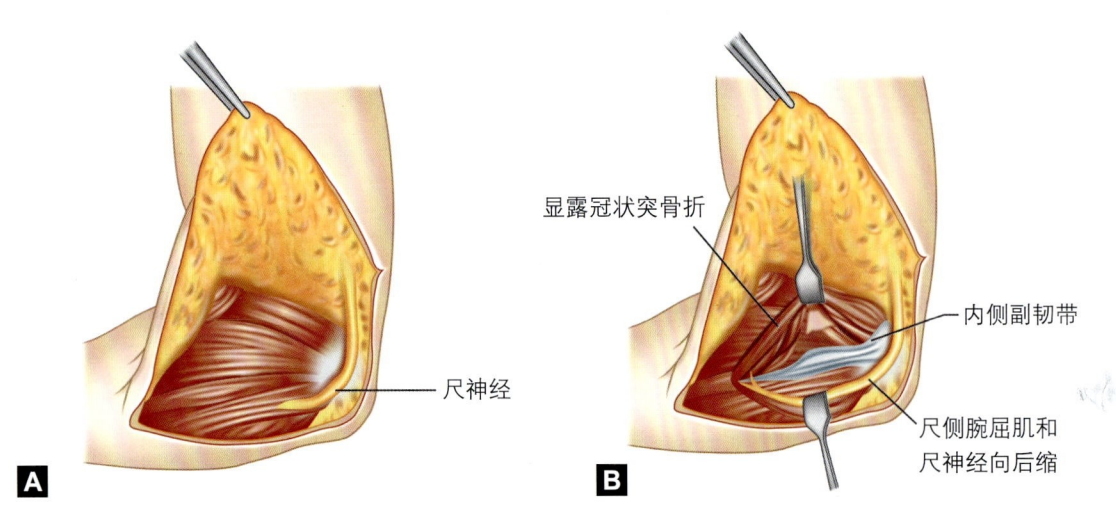

图8.9 内侧冠状突入路

（A）通过肘管内侧显露和松解尺神经 （B）沿着尺神经分离尺侧腕屈肌，显露冠状突。内侧副韧带的前束通过其在隆起的结节处的延伸而附着于大的冠状突骨折

六、手术方法

（一）桡骨头固定术

切口选择对桡骨头骨折内固定非常重要。根据仅需显露桡骨头，或肘关节其他部位也需要显露，或需修复恐怖三联征来选择切口。如果考虑后者的可能性，采用后入路可显露肘关节的内侧和外侧。也可采用直接外侧切口，钝性分离至肱骨外上髁和指总伸肌腱的筋膜层。推荐使用中轴入路显露桡骨头，是最直接的入路，能够在肱桡关节中轴线上直接切开，而不需要辨别真正的肌间隙。所有的外侧入路，都能很充分显露桡骨头以供固定。不要过多分离肘后组织以避免损伤尺侧副韧带。可触及肱桡关节中轴线，且上方的筋膜和深层肌肉可以与关节剥离。桡骨头显露位置不能超过桡骨颈，以免意外损伤骨间背神经，前臂应保持旋前位以使骨间背神经尽可能远离术野。

直视下将桡骨头骨折复位，恢复关节面平整（图8.10）。关节面塌陷很常见，需要恢复它的高度。在桡骨头骨折的治疗中，很少需要骨移植。微型螺钉、标准螺钉、无头加压螺钉或者桡骨头钢板，均能够对桡骨头骨折进行可靠固定。桡骨头钢板是最后选择，因为在前臂旋转活动时，钢板产生的撞击风险最高。首选无头加压螺钉，可在起初用于骨折复位的导针指引下进行固定。可同步实现良好复位和加压，能够避免突出于关节软骨以及对近端尺桡关节造成撞击。通过在直视下观察肘关节屈伸、旋前、旋后的无活动阻碍验证复位和固定的效果。如果单独用螺钉无法实现骨折的满意复位，可在桡骨头的安全区域安装桡骨头钢板，该安全区处于桡骨茎突和lister结节之间所对应的桡骨头部位。

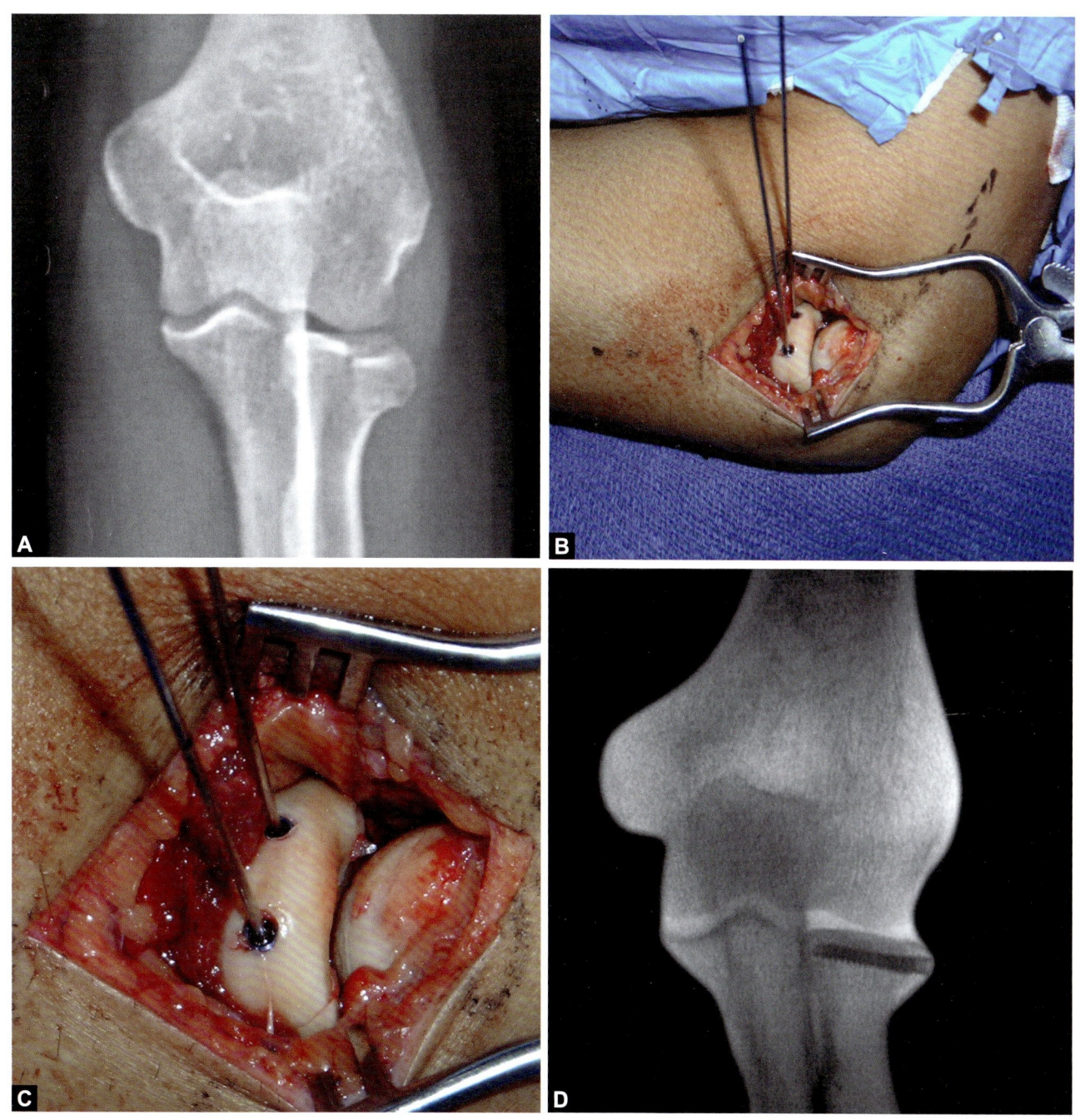

图8.10　桡骨头骨折螺钉内固定术

（A）累及1/3的桡骨头骨折并移位　（B）中轴入路进行直接骨折复位　（C）无头加压螺钉的导针进行复位

（D）X线片显示骨折复位及螺钉内固定位置满意，以肘关节的无活动阻碍和钢板撞击验证复位和固定的效果

由Asif M Ilyas提供

关闭切口之前，对肱桡关节进行冲洗并清除游离碎骨。逐层缝合关节囊和筋膜层。悬吊上肢，同时鼓励保护性的活动。

 桡骨头骨折固定的经验与教训：

（1）CT对于明确骨折块的数量和骨折移位程度是很有必要的，CT能发现比较细微的移位，以及关节面的变化。

（2）避免过多分离肘关节后侧以避免意外损伤侧副韧带。

（3）保持前臂旋前，保护骨间背神经。

（4）在肘关节面下及安全区安装钢板，以免在前臂活动时引起钢板的撞击。

（二）桡骨头置换术

不能切除的粉碎性或者不可重建的桡骨头骨折，应行假体置换。前面所述的外侧入路，可显露骨折的桡骨头。应一直保持肘关节旋前位以保护骨间背神经。显露桡骨头骨折端，分离至桡骨颈（图8.11）。桡骨头分块切除，也可用摆锯在桡骨头与桡骨颈之间进行锯断并清除。骨碎片应在后台拼装复制正常桡骨头大小的模型。选择一个太小的桡骨头假体会导致关节不稳，过大装填肱桡关节，会加速肱桡关节的损伤和破坏。选择能够融合和匹配各种桡骨头、颈、干的尺寸的桡骨头系统，使合适度和弹性达到最佳。假体的宽度和厚度，尺寸偏小比偏大要好。

合适的假体安装，应遵循假体的制造技术指南。应用扩髓钻头对桡骨骨髓腔进行扩大，同时用锉刀对桡骨颈不规则处进行修平，通过手工逐步扩髓直到安装合适为止。对于扩髓工具与假体不匹配的，选择最终的假体的柄部大小应小于最后扩髓器的大小（开始造成皮质震动的扩髓器）。桡骨头置换术后应进行测试，通过肘关节最大幅度的活动以及桡骨头与肱骨小头的关系来评价其效果。必须避免过小的关节假体导致的关节不稳和假体过大导致对肱桡关节的过度填充。理想状态是，肘关节最大运动幅度时，桡骨头假体与肱骨小头之间的空间距离＜1mm，对组件测试满意后，冲洗切口，将桡骨头假体插入安装。评估侧副韧带复合体的完整性，必要时进行修补。用间断缝合法缝合切口。术后悬吊肘关节，鼓励早期活动。

 桡骨头置换术的经验与教训：

（1）侧副韧带复合体损伤，桡骨头假体太大会导致关节过度填充，会增加关节损坏风险。

（2）在肘关节进行最大屈伸运动时，桡骨头与肱骨小头之间的距离约为1mm。

（3）关闭伤口之前，应评估侧副韧带复合体的完整性，如果不完整需进行修补。

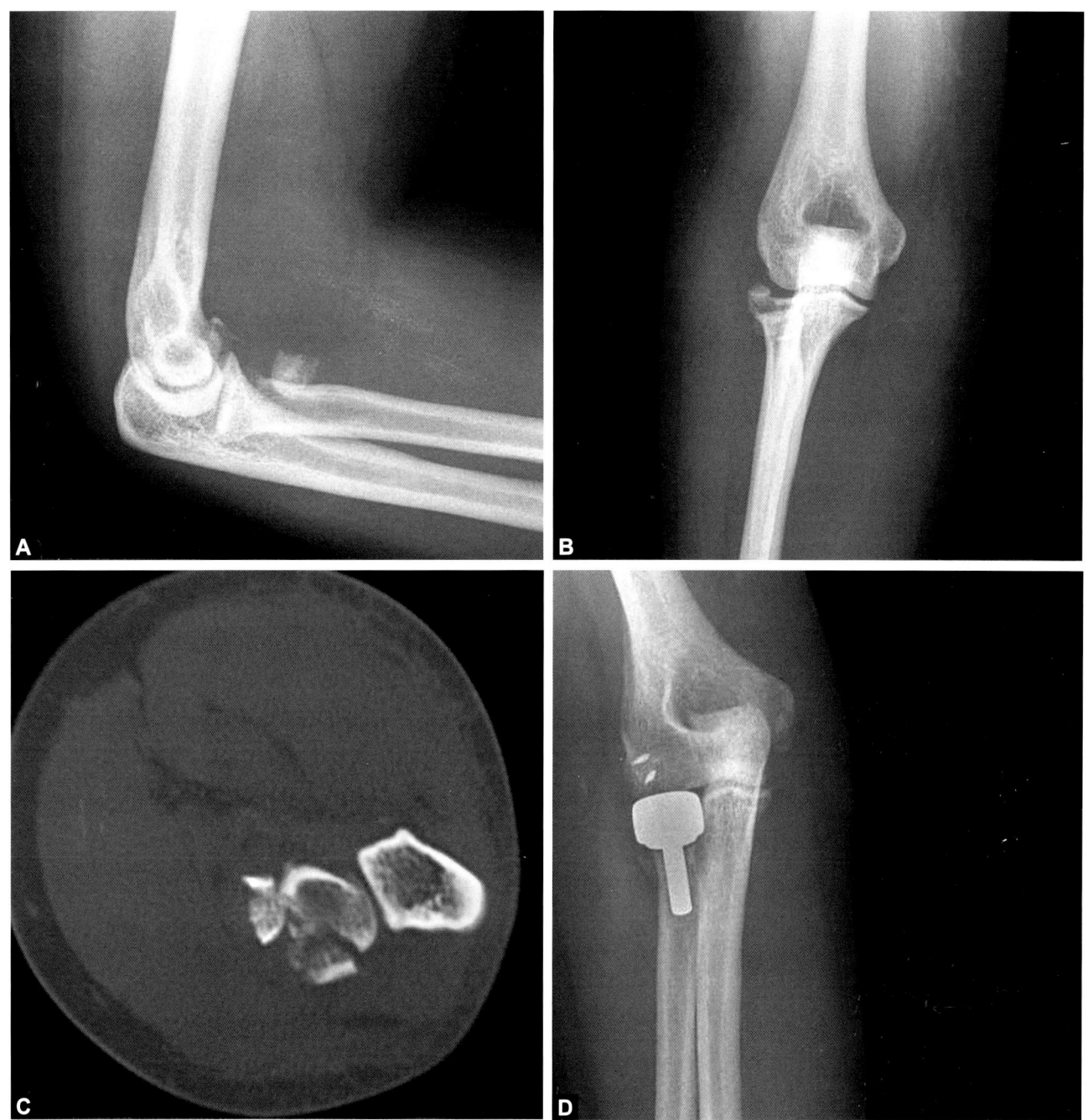

图8.11　桡骨头粉碎性骨折行桡骨头置换

（A、B）桡骨头骨折　（C）术前CT检查明确为粉碎性骨折，不可修复

（D）kaplan外侧入路进行桡骨头置换。侧副韧带不完整，应用锚钉修复并固定于肱骨远端外侧，术后肘关节已复位

（三）恐怖三联征修复

手术治疗的总体目标是处理软组织和骨损伤，以修复肘关节的稳定性和活动范围。患者取仰卧位，使用无菌止血带，以便必要时显露近端。后正中切开可以显露肘关节的内侧和外侧。建议按以下步骤进行修复损伤的结构：①桡骨头；②侧副韧带复合体；③冠状突骨折；④内侧副韧带复合体（图8.12）。

首先进入肘关节的外侧，在肘关节脱位时，通常带有典型的侧副韧带撕脱伤。撕脱伤会导致肱骨小头外侧上方裸露，利用这个缺损，更容易显露桡骨头。桡骨头多处于半脱位。如外侧软组织完整，可以使用任一外侧入路显露桡骨头。应该尽可能进行修复或置换术，桡骨头切除在复杂的肘关节脱位中是绝对禁忌证。

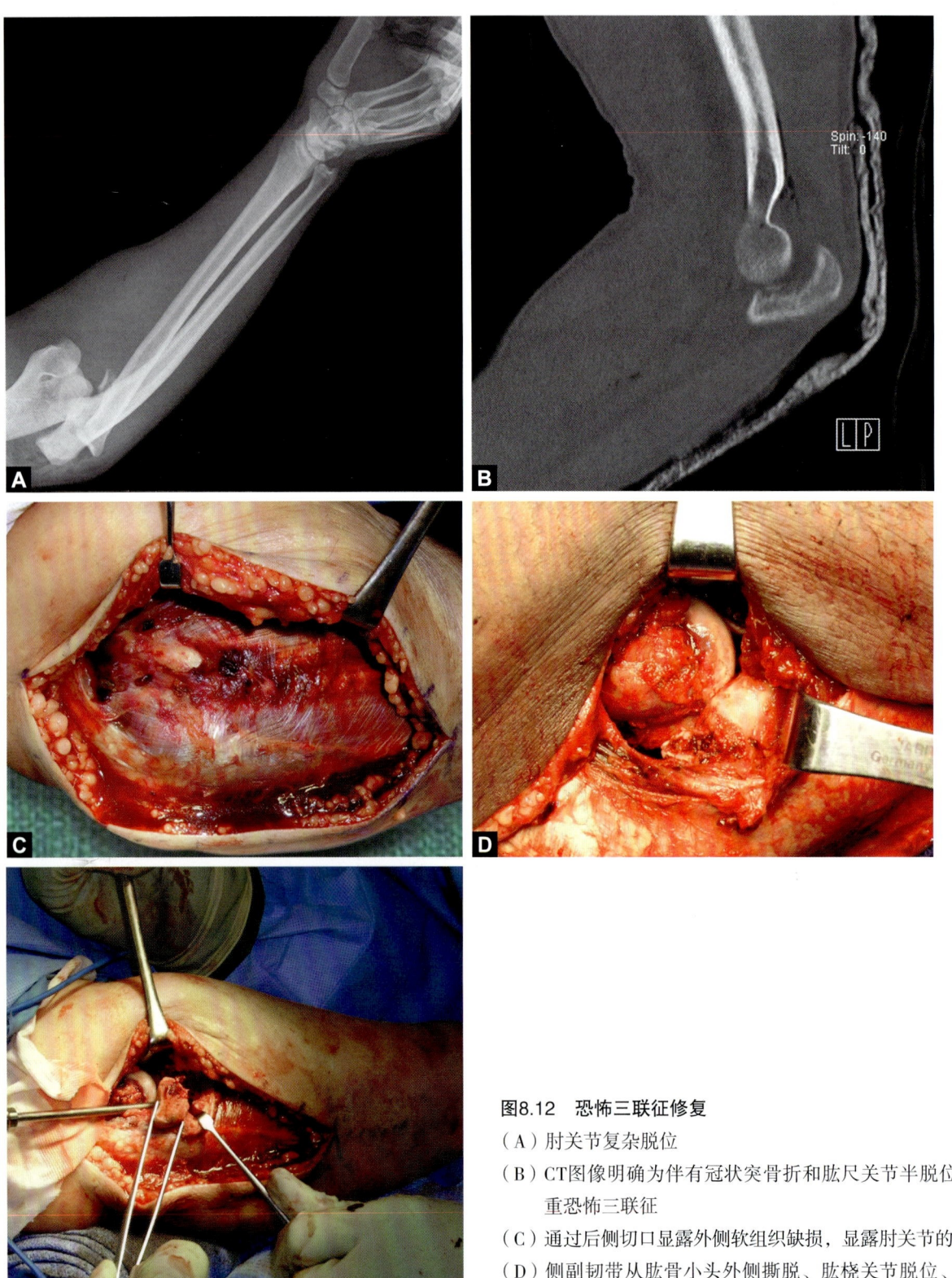

图8.12 恐怖三联征修复

（A）肘关节复杂脱位

（B）CT图像明确为伴有冠状突骨折和肱尺关节半脱位的严重恐怖三联征

（C）通过后侧切口显露外侧软组织缺损，显露肘关节的外侧

（D）侧副韧带从肱骨小头外侧撕脱、肱桡关节脱位、桡骨头粉碎性骨折。处理桡骨头骨折

（E）桡骨头粉碎性骨折，置换桡骨头，重建肘关节稳定性

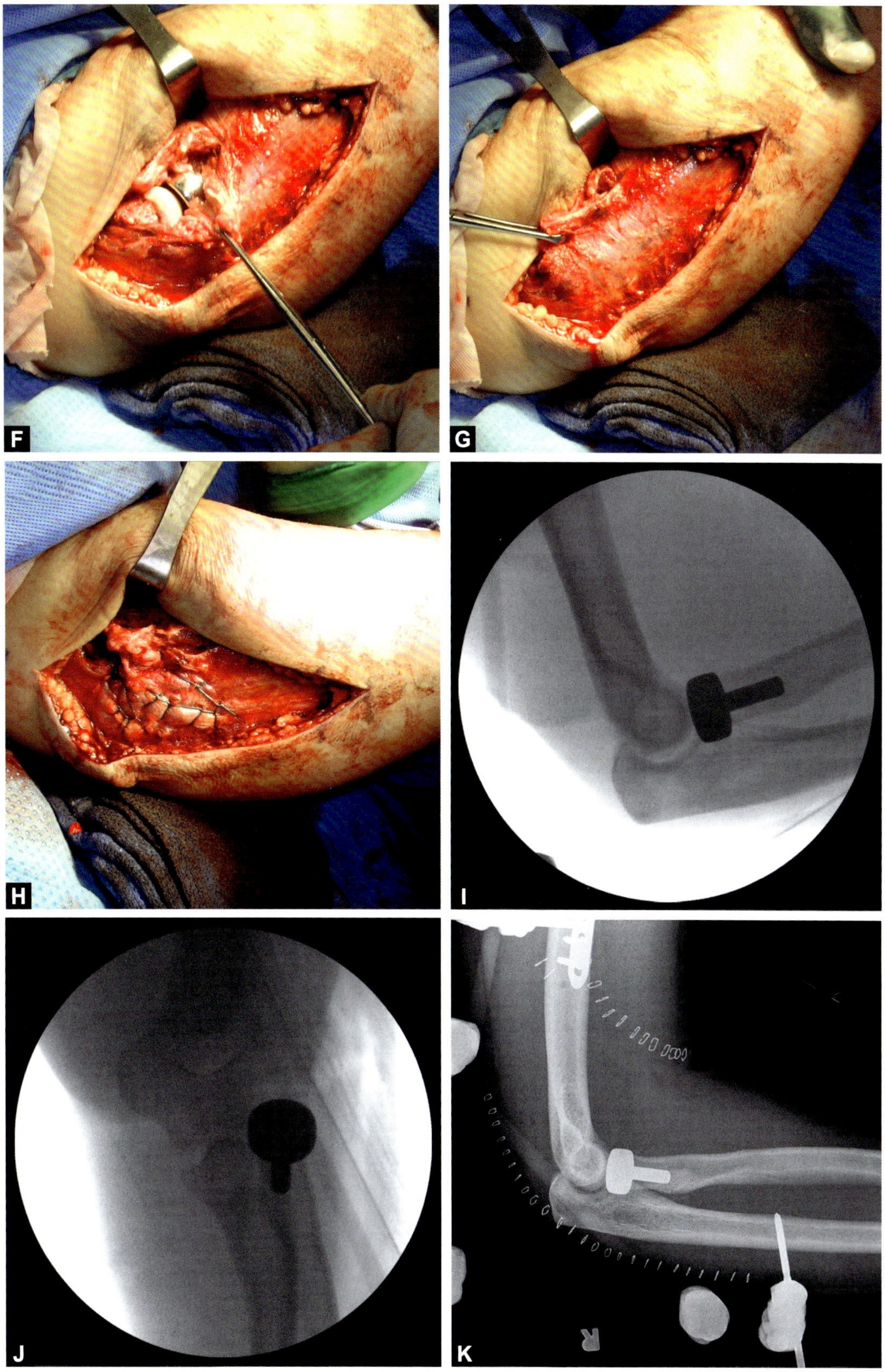

图8.12　（续）

（F、G）识别及修复侧副韧带复合体　（H）不可吸收锚钉置于肱骨小头外侧，锁定缝合法重建外侧副韧带　（I）侧位X线片示关节复位良好　（J）正位X线片示肱尺关节内侧增宽的肘关节外翻不稳　（K）为了保护修复后的组织和维持关节的稳定性，应用铰链式外固定架对肘关节进行保护并进行早期活动，6周后拆除外固定架

由Asif M Ilyas提供

第二步是处理外侧副韧带复合体。如果是撕脱伤，将2枚锚钉置于肱骨小头外侧进行修复外侧副韧带复合体（图8.13）。使用带不可吸收缝线的锚钉由远到近沿着侧副韧带的走行修复。如果侧副韧带修复已经不可能，可进行侧副韧带重建。缝合外侧切口。

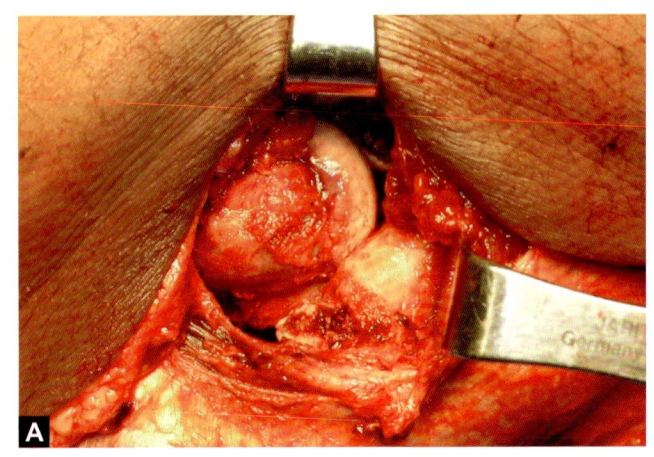
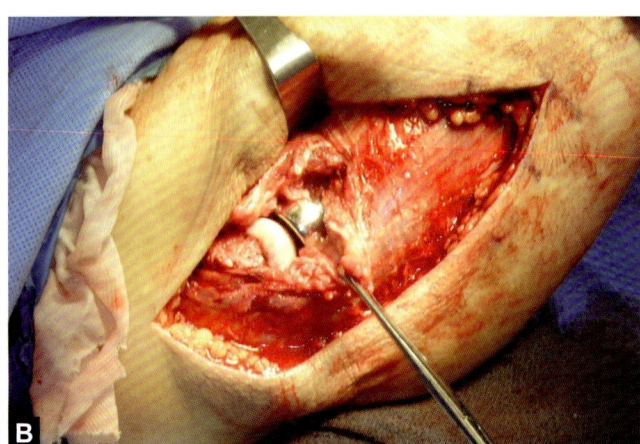
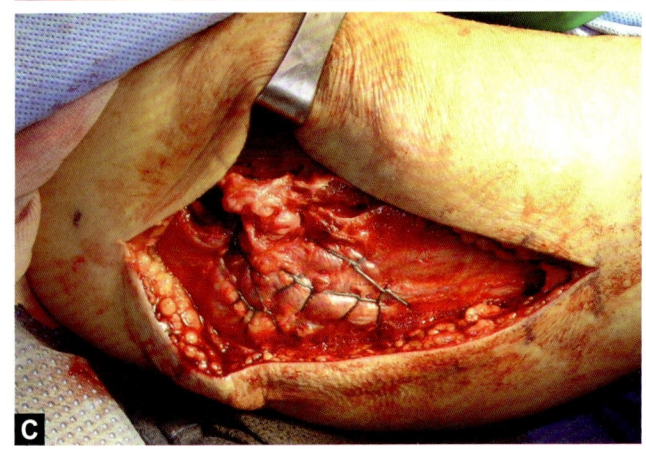

图8.13　侧副韧带复合体撕脱伤
（A）侧副韧带完全撕脱会引起肱骨外髁的显露
（B）桡骨头置换术后，撕脱的侧副韧带复合体是能够掀开的
（C）将缝合锚钉置于外上髁，使用锚钉的不可吸收缝线修复
　　　侧副韧带，沿着侧副韧带的方向向后修复至外上髁，侧
　　　副韧带复合体的修复应维持肘关节的内翻和后外侧的稳
　　　定性
由Asif M Ilyas提供

第三步是处理冠状突骨折。通过松解肘管的支持带使尺神经向肱骨内上髁后方游离。分离尺侧屈腕肌的两头以显露冠状突。冠状突骨折根据骨块的大小可通过缝合固定、螺钉固定、钢板固定等方式进行重建（图8.14）。缝合修复可以按照以下顺序进行：使用编织缝合线越过较小的冠状突骨折块的上方以抓牢关节囊，缝线经尺骨后方钻孔穿出，最后绑在尺骨皮质上。缝合形成张力前要确认骨折的复位。对于较大的冠状突骨折块，可利用螺钉或者带弧度的钢板进行固定。

如果此时的肘关节还不稳定，最后还需修复内侧副韧带。持续的外翻不稳在桡骨头骨折、冠状突骨折、侧副韧带损伤的修复后并不常见。如果持续外翻不稳，通过锚钉对内侧副韧带进行修复或者必要时进行重建。

关闭切口之前，最重要是确认肱尺关节和肱桡关节是否已处于同一轴上复位。将肘关节屈伸并维持前臂自然位，检查外观并用X线评估肘关节的稳定性。如果存在关节半脱位或者不稳，需要再次进行评估已修复组织的完整性。此外，应用静态或铰链式外固定架加强肘关节的稳定性，同时保护好修复的组织。

在前臂于自然旋转位下维持肘关节屈曲90°，应用可吸收缝线间断缝合筋膜层和皮肤。术后鼓励立即进行手指活动。肘关节的活动度，最主要取决于内固定的可靠程度。如果手术中固定已达到稳定，在患者无痛的情况下，可立即进行肘关节的活动。如果内固定不是很可靠，肘关节的活动要相应地推迟。

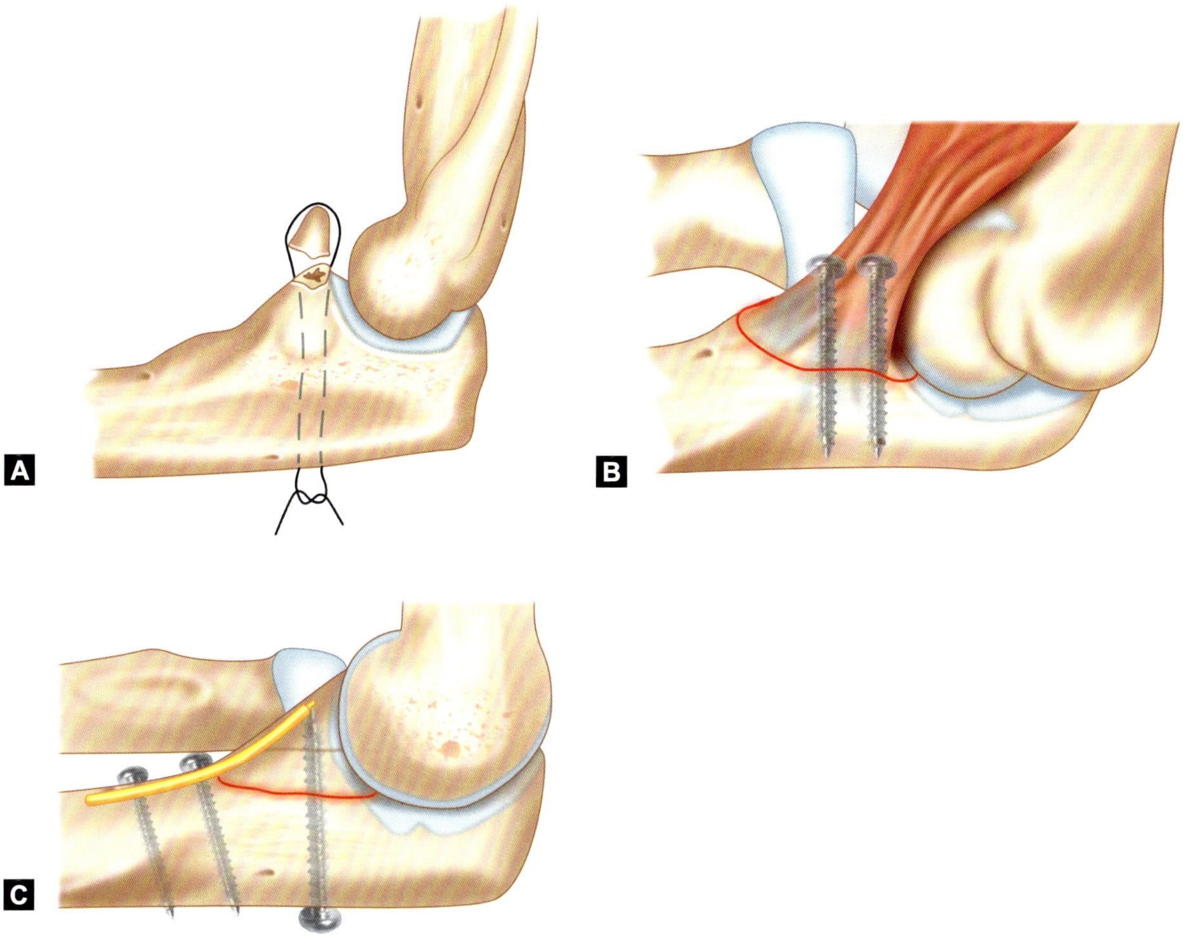

图8.14 根据骨折块的大小用3种方法固定冠状突骨折

（A）缝合固定 （B）螺钉 （C）钢板

恐怖三联征修复的经验与教训：

（1）复杂的肘关节脱位导致肘关节内侧和外侧结构的损伤，修复损伤应按以下步骤进行：①桡骨头；②外侧副韧带复合体；③冠状突骨折；④内侧副韧带复合体。

（2）固定方法的选择，取决于冠状突骨折块的大小。缝合固定法适用于较小的骨折块，拉力螺钉固定适用于大骨块。

（3）在修复所有的结构之后，如果感觉内固定比较脆弱或者某些角度的持续不稳定，应考虑选择铰链式外固定架作为补充。

七、疗效

对于Mason Ⅰ型（无移位）骨折，公认的治疗方法为短暂的固定期和尽早活动。在329例Mason Ⅰ型骨折的非手术治疗中，指出取得95%良好或优秀的效果。Radin和Riseborough确定Mason Ⅰ型桡骨头骨折非手术治疗取得普遍良好的效果，但是，在Ⅰ型骨折亚组中发现，大于桡骨头1/3面积的桡骨头骨折较少取得良好效果。这一发现在Broberg和Morrey基于Mason分型的基础上做出改良分型上得到体现，并将这个亚组定为Ⅱ型骨折。

非手术治疗Mason Ⅱ型骨折的效果更为多变。这些变化可能是由使用的分类系统的可靠性和观察者间差异造成的。回顾系列的Mason Ⅱ型骨折患者33/50（66%）有优的结果，另外的16/50（32%）为良的效果。Khalfayan等采用存在活动障碍作为手术指征，在10例切开复位内固定手术治疗患者中，良或优率90%，而在16例非手术治疗中结果优或良占44%。还发现手术和非手术治疗的Mayo肘关节评分有显著差异。Lindenhovius等报道随访22个月后，切开复位内固定对关节稳定的移位性桡骨头骨折（Mason Ⅱ型）患者有良好的长期疗效。同时发现该类患者的肘关节平均屈曲范围为129°、平均前臂旋转范围为166°。根据Mayo肘关节功能指数，9/16（56%）取得了优的效果，4/16（25%）效果良，2/16（13%）效果一般，1/16（6%）效果不佳。作者认为，与先前的报道相比，桡骨头骨折（Mason Ⅱ型）手术治疗与非手术治疗相比，没有明显的优势。

极少移位的Mason Ⅱ型骨折，采用切开复位内固定治疗是成功的，而一些研究发现≥3块骨折块的粉碎性骨折，行内固定治疗效果不良。King等发现，切开复位内固定治疗Mason Ⅱ型骨折的疗效满意度为100%，而治疗Mason Ⅲ型骨折的疗效为满意度为33%。Ring和Jupiter回顾了切开复位内固定治疗桡骨头骨折的经历，指出所有Ⅱ型骨折疗效满意，然而在14例Ⅲ型骨折的治疗中，包含3块或更多的骨折块，有13例的效果令人不满意。这一系列研究表明，有≥3块骨碎块的桡骨头粉碎性骨折，切开复位内固定的治疗效果不理想。

桡骨头骨折虽然常见，但与肘关节脱位相关的桡骨头骨折却不常见。这种损伤模式的相对罕见，病例报道较少。Ring与Jupiter报道11例恐怖三联征病例，随访时间2年以上。这11例桡骨头骨折行切开复位内固定5例，4例行桡骨头切除术。只有3例患者行侧副韧带复合体修复，而患者的尺骨冠状突骨折均没有行内固定。作者还记录了行夹板固定的7例肘关节脱位和手术治疗的5例肘关节脱位，包括4例桡骨头切除。总体而言，有7～11例患者的治疗效果不理想。Grewal等报道26例不可修复的桡骨头骨折和相关的肘关节损伤的治疗效果。在这个系列中，26例患者中有22例合并肘关节脱位，22例患者中有13例合并冠状突骨折。根据Mayo肘关节功能指数，50%的患者预后为优，17%的效果良，25%的效果一般，8%的效果不佳。这2例预后不佳的患者合并有严重的恐怖三联征。

八、并发症

（一）异位骨化

异位骨化是肘关节脱位伴骨和韧带损伤的常见并发症。异位骨化的程度与软组织损伤程度有关。Grewal报道26例桡骨头粉碎性骨折行桡骨头置换术的病例。近1/4（6/26）患者有不同程度的异位骨化。异位骨化发生的危险因素包括：外伤性脑损伤、脊髓损伤、男性、青年和长期昏迷。外伤性脑损伤是该病的主要危险因素，20%患者会发生异位骨化。可以用吲哚美辛或术后放疗（700cGy）预防高风险患者发生异位骨化。肘关节异位骨化的特征是主动和被动活动范围受限。X线片用于确定异位骨的位置和程度。CT也有助于确定位置和程度。

并非所有异位骨化患者都需要外科介入治疗。对于那些运动范围、日常生活活动能力受到限制和引起显著疼痛的患者，应该考虑行外科手术。手术时机的选择是有争议的。一般来说，当异位骨成熟时，应进行切除。异位骨化导致了患者显著的功能受限，应该切除异位骨，同时采取预防措施以恢复肘关节功能。

Voila等广泛查阅了关于肘关节异位骨化的治疗。不同的异位骨化治疗所需的精确手术干预不在本文讨论范围。Voila描述了异位骨化切除和关节囊松解的基本步骤，可以指导治疗。术前规划必须考虑切口位置、必要的神经减压、挛缩方向、位置等因素。应设计好手术切口以充分精确切除异位骨，显露并减压嵌入异位骨的神经。前和/或后关节囊应该在不破坏副韧带的情况下切除。必须清除冠状突和鹰嘴窝的异位骨和瘢痕组织。

（二）肘关节僵硬

肘关节僵硬是桡骨头骨折和肘关节脱位后常见的并发症。最常见的是肘关节伸屈受限。僵硬的原因可能包括束挛缩、异位骨化、钢板撞击、血肿或残留骨碎片。Ring报道手术治疗Mason II型桡骨头骨折的短期和远期疗效。随访1年后发现，肘关节屈曲平均为132°和屈曲挛缩平均为10°。在长期随访中，屈肘平均屈曲提高到134°，屈曲挛缩达到6°。术后肘关节固定的时间长短与术后僵硬直接相关，患者术后固定时间超过3~4周，可能会发生不良后果。僵硬的处理方式因时间而异。在早期阶段，治疗包括被动伸屈运动和/或进展性静态夹板固定。晚期或顽固性僵硬可以用切开或关节镜下进行关节囊松解。

（三）桡骨头骨折畸形愈合/骨不愈合

畸形愈合往往是由于初始不恰当的治疗、固定不稳定或继发桡骨头缺血性坏死塌陷造成的。患者常会出现疼痛、关节活动范围受限、假性关节活动骨擦音等症状。对于年轻患者，可行截骨矫形术，对于老年患者，更好的选择是桡骨头切除或置换。骨不愈合最常见原因为桡骨头缺血性坏死塌陷和桡骨颈骨折。有症状的骨不愈合，行改良切开复位内固定术、桡骨头切除或桡骨头置换术。无症状的骨不愈合，行保守治疗。

Horne总结了以下关于骨不愈合的因素：开放性骨折、感染、多段骨折、粉碎性骨折及骨折的不充分内固定与分离。Horne认为，在关节内的粉碎性骨折风险更高，因为粉碎骨折骨碎块没有血供，这些患者在早期就应进行活动以防止术后僵硬。有关桡骨头骨不愈合的文献很少，只有零星的病例报道。Faraj等报道在他们的病例中桡骨颈骨折不愈合3例，有2例无移位的骨折患者发生骨不愈合。一般认为年龄大、高能量损伤伴不稳定、酗酒和吸烟史可能是桡骨颈骨折不愈合的危险因素。Ring认为，血液供应差可能会导致愈合问题。在5例患者中，有4例是无症状的，尽管有骨不愈合的影像学证据。桡骨头的血液供应在解剖上与股骨头是相似的，血液来源于桡骨颈，大部分血供来自骨内血循环，这使得它容易受到骨折损害的影响。

（四）Essex-Lopresti损伤/前臂纵向不稳

Essex-Lopresti损伤，定义为桡骨头骨折伴随骨间膜破裂和远端尺桡关节分离。这种损伤被Peter命名为Essex-Lopresti损伤，1951年描述了2例。这是一种不常见的损伤，但如果不能识别，将会造成严重后果。它通常发生在伸直位，力量从手腕通过骨间膜传递到桡骨头部。据估计，0.3%~5%的桡骨头骨折有骨间膜损伤，由于患者在最初没有呈现手腕症状，因此在初步评估时常会漏诊这种损伤。几个星期后，患者可能开始诉手腕疼痛和前臂旋转受限。仅行桡骨头切除可能会加重这个漏诊的损伤。处理前臂纵向不稳定，主要依靠恢复前臂长度以及近端和远端尺桡关节的正常关系。

（五）肘关节不稳

手术或非手术治疗后肘关节不稳定，通常发生于漏诊的韧带损伤和/或不当或不足的固定。治疗复杂肘关节不稳定的目的，是为了获得一个同轴和稳定的肘部复位，维持功能范围内无痛运动。实现这一目标的关键是解决骨和韧带损伤。桡骨头作为肘关节的次要外翻稳定结构，提供30%的外翻稳定性。生物力学研究表明，在正常解剖环境下切除桡骨头对肘关节稳定性的影响不大。但合并冠状突骨折或内侧副韧带损伤的桡骨头切除可导致严重肘关节不稳。一个完整的桡骨头或桡骨头假体即使在内侧副韧带前束松弛后也能充分恢复肘关节的稳定性。此外，尺侧副韧带和桡骨头通过协同提供后外侧稳定。侧副韧带阻止了肱桡关节和肱尺关节后外侧脱位，桡骨头维持侧副韧带必要的张力。对于侧副韧带破裂的肘部，桡骨头置换可以改善病情，但不能完全恢复运动功能和关节稳定性。因此，即使行桡骨头置换，也必须修复侧副韧带。这些发现以及临床病例已经证明，在复杂肘关节不稳的情况下应行桡骨头骨折切开复位内固定或关节置换术。

尺骨冠状突骨折，是继发性肘关节不稳定的重要因素。冠状突固定及修复前关节囊是辅助稳定方法。从历史上看，如果冠状突骨折 > 50%，应进行固定。当然，在复杂的肘关节不稳定的情况下，尺骨冠状突骨折无论大小，都应该进行固定。

尽管已进行韧带损伤修复和骨折固定，仍可能存在肘关节不稳定。在这些情况下使用外部固定以达到稳定目的。静态和动态外固定架均可用。动态外固定架的优点，是可以控制肘关节的活动范围，但在技术上更具挑战性。临时外固定的适应证包括持续不稳定（尽管韧带已修复）以及对粉碎性桡骨头和/或尺骨冠状突骨折固定的保护。

九、典型并发症案例

例1：前臂纵向不稳

30岁，男性，右利手，高处坠落时左前臂外展，肘关节疼痛、肿胀、活动受限（图8.15）。X线片诊断为左桡骨头粉碎性骨折。考虑不能修复桡骨头，行桡骨头切除，后侧夹板固定2周后肘关节开始活动。术后6个月，患者出现腕关节疼痛和旋后受限。最新的X线片与最初的术后X线片相比，认为是进行性前臂纵向不稳定，伴随尺桡关节破坏和桡骨颈近端移位。与健侧腕对比，患侧腕关节有10mm的尺偏，临床检查提示旋后功能丧失。

前臂纵向不稳定会随着桡骨头骨折伴前臂骨间膜损伤（Essex-Lopresti损伤）而发生。因此，任何缩短桡骨的措施，包括切除，或因固定导致的桡骨头缩短或不合尺寸的桡骨头置换，均可导致同侧桡骨近端上移和远端尺桡关节不协调。如果要恢复桡骨的长度，以及近端、远端尺桡关节的一致性，应缩短尺骨或者延长桡骨。桡骨头切除术后，推荐桡骨头置换术，以恢复桡骨长度。

技术要点

采用之前的切口和入路显露肱桡关节以及桡骨干近端。可用撑开器纵向扩大肱桡关节间隙，为桡骨头置换做好准备。X线透视确定桡骨长度和远端尺桡关节的复位。去除撑开器，进行合适尺寸的桡骨头置换术，以恢复桡骨长度和远端尺桡关节的一致性。桡骨头假体植入后，检查远端尺桡关节复位以及前臂旋转是否恢复正常。术后患者能立即进行活动。

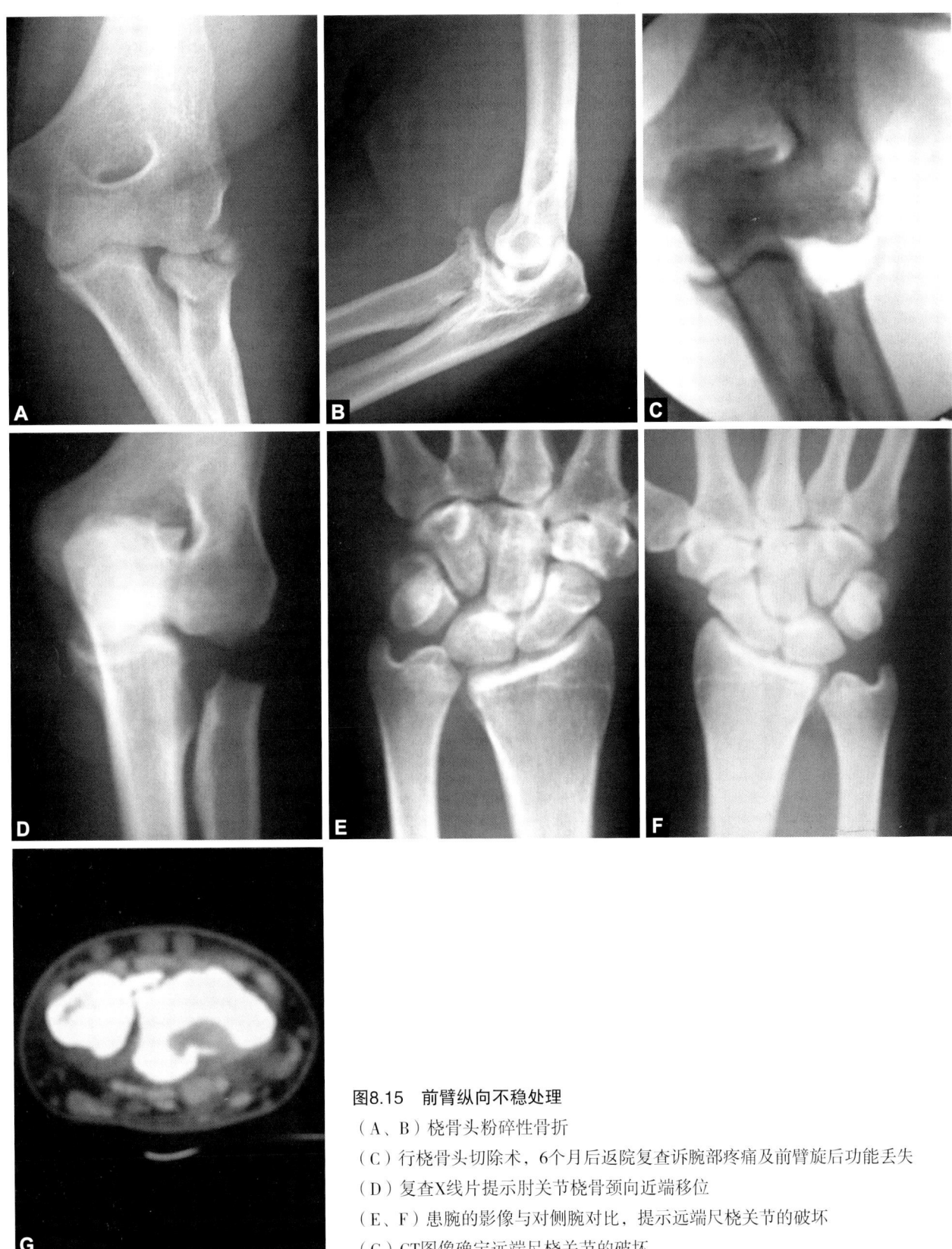

图8.15　前臂纵向不稳处理

（A、B）桡骨头粉碎性骨折

（C）行桡骨头切除术，6个月后返院复查诉腕部疼痛及前臂旋后功能丢失

（D）复查X线片提示肘关节桡骨颈向近端移位

（E、F）患腕的影像与对侧腕对比，提示远端尺桡关节的破坏

（G）CT图像确定远端尺桡关节的破坏

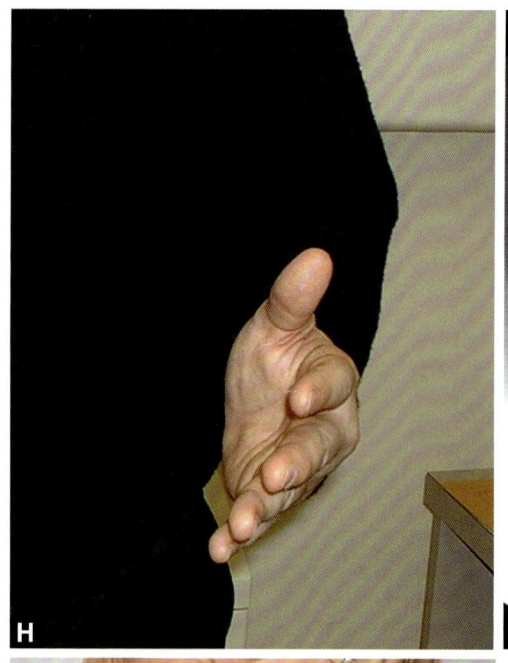
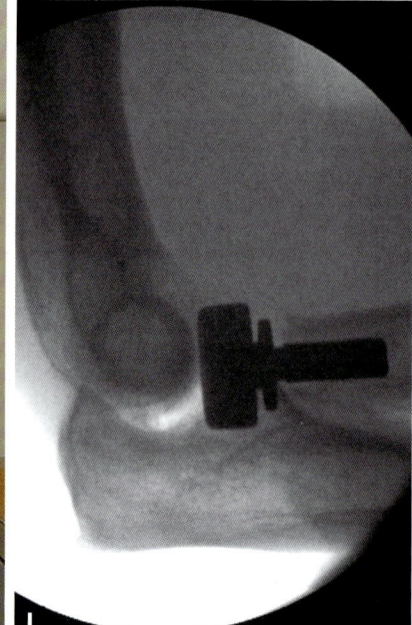
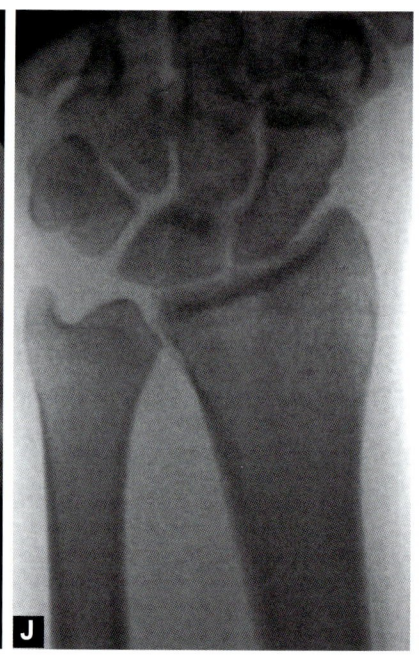
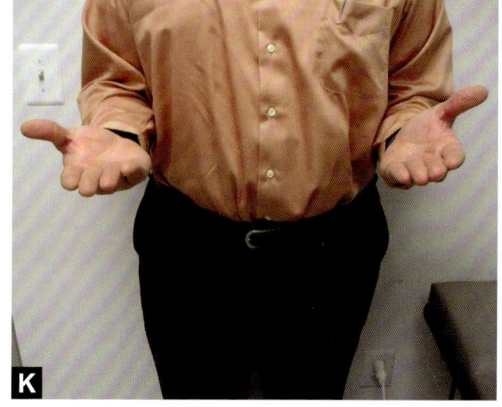

图8.15 （续）
（H）体格检查发现旋后功能受限
（I、J）行桡骨头置换术，以恢复桡骨长度和纵向前臂稳定以及远端尺桡关节的一致性
（K）术后临床检查证实旋后功能恢复

例2：肘关节不稳

52岁，男性，右利手患者，从高处坠落，桡骨头粉碎性骨折（图8.16）。因为桡骨头骨折的不可修复，接受了桡骨头置换术。术后几个月，诉有持续性的肘部疼痛和乏力感觉。通过检查和X线片，发现肘关节后外侧不稳定。

患者表现为肘关节损伤后持续的后外侧不稳定。虽然桡骨头骨折经假体置换处理适当，但未注意到侧副韧带复合体的损伤。持续性肘关节不稳定的治疗方法包括韧带修复和重建。此外，如果尺寸过小或者装填过度，桡骨头假体的大小和匹配必须同时进行评估和调整。

技术要点

采用原切口显露至患侧的肱骨小头，因为外侧副韧带复合体撕脱，肱骨小头一般都易显露。对桡骨头假体进行尺寸和合适度评估，并进行相应的修复。检查侧副韧带，以确定是否可以直接修复，或需要进行重建。如果可以修复侧副韧带复合体，在外侧找等距点，放置2～3枚锚钉。在张力下修复侧副韧带复合体，肘关节处于90°位置，肱桡关节同轴性复位。通过全方位的运动及X线片证实肘关节稳定性的恢复。如果发现仍有不稳定，可以应用铰链式外固定架。术后2周内应限制活动范围。

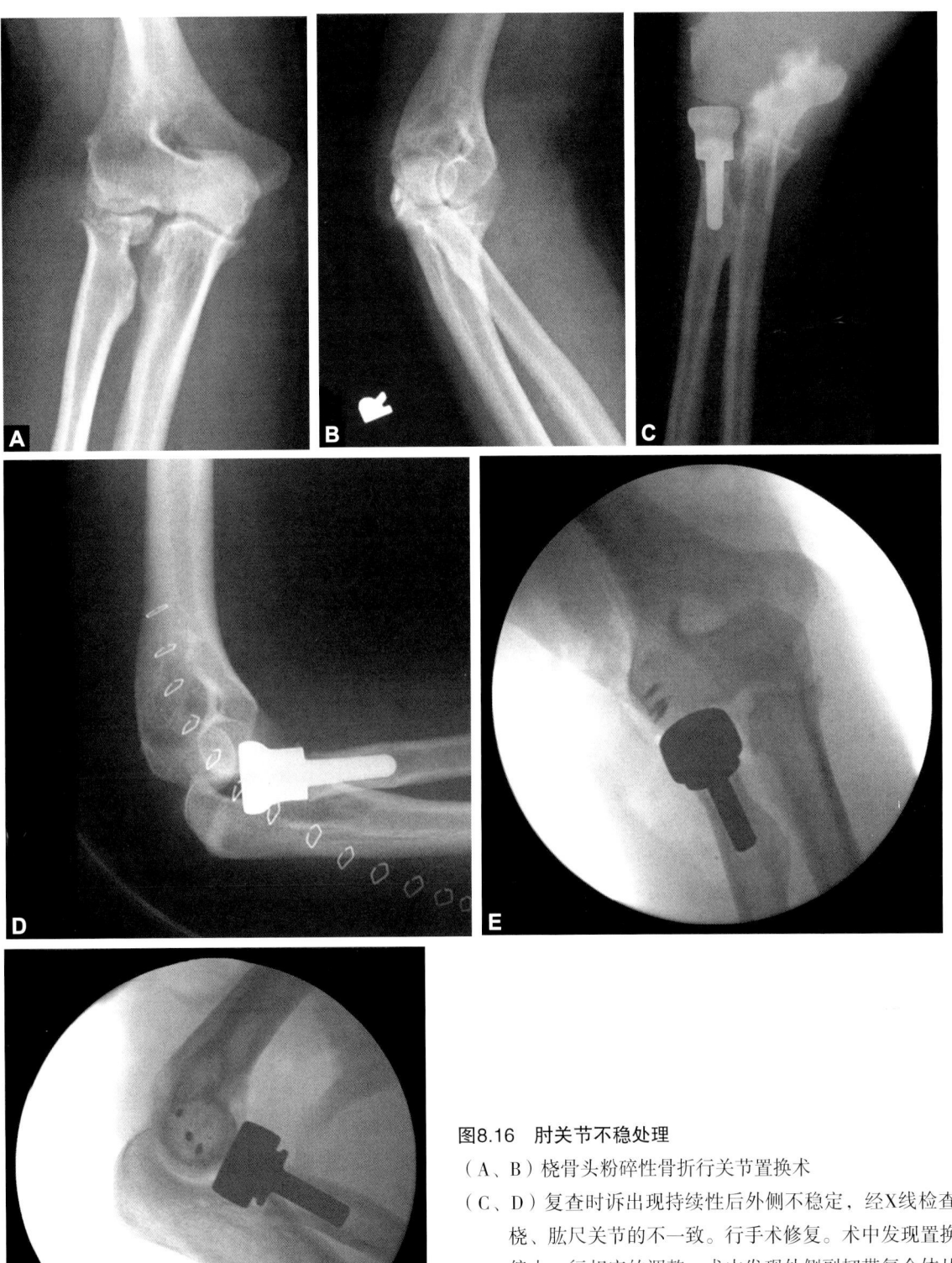

图8.16 肘关节不稳处理

（A、B）桡骨头粉碎性骨折行关节置换术

（C、D）复查时诉出现持续性后外侧不稳定，经X线检查发现肱桡、肱尺关节的不一致。行手术修复。术中发现置换的假体偏小，行相应的调整。术中发现外侧副韧带复合体从肱骨小头一侧撕脱，行修复

（E、F）放置好缝合锚钉，在降低肱桡关节轴向张力下修复侧副韧带恢复关节的稳定性

十、小结

桡骨头骨折和恐怖三联征的成功治疗，有赖于对所有受伤结构的识别和修复。Mason Ⅰ 或 Ⅱ 型的单纯桡骨头骨折，可以采用切开复位内固定手术治疗或非手术治疗。Mason Ⅲ 型或粉碎性桡骨头骨折最好采用桡骨头置换术。不推荐桡骨头切除。严重的恐怖三联征按以下顺序进行评估和修复：①肱尺关节同轴复位；②桡骨头修复；③冠状突修复；④外侧和/或内侧副韧带修复。常见的并发症包括：异位骨化、肘关节僵硬、桡骨头骨折畸形愈合或不愈合、前臂纵向不稳以及肘关节不稳定。

（韦平欧　译）

参考文献

[1] Mason ML. Some observations on fractures of the head of the radius with a review of one hundred cases. Br J Surg. 1954;42(172):123-132.

[2] Kaas L, van Riet RP, Vroemen JP, et al. The epidemiology of radial head fractures. J Shoulder Elbow Surg. 2010;19(4): 520-523.

[3] Morrey B (Ed). Radial head fracture, 3rd edition. Philadelphia: WB Saunders; 2000. pp. 43-60.

[4] Amis AA, Miller JH. The mechanisms of elbow fractures: an investigation using impact tests in vitro. Injury. 1995; 26(3):163-168.

[5] Ring D. Displaced, unstable fractures of the radial head: fixation vs. replacement—what is the evidence? Injury. 2008;39(12):1329-1337.

[6] O'Driscoll SW, Jupiter JB, King GJ, et al. The unstable elbow. Instr Course Lect. 2001;50:89-102.

[7] Tashjian RZ, Katarincic JA. Complex elbow instability. J Am Acad Orthop Surg. 2006;14(5):278-286.

[8] Johnston GW. A follow-up of one hundred cases of fracture of the head of the radius with a review of the literature. Ulster Med J. 1962;31:51-56.

[9] Broberg MA, Morrey BF. Results of treatment of fracture-dislocations of the elbow. Clin Orthop Relat Res. 1987; (216):109-119.

[10] Hotchkiss RN. Displaced Fractures of the Radial Head: Internal Fixation or Excision? J Am Acad Orthop Surg. 1997; 5(1):1-10.

[11] Regan W, Morrey B. Fractures of the coronoid process of the ulna. J Bone Joint Surg Am. 1989;71(9):1348-1354.

[12] Monica JT, Mudgal CS. Radial Head Arthroplasty. Hand Clin. 2010;26(3):403-410.

[13] Bryce CD, Armstrong AD. Anatomy and biomechanics of the elbow. Orthop Clin North Am. 2008;39(2):141-154.

[14] Cheung EV, Steinmann SP. Surgical approaches to the elbow. J Am Acad Orthop Surg. 2009;17(5):325-333.

[15] Hoppenfeld S, deBoer P, Buckley R, et al. Surgical exposures in orthopaedics: the anatomical approach, 4th edition. Philadelphia: PA-Lippincott; 2009.

[16] Weseley MS, Barenfeld PA, Eisenstein AL. Closed treatment of isolated radial head fractures. J Trauma. 1983;23(1):36-39.

[17] Radin EL, Riseborough EJ. Fractures of the radial head. A review of eighty-eight cases and analysis of the indications for excision of the radial head and non-operative treatment. J Bone Joint Surg Am. 1966;48(6):1055-1064.

[18] Khalfayan EE, Culp RW, Alexander AH. Mason type II radial head fractures: operative versus nonoperative treatment. J Orthop Trauma. 1992;6(3):283-289.

[19] Lindenhovius AL, Felsch Q, Ring D, et al. The long-term outcome of open reduction and internal fixation of stable displaced isolated partial articular fractures of the radial head. J Trauma. 2009;67(1):143-146.

[20] King GJW, Evans DC, Kellam JF. Open reduction and internal fixation of radial head fractures. J Orthop Trauma. 1991;5(1):21-28.

[21] Ring D, Quintero J, Jupiter JB. Open reduction and internal fixation of fractures of the radial head. J Bone Joint Surg Am. 2002;84(10):1811-1815.

[22] Ring D, Jupiter JB, Zilberfarb J. Posterior dislocation of the elbow with fractures of the radial head and coronoid. J Bone Joint Surg Am. 2002;84(4):547-551.

[23] Grewal R, MacDermid JC, Faber KJ, et al. Comminuted radial head fractures treated with a modular metallic radial head arthroplasty. Study of outcomes. J Bone Joint Surg Am. 2006;88(10):2192-200.

[24] Cipriano CA, Pill SG, Keenan MA. Heterotopic ossification following traumatic brain injury and spinal cord injury. J Am Acad Orthop Surg. 2009;17(11):689-697.

[25] Viola RW, Hastings H 2nd. Treatment of ectopic ossification about the elbow. Clin Orthop Relat Res. 2000;370:65-86.

[26] Jackson JD, Steinmann SP. Radial head fractures. Hand Clin. 2007;23(2):185-193.

[27] Horne G, Sim P. Nonunion of the radial head. J Trauma. 1985;25(5):452-453.

[28] Faraj AA, Livesly P, Branfoot T. Nonunion of fracture of the neck of the radius: a report of three cases. J Orthop Trauma. 1999;13(7):513-515.

[29] Ring D, Psychoyios VN, Chin KR, et al. Nonunion of nonoperatively treated fractures of the radial head. Clin Orthop Relat Res. 2002;(398):235-238.

[30] Jungbluth P, Frangen TM, Arens S, et al. The undiagnosed Essex-Lopresti injury. J Bone Joint Surg Br. 2006;88(12): 1629-1633.

第9章

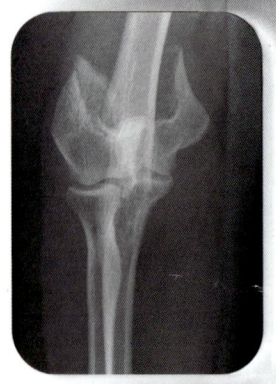

肱骨远端骨折
Distal Humerus Fractures

Asif Ilyas, Saqib Rehman

本章纲要

一、导言

　　肱骨远端骨折的发生率，占所有骨折的0.5%～2%，但占肘关节骨折的多达30%。随着老龄化增长和骨质疏松骨折发生率升高，该骨折的处理仍具有挑战性。1970—1995年，Palvanen等对60岁以上芬兰妇女肱骨骨折发生率进行调查，结果证实，肱骨远端骨折的年龄标化发生率增长了2倍以上，并预计到2030年底，肱骨远端骨折的发生率将增加3倍。成人肱骨远端骨折大多是关节内骨折，包括肱骨内、外柱骨折。肱骨远端骨折呈现双峰年龄分布，高能量损伤多发生在年轻人，而低能量损伤在老年人中常见。以下几个重要因素对于成功处理肱骨远端骨折至关重要，包括恢复关节的匹配性、稳定的内固定、成功的骨愈合、恢复运动功能和避免异位骨化及尺神经病变等并发症。

二、诊断

肱骨远端骨折的体格检查，包括神经血管及软组织的全面评估。通过与对侧肢体进行比较，检查外周动脉搏动和毛细血管反流，以评估患肢血运。由于肱骨远端毗邻肱动脉，肱骨远端骨折易损伤肱动脉。同样的，肱骨远端骨折也存在桡神经、尺神经、正中神经损伤的风险。如果不确定是否有肱动脉损伤，可通过影像学检查进行评估，包括超声多普勒或者动脉造影。仔细进行神经系统检查，包括感觉和运动功能，以评估患肢是否存在神经损伤。闭合复位操作后，应反复检查神经血管，包括手和腕关节的检查。

受伤早期，应检查软组织损伤情况，并定期进行检查。肱骨远端骨折的手术方案取决于软组织损伤情况。肱骨远端开放性骨折，其伤口通常位于肘关节后方。肘关节肿胀和大量水疱形成，对切开手术操作（如切开复位内固定术和肘关节置换术）存在风险。

肱骨远端骨折的影像学诊断，首先通过肘关节标准正、侧位X线片进行评估（图9.1）。由于肘关节往往呈现短缩和屈曲畸形，牵引位X线片可改善肱骨远端骨折的影像图像（图9.2）。仔细审查X线片，以确定是否伴随桡骨头、尺骨鹰嘴及尺骨冠状突骨折。尤其是肱骨小头–滑车剪切骨折，在侧位X线片上，可呈现一个特征的"双弧征"（图9.3）。

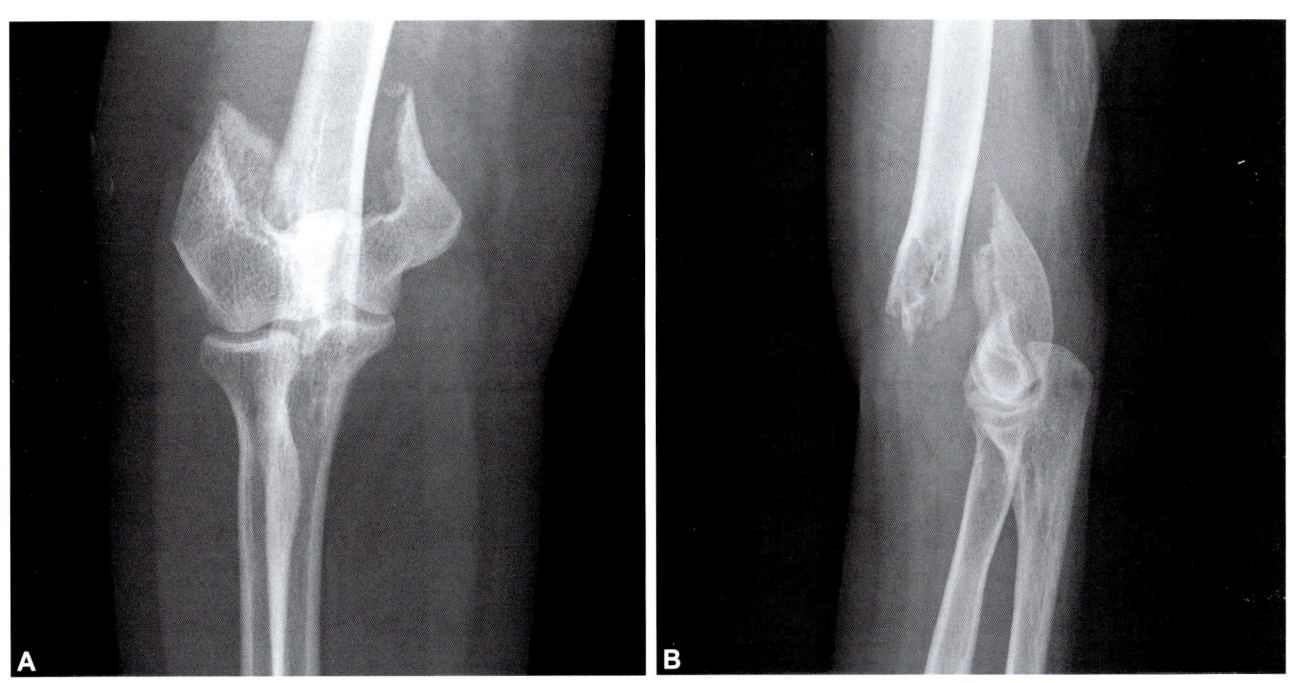

图9.1 肱骨远端骨折的X线片
（A）正位X线片 （B）侧位X线片

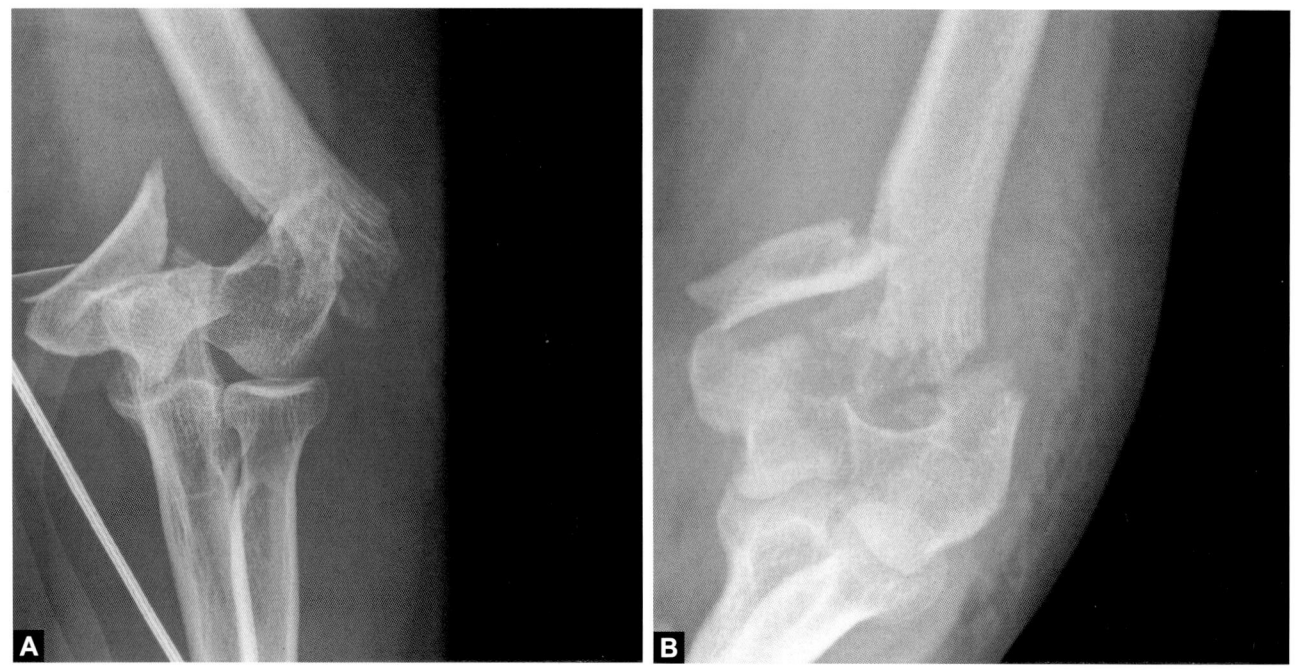

图9.2　牵引位X线片显示肱骨远端骨折的影像特点

（A）牵引前的X线片　（B）牵引后的X线片

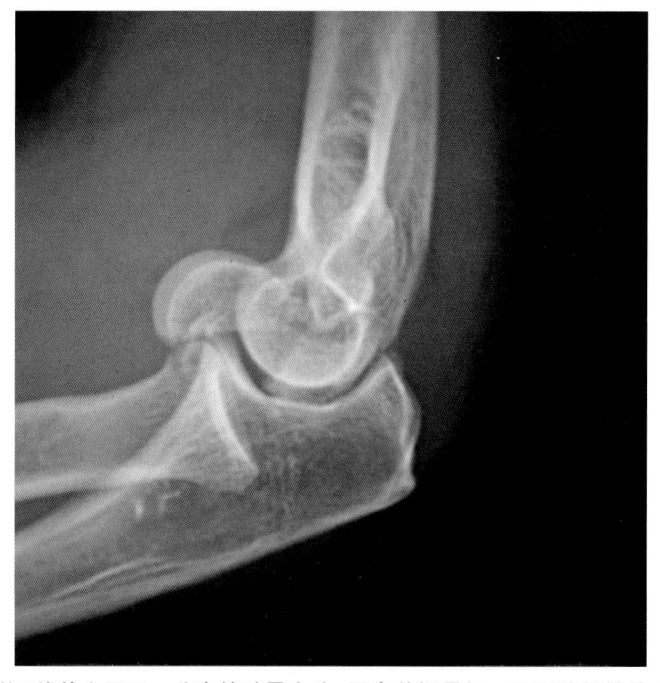

图9.3　侧位X线片上显示，分离的肱骨小头–滑车剪切骨折，呈现特征性的"双弧征"

　　如果标准正、侧位X线片无法准确评估肱骨远端骨折的特征，建议采用CT三维重建技术，评估复杂关节内骨折（图9.4）。尺桡骨的数字减影，可改善骨折的CT影像特征。CT检查可很好呈现关节内游离骨块（图9.5）。然而，CT扫描典型休息位肘关节时，轴位、冠状位、矢状位图像常分开，需三维重建以准确评估骨折特征。即使患者的体位不理想，外科医生通过告知CT技师所需的扫描平面，也可获得理想的CT二维图像。

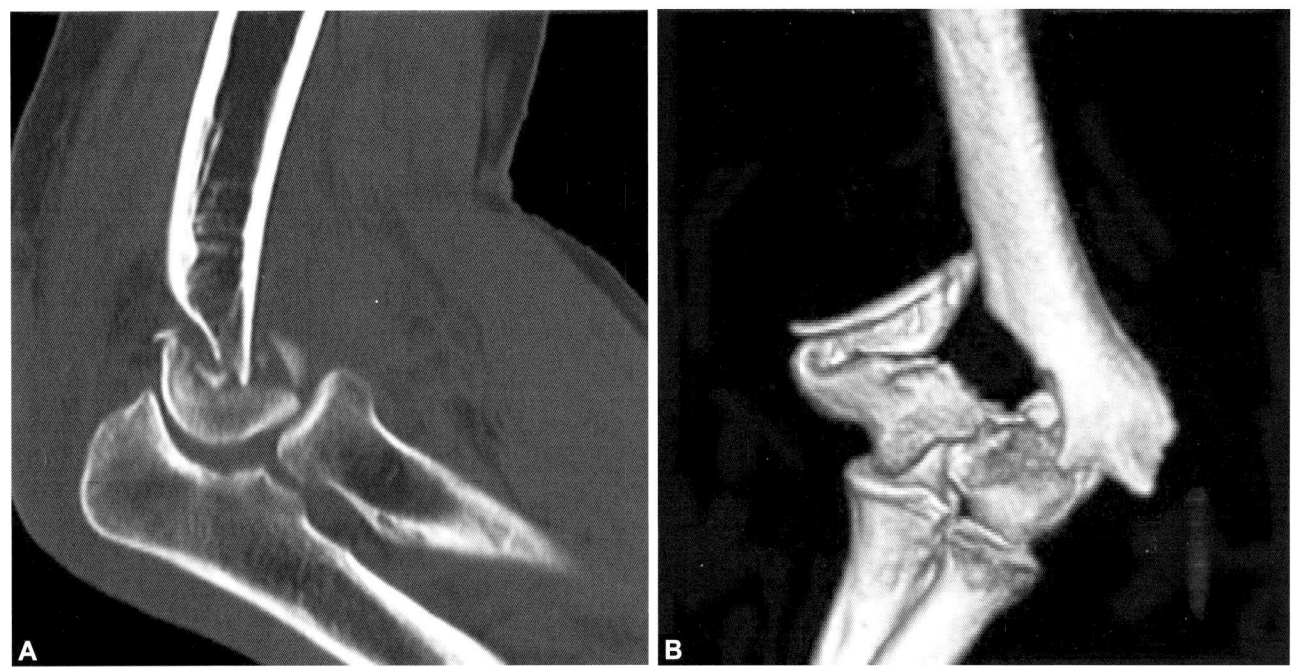

图9.4 肱骨远端骨折的CT图像

（A）标准CT二维图像 （B）CT三维图像

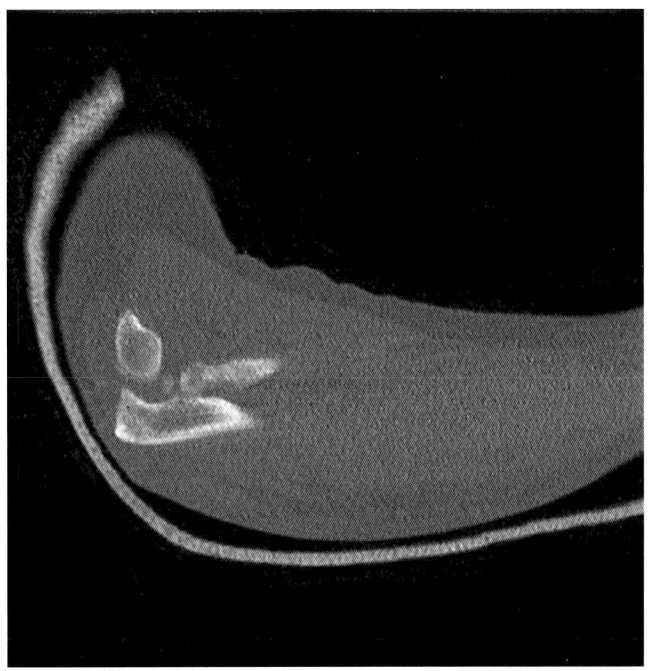

图9.5 肘关节脱位复位后的矢状位CT图像

可见关节内小骨折块，常规X线片往往难以显示

肱骨远端骨折诊断的经验与教训：

（1）开放性伤口和神经损伤很常见，应该仔细进行评估。

（2）受伤早期的X线片，通常很难描述骨折特征，牵引位X线片可改善骨折特征的显示。

（3）CT对评价骨折特征和术前规划非常重要。

三、分型

肱骨远端骨折的传统分型，常围绕肱骨远端或肱骨髁进行分型。为了便于分型，术语"髁"被转换成"柱"。成人单柱骨折少见，以外侧柱骨折为主，双柱骨折更为常见。

关节内双柱骨折的分型系统有几种，主要以关节内骨碎块的位置为依据。历史上的分型方法主要包括Reich分型法、Riseborough-Radin分型法和Jupiter-Mehne分型法。建议使用肱骨远端骨折AO分型，其主要分为3型：A型（关节外）、B型（部分关节内）、C型（完全关节内），随后分出亚型进一步描述骨折的特征。

肱骨小头骨折分为Ⅰ～Ⅲ型。Ⅰ型骨折，也称为"Hahn-Steinthal"骨折，由关节软骨和软骨下骨组成；Ⅱ型骨折，也称为"Kocher-Lorenz"骨折，主要由关节软骨组成；Ⅲ型骨折为粉碎性骨折。

四、手术指征

肱骨远端骨折通常累及关节面，为移位不稳定骨折，通过石膏和支具固定等非手术方法处理，效果不理想。大多数肱骨远端骨折常规需手术治疗。

非手术方法主要用于稳定的关节外骨折或者移位较小的关节内骨折，以及对功能恢复要求低的骨折患者。然而，非手术方法可导致肘关节畸形、僵硬、不稳定和创伤性关节炎。此外，非手术治疗不允许肘关节早期活动，易导致创伤后僵硬、肘关节运动范围重大损失。因此，如果选择非手术方法，经过短暂固定后，进行保护范围内功能锻炼，可能会取得良好的效果。"骨袋"技术，包括短暂外固定和早期功能锻炼，主要适用于骨质疏松或者高度粉碎性骨折患者。虽然该方法可恢复肘关节部分功能和运动范围，但力线和稳定性的恢复通常欠佳。

大多数肱骨远端骨折有手术指征，特别是开放性骨折、合并血管损伤、多发创伤患者和移位的关节内骨折。目前，手术治疗方法可分为三大类，包括钢板螺钉固定、肘关节置换和跨关节外固定。

（一）切开复位内固定

切开复位内固定是治疗肱骨远端骨折的常用方法。切开复位内固定术具有可恢复关节解剖结构、早期功能锻炼等优点。由于肱骨远端骨皮质有限，以薄的干骺端骨皮质为主，且靠近关节软骨、尺骨冠突和鹰嘴窝，肱骨远端骨折往往难以固定，尤其在骨质疏松或低位关节内粉碎性骨折患者。然而，新技术的出现，包括锁定技术和双钢板技术，改善了以往难以稳定固定的情况。

（二）肘关节置换

切开复位内固定术对老年骨质疏松肱骨远端骨折较为困难。同样，低位关节内肱骨远端骨折，其切开复位内固定的强度不足，无法进行早期活动（图9.6A）。肱骨远端骨折肘关节置换术主要适用于广泛关节内粉碎性骨折、低位关节内骨折、严重骨质疏松和低功能需求的老年患者（图9.6B）。

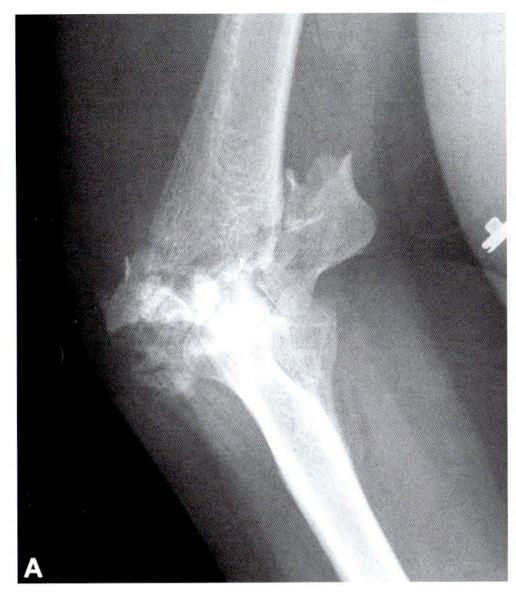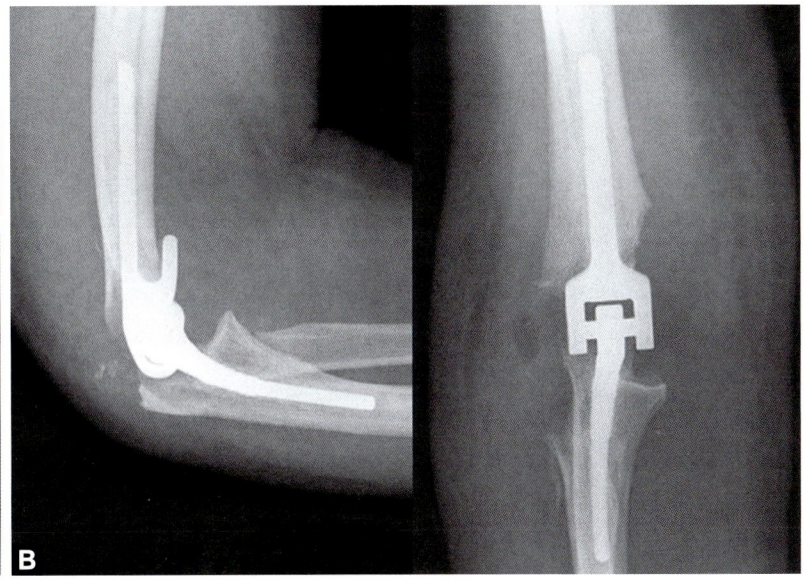

图9.6 肱骨远端骨折肘关节置换术X线片

（A）肱骨远端正位X线片，对低功能要求、关节面粉碎性骨折的老年患者很重要，尤其是外柱骨折
（B）肘关节置换术是该类骨折的最终处理方法

（三）外固定

跨关节外固定术，偶尔可作为一种临时治疗方法，用于无切开复位内固定手术适应证、但需稳定固定的病例。临时跨关节外固定术用于严重软组织损伤、皮肤覆盖不足的患者，其效果比夹板固定好，可恢复骨长度，保护皮肤和软组织，防止骨折不稳定导致进一步损伤。尤其在血管损伤需修复或需行筋膜切开的病例，与夹板固定和悬吊对比，临时外固定术更利于保护修复血管和伤口护理。

五、外科解剖、体位与入路

（一）应用解剖

掌握肱骨远端解剖结构，对有效治疗肱骨远端骨折尤为关键。分叉的内外侧柱，使肱骨远端关节面形成一个倒Y形结构，内侧柱与中轴线形成45°角，外侧柱与中轴线形成20°角（图9.7）。

肱骨滑车位于中间，连接内外柱，与尺骨鹰嘴形成关节。肘关节的稳定，需骨关节面、软组织张力及跨关节肌腱共同维持。肱骨滑车中间沟与尺骨鹰嘴相应的关节嵴，保持高度一致的关系，对维持肘关节骨性结构的稳定起重要作用。滑车由弧形覆盖的关节软骨组成，软骨覆盖范围接近300°，使肱尺关节能够进行范围广泛的运动。肱骨滑车骨折所致的骨短缩、缺失或者残存骨不协调，会导致肘关节活动度减少和稳定性降低。

肱骨小头位于外侧柱，可提供180°的关节活动范围。对比肱骨滑车，外侧柱后方为非关节面，内固定物置于此处，不存在关节软骨损伤及伸屈肌腱撞击的风险。

肱骨远端关节面通常外翻4°～8°，相对于肱骨中心轴外旋3°～4°。相对于肱骨干，肱骨小头与滑车向前倾，与肱骨干中轴线形成30°～40°前倾角（图9.7）。外侧柱和外髁向前倾，而内侧柱和内髁与肱骨干形成线性结构。肱骨远端骨折治疗过程中，这些角度的丢失将使肘关节活动度减少。

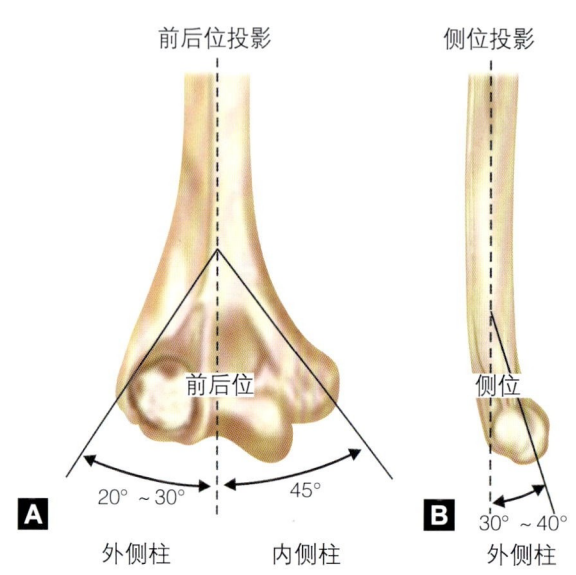

图9.7 图示为肱骨远端两柱分叉结构与远端关节前倾结构
（A）正面观，肱骨内侧柱与肱骨中轴形成45°夹角，外侧柱与肱骨中轴形成20°～30°夹角
（B）侧位观，肱骨小头与肱骨滑车向前倾，与肱骨干中轴形成30°～40°前倾角

肱骨远端骨折手术入路，需遵守一些原则。通常采用后侧入路，因为肘后方血液供应丰富，可减少皮肤坏死和术后痛性神经瘤形成的风险。对于单纯肱骨小头骨折或者肱骨小头–滑车剪切骨折，可采用外侧入路。

将全层皮肤及皮下组织向内侧和外侧牵拉，在进行深部解剖之前，先识别尺神经，并在整个手术中予以保护。在手术的最后，根据医生习惯，将尺神经进行原位全长减压或者前置。如果行尺神经前置，需充分松解Struthers弓、内侧肌间隔及尺侧腕屈肌两个止点间的筋膜。同样，在神经移位术中，应避免损伤神经的血管。

在整个手术过程中，应注意保护内侧和外侧副韧带复合体，不要随意松解。内侧副韧带的近端附着在肱骨内上髁前下方，其远端附着在尺骨冠状突远端内侧。外侧副韧带复合体的近端附着在外上髁，标志肱尺关节轴的一个点，其远端附着在尺骨近端、外侧宽基底部，接合环状韧带。

肱骨远端的血供是节段性的，取决于周围软组织的状况。肱骨小头血供位于后缘，后入路有损伤该血管的风险。滑车与肱骨远端其他部分，由内侧和外侧血管提供血液，并在中间形成分水岭。广泛的软组织剥离，有损伤肱骨远端血供的风险。然而，通过保护侧副韧带和前臂屈肌–旋前肌起源充分的侧支循环，可避免标准后侧入路损伤肱骨小头血流灌注的风险。

（二）体位

虽然患者的手术体位可选择仰卧或者俯卧位，但是推荐使用的手术体位为侧卧位，软垫支架支撑患侧上肢（图9.8）。该体位下，患肘可清楚呈现在医生面前，肘关节可间接复位，且该体位利于术中X线透视和臀部自体骨移植，比俯卧位更利于气道管理。在单纯肱骨小头骨折，可采取仰卧位，外加一个手外科桌。通常使用无菌气囊止血带，使手术视野更加清晰。

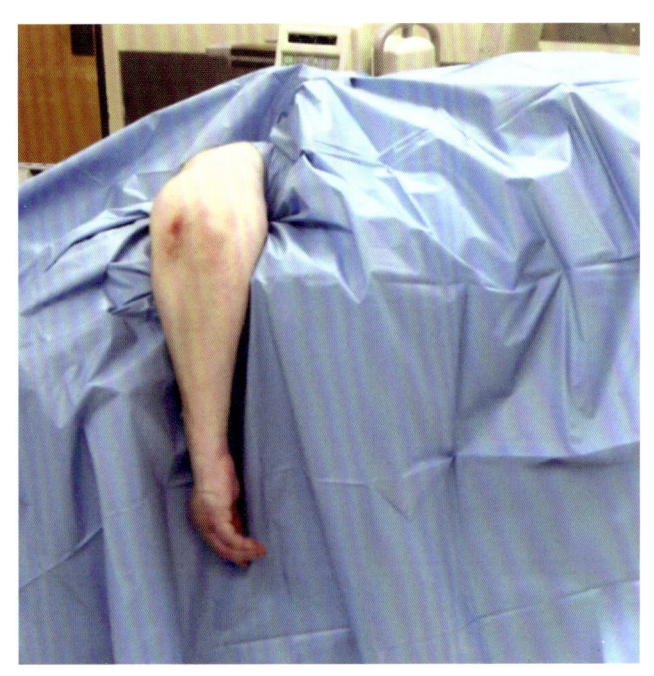

图9.8　患者的手术体位

患者侧卧在可透射的手术台上，使用一块可透射矩形垫支撑患肢，既方便支撑患肢，又利于术中透视。
患者的头部在左边，脚在右边，从手术桌对侧进行透视。在手术过程中，可使用无菌止血带

（三）手术入路

Campbell入路，又称肱三头肌劈开入路。该入路从肱三头肌腱膜下，沿中线纵向分离肱三头肌至肱骨表面，然后沿骨膜下，将肱三头肌向内侧和外侧牵拉。分离肱三头肌，延伸到尺骨鹰嘴。该入路切口近端，桡神经限制切口的范围。Campbell入路适用于关节外肱骨远端骨折和肱骨髁上骨折。但是，该入路不能完全显露肱骨远端关节面。

Alonso-Llames入路，又称"保留肱三头肌"入路，即将肱三头肌拉起，完全显露肱骨远端，同时保留肱三头肌在尺骨鹰嘴的止点（图9.9）。该入路从内侧和外侧肌间隔分开肱三头肌，随后在骨膜下牵拉，显露肱骨。与肱三头肌劈开入路一样，该入路显露肱骨远端关节面有限。

Bryan与Morrey入路，可直至肘关节内侧，将肱三头肌和前臂伸肌装置作为一个完整骨膜下套管，从肱骨后方和尺骨近端拉开。显露伸肌装置套管，使整个肘关节外露，这些操作需要精细的技术，以避免在解剖过程中，伸肌的连续性受损。该入路不适于近期经历过严重创伤的肘部。

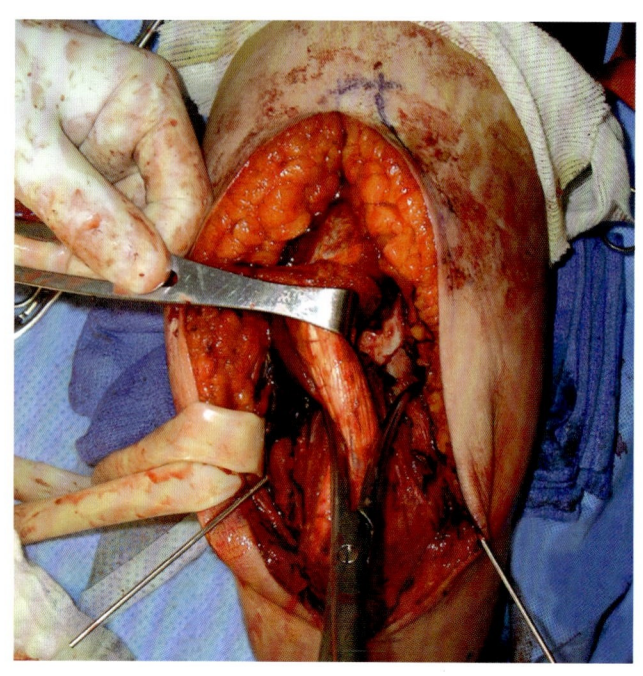

图9.9　肱骨远端保留肱三头肌入路

经内侧和外侧肌间隔分开肱三头肌，在骨膜下牵拉显露肱骨，保持完整肱三头肌肌腱，与尺骨鹰嘴附着

尺骨鹰嘴截骨入路是肱骨远端关节内骨折的主流入路，是处理关节内骨折的首选手术入路。该入路显示肱骨远端关节面效果最佳，也是进入肱骨远端关节面的最佳入路。识别并保护尺神经，将小方纱从内侧向外侧放入肱尺关节（图9.10A）。沿尺骨鹰嘴截骨，截骨位于尺骨滑车切迹以内，该区域关节软骨较少。截骨不完全使用摆锯完成，先用摆锯，然后再用骨凿完成截骨，形成在一个不规则的界面。在尺骨鹰嘴修复时，该不规则界面可允许截骨交错，以及减少骨丢失。鹰嘴连同关节囊和肱三头肌，向近端翻转，暴露远端关节面（图9.10B）。在手术结束时，复位尺骨鹰嘴截骨，可使用2枚1.2或1.6mm克氏针，或1枚6.5mm螺钉固定，采用20号或22号钢丝，按张力带技术固定。当然，也可以使用钢板或髓内装置固定截骨部位。

对于单纯肱骨小头骨折，可使用肘外侧入路。肘关节外侧入路可选择不同肌间隔进行显露。传统上，Kocher入路主张使用尺侧腕伸肌和肘肌间隔，以更好地保护骨间背侧神经。该入路相对靠后，可很好地显露桡骨小头，但显露肱骨远端关节面有限。Kaplan入路则更多地使用前间隔，包括桡侧腕短伸肌和指总伸肌间隔入路，指总伸肌分离入路（图9.11），可良好显露肱桡关节。必要时，Kaplan入路可沿外侧髁上嵴延长切口，以增加显露。为了避免损伤外侧尺副韧带复合体，不应从肱桡关节中轴后侧进行解剖。另外，初次损伤常造成关节囊破坏，可从关节囊损伤处进入关节，而不产生二次软组织损伤。

为了增加肘关节外侧显露，如在肱骨小头骨折的情况下，可对外上髁进行截骨，掀开外上髁连同外侧尺副韧带复合体，利于内翻应力进一步显露肘关节。在闭合伤口前，使用钢板或螺钉修复截骨部位。

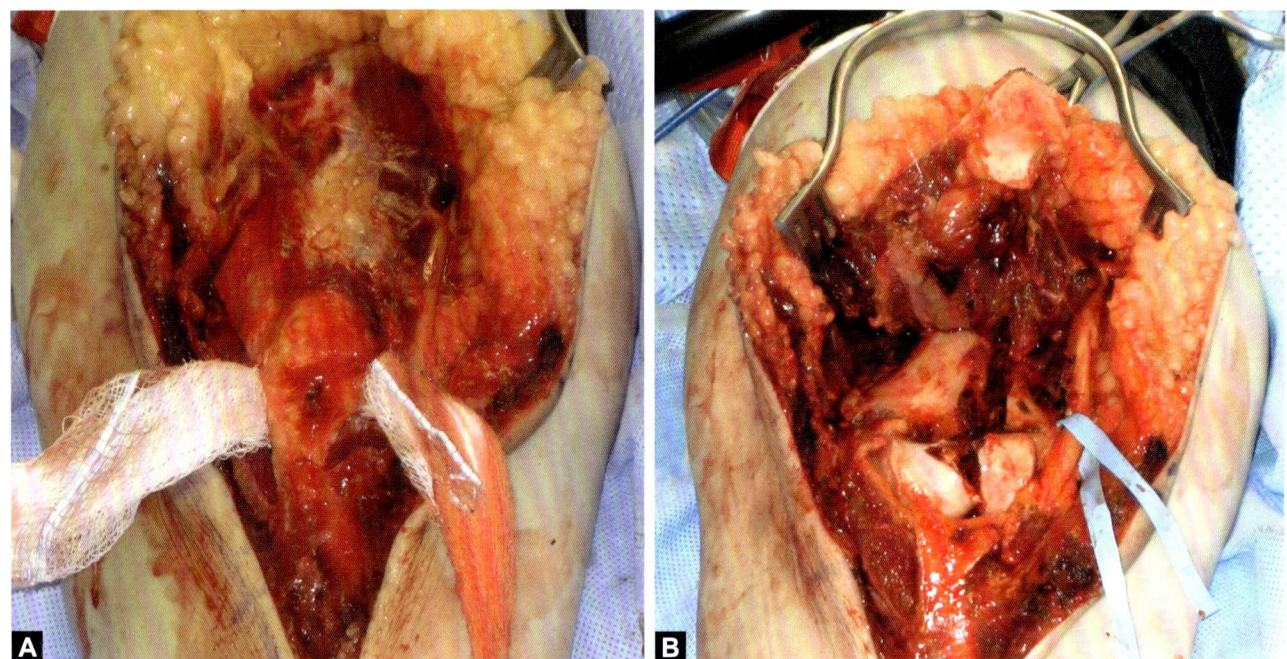

图9.10　鹰嘴截骨入路显露肱骨远端关节面

（A）显露肱三头肌，牵拉保护尺神经。截骨部位用V形结构描绘，顶点指向远端。提前画好截骨线，底下放置一块方纱，以防止截骨过程中损伤肱骨远端关节面

（B）完成截骨，将与尺骨鹰嘴附着的关节囊和肱三头肌向近端翻转，可清晰显露肱骨远端骨折块，尺神经始终在手术视野中，并加以保护

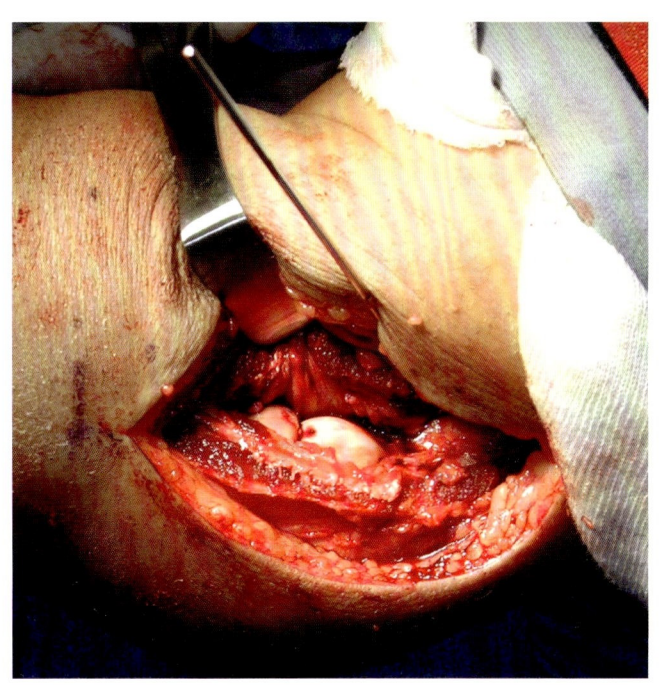

图9.11　指总伸肌分离入路可极好地显露肘外侧肱桡关节

为了增加显露及进入关节，可仔细牵拉外侧伸肌群至外侧髁上嵴近端。

为了避免损伤外侧尺副韧带、造成肘关节不稳，不应在肱桡关节中轴后侧进行解剖

六、手术方法

（一）肱骨远端骨折切开复位内固定术

术前需规划手术方案，准备好器械和植入物，包括透视设备、骨折复位工具、克氏针、无头加压螺钉和小骨块重建钢板。通常选用小骨块重建钢板。为了尽可能提高重建钢板的固定强度，重建板应正交（90-90）放置：内侧钢板直接应用于内侧，而外侧钢板则沿着外侧柱后方放置。

近年来，肘关节周围锁定钢板已得到广泛应用，其与肱骨远端解剖结构匹配，同时可使用锁定技术固定肱骨远端骨折块。锁定钢板内固定的优点在于，可改善骨质疏松固定效果，且可单皮质固定。锁定钢板近端使用标准双皮质螺钉，远端使用锁定螺钉。为了最大限度地固定骨折块及维持稳定结构，尽可能多地使用螺钉通过钢板和肱骨远端。同时，可使用带螺纹克氏针或无头加压螺钉，进一步加强固定。此外，锁定钢板的应用更加灵活，可正交或平行放置，后者允许锁定钢板可直接应用于内侧和外侧（图9.12）。

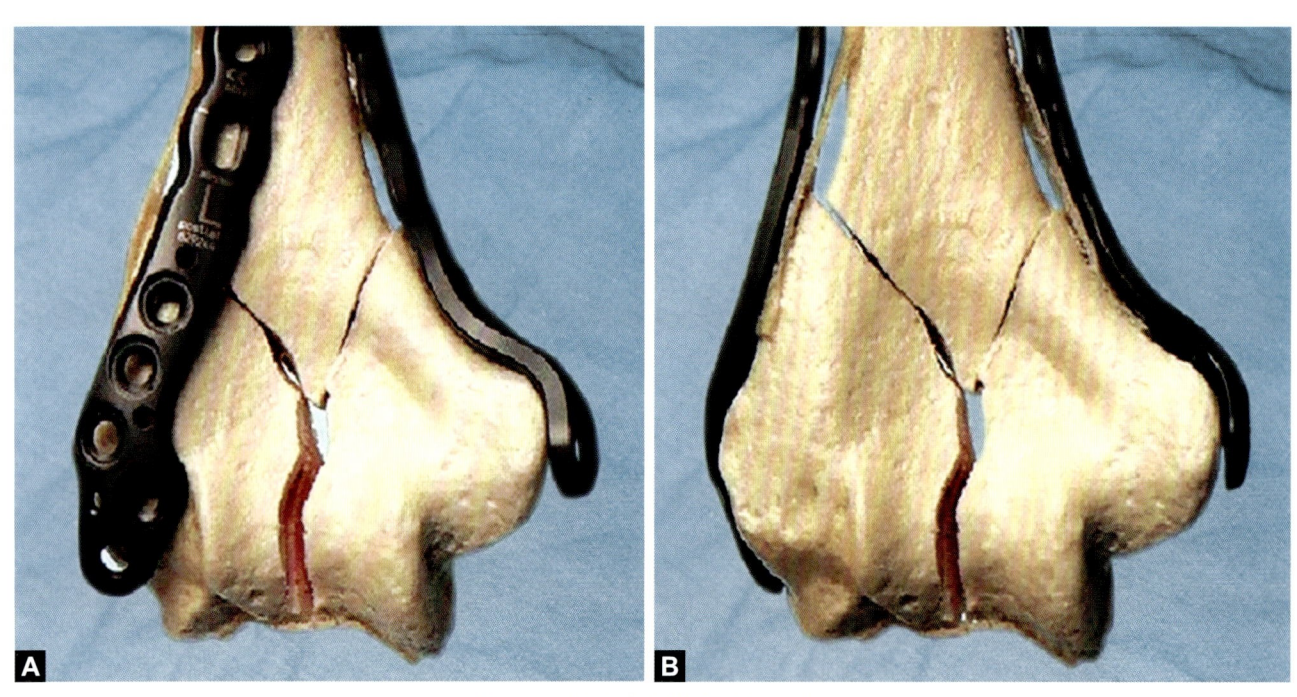

图9.12　标准肘关节周围锁定钢板
（A）正交放置　（B）平行放置

如果计划行尺骨鹰嘴截骨，应准备相应的器械，如克氏针或6.5mm/7.3mm部分螺纹加压螺钉、钢丝或钢板。最近，尺骨鹰嘴截骨螺钉也有应用，在截骨之前放置，手术结束时，拧入螺钉修复截骨端。

对于所有肱骨远端骨折，均可选择做后正中入路切口，将全层皮肤及皮下组织向内侧和外侧牵拉。识别尺神经，并分别向内上髁近端和远端松解，近端≥8cm、远端≥6cm。用1条1.3cm宽的湿烟卷式引流条，疏松包裹在尺神经周围，轻便操作，并在整个手术过程中保护尺神经。建议在手术结束时，进行常规尺神经前置术。

对于关节外骨折，建议使用保留肱三头肌入路，在肱三头肌内侧和外侧各开一个窗口（图9.9和图9.13）。然而，对于关节内骨折，可以使用Bryan和Morrey内侧入路或尺骨鹰嘴截骨入路，建议使用尺骨鹰嘴截骨入路，以最大化显露关节面（图9.10和图9.14）。

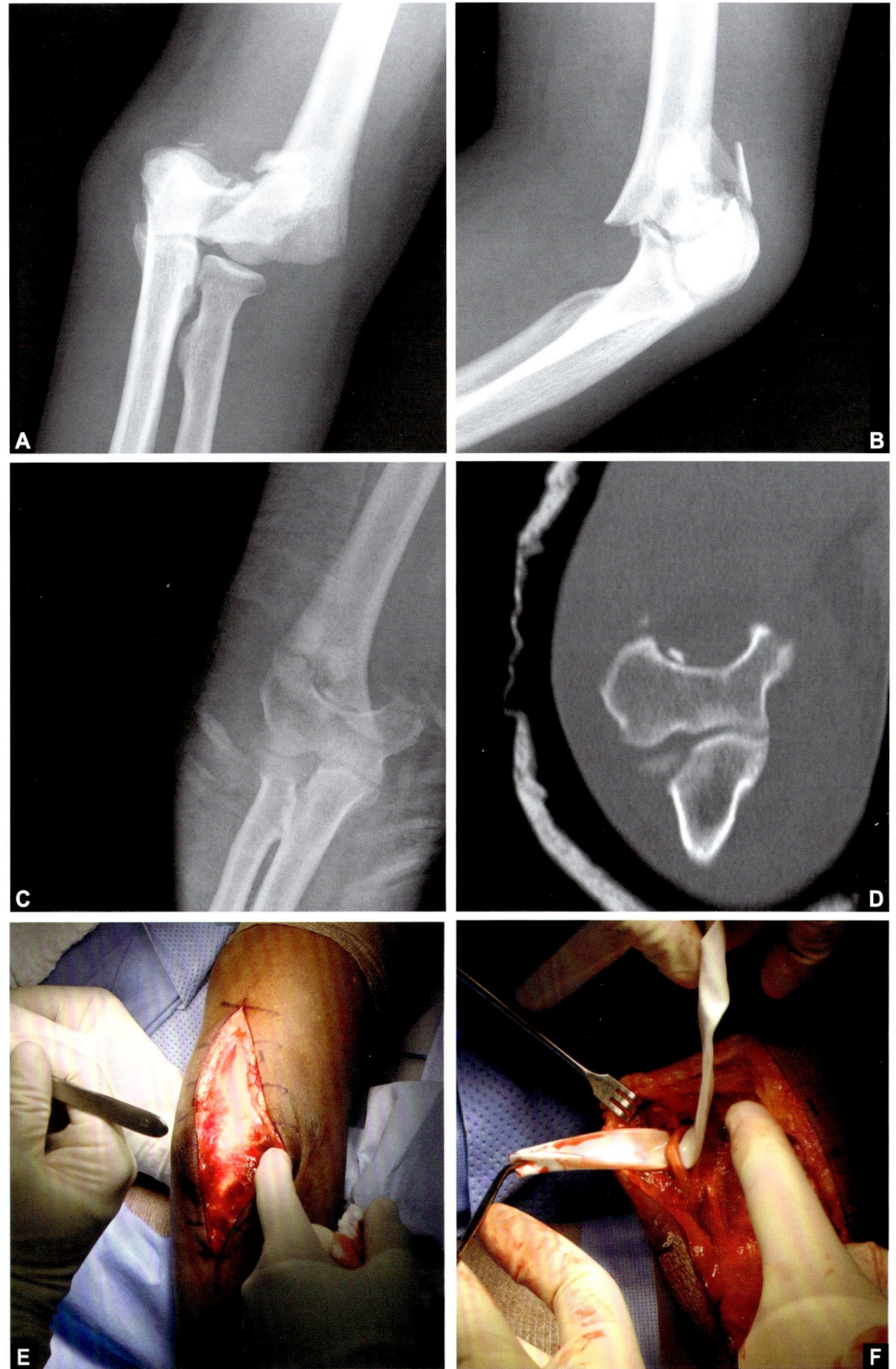

图9.13 无须截尺骨鹰嘴的保留肱三头肌入路，用于肱骨远端骨折切开复位内固定术

（A）术前正位X线片 （B）闭合复位夹板固定前的侧位X线片

（C、D）正位X线片和CT图像，确认闭合复位后，无关节内骨折

（E）患者采取侧卧位，做一个直行的后正中切口，显露伸肌装置

（F）识别尺神经，并在手术过程中保护，注意避免过度牵拉包绕在尺神经周围的烟卷式引流条

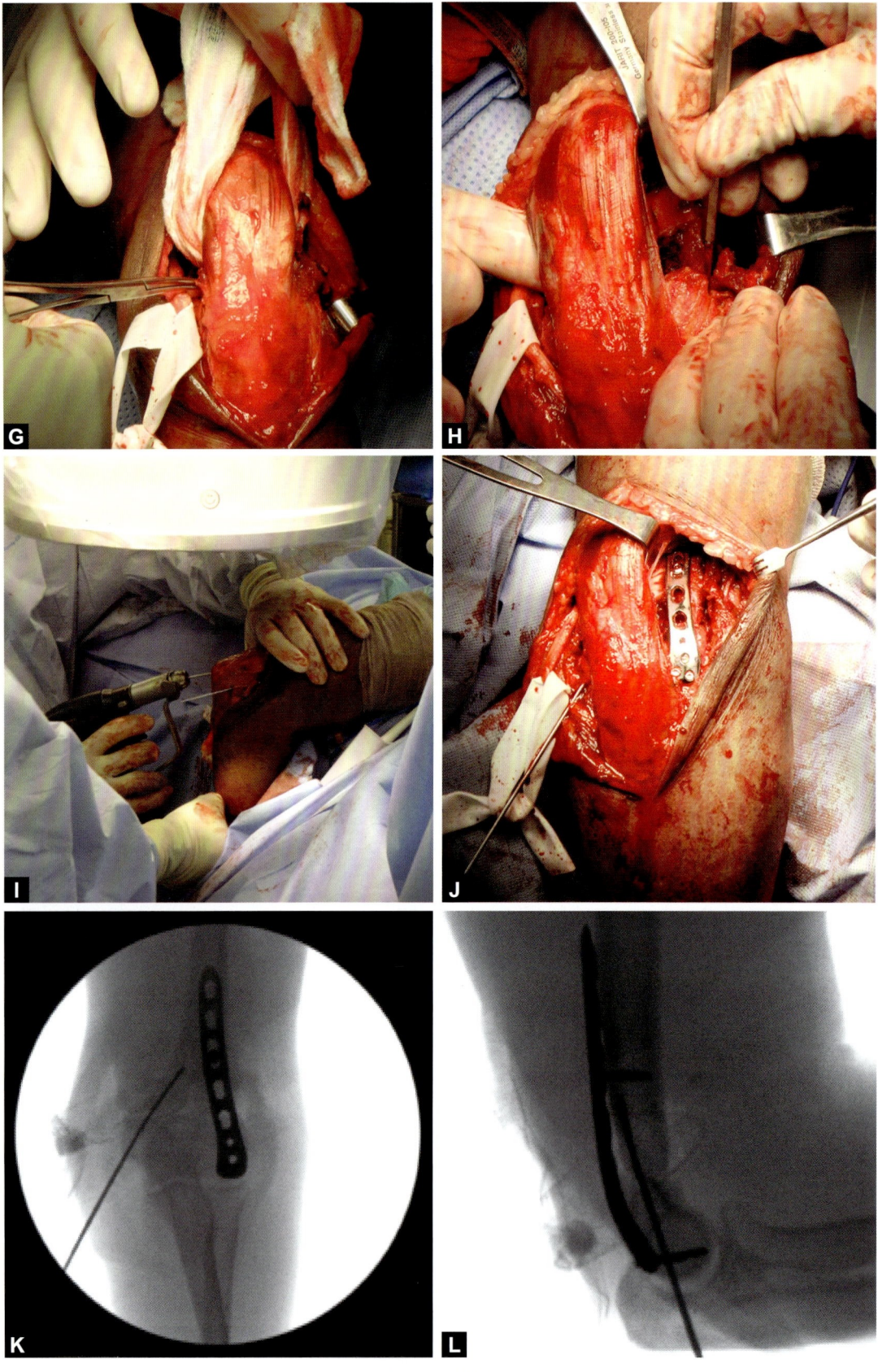

图9.13　（续）

（G）解剖肱三头肌的内侧和外侧肌间隔，直至到达肱骨，于肱三头肌下方放置海绵纱布如图所示

（H）显露骨折端，使用复位钳复位骨折端　（I）临时固定骨折端　（J）后外侧进行加压钢板固定

（K）术中正位X线片　（L）术中侧位X线片。加压钢板固定内侧时，小心操作，确保尺神经不在钢板边缘

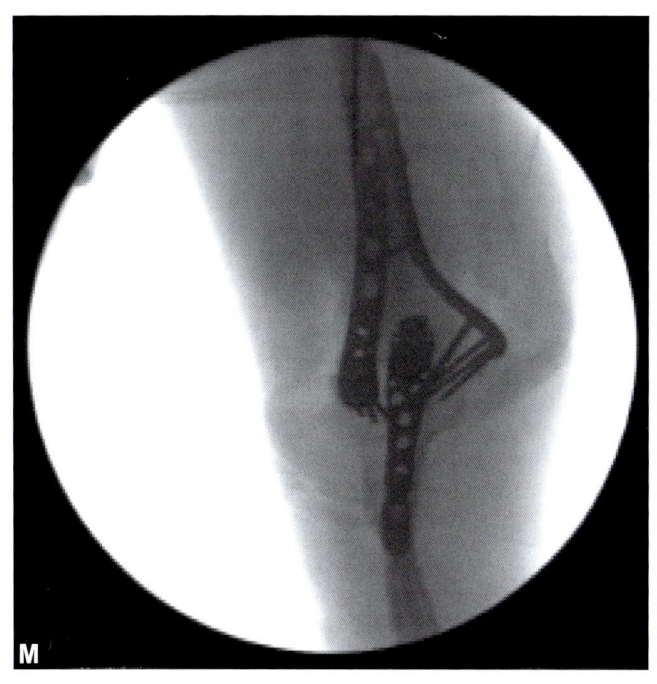
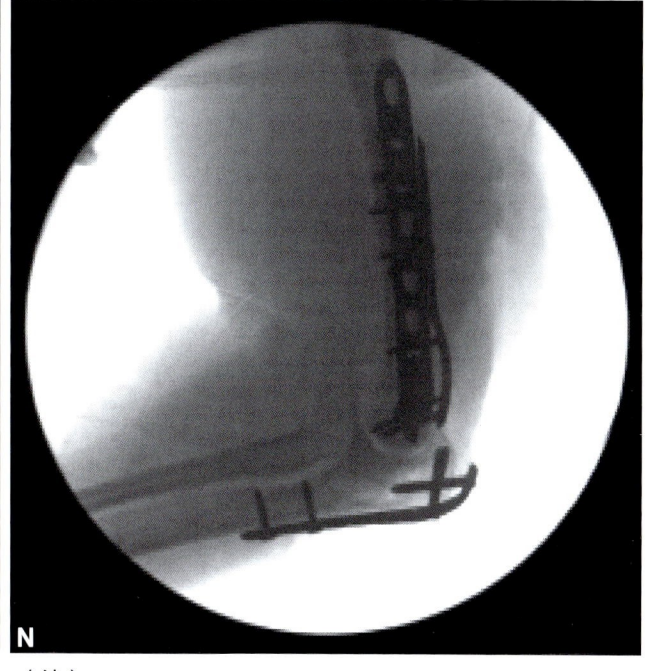

图9.13 （续）
（M）正位X线片 （N）侧位X线片显示，于肱骨远端内侧和后外侧，加压钢板正交固定

在进行尺骨鹰嘴截骨之前，建议预先钻孔，并预置1枚6.5mm或7.3mm空心螺钉，在手术结束时，将带垫片的螺钉植入，以快速和准确地修复截骨端。当然，也可使用张力带、鹰嘴钢板或螺钉固定进行截骨修复。

尺骨鹰嘴截骨，通常沿尺骨中后方滑车切迹，行人字形截骨。先使用摆锯进行不完全截骨，然后用手或骨凿完成截骨，形成不规则界面，在进行截骨修复时，利于截骨端复位。尺骨鹰嘴尖端缠绕一块湿方纱，通过分离关节囊向近端翻转。沿肌间隔与肱骨平行，分离肱三头肌内侧和外侧。

肱三头肌的分离必须小心进行，因为尺神经位于肱三头肌内侧，桡神经位于肱骨外侧，并在肘关节面近端11~14cm处，横跨肱骨后方。尺骨鹰嘴截骨后，由于过度向近端牵拉伸肌装置，神经可被扭曲或牵拉。

探查并清理骨折块，有软组织附着的骨块尽量保留，注意不要丢弃松质骨碎块。根据骨折线和骨折粉碎程度，进行骨折复位，首先复位远端关节面。最常见的关节内骨折，发生在滑车与肱骨小头之间，可直视下复位，使用小螺钉或空心螺钉固定。为了避免术中及术后尺神经损伤，最好从内侧向外侧进行手术。如果从外侧到内侧进行手术，必须保护好尺神经，最好将其移出肘管。不要过度加压关节面，以避免关节面短缩。除了使用无头加压螺钉或钢板固定外，关节面的其他骨块可用克氏针固定。在肱骨远端放置螺钉具有一定挑战，必须注意避免损伤关节软骨、穿透冠突或鹰嘴窝。

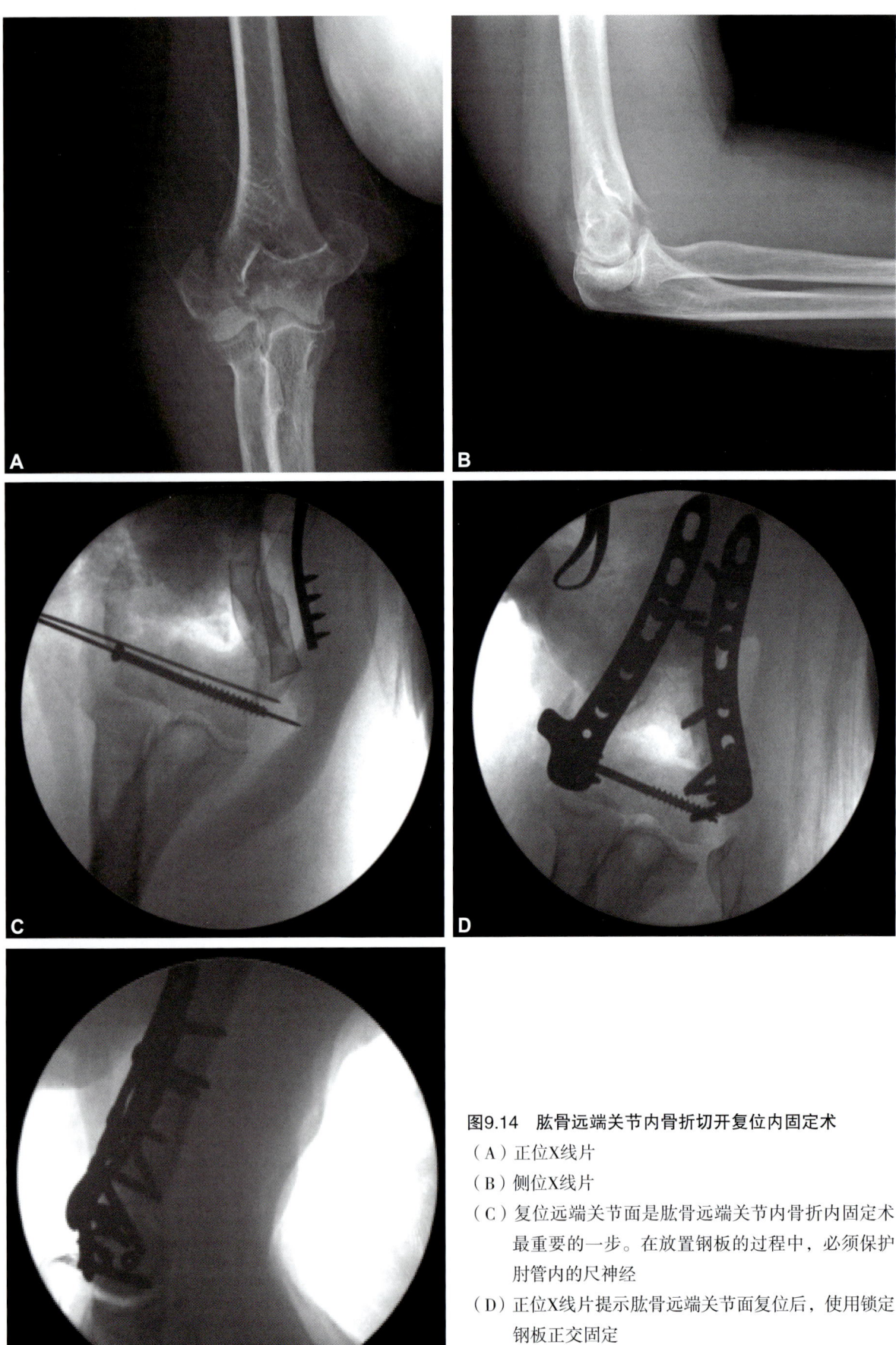

图9.14 肱骨远端关节内骨折切开复位内固定术

（A）正位X线片

（B）侧位X线片

（C）复位远端关节面是肱骨远端关节内骨折内固定术
最重要的一步。在放置钢板的过程中，必须保护
肘管内的尺神经

（D）正位X线片提示肱骨远端关节面复位后，使用锁定
钢板正交固定

（E）侧位X线片提示肱骨远端关节面与肱骨干复位，恢
复正常前倾关系

复位肱骨远端关节面，与肱骨干固定，可使用关节周围正交或平行锁定板。虽然关节面复位和骨折固定均在直视下进行，但仍需X线透视，以确定内固定位置和骨折复位情况。除了解剖复位肱骨远端关节面，肱骨远端骨折复位到肱骨干同样具有挑战性。肱骨远端关节面通常外翻4°～8°，相对于肱骨中心轴外旋3°～4°。肱骨小头及滑车相对于肱骨干向前倾，使远端关节面与肱骨中轴形成30°～40°夹角。外侧柱和外上髁向前倾，而内侧柱和内上髁则顺着肱骨干连线。

尺骨鹰嘴截骨端的固定，可选用1枚6.5mm或7.3mm带垫片螺钉，或如前所述的鹰嘴钉固定。另外，也可以用张力带固定，使用2枚直径为1.2mm或1.6mm克氏针，从鹰嘴后方穿过复位截骨线，到尺骨前方皮质，避免穿过关节面；克氏针固定截骨端后，使用20号或22号钢丝单或双循环8字形固定，钢丝经过钻孔，绕在克氏针后方直接压在骨上；钻孔通常位于尺骨截骨顶点的远端，和截骨顶点到尺骨鹰嘴尖的距离相同。在使用张力带固定尺骨鹰嘴截骨端时，可用1个14号导管钻钢丝，在臂两侧均匀扭稳钢丝形成8字形固定，折弯克氏针超过180°，剪掉末端，并牢固压到骨上。一旦骨折完全固定，通过活动肘关节，以确认关节复位情况、骨折固定稳定性、有无内固定位置差错。

尺神经向前移位至皮下，在松解和移位的过程中，避免切断神经的血液供应。在Struthers弓后面，沿神经走行，向近端松解尺神经。自内上髁向远端松解肌间隔，并切除其远端部分1～2cm。松解Osborne韧带，向远端松解至尺侧腕屈肌两个头之间。尺神经移位至肘前方，并在屈肌-旋前肌上形成筋膜吊带，以避免神经向后重新半脱位。必须确认肘关节在屈伸活动时，尺神经在新位置不受压迫。

逐层缝合伤口，使用铰链式肘关节支具固定。将肘关节固定在屈曲90°的位置10～14天，以确保伤口愈合。然后，在康复师的指导下，进行积极的康复运动，尽可能不限制肘关节活动。另外，肘关节也可使用非锁定或完全伸展支具固定，其理论基础是可减轻神经和伤口张力，同时将前关节囊置于伸展位，可避免伸直功能丧失。

 肱骨远端骨折切开复位内固定术的经验与教训：

（1）术前应提醒患者，术后可能出现暂时或长时间尺神经麻痹。

（2）缩短或复位欠佳的关节面，可导致肘关节不协调或功能丧失。

（3）双柱锁定钢板可提供最强的内固定效果，可采用正交或平行固定，钢板配置应优化骨折复位。

（4）增加肱骨远端骨块的螺钉数量，可提高骨折内固定的稳定性。

（5）应检查关节面，确认螺钉没有侵犯关节面、进入鹰嘴或冠状窝。

（6）使用校准钻头和自攻螺钉，可提高手术效率。

（二）肱骨远端骨折肘关节置换术

肱骨远端骨折的治疗，还可使用骨水泥部分约束全肘关节假体。肱骨远端骨折肘关节置换术主要适用于广泛关节粉碎性骨折、低位关节内骨折、严重骨质疏松及低功能需求的老年患者（图9.15）。肘关节置换术的禁忌证有术前感染、神经功能障碍、皮肤或软组织受损。

植入物及其技术，应遵循制造商的说明。建议患者采用仰卧位或侧卧位进行手术，在手术过程中，使用影像设备透视。人工肘关节置换术主要适用于肱骨远端双柱骨折。在手术过程中，建议去除肱骨远端所有骨折块，包括肱骨髁，并单独做好肱骨干部分的准备，尺骨端则按制造商的说明准备。

肘关节置换术后，应立即在物理治疗方案的指导下，进行康复训练。术后，患肢永久性地以2.3kg为最大负重量。

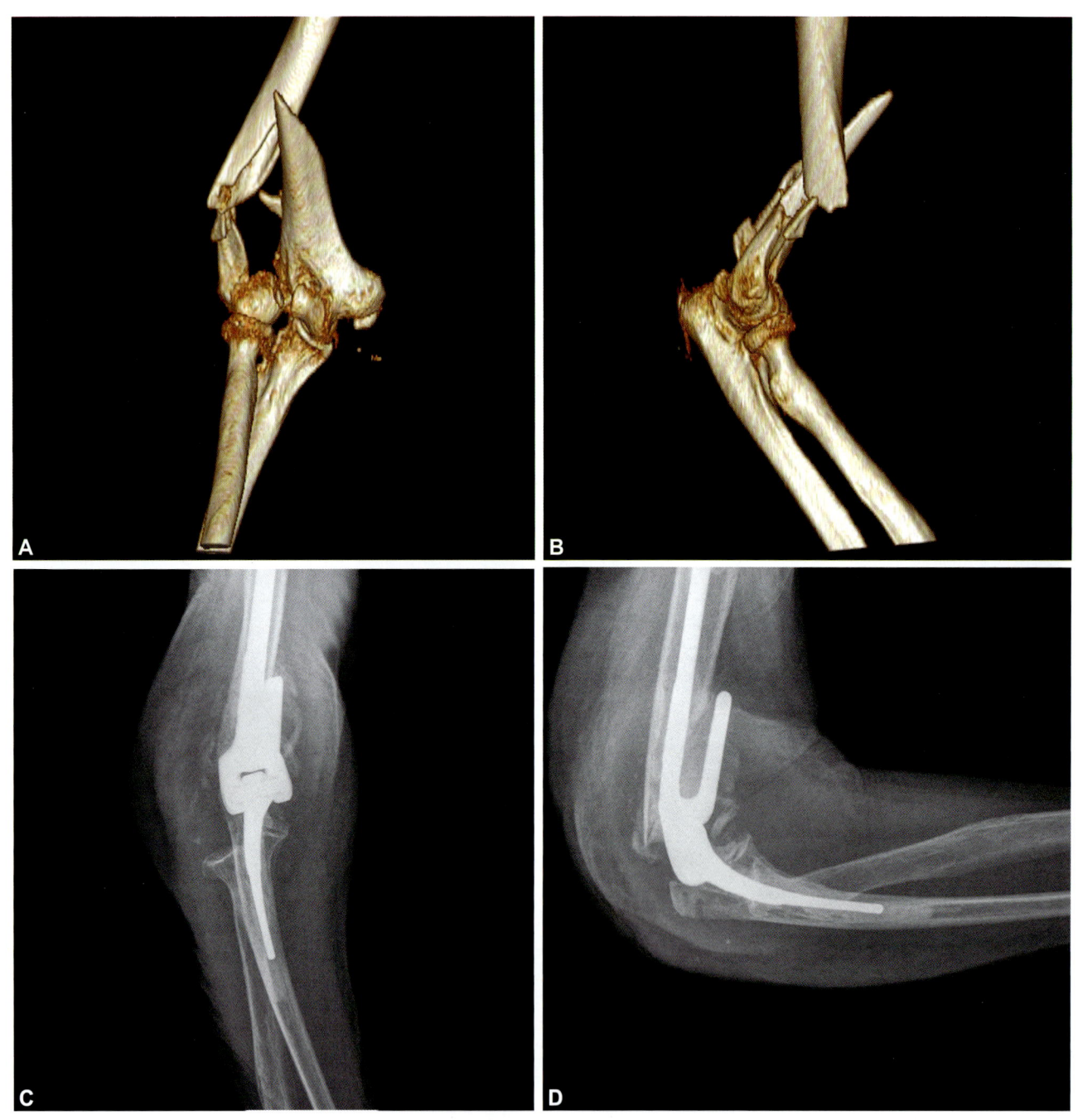

图9.15 老年患者肱骨远端骨折的全肘关节置换术

（A、B）术前CT三维图像显示，肱骨远端关节内粉碎性骨折

（C、D）肘关节置换术后X线片，可见使用的骨水泥半约束肘关节假体，所有粉碎骨折块已去除，包括整个关节面和肱骨髁

（三）肱骨小头骨折切开复位内固定术

肱骨小头骨折的手术入路取决于肱骨小头骨折是孤立损伤（图9.16）还是复杂损伤的一部分。对于后者，建议采用肘后入路。对于单一肱骨小头骨折，建议从外上髁向桡骨小头颈部，做一个5～6cm的切口。

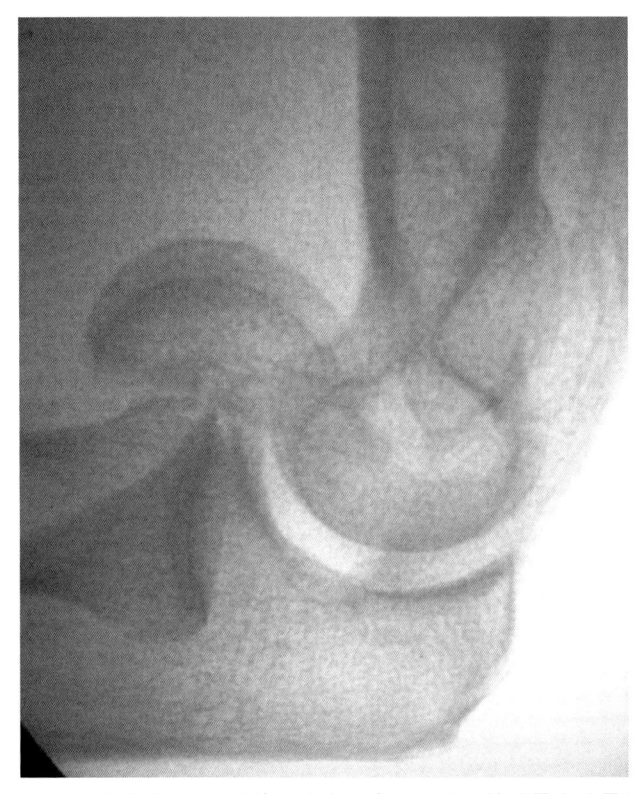

图9.16　术前的侧位X线片，确定一个孤立移位的肱骨小头骨折

除大面积软组织或关节囊缺损外，可采用经肘肌与尺侧腕伸肌间隔的外侧Kocher入路，或经桡侧腕短伸肌和指总伸肌间隔的Kaplan入路。建议直接使用外侧入路或指总伸肌分离入路，该入路正对肱桡关节（图9.11）。为了增加显露，伸肌起源自外上髁向前上方牵拉，以显露外侧肘关节。必须注意，避免损伤肱肌和肱桡肌之间的桡神经。保持前臂旋前，不在桡骨颈前方使用撑开器，以避免骨间后神经牵拉损伤。

外侧韧带复合体可剥离肱骨远端部分，使用内翻应力加压于内侧副韧带，以增加肘关节外侧显露。另外，可采用外上髁截骨，连同外侧副韧带复合体剥离，内翻应力加压于内侧副韧带，以进一步增加肘关节外侧显露。

肱骨小头骨折块通常没有任何软组织附着，向近侧移位和旋转（图9.17）。直视下复位骨折块，并用持钩保持骨折块复位，使用1.2mm克氏针从前至后临时固定。如果骨折嵌塞，不能解剖复位骨折端，则需要去除嵌塞，必要时植骨内固定。

肱骨小头骨折内固定的选择，包括使用空心螺钉从后向前固定、从任一方向使用无头加压螺钉固定（图9.18）。空心螺钉最适用于含大量软骨下成分的骨折块，无头加压螺钉则最适于含少量软骨下成分的骨折块。骨折块切除术适用于小骨折块或者关节内薄骨折块，或广泛粉碎性骨折不适于内固定的情况。

肱骨小头骨折切开复位内固定术，需通过术中X线透视确认骨折复位及内固定情况。术中，旋转前臂和屈伸肘关节，以确认关节有无机械阻碍或卡压。

如果存在外侧副韧带撕脱，应在外上髁钻孔，使用不可吸收缝线或者锚钉修复。对于外上髁截骨的病例，应使用钢板或螺钉固定。术后，逐层缝合关节囊和伸肌起源。

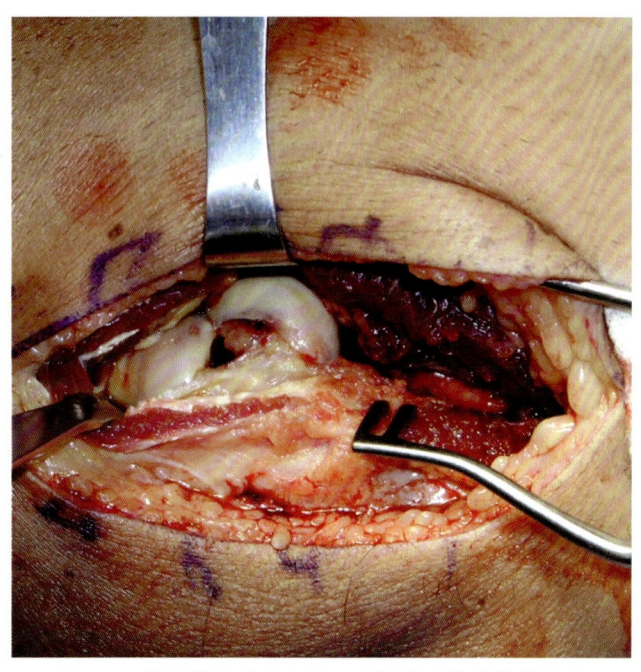

图9.17　指总伸肌分离入路，显露桡肱关节的外侧观
提示肱骨小头骨折块向近端分离，并被挤出肱桡关节

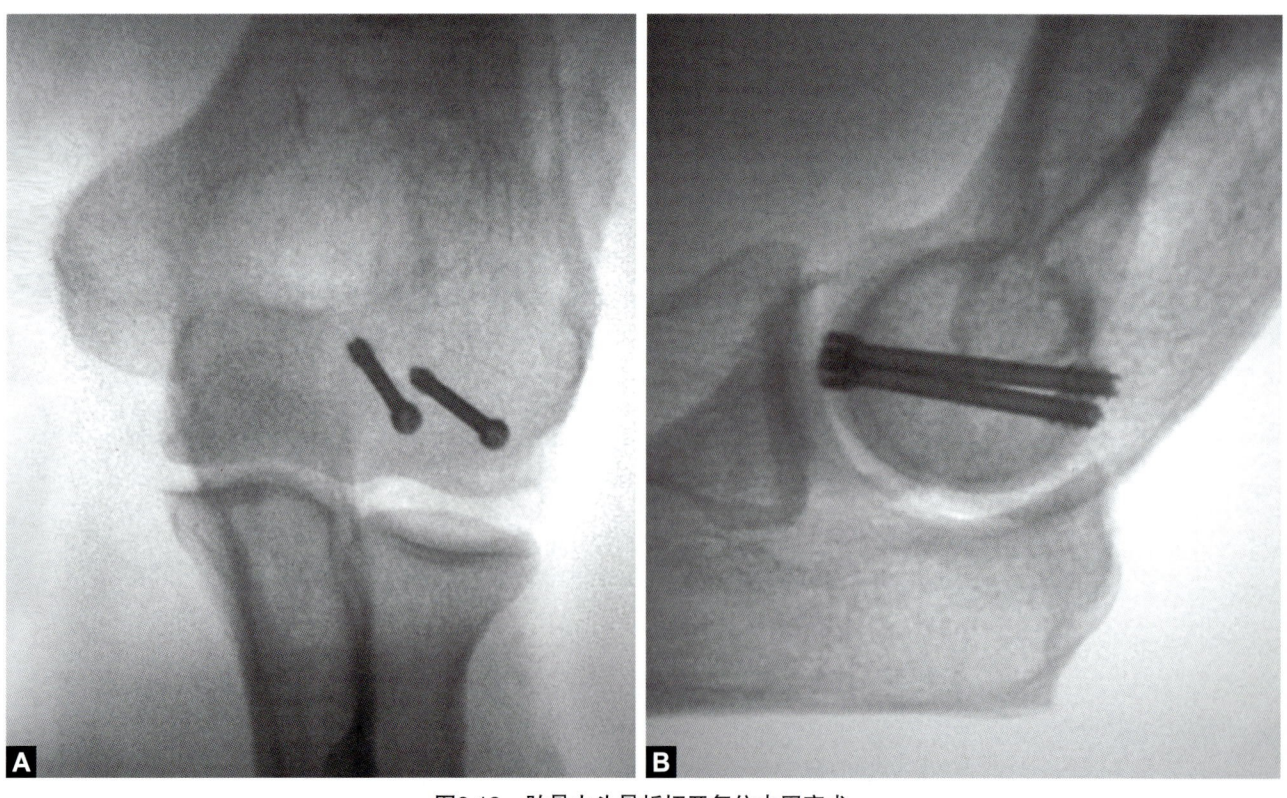

图9.18　肱骨小头骨折切开复位内固定术
（A）正位X线片　（B）侧位X线片，确认无头加压螺钉从前向后固定复位的肱骨小头骨折

肱骨小头骨折切开复位内固定术的经验与教训：

（1）可沿肱骨外上髁和髁上嵴，抬高伸肌的起源，增加外侧显露。

（2）如果肱骨小头骨折块嵌塞，需去除嵌塞，复位骨折端，必要时植骨，以使骨折达到最佳复位。

（3）关闭伤口之前，确认外侧尺副韧带复合体完整，如有必要，予以适当的修复。

七、疗效

肱骨远端骨折的手术目的是恢复肘关节的运动和力量。术前，应该告诫患者，肘关节僵硬导致肘关节部分屈伸功能丧失，是不可避免的。McKee等报道一系列肱骨远端骨折切开复位内固定的病例，平均随访37个月，结果发现，这些病例肘关节平均屈曲挛缩25°，平均获得108°运动范围和丧失25%的力量；DASH上肢功能障碍评分达到20，也表明术后存在功能轻微受损。之后，O'Driscol等报道过类似的研究结果，肘关节平均恢复75%强度和获得105°运动范围。这两个报道所涉及的病例，大多使用尺骨鹰嘴截骨入路。EK等报道了9例经保留肱三头肌入路、切开复位内固定肱骨远端骨折的病例，平均随访35个月，结果肘关节平均获得90°运动范围，DASH上肢功能障碍评分达到17.9。大多数研究采用锁定钢板正交固定，而使用锁定钢板平行固定也得到类似结果。Sanchez Sotolo等报道，肱骨远端骨折术后肘关节平均获得99°运动范围，大多数获得好的疗效，32例患者中有31例骨折愈合良好，有5例因肘关节僵硬需再次手术。

肱骨远端骨折术后的长期结果与短期结果有所类似，其效果持久。Doornberg报道了30例肱骨远端关节内骨折病例，均行切开复位内固定术，其中20例患者采用尺骨鹰嘴截骨入路，所有病例都用钢板、螺钉和克氏针固定。术后平均随访19年，结果肘关节平均获得106°运动范围，DASH上肢功能障碍评分为7分，在0～10分视觉模拟量表平均满意度为8.8分。

虽然现代外科技术对复杂肱骨远端关节内骨折切开复位内固定的治疗，已经取得令人满意的效果，但是对于关节内粉碎性骨折需行肘关节置换的骨质疏松患者，完成内固定仍具有挑战。2008年，Mckee等通过一项多中心随机对照试验，报道了42例65岁以上的肱骨远端粉碎性移位骨折的病例，治疗方案是切开复位内固定或肘关节置换术；总体来说，基于Mayo肘关节功能评分，肘关节置换术后2年的结果，比切开复位内固定更易预测，DASH上肢功能障碍评分在短期内更好，但在2年随访中两组没有差别；肘关节置换组，手术时间短，而再手术率两组比较无统计学差异。5例切开复位内固定的患者，因骨折不能达到满意的复位，在手术过程中需改行肘关节置换术。

八、并发症

肱骨远端骨折的术后并发症是常见的，包括肘关节僵硬、异位骨化、骨不连、神经病变和感染。

（一）创伤后肘关节僵硬

肘关节僵硬可由内在和外在因素引起。内在因素包括关节粘连、滑膜炎、关节内游离体、关节不协调。外在因素包括关节囊挛缩、异位骨化。肱骨远端骨折术后肘关节部分运动功能丧失是可预判的，尤其是伸直功能。创伤后肘关节僵硬主要通过积极的术后康复来处理。术后早期，应迅速进行运动，尽量减少水肿。可考虑使用全伸直支具，其有助于减少前关节囊张力和挛缩，加强肘关节后方结构和放松尺神经。

（二）异位骨化

异位骨化是肘部骨折常见的并发症，尤其是肱骨远端骨折术后，易发于脑或脊髓损伤，严重创伤或开放性损伤、有异位骨化病史的患者。高危患者应接受放疗和/或药物预防。异位骨阻碍肘关节活动时，则考虑手术切除。确认异位骨化影像学成熟的时间，通常在考虑行异位骨化切除术前12～18个月。然而，早期切除（术后3～6个月）联合放疗，其复发率不高于延迟切除，因此成为备受青睐的手术方式。另外，早期切除还具有减少关节囊和韧带挛缩、肌肉萎缩及关节退变等优点。

（三）骨不连

骨不连是肱骨远端骨折切开复位内固定术后少见但较易发现的并发症。风险因素包括粉碎性骨折、骨丢失和内固定不恰当。治疗方案包括更换内固定物和植骨，低功能需求的老年骨质疏松患者可行全肘关节置换术。Helfet等报道了52例肱骨远端骨折延迟愈合或不愈合的病例，予以更换内固定物手术治疗，88%病例采用自体骨植骨。经再次手术，术后骨折愈合率为98%。

（四）尺神经病变

尺神经病变可发生在初次损伤、术中医源性损伤或者术后继发瘢痕卡压损伤。术中手术松解和/或前置尺神经于皮下，可以减少术后神经病变的风险。在一系列的病例中，尽管充分松解，有或无移位，尺神经刺激和短暂的感觉变化发生率仍为50%以上。Mckee等发现，神经松解、移位术对术后尺神经病变患者，有明显缓解症状和改善功能的作用，但运动强度往往不可完整改善，可能持续多年时间。

九、典型并发症案例

例1：肘关节僵硬/异位骨化

68岁，男性，从楼梯上摔下，导致AO分型C3型肱骨远端骨折，行全肘关节置换术（图9.19）。在治疗师的指导下，患者进行早期活动。术后1个月，患者肘关节伸直功能缺失20°，屈曲功能120°，前臂旋后、旋前功能正常。然而，术后6个月，患者的肘关节伸直功能缺失45°，屈曲功能95°。患者不能将食物放入口中，不能用手触摸头部。影像学图像显示有异位骨形成（图9.20）。

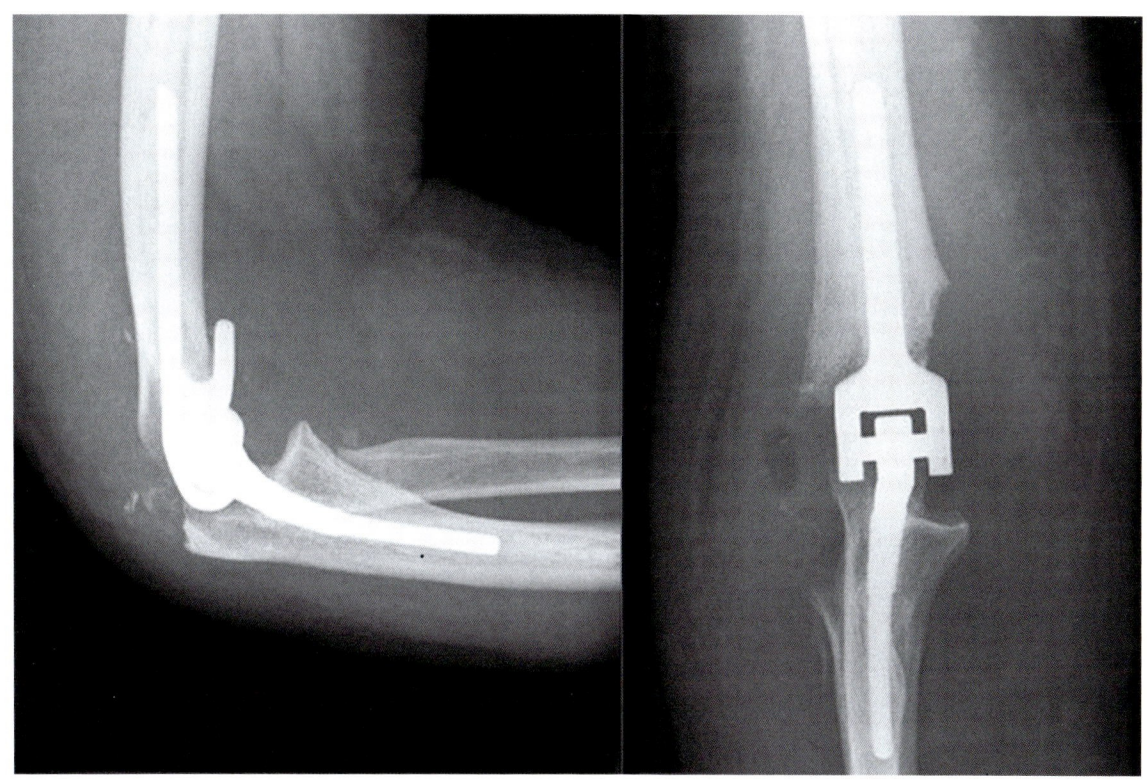

图9.19 肱骨远端骨折肘关节置换术后X线片

肱骨远端骨折一期全肘关节置换术后的影像学表现

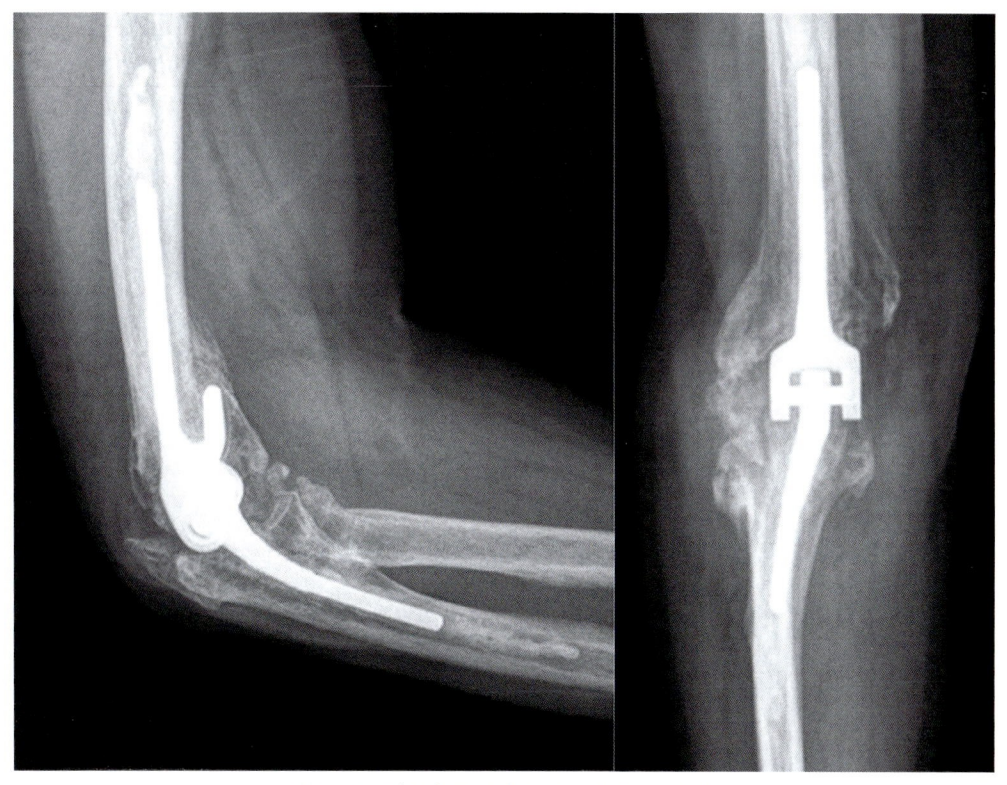

图9.20 肘关节置换术后异位骨化的X线片

术后6个月X线片，确定异位骨形成导致肘关节运动功能大量丧失，日常活动功能受损

肘关节僵硬是肱骨远端骨折常见的并发症。肘关节是高度一致的关节，非常容易发生僵硬。肘关节僵硬的危险因素是多方面的，包括关节炎、畸形愈合、骨不连、肘关节异位骨化及软组织挛缩。即使将肱骨远端骨折内固定术改行全肘关节置换术，也不能预防僵硬和异位骨化的发生。早期功能锻炼，理论上可以减少水肿和限制软组织挛缩形成。然而，异位骨化与伴随的头部创伤、广泛的软组织创伤有关。术后，可以使用700cGy放疗和/或非甾体类抗生素，有效预防异位骨形成。

经过非手术治疗，如早期活动与静态或动态夹板固定，创伤后肘关节僵硬或异位骨化仍发生，可考虑手术治疗。手术松解术对创伤后肘关节僵硬是高度个性化的，适应于骨折愈合、挛缩≥30°的肘关节。手术方法包括肘关节镜下松解，以及通过各种入路进行开放性松解。首选使用原后入路切口，对肘关节进行全方位松解。常规探查尺神经，松解并向前转位。如果骨折愈合，则常规拆除内固定物，消除感染病灶和减少瘢痕形成。

技术要点

使用原肘关节后入路切口，分离内外侧全层皮肤及皮下组织，首先识别尺神经和拆除内固定物。尺神经的定位可能比较困难，应先查看之前的手术记录，以确定尺神经是否转位。一旦确定，将尺神经从周围的瘢痕组织中松解出来，并在整个手术过程中保护。建议从外侧开始对肘关节进行松解，通过抬高伸肌起源，以确认髁上嵴。将前关节囊从肱骨髁前方松解出来，可见到肘关节腔，取出游离体，清除骨赘，并且清除冠突窝的瘢痕组织。外侧尺副韧带复合体限制后外侧显露，可通过保留、松解或截骨，以增加后外侧显露，建议尽可能保留并保护它，以避免后外侧不稳定。不管通过松解或肱骨外髁截骨，都是以获得足够的显露和良好的关节松解为目的。在肘关节后方，将肱三头肌外侧剥离肱骨后方，肘肌剥离尺骨。伸直肘关节，切除后关节囊，清除尺骨鹰嘴窝骨赘和瘢痕，以及尺骨近端的骨赘。在肘关节内侧，保护尺神经，从内侧髁上嵴至前臂屈曲–旋前肌起源切开。在前臂屈曲–旋前肌起源，分离并切除前半部分，或整个起源部分剥离内上髁，注意识别并保护前臂屈曲–旋前肌深部的内侧副韧带。

当异位骨阻碍运动时，才有必要切除。异位骨化最常发生在肱肌前下方，关节囊浅部。手术切除异位骨的方法与前面所述相同。保护肘部神经血管对于成功切除异位骨至关重要，特别是尺神经、桡神经和骨间背神经，必须在整个手术过程中识别并保护。相比之下，正中神经没那么容易损伤，因其受到前方肱肌的保护。异位骨的切除，应限于引起机械阻挡的部位。通过正常骨皮质和异位骨之间的间隔，使用骨凿或咬骨钳切除异位骨。应尽可能切除异位骨，直到运动阻碍消除（图9.21）。

肘关节松解术后，应立即活动。如需要支具控制疼痛或保护伤口愈合，最好简单应用，且肘关节处于伸直位，术后可持续被动运动。术后1天，患肘采用单剂量700cGy放疗，避免异位骨再次形成。

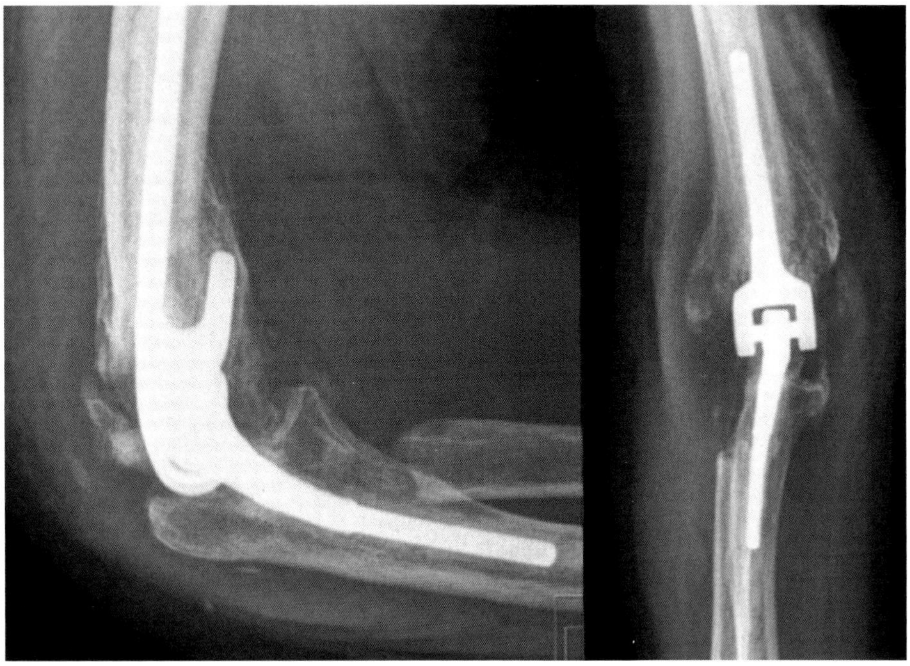

图9.21 异位骨切除术后X线片

注意：在内侧和外侧沟异位骨的消除，以及切除桡骨头以恢复前臂旋转

例2：尺神经病变

28岁，男性，跌倒致肱骨远端粉碎性、移位骨折，AO分型属C3型骨折。通过尺骨鹰嘴截骨入路，行切开复位双钢板内固定术，术后骨折顺利愈合。然而，术后约12个月，患者手部出现麻木和乏力。体格检查发现患侧手部肌肉严重萎缩（图9.22）。电生理检查提示，肘部尺神经运动纤维和感觉纤维传导速度明显减慢，前臂和手背尺神经支配的肌肉处于去神经支配状态。

肱骨远端骨折内固定术后，尺神经病变是公认的、但被低估的并发症，可由最初的骨折损伤、术中神经处理或术后瘢痕形成和卡压造成。症状可以从轻微的感觉异常到后期的手萎缩。在手术过程中，建议进行尺神经识别、松解和保护。骨折固定后，尺神经的放置取决于神经所处的新环境，尽可能保持尺神经于肘管内。然而，如果尺神经张力大和/或钢板在肘管内，建议沿尺神经走行进行松解，将尺神经前移至皮下。在经历漫长艰难的骨折手术操作之后，不松解Struthers弓或肌间隔，而直接进行尺神经前置的诱惑性很高，但必须克服。

对于这个出现晚期尺神经病变的病例，需手术对尺神经进行减压。回顾之前的手术记录，可以获得尺神经目前所在位置的线索。如果前一次手术已行尺神经原位松解或肌下前置，建议改为皮下前移手术。如果前一次手术已行皮下前移术，则松解并消除所有潜在的卡压结构（图9.23）。

技术要点

应用原后侧切口，分离皮肤及皮下组织至内侧。由于尺神经的位置往往不确定，操作过程需小心谨慎。应回顾之前的手术记录，以确定尺神经是否移位。一旦确定，将尺神经从周围瘢痕组织中松解出来。从离内上髁上方≥8cm处开始进行尺神经松解。在此处，尺神经从后方跨过肌间隔，穿过Struthers弓、肱三头肌肌纤维和Osborne韧带，通过尺侧腕屈肌的两个头之间。尺神经的松解过程中，注意保护神经的伴行血管。松解肌间隔，将其剥离内上髁并切除远端部分2cm，以避免二次压迫。将尺神经前置，切取少许前臂屈曲–旋前肌筋

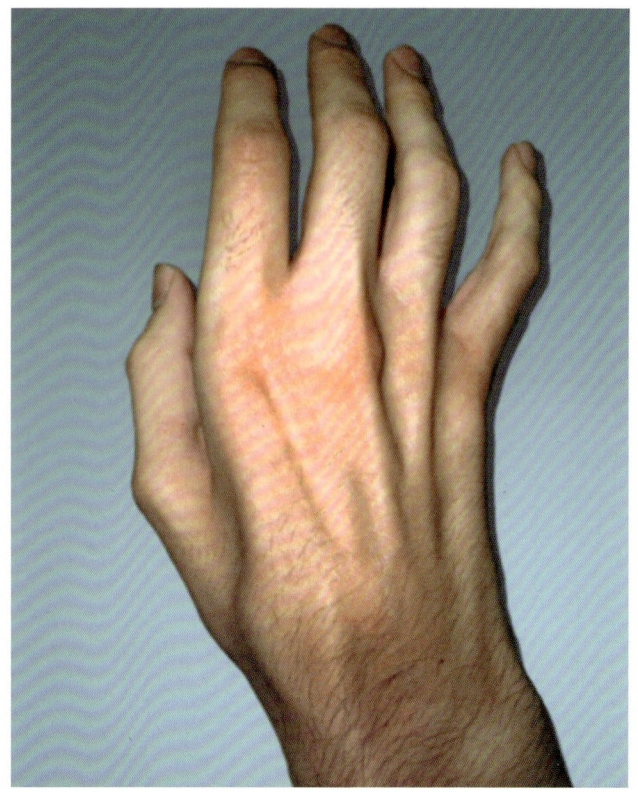

图9.22 肱骨远端骨折切开复位内固定术后，由于慢性尺神经病变致患手内在萎缩

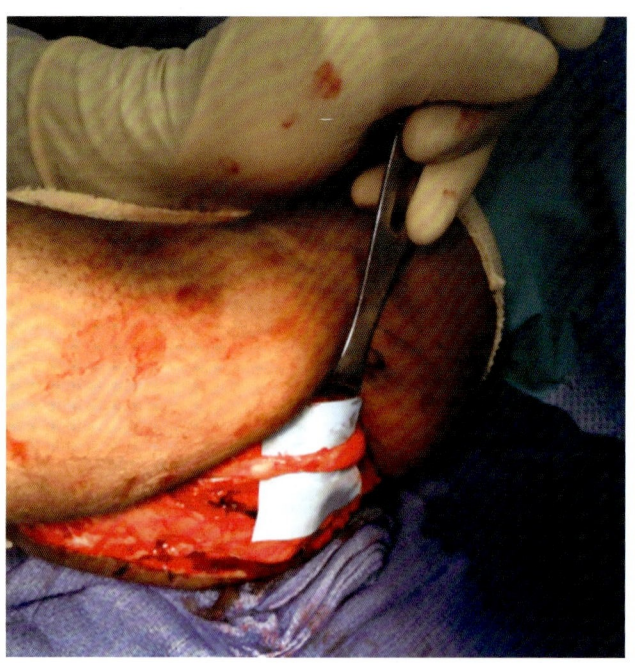

图9.23 肱骨远端骨折术后尺神经病变

术中发现，原来切开复位内固定术的部位，尺神经纤维化并被卡压。尺神经彻底减压后，移至前方

膜，做1个长约1cm的筋膜吊带，将尺神经固定至皮下组织，避免神经晚期半脱位。必须注意，缝合固定尺神经，张力不宜过大，以免造成神经的继发性压迫。通常建议进行尺神经皮下移位。但是，如果患者太瘦、前臂屈曲-旋前肌太大，或者尺神经放于皮下，伸肘时张力过大，则考虑进行肌下移位。术后，肘关节可立即活动，不受限制。

例3：骨不连

59岁，男性，跌倒致移位肱骨远端关节内骨折，AO分型属C2型，通过肘后方尺骨鹰嘴截骨入路行切开复位内固定术，利用非锁定钢板正交固定。患者接受了早期的康复训练，但是在此过程中，患者出现肘部持续疼痛和运动范围减少。约在术后6个月，X线检查发现肱骨远端肥大型骨不连和内固定物失效（图9.24）。

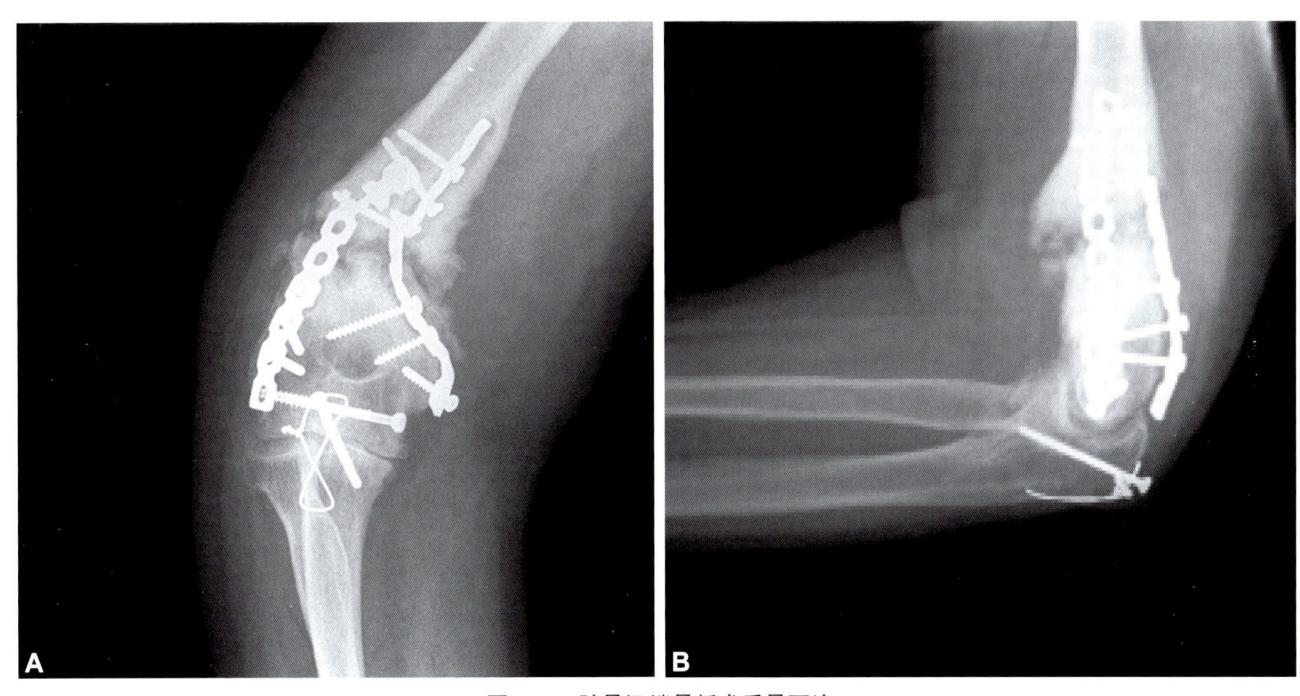

图9.24　肱骨远端骨折术后骨不连

（A）正位X线片　（B）侧位X线片

骨不连是肱骨远端骨折罕见的并发症。风险因素包括粉碎性骨折、骨丢失和内固定方式不恰当。传统的肱骨远端骨折内固定术，通常采用内外侧重建钢板正交固定，外侧钢板置于外侧柱后方，内侧钢板置于内侧柱内侧。肱骨远端骨量有限，尤其是皮质骨，且含大量的关节软骨。因此，钢板固定往往达不到稳定的效果。锁定技术的出现，使肱骨远端骨折的固定具有更多选择，其稳定性更高。肱骨远端骨不连的治疗，遵循传统骨不连的治疗原则，包括拆除失效内固定物，清创至健康出血骨，恢复正常旋转力线，加压、稳定内固定（图9.25）。根据外科医生的习惯和骨折的需要，选择植骨。植骨的选择包括自体髂骨、异体骨和人工骨替代物。

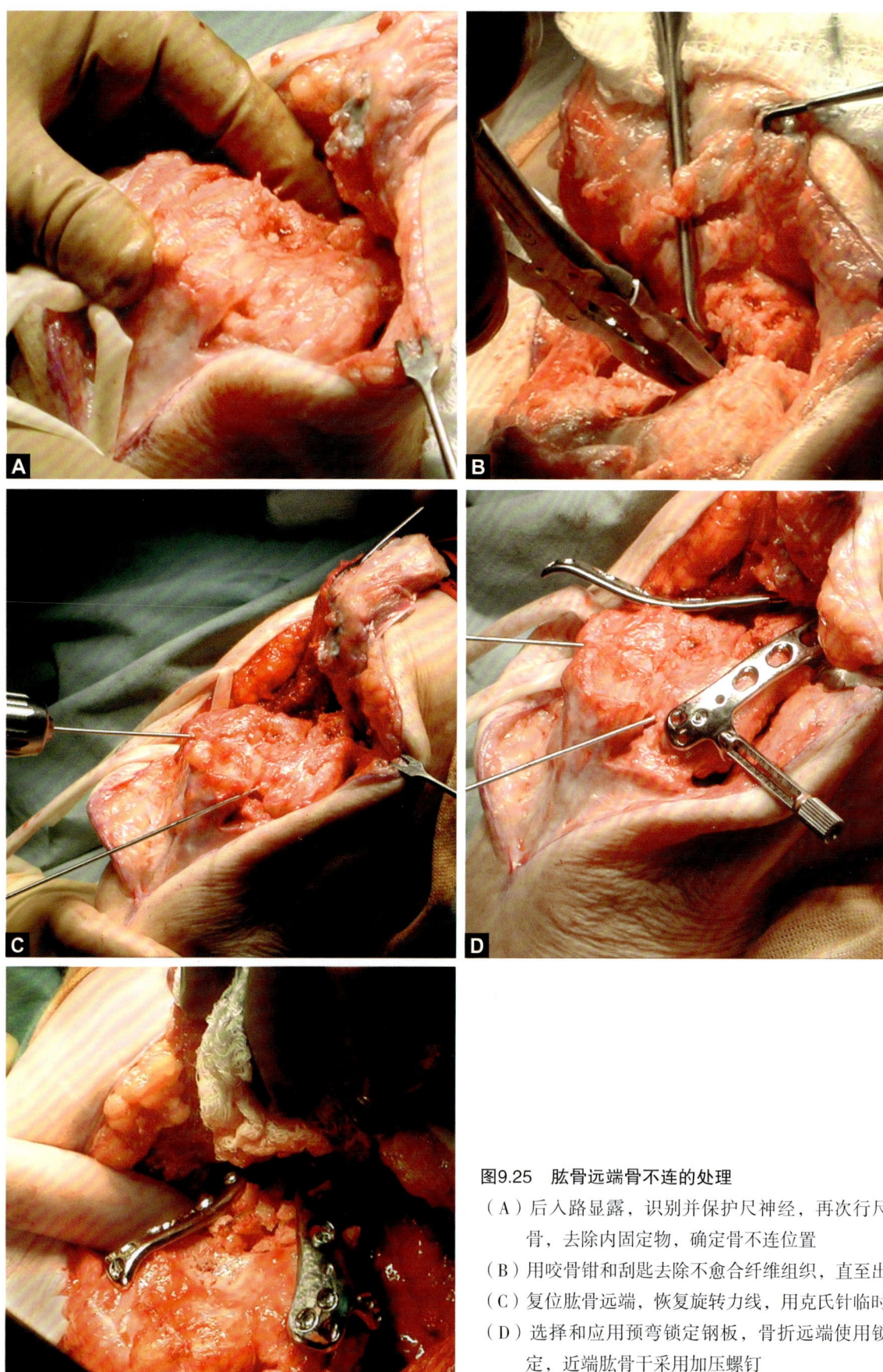

图9.25 肱骨远端骨不连的处理

（A）后入路显露，识别并保护尺神经，再次行尺骨鹰嘴截骨，去除内固定物，确定骨不连位置

（B）用咬骨钳和刮匙去除不愈合纤维组织，直至出血骨

（C）复位肱骨远端，恢复旋转力线，用克氏针临时固定

（D）选择和应用预弯锁定钢板，骨折远端使用锁定螺钉固定，近端肱骨干采用加压螺钉

（E）骨折部位复位，填充移植骨

由Jesse Jupiter提供

技术要点

应用原后路切口，分离内外侧皮肤、皮下组织，首先进行尺神经的识别和内固定物的去除。尺神经的定位可能存在困难，应回顾之前的手术记录，以确定尺神经是否移位。将尺神经从周围的瘢痕组织中松解出来，并在整个手术过程中努力保护。再次行尺骨鹰嘴截骨，将肱三头肌向近端牵拉。经肉眼检查或借助X线透视，确定骨不连部位。使用咬骨钳和刮匙，去除骨不连处的瘢痕组织，直至出血骨。骨折部位重新复位、对齐，尽可能提高骨愈合的接触面。应避免使用摆锯，因其可能导致骨的继发性热坏死，从而影响骨愈合。使用钻头弄通骨折两端骨髓腔。复位骨折端，恢复肱骨远端正常旋转与对位，沿其内侧和外侧，使用克氏针临时固定。选择和应用塑形锁定钢板，使用锁定螺钉固定肱骨远端、加压螺钉固定肱骨近端，骨折处的上方和下方各有至少4枚螺钉。如有必要，骨折部位可植骨固定，建议使用同侧髂骨植骨。另外，也可选择缩短肱骨干，在骨不连部位进行加压固定。术后，肘关节置于铰链式肘关节支具，并在保护下进行早期功能锻炼。

十、小结

除微小或无移位的骨折外，大多数成人肱骨远端骨折都应手术治疗。正交或平行钢板内固定技术治疗肱骨远端骨折，通常可获得满意的治疗效果。然而，肘关节部分屈伸功能丧失是可预判的，即使手术效果理想，肘关节的活动范围往往≤100°，力量约为正常强度的75%。全肘关节置换术是治疗老年肱骨远端粉碎性骨折的一种可行方法，尤其适用于难以内固定的病例。

肱骨远端骨折术后并发症较多，包括肘关节僵硬、异位骨化和尺神经病变。虽然有些并发症可以通过细致的外科技术和积极的术后康复避免，但是应该做好处理这些并发症的准备。

（秦豪　译）

参考文献

[1] Ali A, Douglas H, Stanley D. Revision surgery for nonunion after early failure of fixation of fractures of the distal humerus. J Bone Joint Surg Br. 2005;87(8):1107-1110.

[2] Court-Brown CM, Caesar B. Epidemiology of adult fractures: A review. Injury. 2006;37(8):691-697.

[3] Palvanen M, Kannus P, Niemi S, et al. Secular trends in the osteoporotic fractures of the distal humerus in elderly women. Eur J Epidemiol. 1998;14(2):159-164.

[4] Reich RS. Treatment of intercondylar fractures of the elbow by means of traction. J Bone Joint Surg. 1936;(18):997-1004.

[5] Riseborough EJ, Radin EL. Intercondylar T fractures of the humerus in the adult. A comparison of operative and non-operative treatment in twenty-nine cases. J Bone Joint Surg Am. 1969;51(1):130-141.

[6] Jupiter JB, Mehne DK. Fractures of the distal humerus. Orthopedics. 1992;15(7):825-833.

[7] Muller M, Nazarian S, Koch P, et al. The Comprehensive Classification of Fractures of Long Bones. New York: Springer-Verlag; 1990.

[8] Helfet DL, Hotchkiss RN. Internal fixation of the distal humerus: a biomechanical comparison of two methods. J Orthop Trauma. 1990;4:260-264.

[9] Sanchez-Sotelo J, Torchia ME, O'Driscoll SW. Complex distal humeral fractures: internal fixation with a principle-based parallel plate technique. J Bone Joint Surg Am. 2007;89:961-969.

[10] Gabel GT, Hanson G, Bennett JB, et al. Intraarticular fractures of the distal humerus in the adult. Clin Orthop Relat Res. 1987;(216):99-108.

[11] Holdsworth BJ, Mossad MM. Fractures of the adult distal humerus. Elbow function after internal fixation. J Bone Joint Surg

Br. 1990;72(3):362-365.

[12] Henley MB, Bone LB, Parker B. Operative management of intraarticular fractures of the distal humerus. J Orthop Trauma.1987;1:24-35.

[13] Helfet DL, Schmeling GJ. Bicondylar intraarticular fractures of the distal humerus in adults. Clin Orthop Relat Res. 1993;292:26-36.

[14] McKee MD, Wilson TL, Winston L, et al. Functional out-come following surgical treatment of intra-articular distal humeral fractures through a posterior approach. J Bone Joint Surg Am. 2000;82-A(12):1701-1707.

[15] O'Driscoll SW, Sanchez-Sotelo J, Torchia ME. Management of the smashed distal humerus. Orthop Clin North Am. 2002;33(1):19-33.

[16] Helfet DL, Kloen P, Anand N, et al. Open reduction and internal fixation of delayed unions and nonunions of fractures of the distal part of the humerus. J Bone Joint Surg Am. 2003;85-A(1):33-40.

[17] Ek ETH, Goldwasser M, Bonomo AL. Functional outcome of complex intercondylar fractures of the distal humerus treated through a triceps-sparing approach. J Shoulder Elbow Surg. 2008 17(3):441-446.

[18] Doornberg JN, van Duijn PJ, Linzel D, et al. Surgical treatment of intra-articular fractures of the distal part of the humerus. J Bone Joint Surg Am. 2007;89:1524-1532.

[19] McKee MD, Veillette CJH, Hall JA, et al. A multicenter, prospective, randomized, controlled trial of open reduction-internal fixation versus total elbow arthroplasty for displaced intra-articular distal humeral fractures in elderly patients. J Shoulder Elbow Surg. 2009;18(1):3-12.

[20] Morrey B. The Elbow and its disorders, 2nd ed. Philadelphia: WB Saunders; 1993. O'Driscoll SW, Jupiter JB, Cohen MS (Eds). Difficult elbow fractures: Pearls and pitfalls. Instr Course Lect. 2003;52:113-134.

[21] Jupiter JB. Heterotopic ossification about the elbow. Instr Course Lect. 1991;40:41-44.

[22] McAuliffe JA, Wolfson AH. Early excision of heterotopic ossification about the elbow followed by radiation therapy. J Bone Joint Surg Am. 1997;79(5):749-755.

[23] McKee MD, Jupiter JB, Bosse G, et al. Outcome of ulnar neurolysis during post-traumatic reconstruction of the elbow. J Bone Joint Surg Br. 1998;80(1):100-105.

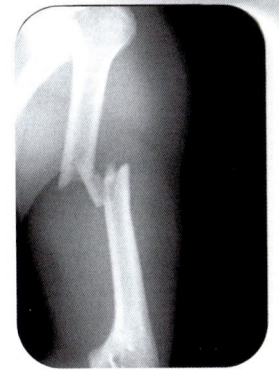

第10章

肱骨干骨折
Humeral Shaft Fractures

Richard Tosti, Asif Ilyas

一、导言

　　肱骨干骨折是指肱骨在胸大肌止点上缘与肱骨髁上嵴之间的骨折（图10.1）。肱骨干骨折占肱骨骨折的20%，每年每10万人中有14.5人发生肱骨干骨折。流行病学研究报告显示，肱骨干骨折的发生与年龄呈双峰分布，一个小高峰发生在30岁左右，主高峰发生为70～80岁（图10.1）。高能量损伤较为普遍地区的年轻患者中，有较高比例的肱骨干骨折发生。Tytherleigh、Strong等和Ekholm等发现，明显的高能量损伤或与运动有关的损伤多发生在年轻男性，高处摔伤多发生在老年人。其中，开放性肱骨干骨折发病率为2%～6%，病理性骨折占肱骨干骨折比率＞6%，乳腺癌或前列腺癌转移最常见（图10.2）。与其他骨折的治疗目标一样，肱骨干骨折的治疗目标是骨折复位与恢复损伤前的功能状态。肱骨干的特殊之处在于，这一目标常常可以通过非手术治疗实现。即使存在畸形愈合，由于肩和肘关节的运动范围广泛，仍可避免骨折畸形愈合导致的功能障碍。

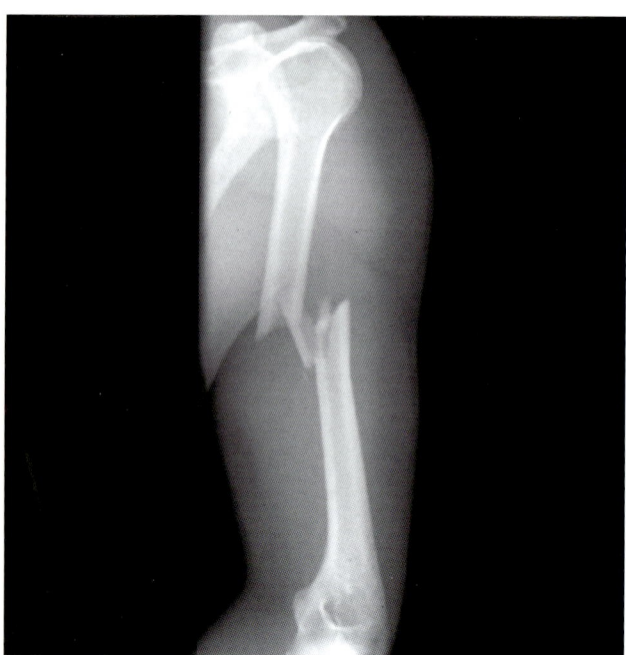

图10.1　肱骨干骨折的正位X线片

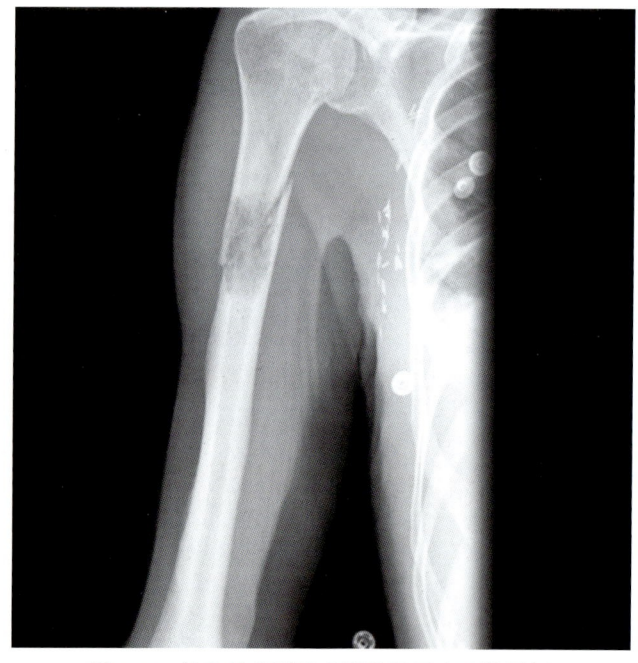

图10.2　转移性前列腺癌的肱骨干病理性骨折
注意：病灶皮质变薄的"虫蚀"现象

二、诊断

　　肱骨周围软组织较厚，易在受伤后掩盖其畸形。同样的，这些软组织与肱骨干毗邻，包括神经血管，因而肱骨骨折容易发生神经血管损伤。应该从详细的病史开始评估。肱骨干骨折的临床表现与大多数长骨骨折相似，包括疼痛、畸形、肿胀和自我保护动作。受伤机制通常是伸肘位跌倒或扭转、直接钝器或穿透伤。全面检查应注意各种畸形、瘀斑、裂伤口或活动性出血。开放性骨折通常是由高能量损伤引起，但也可以发生在低能量创伤中。触诊肢体可能有骨擦感，压痛或感觉减退。触诊和运动测试应在肩部和肘部轻柔地进行，以评估相关的损伤。如果受伤机制与骨折不相符，应该考虑醉酒、吸毒或病理性骨折。在家庭暴力和上肢骨转移瘤中，肱骨干骨折是一种常见的损伤。

必须详细检查神经血管，特别是肱骨干骨折易损伤的桡神经和肱深血管。桡神经是臂丛后束的一个分支，它在臂上部后内侧与肱深动脉同行，两者经臂后侧间室、肱三头肌内外侧头之间（三边孔）向下行。支配肱三头肌后，桡神经沿肱骨桡神经沟向前走行，然后穿过三角肌止点下方的外侧肌间隔（绕肱骨中段背侧旋向外下）（图10.3）。在这个部位，桡神经和肱深动脉最容易损伤和卡压，无论是创伤还是医源性损伤（图10.4）。桡神经功能评估应重点检查腕关节背伸力和第1指蹼间隙背侧感觉。伸指也可以用来评估桡神经功能，但必须仔细检查，粗劣的检查有可能引起假阴性发生，因为手的固有肌可伸直指间关节，易误认为正常伸指功能。对于昏迷或者气管插管的患者，无法进行详细的神经功能检查，无法获取的信息需在病历中记录清楚。同样的，在进行骨折复位操作之前，应清楚记录神经功能检查。远端血管检查可通过直接触诊、毛细血管反流和血管超声评估。肢体末端脉搏弱、血流动力学不稳定、伴随锁骨与肩胛骨骨折，应考虑存在肩胸分离可能。

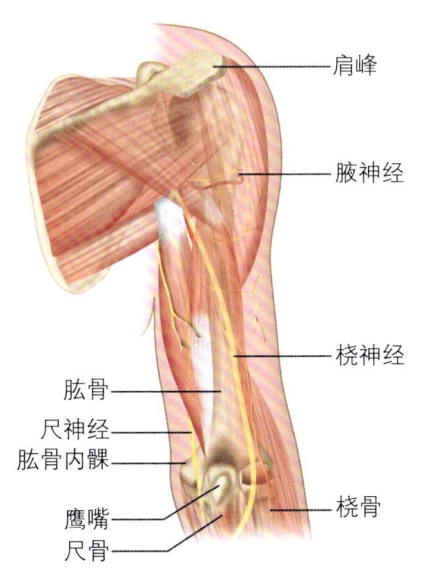

图10.3　桡神经在肱骨周围的解剖位置
桡神经在臂上部后内侧由臂丛后束发出，经臂后侧间室、肱三头肌
内外侧头之间向下行，沿肱骨后方的桡神经沟向前进入前间室，穿过外
侧肌间隔，经肱肌与肱二头肌、肱肌与肱桡肌间隙进入前臂

影像学评估应该从正、侧位X线片开始，每个视图应包括肩关节和肘关节。标准正、侧位X线片应通过患者旋转躯干获得，而不是旋转患者手臂，以避免骨折部位发生旋转（图10.5）。如果没有X线检查，可选择超声检查，不首选使用CT、MRI和骨扫描。当然，它们对术前计划和病理性骨折有所帮助。如怀疑关节内骨折，借助CT可明确诊断。

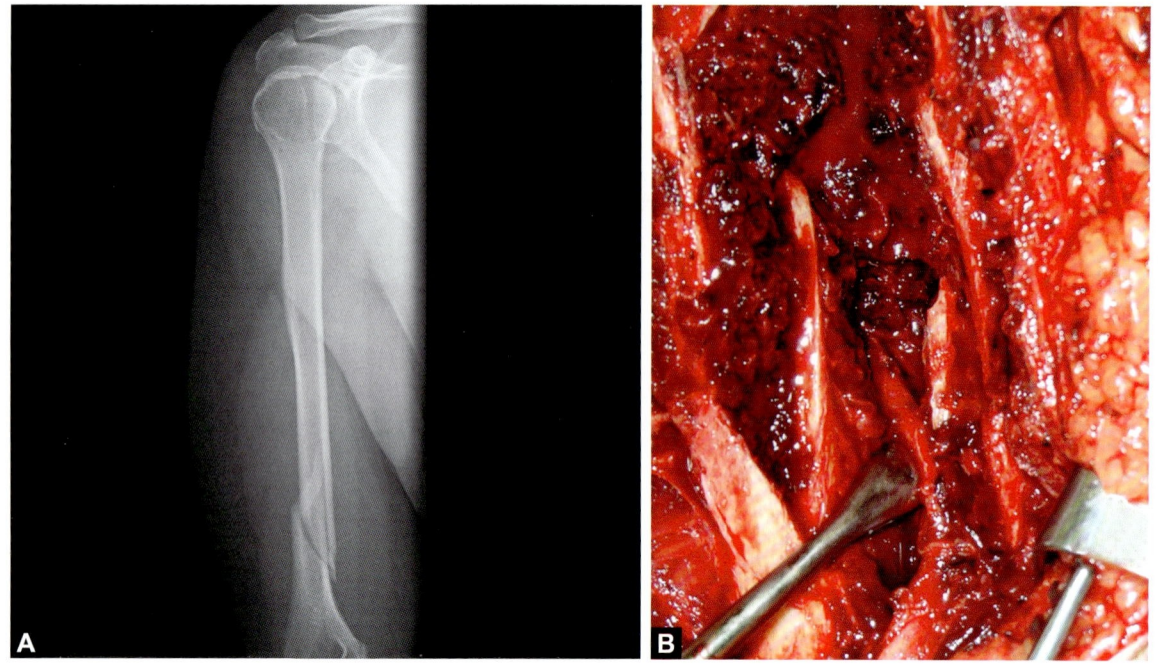

图10.4　桡神经易损伤的位置

（A）正位X线片提示长螺旋形肱骨中下1/3骨折，该骨折最容易发生桡神经损伤，通常被称为Holstein Lewis骨折
（B）同一患者的术中图片，术前桡神经麻痹，予以切开复位钢板内固定术，术中可见桡神经夹在骨折端之间

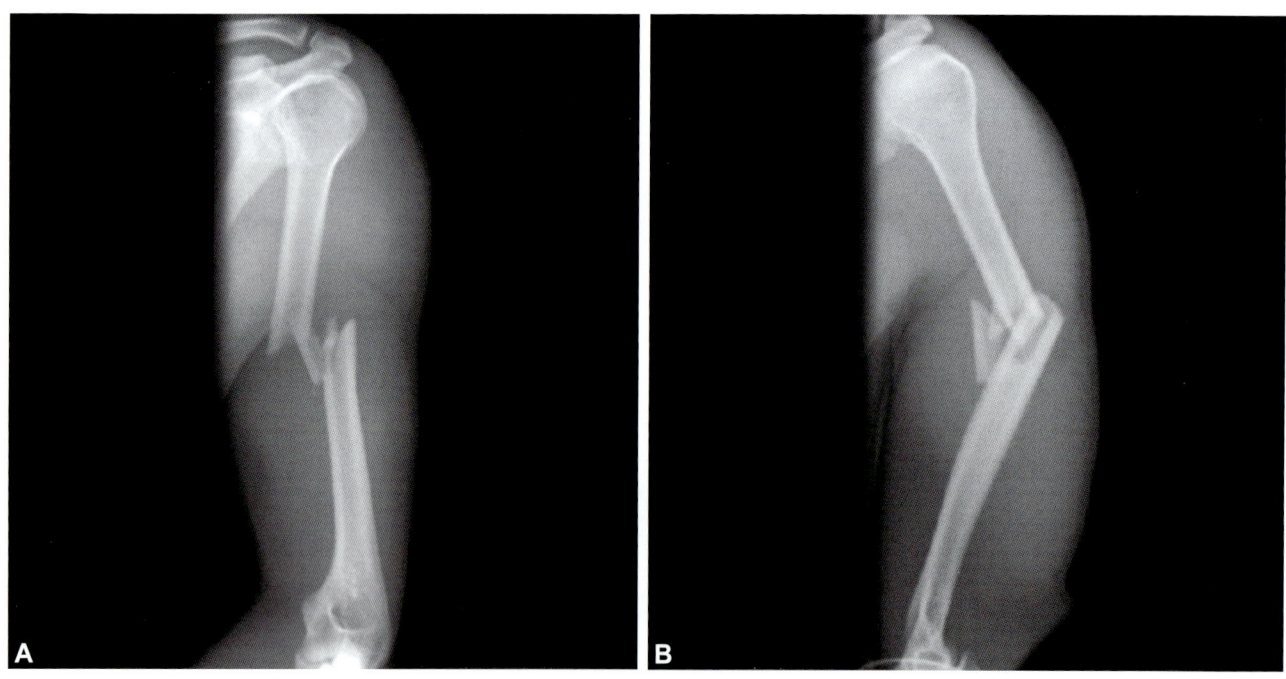

图10.5　肱骨中段骨折X线片

（A）肱骨中段骨折正位X线片　（B）肱骨中段骨折侧位X线片

注意：这些图像通过旋转患者手臂获得，而不是旋转躯干或影像设备，骨折远端相对近端旋转了90°

肱骨干骨折诊断的经验与教训：

（1）如果受伤机制与骨折不相符，应考虑醉酒、吸毒或病理性骨折。

（2）所有患者应进行神经系统检查，特别是桡神经检查，并明确记录。由于患者的医疗状况不能确定神经功能，也应清楚记录。

（3）桡神经功能最好通过主动伸腕或掌指关节处伸指进行评估。

（4）仔细检查相关的损伤，包括关节内损伤和肩部以上、肘部以下的损伤。

（5）高能量多发性损伤患者，血流动力学不稳定，应仔细检查肩部，可能存在肩胸分离。

三、分型

没有单一骨折分型通用于肱骨干骨折。然而，骨折的AO综合分型仍然是一个公认的分型系统，并且在临床研究中最常用（图10.6）。肱骨干骨折列在第12位，分为A型、B型和C型骨折，A型为简单骨折、B型为楔形骨折、C型为复杂骨折，每种骨折分型按骨折线方向进一步亚分。对于单纯A型骨折，第1组为螺旋形，第2组为斜形、第3组为横断形。对于B型楔状骨折，第1组为螺旋楔形、第2组为弯曲楔形、第3组为粉碎楔形。对于C型复杂骨折，第1组为螺旋形、第2组为多段性骨折、第3组为不规则形。AO/ASIF分型系统随后进一步亚分骨干段，即近区、中区和远端区。

开放性肱骨干骨折并不罕见，最常用Gustilo-Anderson分型进行分类。Ⅰ型骨折是低能量损伤，伤口长度＜1cm；Ⅱ型骨折为低能量损伤，开放性伤口＞1cm，但没有广泛的软组织损伤；Ⅲ型骨折是高能量或受污染的损伤，亚分为3组。ⅢA组是一种高能量损伤，具有广泛的软组织损伤，但无须皮瓣修补；ⅢB组是一种高能量的损伤，软组织缺损，需要局部或游离皮瓣修补；ⅢC组是任何肱骨干开放性骨折合并需修复的血管损伤，无论软组织损伤程度如何。

四、手术指征

大部分肱骨干骨折可采用非手术治疗，通过功能支撑、吊臂石膏和支具固定可获得较高的愈合率。一般使用接合支具固定1周至肿胀减退，再更换支具加压固定骨折端。Sarmiento报道，使用这种方法，骨折愈合率＞98%。非手术治疗可获得满意效果，主要由于肱骨干周围有丰富的血液供应和大量软组织包裹。虽然闭合方法较少达到解剖复位，但肩和肘关节运动范围广泛，可以克服肱骨干骨折20°向前成角、30°内翻成角、30°旋转不良及短缩3cm所导致的功能障碍。

肱骨干骨折的手术适应证可分为骨折标准、合并损伤和患者类型（表10.1）。在影像学对准方面，骨折向前成角畸形＞20°、内翻＞30°、旋转不良＞30°和缩短＞3cm是肱骨干骨折手术复位内固定的适应证。其他手术指征包括肱骨多段骨折、合并关节内骨折和病理性骨折。合并伤适应证包括开放性伤口、神经血管损伤、前臂骨折（浮动肘）、肩带骨折（浮肩）或患者需要立即上肢负重（如多发伤、截瘫）。手术固定的患者因素包括病态肥胖、帕金森综合征和不能接受非手术治疗。

骨：肱骨（1）定位：骨干部分（12）

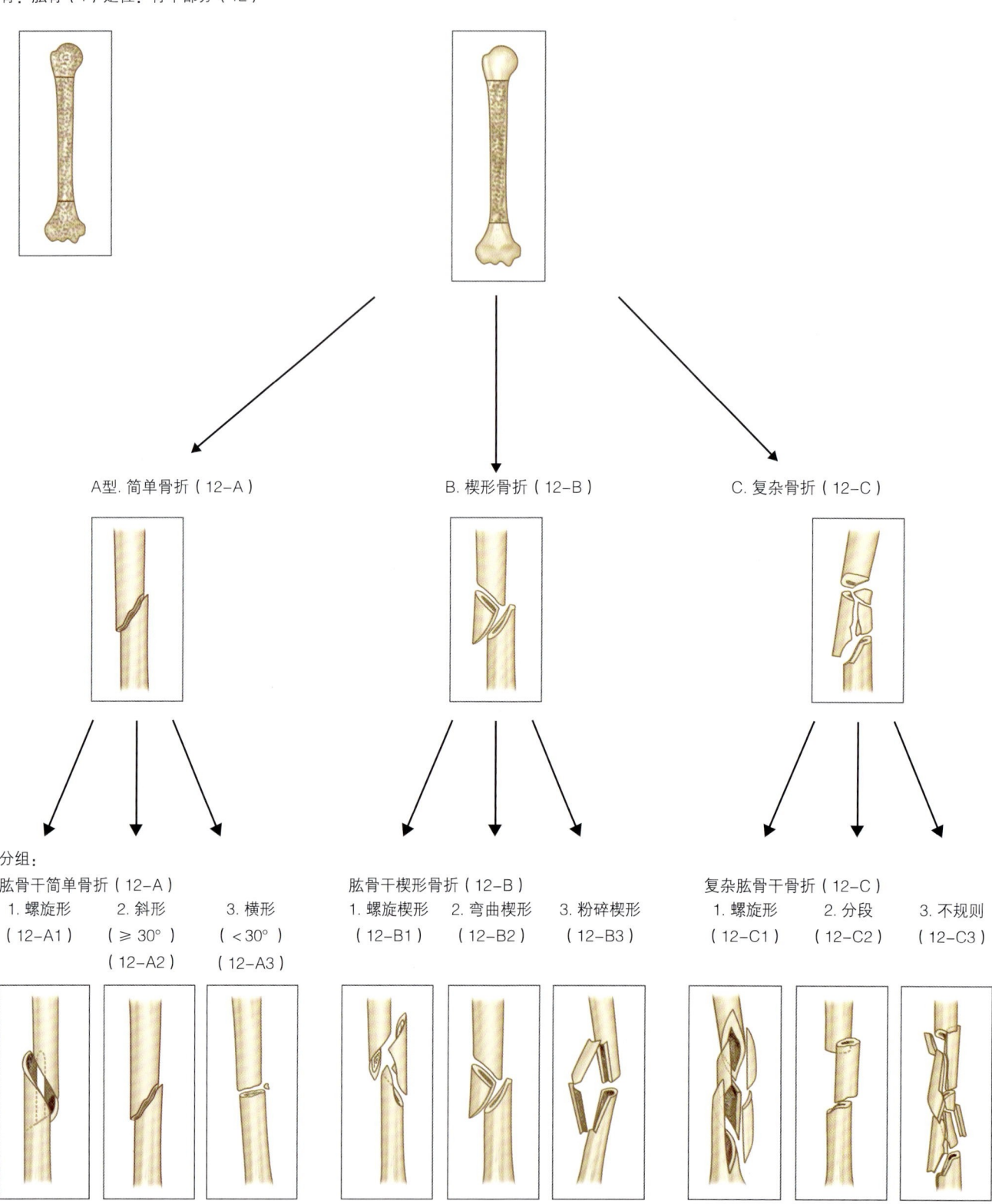

图10.6　肱骨干骨折AO分型

肱骨干骨折列在第12位，分型如上图所示

表10.1 肱骨干骨折的手术适应证

骨折准则	合并伤	患者类型
·影像学准线	·开放伤口	·对上肢负重的要求
向前成角＞20°	·神经血管损伤	·病态肥胖
内翻成角＞30°	·前臂骨折（浮动肘）	·帕金森
旋转不良＞30°	·肩带骨折（浮肩）	·无法容忍非手术治疗方法
缩短＞3cm	·多发伤	
·粉碎性骨折		
·关节内骨折		
·病理性骨折		

一般来说，手术内固定技术主要分为两类：切开复位内固定与髓内钉内固定。外固定通常用于复杂骨折合并软组织和血管神经损伤。

（一）切开复位内固定

切开复位钢板内固定术是治疗肱骨干骨折最常用的方法，具有骨折愈合率高、可早期活动、并发症少等优点（图10.7）。切开复位内固定术适用于上述所有手术适应证，尤其适用于禁忌行髓内钉内固定术的患者，如合并肩关节病变、骨骺线未闭合、肱骨骨髓腔小及要求上肢即时负重的患者。

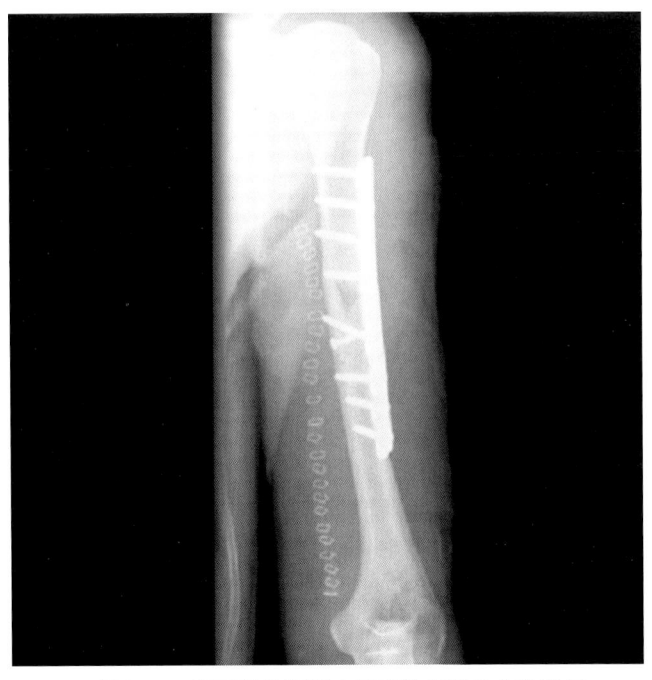

图10.7 切开复位钢板内固定治疗肱骨中段骨折

（二）髓内钉内固定

髓内钉内固定术被认为是切开复位内固定术的替代手术方法，特别适用于多段骨折、病理性骨折、骨折合并皮肤缺损，如烧伤或擦伤（图10.8），具有切口小、易于插入和缩短手术时间的优点。髓内钉可顺行或逆

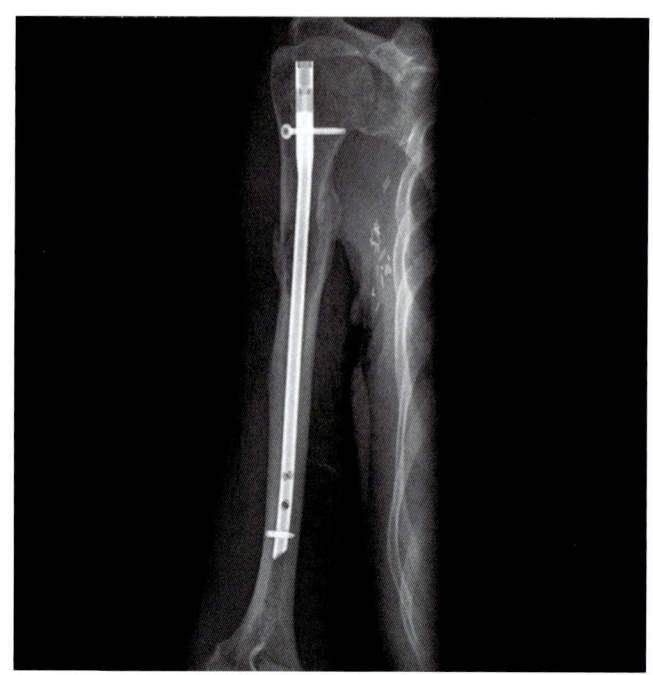

图10.8 髓内钉固定治疗肱骨中段骨折

行置入。顺行髓内钉通常采用扩髓或非扩髓静态锁钉，适用于肱骨中上1/3骨折，其最常见的并发症是肩部疼痛，这可能与髓内钉插入过程中肩袖损伤或者术后继发肩袖损伤有关。逆行髓内钉最适用于肱骨下1/3骨折，用于肱骨中1/3骨折可避免肩部疼痛。然而，逆行髓内钉有肱骨髁上骨折、肘关节疼痛、异位骨化、肱三头肌肌力减弱等风险。

五、外科解剖、体位与入路

（一）应用解剖

由于神经血管与肱骨前后间室关系紧密，精通臂部解剖是手术显露的先决条件。臂部皮肤由脊神经根C5～T2支配，有些皮肤区域存在重叠支配。臂近端外侧半皮肤由腋神经支配，远端外侧半皮肤由桡神经终末支支配，即臂外侧上皮神经和臂外侧下皮神经。臂近端内侧皮肤感觉由肋间臂神经支配，该神经来源于T2腹支的第2肋间神经。臂远端内侧皮肤由臂内侧皮神经支配，该神经是臂丛内束的直接分支。臂前部两大浅静脉分别是：①头静脉自肘窝沿臂外侧上行经三角肌胸大肌间沟注入腋静脉；②贵要静脉自肘窝内侧上行，穿过臂远端内侧筋膜，于臂中部注入肱静脉。

在冠状面上，臂由内外侧肌间隔分为前间室和后间室。前间室包含主要的臂屈肌和少数肩屈肌：肱二头肌、肱肌和喙肱肌。后间室主要由肱三头肌占据。前间室的肌肉由肌皮神经支配，后间室的肌肉由桡神经支配。两个间室的血流灌注由肱动脉和肱深动脉（也被称为臂深动脉）提供。

安全的手术解剖建立在熟悉臂部神经血管结构的基础上。桡神经是肱骨干骨折最常见的神经损伤，主要由于桡神经沿肱骨桡神经沟走行及受外侧肌间隔束缚。桡神经是臂丛后束的分支，它在臂上部后内侧与肱深动脉同行，两者经臂后侧间室、肱三头肌内外侧头之间向下行。支配肱三头肌后，桡神经沿肱骨桡神经沟向前走行，然后穿过三角肌止点下方的外侧肌间隔。如前所述，这些是桡神经最常见的受压或撕脱部位。桡神经穿外侧肌间隔，经肱肌与肱桡肌之间，在旋后肌的前缘，分为桡神经浅支和桡神经深支（骨间背神经）。

尺神经自臂丛内侧束发出，在前间室伴行于肱动脉内侧至臂中份，继而穿过内侧肌间隔、Struther弓进入后间室，下行进入肱骨内上髁后方的尺神经沟。在腋窝下缘、胸小肌后方，穿过背阔肌，腋动脉变为肱动脉。在这个位置，正中神经起源于臂丛，伴行于肱动脉外侧，沿臂前内侧下行，前臂内侧皮神经沿肱动脉内侧下行。肌皮神经是臂丛外侧束末端分支，穿过喙肱肌、肱肌和肱二头肌之间，从肱二头肌下端外侧穿出深筋膜，发出前臂外侧皮神经。

总之，在臂丛神经5条终末支中，有3条与起源神经在同一间室；但是，在臂中部，相对于各自的肌间隔，桡神经由后方穿向前方，尺神经由前方穿向后方。

臂上部的肌肉附着点较多，导致肱骨干骨折容易发生畸形。胸大肌止点位于三角肌止点的内上方。肱骨干骨折发生在胸大肌止点上方，骨折表现为两部分的Neer骨折，肱骨头因肩袖牵拉呈现外旋外展畸形，肱骨干因肱大肌牵拉向上向内移位。肱骨干骨折发生在肱大肌与三角肌止点之间，骨折将呈现与上述几乎相反的畸形，近端部分因胸大肌牵拉向内侧移位，远端部分因三角肌牵拉向外侧移位。肱骨干骨折发生在三角肌粗隆下方，骨折近端成外展畸形，远端向内侧移位。

（二）体位

体位的选择取决于手术入路和方法。对于前或前外侧入路，首选仰卧位，臂部外展至少60°置于手外科桌，以获得充分暴露（图10.9）。一般情况下，外科医生面对臂外侧，助手坐在对侧。为了增加显露，肩胛下可以放置一个小垫。如有条件，最好使用无菌止血带，因为非无菌止血带会限制手术范围。对于后方或侧方入路，可选择侧卧位或俯卧位，这些体位也适用于逆行髓内钉（图10.10）。侧卧位时，患臂放在一个软垫臂架上，患者的躯体由沙袋或医学定位器支撑。顺行髓内钉可选择仰卧位或沙滩椅卧位（图10.11）。

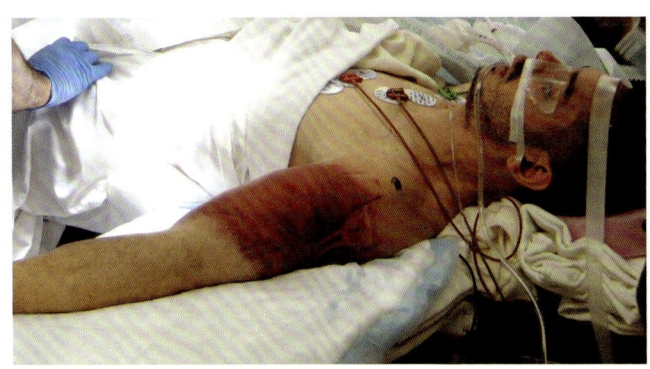

图10.9　肱骨仰卧位以适应肱骨前外侧或内侧入路

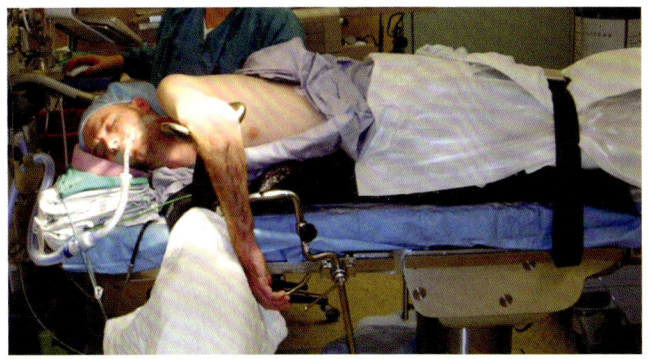

图10.10　侧卧位适用于肱骨后入路或逆行髓内钉

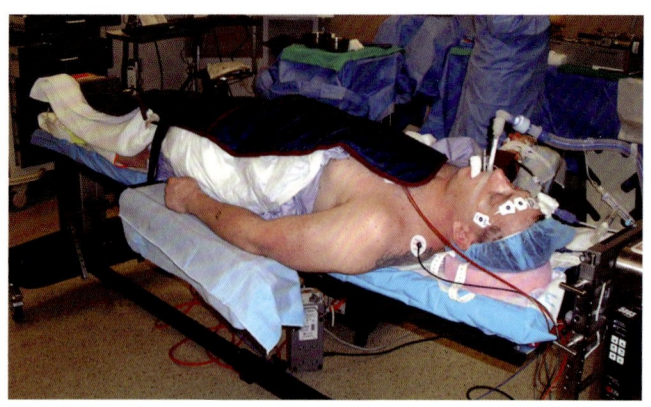

图10.11　仰卧位适用于顺行髓内钉

X线透视检查可以从同侧或对侧进行。注意肩膀和臂超出桌子边缘，臂板支撑肘和前臂

（三）手术入路

　　前外侧入路是切开复位内固定术最常用的手术入路（图10.12），该入路可向深部解剖至肱骨，易于向近端和远端扩展，并有利于显露桡神经。前外侧入路最适用于肱骨近或中1/3骨折（图10.13A）。对于肱骨下1/3骨折的显露，特别是关节内骨折，前外侧入路是受限制的。前外侧入路的切口在肱二头肌外侧缘、屈肘折痕近端10~15cm。切开皮肤及深筋膜，显露肱二头肌并牵向内侧，可见前臂外侧皮神经在肱肌和肱二头肌之间，采取保护措施，避免其损伤。拉开肱二头肌，可见肱肌和肱桡肌间隔。由于桡神经支配外侧的肱肌和肱桡肌，无真正的神经界面，且桡神经从肱肌和肱桡肌间隔穿出，因此，该肌平面的显露应采用钝性分离，动作要轻柔。建议在肘上方、肱肌和肱桡肌间隔进行桡神经的常规识别。此后，向近端肱肌和肱三头肌之间、肱骨桡神经沟平面解剖桡神经。此时，可见肱骨前外侧和骨折部位，通过抬高肱肌可对肱骨进行骨膜下显露。肱骨后方显露应小心操作，桡神经可能在肱骨桡神经沟中。向近端扩大切口，可从三角肌和肱二头肌间隙延续到三角肌胸大肌间沟。向远端扩大切口，可从肱桡肌和旋前圆肌之间进行显露，形成正中神经和桡神经的节间界面，有损伤前臂外侧皮神经的风险。

　　后入路最适用于肱骨干中或下1/3骨折（图10.13B），该入路对肱骨干骨折合并远端关节内骨折特别有利。切口从肩峰下8~10cm开始，延伸至尺骨鹰嘴窝。纵行切开皮肤和深筋膜，显露肱三头肌，肱骨后方可通过劈开或保留肱三头肌入路显露。劈开肱三头肌入路可显露肱骨，但在肘关节面近端10~13cm处，有损伤桡神经沟内桡神经、使肱三头肌失神经支配的风险。保留肱三头肌入路，通过在肱三头肌内外侧肌间隔建立窗口，并且延续到尺骨鹰嘴窝。保留肱三头肌入路的外侧窗口可见桡神经沟，注意识别并保护其中的桡神经。将肱三头肌外侧头向外侧牵拉，长头向内侧牵拉，可见桡神经沟内的桡神经和肱深动脉。如果需要从外侧进一步向内侧解剖，要特别小心，尺神经在肱三头肌内侧头的深内侧穿向后侧间室。保留肱三头肌入路的内侧窗口，先识别并保护肱骨内上髁后方尺神经沟内的尺神经，逐步向近端解剖，从而显露肱骨。内侧窗口向近端延伸，至肱骨桡神经沟水平上方风险非常高，易损伤血管神经束。

　　由于内侧靠近肱动脉，极少使用内侧入路。当然，如需探查血管神经，内侧入路存在一定优势（图10.13C），切口通常从肱骨内上髁沿肱二头肌后内侧切开，识别尺神经，向后内侧牵拉，识别正中神经和肱动脉，向前外侧牵拉。从喙肱肌和肱三头肌间隙显露，喙肱肌向前侧牵拉，肱三头肌向后侧牵拉，显露肱骨。在内侧切口近端，要特别小心，避免损伤肋间臂神经和臂内侧皮神经。

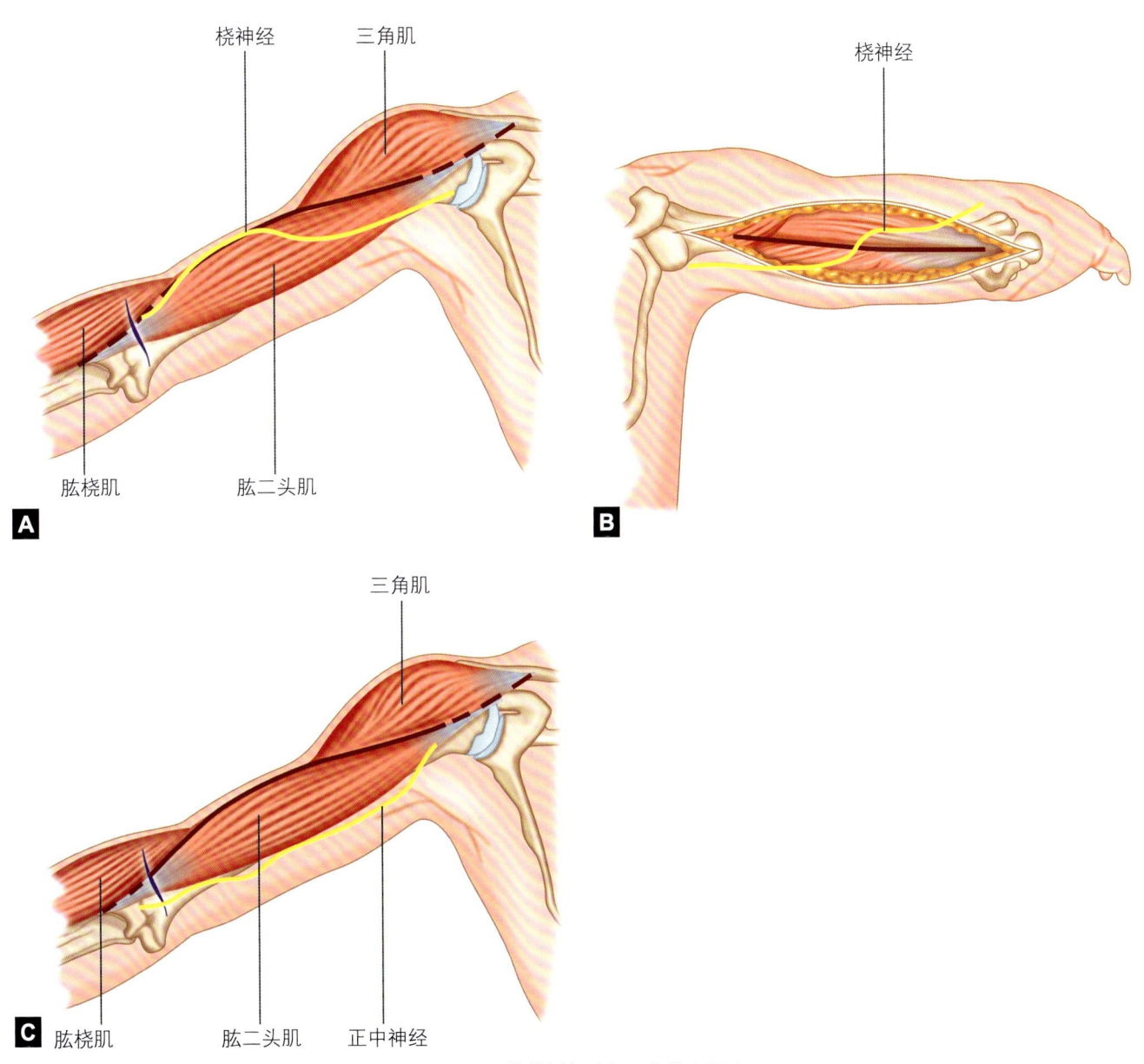

图10.12　前外侧入路切开复位内固定

（A）前外侧入路最适于肱骨中上1/3骨折，切口可向近端延伸至三角肌胸大肌间沟

（B）后侧入路最适于肱骨中下1/3骨折，肱骨后方可通过劈开或保留肱三头肌入路显露

（C）内侧入路最适于肱骨骨折、需同时处理肱动脉或正中神经或尺神经病例

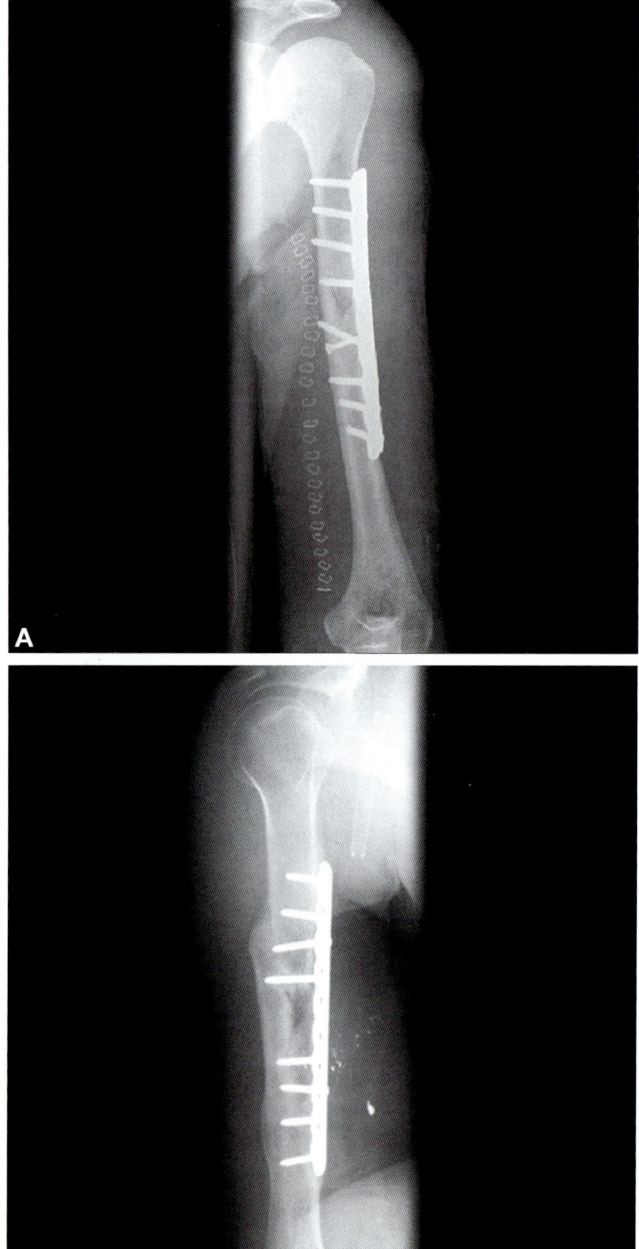

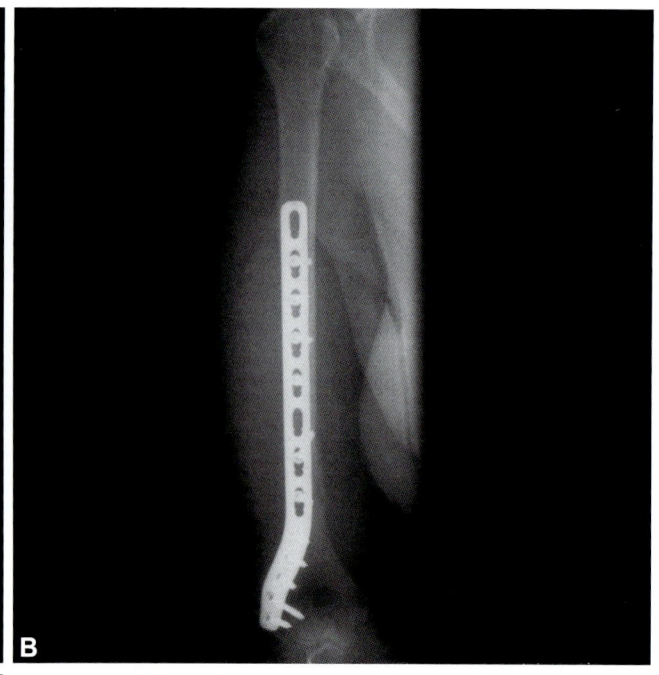

图10.13　钢板治疗肱骨骨折的选择

（A）4.5mm动力加压钢板用于前外侧入路治疗肱骨中段骨折

（B）3.5mm塑形锁定钢板经后侧保留肱三头肌入路治疗肱骨下1/3骨折

（C）肱骨干骨折伴肱动脉裂伤，用3.5mm锁定加压钢板经内侧入路固定肱骨骨折

六、手术方法

（一）切开复位内固定术

切开复位钢板内固定术治疗肱骨干骨折，可选择多种钢板，传统方法常使用4.5mm加压钢板，也可以选择2块3.5mm动力加压钢板90°固定。近年来，随着锁定钢板的出现和普及，可使用3.5mm限制接触动力加压钢板进行固定（图10.13B）。锁定钢板更适合骨质疏松病例，其抗拔出力更高，理论上可单皮质固定；此外，锁定钢板还适用于粉碎性骨折（图10.13C）。上述钢板系统外的必要"辅助器械"还包括骨折复位钳和长骨牵引系统。

手术要点

　　钢板内固定的手术入路和患者体位取决于骨折发生的部位。肱骨中上1/3骨折宜采用前外侧入路钢板内固定。肱骨中下1/3骨折宜采用后侧入路。内侧入路很少使用，但适用于复杂的重建，或神经血管需探查的病例。骨折复位和固定的过程中，常规识别和保护桡神经（图10.14）。桡神经在骨折显露、复位和钢板内固定时易受损伤，保护桡神经对于骨折固定术非常重要。

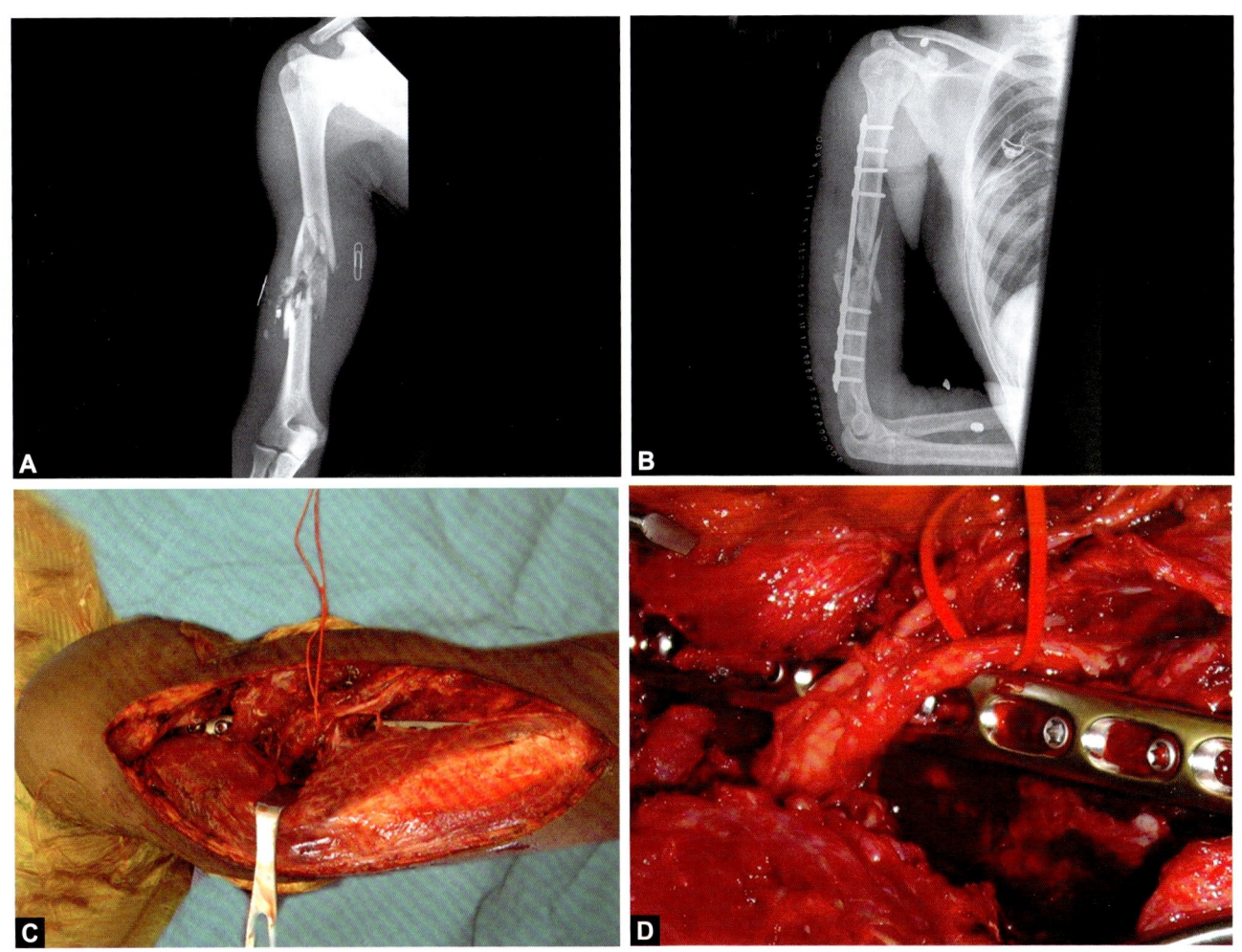

图10.14　后路切开复位钢板内固定术，术中识别和保护桡神经
（A、B）术前和术后X线片提示肱骨中段粉碎性骨折和钢板固定肱骨骨折　（C）后侧保留肱三头肌入路的外侧窗口，在肘关节近端11~13cm处的肱骨桡神经沟，探查桡神经　（D）注意桡神经解剖和抬高，以允许钢板放置其下面。为了避免神经张力过大，仔细解剖及松解神经的近端和远端，以使神经松弛
由Saqib Rehman提供

　　如前一节介绍，开放性骨折的处理步骤，包括冲洗，骨折端清创，使用Weber复位钳或克氏针临时复位（图10.15A）。如果人工牵引达不到满意复位，可使用长骨牵引器或外固定架牵引。一旦骨折复位、恢复正常旋转力线，即可进行钢板内固定。根据骨折粉碎程度及骨折类型决定钢板内固定技术方法，可选用加压钢板、中和钢板、桥接钢板进行肱骨内固定。

对于简单长斜形或螺旋形骨折（AO分型A1或A2型），可用1枚加压螺钉或拉力螺钉初步固定骨折块，再使用钢板中和固定（图10.15B）。拉力螺钉可暂时保持骨折的复位和加压，但不足以承受正常生理性扭转和弯曲。因此，应用钢板可"中和"这些力量（图10.15C）。典型的钢板固定，在骨折上、下方使用6枚皮质螺钉，但在使用较长的钢板或骨折粉碎程度严重时，骨折上、下方可能需要8枚皮质螺钉。

对于轻度粉碎的横断或短斜形骨折，可采用动力加压钢板固定。骨折临时复位后，采用标准加压技术进行钢板固定，骨折上、下方使用6~8枚皮质螺钉。

对于粉碎性或多段性骨折（AO分型B型或C型），桥接钢板可跨越骨折部位起到内部支撑作用。桥接钢板可对齐和固定两个大的骨折端，但不包括两者之间的骨折块。同样，在骨折上、下方使用6~8枚皮质螺钉，但不适合采用加压固定方式。此外，使用锁定钢板作为桥接钢板可改善骨折固定的刚度，减少螺钉退钉的风险。由于骨折部分缺乏骨皮质固定，在使用桥接钢板前，必须确定肱骨的长度和旋转程度。

完成骨折固定，经X线透视确定复位情况及内固定物位置后（图10.15D），逐层缝合伤口。患者手臂放置在吊带上，以减轻疼痛。鼓励患者进行早期功能锻炼，负重时间取决于内固定的牢靠程度及患者的骨质。一般来说，钢板内固定的优点是即时负重，但对于骨质疏松患者和使用桥接钢板固定的病例，则需延迟负重。

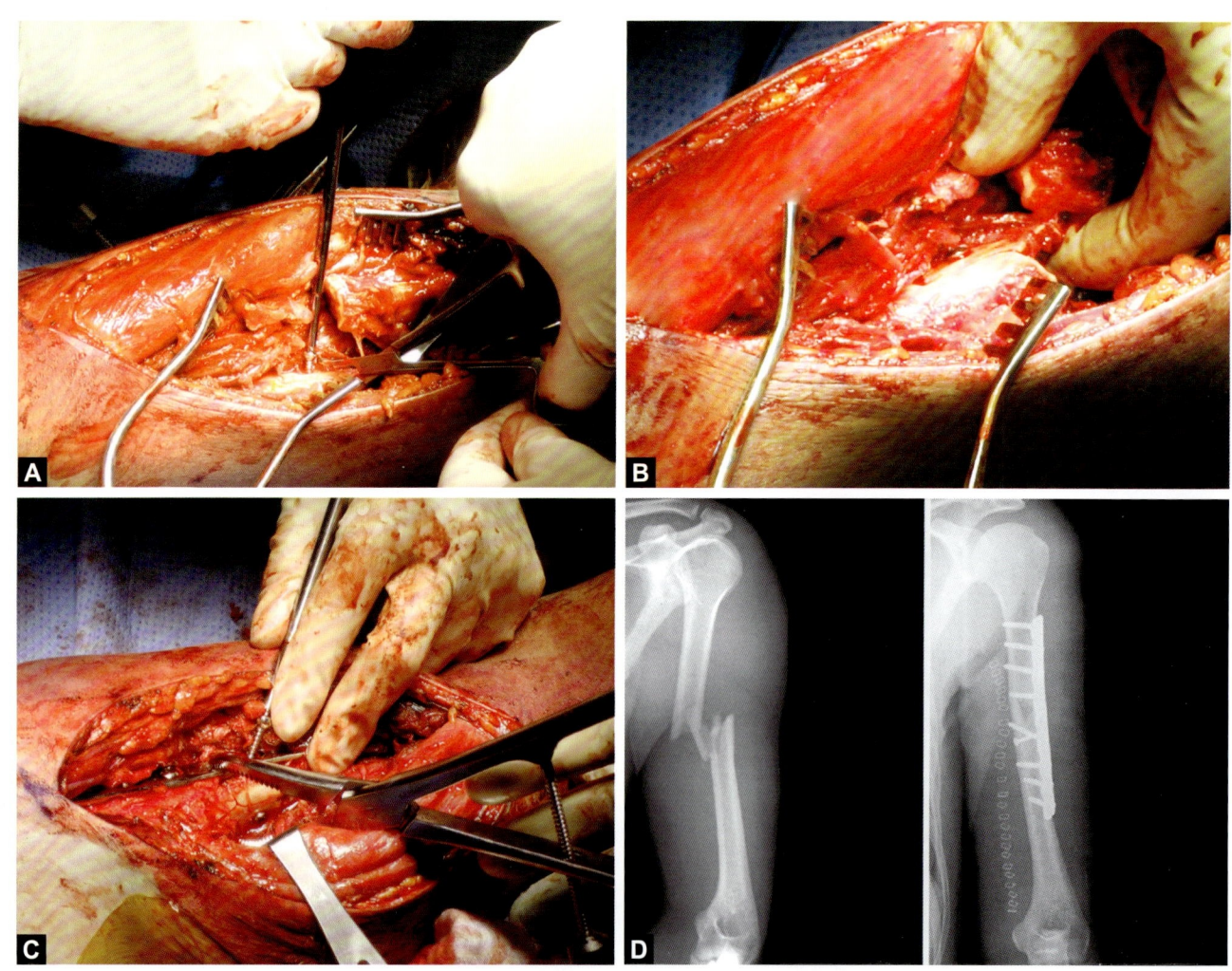

图10.15 经前外侧入路切开复位钢板内固定术
（A）使用复位钳完成骨折临时固定 （B）螺钉初步固定骨折块
（C）骨折加压固定后，使用4.5mm钢板"中和"固定 （D）术前、术后正位X线片

切开复位内固定的经验与教训：

（1）钢板选择包括使用1块4.5mm动力加压钢板、2块3.5mm动力加压钢板正交固定或单独使用3.5mm动力加压锁定钢板。

（2）肱骨中上1/3骨折采用前外侧入路，后侧入路适用于肱骨中下1/3骨折。

（3）在钢板内固定术中，建议常规识别和保护桡神经。

（二）髓内钉内固定术

肱骨干骨折有多种髓内钉选择，但静态锁定髓内钉是首选的髓内植入物。以前使用的肱骨髓内钉，如Seidel钉、Rush钉或Ender钉，其直径大、呈直线、无锁定功能，导致骨不连和旋转不稳定等并发症的发病率高。因此，这些肱骨髓内钉逐渐被小直径弧形的静态锁定髓内钉所取代。锁定髓内钉可提供旋转、轴向和弯曲的支撑，被称为载荷分享装置。髓内钉和钢板对比有以下一些优势：首先，髓内钉固定接近肱骨的机械轴，其弯曲载荷较少，可避免钢板的应力遮挡；另外，骨折类型对髓内钉选择的影响比钢板小，所有AO分型的肱骨干骨折均可选择髓内钉内固定。当然，髓内钉固定的手术入路取决于骨折部位，肱骨中上1/3骨折可选择顺行入路，而肱骨中下1/3骨折可选择逆行入路。

顺行技术

患者采取仰卧位或沙滩椅位，C型臂X线机从同侧或对侧透视。在肩峰的前外侧做一个约5cm平行于三角肌纤维的纵行切口（图10.16C），从三角肌前侧头和中间头之间的缝隙显露，直至三角肌下囊。三角肌的分离应限制在不超过肩峰下2.5~3cm的范围，以避免损伤腋神经。分离或切开三角肌下囊，可见肱骨大结节。纵行分开肩袖至肱骨大结节，在X线透视下，使用导针或锥子于肱骨大结节和关节软骨交界开路（图10.16C）。通常髓内钉的设计是空心的，可允许沿导针直接置入。在髓内钉置入前，导针进入肱骨近端，到达骨折部位，在X线透视下进入肱骨远端，需正、侧位X线透视确认导丝在复位后的肱骨髓腔内。另外，复位肱骨骨折端应非常小心，以避免复位过程中桡神经发生医源性损伤。如有必要扩髓，应沿导针小心进行操作，且需X线全程透视，避免骨热坏死、扩髓钻头从骨折端穿出或软组织损伤。当然，髓内钉置入也可不需要导针或扩髓。

髓内钉插入之前，综合考虑髓内钉近端埋头、骨折端无分离、髓内钉远端在鹰嘴窝近端约5cm 3个因素，确定钉的直径和长度（图10.16F）。髓内钉应缓慢插入肱骨髓内，维持骨折复位的情况下，轻轻敲入，建议通过反复倒打或旋转来消除骨折端的间隔。通过髓内钉定位杆，先置入近端锁定钉，注意电钻或螺钉不要穿出肱骨近内侧关节面（图10.16G）。一旦骨折复位满意、骨折端间隙达到最小、肱骨恢复正常旋转，置入远端锁定钉。通常采用徒手技术辅助远端锁定钉置入，通过Mayo架保持上臂伸展和稳定，在X线透视下可清楚看到远端锁定孔。当远端锁定孔位于X线透视的中心，在相应位置做一个小切口，使用弯钳钝性分离软组织至肱骨前方皮质骨，撑开弯钳保护周围软组织，电钻钻孔，测深，从前往后置入远端锁定钉，避免损伤桡神经和尺神经（图10.16H）。由于电钻在肱骨上所钻的孔难以看到，远端锁定钉容易丢失在周围软组织中。为了避免锁定钉丢失，可使用1根可吸收缝线绑在螺钉头部作为系带，在其脱离螺丝刀或者丢失时，可快速找到。在缝合伤口之前，需X线透视以确定骨折复位情况及内固定所在位置（图10.16I）。如果有需要，可在髓内钉近端扭入尾帽，使用不可吸收缝线间断缝合肩袖，然后逐层缝合伤口。术后使用吊带悬吊患肢以保持舒适，即时进行患肢功能锻炼。

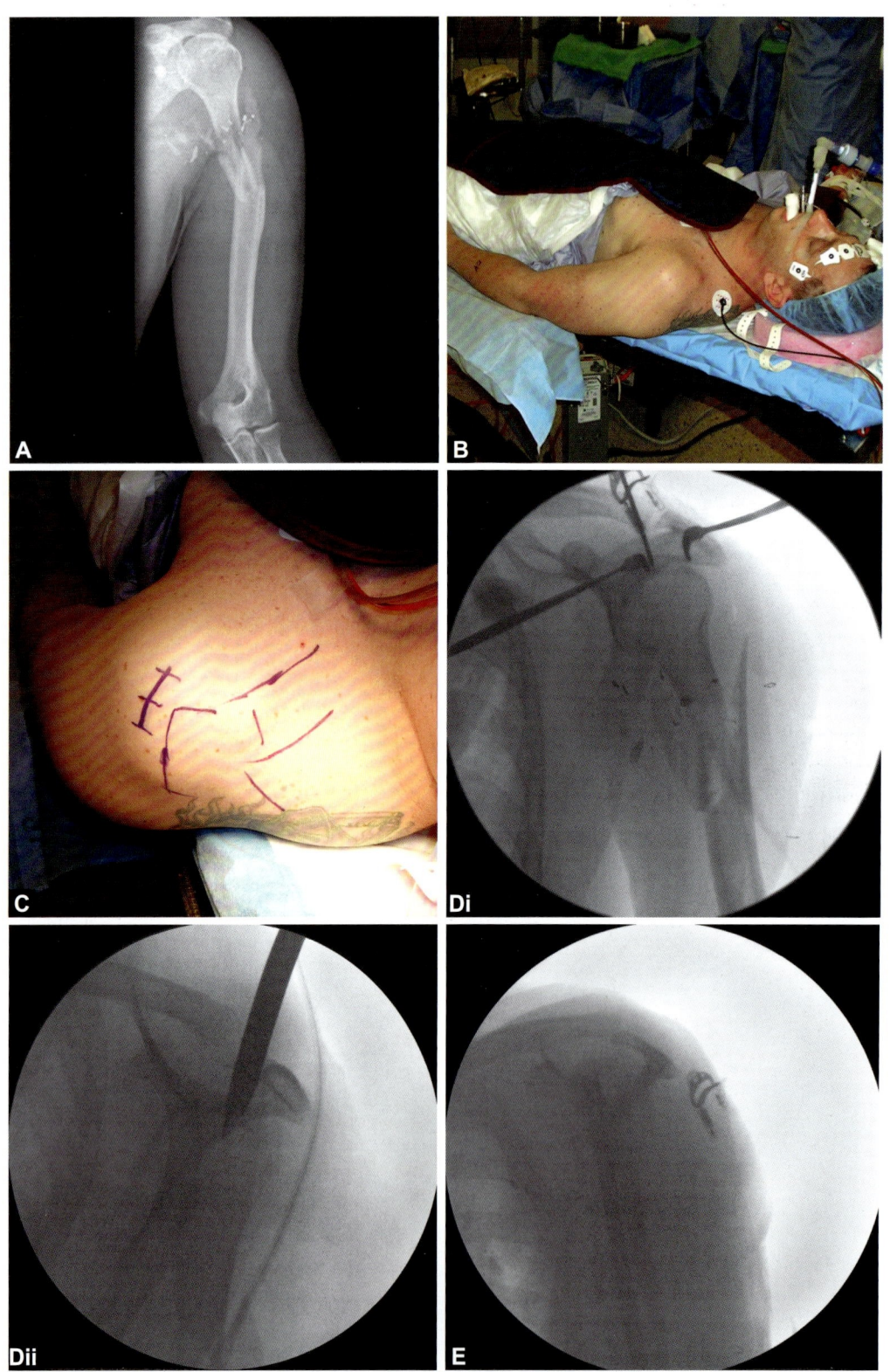

图10.16　肱骨髓内钉可用于各种类型的肱骨干骨折

（A）枪伤引起的肱骨近端骨折　（B）患者仰卧在可透视手术桌，患臂超出桌子边缘　（C）切口位于肩峰前外侧
（D）可用导针或锥子在肱骨头开路　（E）钉近端要埋头于关节面下

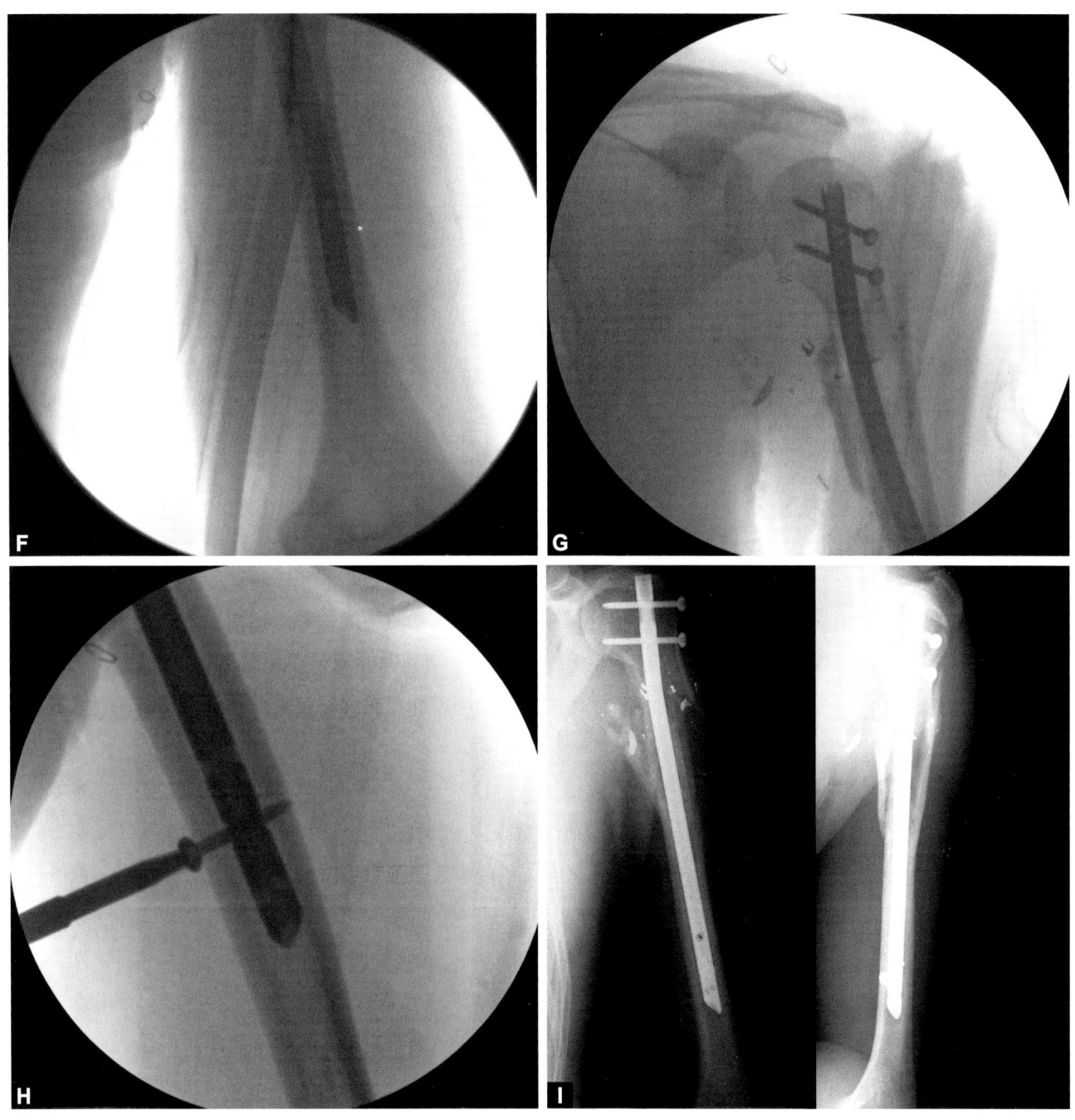

图10.16　（续）

（F）钉远端通常在鹰嘴窝上方约5cm处

（G）近端锁钉通过髓内钉定位杆置入，且不穿出关节面　（H）徒手置入远端锁定钉

（I）术后X线片确认骨折复位和内固定位置合适

逆行技术

在臂远端后方，尺骨鹰嘴尖端上方1~2cm做一个纵行切口，显露肱三头肌，分开并向两侧牵拉，可见鹰嘴窝的近端。在鹰嘴窝上方约2.5cm处肱骨骨皮质，开一个3.5mm的口，髓内钉通过逆行技术进入肱骨髓腔后，剩下的步骤同顺行技术。

髓内钉应用的经验与教训：

（1）髓内钉有空心和非空心两种形式。

（2）髓内钉的髓腔是不固定的，应通过术前测量决定。如果有必要扩髓，则应小心操作，最好沿导丝扩髓。

（3）在锁钉之前，必须确认肱骨是否恢复正常旋转。髓内钉锁定后，臂部应表现出45°～60°被动外旋，可与患者对侧肢体的正常运动相比较。

（4）置入近端锁定钉，在锁定远端之前，拍打肱骨两端可减少骨折间隙。

（5）在徒手置入锁定钉时，使用1根可吸收缝线绑在螺钉头部作为系带，在螺钉脱离螺丝刀进入软组织时，可快速找到。

七、疗效

肱骨干骨折内固定术后疗效的常用评价指标包括骨折愈合率、功能评分和再手术率。另外，无相关的并发症，比如骨不连、桡神经麻痹、肩痛和医源性骨折，也是一个基准。

（一）切开复位内固定

切开复位内固定术治疗肱骨干骨折的骨愈合率为94%～100%。早期有两个系列病例报告研究，每个系列含34例肱骨干骨折患者，均采用切开复位内固定术，结果骨愈合率均为97%，无永久性神经损伤。虽然这些早期研究缺乏随机、对照，却首次强调了切开复位钢板内固定术的优势，包括保护软组织损伤、早期功能锻炼（预防挛缩）、方便护理等。最近，McKee等报道了114例应用限制接触动力加压钢板治疗肱骨干骨折的病例，骨愈合率为97%。钢板内固定术也可用于肱骨开放性骨折。近期有一个钢板内固定术治疗肱骨开放性骨折的回顾性研究，46个病例均为急诊（8小时以内）行钢板内固定术，结果骨愈合率为100%，无医源性神经麻痹或者深部感染。Tingstad等报道了肱骨干骨折切开复位内固定术的一些病例，不包含干骺端或关节内骨折，术后比较立即负重与保护性负重对疗效的影响，结果提示所有病例总的愈合率为94%，3个病例发生骨不连、2个病例发生内固定失效，需再次手术；两种负重方法在骨愈合、骨折对位、内固定失效或再手术率方面无统计学差异。

（二）髓内钉内固定

髓内钉治疗股骨和胫骨骨折取得满意效果，提高了早期肱骨髓内钉治疗肱骨干骨折的研究热度。然而，后续的研究提示髓内钉治疗肱骨干骨折增加了并发症发生率，这些并发症包括旋转不稳定、骨不连、医源性骨折和肩关节功能降低。Robinson等报道了18例使用锁定Seidel钉（Howmedica, Rutherford, New Jersey）治疗肱骨干骨折的病例，随访超过6个月，结果发现13个病例发生中度到重度肩关节疼痛，其中有8例需要拆除内固定物。同样地，髓内钉治疗肱骨骨折骨不连的发生率也存在争议，相关文献提示发生率为0～29%。随着髓内钉及其技术的更新，髓内钉的直径减小且增加了多种锁钉方式，最近的研究提示髓内钉治疗肱骨骨折的临床疗效有所改善。Ikpeme报道了25例使用顺行Russell Taylor钉（Smith and Nephew Richards, Inc., Memphis,

Tennessee）治疗肱骨骨折的病例，经过2年的随访，结果骨愈合率100%。然而，有6例患者出现肩关节疼痛，均有近端锁定钉移位或凸出，5例随后行螺钉取出术后症状缓解。Crates和Whittle也对顺行Russell Taylor钉治疗肱骨骨折进行报道，结果骨愈合率为94%，保存完整肩关节功能的病例占90%，因肩关节疼痛需再次手术的比率为4%。Fernandez等报道了47例逆行非扩髓髓内钉（Smith and Nephew Richards, Inc., Memphis, Tennessee）治疗肱骨中段骨折的病例，结果骨愈合率为96%，肩关节和肘关节功能评分为优的概率分别为95%和91%。

（三）钢板与髓内钉

多年来，肱骨干骨折最合适的手术方法一直存在争论，一些针对钢板与髓内钉治疗肱骨干骨折的前瞻对照研究得到发表，但大多数属小规模临床试验。作为回应，一系列的Meta分析不断出现。Bhandari等的Meta分析提示，髓内钉治疗肱骨骨折再次手术和肩关节疼痛的风险显著高于钢板内固定方法，而两者在骨不连、感染和桡神经麻痹方面无明显差别。Heineman等发布了一个更新的Meta分析结果，评价两种方法总并发症的发生率，包括疼痛、骨不连、感染等，结果提示髓内钉治疗肱骨骨折总并发症的发生率高于钢板内固定。虽然大多数研究结果倾向于使用钢板内固定术治疗肱骨干骨折，但具体病例需具体分析，因为目前没有一种适用于所有病例的最优方法。

（四）顺行髓内钉与逆行髓内钉

很少前瞻性临床研究比较顺行和逆行髓内钉治疗肱骨骨折。最近Cheng和Lin报道了92例顺行和逆行髓内钉治疗肱骨骨折的病例，比较两者的骨愈合率和并发症，结果提示顺行和逆行髓内钉骨愈合率分别为95%、93%，逆行髓内钉的手术时间比顺行髓内钉长，但是肩关节功能障碍发生率少，两者肘关节Mayo功能评分方面无明显差异。目前看来，顺行和逆行髓内钉治疗肱骨骨折均可达到可接受的临床疗效，对于合并肩关节疾病的病例，建议使用逆行髓内钉，而对于危重患者，建议使用顺行髓内钉以缩短手术时间。

八、并发症

（一）桡神经损伤

桡神经麻痹是所有长骨骨折后最常见的神经麻痹。急性或医源性桡神经麻痹的治疗仍存在争议。Shao等对1045例肱骨骨折患者进行了系统性文献回顾，结果发现，桡神经麻痹的总发生率为11.8%，桡神经麻痹高风险的骨折类型为肱骨中下1/3横断或螺旋形骨折，其中包括Holstein Lewis型骨折；除了开放性骨折或其他需切开修复情况，桡神经麻痹的第一步处理为观察，88%的神经麻痹可以恢复，其中有70%为自行恢复；另外，观察或早期手术探查处理桡神经麻痹，两种方法在神经恢复方面的比较无明显差异；3周内进行超声检查决定是否需要手术修补，如桡神经出现断裂或卡压则考虑手术。然而，手术探查前的最佳等待时间尚无明确说明，多数外科医生推荐2~6个月。Green等推荐了一种计算等待时间的方法，基于神经再生的速度为1mm/d和骨折端到肱骨外上髁上方2cm的距离为神经生长的长度计算，所得神经生长天数再加30天即为等待时间。相反地，如果桡神经麻痹发生在骨折复位操作或者无神经探查手术内固定术后，则需再次手术进行神经探查。

（二）进钉点并发症

肩部疼痛是肱骨骨折髓内钉内固定术最大的挑战，可由插入时直接的肩袖损伤和继发的内固定物刺激引起。通过改变进钉点位置、小切口进钉以及置钉后修补肩袖，肩部损伤的风险仍无法消除。目前推荐小切口切开肩袖置钉，钉尾部埋头于肱骨头关节面下以防止撞击，如果肩关节功能仍严重缺失，则于12个月内拆除内固定物。

（三）骨不连

如果在6个月时骨折端仍无骨痂形成，应考虑诊断肱骨骨不连。一般来说，骨不连由骨折端分离、软组织嵌顿、内固定不恰当或者失效引起。当然，患者的一般因素，如营养不良、吸烟，也是骨不连的原因。髓内钉治疗肱骨骨折，置入近端锁定钉后，在置入远端锁定钉之前，可通过倒打骨折两端可减少或消除骨折端间隔。肱骨骨不连的金标准治疗方法为切开复位、植骨钢板内固定术，更换髓内钉没有证实可获得同样临床效果。

（四）医源性骨折

一般来说，医源性骨折发生在髓内钉插入期间，其发生率为1.8%～6%。在肱骨髓腔小的病例，逆行入路尤其危险。大多数医源性骨折无移位，不会导致内固定失败。小直径髓内钉的应用减少了医源性骨折的发生率。部分外科医生建议从鹰嘴窝进钉点直行进钉，而不选择髁上进钉点斜行进钉，从而减少医源性骨折。

九、典型并发症案例

例1：桡神经损伤

43岁，男性，因肱骨中段骨折行闭合复位髓内钉内固定术，术前的桡神经功能正常。术后出现桡神经麻痹，伸腕伸指功能障碍，予以早期观察处理，3个月后桡神经仍无恢复。

术后桡神经麻痹有多种原因，包括直接的神经损伤或撕裂、过度牵张、内固定物或骨折端卡压（图10.17）。肱骨骨折内固定术后桡神经麻痹的处理取决于3个因素：

（1）术前桡神经功能。

（2）术中是否看到桡神经。

（3）内固定的类型。

在术前存在桡神经麻痹的病例，预计术后仍会出现麻痹。然而，这些病例如果选择手术治疗，髓内钉内固定是相对禁忌，首选切开复位钢板内固定术。术中显露、检查桡神经，并在整个手术过程中对其进行保护，这样桡神经得到了最好的恢复机会，避免发生二次损伤、内固定物或者骨折端卡压。

在骨折内固定术后新出现桡神经麻痹的病例，进一步的处理方法取决于内固定手术过程中是否看到桡神经。如果桡神经在手术过程中可见，包括内固定的过程，那么可予以观察处理；如果手术过程中未见到桡神经，建议早期重新探查。另外，如果使用髓内钉治疗肱骨骨折出现桡神经麻痹，也应考虑再次探查，以明确桡神经是否直接损伤、在骨折端周围张力是否过大或是否卡压在骨折端。同样，初次行切开复位钢板内固定术治

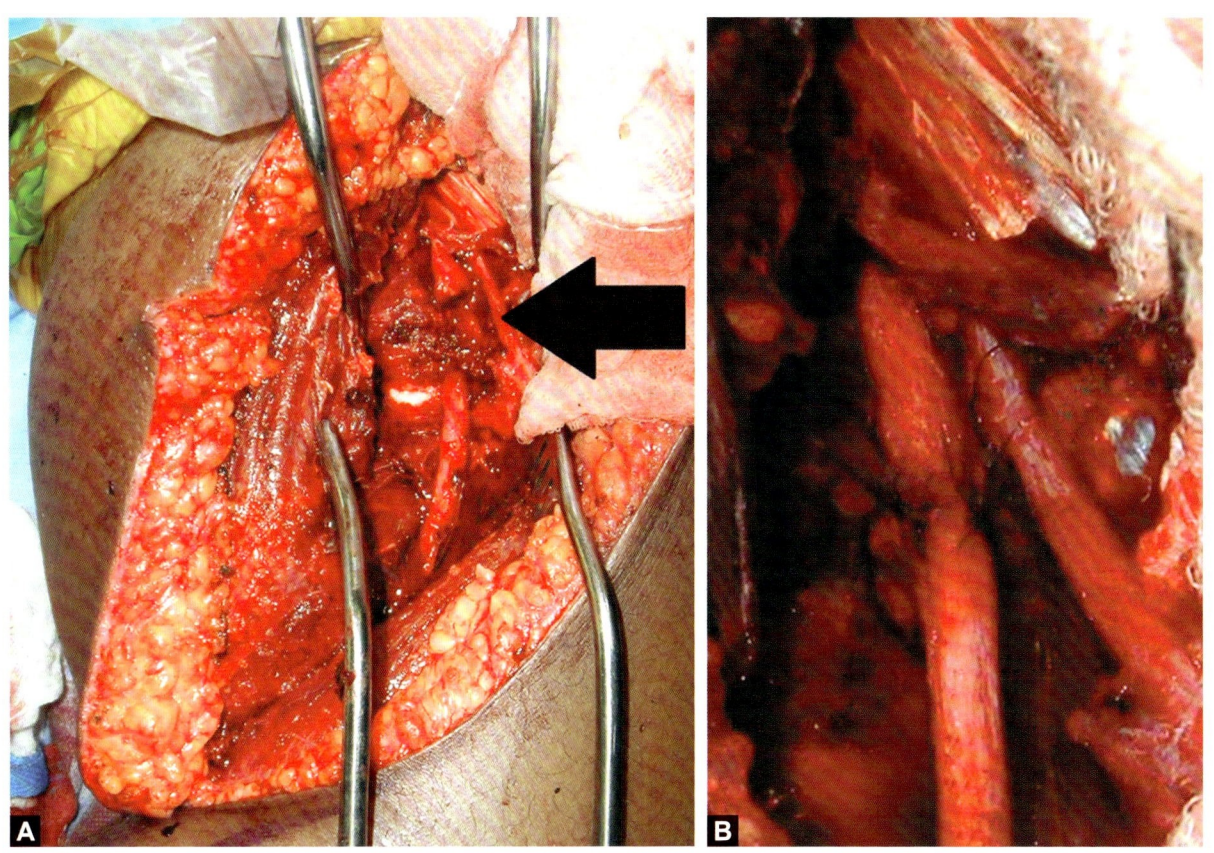

图10.17 肱骨骨折内固定术后桡神经麻痹可由直接医源性神经损伤、过度牵拉、内固定物或骨折部位直接压迫神经引起
（A）再次手术探查，发现初次行肱骨骨折切开复位钢板内固定时，意外损伤桡神经
（B）使用标准的显微外科技术对桡神经行一期外膜缝合

疗肱骨骨折，术中未识别和保护桡神经，术后出现桡神经麻痹，也考虑再次手术探查，以明确桡神经是否直接损伤、过度牵张、受内固定物或骨折端卡压。

技术要点

如果初次骨折切开复位内固定术采用前外侧入路，再次探查手术也应采用同一切口和入路。如果初次手术采用髓内钉内固定术，再次探查手术首选前外侧入路。术前需明确骨折内固定物的类型，术中准备好相关的工具，以防术中需行内固定物拆除。另外，对于长时间缺乏桡神经恢复的病例，再次行桡神经探查前，应先进行术前讨论，决定是否进行肌腱转位以恢复患者伸腕功能。

先识别损伤区以外的桡神经，向骨折或内固定物近端显露。另外，桡神经在肘上肱肌和肱桡肌间隔处最表浅，且最易识别，建议在肘横纹上方，沿肱二头肌外侧缘向近端做一个10～15cm手术切口。纵行切开皮肤及深筋膜，显露肱二头肌和肱肌并向内侧牵拉，避免损伤此肌间隔远端的前臂外侧皮神经。在切口的远端可见肱肌和肱桡肌间隔，需对其进行钝性分离，桡神经就在此间隔内。向近端解剖桡神经，同时在肱肌和肱三头肌之间显露肱骨干。

对骨折部位的桡神经进行检查，采用一种或多种措施对其进行处理，包括松解、减压和/或修复。首先，需从周围的瘢痕组织、骨折块或骨痂中解剖、松解出桡神经。其次，充分降低桡神经张力。特别要确认桡神经在骨折部位和内固定物之外，且无张力过大。如果桡神经被内固定物卡压，需拆除内固定物去除卡压。最后，仔细检查桡神经以明确是否存在任何损伤或裂伤。如有必要对桡神经进行修复，则应采用显微外科技术对其修复。完成神经松解、减压和修复后，可保留桡神经在其原来所在的解剖位置。

例2：肱骨骨不连

22岁，男性，肱骨中段开放性骨折，急诊予以伤口清创、冲洗及后入路切开复位钢板内固定术。对患者进行了一段短期随访，期间其恢复良好。术后2年，患者出现患臂疼痛、畸形和短缩。患者述近期患臂无任何疼痛或功能障碍，当他穿外套时，突然听到咔嗒声，随后臂部出现剧痛。X线片提示肱骨骨折萎缩性骨不连，内固定物失效。

骨不连是肱骨干骨折罕见但公认的术后并发症（图10.18），其危险因素包括横断骨折、骨折端分离、软组织嵌顿、内固定松动或者使用不当。患者因素包括吸烟、营养不良和代谢性骨病。骨不连的手术处理需以下几个步骤（图10.19）：

（1）显露骨折端。

（2）清除硬化骨至骨端渗血。

（3）打通两端骨髓腔。

（4）使用加压钢板固定。

必要时植骨。术前，应预先告知患者，有可能需缩短肱骨以实现骨不连部位的成功修复，这样会造成双上肢不等长。应指导患者加强营养、避免吸烟。应告知患者，短暂或长期桡神经麻痹比较常见，因为二次手术需对桡神经进行解剖。

技术要点

为了充分显露之前所用的内固定物，应再次使用初次手术的入路。在手术过程中，仔细解剖和保护桡神经。拆除之前的内固定物，可见骨折部位及两侧硬化端被假关节囊包裹。去除两侧骨折端之间的所有软组织，显露骨折端，打通两端骨髓腔，两端硬化骨通过咬骨钳或摆锯清除至出血骨，复位骨折端，恢复肱骨正常旋转和力线，使用加压钢板内固定。为了最大限度增加两侧骨折端的接触面积以促进骨愈合，可对骨折两端进行阶梯或斜行切割，当然首先得确保肱骨在正常旋转位。开始先用直径为2.5mm的钻头打通两侧骨折端的髓腔，如有必要，可用直径为4.5mm的钻头进一步打通髓腔。恢复两端髓腔可提供管道传递，以促进骨愈合。钢板固定最好选用大的锁定加压钢板或加压钢板，也可以选用2块小的加压钢板90°固定。如果选用锁定钢板，在使用锁定钉之前，应先采用标准AO加压技术对骨折端进行加压，钢板应预弯以提高加压效果，通常在骨不连上下两端植入6~8枚皮质螺钉。

在髓内钉治疗肱骨干骨折不愈合的情况，也可考虑更换为扩髓髓内钉，但建议先显露骨不连，并按上述方法对骨不连两端进行处理，再去除之前的髓内钉，对骨不连进行切开处理可增加骨折愈合的机会。

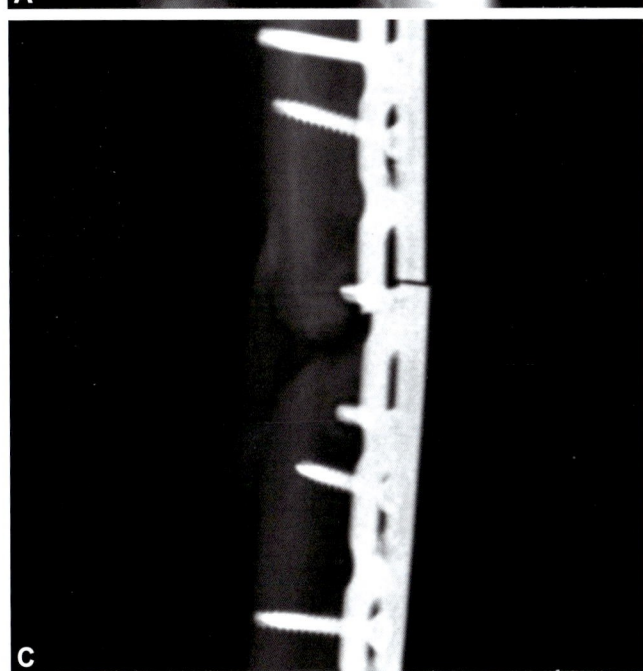

图10.18　肱骨骨折内固定术后骨不连

（A）肱骨干骨折髓内钉内固定术后6个月，骨折线清晰可见，无桥接骨或骨痂形成

（B）肱骨干骨折钢板内固定术后12个月骨不连

（C）将骨不连处的X线片放大，可见骨不连两端硬化，靠近骨不连的螺钉由于持续松动，周围出现透亮影，内固定失效

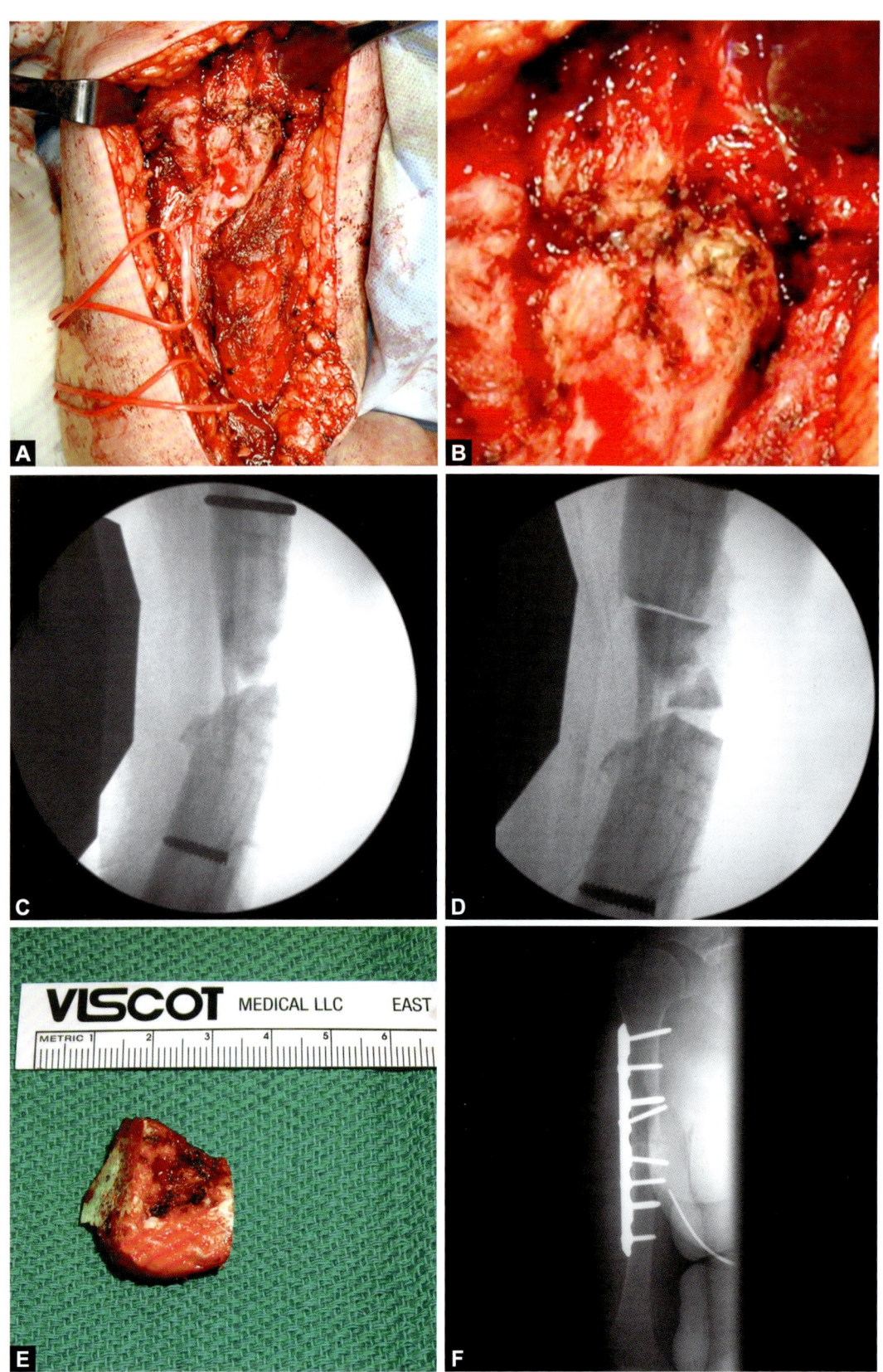

图10.19 肱骨骨不连的修复过程

（A）应先识别桡神经，并在手术过程中予以保护 （B）显露骨不连，可见由纤维瘢痕组织包裹骨折端形成的假关节结构
（C）X线透视确定骨不连部位 （D）使用小摆锯一次性去除假关节结构两端的不正常骨组织
（E）骨不连出现硬化骨、骨髓腔消失，需使用电钻将其打通 （F）锁定加压钢板固定骨折端，
首先使用非锁定钉进行加压，根据需要再使用锁定螺钉

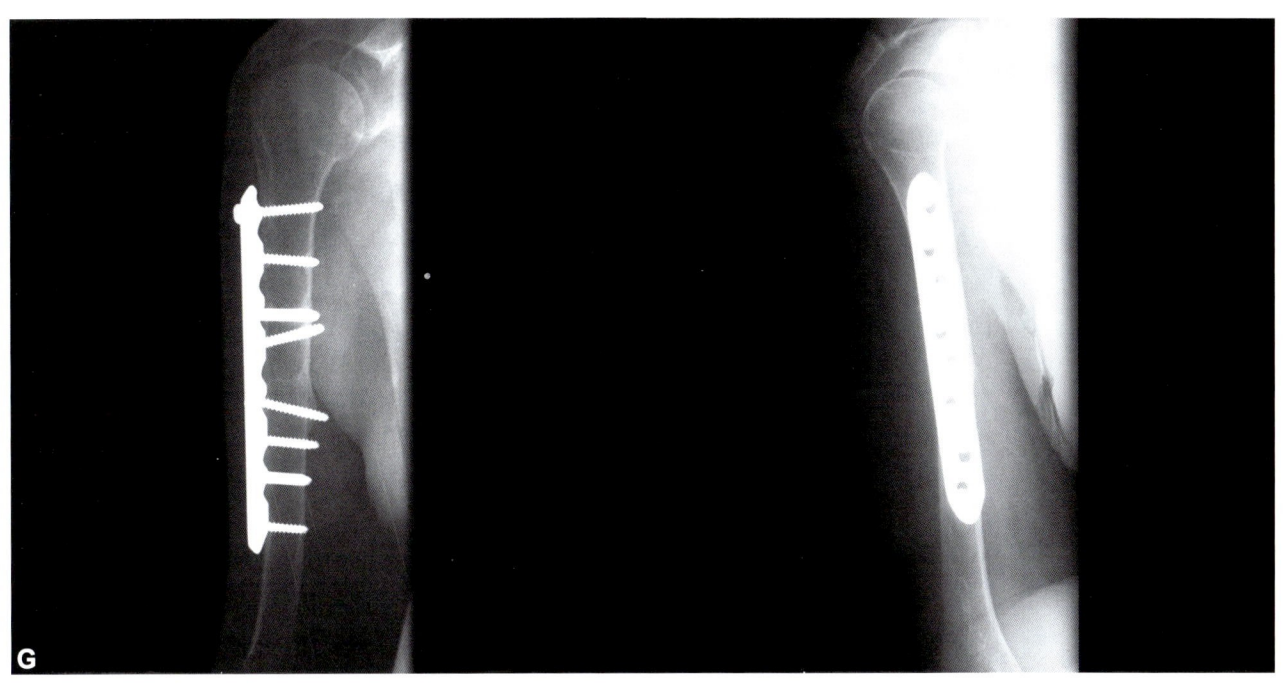

图10.19　（续）
（G）术后3个月复查，确认骨不连部位愈合

十、小结

肱骨干骨折是常见的损伤，年轻患者肱骨干骨折多由高能量损伤引起，而老年患者则多发生于低能量损伤。开放性和病理性骨折也是常见的骨折类型。对于病情稳定的患者，初始评估的重点应放在神经血管检查、开放伤口、同侧肩部与前臂伴随的损伤。桡神经麻痹是最常见的合并伤，可通过检查腕关节背伸力和第1指蹼间隙背侧感觉判断。在任何复位操作或手术前后，需详细记录体格检查结果。一般来说，包含肩肘关节的肱骨正、侧位X线片已足够对骨折进行诊断。CT检查用于确定是否合并关节内骨折。肱骨干骨折通常按AO分型方式进行分类。

非手术方法治疗肱骨干骨折具有较高愈合率，肱骨理论上可耐受的畸形有20°向前成角、30°内翻成角、30°旋转不良及缩短3cm。肱骨干骨折的手术适应证可分为骨折标准、合并损伤和患者类型（表10.1）。手术方式包括切开复位钢板内固定术和髓内钉内固定术。切开复位内固定术是最常用的手术方式，但髓内钉在病理性骨折、多段骨折及需短时间内完成手术的患者存在优势。最近的对照试验提示，两种手术方法的骨愈合率相似。而近期的Meta分析结果提示，髓内钉发生并发症及需再次手术的风险比较高。

（秦豪　译）

参考文献

[1] Rose SH, Melton LJ 3rd, Morrey BF, et al. Epidemiologic features of humeral fractures. Clin Orthop Relat Res. 1982;168:24-30.

[2] Ekholm R, Adami J, Tidermark J, et al. Fractures of the shaft of the humerus. An epidemiological study of 401 fractures. J Bone Joint Surg Br. 2006;88(11):1469-1473.

[3] Tytherleigh-Strong G, Walls N, McQueen MM. The epidemiology of humeral shaft fractures. J Bone Joint Surg Br. 1998;80(2):249-253.

[4] Mast JW, Spiegel PG, Harvey JP Jr, et al. Fractures of the humeral shaft: a retrospective study of 240 adult fractures. Clin Orthop Relat Res. 1975;112:254-262.

[5] Frassica FJ, Frassica DA. Metastatic bone disease of the humerus. J Am Acad Orthop Surg. 2003;11(4):282-288.

[6] Klenerman L. Fractures of the shaft of the humerus. J Bone Joint Surg Br. 1966;48(1):105-111.

[7] Sarmiento A, Zagorski JB, Zych GA, et al. Functional bracing for the treatment of fractures of the humeral diaphysis. J Bone Joint Surg Am. 2000;82(4):478-486.

[8] Koch PP, Gross DF, Gerber C. The results of functional (Sarmiento) bracing of humeral shaft fractures. J Shoulder Elbow Surg. 2002;11(2):143-150.

[9] Marsh JL, Slongo TF, Agel J, et al. Fracture and dislocation classification compendium—2007: Orthopaedic Trauma Association classification, database and outcomes commi-ttee. J Orthop Trauma. 2007;21(10 Suppl):S1-133.

[10] Gustilo RB, Merkow RL, Templeman D. The management of open fractures. J Bone Joint Surg Am. 1990;72(2):299-304.

[11] Mostafavi HR, Tornetta P 3rd. Open fractures of the humerus treated with external fixation. Clin Orthop Relat Res. 1997;337:187-197.

[12] Bell MJ, Beauchamp CG, Kellam JK, et al. The results of plating humeral shaft fractures in patients with multiple injuries. The Sunnybrook experience. J Bone Joint Surg Br. 1985;67(2):293-296.

[13] Vander Griend R, Tomasin J, Ward EF. Open reduction and internal fixation of humeral shaft fractures. Results using AO plating techniques. J Bone Joint Surg. 1986;68(3):430-433.

[14] McKee MD, Seiler JG, Jupiter JB. The application of the limited contact dynamic compression plate in the upper extremity: an analysis of 114 cases. Injury. 1995;26(10):661-666.

[15] Connolly S, McKee MD, Zdero R, et al. Immediate plate osteosynthesis of open fractures of the humeral shaft. J Trauma. 2010;69(3):685-690.

[16] Tingstad EM, Wolinsky PR, Shyr Y, et al. Effect of immediate weight bearing on plated fractures of the humeral shaft. J Trauma. 2000;49(2):278-280.

[17] Farragos AF, Schemitsch EH, McKee MD. Complications of intramedullary nailing for fractures of the humeral shaft: a review. J Orthop Trauma. 1999;13(4):258-267.

[18] Riemer BL, Foglesong ME, Burke CJ 3rd, et al. Complications of Seidel intramedullary nailing of narrow diameter humeral diaphyseal fractures. Orthopedics. 1994;17(1):19-29.

[19] Robinson CM, Bell KM, Court-Brown CM, et al. Locked nailing of humeral shaft fractures. experience in Edinburgh over a two-year period. J Bone Joint Surg Br. 1992;74(2):558-562.

[20] Bain GI, Sandow M, Howie DW. Treatment of humeral shaft fractures with the Seidel intramedullary nail. Aust NZJ Surg. 1996;66(3):156-158.

[21] Ikpeme JO. Intramedullary interlocking nailing for humeral fractures: experiences with the Russell-Taylor humeral nail. Injury. 1994;25(7):447-455.

[22] Crates J, Whittle AP. Antegrade interlocking nailing of acute humeral shaft fractures. Clin Orthop Relat Res. 1998; (350):40-50.

[23] Fernandez FF, Matschke S, Hulsenbeck A, et al. Five years' clinical experience with the unreamed humeral nail in the treatment of humeral shaft fractures. Injury 2004;35:264-271.

[24] Chapman JR, Henley MB, Agel J, et al. Randomized pros-pective study of humeral shaft fracture fixation: intra-medullary nails versus plates. J Orthop Trauma. 2000; 14(3): 162-166.

[25] McCormack RG, Brien D, Buckley RE, et al. Fixation of fractures of the shaft of the humerus by dynamic com-pression plate or intramedullary nail. A prospective, randomised trial. J Bone Joint Surg Br. 2000;82(3):336-339.

[26] Changulani M, Jain UK, Keswani T. Comparison of the use of the humerus intramedullary nail and dynamic com-pression plate for the management of diaphyseal fractures of the humerus. A randomised controlled study. Int Orthop. 2007;31:391-395.

[27] Putti AB, Uppin RB, Putti BB. Locked intramedullary nailing versus dynamic compression plating for humeral shaft fractures. J Orthop Surg (Hong Kong). 2009;17(2):139-141.

[28] Singisetti K, Ambedkar M. Nailing versus plating in humerus shaft fractures: a prospective comparative study. Int Orthop. 2010;34(4):571-576.

[29] Bhandari M, Devereaux PJ, McKee MD, et al. Compression plating versus intramedullary nailing of humeral shaft fractures—a meta-analysis. Acta Orthop. 2006;77(2):279-584.

[30] Heineman DJ, Poolman RW, Nork SE, et al. Plate fixation or intramedullary fixation of humeral shaft fractures. Acta Orthop. 2010;81(2):216-223.

[31] Heineman DJ, Bhandari M, Nork SE, et al. Treatment of humeral shaft fractures—meta-analysis reupdated. Acta Orthop. 2010;81(4):517.

[32] Cheng HR, Lin J. Prospective randomized comparative study of antegrade and retrograde locked nailing for middle humeral shaft fracture. J Trauma. 2008;65(1):94-102.

[33] Shao YC, Harwood P, Grotz MR, et al. Radial nerve palsy associated with fractures of the shaft of the humerus: a systematic review. J Bone Joint Surg. 2005;87(12):1647-1652.

[34] Green DP, Hotchkiss RN, Pederson WC. Green's Operative Hand Surgery, Vol 2, 4th edition. New York: Churchill Livingstone; 1999. pp. 1492.

第11章

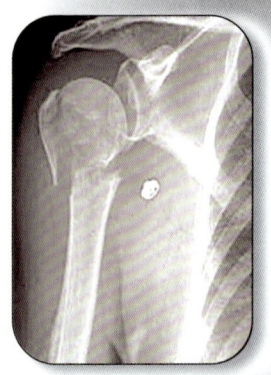

肱骨近端骨折
Proximal Humerus Fractures

David Wellman, Dean Lorich, David Helfet

本章纲要

一、导言

　　肱骨近端骨折治疗极具挑战性，约占全部骨折的6%，尤其在高龄患者中，即使是低能量暴力创伤，也可能造成严重复杂的骨折。与其他肱骨骨折相比，肱骨近端骨折在人群中发病率，随年龄增加而提高，70%肱骨近端骨折发生在女性患者，因此对于高龄患者人群骨质疏松症的评估和处理是非常重要的。

　　肱骨近端骨折的治疗方法可采取保守治疗或手术治疗，不同的固定技术和入路在各类文献中有所报道。约20%病例需要积极的手术干预，解剖理解、熟悉的显露方法和选择有效固定是治疗肱骨近端骨折的关键。

二、诊断

　　完整的病史对诊断与治疗肱骨近端骨折很有帮助。应密切关注损伤机制，因为高能量创伤往往会造成其他相关的创伤，如脱位、神经与血管损伤。应根据患者的健康状况和对肢体功能需求，来决定最终的治疗方案。

　　详细体格检查从软组织开始，需要检查皮肤是否有陈旧切口和新鲜伤口，因为肱骨近端有丰富的软组织包裹，出现肱骨近端开放性骨折是很罕见的，而瘀斑和水肿经常会掩盖骨折的特征。21%～45%的骨折和脱位伴有神经损伤，最常见为腋神经损伤，故需进行彻底的神经血管检查。潜在的血管损伤首先通过比较两侧上肢脉搏触诊来判断，任何动脉损伤都需血管外科会诊并进一步评估。肩关节活动度检查是评估肩部损伤的基础，但对神志清醒患者而言则难以忍受，同时应该注意手臂的体位，往往骨折合并脱位比单纯脱位更为隐蔽。详细的术前检查是必要的，包括尝试复位之后的复查。放射影像学检查是进一步评估肱骨近端骨折的方法。可从3个不同角度获得肩部的X线片，包括真正的肩关节前后位（与前后位平面倾斜30°）、肩胛骨侧位（肩胛骨Y位）和腋窝侧位（图11.1）。这些影像往往是制订治疗方案的重要依据。如骨折疼痛导致腋窝侧位难以定位，而Velpeau位是替代腋窝侧位的选择，应注意骨折块移位及成角并判断肱骨头是否半脱位或脱位（腋窝侧位显示最清晰）。

　　对于复杂关节内骨折，CT检查必不可少，骨块如重叠在X线片上只能获得模糊图像，不能真实地反应骨折的解剖位置，并影响手术方案的制订（图11.2）。此外，CT可以判断骨折碎片方位，能更好地评估关节损伤，如压缩性损伤和肱骨"头-裂"型损伤等分型（图11.3）。然而，Foroohar等研究结果表明，CT和三维等辅助技术对骨折分型和治疗计划选择并没有显著帮助。

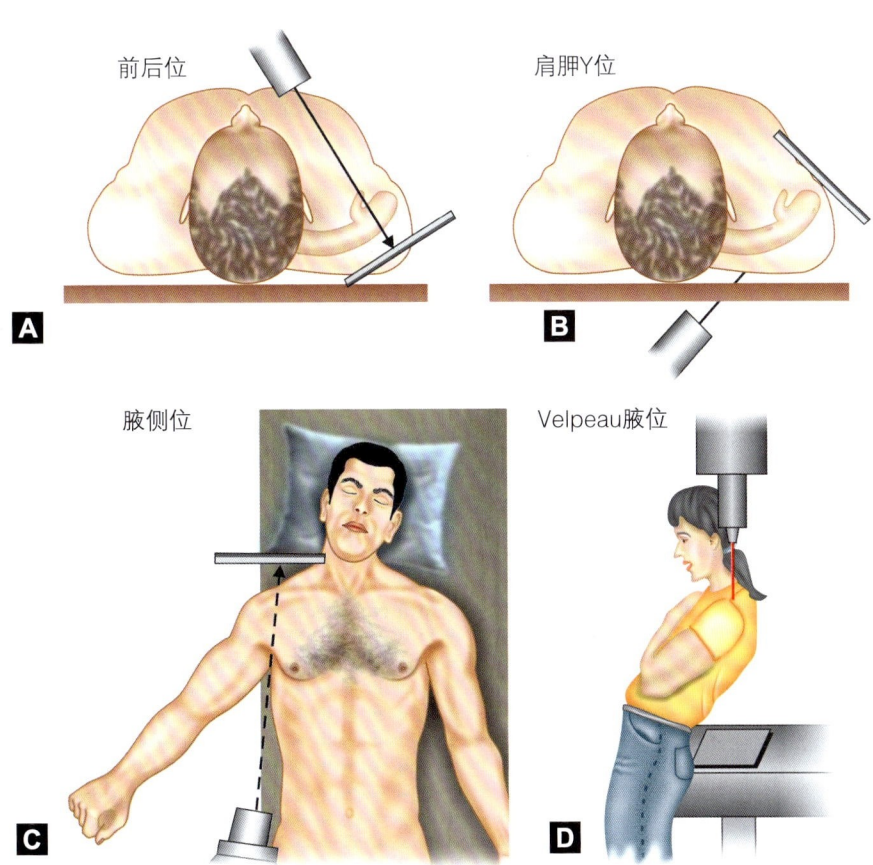

图11.1　肱骨近端骨折的影像学检查标准视图
（A）前后位片　（B）肩胛骨侧位片　（C）腋窝侧位片　（D）Velpeau位片

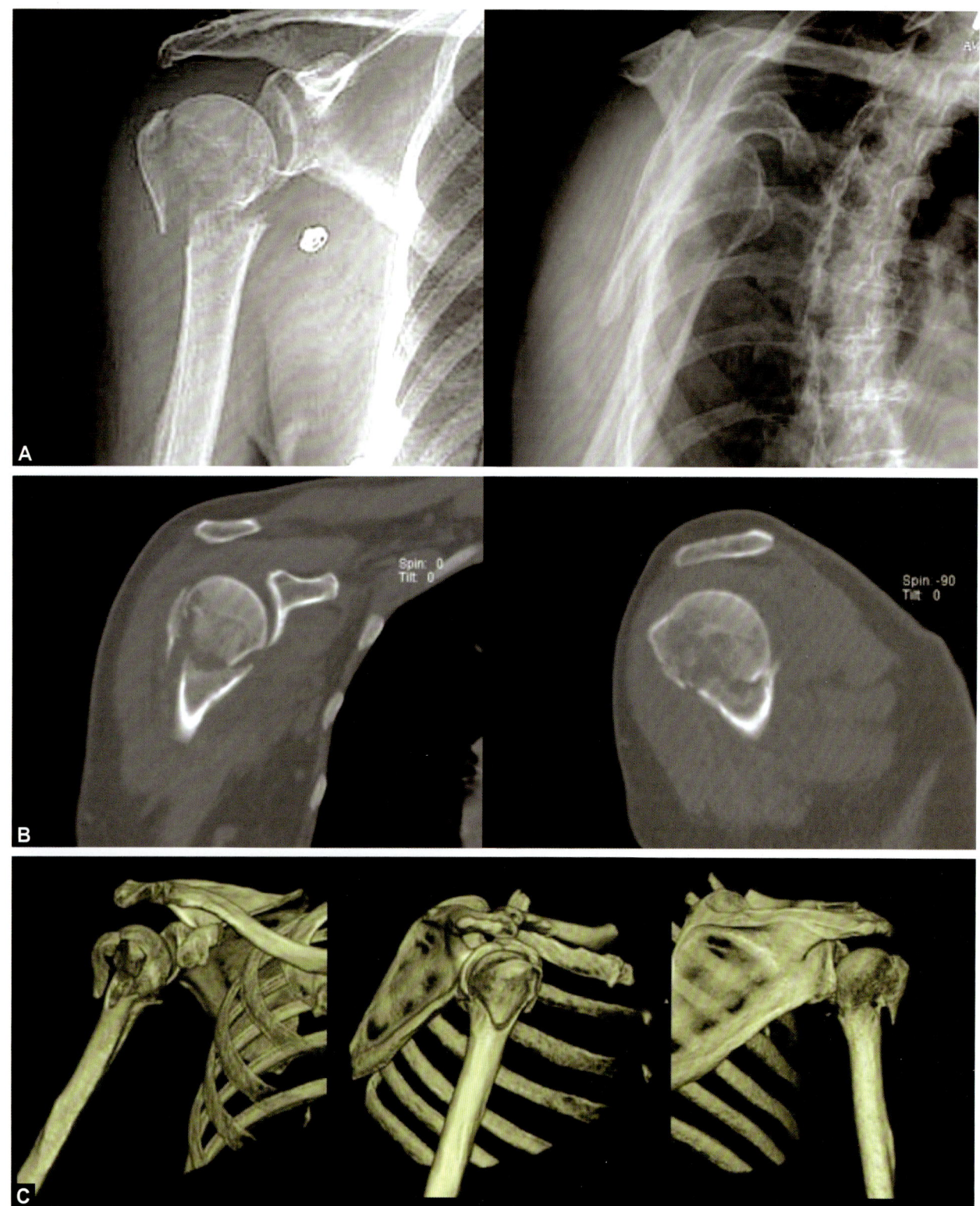

图11.2　肱骨近端骨折影像学检查
（A）普通的X线片　（B）CT二维图像　（C）CT三维重建图像

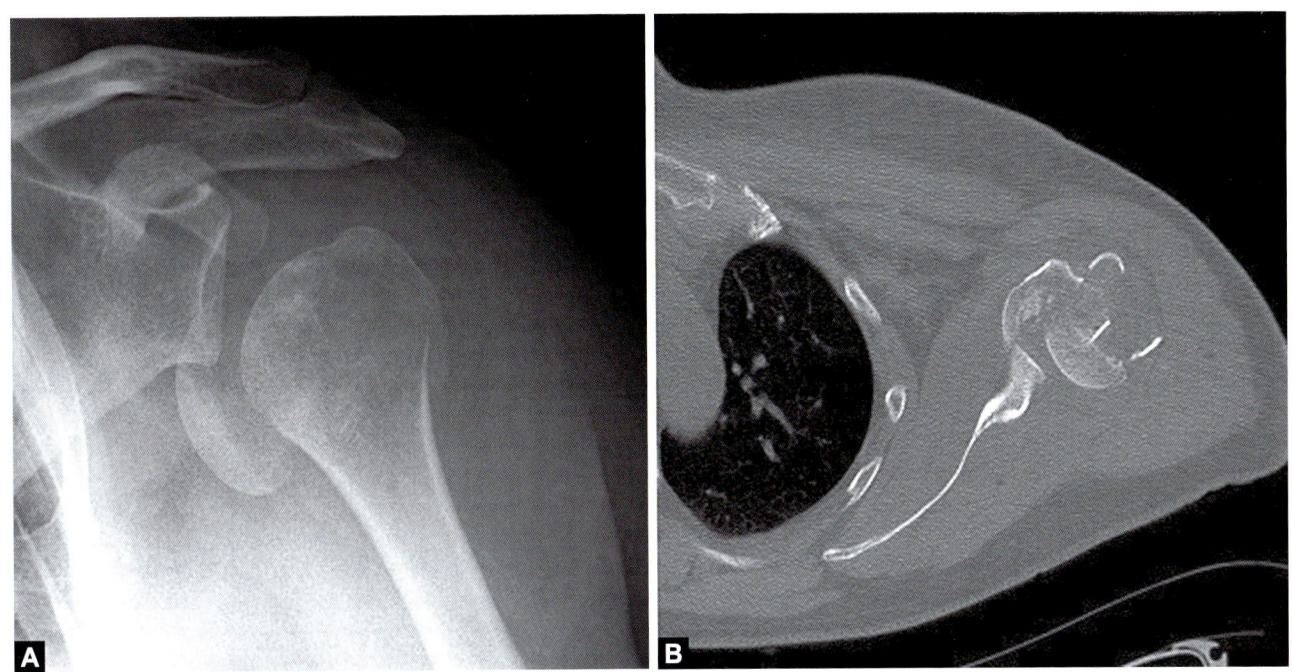

图11.3 肱骨近端骨折涉及关节内骨折影像学检查
（A）X线片 （B）CT二维图像
（注释："头—裂"型肱骨近端骨折CT具有独特优势）

 肱骨近端骨折诊断的经验与教训：

（1）初次检查时，不要遗漏隐匿性神经与血管损伤。

（2）仔细阅片是判断关节脱位的保证。

（3）CT成像，有助于骨折分型的确定。

三、分型

肱骨近端骨折分型应小心谨慎，手术方案不能总依赖单一分型系统。Neer分型系统是最常用的分型方法（图11.4），其标准是：骨折断端移位 > 1cm或成角 > 45°。肱骨近端无骨折块骨折称为一部分骨折，无论其骨折线的数量多少。单一的肱骨骨折块移位 > 1cm或成角 > 45° 称为二部分骨折。三部分和四部分骨折根据骨折块的数量而定。有人质疑Neer分型系统通过记录肱骨头移位的方向以及骨折部位的数目并用"部分"来解释骨折块移位和成角，此分型系统不能完整描述重叠移位骨折类型。

AO/OTA分型系统在指导诊断和治疗也有局限性。传统AO分型系统有27种亚型（图11.5），此分型系统，对研究机构和临床登记特别有效。

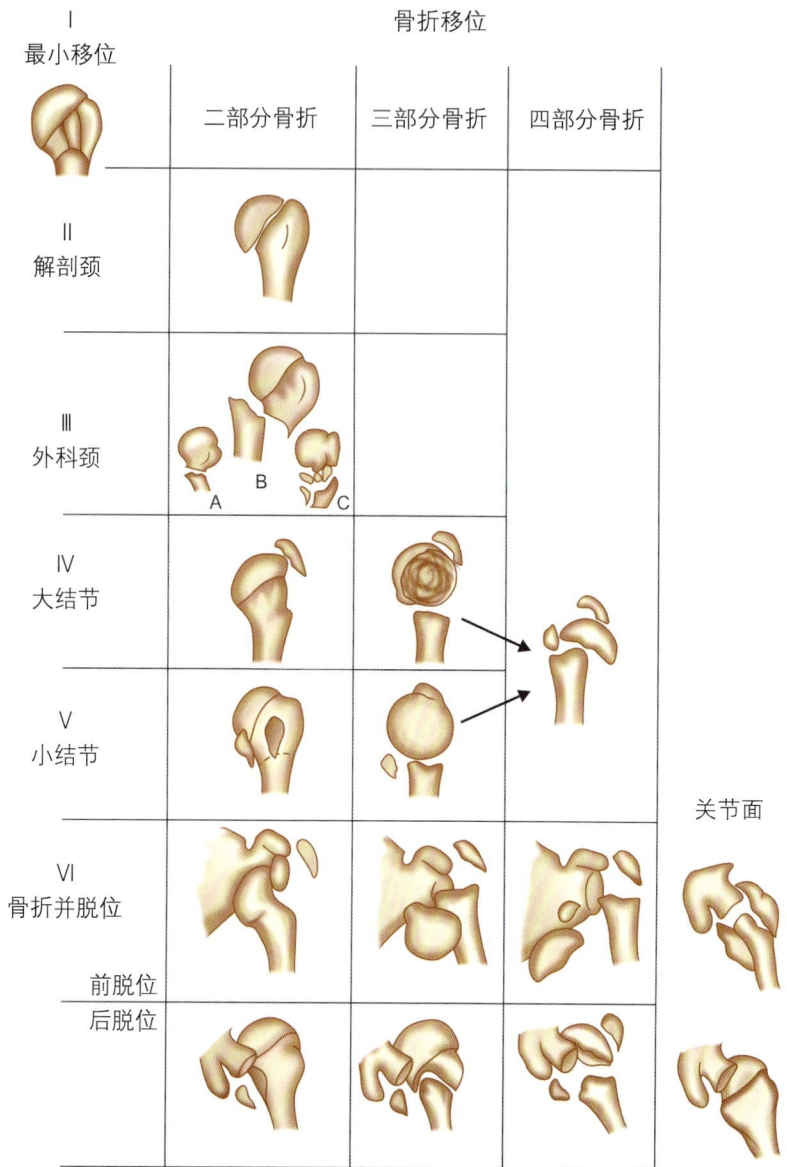

图11.4 肱骨近端骨折Neer分型系统

（注释：分型标准为骨折移位＞1cm的或成角＞45°）

来源：Neer CS. Displaced proximal humeral fractures. I. Classification and evaluation. J Bone Joint Surg Am. 1970; 52(6): 1077–1089

四、手术指征

目前没有相关文献报道肱骨近端骨折明确的手术指征。由于缺乏对照组和手术适应证组的相关研究，现并无特定骨折分型具有明确的手术指征。因此没有明确界定哪些患者、哪种骨折类型进行手术治疗效果更好。对于移位与粉碎性骨折保守治疗也可达到令人满意的结果，因此，建议在选择手术治疗之前应先考虑患者的期望。内固定技术有很多，包括：①闭合复位经皮克氏针固定；②缝合线固定；③张力带结构（固定）；④髓内钉；⑤切开复位钢板与螺钉内固定；⑥关节置换。

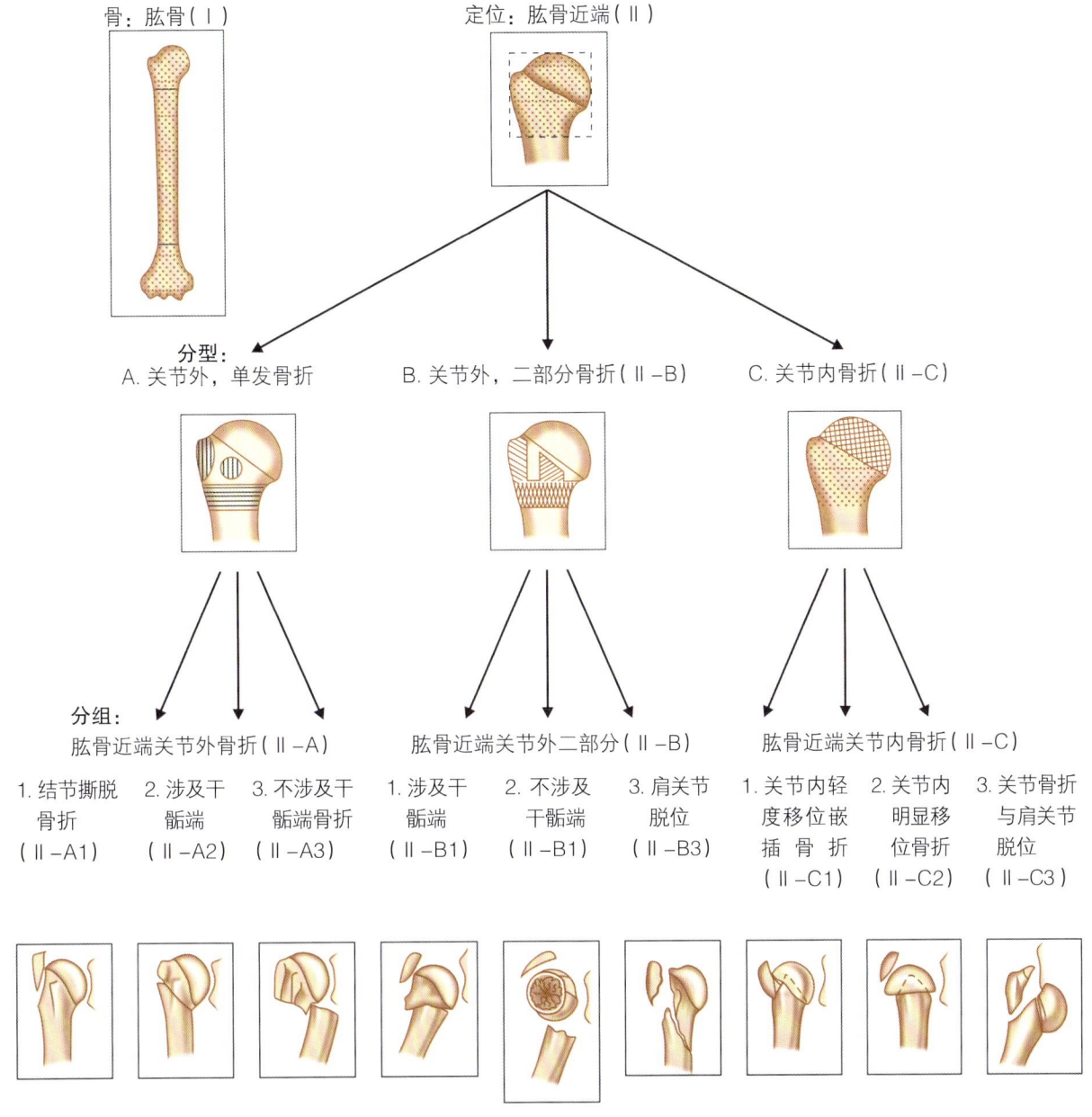

三部分骨折或Neer分型的骨折移位

图11.5 肱骨近端骨折AO/OTA分型系统

（注释：A、B、C分配基于骨折是"单一""双线"或"关节内"，共有27种亚型）

来源：Müller ME, Nazzarin S, Koch P. Classification AO des fractures. 1. Les os longs. New-York: Springer-Verlag; 1987

由于缺乏与其有关内固定治疗的相关比较研究，目前没有证据表明哪一种内固定技术效果更好。在进行手术之前，要熟悉几种技术的难点要点。

骨折移位和关节不稳定，常作为肱骨近端骨折手术指征，相关文献报道应用不同的手术技术干预后均可达到良好疗效。除了掌握肱骨近端解剖和骨折分型外，确定是否手术、手术时机、植入物选择和术前计划也是必须条件。评估是否进行手术时，先对骨质量整体评估，骨皮质厚度测量是一个评估肱骨近端骨密度方法。通过对肱骨近端X线片中相隔2cm的两个层面的皮质厚度评估，即是内侧与外侧皮质厚度之和的平均值（图11.6）。皮层厚度<4mm提示骨质量低，目前没有具体标准来衡量的植入物所能支持的骨皮质厚度是多少，因而决定内固定方式前必须将测量结果及患者的其他因素一起考虑。

在评估骨质量后，必须仔细检查骨折形态。严格遵守Neer分型系统判断骨折形态是有局限性的，尤其是评估肱骨结节性骨折。研究发现，肱骨大结节上移位5mm会导致肩关节外展的生物力学改变，即使移位1cm也会导致肩峰撞击，并形成骨桥。因此，结节向上移位＞5mm的肱骨近端骨折是有手术指征的。

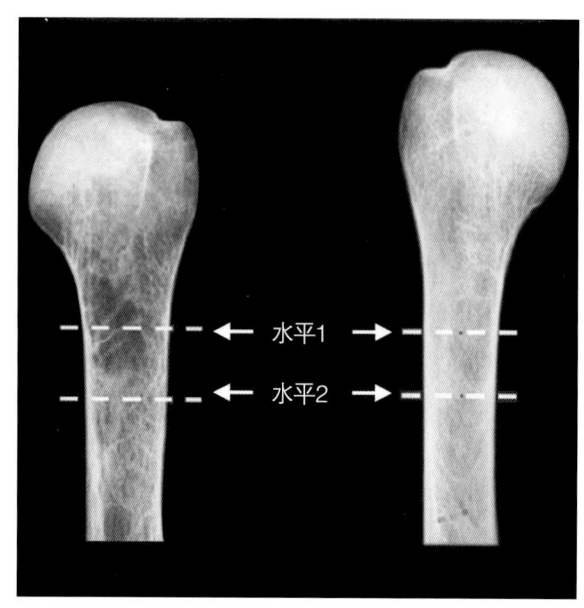

图11.6　测量肱骨近端皮质厚度示意图

（注释：肱骨干皮质厚度为相隔2cm水平面的肱骨内侧与外侧骨皮质厚度和的平均值）

来源：Tingart MJ, Apreleva M, von Stechow D, et al. The corticalthickness of the proximal humeral diaphysis predicts bone mineral density of the proximal humerus. J Bone Joint Surg Br. 2003;85(4): 611–617

简单的骨折分型，可采用多种内固定技术治疗，包括单独缝线、经皮克氏针固定、锁定钢板固定。微创技术已被证实可以提供相对固定和抗变形能力，同时可最大限度地减少手术创伤。研究表明，2部分骨折、3部分骨折、4部分骨折使用闭合复位经皮克氏针固定也可达到理想的效果。但肱骨解剖颈骨折和"头-裂"型骨折为经皮针固定的禁忌证。Magovern和Ramsey推荐运用经皮针固定术前必须满足以下条件：①稳定的闭合复位；②具有良好的骨质量；③非粉碎性骨折；④完整的肱骨距；⑤患者的依从性良好。

对于严重的粉碎性骨折微创技术不能维持解剖复位。最困难问题是处理这类型骨折时应该选择切开复位内固定还是半关节置换术。鉴于无法实现肱骨头解剖复位和无法避免缺血性坏死，建议对此类型骨折进行半关节置换术。制订手术方案前，了解骨折分型和肱骨头缺血性坏死风险等因素以及这些并发症的发生极其重要。

严重的骨折进行切开复位内固定手术时，选择锁定钢板作为植入物在避免固定失败起到重要作用。有文献报道，维持大结节复位、重建内侧距和恢复力偶平衡有助于改善疗效，而且锁定钢板可为骨质疏松患者提供坚强固定。一般而言，如果有手术指征就应行切开复位内固定，但某些类型骨折可以考虑半关节置换术，如包括老年患者的解剖颈部骨折合并脱位或肱骨"头-裂"型骨折合并脱位。年轻患者应尽量进行切开复位内固定。切开复位内固定相对禁忌证包括不配合治疗和痴呆症，因这些患者关节置换术疗效也不确切，则考虑非手术治疗。

但是，目前无相关研究报道切开复位内固定与半关节置换术之间的疗效优劣。应了解那些骨折类型不适宜选择切开复位内固定，从而选择最优的治疗方案。在进行半关节置换术前，仔细检查患者和骨折分型，因为半关节置换术可能会导致严重的肩关节功能受限。半关节置换术禁忌证包括活动性感染、巨大肩袖撕裂和肩袖肌肉瘫痪。

肱骨头缺血性坏死往往是影响植入物选择的另一个问题。相关文献报道，肱骨近端骨折的许多因素会引起肱骨头缺血性坏死，包括患者的年龄、内翻/外翻、移位/成角、骨折类型、脱位、干骺端损伤和内侧皮质的完整性，然而，并没有确凿的方法能可靠预测。因此，对于骨质量良好并有活动需求的患者，包括关节内骨折类型，即使可能存在肱骨头缺血性坏死的风险，仍推荐应用切开复位内固定。

老年患者的肱骨近端粉碎性骨折时有存在很差的软组织条件和很差的骨质量，而无法修复的结节或巨大肩袖损伤不宜行半肩关节置换术。此时，反式肩关节置换术作为最后的治疗手段。

五、外科解剖、体位与入路

（一）外科解剖

手术前必须全面了解肱骨近端的解剖结构以及骨折移位与成角情况。通常情况下，不能完全显示所有骨折碎片，因而对周围软组织和骨解剖的全面了解是复位骨折和选择固定点的关键。肱骨近端的颈干角为130°，这个角度丢失会导致内翻畸形与肩外展活动度减少，可能出现肩峰撞击而需要再次修复。肱骨近端标准四"部分"，包括肱骨头、大结节、小结节和肱骨干（图11.7）。每一部分受损伤都容易引起骨折。肱骨解剖颈骨折时，肱骨头部往往从盂肱关节处脱位并游离。大结节通常由后方的冈上肌和冈下肌的拉力而向上或向后移位。小结节通常由于肩胛下肌的拉力而向内侧移位。肱骨干通常由胸大肌，背阔肌和大圆肌的牵拉向内侧移位。

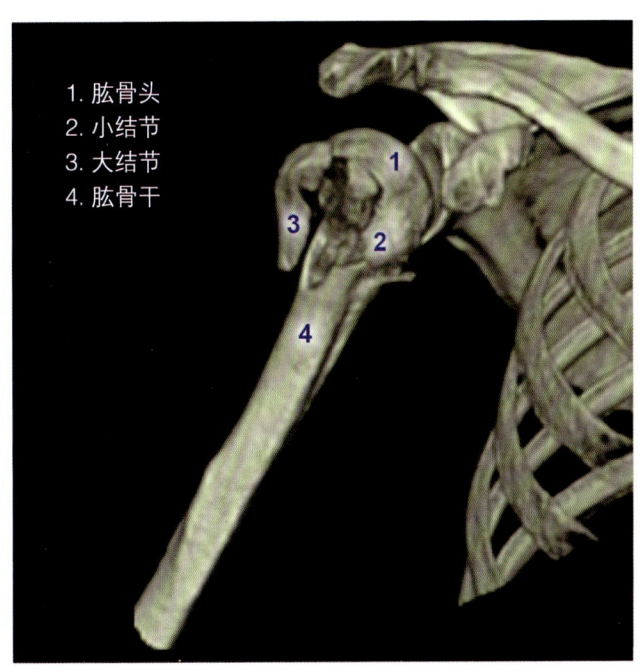

1. 肱骨头
2. 小结节
3. 大结节
4. 肱骨干

图11.7　肱骨近端标准四"部分"示意图

（注释：包括肱骨头、大结节、小结节和肱骨干。肱骨距是肱骨近端下面的关节面内侧皮质）

Hertel描述5种基本骨折分型，创建12种基本骨折亚型。如下：大结节和肱骨头之间，大结节和肱骨干之间，小结节和肱骨头之间，小结节和肱骨干之间以及大、小结节之间。手术复位和固定，不仅需要将骨块贴紧，而且需要恢复肱骨近端的肱骨距形态。肱骨距是肱骨干近端关节面下的内侧皮质，肱骨距恢复可以复位骨折，保持骨折稳定性和避免肱骨头塌陷，内翻和畸形愈合（图11.8）。

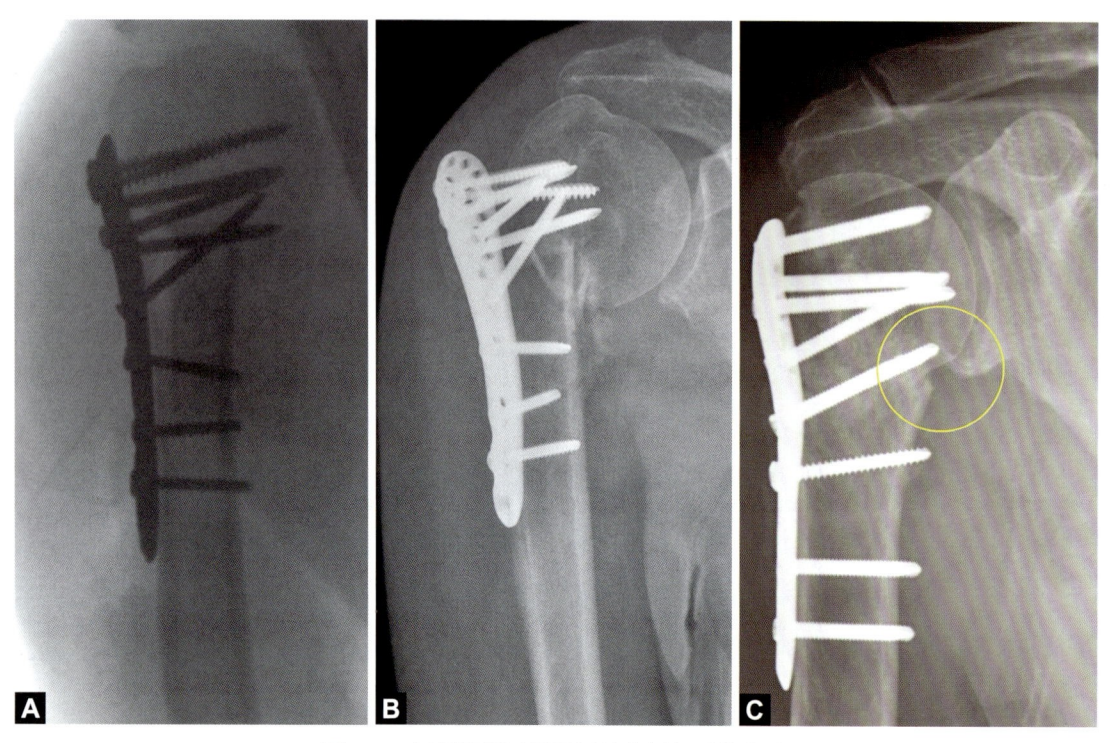

图11.8　肱骨距是肱骨干近端内侧负重的皮质
（A、B）肱骨距没有复位导致肱骨头螺钉脱位骨折再移位，肱骨头内翻塌陷　（C）恢复肱骨距加固肱骨近端稳定性
（注释：肱骨距骨折复位与稳定可避免骨折复位和骨折塌陷及内翻畸形）

肱骨头和肱骨结节的愈合能力是治愈骨折的基础，必须了解肱骨近端的血管解剖。旋肱前、后动脉来自腋动脉分支，可有变异为一个共同主干。弓形动脉为旋肱前动脉穿支，营养整个肱骨头供血。早期的文献强调旋肱前动脉前外侧支的重要性，认为它能提供肱骨近端的大部分血供，如果这是真的，肱骨近端骨折移位损伤肱骨头引起供血动脉撕裂，从而可导致骨坏死的发病率大大提高。相反，目前的证据显示，肱骨近端的血供越来越依赖旋肱后动脉。

最近的一项尸体研究表明，利用增强MRI量化血液供应，发现旋肱后动脉提供64%的血流到肱骨头，并且占了3/4的血液供给（图11.9），客观地说明临床上所见的肱骨头坏死机制。在手术中应小心暴露，避免软组织剥离导致血管受到严重损伤。

（二）体位

多种体位可供选择，可根据手术入路和医生的习惯选择。经三角肌入路最好采用仰卧位或沙滩椅位（图11.10）。经肩峰下前外侧入路最好采用仰卧位或侧卧位（图11.11）。所有体位，手术区域都需暴露整个手臂直到颈部。此外，无论选择何种体位，都应考虑到预留术中使用X线机的空间。

肱骨近端骨折有两个手术入路：经胸-三角肌入路（图11.12）与肩峰下前外侧入路（图11.13）。

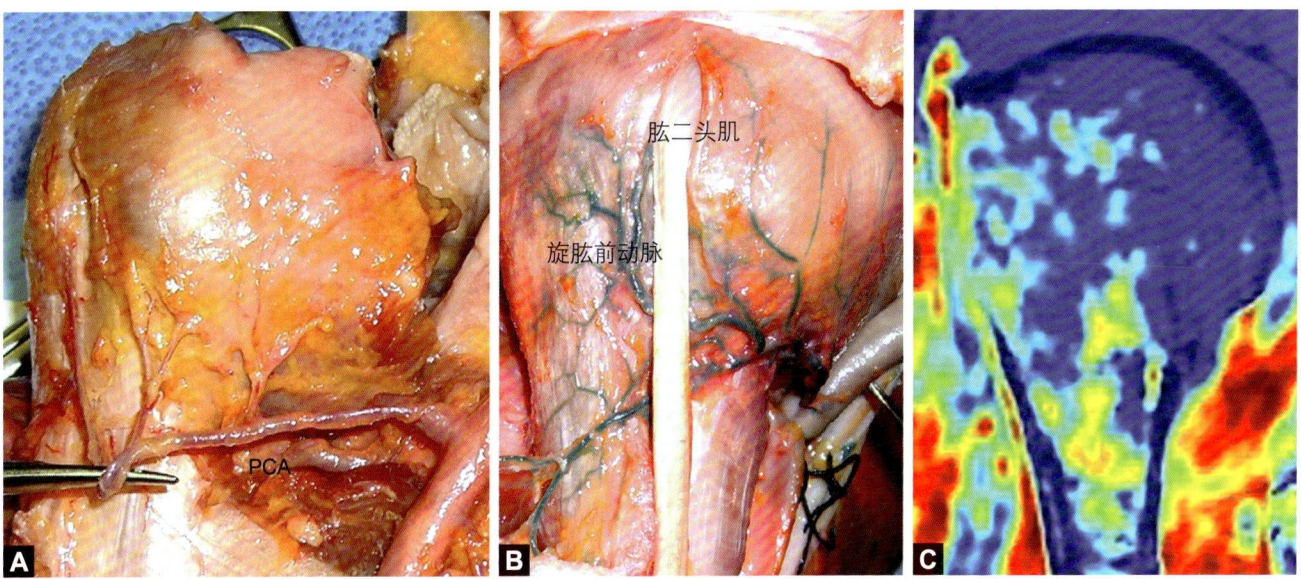

图11.9　肱骨近端血管的来源：旋肱前血管和旋肱后血管

（A）旋肱后动脉为腋动脉分支　（B）旋肱前动脉为腋动脉的前外侧支　（C）矢状位MRI图像显示旋肱后动脉与旋肱前动脉相通

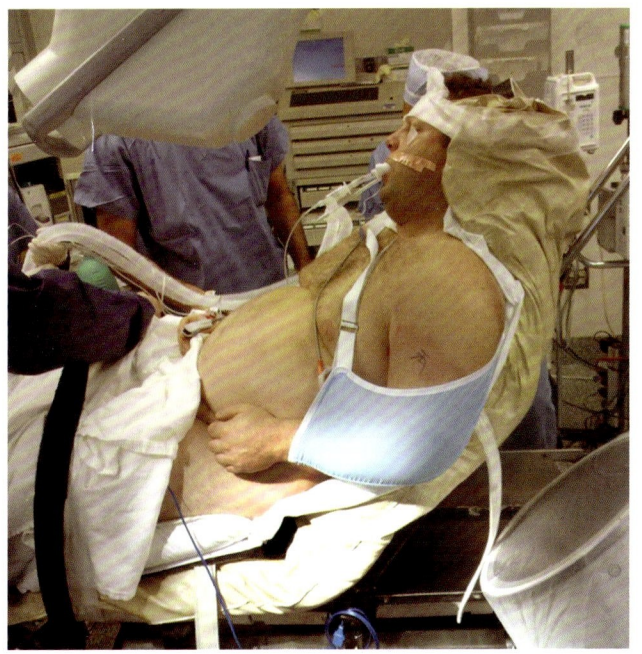

图11.10　胸–三角肌入路体位：沙滩椅体位

（注释：患者躯干抬高与手术台夹角45°，C型臂位于身体同
则。躯干覆盖无菌巾，避免影响X线机进入）

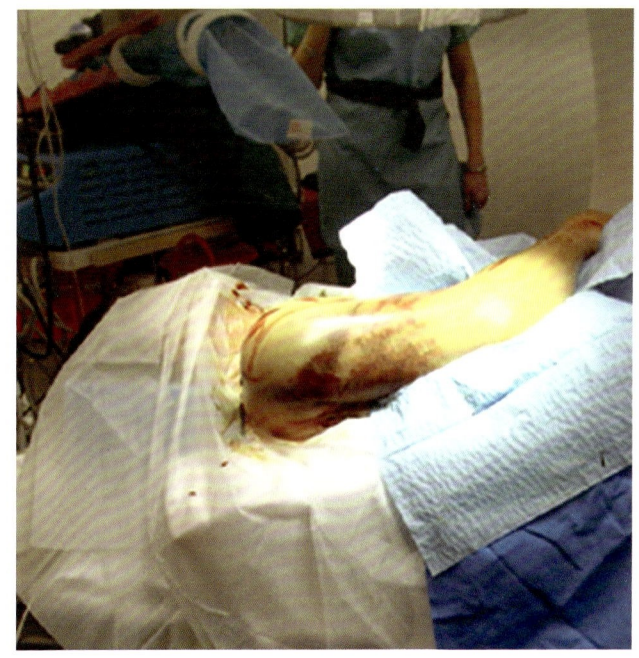

图11.11　前外侧入路体位：侧卧位

（注释：患者取"漂浮侧卧位"更具优势。X线机从手术台对
侧进入，C型臂旋转可行肩关节Y位透视）

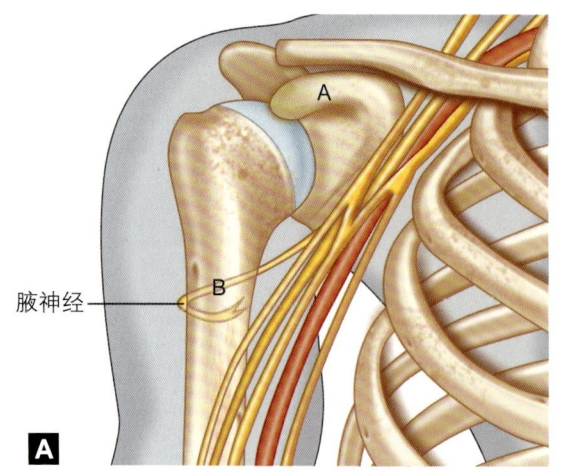

腋神经

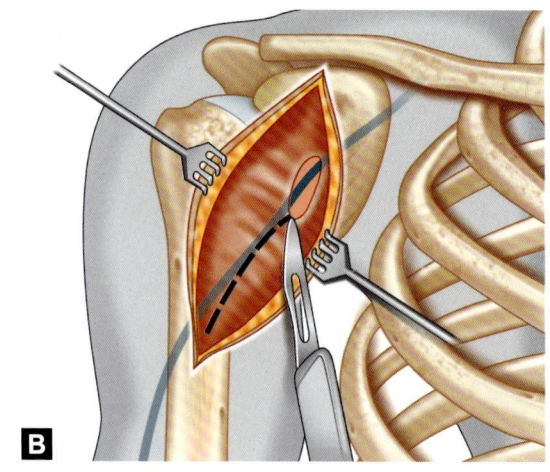

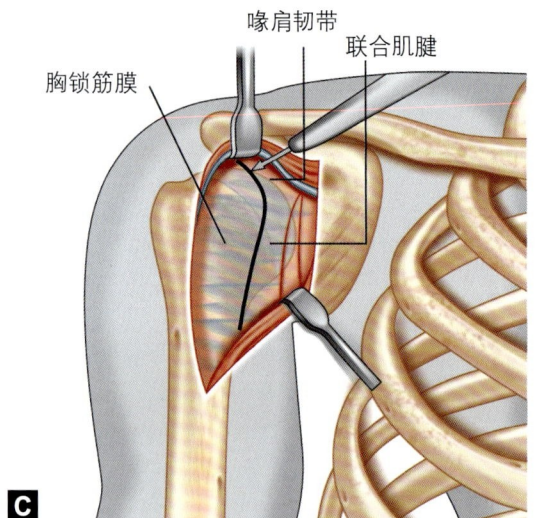

胸锁筋膜

喙肩韧带

联合肌腱

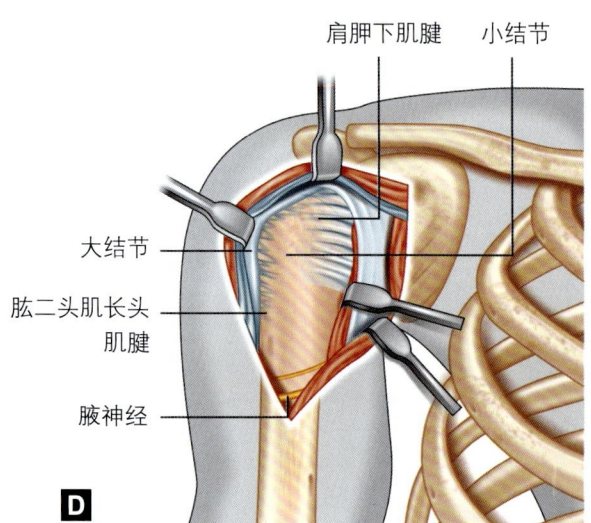

肩胛下肌腱　小结节

大结节

肱二头肌长头
肌腱

腋神经

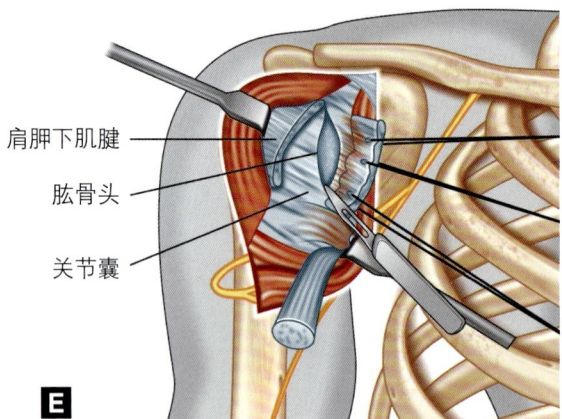

肩胛下肌腱

肱骨头

关节囊

图11.12　胸—三角肌入路示意图

（A）标记体表标志和切口位置　（B）标识头静脉　（C）解剖锁胸筋膜，横向切开筋膜联合腱和喙肩韧带

（D）暴露肱骨近端，辨认大、小结节与肱二头肌长头腱间

（E）分离肩胛下肌，切开盂肱关节囊，暴露关节面，标记小结节和喙突远端

（注释：皮肤切口位于喙突与肱骨干之间，在三角肌和胸大肌肉之间有明显的肌间隙）

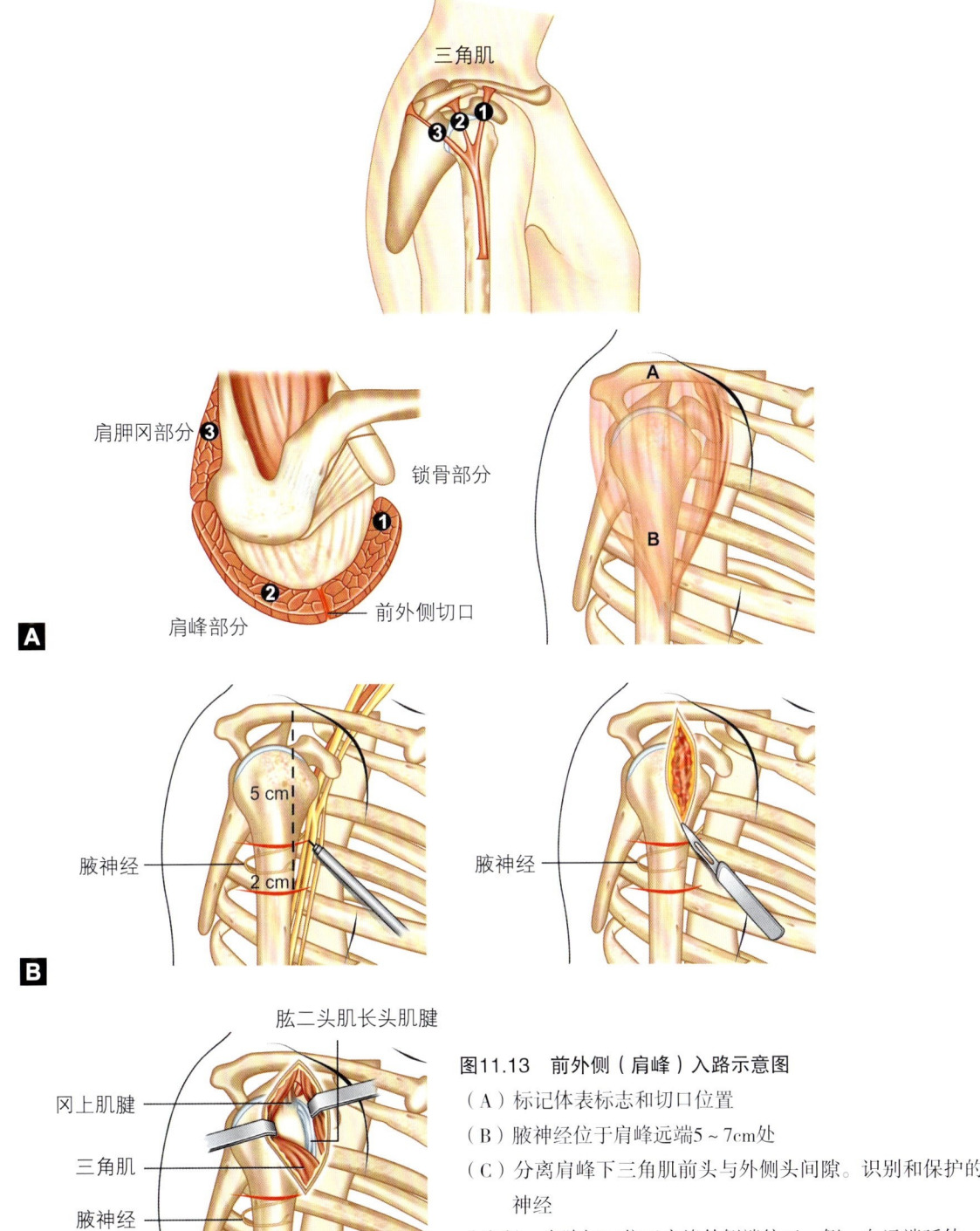

图11.13 前外侧（肩峰）入路示意图

（A）标记体表标志和切口位置

（B）腋神经位于肩峰远端5～7cm处

（C）分离肩峰下三角肌前头与外侧头间隙。识别和保护的神经

（注释：皮肤切口位于肩峰外侧端偏于一侧，向远端延伸。腋神经位于肩峰下三角肌远端5cm处，其沿三角肌深面横向移行，并在肱骨外科颈的水平交叉处穿过）

（三）手术入路

1. 经胸–三角肌入路

胸–三角肌入路，切口起自喙突和锁骨之间，沿三角肌延伸，切口与喙突侧保持1cm。患者仰卧位或沙

滩椅位于可透视的手术床上（图11.5）。在肩关节内侧放置小肩垫，以方便肩关节在手术台上活动和显露。根据医生的偏好可以在头静脉内侧进入三角肌与胸大肌间隙，分开此间隙并显露胸大肌的上部锁胸筋膜，并将其分离。需要花一定的时间显露三角肌和肩峰下间隙，从而增加操作空间更有利于复位骨折块。如果需要增加显露，可经胸大肌入路将肩袖间隙打开并松解；也可通过三角肌入路获得更多的显露；同时肩外展可放松三角肌，以助于放置牵开器扩大术野。肱二头肌长头肌腱是鉴别小结节和大结节骨碎片的标记。

在显露过程中，必须始终注意肌皮神经与腋神经。腋神经位于肩胛下肌深面，穿四边孔，绕肱骨外科颈下方。肌皮神经自喙突经联合腱（喙肱肌及肱二头肌短头联合腱）和肱骨解剖颈斜行穿入喙肱肌。只要神经不受过度牵引，其所支配的联合腱功能就不受损伤。

经胸–三角肌入路的经验与教训：

（1）对联合肌腱的解剖或内侧牵引器放置可导致腋窝动脉和臂神经丛的医源性损伤。

（2）内侧显露可通过喙突截骨来增加，在截骨术前应先钻孔，以便最后进行修复。注意肌皮神经沿联合肌腱穿出，可能因过度牵引或联合腱的回缩而受伤。

（3）肱骨近端骨折常出现血肿，应给予清除以改善术野。

（4）牵开器最好放在肩峰下间隙和大结节外侧。

（5）肱二头肌长头腱往往因骨折并离开结节间沟，导致关节半脱位，应识别和标记。

（6）可部分离断三角肌和胸大肌，以便显露肱骨干。此外，肩外展会降低三角肌张力。

2. 前外侧（肩峰）入路

肩峰前外侧入路，是替代喙突–胸–三角肌入路的选择。患者体位可取仰卧位或沙滩椅位。患者选择仰卧侧位，患肩外侧轻微抬起，C型臂应放在手术野对面位置（图11.11）。切口起于肩峰外侧缘下1cm，与肱骨干轴线平行，长约10cm。切开软组织至三角肌筋膜层，显露三角肌前头和外侧头间隙，此间隙也可在肩峰前外侧缘触及，并将其分开。在切口近端劈开三角肌显露肩关节囊，注意在肩峰下5~7cm的三角肌内有腋神经穿行。用手指触诊将腋神经推至三角肌横深面。然后用钝性器械将神经从肱骨的表面分离，远端的三角肌无神经穿行可以安全地沿肱骨干分开，确保神经位于前、中头之间的肌肉间隔内，无须完全游离神经（图11.14）。

前外侧入路的经验与教训：

（1）此入路适用于钢板和髓内钉固定治疗肱骨近端骨折。

（2）剥离超过肩峰远端5cm时应谨慎，注意腋神经辨认和保护。

（3）肱骨近端骨折常出现血肿，应给予清除以改善术野。

（4）松解部分三角肌在肱骨干附着点，有助于扩大术野。

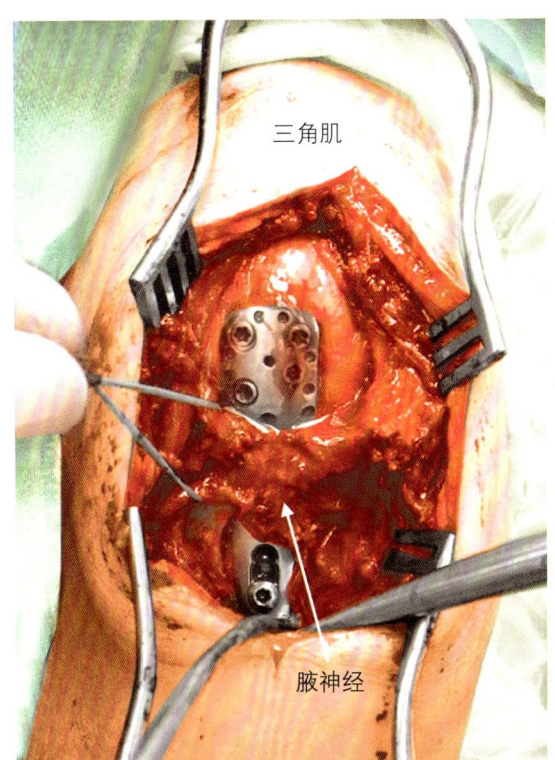

图11.14 前外侧入路腋神经处理示意图
（注释：不宜游离腋神经周围的血管环，调整钢板即可放置在神经深面）

六、手术方法

（一）切开复位内固定术

1. 术前规划

术前充分了解骨折分型、骨质量和骨折周围解剖结构。通常依靠X线片难以描述复杂的肱骨近端骨折分型，CT检查对关节内骨折的评估尤其重要，有助于骨折分型鉴别和手术计划制订。

了解骨折分型，骨折块的移位和成角很重要。经胸–三角肌入路处理肱骨大结节骨折并肱骨头后脱位是比较困难。不仅要处理解剖和操作等技术上的困难，还有损伤血管和骨量损失的潜在风险，因此必须熟悉替代的入路，如前外侧入路。

术前评估整体骨质量也很重要。如手术指征中所讨论皮质厚度是一个合理评估整体骨密度的方法。骨碎块必须复位对齐和临时固定，以便在最后确定固定时减少骨碎块移位。面对较小的骨碎片和骨质量不好的骨块，不应使用锐性复位钳，可利用软组织线缝合，以达到最终复位和固定。

除了解决上述问题之外，术前计划还包括准备术中可能需要的仪器和设备。锁定钢板可以为肱骨近端提供最理想的稳定性，可作为骨折切开复位内固定时的优先选择。在此之前，可以使用钝性牵开器、不吸收的缝线缝合和小的克氏针固定，它们的作用将在下面详细描述。

最后，由于此类患者往往是老年人，有多种并发症，必须注意预防和管理潜在的围手术期并发症。因为骨质疏松症在这类患者中很常见，故骨骼代谢评估有助于解决潜在的骨骼健康问题。

2. 手术要点

在皮肤切开前1小时内注射抗生素，可选用区域阻滞或全身麻醉。经肩峰前外侧入路可提供对移位的骨碎块的更好显露和复位，并且提供较大空间钢板放置，同时此入路可直接显露肱骨的侧面。患者选择仰卧位，患肩外侧轻微抬起，C型臂应放在手术野对面位置（图11.11）。仰卧位是经胸-三角肌入路（图11.12）最常用的体位，沙滩椅位同样可以接受。

切口起自肩峰外侧角长约10cm。标准前外侧入路，如前所述（图11.13），切开三角肌至肩关节囊下。仔细切开关节囊，勿损伤肩袖。这部分显露宜用缝合线标记以确保腋神经安全，标记长2～3cm，肱骨远端运用钝性分离，用手指可容易识别三角肌深部的神经。并用钝性器械对神经进行解剖，保护神经在三角肌前部和外侧头之间的肌肉间隙内。

注意识别和分离游离的骨折碎片。肩峰前外侧入路好处之一，是可直接显露肱骨结节和肱骨干。用不可吸收缝线标记肩胛下肌、冈上肌和冈下肌位置，同时可以协助肱骨结节复位和减少因复位造成的骨量丢失。进入头部的骨折块可以通过牵拉后方和前方的肱骨结节显露，然后用撬拨工具将碎骨块内翻/外翻从头中取出。此过程用克氏针临时固定并作操纵杆使用是很有帮助。优良的疗效来自高质量的复位，应该花时间进行优化骨折块的位置和肱骨距复位。因为肱骨干通常向上向前移位，所以必须进行正、侧位X线透视证实复位。肩外展和前屈肱骨有助于纠正这种畸形。

钢板置于腋神经深面（图11.14），要熟悉不同的钢板系统之间微妙的设计差异，确保钢板的位置最优化，防止钢板位置太近上端而导致撞击。通过克氏针临时固定钢板位置，并为螺钉置入做准备。这个阶段将标志的缝合线穿过钢板孔内，因为一旦螺钉置入后这个操作往往是困难的。再次通过X线片来确认复位效果。第1枚螺钉通常是穿过骨折远端的槽孔的皮质加压螺钉。当螺钉被拧紧时，可以使钢板变成一个复位工具。此时要注意结节和肱骨距再次复位，防止肱骨干因此而分离。

确认钢板贴近和骨折复位后，肱骨近端应用锁定螺钉固定（图11.15）。最重要的是需要一个斜放在肱骨距上的螺钉，特别是肱骨距区域是粉碎性骨折时，这种内侧支撑的恢复有助于改善固定效果，此为切开复位内固定手术基本要求。螺钉固定后，标记的缝线可以捆绑在钢板上，进一步固定肱骨结节骨块。

应对骨质疏松病例，可使用骨移植和其替代品增强稳定性和促进骨骼愈合。当骨质量有问题或肱骨距粉碎性骨折，可使用螺钉或克氏针微调移植物的位置并通过钢板螺钉固定位置加强肱骨距稳定性，同时可用同种异体腓骨来增强支撑（图11.16）。生物力学研究对这项技术进行了评估并发现，与单独的钢板固定相比较，该技术能减少内部移动骨折块偏移和变形。在34例接受同种异体骨移植治疗的患者中，只有1例出现复位不良（2.8%），1例出现部分肱骨头缺血性坏死（2.8%）。

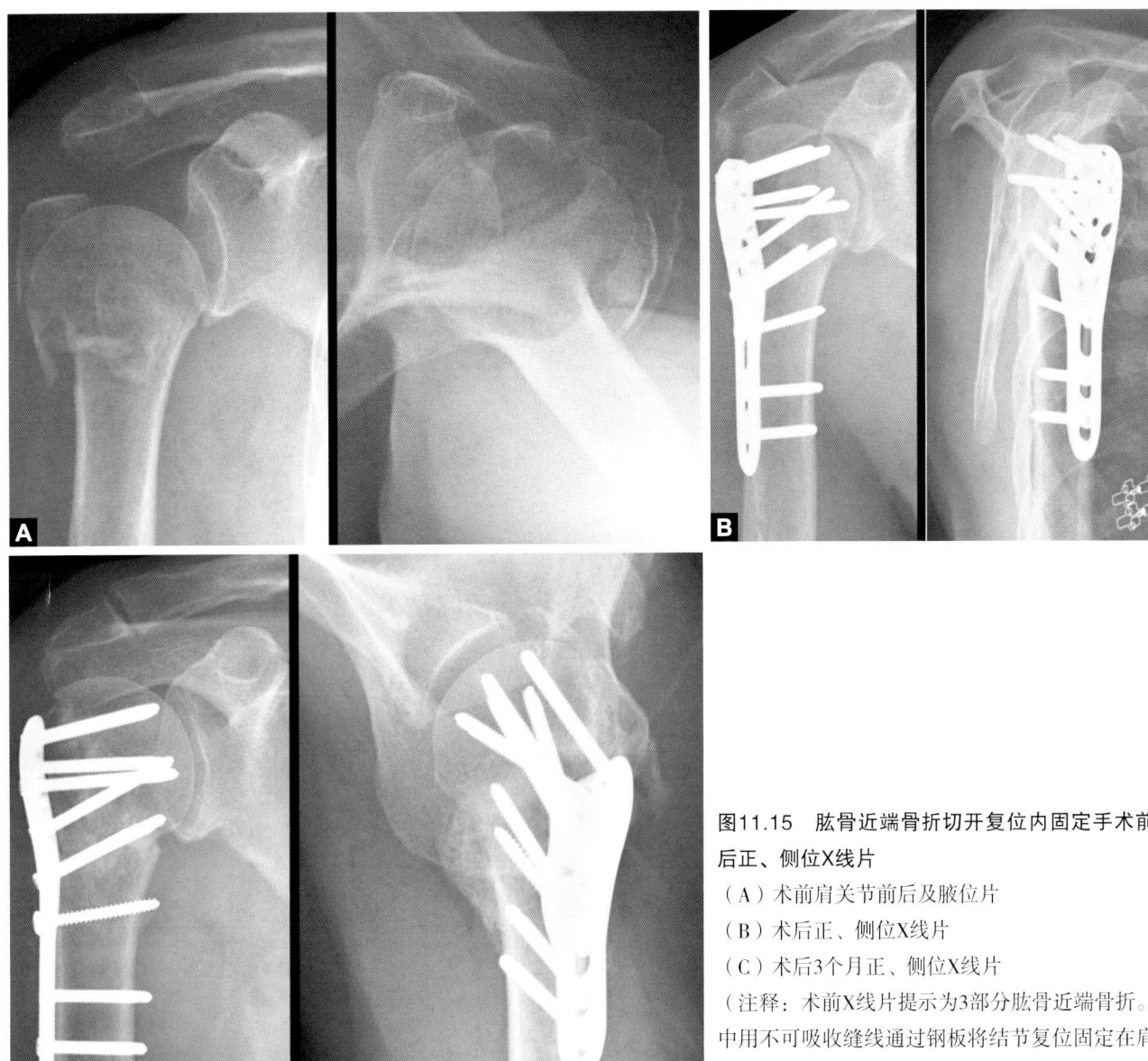

图11.15　肱骨近端骨折切开复位内固定手术前、后正、侧位X线片

（A）术前肩关节前后及腋位片

（B）术后正、侧位X线片

（C）术后3个月正、侧位X线片

（注释：术前X线片提示为3部分肱骨近端骨折。术中用不可吸收缝线通过钢板将结节复位固定在肩袖附着点上，并在肱骨距上植入螺钉。术后3个月X线片显示骨折复位固定良好）

　　肱骨近端骨折合并关节内骨折应在术前进行影像学评估。对于关节内骨折移位病例，比如"头-裂"型骨折，胸-三角肌入路（图11.12）可提供更大空间显露肱骨头和盂肱关节（图11.17）。关节内骨折病例，在固定的结节和肱骨干前应该优先复位和固定关节面，应用锁定钢板可以加强关节内骨折的修复。然而，在有2个或更多的关节内碎片或关节粉碎，应考虑半关节置换术替代切开复位钢板内固定治疗。

　　放置引流管后关闭切口。间断缝合三角肌浅筋膜并覆盖钢板。用3-0可吸收缝线间断缝合皮下组织层，皮肤层用4-0尼龙线缝合。

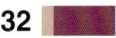

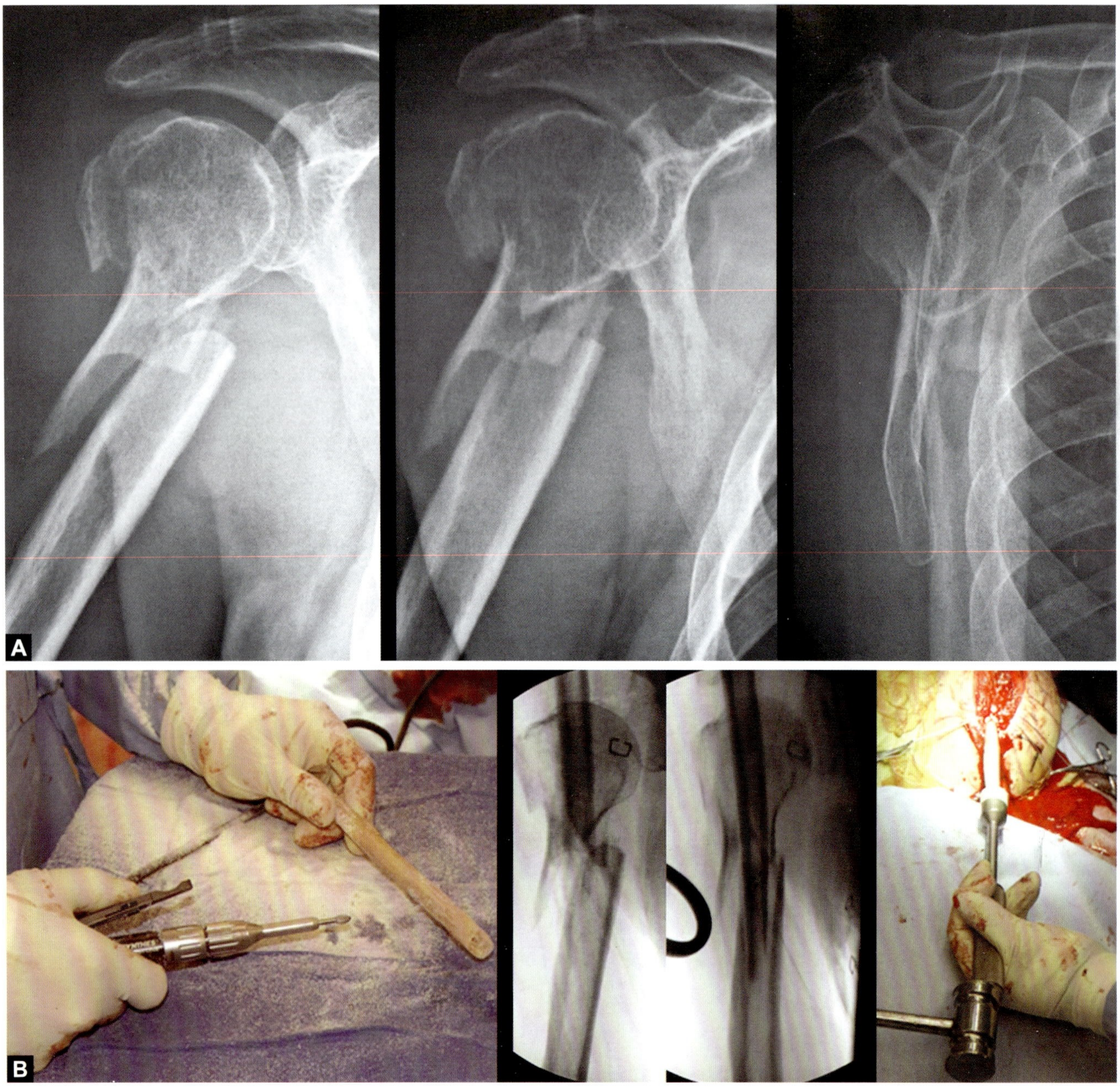

图11.16　肱骨近端骨折切开复位植骨内固定术前后位X线片

（A）术前X线片　（B）使用同种异体腓骨移植

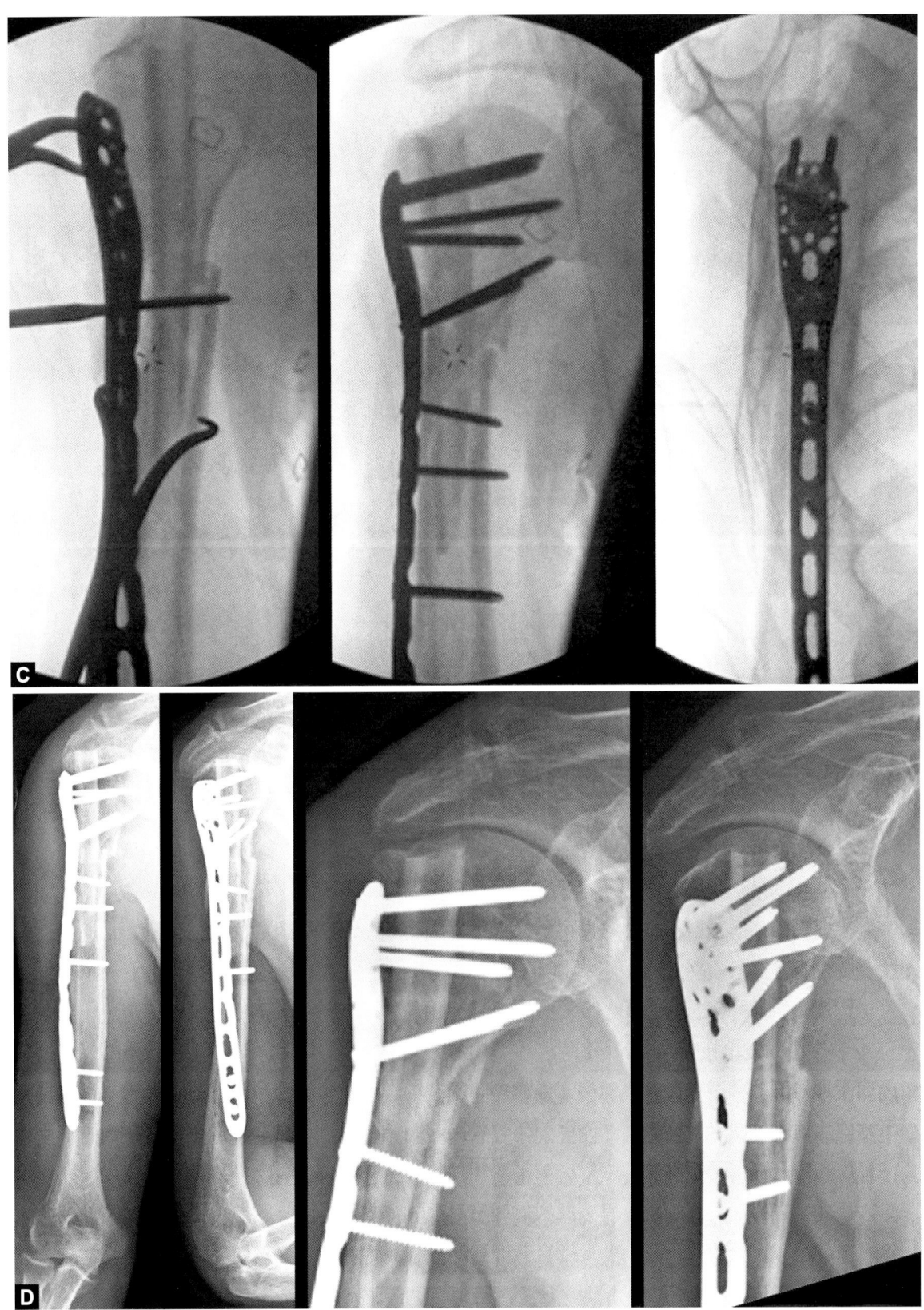

图11.16 （续）

（C）术中前后位X线片和肩胛Y位片 （D）术后X线片

（注释：术前X线片提示肱骨近端粉碎性骨折合并骨质疏松。术中将移植骨外形制成毛刺样，沿肱骨内侧距置入骨折部位。在填塞过程中，螺纹销可插入移植骨作为操纵杆以协助定位。如骨折已经复位，移植骨类似于髓内钉从肱骨头顶部置入并用螺钉固定）

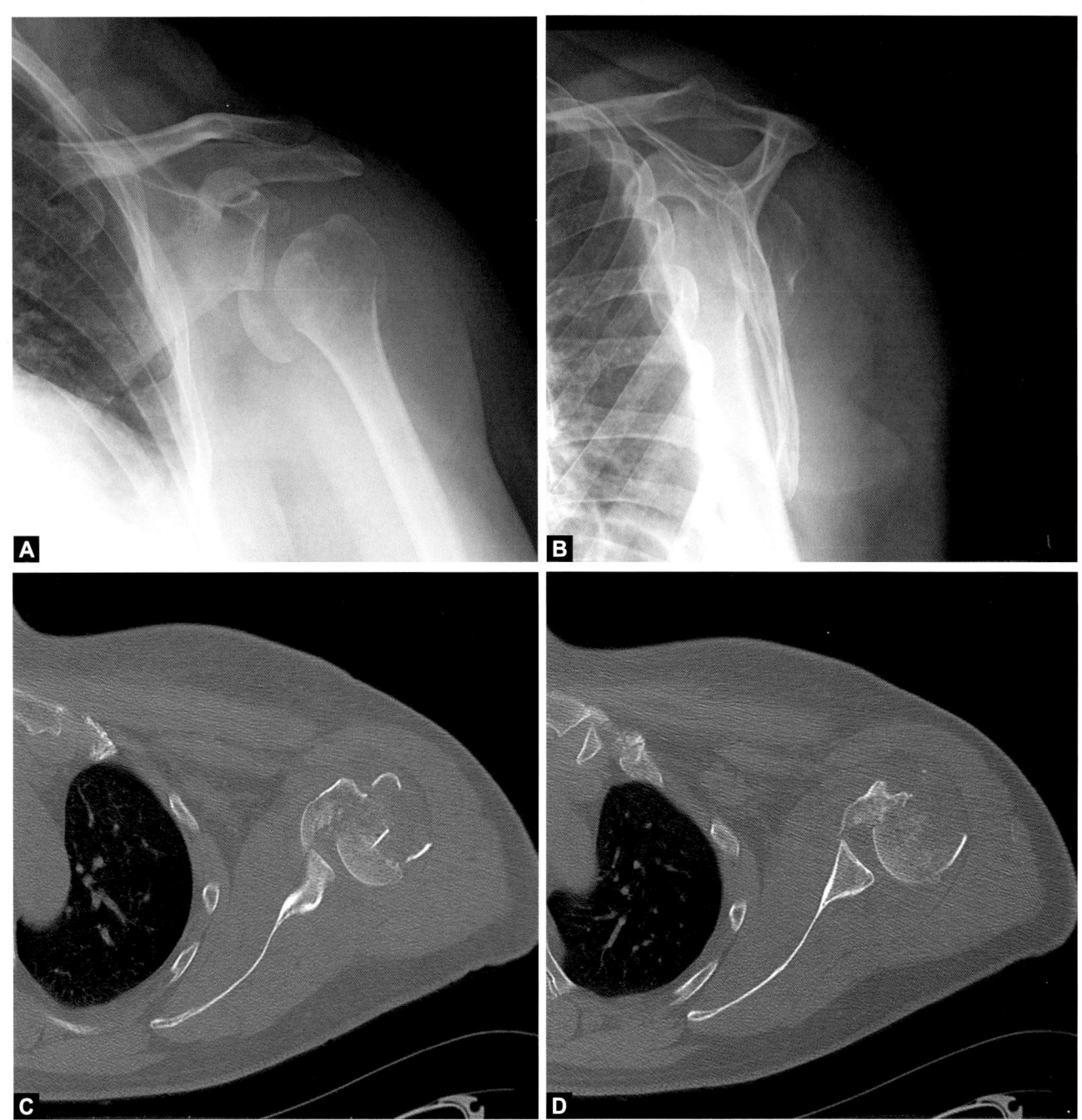

图11.17 "头—裂"型肱骨近端骨折切开复位内固定手术前与术中影像学检查

（A、B）肱骨近端正、侧位X线片 （C、D）肱骨近端CT二维图像

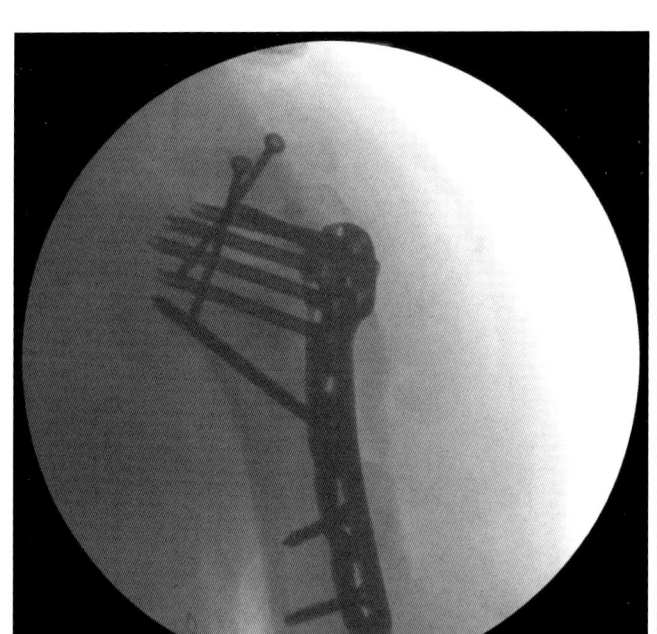
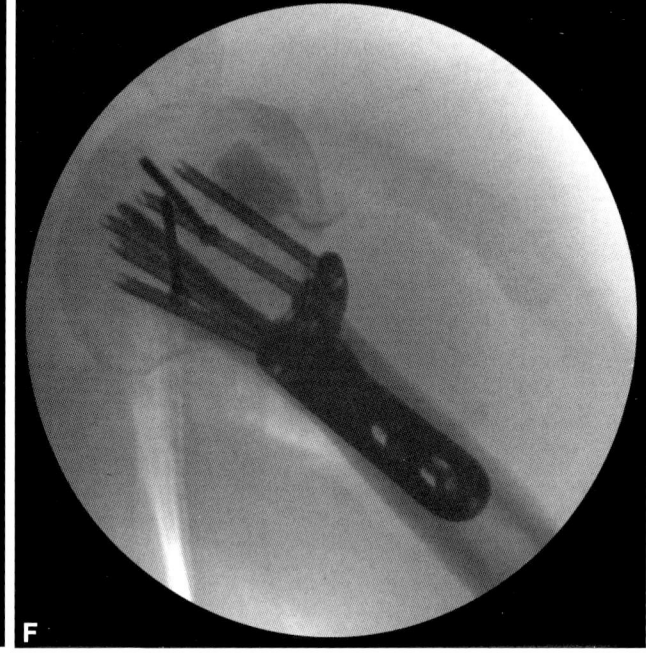

图11.17 （续）

（E、F）肱骨近端骨折术中C型臂正、侧位X线片

（注释："头—裂"型肱骨近端骨折。术前X线片与CT二维扫描确诊为"头—裂"型粉碎性骨折。

手术取胸—三角肌入路，切开盂肱关节囊，复位肱骨头—裂骨折用螺钉固定。

复位盂肱关节，肱骨干和结节，使用锁定钢板固定，并恢复肱骨近端颈干角130°）

由Saqib Rehman提供

3. 康复训练

必须根据骨折分型制订个性化康复方案。术后立即开始钟摆训练和辅助下轻度主动训练。在小结节修复的情况下，限制主动和被动关节活动。修复大结节需要限制主动外展和外旋。通常情况下，主动关节活动可以在术后6周开始，抗阻力运动可以在术后12周开始。

 切开复位内固定治疗肱骨近端骨折的经验与教训：

（1）术前了解骨折的分型。如有必要，应行CT扫描，特别是怀疑关节面受累及。

（2）术前确保预留足够的X线透视位置，使用克氏针和标志缝合线有利于复位，避免使用大持骨器。

（3）钢板和螺钉置入固定前注意肱骨距和结节复位，恢复正常颈干角130°。

（4）钢板应位于肱二头肌腱和结节间沟外侧，过于靠近大结节会导致肩外展时植入物与肩峰撞击。过于远离侧导致钢板锁定螺钉位置不良。

（5）骨质疏松或肱骨距粉碎性骨折者，应考虑使用同种异体腓骨移植。

（二）髓内钉

1. 术前计划

要全面了解骨折分型、骨的质量和周围的解剖。髓内固定仅用于肱骨外科颈骨折和有1~2个部位的肱骨近端骨折。在伴有非移位或较小移位的肱骨颈骨折应谨慎使用。此外，髓内固定时骨折必须闭合复位，如骨折闭合复位不能达到理想的情况下，应提供合适的钢板固定备用。推荐使用肩峰下前外侧微创入路，可以于腋神经之上有限地显露肱骨头。如果需要钢板固定，此入路也可按标准方式延长切口。

可使用各种髓内钉，具体操作指南应遵循制造商的说明。短和长的髓内钉均可使用，骨折远端至少用2枚双皮质螺钉锁定。

2. 手术要点

可以选择沙滩椅位或仰卧位植入髓内钉（图11.18）。切口位于肩峰前外侧，横向或纵向均可，在三角肌前头与外侧头间隙劈开三角肌，分离≤5cm，以避免损伤腋神经。肩峰下滑囊位于大结节表面，常伴有血肿形成，应小心显露大结节和肩袖。完成骨折复位后纵向分离肩袖，使用锥子开路，然后就用导针进入肱骨头（图11.19）。在保持骨折复位情况下逐步扩髓至适合髓内钉的大小。测量肱骨长度，插入髓内钉。充分埋头后将锁钉置入肱骨头以固定骨折近端，并防止旋转，放置2枚双皮质螺钉锁定远端肱骨干。

用不可吸收0号线缝合分裂的肩袖。2-0可吸收缝线间断缝合三角肌筋膜以达到修补间隙和覆盖锁钉。3-0可吸收缝合线间断缝合皮下组织和用4-0尼龙线缝合皮肤层。

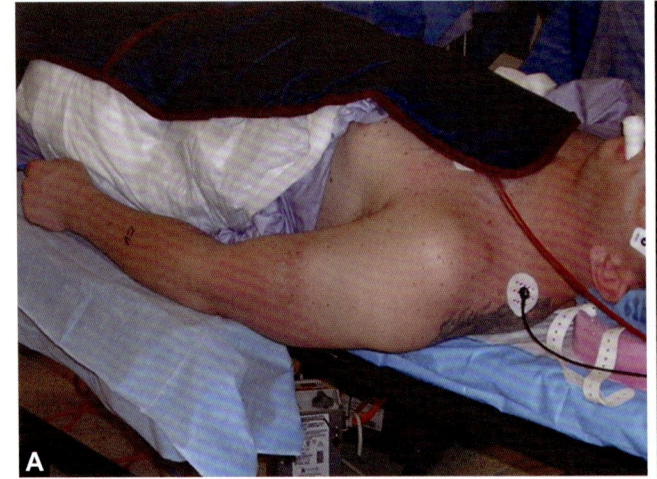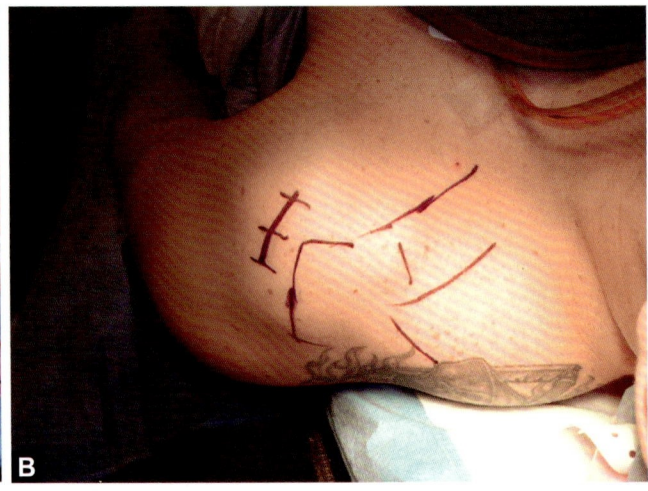

图11.18　髓内钉内固定术体位与切口位置

（A）仰卧位　（B）皮肤切口位置

（注释：体位可取沙滩椅或仰卧位，C型臂放在对侧以便术中提供正位X线片。皮肤切口取前外侧入路，横行切口或纵行切口均可。如需要钢板固定扩大切口，纵行切口更有利于延伸到前外侧入路）

由Asif M Ilyas提供

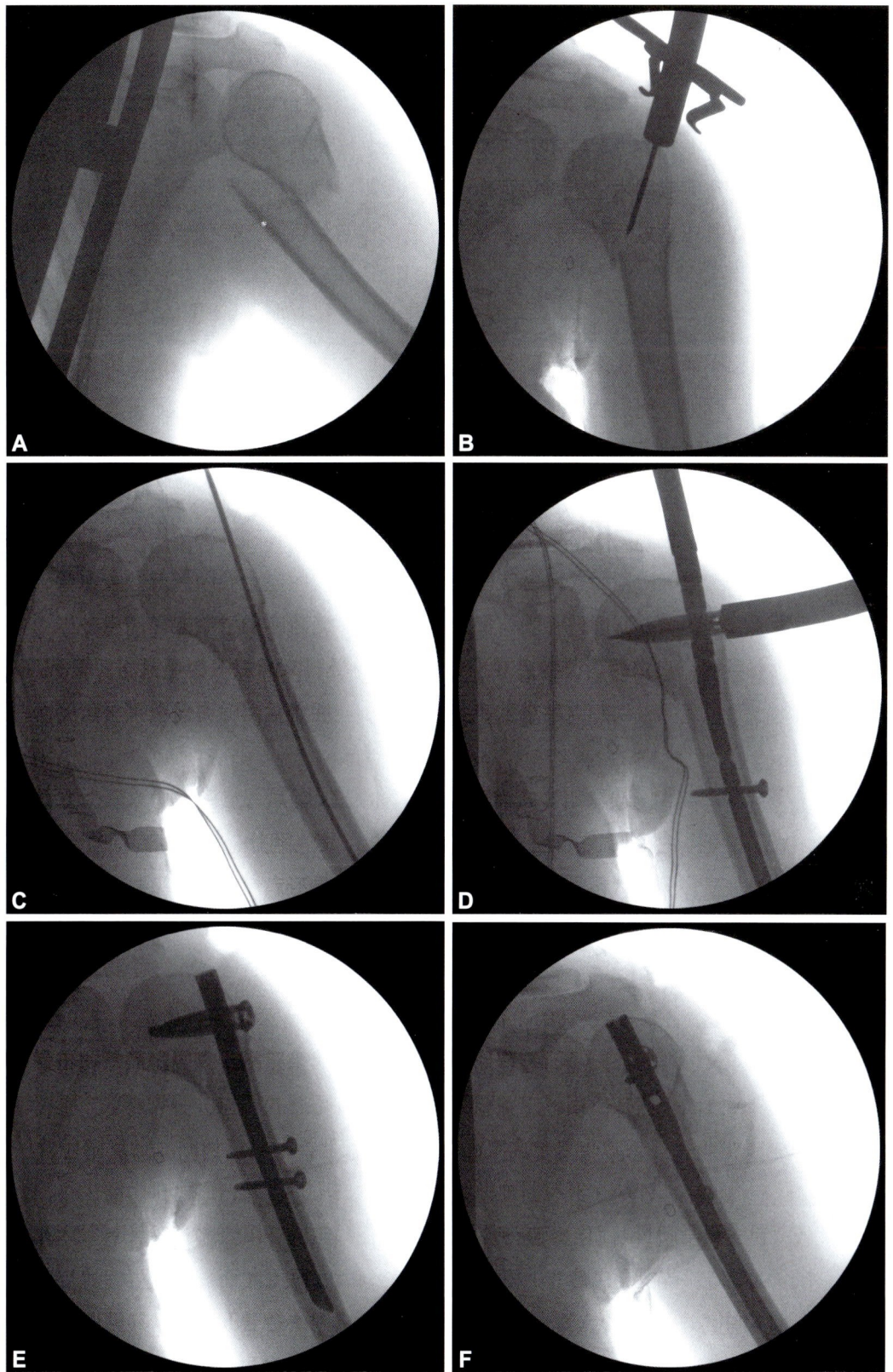

图11.19　肱骨近端骨折髓内钉固定术中X线片

（A）术前X线片　（B）空心钻头或锥子开路　（C）放置导丝并复位骨折　（D）近端与远端锁钉　（E、F）术中正、侧位X线片
（注释：外科颈2部分骨折移位，无大结节骨折。手术取前外侧入路对肱骨近端置入导丝复位骨折；骨折近端需埋头锁钉）

由Asif M Ilyas提供

3. 康复训练

必须根据骨折分型制订个性化康复方案。髓内固定可早期开始运动。术后即可开始钟摆训练和保护下轻度主动训练。通常情况下，主动关节活动可以在术后第6周开始，第12周开始抗阻力运动。

 髓内钉治疗肱骨近端骨折的经验与教训：

（1）髓内钉固定最好指征是1部分或2部分骨折涉及肱骨外科颈骨折。

（2）术中应该提供肩关节的正、侧位影像。

（3）髓内钉置入前必须保持骨折复位。

（4）分离三角肌应限制在肩峰远端5cm内，并用缝线固定，以避免损伤腋神经。

（5）髓内钉头部必须足够下沉，以避免肩峰下撞击。

（三）半关节置换术

1. 术前准备

术前应充分了解骨折分型、骨的质量和周围解剖结构。我们尝试对所有骨折都进行切开复位内固定术，但对于老年患者骨折合并脱位、解剖颈骨折或"头–裂"型骨折时，切开复位内固定则不适用。半关节置换术是当患者不适合做切开复位内固定术的一种选择。而半关节置换术后经常出现肩关节功能差和评分低。

当肱骨结节粉碎和移位时，不能准确地测量患侧肱骨头的高度、角度和偏移量等参数，此时术前对侧肩关节影像学检查是非常有帮助，运用映射技术得到患侧完整的肩关节片，以帮助测量植入的试模。

在半关节置换术后发生不可翻修的情况下，最好选择一种容易转化为反式肩关节置换术的骨折柄植入。

2. 手术要点

沙滩椅位是经典体位，在肩胛骨内侧缘下方放置肩垫，以抬高肩胛骨内侧缘。术前1小时内预防性使用抗生素。人工肱骨头置换术通常选择喙突–三角肌入路。切口起自喙突和锁骨之间，沿三角肌进入，切口与喙突保持1cm，详见上一节描述。需要额外的显露，则可以打开肩袖间隙，分离部分胸大肌和三角肌间隔。注意保护肱二头肌长头腱和喙肩韧带。显露过程中必须保护肌皮神经和腋神经。小心地切断三角肌和胸大肌上部联合肌腱，以防止神经受到损伤。取出肱骨头碎片并进行测量所需假体的大小。

用不可吸收缝合线标记肩胛下肌和冈上肌肌腱的位置，可辅助牵引同时又不会引起结节骨量丢失。通过伸展、内收和外旋，将肱骨干显露出切口位置。对肩袖进行全面检查，巨大肩袖撕裂是人工肱骨头置换术的禁忌证。肱骨干上小的骨折块应解剖复位固定。对骨骼质量进行全面检查，通常情况下，如果剩余的骨量不足支持生物柄，则选择骨水泥柄。

钻孔引线标记结节和肱骨干，以便之后的结节解剖修复（图11.20），骨缝合工作应在最终植入前完成，因为骨水泥硬化后无法拉拽缝线固定。这一步非常重要，一旦植入物完全固定，此为成功的修复结节创造条件。

注意骨髓腔和假体柄匹配（图11.21），开口和扩髓应根据所选择的植入系统的技术指南进行。最重要的

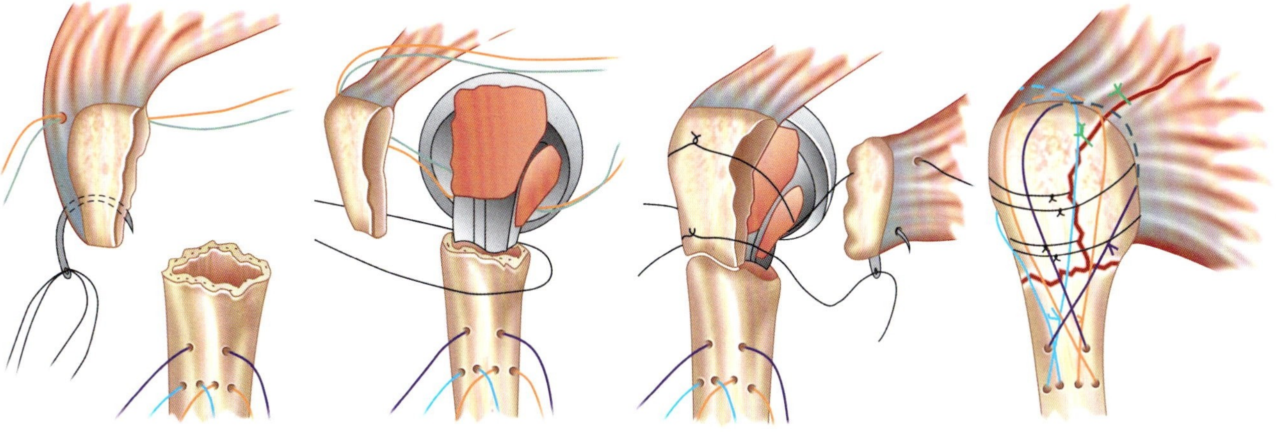

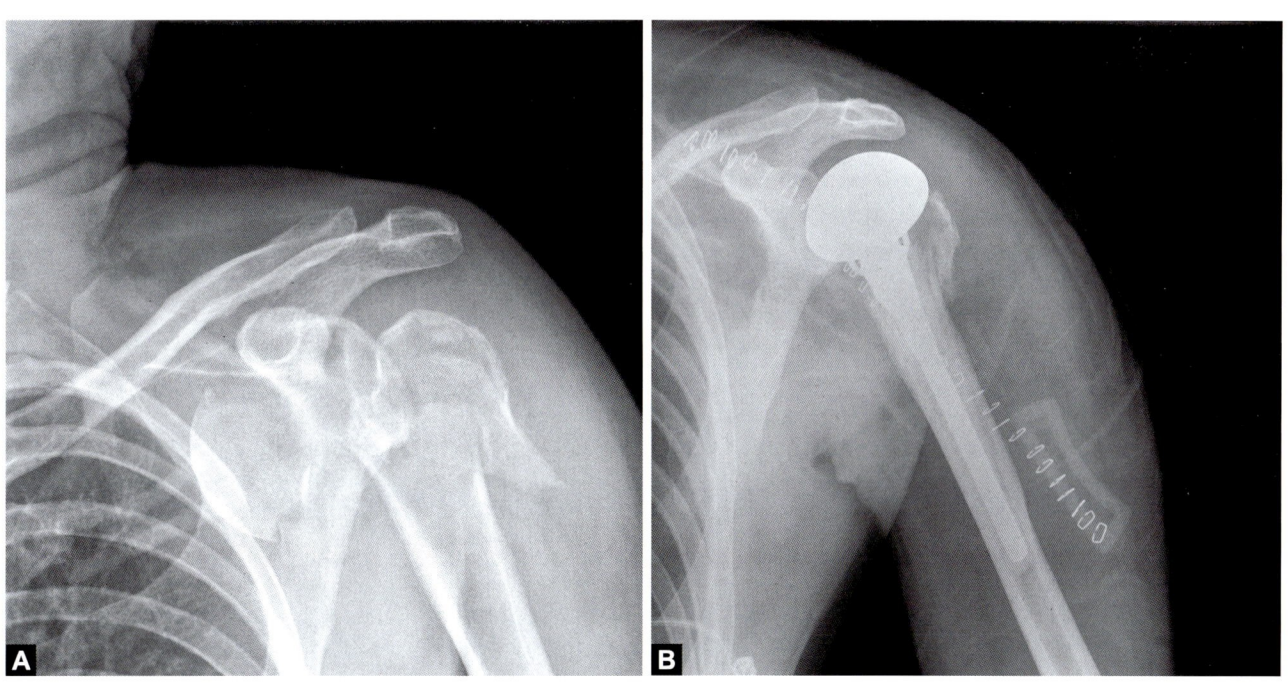

图11.20　缝合固定肱骨结节示意图

［注释：用2条缝合线分别围绕着大结节和小结节（共有4个缝合线），贯穿骨折块干和结节。
通过6个单独的钻孔将3条缝线固定于肱骨干上。缝线捆绑成3个独立的张力带结构复位肩袖附着点，
形成缝合环状置固定于肱骨颈部，并与肱骨干和冈上肌捆绑连接］

是测量假体匹配参数，包括头部高度、头围、偏心距和后倾角。头部大小可从术前模板或术中取出的头部碎片评估取得。头的高度可以用多种不同的方法来评估。术前测量对侧肩关节片所得的参数可提供可靠的数据。肱骨头的顶端到胸大肌腱肱骨干止点距离为5～6cm，因而肱二头长头肌腱关节盂止点和胸大肌肱骨干止点的距离可作为估计肱骨头高度参考。肱骨头假体的型号选择取决于其个体关节面骨块测量值。颈干角在人群中较少存在变异（平均为137°）；后倾角大小因在人群解剖中变异较大而难以重建，肱骨头假体适当后倾有利于增加盂肱关节的稳定性，故后倾角一般选择30°。

图11.21　肱骨近端4部分粉碎性骨折术前与术后X线片

（A）术前正位X线片　（B）术后正位X线片

（注释：高速摩托车事故受伤。诊断肱骨近端4部分粉碎性骨折并肱骨头脱位，
行骨水泥柄型人工肱骨头置换术，并用缝合线修复结节）

当假体试模安装到位后，内、外旋转肩关节以评估肩关节前方和后方的稳定性，并根据其不稳定调整试模至合适。最后的假体植入应根据试模的最终位置固定到位，然后将关节窝内的碎骨块放置并固定在假体周围。

大小结节的解剖位愈合是手术成功的重要因素。将大小结节与假体近端留孔和预先留置肱骨干的缝合孔进行相互缝紧，使结节前后位置和高度都合适。首先，通过不可吸收线水平面缝合将大、小结节固定于假体柄上；其次，不可吸收线垂直面缝合将大小结节固定于肱骨干上；然后进行环扎缝合，以保证大小结节固定在合适的位置，并进一步增强其与假体颈部稳定性（图11.20）。

大量冲洗切口并放置引流管。修补肩袖间隙、胸大肌和三角肌肌膜。用可吸收缝合线关闭喙突－三角肌间隙，注意密切观察头静脉的位置。用3-0可吸收缝合线关闭皮下浅筋膜，外层皮肤采用4-0尼龙线缝合。

3. 康复训练

早期患肢悬吊，按要求进行肩关节活动练习和肩部的钟摆运动。术后2周随访，限制主动关节活动，而被动关节活动无须限制。术后6周，可以进行主动关节活动练习，术后3个月，如果影像学复查结节已愈合，则可逐步进行抗阻力练习。

 人工肱骨头置换术治疗肱骨近端骨折的经验与教训：

（1）获取对侧肩关节的影像学资料以助建模。

（2）当放置假体试模时肱骨大小、高度、偏移和后倾都是重要的。

（3）在最终放置假体并固定前必须有一个详细的修复结节计划。

七、疗效

缺乏比较研究和无最优分型系统的限制因素，治疗前必须仔细比较不同文献报道的肱骨近端骨折疗效的优劣。

文献报道许多固定技术已经取得可喜的效果。微创的方法，如闭合复位经皮克氏针固定在可以取得抗变形力和相对固定的同时最大限度地减少手术创伤，但生物力学上弱于钢板固定，最新文献报道其可以获得74～84分的Constant评分，包括3部分和4部分骨折，并有系列文献报道，其前屈＞140°和外旋＞50°。在无解决更复杂的骨折分型经验之前，推荐掌握熟悉闭合复位技术并遵循闭合复位经皮克氏针固定的手术指征。

锁定钢板是治疗肱骨近端骨折的最优方法。在患者符合条件的情况下，切开复位内固定结果得分比半关节置换术更高。回顾最近的系统文献中，发现2部分骨折的得分为77.4分、3部分骨折得分73.4分、4部分骨折得分67.7分。在一个包含有70%的3部分和4部分骨折的病例报道中，Ricchetti等发现，切开复位内固定术后肩关节前屈可达130.1°，外旋达27.7°。虽然关节活动度和Constant评分预计会随着骨折严重程度的增加而减少，但与半关节置换术疗效相比，锁定钢板固定的疗效明显有优势。

对已行切开复位内固定翻修的患者进一步分析，发现几个因素可改善术后疗效。在最近的一项前瞻性收集的数据证实了Gardner等的报道，肱骨距稳定性是优化预后功能结果的主要因素。螺钉从骨折处拔出、松动或断裂是再次手术的主要原因，固定肱骨内侧距可以避免此类情况发生。同时防止肱骨头内翻和结节复位也可以改进评分结果。

重点关注半关节置换术疗效的几个方面。这个术式通常是在面对难以治疗的骨折分型与骨质缺损，以及其他治疗措施不宜的情况下选择的，因为这些患者通常对行切开复位内固定术而言骨质量太差。最近一项系统的文献回顾显示半关节置换术后平均前屈105.7°、外展92.4°、外旋30.4°，85%患者没有疼痛或轻度疼痛。Constant评分结果其平均得分为56.6分。42%的患者认为他们的疗效不够满意。故半关节置换术必须重视恢复肱骨头高度和最小内侧距偏移，以改进Constant评分。

Robinson等最近对163例行半关节置换术患者中的138例1年随访评估，1年的Constant评分是64分，并发现影响评分的因素有神经功能障碍、年龄、吸烟和饮酒等，对假体头中心移位、结节移位的病例则需行关节翻修术。与其他研究相似，半关节置换术可以有效缓解疼痛，但功能、活动度和肌力的评分较低。

Noyes等对47例半关节置换术后随访5年，发现在第2～第5年间出现关节显著退变，有13例患者需要反–肩关节置换手术翻修。随访发现，明显肱骨上移位与结节骨质溶解导致肩关节Constant评分下降（Constant评分从61分下降到50分）。因为半关节置换术后疗效不佳，如果可能的话，尽量不要使用该术式。

对发生复杂骨折且结节骨质量不佳的老年患者，可选择半关节置换术与反式肩关节置换术，目前无此类术式结果比较的文献报道。因为此类型骨折患者通常是不适合进行其他的任何一种固定方法，故这类患者群体Constant评分低是可以理解的。反式肩关节置换术的长期随访表明，6年间，Constant评分从55分下降至53分。

八、并发症

手术治疗肱骨近端骨折的应做好处理相关并发症的准备。本节将分别陈述切开复位内固定和半关节置换术并发症。

Sproul等对肱骨近端锁定钢板系统大宗病例回顾的文献报道，发现整体并发症发生率为48.8%，再手术率为13%。最常见的并发症是内翻畸形（16.3%），其次是肱骨头缺血性坏死（10.8%），螺钉突入关节腔内（7.5%），肩峰下撞击（4.8%）和感染（3.5%），总体愈合率为96.6%。

（一）骨不连或畸形愈合

内翻畸形愈合是一个严重并发症，不仅与骨质量差正相关，而且与手术技术缺陷也密不可分。术中解剖复位是最为重要的。复位固定后必须评估内侧肱骨距的稳定性，如内侧支撑的存在并保持复位固定，则可提高结果评分。内侧的支撑可以通过充分的骨折复位、加压骨折端或沿肱骨距斜置螺钉获得。进一步的内侧支撑可通过同种异体骨植入获得。维持复位可以减少内翻畸形愈合、更少的螺钉突入关节腔和减少肩峰下撞击，而螺钉突入关节腔和肩峰下撞击的处理一般是拆除内固定物。

（二）感染

处理感染取决于时间和骨折愈合。如果骨折是新鲜的，早期进行切开、清创和使用抗生素，骨折仍然不稳定时则不能过早取出植入物，骨折愈合后则可取出植入物。

（三）缺血性坏死

肱骨头缺血性坏死是一个有争议的课题，可以术后几年出现，但并不意味着治疗失败或需要进行半关节置换术。虽然肱骨头缺血性坏死患者的评分一直比没有缺血性坏死患者的低，其功能仍然优于半关节置换术患者。肱骨头缺血性坏死行半关节置换术应考虑具体情况，并且在患者完全理解了半关节置换术的潜在风险、益处和功能限制之后才进行。

（四）半关节置换术并发症

接受半关节置换术的患者要面临不同的风险。半关节置换术并发症包括结节骨折畸形愈合或骨不愈合（11.2%），异位骨化（8.8%），肱骨头的近端移位（6.8%）和深部感染（0.6%），其他并发症包括假体柄松动和假体周围骨折。这些问题通常需要外科治疗。结节问题通常是通过恢复或修正固定来解决的，通过修正整个肩关节结构来控制盂肱关节炎的发展。肩袖撕裂和近端移位是难以解决的问题，因为组织质量往往较差；治疗方案包括直接修复或组织移植。反式肩关节置换翻修也是一种选择。假体周围骨折可以采用切开复位内固定修复。假体柄松动需要进行半关节置换术翻修。感染清创和移植物翻修，由感染的程度和骨折愈合情况来确定。不可重建的病例，应考虑与经验丰富的肩外科医生进行反式肩关节置换术。

九、典型并发症案例

例1：内固定失败，翻修固定

72岁，女性，站立位从高处跌倒伤及左肩。体格检查肩关节活动时疼痛，神经和血管无损伤。进行X线和CT三维重建扫描，提示为4部分肱骨近端骨折，经前外侧肩峰下入路进行切开复位锁定钢板内固定术（图11.22）。选择同种异物腓骨移植增强患者的基础骨存量，并增加稳定性。

术后2周随访，患者主诉肩关节持续疼痛。X线片显示结节骨块固定失效并产生移位，内固定钢板仍固定在肱骨头内。与患者讨论了手术与保守治疗的愈后情况，并决定重新切开复位翻修固定结节骨折。

类似于原发骨折的治疗，当骨折块足够坚固，在进行翻修时，可以在骨折块上重新固定。对于新鲜骨折，应进行解剖复位和内固定处理，以达到最佳的效果。当结节移位＞5mm时，应给予手术固定修正畸形而非保守治疗。

应注意关节面的状况，对软骨严重损伤、可导致灾难性肩关节功能障碍，则考虑进行半关节置换术。由于其可能继发的结果与切开复位内固定方法的相比差，故在年轻患者中应尽量避免行半关节置换术。

技术要点

从原入路显露骨折，探查发现原用来固定大小结节骨块复位并捆绑在钢板上的不吸收的缝线已经断裂。在大小结节碎片中重新放置多条新的缝合线以增强骨缝合稳定性。由于患者原缝合复位修复失败，在肱骨前部加上第2块钢板，以稳定粉碎的小结节。选择了2.7mm厚度重建钢板，并用4枚穿过原同种异体腓骨移植物的螺钉来固定，再将新的缝线穿过钢板后固定，活动肩关节确认其稳定性。

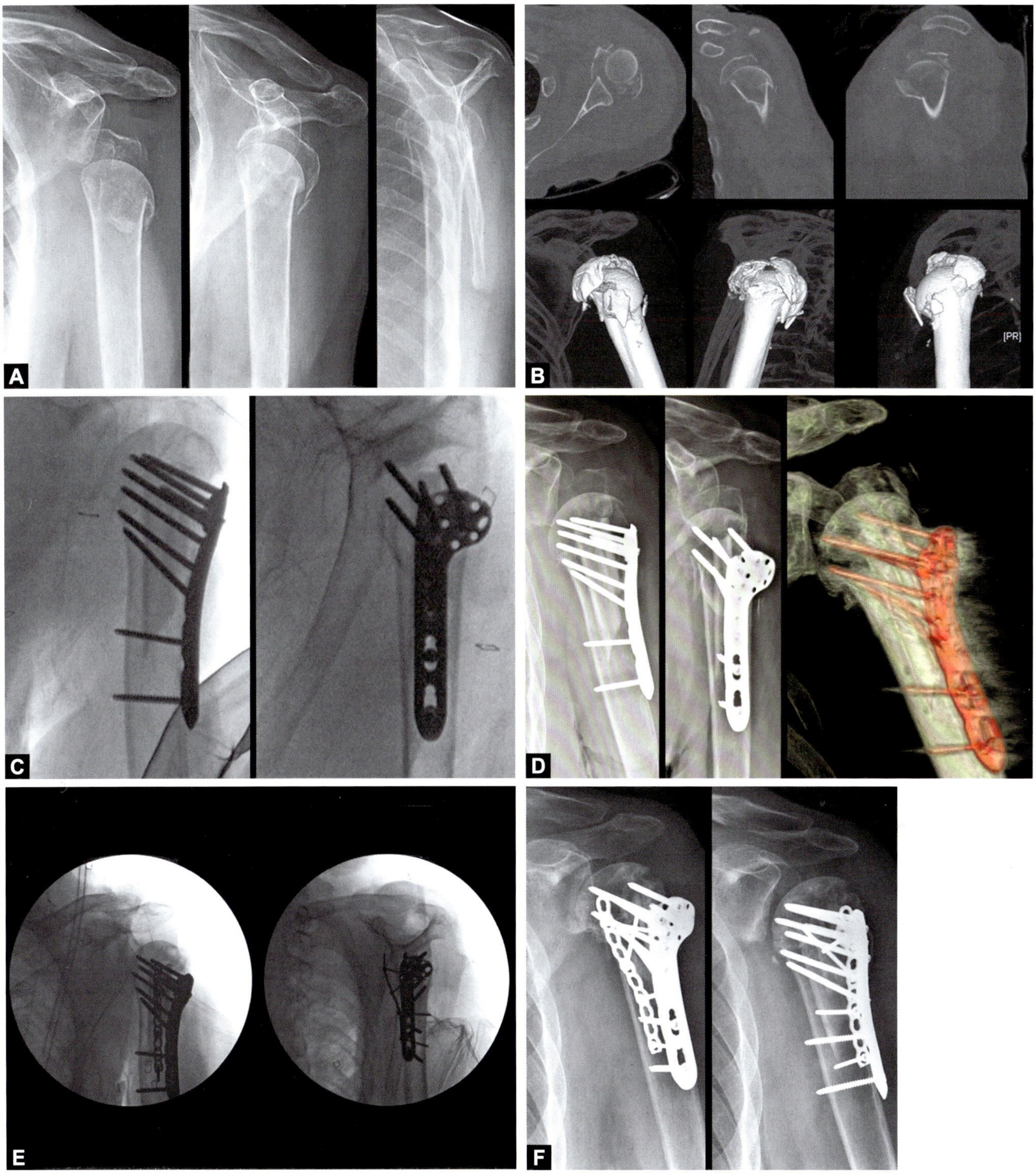

图11.22　肱骨近端骨折行切开复位内固定术后失败的病例翻修前后X线片

（A）术前正、侧位X线片与Y位X线片　（B）术前CT三维图像　（C）术中正、侧位X线片

（D）术后2周正、侧位X线片　（E）翻修术中透视图像　（F）翻修术后1年正、侧位X线片

（注释：病例诊断为肱骨近端粉碎性骨折，合并骨质疏松。患者行切开复位内固定术并使用同种异体腓骨移植增加支撑，术后2周，结节的固定失效，在翻修术中使用2.7mm的钢板环绕在小结节周围加强固定。术后1年，X线片证实骨折已愈合）

在术后1年的随访中，患侧肩关节前屈与对侧相等。与对侧相比外旋减少15°，而内旋减少8°，没有撞击的迹象，患侧肢肌力是5/5级。

例2：固定失败后半关节置换术

56岁，男性，楼梯上摔倒导致肱骨近端骨折，曾在外院行骨折切开复位内固定治疗。术后2周出现剧痛和X线检查表明内固定失败。到本医院进一步治疗（图11.23）。

X线片显示，螺钉从肱骨头部脱落并骨折移位。MRI图像证实骨坏死及关节面区域塌陷。由于继发肱骨头缺血性坏死和软骨质量差的问题，决定在骨折5周后进行半关节置换术。

患者的肱骨头质量差，严重限制了稳定固定的可能性。此外，MRI图像显示骨坏死和关节面塌陷。尽管手术后可能评分低，仍选择半关节置换术，因为切开复位内固定将不太可能成功地恢复关节面塌陷。

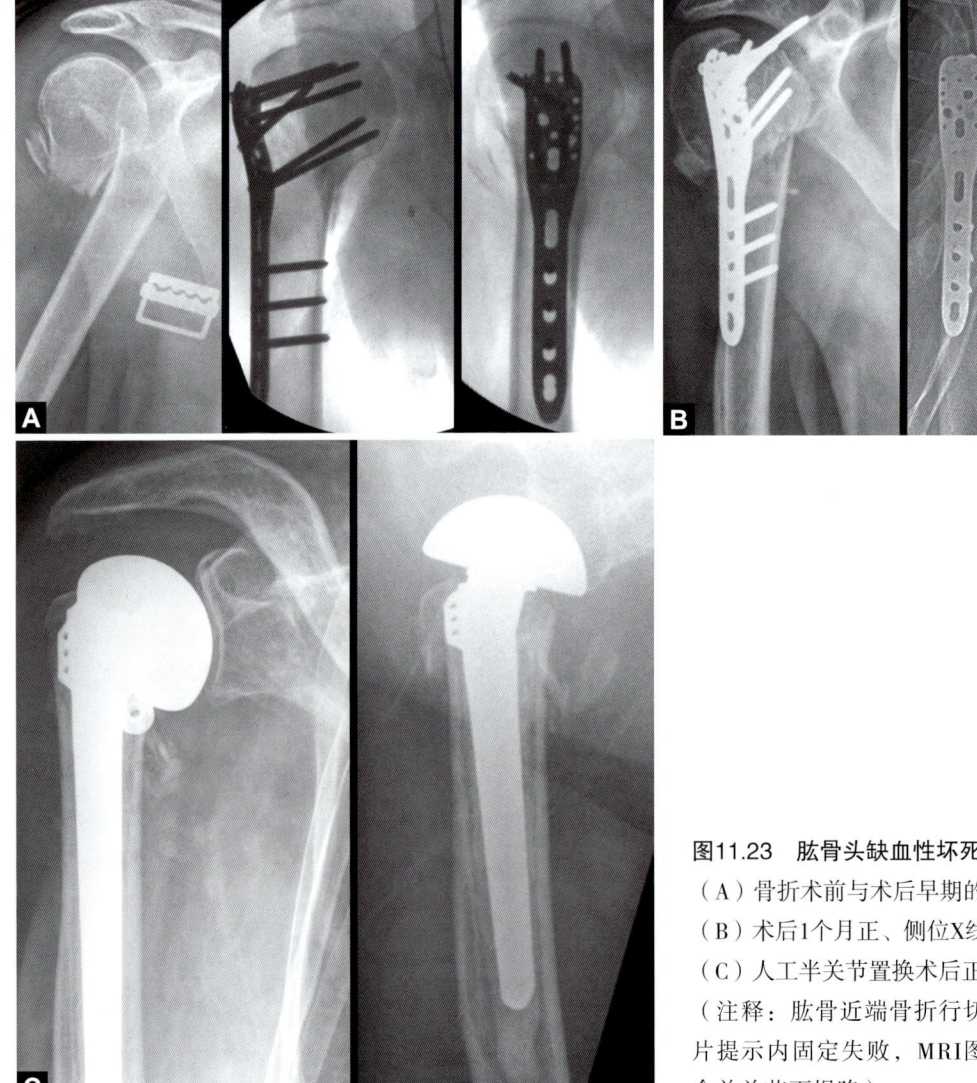

图11.23 肱骨头缺血性坏死行半关节置换术X线片
（A）骨折术前与术后早期的正、侧位X线片
（B）术后1个月正、侧位X线片与MRI图像
（C）人工半关节置换术后正、侧位X线片
（注释：肱骨近端骨折行切开复位内固定术后1个月，X线片提示内固定失败，MRI图像评价明确肱骨头缺血性坏死合并关节面塌陷）

例3：切开复位内固定术后感染性骨不连

70岁，女性，在一次手术治疗失败后转诊到本医院，诊断为肱骨近端骨折，4个月前在外院行肱骨近端骨折切开复位内固定术后骨不连，术后患者主诉盗汗、伤口渗液并有患肢肿胀。体格检查发现骨折部位异常活动，关节穿刺液培养为肠球菌感染（图11.24）。

感染性肱骨骨不连的外科治疗，首先拆除内固定物，切开并冲洗创面，清创坏死和感染组织，放置抗生素链珠。每4～6天后再次清创与冲洗，并更换抗生素链珠，直到创面内没有出现脓性分泌物，再进行内固定治疗。患者在第1次清创手术后12天，进行再次清创、冲洗，并行切开复位内固定翻修手术与留置新的抗生素链珠。

早期的感染通常可以通过伤口切开冲洗，使用抗生素和密切随访来治疗，而不必拆除内固定物，如骨折愈合则可以拆除内固定物。

技术要点

从患者主诉、松动的固定物和感染性骨不连来判断，因长期存在感染导致骨不连。由于骨折不太可能通过微创手术治愈，解决这些棘手的并发症的方法有：拆除内固定物、分级清创和放置抗生素链珠，并辅以静脉使用抗生素治疗。当长出新鲜肉芽组织和创面培养无菌生长时，则进行切开复位内固定翻修手术和放置新的抗生素链珠，于术后6周取出抗生素链珠和切开骨移植术。应告知患者为深部感染，需要进行多次手术和长期的治疗。在最坏的情况下，可能需要切除关节并行半关节置换手术来控制感染，尽管可能出现严重的残疾，但对患者生活影响不大。

对本案的再次切开复位内固定，原胸–三角肌入路变更为肩峰下前外侧入路。注意保护外侧肌皮神经和腋神经。完成骨不愈合彻底清创后，使用肱骨近端锁定钢板和3.5mm的重建钢板，复位骨折进行双钢板加压固定。然后放置抗生素链珠，关闭切口。

十、小结

肱骨近端骨折的治疗很困难，不仅是因为涉及的技术问题，而且缺乏确切的文献指导，难以找到最佳治疗途径。每个病例都应单独评估，进行外科手术前应全面了解解剖和固定方案选择。切开复位内固定能取得最佳疗效，可以达到解剖复位，同时获得一个坚强、稳定的固定方式。必须准备好处理这些常见并发症问题的措施，如螺钉脱出、内翻塌陷、撞击综合征、感染和肱骨头缺血性坏死（AVN）。

半关节置换术治疗骨折应该运用在特定的适应证。当没有禁忌证时，评分结果支持切开复位内固定术组优于半关节置换术组患者。其他方面的问题，如随着时间的推移，患者在接受半关节置换术治疗时的功能下降。但仍有部分骨折类型不适合行切开复位内固定术，而半关节置换术作为一种补救措施。术者应熟悉现代关节置换技术，恢复肱骨头的高度、颈干角、头部大小和前倾。结节固定是优化疗效的基础，在每个病例对肱骨结节固定缝合线处理都应有详细计划。其并发症并不少见，比如结节骨折畸形愈合/骨不愈合、肱骨头移位、假体柄松动和假体周围骨折，术者应熟悉处理相关并发症的方法，包括何时运用反式肩关节置换术进行翻修。

（李晓　译）

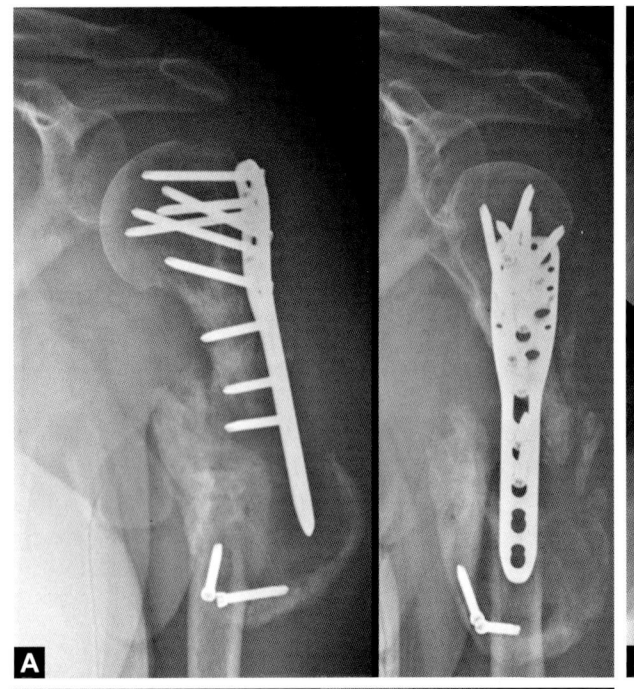

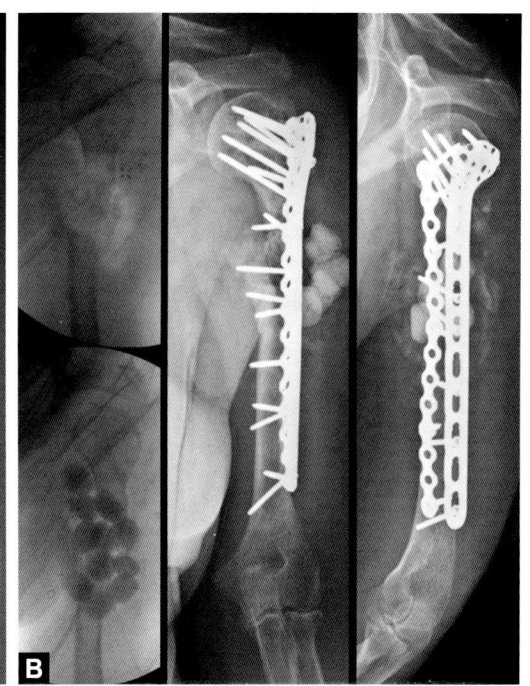

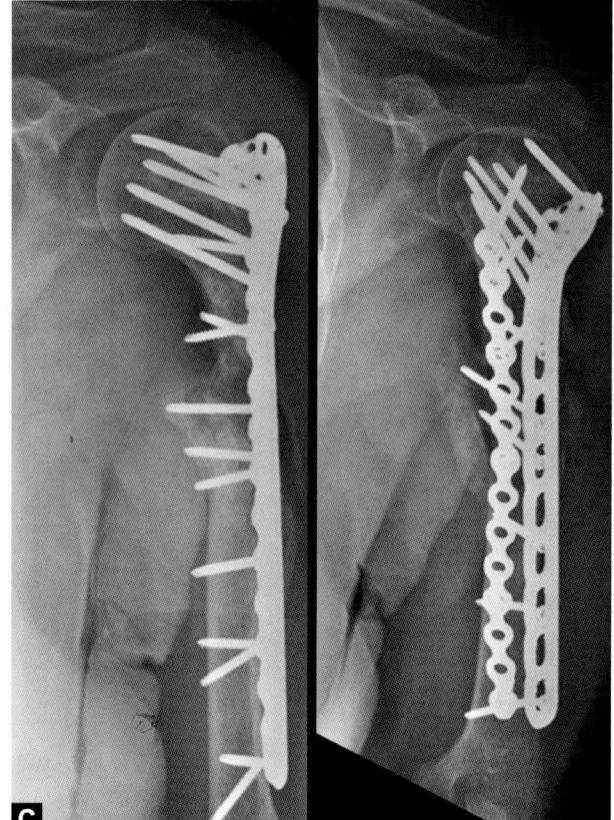

图11.24　肱骨近端骨折感染性骨不连X线片

（A）术后正、侧位X线片

（B）清创术中透视与切开复位内固定术后正、侧位X线片

（C）术后4个月的正、侧位X线片

（注释：第1次进行内固定物拆除和骨折清创术；第2次进行重复清创和放置抗生素链珠；第3次进行切开复位内固定术和放置抗生素链珠）

注意：3次手术抗生素链珠都需更换，并且在翻修后保留。术后6周内取出抗生素链珠，并用自体骨进行骨移植术；术后4个月的X线片证实骨折愈合

参考文献

[1] Court-Brown CM, Caesar B. Epidemiology of adult fractures: A review. Injury. 2006;37(8):691-697.

[2] Nho SJ, Brophy RH, Barker JU, et al. Management of proximal humeral fractures based on current literature. J Bone Joint Surg Am. 2007;89 Suppl 3:44-58.

[3] de Laat EA, Visser CP, Coene LN, et al. Nerve lesions in primary shoulder dislocations and humeral neck fractures. A prospective clinical and EMG study. J Bone Joint Surg Br. 1994;76(3):381-383.

[4] Foroohar A, Tosti R, Richmond JM, et al. Classification and treatment of proximal humerus fractures: inter-oberserver reliability and agreement across imaging modalities and experience. J Ortho Surg Res. 2011;6:38.

[5] Neer CS 2nd. Displaced proximal humeral fractures. I. Classification and evaluation. J Bone Joint Surg Am. 1970; 52(6):1077-1089.

[6] Müller ME. The comprehensive classification of fractures of long bones. New York: Springer-Verlag; 1990.

[7] Lanting B, MacDermid J, Drosdowech D, et al. Proximal humeral fractures: a systematic review of treatment moda-lities. J Shoulder Elbow Surg. 2008;17(1):42-54.

[8] Hanson B, Neidenbach P, de Boer P, et al. Functional outcomes after nonoperative management of fractures of the proximal humerus. J Shoulder Elbow Surg. 2009 18(4): 612-621.

[9] Tingart MJ, Apreleva M, von Stechow D, et al. The cortical thickness of the proximal humeral diaphysis predicts bone mineral density of the proximal humerus. J Bone Joint Surg Br. 2003;85(4):611-617.

[10] Bono CM, Renard R, Levine RG, et al. Effect of displacement of fractures of the greater tuberosity on the mechanics of the shoulder. J Bone Joint Surg Br. 2001;83(7):1056-1062.

[11] Magovern B, Ramsey ML. Percutaneous fixation of proximal humerus fractures. Orthop Clin North Am. 2008;39(4): 405-416.

[12] Thanasas C, Kontakis G, Angoules A, et al. Treatment of proximal humerus fractures with locking plates: a syste-matic review. J Shoulder Elbow Surg. 2009;18(6):837-844.

[13] Gardner MJ, Weil Y, Barker JU, et al. The importance of medial support in locked plating of proximal humerus fractures. J Orthop Trauma. 2007;21(3):185-191.

[14] Sproul RC, Iyengar JJ, Devcic Z, et al. A systematic review of locking plate fixation of proximal humerus fractures. Injury. 2011;42(4):408-413.

[15] Kontakis G, Koutras C, Tosounidis T, et al. Early management of proximal humeral fractures with hemiarthroplasty: a systematic review. J Bone Joint Surg Br. 2008;90(11): 1407-1413.

[16] Bastian JD, Hertel R. Initial post-fracture humeral head ischemia does not predict development of necrosis. J Shoulder Elbow Surg. 2008;17(1):2-8.

[17] Gerber C, Werner CM, Vienne P. Internal fixation of complex fractures of the proximal humerus. J Bone Joint Surg Br. 2004;86(6):848-855.

[18] Cazeneuve JF, Cristofari DJ. The reverse shoulder prosthesis in the treatment of fractures of the proximal humerus in the elderly. J Bone Joint Surg Br. 2010;92(4):535-539.

[19] Hertel R, Hempfing A, Stiehler M, et al. Predictors of humeral head ischemia after intracapsular fracture of the proximal humerus. J Shoulder Elbow Surg. 2004;13(4):427-433.

[20] Hettrich CM, Boraiah S, Dyke JP, et al. Quantitative assessment of the vascularity of the proximal part of the humerus. J Bone Joint Surg Am. 2010;92(4):943-948.

[21] Gardner MJ, Boraiah S, Helfet DL, et al. The anterolateral acromial approach for fractures of the proximal humerus. J Orthop Trauma. 2008;22(2):132-137.

[22] Yang H, Li Z, Zhou F, et al. A prospective clinical study of proximal humerus fractures treated with a locking proximal humerus plate. J Orthop Trauma. 2011;25(1):11-7.

[23] Osterhoff G, Baumgartner D, Favre P, et al. Medial support by fibula bone graft in angular stable plate fixation of proximal humeral fractures: an in vitro study with synthetic bone. J Shoulder Elbow Surg. 2011;20(5):740-746.

[24] Nevaiser AS, Hettrich CM, Dines JS, et al. Rate of avascular necrosis following proximal humerus fractures treated with a lateral locking plate and endosteal implant. Arch Orthop Trauma Surg. 2011;131(12):1617-1622.

[25] Murachovsky J, Ikemoto RY, Nascimento LG, et al. Pectoralis major tendon reference (PMT): a new method for accurate restoration of humeral length with hemiarthroplasty for fracture. J Shoulder Elbow Surg. 2006;15(6):675-678.

[26] Hertel R, Knothe U, Ballmer FT. Geometry of the proximal humerus and implications for prosthetic design. J Shoulder Elbow Surg. 2002;11(4):331-338.

[27] Ricchetti ET, Warrender WJ, Abboud JA. Use of locking plates in the treatment of proximal humerus fractures. J Shoulder Elbow Surg. 2010;19(2 Suppl):66-75.

[28] Solberg BD, Moon CN, Franco DP, et al. Locked plating of 3- and 4-part proximal humerus fractures in older patients: the effect of initial fracture pattern on outcome. J Orthop Trauma. 2009;23(2):113-119.

[29] Robinson CM, Page RS, Hill RM, et al. Primary hemi-arthroplasty for treatment of proximal humeral fractures. J Bone Joint Surg Am. 2003;85-A(7):1215-1223.

[30] Noyes MP, Kleinhenz B, Markert RJ, et al. Functional and radiographic long-term outcomes of hemiarthroplasty for proximal humeral fractures. J Shoulder Elbow Surg. 2011; 20(3):372-377.

[31] Levy J, Frankle M, Mighell M, et al. The use of the reverse shoulder prosthesis for the treatment of failed hemi-arthroplasty for proximal humeral fracture. J Bone Joint Surg Am. 2007;89(2):292-300.

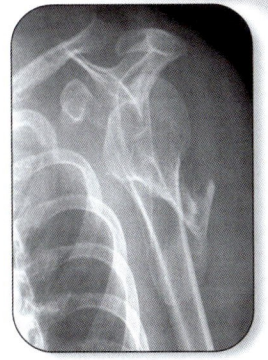

第12章

关节盂与肩胛骨骨折
Glenoid and Scapula Fractures

Samuel Popinchalk, Neil MacIntyre

一、导言

　　肩胛骨骨折是一种相对罕见的损伤，占所有骨折的1%。几乎90%的病例都是高能量机制所造成的，40岁左右的人容易出现这种骨折，而且男性骨折占80%。

　　肩胛骨骨折一般不是独立发生的损伤，相对于其他威胁生命的合并损伤而言，肩胛骨骨折一开始不易察觉，因此细致创伤评估是必不可少的。肩胛骨骨折不需要紧急处理，可采用悬吊带和条状带进行临时固定。处理肩胛骨骨折成功的关键是掌握骨折解剖以及作用于骨折的相关生物力学改变。

二、诊断

疼痛是由肩部高能创伤引起的，当患者出现这种情况，应怀疑其潜在肩胛骨骨折，患者会出现肩部瘀斑、骨擦音和肩部活动受限症状。同样的肩袖肌肉组织出血也可能表现为疼痛、无力和活动区域受限的急性肩袖撕裂症状，这种情况称之为"伪肩袖撕裂"。

80%～95%肩胛骨骨折的患者会伴随其他威胁生命的损伤。如头部创伤、颈椎创伤、身体同侧胸壁创伤和肺部创伤，所以应当根据高级创伤生命支持指南来评估和治疗此类损伤。有学者报道56例患者共有58处肩胛骨骨折，其死亡率为14.3%，且他们平均患有3.9种严重的伴随损伤。伴随损伤的发生率包括53%肺挫伤、50%胸部损伤、44%～53.5%肋骨骨折、16%～66%气胸或血胸、44%～50%同侧上肢损伤、26%锁骨骨折、24%颅骨骨折、20%脑挫裂伤、12.5%臂丛神经损伤、12.5%上肢血管损伤和10%脊柱骨折。据悉，大多数常见病因总体死亡率是10%～15%，其中多数为头部损伤和肺部并发症。

全面的神经检查是必要的，约12.5%肩胛骨骨折的患者出现同侧神经损伤。其中肩峰骨折与神经损伤最具相关性，其机制为肩峰骨折通常发生在肩背侧屈时，由此对臂丛神经产生牵引力造成其损伤。

在初始创伤评估过程中仰卧前后位胸片通常不足以确诊肩胛骨骨折。在100个具有可辨性肩胛骨骨折的胸片回顾性研究中，放射科医师初次仅识别出57例胸片患有肩胛骨骨折，可以从3个位置视图（前后位、侧位和盂肱腋窝位）来评估肩胛骨的形态、肩胛骨外侧柱、肩峰、喙状突、关节盂、盂肱关节和肩锁关节等。其中肩锁关节损伤通常表现为肩部前后位X线片上。在任何时候，负重应由手腕悬吊承担而不是患肩，因为受力会使斜方肌发生无意识收缩，从而与上肢重量相抵消。

关于利用CT和三维重建（3D）评估肩胛骨骨折，目前存在争议，有学者认为可以利用三维重建（3D）来识别肩胛骨、肩胛冈和肩峰骨折，也有学者认为需要更专用的位置视图（Strykernotch view、西点位和尖斜位）来评估肩胛骨的解剖区域形态。胸部CT常用于创伤评估和肩胛骨重建，此重建在描述骨折分型特征时起到至关重要的作用，甚至可取代上述专用位置视图，虽然二维（2D）CT断层扫描在探测肩胛颈骨折和肩胛冈骨折时灵敏度较低，但试验证明三维电脑断层扫描重建在检测肩胛骨所有解剖区域时是最敏感的。

 关节盂和肩胛骨诊断经验与教训：

（1）95%肩胛骨骨折患者会出现伴随损伤。

（2）肩胛骨骨折常伴有头部、颈部和胸部损伤，所有怀疑肩胛骨骨折患者应当采用高级创伤生命支持指南进行诊断。

（3）肩胛骨的所有解剖区域检测骨折，CT断层三维扫描重建具有高敏感性。

三、分型

肩胛骨骨折分型解剖示意图（图12.1），涉及体部或肩胛冈的骨折占所有肩胛骨骨折的50%，关节盂颈部骨折占25%，关节盂骨折占10%，肩峰骨折占7%，喙突骨折占7%。

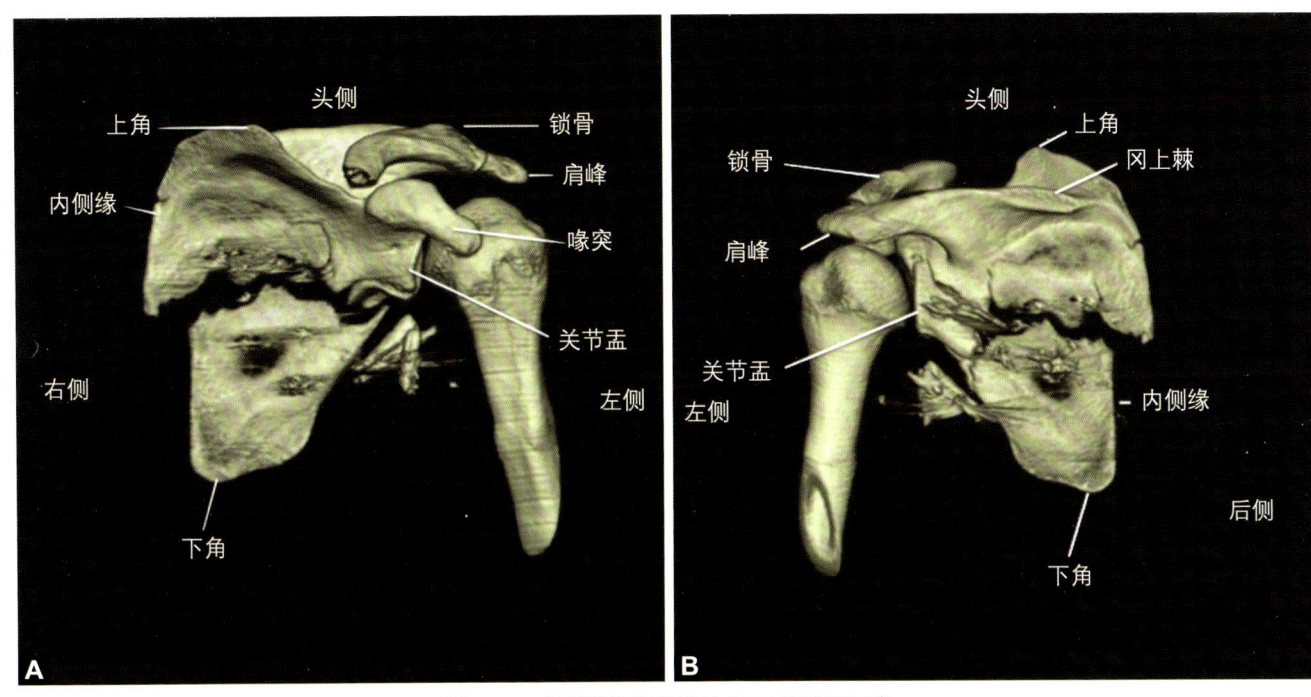

图12.1 肩胛骨体部骨折的CT三维重建图像
（A）前视图 （B）后视图

目前有多种肩胛骨骨折分型，其中AO分型系统最常用，其用字母和数字编码来识别肩胛骨骨折，根据关节受累程度来分型。A型骨折为关节外骨折，B型骨折为关节部分骨折累及关节盂，C型骨折为关节部分骨折累及肩胛颈（表12.1），根据骨折延伸位置和粉碎程度可进一步细化分型。

表12.1 肩胛骨的AO分型

AO/OTA分型	骨折部分
14–A1	肩峰
14–A2	喙突
14–A3	体部
14–B1	盂窝前缘
14–B2	盂窝后缘
14–B3	盂窝下缘
14–C1	关节外肩胛颈 （包括解剖颈与外科颈）
14–C2	肩胛颈关节内
14–C3	肩胛骨关节内

有学者根据一系列案例提出综合性分型方案，1977年，Wilber和Evans在51名患有骨折的患者中，发现41名患者属于肩胛骨骨折，他们将肩胛骨骨折分成2组：组1（体部、颈和肩胛冈）有38名患者，所有患者盂肱关节都恢复正常活动度；组2（肩峰、喙突和关节盂）10名患者，仅1名患者恢复盂肱关节恢复活动度。

（一）肩胛骨体部骨折

肩胛骨体部骨折在所有肩胛骨骨折中占50%，是最常见的肩胛骨骨折类型，并无特定分型系统，其常为直接暴力所造成。肩胛骨体部骨折的代表分型系统包括AO/OTA型14-A3和Hardegger Ⅳ型。Ada和Miller将116个肩胛骨骨折（共148例）进一步细分为Hardegger分型（表12.2和图12.2）。

表12.2　肩胛骨骨折的Ada和Miller分型

部位	Hardegger/Ada分型	百分率（%）
肩峰	ⅠA	12
肩胛冈	ⅠB	11
喙突	ⅠC	5
肩胛颈	ⅡA、ⅡB、ⅡC	27
肩胛窝	Ⅲ	10
肩胛体部	Ⅳ	35

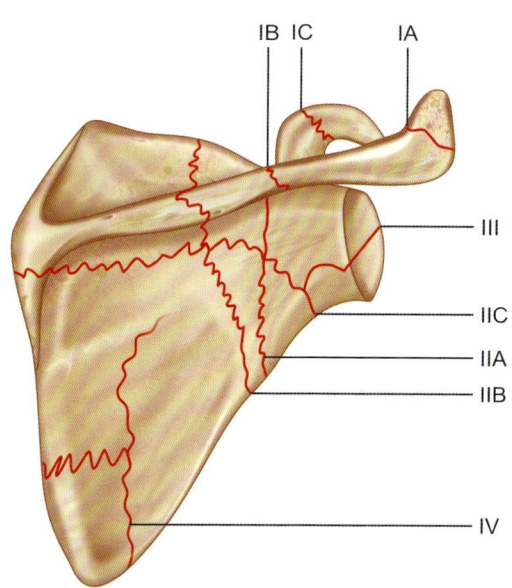

图12.2　肩胛骨体部骨折的Ada和Miller分型

肩胛骨体部移位时，肌肉力偶平衡关系会被破坏。测量盂极角（图12.3）是评估肩胛骨外侧缘连续性或关节盂颈部稳定性的有效测量方式。首先从关节盂上极到下极画一条线，然后从关节盂上极到肩胛骨体部最远端画一条线，从而计算出盂极角。正常测量角度为30°～45°，低于或高于这个范围的角度都应采用三维电脑断层扫描来进一步评估。

（二）肩胛颈骨折

在所有肩胛骨骨折中，肩胛颈骨折占25%。肩胛颈骨折出现的范围是从肩胛骨的外侧缘到上缘，此为关节外骨折，包括解剖颈骨折是从侧面到喙突，外科颈骨折是从内侧到喙突。Goss将肩胛颈骨折分成2种类型： I 型骨折不会发生移位或移位程度较低； II 型骨折会发生移位，移位距离≥1cm或成角＞40°。造成此类骨折的机制包括前肩、上肩或后肩的直接创伤或手臂拉伤等，肱三头肌牵引力也可能会造成明显发生移位。

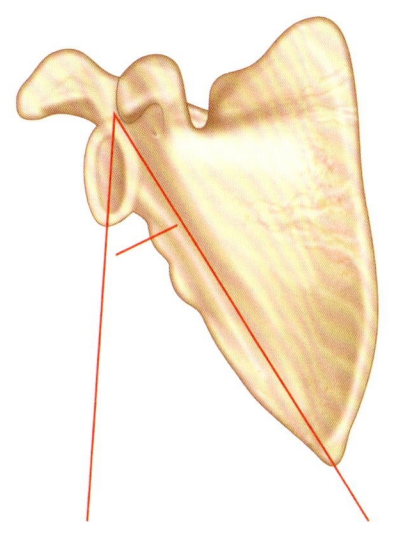

图12.3　盂极角示意图

（注释：盂极角为关节盂和肩胛骨体部之间的夹角，可有效评估肩胛骨外侧缘连续性或关节盂颈部的稳定性）

（三）关节盂骨折

在所有肩胛骨骨折中，关节盂骨折占10%，Ideberg回顾300例超过10年的关节盂边缘和关节内骨折治疗的基础上提出分型系统。Goss进一步细化关节盂骨折分型，根据受伤机制不同，区分真正的关节盂边缘（ I 类）骨折和盂肱脱臼相关的小型撕脱性骨折。前者为关节盂边缘的肱骨头骨折，后者是肱骨头因为过度紧张而发生脱臼所造成的。根据前缘（ I A型）或后缘（ I B型）的牵连程度，将关节盂骨折进一步细化， II～IV型骨折与关节盂相关，是肱骨头对关节盂产生直接作用力所造成的。 II 型骨折是下部直接力所造成的，其中骨折线延伸至关节盂和肩胛骨体部的外侧缘。 III 型骨折是由上部直接暴力造成的，并涉及包含喙突的关节盂上部关节面。 III 型骨折可能与上肩部悬吊复合体破裂有关。

IV型骨折是关节盂中间直接暴力所造成并形成横向裂缝，延伸至肩胛骨体部的内侧缘，从而形成较小的上部碎片和较大的下部碎片。 V 型骨折是 II 型、 III 型和IV型骨折的结合体。 V 型骨折是由巨大暴力造成的，其力量比单独的 II 型、 III 型和IV型骨折力度都要大。 V A型骨折是 II 型和IV型骨折的结合体， V B型骨折是 III 型和IV型骨折的结合体，而 V C型骨折是 II 型、 III 型和IV型骨折的结合体。

目前广泛应用Ideberg和Goss的关节盂骨折分型系统。Mayo等进一步细化肩胛骨体部的累及程度，并且为选择手术径路提供指南（图12.4）。 I～III 型与肩胛骨体部无关，IV型骨折与延伸至体部的下关节盂具有相关性，同时 V 型骨折由IV型骨折及其他类型骨折构成。IV型骨折与延伸至体部的上关节盂具有相关性， V 型骨折由IV型骨折及肩胛骨骨折构成。

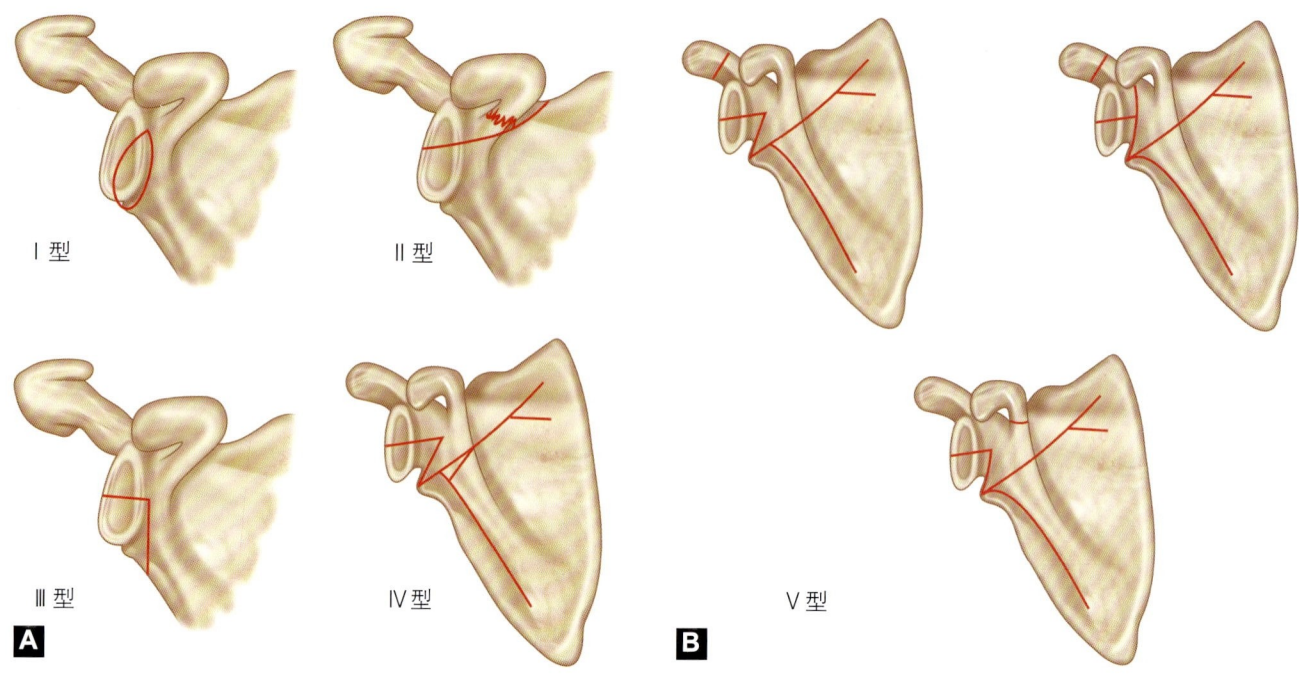

图12.4　Mayo改良Ideberg关节盂骨折分型系统

（A）Ⅰ～Ⅳ型骨折　（B）Ⅴ型骨折

（注释：以肩胛骨体部和喙突骨折之间的共同关系为基准。Ⅰ～Ⅲ型骨折与肩胛骨体部无关，Ⅳ型骨折与延伸至体部的上关节盂
具有相关性，Ⅴ型骨折由Ⅳ型骨折及肩胛骨骨折构成）

（四）喙突骨折

所有肩胛骨骨折中，喙突骨折约占7%，目前有许多种分型系统。Ogawa等在对67名喙突骨折患者进行综述的基础，根据与韧带连接之间的关系对喙突骨折进行分类：Ⅰ型是后部骨折，Ⅱ型是前部骨折，其中Ⅰ型骨折约占80%，并且可能会损伤喙突–锁骨韧带。

Eyres等综述了12例喙突骨折，分成5种类型（图12.5），牵引力作用于连接韧带或肌腱产生Ⅰ型（尖端或骺骨折）、Ⅱ型（中喙）和Ⅲ型（基底骨折）骨折，Ⅳ型（肩胛骨上部）和Ⅴ型（延伸至关节盂）骨折是由肩胛骨的剪切力或锁骨直接接触喙突造成的。各骨折分型进一步细分为AB型，表示是否出现相关的肩锁关节损伤。IdebergⅢ型骨折线会累及到关节盂，随后通过关节盂延伸至肩胛骨的上缘。

（五）肩峰骨折

所有肩胛骨骨折中肩峰骨折占7%。以下2种情况会发生肩峰骨折：直接暴力或肱部上部产生暴力。Kuhn等在综述了27例骨折后提出了肩峰骨折的分型系统（图12.6）。

Ⅰ型骨折无移位骨折，并可进一步细分为撕裂骨折（ⅠA型）和实际骨折（ⅠB型）。Ⅱ型骨折骨移位发生在上部，肩峰下肩隙不会减小。Ⅲ型骨折向下移位或肩胛颈骨折向上移位，肩峰下间隙会减小。

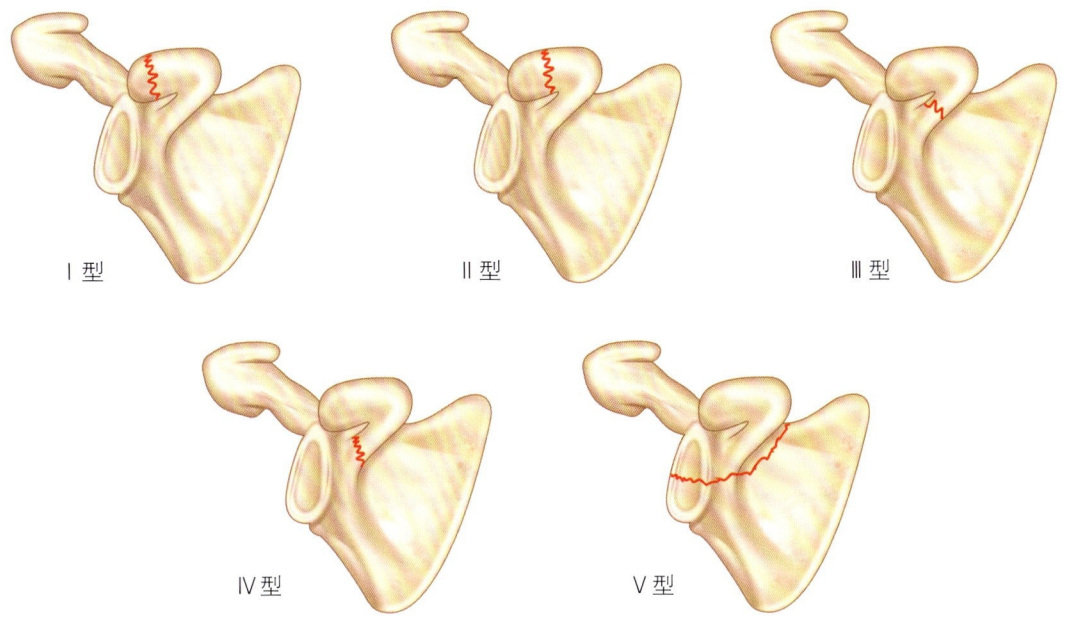

图12.5　喙突骨折的Eyres分型

Ⅰ型：尖端（骺）骨折；Ⅱ型：中突；Ⅲ型：基底部骨折；Ⅳ型：肩胛骨上部；Ⅴ型：关节盂

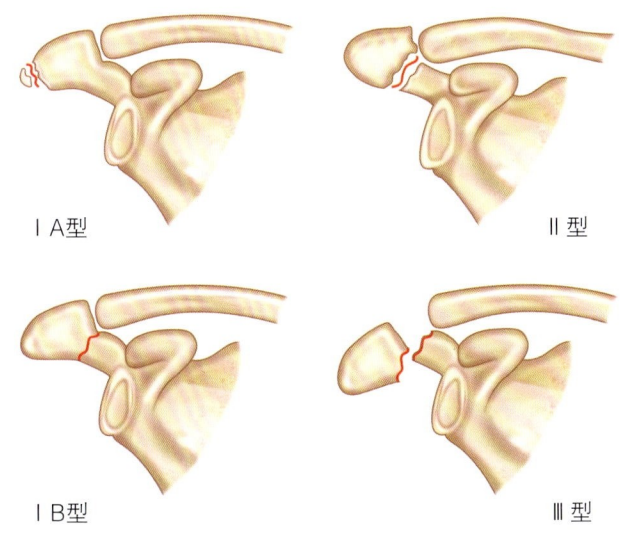

图12.6　肩峰骨折的Kuhn分型

ⅠA型：撕脱性骨折；ⅠB型骨折：无移位骨折的肩峰体部骨折；Ⅱ型：肩峰下区域未减少的上部移位；
Ⅲ型：肩峰下区域减少的下部移位

四、手术指征

（一）肩胛骨体部骨折

　　大部分肩胛骨体部骨折因被肌肉组织包裹而不会发生移位或发生极小移位，通常采取非手术治疗。Zlowodzki等的系统综述说明，99%单独的肩胛骨体部骨折可进行非手术治疗，其中86%的病例疗效良好或非常好。肩胛骨体部骨折手术适用有合并损伤者，例如当肩胛骨折伴有肩胛颈骨折或浮动肩损伤者。

（二）肩胛颈骨折

肩胛颈骨折手术指征仍存在争议，手术指征通常是根据Ada和Miller分型系统产生，是指位移距离≥1cm或测盂极角＞40°。Ada和Miller发现，移位的肩胛颈骨折患者非手术治疗后有50%的残余疼痛和40%的残余乏力，作者推断，肩胛颈骨折非手术治疗后残留疼痛和乏力会继发引起肩袖功能障碍。关节盂发生移位，造成肩袖的正常活动臂发生扭曲。此外，肩袖的正常牵引力会转变成剪切力，引起关节盂的倾斜角达到40°～45°，从而造成了肩峰下撞击。

（三）关节盂骨折

当关节盂骨折导致关节面移位2mm，肱骨头发生半脱位或盂肱关节不稳定为关节盂骨折手术指征。Ideberg I 型骨折发生的位移＞1cm，累及上关节面＞25%，或累及下关节面＞33%，由此会导致盂肱不稳定性，建议进行手术固定。Ideberg的 II 型、III 型和IV型骨折发生的位移≥2mm，或者肱骨头发生半脱位，也适用手术治疗。V型骨折是 II 型、III 型和IV型骨折的结合体，也具有手术指征。VI型骨折的特征是广泛的粉碎性骨折，即使骨折碎片明显移位，也不需要手术。

（四）喙突骨折

喙突骨折常伴随的同侧肩关节损伤。Ogawa报道67例喙突骨折患者中，60例患者合并有肩锁关节损伤，Ogawa分型的 I 型、Eyres分型的IV型和 V 型骨折因其最接近喙锁韧带需要进行手术固定。

（五）肩峰骨折

外侧肩部受到直接冲击或肱骨头发生上部移位的时候，通常引起肩峰骨折。必须注意，2.7%的人有肩峰小骨解剖变异，造成骨折假象。肩峰骨折通常不会发生移位或产生极小的移位，进行保守治疗愈后良好。Kuhn分型 III 型骨折肩峰向下移位造成肩峰下间隙变小，需要手术固定，避免产生肩峰下撞击。值得注意的是，目前评估可接受的移位距离尚未明确。

五、外科解剖、体位与入路

肩胛骨是平的三角骨，它有18块肌肉附着，锁骨和胸椎关节将其与中轴骨相连接（图12.7），肩胛骨体部很扁，在冈上窝和冈下窝的中央部分非常菲薄，旁边是较厚的外侧缘。前下凹面与胸腔的凸面相平行，周围是肩胛下肌。肩胛冈用来区分冈上窝和冈下窝，到肩峰位置结束，肩峰下为肱骨头，肱骨头上覆盖肩袖和肩峰下囊。三角肌中后部肌束起自此处，沿着肩胛冈和肩峰移行至斜方肌深面，前锯肌在肩胛骨上延伸并止于肩胛骨内侧缘和肩胛下角处，菱形肌通过内侧缘附着到肩胛骨深面。

肩胛骨手术入路可以分成前路手术和后路手术。前路手术处理发生关节内关节盂骨折，可合并有前侧/下部边缘骨折，喙突骨折和肩胛颈以及上部骨折在单独的后侧手术不能完全显露，需结合前侧和后侧手术入路。肩胛颈和体部骨折，后侧关节盂边缘骨折和盂肱关节后脱位并骨折需要采用后侧手术。

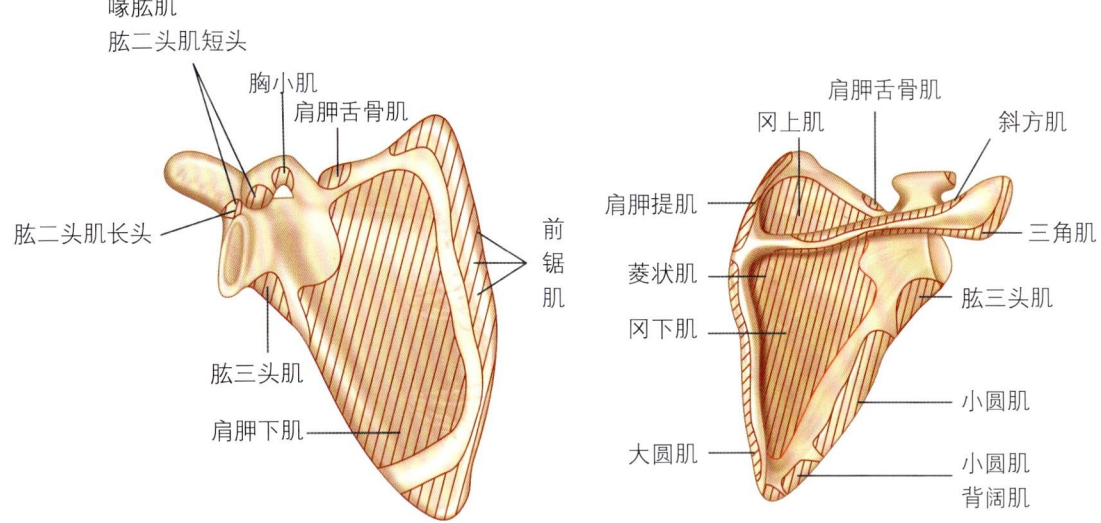

图12.7 注意肩胛骨各种肌肉附着部位

（一）肩胛骨的前路手术

1. 体位

患者取半坐卧位（床头仰角30°），注意保护好受压迫的皮肤。沿着肩胛骨的内侧缘放置肩垫，稍微抬高肩部。采用动力臂定位器固定上肢，使肩关节可以活动有利于术中在腋窝下进行操作，从而扩大术野和提高手术舒适度。在缺乏上述定位器时，将上肢固定于活动臂板并外展到床的一侧。因为大部分手术都是在直接可视化下进行的，较少需要使用手术X线机检查。通常术前铺巾需留够空间将C型臂"过顶"放入，以得到肩胛骨前后位X线片。

2. 入路

将手臂外展外旋放置，进行表面触诊，三角肌肱骨附着点的最前缘和喙锁韧带前缘进行标记，稍微靠近腋襞或胸肌槽，该水平下的皮肤切口有助于三角肌外侧牵引。从近端开始画线并根据骨折的大小和损伤的严重程度延伸10～20cm（图12.8），识别出三角肌筋膜，向内、外侧分离出完整的皮肤与皮瓣。识别出头静脉，三角肌和胸大肌之间的间隙，应用锐性/钝性结合分离显露出来，很容易识别头静脉近端，其有一脂肪层位于三角肌和胸肌之间，并且能在三角肌侧向牵引，保持头静脉的完整。在肱骨头上方锁骨和三角肌下方通过钝性显露三角肌下空间。接下来将肌腱和肩胛下肌相连接的锁骨胸部筋膜切开至喙肩韧带的水平面上。水平放置三角肌牵开器，识别出肩胛下肌附着点。轻轻旋转肩部在肌腱紧张时，识别出肩胛下肌，劈开肩胛下肌，采用腱切断术进入前关节囊和关节盂中（图12.9）。应当放置标记缝线以助之后的腱修复。值得注意的是，肩胛下肌的肌力及其功能长期疗效主要取决于手术中肩胛下肌的修复和缝合。

3. 肩胛下肌的分离技术

伴有微小碎片的单独关节盂前部骨折通常需解剖肩胛下肌，此为有限显露，不能显露额外的肩胛骨和关节盂，故对肩胛下肌附着点无明显损害。显露前先标记肩胛下肌的上缘、下缘和腋神经，腋神经需进行相应保护。在肩胛下肌肌腹上2/3和下1/3的交界纵向分离，分离方向自上而下，注意不能破坏前关节囊。前关节囊与肩胛下肌腱共同移行并附着于小结节处，注意识别两者的间隙，用牵引缝线拉开肩胛下肌上部和下部，并使用Cobb牵引器进一步拉开关节囊以显露视野。前关节囊常因创伤而被破坏，可以通过破裂的关节囊进行骨折复位和固定。在关节囊完整情况下，则需打开前关节囊进行骨折复位和固定，需注意切勿损伤关节盂下部分边缘，用2-0不可吸收的缝线关闭关节囊，用可吸收的缝线修复分裂的肩胛下肌，术后患者可进行被动外旋训练。

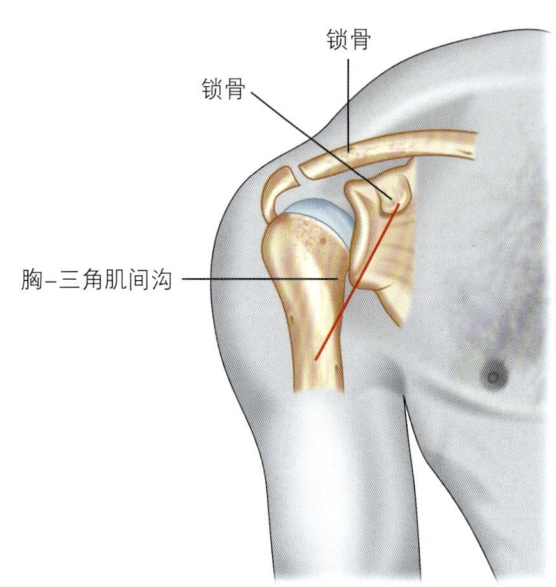

图12.8　前侧胸-三角肌入路的切口位置

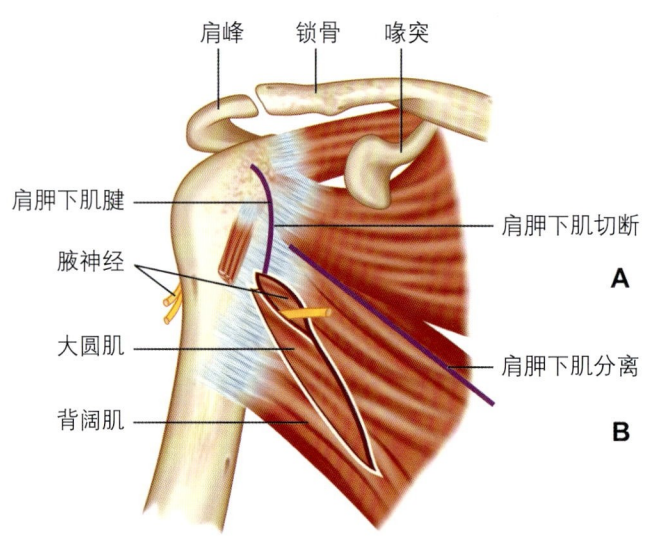

图12.9　肩胛下肌腱切断术示意图

（A）肩胛下肌位于结节内1cm处，可触及关节盂骨折或盂肱关节　（B）沿肌肉纤维长度2/3上部和1/3下部处纵向将肌肉分离

4. 肩胛下肌腱切断技术

与肩胛下肌分离技术相比，肌腱切断术能充分显露肩关节和关节囊，故术后康复训练必须要到肌腱治愈后才能进行。采用这种技术，先解剖出肩胛下肌的上部并在水平方向上打开肩袖间隙。上肢保持旋转0°，在肱二头肌沟内侧1cm处分开肩胛下肌腱。

将肱二头肌腱向内侧牵引，拉起下部分关节囊并切开进行骨折复位固定，需要注意旋肱前动脉位于肩胛下肌下缘和腋神经上缘，关闭切口前需修复肩胛下肌肌腱，并采用不可吸收缝线修复肩袖。也可采用其他经骨缝合技术来修复肩胛下肌腱。为使肌腱能充分愈合术后至少6周不能进行外旋活动。

（二）肩胛骨的后路手术

1. 体位

肩胛骨骨折后路方法可采用在俯卧或侧卧位（图12.7），优先选择侧卧位，原因主要有两点：第一，最重要的是暴露肩部前方的手术位置，在必要情况下可以采用前路手术。同样的，可以建立前切口或关节镜入口，复位和固定关节盂。第二，侧卧位可以极大地活动上肢和肩关节，协助骨折解剖复位。消毒范围从指尖到颈部，以便肩关节可以前后移动并进行操作。整个上肢处于无菌状态，放置于Mayo支架或用大肩垫。体位固定后床可以旋转10°～20°将肩胛骨提升到更舒适的手术位置。如果出现严重的关节内粉碎，需要使用关节镜辅助手术，可以使用侧向牵引装置需要连接到手术台的底部，牵引重量为10～15磅（4.5～6.8kg）。不提倡手术过程中整个手臂维持悬吊状态，这样会使已经严重受损的肢体增加神经损伤的风险。

2. 入路

用无菌标志笔来标记体表解剖和计划切口（图12.10），Judet后路手术切口呈大L形，从肩峰的后侧角开始，沿着肩胛冈上缘至肩胛骨中间转向尾部。沿着此线切开并分离完整厚度的皮肤皮瓣。在术前计划中，如要决定做扩大开放入路或改良的Judet入路，则整个Judet入路手术包含完整地分离所有附着肌肉与冈下肌筋膜；改良的Judet手术入路利用有限窗口来进入后侧关节盂、中侧和外侧缘，该延伸入路通常适用于多部位大范围的肩胛骨体部骨折。

这种大型皮瓣从筋膜外平面旁侧进行解剖分离，并且可以显露肩胛骨的侧面和三角肌，用不可吸收缝线将皮瓣和附着肌肉牵引到肩胛冈侧。作为手术结束时重新缝合的参考点，三角肌牵引到一侧，然后钝性分离冈下肌和锐性分离肩胛冈侧。随着三角肌向外侧延伸，冈上肌、冈下肌和小圆肌都容易识别。间隙平面位于冈下肌（肩胛上神经）和小圆肌之间（腋神经）。此间隙可以轻易显露骨折，采用点状复位夹复位和克氏针固定，陈旧性骨折或骨折部分愈合（2周以上）需要扩大入路以去除骨痂，并使骨折块可活动（图12.10）。

六、手术方法

（一）肩胛骨体部骨折

1. 术前计划

肩胛骨体部骨折极少需要手术干预，根据Zolowdzki报道：99%的这类骨折患者都采取非手术治疗。在选择手术固定时，对患者进行整体评估极其重要，不能忽视肋骨骨折、气胸和内脏损伤等相关损伤。此外，还需要肩胛骨扫描正、侧位和strykernotch位X线扫描，通常可利用CT三维重建进一步评估。有效移植物包括2.0、2.4、2.7和3.5锁定重建钢板，因为肩胛骨体部很薄，进行双皮质固定比较困难，锁定螺钉有助于固定。此外应当利用X线机和可透视的手术台。

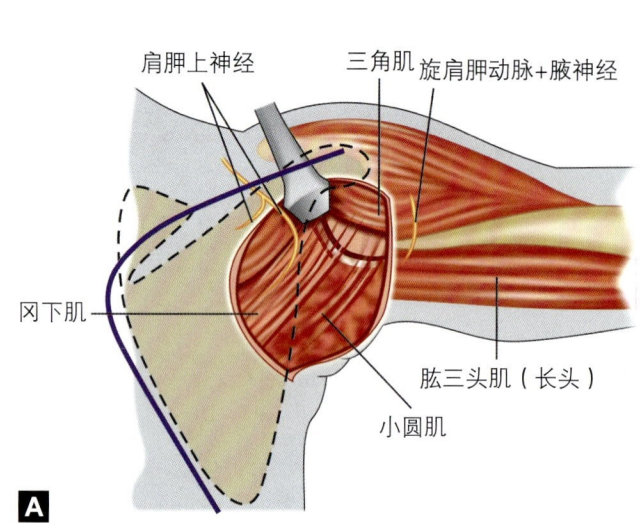

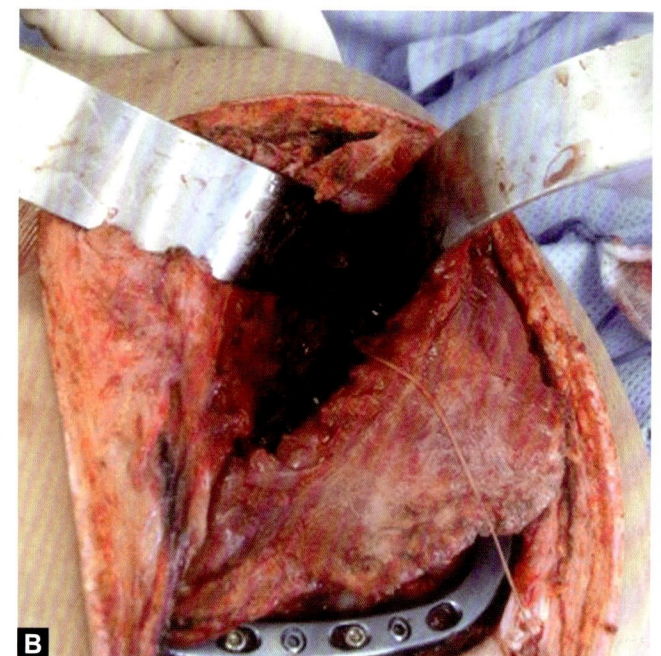

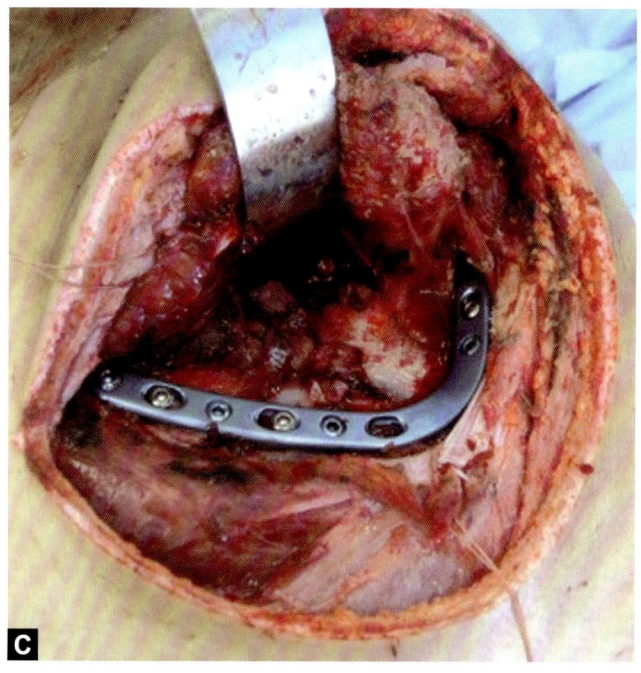

图12.10 Judet后路手术示意图

（A）切口位置

（B）冈上窝牵引冈上肌肌肉组织

（C）冈下窝牵引冈下肌肌肉组织

（注释：后侧入路显露关节窝、肩胛骨以及移行的肩袖肌肉组织）

2. 手术要点

　　孤立的肩胛骨骨折，患者取侧卧位，上肢能自由活动。使用无菌布类覆盖手术C型臂或使用可透射线的挂帘进行覆盖。消毒区域范围包括背部中线、胸部中线和下颈部区域，以最大限度地扩大手术范围，采用改良的Judet后路手术方法（图12.11）。如前所述，L形切口的上面与肩胛冈的水平面相平行，并达到肩胛骨的内侧缘，将切口从下方转90°，然后将这大面积的皮瓣向外侧翻开，显露出肩胛骨的侧面，可以轻易地显露出三角肌，同时用不可吸收缝线将内侧部分牵引到肩胛冈侧，此作为手术结束时重新缝合的参考点。利用钝性和锐性解剖，将三角肌与冈下肌分别从肩胛冈上分离。将三角肌向上牵引，可更加直观地显露冈上肌、冈下肌和小圆肌。神经位于冈下肌（肩胛上神经）和小圆肌（腋神经）之间，通过此间隙可以显露骨折，采用点状复位夹复位和克氏针固定。

预弯的2.7重建板放置在肩胛骨的外侧下缘，如皮质螺钉把持力较差，则可利用锁定螺钉，以加强稳定性。如骨折不能很好地显露，则可将冈下肌从冈下窝位置慢慢抬高，注意防止过度牵引造成肩胛上神经麻痹。可以利用前后位和肩胛骨Y视图评估骨折复位情况和螺钉长度，如螺钉过长则会引起肩胛骨-胸廓移动过程疼痛。

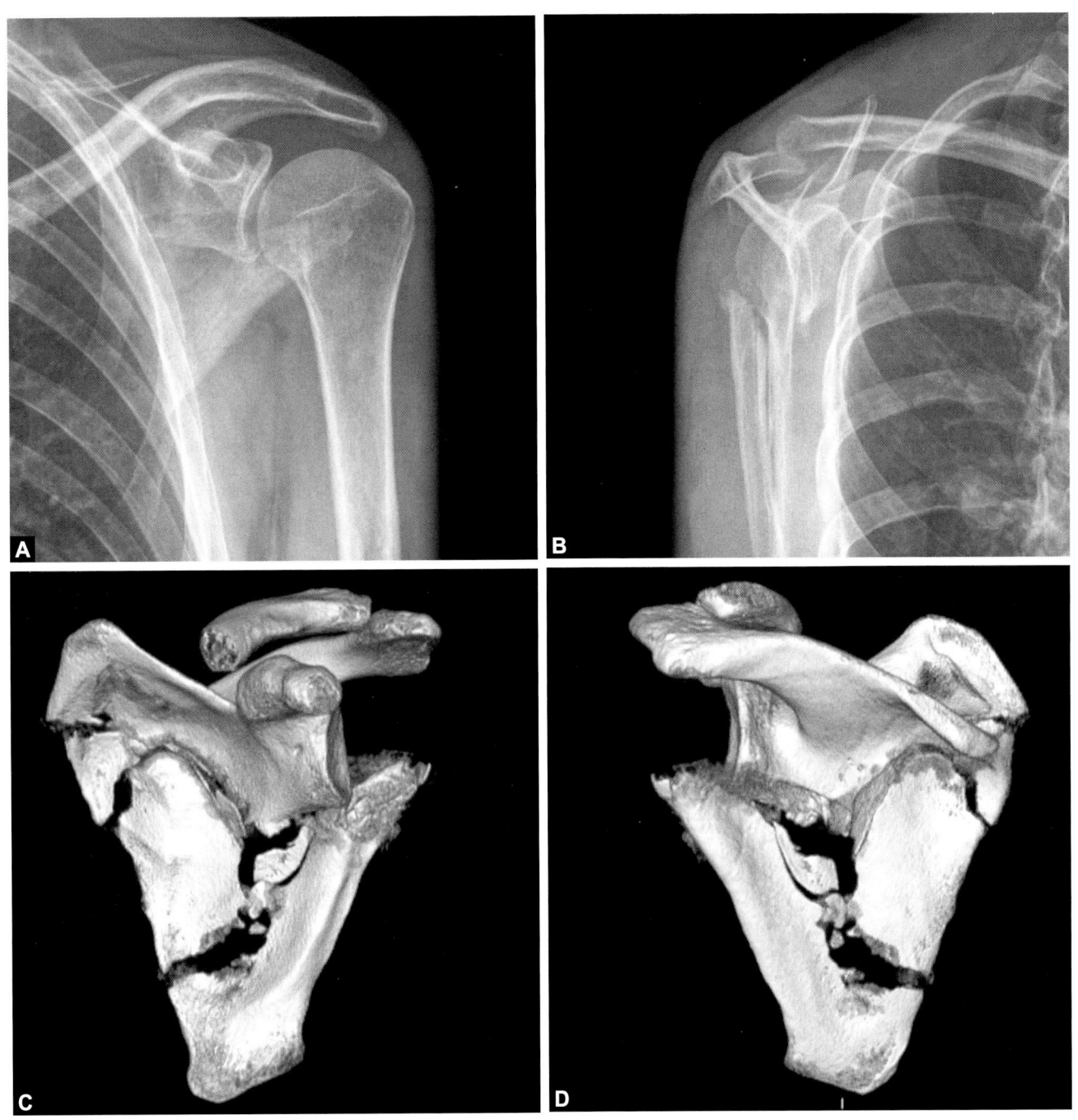

图12.11　肩胛骨骨折手术前、后影像学检查与术中示意图
（A、B）术前正、侧位X线片　（C、D）术前CT三维重建图像

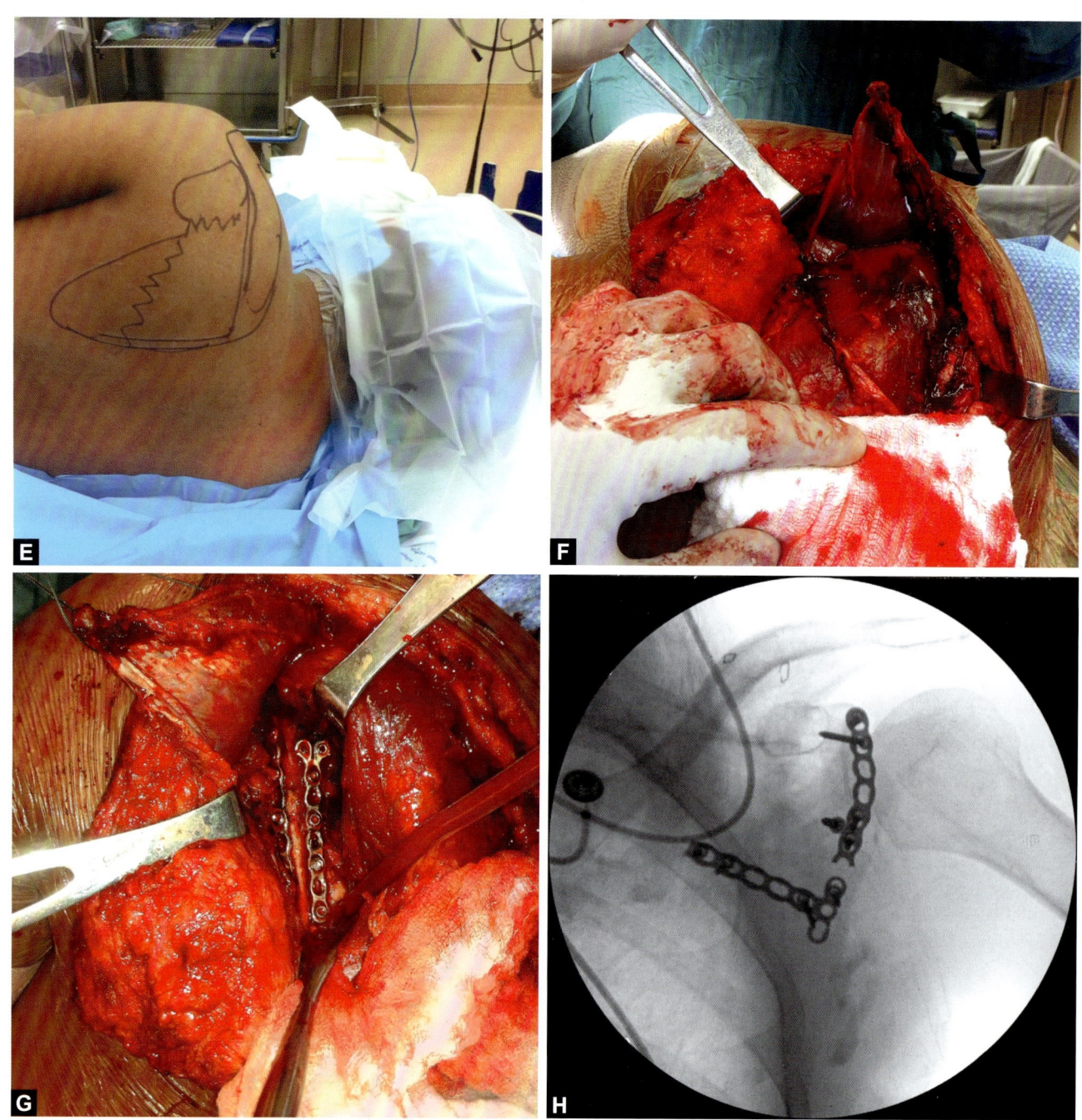

图12.11 （续）
（E）术前体表示意图 （F）三角肌处理 （G）骨折复位钢板内固定 （H）术中透视图像
（注释：肩胛骨粉碎性骨折，采用Judet手术，术中将三角肌提升至脱离肩胛骨，暴露肩胛冈；
牵引冈上肌和冈下肌，复位骨折并行钢板内固定术）

在骨折复位固定后，将冈上肌和冈下肌放回在其冈上/下窝内，将三角肌牵引到之前标记缝线的位置，利用钻孔和非吸收缝线将三角肌重新接到肩胛冈上，放置引流管，然后分层缝合皮下组织和皮肤。

手术后，立刻开始进行钟摆运动，移除引流管后在患者可忍受疼痛的情况下，可开始进行主动协助性运动和被动性运动。

 肩胛骨体部骨折处理的经验与教训：

（1）患者应该取侧卧位，前臂用无菌巾覆盖并可在手术区域活动。

（2）在三角肌内侧标记缝合线，以便在闭合切口时对三角肌进行解剖修补。

（3）冈下肌的过度牵引，会造成肩胛上神经麻痹。

（4）螺钉过长会导致肩胛 – 胸运动时产生疼痛。

（5）早期功能锻炼是允许的。

（二）肩胛颈骨折

1. 术前计划

所有肩胛骨关节外骨折中，肩胛颈骨折占25%。肩胛颈骨折畸形愈合或不愈合会产生肩袖功能障碍、肩部功能障碍和肩峰撞击综合征等后遗症。因此，建议关节外肩胛颈骨折手术指征，为移位 > 1cm或成角 > 40°。

术前X线片包括肩关节前后位、侧向Y位和Stryker notch位视图，同时CT平扫三维重建是非常重要的影像学检查，如果骨折线向内侧喙突或通过肩胛骨体部，上肩部悬吊复合体完整，可闭合复位可恢复其解剖关系，那么则可进行保守治疗。如骨折从外侧到喙突，则因为韧带不足以支撑复位而无法成功进行闭合复位，需手术治疗。

推荐使用的工具包括2.0、2.4、2.7和3.5重建锁定钢板，该钢板具有锁定螺钉。无头加压螺钉、克氏针和小复位术工具也有作用。同时还需要使用可透射线手术台和X线机。固定肩胛颈骨折时经常采用锁定钢板和非锁定直角（90-90）钢板，加压皮质螺钉固定并不是唯一的选择，因为骨质疏松会使加压螺钉固定失效，此时使用锁定螺钉更具有优势。

2. 手术要点

关节盂颈部骨折，建议采用后路手术。患者取侧卧体位，上肢可自由活动。使用无菌布覆盖手术C型臂或使用可透射线的挂帘进行覆盖。消毒范围包括背部中线、胸部中线和下颈部区域有助于显露。

如骨折是从内侧到喙突，那么按照上述的方式运用改良的Judet后路手术（图12.12）。如骨折是从外侧到喙突，那么需要使用垂直的后路手术。切口始于肩峰后外侧顶端，延伸至后侧腋襞。根据肌纤维方向将三角肌后侧部与外侧部进行分离。神经位于冈下肌（肩胛上神经）和小圆肌（腋神经）之间。为了充分显露肩胛骨颈部及其边缘，需要分离冈下肌或部分离断，用夹子或克氏针充当操纵杆来完成复位术。此时注意保持所有软组织的血流供应。在X线透视监视下辅助复位并采用克氏针进行骨折复位固定。以垂直骨折线方向沿着颈部放置2块预弯重建钢板。

锁定螺钉对固定关节盂碎片有利，有助于消除因疏忽而引起螺钉穿透至关节内。空心螺钉有助于较大骨折碎片的固定。在复位术过程中，应注意肩胛上神经，其在冈盂切迹穿过，从内侧到关节盂边缘，通过距离为2cm；从内侧到肩胛冈，通过的距离为1cm。腋神经位于小圆肌深面，应位于钢板轨迹的外侧。

在骨折复位固定后，利用非吸收缝线来重新缝上冈下肌。同样的方法修补三角肌，放置引流管，分层闭合皮下组织和皮肤。术后即可进行钟摆运动。移除引流管后在患者可忍受疼痛的情况下，开始主动协助性运动和被动性运动。

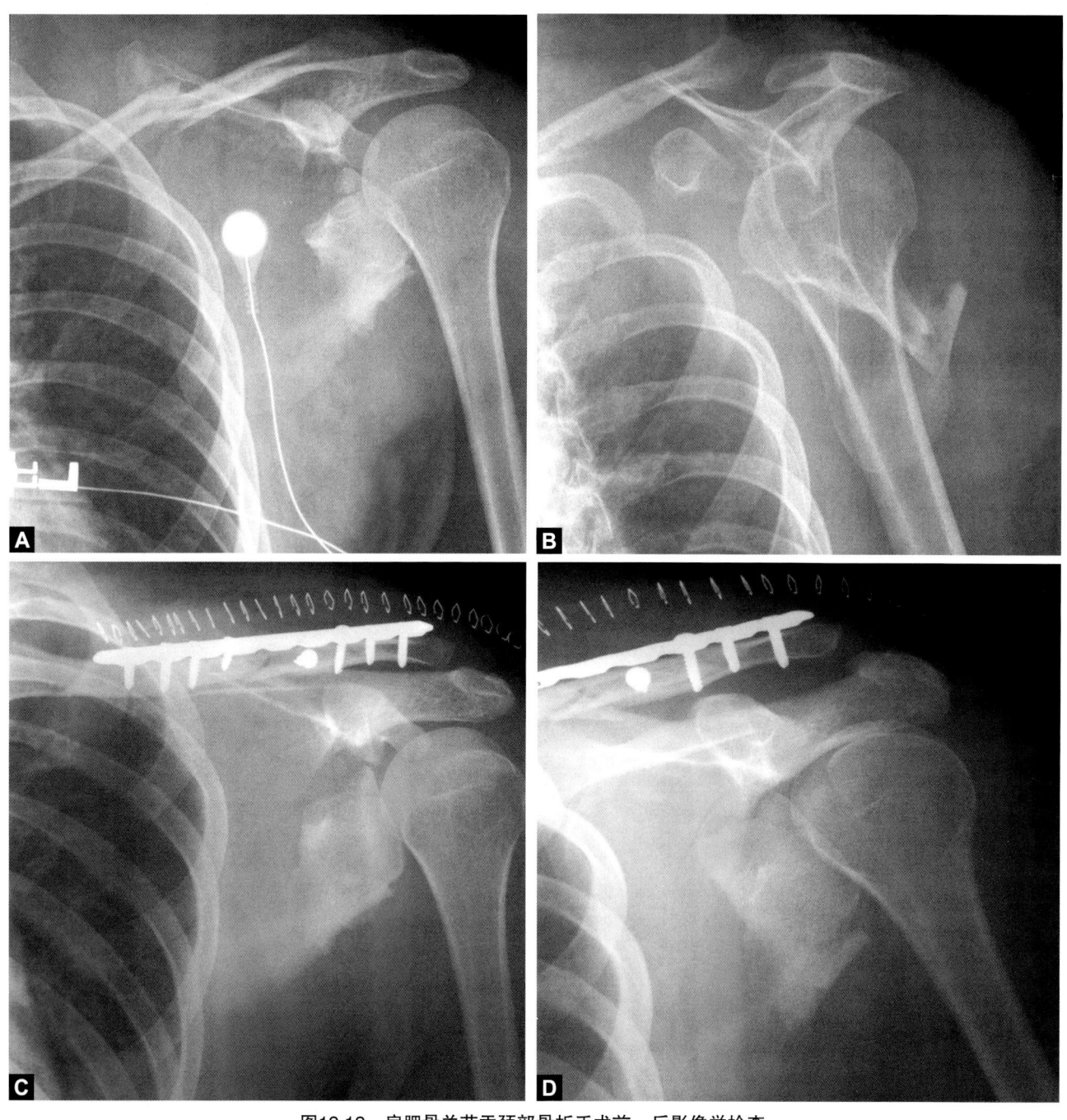

图12.12　肩胛骨关节盂颈部骨折手术前、后影像学检查
（A、B）术前正、侧位X线片　（C、D）锁骨骨折术后正、侧位X线片

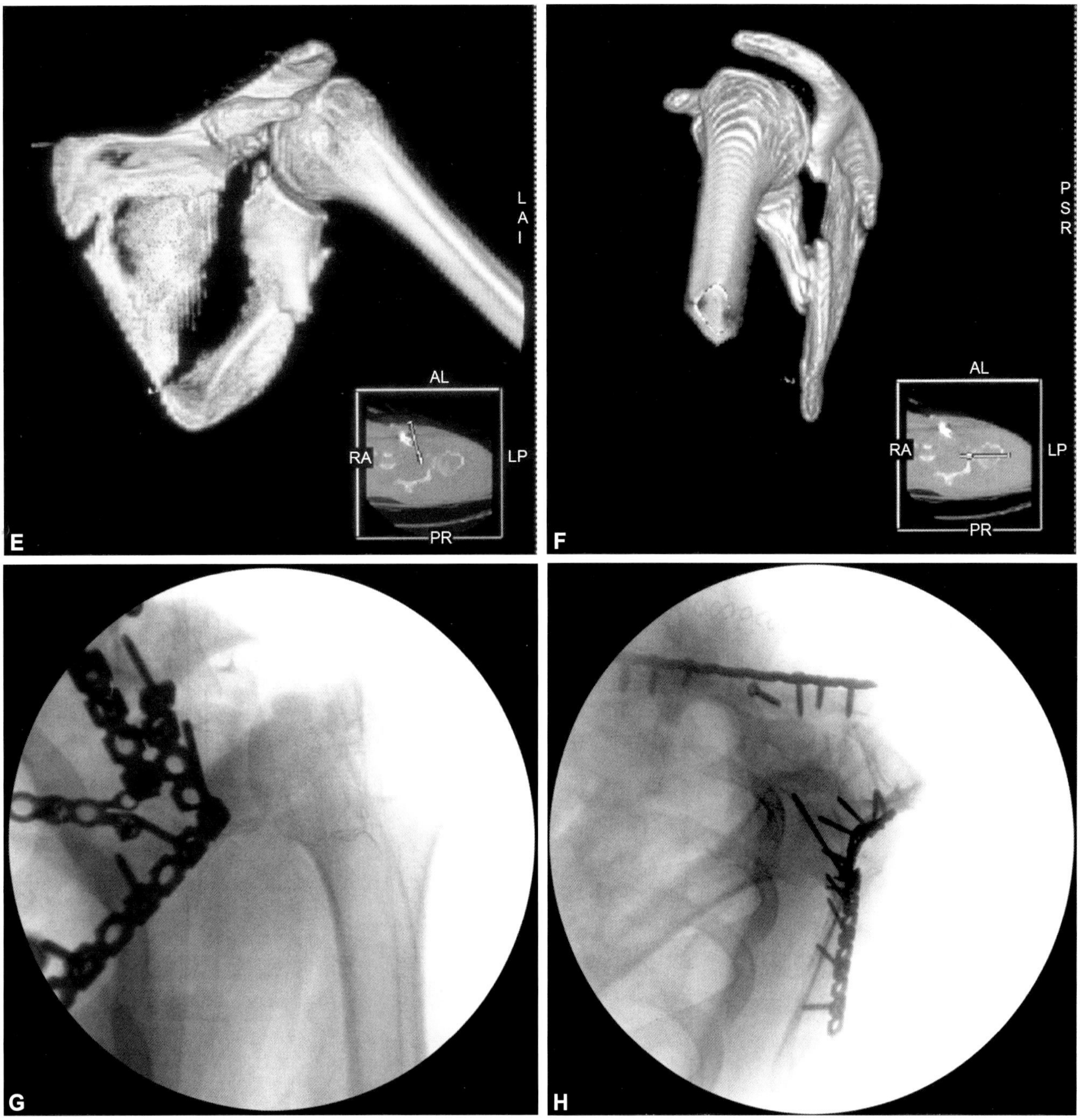

图12.12　（续）

（E、F）术前CT三维重建图像　（G、H）术后透视图像

（注释：术前X线片与CT三维重建图像诊断关节盂颈部骨折并关节盂变形，行后路Judet手术进行切开复位钢板内固定）

肩胛颈骨折处理的经验与教训：

（1）注意肩胛上神经的解剖位置。

（2）后外侧三角肌可分离或分裂，以延伸至肩胛骨颈部。

（3）利用锁定螺钉可以固定方向来固定关节盂组成部分。

（4）直角（90-90）钢板具有更强的固定与抗反转矩力。

（三）关节盂骨折

1. 术前计划

关节盂骨折会引发关节不协调、继发性盂肱关节不稳定和进行性关节退化等并发症。其主要机制由关节盂发生直接撞击造成，此外，这些损伤明显不同于盂肱关节脱臼产生的撕脱性骨折。关节盂骨折根据Ideberg和Goss的骨折分型来描述分为：ⅠA型表示前路关节盂骨折；ⅠB型表示后路关节盂骨折。每种类型骨折都有不同手术入路和植入物方式。

术前X线片包括前后位、肩胛骨Y位、腋窝位和负重位X线片，CT平扫三维重建扫描有助于术前规划。推荐使用的植入物包括2.0、2.4、2.7和3.5重建锁定钢板，此外，无头压紧螺钉与小的复位术工具和克氏针非常有用。

2. IA型关节盂骨折

IA型骨折为关节盂前部骨折，手术指征包括移位 > 10mm或累及 > 1/4的关节表面。必须强调的是此型骨折与盂肱关节脱臼过程中发生的Bankart损伤具有很大区别。

沙滩椅位用于行前路手术，也可以利用关节镜来评估盂肱关节。切口从肩胛骨的内侧前中线开始的，延长线超过颈部内侧。采用三角肌前入路手术（图12.13），在进行深入解剖的过程中，可采用肩胛下肌腱切断术。

将肩胛下肌以垂直切口方向分离，在附着点处留下大量坚固的组织，以便于骨折固定后肌腱修复。利用15号刀片分离关节囊，显露骨折部位，清除嵌插组织，利用克氏针作为操纵杆和持骨器复位骨折端。术中肩关节正位X线片和肩胛骨Y位X线片，以此来评估复位情况。如果碎片足够大，建议使用3.5mm皮质螺钉进行固定。如果碎片比较小或者螺钉必须位于关节内，可考虑使用无头加压螺钉。微型锁定钢板也可以有助于加强骨折的稳定性。

确定骨折复位固定和盂肱关节复位后，用可吸收缝线来缝合关节囊，肩胛下肌用不可吸收缝线修补，以连续缝合的方式缝合三角肌和胸大肌。在深部放置引流管，逐层缝合皮下组织和皮肤。手术后立刻开始被动关节活动，包括钟摆运动等。在适当的范围内进行主动和被动关节活动。主动辅助运动需到手术6周后进行，3个月内不允许进行扭矩阻力运动以免影响骨折愈合。

3. IB型关节盂骨折

IB型骨折包括后部关节表面。手术指征包括发生≥10mm的移位或骨折累及面积大于关节盂表面的1/4。采用沙滩椅位与后侧入路更容易显露，同时可使用前路或关节镜来评估肩关节，也可使用侧卧位。消毒范围由中线覆盖到肩胛骨的内侧，延长线超过颈部内侧。可分离三角肌从后方进入骨折端，也可使用Judet术式，切口始于后外侧肩峰的顶端，并沿着后腋窝褶皱切开，沿着有限的内侧切口分离三角肌。剥离嵌插的组织部分以充分显露在关节窝颈部和边缘的位置，可清楚地显露关节囊和颈部。减少使用锐性复位工具，使用克氏针作为操纵杆复位。必须注意保护所有软组织，以维持血供。在使用克氏针临时复位骨折块时，术中行肩关节正位X线片和肩胛骨Y位X线片来评估复位情况。如骨折块足够大，建议使用3.5mm的皮质骨拉力螺钉固定。如果骨折块太小或螺钉的位置突出关节内，可以考虑使用无头加压螺钉。微型锁定钢板也有助于恢复骨折的稳定性。

确定骨折复位固定和盂肱关节复位后，用可吸收缝线来缝合关节囊。肩胛下肌用不可吸收缝线修补。以连续缝合的方式修补三角肌和胸大肌。在深部放置引流管。逐层缝合皮下组织和皮肤。

手术后即可被动关节活动，包括钟摆运动等。在适当的范围内开始进行主动和被动关节活动。术后6周开始主动辅助运动，3个月内不允许进行扭矩阻力运动以免影响骨折愈合。

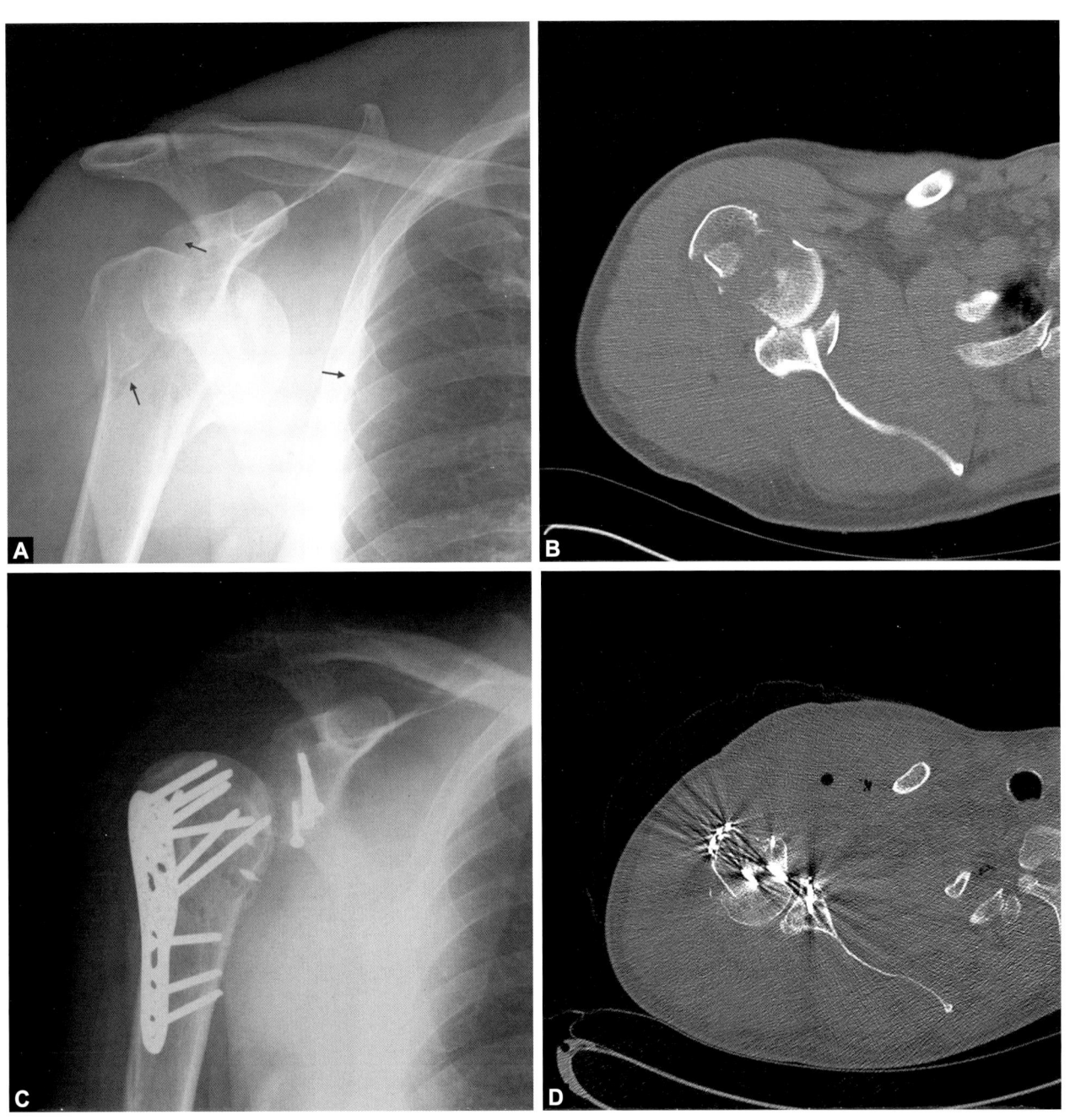

图12.13　关节盂骨折手术前、后影像学检查

（A）术前正位X线片　（B）术前CT检查图像　（C）术后正位X线片　（D）术后CT检查图像

（注释：行三角肌入路肱骨近端和关节盂骨折切开复位内固定术）

关节盂骨折处理的经验与教训：

（1）肩胛盂骨折，必须与Bankart损伤相关的撕脱骨折与肩关节脱位相区分。

（2）关节镜检查有助于进行关节骨折监视和骨折复位。

（3）必须充分显露盂肱关节，术中要预判可能需要将前侧入路和后侧入路相结合的手术方式。

（四）喙突骨折

单纯的喙突骨折可以分成2种类型：①Ⅰ型骨折位于喙锁韧带近端；②Ⅱ型骨折位于喙锁韧带远端。Ⅱ型骨折并不需要进行手术固定，除非出现盂肱关节脱位。Ⅰ型损伤固定的适应证包括涉及关节盂的喙突底部移位、臂丛神经压缩、Ⅲ型骨折或肩锁关节脱位。

术前评估包括肩关节正位X线片、肩胛骨Y位X线片、前头部倾斜角35°视图、负重视图，以及腋神经是否损伤。在术前计划中，CT三维重建对术前决策起到非常重要的作用。

推荐使用的工具包括3.5mm喙突螺钉，2.4、2.7和3.5重建锁定钢板，可以用来固定肩锁关节。小骨碎片复位工具和克氏针需备用。

取沙滩椅位，经前侧入路手术。消毒范围包括胸骨中线到肩胛骨的内侧，延长线超过颈部内侧。经胸肌入路进行喙突手术。切口始于肩锁关节，然后沿着喙突向下侧延伸。肩锁关节较表浅，而且很容易识别出肩锁关节，首先评估肩锁关节的破裂程度，如发生错位，将肩锁关节复位到解剖位置，利用克氏针或钢板固定，肩锁关节复位钢板会随着时间而发生疲劳性断裂，因此一旦损伤愈合后应及时移除钢板。

复位喙突骨折并从前-后方向放置拉力螺钉，使用3.5mm或4.5mm空心拉力螺钉固定。注意如伴随的肩锁关节脱位，喙突骨折会发生向上移位；如肩锁关节无脱位，由于联合肌腱的牵拉，骨折会发生向下移位。复位骨折时需小心谨慎，避免损伤经过联合肌腱的肌皮神经。

分离肩胛下肌有助于显露喙突和复位骨折，可以通用导丝在前-后方向使用3.5mm或4.5mm空心螺钉和垫片进行骨折固定，运用前后位和侧位X线评估螺钉位置。逐层缝合皮下组织和皮肤。术后即可被动关节活动，包括钟摆运动等。合理范围内进行主动关节活动是允许的，骨折愈合后可进行主动协助性运动和被动运动。

喙突骨折处理的经验与教训：

（1）肩锁关节复位术，必须进行充分复位和喙突固定。

（2）骨折移位，可能会使术前难以评估喙锁关节的距离，喙锁距离在肩锁关节分离时也会保持正常状态。

七、疗效

（一）肩胛骨体部骨折

肩胛骨体部骨折愈后长期研究结果仍有争议，有学者认为肩胛骨骨折保守治疗方法会产生优劣不一的疗效。Nordqvist和Peterrson报道了肩胛骨体部、肩胛冈和颈部运用悬带固定的治疗结果以及早期的关节活动范围。68名患者的平均治疗时间是14年，32%患有肩胛颈骨折的患者和22%患有肩胛骨体部骨折的患者的治疗结果一般或较差，同时影像学畸形与功能性结果具有相关性。Zlowdowski等在文献中回顾性分析了520名Ⅳ型肩胛骨骨折的患者。99%的肩胛骨体部骨折都采用保守治疗，其中14%患者的治疗效果一般或较差。无论是肩胛骨体移位还是肩胛颈成角，都有一个明确的指征，让患者可以通过手术固定获得更良好疗效。在可能的情况下，早期切开复位内固定能有助于改善相关疗效。虽然所有肩胛骨骨折疗效报道具有争议，但是必须要单独考虑每个解剖区域的骨折分型。

（二）肩胛颈骨折

虽然很少进行手术干预，但是解剖固定可产生让人满意的疗效。有报道表明利用手术干预可以获得更好的结果。一大宗病例报道，肩胛颈骨折保守治疗1年后发现，100%的患者仍然会出现疼痛，33%的患者仍有乏力，重要的是没有患者具备进行切开复位内固定的手术指征（移位＞1cm或盂极角＞400），说明在某种程度上可以放宽手术指征。

（三）关节盂骨折

Mayo等回顾分析了采用切开复位术和内固定手术治疗27例关节盂移位患者的经验，发现82%患者获得良好疗效，成功的关键是采用骨折解剖复位固定术和同心关节复位术。

（四）喙突骨折

喙突骨折的平均治疗时间为37个月，Ogawa报道，53名Ⅰ型骨折患者进行了手术治疗，9名Ⅱ型患者采用了保守治疗，发现不管是采用手术治疗还是保守治疗，Ⅰ型和Ⅱ型骨折之间没有显著差异。

（五）肩峰骨折

Kuhn等提出Ⅰ～Ⅱ型骨折采用保守治疗，并获得了良好的治疗效果。对Ⅲ型骨折而言，早期手术干预可以降低肩峰下撞击，从而明显降低肩部疼痛和活动度受限概率。

八、并发症

Zlowodzki等系统回顾22个案例报道，在520例肩胛骨骨折患者中，141例骨折患者采用手术治疗，二次手术的发生率为16.5%。再次进行手术的常见原因是关节僵硬（141名患者中，8名患者需要在麻醉状态下进行操作），内固定物引起疼痛（141名患者中，7名患者需要移除内固定物），感染（141名患者中，3名患者需要采用冲洗和清创术），血肿（141名患者中，2名患者需要血肿清除）以及固定失效（141名患者中，2名患者需要重新内固定）。1名患者需要采用关节成形术来治疗创伤性盂肱关节炎。此外，患有伴随颅脑损伤的患者会增加异位骨化的风险。

（一）畸形愈合

虽然骨折不愈合少见，但是骨折畸形愈合比较常见，通常会出现肩部残留疼痛和功能紊乱等后遗症。肩胛骨体部骨折的畸形愈合还是属于可接受的范围，偶尔会引发疼痛和肩胛骨与胸腔骨擦音。肩胛颈和关节盂骨折畸形愈合会引发盂肱关节不稳定和创伤性关节退化。缩短或移动肩胛颈会损伤肩袖功能和肩关节的活动度。

（二）医源性神经损伤

完全理解局部解剖和相关性手术平面可避免出现医源性神经损伤。在采用前路手术方式治疗肩胛骨骨折，腋神经和肌皮神经易受损伤；在采用后路手术治疗肩胛骨体部，肩胛上神经可能会损伤。从前路手术来说，肩胛上神经对内侧到关节盂边缘2cm的地方特别容易损伤；从后路手术来说，肩胛上神经在显露肩胛冈过程中的较易受损伤，神经从肩胛上窝通过冈盂切迹进入肩胛下窝。

（三）筋膜室综合征

虽然筋膜室综合征比较少，但是周围肌肉组织内还是有可能会出现筋膜室综合征。此外，肩袖肌肉组织内的出血会出现类似急性肩袖撕裂疼、乏力和肩关节活动受限的症状。考虑到高能机制会造成这类损伤，所以出血指标具有重要意义。Landi等提出了2个案例来证明肩胛骨周围的肌肉组织会出现筋膜室综合征，其中一种症状与肩胛骨体部骨折具有直接相关性。

（四）胸腔肩胛撞击

有文章报道了4例高能量损伤机制所致的胸腔肩胛撞击症病例，其诊断为肩胛骨粉碎性骨折并有较大的移位。在这4个病例中，骨折碎片进入前方肋间间隙内，这种损伤是由持续的力量造成的，其最初导致肩胛体骨折，然后继续对骨折碎片施加足够的力量，使一根或多根肋骨骨折进入胸腔。

九、典型并发症案例

例1：关节盂畸形愈合

56岁，男性，车祸后出现前路关节盂骨折，术前X线片和CT提示关节盂内骨折，累及40%的关节盂表面并有1cm移位，同时体检中发现盂肱关节不稳。患者取沙滩椅位，经胸肌入路进行切开复位内固定，在前-后位方向放置2枚无头加压螺钉固定，手术后进行规范康复训练，在术后6个月，对患者进行再次评估，发现疼痛加剧，并伴肩部运动不稳定。X线片和CT评估显示5mm残留关节面台阶，诊断为盂肱关节的创伤性关节炎。

讨论

关节盂畸形愈合治疗方法选择取决于关节退行性程度、关节不稳定性和创伤性盂肱关节炎。如果包含25%关节盂表面残余台阶＞2mm，出现关节不稳定，最好采用截骨矫正术来进行治疗，从而恢复关节盂平整同时预防盂肱关节炎的形成。在表现为不稳定性的病例中，畸形愈合可能会随着关节囊粘连而增加，而对已确诊有盂肱关节炎者，需要考虑全肩关节置换术。

技术要点

　　盂肱关节出现了创伤性关节炎，需要采用全肩关节置换术，术前肩袖功能检查表明肩胛下肌、冈上肌、冈下肌和小圆肌的完整性，同时必须充分评估三角肌功能。肩袖功能完整，则可采用标准的全肩关节置换术。如肩袖功能受损，则利用三角肌的生物力学优点，考虑采用反式肩置换术。

　　取沙滩椅体位，再次经胸-三角肌入路手术，肩胛下肌下移，留下5mm的肌腱袖，注意保留肩胛下肌的完整，因为之前的手术植入物可能已经破坏了它的完整性。移除2枚无头螺钉，开始实施全肩关节置换术。此病例虽然不需要增加关节窝，如遇到需要增加关节窝者，可以使用同种异体股骨移植，标准全肩关节成形术采用包括骨水泥关节盂组件和加压匹配肱骨组件。利用2号缝线修复肩胛下肌，术后1天开始物理治疗。

例2：肩胛颈部与关节盂畸形愈合

　　24岁，女性，从高空跌落后出现肩胛颈骨折，最初的X线片和CT图像提示60°后倾角、100%移位和2cm内侧移位。取对侧卧位，采用改良的Judet术式，进入冈下肌和小圆肌之间间隔，骨折复位后，用2.7重建板进行固定。术后2天进行物理治疗。

　　手术后6个月对患者进行随访，患者主诉患肢无力且肩关节活动受限，外展角为80°、前屈为75°、内旋为90°、外旋为0°，肩袖检查结果表明肩胛下肌功能为5/5，冈上肌、冈下肌和小圆肌为4/5，同时存在肩峰撞击症。

　　进行持续性物理治疗，但是1年的随访中仍然发现肩袖损伤和乏力等症状，复查X线片和CT图像提示肩胛颈畸形愈合，后倾角为40°，移位1cm。

讨论

　　肩胛颈骨折的畸形愈合会使肩袖功能紊乱，产生疼痛和乏力。而颈干角>40°，肩袖力偶臂随着关节盂的移位而发生变化，反过来又将肩袖的正常牵引力转化为异常剪切力。此外，肩峰下撞击也比较常见，肩胛颈骨折畸形愈合的治疗取决于肩胛关节盂内翻程度、残留的旋转不良、肩部撞击和盂肱关节炎的发展程度。在可能的情况下，最好采用截骨矫正术进行治疗，从而恢复颈部长度和对称。目的是改善肩胛骨颈部的生物力学、恢复肩袖功能以及预防产生盂肱关节炎。因此对该患者采用截骨矫正和切开复位内固定进行治疗。

技术要点

　　患者取对侧卧位，采用改良的Judet术式进行手术，识别冈下肌和小圆肌之间的间隙，逐步暴露并移除之前的内固定物。注意切勿对冈上肌过度的牵引，目的是避免给肩胛上神经造成医源性损伤。识别畸形愈合的部位，并且确定需要翻修处理，放置2枚平行的克氏针，1枚处于截骨外侧，另1枚处于其内侧。用摆锯在之前标注的肩胛颈平面上创建截骨，利用小骨刀完成远端的皮质分离。利用克氏针作为指导纠正畸形愈合。将截骨放置在适当位置并进行钢板固定，用同种异体移植骨来填充骨缺损。

十、小结

保守治疗是肩胛骨骨折的主要治疗方式，而近年来，部分骨折损伤经手术治疗效果更佳。上肩部悬吊复合体破裂、肩袖乏力和疼痛性畸形愈合是保守治疗后遗症，会产生较差的治疗效果。

肩胛骨的前路手术和后路手术需要暴露肩胛骨和盂肱关节，但并不是没有误区的。锁定微型钢板和无头加压螺钉等内固定物可以保证充分固定和早期的功能锻炼。

目前只有少数研究结果针对特定的手术指征采取相应的手术方式。未来研究将会更好地说明骨折分型以及能有效治疗肩胛骨骨折患者的手术干预方式。

（李晓　译）

参考文献

[1] Wilson PD. Experience in the management of fractures and dislocations (based on analysis of 4390 cases) by Staff of the Fracture Service MGH, Boston. Philadelphia: JB Lippincott; 1938.

[2] Scavenius M, Sloth C. Fractures of the scapula. Acta Orthop Belg. 1996;62:129-132.

[3] Imatani RJ. Fractures of the scapula: a review of 53 fractures. J Trauma. 1975;15:473-478.

[4] Wilber MC, Evans EB. Fractures of the scapula. An analysis of forty cases and a review of the literature. J Bone Joint Surg Am. 1977;59:358-362.

[5] Neviaser J. Traumatic lesions: injuries in and about the shoulder joint. Instr Course Lect. 1956;13:187-216.

[6] McGahan JP, Rab GT, Dublin A. Fractures of the scapula. J Trauma. 1980;20:880-883.

[7] Ideberg R, Grevsten S, Larsson S. Epidemiology of scapular fractures. Incidence and classification of 338 fractures. Acta Orthop Scand. 1995;66:395-397.

[8] Armstrong CP, Van der Spuy J. The fractured scapula: importance and management based on a series of 62 patients. Injury. 1984;15:324-329.

[9] Guttentag IJ, Rechtine GR. Fractures of the scapula. A review of the literature. Orthop Rev. 1988;17:147-158.

[10] Thompson DA, Flynn TC, Miller PW, et al. The significance of scapular fractures. J Trauma. 1985;25:974-977.

[11] Stephens NC, Morgan AS, Corvo P, et al. Significance of scapular fracture in blunt trauma patients. Ann Emer Med. 1995;26:439-442.

[12] McLennan JG, Ungersma J. Pneumothorax complicating fracture of the scapula. J Bone Joint Surg Am. 1982;64:598-599.

[13] Harris RD, Harris JH Jr. The prevalence and significance of missed scapular fractures in blunt chest trauma. AJR Am J Roentgenol. 1988;151:747-750.

[14] Goss TP. Scapular fractures and dislocations: diagnosis and treatment. J Am Acad Orthop Surg. 1995;3:22-33.

[15] Haapamaki V, Kiuru M, Koskinen S. Multidetector CT in shoulder fractures. Emerg Radiol. 2004;11:89-94.

[16] Kopecky KK, Bies JR, Ellis JH. CT diagnosis of fracture of the coracoid process of the scapula. Comput Radiol. 1984;8:325-327.

[17] Ng GP, Cole WG. Three-dimensional CT reconstruction of the scapula in the management of a child with a displaced intra-articular fracture of the glenoid. Injury. 1994;25:679-680.

[18] Nordqvist A, Petersson C. Fracture of the body, neck, or spine of the scapula. A long-term follow-up study. Clin Orthop Relat Res. 1992;283:139-144.

[19] Tadros AM, Lunsjo K, Czechowski J, et al. Usefulness of different imaging modalities in the assessment of scapular fractures caused by blunt trauma. Acta Radiol. 2007;48:71-75.

[20] Marsh JL, Slongo TF, Agel J, et al. Fracture and dislocation classification compendium-2007: Orthopaedic Trauma Association classification, database and outcomes committee. J Orthop Trauma. 2007;21(10 Suppl):S1-133.

[21] Wilber MC, Evans EB. Fractures of the scapula. An analysis of 40 cases and a review of the literature. J Bone Joint Surg. 1977;59:358-362.

[22] Ada JR, Miller ME. Scapular fractures. Analysis of 113 cases. Clin Orthop Relat Res. 1991;269:174-180.

[23] Hardegger FH, Simpson LA, Weber BG. The operative treatment of scapular fractures. J Bone Joint Surg Br. 1984;66:725-731.

[24] Ideberg R. Fractures of the scapula involving the glenoid fossa. In: Bateman JE, Walsh RP (Eds). Surgery of the Shoulder. Philadelphia: BC Decker; 1984. pp. 63-66.

[25] Ideberg R. Unusual glenoid fractures: a report on 92 cases [Abstract]. Ada Orthop Scand. 1987;58:191-192.

[26] Goss TP. Fractures of the glenoid cavity. J Bone Joint Surg Am. 1992;74:299-305.

[27] Mayo KA, Benirschke SK, Mast JW. Displaced fractures of the glenoid fossa. Results of open reduction and internal fixation. Clin Orthop Relat Res. 1998;347:122-130.

[28] Ogawa K, Yoshida A, Takahashi M, et al. Fractures of the coracoid process. J Bone Joint Surg Br. 1997:79:17-19.

[29] Eyres KS, Brooks A, Stanley D. Fractures of the coracoid process. J Bone Joint Surg Br. 1995;77:425-428.

[30] Kuhn JE, Blasier RB, Carpenter JE. Fractures of the acromion process: a proposed classification system. J Orthop Trauma. 1994;8:6-13.

[31] Zlowodzki M, Bhandari M, Zelle BA, et al. Treatment of scapula fractures: systematic review of 520 fractures in 22 case series. J Orthop Trauma. 2006;20:230-233.

[32] Ahmad CS, Wing D, Gardner TR, et al. Biomechanical evaluation of subscapularis repair used during shoulder arthroplasty. J Shoulder Elbow Surg. 2007 16 (3 Suppl):S59-S64.

[33] Armstrong A, Lashgari C, Teefey S, et al. Ultrasound evaluation and clinical correlation of subscapularis repair after total shoulder arthroplasty. J Shoulder Elbow Surg. 2006;15:541-548.

[34] Jobe FW. Unstable shoulders in the athlete. Instr Course Lect. 1985;34:228-231.

[35] Hinton M, Parker A, Drez D, et al. An anatomic study of the subscapularis tendon and myotendinous junction. J Shoulder Elbow Surg. 1994;3:224-229.

[36] Brodsky JW, Tullos HS, Gartsman, GM. Simplified posterior approach to the shoulder joint. A technical note. J Bone and Joint Surg Am. 1987;69:773-774.

[37] Leung KS, Lam TP. Open reduction and internal fixation of ipsilateral fractures of the scapular neck and clavicle. J Bone Joint Surg Am. 1993;75:1015-1018.

[38] Jones CB, Cornelius JP, Sietsema DL, et al. Modified Judet approach and minifragment fixation of scapular body and glenoid neck fractures. J Orthop Trauma. 2009;23:558-564.

[39] Pace AM, Stuart R, Brownlow H. Outcome of glenoid neck fractures. J Shoulder Elbow Surg. 2005;14:585-590.

[40] Landi A, Schoenhuber R, Funicello R, et al. Compartment syndrome of the scapula. Definition on clinical, neuro-physiological and magnetic resonance data. Ann Chir Main Memb Super. 1992;11:383-388.

[41] Nettrour LF, Krufky EL, Mueller RE, et al. Locked scapula: intrathoracic dislocation of the inferior angle. A case report. J Bone Joint Surg Am. 1972;54:413-416.

[42] Blue JM, Anglen JO, Helikson MA. Fracture of the scapula with intrathoracic penetration. A case report. J Bone Joint Surg Am. 1997;79:1076-1078.

[43] Schwartzbach CC, Seoudi H, Ross AE, et al. Fracture of the scapula with intrathoracic penetration in a skeletally mature patient. J Bone Joint Surg Am. 2006:88:2735-2738.

[44] Porte AN, Wirtzfeld DA, Mann C. Intrathoracic scapular impaction: an unusual complication of scapular fractures. Can J Surg. 2009;52:E62-E63.

第13章

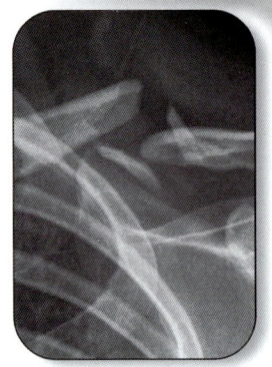

锁骨骨折
Clavicle Fractures

Roman Isaac, Meredith Osterman, Michael Rivlin, Neal Chen

本章纲要

一、导言

    锁骨骨折是最常见的上肢骨折之一。约80%锁骨骨折位于锁骨中段1/3。20世纪锁骨骨折的处理发生了显著变化。历史上，锁骨骨折的手术治疗被认为是一种美容手术，因为大部分的骨折都能愈合，只有一小部分骨折不能愈合。因此，即使是明显移位的骨折，主要的治疗方法仍是非手术治疗。这种治疗方法是基于保守治疗中只有1%骨不愈合的报道。然而，近年来越来越多的研究表明，骨不愈合和非手术治疗患者的恢复结果不理想，所以更多人选择手术治疗。

    Hill等报道了242例非手术治疗锁骨骨折的患者，发现52例患者（15%）骨不愈合，16例患者（31%）反复治疗效果不满意，包括伤处持续疼痛、臂丛神经刺激和外观不满意。Nordqvist等对225例非手术治疗锁骨骨折的患者进行调查。最后随访发现，39例患者出现持续疼痛，53例患者畸形愈合和7例患者骨不愈合。McKee等评估非手术治疗锁骨中段骨折后伤侧手臂与健侧的肌肉力量的比较，发现伤侧手臂的肌肉力量仅为健侧的

67%～85%。上肢功能障碍评分（DASH）为24.6分，Constant肩关节评分（CSS）平均得分为71分，这表明尽管X线片显示骨愈合，仍然存在功能障碍。由加拿大骨科创伤协会进行的多中心随机临床试验比较了锁骨中段骨折的手术和非手术治疗。结果显示，手术组中有2例骨折不愈合，而非手术组中则有7例；手术组无1例有症状的畸形愈合，而非手术组中出现了9例有症状的畸形愈合。接受切开复位内固定的患者肩部外观和功能更理想。

随着时间的推移，非手术治疗导致锁骨骨折不愈合确定存在。远端锁骨骨折不愈合率可达30%。Nordqvis等报道了远端锁骨骨折的非手术治疗结果发现有43%的骨折由于不愈合而导致肩关节功能受限加重。相比之下，Eskola等仅在23例远端锁骨骨折手术治疗中出现1例骨折不愈合。此外，最近人们对锁骨畸形愈合也产生了兴趣。一些患者出现早期疲劳、胸廓出口综合征和肩功能部分受限，这些可能不会影响日常生活，但可能影响工作或体育活动。这种对锁骨畸形愈合的研究促使一些外科医生开始对骨折进行手术干预，这些骨折畸形愈合处理比普通骨折移位肩关节功能恢复标准更低。

锁骨骨折的手术治疗，已有可靠的治疗方法，包括钢板固定和髓内固定。尽管这些技术在进步，但风险仍然存在。外科治疗的标准仍在不断变化，充分了解患者的生活、当前的情况和医生个人习惯，有助于患者获得最佳治疗方案。

二、诊断

锁骨骨折的临床受伤机制，可以各不相同，但通常是由肩部摔伤所致。在多发伤病例中也很常见，由于锁骨骨折畸形不明显，在严重外伤时往往会被忽视。

体格检查从软组织评估开始。应及时发现开放性骨折或即将出现的开放性骨折，并进行手术治疗。此外，骨折处的小开放性伤口，可以看作一种由内向外的隐性开放性骨折。

也应评估患侧肢体远端末梢情况，注意肱动脉、桡动脉和尺动脉的搏动情况。如果脉搏不容易触及，则可以通过直接或间接的血管或影像检查来进行更全面的评估。早期血管损伤可能并不明显，随后可能会以动脉瘤、假动脉瘤和血栓形成的形式表现。完整的神经系统检查也很重要，因为锁骨骨折后可继发臂丛神经损伤。在锁骨周围有一些主要和次要的神经血管。臂丛神经环绕腋动脉和静脉的第二段，穿过中段锁骨的纵向进入深部。同样，紧贴右侧锁骨的是肺和胸导管。尽管这些结构的损伤是罕见的，但它们往往位于骨折处的毫厘之间，所以应该始终牢记于心。浅表组织中，许多锁骨上神经从表面穿行到颈阔肌，容易因骨折受到损伤。

对高能量锁骨骨折，应特别注意臂神经丛损伤。Horner综合征包括眼睑下垂、瞳孔缩小和无汗症。眼睑下垂通常是前神经节损伤的标志。应该注意对斜方肌和肩胛翼外形进行评估。仔细检查三角肌、肩袖和肱二头肌可以帮助检测到臂丛上干的损伤，检查前臂和手远端的功能可以帮助确定臂丛神经下干的损伤。对臂丛损伤的完整评估不在本章讨论范围内，当怀疑臂丛神经损伤时，应详细检查。

如果出现骨不愈合或畸形愈合，肥厚性瘢痕组织可导致胸廓出口综合征。胸廓出口综合征可以用Roos、Wright和Adson测试来评估，通过按压和提拉锁骨上下神经丛来检测。

通常是通过胸片诊断锁骨骨折。锁骨正位X线片包括锁骨、肩锁关节和胸锁关节。如果患者胸部较大或软组织较厚，锁骨的影像学评估可以通过斜视图像来完善。推荐常规的斜视图像，包括40°斜向锁骨头部和40°斜向锁骨尾部来拍照（图13.1）。锁骨远端1/3的成像通过Zanca视图来实现，以肩锁关节为中心15°斜向锁骨头部的视图。锁骨中段1/3的成像通过Serendipity视图来实现，以胸锁关节为中心40°斜向锁骨头部的视图。

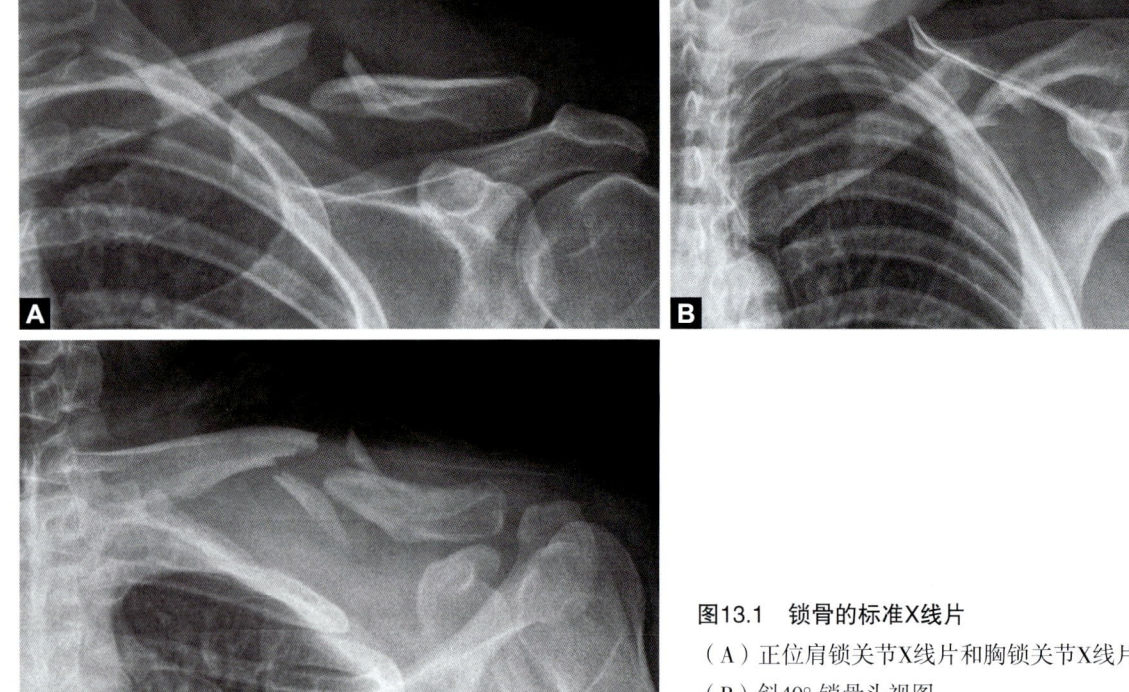

图13.1　锁骨的标准X线片
（A）正位肩锁关节X线片和胸锁关节X线片
（B）斜40°锁骨头视图
（C）斜40°锁骨尾视图

对于多段粉碎性骨折、畸形愈合和骨不愈合最好通过CT平扫及三维重建检查来判断。MRI对病理性骨折的评估更有帮助。如果怀疑颈部或肺部有病理学改变，也需行颈椎或胸部X线检查。此外，在合并有锁骨骨折的多发伤情况下对肩胛骨进行评估非常重要，以免忽略浮肩关节或内脏损伤。

 锁骨骨折诊断的经验与教训：

（1）锁骨骨折根据严重创伤或者轻微创伤可能有不同的表现。

（2）对于开放性或即将变为开放性的骨折，仔细评估皮肤完整性是十分必要的。

（3）神经血管检查对锁骨骨折非常重要。

（4）在严重创伤的情况下，要意识到会存在胸部损伤、浮肩损伤或关节内脱位的可能性。

三、分型

锁骨骨折的分类作用是有限的。然而，锁骨骨折有重要的影像学特征，有助于外科手术方式的决策，并在其分类中有重要的作用。Allman系统是锁骨骨折最常见的分类方法，分为3种类型（图13.2）：Ⅰ型是锁骨中段1/3骨折，约占80%的病例；Ⅱ型是锁骨远段1/3骨折，约占15%的病例；Ⅲ型是锁骨近段1/3骨折，约占5%的病例。

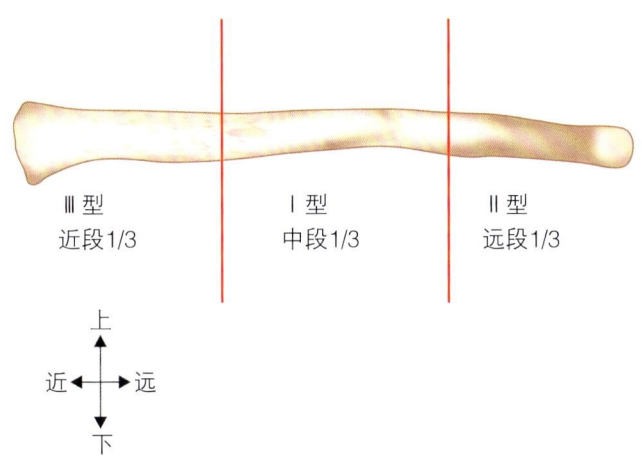

图13.2　Allman锁骨骨折分型

基于喙锁韧带的完整性（图13.3），Neer对远端1/3锁骨骨折进一步分类。喙锁韧带有一个圆锥形和梯形结构，它跨越的距离约13mm，止点距离肩锁约4cm。Ⅰ型骨折是非移位性骨折，发生于喙锁韧带的远端；ⅡA型骨折包括远端锁骨骨折，发生于韧带之间至圆锥韧带；ⅡB型骨折包括远端锁骨骨折，骨折端出口位于喙锁韧带之间，通常包括圆锥韧带断裂；Ⅲ型骨折发生于喙锁韧带的远端，但出口在肩锁关节内；Ⅳ型骨折（发生于儿童患者）通常包括干骺端分离；Ⅴ型骨折是粉碎性骨折时喙锁韧带连接一个骨碎片。

四、手术指征

锁骨骨折的急诊手术适应证包括开放性骨折、病理性骨折、浮动肩、肩胛骨分离、需要支具辅助支撑的多发伤以及伴随神经血管损伤的病例。相对适应证包括骨折个体的情况，如患者希望早日重返工作岗位或患者工作性质为负重的，如劳动者、士兵和运动员。

在中段锁骨骨折中，移位程度与短缩是骨愈合的影响因素，而骨愈合则是治疗成功的决定因素。近期患者评价结果和耐力测量表明，尽管非手术治疗的骨愈合率较高，但锁骨畸形愈合的出现可能导致严重的残疾。常用的外科手术治疗指征包括骨折末端的100%位移，缩短或重叠＞2cm，以及伴有骨碎片垂直嵌插的Z形骨折（图13.4）。

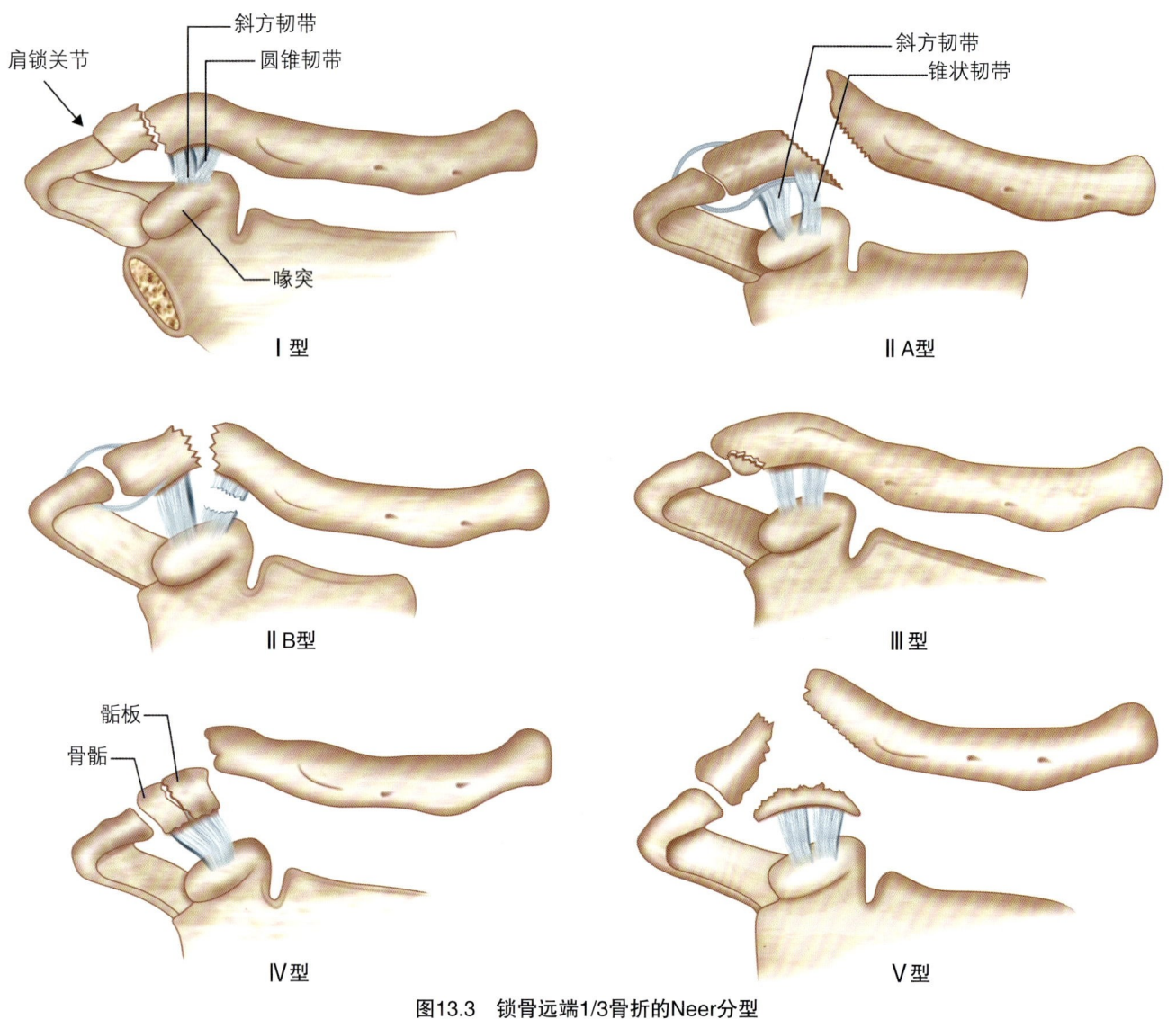

斜方韧带
圆锥韧带
肩锁关节
喙突
Ⅰ型

斜方韧带
锥状韧带
ⅡA型

ⅡB型

Ⅲ型

骺板
骨骺
Ⅳ型

Ⅴ型

图13.3　锁骨远端1/3骨折的Neer分型

Ⅰ型骨折是非移位性骨折；ⅡA型骨折发生在喙锁韧带之间的锁骨远端骨折；ⅡB型骨折是远端锁骨骨折；
Ⅲ型骨折发生于喙锁韧带的远端；Ⅳ型骨折发生在儿童；Ⅴ型为粉碎性骨折

　　与锁骨中段骨折不同的是，锁骨远端骨折一贯以来强调的是应该尽早进行手术治疗，因为锁骨远端骨折不愈合率高。Ⅰ型和Ⅲ型骨折一般都是轻微移位，并且在非手术治疗中容易治愈。但是，移位明显的骨折或者伴有肩锁关节破坏的骨折则需要手术治疗。因为ⅡA型和ⅡB型骨折倾向于表现出较大的位移和较高的骨折不愈合率，所以均需要手术治疗。

　　有症状的骨折不愈合和畸形愈合均需要手术矫正，以恢复其长度、旋转和稳定性。

（一）锁骨中段骨折

　　钢板固定适用于大多数锁骨中段骨折（图13.5A）。钢板固定可以恢复锁骨的正常解剖和即时负重。在受损伤的软组织覆盖的情况下，应考虑避免将钢板放置在易受损伤的位置。钢板通常是放于锁骨上面，但也可以放于前面甚至是前下面。或者，也可以考虑髓内固定技术。钢板在锁骨骨折固定手术中可以使用多种不同技术，包括加压、桥接锁定以及拉力钉压制。对于非粉碎性的单纯横断类型，加压型钢板固定是最合适的。在粉

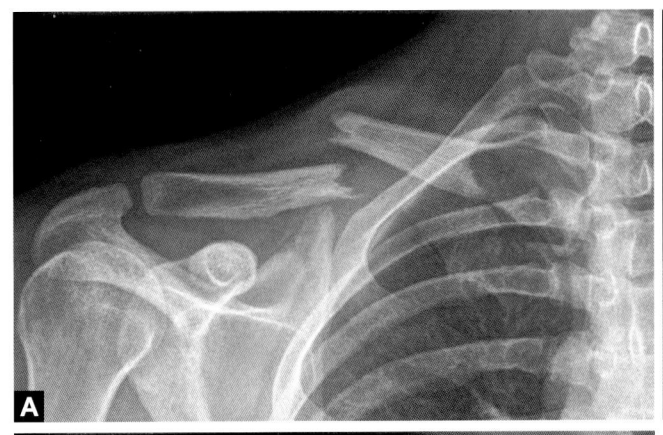
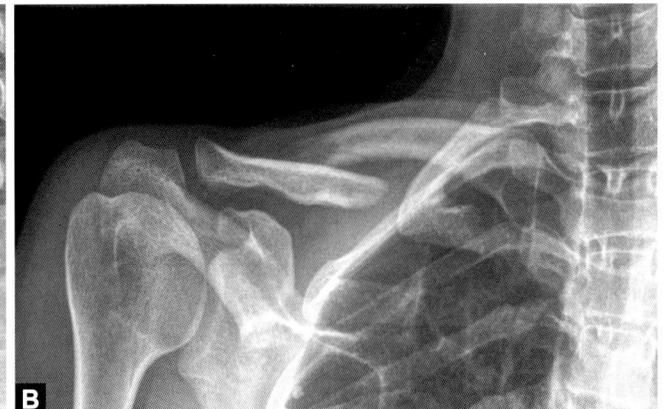
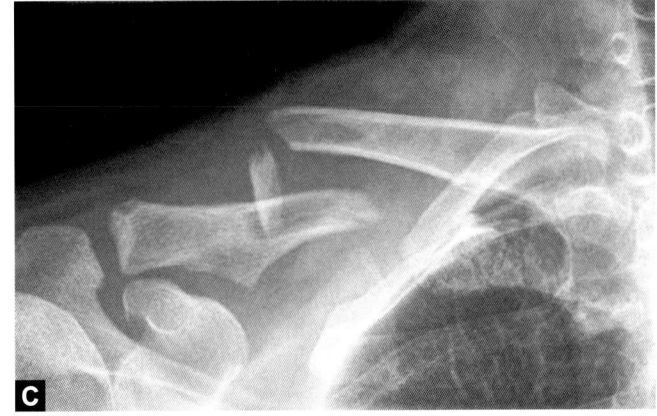

图13.4　锁骨中段骨折的手术适应证

（A）骨折末端的100%位移

（B）缩短或重叠 > 2cm

（C）有明显骨折端移位，有骨碎片垂直嵌插，形成Z形骨折

碎性骨折的情况下，采用桥接钢板技术，并通过锁定螺钉进行加固。在长斜形骨折的情况下，拉力螺钉可以用于固定骨折端，并可以用钢板来压制骨折端。

　　许多的髓内装置都可用于锁骨骨折的固定，包括Rockwood针、Hagie针、Knowles针、Herbert螺钉、Steinmann针、弹性钉、松质骨螺钉和预塑形髓内钉。这些内植入物最适合用于锁骨中段骨折。为了减少植入物破损或移位的风险，建议选择穿线性髓内固定植入物，如Rockwood钉（图13.5B）或预塑形钉（图13.5C）的螺纹植入物。

　　从理论上讲，这些技术提供了一种微创的术式，使得恢复锁骨对位时不需要大面积暴露锁骨。另外这些技术也可以减少固定物的刺激，可微创拆除内固定物。缺点包括骨折不愈合、内固定物断裂和骨折端移位。

（二）锁骨远端骨折

　　锁骨远端骨折固定，可以通过一系列的方法完成，包括经肩峰的克氏针固定、张力带、锁骨远端切除联合改良的Weaver-Dunn术、肩锁关节钢板、喙锁关节螺钉和钩钢板。植入物的选择基于外科医生的偏好和骨折的移位情况。跨关节钢板应用最适合于Neer I 型或 III 型骨折，因为它可以用中段锁骨和肩峰提供的固定桥接锁骨远端骨折（图13.5D）。根据骨折的愈合情况，最好移除这种钢板以恢复肩锁关节活动。钩钢板固定被证明最适合于Neerr I 型或 III 型骨折，因为可以桥接锁骨远端骨折和恢复正常的肩锁关节结构（图13.5E）。根据骨折的愈合情况，这种钢板最好被移除以恢复肩锁关节活动以及避免肩峰撞击综合征。喙锁螺钉固定，也适用于肩锁关节脱位的治疗，最适合于Neer II 型骨折（图13.5F）。由于疲劳性内固定失效的发生率高，不推荐使用经肩峰的克氏针固定或张力带固定。

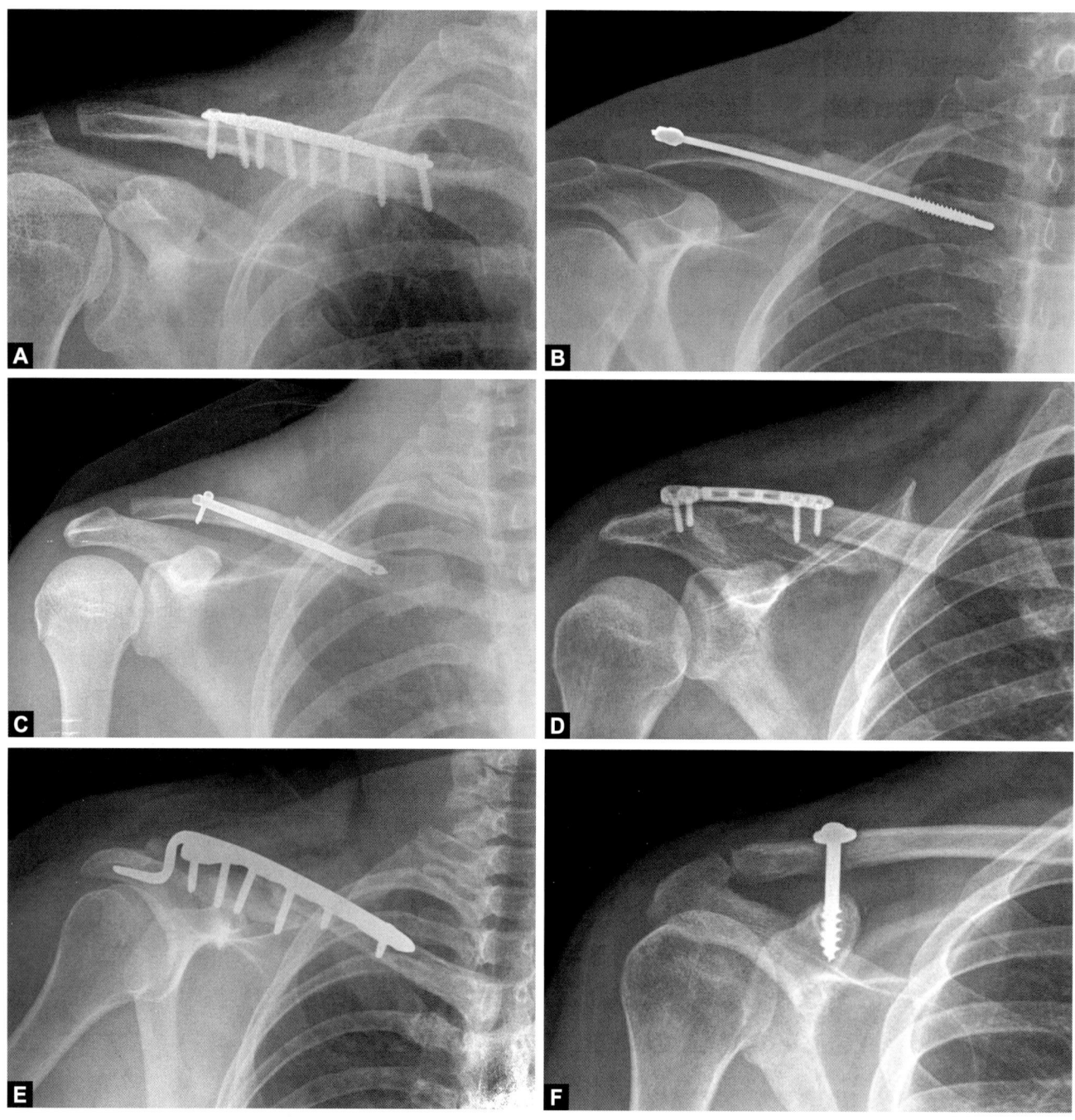

图13.5　锁骨骨折固定物的选择
（A）钢板内固定　（B）Rockwood针内固定　（C）髓内钉内固定
（D）外侧锁骨跨关节钢板内固定　（E）钩钢板内固定　（F）喙锁螺钉内固定

五、外科解剖、体位与入路

（一）应用解剖

锁骨是一个S形解剖结构的平骨，它是连接手臂和中轴骨的支柱（图13.6），也为隐藏在锁骨下的血管和臂丛神经提供骨保护。从前向后看，锁骨呈扁平形，中间1/3呈管状。上面观，S形锁骨外侧凹向前、内侧凹向后。穿过锁骨前面的是多个锁骨上神经，这些神经支配前胸壁感觉（图13.7）。

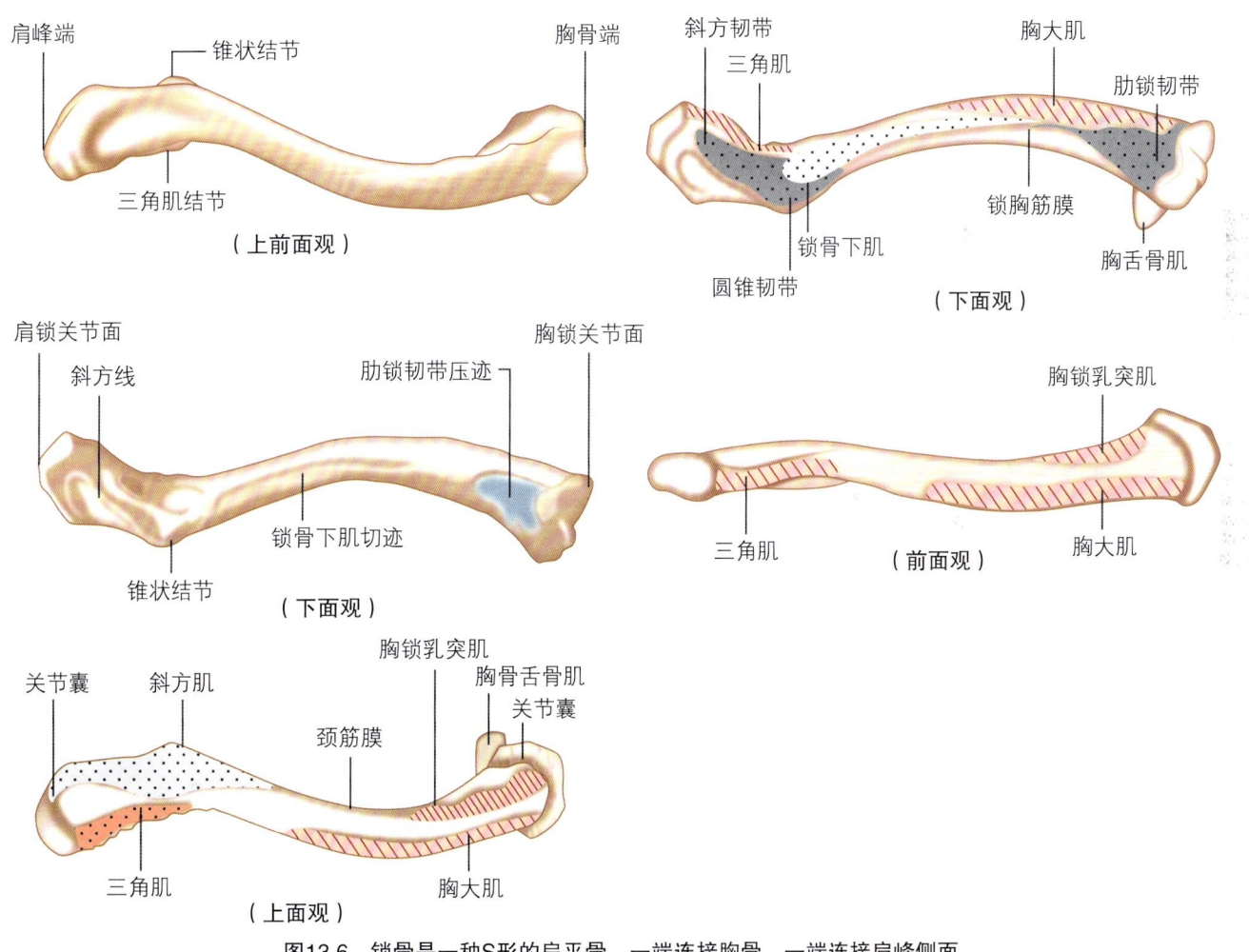

图13.6 锁骨是一种S形的扁平骨，一端连接胸骨、一端连接肩峰侧面
（注释：在锁骨上有多个肌肉的连接部位）

锁骨上有许多肌肉附着，从而有助于判断骨折时锁骨的移位方向。胸锁乳突肌附着在锁骨的上内侧面。胸大肌附着在锁骨的下、前和内侧面。锁骨下肌位于锁骨的下缘。前三角肌位于锁骨的前外侧面。在典型的锁骨中段骨折中，胸锁乳突肌将内侧的部分拉起，而手臂的重量则会将远端部分向下拉。韧带的稳定性是由附着在周围韧带结构提供的。在内侧，锁骨与胸骨连接，被胸锁囊韧带包裹。在外侧，肩锁关节通过肩锁关节囊韧带和喙锁韧带稳定锁骨。

（二）体位

锁骨骨折固定时，患者的体位选择用一个类似卷筒的物体抬高上躯干约30°的仰卧位，或者是用正式的沙滩椅体位（图13.8）。如果需要从同侧骨盆骨移植，那么仰卧位是首选。在手术开始之前，必须确认有准确的术中X线片。作者更青睐于使用大型C型臂，从对侧进入，从手向上至颈部对臂做好术前准备、消毒、铺巾。

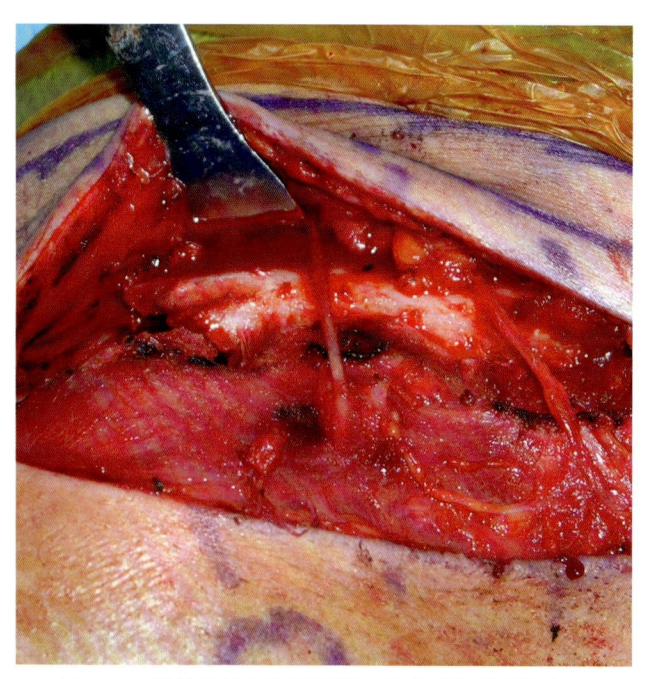

图13.7　锁骨上神经和颈阔肌一起穿过锁骨的前表面

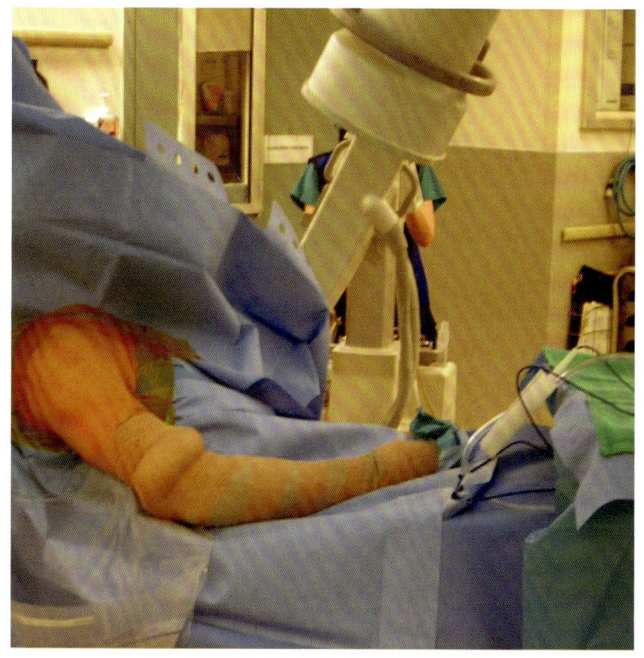

图13.8　患者沙滩椅体位，C型臂机从对侧进入

（三）手术入路

通常的锁骨手术入路为前上入路。在锁骨的水平上或稍低于锁骨水平的位置做皮肤切口。让切口稍低于锁骨平面，这样缝合切口时就不会直接缝合在内植入物上（图13.9），皮下脂肪和颈阔肌也会与表皮一起被切开。显露和保护横跨的锁骨上神经分支，从而保留皮肤感觉（图13.7）。锁骨是通过分裂胸肌筋膜和分离覆盖的皮瓣来暴露的，并随后在内固定物上进行缝合。为了使愈合并发症最小化和避免潜在的神经血管结构的损伤，应避免锁骨的环形剥离。

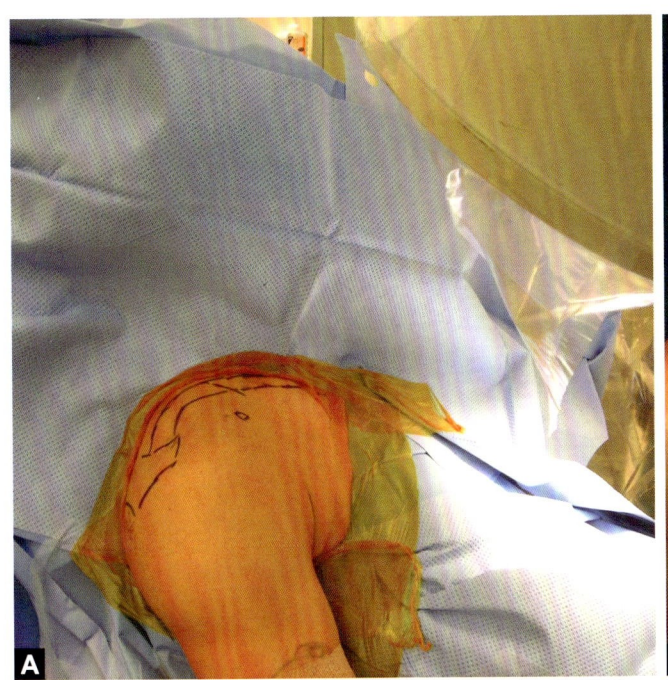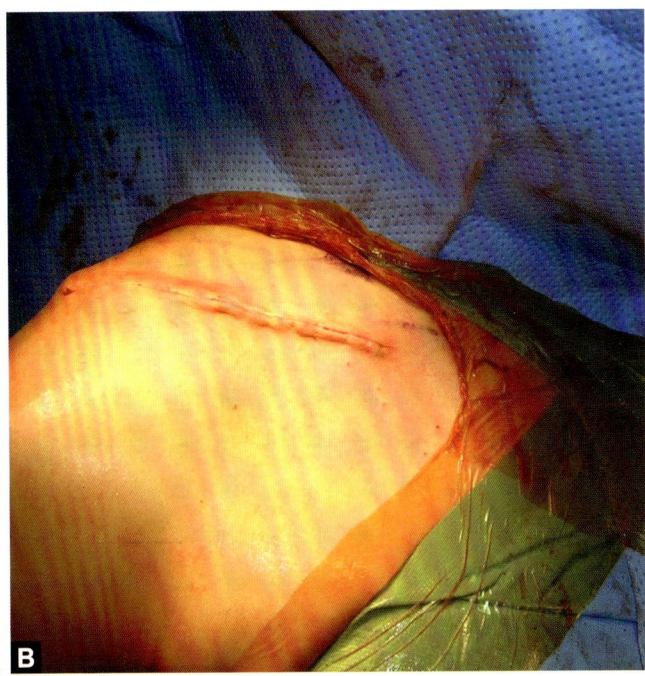

图13.9　锁骨骨折前上入路切口位置

手术体位经验与教训：

（1）如需进行髂骨骨移植，那么头抬高30°的仰卧位则是最合适的。

（2）消毒铺布前需设置好大型C型臂装置，确保术中可以获得良好的图像。

（3）铺巾允许进入颈底部和胸锁关节。如果需要的话，头部可以轻微的轴向旋转以远离手术区域。

（4）避免对锁骨进行环形剥离，以防治愈后出现并发症和损伤深层神经血管。

六、手术方法

（一）锁骨中段骨折钢板固定术

锁骨中段骨折的钢板固定术在结合多种外伤原因下进行，一开始是标准的前入路术式（图13.10）。颈阔肌沿着皮肤切口切开，这样可以确认和保护穿过锁骨上的神经。锁骨骨膜在其前、上表面显露出来。骨折部位需充分暴露，清除所有嵌插的软组织。对于锁骨中段骨折而言，中心通常会有1~2个主要的骨碎片。如果有的话，这些碎片都需要被固定在近端或远端骨干上，尽可能建立一个两部分的骨折断裂模式，将这种粉碎性骨折桥接在一起。对健侧锁骨进行成像建模，选择其所需钢板的长度，使用桥接钢板技术。一般来说，骨折会引起骨块缩短和旋转。持骨器在保护两个主要的骨碎片和骨折复位的过程中有很大作用。如果骨折端斜行分离，则可通过平头螺钉加压固定骨块，从而复位骨折。最好是用2枚螺钉固定来控制旋转。

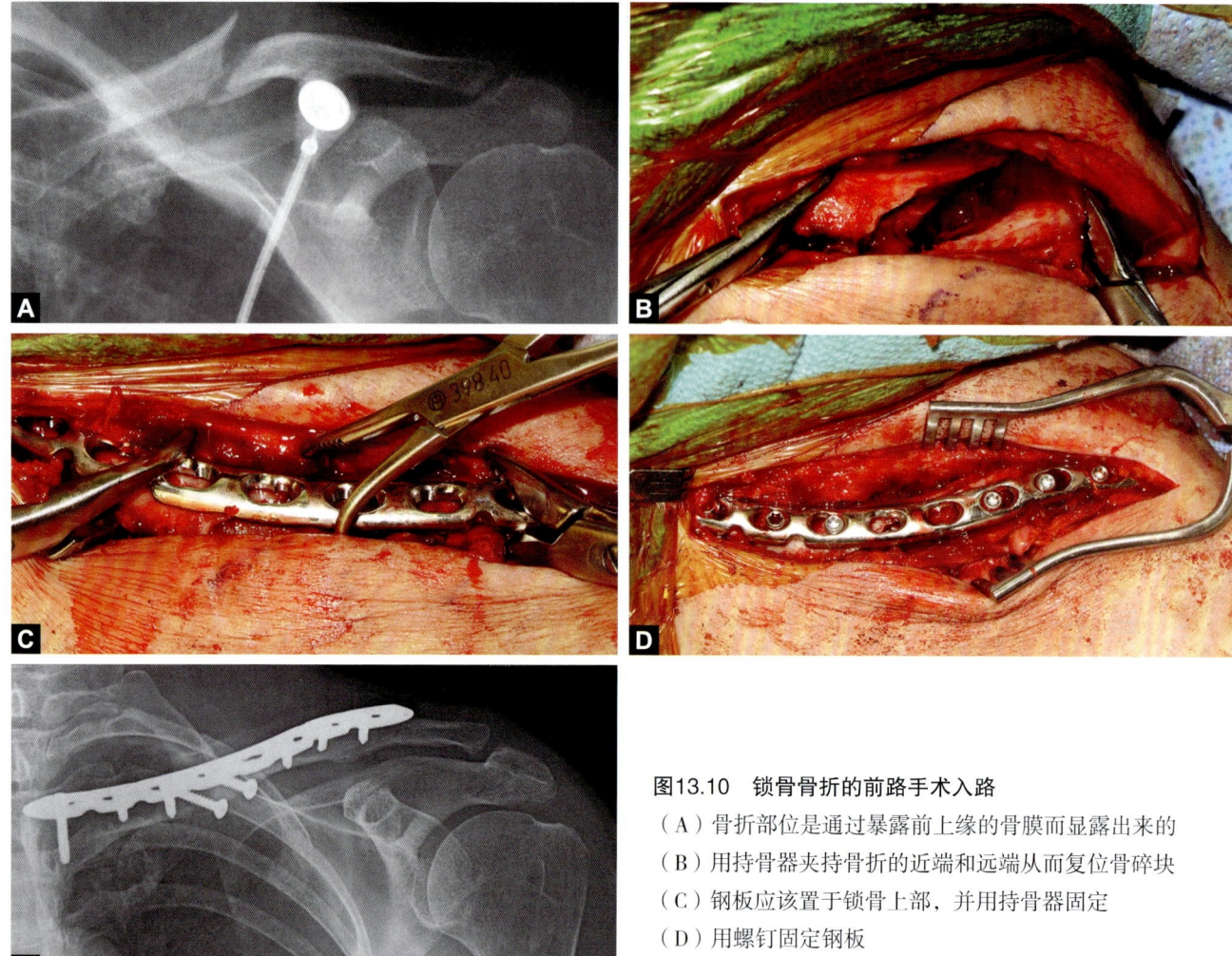

图13.10 锁骨骨折的前路手术入路
（A）骨折部位是通过暴露前上缘的骨膜而显露出来的
（B）用持骨器夹持骨折的近端和远端从而复位骨碎块
（C）钢板应该置于锁骨上部，并用持骨器固定
（D）用螺钉固定钢板
（E）使用锁定螺钉来增加结构的强度

内固定钢板有多种选择，包括重建钢板、动态加压钢板和预弯钢板。钢板需暂时用钳子固定近端和远端，同时注意避免过分剥离附着骨面的软组织以及对锁骨下神经血管结构造成损伤。如果是简单的骨折断裂，则可以用螺钉加压固定。然而，骨折端出现倾斜是常见的。为了避免缩短或移位骨折，应谨慎地使用加压钢板。在粉碎性骨折的情况下，加压钢板应用于桥接骨折端。钢板最好是在骨折端的内侧和外侧各使用1枚加压螺钉固定，其余的螺钉采用锁定的方式固定，以提高结构的稳定性。如果拉力螺钉减少了骨折块，则钢板可以用合适的外形和不同的螺钉类型来进行固定。在钻孔和螺钉固定时，必须小心谨慎，以免损伤肺或神经血管结构。可以考虑在锁骨下放置1个钝性牵开器，以保护深层结构不被钻头损伤。在骨折端的内侧和外侧应放置至少3枚突破双皮质的螺钉。

缝合伤口前应冲洗伤口。胸肌筋膜可缝合在钢板上，颈阔肌和皮下组织应缝合在同一层次中。表皮用皮下缝合的方式缝合。在允许的范围内，尽可能快地开始进行积极的康复运动。如果担心内固定物强度不足，可推迟进行康复运动。

锁骨中段骨折钢板内固定的经验与教训：

（1）避免环形暴露锁骨，只需暴露锁骨和骨折末端的前、上面部分。

（2）粉碎性骨折是常见的，任何附着的软组织都应该被保留。

（3）锁骨骨折后通常会被缩短和旋转。持骨器固定每个骨碎块可以帮助骨折复位。

（4）尽量将所有粉碎的骨碎片修复到相应的骨块上。

（5）应用钢板固定时，检查近端和远端大部分的钉孔是否都在骨干上，按需要的锁骨外形塑形钢板。

（6）在钻孔时，用小的平滑的牵开器保护深层结构。

（7）利用非锁定螺钉确保近端和远端大部分钉孔的稳定。为了增加结构的强度，剩余的孔可以用锁定的螺钉来固定。

（二）锁骨中段骨折Rockwood钉固定术

锁骨中段骨折Rockwood钉内固定是由以骨折为中心3～5cm的横行切口开始的（图13.11）。颈阔肌随着皮肤切口一起被切开。在骨折部位处的筋膜和骨膜通常已被破坏。骨折端暴露并已经松动。保留粉碎性骨折骨碎片附着于软组织上。髓腔被扩髓、攻丝和测量。扩髓增大时应该小心地进行，并应沿着髓腔的轨迹走。注意不要突破前皮质。接下来，处理对侧的骨折块。髓腔被扩髓，经过骨折处从后外侧皮质穿出。髓腔全长被攻丝后，从后外侧皮质穿出。

钉在没有螺母的情况下通过外侧的骨块钻出来，然后套针从后外侧皮质穿出。切开皮肤，套针直接从原皮肤切口拔出。然后将钻头放置在针脚的顶端，进入钻取，直到针上螺纹到达侧面的碎片中。骨折得到复位，套针继续进入内侧骨折块。随着骨折复位和针在内部固定，套针就可锁紧。较大的内侧螺母被缓慢扭紧，直至达到外侧骨皮质，随后缓慢扭紧较小的外侧螺母，并与较大的内侧螺母相锁定，然后把露出外侧螺母的针脚剪断。

在缝合切口之前，任何的蝶形骨块都可以用不可吸收缝线固定于锁骨上。骨膜和筋膜层都要覆盖在骨折部位上，皮肤则以皮内缝合的方式缝合。允许立即进行肩部运动和部分负重。

建议在术后3～6个月，当骨折确认愈合后，可常规移除髓内钉。可通过原先的外侧切口进行髓内钉的拔除。先用扳手取出大的内侧螺母，再旋转拔除锁骨里的髓内钉。

 锁骨中段骨折Rockwood针内固定的经验与教训：

（1）避免刺穿内侧骨块的前皮质。

（2）将外侧螺母与内侧螺母进行冷焊接，并将2个螺母向前推至后外侧骨块，小心对骨块进行加压。

（3）蝶形骨块或较大的骨块可以用非吸收缝线将其固定于骨干上。

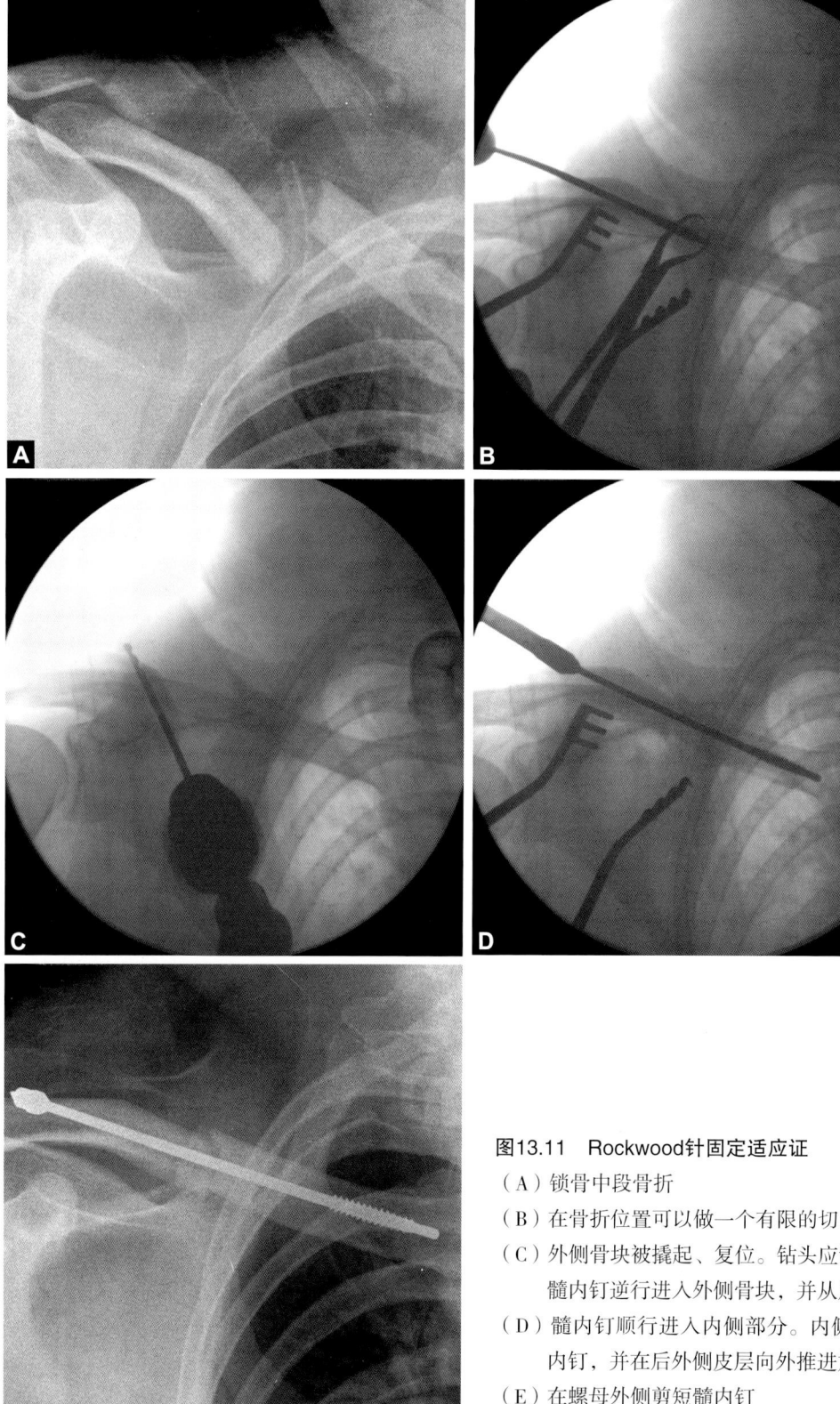

图13.11 Rockwood针固定适应证

（A）锁骨中段骨折

（B）在骨折位置可以做一个有限的切口

（C）外侧骨块被撬起、复位。钻头应该从后外侧皮层退出。髓内钉逆行进入外侧骨块，并从后外侧皮层退出

（D）髓内钉顺行进入内侧部分。内侧和外侧的螺母锁定髓内钉，并在后外侧皮层向外推进加压

（E）在螺母外侧剪短髓内钉

由J Milo Sewards提供

（三）锁骨远端骨折钩钢板和跨关节钢板固定术

跨关节和钩钢板的外科技术和体位类似于锁骨中段骨折的钢板固定。外侧锁骨从正上方入路。切口可以在锁骨上稍后，有助于保护前方软组织的附着。骨折处被暴露后，如果肩锁关节囊有韧带断裂，可以用粗大的缝合线标记，并用于之后的修复。克氏针可用于从肩峰到锁骨的临时固定。跨关节钢板固定可以通过1块重建钢板或解剖钢板在肩锁关节上用螺钉固定在锁骨和肩峰上。另一种方法是，使用桡骨远端解剖锁定钢板固定。与之相反，钩钢板首先在肩峰后下经过，任何关节囊缝线都可以通过螺丝孔，而钢板则固定在锁骨上（图13.12）。

 锁骨外侧骨折跨关节和钩钢板内固定的经验与教训：

（1）如果肩锁关节韧带可以识别和标记，尽可能合并修复。

（2）在钩钢板固定过程中，克氏针可用于临时固定肩锁关节。

（3）先确保最内侧孔的位置，从而确保正确的钢板位置。

（4）建议在锁骨远端愈合后尽早移除钩钢板。

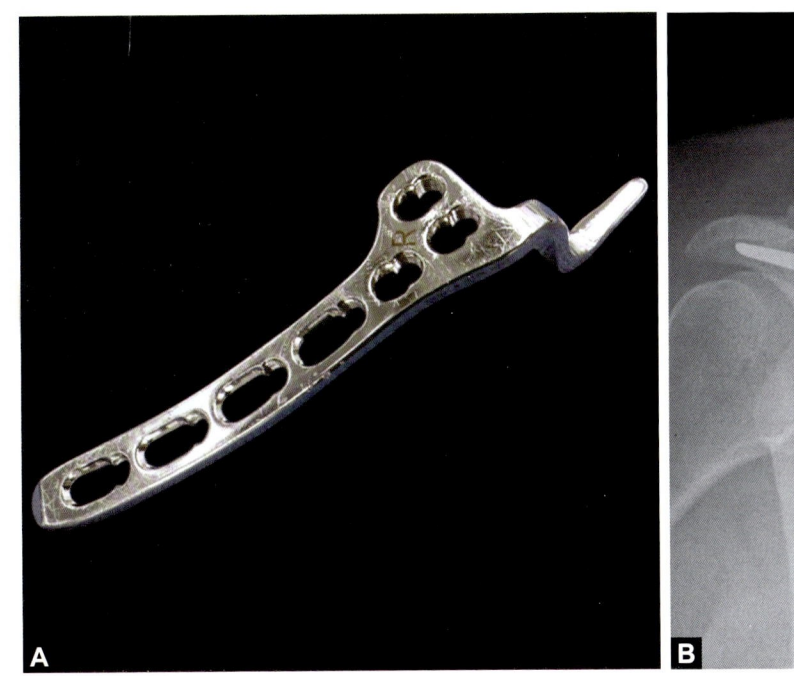
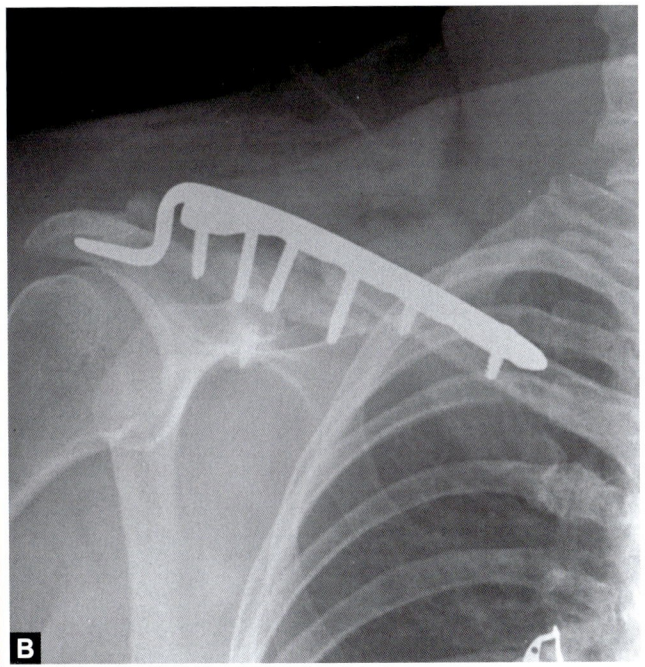

图13.12 使用锁骨钩钢板固定锁骨外侧骨折

（A）外侧锁骨骨折钩钢板内固定首先把钩放置在肩峰之下 （B）桥接过粉碎性骨折端后再与锁骨整体固定

（四）锁骨远端骨折喙锁螺钉内固定术

以喙突为中心垂直切口。筋膜连接三角肌与斜方肌在皮肤切口处被垂直切开。锁骨在喙突的水平上被暴露在骨膜下。暴露出喙突，应小心避免损伤联合韧带。断裂的肩锁韧带被分离暴露，并用不可吸收缝合线标记。将锁骨放置在其解剖位置后，用置于中心之外的克氏针暂时将它与喙突固定。避免将克氏针穿过喙突的第二层皮质，因为神经血管束与其下缘非常靠近。在锁骨中心穿过1个3.2mm的孔至喙突。用1枚6.5mm带垫片的松质骨螺钉穿过锁骨的双皮质（图13.13）。随后取出克氏针，将预先用缝线标记的肩锁韧带与螺钉缝合在一起。冲洗创口，随后缝合筋膜和表皮。作者建议在3～6个月后，一旦确认骨折已愈合，则按常规取出螺钉。

 喙锁螺钉固定远端锁骨骨折的经验与教训：

（1）使用松质骨螺钉时必须确保螺钉通过锁骨和喙突的双皮质。

（2）应识别喙锁韧带的断端，并在安装螺钉后用不可吸收缝线修复。

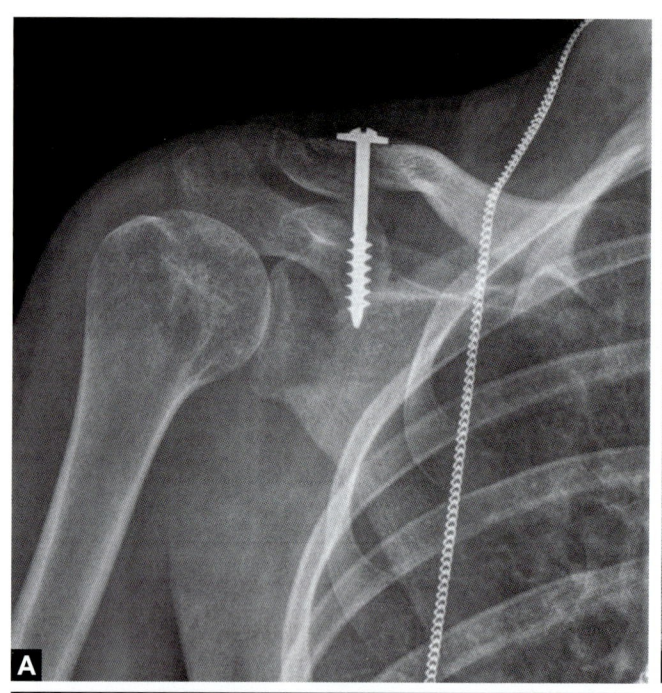
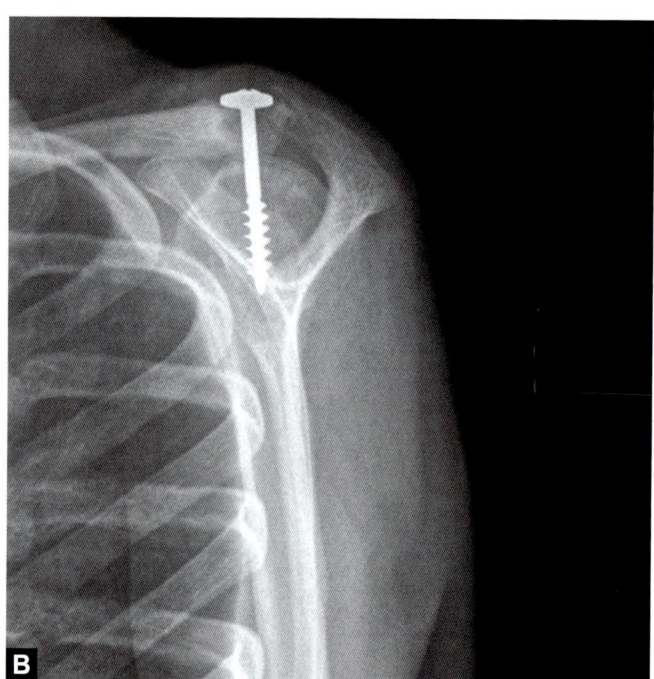
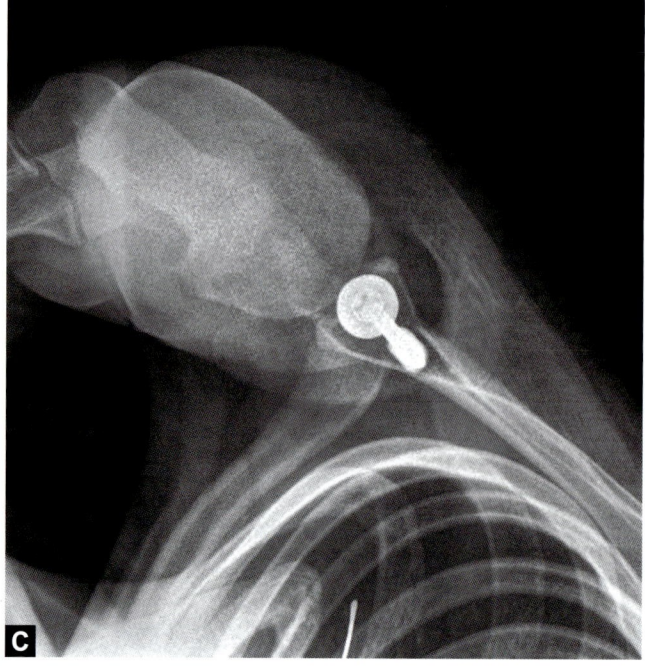

图13.13　锁骨远端骨折喙锁螺钉固定
（A）锁骨正位X线片
（B）肩胛骨Y位X线片
（C）腋窝位X线片

七、疗效

（一）锁骨中段骨折

与非手术治疗相比，锁骨中段骨折钢板内固定术成功地降低了骨不愈合和有症状的畸形愈合的发生率，并得到早期的功能恢复。Kulshrestha等进行了一项前瞻性群组研究，73例患者随机选择骨折切开复位内固定或保守治疗锁骨中段骨折。与非手术组的8例骨折不愈合相比，手术组则是100％骨愈合。非手术组存在10例有症状的畸形愈合，而手术组仅2例，并且手术组的患者有更好的CSS评分。

Smekal等对成年患者中完全移位的锁骨中段骨折行弹性髓内钉（30例患者）治疗与非手术治疗（30例患者）做了比较研究。被随机分为手术组与非手术组，并进行2年随访。手术组中所有患者均骨愈合，非手术组中出现3例骨不愈合。髓内钉组的不愈合率、骨折延迟愈合率更低，并且患者可以早日回归正常生活并获得更好的功能。手术组中锁骨缩短的发生率明显降低，整体满意度更高。但在7例病例中出现了内侧钉尾突出的情况。

Ferran等进行了一项随机的临床试验，比较锁骨骨折钢板固定和髓内固定。在平均12个月的随访中，两组患者骨折均100％骨愈合，两组患者在运动范围、CSS或Oxford评分上也没有统计学差异。主要区别在于内固定物的并发症的发生率上。髓内组有2例需要取出髓内钉，而钢板组则有8例需取出钢板。

Liu等对110例用钢板固定（59例）和髓内固定（51例）治疗的病例进行回顾性分析。发现在钢板组和髓内组之间，在功能和骨不愈合发生率上没有显著差异。但在术中的失血量和手术创伤方面，髓内组明显占优势。

（二）锁骨远端骨折

Lee等对52例患者的治疗方法进行回顾性分析，包括用钩钢板和张力带治疗外侧锁骨骨折。在他们的研究中发现，钩钢板组较张力带组而言，有较低的并发症发生率，更少的固定物导致的症状，患者可更早地重返工作活动中。在另一项回顾性研究中，18例Neer Ⅱ型的锁骨外侧骨折患者进行了钩钢板内固定治疗，并对其进行了平均为期25个月的随访。Tambe等发现了2例骨折不愈合和5例肩峰骨吸收。大部分患者肩膀功能自我评价良好：3例正常、11例接近正常、1例不正常。结论是，当骨折愈合后，需要取出钩钢板，以避免肩峰的骨溶解。20世纪40年代，Bosworth首次提出用拉力螺钉来维持喙锁关节的稳定。它最初是用于治疗肩锁关节脱位，后来发现对锁骨外侧骨折的治疗有效。Ballmer和Gerber用1枚Bosworth型螺钉治疗了5例连续性良好的Neer Ⅱ型的锁骨外侧骨折。在所有病例中，术后9周内没有出现任何手术并发症并且骨折均愈合。肩关节功能也恢复到伤前水平。使用相同的方法，Yamaguchi等治疗了11例连续性良好的Neer Ⅱ型的锁骨外侧骨折，并在术后10周内骨折愈合，肩关节功能恢复到伤前水平。在双皮层放置的时候，与原来的韧带相比，喙锁螺钉的强度要比原来的韧带强80％，而在单皮质固定的情况下，它的强度只有原来的一半，这表明正确的螺钉放置非常重要。

八、并发症

锁骨骨折的并发症是常见的，在某些情况下发生率甚至达到100%。常见的并发症包括：外观畸形、瘢痕敏感、创口并发症、内固定物突出、内固定物断裂、内固定物移位、骨折不愈合、畸形愈合、臂丛神经损伤、锁骨下血管损伤、胸廓出口综合征、粘连性关节炎和疼痛等。

（一）骨折不愈合/畸形愈合

通常认为，锁骨骨折不愈合是手术治疗所致，而非手术治疗出现骨折不愈合是非常罕见的。目前对文献的了解加上新技术的使用，在对锁骨骨折基本手术内固定后，骨折不愈合的发生率很低。此外，目前认为保守治疗后骨折不愈合的发生率比先前报道的更为常见。在一个对581例非手术治疗锁骨骨折的分析中，骨折不愈合的发生率达到4.5%。对锁骨骨折治疗的文献进行回顾性分析，发现非手术治疗骨折不愈合率为5.9%、钢板内固定治疗骨折不愈合率为2.2%、髓内固定治疗骨折不愈合率为2.0%。

对于有严重的粉碎性和/或伴有骨缺损、移位、老年患者和女性患者锁骨骨折的情况，不愈合率明显增加。在最新的报道中，在锁骨中段骨折切开复位内固定术后出现骨不愈合是罕见的。Collinge等就58例患者进行骨折切开复位3.5mm重建钢板内固定术后情况进行报道，结论为愈合率达到95%，其中只有1例出现骨不愈合，另1例出现内固定失效。同样的，在手术固定外侧锁骨骨折后，不愈合率较低。切开复位内固定后出现骨折不愈合的治疗，包括修复切开复位、切除影响不愈合组织、内固定和骨移植。在不愈合端两侧使用双皮质钢板可提高稳固性。此外，在陈旧性骨不愈合或大量骨缺损的情况下需用带血管的骨移植修复。

锁骨骨折畸形愈合的定义还不是非常清楚。有人认为，当缩短＞15mm时即为锁骨的畸形愈合。也有人认为，出现肩关节症状即为畸形愈合。畸形愈合可能导致肩关节容易疲劳或可能引起胸廓出口综合征。最初的治疗包括斜角肌和胸小肌拉伸，肩胛和肌腱套加强以及姿势训练。如果这些都没有效果，那么锁骨截骨术也是一种选择。建议行锁骨截骨术治疗肩关节疲劳症状之前，必须先进行全面的治疗。

（二）固定物并发症

锁骨骨折固定后的固定物并发症是大多数报道中最常见的并发症。这些并发症包括固定物突出和刺激、断裂和移位。所有的钢板技术都可能突出和刺激软组织。锁骨是相对体表的，并且只有一层薄的软组织覆盖，特别是在它的内侧面。固定物断裂最常见于骨不愈合，此时出现钢板疲劳性断裂。比断裂更常见的是固定物移位。移位可以是简单的钢板一端隆起，从而导致固定物突出、刺激征或骨折处畸形愈合。移位也可能更具毁灭性，如光滑的髓内钉移位到重要的器官中。患者应意识到，固定物并发症是常见的，是锁骨固定后的需进行二次手术的最常见原因。

（三）胸廓出口综合征

胸廓出口综合征的4种变型：①动脉型；②静脉型；③神经型；④混合型。大多数胸廓出口症状由混合症状组成。在大多数情况下，一开始是保守治疗。如果症状主要是远端动脉引起的微血栓，早期的药物治疗和手术干预是十分必要的。干预措施包括急性期的抗凝治疗和慢性期的锁骨截骨及胸廓出口松解。

（四）臂丛神经损伤

有报道指出髓内钉固定后出现臂丛神经功能障碍。迟发性的臂神经丛功能障碍也见于锁骨的骨不愈合和畸形愈合。解决这些臂丛神经症状需通过治疗锁骨畸形，切除任何占位的病变组织并行臂丛神经松解术。

（五）创面愈合不良

锁骨骨折的创面愈合不良的原因可能难以确定，原因包括血供受影响、感染或在此之前手术区域受辐射。感染性疾病的会诊对治疗感染或控制细菌的繁殖是有帮助的。治疗方案包括敷料覆盖负压吸引、合成生物组织基质或软组织皮瓣。Hartzell等报道了在锁骨肉瘤切除术后，成功地使用背阔肌皮瓣修复创面。

九、典型并发症案例

例1：锁骨骨折不愈合的修复

25岁，男性，骑自行车时意外摔倒。最初没有就医治疗，让受伤的肩膀不经过治疗自行痊愈。然而，在受伤后的3个多月，由于持续的疼痛和肩膀畸形，寻求治疗。体格检查发现锁骨处明显肿胀和疼痛。检查显示肩部疼痛和活动幅度减小。X线检查显示锁骨骨折仍未愈合并移位、缩短，骨折端呈Z形结构（图13.14A）。

保守治疗后骨不愈合的发生率比先前报道的更为常见。一项对581例非手术治疗锁骨骨折的分析中，骨不愈合率占总体的4.5%。锁骨骨折存在严重的粉碎性和/或伴有骨缺损、移位或涉及老年患者和女性患者的情况下，不愈合率明显增加。切开复位内固定后锁骨骨折不愈合的治疗包括修复切开复位、切除影响不愈合组织、内固定和骨移植。在不愈合端两侧使用双皮质钢板可提高稳固性。此外，在陈旧性骨不愈合或大量骨缺损的情况下需用带血管的骨移植修复。

术前，通过对对侧锁骨成像进行建模，预测不愈合的锁骨的塑形。骨移植的方案就术前拟定，包括来自锁骨髓内局部的自体移植物、同侧髂嵴取骨移植和人工骨移植。固定效果最好的方法是锁定钢板固定，以保证结构获得最大的稳定性。

患者体位为床头升高30°仰卧位。荧光屏位置需确保完整的图像可以在术中获得。铺巾范围包括前臂、肩关节前外侧，胸部到胸骨处。如果需要骨移植，同侧髋关节也应消毒铺巾。

锁骨在标准的向上体位中暴露出来。尽可能保留所有骨膜附件。分离出不愈合骨折端并清除骨折端的纤维组织直至骨折端出血处。通常，骨折线的残余部分可以被清楚地辨认出来，这将使之前的骨折端重现。新鲜化后的骨折两端用持骨器固定，用逐渐增大的钻头扩髓，直至皮质骨阻挡和出血松质骨表面。

如果骨折结构允许的话，骨折处可以先用1枚加压螺钉固定修复，然后再钢板固定（图13.14B）。否则，骨碎块需在锁骨上方用锁定钢板间接复位固定。注意不要过度缩短或延长锁骨。一旦骨块已固定复位，在近端和远端大部分孔先用非锁定螺钉固定，以确保合适的钢板位置。其余孔都用锁定螺钉固定。植骨在骨折处，直到缺损在透视下可见已填满。伤口以标准的方式缝合。术后应立即开始上肢钟摆式练习。主动运动的范围取决于固定的质量。

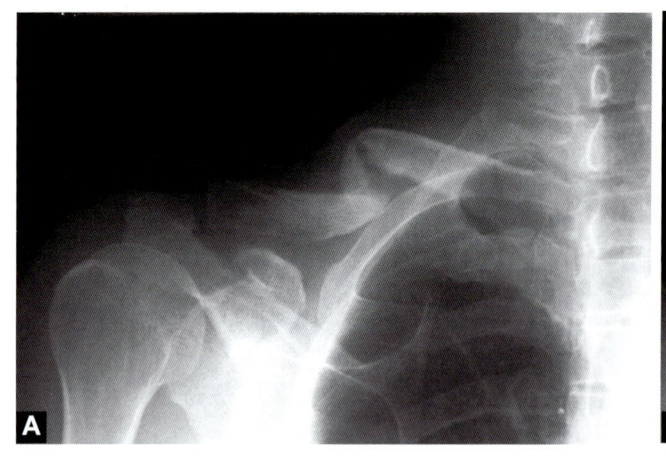 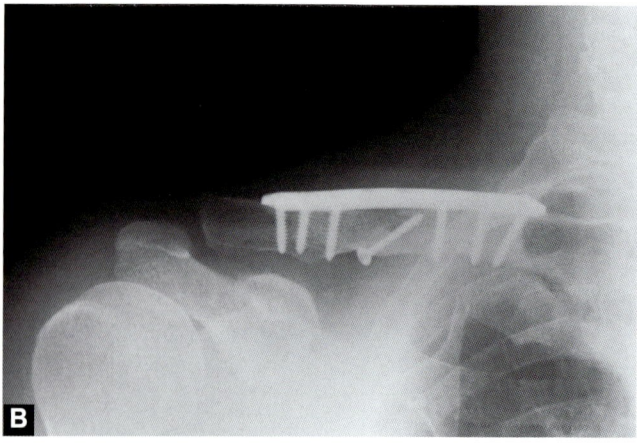

图13.14 锁骨中段骨折，曾保守治疗

（A）伤后3个月锁骨骨不愈合 （B）行钢板内固定和骨移植术后

由Saqib Rehman提供

例2：锁骨畸形愈合的修复与臂丛神经损伤

45岁，男性，从高处坠落，摔伤肩部。X线片显示锁骨中段骨折。接受了非手术治疗，悬吊患肢后逐渐在一定范围内行康复锻炼。伤后8周重新评估确认骨折愈合。然而，患者在伤后6个月因肩部运动范围和强度下降而返院治疗。X线检查显示锁骨骨折已愈合，但相对健侧锁骨约缩短了5cm。为了恢复正常肩关节功能，行截骨与髂骨骨移植修复骨折畸形（图13.15A）。术后，患者查体可见患侧远端各手指、拇指和腕关节伸展完全乏力。肌电图检查显示臂丛神经损伤（图13.15B）。

通常当缩短＞15mm时，则可定义为锁骨畸形。锁骨畸形的另一个更广泛的定义是指任何骨折畸形导致肩部症状和改变肩关节功能。畸形矫正可能导致臂丛神经损伤，可能为直接损伤到锁骨下的神经血管结构，或者是在牵引恢复锁骨长度时间接损伤。医源性臂丛神经损伤的治疗包括在硬件移除、探查和神经松解后降低臂丛神经张力，并尽可能修复臂丛神经（图13.15C）。在残留有神经功能的情况下，神经或肌腱的移植可能会更有效果。

十、小结

锁骨骨折最常采取非手术治疗。手术时应注意的事项包括骨折部位移位情况、覆盖皮肤的损伤程度和患者患侧肩关节的活动情况。内固定方式包括钢板固定和髓内固定。锁骨内固定后的并发症包括畸形愈合、骨不愈合、硬件刺激、伤口裂开、胸廓出口综合征和臂丛神经病变。

（陈家耀 译）

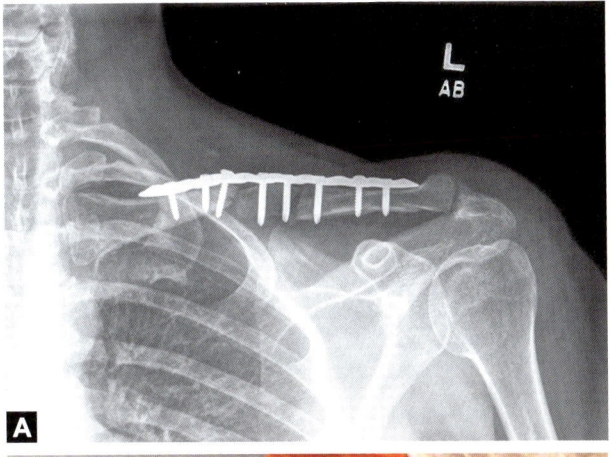

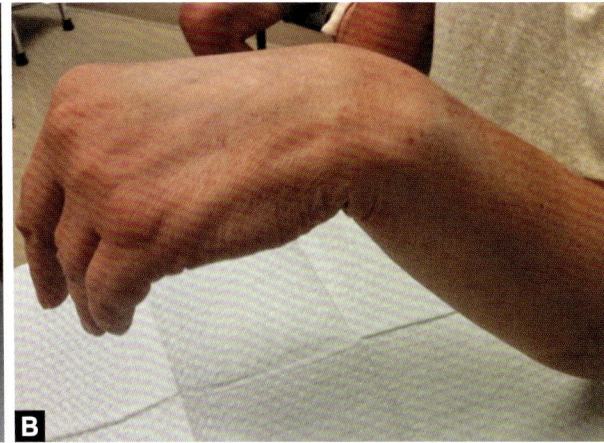

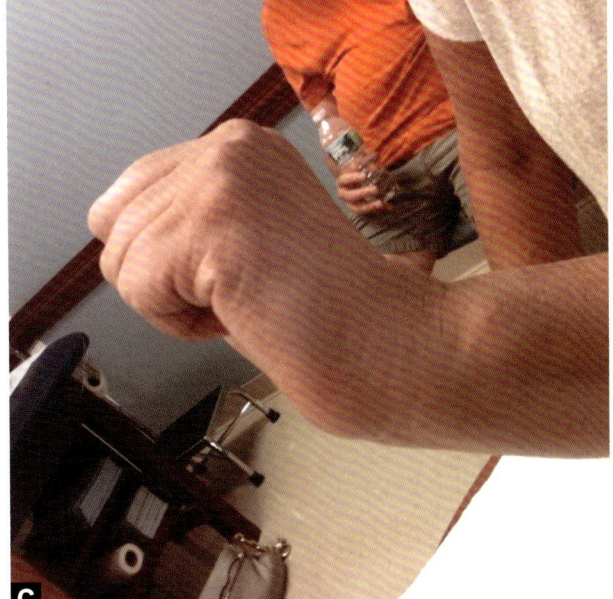

图13.15　锁骨中段骨折畸形愈合

（A）锁骨畸形愈合矫形及髂骨植骨干预，以恢复锁骨长度

（B）但术后患者出现臂丛神经牵拉伤症状，行内固定物取出和神经松解术

（C）由于剩余部分神经支配的手指和手腕的伸展力欠佳，患者以肌腱移植的形式将旋前圆肌代替桡侧腕短伸肌以恢复腕关节的伸展功能，将桡侧腕屈肌代替指总伸肌以恢复手指的伸展功能，将掌长肌代替拇长伸肌以恢复拇指的伸展功能

由Asif M Ilyas提供

参考文献

[1] McKee MD. Clavicle fractures in 2010: sling/swathe or open reduction and internal fixation? Orthop Clin North Am. 2010;41(2):225-231.

[2] Neer CS. Nonunion of the clavicle. J Am Med Assoc. 1960;172:1006-1011.

[3] Hill JM, McGuire MH, Crosby LA. Closed treatment of displaced middle-third fractures of the clavicle gives poor results. J Bone Joint Surg Br. 1997;79(4):537-539.

[4] Nordqvist A, Petersson CJ, Redlund-Johnell I. Mid-clavicle fractures in adults: end result study after conservative treatment. J Orthop Trauma. 1998;12(8):572-576.

[5] McKee MD, Pedersen EM, Jones C, et al. Deficits following nonoperative treatment of displaced midshaft clavicular fractures. J Bone Joint Surg Am. 2006;88(1):35-40.

[6] Canadian Orthopaedic Trauma Society. Nonoperative treatment compared with plate fixation of displaced midshaft clavicular fractures. A multicenter, randomized clinical trial. J Bone Joint Surg Am. Jan 2007;89(1):1-10.

[7] Nordqvist A, Petersson C, Redlund-Johnell I. The natural course of lateral clavicle fracture. 15 (11-21) year follow-up of 110 cases. Acta Orthop Scand. 1993;64(1):87-91.

[8] Eskola A, Vainionpaa S, Patiala H, et al. Outcome of operative treatment in fresh lateral clavicular fracture. Ann Chir Gynaecol. 1987;76(3):167-169.

[9] Kulshrestha V, Roy T, Audige L. Operative versus non-operative management of displaced midshaft clavicle fractures: a prospective cohort study. J Orthop Trauma. 2011;25(1):31-38.

[10] Smekal V, Irenberger A, Struve P, et al. Elastic stable intra-medullary nailing versus nonoperative treatment of dis-placed midshaft clavicular fractures: a randomized, controlled, clinical trial. J Orthop Trauma. 2009;23(2): 106-112.

[11] Ferran NA, Hodgson P, Vannet N, et al. Locked intra-medullary fixation vs plating for displaced and shortened mid-shaft clavicle fractures: a randomized clinical trial. J Shoulder Elbow Surg. 2010;19(6):783-789.

[12] Liu HH, Chang CH, Chia WT, et al. Comparison of plates versus intramedullary nails for fixation of displaced midshaft clavicular fractures. J Trauma. 2010;69(6):E82-E87.

[13] Lee YS, Lau MJ, Tseng YC, et al. Comparison of the efficacy of hook plate versus tension band wire in the treatment of unstable fractures of the distal clavicle. Int Orthop. 2009; 33(5):1401-1405.

[14] Tambe AD, Motkur P, Qamar A, et al. Fractures of the distal third of the clavicle treated by hook plating. Int Orthop. 2006;30(1):7-10.

[15] Ballmer FT, Gerber C. Coracoclavicular screw fixation for unstable fractures of the distal clavicle. A report of five cases. J Bone Joint Surg Br. 1991;73(2):291-294.

[16] Yamaguchi H, Arakawa H, Kobayashi M. Results of the Bosworth method for unstable fractures of the distal clavicle. Int Orthop. 1998;22(6):366-368.

[17] Harris RI, Wallace AL, Harper GD, et al. Structural properties of the intact and the reconstructed coracoclavicular ligament complex. Am J Sports Med. 2000;28(1):103-108.

[18] Robinson CM, Court-Brown CM, McQueen MM, et al. Estimating the risk of nonunion following nonoperative treatment of a clavicular fracture. J Bone Joint Surg Am. 2004;86-A(7):1359-1365.

[19] Collinge C, Devinney S, Herscovici D, et al. Anterior-inferior plate fixation of middle-third fractures and nonunions of the clavicle. J Orthop Trauma. 2006;20(10):680-686.

[20] Khan LA, Bradnock TJ, Scott C, et al. Fractures of the clavicle. J Bone Joint Surg Am. 2009;91(2):447-460.

[21] Ring D, Holovacs T. Brachial plexus palsy after intra-medullary fixation of a clavicular fracture. A report of three cases. J Bone Joint Surg Am. 2005;87(8):1834-1837.

[22] Chen CE, Liu HC. Delayed brachial plexus neurapraxia complicating malunion of the clavicle. Am J Orthop (Belle Mead NJ). 2000;29(4):321-322.

[23] Krishnan KG, Mucha D, Gupta R, et al. Brachial plexus compression caused by recurrent clavicular nonunion and space-occupying pseudoarthrosis: definitive reconstruction using free vascularized bone flap—a series of eight cases. Neurosurgery. 2008;62(5 Suppl 2):ONS461-469; discussion 469-470.

[24] Hartzell TL, Hornicek FJ, Austen WG. Latissimus dorsi flap closure of the irradiated clavicular wound. J Shoulder Elbow Surg. 2008;17(6):875-880.

第14章

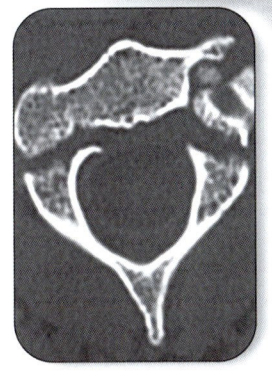

颈椎骨折与脱位
Cervical Spine Fractures and Dislocations

S Rajasekaran, Rishi Kanna, Ajoy Prasad Shetty

一、导言

　　颈椎损伤继发于高能量创伤机制，包括机动车事故（45%）、高处坠落（20%）和体育运动（15%）。未使用安全带引起的被动过伸或过屈是导致颈椎损伤最常见的机制。40%的颈椎骨折患者出现神经损伤，以下颈椎损伤多见。颈椎骨折通常发生在两个水平上。30%的颈椎骨折发生在颈2水平，50%的颈椎骨折发生在颈6~颈7水平。脊髓损伤最常见在颈5水平。大多数致命的颈椎损伤发生在上颈椎的各个节段，如颅颈交界处，或颈1、颈2，会影响患者的各项重要功能。

大多数与脊髓损伤有关的死亡发生在住院后的24小时内，且男性多于女性，常见于青年患者和中年患者。颈椎损伤可根据损伤程度、创伤机制、形态或骨折不稳定性进行分类。评估脊柱稳定性是正确选择不同类型颈椎损伤治疗方案的关键。疑似颈椎损伤患者的影像学评价、隐蔽性损伤的排除、CT与MRI的作用将在后续章节中进行说明。下面则描述一些观察重点（表14.1，图14.1和图14.2）。

表14.1　评估下颈椎X线片时的一些观察重点

观察项目	观察重点
X线连续性	椎体前缘连线、椎体后缘连线、椎板连线和棘突连线
椎间盘间隙	增大或缩小
棘突间或小关节间的距离	是否增加
正、侧位X线片	椎体或附件中是否有骨折线
正位X线片	棘突是否移位
侧位X线片	是否前后滑脱
	急性脊柱后凸或前凸丧失
	椎前咽后空间宽度的增加（颈3、颈4水平 > 4mm，颈5、颈6、颈7水平 > 15mm）
	压缩性骨折，高度损失 > 25%
	相邻椎体之间的角位移 > 11°，屈伸位椎体移位 > 3.5mm

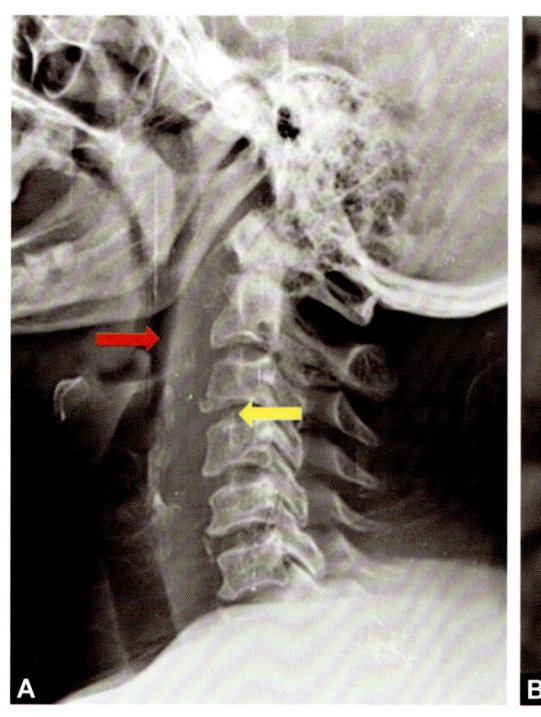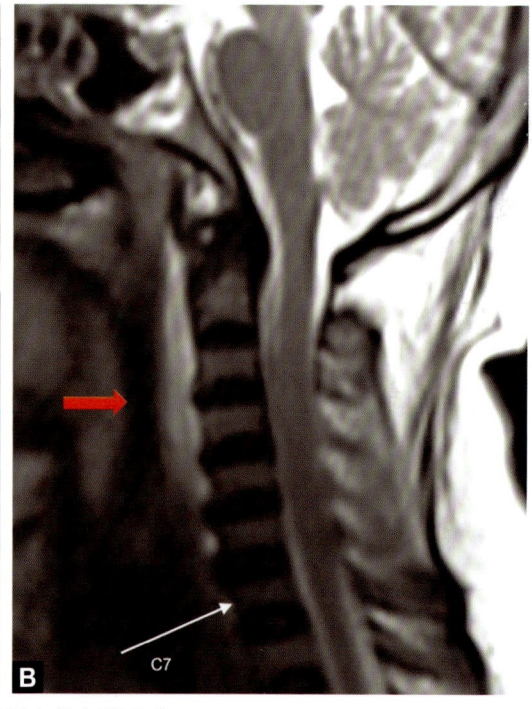

图14.1　颈3骨折合并血肿形成

（A）出现稳定颈3骨折（黄色箭头）的50岁患者的侧位X线片　（B）矢状位MRI图像

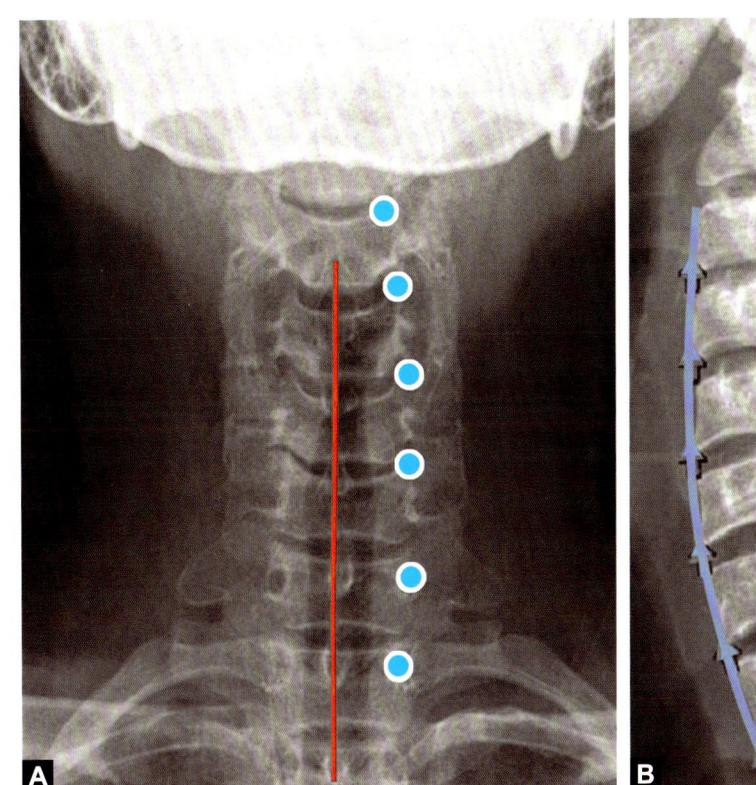
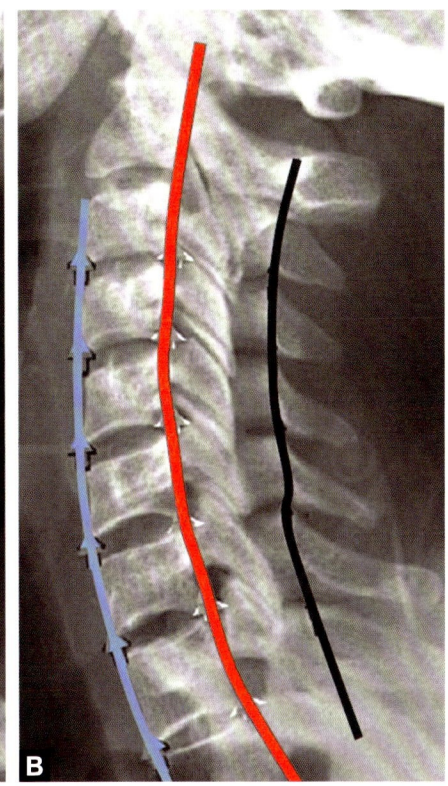

图14.2　正常颈椎的X线片

（A）正位X线片　（B）侧位X线片

整个颈部区域在侧位X线片中均可视化。在正位X线片中，棘突在一条直线上，
并且椎弓根自然对齐在侧位X线片中，椎体前、后缘与棘突椎板线对齐

二、诊断

车祸是上颈椎损伤最常见的原因；然而，跌倒、潜水事故和枪伤也是常见的受伤原因。此外，先天性或发育性异常、关节炎病症（尤其是类风湿关节炎）以及肿瘤都可能会导致上颈椎损伤。上颈椎损伤的患者可能伴随相关的头部损伤，这可能妨碍准确的病史采集和身体检查，对于严重的多发伤和/或头部损伤的患者应视其有颈椎损伤的可能，并进行适当的固定及影像学评估。病史的重要方面包括受伤机制，以及在事故现场患者是否有短暂神经系统症状。颈椎损伤的患者常抱怨颈部枕部疼痛。维持气道通畅、呼吸和循环功能的常规高级创伤生命支持程序是首要选择。此后应对整个脊柱进行仔细、完整的体格检查。在头部和颈部用颈托和侧支撑稳定的情况下进行视诊、触诊和神经系统评估。神经系统检查应包括颅神经和肢体运动功能、感觉和反射的测试，详见图14.3"美国脊髓损伤协会脊髓损伤标准神经功能评分"。颅神经中的VI、VII、IX、XI和XII神经损伤可能由上颈椎损伤引起，不应忽视。

（一）急诊临床评估

1. 整体评估

疑似脊髓损伤的患者应根据创伤高级生命支持指南进行初步评估，以排除严重的全身性损伤，如腹部、胸部和头部创伤。中枢神经系统的评估应按照格拉斯哥昏迷量表进行。损伤应按优先顺序处理。虽然胸部损伤、腹部损伤以及活动性肢体出血等危及生命的损伤须优先处理，但在实施这些手术的同时，也应使疑似的椎体损伤保持暂时的稳定并得到恰当的保护。快速病史采集应包括损伤机制、局部疼痛症状以及神经功能障碍的轻微或明显症状，包括肢体刺痛、麻木或明显瘫痪。

2. 局部体检

随后对脊柱进行详细检查，采用"滚圆木"的方法使患者侧卧。检查应包括寻找擦伤、割伤或"安全带"损伤。应注意观察患者头部和身体的姿势。从颈椎到腰骶椎每个棘突都进行触诊，任何触痛都提示有脊柱损伤。韧带损伤可以通过观察在棘突或血肿之间明显的凹陷来发现。阶梯感可能表明存在滑脱。一旦排除了严重不稳定的脊柱损伤，如有可能，检查者应要求患者轻轻地将头部从一侧转到另一侧，并且任何痛苦的动作都应予以注意。应避免对运动功能的强制测试。在15%～20%患有脊柱损伤的患者中，椎体损伤也可发生在多个不连续的水平。

Calenoff发现，多发非连续性椎体损伤的发生率为5%，其中一半的次级病变最初被漏诊。因此，必须评估脊柱的其他区域以寻找触痛、擦伤和棘突间距扩大的情况。

颈髓和胸髓损伤的患者可能由于神经源性休克导致低血压和心动过缓。这种神经源性休克因交感神经传导中断引起（"功能性交感神经阻断"），从而导致无法拮抗迷走神经（副交感神经）的兴奋。损伤后立即出现早期的心动过速和高血压，随后是低血压伴随心动过缓和静脉瘀滞。神经源性休克引起的低血压可能与心源性、败血性和血容量不足的休克有所不同，表现为心动过缓而不是过速。识别与出血性休克不同的神经源性休克对于创伤患者的安全初始复苏至关重要（表14.2）。静脉补液治疗应使收缩压保持在100mmHg以上。心动过缓时可静脉注射阿托品0.2～0.5mg。扩容可用于增加静脉内的血供和每搏量，如果低血压持续存在，可以使用多巴胺或多巴酚丁胺等血管加压素。

表14.2　神经源性与低血容量性休克的区分要点

名称	血压	心率	四肢肢端温度	尿量
神经源性休克	低血压	心动过缓	温暖	正常尿量
低血容量性休克	低血压	心动过速	湿冷	低尿量

3. 神经检查

约一半患有急性脊髓损伤的患者属于完全损伤，骶段脊髓中没有保留运动或感觉功能。目前，患者脊髓休克期后的神经系统状态是预测神经恢复可能性的唯一因素。任何在伤后72小时仍有完全神经功能缺失的患者，神经恢复概率很小。因此，应在初次准确、详细地评估肌力、感觉和反射功能。这种检查应该间隔重复并记录下来。神经系统检查的一个重要环节是骶段保留的评估。骶段保留由肛周感觉，自主直肠运动功能和踇趾屈肌活动组成，它表明脊髓束至少部分连续。这意味着脊髓损伤不完全，脊髓休克消退后脊髓功能恢复的概率更大。

约50%的患者在损伤后立即出现短暂的生理性脊髓功能"关闭"，以应对损伤。这个阶段被描述为"脊髓休克"，其特征在于迟缓性麻痹状态、反射障碍以及受伤部位之下感觉缺失。这种情况最常见于颈椎及上胸椎损伤。通常在伤后24～48小时，当损伤部位尾部的反射弧再次开始起作用时，可发现脊柱休克逐渐消失。这些尾部反射弧包括球海绵体肌反射（骶3～骶4）和肛门反射（骶2～骶4）。球海绵体肌反射是指挤压阴茎头、轻拍阴阜或牵拉导尿管刺激膀胱三角区出现肛门括约肌的收缩。肛门反射是外肛门括约肌对肛周针刺的收缩反应。没有这些反应表明处于脊柱休克的阶段。这些反射的恢复一般在初次损伤后24～48小时，标志着脊柱休克的结束。脊髓休克后损伤水平以下的运动或感觉功能缺失，表明完全损伤，且神经恢复预后差。然而，骶反射对于涉及圆锥体或马尾的病变不能反映预后。

脊髓损伤患者评估指南已经由国际脊髓损伤患者神经病学和功能分类标准（图14.3）规定，称为美国脊髓损伤协会指南。神经系统检查的要素均已量化，且具有重复性。

4. 脊髓损伤患者的神经检查

神经系统检查包括感觉检查和运动检查。这包括某些必需项目和可选项目。必需项目可对感觉平面、运动平面和神经平面进行测定，给出感觉和运动指数得分，确定损伤完整性并对损伤分类。直肠检查结果如肛门深部感觉和肛门随意收缩是检查的必要组成部分。检查的可选项目包括可更好地描述患者临床状况的神经系统检查的各个方面，包括本体感觉和深压感觉。

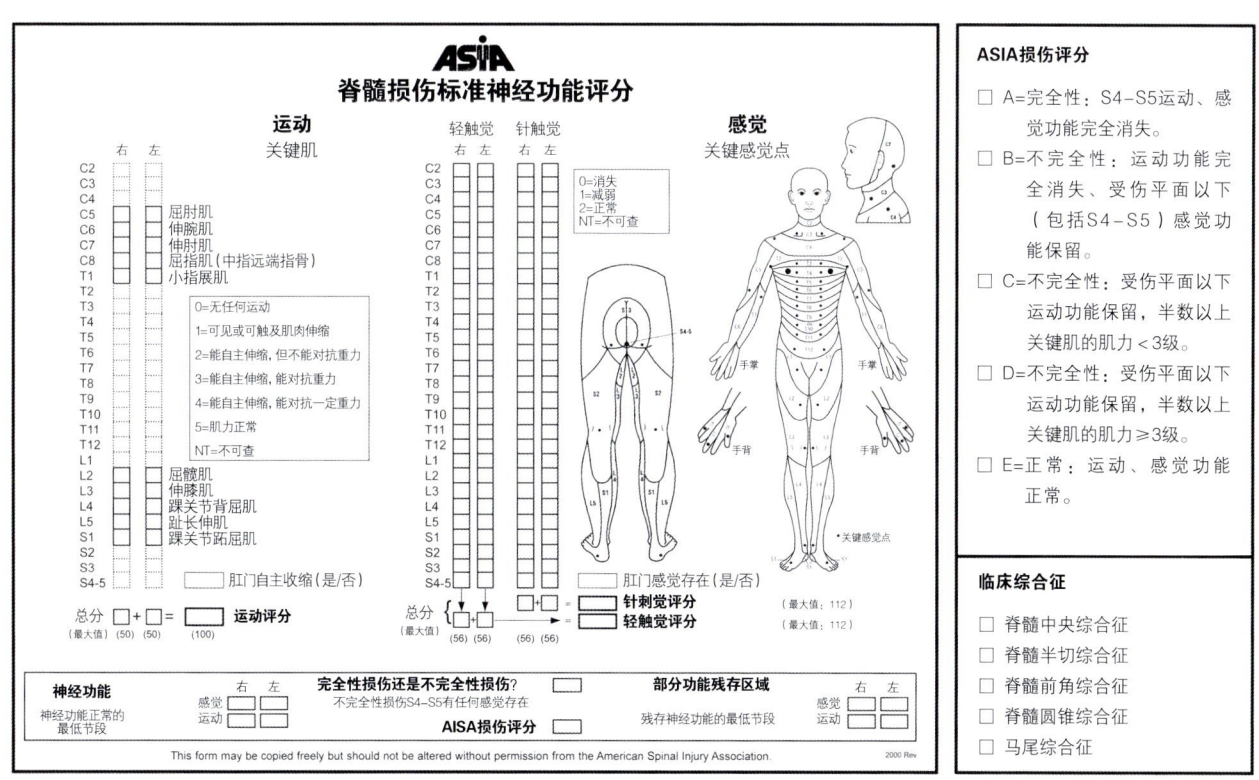

图14.3　美国脊髓损伤协会脊髓损伤标准神经功能评分

为进行功能评分，对应于颈5、颈6、颈7、颈8、胸1、腰2、腰3、腰4、腰5和骶1神经支配的10个关键肌肉段各赋予了5分中0～5分的功能评分。对于感觉评分，左右两侧共100分。对于身体每一侧的28个皮节，感觉水平按0～2分的量表评分，对于正常感觉的患者，产生的最大可能针刺得分为112分

来源：Used with permission from ASIA

感觉检查：感觉检查包含28个皮节。每个皮节单独检查，使用一次性针头并用棉签在身体两侧轻触，测试锐感和钝感。感觉检查结果依据3分等级量表分为0~2分，面部为正常对照点。如果患者10次中8次都能够区分针的锋刃和钝刃，则感觉功能正常。准确的感觉得分为2分。感觉缺失，包括不能区分出针的锋刃和钝刃，得0分。当患者能区分出针的锋刃和钝刃，但面部对针的感觉不那么敏感时，针刺检测的得分为1分（减值）。如果患者报告感觉改变，包括感觉过敏，则得分也会降低。

使用棉签在皮肤上滑动≤1cm的距离以测试轻触觉。在测试颈6~颈8皮节的指骨时，应测试近节指骨的背侧面。在测试胸腹部时，感觉测试应在锁骨中线进行。感觉与面部进行比较。如感觉与面部的相同，则记录为完整，评2分。与面部相比，如感觉较轻，则记录为减弱，评1分。如无感觉则评为0分。

深肛感觉的直肠指检（骶4~骶5皮节）非常重要，因其代表骶段脊髓的最尾端。在检查者的手指紧压直肠壁的情况下，患者被要求报告任何感觉知觉、触摸或压力。深部肛门感觉被记录为存在或不存在两种情况。

"感觉平面"是指在身体两侧对针刺觉和轻触觉有完整（2/2）感觉的最尾部皮节。将身体两侧针刺觉和轻触觉的评分相加得出感觉指数评分，总分可达112分（身体每侧56分）。

如果某个皮节准确的感觉测试不能进行，应记录为未测试，或者可以用替代部位进行测试，并注明选择了替代部位。美国脊髓损伤协会指南感觉检查的可选项目也很重要，包括本体感觉（关节位置和振动）和深压感觉。这些可以分为缺失、受损或正常。这些对于更好地描述患者的神经系统状况是有益处的。

运动检查：美国脊髓损伤协会指南运动检查的要素包括对10组关键肌肉的测试，上下肢分别有5组，身体两侧都要检查。选择这些关键肌肉是因为它们都主要是由标明节段神经支配的且容易在仰卧位测试。肌肉应以从头到尾的顺序进行检查，从肩部外展肌开始，到踝足底屈肌结束。初次和后续检查中对所有肌肉的测试均以患者呈仰卧位进行，0~5分的6分量表分级并记录。以仰卧位测试患者，可以有效地比较患者在急性期获得的分数和在康复期和护理随访期获得的分数。在比较结果时，应只使用整数分数（而不是正负值）。如果特定的肌肉具有3/5级肌力，则认为其具有完全神经支配。在实际生活中，有至少3/5级肌力的肌肉具有抗重力的强度，则认为对功能活动有用。应稳定被测试肌肉的上方和下方关节后再行测试，尤其是在所测试肌肉不具备对抗重力的强度时。对于严重疼痛或脊柱不稳的患者，肌肉以等长收缩的方式进行测试。通过要求患者用肢体抵抗阻力而不允许移动来进行测试。

"运动平面"由具有3/5级运动强度的最低关键肌肉定义，且关键肌肉以上的肌肉应具有5/5级肌力。患者的临床症状常常妨碍全面准确的临床检查。这些限制因素可能是疼痛等，并且可能呈现这样一种情况，即肌力只能达到4/5级。在这种情况下，肌力分级应为带有星号（*）的5个等级，参照阻碍检查的各种因素。当患者出现痉挛状态、无法控制的抽筋、剧烈疼痛、限制检查的骨折、创伤性脑外伤、昏迷、臂丛和腰骶丛神经损伤的情况，应记录为"未测试"代替数值分数。如果骨折后运动范围的限制<50%，则应将肌肉按可用范围分级，并使用医学研究委员会分级标准按0~5等级进行分级。肌肉挛缩限制运动范围超过正常范围的50%，应记为"未测试"。缩写和符号如加号、减号不计入运动指数评分。

运动指标评分：通过将每个关键肌肉群的评分相加来计算。获得的总分100分，每个肢体25分。

直肠检查：这是完成神经系统检查的必要条件。测试肛周皮肤的针刺觉并用戴手套的手指测试钝感觉。要求患者自主收缩括约肌来测试运动功能。通过感受检查者手指周围肛门括约肌的收缩，并分级为有或无来对自主肛门收缩进行测试，将其作为运动检查的一部分。检查期间，可以再次记录肛门感觉的存在或不存在。

神经损伤平面：它是身体两侧运动和感觉功能均完好无损的最尾部水平。例如，如果运动水平为颈7，感觉水平为颈8，则所有神经损伤平面均为颈8。在诸如胸椎受伤的情况下，特定肌肉不能进行临床测试以评估脊柱节段时，可使用感觉水平以确定神经损伤水平。可能需要在受伤后间隔72小时至10天重复检查以准确分类和预后。受休克、疼痛或中毒的干扰，初步评估可能是错误的。由于脊髓水肿的原因，神经功能也可能在72小时内恶化。

骨骼损伤平面：通过X线检查发现的最严重的椎体损伤发生的脊柱水平。

5. 脊髓损伤的分类与评分

弗兰克尔和同事在1969年描述了一个5级的创伤性脊髓损伤分类系统，可分为完全和不完全损伤。感觉或运动功能，决定着弗兰克尔（Frankel）分级的具体级别。

6. 弗兰克尔（Frankel）分级

A级　完全性损伤：低于节段水平的运动和感觉功能不存在。

B级　仅感觉存在：提示病变节段以下存在一些感觉，但运动功能丧失。当运动和感觉水平之间存在轻微的差异时不适用，但适用于骶段保留。

C级　运动功能障碍：病变节段以下存在一些对患者无实际用途的运动功能。

D级　运动功能有用：提示病变节段以下存在一些有用的运动功能。有些患者可以移动下肢，许多患者可以自主行走或借助辅助器械行走。

E级　神经功能恢复正常：无神经症状，即无肌力减弱、无感觉丧失、无括约肌功能障碍。可能存在异常反射。

由于运动分级是随意的，没有明确量化神经损伤，因此，弗兰克尔（Frankel）分级法最终被美国脊髓损伤协会指南分级法取代（表14.3和图14.4）。

7. 美国脊柱损伤协会分类法

1982年，美国脊髓损伤协会试图改善临床医师和研究人员之间的沟通和一致性，制定并公布了脊髓损伤患者神经分类标准。美国脊髓损伤协会指南纳入了Frankel A～E级的分级以及Lucas和Austin描述的运动评分。推荐的感觉测试包括对28个皮节的检查。Bracken和同事通过测试身体每一侧的轻触觉和针刺觉，将感觉评分分为3级。为美国脊髓损伤协会指南将神经系统损伤程度分为：四肢瘫痪和轻瘫、截瘫和轻瘫、完全和不完全的脊髓损伤。

8. 美国脊柱损伤协会指南分级

完全损伤：最低骶段（骶4～骶5）没有运动或感觉功能保留。

不完全损伤：神经平面下及骶4～骶5内有感觉功能，但神经平面下无运动功能。

不完全损伤：神经平面下有运动功能，且神经平面下过半数肌肉肌力分级＜3级。

不完全损伤：神经平面下有运动功能，且神经平面下过半数肌肉肌力分级＞3级。

正常：感觉和运动功能正常。

表14.3　美国脊髓损伤协会对脊髓损伤后神经系统状态的定义

术语	定义
神经平面	双侧骶尾部有正常感觉和运动功能
感觉平面	双侧骶尾部感觉功能正常
运动平面	双侧骶尾部有正常运动功能
骨骼平面	损伤最严重的椎体水平
感觉评分	感觉障碍的数值汇总值
运动评分	运动障碍的数值汇总值
不完全损伤	神经系统下感觉和/或运动功能的部分保存及骶骨下段的感觉和/或运动的保存
完全损伤	骶骨下段感觉和运动功能缺失
	保持部分神经支配的神经平面尾侧的皮节和肌节，仅用于完全损伤时

来源：ASIA Standards for Neurological Classification of Spinal Injury. Chicago: American Spinal Injury Association; 2006

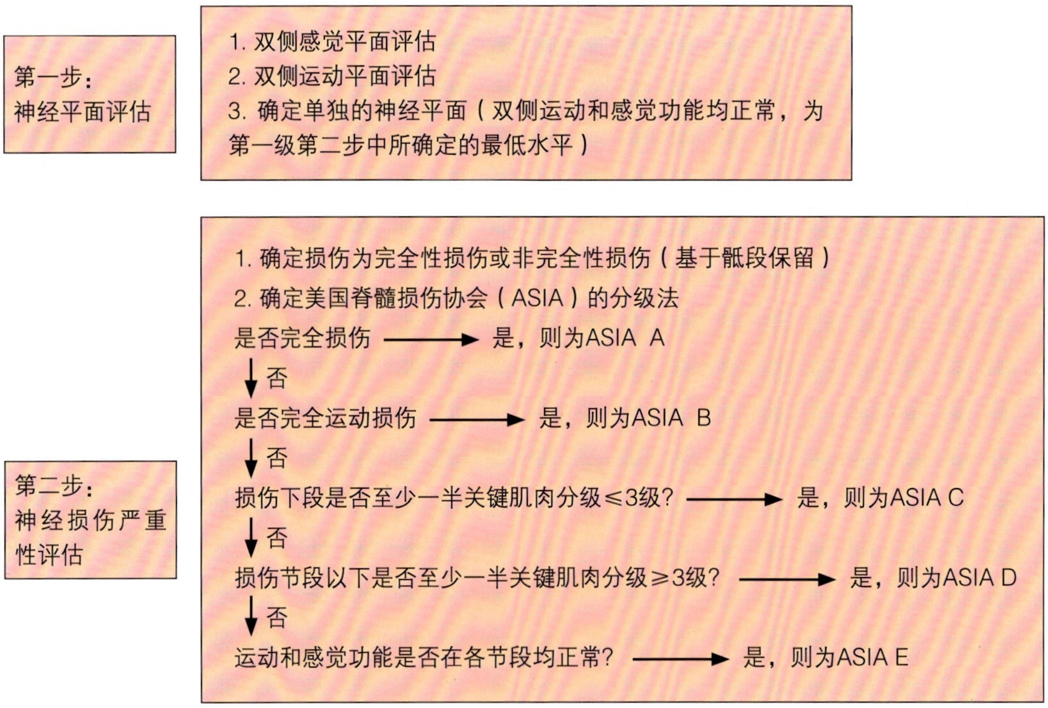

第一步：
神经平面评估

1. 双侧感觉平面评估
2. 双侧运动平面评估
3. 确定单独的神经平面（双侧运动和感觉功能均正常，为第一级第二步中所确定的最低水平）

第二步：
神经损伤严重性评估

1. 确定损伤为完全性损伤或非完全性损伤（基于骶段保留）
2. 确定美国脊髓损伤协会（ASIA）的分级法

是否完全损伤 ——→ 是，则为ASIA A
↓否
是否完全运动损伤 ——→ 是，则为ASIA B
↓否
损伤下段是否至少一半关键肌肉分级≤3级？ ——→ 是，则为ASIA C
↓否
损伤节段以下是否至少一半关键肌肉分级≥3级？ ——→ 是，则为ASIA D
↓否
运动和感觉功能是否在各节段均正常？ ——→ 是，则为ASIA E

图14.4　颈髓损伤分类的步骤

9. 其他重要定义

四肢瘫：此病被定义为因脊髓神经元损伤导致的脊髓颈段的运动或感觉功能受损或缺失。这会导致上肢以及躯干、下肢和骨盆器官功能受损。

截瘫：此病指继发于椎管内神经元损伤的运动障碍或感觉功能障碍。患者截瘫时，上肢的神经功能得到保留，但神经损伤层面以下的躯干、盆腔器官及下肢功能受损。轻瘫一词对不完整损伤的描述不准确。

10. 不完全脊髓损伤的临床综合征（表14.4和图14.5）

表14.4　不完全性脊髓损伤的特点总结

综合征	病变	临床表现
半切综合征	同侧运动损伤、轻触觉、本体感觉丧失，对侧痛温觉丧失	单侧椎板或椎弓根骨折，穿透伤或旋转性损伤导致半脱位。超过90%的患者预后良好，患者恢复肠道和膀胱功能和行走能力
中央型脊髓损伤综合征	不完全的颈髓白质损伤，位于中央的臂束损伤最严重的，腿束受到影响较小	与中年患者的脊柱退变后过伸损伤有关，呈现上肢弛缓性瘫痪和下肢痉挛性瘫痪。X线片经常表现出无骨折或脱位，因为病变是由前方骨赘生物和黄韧带产生的夹钳作用引起的。预后良好，50%以上的患者恢复了肠道和膀胱功能，手功能得到改善
脊髓前索综合征	病变涉及脊髓前方，后方背侧束得以保留	患者保持轻触觉和本体感觉，存在可变的运动和痛温觉损失，如果在伤后24小时内恢复明显且进展顺利，预后良好
脊髓后索综合征	罕见的脊髓背侧束损害	保留自主运动功能及痛温觉，丧失深压、深痛觉和本体感觉
脊髓圆锥综合征	见于胸12～腰1损伤。导致膀胱、肠反射消失，下肢运动功能减弱，	失去了肠和膀胱自主控制，保留了腰椎神经根功能，球海绵体肌反射和肛门反射消失
马尾综合征	椎管内腰骶神经根损伤	下肢双侧根性疼痛、麻木、无力、反射异常，鞍区感觉障碍，自主排尿功能丧失
神经根损伤	单或多发神经根撕脱或压迫伤（臂丛撕脱伤）	皮肤感觉丧失、肌肉运动损失、深层肌腱反射缺失

中央型脊髓损伤综合征：它是最常见的不完全性脊髓损伤综合征。其特征是上肢运动无力，且比下肢更严重，骶段脊髓功能得到保留。除了运动无力外，病变平面下，还有膀胱功能障碍和不同程度的感觉丧失。虽然中央型脊髓损伤综合征多见于患有颈椎病和过伸性损伤的老年患者，但此综合征也可发生在任何年龄的患者身上。损伤的假设机制涉及前后方对脊髓的压迫，即在已经狭窄的脊椎椎管内，黄韧带在腰椎过度伸展过程中内向屈曲。这种损伤的预后较好，50%～60%的患者有显著的功能恢复。膀胱和肠道功能很可能会恢复，患者能以痉挛的步态行走。然而，上肢功能恢复滞后，手的精细功能受到永久性影响。

交叉性瘫痪：此综合征具有上肢轻瘫或瘫痪类似的临床特征，极少或无下肢受累。这种情况会发生于颈1和颈2骨折中，在颈髓交界处出现神经损害。此处损伤高发，且25%的患者会出现呼吸功能不全。

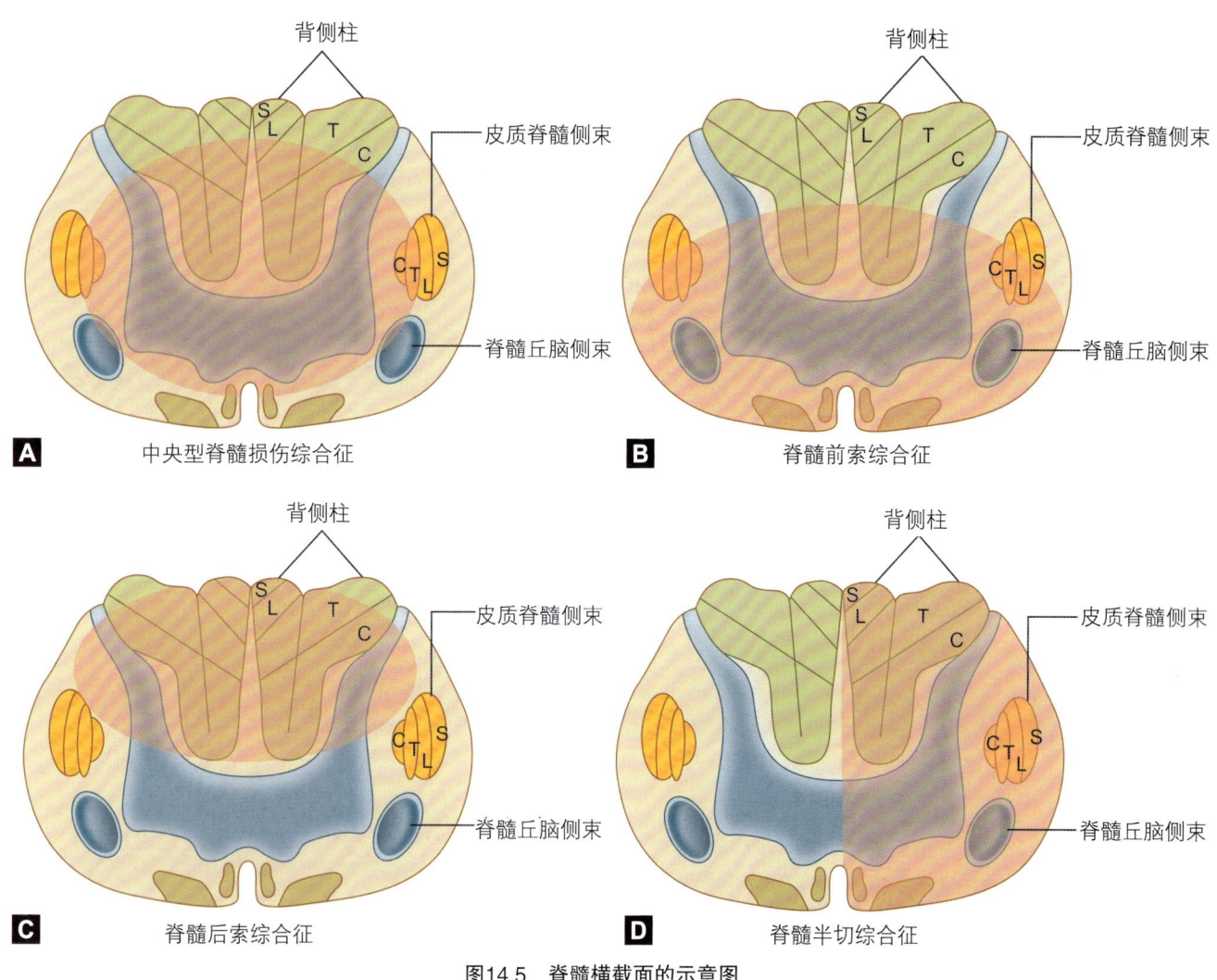

图14.5　脊髓横截面的示意图
（A）中央脊髓综合征　（B）脊髓前索综合征　（C）脊髓后索综合征　（D）脊髓半切综合征

11. 脊髓半切综合征

损伤牵涉到脊髓的半横断面。这种损伤占所有创伤性脊髓损伤的2%～4%。在病变平面以下存在同侧所有感觉丧失，同侧弛缓性麻痹、位置感觉和振动感觉丧失，病变平面以下对侧痛温觉及同侧运动功能丧失。神经解剖学上，可解释为皮质脊髓束和背侧柱在脑干中交叉，而脊髓丘脑束在脊髓中交叉。这种损伤预后良好。超过90%的患者可以重新恢复重要的神经功能。

脊髓前索综合征：此病涉及脊髓前2/3部位的病变，而脊髓后部得到保留。病因可能是由于椎间盘或骨碎片压迫，对脊髓造成的直接损伤，或为脊髓前部提供血液供应的脊髓前动脉出现损伤。表现为运动功能不同程度的丧失以及剧烈疼痛，轻触觉、本体感觉、深压觉的相对保存。只有10%～15%的患者出现功能恢复。

12. 脊髓后索综合征

这是脊髓不完全损伤综合征中最不常见的。其典型特征为运动功能保存下具有痛感、温度感和触感，但所有背索功能，如本体感觉、深痛觉和深压觉等缺失。

（二）影像学评估排除多发伤

标准创伤系列X线片包括正、侧位X线片和开口位X线片。开口位X线片可显示寰椎、齿状突和枢椎侧块。虽然寰椎侧块通常与水平面平行，但齿突与寰椎侧块之间的不对称并不总是表明出现了损伤。对于特定的损伤，CT和MRI影像可以产生额外的诊断信息。枕颈部的X线片的解读要考虑的要点如表14.5和图14.6所示。如果枕骨～颈1、所有7个颈椎和颈7～胸1连接处均清晰显示，则侧位X线片可检测出高达85%的严重颈椎损伤（图14.7）。对于颈部较短的患者有必要获得"泳姿位"照片来观察颈胸交界处。要获得"泳姿位"照片，在对侧上肢将X射线束远端的上肢轴向牵引180°，并且射线束应向尾部调整60°后即可得到（图14.8）。怀疑脊柱不稳定时，很少有必要拍屈曲/伸展位X线片。该检查只应该在清醒和有知觉的患者中进行（图14.9）。在颈部疼痛的患者身上，这类检查最好推迟到痉挛消退，因其可能掩盖颈椎不稳定。经验丰富的医师在X线透视下进行颈椎的被动屈曲和伸展应力检查，其报告的灵敏度为92.3%，在检测颈椎的严重韧带损伤和脊柱的不稳定性方面，其特异性为98.8%。

表14.5　在枕颈侧位X线片中要观察的重要标志、线条和角度

重要标志、线条和角度	含义及临床应用
Wackenheim线	从尾部斜坡延伸出来的线。齿状突的尖端应该在这条线1～2mm之内
Powers比率	颅底点到颈1前弓的距离与颈1后弓到颅后点距离的比值（BD/AC）应＜1。比值＞1表示可能出现前脱位
齿状突的前皮质是否与寰椎前环的后皮质平行	任何后凸或前凸的偏差可能表明齿状突骨折或寰椎横韧带断裂
寰齿间隙	成人应3mm（儿童5mm）
脊髓可用空间	从齿状突的后皮质到寰椎后弓前皮质的距离应＞13mm
椎前软组织宽度	椎前软组织宽度（在颈1节段正常应＜10mm)

CT可进行快速而详细的评估（表14.6）。在具有高度或中度颈部损伤风险的患者中，这是一种性价比高的初步筛查工具。对上颈椎和颈胸交界处进行评估是有价值的，特别是在气管插管患者身上或者X线片显示不清时（X线片可能会漏诊高达17%的上颈椎受伤）。通过CT重建可更清楚地显示骨折模式和椎管破坏程度（图14.10）。MRI对脊椎软组织，包括脊髓、椎间盘和韧带结构的评估非常敏感和特异。出现异常神经症状，特别是不完全损伤的患者，应进行相关脊髓段的MRI扫描，以显示脊髓和神经根。它也可以检测脊柱其他区域的损伤，因为约12%的患者有多个非连续的脊柱损伤（图14.11和图14.12）。然而，MRI对颈椎骨折的鉴定与评价不如X线片或CT筛查，评估敏感度较低、特异性较差、性价比较低。

表14.6 CT和MRI在脊柱创伤评估中的优势

CT扫描	MRI扫描
快速详细的骨损伤评估	对于神经系统损伤的患者且当神经损伤水平与X线片特征不相符时有用
椎管占位的程度显示清晰	对于评估脊髓水肿和出血的程度敏感
有关骨折的三维情况在"隐蔽"区域有用，如：上颈椎、颈胸交界区和胸椎（图14.7）	椎间盘、韧带和后韧带复合体的状况显示清晰
三维重建可为手术计划提供更多信息	可以检测到多个脊柱节段损伤

　　正常的寰枕关系，侧位X线片上的斜坡应指向齿状突的尖端，颅底（斜坡的尖端）应在齿状突垂直线5mm以内（表14.5，图14.13和图14.14）。在颈3处的咽后软组织肿胀＞5mm是异常的，应怀疑是否存在寰椎的前弓骨折。枕骨和寰椎之间的距离＞2mm，也是异常的。Harris等描述了12法则，在确定寰枕关节分离方面优于Powers比率。12法则使用3个标志：颅底、齿状突的喙尖和枢椎后皮质边缘的延伸（后轴线）。颅底轴向间距是颅底与后轴线之间的距离，颅底齿状突间距是颅底与齿状突的尖端之间的距离。该方法适用于成年患者和13岁以上的儿童患者。健康人的两个距离均应＜12mm。

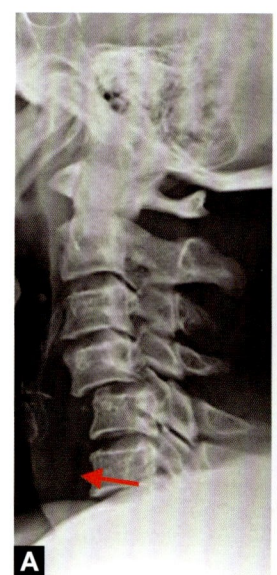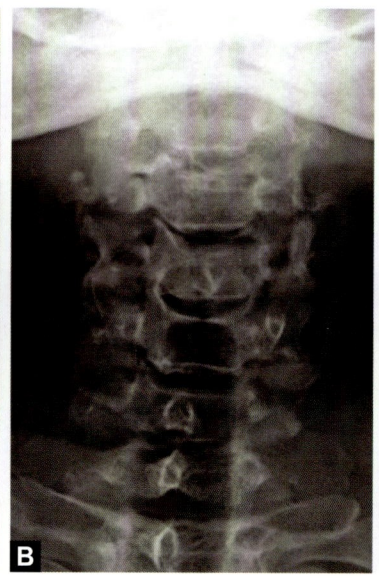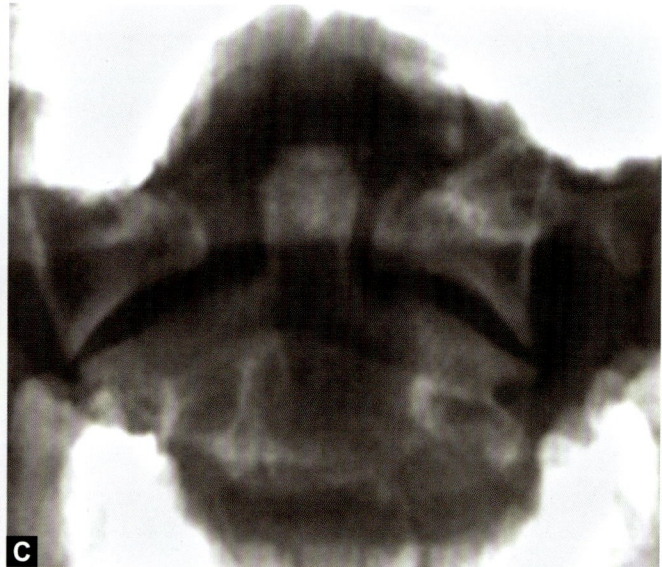

图14.6 颈4～颈5损伤脱位合并枢椎半脱位
（A）侧位X线片显示颈4～颈5处半脱位。注意扩大的椎前软组织阴影（红色箭头）
（B）正位X线片显示颈椎棘突序列改变 （C）开口位X线片显示齿状突与侧块间隙不对称

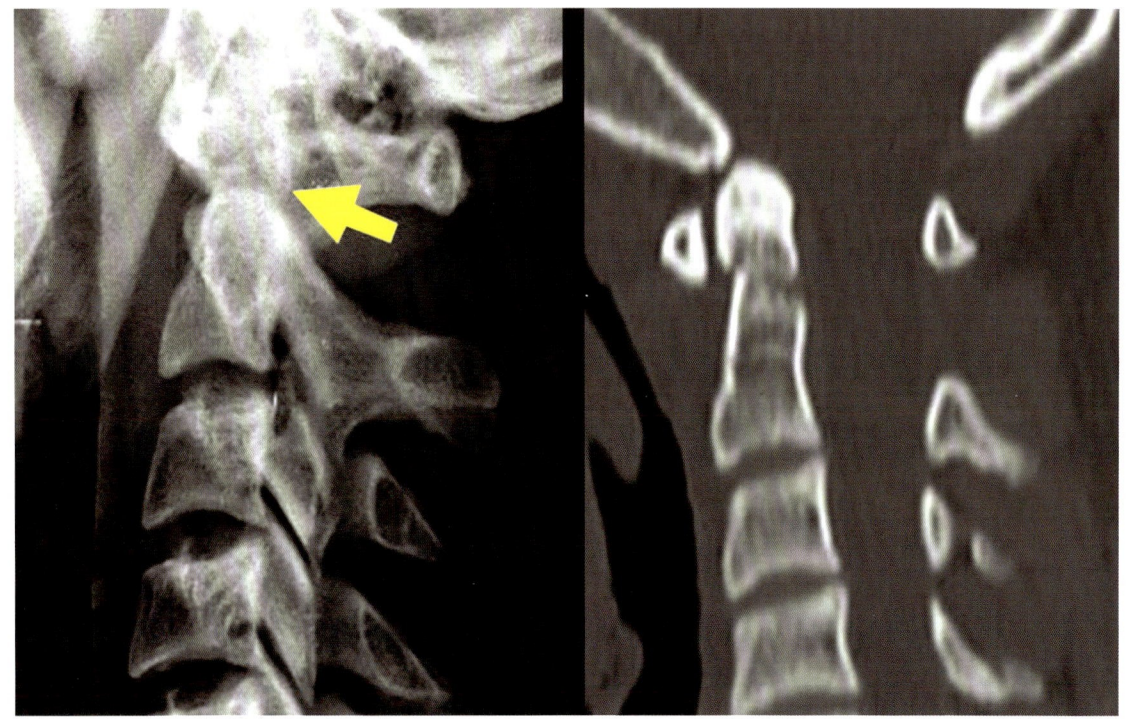

图14.7　疑似齿状突骨折患者的术前侧位X线片（黄色箭头）

矢状位CT扫描清楚地显示了齿状突的移位骨折

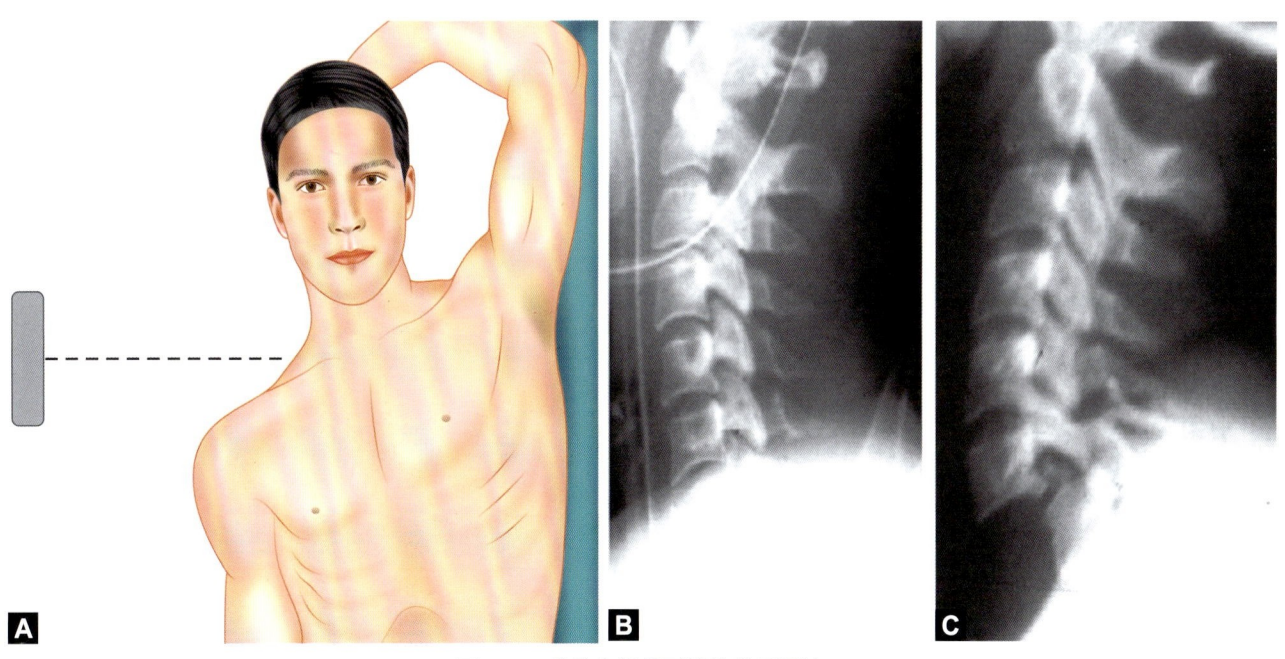

图14.8　使整个颈椎可视化的重要性

（A）"泳姿位"照片是通过使靠近X线板的手臂过度外展，并将对侧的手臂向下拉获得

（B、C）四肢瘫痪患者的侧位X线片，拉下手臂后拍摄的X线片显示颈6～颈7脱位

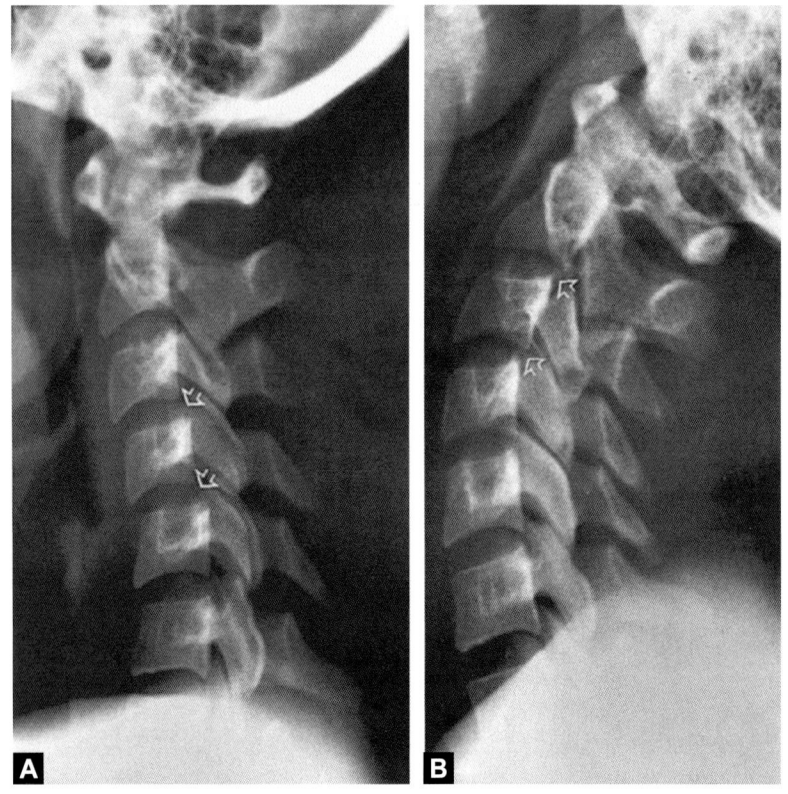

图14.9 创伤后颈部疼痛患者的应力X线片

（A）颈椎前屈侧位X线片 （B）颈椎后伸侧位X线片

动力位图显示了颈3和颈4的轻微不稳定，但是椎体后缘连线是完整的。表明整体上是稳定的，可以保守治疗

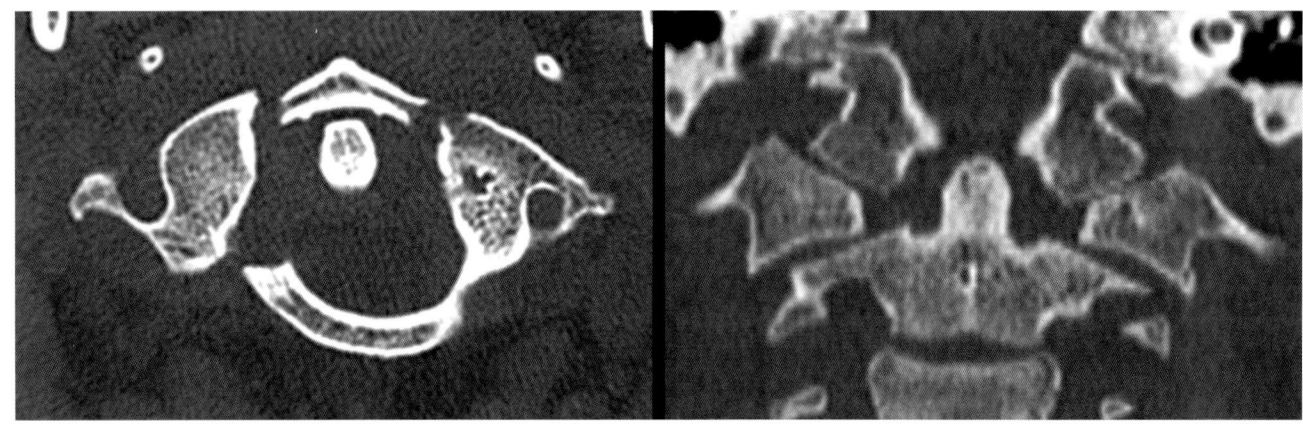

图14.10 颈1爆裂性骨折

冠状面重建显示颈1侧块移位，表明寰椎横韧带完全损伤。此处可见两侧侧块水平移位 > 7mm

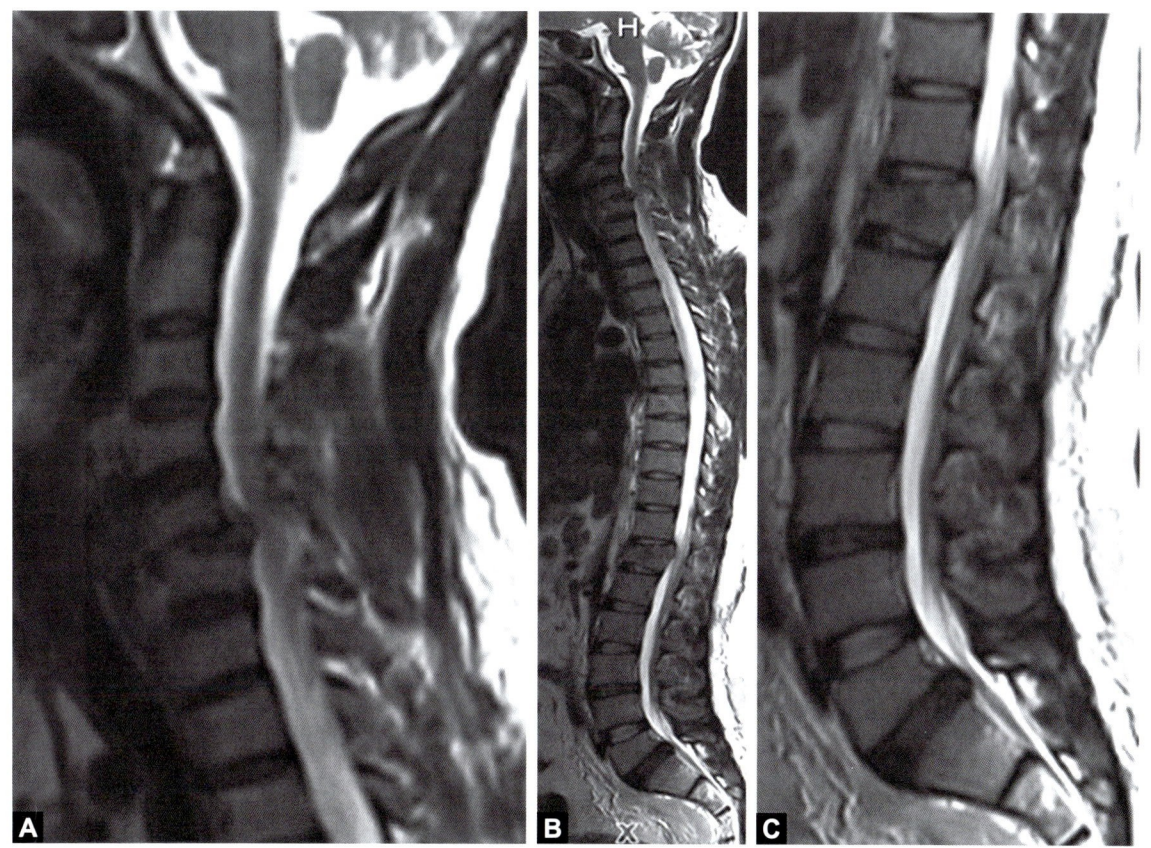

图14.11　多节段非连续性脊柱损伤

（A）颈椎损伤患者的矢状位MRI图像序列显示存在具有脊髓压迫的颈5～颈6半脱位

（B、C）全脊椎中矢状位MRI图像序列和胸腰段MRI表明在胸12水平存在另一个楔形压缩性骨折

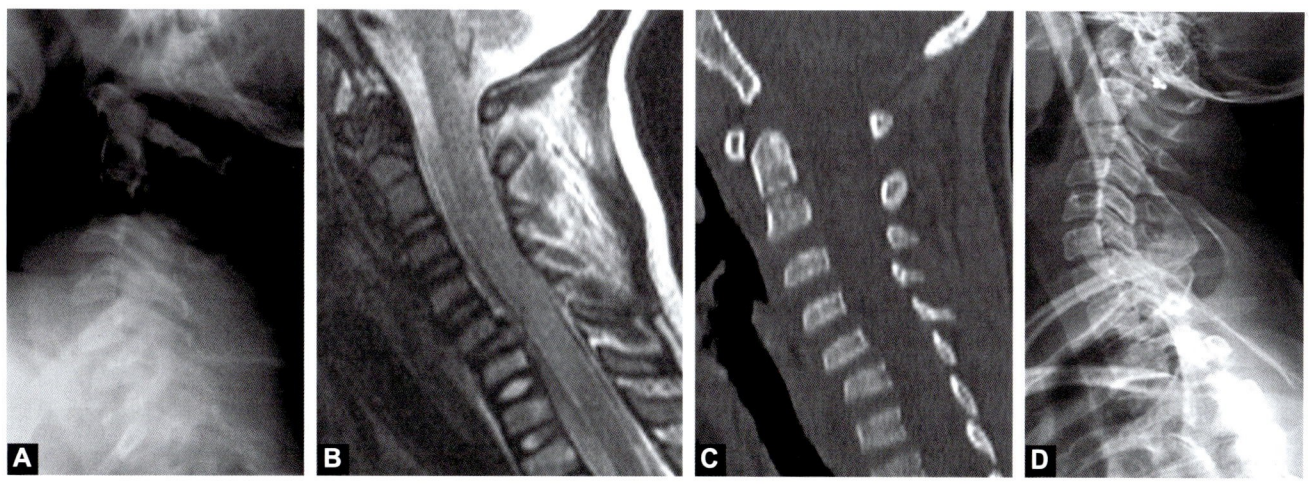

图14.12　颈5～颈6创伤后半脱位

（A）交通事故后颈部疼痛的儿童颈椎侧位X线片

（B、C）矢状位MRI和CT图像显示颈5～颈6水平发生半脱位，伴随椎间盘破裂和脊髓挫伤

（D）"泳姿位"照片也有助于使下颈椎可视化

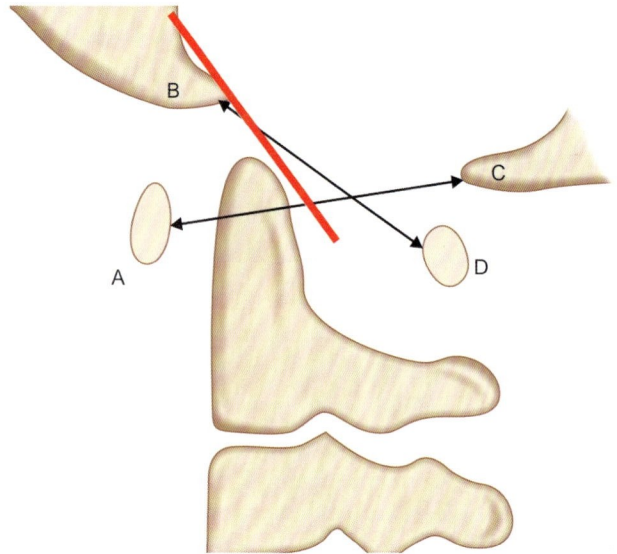

图14.13　Powers比率和Wackenheim线（红色）

Powers比率：颅底到颈1后弓的距离与颈1前弓到枕骨大孔后缘的距离
（BD / AC）之比应＜1，比值＞1表示可能发生了前脱位。Wackenheim线是沿着
斜坡的延伸绘制出来的。齿状突的尖端应在该线的2mm内

来源：Redrawn from Frymoyer JW, Wiesel SW, An HS, et al. (Eds).The Adult & Pediatric Spine,
3rd edition. Philadelphia, PA: Lippincott Williams & Wilkins; 2004

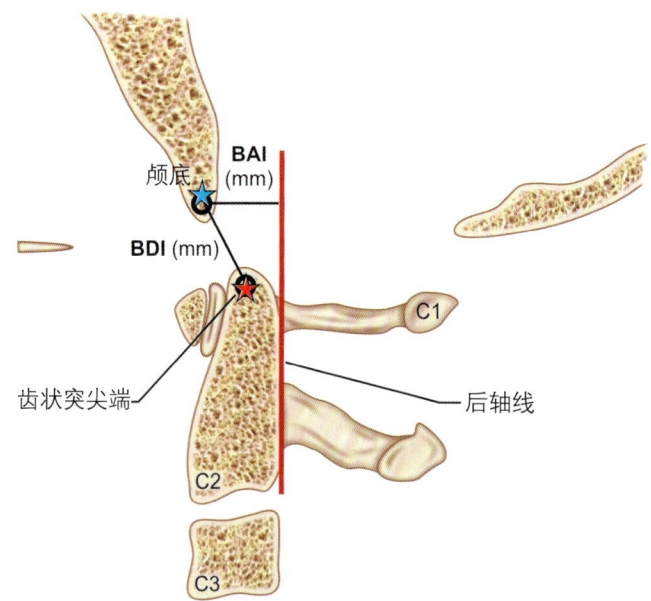

图14.14　显示12法则的枕颈分离关系

蓝色星号标识颅底，红色星号标识齿状突。它们之间的距离
是颅底齿突间距（BDI），颅底与枢椎后皮质的延长线之间的
距离是颅底轴向间距（BAI），它们均应＜12mm

（三）患者的脊柱损伤

排除患者的脊柱损伤意味着脊柱评估完成且患者没有需要治疗的脊柱损伤。完整脊柱评估的必要元素是评估病史中的高风险因素、脊柱或神经系统的彻底体格检查以及适当影像学检查。

1. 临床排除：虽然有报道称在无症状的患者中发现了骨骼或韧带损伤，但无症状患者出现不稳定的颈椎骨折或因此损伤而遭受神经系统功能恶化的情况非常罕见。颈椎可以在满足下列前提条件的情况下进行临床排除：清醒并能确定方向、无头部外伤、未摄入药物或酒精、无颈部疼痛、无异常神经症状、无导致患者分心而不关注脊柱损伤的其他部位的严重损伤。如果满足这些前提条件，则可以检查颈部。如果没有瘀伤或畸形，没有压痛并出现无痛的主动活动，则可以排除颈椎损伤。

2. 清醒，有症状的患者：对于所有不符合上述临床排除标准的患者（图14.15），应该对颈椎进行影像学评估。脊柱影像学检查，不应优先于拯救生命的诊断和治疗手段。影像学检查应该充分、全面，并由有经验的临床医生进行阅片。

标准X线片系列是正侧位和开口位。颈椎侧位X线片必须包括枕骨的基底部和第1胸椎的顶部。仅凭侧位X线片将漏诊15%颈椎损伤。颈6以下的颈椎可能难以检查，应将手臂向尾部牵引来扩大视野，或者可以拍摄泳姿位照片。反复尝试X线片通常是不成功的，浪费时间和资源。如果下颈椎在X线片上难以看到，则进行该区域的CT扫描。正位X线片上必须包括从颈2到胸1所有颈椎的棘突。开口位X线片上应显示颈1侧块和整个齿状突。标准视图系列增加两个斜位X线片不能增加X线评估的灵敏度。

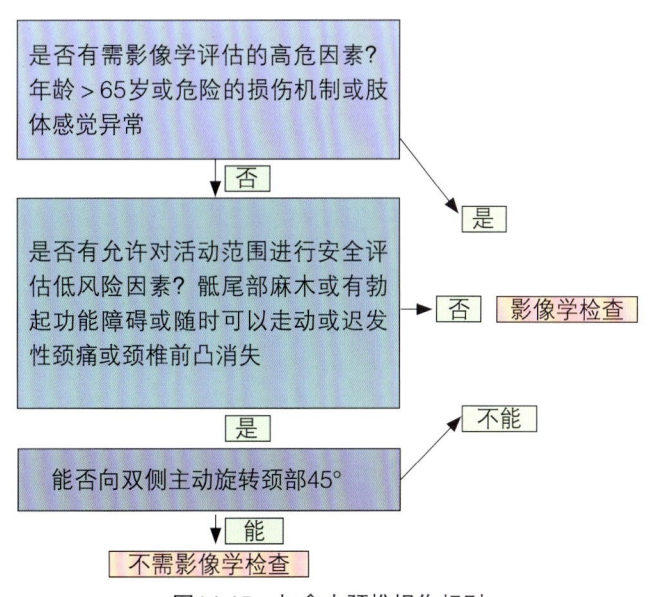

图14.15 加拿大颈椎损伤规则
对清醒、情况稳定且颈椎损伤受到关注的患者（如格拉斯哥昏迷量表
评分为15分），确定风险因素可指导对颈椎X线片的使用

应使用薄层（2mm）轴位CT进行矢状和冠状重建，以评估X线片上异常、可疑或显示不良的区域。经过充分的研究和经验丰富的解读，X线片和定向CT的组合具有较低的假阴性率。扫描应包括目标区域上方和下方的几个椎体，因为这些椎体必须没有损伤才能用于随后的内固定。

经过如上所述的正常影像学评估并具有持续症状的患者需要通过颈部的主动屈曲和背伸来评估软组织损伤。纯椎间盘或韧带破裂可能会产生不稳定的颈椎损伤，通常可以通过这样的动力位X线片来检测。如果这些活动是患者主动进行的并在出现疼痛或神经症状加重时停止的话，检查是安全的。

常规MRI在脊髓损伤中的作用是有争议的。神经系统检查异常的患者需进行脊柱MRI扫描。出现短暂神经症状的患者（"针刺感"或"烧灼感"），即使临床检查正常，也必须接受脊髓MRI评估。

3. 无意识的、气管插管的患者：对无意识的、气管插管的患者颈椎的标准影像学检查是颈椎正、侧位X线片，颅颈交界区的CT。应使用矢状面和冠状重建进行薄层（2mm）轴位CT扫描，以评估X线片影像学异常或显示不佳的区域。创伤后插管患者不稳定性脊柱损伤的发生率约为10.2%。当有疑问时，在患者完全清醒或通过MRI、CT或动态屈伸透视进行评估之前，不能实施颈椎的体格检查。

对无意识的患者进行颈椎被动屈曲/背伸是有潜在危险的，并且由于安全问题，许多脊柱外科医生不愿意进行这种操作。在目前文献报道的625例患者中，动态X线透视检查的敏感性为92.3%、特异度为98.8%，其中2例出现神经功能恶化，包括1例完全四肢瘫痪。

用于脊柱损伤评估的全颈椎CT似乎是无意识患者排除脊柱损伤的理想成像技术。有几项研究已经证明了全面CT扫描对排除重大脊髓损伤的必要性。CT的异常发现是由脊柱外科医生评估的，而其他的评估方式，例如MRI也可以使用。可进行从枕骨到胸1的螺旋CT或多层CT扫描，并且必须仔细检查矢状面和冠状面的重建，以确定韧带不稳定性的适应证。

机械通气患者的MRI是一项重要工作，需要特殊的非铁磁性设备，因此在插管患者中只有在特殊的情况下才能进行。MRI在检测软组织损伤而不压迫颈椎时非常敏感。然而，这些损伤对脊柱临床稳定性的意义尚不明确，假阳性率也很高。

 颈椎损伤诊断的经验与教训：

（1）脊柱损伤患者中多发不连续椎体损伤的发生率为5%，其中有一半的继发性损害最初被漏诊。

（2）必须对脊柱的其他区域进行评价，以寻找触痛、擦伤和棘突间距扩张以及适当的影像学评估。

（3）目前，脊髓休克期后患者的神经系统状态是预测神经功能康复可能性的唯一因素。因此，准确的神经系统检查是预测损伤所必需的。

（4）标准创伤X线片将包括正、侧位和开口位。开口位X线片可以显示出寰椎、齿状突和枢椎侧块。正、侧位X线片中出现的异常椎前阴影或椎体滑脱要求立即进行临时外固定，并须进一步检查。

三、分型

（一）枕骨髁骨折

枕骨髁骨折，被视为潜在的致命性创伤，相关损伤的死亡率为11%。损伤机制包括轴向压缩和侧向弯曲；这均会导致枕髁突的压缩性骨折，通过挤压颈1小关节从而导致对侧翼状韧带的撕脱伤。颅神经麻痹可在损伤后数天至数周发生，最常见于Ⅸ、Ⅹ和Ⅺ颅神经。普通X线片诊断的灵敏度可低至3%，CT通常是诊断的必要条件。

Anderson和Montesano对枕骨髁骨折进行了分类。Ⅰ型骨折（3%的枕骨髁骨折）是由寰椎对枕骨髁的轴向压力引起的粉碎性骨折，通常是稳定的；Ⅱ型骨折（22%）包括枕骨髁裂纹骨折，且骨折线延伸至枕骨斜坡的枕骨基底部，伴枕骨髁的大块骨折，这类骨折也是稳定的；Ⅲ型骨折（75%）为枕骨髁撕脱性骨折，是潜在的不稳定性骨折（图14.16）。Ⅰ型、Ⅱ型骨折是稳定的，可以非手术治疗，佩戴硬质颈围或头环背心固定8周。Ⅲ型骨折是不稳定的，建议佩戴头环背心固定12周。在固定期结束后，如果在屈曲和背伸位X线片上观察到不稳定，可能需要做枕骨~颈2融合手术治疗。

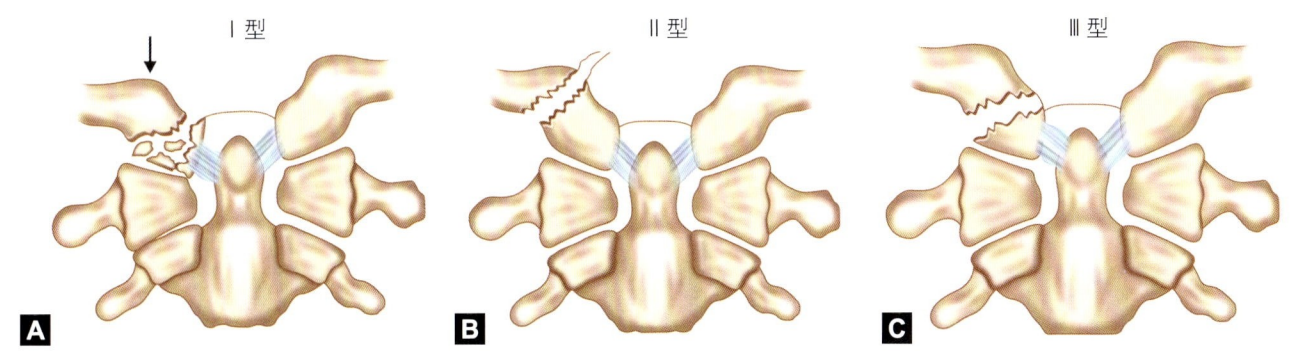

图14.16 Anderson和Montesano枕骨髁骨折分类
（A）Ⅰ型：粉碎性嵌入骨折 （B）Ⅱ型：延伸到枕骨髁骨折 （C）Ⅲ型：撕脱骨折

（二）寰椎关节脱位

寰椎关节脱位是由于在枕颈结合处过度伸展、牵引和旋转等多种因素引起的高能量损伤。由于髁骨突倾斜、表浅和头颅大，儿童的发病率是成人的2倍。大多数创伤性寰枕关节脱位是致命的，幸存者可能会出现多发的神经损伤，死亡率为50%。

由于在普通X线片上看到的图像清晰度差，因此寰枕关节脱位的诊断极具挑战性。最常描述的测量方式为Powers比率（图14.13）。比率＞1表明可能有前脱位。有学者认为，Harris规则第12条是最敏感的测量方法。总体而言，普通X线片对寰枕关节脱位的敏感性约为57%。CT和MRI的敏感性据估计分别为84%和86%，对于疑似寰枕关节脱位损伤的患者，建议开展1~2种这些辅助性检查。Trayneli根据枕骨相对于颈1的位置，对寰枕关节脱位损伤进行了分类（图14.17）。立即处理包括头环背心固定的应用，禁止牵引。由于佩戴头环背心固定导致后韧带的愈合难预测，建议早期通过外科手术保持寰枢关节的稳定，许多患者即使佩戴头环背心固定也会发生移位，主要是由于这些损伤极不稳定。

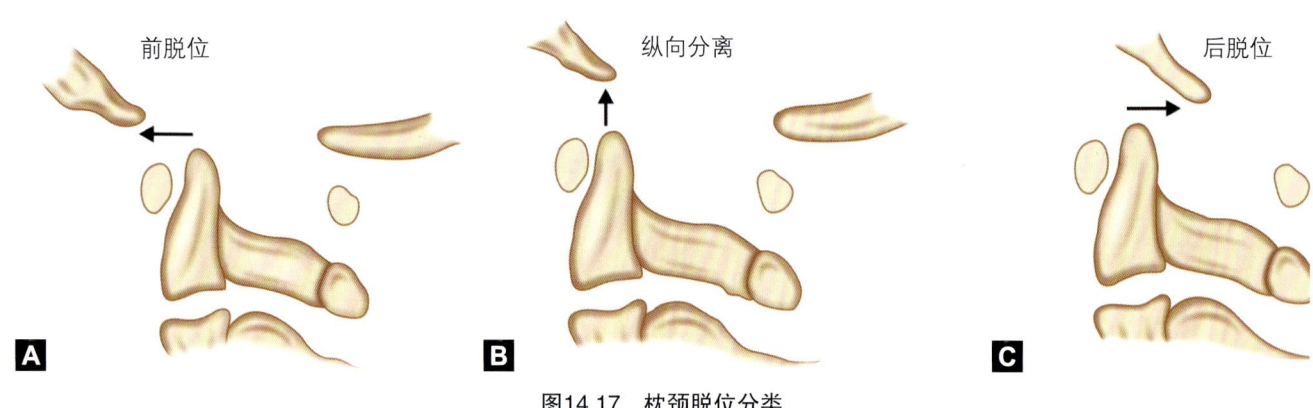

图14.17　枕颈脱位分类

（A）Ⅰ型：枕骨前脱位　（B）Ⅱ型：枕骨髁和寰椎纵向分离，无前后移位　（C）Ⅲ型：枕骨后脱位

（三）寰椎骨折

寰椎骨折约占颈椎骨折的7%，很少涉及神经损伤。因为在这个水平上脊髓有足够的空间。伴有其他颈椎损伤的患者占50%。特别是齿状突骨折和枢椎滑脱。其损伤机制是过伸的轴向压缩和非对称负载导致了多变的骨折类型。

临床症状包括头痛、枕骨疼痛，颈部运动受限。躯体机能性麻痹可能与脑神经、枕大神经损伤有关。脊髓损伤不常见，一旦在该水平上发生严重的脊髓损伤会立即导致死亡。罕见的椎动脉阻塞会引起诸如眩晕、视力模糊和眼球震颤等基底动脉供血不足症状。需拍摄X线片，包括开口位、侧位X线片以及CT检查。常见的骨折部位是前弓。

Levine和Edwards（图14.18）将骨折分为3种类型：①单纯后弓骨折；②侧块骨折；③爆裂性骨折（Jefferson骨折）。其他骨折包括：单纯横突骨折、单纯前弓骨折和前弓撕脱骨折。

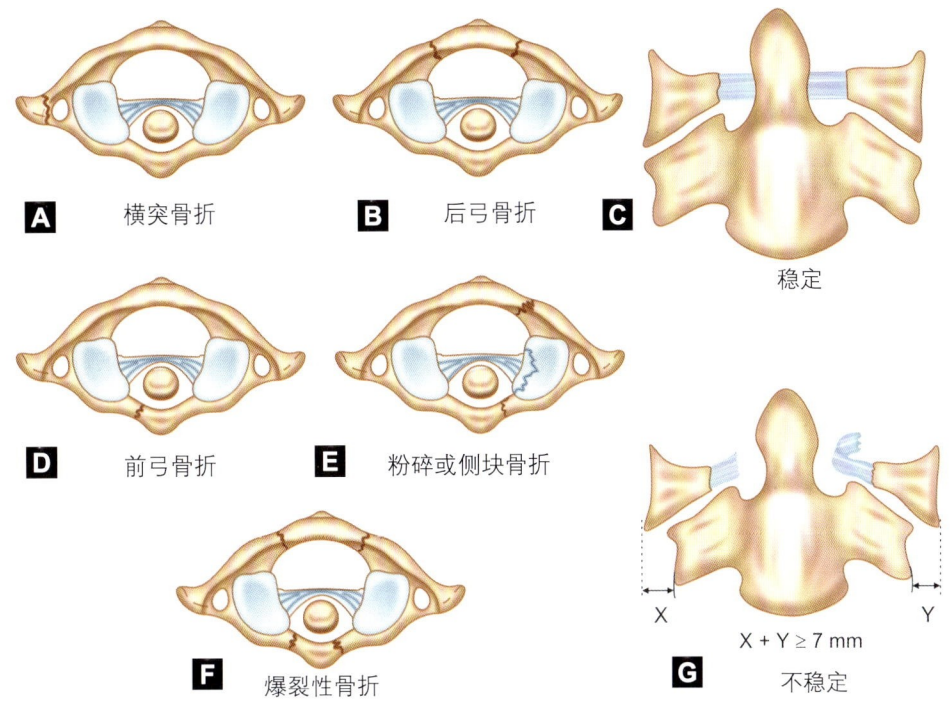

图14.18　寰椎骨折分类

（A）单纯横突骨折　（B）单纯后弓骨折　（C）寰椎稳定性骨折　（D）单纯前弓骨折
（E）粉碎侧块骨折　（F）爆裂性骨折（Jefferson型骨折）　（G）寰椎不稳定性骨折：当颈1粉碎性骨
折时，分离的双侧侧块移位部分加起来≥7mm，表明横韧带可能已经断裂，使脊柱不稳定

来源：Redrawn from Bucholz RW, Heckman JD, Court-Brown C, et al. (Eds). Rockwood and Green's Fractures in Adults,
6th edition. Philadelphia, PA: Lippincott Williams & Wilkins; 2006

　　骨折稳定性，取决于横韧带的完整性。如果横韧带被破坏，颈1损伤被认为是不稳定的。要重点识别该类型骨折的不稳定性，因为其处理不同于其他稳定爆裂骨折。在开口位X线片中，如果分离的双侧侧块移位部分加起来≥7mm，横韧带可能发生断裂。韧带的完整性也可以通过在侧位X线片上测量寰齿间距来评估。成人的寰齿间距＞3mm表示韧带不全断裂。横韧带不全断裂也可以直接通过CT或MRI来诊断。

（四）齿状突骨折

　　齿状突骨折占所有颈椎骨折的8%～18%，其中出现神经损伤的比例为10%～20%。高速创伤，例如机动车辆事故，为大多数年轻人齿状突骨折的主要原因，而低速创伤如跌倒则是老年人受伤的主要原因（骨质疏松性骨折）。损伤机制包括由翼状韧带或斜/侧方暴力引起的齿状突尖端的撕脱，造成齿状突的体部和基部引起骨折。骨折后移位是过伸的结果，而骨折前移位是由过屈引起。

　　颈2椎体的血管供应来自顶点，通过由一个基底动脉分支提供的顶端血管丛完成；也有部分来自基底部，通过椎动脉完成。而在齿状突颈部有一个特殊区域（图14.19），这个特殊区域血管分布稀少，缺乏骨膜和松质骨，导致Ⅱ型齿突骨折不愈合率高。

齿突骨折由Anderson和D'Alonzo分为3种类型，Hadley增加了第4种类型——ⅡA型（表14.7，图14.20和图14.21）。

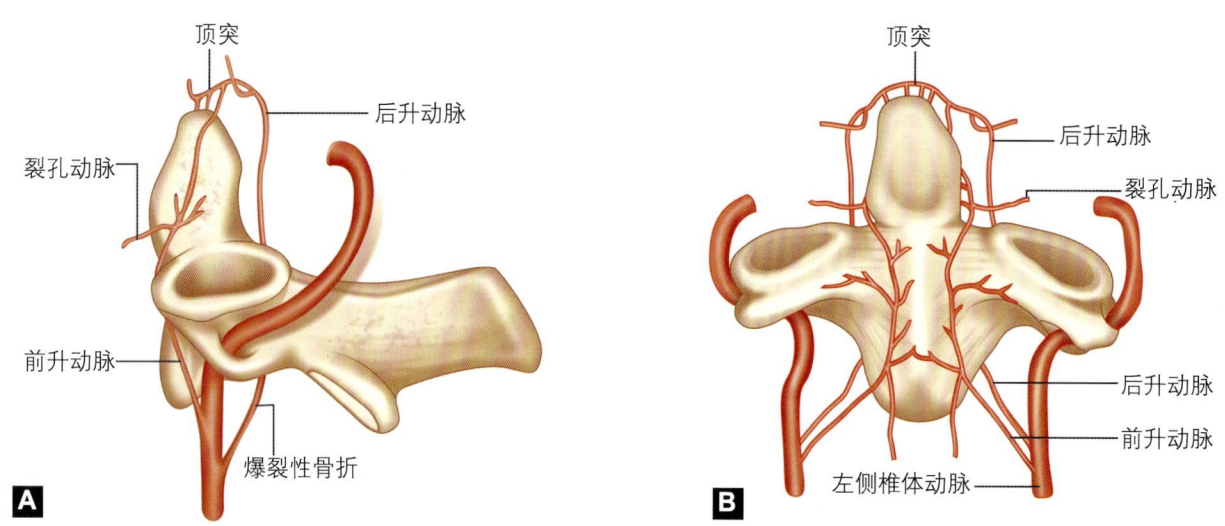

图14.19　前、后升动脉血液供应齿状突和顶弓

（A）和（B）显示顶弓的血流会通过基底动脉分支的根尖丛，基部的血流会通过椎动脉，在齿状突的顶部有特殊区域

来源：Redrawn from Campbell's textbook of Orthopaedics

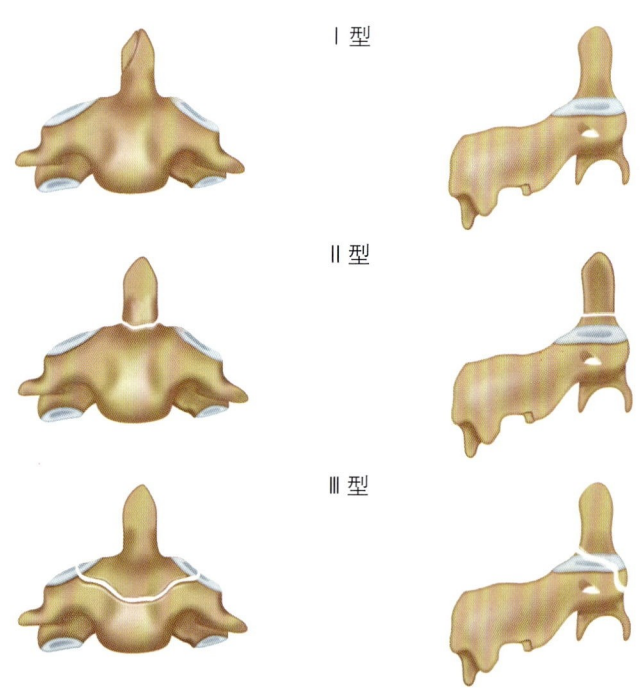

图14.20　Anderson 和D'Alonzo对齿状突骨折的分型

来源：Redrawn from Anderson LD, D'Alonzo RT. Fractures of the odontoid

process of the axis. Bone Joint Surg Am. 1974; 56(8): 1663–74

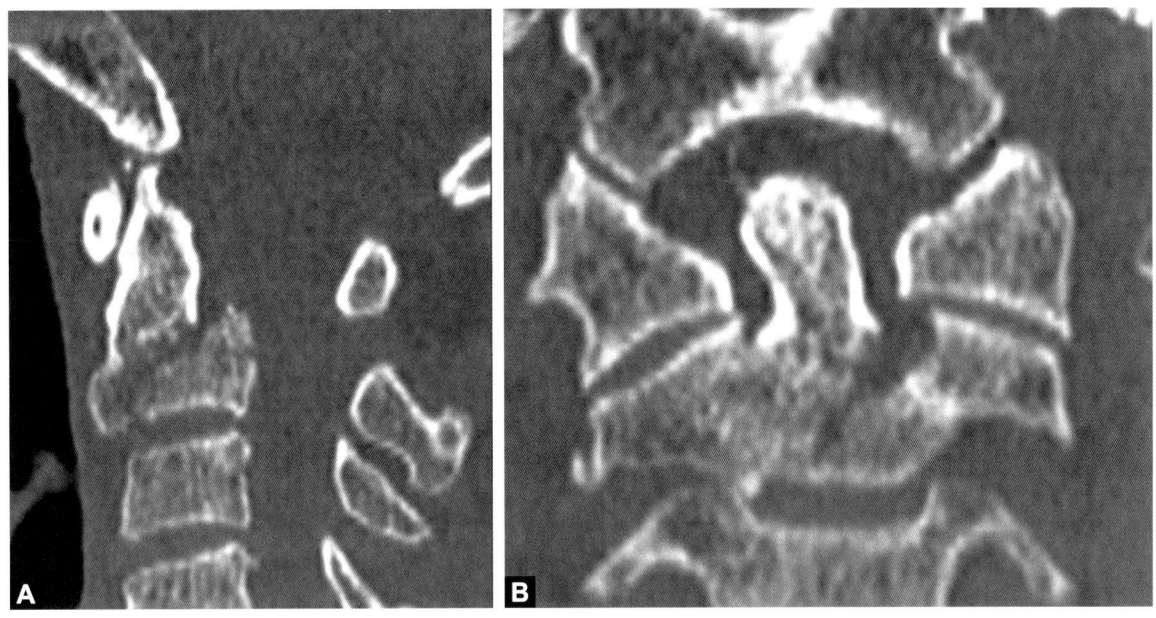

图14.21　Ⅲ型齿状突骨折

（A）矢状位和　（B）冠状位CT图像显示骨折线是斜的，并延伸到颈2椎体内

表14.7　齿突骨折的分类

类型/发生率	骨折特征	显著表现
Ⅰ型（5%）	尖端斜行撕裂性骨折	表现为翼状韧带和顶端韧带的撕裂，排除寰枕关节脱位
Ⅱ型（60%）	齿突与枢椎体部交界处的骨折	骨不愈合率高、排除相关寰椎横韧带损伤
Ⅱ A型（Hadley）	骨折线从齿突腰部延伸至枢椎体部粉碎性损伤	高度不稳定
Ⅲ型（30%）	骨折延伸至枢椎体部的松质骨部分，且骨折线可能涉及1~2个上关节面	由于骨折部位是松质骨，骨愈合可能性高

（五）创伤性枢椎脱位（Hangman骨折）

颈2创伤性枢椎脱位的典型特征是双侧峡部骨折和不同程度的椎间盘破裂，通常被称为Hangman骨折。

损伤机制包括机动车辆事故和跌倒后过伸、过屈及轴向负荷。"绞刑"机制包括过伸和牵拉伤，患者可能出现双侧椎弓根骨折和颈2~颈3之间的椎间盘和韧带完全破裂。

脊髓损伤和神经功能损害相对少见，患者通常主诉局部疼痛和僵硬，颈2的棘突局部压痛。正、侧位X线片和CT图像是必不可少的（图14.22）。可以在侧位X线片看到咽后间隙增宽。30%患者伴颈椎骨折。常用的分类方案是Levine和Edwards对Effendi和Francis分类的修改版（表14.8和图14.23）。

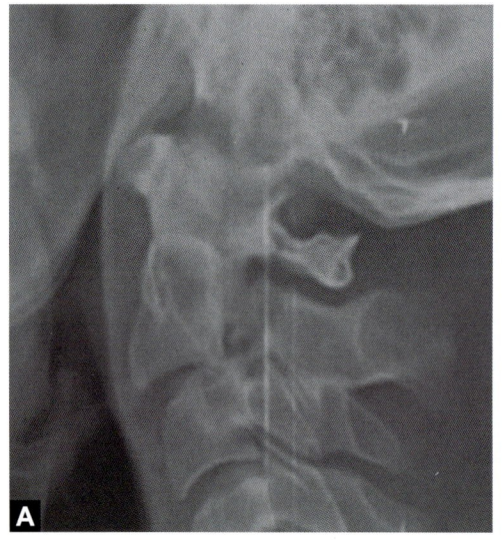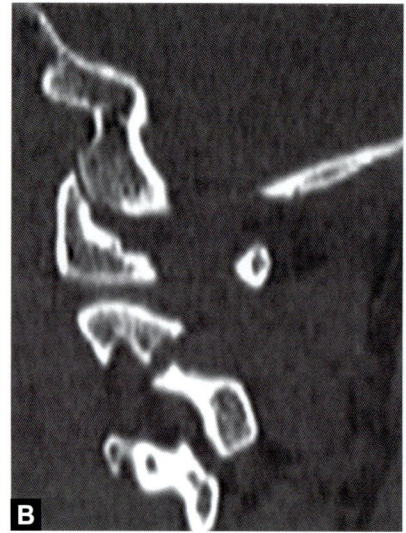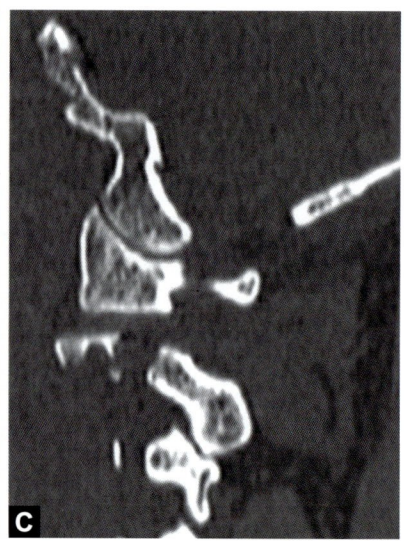

图14.22　Hangman骨折

（A）Ⅱ型Hangman骨折侧位X线片　（B、C）显示双侧峡部裂

表14.8　创伤性枢椎脱位的分类

类型/发生率	骨折特征	稳定性	损伤机制
Ⅰ型（29%）	无移位或轻度移位（移位<3mm）无成角的骨折	颈2~颈3椎间盘完整、相对稳定，最轻微韧带损伤	由过度伸展和轴向负荷引起背侧弓断裂
Ⅱ型（56%）	Ⅰ型骨折前移位>3mm，在颈2~颈3椎间盘有明显角度，主要垂直骨折线	因颈2~颈3椎间盘遭到破坏而不稳定	由过度伸展和轴向负荷引起，然后反弹屈曲
Ⅱ型A（6%）	Ⅱ型骨折在颈2~颈3间严重弯曲，且轻微移位，通常横形骨折多过垂直骨折	因广泛的椎间盘韧带损伤而不稳定	由屈曲牵张损伤造成。在屈曲位整个颈2~颈3椎间盘撕脱，后纵韧带损伤，前纵韧带完好无损
Ⅲ型（9%）	一种峡部裂骨折，颈2~颈3严重成角，移位，伴随单侧或双侧关节突错位	因广泛的椎间盘韧带损伤和小关节脱位损伤而不稳定	由屈曲牵张及随后的过度伸展引起。颈2~颈3初始前小关节脱位及随后伸展损伤引起

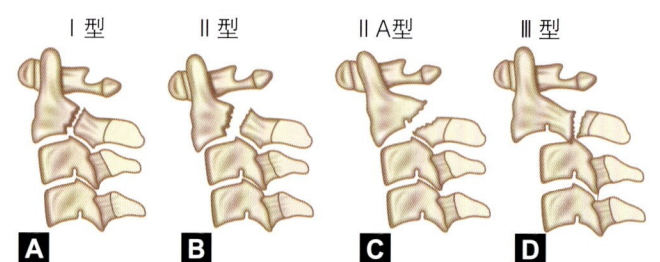

图14.23　创伤性枢椎滑脱分类（根据Effendi的分类，Levine修改）

（A）Ⅰ型，无移位骨折　（B）Ⅱ型，骨折移位

（C）ⅡA型，椎间盘韧带复合体破裂的骨折移位

（D）Ⅲ型，颈2~颈3小关节移位，伴椎间盘韧带复合体破裂的骨折移位

来源：Adapted from Levine AM, Edwards CC.The managementof traumatic spondylolisthesis of the axis.J

Bone Joint Surg Am.1985; 67: 217–226

（六）下颈椎骨折

1982年，Allen根据造成损伤（压缩/牵张）的力量类型和头部在受伤时的位置（屈曲/伸展/中立）对损伤进行了分类，共有6种不同的损伤类型，且根据严重程度，每一类型损伤均被描述，目的是辅助手术方案。这6种类型分别是屈曲压缩、伸展压缩、垂直压缩、屈曲牵张、伸展牵张和侧屈。每种类型被细分为渐进性严重的阶段，更多关于骨折亚分类和形态的细节将在下面章节进行说明。

四、手术指征

（一）寰椎骨折

撕脱损伤可佩戴软颈围对症治疗4～6周。寰椎后弓骨折也是一种稳定的损伤，可佩戴软颈围10～12周治疗，且愈合率高。当头部伸展及向后旋转时，前弓骨折可因顶端韧带及翼状韧带合并齿状突撕脱伤。前弓骨折可通过佩戴背心式支架，保持颈椎轻度屈曲，或在不稳定骨折的病例中进行颈1～颈2的后路融合，进行有效的治疗。

寰椎爆裂性骨折和侧块骨折的治疗，根据其侧块骨折移位或不稳定的程度，以其开口位X线片来确定。最小移位的骨折（总移位＜7mm）或明显移位的骨折（总移位≥7mm）与横韧带的完整性相关联。Spence等证实＞6.9mm的总位移位仅发生横韧带断裂。无移位和小移位的骨折可颈托固定；而明显移位骨折需要明确手术治疗。有明显移位或不稳定爆裂骨折的患者，需要牵引解剖复位，进而进行头颈胸支具固定或手术治疗，一般情况不主张立即进行手术减压。因此，在非手术治疗的情况下，考虑予以头颈胸支具固定时先需要4～6周的牵引。定期进行开口位X线检查，以检查颈1侧块骨折的横向移位变化情况。不稳定的爆裂性骨折可允许早期进行颈1～颈2的融合及经关节的螺钉内固定。最近有关于单纯颈1后路融合的报道，对枕骨～颈2的固定，结果显示良好。对非手术治疗，晚期颈1～颈2关节不稳定，或典型的颈1骨折不愈合，行颈1～颈2关节融合或适时的枕骨～颈2节段融合，并在术中进一步证实有关节脱位的情况。

非手术处理

颈椎矫正器：头环和背心式支架可提供最稳定的上颈椎外固定方式。头颈胸环与颈托相比的另一个优势是：它还可以对骨折进行一定的推拉矫正。一旦通过头颈胸牵拉实现骨折复位后，也可以换为头环背心。然而，骨折复位继发的二次损伤也有可能发生。在头颈胸支具外固定中，有一种骨折类型可在平卧和直立位时发生"蛇形"骨折移位现象。由于头环背心的特点是紧贴于身体躯干进行固定，故对有肺损伤和胸廓损伤的老年患者的耐受性较差。一般来说，头环背心已是公认的用于治疗单纯枕骨髁骨折、不稳定的寰椎骨折、齿状突骨折以及轴面上移位的椎弓骨折的外固定装置。在有移位的骨折中，建议先行颅骨牵引进行骨折复位，然后调整换成头环背心进行支撑固定。最初前3周每周拍1次X线片进行检查，之后每2周1次，再之后每月1次，直到骨折完全愈合。根据个体骨折情况，这种检查可持续10～12周。

该手术操作可以在局部麻醉或全身麻醉下进行。患者仰卧于手术台上。患者头部平放靠近手术台边缘，并由一个助理协助固定住保持头颅中立位。在枕部后面垫一小卷毛巾。选择1个大小合适的颅骨牵引环，牵引环与头颅之间有两指（约4cm）的距离。进针点以聚维酮碘进行消毒。在消毒准备前，进针点的位置应刮掉毛发。前方进针点的最优位置为眶缘外侧1/3的上方1cm处（图14.24）。这能够避免对眶上神经和滑车神经的损伤。极外侧置钉的风险可能会损伤颞动脉，且在颞骨中置针并不牢固。最重要的是，在置入针的时候，患者要闭上眼睛，以保证作用于皮肤和肌肉的牵引力不会影响眼睛的闭合。

侧方置针的位置应该在耳郭上方1cm处。针或环不应与耳朵接触，因为即使是轻微的压力也会随着时间的推移导致皮肤坏死。与此同时，应向相反方向拧紧螺钉，避免环的松动移位。最理想的置针固定位置是垂直于骨质。应该是循序渐进地两边收紧，在呈对角的螺钉之间逐渐进行调整，直到达到3.6kg的最终扭矩。锁紧螺母防止针松动。针应该在24～48小时后再次拧紧。如果针随着时间的推移变得松动，可以将其再拧紧一次到3.6kg的扭矩。如果无法拧紧，则需在新的置针点位置另置入新针并把松动的针拆掉。把松动针重新更改置针位置比再次拧紧要好。即使有再精细的置针点护理，在所有的病例中也会有6%的并发症发生。一旦颅骨牵引环被固定，纵向的牵引支柱就会被连接并固定。

如果脊柱骨折在颅骨牵引术后已复位，可以继续予以牵引直到可穿戴头环背心。为方便起见，穿戴头环背心时的背后部分可以先通过平行翻转患者的身体来放置，使患者一直保持颈椎处于牵引的位置。头环背心的前部分可以用肩带和扣带固定。一个合适的头环背心长度应该延伸至剑突水平位置，并持续保持在稳固状态，同时仍可允许与皮肤相接触。然后行颈椎X线片复查，并对颅骨牵引支架进行适时的调整，以达到最佳固定和对齐位置。

已有报道称，使用颅骨牵引装置引发了多种并发症。置针点位置的问题，6%～20%的患者发生如置针松动、感染和出血等，硬膜穿刺伤也时有发生，可通过重置穿刺针、预防性抗生素和抗菌敷料等措施进行治疗，针孔通常在4天内愈合。患者有吞咽困难的症状，可能与头颈部的过伸有关。在大多数情况下，将头颈部恢复到中立位或稍微屈曲的位置可以缓解这种状况。据报道，4%～11%的患者出现了压疮，通常与不合适的头环背心搭配有关。细致的皮肤护理和检查有助于避免这种并发症的发生。

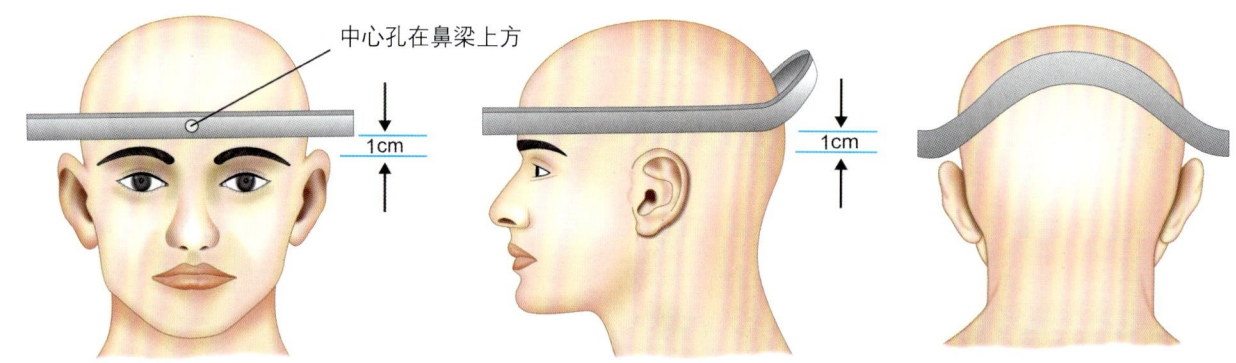

图14.24　颅骨牵引环技术的应用

前针位置应位于眉毛外侧1/3处1cm之上的部位，避免损伤眶上和滑车神经，后针位置应位于枕骨顶部耳朵上方1cm处（乳突区）

来源：Redrawn from Young R, Thomasson EH. Step-by-step procedure for applying halo ring. Orthop Rev. 1974; 3: 62

平卧位的骨骼牵引术：骨骼牵引，无论是使用颅骨牵引环还是使用Gardner-Wells钳，在急性骨折复位中都发挥着重要的作用。一旦脱位或骨折得到复位，可以长期使用颅骨牵引来维持脊柱的力线和稳定性，从而实现不稳定骨折的初始固定。之后患者可用头环背心或牢固外固定支架固定后进行活动。虽然没有确切的诊疗指南，但建议的牵引时间可以从几天到几周不等。然而长时间的卧床会增加并发症和死亡风险，需密切关注皮肤、膀胱、肠道的护理和血栓栓塞的预防。随着稳定技术的更加多样化和全面，延长牵引时间的作用逐渐减少了。

Gardner-Wells钳的应用：Gardner-Wells钳是通过两个颅骨角固定针固定在颅骨上的。在应用颅骨牵引前，应仔细观察X线片或CT图像，以排除颅骨骨折。最理想的进针点位置与外耳道方向一致，约在眉毛上方1cm处（图14.25）。在此中立位，针与外耳道方向保持一致可以实现纵向牵引。在此进针点位置向前或后侧置针，可以分别提供伸展或屈曲力矩，以帮助脊柱前凸或者脊柱后凸畸形的复位。进针部位的皮肤应做好标记，并使用波维酮碘溶液进行消毒，无须剃掉头皮毛发，在皮下区域用利多卡因局部浸润直至渗透到底层的骨膜进行麻醉。由于头皮血管分布丰富，在麻醉和置针过程中会伴随出血，事先应与患者进行沟通。

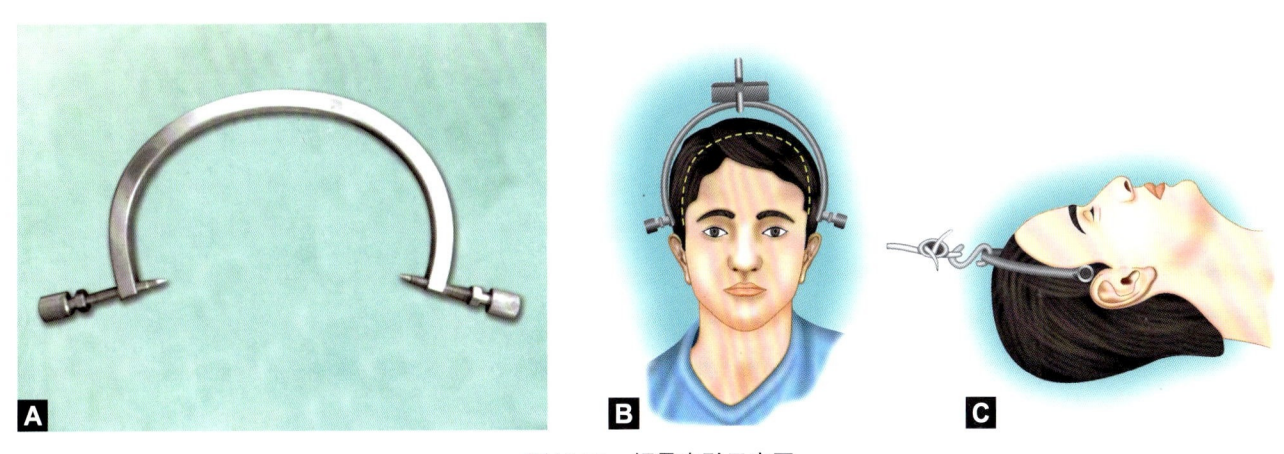

图14.25　颅骨牵引示意图
（A）Gardner-Wells钳　（B、C）将其放置在耳朵上方，颅骨最大直径以下

接着，将钳固定在位，使针穿过皮肤，直到它们触及颅骨的外皮层。大多数钳都有一个针脚指示器，指示器通常不显示，当达到足够的扭矩时，针脚指示器就会跳出来，两针脚都同时收紧，这样牵引滑轮就位于中心位置。注意不要过度收紧针脚，因为牵引钳可以穿透颅骨的内板导致颅内损伤。相反，未固定好的针会松动并从颅骨中脱出，导致头皮撕裂大出血。脑脓肿也被认为是颅骨牵引钳的并发症。

（二）齿状突骨折

Ⅰ型骨折通过6~8周的外固定矫正可获得固定。据报道，Ⅲ型骨折在牢固的头颈胸外固定支具下有足够高的愈合率。Ⅱ型骨折的治疗是有争议的，主要取决于具体的患者和骨折特征。治疗方法包括：头颈胸外固定支具、前路齿状螺钉内固定或后路颈1~颈2椎体融合。而复位容易的无移位或轻微移位的骨折可以通过头颈胸外固定支具进行6~12周的固定治疗。据报道，移位骨折的骨不愈合发生率为10%~77%。

　　许多风险因素与Ⅱ型齿状突骨折不愈合发生率增高有关，包括骨折移位＞4mm、成角＞10°的后方移位，粉碎性骨折，老年患者，延误治疗，吸烟和不能达到或维持复位。老年患者愈合率较低，应考虑早期手术治疗。前路内固定术适用于大多数Ⅱ型和浅Ⅲ型骨折（图14.26）。该手术的禁忌证为斜形骨折、寰椎横韧带破坏、骨折不愈合、病理性骨折和骨质疏松症。患者颈短、颈部僵硬或颈部后凸畸形、胸廓后凸畸形/桶状胸均不适合该手术，因为螺钉的置入比较困难，因此可行后路颈1～颈2融合（经关节或单独的颈1～颈2螺钉）（图14.27）。

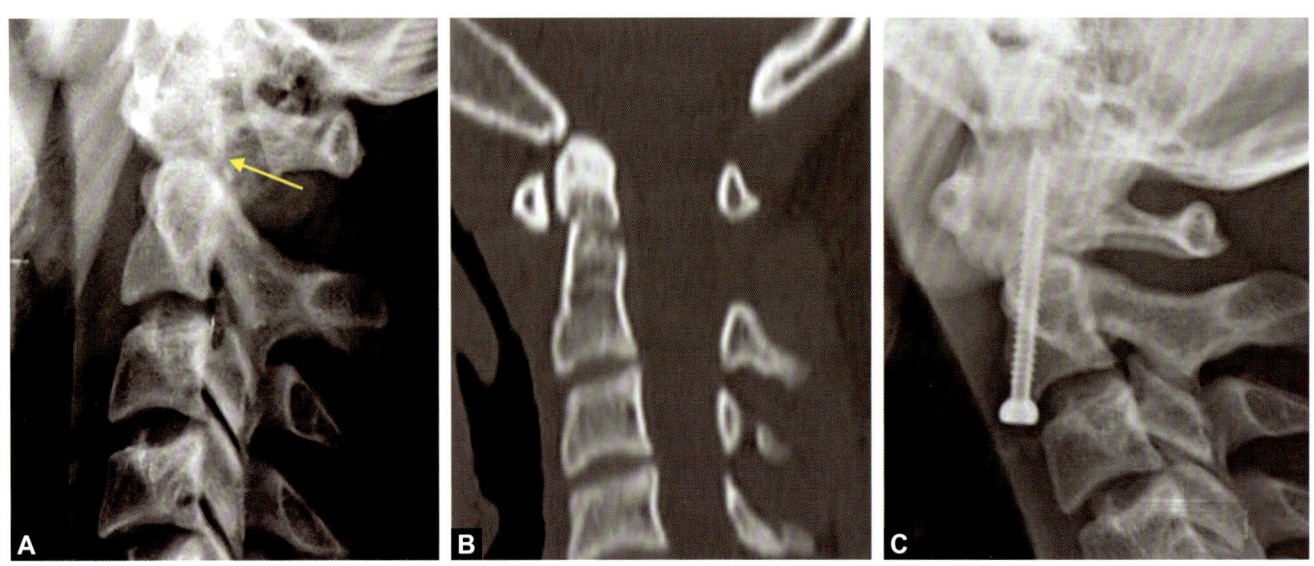

图14.26　齿状突骨折
（A）术前侧位X线片　（B）颈椎矢状位CT图像显示齿状突骨折移位
（C）术后X线片显示齿状突骨折复位良好，且通过前路植入的单枚螺钉的位置理想

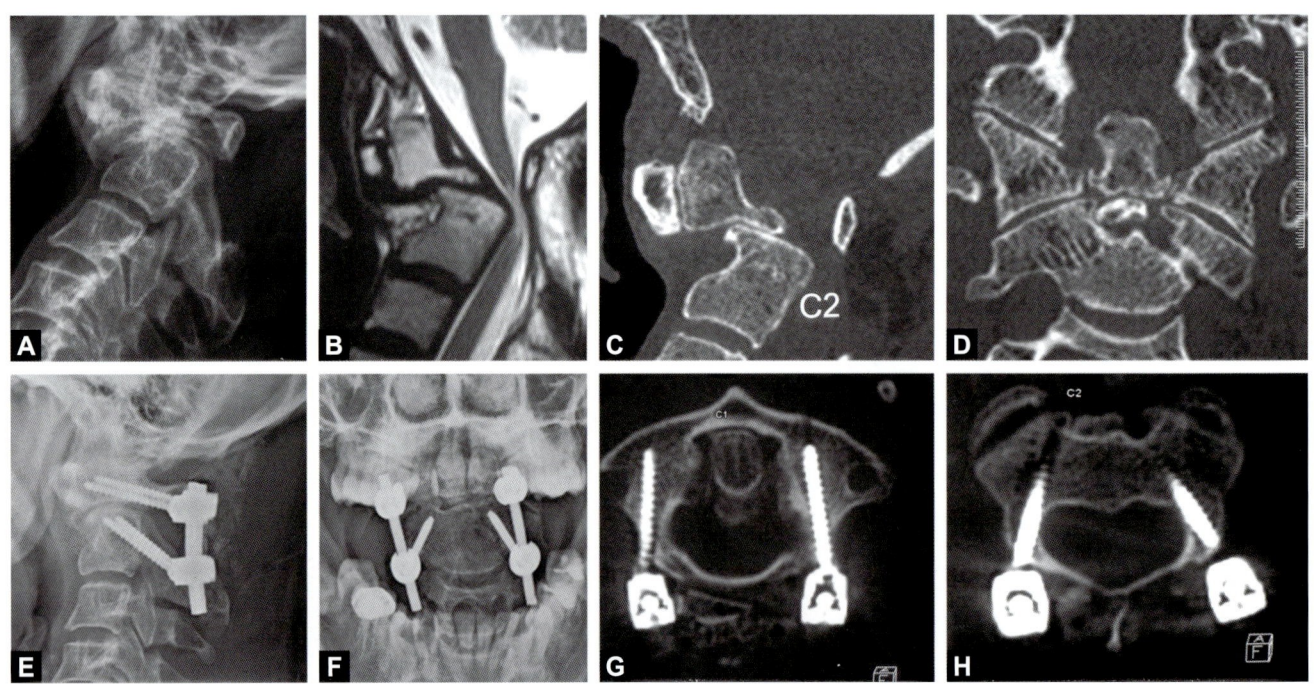

图14.27　齿状突骨折不愈合的后路融合
（A～D）术前侧位X线片，CT和MRI扫描图像显示了齿状突骨折不愈合合并脊髓不稳定和脊髓压迫　（E、F）患者行后路颈1～颈2复位和通过Goel-Harm's技术进行的内固定融合　（G、H）轴位CT图像显示螺钉固定稳固、后路脊柱融合良好

（三）创伤性枢椎脱位（Hangman骨折）

Ⅰ型损伤是稳定的，在牢固的颈椎矫正固定12周内就可以痊愈。Ⅱ型损伤通常需要颅骨牵引，在3~6周用一卷起的毛巾垫起将颈部稍微延长，以保持解剖学上的复位。需要进行连续的X线检查以确保持续复位。患者可以在余下3个月治疗时间内穿戴头颈胸支架进行活动。在ⅡA型损伤中，牵引可能会使病情恶化；因此，在CT扫描下，应用轻微压缩的头颈胸支架可以在12周内获得并保持解剖学上的复位，直到融合为止。ⅡA型损伤的患者可行颈前路椎体融合和颈2~颈3间隙的钢板植入内固定代替头颈胸支架固定〔双侧颈2峡部螺钉固定术是治疗复位后稳定Ⅱ型损伤的一种选择（图14.28）〕。对于Ⅲ型损伤，需要进行手术治疗，因为无法获得或维持颈2~颈3关节面脱位的复位。先行颅骨牵引术，再行切开复位和融合。手术选择包括前路颈2~颈3间椎体融合（图14.29）或后路颈1~颈3椎体融合。

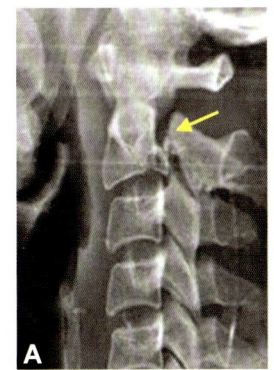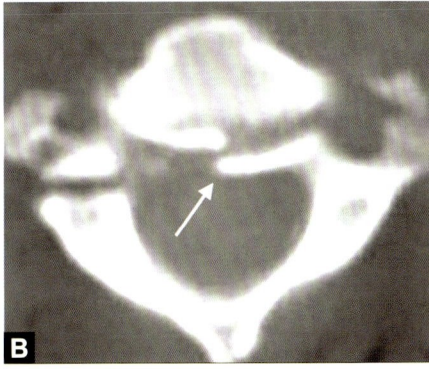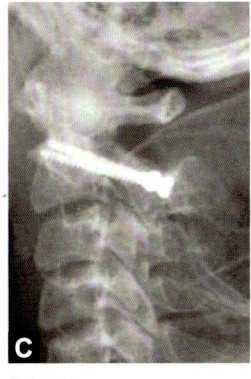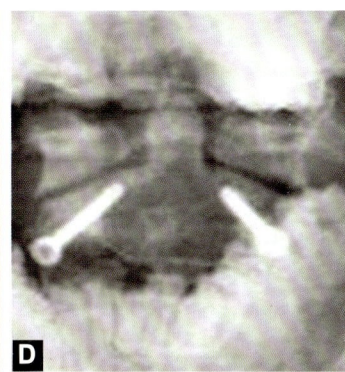

图14.28 颈2椎弓峡部骨折

（A、B）术前侧位X线片和CT扫描显示了颈2的双侧关节内椎弓峡部骨折，并延伸到椎动脉孔中

（C、D）术后正、侧位X线片显示骨折有良好的复位，拧入的双侧椎弓根双皮质螺钉位置良好

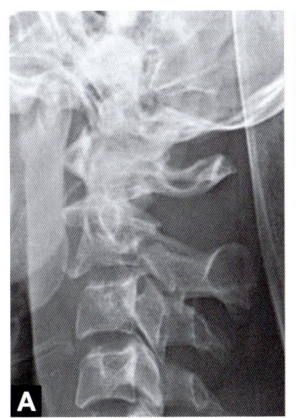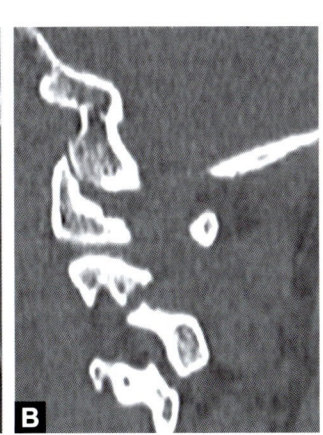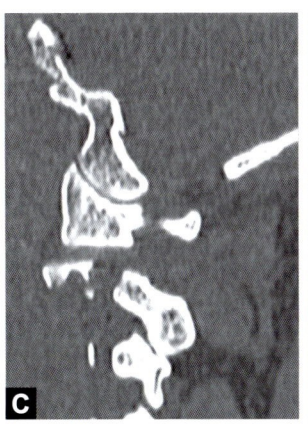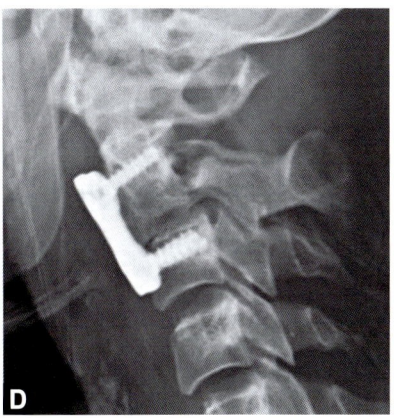

图14.29 齿状突骨折并脱位

（A）术前侧位X线片 （B、C）矢状位CT图像显示为Ⅲ型的齿状突骨折合并颈2~颈3半脱位

（D）使用植骨和钢板行前路颈2~颈3融合

（四）下颈椎骨折

处理措施取决于对稳定结构的损伤程度（前柱和后柱、后纵韧带复合体）、不稳定程度和神经损伤情况。最广泛应用的下颈椎损伤分类系统是Allen等的机械分类系统，有助于评估骨骼和韧带损伤的程度。损伤类型被分为6组，每组命名均根据受伤时导致颈椎稳定失败的主导力向量和颈椎位置而定。这6组包括屈曲压缩、伸展压缩、垂直压缩、屈曲牵张、伸展牵张和侧屈。最常见的3种组别是屈曲压缩、屈曲牵张和伸展压缩。最不常见的是伸展牵张和侧屈，垂直压缩介于两者之间。压缩表明压缩力是原始运动节段结构失败的原因。而牵张损伤则表明，张力是导致损伤的主导力量。使用屈曲或伸展命名用来表示颈椎在受伤时的位置。

1. 垂直压缩损伤

脊柱在中立位的轴向载荷作用导致前柱的负荷增加，进而椎间盘或椎体损坏。椎间盘破坏可导致椎间盘突出。根据损伤的严重程度，椎体内可见多种骨折类型（图14.30）。垂直压缩Ⅰ期和Ⅱ期损伤代表上端或下端终板的稳定骨折，或表示两末端没有任何后韧带损伤。椎体前后壁高度对称地减少，导致椎体呈现杯状畸形。神经损伤是罕见的。大多数这样的损伤可进行8～12周的外固定治疗。

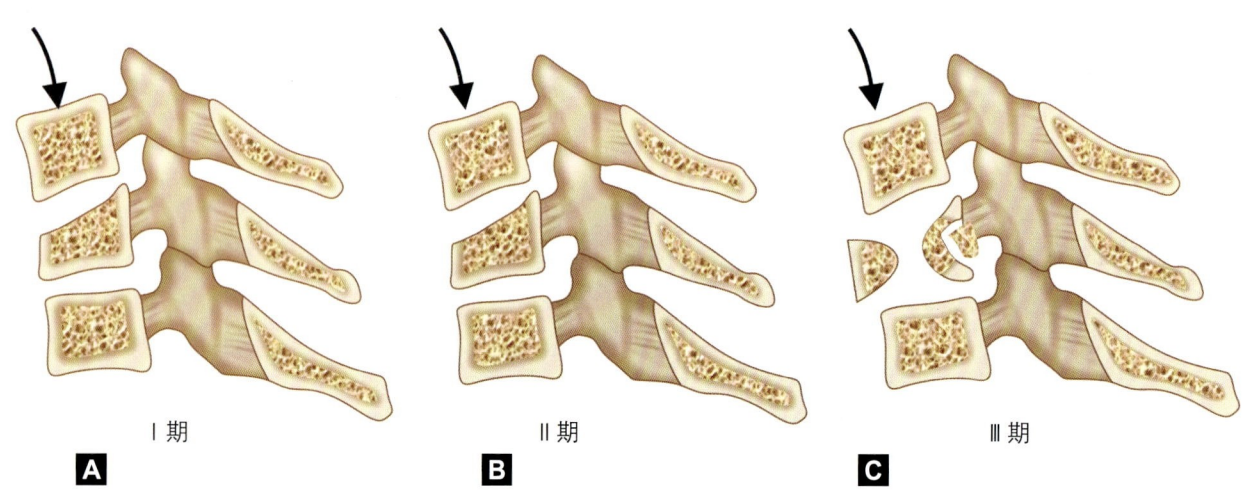

Ⅰ期   **A**   Ⅱ期   **B**   Ⅲ期   **C**

图14.30 垂直压缩（VC）损伤的3个时期

（A）Ⅰ期（VCS-Ⅰ）骨折线通过上终板或下终板而没有移位 （B）Ⅱ期（VCS-Ⅱ）骨折线通过双终板及最小移位 （C）Ⅲ期（VCS-Ⅲ）爆裂骨折：椎体边缘粉碎性骨折并进入椎管内

来源：Redrawn from Bucholz RW, Heckman JD, Court-Brown C, et al. (Eds). Rockwood and Green's Fractures in Adults, 6th edition.Philadelphia, PA: Lippincott Williams & Wilkins; 2006

垂直压缩Ⅲ期损伤是椎体爆裂性骨折，伴有不同程度的骨折块的塌陷和移位，可能导致脊髓受压和神经损伤。通常，骨折块向后大移位压迫脊髓，发生的神经损伤比从影像学上观察到的更严重。后韧带可能会或不会被破坏。在无神经损伤的患者中，如果没有后韧带损伤或明显的后凸畸形，头颈胸支架固定12周就可能足够了。然而，Koivikko的报道显示，与头颈胸外固定支架固定治疗的69个泪滴状骨折和破裂骨折患者相比，手术治疗的矢状面排列、融合率和神经恢复效果更好。手术方式的选择是一种颈前路椎体次全切和植入物融合术，可以允许减压和提供机械稳定性（图14.31）。无神经症状的患者，后路侧块螺钉/椎弓根螺钉稳定将融合限制在单个运动节段部分，因此可能优于前路融合。

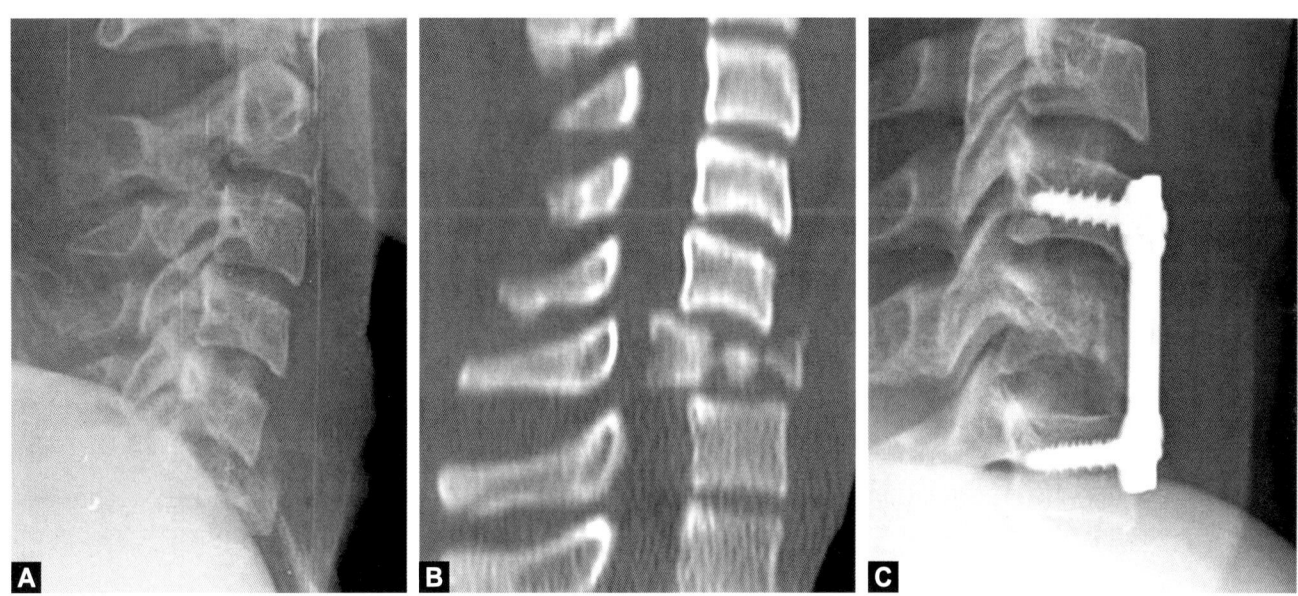

图14.31 颈6椎体骨折
（A、B）颈椎侧位X线片和CT显示颈6椎体爆裂骨折的骨折块向后移位至椎管中
（C）术后侧位X线片显示颈6椎体次全切完整，且颈椎前路钢板和螺钉固定良好

2. 屈曲压缩损伤

屈曲压缩损伤常见于高处坠落伤或头部重物砸伤。施加于屈曲颈椎的压缩力导致椎体压缩性破坏。进一步的轴向载荷产生剪切力，向后穿过椎间盘和因张力而随之导致后部韧带断裂。由此产生的损伤可能从后部韧带保持完整的楔形压缩骨折（屈曲压缩Ⅰ期和Ⅱ期），到后部韧带断裂的泪珠状骨折和四边形骨折（图14.32）。2/3患者会出现相关的椎体矢状分离以及双板骨折。在泪珠状骨折中，强大的向前弯曲剪切力导致椎体前缘形成三角形骨块，余下的椎体不同程度向后移至椎管内并造成后部韧带破裂。（屈曲压缩的Ⅲ期、Ⅳ期和Ⅴ期）。四边形骨折是有一块较大的椎体前唇被撕裂的损伤，有别于泪滴状骨折。神经损伤在屈曲压缩Ⅲ期患者中占25%，Ⅳ期患者中占38%，而在Ⅴ期的患者中因骨折块后移占91%。灶状后凸畸形常伴有环状软组织破坏。

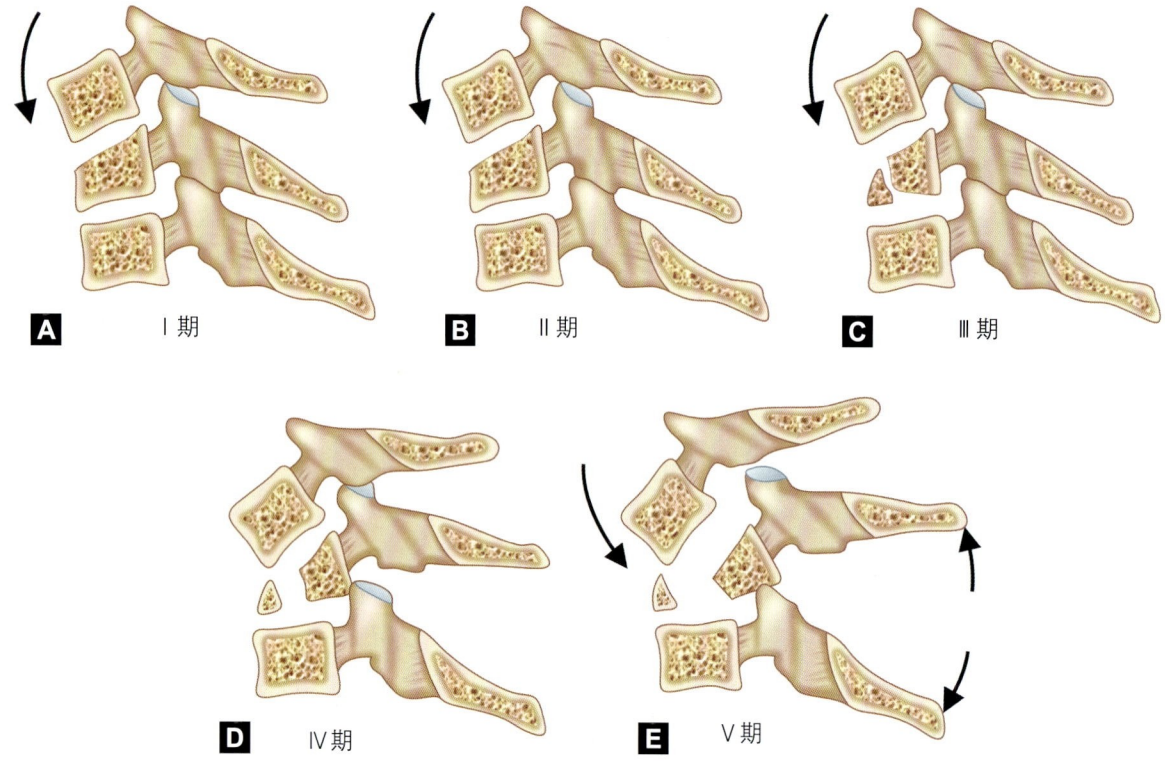

图14.32　屈曲压缩损伤的5个时期

（A）Ⅰ期（CFS-Ⅰ）前椎体钝化；后结构完整　（B）Ⅱ期（CFS-Ⅱ）"喙状"的前椎体:前椎体高度丢失　（C）Ⅲ期
（CFS-Ⅲ）骨折线从前椎体穿过下软骨板　（D）Ⅳ期（CFS-Ⅳ）中心椎体畸形和后下缘喙突骨折向后移位至椎管距离＜3mm
（E）Ⅴ期（CFS-Ⅴ）"泪珠状"骨折；骨折损伤如Ⅲ期，但骨折后下缘向后移位至椎管的距离＞3mm

来源：Redrawn from Bucholz RW, Heckman JD, Court–Brown C, et al. (Eds). Rockwood and Green's Fractures in Adults, 6th edition.Philadelphia,

PA: Lippincott Williams & Wilkins, 2006

　　楔形压缩性骨折可用颈椎矫形器治疗。大多数的泪珠状和四边形骨折极不稳定，最好采用前路椎体次全切除及融合术治疗。如果出现严重的后部韧带损伤或已实施多节段前路椎体次全切除术，那么可能需要额外的后路固定以恢复张力带。Fisher报道，与头颈胸支架相比，手术治疗泪珠状骨折的后凸畸形和不稳定更少。如果脊柱可以较容易通过牵引带进行力线对齐，那么无神经损伤的患者可行单纯后路固定来治疗。

3. 屈曲牵张损伤

　　屈曲牵张损伤是一种屈曲过度损伤。最初，后部韧带/骨结构失去张力，可继续椎体压缩性骨折。受伤的范围从简单的小关节和关节突损伤到单侧或双侧关节突脱位和椎体前移（图14.33）。关节面扭伤（屈曲牵张损伤Ⅰ期）包括后部韧带和小关节囊破裂，但在脊柱已复位下查看侧卧位X线片时，经常被误诊为无关紧要的损伤。MRI可能会显示后部韧带中小关节面变宽、T2加权信号强度增加。如果漏诊或未进行治疗，这些患者今后可出现疼痛以及病情的不稳定（图14.34）。

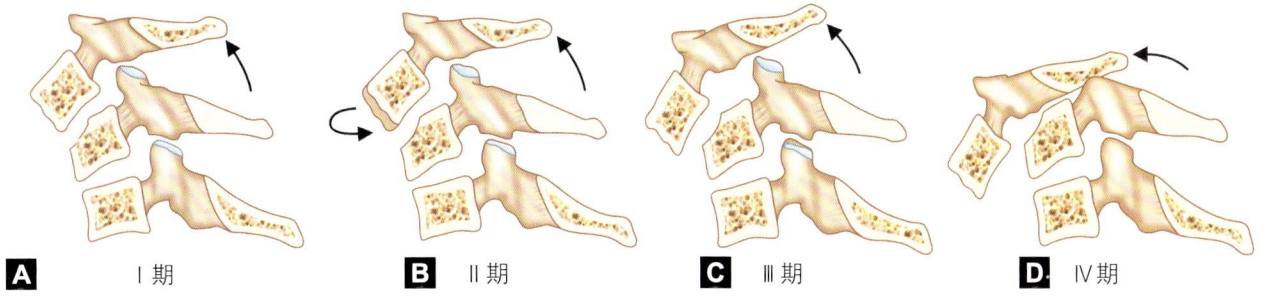

图14.33　屈曲牵张（DF）损伤的4个时期

（A）Ⅰ期：后部韧带的损伤，棘突分离和小关节半脱位　（B）Ⅱ期：单侧关节面脱位；移位始终＜50%

（C）Ⅲ期：双侧关节面脱位；移位达50%和关节"凸起"

（D）Ⅳ期：双侧关节面脱位，100%旋转脱位（呈现出"浮动"脊椎）

来源：Redrawn from Bucholz RW, Heckman JD, Court-Brown C, et al. (Eds). Rockwood and

Green's Fractures in Adults, 6th edition. Philadelphia, PA: Lippincott Williams & Wilkins, 2006

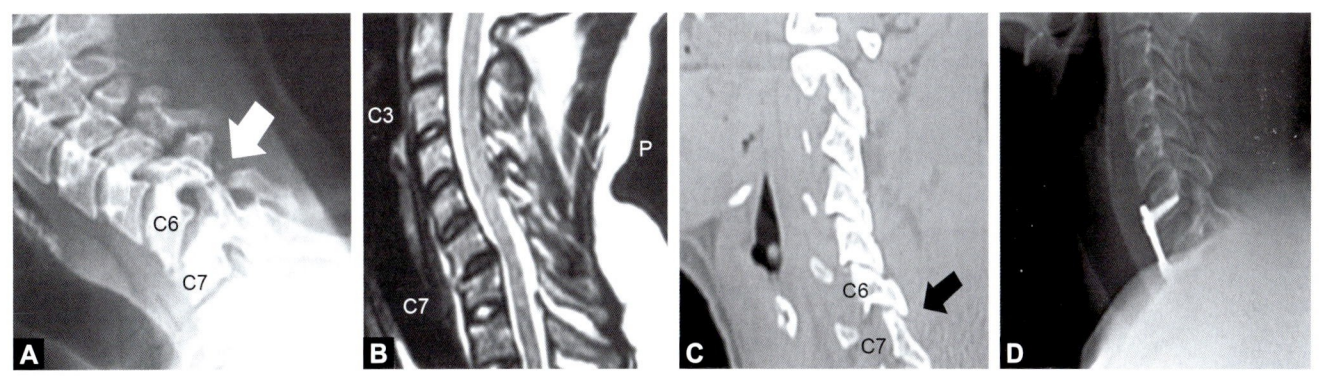

图14.34　颈6～颈7小关节突半脱位

（A）侧位X线片显示屈曲牵张损伤导致颈6～颈7小关节面凸起

（B、C）MRI和CT图像中轴矢状位T2WI显示在颈7两关节面半脱位出现在颈6

（D）颈前路椎间盘切除术后，脱位完全复位

　　单小关节面（屈曲牵张Ⅱ期）/双小关节面脱位（屈曲牵张Ⅲ期和Ⅳ期）是更严重的损伤，包括棘上、棘间韧带、黄韧带、小关节囊的撕裂伤。后纵韧带可破坏或剥离椎体的后表面，近60%的患者出现不同程度的椎间盘破坏，这常与轴面的小关节骨折有关，小关节骨折的存在减少了成功闭合复位的机会。脊髓或神经根损伤更常见于屈曲牵张损伤的Ⅱ期、Ⅲ期和Ⅳ期。有时，颈椎的下小关节的下唇会交锁在下一椎体的上小关节面的上唇，导致严重的后凸畸形和牵拉，这种情况类似于关节凸起。

急救处理包括尽快恢复脊柱正常序列。复位减少了部分神经的受压和韧带及肌肉的异常张力。这反过来又减轻了患者的剧痛，还阻止神经进一步损伤和促进神经功能的恢复。脱位的闭合复位可以通过颈椎牵引或在镇静下牵拉颈部来治疗。对于闭合复位失败的案例，可以通过前路或者后路切开复位（图14.35～图14.37）。

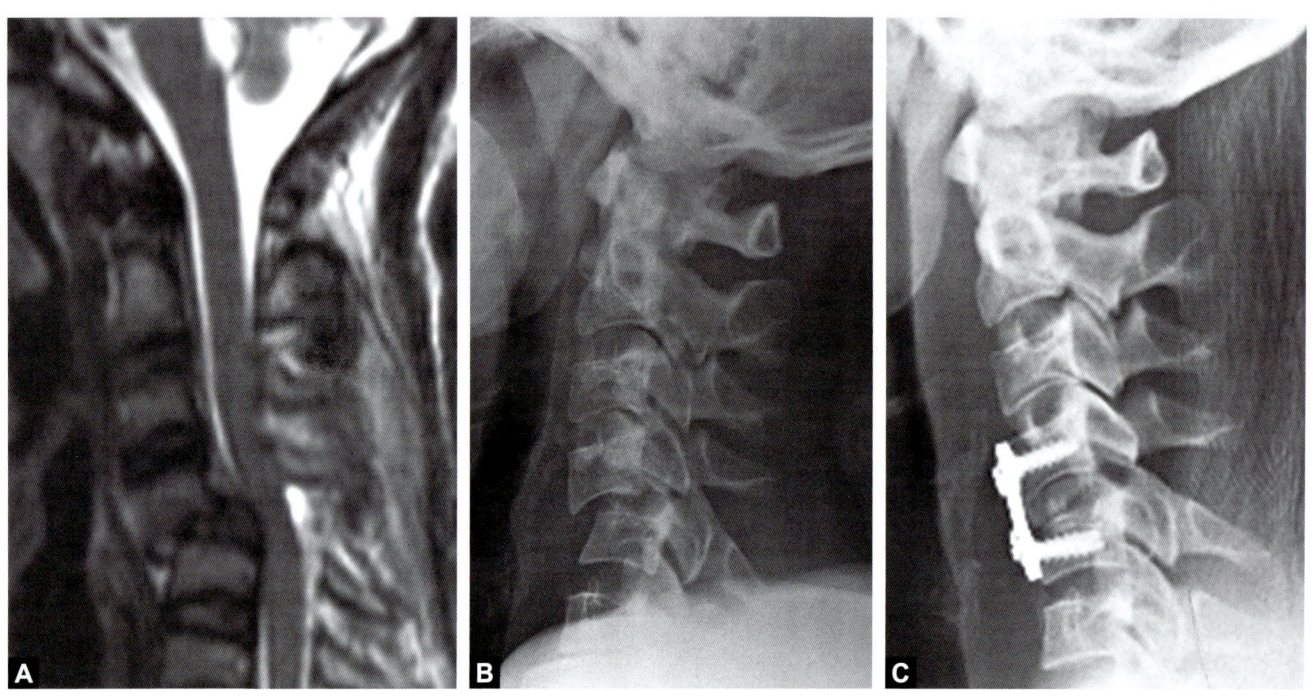

图14.35　颈4～颈5骨折并脱位

（A）颈4～颈5双侧小关节面脱位和椎间盘破坏

（B、C）颈椎前路椎间盘切除及复位和颈前路钢板内固定是首选治疗方法

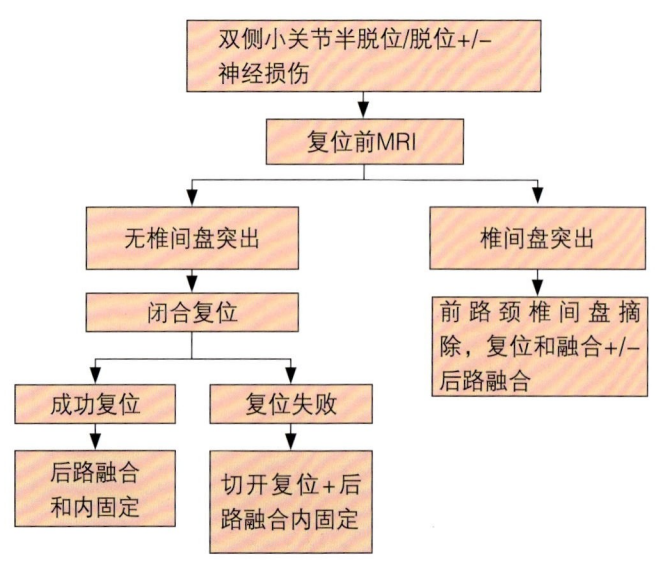

图14.36　双侧小关节面脱位的治疗步骤

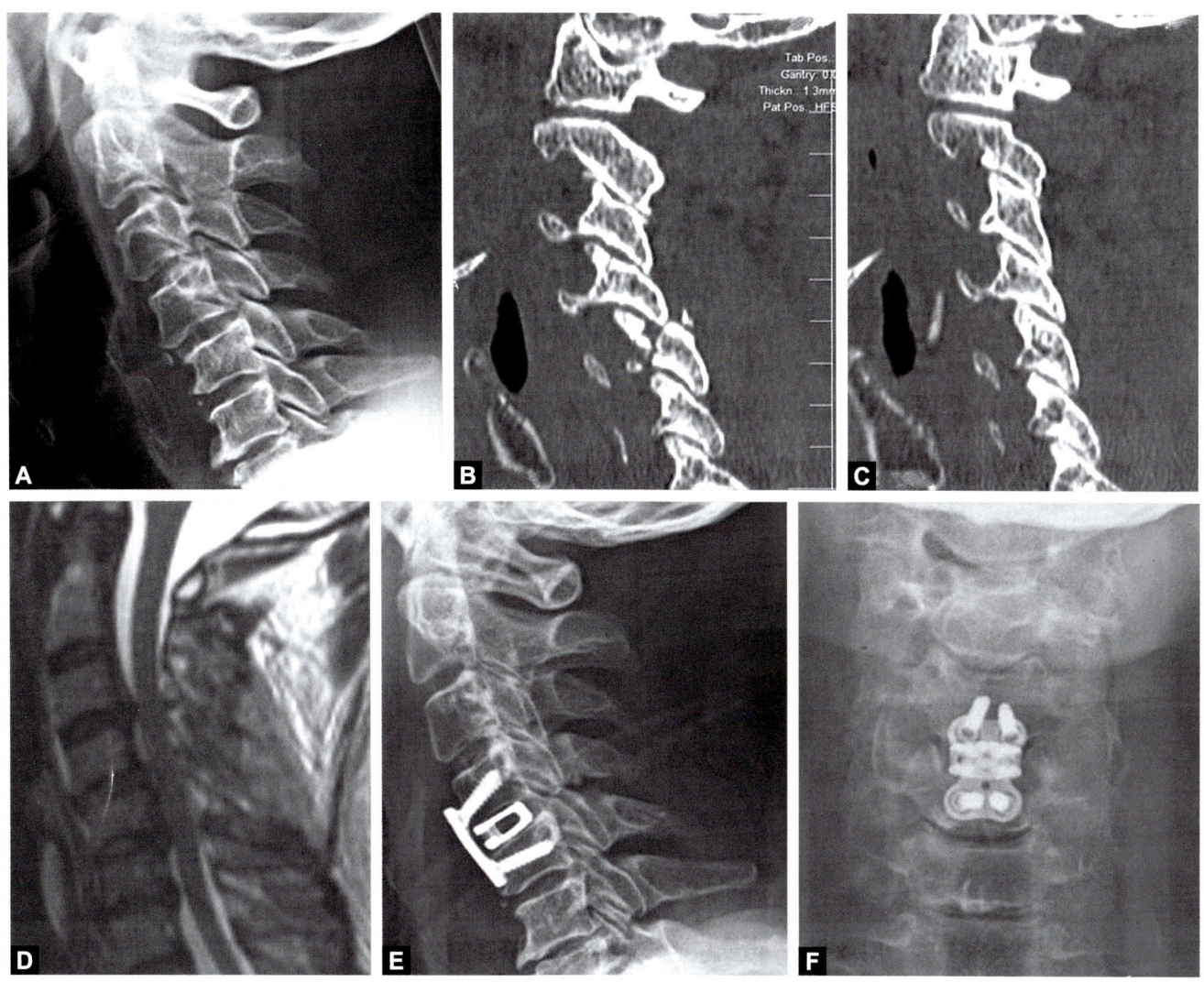

图14.37　一名56岁患者的颈4~颈5单侧小关节半脱位

（A~C）X线片和CT图像显示右侧有一个小关节面骨折伴脱位，而左边的小关节结构完整

（D~F）患者行颈椎前路椎间盘切除和钛笼植入融合钢板内固定术

　　在闭合复位失败的情况下，前路和后路切开复位的方法都有支持者。传统上，后路切开复位是首选。通过后正中切口，在骨膜下暴露脊柱直至小关节。通过用布巾钳钳住棘突，然后牵拉脊柱，可以达到复位的目的。另一种更安全、更简便的方法，切除下椎骨的上关节面，因为其阻挡复位。然后用侧块螺钉杆轻轻撬动上关节，将脱位的椎骨牵拉复位对齐。后路手术入路，几乎肯定可以在急诊手术中进行脱位复位。然而，将脊柱不稳的患者转为俯卧位，会导致神经损伤加重。后路复位还存在椎间盘骨折块移位的风险，术后可能会导致神经损伤加重。因此，行后路切开复位的术前，均建议行MRI检查。如果MRI显示有椎间盘骨折块移位，那么，在进行前路椎间盘切除术之前，必须进行复位。

　　前路切开复位术（图14.38）涉及经典的Smith Robinson脊柱入路。在脱位的水平位置上切除椎间盘，然后对神经结构部分进行减压。通过使用椎体牵引器或牵引针进行手法复位。在罕见的不能安全复位的情况下，建议把患者翻转过来，并设法从后路进行复位。前路切开复位减压是在直视脊髓下进行的，因此，由骨折块移位所致的神经损伤几乎很少出现。

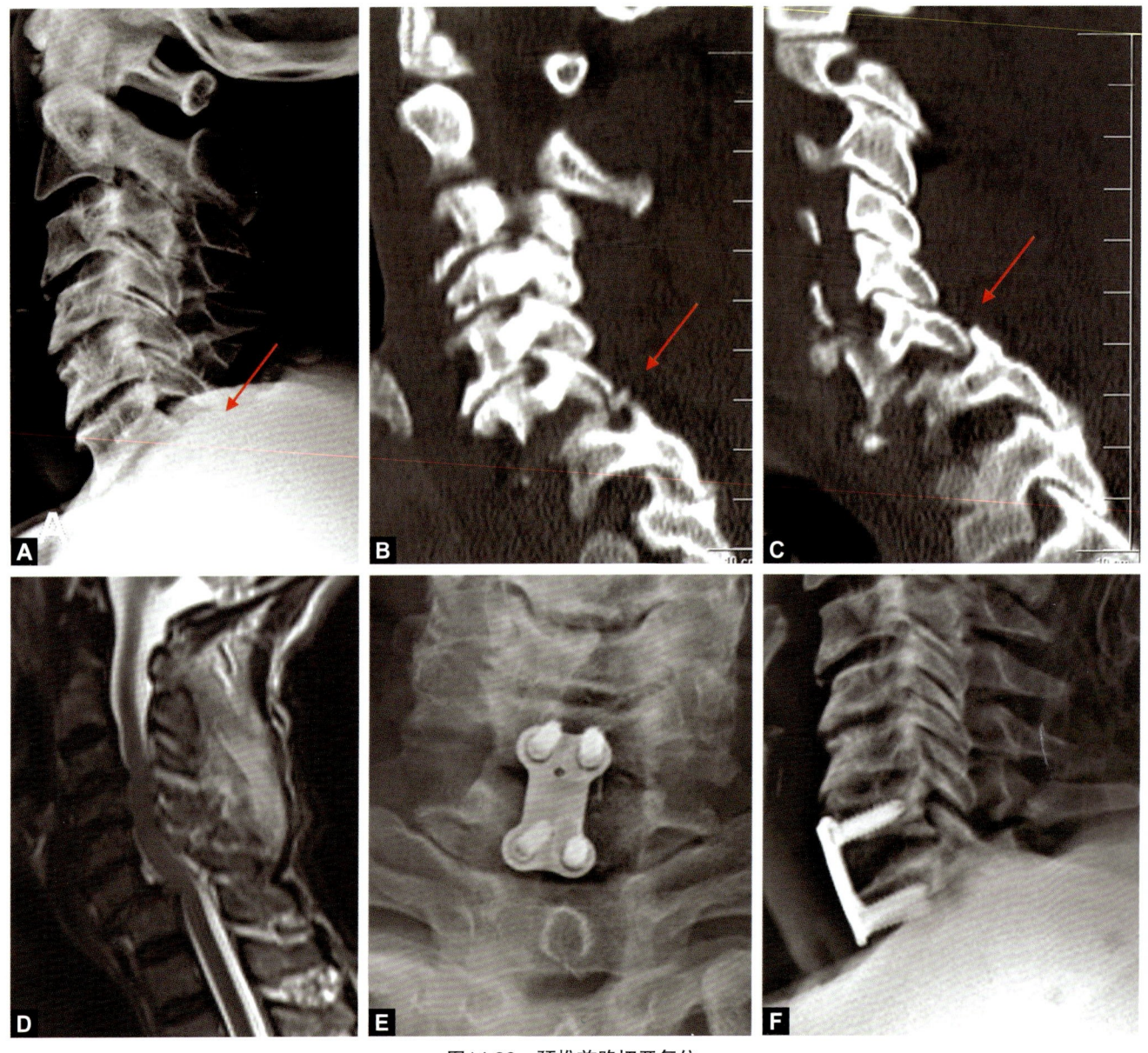

图14.38　颈椎前路切开复位

（A～C）在矢状位CT图像上呈现出双侧关节面脱位　（D）矢状位MRI图像显示脊髓的弯曲和偏离

（E、F）患者行前路颈椎间盘切除术，牵拉复位和植骨钢板融合

　　一旦复位，手术固定是最终治疗方法。传统上，后路固定是首选，因为有助于恢复后部韧带和因肌肉破坏而丢失的后张力带。生物力学研究表明，后路固定比前路钢板固定更牢固。此外，后入路手术方法是大家都熟悉的，容易复位，如果需要的话，内固定也较易延伸到多个节段。在骨质疏松的患者中，后路固定优于前路钢板固定。后路固定可以使用棘突间或椎板线以及侧块螺钉与钢板来实现。

4. 伸展压缩损伤

从高处跌落或摔伤，可能导致前额或面部直接损伤，导致应力作用于伸展的颈椎（图14.39）。脊柱后柱结构的轴向负荷导致一个或多个节段的单侧［伸展压缩（CE）Ⅰ期］或双侧［伸展压缩（CE）Ⅱ期］椎弓根骨折，需要颈椎矫形器固定12周治疗。偶尔会发生椎弓根和椎板的单侧骨折，需要前路或后路固定。

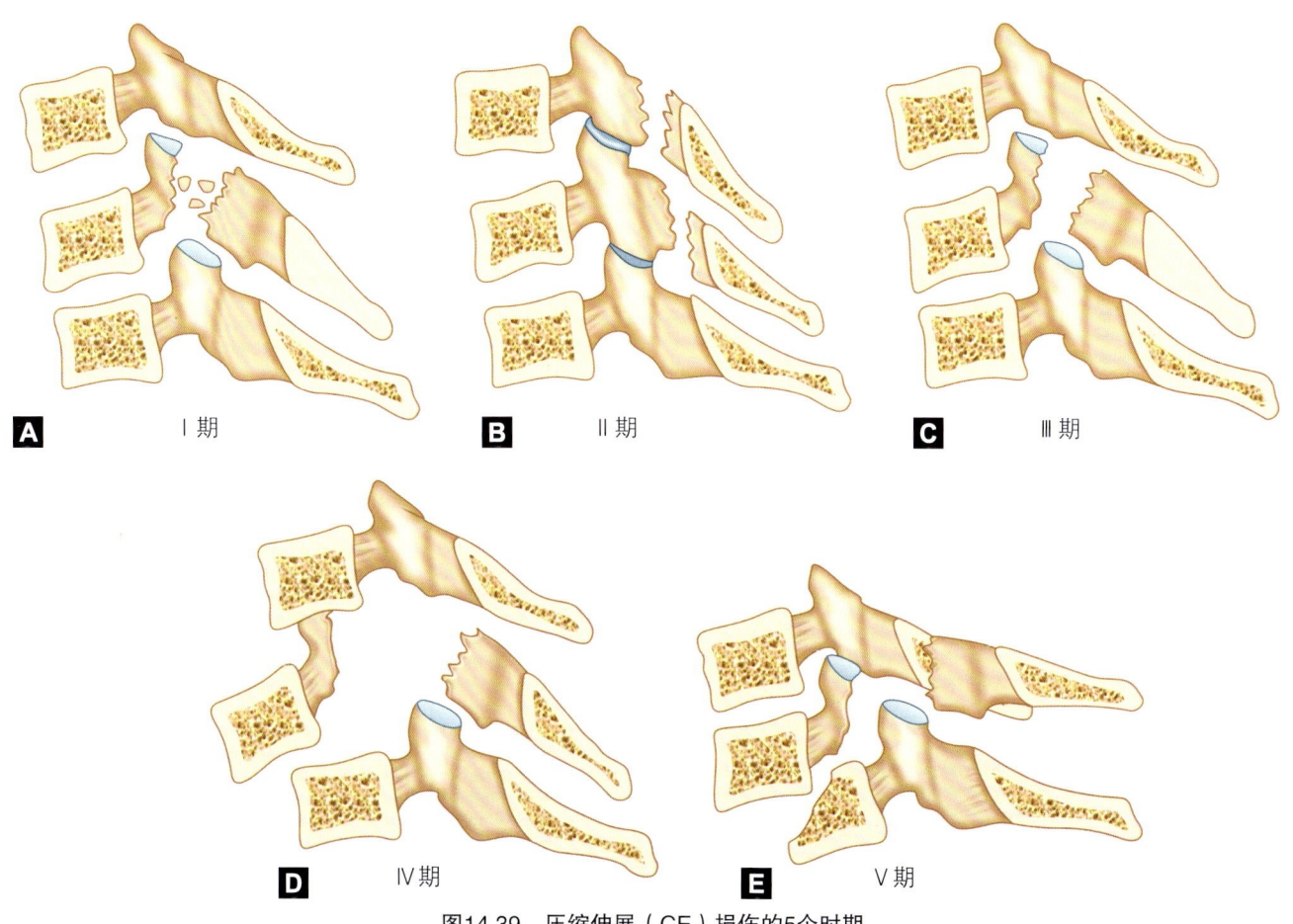

图14.39 压缩伸展（CE）损伤的5个时期

（A）Ⅰ期（CES-Ⅰ）单侧椎弓根骨折伴随或不伴随椎体旋转前移 （B）Ⅱ期（CES-Ⅱ）双侧椎板骨折没有其他组织的损伤
（C）Ⅲ期（CES-Ⅲ）双侧椎弓根骨折合并关节突、椎弓根、椎板或双关节结合部骨折，无椎体脱位
（D）Ⅳ期（CES-Ⅲ）双侧椎弓骨折伴部分椎体向前移位
（E）Ⅴ期（CES-Ⅴ）双侧椎弓骨折伴全椎体向前移位；前下缘后上缘韧带断裂

来源：Redrawn from Bucholz RW, Heckman JD, Court-Brown C, et al. (Eds). Rockwood and Green's Fractures in Adults, 6th edition. Philadelphia, PA: Lippincott Williams & Wilkins; 2006

随着进一步伸展或载荷的增加，伸展力矩的旋转中心向前和向下转移，产生的剪切力斜跨椎体或椎间盘，使脊柱不稳定。脊柱力线在伸展压缩Ⅲ期仍可维持，但伸展压缩Ⅳ期和Ⅴ期时力线向脊柱头侧逐渐前移，这种损伤在下颈椎最为常见。尽管引起如此严重损伤需要较大的能量，但前柱和后柱附件的自动分离减压使神经损伤的发生率较低。虽然Ⅲ期损伤可以用头颈胸支架非手术治疗，Ⅳ期和Ⅴ期损伤需要手术固定以恢复脊柱的稳定性，多节段后外侧侧块固定是首选。在明显椎体粉碎骨折的情况下，可能需要额外的前路重建来恢复承载结构，仅后路稳定不足以抵消所形成的大剪切力。

　　既往有颈椎病的老年患者，发生伸展牵张损伤时，在黄韧带和前方骨赘撞击时会引起严重的即刻脊髓压缩损伤。常导致中央脊髓的选择性损伤，称为中央脊髓综合征，上肢的神经功能缺失较下肢严重。虽然患者可能有明显的、不同程度的手功能障碍和痉挛，但预后恢复一般良好；如果有任何不稳定或力线对齐不良，是手术稳定的适应证。目前争论的焦点是，是否有必要进行椎管减压；如果需要减压，减压时机也存在争议。Guest报道，继发于颈椎骨折或急性椎间盘突出的外伤性中央脊髓综合征受伤24小时内减压治疗是安全的，比延迟减压更能促进运动功能恢复。如果中央脊髓综合征与颈椎病或颈椎狭窄有关，神经功能的恢复不理想。

5. 伸展牵张损伤

　　伸展牵张损伤常发生于高速车辆事故，或者患有强直性脊柱炎、弥漫性特发性骨肥厚症或严重颈椎病创伤

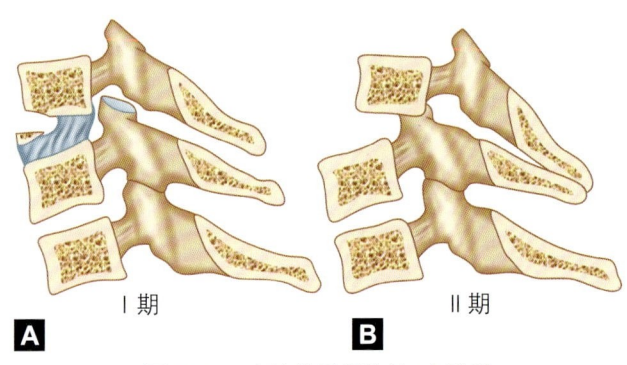

图14.40　牵拉伸展损伤的2个阶段

（A）Ⅰ期（DES）前纵韧带复合体断裂或椎体横断性骨折　（B）Ⅱ期（DES-Ⅱ）后纵韧带复合体断裂和椎体向上脱位进入椎管

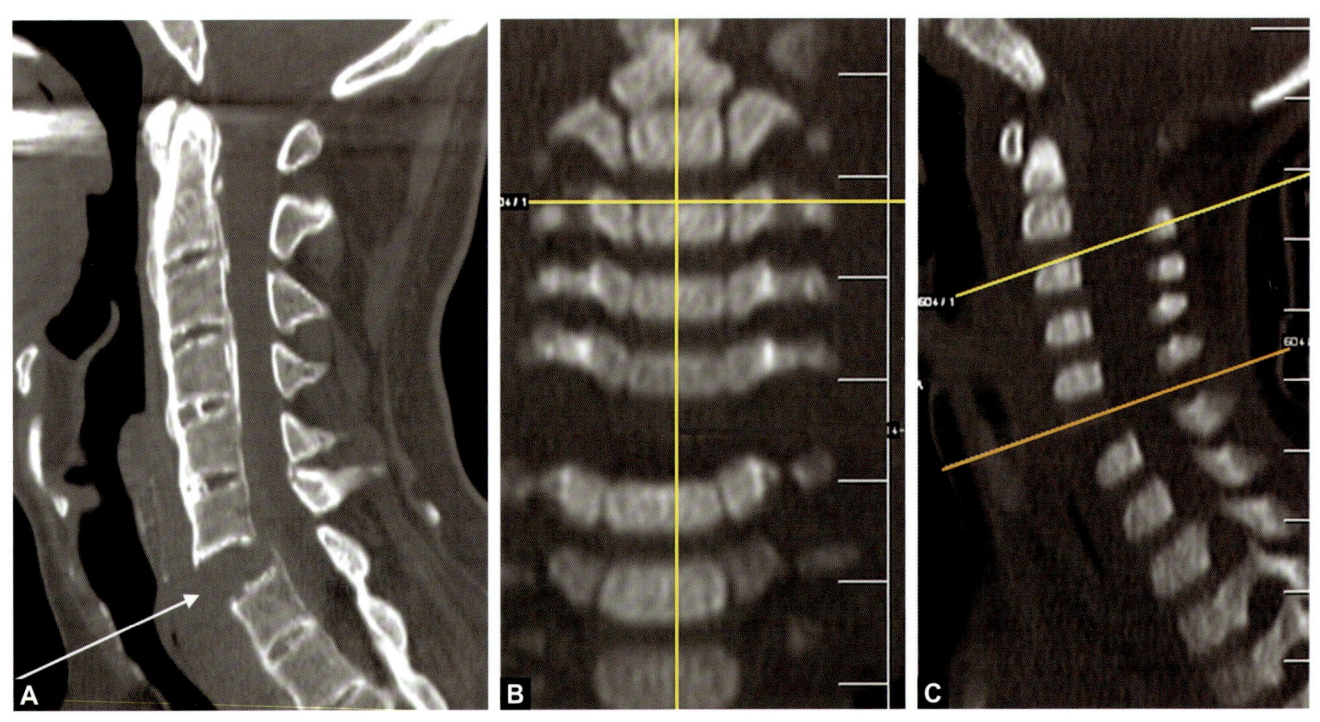

图14.41　颈椎牵拉损伤

（A）强直性脊柱炎患者，CT矢状位图像显示颈6～颈7伸展牵张三柱损伤

（B、C）车祸事故脊髓损伤的CT冠状位和矢状位图像。颈5～颈6椎间隙显著扩大表明颈5～颈6椎体持续牵张损伤

的患者（图14.40和图14.41）。面部受伤是常见的，脊柱损伤通常不稳定，多伴有严重的神经功能损伤。

当牵张力施加于一个伸展的颈椎时，由此产生的由前向后的横向损伤导致前纵韧带、椎间盘和后纵韧带的连续破坏，最后要么出现后韧带复合体的牵张损伤，要么出现后柱骨质结构的骨折（图14.42）。伸展牵张损伤Ⅰ期表明前纵韧带有损伤但结构完整，损伤局限于前柱而无向后滑脱。前柱的横向断裂可能穿过椎间盘或导致椎体的前下角撕脱（伸展泪滴状骨折）。伸展牵张Ⅱ期损伤极不稳定，因为头侧椎体滑脱致后纵韧带损伤，这又会导致向后移位的椎体和下一椎体前上椎板间的脊髓受压。这些损伤在屈曲损伤时是稳定的，因此，当患者仰卧位拍摄X线片时常被漏诊。强直性脊柱炎或弥漫性特发性骨肥厚症患者的解剖变形也会使影像学诊断变得困难。

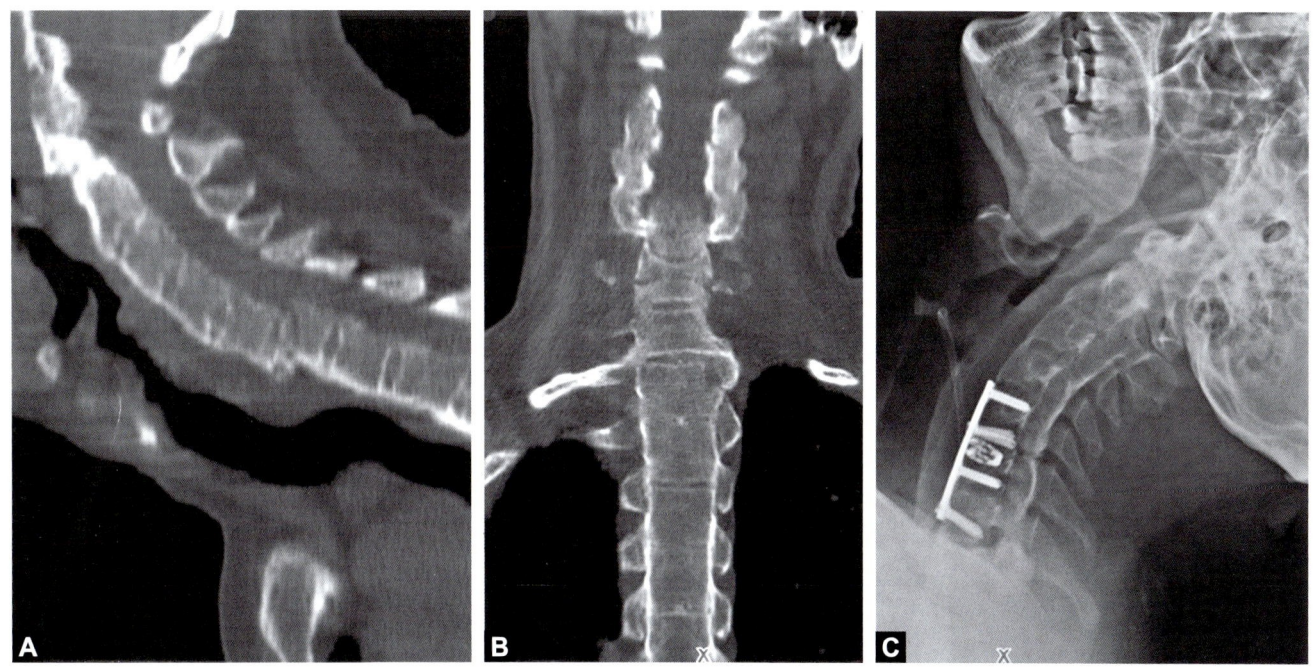

图14.42 强直性脊柱炎患者颈椎三柱牵张损伤
（A、B）颈6椎体牵张损伤患者术前CT图像 （C）颈前路长节段钛笼加长内固定融合

在治疗强直性脊柱炎患者的损伤时，使用头枕支撑患者颈部以恢复伤前脊髓对齐状态，而不是将患者固定于硬颈托上，因为这会加大颈椎伸展并使神经损伤进一步加重。对脊柱力线的牵引，也可引起过度牵拉和加重神经损伤。脊柱处于弯曲状态时，是恢复脊柱对齐的最佳位置。

治疗可以选择头颈胸支架固定或手术固定。既往患有严重颈椎畸形的老年患者和神经功能缺失的患者，头颈胸支架难以维持稳定，因此，手术通常是首选方案。对于伸展牵张Ⅰ期损伤，颈椎前路融合钢板内固定是治疗的首选，尤其是单纯的椎间盘韧带损伤。伸展牵张Ⅱ期损伤因高度不稳定，前路融合术后，必要时需加以后路复位固定。对于强直性脊柱炎患者，由于骨质疏松难以固定，注意避免单纯前路固定。如果脊柱轻微牵引屈颈后可获得力线对齐，那么多节段后路固定是足够的。然而，如果不能实现脊柱的序列恢复，那么需要前路减压融合内固定和后路固定。一些外科医生建议通过截骨来实现畸形矫正，但这会给神经功能损伤带来更大的风险。

6. 侧屈损伤

当头向一侧弯曲，任何压力作用于头部都会导致椎体非对称骨折和骨折线位于矢状面上的后柱结构单侧骨折（侧屈损伤）。神经损伤非常罕见。大多数侧屈损伤可通过非手术治疗。更为严重的侧屈损伤会导致后侧韧带撕脱伤，在正位X线片上可显示为小关节的间隙增大（图14.43）。侧屈损伤往往与神经根或臂丛神经的撕裂有关。对于侧屈损伤，后路稳定可以通过单个运动节段融合来实现。

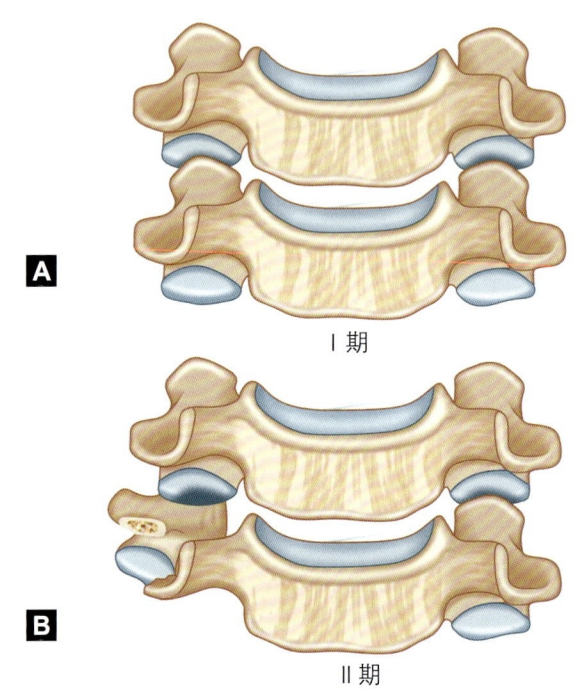

Ⅰ期

Ⅱ期

图14.43　侧屈损伤致脊柱同侧脊柱分离而对侧脊柱压缩
（A）Ⅰ期损伤，不对称性椎体骨折伴单侧椎弓根骨折　（B）Ⅱ期损伤，伴椎体脱位和对侧韧带断裂
来源：Redrawn from Bucholz RW, Heckman JD, Court-Brown C, et al. (Eds). Rockwood and Green's Fractures in adults, 6th edition. Philadelphia, PA: Lippincott Williams and Wilkins; 2006

五、外科解剖

颈椎由7个单独椎骨组成。上颈椎包括颈1和颈2（寰椎和枢椎）。颈1和颈2通过与之相关联的关节可给颅骨提供更大的活动性。约50%的颈部屈伸活动发生在枕骨和颈1之间，旋转活动发生在颈1和颈2之间。下颈椎或下轴椎体（颈3~颈7）的解剖结构都是相似的，一个椎体、椎弓根、椎板、棘突和小关节。颈椎活动度比胸椎或腰椎大。颈椎的横突孔的特征是有椎动脉通过。

（一）上颈椎

上颈椎的每一块骨在解剖学上都是独一无二的，具有复杂的稳定结构（图14.44）。高度分化的解剖结构允许头部和躯干之间传递重量，方便颈部活动和保护神经血管等结构。枕骨与寰椎通过一对寰枕关节相连。在枕骨大孔的前外侧缘下端有一对枕骨髁。寰椎侧块凹与枕骨髁凸形成寰枕关节。儿童的这些关节较浅且尚未发育完好，因此小儿寰枕损伤发生率较高。

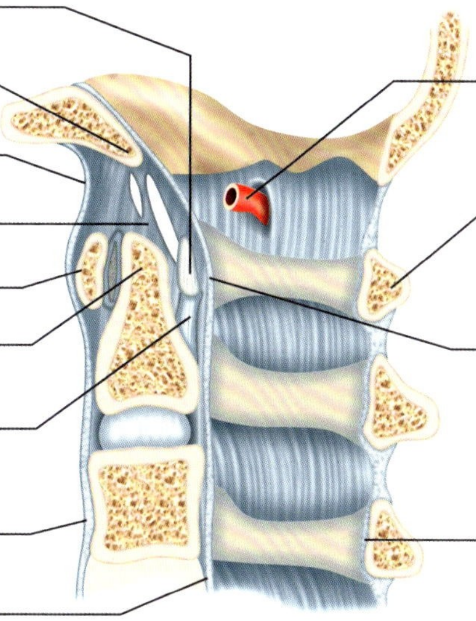

交叉韧带上纵韧带

颅底

枕孔前膜

齿突韧带

寰椎前弓

隐窝

交叉韧带下纵韧带

前纵韧带

后纵韧带

椎动脉

椎动脉

覆膜

覆膜

图14.44　枕颈关节正中矢状面上颈椎和颅颈关节各韧带附着点

　　寰椎的侧块由前弓和后弓相连。前结节位于前弓中线，是前纵韧带和颈长肌的附着部位，后结节为项韧带的附着部位。齿状突由椎体前端延伸与寰椎的前弓后部相衔接，使寰椎和枢椎得以连接和横向放置成对的小关节，为滑膜关节，使该节段大幅度的旋转活动变得容易。

　　枕颈韧带在脊柱的稳定性上起重要作用（图14.45）。外韧带包括项韧带，从枕骨外隆突延伸至寰椎和颈椎棘突的后方；固有韧带提供最强的稳定性。这些韧带在硬脑膜前有三层，包括覆膜、交叉韧带和齿状韧带。覆膜链接后椎体与前枕骨大孔，是后纵韧带头部的延续。交叉韧带位于覆膜前面、齿状突后面。寰椎横韧带的强度最大，将后齿状突与骨结节上侧面插入的前寰椎弓连在一起。垂直带从横韧带延伸到枕骨大孔和椎体。翼状韧带和尖韧带（统称为齿状韧带）是最前方的韧带结构，将齿状突连接到枕骨髁。

　　在枕骨与上颈椎之间的主要稳定结构是前后寰枕覆膜和翼状韧带。骨性解剖结构限制弯曲而覆膜结构限制伸展。对侧翼状韧带限制旋转和侧屈。覆膜的翼状韧带防止过伸。

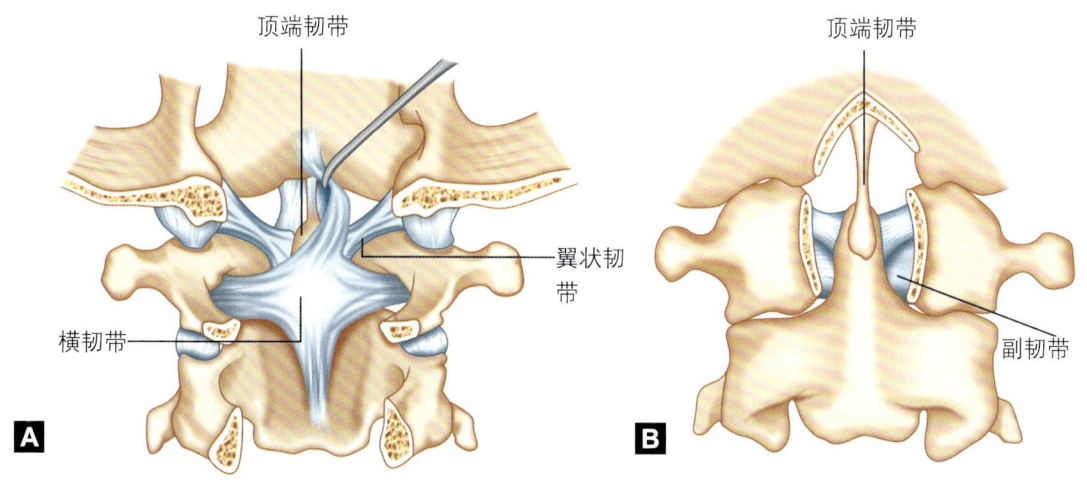

顶端韧带

翼状韧带

横韧带

顶端韧带

副韧带

图14.45　寰枢关节

（A）后侧和（B）前侧的图示征像。顶端韧带、横韧带、翼状韧带和副韧带的附着清楚显示

来源：Redrawn from Jackson RS, Banit DM, Rhyne AL, et al. Upper Cervical Spine Injuries. J Am Acad Orthop Surg. 2002; 10: 271–80

（二）下颈椎

构成下颈椎的5个椎骨是颈3~颈7。每个颈椎都有一个前椎体和一个后弓。下颈椎可分为前柱和后柱。前柱位于椎间盘之间，由起支撑作用的颈椎体组成。椎体前表面由前纵韧带加固；后表面则由后纵韧带加固。在椎体上外侧表面是一些被称为钩突的凸起或钩子，它们与上椎体下侧面相应的凹陷区域即砧座相连，形成钩椎关节。两个椎体之间的区域为椎间盘。椎间盘前方较厚，导致正常的颈椎前凸，而椎体后侧的钩椎关节限制了大多数的手术外侧暴露的范围。颈3~颈6的棘突通常是分叉的，而颈7的棘突通常不分叉。两侧有两个小关节，为下颈椎提供必要的稳定性和活动性。小关节平面与轴向平面成45°的角度并允许滑动。关节囊在下颈椎中比在脊柱的其他区域更松弛，以允许小关节平面的滑动。起支撑作用的黄韧带、后韧带和棘间韧带加强了后柱的稳定性。前、后纵韧带对于维持脊柱的完整性至关重要。前、后纵韧带维持着前柱结构的完整性，而后柱则是由复杂的韧带复合体稳定着，包括颈韧带、关节囊韧带和黄韧带。棘间韧带和黄韧带控制过屈和前移，黄韧带连接并加强小关节囊。

六、手术入路

（一）下颈椎前方入路

Smith-Robinson入路提供了全面进入椎体和下颈椎椎间盘的方法。理论上，左侧入路最为理想，因为损伤喉返神经概率最小。喉返神经解剖结构在左侧是固定的，而右侧是可变的。医源性喉返神经麻痹可导致声音嘶哑。

1. 体位

患者仰卧于手术台上，头部向非操作侧稍微旋转并用胶带固定。将一卷布放于肩胛骨之间，以使颈椎轻微后伸。肩膀向远端牵拉并固定于手术台上，以辅助获得下颈椎的足够的透视位置。借助X线透视标记好手术节段，并用局麻药和肾上腺素的混合注射于切口周围，以尽量减少术中失血量和缓解术后伤口疼痛。

2. 步骤

做3~5cm的横行切口从标记水平的中线延伸至胸锁乳突肌的内侧缘。在皮下可通过肌肉纤维的走向识别颈阔肌。使用电刀沿皮肤切口分开颈阔肌以尽量减少出血。通过感受拇指和食指之间的肌肉块以及肌肉向同侧乳突的运动方向确定胸锁乳突肌前缘位置。通过对颈深筋膜浅层的钝性解剖，形成一个内侧术野平面，在胸锁乳突肌深处越过颈动脉鞘。带状肌钝性分离并以耙钩固定。用左手食指触诊颈动脉搏动，钝性分离颈深筋膜中层，气管和食道位于同一平面的内侧。胸锁乳突肌颈动脉鞘从内侧轻轻牵开。颈椎的前侧可用手指触诊，而气管、食管伴带状肌则牵向内侧。随后将椎前筋膜与骨骼分离并抬升以暴露颈椎前方。两侧颈长肌位于椎体前侧的外侧缘，两侧颈长肌的内侧缘阻碍术野的显露，剥离颈长肌，然后将自动牵开器放置于颈长肌深处。在牵开器撑开后，麻醉师将气管插管放气并再次充气，该操作已被证明可以降低术后声音嘶哑的发生率。关闭切口前需进行细致的止血，并将气管、食道、颈动脉鞘和颈长肌复位。颈阔肌在放置引流管后应单独缝合，最后缝合皮肤。

（二）颈椎后方入路

1. 上颈椎

枕下入路可进入枕骨、寰椎和枢椎，方便固定与枕颈区相关的骨折，该区域的前路骨折治疗是困难和复杂的。此外，后路方法还提供广泛的血管床，有助于枕颈交界区的植骨融合。

体位：患者俯卧在两个垫枕上（一个在胸部下面，另一个在髂嵴下面，腹部悬空没有任何压力）。颈椎位于中立位屈伸。上肢借助胶布固定，所有的骨性突起部位予以衬垫充分保护。

手术步骤：用1∶500000肾上腺素稀释液浸润皮肤和皮下组织，有助于止血。从枕骨向颈2延伸的中线纵向切开皮肤；在中线，通过呈波浪状的无血管的薄白中缝加深切口。如无必要，不应暴露其他颈椎，尤其是儿童，以避免引起邻近节段的自发融合。剥离枕骨骨膜，颈1环位于枕骨末端，低于颈2棘突。在中线可识别颈1的后结节，剥离骨膜以显露椎体，应注意防止寰枕膜无意中穿破。在颈2以下，小关节的侧向边是安全的解剖范围。寰枢椎关节周围存在较大的静脉丛，在颈1～颈2关节的显露过程中可引起大量出血。在该水平上，解剖不应超过中线两侧横向1.5cm，以防止椎动脉的意外损伤，然后再行手术操作。

2. 下颈椎

颈椎后路显露用于颈椎后路内固定和融合。

体位：患者俯卧在两个枕垫上（一个在胸部下面，另一个在髂嵴下面，腹部悬空没有任何压力）。颈部应处于轻度屈曲或中立位，头部固定在手术台上，以防止术中的位置发生变化。上肢固定在身体侧面，并采取预防措施，如防止眼睛压力过大。

手术步骤：用1∶500000肾上腺素稀释液浸润皮肤和皮下组织，有助于止血。沿颈2～颈7棘突连线做手术切口，并切开皮下组织。在每个层面上需不时地重复调整固定牵引器以减轻软组织的张力，也有助于深层解剖位置的显露。深层解剖用电刀分离至达棘突的尖端。应从远端到近端的方向进行肌肉的剥离，以减少出血。深层解剖应该沿着无血管的分布的波纹状项韧带进行。椎旁肌使用Cobb剥离器沿棘突向两侧做骨膜下剥离，方便显露出两侧的后部结构。侧面解剖应仅显露至小关节的外侧边缘为止，并且侧块应完全显露，有利于侧块螺钉内固定。

 颈椎解剖入路的经验和教训：

颈前路显露

（1）在需要显露颈3水平以上位置时，应进行气管插管麻醉。

（2）自动牵开器应小心放置于颈长肌内侧缘，以避免损伤喉返神经、气管、食管等结构。

（3）建议在手术持续时间较长的情况下应间歇放松牵开器，以避免对神经血管结构造成过久的压力。

颈后路暴露

（1）解剖应沿着项韧带进行，以减少出血。

（2）尽量保留颈2和颈7棘突的韧带附件，以防止术后不稳定的发生。

（3）在为融合手术摆正姿势时，颈椎应该是直的，但头部应充分屈曲，以便使枕骨大孔和颈1分离。

（4）两侧横断面解剖不应＞1.5cm，以防止椎动脉受损。

七、手术方法

（一）颈1后路固定

在颈1爆裂性骨折的治疗中，提倡行后路颈1～颈2或颅底～颈2的融合来恢复寰枕、寰枢椎的稳定性，并避免可能出现的寰枢椎的不稳定。两者的优势均为手术方法简单、并发症发生率很低，但术后颈部活动会受限。Ruf等提出前路复位和口咽入路颈1固定以避免多节段融合，但是这种经口咽入路的方法并发症发生率较高。Koller等在最近的尸体生物力学分析中已经证明，在生理负荷下，直接固定颈1可以恢复颈1～颈2的稳定性。必要时，应用计算机导航引导下的万向螺钉直接后路固定颈1。

手术要点

患者俯卧在碳纤维手术台上，使用牵引弓对颅骨进行牵引。施加2.3～4.5kg重的牵引力，以便通过韧带整复，使颈1移位的骨折碎片得以复位。当寰椎侧块在轴面上的侧向移位＜7mm时，复位被确认并被认为是可以接受的。复位后维持在2.3kg重量牵引。通过标准的后方中线入路，颈1、颈2和颈3的附件可充分显露（图14.46）。术中正侧位透视对于安全置钉是必要的。

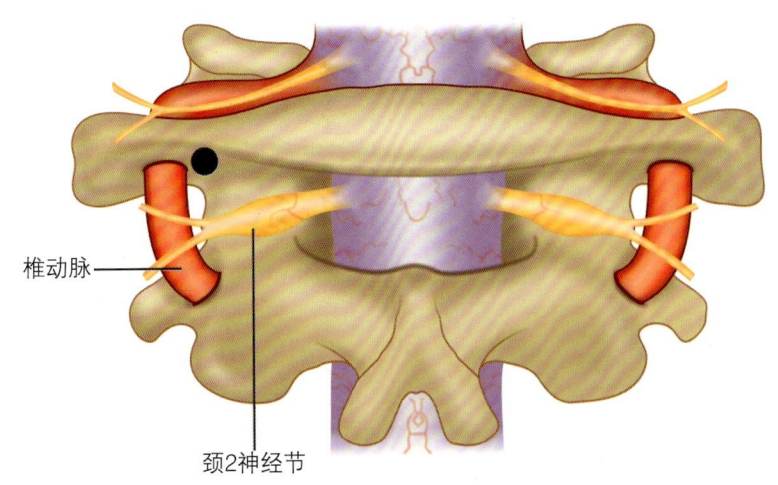

椎动脉

颈2神经节

图14.46 后路颈1～颈2关节的解剖结构
显示出重要神经血管结构的紧密毗邻结构以及侧块螺钉的安全进钉点（黑点）

颈1侧块螺钉进钉点位于颈1后弓下方的薄弱处和颈1～颈2小关节中点之上的区域。椎动脉从外侧到内侧紧贴颈1后弓，因此避免螺钉自上和横向置入非常重要。颈2神经根神经节位于进钉点下方。自下方进钉可能会损伤神经节，也与静脉丛的活跃出血有关。螺钉偏内会导致把持力下降，并可能损伤脊髓。

一旦确定正确的入路，使用2.5mm的金刚石磨钻在进钉口做好标记，再用1个2.7mm的钻头进行进一步钻孔。钻孔要缓慢进行，同时要频繁用球形探头评估螺钉轨道壁的完整性。螺钉向内侧倾斜10°～15°，指向寰椎前弓。用透视检查可以证实，不应尝试穿透前皮质。由于无支撑的侧块有横向移动的可能，必须在不施加过度压力的情况下保持螺钉的进钉点和方向。钻探必须以每次2～3mm的进度分步进行，并用探针反复检查。重要的是，在螺钉置入之前，必须先钻好两个进钉点，否则螺钉插入时所用的力可能会导致骨折块间的运动。将万向侧块螺钉置入钉道（图14.47）。螺钉与钉棒连接，并在控制下逐渐压缩，以减少侧向位移，并对骨折碎片进行压缩。在本技术中，术中计算机导航的使用提高了螺钉置入的安全性和准确性，也可以在螺钉植入后对骨折复位的准确性进行三维评估。

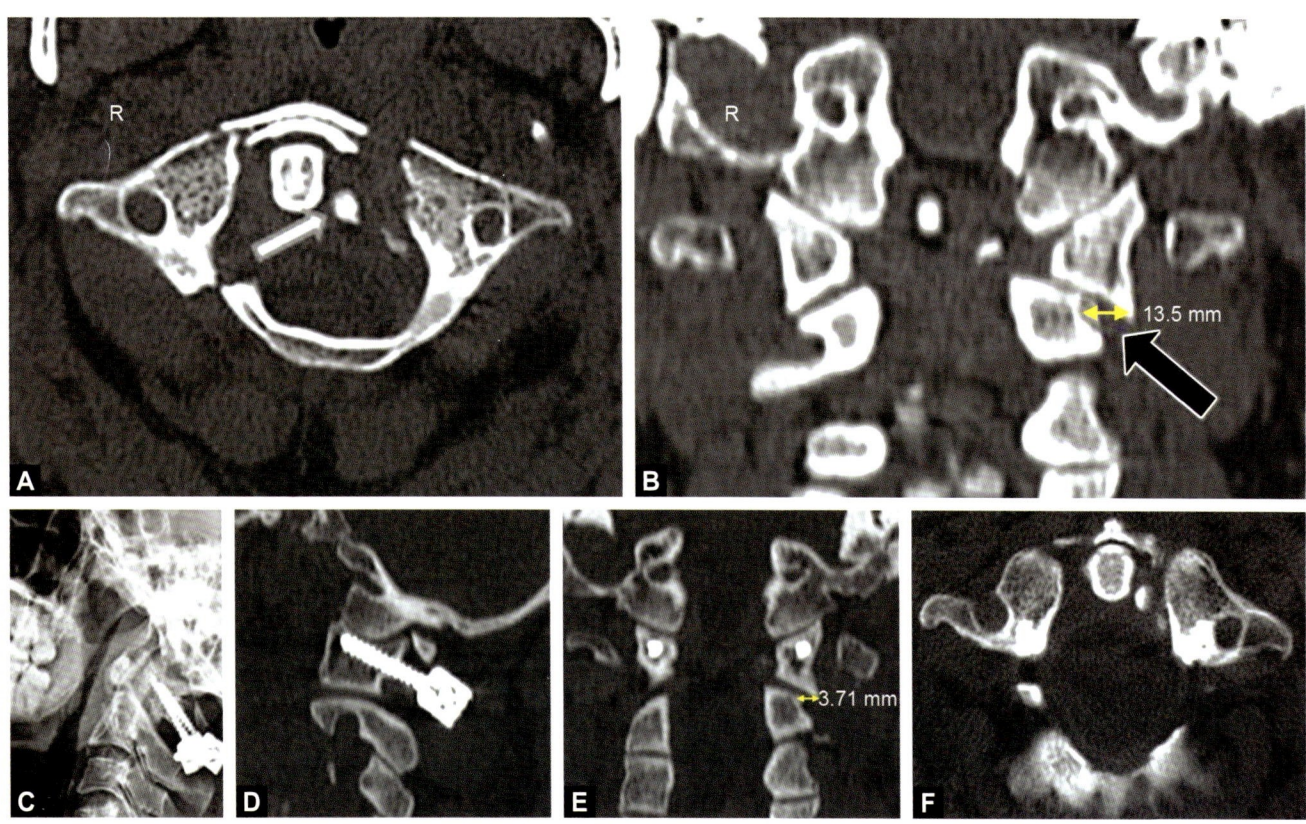

图14.47　Jefferson骨折

（A、B）轴位和冠状位CT图像显示不稳定的Jefferson骨折

（C）术后侧位X线检查显示，颈1侧块螺钉植入后骨折已经稳定

（D～F）矢状位、冠状位和轴位CT图像显示包括侧块螺钉

（二）颈1～颈2融合

1. Magerl技术

1986年，Magerl描述了颈1～颈2后路经关节螺钉内固定，提供了一种生物力学牢靠固定技术。该方法技术要求高，必须对该区域的解剖结构和颈2椎弓根的形态非常熟悉，而且对每名患者是否存在椎动脉高跨应予以术前评估。患者的正确体位对于确保安全的置钉路线至关重要。患者呈俯卧位，使用Mayfield牵引有助于保持正确体位使骨折碎片得以复位，并使C型臂可以在颈椎周围自由移动（图14.48）。颅颈结合处的轻度屈曲可使钻具较容易置于正确的部位并可靠地固定钻头。

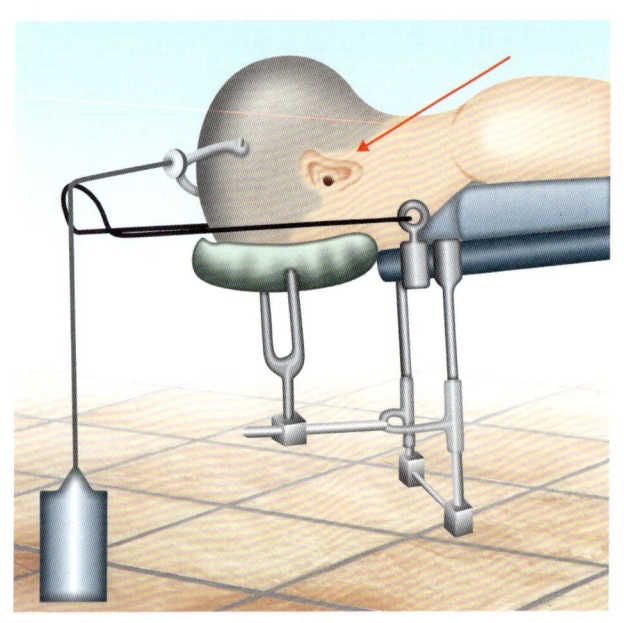

图14.48　患者俯卧在Mayfield头架上进行牵引
颈部在颅颈交界处略微弯曲，下颈椎处于中立位置。这有助
于达到理想的螺钉轨迹（红色箭头），而不受胸部的阻碍

后中线切口从枕骨延伸到颈中段区域。双头颈2棘突的尖端可以在中线劈开，以保留颈2的肌肉附着。然后将颈2椎板骨膜下剥离至颈1～颈2小关节的外侧边缘。应谨慎显露，避免颈1和颈2之间静脉丛出血。螺钉的进钉点距颈2椎板下缘2～3mm处，且略微偏向小关节中点的内侧（图14.49）。钻孔处使用磨钻可以确保进钉点准确。由于安全系数低，钻孔过程必须小心，在正位和侧位必须用C型臂透视监测。沿内外侧平面的螺旋轨道方向必须通过探针触探颈2峡部的内侧缘来调整。钻头至少要距离椎管内缘2mm。在矢状面上，应将骨钻调直或向内调10°，这样它就一直处在椎动脉和椎管之间的骨质中。在侧位X线片上，必须在图像增强器上监控钻头的位置。屏幕上的图像应该清晰显示出寰椎和枢椎的轮廓。在侧位的C型臂图像中，应该看到钻头从颈2椎板的进钉点开始，在后1/3处穿过颈1～颈2关节，到达寰椎前环外侧部分的上半部，这一切在屏幕上应呈现椭圆形。骨钻应缓慢前行，并频繁前后移动，以检查钻头是否仍在骨内，也就是说，不断地感受到骨骼的阻力。如果在钻头的顶端没有阻力，就必须停止钻孔以避免对椎动脉造成潜在的损伤。在颈1和颈2之间有旋转的患者中，监测钻孔是否正确很困难，因此该过程具有相当大的风险。

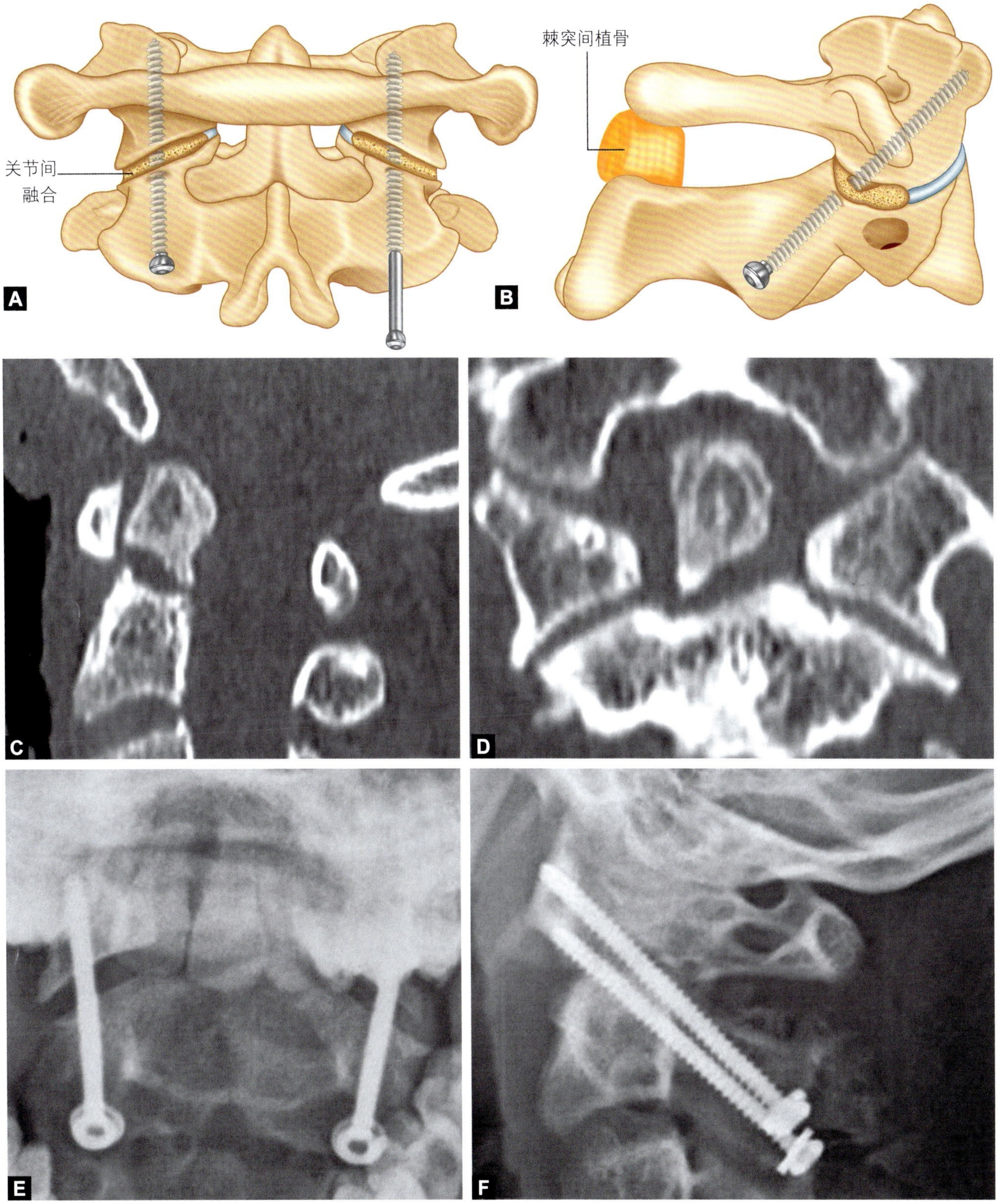

图14.49　齿状突骨折

（A、B）显示在冠状面和矢状面上的Magerl螺钉固定

（C～F）用Magerl的螺钉固定治疗伤后3周齿状突骨折的病例

尽管Magerl的技术提供了生物机械的牢靠固定，但长期的效果取决于在颈1和颈2之间获得的可靠的植骨融合。在Magerl描述的最初的技术中，这一点是通过经典的Gallie植骨融合技术来实现的。使用双皮质髂骨剥离软组织后放置在颈1及颈2后弓的表面。移植物用钢丝或者不可再吸收的手术缝合线固定在寰椎后弓和颈2棘突之间。术后，通过后续的X线片来评估，预计在10~12周需要佩戴一个简单的软质颈托。

手术前的CT会显示患者的解剖学细节，通过在矢状平面上重建颈2峡部可获得所需螺钉的合适尺寸。如果观察到单侧椎动脉发育不全，螺钉应局限于单侧固定或采用另一种技术。1枚螺钉就可以提供令人满意的愈合，但刚性的外固定则需要2个月。

患者的体位至关重要。必须尝试寰枕关节部位的屈伸活动。需调整寰枢关节角度，是进钉时不被胸廓阻挡。这样才可能充分地调整钻头的角度，以便把螺钉置入到理想的位置。对于肥胖或有明显脊柱后凸的患者，该技术可能难以实施，应尝试使用其他颈1~颈2融合技术。

置入螺钉时要特别小心。由于在这一平面上，椎管的内侧为脊髓，所以将螺钉放置太靠内侧是相当危险的，另外这里也邻近椎动脉穿过椎孔的地方。所以，最好用沿峡部放置的探针边触诊内侧壁边将螺钉放置在峡部的最内侧。

钻入峡部后有大量出血可能预示椎动脉损伤。第一步，可将螺钉置入钉道中。如果持续出血，可以尝试结扎动脉，但这是一个对技术要求很高的程序，需要专业知识和广泛的骨切除。钉道出血还可能源自椎动脉周围的静脉丛，在这种情况下，植入螺钉常常能够充分止血。在疑似椎动脉损伤的患者不能放置对侧螺钉。

2. Goel-Harm技术

这项技术包括在两侧放置独立的颈1侧块和颈2椎弓根螺钉。从生物力学的角度来说，这些都是坚固的结构，并具有潜在的优势，比如有可能使颈1~颈2的半脱位得到复位，而且在疑似椎动脉异常的患者身上也很有用。

全身麻醉下，患者俯卧位，使用Mayfield头架牵引固定颈部。通过使用图像增强器对颈1~颈2复合体的位置进行验证。颈椎从枕骨到颈3~颈4都行骨膜下剥离。颈1~颈2复合体暴露至颈1~颈2关节的外侧边界。

出血通常是由颈1~颈2关节周围的硬膜静脉丛的剥离引起的。这种情况可结合双极电凝、带有凝血酶的明胶海绵以及棉纱布进行有效控制。显露颈1~颈2部位的关节，此关节是准确地放置颈1侧块螺钉的一个重要的解剖学标志。将颈2的背根神经节牵拉向尾侧以暴露出颈1螺钉的进钉点，它正好位于C1后弓下方，C1/2关节间隙上方（图14.50）。用1~2mm的高速骨钻来标志该点，以防止钻头滑脱。然后以直线或稍内收的轨迹钻出钉道，并与位于矢状方向的颈1后弓的平面平行，而钻头的尖端指向颈1前弓。钻孔过程是由术中的解剖标志、术前轴位CT和横向透视成像共同指导的。最后，把1枚长度合适的3.5mm双皮层螺钉置入到颈1的侧块中。

通过C型臂对螺钉的位置进行验证。用4号Penfield剥离器来探明颈2峡部的内侧缘，再用高速磨钻标志颈2椎弓根螺钉置入的进钉点。该点于颈2表面的颅侧和内侧象限（图14.51）。用2mm钻头钻导孔，只穿透对侧的皮质。钻头在朝向头侧方向20°~30°，也要考虑个体解剖差异性。

钻孔完毕后，植入长度合适的3.5mm双皮质螺钉。如果需要融合，颈1和颈2的后表面需去除皮质，取自髂后上嵴的松质骨可以放置在去皮质的表面。关节融合也可以通过直视下关节面去皮质来完成。

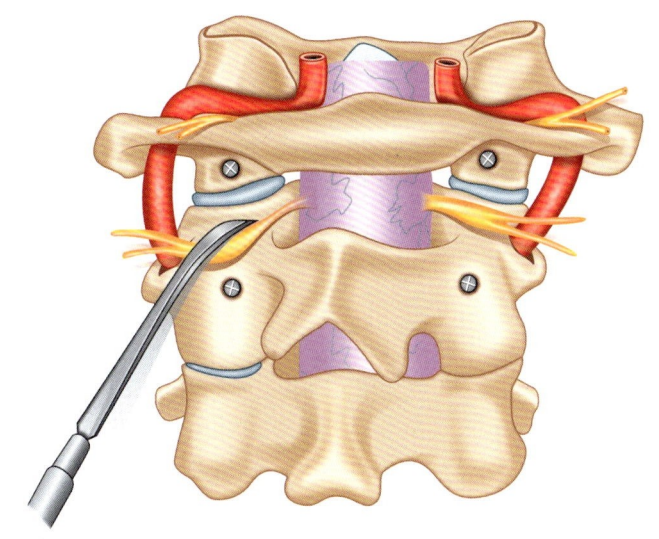

图14.50 颈1螺钉进钉点位于颈1后弓的交界处和侧块后下部的中点，
颈2螺钉的入路在颈2峡部表面的颅侧和内侧象限

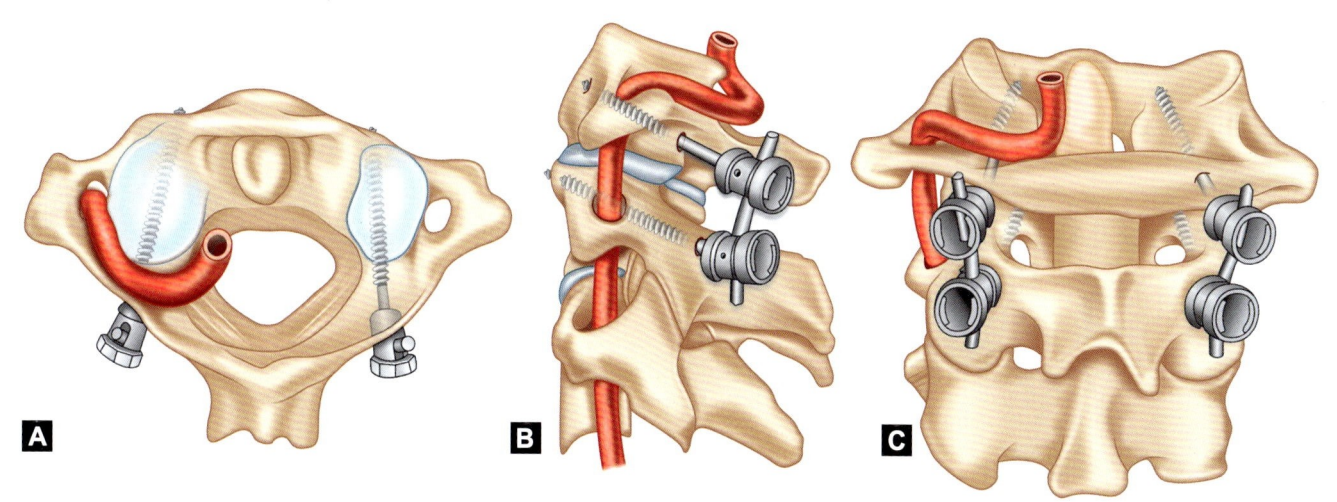

图14.51 颈1～颈2钉棒结构示意图
（A）轴向图 （B）侧向图 （C）后视图
用4号Penfield剥离器来探及颈2峡部的内侧缘，再用高速磨钻标志颈2椎弓根螺钉置入的进钉点

3. Gallie的布线技术

在文献中，寰枢椎融合有两种基本的布线技术：Gallie布线技术，Brooks和Jenkins布线技术。Gallie布线技术的优点是只使用1根钢丝，这根钢丝在颈1后弓下穿过。而在Brooks和Jenkins布线技术中，椎板下钢丝都在颈1和颈2椎板下穿过。在Gallie融合中，拉紧钢丝可能会导致不稳定的颈1椎体后方错位，并在错位的位置融合，效果不理想，Brooks和Jenkins技术对旋转运动、侧向弯曲和伸展有更大的抵抗力。目前，由于需要头环石膏或Minerva石膏提供额外固定，以及存在侵犯椎管的风险，所以在大多数情况下其他技术如Magerl技术或颈1～颈2螺棒融合是手术的首选。

患者俯卧于垫枕上，通过标准的后正中线入路显露枕部和上颈椎。寰椎后弓和颈2椎板在骨膜下剥离显露。

应小心谨慎地将解剖限制在外侧沿寰椎到离中线≤2cm的地方，以防止损伤位于颈1环上的椎动脉和椎静脉丛。同样，颈1的上表面显露在距离中线＜1.5cm的外侧，以免损伤椎动脉。根据患者年龄和椎管的大小，把1根粗细合适的钢丝（0.6~1.1mm）弯曲成钢丝圈，从寰椎弓由下向上穿过。使钢丝的自由端通过线圈，绕住环中的颈1后弓。取来自髂嵴骨的皮质松质骨移植物置于钢丝下面颈2椎板和颈1后弓表面（图14.52）。钢丝的一端穿过颈2棘突，并拧紧以固定移植物。患者用头颈胸石膏，头环石膏或背心固定。固定通常持续12周。

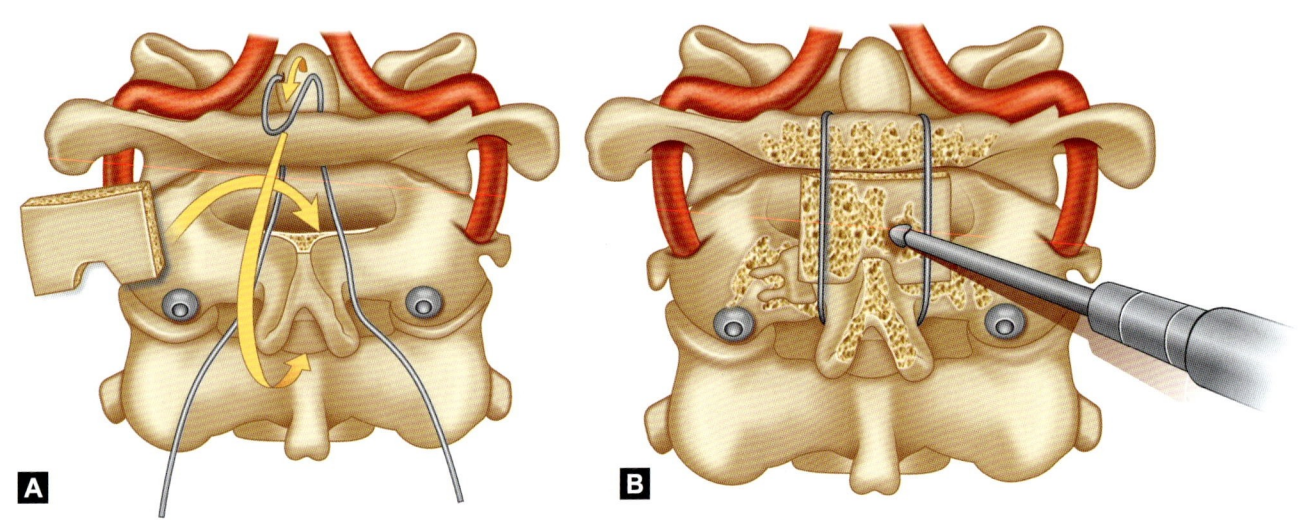

图14.52　Gallie融合技术
（A）将修剪的移植物放置在颈1后弓和颈2之间　（B）钢丝在包含移植物的椎板周围被收紧固定

4. Brooks和Jenkins技术

以类似的方式显露枕部和上颈椎。先在寰椎弓下方，然后在颈2椎板下中线两侧将Mersilene聚酯纤维缝线从头侧拉到尾侧，该缝线起到了引导颈1和颈2椎板下钢丝的作用。使用的钢丝大小因患者的大小和年龄而异。两个全层移植骨取于髂嵴，并安装于寰椎弓与枢椎椎板之间。缝线拉紧移植骨，并在两侧扭紧（图14.53）。用头颈胸石膏固定或头环背心给患者提供外部支持，直到移植骨发生融合。

（三）颈2齿状突固定

前方入路齿状突螺钉内固定术有保留寰枢关节运动的优点，对肌肉损伤较小，属于微创技术。应先实现骨折的闭合复位，之后才能考虑内固定。如有双平面透视可用，则能简化手术操作。需保证在双平面内齿状突良好的透视。作者倾向于使用导丝引导技术进行前路螺钉固定。

患者仰卧位，颈部过伸位。一种可穿透射线的开口器用来进行开口，以提供经口前后位视图。在纤维插管后行内固定之后，将侧位C型臂透视安装到位，手臂在手术台下通过。因为做此手术需要双平面C型臂透视，使第二套设备置于前后位以便在摆体位后获得同步透视。

在环甲肌交界处水平之上（颈5~颈6空隙）做一个小的横行皮肤切口。类似于标准Cloward前路椎间盘切除术，在食管、气管和血管鞘之间的间隙进行钝性分离到椎前区，然后向头侧分离到颈2~颈3椎间盘。气管和食

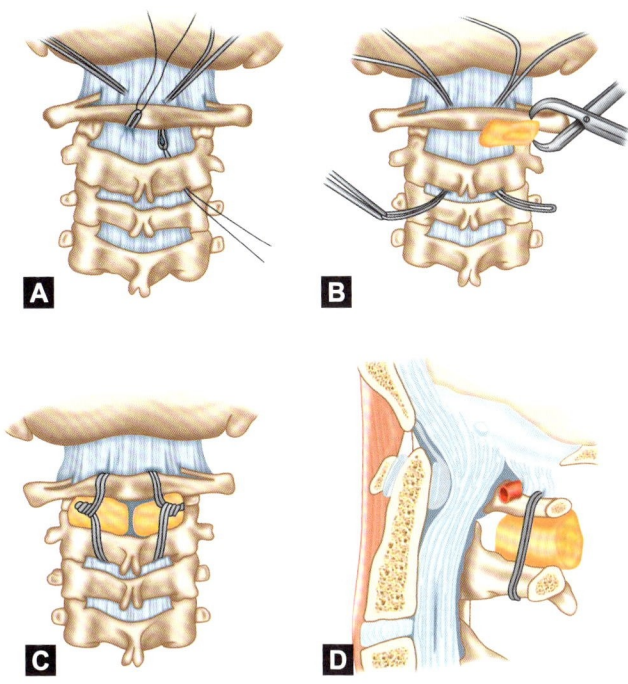

图14.53 Brooke和Jenkin技术

使用两根单独的钢丝穿过颈1和颈2的椎板以保持放置在层间区域中的两个独立的矩形移植物的稳定

来源：Redrawn from Brooks AL, Jenkins EB. Atlantoaxial arthrodesis by the wedge compression method.

J Bone Joint Surg. 1978; 60(3): 279-284

管向内侧牵拉，通过采用Cloward手持拉钩将胸锁乳突肌和颈动脉鞘侧向牵开。

透视引导下在中线向头侧进行解剖，到达颈2～颈3间隙。之后用齿状的横向自动牵开器叶片取代手持拉钩，放置在颈5～颈6上以获得足够的显露。采用侧位C型臂透视视图确定颈2～颈3间隙水平。

使用双平面透视，将1枚2mm螺纹克氏针固定到颈2前下缘中线内。通过将克氏针锚定在颈2上并沿背侧到腹侧方向在颈3上施加撬动，颈2椎体稍微向前摇摆，使克氏针能获得更理想的轨迹以穿过远端骨折块（图14.54）。

在导钻和克氏针固定好并且钉道设计好后，将克氏针钻过骨折线进入到齿状突的远端。克氏针应钻出远端齿状突尖端约1mm，以突破外层皮质，然后取出导钻。通过克氏针引导空心钻头穿过骨折线，进入齿状突顶端皮质面。

可通过调整钻头远端来使骨折远端对齐骨折近端。一旦确定了进钉点，可以通过阅读钻头或克氏针轴上的标记来确定钻头的穿透深度。接着取出钻头，在C型臂透视下，将4mm非自攻、部分螺纹钛空心拉力螺钉通过克氏针的引导逐渐置入，尾端没入至颈2椎体2mm。螺钉的尖端应恰好接近齿状突的顶端皮质，螺钉应充分拉紧骨折远端（图14.55和图14.56）。选择1枚略短于测量长度约2mm的螺钉至关重要，因为滞后效应可使拉力增加从而使骨折远端紧压骨折近端。手动屈曲及伸展颈部，双平面透视验证螺钉的位置和对齐程度。

在钻孔和攻丝时，应避免导针不慎穿透椎管。退出钻头时，必须采取足够的预防措施，以防止导针退出。应在透视下进行钻孔、攻丝的步骤，以确保导针没有偏移。

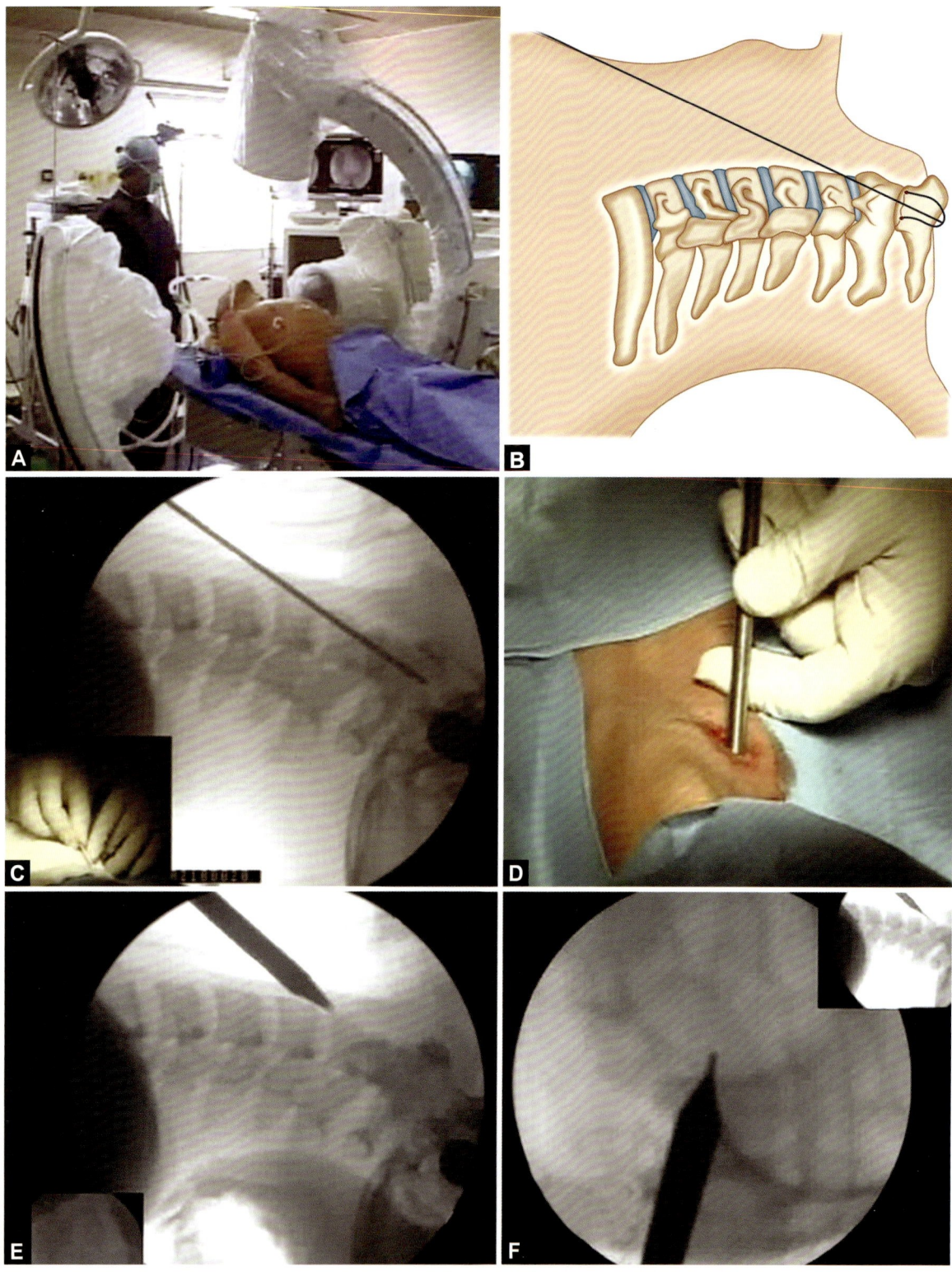

图14.54 齿状突骨折手术过程

（A）两个C型臂围绕颈椎定位 （B、C）将导丝和螺钉以及皮肤切口沿着颈部放置并用C型臂检查它的轨迹
（D～F）通过颈5～颈6上的标准Robinson入路，钻套被放置到颈2基底部

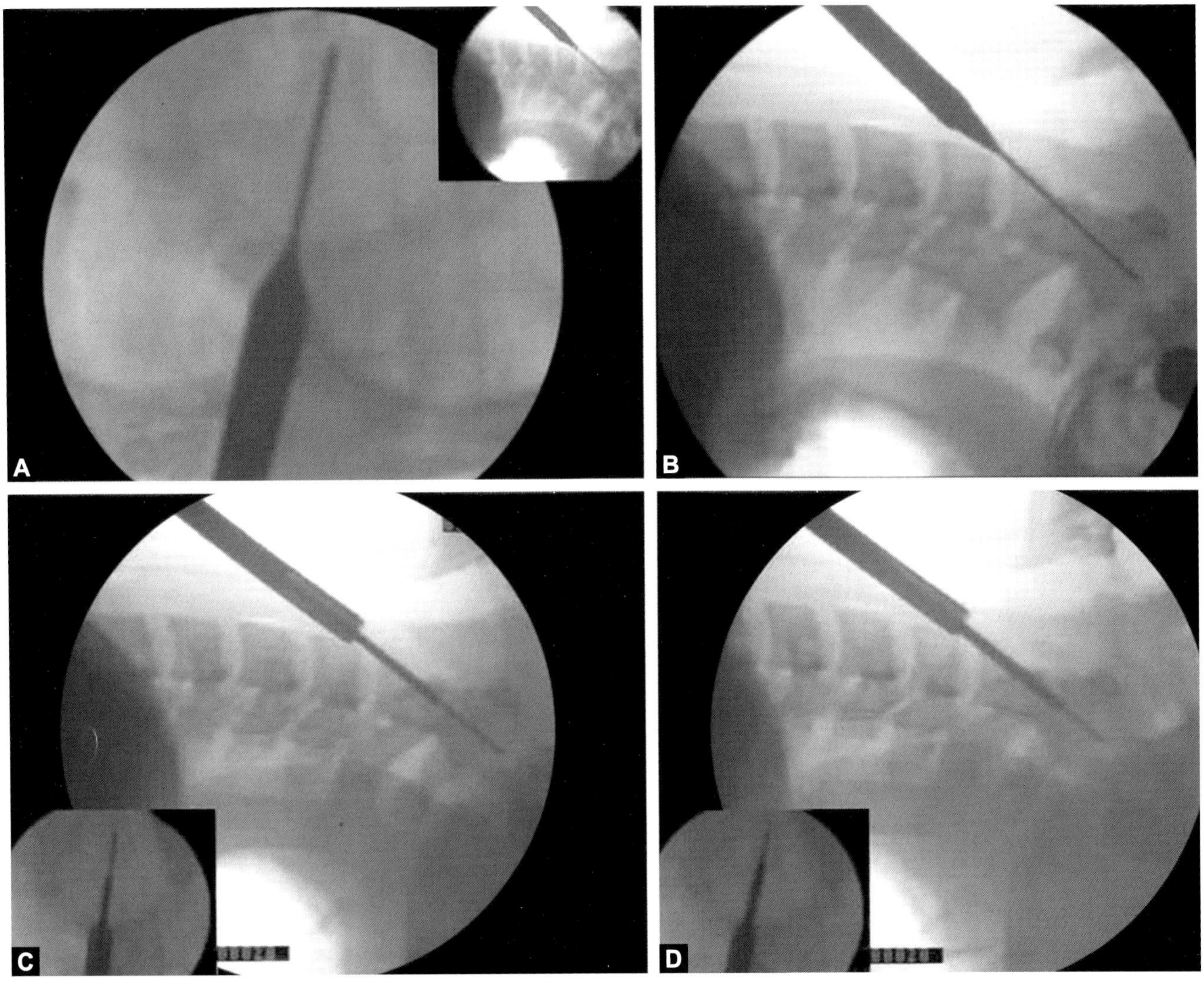

图14.55　齿状突骨折手术过程

（A、B）导丝在穿过骨折线进入颈2顶部并在C型臂图像中确认

（C~F）植入适当尺寸的螺钉

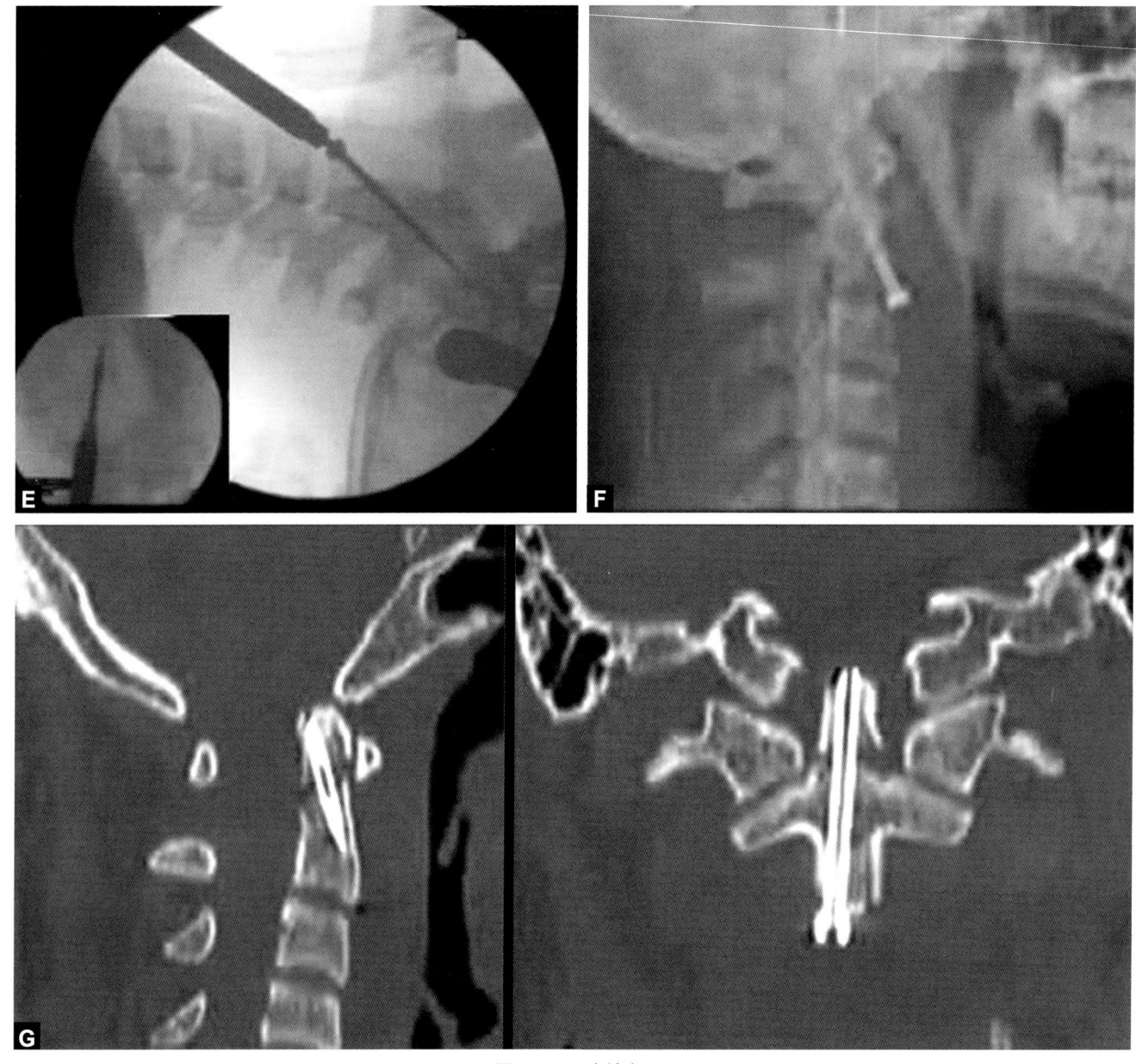

图14.55 （续）
（G）术后CT图像显示骨折复位，并用单枚螺钉固定

（四）颈2峡部固定

由于Hangman骨折的病理机制是沿椎弓根产生剪切力，故合理的治疗方法是采用拉力螺钉固定骨折。双侧椎弓根修复可能是最具生理学意义的手术，因为它能避免融合运动节段（图14.57）。但是，上颈椎椎弓根螺钉固定在技术上是困难的，特别是在骨折不稳定和碎片移位的情况下。计算机辅助导航有助于提高这种苛刻情况下的精确性，并能准确、安全地放置颈椎椎弓根螺钉。

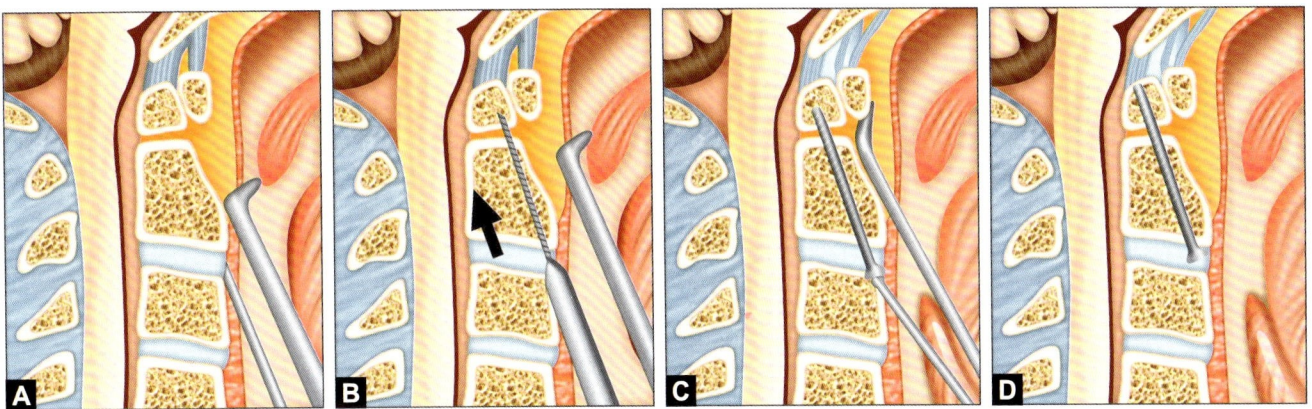

图14.56 齿状突螺钉固定的图示

（A）规划路径 （B）放置导丝和 （C、D）螺钉固定

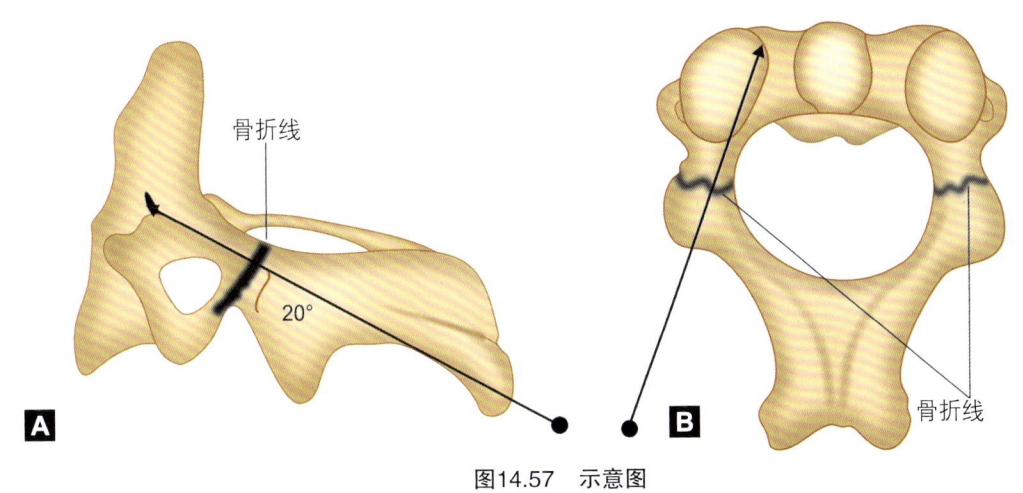

图14.57 示意图

（A）侧位图 （B）轴位图：Hangman骨折中典型的骨折线和修复骨折的理想螺钉轨迹

　　患者俯卧在可透射线的手术台上。通过颈部的伸展来复位骨折，并根据透视对复位进行评估。完成复位后，头部用胶带固定在手术台上以防止头部移动。另外，头部和颈椎也可以在Mayfield头架装置中维持稳定。中线的颈1~颈4皮肤切口线用局部麻醉剂和肾上腺素混合浸润。

　　从颈1到颈4棘突做正中切口。解剖是从中线进行，通过项韧带一直到颈1~颈4的棘突尖。从棘突和颈2椎板骨膜下双侧剥离椎旁肌直到枢椎侧块尖端。使用神经剥离子探及颈2峡部的内侧缘，颈2椎弓根螺钉进钉点用高速骨钻标记。进钉点位于颅骨和颈2峡部表面的内侧和颅侧象限。使用2.7mm钻头准备好先导孔，刚好穿透相反的皮质。远端骨折块使用3.5mm钻头钻过少许。钻头的方向头倾20°~30°，通过用神经剥离子探测颈2峡部上、内侧面直接引导，并注意个体解剖变异（图14.38）。钻孔分阶段进行，需频繁使用探针来小心验证轨道的准确性（图14.58）。尝试使用双皮质固定螺钉提高稳定性。对侧椎弓根也以类似的方式进行钻孔，并评估螺钉的合适尺寸，然后双侧植入螺钉。这2枚螺钉的最后拧紧同时进行，以防止只拧紧1枚螺钉时后端附件产生旋转。最后，放置引流管后分层缝合。

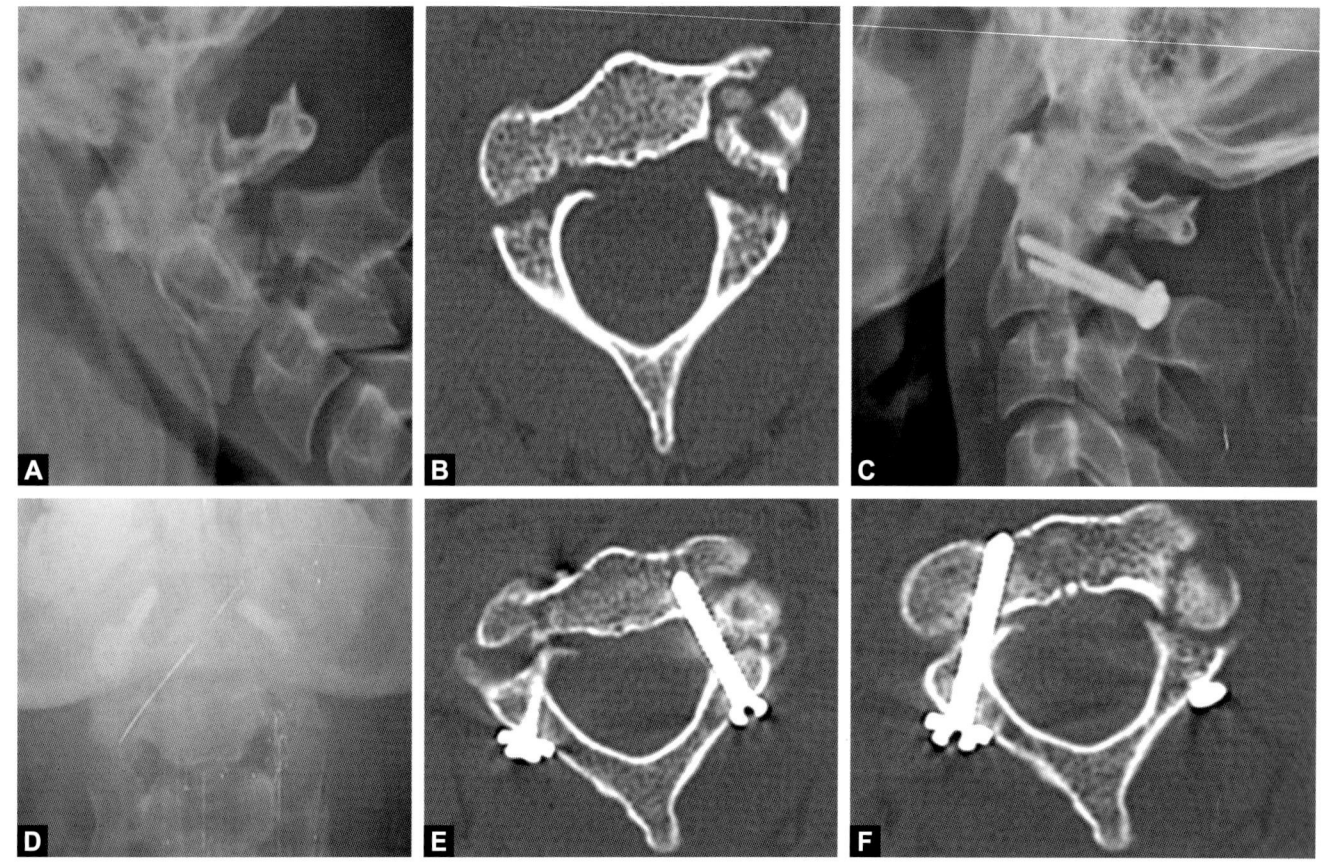

图14.58 颈2双侧椎弓根骨折

（A）侧位X线片 （B）CT图像显示双侧椎弓根骨折
（C、D）骨折已通过椎板螺钉直接固定 （E、F）轴位图像显示了骨折的良好对位

（五）下颈椎前路椎体次全切除和融合术

实施颈前路椎体次全切进行脊髓减压，解除椎体骨折碎片的压迫。椎体次全切除缺损可以通过放置1个支撑骨移植物重建，可使用自体髂骨或腓骨（自体或异体骨）。另外，也可以使用填充有骨移植物的钛笼或融合器。颈椎前路钢板的置入增强了前路重建后的稳定性和融合度。

患者仰卧，体位垫放在肩胛骨下保持颈椎正常的生理曲度。固定上肢于身体两侧并向尾端牵拉。在髂骨下放置1个沙袋，以便于取髂骨。在通过牵引复位的骨折患者中，需保持牵引重量，有利于减压。如果骨折或脱位并没有预先复位，需在术中使用头环来复位骨折。透视以确定手术水平。纵向或横向（单椎体次全切除）皮肤切口沿胸锁乳突肌的内侧缘的手术水平为中心。颈阔肌沿皮肤切口线分离。解剖的平面位于胸锁乳突肌前部的内侧，颈动脉鞘侧与气管和食管内侧之间。两侧颈长肌从椎体表面轻柔剥离后抬高牵开。将自动牵开器连同叶片放置在颈长肌下方。这既有利于椎体次全切除，同时也保护了重要的结构（图14.59）。

在手术显微镜下操作，切开并切除由颅骨至骨折椎体尾部的椎间盘。开始可用咬骨钳，以零星的方式来切除大块粉碎性椎体。每隔一段时间使用1个小探头来评估剩余椎骨的厚度以完成减压。

高速罗森（Rosen）磨钻、小刮匙以及金刚砂钻都可用于磨薄伤椎的后皮质。然后，使用1mm的Kerrison咬骨钳去除极薄的后皮质壁。椎体次全切缺损范围内的硬脊膜任何压迫都应解除。钩椎关节外侧的解剖会对椎动脉造成损伤。上下终板用高速磨钻和刮匙来剥除皮质，以准备1个植骨床来进行融合。收集1个大小适合的带三面皮质髂骨嵴植骨用于融合。最好选用1个长度合适的钛笼，填充伤椎切除后咬成的骨碎片，则可避免取髂骨引起的供区部位的不适。在麻醉师手动牵引之后，将钛笼/骨移植物夯实到理想位置。将1块长度足够的钛质锁定板放置在切除部位，使其固定到伤椎头端和尾端的椎体上。在透视引导下，用1个2.5mm的钻头进行钻孔，以固定对角螺钉。同时拧紧螺钉，直到螺钉头的边缘与钢板齐平，最后将螺旋锚全部拧紧。钢板的位置需在透视下进行确认。最后吸净残留血水并关闭切口（图14.60和图14.61）。

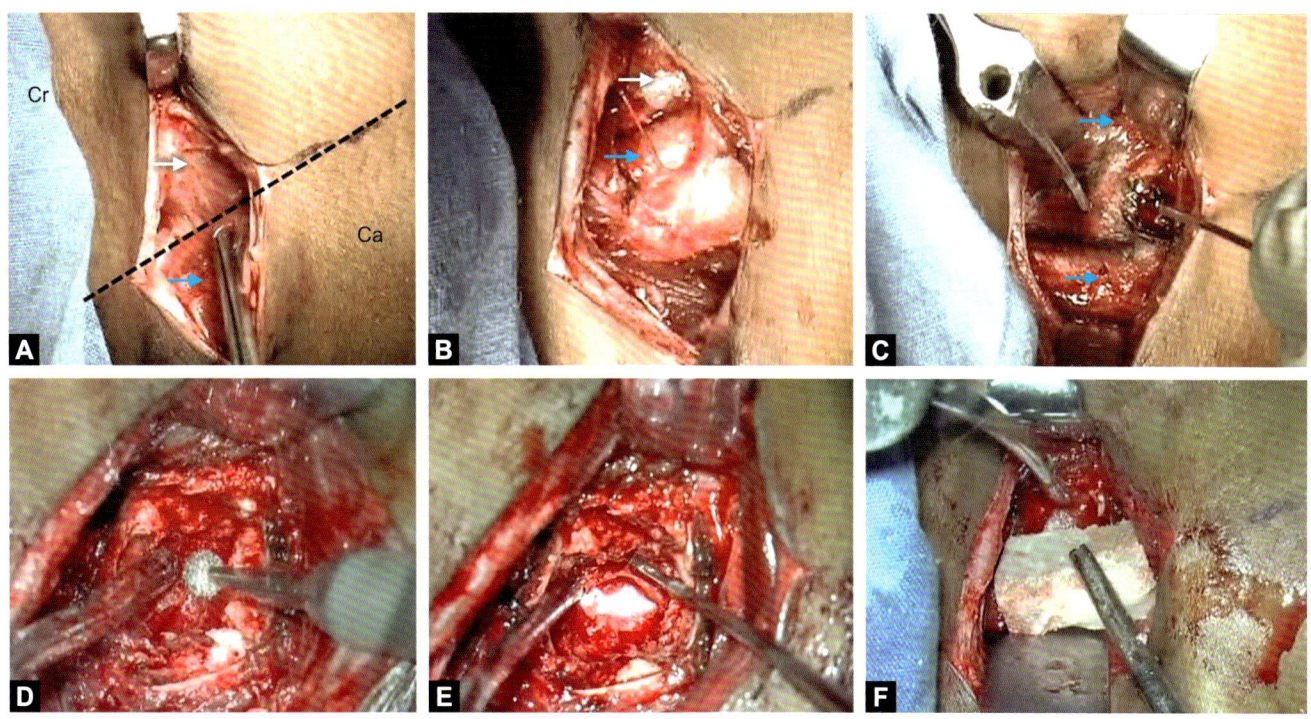

图14.59 椎体次全切除术的颈前路解剖
（A）中线由黑色实线表示。虚线表示胸锁乳突肌前缘
（B）确定胸锁乳突肌（蓝色箭头）和带状肌（白色箭头）间隙。下一层在颈动脉鞘（蓝色箭头）和食管（白色箭头）之间分离
（C）在两侧颈长肌之间打开椎前筋膜（蓝色箭头）以暴露椎体。用磨钻和咬骨钳进行椎体切除术以减压脊髓
（D～F）取适当大小的三面髂骨以重建缺损（Cr：头端；Ca：尾端）

（六）侧块螺钉固定

使用侧块螺钉内固定的后路钢板用于治疗颈椎不稳已被广泛接受。临床研究表明，颈椎后路钢板的融合率很高。与前路钢板或传统的棘突间的布线技术相比，它提供了类似的生物力学稳定性。扎实的解剖学和影像学知识可以避免或减少侧块螺钉置入时的解剖并发症。

已经发明了多项侧块螺钉置入技术。每种技术都有螺钉置入的独特进钉点和螺旋轨迹（图14.62）。该手术是在俯卧位下利用垫枕进行的，以维持正常的颈椎前凸。患者最好固定在这个位置，以防止手术过程中体位的改变。手臂固定躯干的一侧。必须采取标准预防措施，以防止眼睛和浅部神经受压。

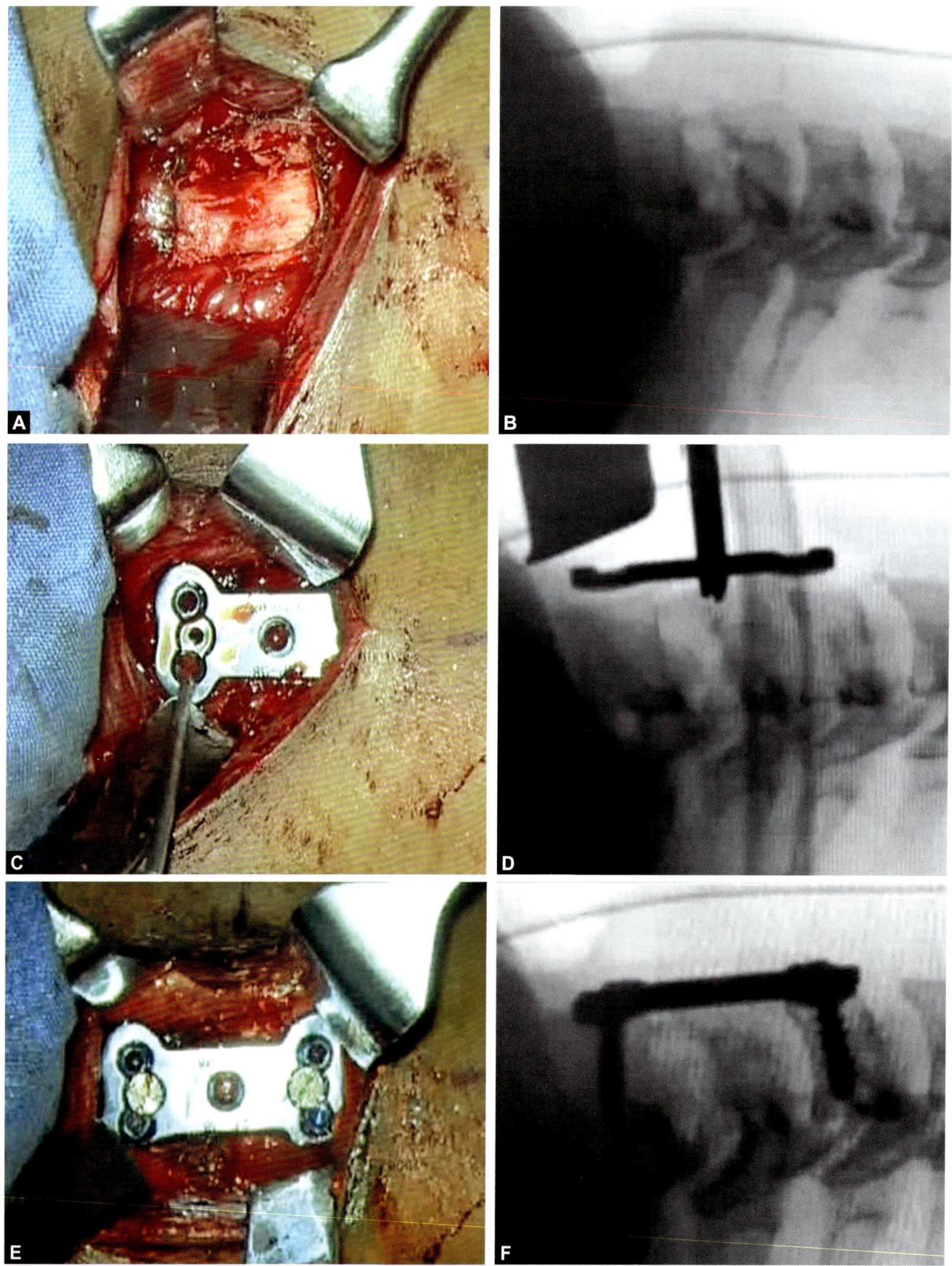

图14.60 下颈椎前路手术
（A、B）移植物重建前柱缺陷 （C～F）钢板螺钉内固定

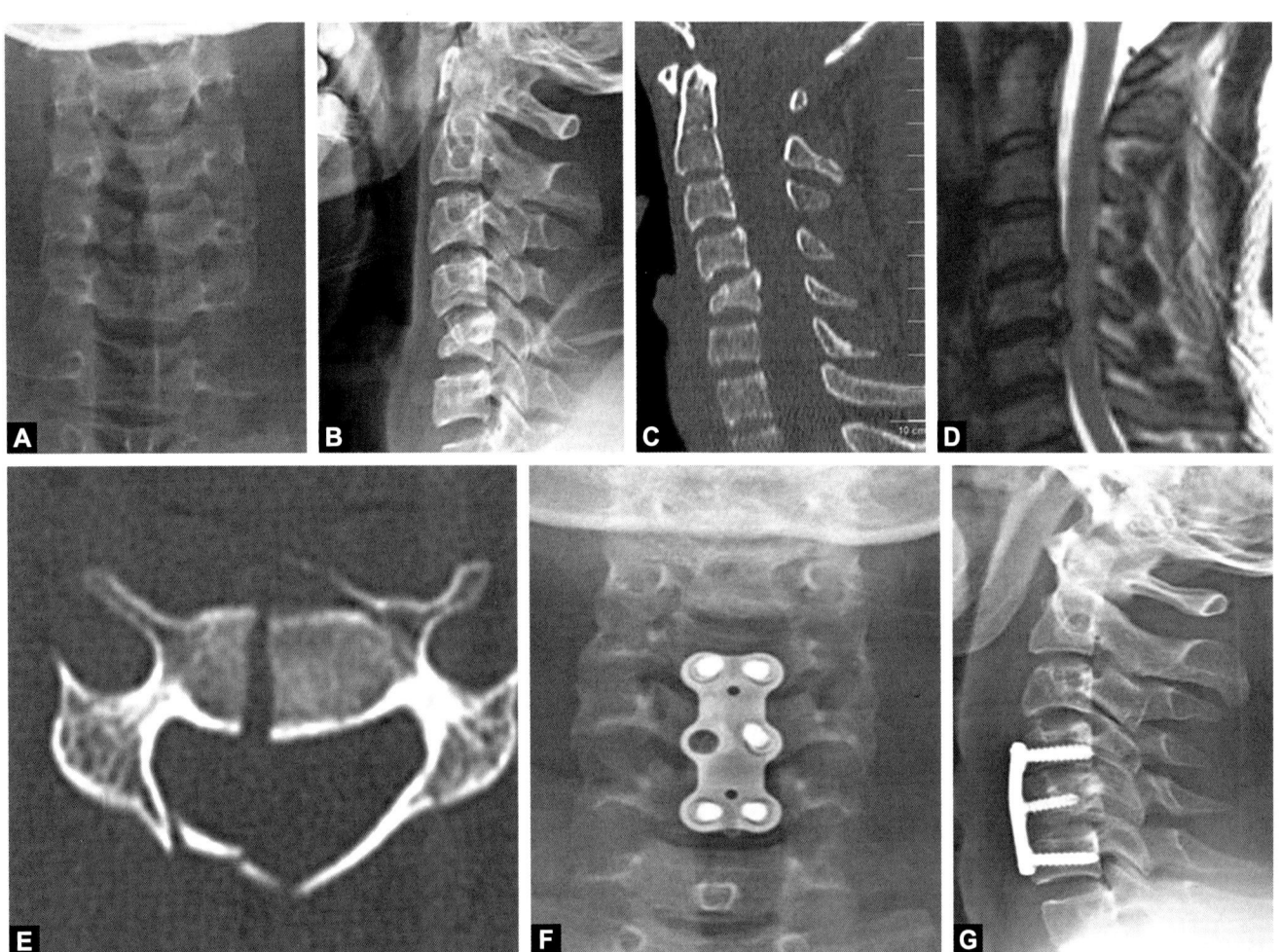

图14.61　颈5爆裂性骨折

（A）颈5纵行劈裂骨折患者的前后位X线片　（B）侧位X线片

（C）矢状位X线片　（D）轴位CT图像　（E）矢状位MRI图像显示椎体损伤程度和创伤性椎间盘脱出伴脊髓水肿的情况

（F、G）通过颈前路椎体次全切除术，骨移植重建和锁定钢板稳定，骨折已稳定

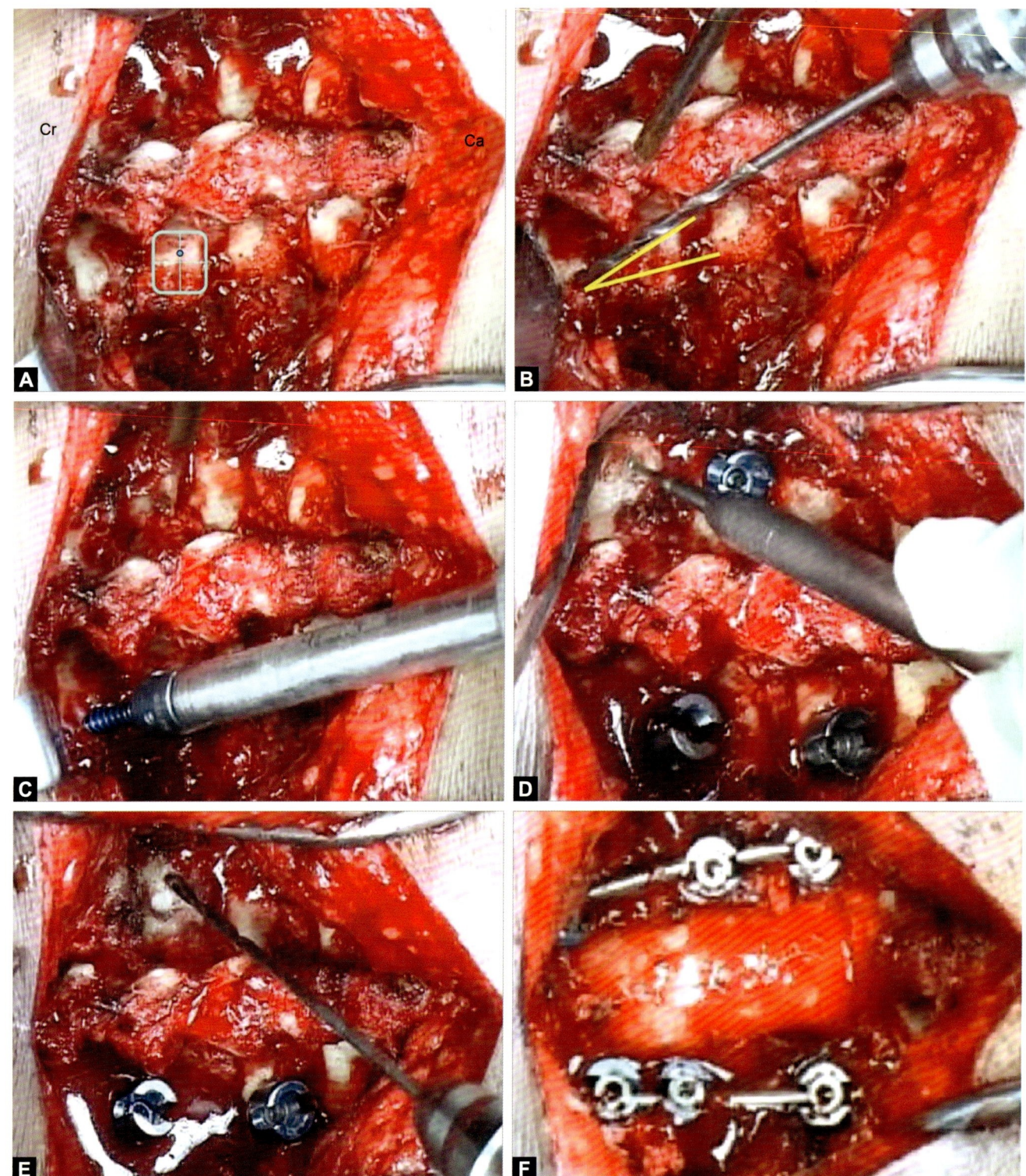

图14.62 侧块螺钉固定技术

（A）侧块螺钉的进钉点位于侧块的中间下侧象限（离中心约2mm），并由磨钻处理

（B~F）钻头沿着小关节向约15°头倾和30°外倾。然后将适当尺寸的螺钉插入预钻孔的轨道中

手术要点

　　根据骨折到椎板边界的确切位置，颈3～颈6进行标准中线后部暴露，注意保持肌肉附着于颈2和颈7棘突。肌肉剥离是为了显露侧块的外侧缘。手术水平通过透视得到确认。进钉点取决于外科医生对文献中所描述的不同技术的偏好（图14.63和图14.64）。作者更偏好用"An"螺钉植入技术。进钉点位于由侧块和上下关节面的外侧和内侧边界所限定的正方形中点内侧2mm处。用2mm磨钻磨出1个小的进钉点。然后，用1个带有制动器导钻的2mm钻头来钻螺钉孔。钻头的方向是向上15°和向外30°。侧块的前皮质不一定要穿透，因为单皮质螺钉已被证明和双皮质螺钉有等同的生物力学稳定性。然后测量并植入螺钉。过长的螺钉会刺激相应的颈神经根。侧位透视时，侧块螺钉必须与小关节平行。螺钉的方向可通过将弗瑞（Freer）骨钩（剥离器）放入相应的小关节来确定。如果要考虑椎板切除术减压的话，可能需要探测和测量螺钉，但螺钉的植入要推迟，因为钉尾往往会阻挡手术视野。小关节必须通过磨钻的打磨准备好，并且可以用棘突移植骨进行植骨。将螺钉植入预先钻好的钉道（图14.65）。

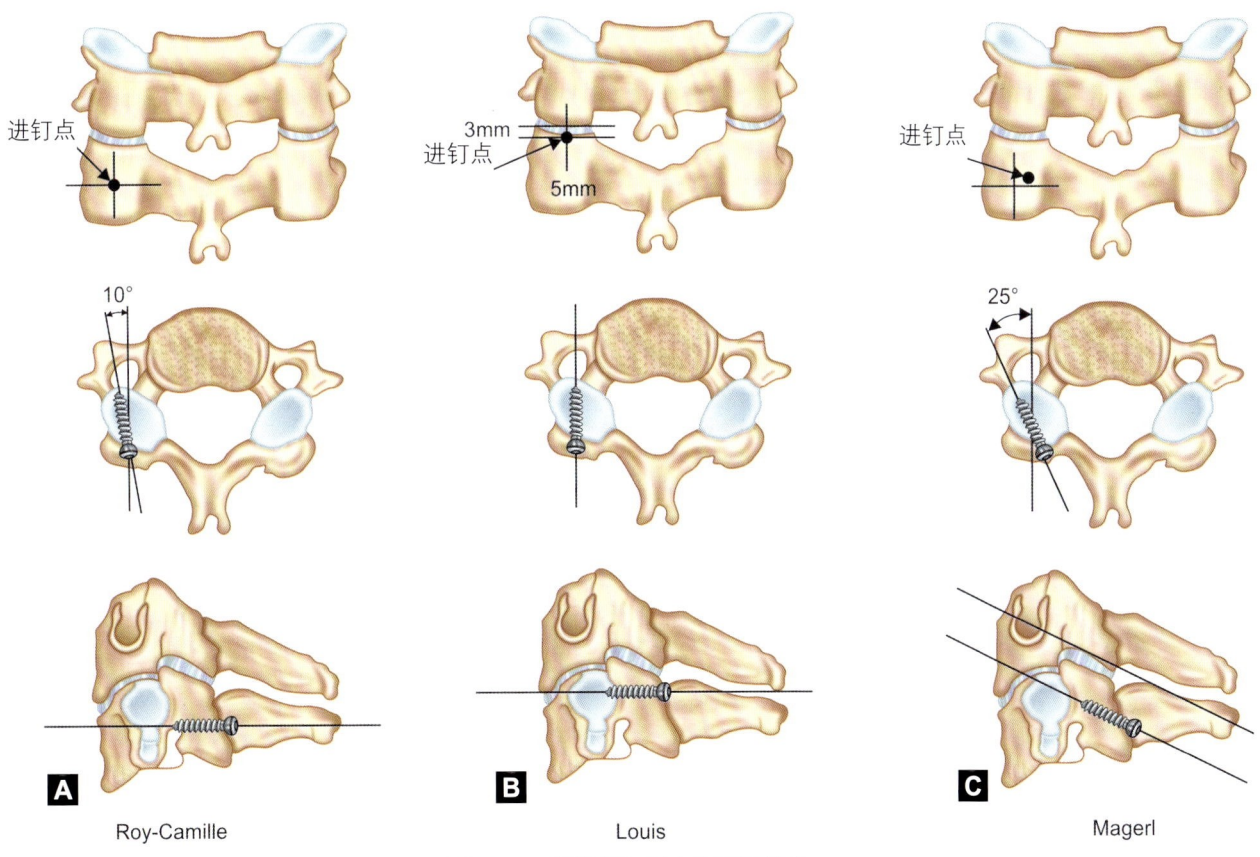

图14.63　侧块螺钉固定的不同技术

（A）Roy-Camille：螺钉进钉点应位于侧块的顶部

（B）Louis：螺钉插入的起始点位于下方小关节侧缘5mm内侧的垂直线与下方小关节下缘下方3mm的水平线的交点处

（C）Magerl：螺钉入口位置应稍微向内侧，并且位于侧块的后中心，螺钉的方向应为20°～30°的侧向并平行于相邻的关节面

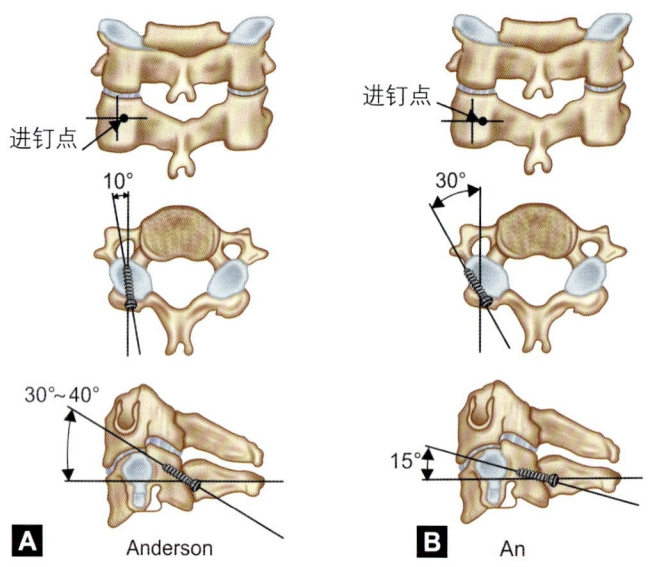

图14.64　侧块螺钉固定的不同技术

（A）Anderson：基于Magerl改进技术，螺钉插入的起始点距侧块的四个边界中心1mm，方向应为30°～40°头倾和10°侧倾

（B）An：螺钉方向应该是侧倾约30°，头倾15°，从侧块的中心1mm开始

来源：Redrawn from Ebraheim N. Posterior lateral mass screwfation: Anatomic and radiographic considerations.

Univ Penn Ortho J. 1999; 12: 66–72

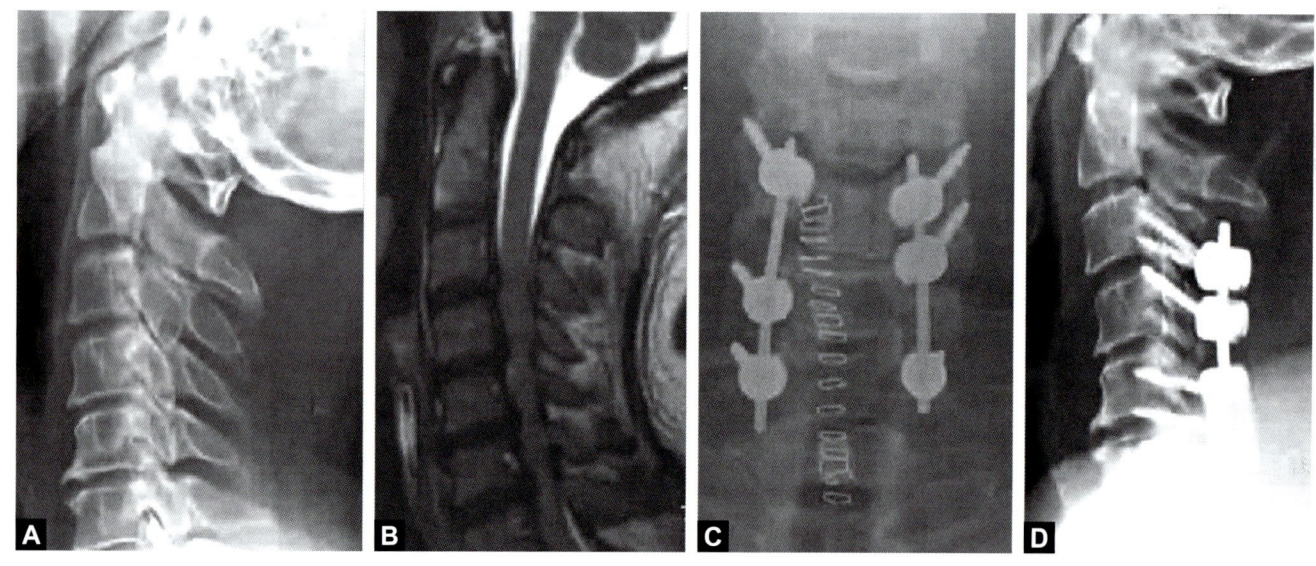

图14.65　一名57岁患者在受伤后出现颈部疼痛，不完全神经功能缺损（ASIA C）

（A）侧位X线片　（B）矢状位MRI图像　（C、D）侧块螺钉内固定正、侧位X线片

 颈椎损伤处理的经验与教训：

（1）在入院前的急救和急诊室治疗期间，应遵循创伤患者管理的ATLS原则。

（2）在初始评估期间，必须保持颈椎刚性固定并使患者靠在背板上。

（3）横韧带对寰枢关节的稳定性至关重要。其完整性应始终在寰椎骨折、齿状突骨折和旋转半脱位时进行评价。

（4）牵引是颈2ⅡA型脊椎滑脱损伤、强直性脊柱炎骨折和上颈椎牵拉损伤的禁忌证。

（5）单侧和双侧关节脱位的患者在复位前需要做MRI检查，以评估是否患有椎间盘突出症。这一点尤为重要，特别是在复位过程中，当患者没有清醒或失去意识，不能配合神经系统的评估。

八、疗效

上颈椎损伤可能是导致死亡的主要原因。在过去20年里，由于汽车安全措施的改进和脊柱固定技术的进步，死亡率有所下降。上颈椎的解剖结构是独特的，骨骼和韧带结构对稳定有重大作用。寰枕关节和寰椎横韧带的韧带损伤有自然愈合不良倾向，因此需要手术固定。即使采用非手术治疗方法，大多数枕骨部和寰椎损伤往往会在6～8周愈合。特定的不稳定模式如Ⅱ型齿状突骨折、枢椎不稳定的创伤性脊椎滑脱和Jefferson骨折合并横向翼状韧带损伤，需要手术固定。

40%的脊髓下段损伤与神经系统损伤有关。不全性神经功能损伤患者神经康复的预后较好。除了神经功能持续恶化的患者外，一般不需要紧急手术。然而，最好尽可能早地使脱位和半脱位复位，通过控制和适当的牵引来稳定颈椎并降低对脊髓的压力。神经功能完全受损的患者神经功能改善和生存的预后较差。这些患者手术治疗的目的主要是稳定脊柱，以便更容易康复，并为脊髓从损伤中康复提供一个更好的环境。除了原发性损伤机制在脊髓损伤中所起的作用外，继发性损伤如缺氧、氧化应激、线粒体损伤和炎症在损伤区的延续中起着重要作用。目前的研究工作主要集中在减轻继发性损伤的影响。干细胞在急慢性脊髓损伤中所起的作用目前尚处于试验阶段，尚无任何已经证实的临床疗效。

九、并发症

（一）损伤相关并发症

颈椎损伤后最常见的并发症是漏诊。脊柱损伤的漏诊可能会造成长期的毁灭性后果，因此在所有钝性伤患者中，必须先预测有无脊柱损伤，直到被证明无为止。必须进行全面的临床和放射影像学评估，以确定有无颈部损伤，并排除其他相关损伤。

6%的颈椎损伤患者常出现继发性神经损伤。紧急治疗时妥善固定脊柱，维持血氧浓度和避免出现继发性低血压，早期明确脊柱损伤和及时恢复脊柱力线是重要的预防继发性神经损伤的措施。

约11%的颈椎损伤患者发生椎动脉损伤。颈椎的屈曲牵张损伤和屈曲压缩损伤是椎动脉损伤的常见原因（19.7%）。椎动脉损伤的主要机制是牵张或压缩。多数此类损伤是无症状的，因此容易被漏诊，如发音障碍、头晕、复视、吞咽困难、视力模糊和耳鸣等，可能会即时出现或伤后3个月出现。磁共振血管成像（MRA）常用于诊断有症状的患者。在计划实施可能伤及椎动脉的外科手术时（如椎弓根螺钉固定术），如单侧/双侧颈椎脱位的患者，必须进行MRA检查。在无症状的患者中，建议不需要进行规范的治疗。在有症状的患者中，治疗选择范围从链激酶溶解纤维蛋白或用肝素和华法林进行抗凝到手术治疗。当手术需要累及椎动脉时，如果有足够的侧支血供，建议结扎损伤部位近端和远端的动脉。

在脊髓损伤的患者中，深静脉血栓形成和肺栓塞分别占14.5%和5%。由于没有出现症状，诊断常常是困难的。刻度弹力袜和连续小腿压缩泵必须立即启用。抗凝治疗是重要的治疗手段，但应在椎旁硬膜外血肿清除和手术干预已经完成之后才能使用。

（二）侧块固定相关并发症

与侧块螺钉内固定相关的并发症，涉及解剖和生物力学两方面。解剖学并发症包括对脊髓、椎动脉、脊髓神经根和小关节的损伤。生物力学方面的并发症包括螺钉松动、脱出或断裂等。脊髓神经损伤是植入侧块螺钉少有的并发症。据报道由侧块螺钉植入引起的脊髓神经损伤的发生率在不同的研究中差异很大。Levine等报道，72例患者中有6例在侧块螺钉植入后出现了脊髓神经损伤症状。根据对72例病例的回顾性分析，Heller等证明，与侧块螺钉内固定相关的脊髓神经损伤的发生率为0.6%。Graham等报道称侧块螺钉植入引起的脊髓神经损伤并发症发生率很高（6.1%），在21例患者中，164枚侧块螺钉中有10枚发生错位，而主要是由于错误地植入过长的椎弓根螺钉所致。

（三）前路固定相关并发症

各种与前路内固定相关的并发症已有报道，其中包括术后复发性喉神经麻痹、Horner综合征、咽部或食道撕裂伤、胸导管损伤、气胸、椎动脉撕裂伤、颈动脉或颈静脉损伤、术后硬膜外血肿、伤口血肿、呼吸功能不全、血管性水肿、浅层伤口感染、深部伤口感染、硬膜外脓肿、脊椎盘炎、皮下积液、硬脑膜撕裂伤、脑脊液漏、脑膜炎、脊髓挫伤、短暂性或永久性脊髓损伤、神经根损伤、额外的神经根症状、术后脊柱畸形、骨移植物移位、植入物失败和术后颈椎不稳定。每种所报道的并发症的相对发生率被概括在表14.9中。

表14.9　以前已公布的大系列颈椎前路椎间盘切除融合术的比较并发症发生率

作者	人数（人）	并发症发生率（%）	死亡率	术后血肿	喉返神经麻痹（%）	吞咽困难（%）	霍纳综合征（%）	硬脑膜撕裂（%）	神经损伤加重（%）	咽部穿孔（%）	伤口感染（%）	植入物挤压（%）
Robinsonet al*	56	14.3	0	0	7.1	3.6	3.6	NA	NA	NA	NA	NA
Tew and Mayfield†	500	4.4	0	0.2	0.8	NA	0.2	NA	0.4	0.2	1.4	0.4
Flynn‡	69590	0.45	0	NA	0.05	NA	0.02	NA	0.35	NA	NA	NA
Bertalantly and Eggert §	450	14.7	0	2.2	1.1	NA	1.1	0.2	3.3	0.2	1.5	0
Fountas#	1015	19.6	0.1	5.6	3.1	9.5	0.1	0.5	0.2	0.3	0.1	0

* Robinson RA,Walker E,Ferlic DC,et al.The results of anterior interbody fusion of the cervical spine.J Bone Joint Surg Am.1962;44:1569–1586

† Tew JM,Mayfield FH.Complications of surgery of the anterior cervical spine.Clin Neurosurg. 1976;23:424–434

‡ Flynn TB.Neurologic complications of anterior cervical interbody fusion.Spine.1982;7:536–539

§ Bertalantly H,Eggert HR.Complications of anterior cervical discectomy without fusion in 450 consecutive patients.Acta Neurochir.1989;99:41–50

Fountas KN,Kapsalaki EZ,Machinis T,et al.Extrusion of a screw into the astrointestinal tract after anterior cervical spine plating.J Spinal Disord Tech.2006;19:199–203

来源：Reproduced from Fountas,et al.Anterior cervical discectomy and fusion associated complications.Spine.2007;32(21):2310–2317

最常见的并发症为喉返神经损伤。喉返神经的损伤可能导致单侧声带麻痹，表现为声音嘶哑。手术当中可以通过使用长叶牵拉器来保护神经，并确保它们能够很好地放置在颈长肌下方，从而可以避免过度压迫神经。建议左侧入路是因为左侧神经根的走向可以预测且更长，并可进行安全的显露和延长切口。Ebraheim等表示，如果下甲状腺血管未进行横向结扎或持续牵拉喉返神经，右侧喉返神经容易损伤。使用充气性牵拉器有助于保护喉返神经。大多数声带麻痹在4~6周后可自行改善，但也有可能永久性损伤，建议在康复期鼓励发音训练声带。

声嘶也可继发于气管刺激、喉部受伤或气管内插管损伤。对喉神经外支的损伤也可能产生嘶哑。另一个潜在的风险涉及交感神经和星状神经节的损伤。这些神经可从中线位置剥离骨膜时得到保护，并可减少横向或延长剥离。神经损伤或刺激可导致Horner综合征（即瞳孔缩小、下垂和无汗）。

剥离时会遇到一些主要的血管。颈动脉鞘及其内容物位于胸锁乳突肌的边缘后方。熟练的解剖学知识以及徒手牵拉撑开器放置于颈内动脉内侧有助于解剖结构的显露。损伤颈内动脉和颈内静脉的后果往往很严重，需要血管专家紧急进行介入治疗。在钩椎关节减压或椎体切除术时椎动脉损伤概率大。钩椎关节在横突的前外侧，椎动脉在钩椎关节前外侧4~5mm的位置，一般情况下术中不常显露。一旦损伤椎动脉，修补相当困难，常用Gelfoam的直接压力填塞法。在颈5~颈6和颈6~颈7的水平，下甲状腺动脉也可能在显露时出现，如果进行结扎止血但结扎线脱落，可能难以找到出血点和控制出血，因为它可以缩回到颈动脉鞘后面。食管左侧的下颈椎手术入路可遇到胸导管，正常情况下，它会在第1胸椎水平的锁骨下动脉附近。因此，如果病灶位于颈胸椎交界处，则优先选择右侧入路。

潜在的严重并发症之一是食管或气管的损伤。在手术中，食管可以通过插管后鼻胃管来鉴别，特别是在外科医生的练习阶段。损伤可能导致语言障碍症、合并食管漏和最终的纵隔炎。如果食道意外穿孔，应进行多层次修复。食管损伤或手术后血肿形成可导致气管局部压迫，使用引流管和护理时将患者的头部抬高至50°~60°可减少血肿形成和气管压迫，这个体位允许术后出血进入纵隔。然而，如果持续出血，最理想的做法是在手术室尽早拆除缝线。

据报道，0.25%的患者发生气管损伤，其中近1/3发生在手术时。也有报道使用钢板和螺钉固定时晚期穿孔的案例。在使用磨钻的时候应特别注意尽可能将磨头置于骨头边界内，并且在放入使用前及使用后拿出时关闭电源。

最恐惧的并发症是医源性脊髓损伤，导致暂时或永久性的神经功能缺陷。引起脊髓损伤的因素包括血管损伤、机械损伤、移植物后脱出挤压伤等。将植入物放置在椎骨边缘2mm以内的位置，可将植入物脱出的风险降到最低。虽然还未最终证实，但术后使用颈托固定颈椎将屈伸活动降至最低限度，可减少移植物脱出。

十、典型并发症案例

例1：保守治疗齿状突骨折的骨不连

70岁，男性，因眩晕摔倒后被送进附近的医院。随后出现左侧肢体肌力下降。当时由于既往病史及偏瘫怀疑缺血性脑损伤。但大脑CT图像只提示慢性小血管病变。CT横断位图像显示齿状突骨折。给予颈托外固定保守治疗。伤后2个月，患者的神经症状没有加重，但疼痛明显加剧，前来就诊，颈部颈托固定。从神经系统来看，左侧上、下肢体的肌力3级，右侧肌力正常。有神经损伤症状表明伴有脊髓神经损伤。该患者在躯干和左下肢有片状的非皮肤感觉缺失。其他的病理征，包括轻微的深肌腱反射和跖反应均存在，X线片、CT和MRI扫描显示，存在向后方移位压迫颈髓的齿状突（Ⅱ型）骨折，上颈椎脊髓信号改变表明有脊髓损伤。

该患者目前存在的问题：①不稳定的Ⅱ型齿状突骨折；②骨折向后移位和压迫脊髓；③迟发症状；④不完全神经损伤。在局麻下应用Gardner-Well颅骨牵引，施加4.5kg牵引力。由于是慢性损伤，牵引力在24小时内缓慢增加至6.8kg。仔细并连续监测患者的神经状况。侧位X线片显示骨折部分复位。当时的选择是，要么做齿状突骨折前路螺钉内固定，要么做后路融合术。由于骨折仅可部分复位，技术上进行前路螺钉固定是困难的。因此，计划对患者行后路复位和颈1~颈2融合。全麻下，患者俯卧于Mayfield支架。通过标准的后路中线入路，充分暴露颈1和颈2的后路解剖结构。基于解剖标志和透视引导下，置入颈1侧块螺钉和颈2椎弓根螺钉。颈1的螺钉植入比颈2的稍好一些，这有助于纠正部分颈1~颈2半脱位，在后路将颈1~颈2的终板附件等取出，再从髂前上棘取自体髂骨进行融合（图14.66）。将连杆放在螺钉头部拧紧螺母。侧位透视检查螺钉的位置和颈1~颈2的解剖结构。术后患者神经功能逐渐恢复。

此案例处理的重要原则是：

（1）Ⅱ型齿状突骨折，是一种不稳定的脊柱损伤，且有潜在移位风险。即使保守治疗的患者，也建议定期拍片复查有无移位。神经功能损伤的患者将建议早期手术治疗。

（2）在受伤后晚期就诊的患者中，短期的颅骨牵引有助于骨折复位。

（3）对于无法完全复位的患者，可行前路齿状突螺钉固定。

例2：颈2~颈3骨折的漏诊

62岁，男性，遭受多发性创伤合并下肢和骨盆的多发性损伤，伤后3周，当患者增加颈部活动量时，颈部开始逐渐疼痛。拍摄的侧位X线片显示颈2~颈3单侧半脱位，合并由此引起的节段性驼背和"天鹅颈"畸形。行CT和MRI扫描后，证实初步诊断。患者无明显神经症状。采用颈椎前路椎间盘切除及钢板融合手术治疗。通过标准的Smith Robinson右侧手术入路进行。从技术上讲，使用该入路难以显露颈2以上的位置。然而，近端垂直切口可破坏颈阔肌，但可显露颈2~颈3椎间盘的位置。在微创下进行椎间盘切除后，从右侧髂前上棘取大小尺寸适当的髂骨，植入颈2~颈3的椎间盘间隙，并用26mm的锁定板固定。由于伤后时间较长，半脱位仅部分可校正（图14.67）。但在颈2~颈3间隙植入匹配的髂骨，其复位效果仍可接受。

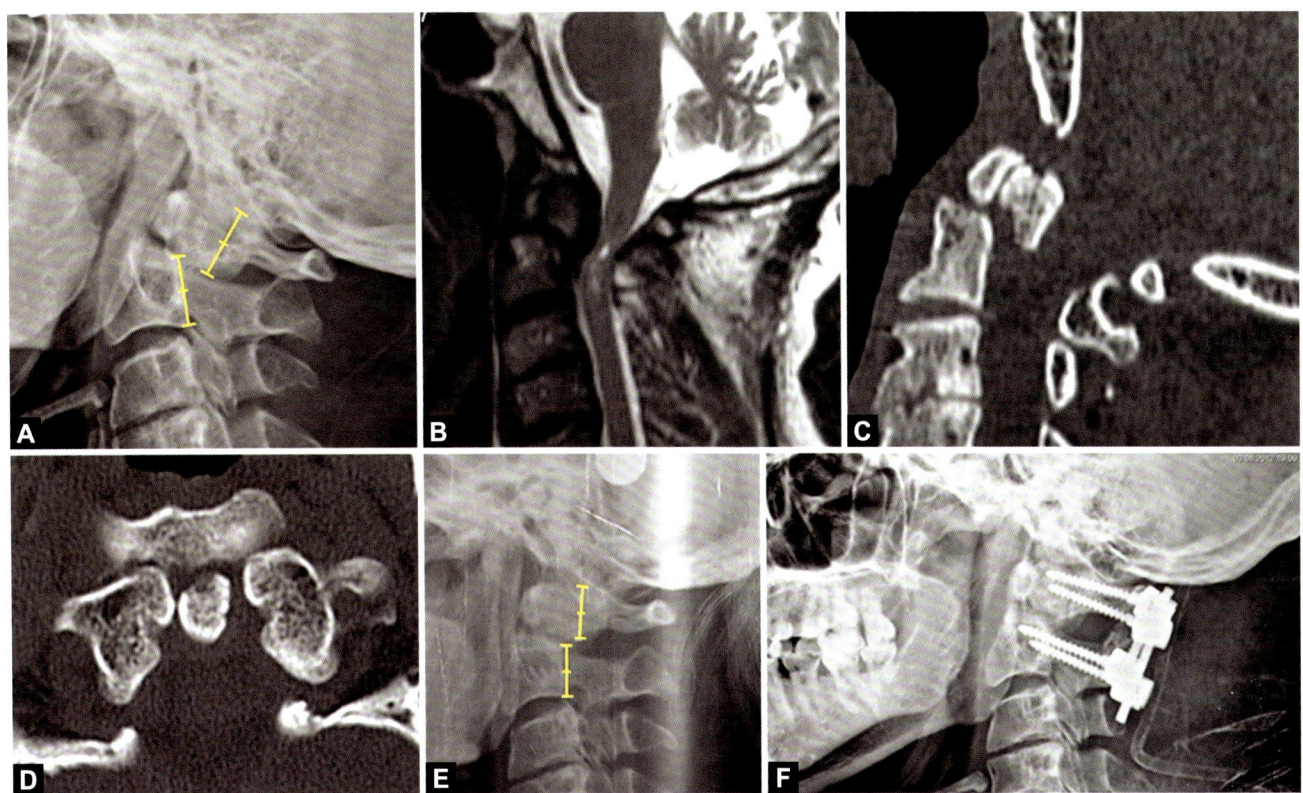

图14.66 齿状突骨折合并寰枢椎半脱位

（A~C）侧位X线片和矢状位MR、CT图像显示向后移位的Ⅱ型齿状突骨折合并脊髓压迫

（D）轴位CT图像表明近端骨折向后移位 （E）施加牵引后的横断位X线片显示骨折的角度和移位明显减少

（F）术后侧位X线片显示骨折部分复位，颈1、颈2螺钉固定和实现植骨融合

本案例处理的重点是：

（1）在"多发性损伤"患者中，寻找颈部损伤至关重要，特别是牵拉损伤。

（2）大多数患者采用标准的Smith Robinson手术方法，足以进入颈2~颈3椎间隙。

（3）如果颈2~颈3骨骼之间有足够的骨接触，尤其是慢性接触，那么部分复位是可以接受的。

（4）应将大小适合的骨移植物或骨笼植入椎体间隙以矫正节段性驼背。

例3：侧块螺钉固定致椎神经根损伤

　　63岁，男性，因摔伤致上肢乏力一天而急诊入院。患者受伤前身体正常，除了偶尔的颈部疼痛和僵硬。入院查体：上肢肌力3级，下肢肌力正常，双手活动受限。X线片显示无骨折损伤，但存在颈3~颈4轻度半脱位，并伴广泛脊柱变化。MRI图像显示颈3~颈5位置有脊髓型颈椎病合并颈3~颈4水平脊髓水肿。临床表现和放射影像学特征是中枢型脊髓损伤综合征的典型特征。患者颈部椎管狭窄及过伸损伤致颈3~颈4水平颈髓挤压。

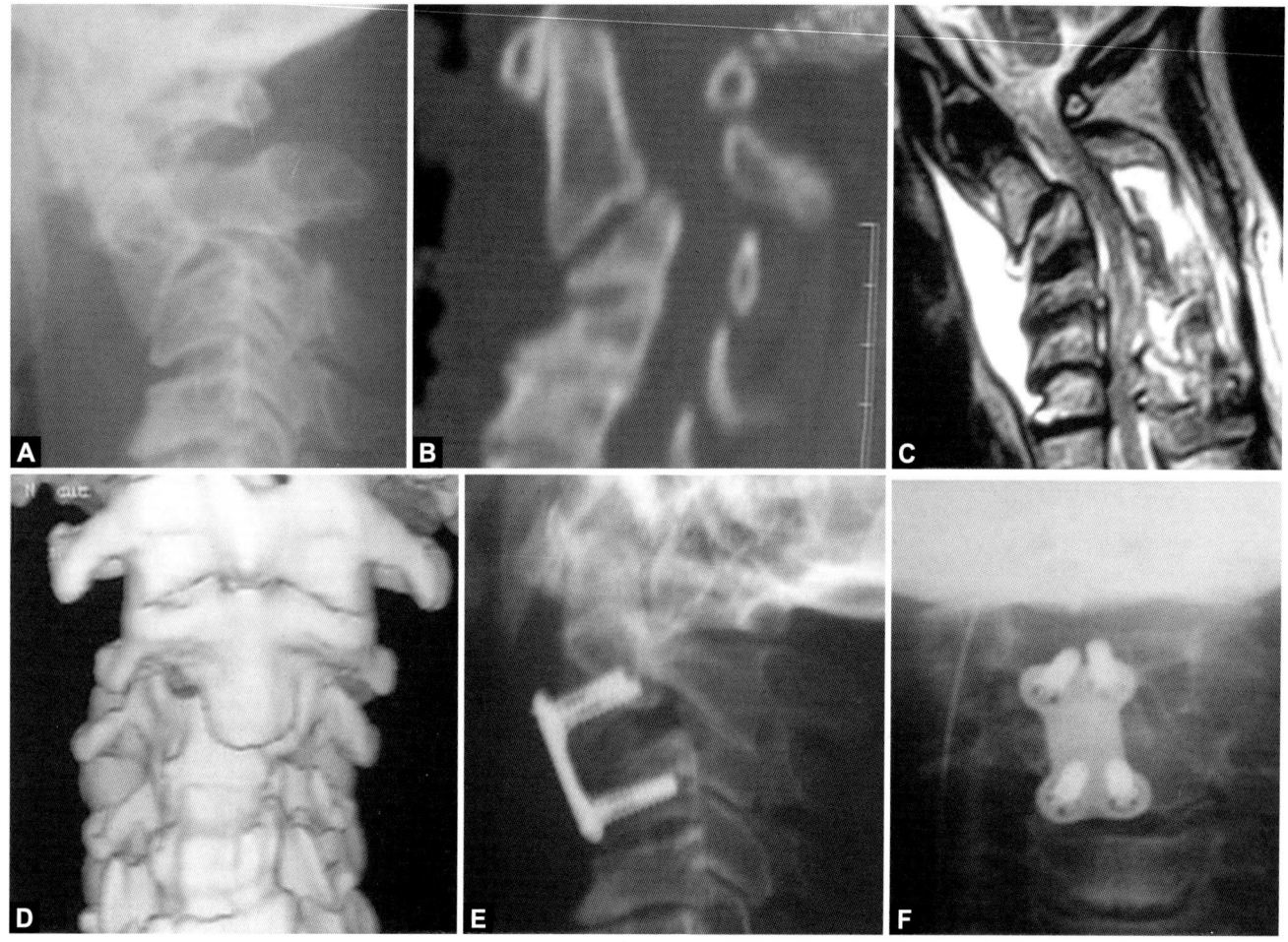

图14.67　颈3骨折合并脱位

（A、B）62岁的男性患者受伤3周后出现颈2~颈3关节脱位　（C、D）MRI和CT图像显示脊髓压迫
（E、F）初始颅骨牵引可使部分复位。行颈2~颈3前路椎间盘切除，锁定板和螺钉进行融合固定

　　该患者的问题是：①创伤性脊髓型颈椎病；②不完全性神经损伤；③颈3~颈4不稳。患者行颈3~颈6颈椎后路椎板切除术，颈3、颈5和颈6右侧螺钉固定和颈3、颈4与颈6左侧螺钉固定治疗。术后患者的神经症状逐渐改善，但沿右颈5神经根出现神经病理性疼痛。2个月时，神经根疼痛明显加重，做CT检查。CT图像显示，右侧颈5椎弓根螺钉过长挤压神经孔，导致颈5神经根受压。术后2个月，考虑取出右侧椎弓根螺钉。取出螺钉后，患者的疼痛明显缓解（图14.68）。

（谢兆林、李颖、郑静茂　译）

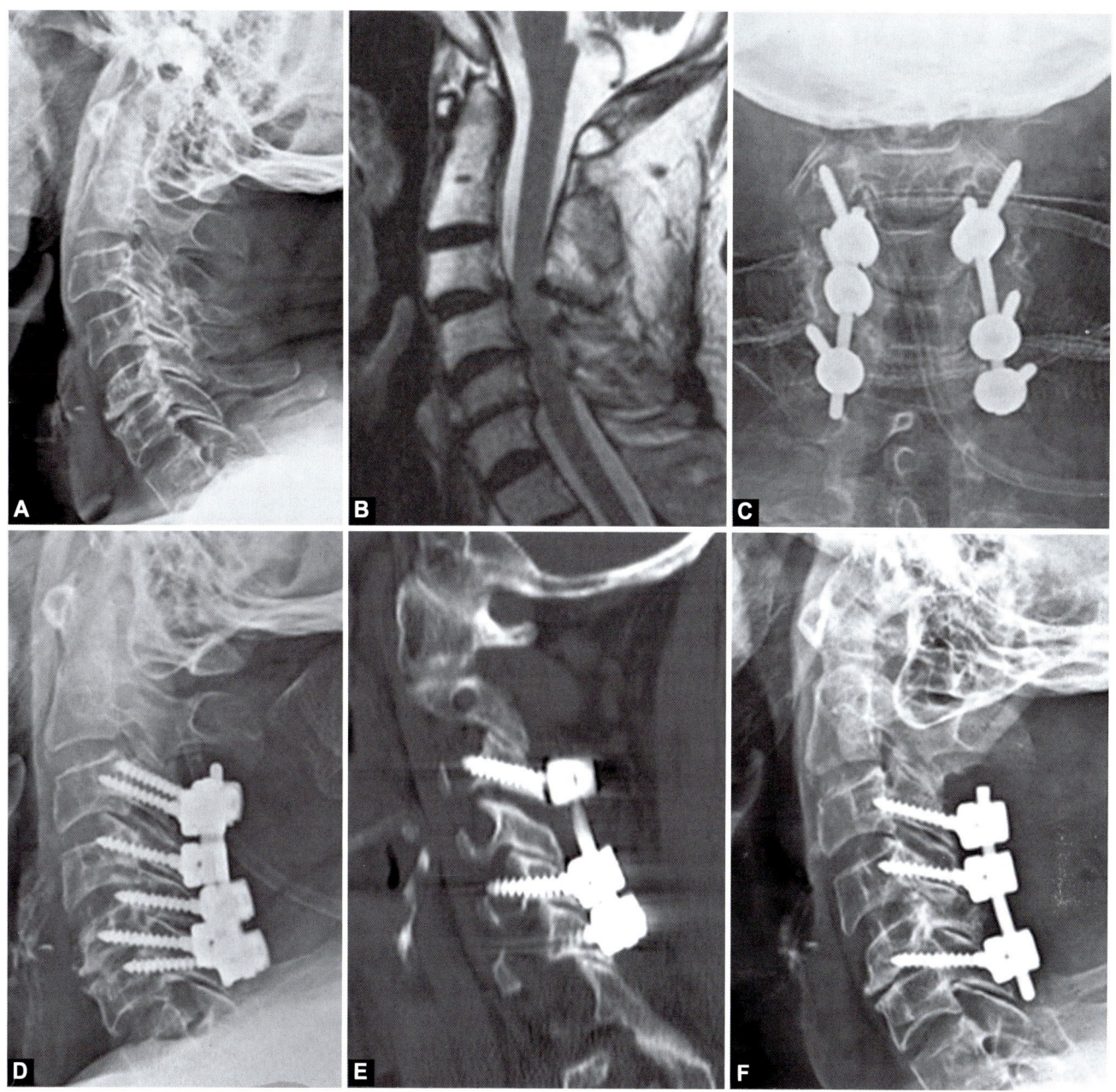

图14.68 颈3～颈4半脱位合并脊髓型颈椎病

（A、B）侧位X线片和矢状位MRI图像显示颈3～颈4半脱位合并脊髓型颈椎病，同时信号强度变化提示脊髓水肿
（C、D）正、侧位X线片显示横块椎弓根螺钉固定 （E）矢状位CT图像显示右侧颈5螺钉已经侵犯神经孔
（F）右侧的侧块螺钉已被拆除，仅留左侧的螺钉

参考文献

[1] Rajasekaran S, Rishi MK, Shetty AP. Spinal fractures. Mercer's Textbook of Orthopaedics and Trauma, 10th edition. UK: Hodder Arnold; 2012. pp. 439-466.

[2] Prasad VS, Schwartz A, Bhutani R, et al. Characteristics of injuries to the cervical spine and spinal cord in polytrauma patient population: experience from a regional trauma unit. Spinal Cord. 1999;37(8):560-568.

[3] Hahn YH. (2004). Cervical spine fractures. [online] Available from http://chorus.rad.mcw.edu/doc/00907.html [Accessed June 2012].

[4] Braakman M, Braakman R. Hyperflexion sprain of the cervical spine. Follow-up of 45 cases. Acta Orthop Scand. 1987;58:388-393.

[5] Jackson AB, Dijkers M, Devivo MJ, et al. A demographic profile of new traumatic spinal cord injuries: change and stability over 30 years. Arch Phys Med Rehabil. 2004;85:1740-1748.

[6] Calenoff L, Chessare JW, Rogers LF, et al. Multiple level spinal injuries: importance of early recognition. AJR Am J Roentgenol. 1978;130:665-669.

[7] Vaccaro AR, Kreidl KO, Pan W, et al. Usefulness of MRI in isolated upper cervical spine fractures in adults. J Spinal Disord. 1998;11:289-293.

[8] Woodring JH, Lee C. Limitations of cervical radiography in the evaluation of acute cervical trauma. J Trauma. 1993; 34:32-39.

[9] Harris JH, Carson GC, Wagner LK. Radiologic diagnosis of traumatic occipitovertebral dissociation. 1. Normal occipitovertebral relationships on lateral radiographs of supine subjects. AJR Am J Roentgenol. 1994;162:881-886.

[10] Anderson PA, Montesano PX. Morphology and treatment of occipital condyle fractures. Spine (Phila Pa 1976). 1988; 13:731-736.

[11] Traynelis VC, Marano GD, Dunker RO, et al. Traumatic atlanto-occipital dislocation. Case report. J Neurosurg. 1986;65:863-870.

[12] Levine AM, Edwards CC. Fractures of the atlas. J Bone Joint Surg Am. 1991;73:680-691.

[13] Anderson LD, D'Alonzo RT. Fractures of the odontoid process of the axis. J Bone Joint Surg Am. 1974;56:1663-1674.

[14] Effendi B, Roy D, Cornish B, et al. Fractures of the ring of the axis. A classification based on the analysis of 131 cases. J Bone Joint Surg Br. 1981;63:319-327.

[15] Allen BL, Ferguson RL, Lehmann TR, et al. A mechanistic classification of closed, indirect fractures and dislocations of the lower cervical spine. Spine (Phila Pa 1976). 1982;7:1-27.

[16] Garfin SR, Botte MJ, Waters RL, et al. Complications in the use of the halo fixation device. J Bone Joint Surg Am. 1986;68:320-325.

[17] Koivikko MP, Myllynen P, Karjalainen M, et al. Conservative and operative treatment in cervical burst fractures. Arch Orthop Trauma Surg. 2000;120:448-451.

[18] Fisher CG, Dvorak MF, Leith J, et al. Comparison of outcomes for unstable lower cervical flexion teardrop fractures managed with halo thoracic vest versus anterior cor-pectomy and plating. Spine (Phila pa 1976). 2002;27: 160-166.

[19] Guest J, Eleraky MA, Apostolides PJ, et al. Traumatic central cord syndrome: results of surgical management. J Neurosurg. 2002;97:25-32.

[20] Ruf M, Melcher R, Harms J. Transoral reduction and osteosynthesis C1 as a function preserving option in the treatment of unstable Jefferson fractures. Spine (Phila Pa 1976). 2004;29:823-827.

[21] Koller H, Resch H, Tauber M, et al. A biomechanical rationale for C1-ring osteosynthesis as treatment for displaced Jefferson burst fractures with incompetency of the transverse atlantal ligament. Eur Spine J. 2010;19:1288-1298.

[22] Magerl F, Seemann P. Stabile posterior fusion of the atlas and axis by transarticular screw fixation. In: Kehr P, Weidner A (Eds). Cervical Spine. Strassbourg, Wien, New York: Springer Verlag; 1986. pp. 322-327.

[23] Grob D, Jeanneret B, Aebi M, et al. Complications of atlantoaxial fusion with transarticular screw fixation. J Bone Joint Surg Br. 1993;75:972-976.

[24] Harms J, Melcher RP. Posterior C1-C2 fusion with polyaxial screw and rod fixation. Spine (Phila Pa 1976). 2001; 26(22):2467-2471.

[25] Gallie W. Fractures and dislocations of the cervical spine. Am J Surg. 1939;46:495-499.

[26] Harrop JS, Sharan AD, Vaccaro AR, et al. The cause of neurologic deterioration after acute cervical spinal cord injury. Spine (Phila Pa 1976). 2001;26:340-346.

[27]Inamasu J, Guiot BH. Vertebral artery injury after blunt cervical trauma: an update. Surg Neurol. 2006;65:238-246.

[28]Giacobetti FB, Vaccaro AR, Bos-Giacobetti MA, et al. Vertebral artery occlusion associated with cervical spine trauma. A prospective analysis. Spine (Phila Pa 1976). 1997; 22:188-192.

[29]Deen HG Jr, McGirr SJ. Vertebral artery injury associated with cervical spine fracture. Report of two cases. Spine (Phila Pa 1976). 1992;17:230-234.

[30]Merli GJ, Crabbe S, Paluzzi RJ, et al. Etiology, incidence and prevention of deep vein thrombosis in acute spinal cord injury. Arch Phy Med Rehabil. 1993;74:1199-1205.

[31]Levine AM, Mazel C, Roy-Camille R. Management of fracture separations of the articular mass using posterior cervical plating. Spine (Phila Pa 1976). 1992;17:S447-S454.

[32]Heller JG, Carlson GD, Abitbol JJ, et al. Anatomic comparison of the Roy-Camille and Magerl techniques for screw placement in the lower cervical spine. Spine (Phila Pa 1976). 1991;16:S552-S557.

[33]Graham AW, Swank ML, Kinard RE, et al. Posterior cervical arthrodesis and stabilization with a lateral mass plate: clinical and computed tomographic evaluation of lateral mass screw placement and associated complications. Spine (Phila Pa 1976). 1996;21:323-329.

第15章

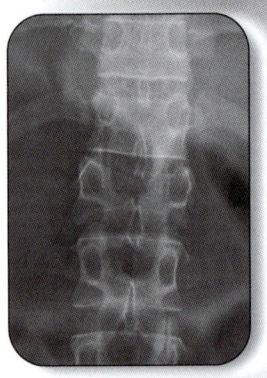

胸腰椎骨折与脱位
Thoracic and Lumbar Spine Fractures and Dislocations

S Rajasekaran, Rishi Kanna, Ajoy Prasad Shetty

一、导言

　　胸腰椎骨折包括无移位骨折及骨折脱位等系列损伤（图15.1）。根据解剖及功能特点，胸腰椎脊柱可分为3个节段：胸椎段（胸1~胸10）、胸腰交界段（胸11~腰2）和腰段（腰3~腰5）。上胸椎相对牢固，一方面原因是因其椎间盘较小和面向冠状位的关节面；另一方面则是由于胸廓的存在，活动度较小。上胸椎需要高能量才能引起骨折或脱位，并且伤后在这一节段椎管狭窄会导致脊髓损伤或神经系统损伤。由于胸椎通过肋骨和胸骨相连，这些结构的合并损伤也很常见。另外，由于腰椎有宽厚的椎间盘，面向矢状方向的关节面和缺乏肋骨，使其可以进行屈伸运动。由于腰椎的椎管较宽，且马尾神经根具有很大的弹性，腰椎骨折后神经损伤的发生率相对较低。

胸腰椎损伤通常是由高能量钝挫伤所引起的。65%的胸腰椎骨折是由交通事故和高处坠落伤引起，其余的则由运动损伤或者暴力造成。约50%的胸腰椎骨折发生在胸腰椎交界处。胸腰椎交界处骨折发生率较高的因素有：①胸腰椎交界处是活动量少的胸廓和活动度大的腰椎之间的过渡点；②从脊柱后凸到脊柱前凸的矢状位改变导致脊柱在前柱和中柱承受更多的压力；③关节面的方向从胸椎的冠状位到腰椎的矢状位力线的变化，使腰椎具有更大的屈伸运动。在胸腰椎交界处的神经损伤比例高达15%~20%。

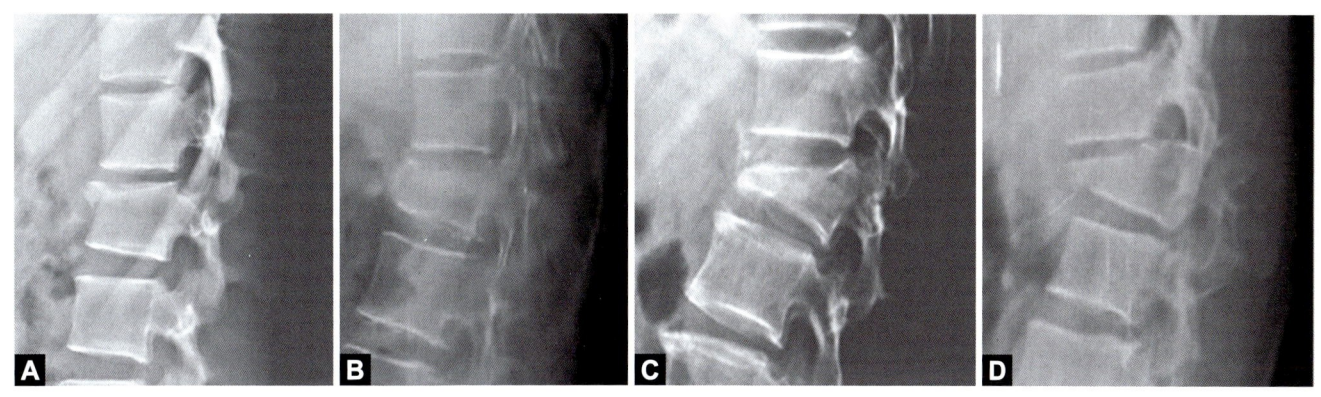

图15.1 胸腰椎骨折X线片
（A）单纯楔形压缩性骨折 （B）爆裂性骨折 （C）屈曲牵张型损伤 （D）骨折并脱位

二、分型

负荷承载和运动范围的生物力学，是了解脊髓损伤及其分型系统的基础。生物力学还有助于理解脊柱稳定性，从而使手术决策更加适当、明确。多年来，随着对生物力学稳定性、损伤机理和稳定性判断的认识不断提高，胸腰椎骨折的分类也得到了提高。

（一）Boehler分型

Boehler分型，包括5种不同类型的损伤，描述了导致胸腰椎骨折最常见的损伤模式。5种类别划分为压缩损伤、屈曲牵张型损伤、牵拉性骨折、剪切型骨折和旋转损伤。Watson-Jones首先介绍不稳定的概念，提出后纵韧带的完整性对脊柱稳定性至关重要的观点。同时对Boehler的分类进行了补充，并提出了一种改进的分型系统，将脊柱骨折分为3种主要类型（单纯楔形骨折、粉碎性骨折和骨折并脱位）和7种亚型，以解释脊柱不稳定的概念及其对胸腰椎损伤治疗的影响。

（二）柱体的概念

1949年，Nicoll尝试用解剖学分类来进一步定义稳定的概念。认为稳定性的概念是相对于脊柱解剖结构的破坏而言的，并且认为稳定性主要依赖于棘韧带的完整性。Holdsworth扩大了Nicoll的分型系统，并引入"圆柱概念"而彻底改变了胸腰椎损伤分型，把脊柱分成两大支柱。前柱包括椎体和椎间盘，后柱由关节突和后部韧带复合体等组成（棘上韧带、棘间韧带、黄韧带）。Holdsworth首次提出"爆裂性骨折"概念，曾报道过如果后柱保持完整性，即使发生前柱爆裂和压缩性骨折，脊柱仍然是稳定的，如果前后柱都损伤了，骨折就是不稳定的。

（三）Denis分型

1983年，Denis对胸腰椎骨折患者的CT图像进行回顾性分析，并提出了脊椎损伤的"三柱概念"（图15.2）。根据Denis的分类描述，前柱是由前纵韧带、纤维环前半部分以及椎体的前部分来组成的。后柱由后纵韧带后的所有结构组成，包括骨的结构和后部韧带复合体。中柱在解剖学上被定义为椎体的后半部，包括纤维环后部分和后纵韧带。Denis认为，中柱是骨折稳定性的关键。该概念是基于脊柱承重的理解而提出的，即前1/3椎体或前柱通常只承载30%的体重，而后柱只承载20%的体重。但是与中柱相结合，前中柱在屈曲中承载70%～80%的体重，中后柱可以承载多达60%的体重。

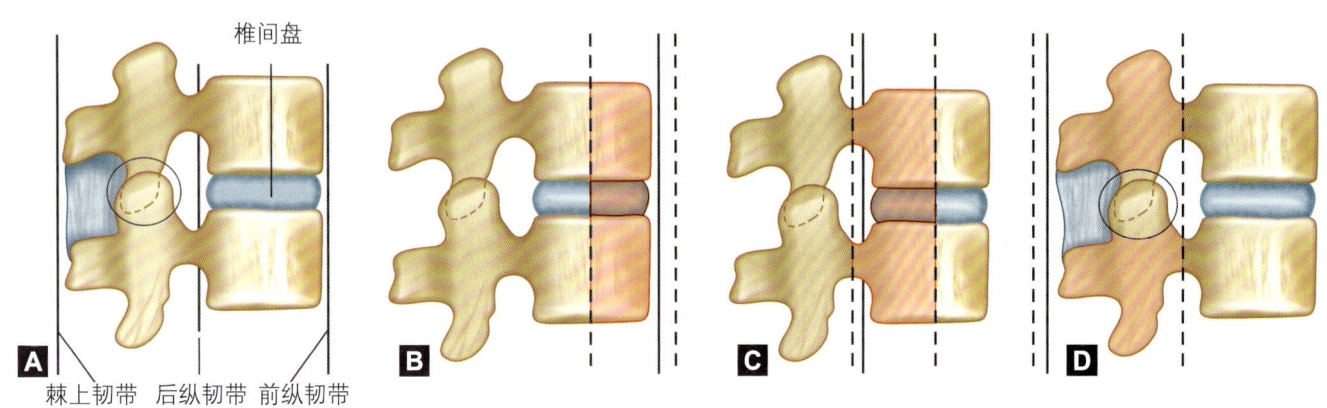

图15.2　根据Denis描述的脊柱的三柱概念
（A）脊柱三柱分型矢状面解剖结构　（B）前柱由前纵韧带、前纤维环和椎体的前部分构成
（C）中柱为脊柱后半部分，包括纤维环的后部分和后纵韧带
（D）后柱包括后纵韧带后的所有结构包括骨性结构和后韧带的复合体

Denis分型将脊柱骨折基于三柱理论分为4个组：①压缩性骨折是由压缩导致的前柱骨折；②爆裂性骨折由前柱和中柱的损伤造成，导致在轴向受力下的椎体骨折；③安全带骨折（Chance骨折）由屈曲牵张力量造成，并且会导致后柱和中柱的骨折；④骨折伴脱位为三柱骨折导致的损伤。

（四）Allen-Ferguson分型

Allen-Ferguson对Holdsworth和Denis提出的"柱体概念"提出了质疑，在普遍认可的对颈椎损伤分型上，提出了对胸腰椎骨折的一种纯机械分型，分为屈曲压缩、轴向压缩、屈曲牵张型损伤、过伸压缩、过伸牵拉和旋转–剪切。但这并没有得到广泛的认可。当Denis的柱体概念受到质疑时，人们重新评估了这三柱概念中每一柱体对脊柱的稳定性。Panjabi等对10具经高速轴向创伤导致爆裂骨折的新鲜尸体脊椎标本进行研究，探讨其胸腰椎的多方向灵活性，结果显示，在爆裂性骨折后的屈曲伸展弹性增加了202%，在轴向旋转骨折中弹性增加了403%，在侧弯骨折中弹性增加了266%，在张力或压缩性骨折时弹性增加了462%。这些运动的中性区域参数在破裂的骨折后更加不稳定。James等通过观察这些尸体脊椎椎体中的韧带连续切片，进一步研究前、中、后柱的具体作用。发现在前柱和后柱破裂后，其脊柱活动性显著增加，但不包括中柱的破坏。这两项研究都指出后部韧带复合体的破坏是不稳定的重要指标，而非中柱的破坏。

（五）McAfee分型

Holdsworth的两柱概念和Denis三柱概念是基于单纯的骨折形态而定义的。也可以根据X线片和CT图像对这些骨折位置进行系统分型。McAfee指出，负重柱概念的主要缺点是它不考虑柱的机制失效。针对中柱失效的机制，他提出了对Denis分型的进一步修正（图15.3），根据McAfee的理论，中柱有3种破坏模式：轴向压缩、轴向牵拉和平移。

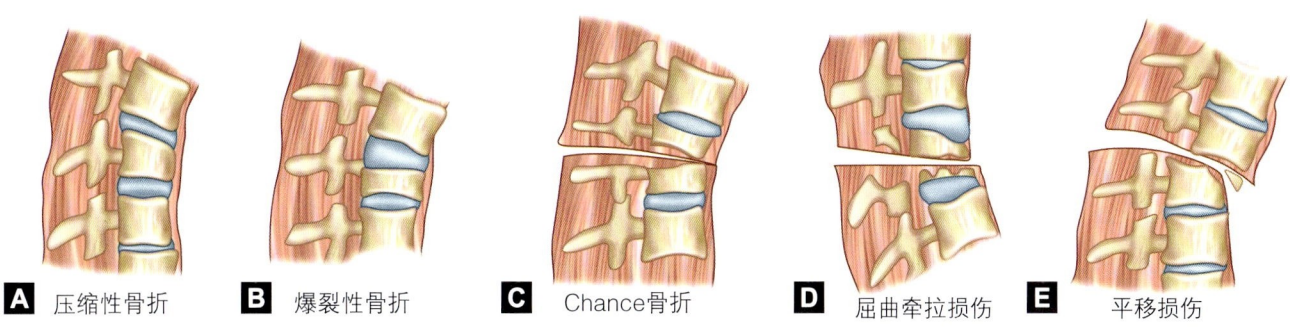

A 压缩性骨折　　**B** 爆裂性骨折　　**C** Chance骨折　　**D** 屈曲牵拉损伤　　**E** 平移损伤

图15.3　McAfee胸腰椎骨折分型

McAfee简化了胸腰椎脊柱损伤，分型如下：①楔形压缩性骨折是因向前屈曲所导致的前柱单独失效而引起的。它们很少与神经系统的损伤有关，除非有多个相邻的脊椎水平受到影响；②在稳定的爆裂性骨折中，前柱和中柱由于受压载荷而失效，没有失去后柱的完整性（图15.4）；③在不稳定的爆裂性骨折中，前柱和中柱被压缩而失效。后柱可能在压缩、外侧屈曲或旋转中失效；④由于不稳定，会产生创伤后的脊柱后凸和渐进性神经症状加重的倾向。如果前柱和中柱因压缩失去稳定，后柱就不会因牵拉而不稳定；⑤Chance骨折是由椎体的横面撕裂损伤、前纵韧带的前轴向前屈曲所致。整个椎体被强大的牵拉力分离。

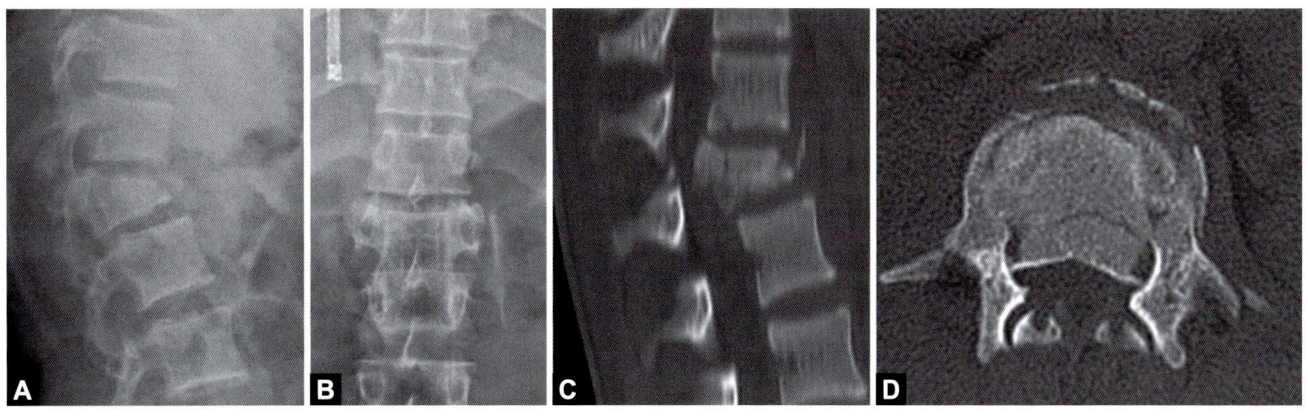

图15.4　爆裂性骨折X线片

（A、B）正、侧位X线片　（C、D）不稳定爆裂性骨折的矢状位、轴位CT图像

（六）AO分型

1994年，Magerl根据骨折的损伤机制和形态，对1445例胸腰椎损伤病例进行了综合分型。AO分型最初应用于肢体骨折，从A型到C型的渐进等级对损伤的严重程度进行分型。骨折的主要类型取决于损伤机制（图15.5）。A类型包括压缩损伤，B型因牵拉力所致，以及C型由于旋转和/或剪切而导致的骨折。

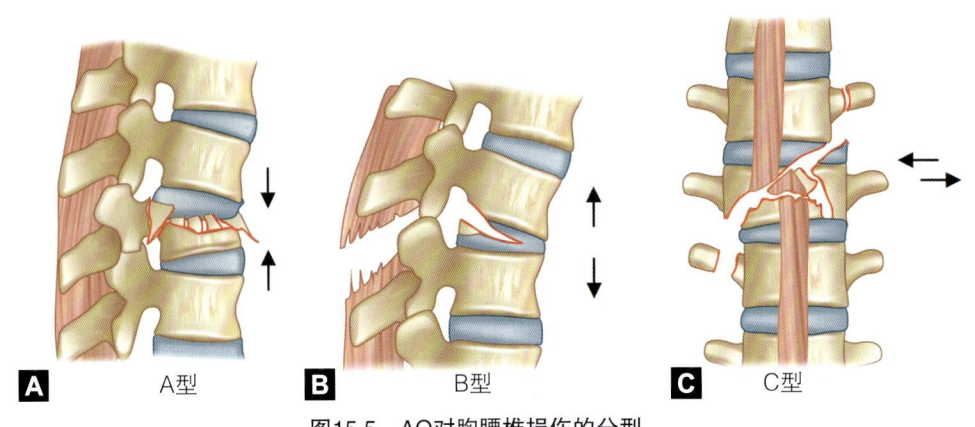

图15.5　AO对胸腰椎损伤的分型
（A）压缩损伤　（B）牵张损伤　（C）旋转损伤

3种主要骨折类型分为3种亚型，根据损伤机制（屈曲或伸展）和骨折的形态，分为3个亚组。在设计AO分型的过程中，Magerl等放弃了Denis的三柱概念，并采用了Holdsworth的较旧的两柱概念。

根据AO分型，A1类型为最简单的损伤类型，C3类型为最严重的损伤类型，而不稳定的程度和神经损伤的风险随着骨折类型的上升而增加。尽管这是一个综合的分型系统，但是仍存在两个很大的缺陷：AO分型系统未能提供不稳定的确切定义；这个系统也没有考虑到神经损伤的存在，而在临床决策中这常常是一个非常重要的决定因素。

影像学的作用提高了对复杂损伤类型的理解，从中可以获得更多的信息。Oner等对100个病例进行MRI的扫描，提出了一种基于韧带损伤模式的分型。前纵韧带、后纵韧带、后部韧带复合体、椎间盘、终板和椎体分别被定义并以损伤严重程度进行评分。该系统已被验证可用于预测畸形和疼痛的进展。最近，由McCormick等提出了胸腰椎损伤程度评分系统分型，该评分系统更有助于指导患者的外科手术方案。

（七）胸腰椎损伤分型系统

胸腰椎损伤程度评分系统分型是由国际脊柱外科医生脊柱创伤研究小组所创建的。它基于3种主要损伤特点：损伤的机制、后部韧带复合体的完整性和神经系统状况。根据这3种分型的严重性评分，计算总分用于指导治疗（图15.6）。

胸腰椎损伤分型系统中的损伤机制与AO分型（轴向压缩、牵张、旋转/剪切）所提出的损伤机制是相同的，并且在更不稳定的损伤机制下得分较高。虽然这是一个对骨折严重程度的评分，但这种分型的目的是对损伤进行规范性分类，并提出治疗方案（表15.1）。

受伤形态		神经功能		后方韧带	
类型	分数（分）	包括	分数（分）	复合体情况	
压缩	1	完整	0	包括	分数（分）
爆裂	1	根性损伤	2	完整	0
平移	3	牵拉/强直		不确定的	2
分离	4	−完全	2	破裂	3
		−不完全	3		
		马尾神经	3		

分数≤3非手术治疗

分数=4非手术或手术（手术医生决定）

分数≥5手术治疗

图15.6 胸腰椎损伤分类系统

表15.1 胸腰椎损伤分型及手术方案的选择

神经状况	后方韧带复合体	
	完整	损坏
完整	后路手术	后路手术
神经根损伤	后路手术	后路手术
不完全脊髓损伤或马尾损伤	前路手术	联合手术
完全脊髓损伤或马尾损伤	后(前)路手术*	后（联合）路手术*

*在亚洲，短节段固定与减压术式较常用，目的在于恢复神经活力、重建脊柱稳定性、恢复脑脊液循环（CSF），以防止脊髓空洞症

（八）载荷分型

后柱短节段稳定是一种常用的胸椎骨折稳定手术方法。然而，短节段后路固定后内固定失败也很常见。由于胸椎骨折短节段固定后有较高失效率的报道，McCormack、Karaikovic和Gaines引入了一个衡量标准来预测内固定失败的风险（图15.7）。

预测后路固定失败3个重要因素：椎体的粉碎程度、骨折碎片的移位程度以及矢状面脊柱后凸的度数。每个因素都是用McCormack的标准来评估的，得分在1～3分的评分系统中，得分越高表明病情越严重。总得分＞7分的骨折，如果仅行后路短节段内固定，就会有很高的失败风险。McCormack和Gaines分型的优势在于它能够预测出后路固定的不足，并判断是否需要前柱重建。除了这个特殊优势，这种分型并没有考虑其他重要因素，如神经系统损伤程度或韧带稳定性。

（九）不稳定性的概念

脊髓损伤分型最重要的是确定潜在的不稳定骨折，为内固定手术稳定提供指导，并建议采取适当的手术方案。White和Panjabi把胸腰椎骨折的不稳定性定义为：在生理负荷下维持结构完整以防止进行性神经损伤或感觉功能丧失。需要重点记住的是，此分型与腰椎退变的临床不稳定性是完全不同的概念，这包括了鉴别腰背部疼痛的原因。在胸腰椎骨折的情况下，简单的压缩骨折通常是稳定的，而牵张损伤和旋转/剪切损伤通常是不稳定的。大多数关于稳定性的争论都围绕着爆裂性骨折。稳定与不稳定爆裂性骨折的区分仍然很困难。

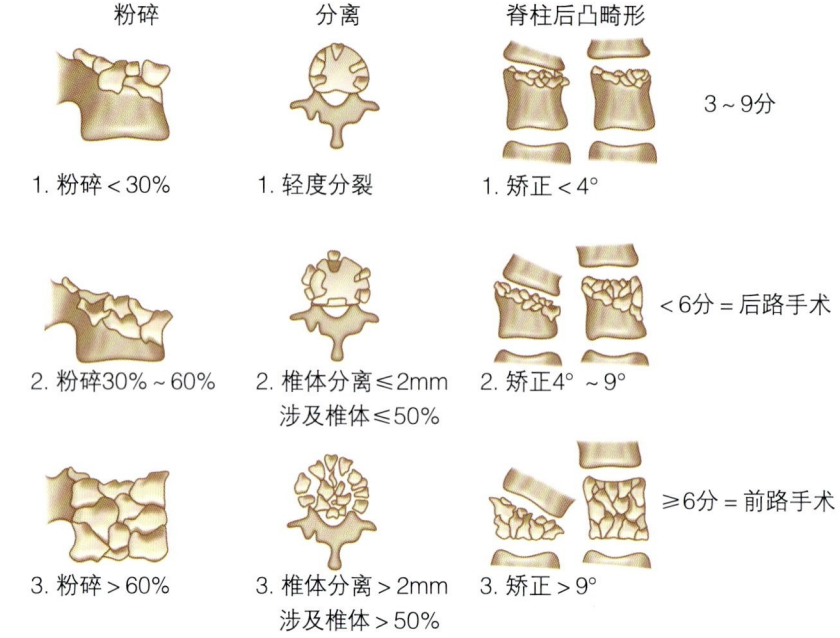

粉碎 分离 脊柱后凸畸形

1. 粉碎＜30% 1. 轻度分裂 1. 矫正＜4° 3～9分

2. 粉碎30%～60% 2. 椎体分离≤2mm 2. 矫正4°～9° ＜6分＝后路手术
涉及椎体≤50%

3. 粉碎＞60% 3. 椎体分离＞2mm 3. 矫正＞9° ≥6分＝前路手术
涉及椎体＞50%

图15.7 McCormack和Gaines根据其分型系统决定其手术方式
（注释：＜6分，后路手术治疗；≥6分，前路手术治疗）

普遍认为爆裂性骨折在出现以下一种或多种情况时可能是不稳定的：①前椎体高度丢失＞50%；②脊柱后凸畸形＞30°；③椎体已粉碎且侵入至椎管超过直径的50%；④复杂的后部韧带相关损伤。一旦认定骨折为不稳定则需要进行内固定手术。

三、诊断

急性胸腰椎骨折呈现为轴向、无背部放射刺痛或疼痛。疼痛的分布可能不是位于腰背部正中，可以牵涉到肋区、髋部、腹股沟区或臀部。体检时可能会发现由于脊椎椎体的压缩而导致的脊柱后凸畸形。在大多数情况下，中线的触痛与放射水平的损伤相对应，大部分的骨折是稳定的。

然而，严重损伤可能导致后柱受到破坏。两个棘突之间存在明显的间隙，表明后部韧带复合体破坏，提示不稳定损伤。在这种情况下，损伤被定义为屈曲牵张型损伤而不是压缩损伤。这些骨折所致的脊柱后凸畸形是否可以治愈并且没有疼痛等症状，取决于脊柱后凸畸形的程度、邻近的椎体和骨质质量。

慢性压缩性骨折的患者经常因持续疼痛、进行性畸形或神经损伤而就医。在这些情况中，椎体高度的丢失、脊柱后凸畸形、矢状位平衡的改变、内固定术后肌肉损伤的粘连与纤维化、终板的破坏、关节面半脱位以及脊柱旁肌肉受压等所导致的损伤，均是导致持续疼痛的因素。

标准的影像学评估包括正、侧位X线片。影像学评估应包括评估脊柱后凸畸形的角度、椎体前缘高度的丢失、侧位X线片的椎间距离以及在正位X线片旋转与平移，以便能提供后部韧带复合体完整性的情况（图15.8）。后部韧带复合体的破坏意味着三柱损伤；这些不稳定的损伤需要外科手术处理（表15.2）。后柱椎体的角度和后柱高度有助于区分压缩性骨折和爆裂性骨折（图15.9）。患者坐位和站位的脊柱后凸角度的差异为爆裂性骨折是否并发后部韧带复合体损伤提供了间接的证据。

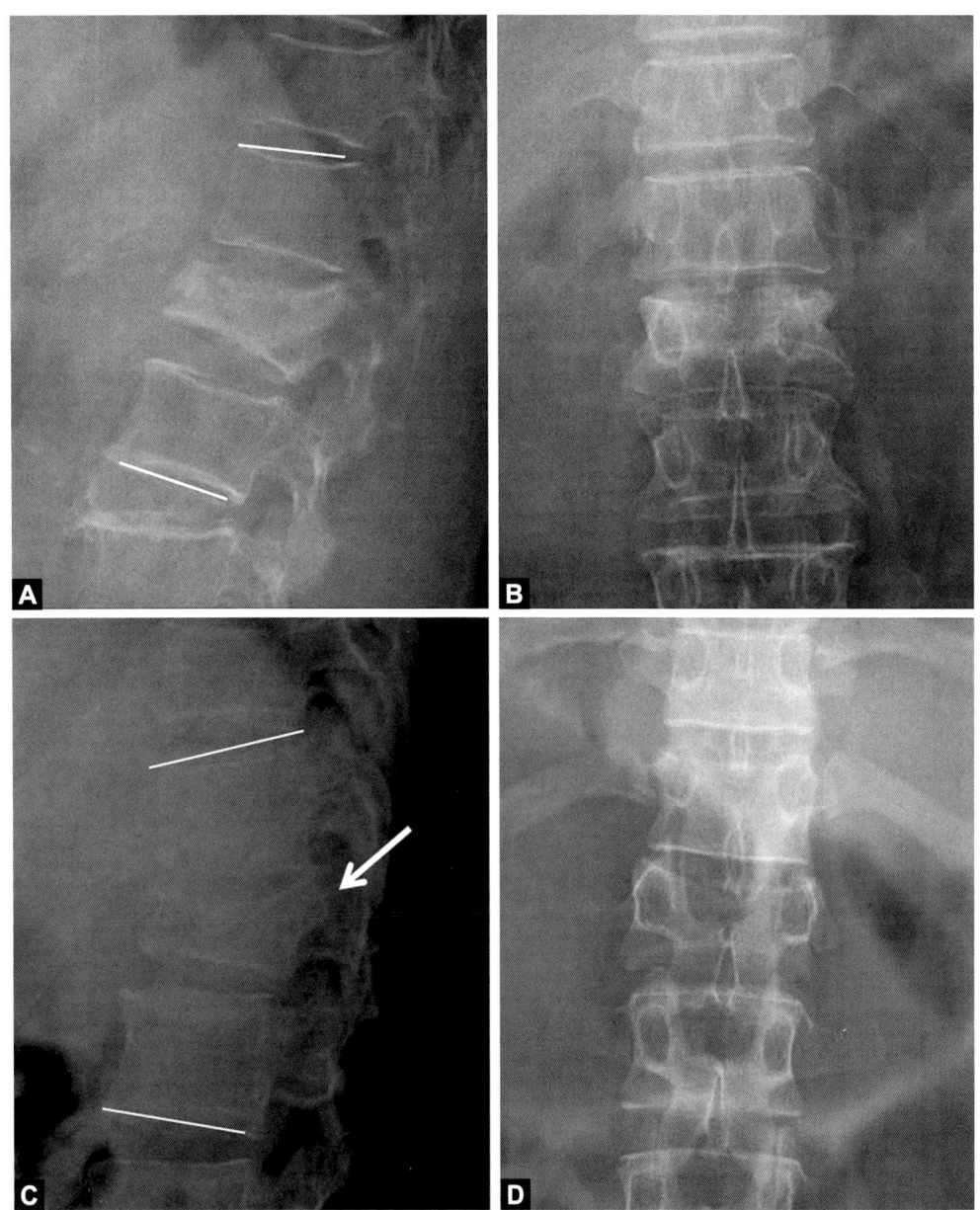

图15.8　腰椎爆裂性骨折

（A、B）稳定骨折的正、侧位X线片　（C、D）不稳定骨折正、侧位X线片

表15.2　不稳定损伤的X线片指标

成像平面	参考标准
正位X线片	画一根沿着棘突的线可以识别是否有脊椎移位，还能看到增宽的椎弓根间距
侧位X线片	画一根沿着椎体后方的线可以识别是否有脊椎移位，还能看到＞50%的椎体骨折，以及增宽的椎弓根间距

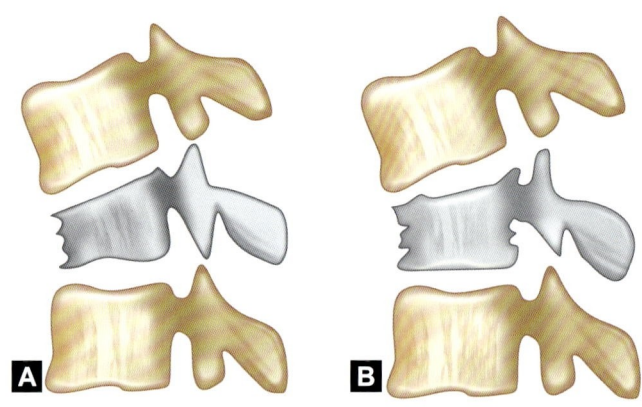

图15.9　腰椎楔形压缩性骨折
（A）无骨块突入椎管　（B）有骨块突入椎管

CT扫描伤椎可以获得骨折的进一步损伤特点以及评估脊髓损伤的程度。CT可以获得更详细的骨折块移位、脊髓损伤程度及隐匿骨折等情况（图15.10）。如果单纯通过X线片进行评估，约25%的爆裂性骨折被误诊为压缩性骨折。因此，借助CT来评估胸腰椎骨折至关重要。

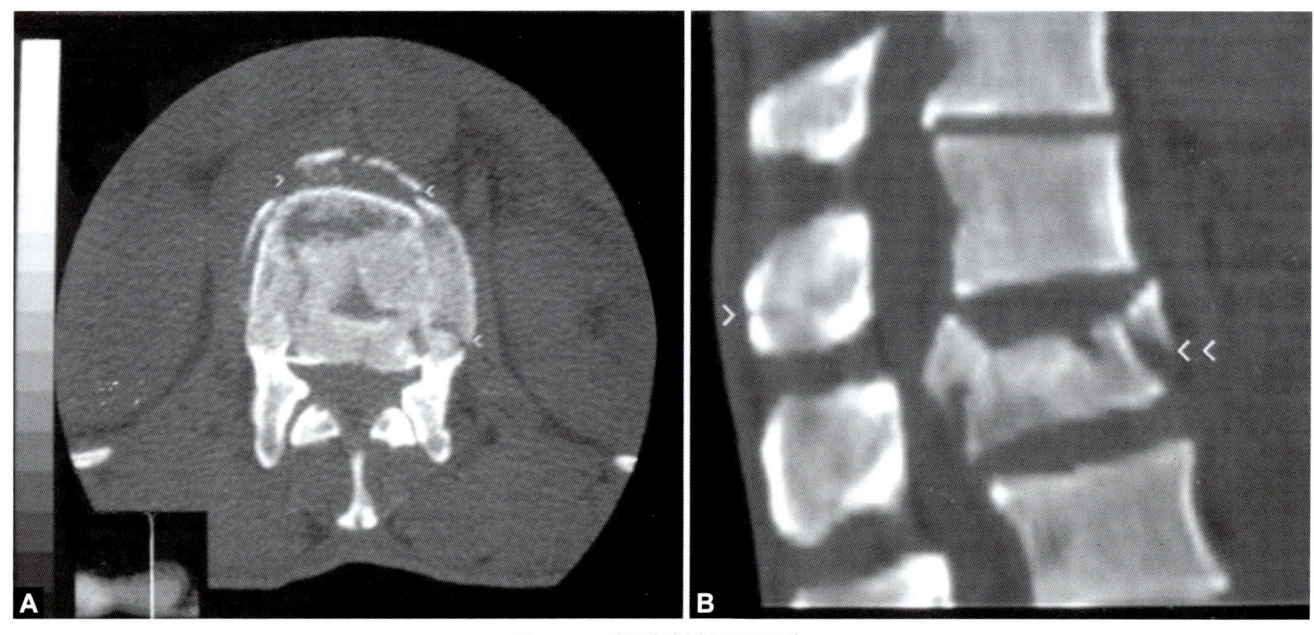

图15.10　爆裂性骨折CT图像
（A）CT横断位图像显示爆裂性骨折位　（B）CT矢状位图像显示爆裂性骨折

伴有神经症状的患者需要MRI来诊断脊髓、马尾或神经根损伤，脊髓水肿、出血或硬膜外血肿（图15.11）。MRI的优点是能够评估椎间盘和后部韧带复合体（图15.12），可以对整个脊柱损伤进行检查，还可以评估硬膜外血肿和脊髓损伤情况。

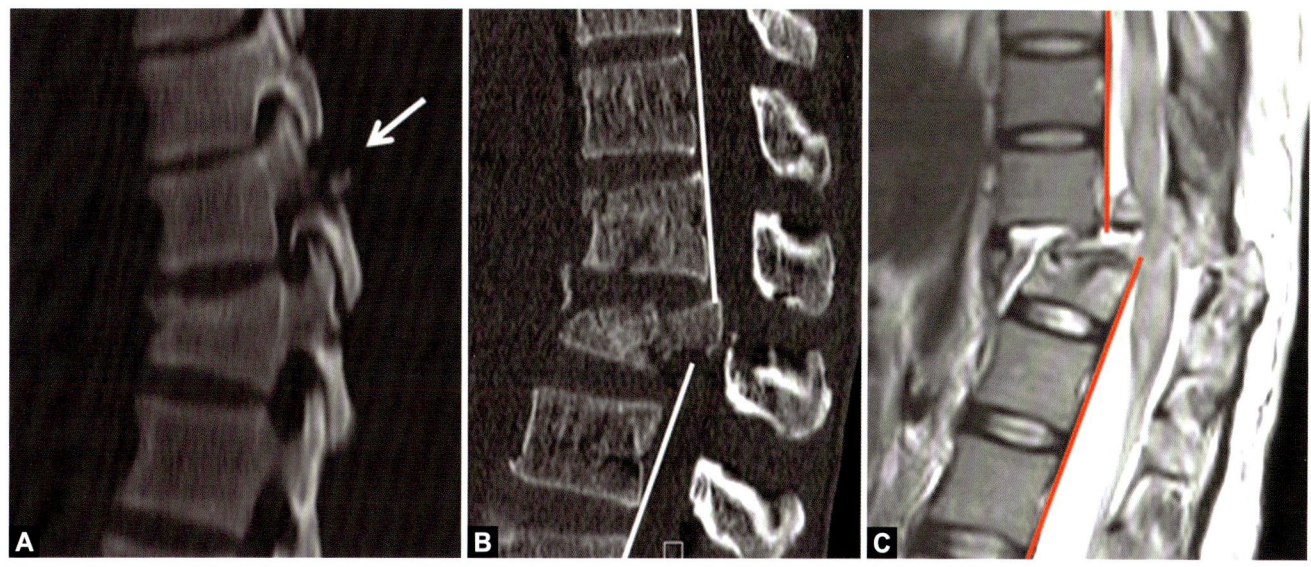

图15.11　不稳定脊柱损伤

（A）Chance型骨折　（B）屈曲牵张型损伤　（C）骨折并脱位

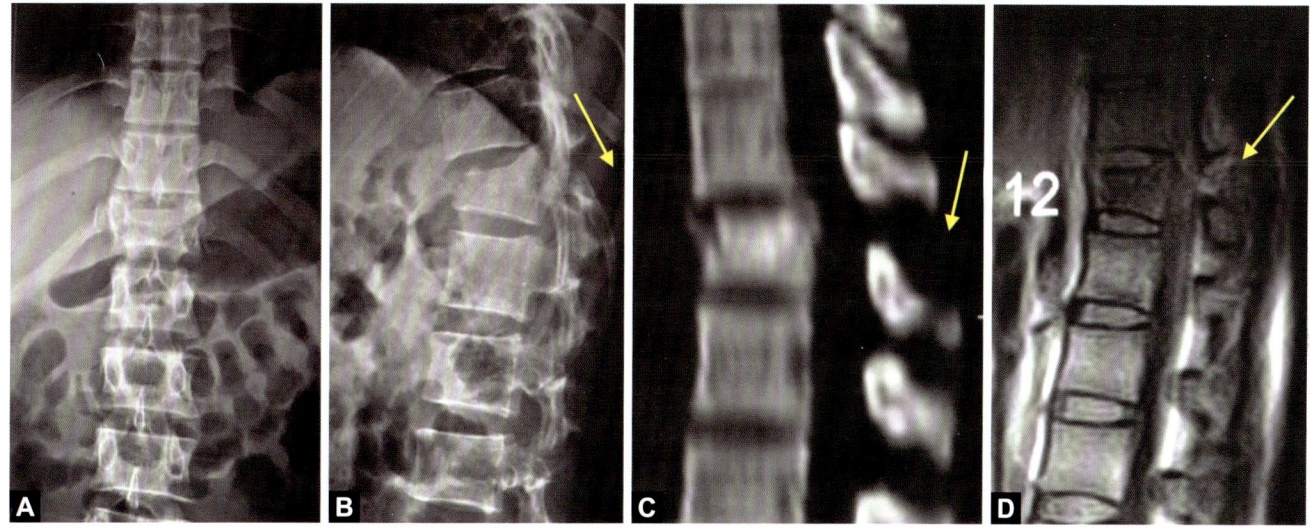

图15.12　屈曲牵拉型损伤患者的影像学评估

（A）正位X线片显示椎弓根间隙扩大　（B）侧位X线片显示椎体塌陷
（C）CT矢状位图像棘间隙扩大　（D）MR图像显示由高信号改变的后部韧带复合损伤

（一）压缩性骨折

　　侧位X线片通常会显示椎体前缘高度下降，而后缘高度正常（图15.13），正位X线片椎体没有水平移位。最常累及部位依次为胸12、腰1和腰2椎体。多个脊椎水平也可能受到影响。测量椎体丢失高度和影像学检查脊柱后凸角度有助于判断骨折的稳定性。椎体高度的丢失＞50％，脊柱后凸＞30°或任何棘突间隙扩大应考虑后部韧带复合体的破裂。这些不稳定的损伤，有发展为进行性脊柱后凸畸形和神经功能损伤的风险。Concertina型压缩骨折的特点是整个椎体的均匀压缩，极少或没有成角畸形。它常发生在退行性病变的老年患者和脊柱骨质疏松的患者。必须行CT检查，以排除"Chance"骨折，因为CT图像可良好观察后柱结构。对爆裂骨折的患者，CT图像可以显示椎管情况、脊髓损伤程度、粉碎程度以及骨折块的位移情况。该型骨折可不行MRI扫描，但MRI成像可用于鉴别任何椎间盘的损伤或后部韧带复合体的损伤（图15.14）。

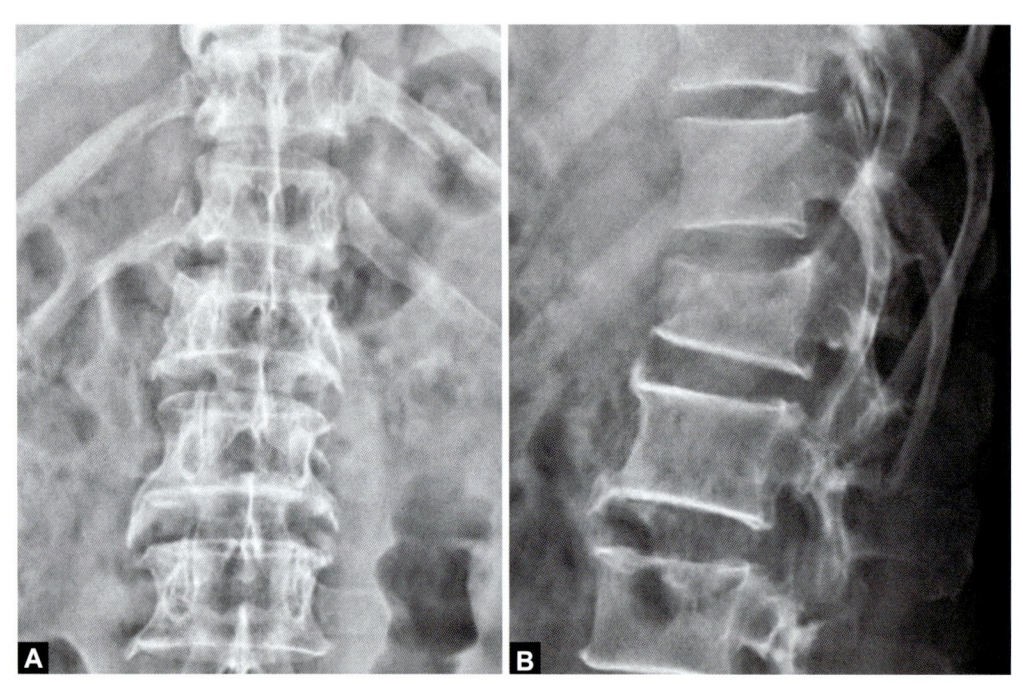

图15.13　楔形压缩性骨折X线片
（A）在正位X线片中，维持椎间距和棘突间距离　（B）在侧位X线片中，前柱塌陷，中柱和后柱完整、良好

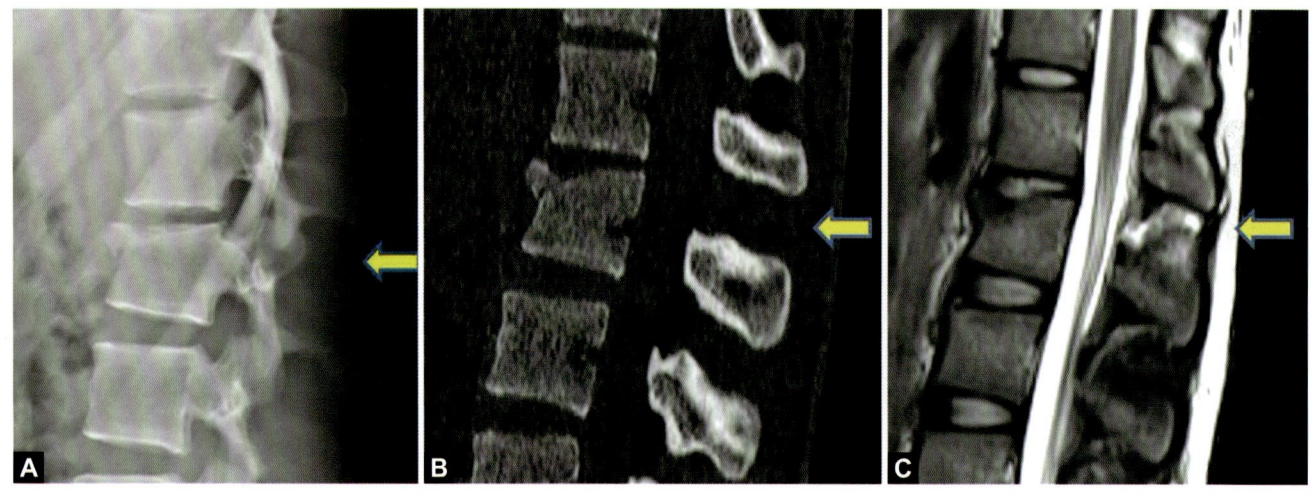

图15.14　楔形压缩骨折合并后部韧带复合体损伤
（A、B）CT图像显示棘突间距增大　（C）矢状位MRI图像显示后部韧带复合体破坏

（二）爆裂性骨折

　　通常可通过侧位X线片椎体后部高度的减少和前后径的增加进行诊断。在正位X线片上，伤椎的宽度和椎间隙增加。CT图像显示骨折块已经超过了椎体横断位的正常范围，CT图像（图15.15和图15.16）可更准确地

显示骨折块后移情况，特别是在椎弓根水平和脊髓损伤位置。然而，许多研究发现CT检查难以找到脊髓与神经损伤程度或者后续神经功能恢复之间的任何相关性。合并肋骨头和横突骨折提示严重暴力、可能的不稳定以及胸部损伤。通常，在爆裂性骨折轴位CT图像中可见到椎板骨折。该现象或许可被解释为机体通过脊柱后部结构来转移能量和瞬间扩大椎管以保护脊髓。有文献报道，硬脊膜容易被夹在骨折线上，导致在出现损伤时伴随硬脊膜撕裂（图15.16）。虽然椎板骨折表现为更高级别的爆裂性骨折，但并不一定表示更大的不稳定性损伤。MRI扫描有助于诊断软组织损伤，特别是后部韧带复合体的损伤、椎间盘损伤和脊髓损伤程度（图15.17）。

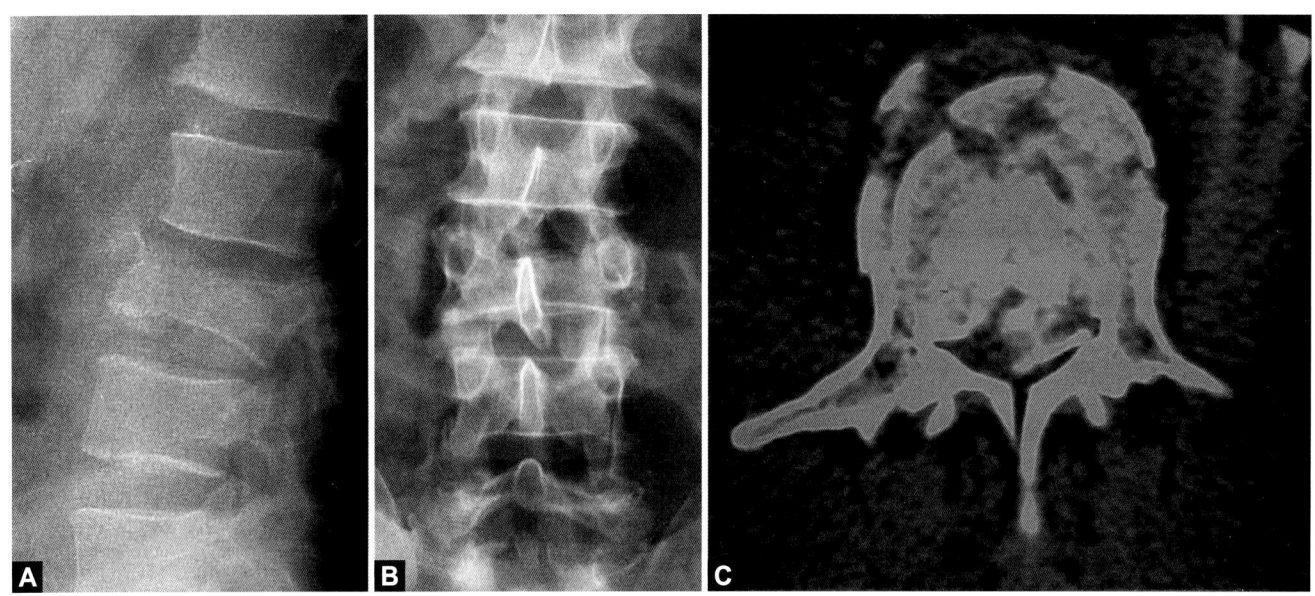

图15.15　X线片和CT图像显示爆裂性骨折
（A）侧位X线片　（B）正位X线片　（C）横断位CT图像显示骨折碎片移位并进入椎管

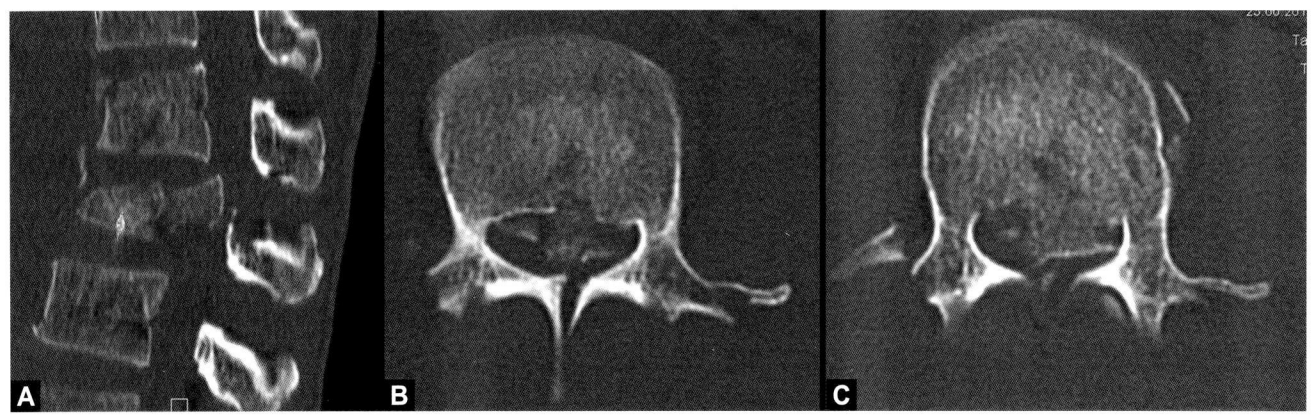

图15.16　胸腰椎骨折CT图像
（A）胸腰椎骨折矢状位CT图像　（B、C）胸腰椎骨折横断位CT图像

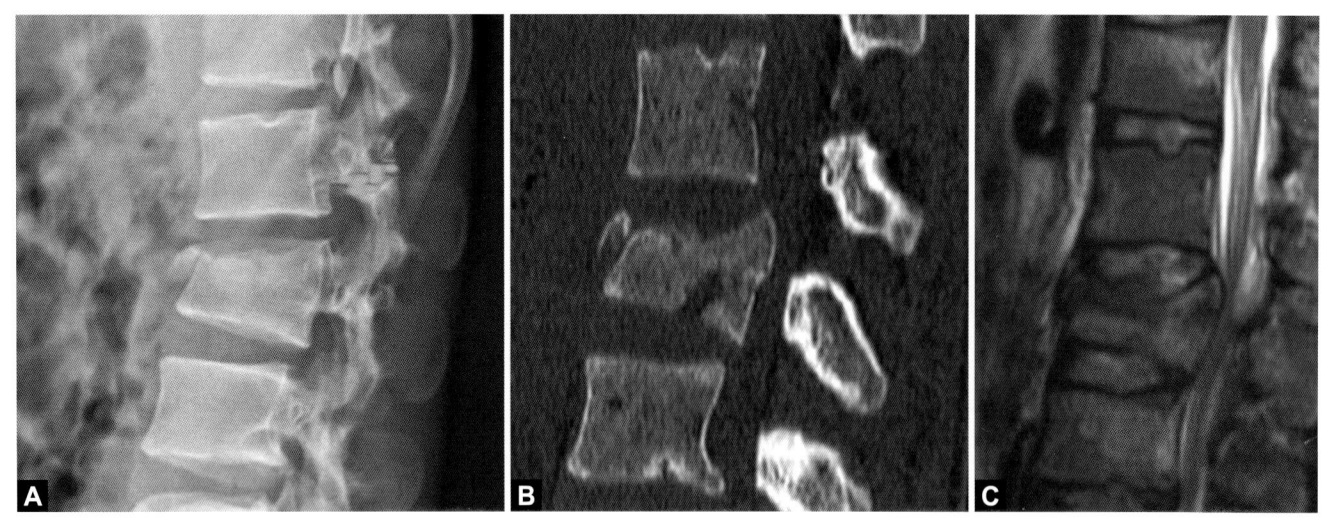

图15.17 不稳定爆裂性骨折
（A）侧位X线片 （B）矢状位CT图像 （C）矢状位MRI图像

（三）不稳定的胸腰椎损伤

　　不稳定的胸腰椎损伤包括屈曲牵张型损伤Chance骨折和胸腰椎骨折与脱位。这些损伤特点是脊柱三柱均受到重大损伤，因此属于不稳定的损伤。对于这些类型的损伤，X线片、CT和MRI图像各自具有优点和缺点，一起组合使用时可提供更多的骨骼和软组织损伤情况信息（表15.3）。MRI可识别后部韧带复合体和椎间盘损伤情况，并判断脊柱的稳定性和治疗。此外，全脊柱的MRI可能有助于发现跳跃性损伤。当仅使用普通X线和CT扫描时，AO分型中30％的B型分离型骨折会被误诊为A型压缩性损伤。

表15.3 屈曲牵拉性损伤的成像特征

成像技术	成像平面	成像结果	发生率（％）
X线	前面观	椎体空洞标志	100
X线	前面观	椎弓根散射	66
X线	前面观	椎弓根的宽距	18
X线	侧面观	扇形棘突	80
X线	侧面观	横向椎弓根散射	73
CT扫描	横断位	椎弓根破坏征象	76
CT扫描	横断位	关节面显露标志	40
MRI扫描	T2加权	三明治征	100

　　如前所述，屈曲牵张型损伤导致脊柱三柱在张力下失效，要么伴随骨质破裂，要么伴随着后部韧带破裂损伤（图15.18）。屈曲牵张型损伤和Chance骨折的支点不同。在屈曲牵张损伤中，支点位于前柱，压缩时失效；中后柱在牵张时失效。在Chance骨折中，支点位于前柱前方，三柱在牵拉情况下均失效（图15.19）。

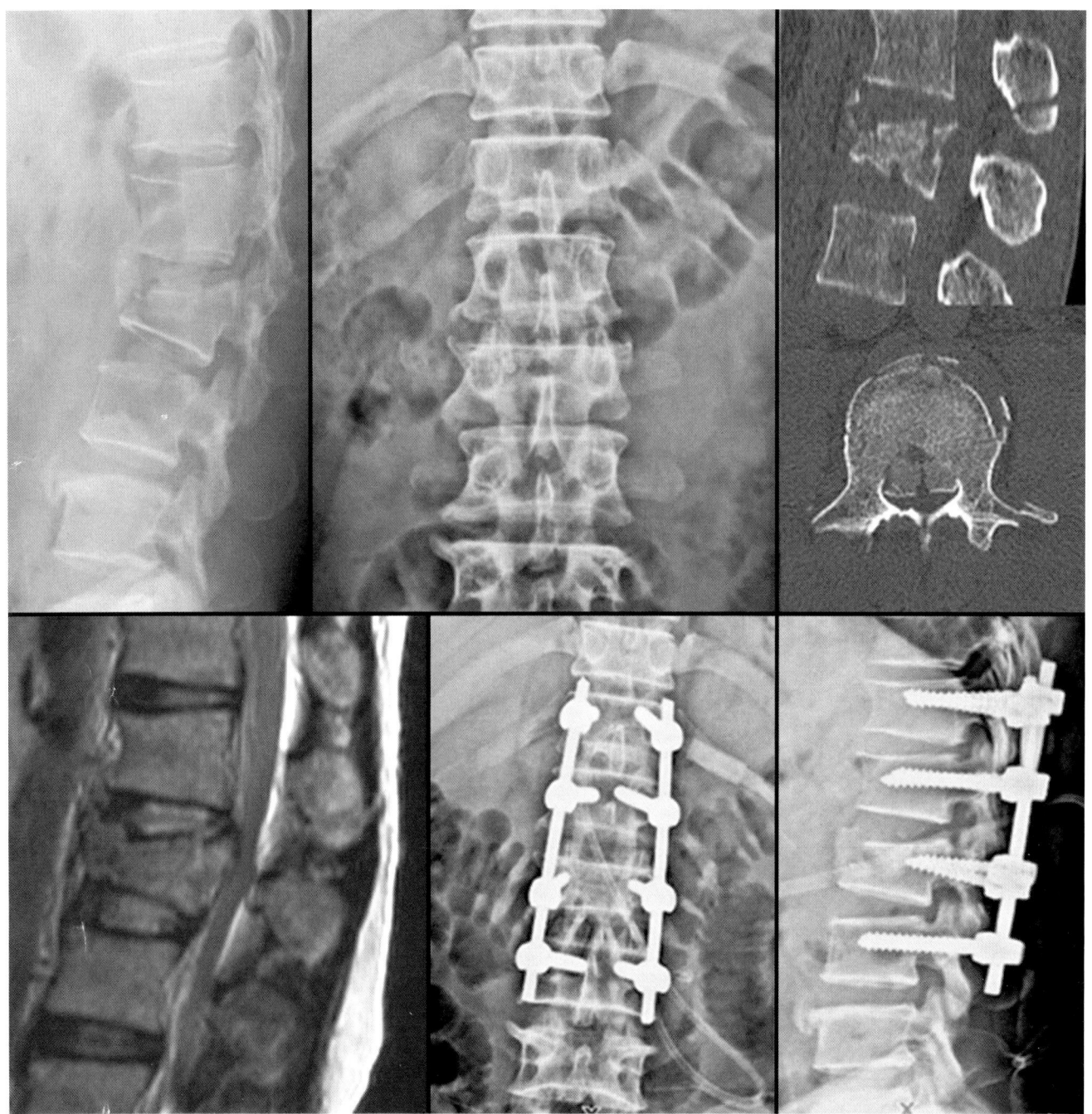

图15.18 屈曲牵拉损伤

矢状位和横断位CT图像显示腰2的骨折块凸入椎管内。骨折可通过后方减压和多节段内固定来修复

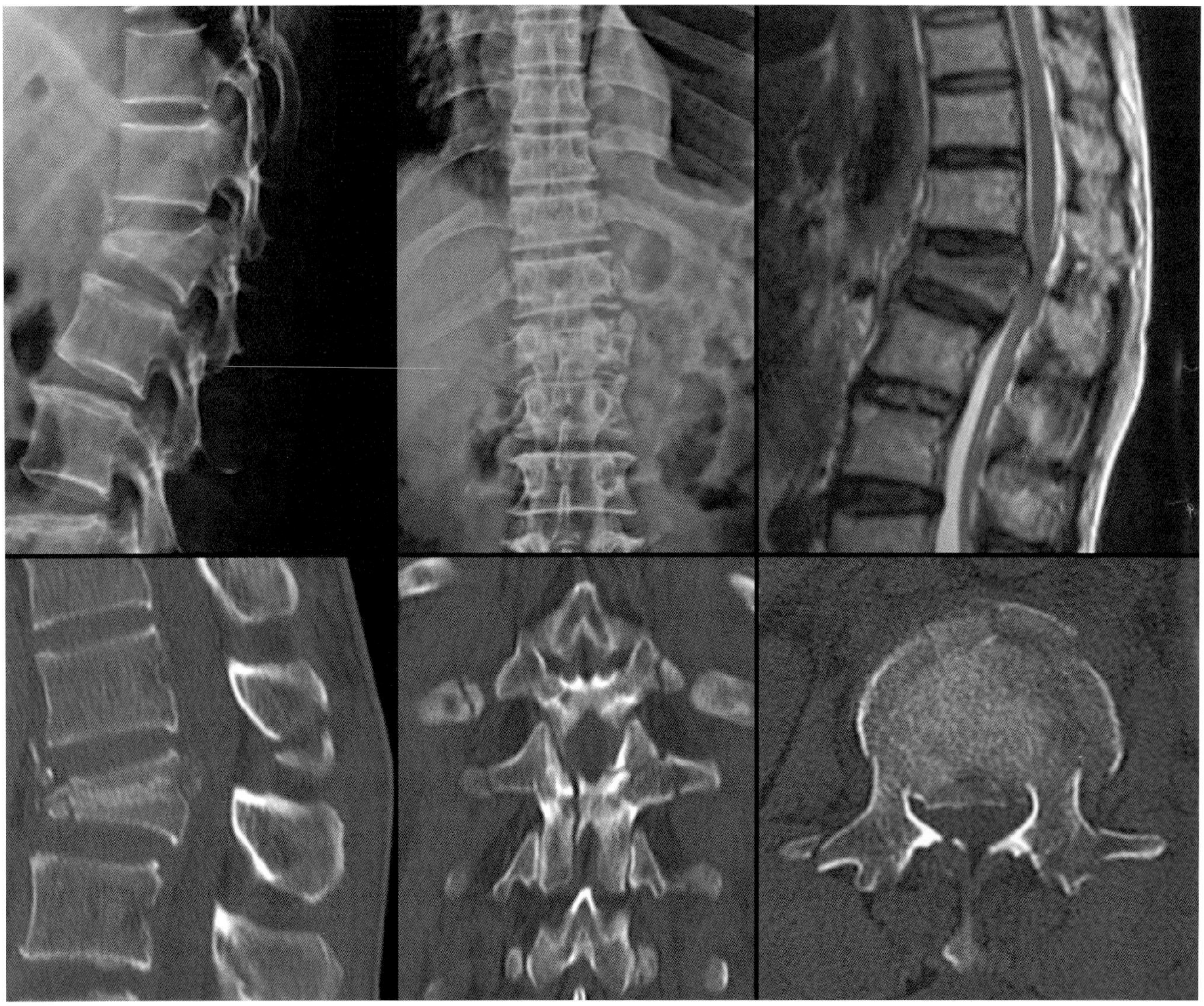

图15.19 Chance骨折的一系列影像学图片
支点位于前柱前方，椎体三柱均在牵拉中失效。在CT的矢状位和冠状位图像中，骨折线横穿过棘突和椎板

　　在正位X线片上增加的椎间距导致的穿透椎体射线增加被称为"空椎体"征。还需注意穿过椎弓根的横形骨折，其肋间距增加，以及穿过横突水平方向的骨折、椎板骨折及关节突的损伤情况。侧位X线片显示棘突呈扇状或离散状，且椎弓根的射线可透性增加。胸腰椎的CT图像横断面显示关节面与后路结构垂直分离的关系，称为裸露关节面特征。连续CT扫描出现椎弓根逐渐消失的现象，被称为"椎弓根溶解征"。然而，如果影像学图像与骨折位于同一平面，则CT扫描横断面可能偶尔会漏诊水平线上的骨折和骨折合并脱位。MRI扫描可以显示后部韧带复合损伤和周围软组织损伤。"三明治征"的特点是在T2加权MRI图像沿骨折线出现低信号出血区伴另一侧高信号骨髓水肿区，表15.3强调了胸腰椎屈曲牵张损伤中的各种影像学检查。

研究表明，在近轴位X线片上，功能性脊柱单位的后凸角度≥12°（即将发生的不稳定性）或≥19°（完全不稳定性），并且椎间距增加≥20mm（即将发生的不稳定性）或≥33mm（完全不稳定性）在前后径上是不稳定的迹象。

胸椎的骨折与脱位是严重的损伤，累及脊柱三柱，导致椎体前后或侧方移位超过另一椎体，伴随椎体后部结构相关骨折。这些失去了正常脊柱排列的损伤在正、侧位X线片，CT及MRI图像中都十分明显，并且每种影像学检查均提供了与骨骼、软组织结构及脊髓相关的信息。

四、手术指征

（一）压缩性骨折

稳定的椎体压缩性骨折，可通过止痛和减少活动（避免前屈、下床活动、长时间久坐、负重），并进行姿势矫正，进行保守治疗。然而，药物治疗不能控制因椎体塌陷引起的高度损失和由此产生的后凸畸形。严重的脊柱后凸畸形可能会影响肺和胃肠功能。对于胸部的椎体压缩性骨折，肺活量可能会下降9%。

关于力线支撑作用仍然存在争议。通常对这些骨折进行过伸矫形、胸腰椎骶骨矫形器矫正和调整姿势并协助脊柱固定，可以减轻骨折所致的疼痛。然而，腰椎骨折外固定，起不到稳定作用。在系统性回顾研究中，Giele等得出结论：没有足够的证据证明支具对创伤性胸腰椎骨折患者有治疗效果。初步检查时，必须采取站立的侧位X线片，来评估增加的椎体塌陷或椎间距，因为这种损伤具有潜在的不稳定性。如果损伤足够稳定就可以进行保守治疗，定期复查侧位X线片，通过椎体塌陷、畸形和脊柱整体矢状面力线情况来了解愈合的进展。

必须特别提及多发伤的骨折患者。在无法行保守治疗的患者中，可以使用椎弓根螺钉和连杆的微创经皮内固定恢复脊柱的稳定性。螺钉连杆结构可作为内固定器提供固定，直至骨折愈合。

微创技术在脊柱骨折手术治疗中的应用，减少了与保守治疗方法相关的并发症，包括医源性肌肉去神经支配、缺血、疼痛和功能障碍。当脊柱骨折并发了多发性损伤而不建议保守治疗时，如果患者既往有静脉疾病或深静脉血栓、肥胖和支气管肺疾病，那么微创手术是一个可选方案。

（二）爆裂性骨折

在爆裂性骨折中需要急诊手术治疗的绝对适应证相对较少。主要包括进行性神经损伤症状和开放性脊柱损伤。在没有上述适应证的情况下，患者可以安置在坚实的床垫上护理，常翻身避免压疮，并且重点关注大小便的状况和皮肤的护理。没有证据表明早期手术可以改善神经症状的恢复。但是，在许多诊疗中心，基于脊髓神经的持续压迫会降低神经功能恢复的概率，故急诊手术是治疗脊髓神经功能损伤的标准做法。

大多数爆裂性骨折是稳定的，并且可以保守治疗。通常的方案是包括带支具支撑（合适的TLSO支撑）活动6~12周，连续X线片随访有无明显骨折塌陷。选择穿戴合适胸腰骶骨矫形器也是有效的，穿戴6周至3个月，此后开始逐步进行脊柱康复练习。

胸腰段的爆裂骨折手术有两种常见手术适应证：神经损伤和脊柱不稳定。前者优先考虑脊髓减压，后者应优先融合不稳定节段。诊断神经损伤比较简单，然而对于不稳定的脊柱来说并非如此。机械不稳定性较难界定，是其基于各种形态和临床参数。White和Punjabi仍然在研究明确脊柱不稳定的基础，目前哪个方面造成不稳定尚无共识。

尽管如此，该系统的缺点在于它是通过连续多次负荷的尸体脊柱模型得来的结果，因此通常情况下难以转化为临床实践。测量参数受到解剖学、临床或社会学影响，使得分数随机。一旦决定进行手术，必须解决以下问题。

没有证据表明脊柱骨折患者行急诊手术的结果优于择期手术。然而，在脊髓神经损伤的情况下，对于脊椎的不完全性或进行性神经损伤，行脊髓紧急减压可能会获得更好的疗效。对于美国脊髓损伤协会评分A到E，手术可在更加可控的条件下进行。

胸腰椎后路内固定融合是胸腰段爆裂性骨折最常用的手术方式，可以实现彻底减压和适当的稳定，并减少并发症的发生率。短节段椎弓根螺钉固定允许保留尽可能多的运动节段。此外，经研究发现在伤椎上置钉可增加脊柱的稳定性、改善脊柱后凸畸形、减少植入物的失效。在椎体明显塌陷的患者中，载荷评分＞7分建议使用长节段内固定，或者使用椎体后凸成形术予以强化，也可以使用磷酸钙和经椎弓根骨移植骨组织来恢复并维持椎体前缘高度。在严重的椎体粉碎性骨折中，用钛笼进行重建也是防止椎体向前塌陷的方法。

前路减压直接移除压迫脊髓的骨折块，有助于重建脊柱前柱。使用前置内固定和钛笼可大大提高术后脊柱的稳定性，也可以减少因自体骨移植术所致供区并发症的发病率。尽管前后路联合方法可更好地矫正并恢复脊柱后凸畸形，但目前尚未清楚此差异是否与临床相关。前后联合入路的适应证包括超过2周以上的全部后部韧带复合体损伤破裂、部分神经损伤和高能量创伤所致的后凸畸形。前后路联合手术方法的优点是改善矢状位的力线，彻底的椎管和神经减压，以及对破裂的后部带复合体神经功能提供最优的恢复与稳定。

（三）不稳定的胸腰椎损伤

不稳定的损伤累及脊柱三柱，因此在大多数情况下需要手术治疗。当神经系统完整或神经根存在损伤时，建议后路手术治疗。然而，在不完全脊髓或马尾神经损伤的情况下，建议使用联合前后入路。在完全脊髓或马尾神经损伤的情况下，可以用前入路补充后入路，以确保充分神经减压，以便最大限度促进神经功能恢复。然而，在没有神经和腹腔器官损伤的情况下，一些Chance骨质骨折可通过过伸支撑的非手术治疗方法来治疗。

关于脊柱骨折后路固定有两种学说，即使用长段结构和短段结构。长段结构是指"三上、二下"的旧规则，或者最近使用椎弓根螺钉构造"二上、二下"的方法（图15.20）。胸椎相对固定并且易于融合，该节段对脊柱的机械活动影响较小。将融合节段扩展到下腰椎改变了节段的机械结构力学，是造成患者关节结合处疼痛及随之而来的关节退化的原因。

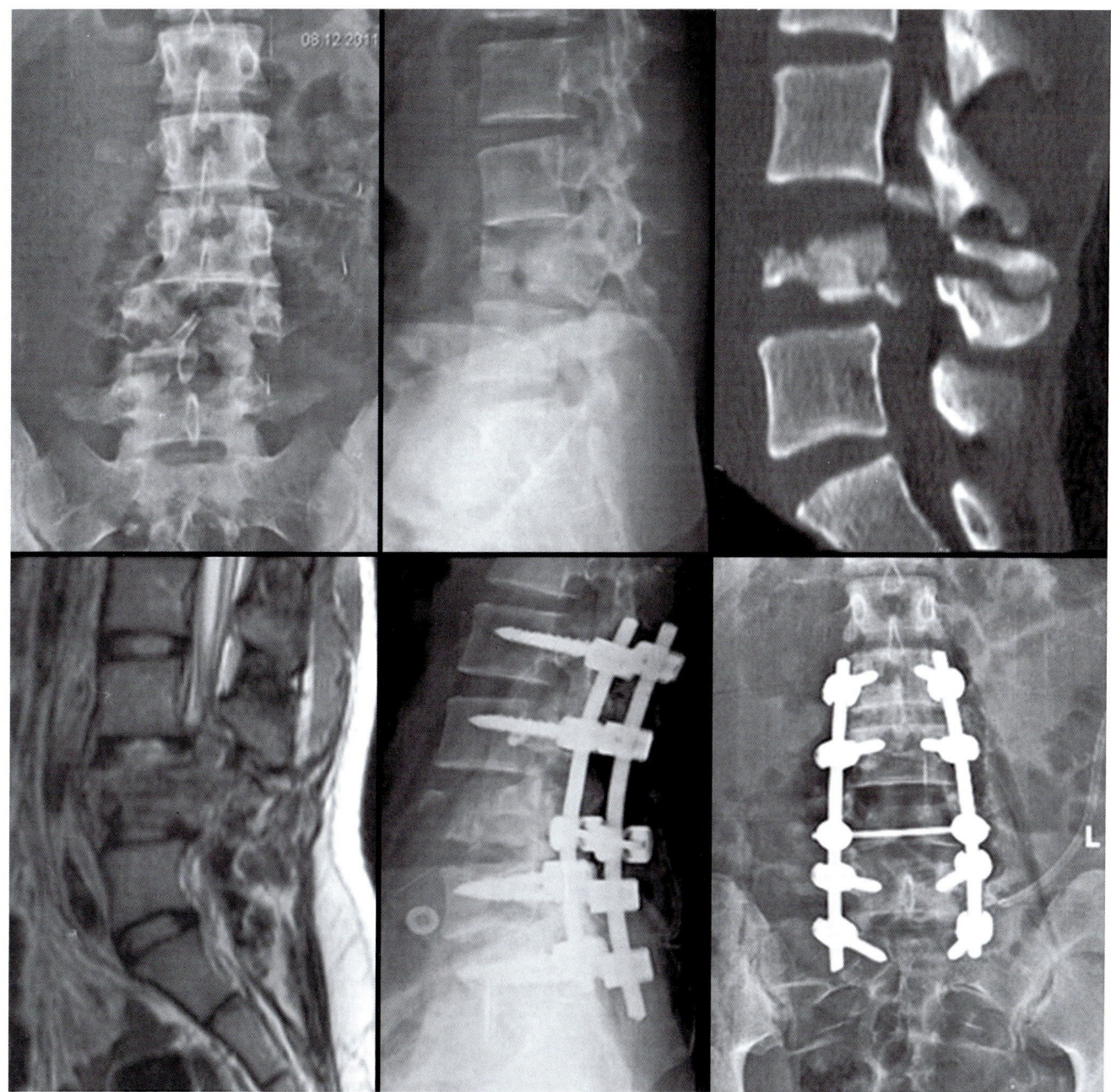

图15.20 腰4骨折脱位的影像学资料与减压内固定

五、手术方法

（一）经皮内固定

对于诸如楔形压缩性骨折、爆裂性骨折和Chance型无移位骨折的稳定型脊椎骨折，内固定手术的目的是缓解患者疼痛、稳定椎体、恢复椎体高度以及预防脊柱畸形。脊柱内固定适用于因各种原因不能保守治疗的患者，这些原因包括多发损伤、有早期恢复工作的愿望等。微创后路椎弓根螺钉内固定术可以与部分减压全椎板切除术联合使用，也可以作为前路减压/椎体次全切除及重建的补充治疗。该技术包括经皮椎体成形术、椎体后凸成形术、经皮椎弓根螺钉内固定术。手术过程需要标准透视，CT可替代透视，但它操作复杂、成本高。

1. 椎体成形术

尽管早在1987年，Galibert和Deramond就率先报道了椎体成形术，但该术式最近才在骨质疏松患者中广泛应用。

手术可以在局部麻醉或全身麻醉下进行。患者俯卧在一系列柔软的枕头上，以支撑头部、胸部、骨盆和膝关节。该手术需要可透视手术床。将患者摆放好后，拍摄正、侧位X线片。消毒铺巾进行术前准备。手术过程：首先获取病椎的正位X线片。透视C型臂头倾或尾倾使病椎椎体终板相互平行。然后透视C型臂向中外侧倾斜，直到椎体的棘突位于椎弓根的正中（图15.21）。

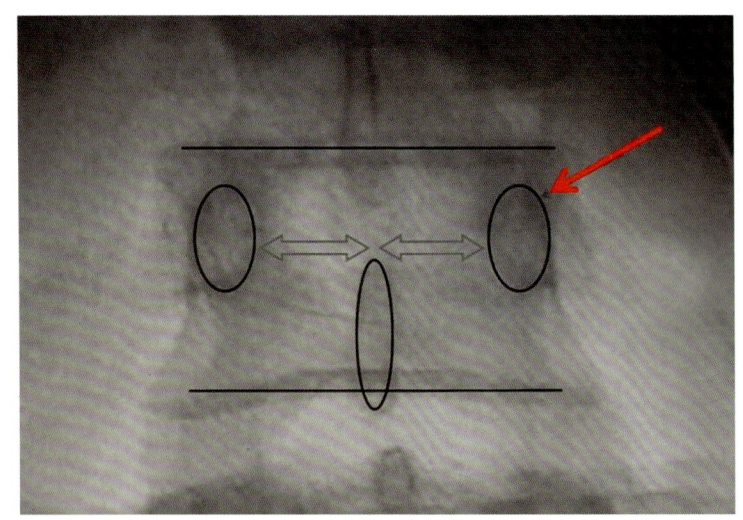

图15.21　最佳图像：正位X线片两侧椎弓根与棘突等距离，椎板末端互相平行

沿椎弓根的外侧壁做一个小的皮肤切口（在右侧的1~3点钟位置和左侧的9~11点钟位置之间），并沿着横突向外延伸1.5cm。用Jamshidi针穿过筋膜和椎旁肌肉，并与脊柱成内倾角。当穿刺针触及骨质时，进行正位X线透视，确保针尖位于椎弓根的外侧壁，在椎弓根投影的外上象限。调整穿刺针位置，直到穿刺针位于这个理想的位置。在X线透视引导下，以轻微外倾角轻轻进入椎弓根直到到达椎弓根内壁。接着使用侧位片来定位针尖的位置（图15.22）。按顺序排列的图片显示正、侧位X线片上的安全进针轨迹。侧位X线片上针尖位于椎弓根的后缘时，在正位X线片上位于椎弓根的内侧缘。在侧位X线片上，当针尖进入到椎弓根的中心时，在正位X线片上，针尖也必须能在椎弓根的中心位置。在侧位X线片上，当针尖穿过椎弓根并进入椎体时，针尖可以穿过椎弓根的内侧缘。在侧位X线片上，当针尖完全穿过椎弓根之前必须注意，不要让针尖在正位X线片上穿过椎弓根的内侧缘，否则这意味着穿刺针突破了椎弓根的内侧壁并进入了椎管。

一旦针的位置被确认为理想位置（在侧位X线片上，针在椎体前1/3；而在正位X线片上，针在椎体中央），可以开始进行单侧骨水泥椎体成形术。如果穿刺针在正位X线片上位于外侧，可以进行双侧椎弓根椎体成形术，以确保骨水泥足够填充。在胸椎，单侧椎弓根外入路，可以选择在肋横关节面连接处进针，这样会减少穿破脊髓的机会，保证有足够的水泥填充在脊椎中。如果怀疑病理性骨折可进行活检（图15.23和图15.24）。

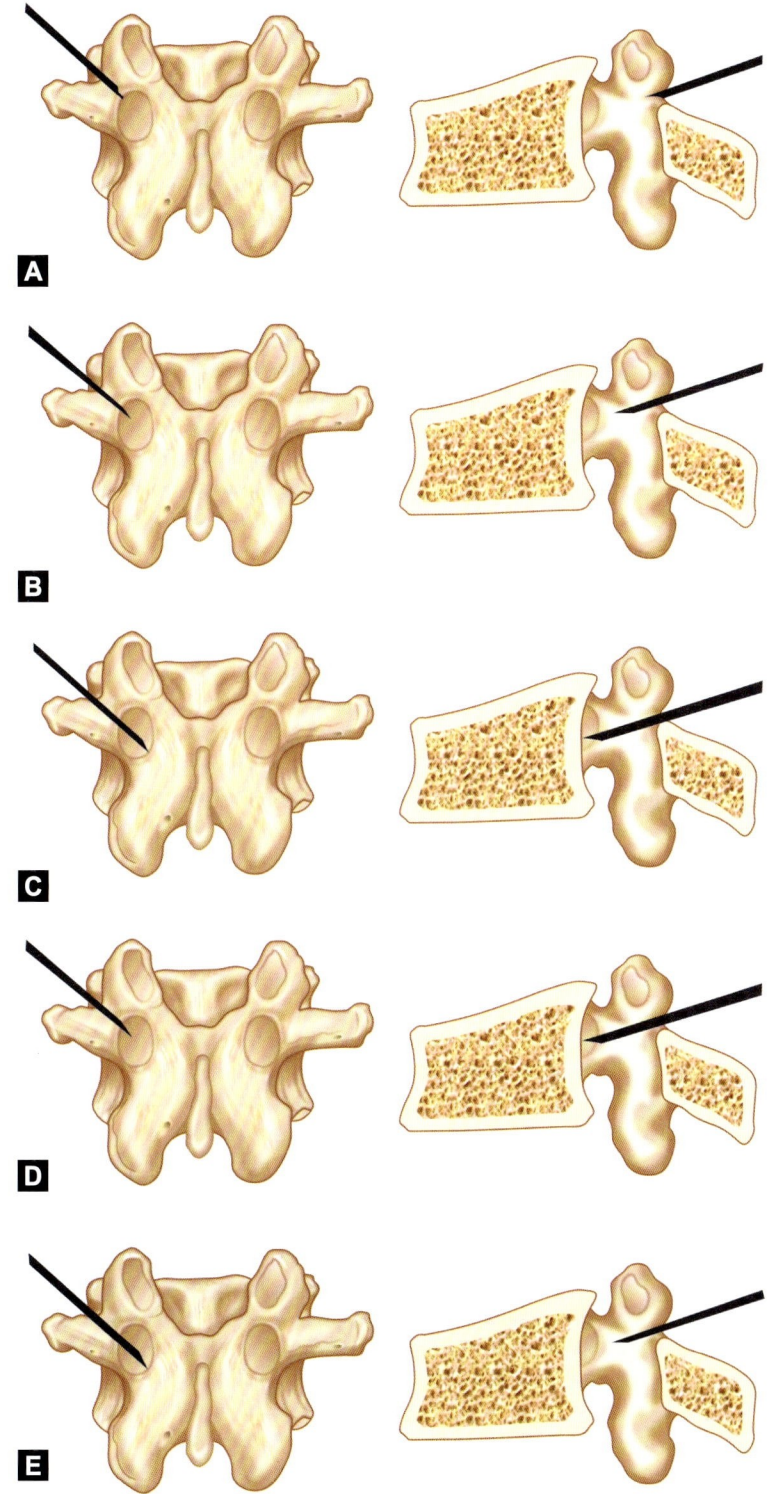

图15.22　椎体成形术的技术

（A～C）理想的进针点位于椎弓根的外上角，当进入椎弓根时保持外倾角，当针尖到达椎弓根内侧壁时，应该穿过椎体后缘

（D）可能存在错误1：外倾角度不够。在正位X线片，针尖远离椎弓根内壁，但在侧位片尖端已经超过椎体后壁

（E）可能存在错误2：外倾角度过大。在正位X线片，针尖到达椎弓根内侧皮质，但在侧位片针尖没有完全穿过椎弓根

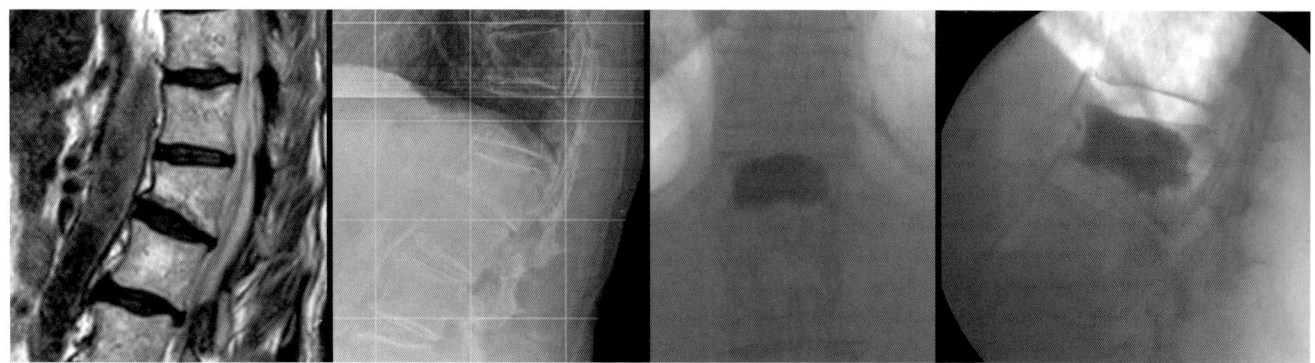

图15.23　椎体压缩性骨折及椎体成形术后图像

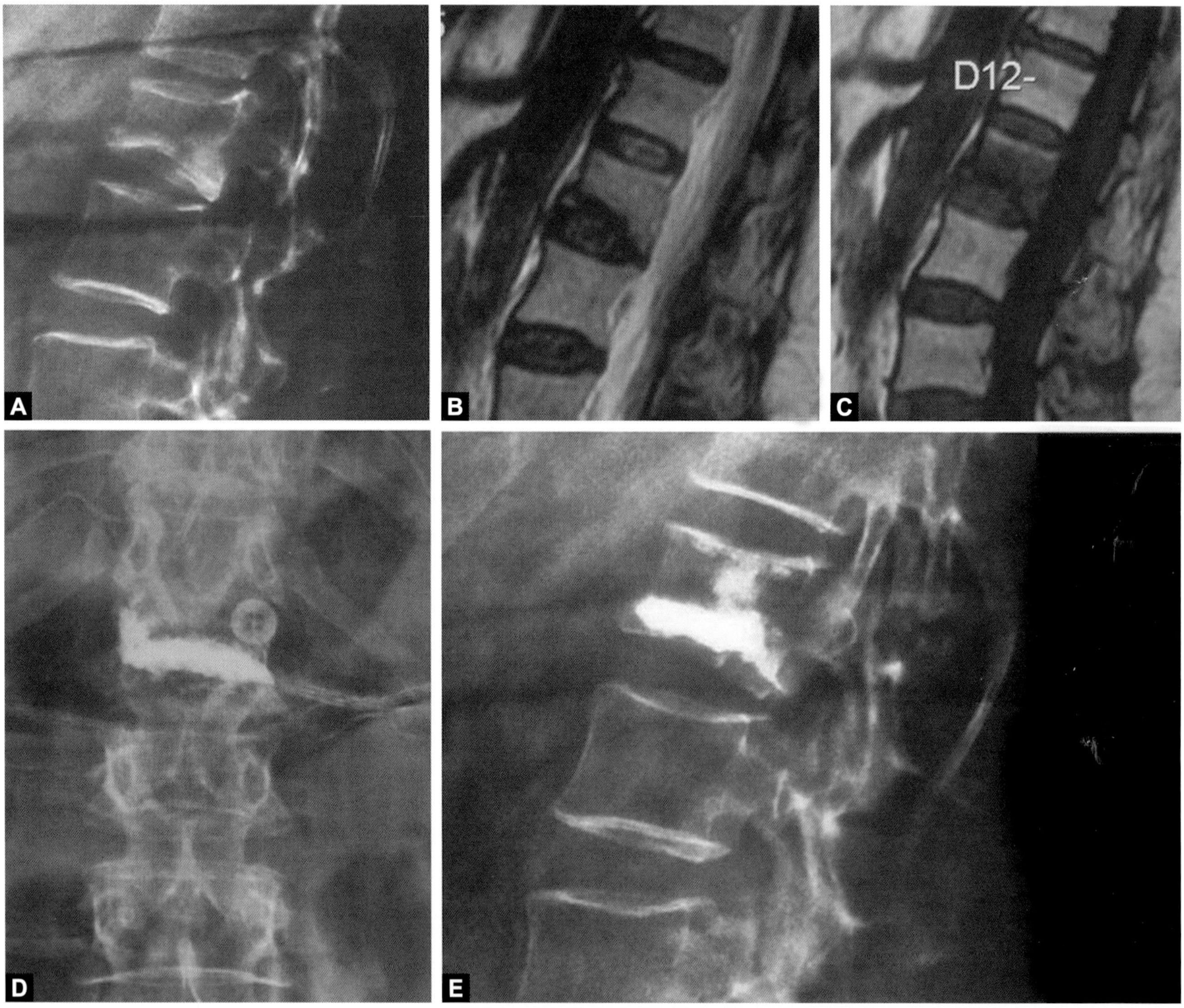

图15.24　腰1椎体压缩性骨折

（A）侧位X线片　（B、C）MRI图像显示陈旧楔形压缩骨折患者骨髓水肿并表现为假关节间隙

（D、E）正、侧位X线片显示骨水泥填充足够，恢复了部分椎体高度

搅拌聚甲基丙烯酸甲酯骨水泥直到像牙膏状，然后在连续侧位片透视下通过导管连续注射（3~6mL），以防止骨水泥泄漏。通过调整导管的位置，可以避免水泥泄漏到椎间盘间隙。如果骨水泥疑似进入椎管应该立刻停止操作，允许足够时间使骨水泥硬化后，再次注入骨水泥，如果仍有进一步泄漏，那么应放弃操作。在椎体骨折中应用椎体成形术必须以极其谨慎的态度进行，例如假关节，因为在这种情况下骨水泥泄漏发生率远远高于其他情况。在注入骨水泥之前注射少量的显影剂以便发现后壁缺损，当稠度变成牙膏状时连续透视注射水泥可以减少骨水泥泄露的机会。骨水泥扩散到骨间隙，硬化后可以稳定椎体。骨水泥镇痛的机制有两种：第一种机制是聚甲基丙烯酸甲酯可以将单个骨碎片结合成一个骨块，避免骨碎块微动引起的疼痛。第二种机制可能与伴随聚甲基丙烯酸甲酯的聚合发热过程相关，导致椎体神经的"热神经松解"。此外，聚甲基丙烯酸甲酯可以显著加强骨质疏松骨、减少继发骨折风险。

骨质疏松患者接受椎体成形手术的并发症发生率是1%~3%。可能的并发症包括：穿刺部位出血，肋骨骨折，短暂发热，水泥漏入椎间盘、椎旁软组织、硬膜外间隙以及椎旁静脉并且导致肺栓塞、邻近椎体新发骨折、感染、罕见的脑栓塞，甚至死亡。骨水泥漏入椎管压迫脊髓中是一个危险的并发症，发病率约为3%，需要立即手术减压来解去对脊髓的压迫。骨水泥同样可以渗漏到椎间盘。椎体成形术后，目前报道90%病例的疼痛症状明显改善，但早期在穿刺部位仍会有疼痛。

最近，Knavel等研究表明，在保守治疗失败或作为更多侵入性脊柱重建技术的替代方案时，椎体成形术可以成功地用于外伤性椎体压缩性骨折的治疗。他在病例中广泛使用骨水泥。虽然该手术在老年患者中的应用已被证实是成功的，但不建议在年轻患者中使用，因为PMMA水泥混合物的长期效果并不明确。可吸收的磷酸钙骨水泥在一段时间内可以被新骨吸收，在年轻患者中，它可能是取代PMMA有效的材料。

2. 椎体后凸成形术

椎体后凸成形术与椎体成形术相似，可以在胸腰椎进行。除了缓解椎体压缩性骨折引起的疼痛外，还有可能恢复部分椎体高度。椎体骨折后要恢复椎体解剖结构，椎体终板必须恢复其正确的解剖位置。脊椎骨折复位可以减少脊柱后凸畸形。椎体后凸成形术包括经皮插入球囊在椎体的膨胀，球囊除了产生空腔外还恢复了椎体高度，PMMA被注入球囊所产生的空腔中。由于球囊的包容，水泥外渗的风险可能比椎体成形术低。

椎体后凸成形术与椎体成形术相似（图15.25和图15.26）。Jamshidi针插入到椎体中1/3。然后一个特殊的钻头被轻轻地推进到椎体前1/3，为球囊创造一条轨道。在侧位透视图中，将针置于脊椎中部，以便在充气时上下终板被同时推压。引导器与倒塌的气球通过外套管置入椎体。一旦气球越过针尖，用密封球逐渐充气。球囊完全膨胀后能容纳3~4mL盐水。充气时，给予周期性的间歇或暂停，使骨质在不破坏的情况下伸展。一旦完全充气就放气并取出气球，用骨水泥填充气球所形成的空腔。椎体成形术需要相当大的压力灌注骨水泥，而在椎体后凸成形术并不需要过分的压力就可以顺利灌注骨水泥。

在对300名接受了椎体后凸成形治疗或非手术治疗的患者的研究后，得出结论：对急性椎体骨折患者，球囊椎体后凸成形术是一个有效且安全的手术方法，并且可以作为一个早期治疗的选择。基于对前柱骨折支撑的相似原理，Korovessis等报道成功使用微创后路加球囊椎体后凸成形，治疗严重腰椎压缩骨折。

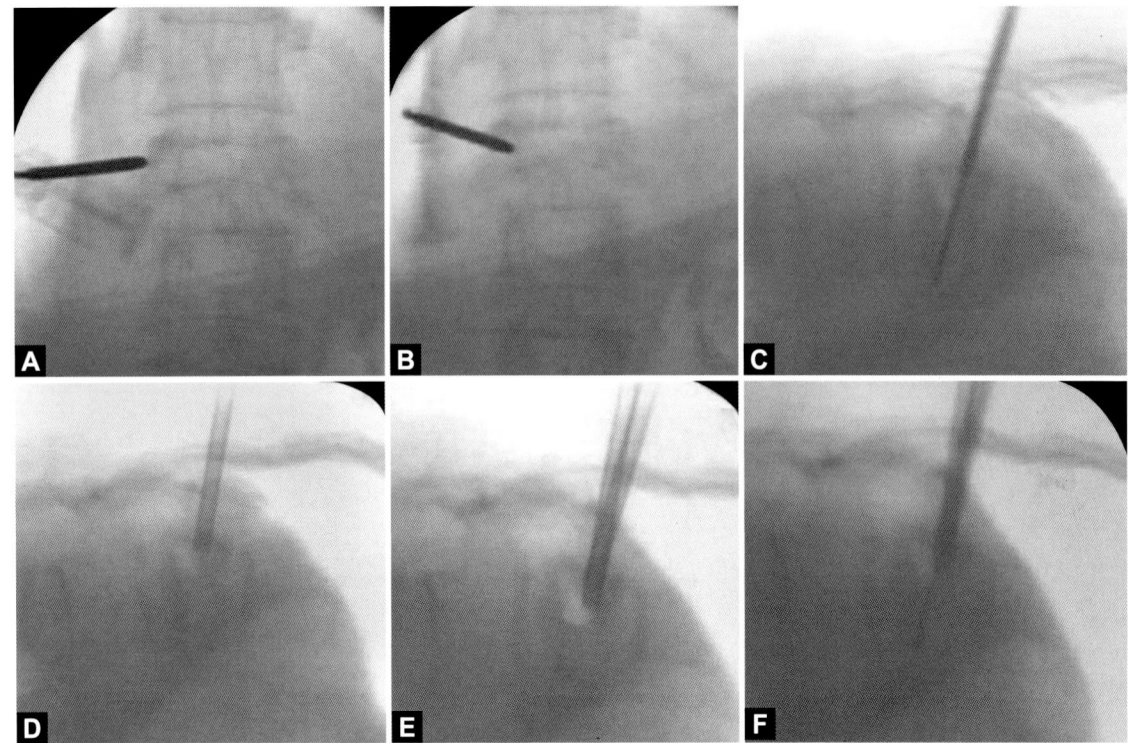

图15.25 椎体后凸成形手术步骤

（A）在适当调整图像增强器后，将Jamshidi针插入椎弓根，开始时于椎弓根外侧边缘 （B）缓慢插入穿刺针
（C）插入导丝 （D）插入最终的套管 （E）两个套管已放置 （F）放气的球囊通过套管插入

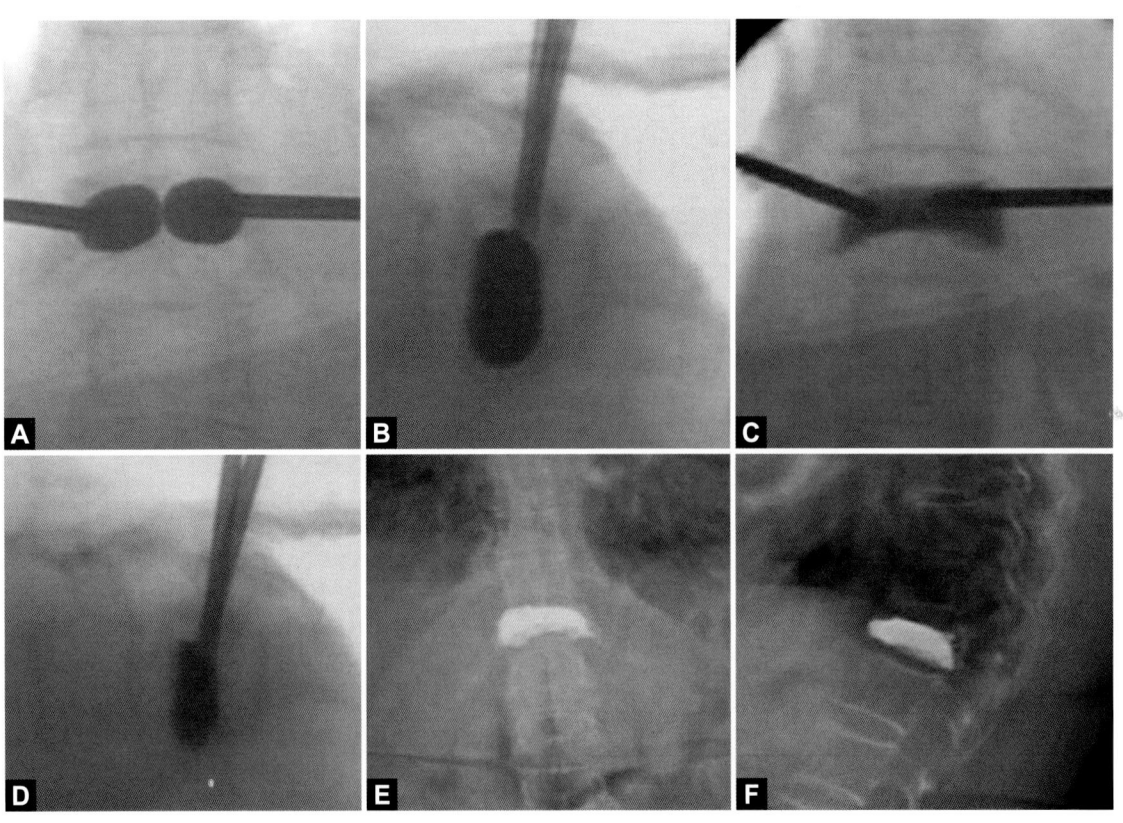

图15.26 椎体后凸成形术过程

（A、B）正、侧位X线片显示2个球囊充气 （C、D）球囊放气，注入水泥
（E、F）正、侧位片显示脊柱后凸部分已经被部分矫正，骨水泥在椎体上填充良好

3. 经皮椎弓根螺钉固定技术

经皮椎弓根螺钉固定技术已在世界范围内普及。椎弓根螺钉植入的标准"开放"技术切口大、失血多、椎旁肌损伤大、住院时间长、花销高。微创后路固定术采用经皮螺钉和连杆，使脊柱旁组织创伤最小化。

经皮腰椎后路固定在全身麻醉下进行（图15.27和图15.28）。患者俯卧于可透视手术床，腹部悬空。C型臂用于引导经皮螺钉的植入。术前和悬空患者之前确定是否能获取足够腰椎正侧位透视图像。

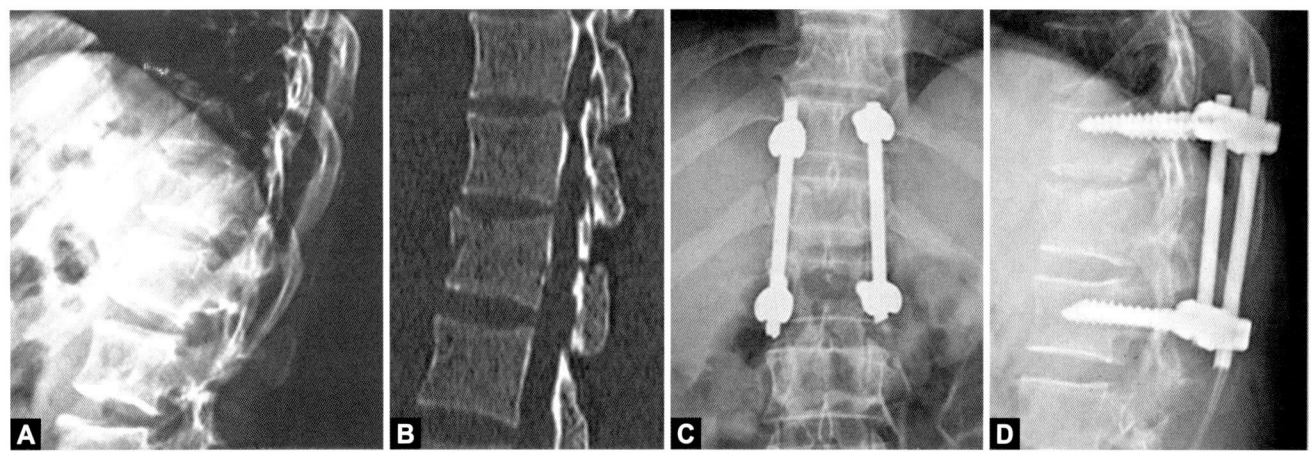

图15.27 经皮椎弓根螺钉技术
（A、B）侧位X线片和矢状位CT图像显示三柱Chance骨折
（C、D）后路经皮椎弓根螺钉固定

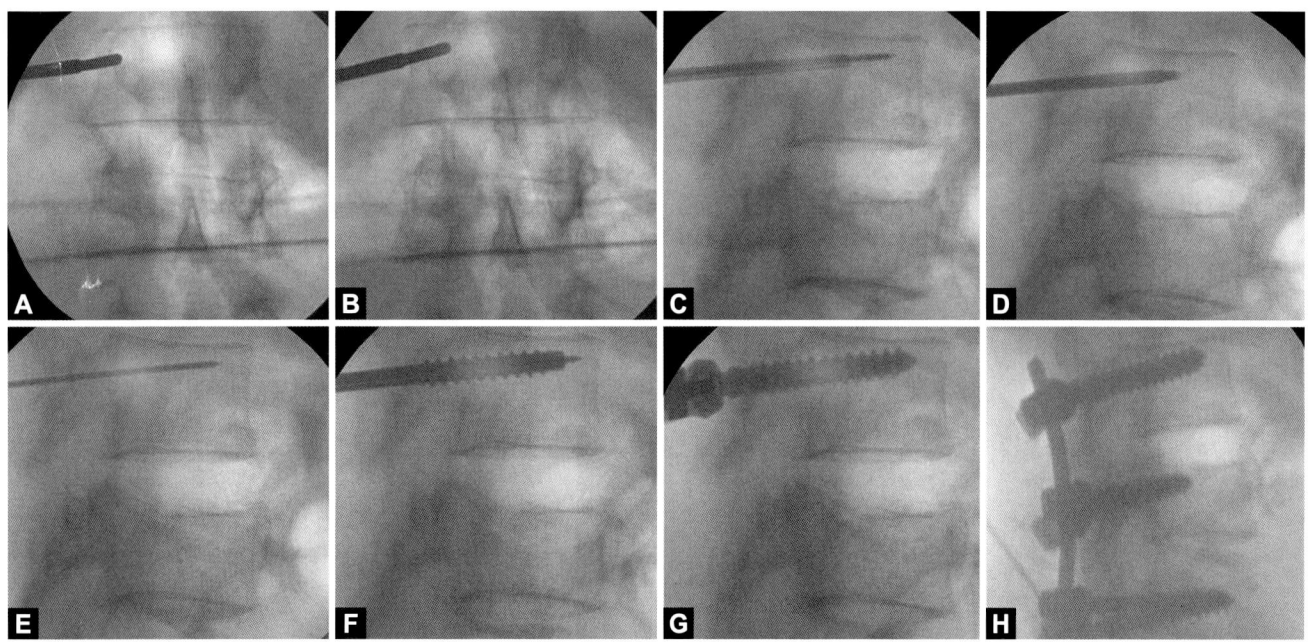

图15.28 经皮椎弓根螺钉内固定的步骤
（A、B）Jamshidi针放置在椎弓根的侧壁上并穿过椎弓根 （C、D）一旦进入椎体后就插入导丝
（E）拔出套筒 （F）通过导丝进行攻丝，测量螺钉的适宜长度 （G）空心螺钉通过导丝进入椎体
（H）同样方法植入螺钉于骨折的椎体和椎体远端，选择合适长度的连杆经皮穿入3枚螺钉，并使用螺母固定

类似椎体成形术，C型臂在术前需对正、侧位进行适当的调整。做一个15mm的皮肤切口直到皮下组织。Jamshidi针置入到椎体前1/3。一旦透视正位和侧位图像位置理想，插入导针并固定在其前1/3椎体的松质骨中。在导丝上用空心攻丝形成螺钉入路。然后在导丝上插入适当尺寸的螺钉。同样方法置入螺钉于另一侧椎弓根和骨折椎体以下两侧椎弓根。选择合适的钉棒穿过螺钉顶部，并用螺帽固定。撑开螺钉复位并拧紧螺帽。

在压缩性骨折的年轻患者中较少使用后路椎弓根螺钉内固定术。然而，文献报道拆除内固定后，内固定断裂或和松动发生率为0～45%。前柱支撑高度丢失是恢复椎体高度后骨缺损导致的。

（二）前路减压内固定

1. 前路手术入路

前路减压的主要适应证是不全性神经损伤，并且影像学伴有移位的骨与椎间盘碎片损伤脊髓。手术目的是对神经组织彻底减压和稳定椎体。如果脊髓压迫来自前方，前路手术可以直接清除掉入椎管的骨和椎间盘碎片。因为主动脉易于移动，肝脏位于右侧，所以首选通过左侧进入。患者右侧卧位，肩膀和臀部与地面垂直（图15.29）。胸腰椎骨折头侧放置肾区垫，以防止胸部和骨盆之间的脊柱下垂。在这个体位，肥胖患者的腹部也会从脊柱下垂。一般来说，开胸和胸腹联合切口应在病椎上两个层面切断肋骨。在脊柱前路手术中，从脊椎近端到远端解剖通常比较容易。如有某些变异，需要术前做侧位X线评估，可能需要根据肋骨位置做一些改变。如果显露不足，取近端或远端肋骨截骨扩大显露。胸11以上骨折可以直接行胸廓切开手术，胸12～腰1骨折一般需要胸腹联合切口，腰2～腰4可以通过肋下弧形切口，不需要对胸部开放手术。对于开胸入路，需要胸膜切开，肺压缩至显露脊柱。胸腹部和腹部的手术需要腹膜后入路。

2. 胸腰椎前路手术

胸4～胸10椎体前路开胸手术：通过切除病变椎体往上两个平面的肋骨，从而显露胸4～胸10椎体。通常来说，切除1根肋骨可显露3个椎体和2个椎间隙。

患者采用右侧卧位、左侧朝上。右侧肩部及臀部放置软垫。切口起自肩胛骨下角下2横指（约4cm）处，沿肋骨走行向前弧形切向腋前线，之后切口向远端沿腹前外侧壁延伸，直至腹直肌外侧缘。沿皮肤切口切断背阔肌和前锯肌，直到肋骨。此步骤可抬起肩胛骨，切开肌肉从而显露下方的肋骨。用电刀沿着肋骨表面切开骨膜并将骨膜分离。注意确认和避免损伤肋骨下缘的肋间神经血管丛。肋骨的后3/4部分必要时可切除。可分别用有齿镊牵起骨膜和刀片切除骨膜，接着可以进入胸腔。接着在2个肋骨间放置肋骨撑开器，并进入胸膜腔。用湿盐水巾保护萎缩的肺。切开脊柱壁层胸膜，显露椎体和椎间盘。找到椎体节段血管并将其夹断结扎、分离。相比于凹面的椎体，椎间盘是一个质软、形圆且凸起的区域，据此可以将其识别。手术完成后，麻醉医生重新使肺膨胀以及检查是否肺不张。术后放置胸腔引流管，通过使用巾钳将肋间肌与相近肋骨拉近关闭。逐层缝合深部肌肉（背阔肌、前锯肌）、皮下组织和皮肤。

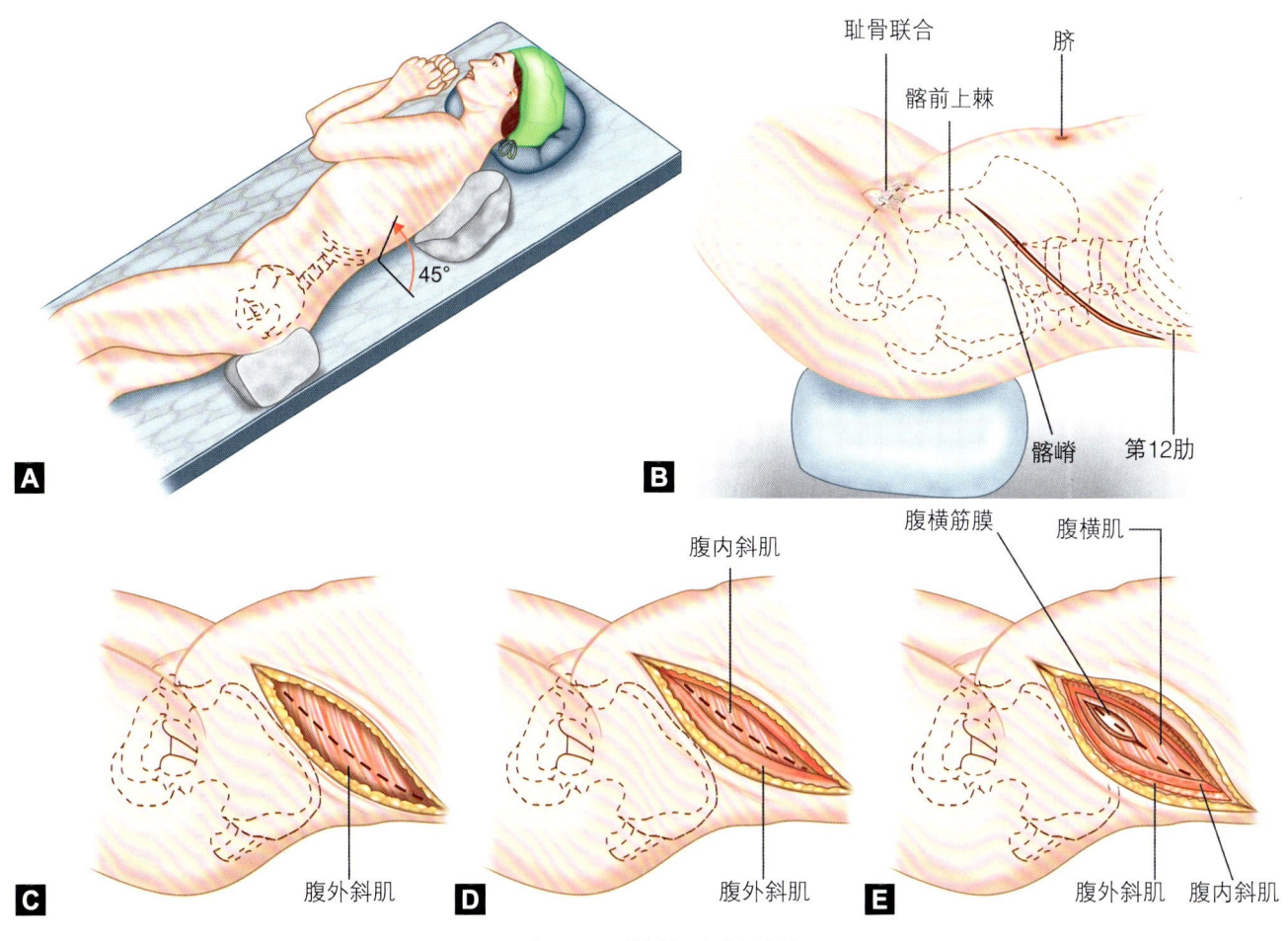

图15.29 前侧入路手术方法

（A）患者取侧卧位，并在臀部和肩部给予软垫支撑维持 （B）手术切口取决于骨折椎体的位置
（C~E）皮肤、皮下组织、腹内外斜肌、腹横肌均在同一皮肤切口切线打开

3. 胸11~腰1椎体显露

胸腰段前路入路能够很好暴露完整胸腰段脊柱。由于有膈肌的存在，所以同时显露胸腔和腹膜后间隙很困难。正因如此，患者的围术期并发症发生率较高，谨慎选择患者非常重要。

取右侧卧位、左侧入路。臀和肩下放置支撑物。将卷毛巾放置病变部位下可更好观察术野，在内固定物固定牢固前取出，这样脊柱可以维持正常的形态。

胸腰椎交界处的手术入路常位于第10肋骨水平。做一个斜行皮肤切口，由竖脊肌外侧缘至所定位肋骨、软骨交界处，之后向远端延伸至腹直肌外侧缘。沿皮肤切口分离皮下组织和肌层（背阔肌和前锯肌）。暴露第10肋骨，使用Alexander牵起器牵起骨膜。使用Doyen牵开器游离目标肋骨的胸膜。使用肋骨剪切器剪切肋骨并尽量靠近肋软骨交界前处，如果有需要可剪切肋骨延长至肋骨后端。使用组织剪或电刀切开胸膜。仔细辨认膈肌，其与胸壁贴近，切开胸膜时，应小心避免误伤肺下缘。从腹膜后脂肪的尾椎部开始钝性分离至横膈膜部壁层腹膜由腹肌前内侧分离。接着解剖至膈肌。应在膈肌切口处2cm留缝线标记，以便于关闭切口时辨别。切口沿着膈膜外侧轮廓和下缘肋骨中线直到椎体及其附件。切开椎前筋膜，将沿着椎体中线的节段血管分离并结扎。这样能够充分暴露胸腰椎交界处。如果远端需要暴露更多，切口可沿腹外侧肌延伸，这样能够暴露至腰3椎体。

4. 腰1~腰5前侧腹膜后入路

经腹膜后入路可完整显露腰1~腰5椎体。患者取半侧卧位。左侧朝上有利于在主动脉侧入路。患者身体应与水平线成45°角，面背向主刀医生。这个体位能使腹腔内容物倒向一边远离切口。在手术过程中，患者在髋部和肩关节放置沙袋，维持这个体位固定于手术台。

通过C型臂、定位器定位切口位置，或者触诊第12肋的患侧面和下腹部耻骨联合，在这些体表标志的水平上做切口。切口从第12肋后半部向下延伸至腹直肌。切开皮下脂肪以暴露腹外斜肌腱膜。腹直肌的腱膜与皮肤切口方向一致，沿着肌纤维散开。辨认腹内斜肌，切开垂直其肌纤维的线条。腹横肌位于腹内斜肌下。切开腹横肌暴露腹膜后间隙。用手指钝性分离，可以看到腰大肌在腹膜后脂肪和筋膜之间。使用Dever拉钩将腹腔内容物拉向前内侧。输尿管与腹膜轻微粘连，也将其向前、向内拉开。确认腰大肌筋膜，腰大肌表面正中下面就是椎体前外侧面。

腰椎有主动脉和腔静脉分支，例如腰动脉和腰静脉，这些小血管必须一一解剖分离并结扎，这样主动脉和腔静脉才可以被移动，椎体前部也才可以显露。将1枚针放置到腰椎骨折处，并透视确认位置是否正确。

5. 前路减压和稳定的外科手术技术

一旦显露脊柱，要么通过触摸寻找骨折的椎体，要么在椎间隙插入定位针透视定位，以此来确认骨折部位。骨折椎体近端和远端的节段血管均需结扎以方便器械操作。椎体中下水平的节段血管也应结扎。术野暴露可看见椎体的前方和侧方（图15.29和图15.30）。在腰椎手术时，腰大肌需要牵开，腰大肌可从它在每个椎间盘起始位置的上方和下方分离。使用Cobb剥离器沿着椎间盘从腰大肌起点分离，这样能够显示椎体凹面的节段血管，并予结扎。腰肌有可能阻碍椎体的显露和减压操作，当拉开腰大肌时，可在骨折椎体下方的椎体插入Steinmann针，这样能维持腰肌在这一位置。在胸腔位置，应切除与病变椎体相连的肋骨头，以便辨认椎弓根和椎间孔，也有助于辨认其他解剖结构。椎体前方的显露应超过中线。

首先，切除病变椎体上下两个椎间盘。切除至椎间盘后半部分。使用刮匙、咬骨钳或者高速磨钻清除骨碎片。剥离椎管从下方到另一侧，避免神经根突出而影响术野。神经根受压位置往往位于受累椎体的近端。可使用刮匙清除嵌入在两个椎弓根间的骨碎片。切除骨折部位上下方的余下的椎间盘以便显露后纵韧带和硬脊膜。确认每一侧的椎弓根都达到减压效果。应触诊相邻椎间盘上下方的椎管来确认是否已经成功减压。切除范围必须超过椎体的对侧以便确保足够位置放入钛笼。保留相邻椎体的终板。椎管内出血可通过凝胶海绵填塞、手术结扎和双极电凝来止血。

切除椎体后剩下的空隙，可用自体髂骨、皮质骨和钛笼填塞。髂嵴的自体移植为成骨提供良好的融合条件，但带来供区的相关并发症。异体移植物的缺点是延迟融合、感染风险高和供体缺乏。钛笼是良好的选择，能够根据所需大小进行塑形。钛笼需填满骨，通常利用切除下来的椎体或肋骨来填塞。钛笼必须安置在前正中央，确认与椎管有一定距离。

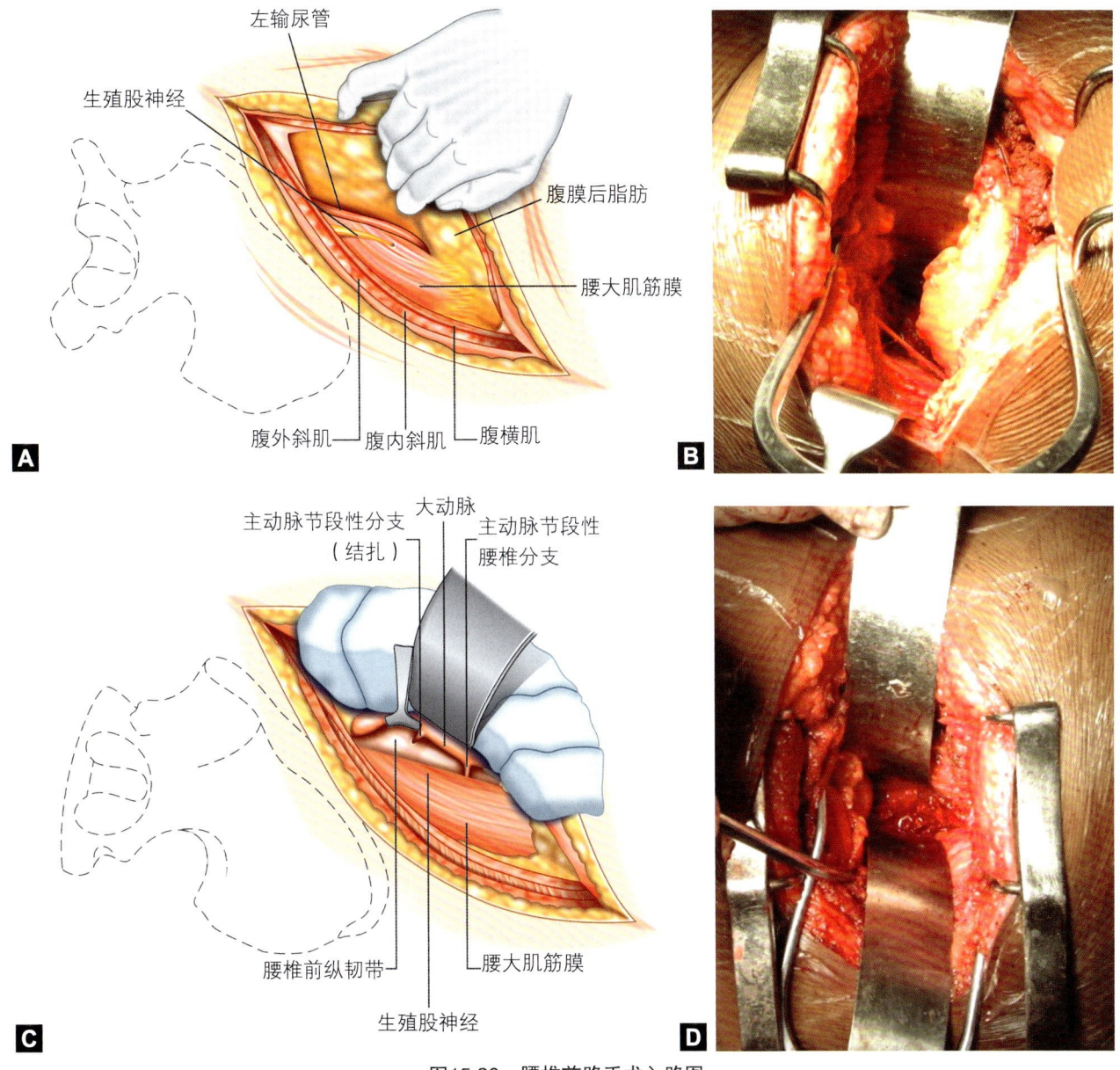

图15.30　腰椎前路手术入路图

（A、B）脂肪垫用来识别腹膜后间隙，应轻柔钝性分离至腰大肌；生殖股神经穿过髂腰肌

（C、D）将腰大肌拉向一侧可看见椎体，结扎椎体节段血管，接着进行前路椎体重建

　　如果患者已完成或计划后路稳定椎体，那么单做前路椎体重建就足够了。如果仅计划做前路椎体重建，那么患者需添加椎弓根螺钉和钉棒系统加强固定。固定的螺钉必需置钉在被切除的椎体的上下方。置钉方向与所置入的椎体终板方向平行。定位针可插在邻近椎间隙处，引导螺钉的放置与终板平行。放置螺钉时，确保螺钉长度足够，使得椎体对侧皮质骨获得足够的生物力学强度。椎体次全切的位置最好由椎体牵开器牵开，而不是通过螺钉负荷牵开。当放置重建装置时，可以用螺钉来稳定牵拉。接着用一根连杆连接受累椎体上下的2枚螺钉。如果有开胸，需放置胸腔引流管。使用强度大的不可吸收缝线将肋骨拉近，缝线应从骨膜下穿过，避免压迫肋下神经和血管。在肋间隙使用局麻药有助于减轻术后疼痛。也可以放置镇痛泵用于术后镇痛。术后患者恢复仰卧位，并轻柔过床。术后X线片显示肺已扩张且引流量减少，可拔除胸腔引流管。

（三）后路减压内固定

1. 胸腰段后显露

后路内固定由于解剖结构明确，减压和稳定效果显著，并发症发生率低，成为首选的手术方案。目前临床应用有多种内固定系统，如椎板下钢丝内固定系统、椎板钩固定系统以及椎弓根螺钉固定系统，上述系统都能达到稳定复位。是否需要固定脊柱多个节段以及是否需要融合仍有争论（图15.31和图15.32）。治疗无明显椎体破坏的不稳定性爆裂型骨折，可用短节段椎弓根固定器械。然而选用钉钩和椎板下钢丝固定时，需额外固定多个节段。不稳定的胸腰椎损伤，如屈曲-牵拉性损伤、骨折脱位，载荷评分＞7分的爆裂型骨折，伴随严重骨质疏松的骨折以及强直性脊柱炎的患者须长段固定，通常在骨折部位往上和往下延伸3个节段。

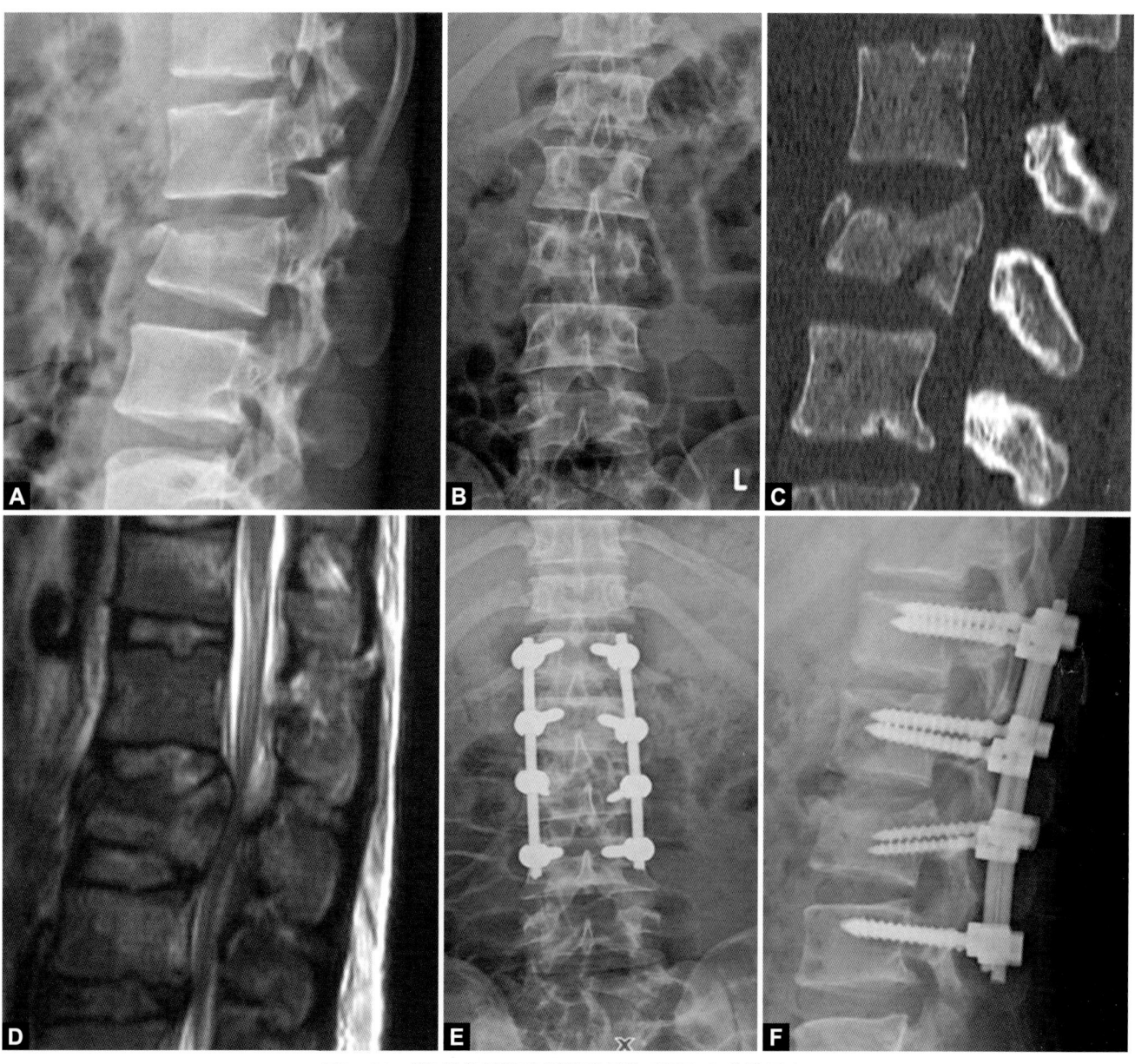

图15.31　腰2椎体不稳定爆裂骨折的减压和多节段固定

（A）侧位X线片　（B）正位X线片　（C）CT图像　（D）MRI图像　（E、F）多节段内固定X线片

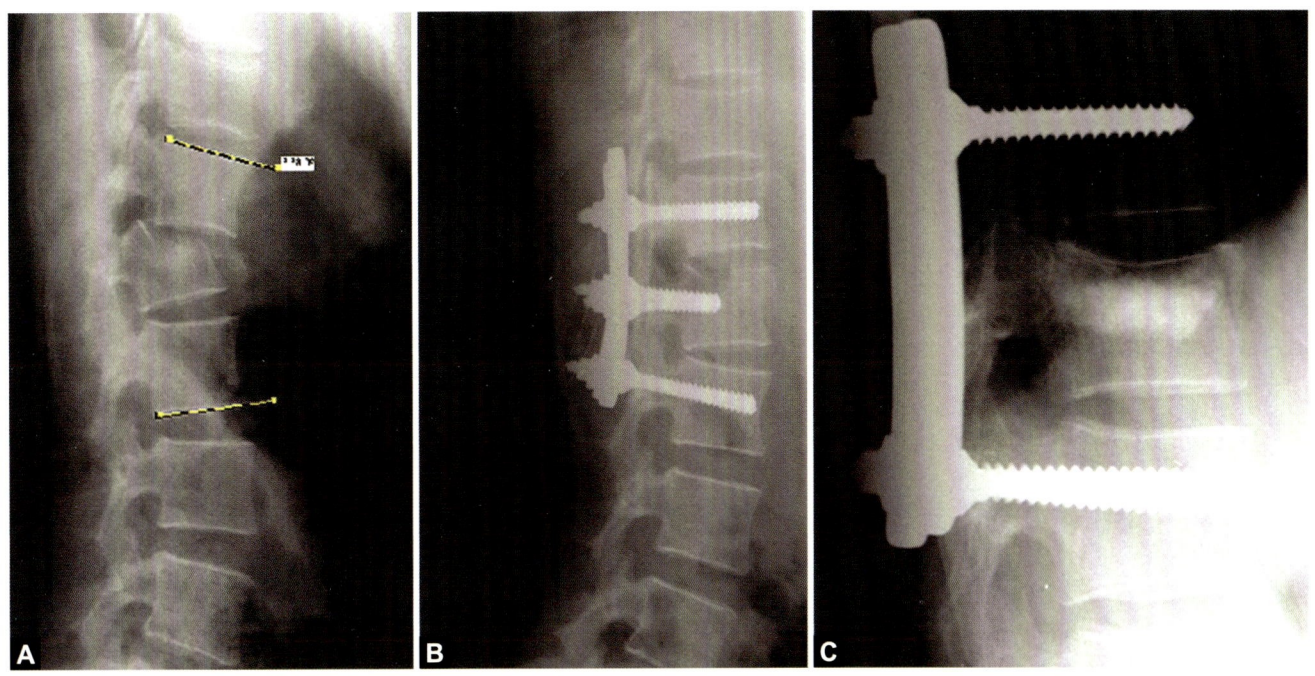

图15.32 无神经症状的B1.3型骨折和短节段椎弓根螺钉后路复位和固定
（A）侧位X线片 （B、C）短节段内固定侧位X线片

脊柱后路手术有一个明显的缺点是术后融合并发症的发生。融合并发症包括椎旁肌肉和关节囊去神经支配，关节面的损伤和减弱脊柱周围支撑力量，以上导致患者术后长期疼痛和功能障碍。为减少后路手术相关并发症，目前趋势为手术微创化，比如经皮椎弓根螺钉内固定治疗胸腰段爆裂型骨折，由于其有更好的治疗效果、缩短的康复时间和低并发症发生率而得到医生广泛应用。

2. 手术要点（图15.33和图15.34）

腰椎后路能够直接显露腰椎所有节段的棘突、椎板和关节面。后路经过中线，可以达到向近端和远端延伸的需求。减压脊髓的椎板切除术以及脊柱骨折融合术，都可以通过该入路来实施。

患者采取俯卧位，两个软垫分别垫在胸骨下，耻骨联合与髂前上棘之间。这样可使腹部悬空，减少静脉血在脊髓周围淤积，从而可减少术中出血量。

通过皮下注射针来标记棘突，从而定位所需达到的椎体节段。使用1∶500000肾上腺素注射浸润皮肤及皮下组织，能最大限度减少出血。在受累节段中间做正中皮肤切口，切口的长度取决于手术所需要的节段的数量。切开显露时应沿后正中线从皮下组织→腰背筋膜层→棘突尖端。对于年轻患者，其棘突尖端为软骨状隆起，沿着中线能够轻易分离骨膜下肌肉。

自动牵拉器牵引及维持软组织适当的张力，使用Cobb剥离器从椎板下方由远端向近端，骨膜下剥离椎旁肌肉，沿着棘突和椎板进行解剖，直到横突内侧1/3。接近横突之间的关节面的区域，是椎旁肌肉的静脉血供部分来源。在这区域进行解剖时，往往损伤腰椎分支血管导致出血。电凝这些血管可达到止血效果。腰神经丛后支与上述静脉伴行，同样支配部分椎旁肌肉。完成脊柱手术后，逐层缝合伤口。

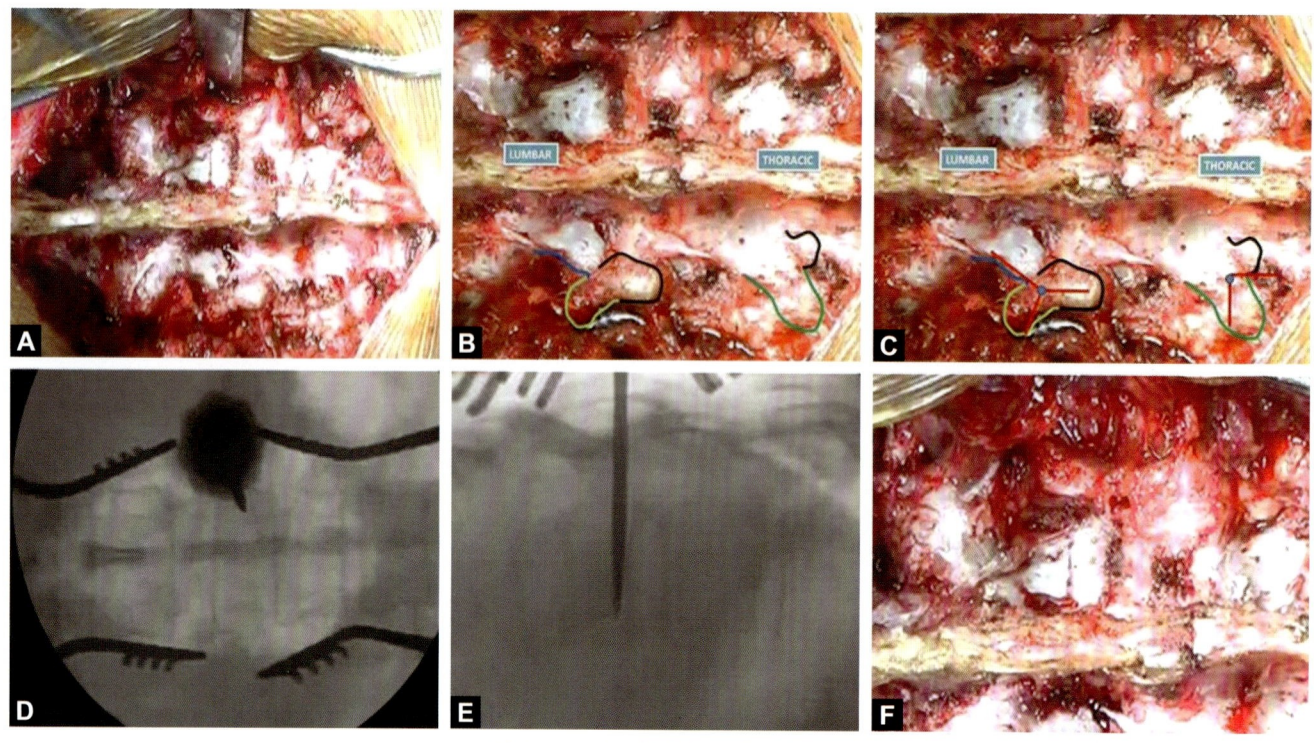

图15.33　胸腰椎骨折后路手术图

（A）脊柱的后部结构已显露　（B）标记胸12和腰1椎体的椎板，横突和小关节的解剖结构
（C）标记胸12和腰1椎体螺钉的理想进钉点。椎弓根锥通过椎弓根并在正位　（D）术中透视正位　（E）术中透视侧位
（F）通常从椎弓根孔出现明亮的红色出血表明椎弓根开路正确，可使用椎弓根探针证实

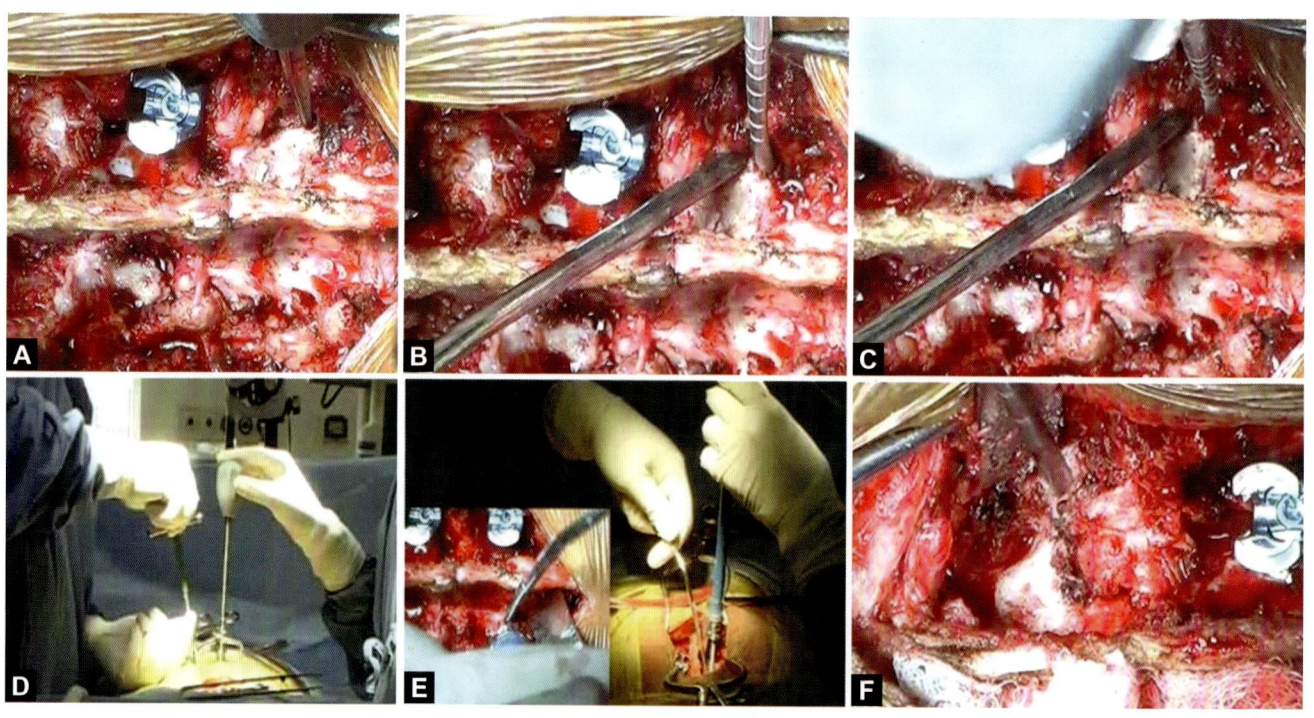

图15.34　胸腰椎骨折置钉手术过程

（A~C）显露进钉点　（D、E）置钉过程　（F）置钉后

3. 骨折固定技术

骨折头侧和尾侧置入椎弓根螺钉。使用以下解剖标志点置入椎弓根螺钉。在胸椎中，进钉点的位置在上关节突外缘垂线、横突上1/3与椎间关节外面的交点。用锋利的尖锥开口，然后用椎弓根开路锥开路，轻微转动，慢慢穿过椎弓根。探针保持与中线15°～20°。每个椎体矢状面方向决定头倾或尾倾的角度。例如，胸1、胸2椎体在胸椎后凸顶部，因此探针角度与水平约成20°。当开路锥进入椎体后，取出探针，用细的椎弓根探头检查椎弓根壁和底部的完整性。如有可疑突破或软的非骨性的触感需要C型臂透视检查。这种技术被称为"徒手技术"。还可以使用C型臂透视来确定经皮技术的入口点和椎弓根路径。这样做的好处是减少穿破椎弓根的风险，缺点是辐射剂量更大。在腰椎，入口点位于以下三线（"奔驰标志"）的交界处：①小关节的外侧缘；②沿横突连线的中点；③沿峡部。其余的步骤与胸椎相同。建立椎弓根的轨道后，置入适当大小的螺钉。短节段的骨折固定，螺钉置入骨折头侧和尾侧椎体。透视引导下，螺钉也置入骨折椎体椎弓根（中间螺钉）（图15.35），并高于上下椎体的螺钉。侧位片置钉点用于置入螺钉时以避免损伤小关节囊和关节。骨折椎体椎弓根可双侧同时置入螺钉；然而如果发现有椎弓根断裂（CT评估），螺钉就不能置入该骨折椎弓根。如果双侧椎弓根损伤，则扩大内固定结构或行联合前路手术。中间螺钉一般选用短钉，长度以当它穿过椎弓根进入椎体为宜。这有两个目的：在不影响后路结构的前提下，如果需要可以进行后期重建；同时也不影响骨折愈合。安装连杆，可以通过连杆塑形、压缩或撑开来达到完全脊柱后凸复位或恢复正常高度的目的。然而，在这些情况下，如果需要充分恢复前路椎体高度则通过椎弓根骨移植、骨水泥或前路手术重建椎体。在伴神经功能损伤或椎管损伤＞40%但没有神经损伤的患者中，可在椎弓根的水平正中开窗减压。

分层缝合伤口，放置引流管。术后患者可佩戴胸腰椎支具，根据疼痛程度在第二或第三天进行活动。骨折愈合后置入物可以在6～12个月拆除。

术后X线片可评价脊柱后凸矫正程度和螺钉位置，评估骨折的间接复位程度和椎管宽度、螺钉位置和螺钉的固定情况，术后需要进行CT扫描。

 胸椎显露的经验与教训：

后路显露

（1）爆裂性骨折：椎板骨折的骨折碎片可能已压迫硬膜囊，容易在进行椎板切除时损伤神经根。

（2）靠近关节面，在横突的区域间椎旁肌肉有节段的供血动脉。当解剖进行时，腰椎血管的这些分支经常出血，需要电凝灼烧血管进行止血。

前路显露

（1）主动脉和下腔静脉与腰椎的前表面有血管相连。必须结扎和切断这些较小的血管，使主动脉从腰椎被剥离。解剖这些分支小血管时必须小心，避免与主动脉水平进行切除。如果这些血管一并被平行切断，出血将难以控制。

（2）应非常小心地进行静脉结构的解剖，因为血管相当脆弱，容易损伤。这些血管损伤可能导致血栓，因此，尽量把移动和牵拉降低到最低限度。

（3）交感干位于椎体侧面，在腰大肌内侧缘，很容易识别，因为组织是从脊椎前部清除的。由于交感神经的丧失，交感神经干损伤会导致同侧下肢的潮红和发热。

（4）生殖股神经附着在腰大肌前内侧表面筋膜。生殖股神经损伤会导致腹股沟区和会阴部麻木。

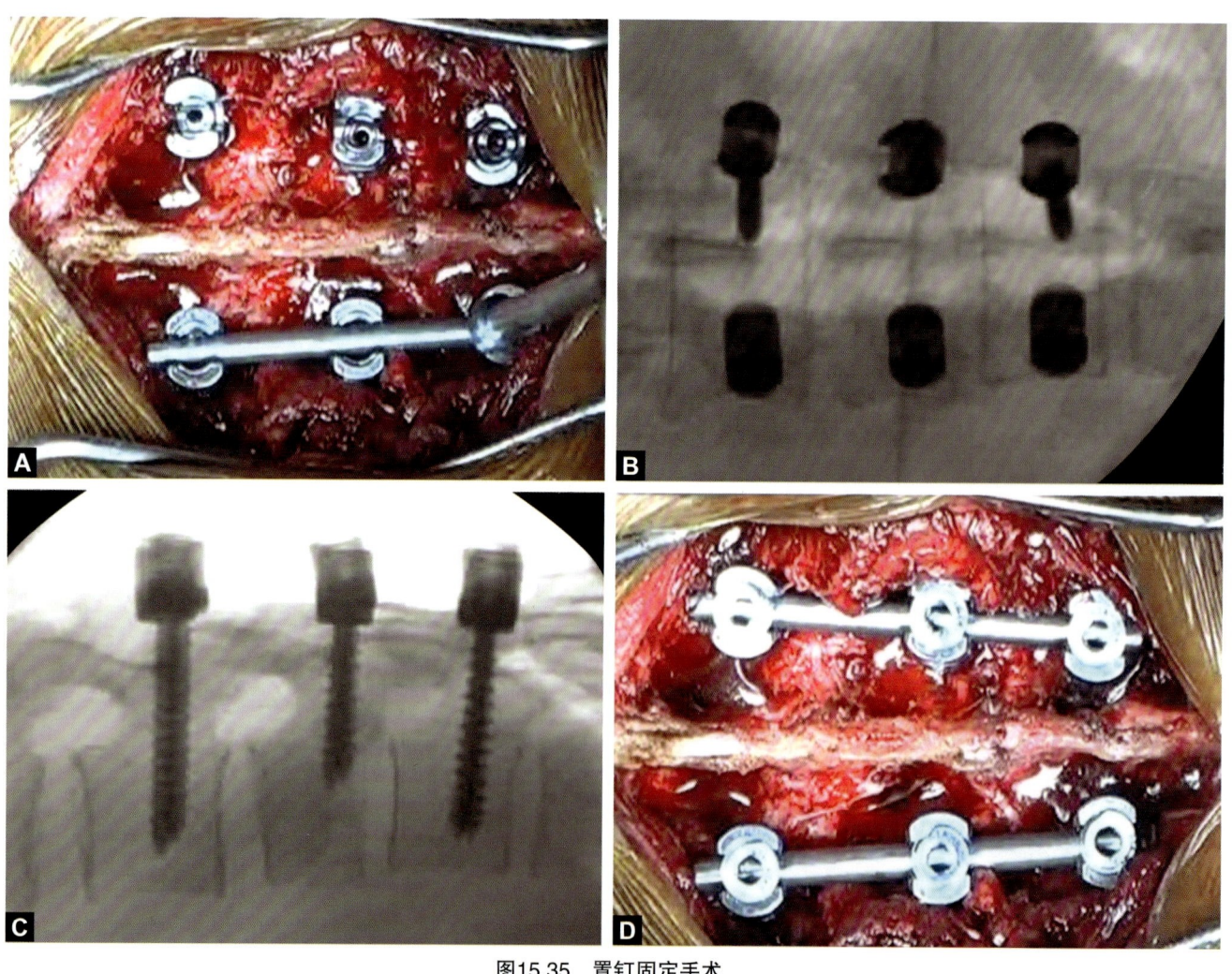

图15.35　置钉固定手术

（A、D）安装钉棒与钉帽

（B、C）植入椎弓根螺钉确认正、侧位X线片

六、疗效

由于从牢固的胸椎过渡到活动的腰椎，脊柱损伤最常发生在胸腰段区域。近年来，已经形成了许多分类系统来表明损伤情况并指导诊疗决策。对于脊柱损伤的患者，多合并有骨组织，韧带和脊髓等多发伤，每处合并伤均对患者的直接治疗效果有着潜在的巨大意义，因此，考虑这些损伤因素十分重要。现有的分型系统各有利弊。应选择对治疗更有直接效果的治疗方案。随着医学影像学成像方式的进步，提高了对这些复杂损伤类型的理解，评估软组织的损伤程度和规划具体的诊疗措施变得越来越重要。Oner等分析研究了100例胸腰椎损伤MRI检查结果，提出了基于韧带损伤的前纵韧带、后纵韧带、后部韧带复合体、椎间盘、终板和椎体损伤MRI分型。该分型系统已经通过独立验证，并可预测脊柱畸形和疼痛的进展。McCormick等的分型，对脊柱胸腰段损伤分型和严重度评分系统有助于指导每名患者的诊疗和手术方式。McCormick的载荷评分指导决定特殊患者是否需要进行前柱重建。目前，在不同的分型系统中，脊柱胸腰段损伤分型和严重度评分系统似乎是可用于指导胸腰椎脊柱损伤诊疗方式的最佳系统。有证据表明，后韧带复合体损伤［在胸腰椎损伤另类系统（TLILS）中被赋予了相当大的权重］可以通过MRI可靠地检测到，这与手术中的发现有一定的相关性。虽然没有强有力的证据表明，对于后部韧带复合体损伤患者的诊疗措施，MRI检查结果的意义超过普通X线片和CT图像的检查结果。但明确后部韧带复合体损伤的有无，是手术稳定脊柱的有力指标。

手术治疗脊柱胸腰椎损伤的确切时间和类型，目前还存在争议。在选择手术治疗时，应考虑的因素包括麻醉、患者的手术耐受能力、发病率、并发症发生率、手术治疗费用和保守治疗无效等。对于手术治疗的时间安排，没有证据表明早期手术可以改善神经恢复的结果。但从逻辑上说，脊髓神经的持续压迫会降低神经功能恢复机会，急诊手术治疗伴有神经功能障碍患者的恢复效果更好。

后路手术治疗胸腰椎骨折是最受欢迎和最广泛采用的手术治疗方式。后路固定的手术方式得到绝大部分外科医师的推崇，因其入路结构和操作清晰，减压和固定便利，并发症发生率少。短节段椎弓根螺钉固定能够做到保留尽可能多的运动节段。此外，还发现在骨折水平上植入椎弓根螺钉可增加脊柱的稳定性，改善并矫正脊柱后凸畸形并减少植入物的失效率。在载荷评分＞7分的椎体明显塌陷的患者中，短节段融合体有骨折复位失败的风险和增加前柱更为严重的塌陷所致的后凸畸形。通过加强脊柱后凸畸形的矫正，磷酸钙骨水泥的应用和经椎弓根骨移植可加快前柱的恢复，从而保持前柱的高度。前路减压减轻了椎体严重粉碎性骨折患者中脊髓上的骨质压迫，用钛笼进行重建以防止前柱的塌陷也可能是很有必要的。

神经功能恢复的程度、脊柱的融合率、脊柱矢状排列以及前路减压术后恢复到未损伤前活动情况，似乎比不对脊髓进行减压更有利。使用前路椎体钢板、钉棒系统、钛网笼可大大提高术后脊柱的稳定性，并且还减少了骨移植技术所伴随的并发症。有研究对150例胸腰段脊柱爆裂性骨折及相关神经功能损伤的患者进行分析，以单节段前路减压、固定和融合进行治疗，融合率为93%；142例患者中至少都有1级的Frankel等级的改善；78例术前神经麻痹或膀胱功能障碍的患者中有56例（72%）完全康复；130例患者中的125例（96%）在术后可返回工作岗位，其中112例（86%）可无限制地返回工作岗位。虽然前/后路联合手术的方法似乎更好地矫正恢复脊柱后凸畸形，但不清楚这种差异在临床上是否存在相关性。

根据目前现有文献，没有特别的手术入路可以强烈推荐用于伴随不完全神经功能损伤的胸腰段骨折，因为对神经功能恢复方面而言没有任何一种手术入路具备优势。

有相对较少的一部分研究对比了胸腰段爆裂性骨折的前后路手术方法，其中大部分显示前路手术方法具有明显优势。据Gertzbein报道，在研究系列中，与后路手术相比，前路手术的术后膀胱功能显著改善。Hitchon等表明，使用前路手术方法时，成角畸形得到更好的纠正与维持。其他人的研究还表明，虽然两种入路在最初矢状排列的改善上都具有统计学上的意义，但在接下来的矢状位矫正的丢失上，后路增加了8.1°，而前入路只增加了1.8°。微创手术和内镜手术也为患者在减少接触相关致病率方面提供了显著的优势，但往往会增加学习曲线与并发症，植入物和器械相关的成本更高，辐射量更大等。

对胸腰段爆裂性骨折的患者，前后路联合手术方法可能更有利。适应证包括后部韧带复合体完全破裂和部分神经损伤，以及超过2周以上的创伤后脊柱后凸畸形。前后路联合手术方法的优点是改善矢状位置，彻底的椎管和神经减压，以恢复最佳的神经功能，并稳定破裂的后部韧带复合体。在一系列20例连续的单节段不稳定胸腰段爆裂性骨折患者中，通过双节段后路固定治疗7~10天后进行前路椎体次全切术和钛笼植入，12例最初神经功能缺损患者平均恢复到ASIA 1.5级水平。术后2年，后路腰背部疼痛平均视力模拟评分为1.6分，前路平均为1.2分。治疗2年后，未发生内固定物失效；脊柱后凸畸形矫正的平均丢失度为3°。平均随访6年，前后路联合手术与仅后路内固定手术的比较回顾性分析研究报道了两组相似的临床结果和神经系统改善，融合率和脊柱后凸畸形角度。然而，仅后路内固定手术治疗会发生复位后丢失角度超过5°，并且术后内固定失效发生率更高。

胸腰椎骨折诊治的经验与教训：

（1）影像学评估，应包括侧位X线片上棘突间分离以及正位X线片上的旋转和移位，因为它提供了关于后部韧带复合体状态的信息。这种韧带复合体的破坏意味着三柱损伤，此类不稳定的损伤需要手术治疗。

（2）如果仅靠X线片进行评估，约25%的爆裂性骨折被误诊为压缩性骨折，因此CT扫描来评定胸椎和腰椎骨折是很重要的。

（3）前柱骨折伴有明显的后凸畸形和塌陷，应需要前柱重建。

（4）由于骨折碎片对神经根的挤压而导致神经不全性损伤或马尾神经损伤的患者，建议行前路减压、重建稳定性。

（5）在高能量损伤后，脊柱骨折的患者有可能出现其他多系统损伤如肺、胸膜、膈肌和腹部实体器官损伤。因此，进行全面的系统评估至关重要，以避免漏诊严重的器官损伤。

七、并发症

（一）后入路并发症

自从1969年Harrington和Tullos首次提出椎弓根螺钉固定，Roy-Camille等进一步发展，对于骨折稳定，椎弓根螺钉固定已经成为脊柱内固定的主要手术方式。尽管在椎弓根螺钉的应用上有越来越多的经验与认识，以及技术的进步，椎弓根螺钉植入仍与一定程度的并发症有关。最多报道的并发症是螺钉位置异常，文献总发生率为0～42%，大多数无神经症状，也无任何严重的后遗症；与螺钉相关的严重并发症如神经、内脏或血管损伤非常罕见，Kosmopoulos和Schizas应用Meta分析，在一项130例患者的研究中，共涉及37337枚椎弓根螺钉，发现平均错位率为8.7%。熟练地掌握解剖学知识，对解剖标志的重视，对术前图像的仔细评估及在复杂情况下使用计算机导航系统可能会降低螺钉位置不良的风险。虽然轻微的错位造成的问题不大，但较大的（＞4mm）、在椎弓根外的移位，可能会损伤相邻的重要结构；置钉偏外侧或上侧均可能导致生物力学变弱。

1. 神经损伤

螺钉错位引起的神经根或脊髓损伤的总体发生率较低，为0.6%～11%。在研究中已经报道了每个椎弓根螺钉引起的硬脊膜损伤，平均发生率为0.18%，每个椎弓根螺钉出现神经根激惹的平均发生率为0.19%。虽然短暂的自限性神经失用症以麻木或乏力症状比较常见，但永久性神经功能缺损的发生率很少。新的神经损伤或术后神经根疼痛需要通过CT扫描进行评估，如果存在椎弓根破裂需要调整螺钉。椎弓根内侧破裂可导致脊髓损伤，一旦发现，需要马上取出螺钉。

如果在椎弓根螺钉植入期间发现透明液体泄漏，表明有脑脊液漏，说明螺钉太偏内侧或下侧。尽管大多数脑脊液漏可能会自行修复，但是通过椎板切除直视下显示螺钉与神经结构的关系，是鉴别和缝合硬脑膜损伤的理想方法。由于潜在的神经损伤，移除置于偏内侧进入椎管内的螺钉是有挑战性的。因此，螺钉的取出应始终在邻近神经结构可直视下进行。

2. 血管损伤

与螺钉错位相关的血管损伤是威胁生命的潜在并发症，需要及早发现，及时修复血管损伤和螺钉重新置钉。根据外科手术的解剖水平，一些血管结构可能会受到损伤。这包括了胸椎的奇静脉、肋间动脉、下腔静脉、胸主动脉和腰椎的腹主动脉、髂血管。大血管的损伤是灾难性的，因此及时识别血管损伤至关重要。在血管外科医生帮助下，可以在紧急情况下进行血管缝合或栓塞。

关于在无症状患者中，对于是否更换与血管紧密接触的错位螺钉存在相当大的争议，有支持者建议立即清除，也有学者建议观察。

3. 内脏损伤

与椎弓根螺钉置入相关的内脏损伤非常罕见，在接近胸腰椎椎体，如肺、胸膜和食管等结构，如果使用太长的椎弓根螺钉，可能会导致气胸、胸腔积液或食管损伤。使用适当尺寸的螺钉和在C型臂动态透视下可以避免这种并发症。

4. 生物力学并发症

如果螺钉尺寸和椎弓根直径不匹配的话，可能导致椎弓根骨折，选择正确大小的螺钉尺寸至关重要。松质骨坚硬的患者，建议在螺钉置入前先攻丝，如果发生椎弓根骨折，外科医生可以尝试创建一个新的椎弓根钉道或选择另一种固定方法或延长固定节段。

患者骨质密度较低（骨质疏松）、植入物张力过大、螺钉钉道准备缺陷、螺钉扭力过大、螺钉抗拔出力差可导致螺钉拔出。如果出现螺钉拔出，对于可能骨折愈合和可接受的脊柱局部后凸可以选择观察；或者如果有严重的创伤后继发后凸畸形，则需要修正内固定。当骨折尚未完全愈合，前柱缺陷，渐进性后凸畸形和假关节时，螺钉可能会断裂。这主要是由植入物张力过大引起的金属疲劳所致，在这种情况下，有必要进行翻修。根据失败的原因，可能需要进行前柱重建，骨移植和延长融合节段。

（二）前入路并发症

腹部包含许多血管结构，这些结构在前方，手术中暴露有损伤的危险。其中包括腹主动脉及其分支、下腔静脉及其主要分支、节段血管和大量静脉。大多数脊柱前入路都是通过左侧进行，以便于主动脉的收缩。腹主动脉分叉通常位于腰4椎体水平，而髂总静脉与下腔静脉汇合通常位于腰4/5椎间水平。这就是大多数血管损伤发生在腰4/5级的解剖学原因。静脉撕裂伤是最常见的血管损伤，通常发生在大血管的操作和收缩过程中。椎体次全切除、放置植入物、拧入螺钉也可能发生血管损伤。常见的静脉损伤是左髂总静脉、下腔静脉和髂腰静脉。治疗这种并发症的方法，手法压迫或一期修复血管撕裂通常是有效的。

在对前路脊柱手术中的血管损伤进行回顾时，Inamasu和Guiot发现，发生在腰椎前路椎体间融合术中最常见的动脉损伤是左髂动脉血栓形成。这种并发症的发生，是由于右髂动脉长时间受压，导致动脉血流减少和随后的左侧血栓形成。这种并发症的治疗需要紧急处理。提出的预防策略包括：在手术过程中对血管间歇性地释放回缩，以及在术中和术后血氧法测量下肢脉搏。

肠梗阻是前侧脊柱手术后常见的并发症，是决定住院时间长短的主要因素；此外，术后的肠梗阻是许多患者有效疼痛管理的障碍，因为在这组患者中禁用阿片镇痛药。术后可能的肠梗阻致病机制包括神经源性、炎症性和药理学的机制。实验证据表明交感神经系统的反应过度活跃，克服了正常的副交感神经驱动的胃肠道平滑肌活动，减少了正常的胃肠蠕动。肠内容物的处理也会导致术后小肠蠕动缓慢，术后肠梗阻是一种常见但自限性疾病，但其他罕见严重的并发症如急性结肠假性梗阻、毒性巨结肠和机械性肠阻塞，必须考虑以避免灾难性并发症的发生。伴随着持续的疼痛症状，则需要做CT排除这些并发症。

男性腹部手术较复杂，因为上下腹的神经丛损伤会导致逆行射精。这个神经丛位于腹膜的下面，在主动脉前面，并穿过左髂静脉。术后的淋巴囊肿或乳糜管漏是继前路脊柱手术的一种少见的并发症。淋巴管和淋巴结在脊柱周围有很多，持续的渗漏会导致淋巴水肿、机械压迫、营养不足、免疫抑制，有时甚至死亡。通常情况下，处理方法包括观察，如果持续渗漏，可以进行超声引导引流。腹膜的损伤很常见，但很容易修复，不会导致严重的问题。肠或输尿管损伤较罕见，而且一旦发生损伤很容易在术中发现，往往需要专业知识的腹部外科医生来修复。经验、专业知识和解剖的钝性分离使用将有助于避免这些伤害的发生。

（三）远期并发症

远期并发症如假关节、假体下沉，可以在前路融合手术中观察到，在Jacobs等的系统综述中，发现前腰椎手术的融合率为47%～90%，其中大多数引用的融合率接近90%。Madan等将一组27例接受无内固定的前路植骨融合的患者与另外一组29例接受内固定植骨融合的患者进行比较，发现两组融合率分别为83.3%和100%，两组融合率存在显著差异。在脊柱外科手术中，骨形态蛋白的使用也增加了其融合率。在融合块完全融合之前，沉降被定义为椎间隙的垂直高度的下降，沉降在骨质疏松性、相邻椎板骨折和背部张力较弱的患者中发生率较高。

八、典型并发症案例

例1：创伤性脊柱后凸

17岁，女性，交通事故致头部和胸部多处损伤。最初由于头部受伤，昏迷评分是9分，左侧有一肋骨骨折导致气胸。2周后恢复了全部意识。清醒后诉中背部疼痛。在受伤后的6周内，中背部和腰部有明显的疼痛，行走困难。临床检查中，颈椎和胸椎正常，但胸腰段有明显的后凸畸形。畸形部位伴有压痛且脊椎僵硬，下肢神经功能检查均正常。腰椎X线检查显示未被发现的腰2椎体骨折（屈曲牵张损伤），导致腰2明显的脊柱后凸畸形和后部结构的破坏，且局部后凸角约为32°。CT图像显示椎体压缩骨折部分愈合，但愈合的骨块突入了椎管内。相应的MRI图像显示硬膜囊和脊髓圆锥被骨碎片挤压（图15.36）。由于前柱损伤和后张力带失效而导致畸形加重。胸腰段的任何脊柱后凸都会影响脊柱的矢状平衡，可能导致肌肉疲劳和疼痛，神经结构的受压将导致神经功能缺陷。因此，为了纠正畸形、神经减压，提供前路支撑并通过后路手术将脊柱融合。

患者俯卧位在可透视X线的手术床。通过标准的后路中线切口，将胸12～腰4的后部结构进行骨膜下的剥离显露。在胸12、腰1、腰3和腰4双侧植入大小合适的椎弓根螺钉，腰1和腰2进行椎板切除，切除腰2椎弓根，腰1～腰2椎间盘被彻底清除。保护腰1和腰2两侧的神经根，完全切除椎间盘，并且清除椎体后缘骨折碎片。在胸12和腰1椎弓根螺钉上放置合适的钉棒，并缓慢移向腰3和腰4椎弓根螺钉，这样纠正了脊柱后凸畸形。将10mm矩形钛笼放置在腰1～腰2椎间隙。腰1和腰3之间的螺钉加压后，将另一根钉棒安放在另一侧椎弓根螺钉上。后部和外侧结构使用薄骨凿剥离皮质部分并用骨移植物填充（图15.37），分层缝合伤口。

本案例处理的重要原则是：

（1）避免漏诊多发创伤中的脊髓损伤。

（2）节段性的脊柱后凸畸形，特别是胸腰段可能会影响脊柱整体的矢状平衡，这需要适当的外科手术解决。

（3）椎弓根减压截骨术的患者需要椎间融合才能减少假关节的发生率。

例2：严重脊柱后凸内固定失效

22岁，男性，从约3m高的地方坠落后导致脊柱损伤。受伤时，神经功能正常，进行后路短节段稳定治疗。术后6个月，开始出现明显的背痛，弯腰运动后疼痛加剧。临床检查，手术部位出现明显的后凸畸形，且瘢痕周围有压痛。神经系统检查正常，侧位X线片显示腰1屈曲牵张损伤骨愈合但胸腰椎后凸突出约72°。原因是该医生可能低估了损伤的程度，采用椎板切除术和短节段融合术治疗，导致了渐进性脊柱后凸、植入物断裂和进一步脊柱后凸的恶性循环。起初，可以通过以下方法避免：重建前柱，延长包括骨折椎体在内的螺钉固定的节段。现在的问题是脊柱后凸和植入物失效。

经原来的手术瘢痕从胸10～腰2暴露脊柱胸腰段，显露植入物，取出断裂的内植入物。在胸10、胸11、腰1、腰2水平植入椎弓根螺钉，完全清除胸11和胸12的后部结构，并且处理了胸11～胸12椎间隙。术前X线片显示胸11～胸12水平的近端连接性脊柱后凸和椎间盘失效，因此计划在该水平融合，将合适的钉棒放置在螺钉上，并在胸11～胸12椎间盘植入融合器矫正脊柱后凸。术后胸10和腰2之间的脊柱后凸角为22°（图15.38）。

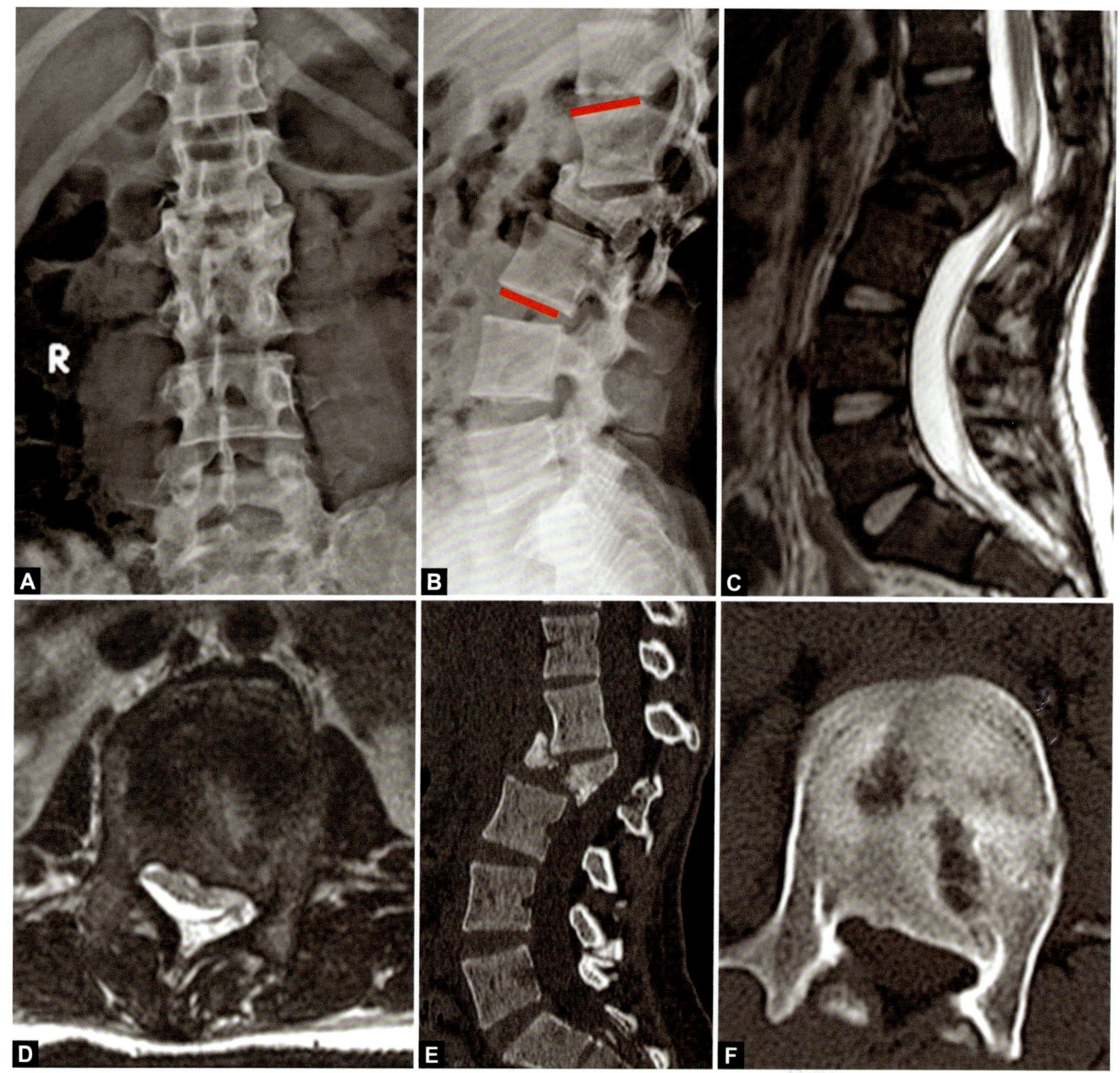

图15.36 腰2椎体爆裂性骨折

（A、B）胸腰椎的正、侧位X线片显示腰2椎体爆裂骨折

（C~F）矢状位、轴位MRI、CT图像表明骨碎片后移进入椎管，导致圆锥受压

本案例处理的重要原则是：

（1）屈曲牵张损伤或前柱不稳定的患者需要前柱支撑或延长的后路固定。

（2）认识内固定失效的原因（即脊柱后凸的病因）是非常重要的，以便确定合适的固定长度进行椎间融合。

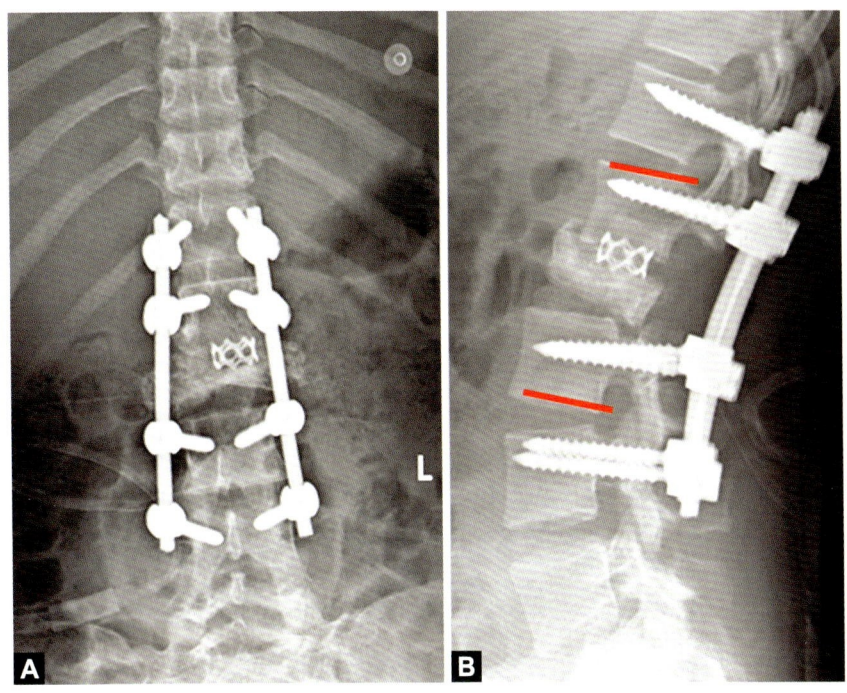

图15.37 腰1~腰2椎间融合内固定

（A）术后正位X线片 （B）术后侧位X线片

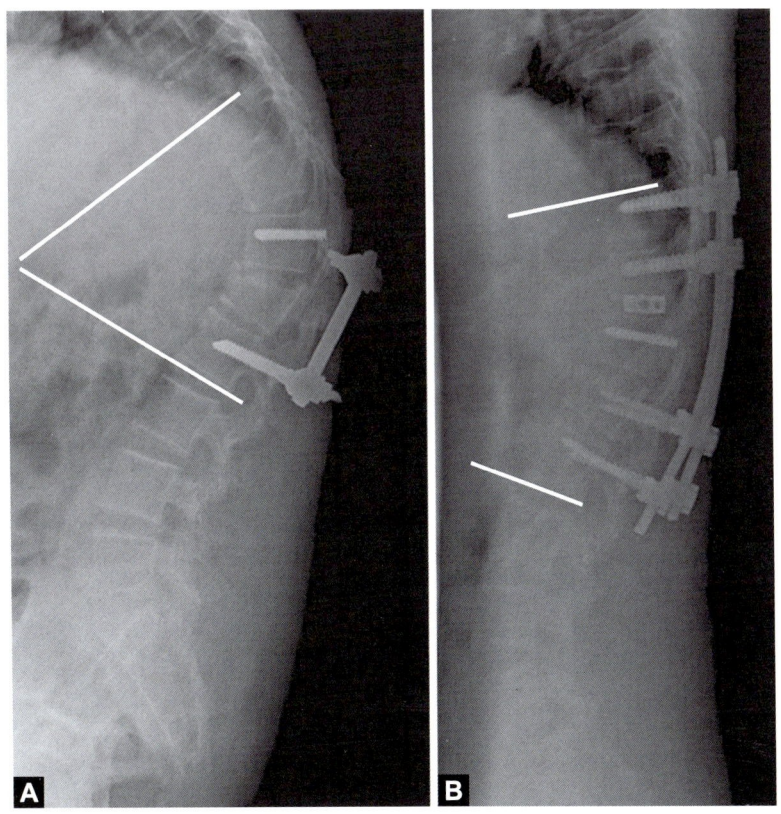

图15.38 创伤后脊柱后凸

（A）胸12不稳定爆裂性骨折术后2年发生进行性畸形，X线片显示脊柱后凸角度为72°

（B）术后X线片显示畸形矫正至22°

例3：对骨折类型的错误认识

35岁，在交通事故中受伤，腰椎X线片诊断为腰1椎体楔形压缩性骨折，予以佩戴支具保守治疗。随后，患者的背部疼痛和膀胱症状加重，提示神经性膀胱功能障碍。2个月后进行X线检查，显示节段性脊柱后凸和后移。回顾性分析之前的影像资料显示屈曲牵张型损伤，正位X线片中的棘突间距和旋转分量变宽（图15.39）。这是三柱损伤，应该通过后路内固定融合手术治疗。

为了治疗患者目前的脊柱后凸和神经功能损伤问题，计划进行后路减压融合内固定术。暴露胸11～腰2，将椎弓根螺钉植入两侧，将腰1椎板切除以减压神经。放置钉棒，矫正脊柱后凸畸形。后外侧结构准备植骨，且填充骨移植物。

本案例处理的重要原则是：

（1）观察前后位、侧位X线片以评估后部韧带复合体损伤和其他三柱损伤和不稳定因素，对避免严重并发症至关重要。

（2）当存有疑问时，MRI、CT图像或站立位X线片可以帮助评估后部不稳定性。

（3）如必要，矫正脊柱后凸需要长节段稳定和前路重建融合。

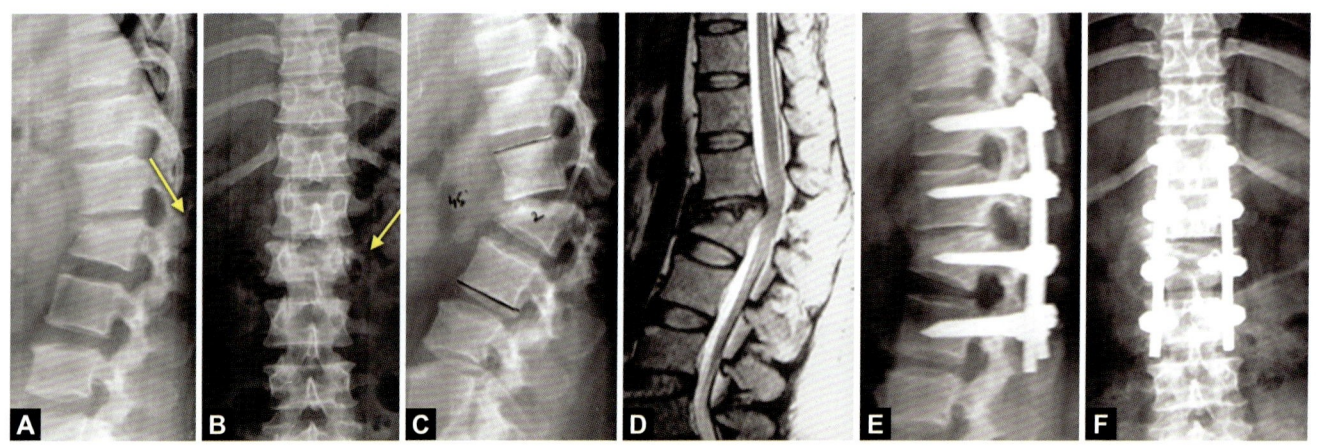

图15.39　腰2椎体骨折术前术后影像学资料

（A、B）腰2椎体骨折的正、侧位X线片，无神经功能损伤　（C、D）X线片显示伴有后凸畸形，MRI图像显示有脊髓压迫

（E、F）使用后路椎弓根螺钉技术进行固定

例4：多发性损伤的漏诊

40岁，男性，因交通事故而被送入院。检查时，患者意识清醒，主诉中背部疼痛剧烈，双侧下肢神经功能正常。检查显示左上腹有压痛。患者平卧休息时呼吸频率高，氧饱和度仅90%。需要注意脊柱骨折引起的腰痛，更要注意脊柱骨折是多发性损伤的一部分。患者胸部前后位X线片显示左胸腔内有一个射线可透过的球状气体的阴影，使肺阴影消失。这表明左侧半膈肌破裂，腹腔内容物进入胸腔，需要通过紧急膈肌修补治疗。脊柱骨折也在同一时间通过后路手术固定（图15.40）。

在此病例中，要注意脊柱骨折是全身损伤的一部分，是否有其他部分合并损伤。

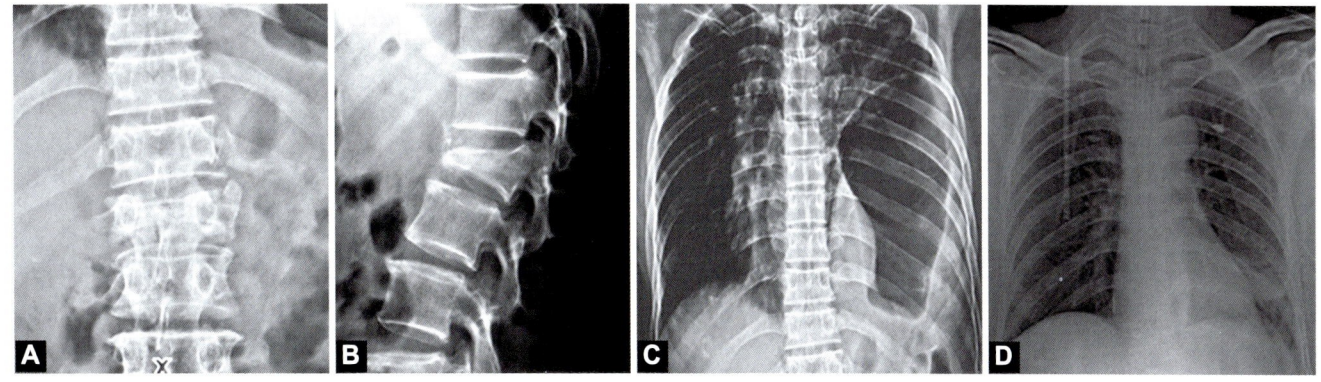

图15.40 腰椎骨折合并膈疝

（A、B）胸腰段脊柱前后位X线片表明腰1水平不稳定骨折

（C）胸椎前后位X线片显示左胸腔存在射线可透过的球状阴影，表明膈肌撕裂

（D）术后胸部前后位X线片显示膈肌已经修复，肺部阴影正常

九、小结

在用不同的方法和方式治疗脊柱骨折几十年后，一些问题仍然没有得到解决。如同对其他任何外伤患者进行基础评估一样，脊柱骨折也应该首先进行这样的评估来寻找最严重的损伤。初步评估脊柱固定是优先考虑的问题。X线片和CT图像对于大多数患者制订治疗方案是足够的。

这些患者的治疗决策，要求对神经系统状况进行全面评估，并识别脊柱不稳。采用非手术方法可以治疗单纯前柱压缩骨折和稳定爆裂骨折。出现神经功能损害和脊柱不稳定时，需要通过适当的手术方式进行手术治疗。

单纯椎板切除减压术是脊椎创伤的禁忌。骨折的间接减压有时可以通过椎弓根螺钉固定来控制，特别是当椎体的一个终板破裂时。但是当两个终板破裂或是矢状面/冠状分裂后移位时，需要通过前路来直接减压。

在椎骨骨折中，当椎弓根完整时，使用螺钉有几个潜在的优点，如椎骨横向张开减少、椎体侧面裂隙减少，从而间接减压椎管；结构上每枚螺钉的负载降低，从而降低植入物的故障率；有利于将塌陷的终板抬高，并一直维持直到骨折愈合。当脊髓需要直接减压时，可以选择前入路手术方式。在进行完直接减压之后，需用到自体骨移植术或钛笼来重建椎体。

（谢兆林 黄圣斌 郑静茂 译）

参考文献

[1] Eastlack RK, Bono CM. Fractures and Dislocations of the Thoracolumbar Spine. In: Bucholz RW, Heckman JD, Court-Brown CM (EDs) et al. Rockwood and Green's Fractures in Adults: Vol 2. Philadelphia: Lippincott Williams and Wilkins, 2006; 1543-1580.

[2] Kraemer WJ, Schemitsch EH, McKee MD, et al. Functional outcome of thoracolumbar burst fractures without neurological deficit. J Orthop Trauma. 1996; 10(8):541-544.

[3] Doo T, Shin D, Kim H, et al. Clinical relevance of pain patterns in osteoporotic compression fractures. Journal of Korean Medical Sciences. 2008;23:1005-1010.

[4] Liu J, Tang X, Xu N, et al. Preliminary results for the treatment of a pain-causing osteoporotic vertebral compression fracture with a sky bone expander. Korean J Radial, 2009; 9:420-425.

[5] McAfee PC, Yuan HA, Fredrickson BE, et al. The Value of Computed Tomography in Thoracolumbar Fractures. J Bone Joint Surg, Am, 1983;65-A(4):461-473.

[6] Vaccaro AR, Nachwalter RS, Klein GR et al. The significance of Spinal Canal size in spinal cord injury patients. Spine. 2001;26(4):371-376.

[7] Hashomoto T, Kaneda K, Abumi K. Relationship between traumatic spinal canal stenosis and neurological deficits in thoracolumbar burst fractures. Spine. 1988;13(11):1268-1272.

[8] Willen J, Anderson J, Toomoka K et al. The natural history of burst fractures at the thoracolumbar junction. J Spinal disord. 1990;3(1):39-46.

[9] Rogers LF. The roentgenographic appearance of transverse or chance fractures of the spine: the seat belt fracture. Am J Roentgenol Radium Ther Nucl Med. 1971;111(4):844-849.

[10] Bernstein MP, Mirvis SE, Shanmuganathan K. Chance-type fractures of the thoracolumbar spine: imaging analysis in 53 patients. AJR Am J Roentgenol. 2006;187(4):859-568.

[11] Neumann P, Nordwall A, Osvalder AL. Traumatic instability of the lumbar spine. A dynamic in vitro study of flexion-distraction injury. Spine (Phila Pa 1976). 1995; 20(10):1111-1121.

[12] Boehler L. Die Techniek der Knochenbruchbehandlung im Grieden und im Kriegeed. Vienna, Auystria: Verlag von Wilheim, Maudrich, 1930.

[13] Watson-Jones R. The results of postural reduction of fractures of the spine. J Bone Joint Surg Am, 1938;20: 567-586.

[14] Nicoll EA. Fractures of the dorso-lumbar spine. J Bone Joint Surg Am, 1949;31B:376-394.

[15] Holdsworth F. Fractures, dislocations, and fracture-dislocations of the spine. J Bone Joint Surg Am, 1970;52: 1534-1551.

[16] Denis F. The three column spine and its significance in the classification of acute thoracolumbar spinal injuries. Spine (Phila Pa 1976). 1983;8:817-831.

[17] Ferguson RL, Allen BL, Jr. A mechanistic classification of thoracolumbar spine fractures. Clin Orthop Relat Res. 1984:77-88.

[18] Panjabi MM, Oxland TR, Lin RM, et al. Thoracolumbar burst fracture. A biomechanical investigation of its multidirectional flexibility. Spine (Phila Pa 1976). 1994;19:578-585.

[19] Oner FC, Ramos LM, Simmermacher RK, et al. Classification of thoracic and lumbar spine fractures: problems of reproducibility. A study of 53 patients using CT and MRI. Eur Spine J. 2002;11:235-245.

[20] McAfee PC, Yuan HA, Fredrickson BE, et al. The value of computed tomography in thoracolumbar fractures. An analysis of one hundred consecutive cases and a new classification. J Bone Joint Surg Am. 1983;65:461-473.

[21] Oner FC, van Gils AP, Dhert WJ et al. MRI findings of thoracolumbar spine fractures: a categorisation based on MRI examinations of 100 fracture. Skeletl Radiol. 1999; 28:433-443.

[22] Oner FC, van Gils AP, Faber JA et al. Some complications of common treatment schemes of thoracolumbar spine fractures can be predicted with MRimaging: prospective study of 53 patientswith 71 fractures. Spine. 2002;27: 629-636.

[23] McCormack T, Karaikovic E, Gaines RW. The load sharing classification of spine fractures. Spine (Phila Pa 1976), 1994;19:1741-1744.

[24] Magerl F, Aebi M, Gertzbein SD, et al. A comprehensive classification of thoracic and lumbar injuries. Eur Spine J. 1994;3:184-201.

[25] Vaccaro AR, Lehman RA Jr, Hurlbert RJ, et al. A new classification of thoracolumbar injuries: the importance of injury morphology, the integrity of the posterior ligamentous complex, and neurologic status. Spine (Phila Pa 1976). 2005;30:2325-2333.

[26] Panjabi MM, Thibodieau LL, Crisco JJ, et al. What constitutes spinal instability? Clin Neurosurg. 1988; (34):313-319.

[27] Silverman SL. The clinical consequences of vertebral compression fracture. Bone. 1992; 13(suppl):27.

[28] Axelsson P, Johnsson R, Stromqvist B. Effect of lumbar orthosis on intervertebral mobility. A roentgen stereo-photogrammetric analysis. Spine. 1992;17:678-681.

[29] Connolly PJ, Grob D. Bracing of patients after fusion for degenerative problems of the lumbar spine- yes or no? Spine. 1998;23:1426-1428.

[30] Palmisani M, Gasbarrini A, Barbanti Brodano G, et al. Minimally invasive percutaneous fixation in the treatment of thoracic and lumbar spine fractures. European Spine Journal. 2009;18(Supplement 1):71-74.

[31] Krengel WF, Anderson PA, Henley MB. Early stabilization and decompression for incomplete paraplegia due to thoracic level spinal cord injury. Spine. 1993;18:2080-2087.

[32] Wessberg P, Wang Y, Irstam L, et al. The effect of surgery and remodeling on spinal canal measurements after thoracolumbar burst fractures. Eur Spine J. 2001;(10):55-63.

[33] McLain RF. The biomechanics of long versus short fixation for thoracolumbar spine fractures. 2006;31(11 Suppl): S70-9; discussion S104.

[34] Mathis JM, Barr JD, Belkoff SM, et al. Percutaneous Vertebroplasty: A Developing Standard of Care for Vertebral Compression Fractures . AJNR Am J Neuroradiol 2001; 22(2):373-381.

[35] Taylor RS, Fritzell P, Taylor RJ. Ballon kyphoplasty in the management of vertebral compression fractures: an updated systematic review and meta-analysis. Eur Spine J. 2007;16:1085-1100.

[36] Foley KT, Gupta SK, Justis JR et al. Percutaneous pedicle screw fixation of the lumbar spine. Neurosurg Focus 2001;10 (4):Article 10.

[37] Galibert P, Deramond H, Rosat P et al. Preliminary note on the treatment of vertebral angioma by percutaneous acrylic vertebroplasty [in French]. Neurochirurgie. 1987;33(2):166-168.

[38] Deramond H, Depriester C, Galibert P et al. Percutaneous vertebroplasty with polymethylmethacrylate: technique, indications and results. Radiol Clin North Am. 1998; 36(3):533-546.

[39] Lindsay R, Silverman SL, Cooper C, et al. Risk of a new vertebral fracture in the year following a fracture. JAMA. 2001;285(3):320-323.

[40] Scroop R, Eskridge J, Britz GW. Paradoxical cerebral arterial embolization of cement during intraoperative vertebroplasty: case report. AJNR Am J Neuroradiol. 2002;23(5):868-870.

[41] Mathis JM. Percutaneous vertebroplasty:complication avoidance and technique optimization. AJNR Am J Neuroradiol. 2003;24(8):1697-1706.

[42] Negri PD and Tirri T. Minimally Invasive Treatment of Vertebral Body Fractures. Osteoporosis. InTech. 32: 649-664.

[43] Knavel EM, Thielen KR, Kallmes DF. Vertebroplasty for the treatment of traumatic nonosteoporotic compression fractures. AJNR Am J Neuroradiology. 2009;30: 323-327.

[44] Verlaan JJ, van Helden WH, Oner FC, et al. Balloon vertebroplasty with calcium phosphate cement augmentation for direct restoration of traumatic thoracolumbar vertebral fractures. Spine. 2002;27(5):543-548.

[45] Lieberman IH, Dudeney S, Reinhardt MK, et al. Initial outcome and efficacy of kyphoplasty in the treatment of painful osteoporotic vertebral compression fractures. Spine. 2001;26(4):1631-1638.

[46] Taylor RS, Fritzell P, Taylor RJ. Ballon kyphoplasty in the management of vertebral compression fractures: an updated systematic review and meta-analysis. Eur Spine J. 2007;16:1085-1100.

[47] Garfin SR, Yuan HA, Reiley MA. New technologies in spine: kyphoplasty and vertebroplasty for the treatment of painful osteoporotic compression fractures. Spine (Phila Pa 1976). 2001;26(14):1511-1515.

[48] Groen RJM,du Toit DF, Phillips FM, et al. Anatomical and Pathological Considerations in Percutaneous Vertebroplasty and Kyphoplasty: a Reappraisal of the Vertebral Venous System. Spine. 2004;13:1465-1471.

[49] Wardlaw D, Cummings SR, Van Meirhaeghe J. et al. Efficacy and safety of balloon kyphoplasty compared with non-surgical care for vertebral compression fracture: a randomised controlled trial. Lancet. 2009;373(9668):1016-1024.

[50] Korovessis P, Hadjipavlou A, Repantis T. Minimal invasive short posterior instrumentation plus balloon kyphoplasty with calcium phosphate for burst and severe compression lumbar fractures. Spine. 2008;33(6):658-667.

[51] Bradford D, McBride G. Surgical management of thoracolumbar spine fractures with incomplete neurological deficits. Clinical Orthopaedics. 1987;218:201-215.

[52] Denis F. Thoracolumbar Injuries. Instructional Course Lecture. 1988;230.

[53] Kramer DL, Rodgers WB, Mansfield FL. Transpedicular instrumentation and short segment fusion of thoracolumbar fractures: a prospective study using a single instrumentation system. J Orthop Trauma. 1995;9:499-506.

[54] Sihvonen T, Herno A, Paljarvi L, Airaksinen O, Partanen J, Tapaninaho A. Local denervation atrophy of paraspinal muscles in

postoperative failed back syndrome. Spine (Phila Pa 1976). 1993;18(5):575-581.

[55] Rampersaud YR, Annand N, Dekutoski MB. Use of minimally invasive surgical technique in the management of thoracolumbar trauma: current concepts. Spine (Phila Pa 1976). 2006;15:96-102.

[56] Mahar A, Kim C, Wedemeyer M, et al. Short-segment fixation of lumbar burst fractures using pedicle fixation at the level of the fracture. Spine (Phila Pa 1976). 2007; 32(14):1503-1507.

[57] Qian BP, Qiu Y, Wang B, et al. Effect of posterolateral fusion on thoracolumbar burst fractures. Chin J Traumatol. 2006; 9(6):349-355.

[58] Oner FC, Verlaan JJ, Verbout AJ, et al. Cement augmentation techniques in traumatic thoracolumbar spine fractures. Spine (Phila Pa 1976). 2006; 31(Suppl 11):89-104.

[59] Ebelke DK, Asher MA, Neff JR, et al. Survivorship analysis of VSP spine instrumentation in the treatment of thoracolumbar and lumbar burst fractures. Spine (Phila Pa 1976). 1991; 16(8 Suppl):S428-S432.

[60] Kaneda K, Abumi K, Fujiya M. Burst fractures with neurologic deficits of the thoracolumbar-lumbar spine. Results of anterior decompression and stabilization with anterior instrumentation. Spine (Phila Pa 1976). 1984; 9(8):788-795.

[61] Robertson PA. Anterior approaches for thoracolumbar fractures. ANZ J Surg. 2007; 77(Suppl 1):A54.

[62] Kaneda K, Taneichi H, Abumi K, et al. Anterior decompression and stabilization with the Kaneda device for thoracolumbar burst fractures associated with neurological deficits. J Bone Joint Surg Am. 1997; 79(1):69-83.

[63] Sasso RC, Best NM, Reily TM, et al. Anterior only stabilization of three-column thoracolumbar injuries. J Spinal Disord Tech. 2005; 18(Suppl):S7-S14.

[64] Riska EB, Myllynen P, Bostman O. Anterolateral decompression for neural involvement in thoracolumbar fractures. J Bone Joint Surg Br. 1987;69(5):704-708.

[65] Haas N, Blauth M, Tscherne H. Anterior plating in thoracolumbar spine injuries: Indication, technique, and results. Spine (Phila Pa 1976). 1991; 16(3 Suppl):S100-S111.

[66] Gertzbein SD. Scoliosis Research Society. Multi Center Spine Fracture Study. Spine (Phila Pa 1976). 1992; 17(5):522-540.

[67] Hitchon PW, Torner J, Eichholz KM, et al. Comparison of anterolateral and posterior approaches in the management of thoracolumbar burst fractures. J Neurosurg Spine. 2006; 5(2):117-125.

[68] Sasso RC, Renkens K, Hanson D, et al. Unstable thoracolumbar burst fractures: anterior-only versus short-segment posterior fixation. J Spinal Disord Tech. 2006; 19(4):242-248.

[69] Payer M. Unstable burst fractures of the thoracolumbar junction: treatment by posterior bisegmental correction/fixation and staged anterior corpectomy and titanium cage implantation (published onlne ahead of print November 28, 2005). Acta Neurochir (Wien). 2006; 148(3):299-306.

[70] Been HD, Bouma GJ. Comparison of two types of surgery for thoracolumbar burst fractures: combined anterior and posterior stabilization vs. posterior instrumentation only. Acta Neurochir (Wien). 1999; 141(4):349-357.

[71] Harrington PR, Tullos HS, Reduction of severe spondylolisthesis in children. South Med J. 1969;62:1-7.

[72] Roy-Camille R, Saillant G, Mazel C: Internal fixation of the lumbar spine with pedicle screw plating. Clin Orthop Relat Res. 1986;203:7-17.

[73] Hicks JM, Singla A, Shen FH, et al. Complications of pedicle screw fixation in scoliosis surgery: a systematic review. Spine. 2010;(Phila Pa 1976)35:E465–E470.

[74] Lonstein JE, Denis F, Perra JH, et al. Complications associated with pedicle screws. J Bone Joint Surg Am. 1999; 81:1519-1528.

[75] Merloz P, Tonetti J, Pittet L, et al. Pedicle screw placement using image guided techniques. Clin Orthop Relat Res. 1998;354:39-48.

[76] Kosmopoulos V, Schizas C. Pedicle screw placement accuracy: a meta-analysis. Spine. 2007;(Phila Pa 1976)32: E111–E120.

[77] Matsuzaki H, Tokuhashi Y, Matsumoto F, et al. Problems and solutions of pedicle screw plate fixation of lumbar spine. Spine. 1990;(Phila Pa 1976) 15:1159-1165.

[78] Gautschi OP, Schatlo B, Schaller K, et al. Clinically relevant complications related to pedicle screw placement in thoracolumbar surgery and their management: a literature review of 35,630 pedicle screws Neurosurg Focus. 2011; 31(4):E8,1-9.

[79] Foxx KC, Kwak RC, Latzman JM, et al. A retrospective analysis of pedicle screws in contact with the great vessels. Clinical article. J Neurosurg Spine. 2010;13:403-406.

[80] Vanichkachorn JS, Vaccaro AR, Cohen MJ, et al. Potential large vessel injury during thoracolumbar pedicle screw removal. A case report. Spine. 1997;(Phila Pa 1976) 22:110–113.

[81] Inamasu J, Guiot BH. Vascular injury and complication in neurosurgical spine surgery. Acta Neurochir (Wien). 2006; 148:375-387.

[82] Jacobs WC, Vreeling A, De Kleuver M. Fusion for low-grade adult isthmic spondylolisthesis: a systematic review of the literature. Eur Spine J. 2006;15:391-402.

[83] Madan SS, Harley JM, Boeree NR. Anterior lumbar interbody fusion: does stable anterior fixation matter? Eur Spine J. 2003;12:386-392.

现代骨折与并发症治疗

Contemporary Surgical Management of Fractures and Complications

（美）阿西夫·伊利亚斯（Asif Ilyas）
（美）萨奇布·雷曼（Saqib Rehman）　主编

谭　嘉　郝永强　主译

北方联合出版传媒（集团）股份有限公司
辽宁科学技术出版社
沈阳

目录 Contents

第2卷：骨盆与下肢
Saqib Rehman

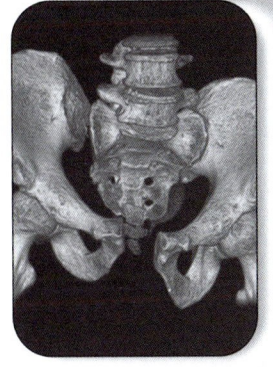

第16章

骨盆环与骶骨损伤
Pelvic Ring and Sacral Injuries

Stephen Kottmeier, ML Chip Routt Jr

一、导言

　　骨盆主要功能是连接脊柱和下肢，支持、传导体重，保护泌尿生殖道、胃肠道与神经血管等盆腔内脏器官。创伤性骨盆环断裂可为软组织、骨或联合损伤。机制包括高能量损伤和低能量损伤。老年患者常合并有相关内科疾病，而年轻患者可能伴有胸腹部、四肢和脊柱损伤。

　　急性骨盆环断裂可导致危及生命的盆腔和腹膜后出血。骨盆固定可以减少盆腔内容积，控制松质骨骨折引起的出血，能提供满意的骨盆环稳定，以便进行紧急生命支持治疗和早期活动。固定方法很多，包括有创和无创。静脉补液、纠正凝血功能障碍、机械性稳定骨盆和选择性血管造影是患者有效复苏的重要措施。

　　骨盆不稳定是多平面的，严重程度有所不同。在治疗中，闭合或切开复位内固定，能提供稳定性和防止畸形及功能不良的后果，有利于患者的早期活动。不稳定型骨盆骨折有多种手术固定方式。骨盆后环损伤是引起骨和韧带不同程度损伤并不稳定的原因。粉碎性骨折移位、软组织和神经血管损伤可导致手术治疗复杂化。经皮微创技术不断发展，这些现代的固定方法，需要深入了解骨、软组织解剖，包括病理解剖和正常解剖变异。

二、诊断

骨盆损伤的诊断，依靠详细病史和体格检查。通过损伤机制病史可了解损伤能量大小。力的大小和作用位置决定骨盆损伤和不稳定类型以及复合伤类型。骨盆损伤危及生命的并发症大出血，可来源于动脉、静脉丛或骨折端。年龄影响患者的生理储备量和骨质量，决定了骨折所产生血流动力学改变和发生特定骨损伤类型所需的能量。骨盆环破裂可伴随着骨盆内器官、血管和神经损伤以及头部、胸部和腹部闭合性损伤。坚持复苏的原则是最重要的，随后是初步和进一步的系统及骨骼检查。

临床评估包括观察骨盆周围闭合性软组织挫伤、撕脱伤（Morel-Lavallee损伤）（图16.1A）。注意下肢肢体不等长和旋转畸形，并了解其原因（图16.1B）。谨慎进行触诊和检查骨盆的稳定性。开放性骨折须确认是否有直肠或阴道损伤，并迅速适当处理，否则会导致败血症和增加死亡率（图16.1C）。注意检查泌尿生殖系统的局部出血，这意味着男性的尿道撕裂和女性的阴道撕裂。骶椎管或骶孔骨折常合并腰丛神经损伤。在诊疗过程中，必须检查神经损伤情况并记录。

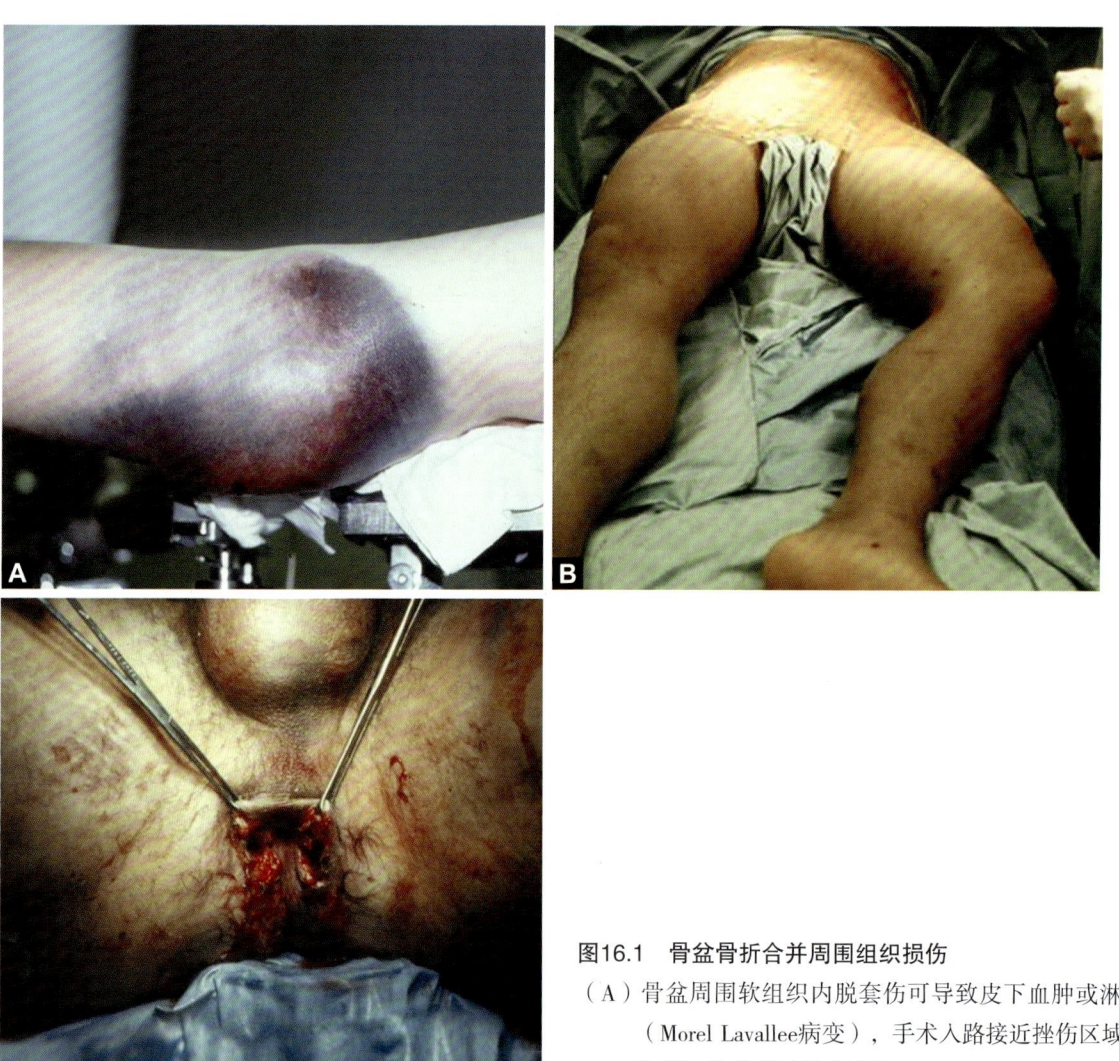

图16.1 骨盆骨折合并周围组织损伤
（A）骨盆周围软组织内脱套伤可导致皮下血肿或淋巴囊肿（Morel Lavallee病变），手术入路接近挫伤区域容易导致伤口并发症及继发感染
（B）不稳定骨盆环损伤，下肢肢体长度不等与旋转畸形
（C）判断开放性骨盆骨折是否有直肠或阴道损伤

影像学诊断从骨盆前后位片开始，可对骨盆作静态评估。X线片可提示骨盆稳定或不稳定，但不确定。骨盆不稳定的患者，单凭骨盆前后位片就可以开始治疗（图16.2A）。骨盆"三大"X线片包括骨盆入口位、出口位和前后位X线片。入口位X线片能较好显示轴向和旋转移位（图16.2B）。出口位片能较好显示垂直移位和矢状位畸形（图16.2C）。骨盆后环移位＞1cm提示骨盆后环破裂。耻骨联合分离＞2.5cm提示耻骨联合韧带复合体（耻骨联合韧带、骶骨坐骨韧带和骶髂前韧带）的完整性受到破坏。骶棘韧带和髂腰韧带撕裂，骶骨骨折移位和骶髂骨间韧带分离，提示骨盆垂直或旋转不稳定。CT是有价值的辅助检查。横断面轴位图像可显示骨盆后环损伤的特点。仔细检查骶椎间孔、中央管和骨盆后方张力带。骶骨骨折分离意味着骨盆不稳定。

 骨盆环损伤诊断的经验与教训：

（1）骨盆大出血会危及生命，这是骨盆骨折患者主要的出血原因。

（2）注意软组织对识别脱套伤是很重要的，如Morel-Lavallee损伤。

（3）全面的影像学评估包括骨盆前后位、入口位、出口位X线片和CT扫描。

（4）其他合并损伤，特别是泌尿生殖系统，应予重视和做相应治疗。

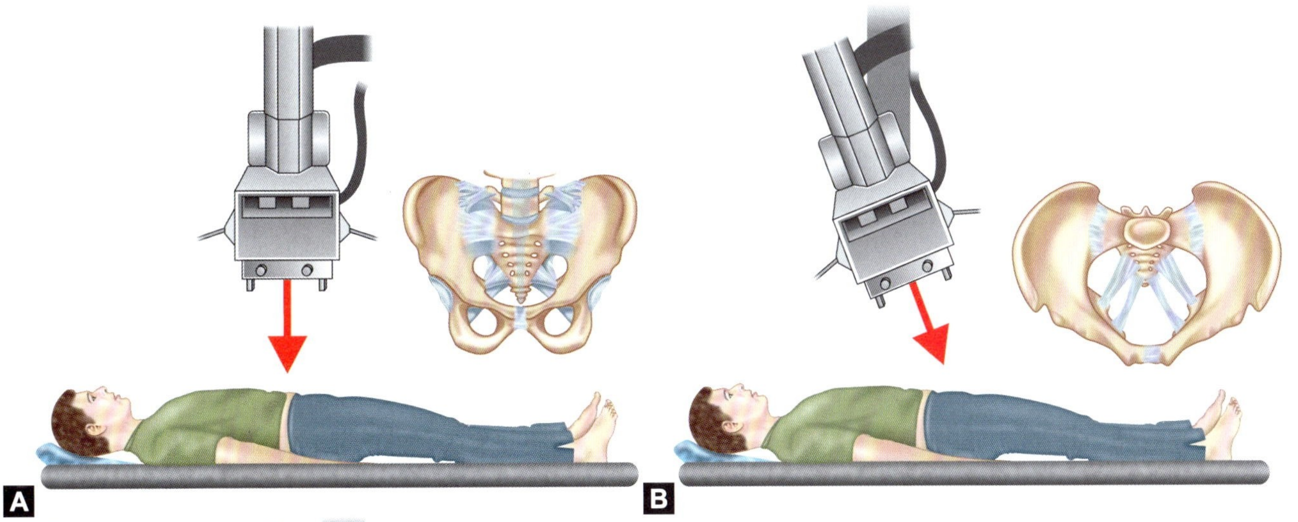

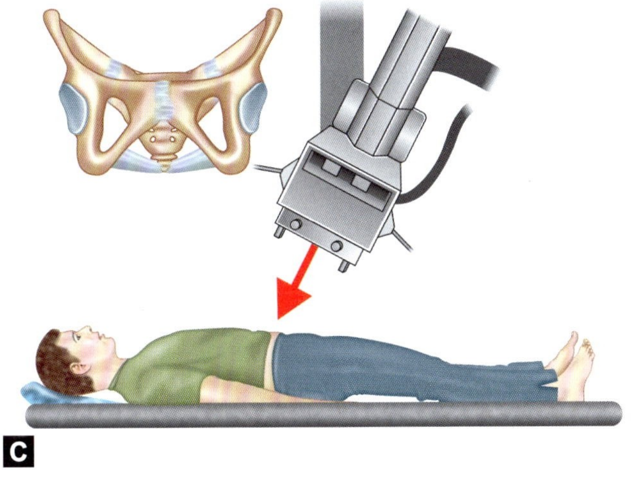

图16.2　骨盆"三大X线"检查

（A）前后位X线片。X线球管垂直于骨盆中央。前后位X线片（特别是骨盆存在不稳定）可用来证实骨盆存在不稳定，并为骨盆外固定提供帮助

（B）入口位X线片。X线球管从头侧指向骨盆部并与垂直线成45°角，能显示骨盆前后移位和轴向旋转畸形

（C）出口位X线片。X线球管从足侧指向骨盆部并与垂直线成45°角（垂直于骶骨），能显示骨盆垂直移位和矢状面畸形

三、分型

骨盆环损伤分为低能量和高能量损伤。低能量损伤可导致老年性骨盆骨折，高能量损伤常出现在年轻患者中。在两组相似骨折类型中，年轻组损伤能量往往更高，且常伴随着其他部位严重损伤。

骨盆不稳定是指骨盆承受生理负荷后产生移位和功能受损。骨盆前环仅提供有限的承重功能，维持骨盆环稳定性起的作用较小。骨盆骨包括成对的髋骨和骶骨。骶髂关节后方张力带由骶髂前韧带、骶髂骨间韧带和骶髂后韧带组成，其完整性决定了骨盆稳定性。盆底韧带（骶结节韧带和骶棘韧带）有助于旋转稳定性。骨盆骨性结构对稳定性的影响不大。损伤类型（骨或韧带）由力的方向、大小和作用位置决定。按力学类型可分为前后挤压、侧方挤压和垂直剪切损伤。按骨盆稳定性分为：①垂直和旋转稳定；②旋转不稳定和垂直稳定；③旋转和垂直均不稳定。

前后挤压产生的半骨盆旋转力，可导致"前方韧带复合体"断裂（图16.3A）。其损伤顺序（受伤力量从轻到重）是从耻骨联合、骶骨坐骨韧带（骶结节韧带和骶棘韧带）到骶髂前韧带，但后方张力带（骶髂关节后韧带）完整，因此能保持垂直稳定性。

骨盆后方张力带断裂会导致垂直不稳定（图16.3B），可能是骨、韧带损伤或两者均损伤。后方张力带完整时，骶棘韧带和骶结节韧带损伤将导致旋转不稳定。骶髂后韧带损伤将导致垂直和旋转不稳定。在这种情况下，所施加的力可导致多平面（轴向、矢状面和冠状面）半骨盆不稳定。

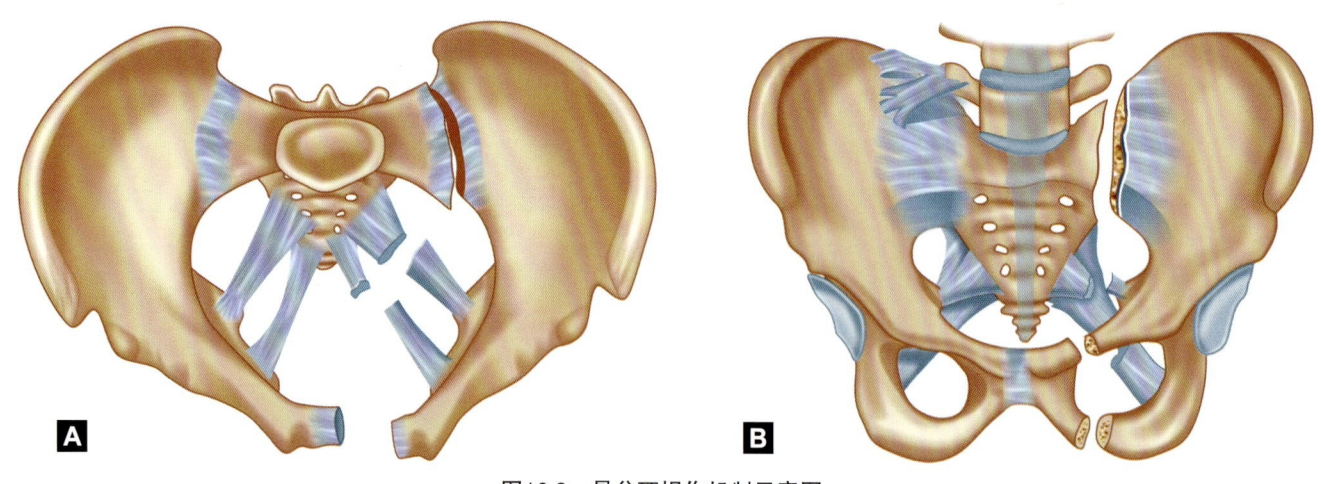

图16.3 骨盆环损伤机制示意图
（A）外旋转损伤（前后挤压）机制示意图 （B）垂直剪切损伤机制示意图

根据严重程度，侧方挤压损伤可导致骨盆向内塌陷，前、后方韧带往往是完整的，骨损伤往往是一个稳定的类型。少数情况下，严重的内旋不稳定和畸形需要手术干预。

前后挤压、垂直剪切、侧方挤压损伤，如果暴力足够大，都可导致骨盆完全（垂直和旋转）不稳定。必须仔细评估骨盆骨折对骨盆环稳定性的影响。骨盆骨折包括骨盆前环和/或后环移位不稳定，包括骶髂关节骨折和骨折脱位，髂骨翼骨折，耻骨联合骨折和骶骨骨折。骶骨骨折按骨折位置分为3类：1区（骶骨翼）、2区（经骶孔）、3区（骶管体）（图16.4）。

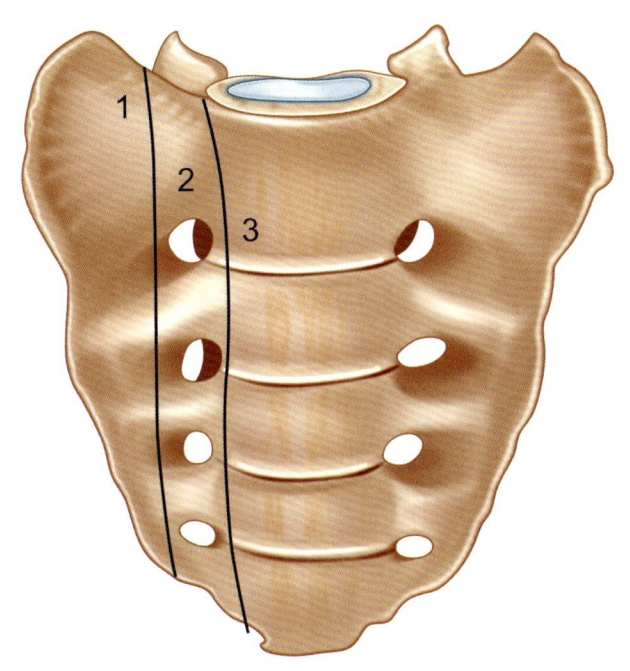

图16.4 骶骨骨折类型（Denis）
1区：骶骨翼；2区：经骶孔；3区：骶管体

四、手术指征

手术和非手术的治疗目标是一样的，常包括矫正畸形或避免畸形，保持骨盆稳定和恢复功能，减少痛苦。非手术治疗适用于骨盆稳定型损伤。

骨盆外固定架有不同的应用，取决于血流动力学情况和骨盆结构稳定性。早期应用在复苏阶段是为了控制盆腔出血。在一些损伤类型中，可提供足够的稳定性，允许患者舒适地活动。旋转不稳定，但垂直稳定的类型，可作为一个最终的固定方式。垂直不稳定的类型，单独用外固定无法实现和维持后环复位及稳定性，达不到治疗目标（图16.5）。

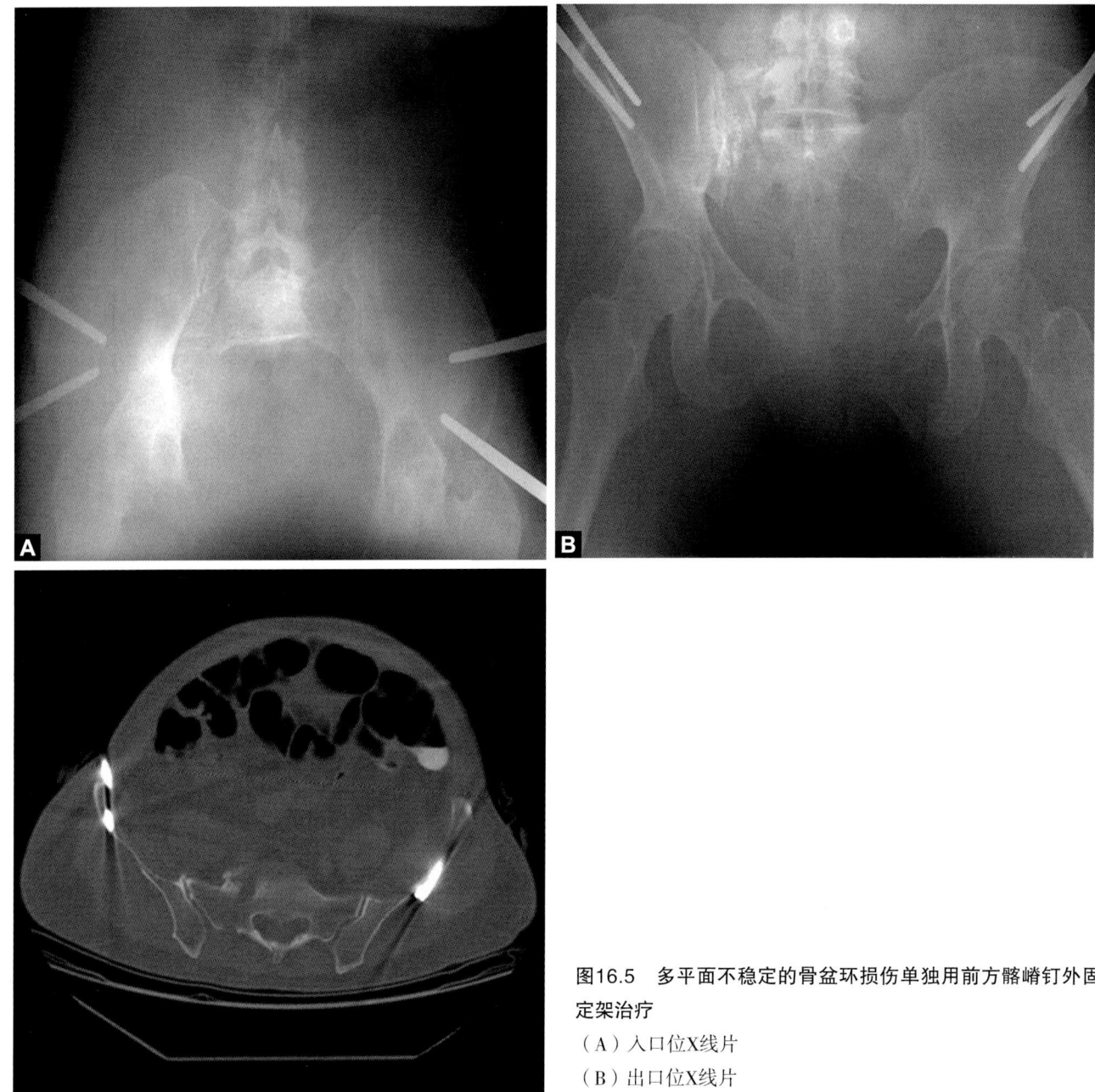

图16.5 多平面不稳定的骨盆环损伤单独用前方髂嵴钉外固定架治疗

（A）入口位X线片

（B）出口位X线片

（C）轴位CT图像显示复位不良

骨盆后环不稳定，可导致短期和长期的相关后遗症，包括有疼痛的骨折不愈合、有症状的畸形愈合（左右肢体不等长和坐位时不平衡）、急性和渐进性腰骶神经丛病变（图16.6）。骨盆后环复位固定技术的出现和发展为其提供了补救措施，但并非没有潜在并发症。必须认识到各种手术显露、复位技术和固定装置的局限性和优势。骨盆环如果破坏必在两个位置，其中一个往往是后环。后环损伤的病理解剖学改变，对手术适应证与外科技术有较大的指导意义。损伤后的骨盆后方软组织不能耐受手术的创伤。患者体位（俯卧与仰卧位）和前环状态（复位与移位）影响骨盆后环的复位。

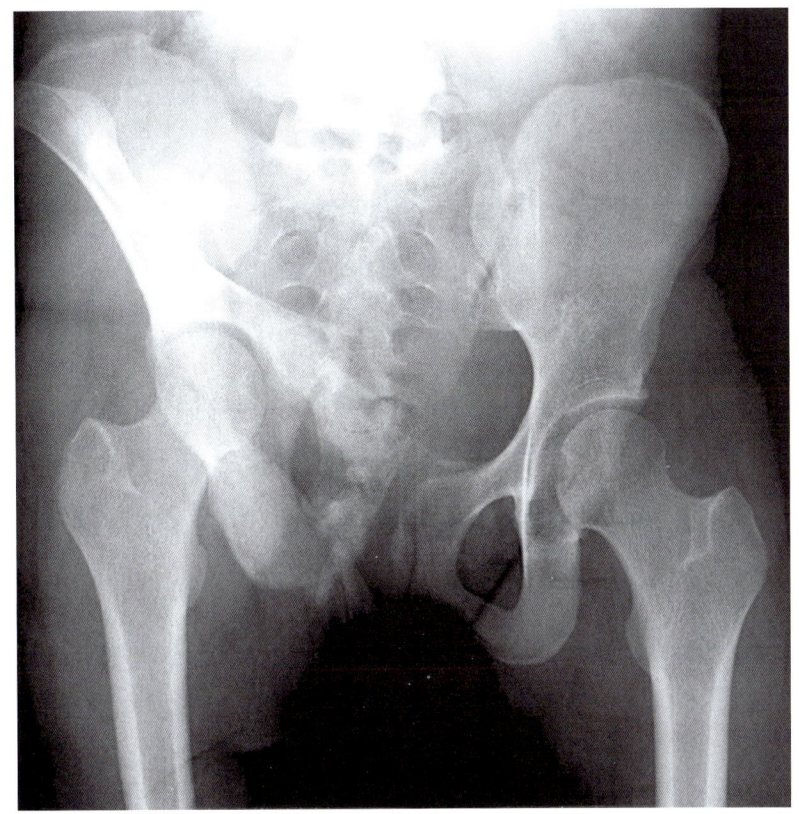

图16.6 不稳定的骨盆环损伤

五、外科解剖、体位与入路

手术治疗主要针对不稳定的骨盆损伤。需明确存在骨盆不稳定和其类型。固定类型、位置和顺序必须预先确定。患者的生理、神经和局部软组织状态可影响预期复位操作、方法和植入物置入通道。外科技术常需借助独特解剖关系及显露策略。因此，手术解剖、患者体位和入路彼此有关联，将相互独立讨论。

六、手术方法

（一）骨盆外固定

在骨盆外固定之前先确定是否有盆腔内血管、泌尿系统和妇科损伤。任何神经功能障碍、骨盆周围软组织状态都需确认和记录。评估骨盆稳定性，描述不稳定的特点。外固定主要功能是为了复苏或临时和最终稳定固定。如果作为临时稳定，必须考虑固定顺序和达到稳定的方法。根据损伤类型、血流动力学稳定性、可用的图像和熟悉程度，选择外固定设计和针的位置，针可放置在髂骨嵴上或髋臼上方（图16.7）。针放置在髂骨嵴上能更快完成，风险较小。针的位置取决于骨折区域和针邻近软组织（图16.8）。针位于髂前下棘密质骨区（"髋臼上针"），可以提供较好的固定和有利于腹部损伤的处理。相比于髂骨嵴针，这些针更依赖在透视下置入。

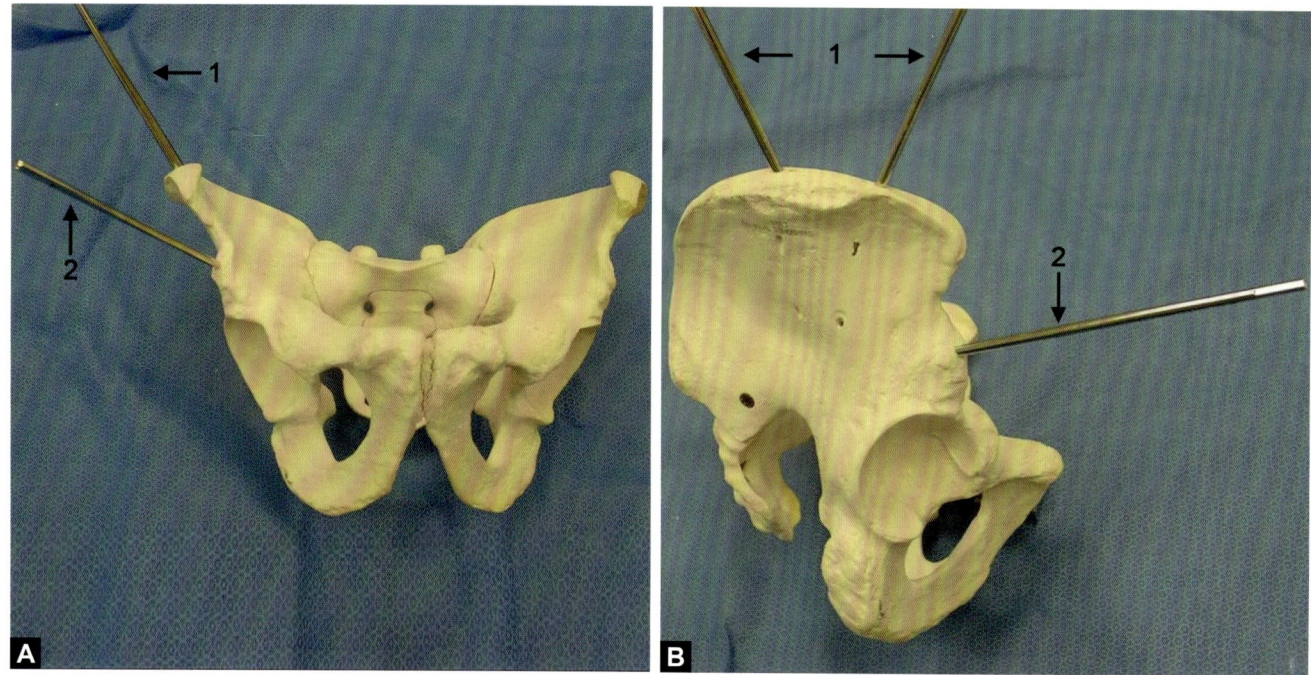

图16.7 放置骨盆外固定针

（A）正面图 （B）侧面图

1：髂骨嵴针；2：髋臼上针

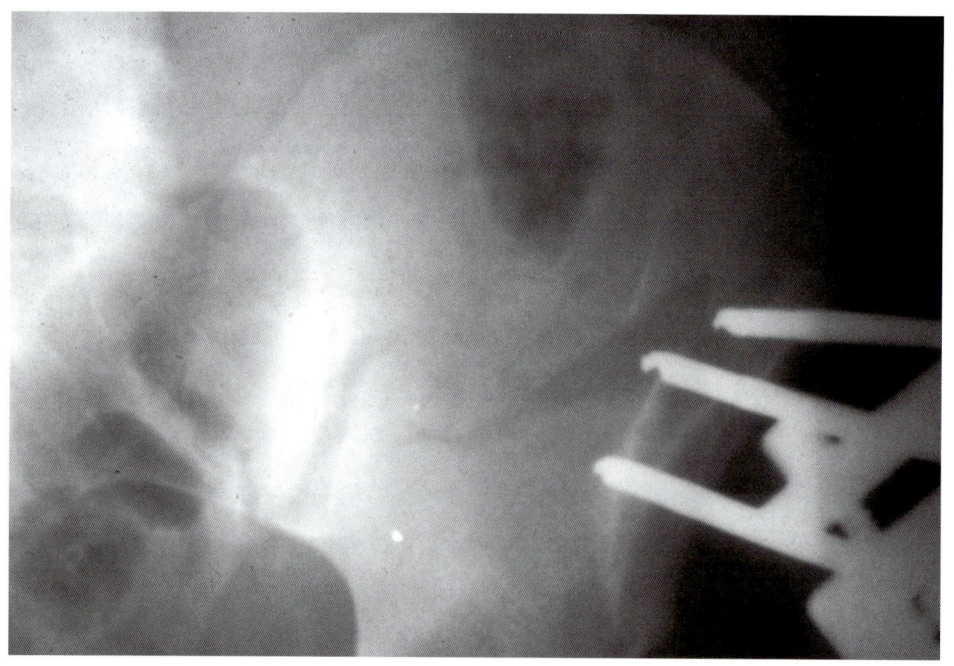

图16.8 放置骨盆外固定针

1. 髂骨前嵴针

　　患者仰卧位躺于可透视手术台上。于髂骨前嵴附近做8~10cm长斜行切口。为了减少对软组织的张力，切口应该位于复位半骨盆后的预定位置（图16.9）。钝性分离皮下软组织，显露髂嵴，骨膜下剥离腹外斜肌、髋外展肌，暴露髂骨的内层和外层（图16.10A、B）。从内外侧面向下分离直至手指的深度，确定前柱厚度（图16.10C）。将示指放在其内侧面以确认其倾斜度。用拇指和示指分别触碰内外侧面（图16.10D），在两个面中确定合适的进针方向。为了减少分离和保留盆腔填塞，用探针代替手指，不影响骨肌肉附着点。

　　第1枚针放置在髂前上棘后1~2cm。理想的起点是在内、中1/3交界处嵴内侧（"三分法"）（图16.11A）。由于髂骨冠状面不对称，针在中央或旁边进入将会偏离预期的皮质骨内通道。单皮质钻孔开始时≤2cm深。针进入需靠手指同时触嵴的两面和透视来引导（图16.11B）。典型的是向内侧25°~40°和向尾部1°~15°倾斜。该针可通过已有的手术切口或邻近的经皮切口置入（图16.12）。针沿髂骨骨皮质间进入。另外1枚针需要在靠后约2cm宽距离处置入。髂嵴的弧形轮廓不允许针平行置入（图16.13A）。每枚针最好都到达髋臼前柱上缘（图16.13B）。最后针的位置可在闭孔斜出口位上确定（图16.13C），这能发现任何偏离骨皮质通道的针。

　　这种技术可以经皮完成。垂直的皮肤切口可减少针张力、允许更改钻及进针轨迹（图16.14）。插入探针至骨盆内外侧皮质，以辅助定位固定针。连续透视闭孔斜出口位片，判断针正确进入、针的轨迹和最终位置。

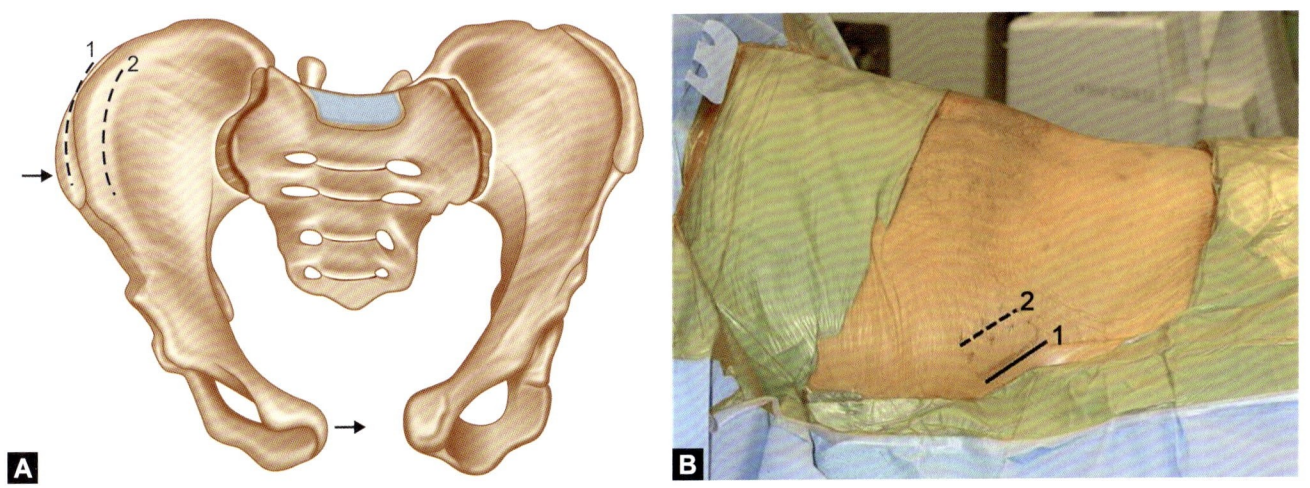

图16.9　髂骨前嵴针置入的皮肤切口

（A）切口示意图　（B）右侧半骨盆手术病例

1：在半骨盆复位后的预期位置做8~10cm长斜行皮肤切口；2：不是在前移的位置

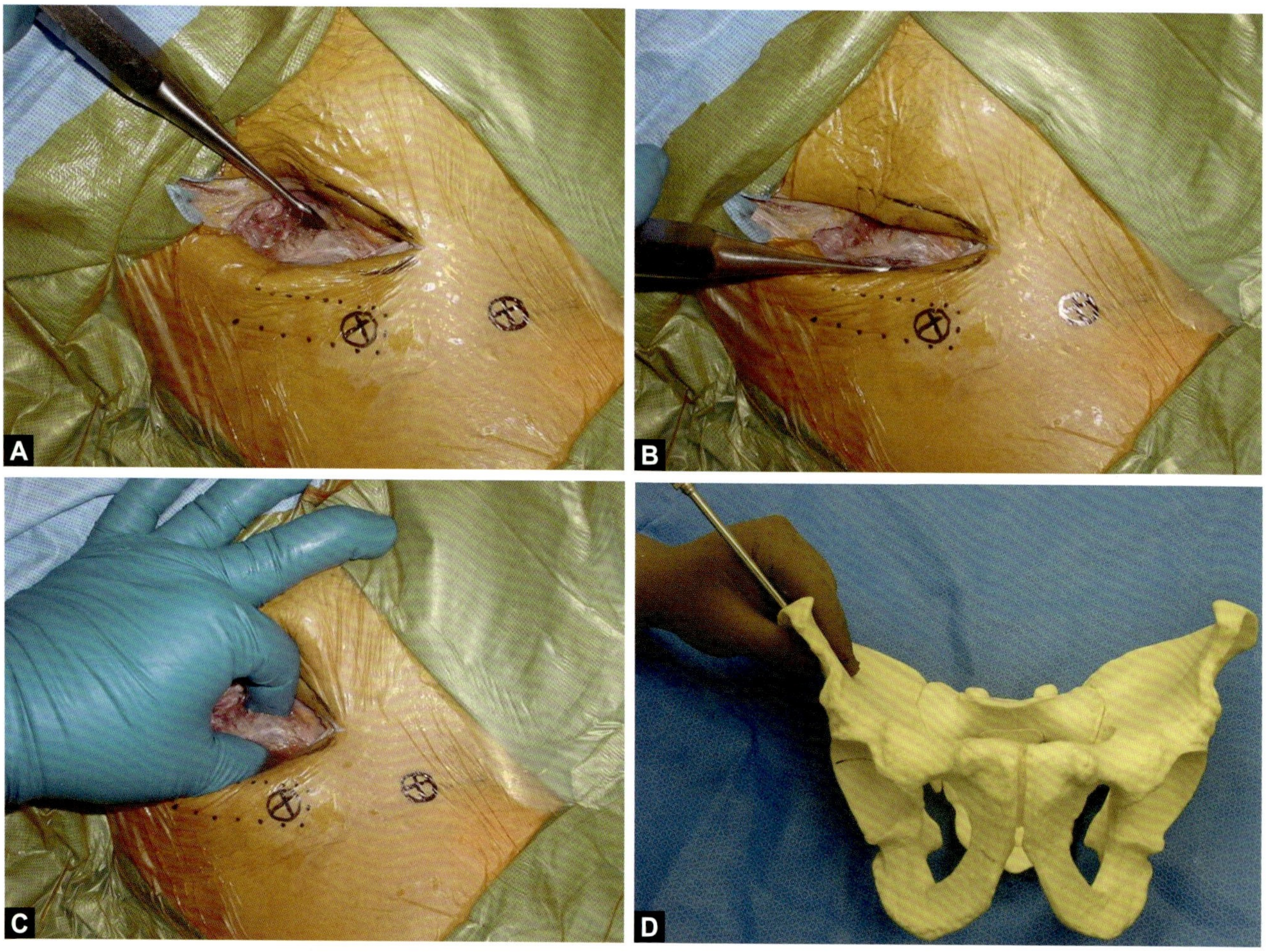

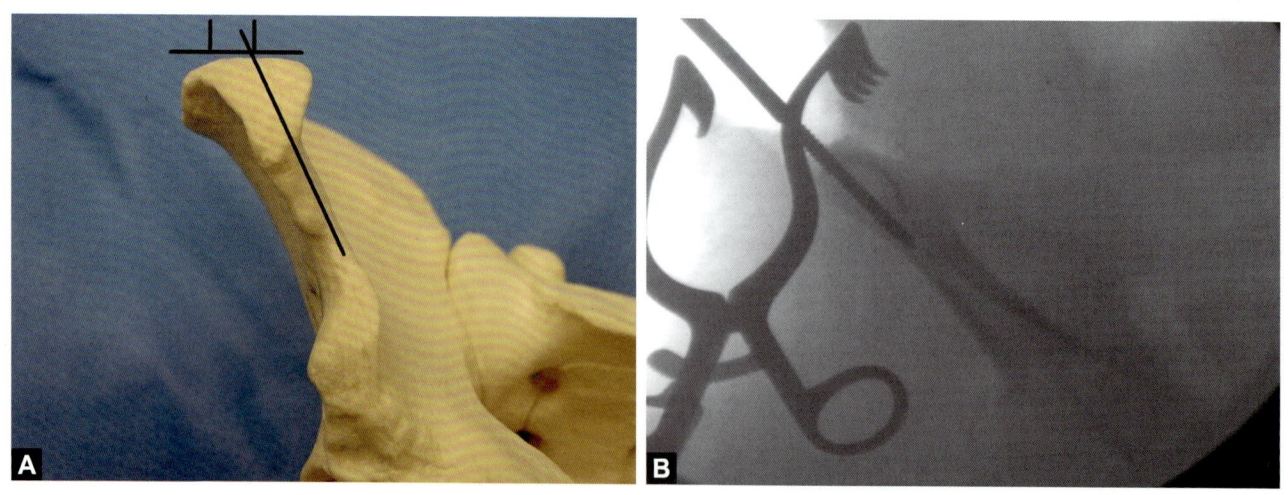

图16.10　髂骨前嵴针置入

（A）从腹外斜肌骨膜下显露骨盆内侧面　（B）从髋外展肌骨膜下显露骨盆外侧面
（C）从骨盆内外侧面剥离至手指深度　（D）用拇指与示指确定骨盆倾斜度和钻/进针轨道

图16.11　髂骨前嵴针置入（"三分法"的理想起点）

（A）针置入点应在冠状面上髂嵴内、中1/3交界处　（B）在骨盆内、外侧面合适位置（皮质内通道）置入针

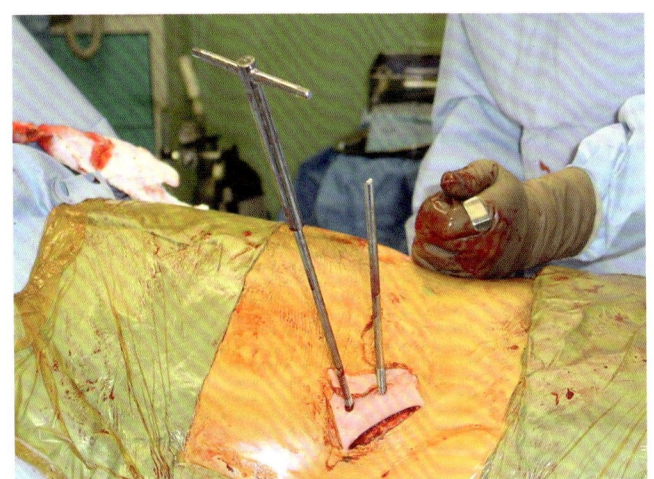

图16.12 髂骨前嵴针置入。髂骨前嵴内的针可以通过既定的手术切口或选择（如图所示）相邻的经皮切口置入

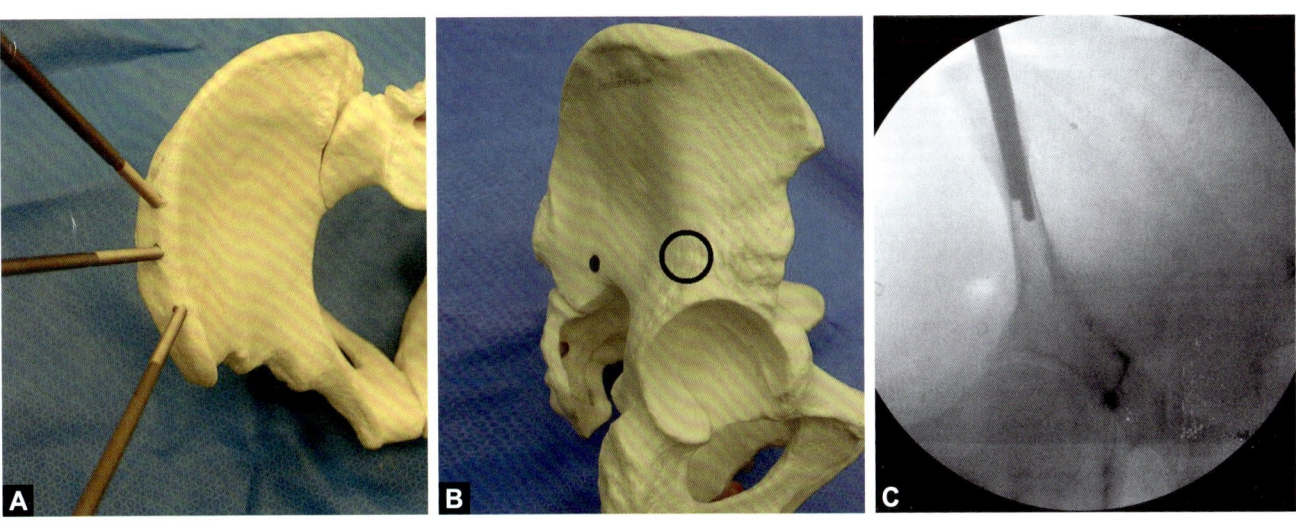

图16.13 髂骨前嵴针置入

（A）髂嵴的曲线轮廓不允许直线或平行置入针 （B）针通常置入到髋臼前柱上缘（黑圈）

（C）最终针的置入位置可以通过透视闭孔斜出口位来评估（向头侧倾斜同时向患侧旋转）

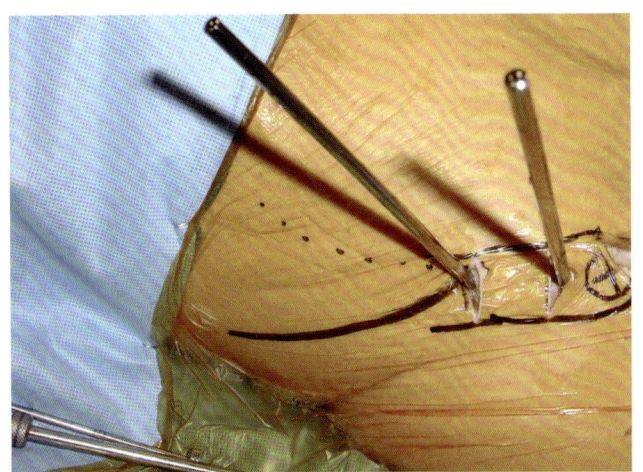

图16.14 髂骨前嵴针置入。通过垂直切口，在透视引导下置入针

2. 髋臼上针

患者仰卧在可透视手术台上。沿髂前上棘内侧缘向远端延伸到髂前下棘水平做垂直切口（图16.15A）。如果骨盆预复位后仍存在明显畸形，横切口可减少复位时软组织的阻挡。在髂前上棘内侧，寻找股外侧皮神经（图16.15B），其走向位置是不固定的。在置入针附近，识别缝匠肌和阔筋膜张肌之间的间隙，向下钝性分离至髂前下棘水平。钻套管可保护局部软组织和减少神经损伤。髋关节囊上部延伸可达16mm，髋臼上针置入时应远离关节≥2cm，避免穿透关节（图16.16）。

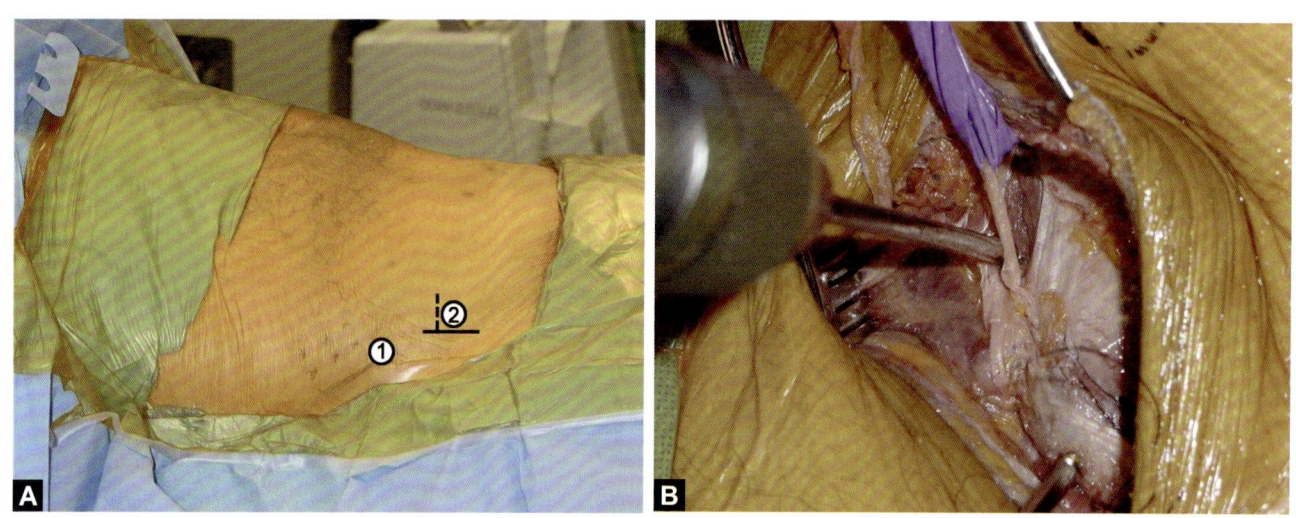

图16.15　髋臼上针置入

（A）沿髂前上棘内侧缘①做垂直切口②，一直向远端延伸至髂前下棘水平（实线）。横切口（虚线）可以避免骨盆复位后软组织"受牵拉"　（B）沿缝匠肌与阔筋膜张肌之间的间隔分离，注意保护股外侧皮神经（橡皮圈引流条牵拉着）

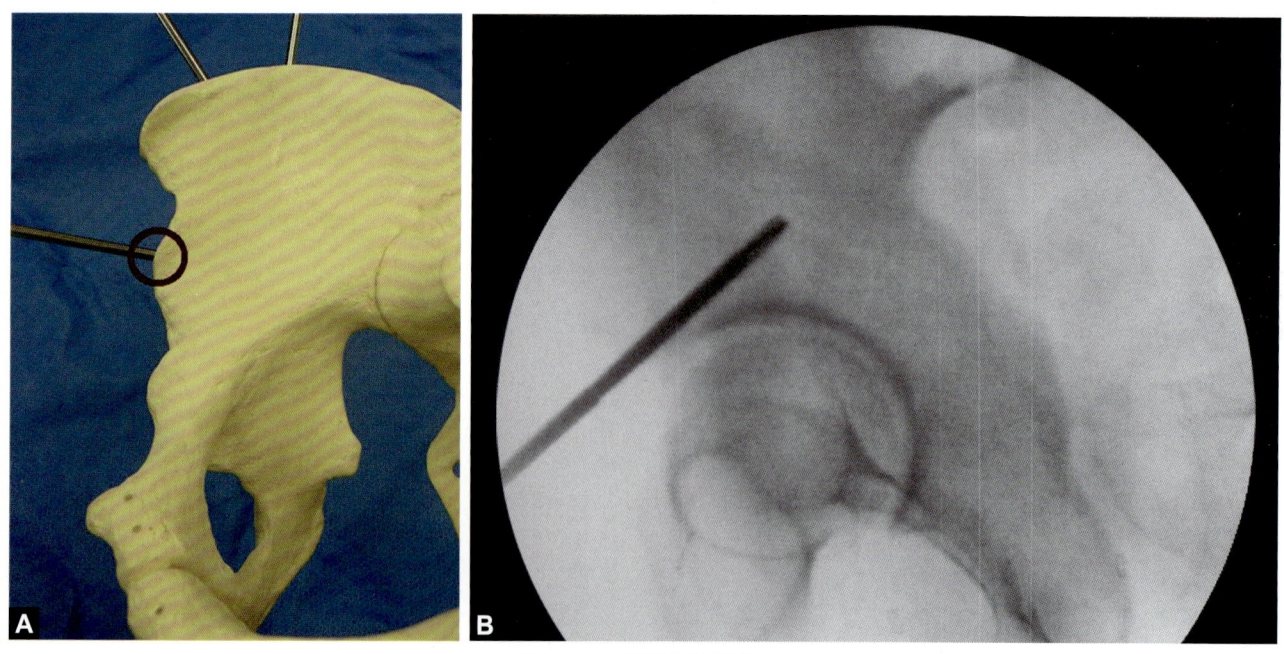

图16.16　髋臼上针置入

（A）髋臼上针应放置在离髋关节≥2cm处，避免穿入关节囊内（圆圈）
（B）术中透视图像。针位于髋关节2cm内（此图所示），有穿入囊内和关节内的风险

首先拍一个稍向头部倾斜的闭孔斜位片（闭孔斜位－出口位）。在透视引导下将金属标记物放于髋关节近端2cm处（图16.17A）。空心钻套放置于X线片"泪滴"内钻孔（图16.17B）。钻头沿鞘进入，避免穿透关节（图16.18A）。通常进针角度与内侧垂直轴是20°，稍向头侧。稍向头部倾斜的髂骨斜位片（髂骨斜位－出口位）显示针位于坐骨大切迹上方（在矢状面30°~45°）（图16.18B、C）。在骨盆骨内的皮质针方向可通过闭孔斜位入口位片监测（旋转图像）（图16.19）。

3. 外固定架的应用与复位

无论外固定架如何复杂，对垂直不稳定型损伤，骨盆前侧外固定架并不能恢复骨盆足够的稳定性。因此，简单的外固定架已经足够，其适合于患者复苏和搬运。不允许位于髂嵴弯曲部分范围内的会聚针平行放置。比较适合应用独立连接设计的针固定夹。夹子应高于皮肤表面6cm，以便适当的针道护理。外固定架通常为铰接式或万向接头连接。前后挤压伤类型应向中线挤压复位。侧方挤压损伤类型需要通过牵引来复位。对于垂直移位型损伤，下肢骨牵引是很有必要的，可限制半骨盆垂直上移和向后移位。

 骨盆外固定的经验与教训：

（1）注意在骨盆内外侧面之间插入髂嵴针，透视闭孔。出口位X线片可确认针的合适位置。

（2）髋臼上针应放置在髋关节近2cm处，避免穿入关节内。

（3）对垂直不稳定型损伤，前侧外固定架不能维持后环足够的稳定性。此外，还需要下肢骨牵引。

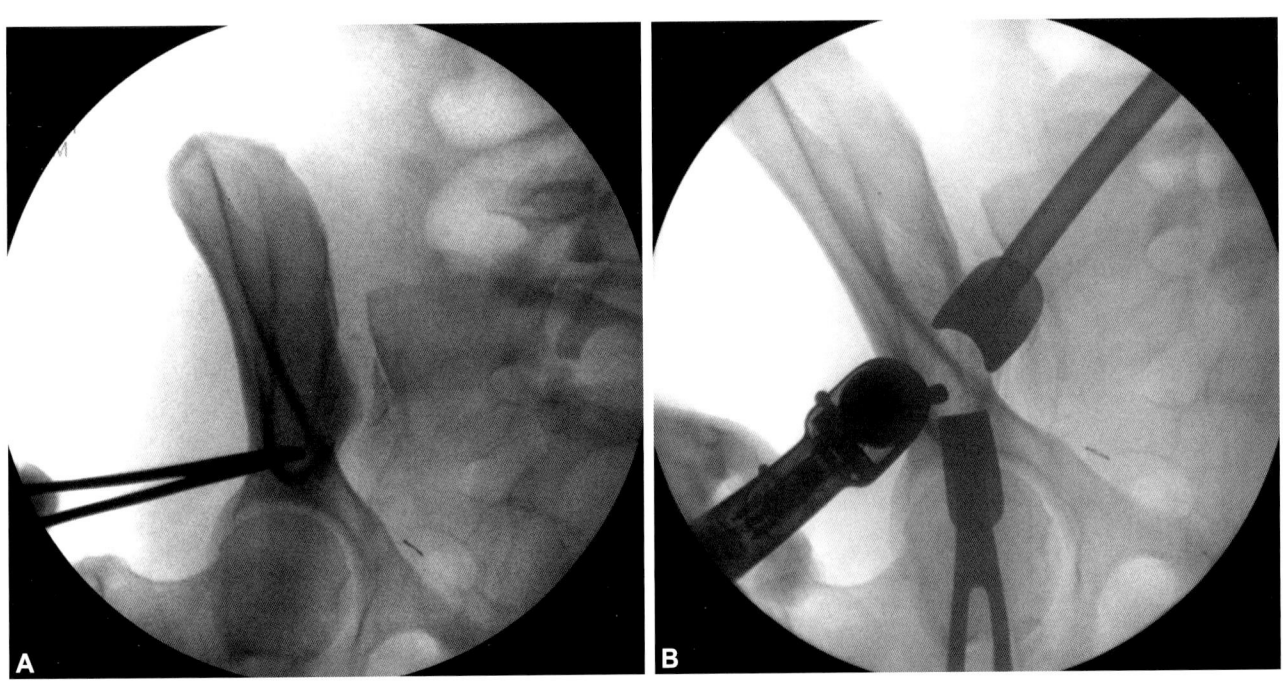

图16.17 髋臼上针置入

（A）金属标记物定位在透视片中的"泪滴"（在闭孔斜位出口位X线片） （B）在保护钻套内钻进单皮质

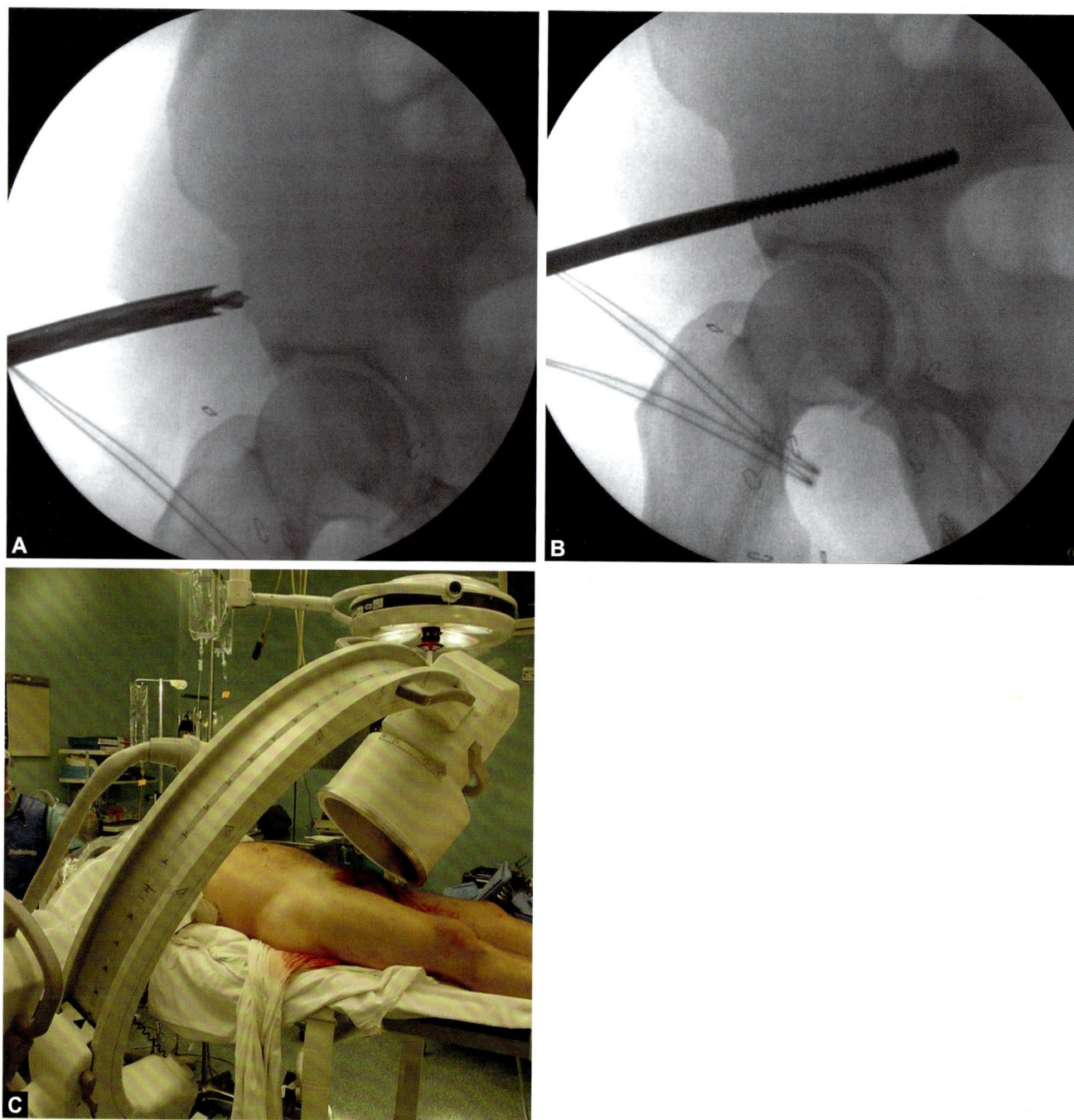

图16.18 髋臼上针置入

（A）针在透视髂骨斜出口位片引导下进入 （B）注意维持针的位置于坐骨大切迹上部
（C）透视位置（髂骨斜出口位X线片）

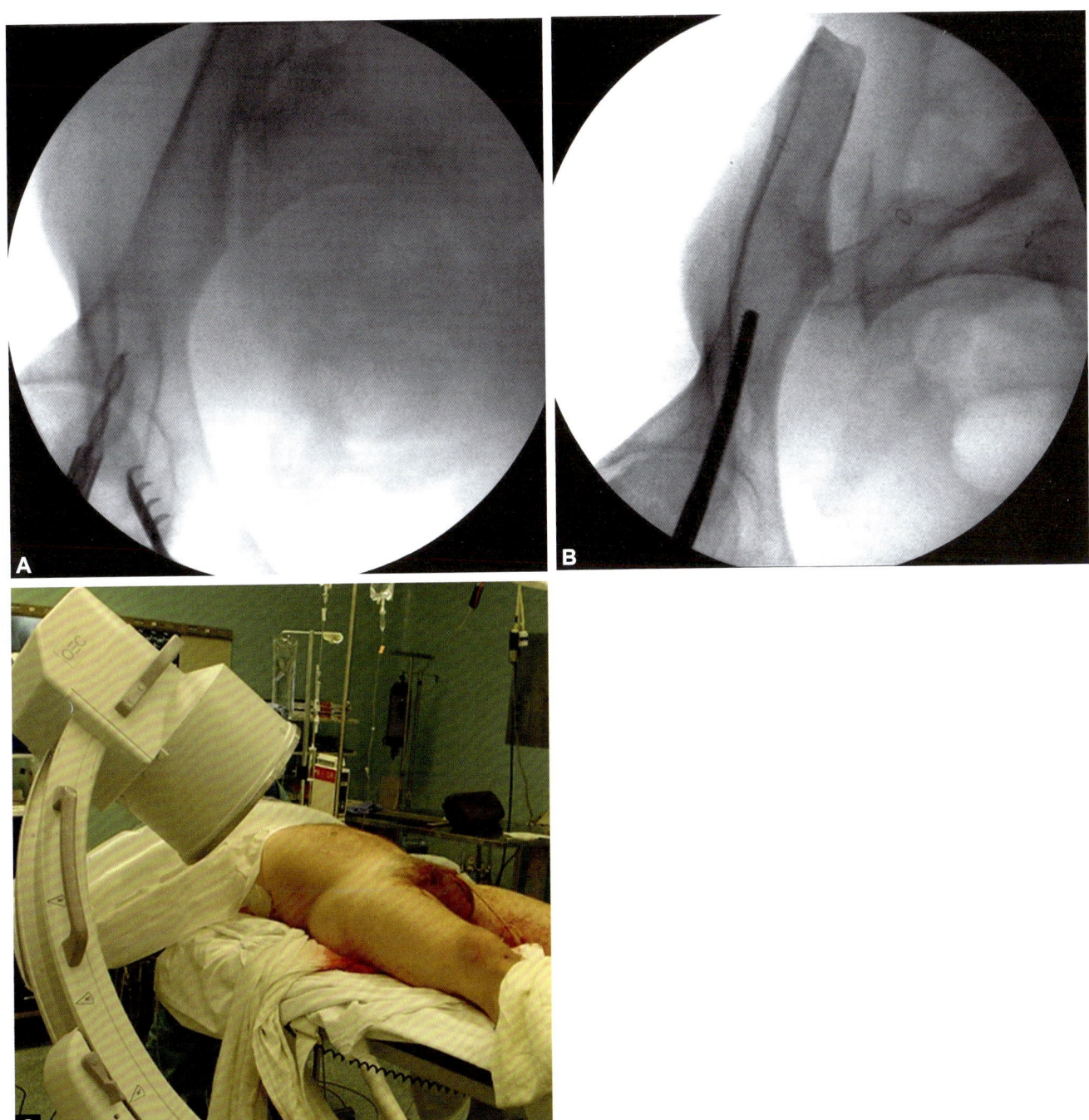

图16.19　髋臼上针置入

（A、B）钻/针需在透视闭孔斜出口位片引导下进入（"旋转图像"）（C）闭孔斜出口位片透视位置（"旋转图像"）

（二）骨盆前环固定

钢板内固定和骨盆前侧外固定架是手术稳定骨盆前环最主要的方法。针道相关并发症和患者活动问题是骨盆外固定架的不足之处。用钢板内固定治疗耻骨联合脱位、耻骨支骨折可避免这些问题，且更容易实现复位和稳定固定。耻骨联合分离＞2.5cm提示前方韧带复合体损伤，所涉及的半骨盆旋转不稳定。如果后方张力带完整，手术固定前环足以恢复骨盆的稳定性。

耻骨支骨折手术治疗的适应证及其对预后和远期疗效的影响仍不明确。大多数耻骨支骨折在治疗过程中不会进一步移位。耻骨支骨折对骨盆稳定性的影响是不确定的。即使耻骨联合分离需要手术治疗，由于邻近软组织较坚韧，耻骨支骨折也不一定需要手术干预。结合增强成像技术加强对局部解剖结构的理解，经皮固定联合部骨折的方法越来越受欢迎。垂直不稳定型骨盆损伤存在骨盆后环断裂，可为骨、韧带损伤或两者组合。前环固定（耻骨联合分离或耻骨支骨折）可提高骨盆后环固定的稳定性。不管选择什么样的固定方式，任何形式的前环固定都不足以固定骨盆后环结构。骨盆前环解剖复位及固定可改善后环移位，但前环复位不良可以妨碍后环的复位。因此，患者准备、手术复位和固定策略需要前后环同时复位。处理尿道和膀胱损伤可和骨盆前环内固定同时进行，但必须与泌尿科医生合作进行。泌尿系统修复和骨稳定时，必须考虑置管（尿道或耻骨上膀胱造瘘术）。通过患者的病史和体格检查确定该区域以前是否做过手术，这可能使治疗复杂化。

1. 耻骨联合钢板内固定

患者仰卧于可透视手术台上，骨盆区下放置纵向折叠床单。需评估骨盆"倾斜"图像是否合适（40°头部和尾部），如果不合适则需调整。铺单范围和术前准备应包括对侧半骨盆，即使骨盆损伤及手术只在一侧（图16.20），这有利于器械辅助复位。另外，手术区域有足够的空间允许经皮螺钉（耻骨支/骶髂关节）或辅助复位器械置入骨盆。在需行中线剖腹探查术时，应铺巾至耻骨水平下。取Pfannenstiel入路，切口位于耻骨上2cm，长10~15cm（图16.21）。本入路能充分暴露耻骨联合及其两侧耻骨骨折至髂耻隆起外侧。

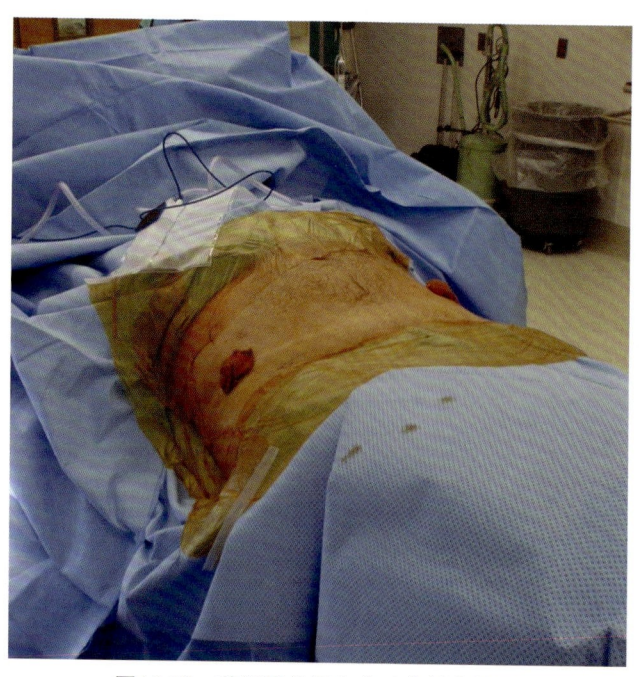

图16.20　前侧骨盆固定术手术铺巾范围

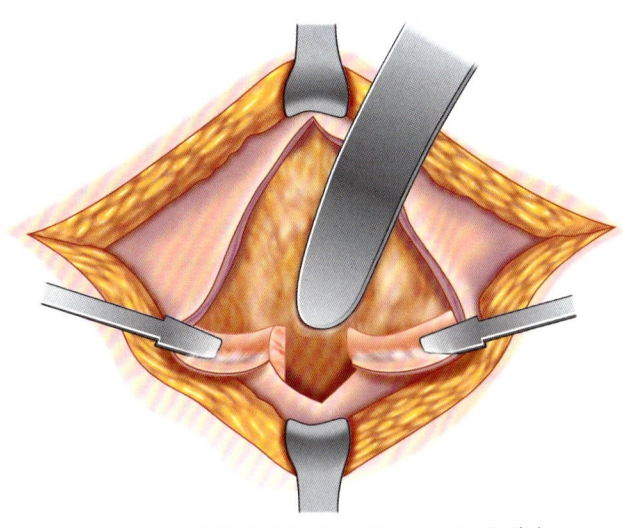

图16.21　前路骨盆固定（Pfannenstiel入路）

暴露和固定髂耻隆起外侧时需要对髂血管进行常规解剖和保护。皮下组织剥离至腹直肌鞘筋膜，纵向切开垂直于腹直肌肌腹之间的腹白线。继续钝性剥离，穿过厚度不均的腹直肌鞘后方筋膜。当进入Retzius间隙时，需注意保护好膀胱。用包有湿润海绵的可弯拉钩放在耻骨联合后面加以保护。注意腹直肌筋膜内的任何裂口，腹直肌止点应保持完整。通常，腹直肌止点会从移位的半骨盆创伤性撕脱。

牵开腹直肌，从耻骨体和上支骨膜下剥离，不要常规切断腹直肌，尽可能保留前侧肌肉附着点。随后Hohmann拉钩放置在侧面至两侧耻骨结节，后侧至腹直肌止点。因为靠近髂血管，要注意拉钩的位置和操作。有一些学者提倡切除耻骨联合弯月面，促进耻骨联合手术融合。两侧显露要足够，允许放置6孔钢板。骨膜下显露耻骨上支，从骨盆内侧缘直至髂血管下方。找到死亡之冠动脉，即闭孔动脉与髂外动脉之间的异常吻合支并保护好，必要时予以结扎（图16.22）。需要固定两侧耻骨支骨折时，Pfannenstiel入路显露是不够充分的，植入物有穿透关节内和损伤髂血管的风险，需要改为髂腹股沟入路。

多种技术和器械可用来复位骨盆前环损伤。Schanz针作为操作杆可以放置在一个或多个部位协助复位，包括髂嵴、髂前下棘和股骨近端。在侧方挤压损伤类型中，耻骨支骨折常合并有耻骨联合分离。必须认识到不稳定侧方挤压损伤类型和牵引技术的必要性。

骨盆前方高度轻度不对称并不能表示骨盆后环的不稳定。由于在冠状面上骶髂关节有倾斜度，单纯的外旋损伤即使后方张力带完整，也会表现为向下向前移位（图16.23）。

Weber复位钳放在两侧耻骨结节能很好应用于复位（图16.24）。钳应放在前侧，不影响腹直肌止点。放好每个齿的位置有助于解决外旋畸形，可纠正轻度的向头侧和后侧移位。非对称放置每个齿对处理多平面畸形是很有必要的。Weber复位钳复位的力量是有限的，但对较轻的损伤是足够的。Farabeuf钳或固定在两侧耻骨体螺钉（3.5mm或4.5mm）的骨盆复位钳能对髋骨进行多平面操作（图16.25）。先从每个耻骨结节前方到后方钻孔。骨盆复位钳或Farabeuf钳夹住螺钉头，用合适的力量、方向中和变形力。螺钉位置和钳方向不能影响到后面钢板固定（图16.26）。虽然这种复位方法能够多平面移动，但是不能解剖复位后环。放置钢板之前，前方和后方的复位需通过前后位、入口位和出口位X线片证实。

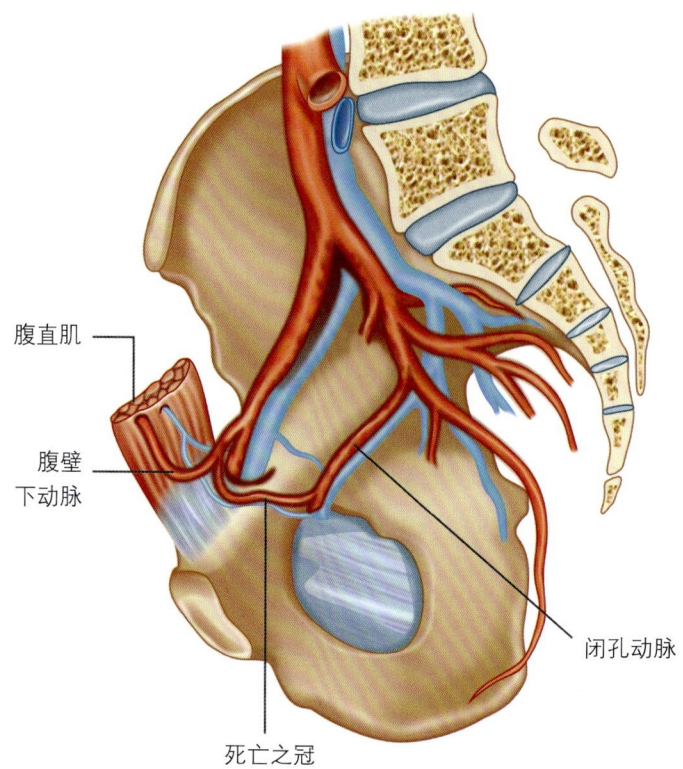

腹直肌

腹壁
下动脉

闭孔动脉

死亡之冠

图16.22 死亡之冠动脉：闭孔动脉与髂外动脉之间的交通支

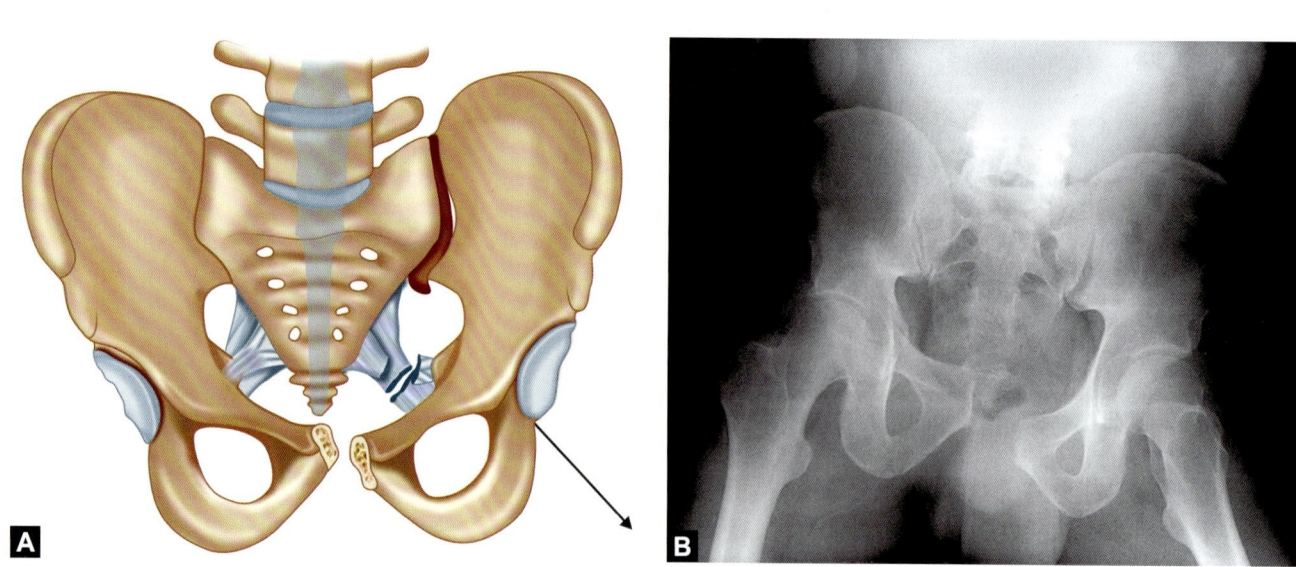

A

B

图16.23 无垂直不稳定，耻骨高度不对称也很明显
（A）示意图 （B）X线片

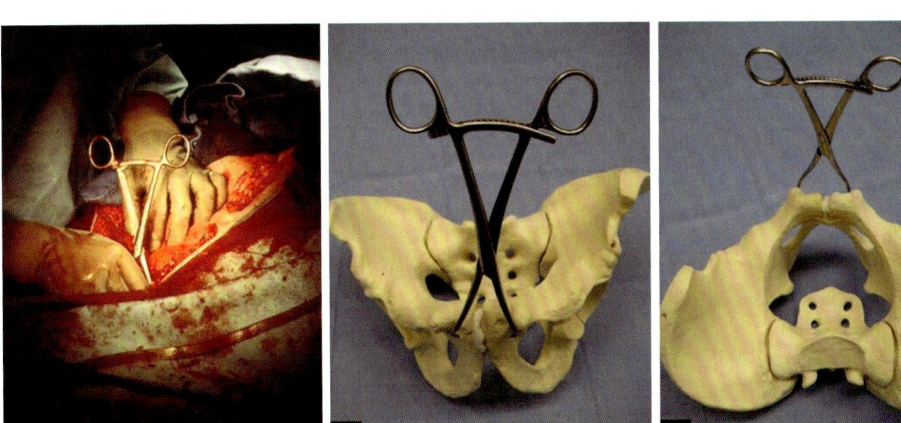

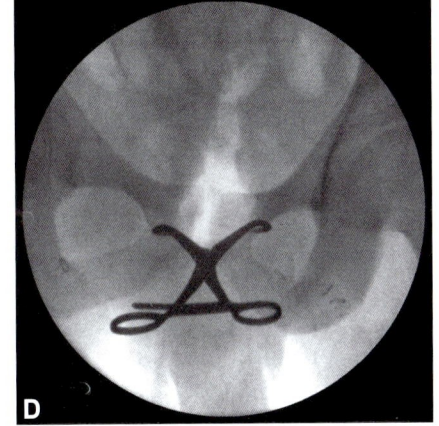

图16.24 （复合）骨盆前环固定
（A）术中显示
（B、C）示意图
（D）X线片Weber点状复位钳放在耻骨
结节两侧

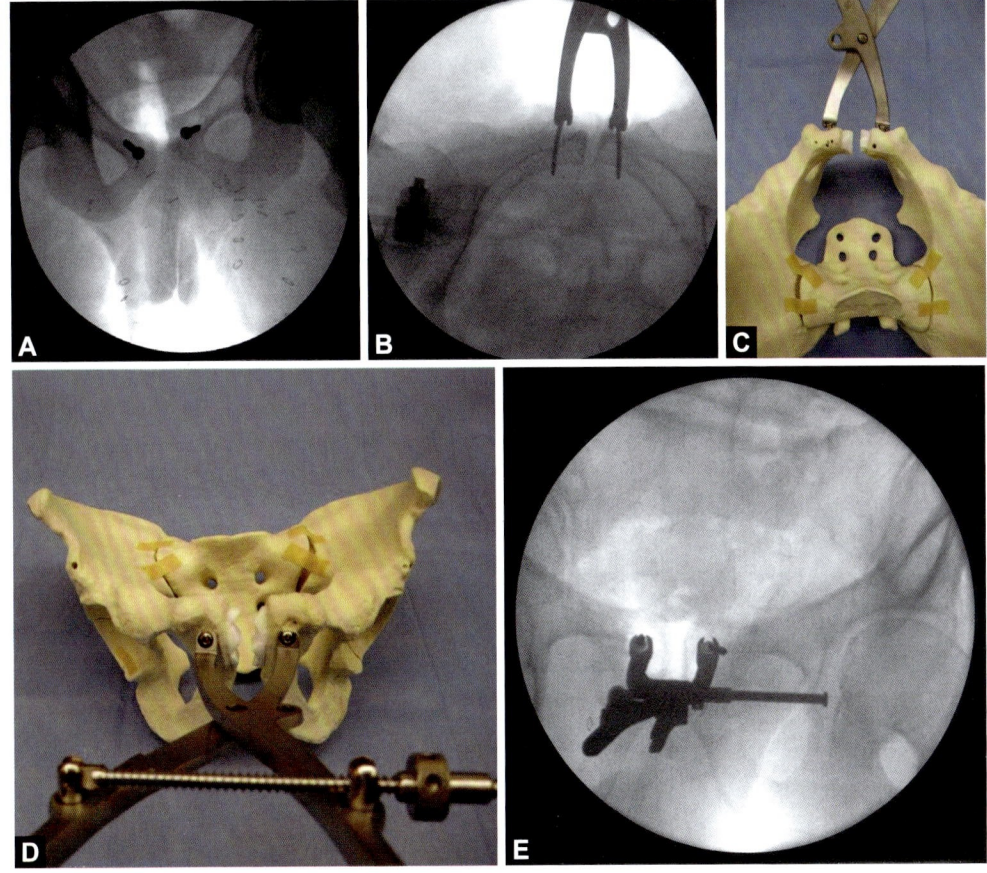

图16.25 （复合）骨盆前环
固定
（A、B）X线片
（C、D）示意图
（E）X线片
骨盆复位钳（或Farabeuf钳）
和螺钉

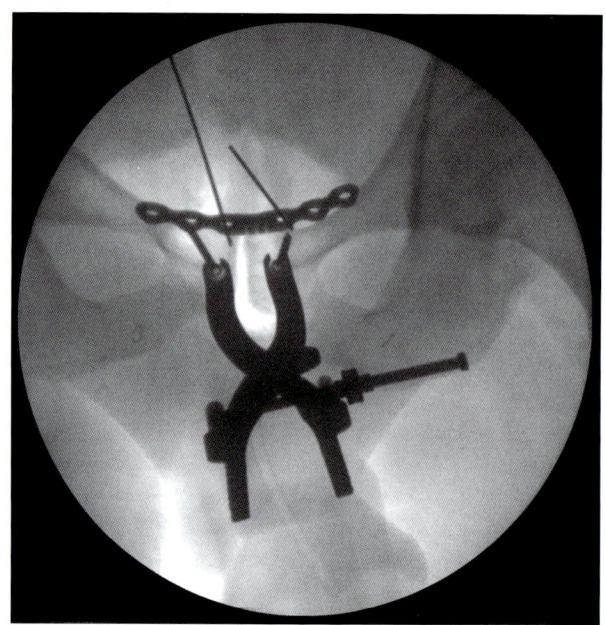

图16.26　骨盆前环固定

　　最佳的钢板长度、厚度以及螺钉的数量和方向仍然存在争议。有人建议用2孔4.5cm钢板保持耻骨联合生理运动，减少植入物疲劳失效的风险，但在矢状面上几乎没有控制力，这可能导致内固定失效，特别是合并有垂直不稳定型损伤而后环固定不够时。大多数情况下，6孔~8孔钢板每边3枚双皮质螺钉已经足够。这要求合适的适应证和后环足够稳定。预弯的钢板通常比较厚，不是所有情况都能用。选择的任何钢板都需要折弯，以适应耻骨结节和骨盆弯曲的轮廓。

　　对骨盆前环分离性损伤，钢板应放在已复位耻骨联合底部中心。首先确定合适的钢板外形和钢板在两侧理想的位置。其次，用光滑的克氏针把钢板临时固定在两侧螺丝孔中心。用手指作为导向，平行于联合体后方钻孔（图16.27A）。首先向下方朝向坐骨置入中间螺钉（图16.27B）。偏心钻，交替拧紧，可提供额外的复位和加压。钢板的两端置于闭孔及髋关节上方，螺钉往往较短，有穿透关节和损伤闭孔神经血管的风险。透视出口位片，确认螺钉的长度和耻骨高度的对称性（图16.27C）。除了通过影像学，在耻骨内侧触诊也能证实复位情况。

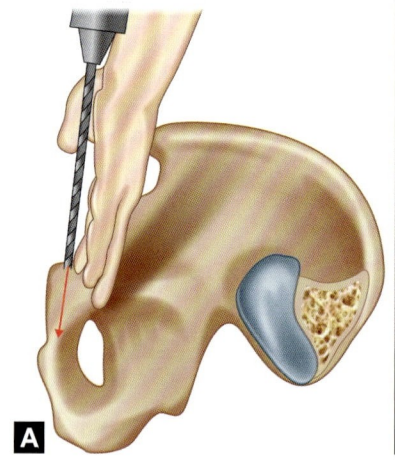 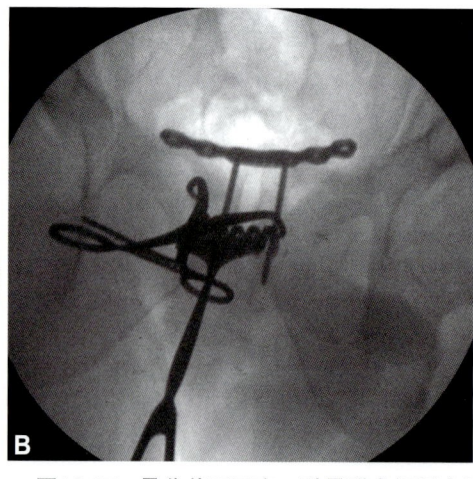 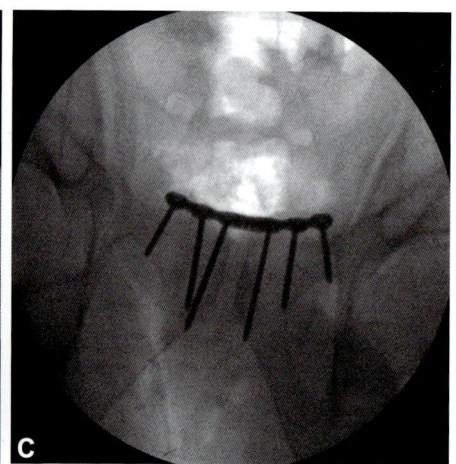

图16.27　骨盆前环固定：耻骨联合钢板内固定
（A）手指作为引导放于耻骨后方　（B）于钢板的中间首先置入螺钉　（C）通过透视出口位片评估螺钉的长度

　　预弯耻骨联合钢板，能增强固定强度。预弯钢板的两侧最外端，允许螺钉交叉排列（图16.28）。这种螺钉"三角放置"的方法允许置入较长的螺钉和加强固定。骨折粉碎、骨质量差，重复固定时可考虑经耻骨联合钢板（图16.29）。第2块钢板应放在前侧，与第1块钢板垂直，可以提高后环稳定性。这适用于垂直不稳定的类型。然而这并不能充分或最终解决后环稳定性。

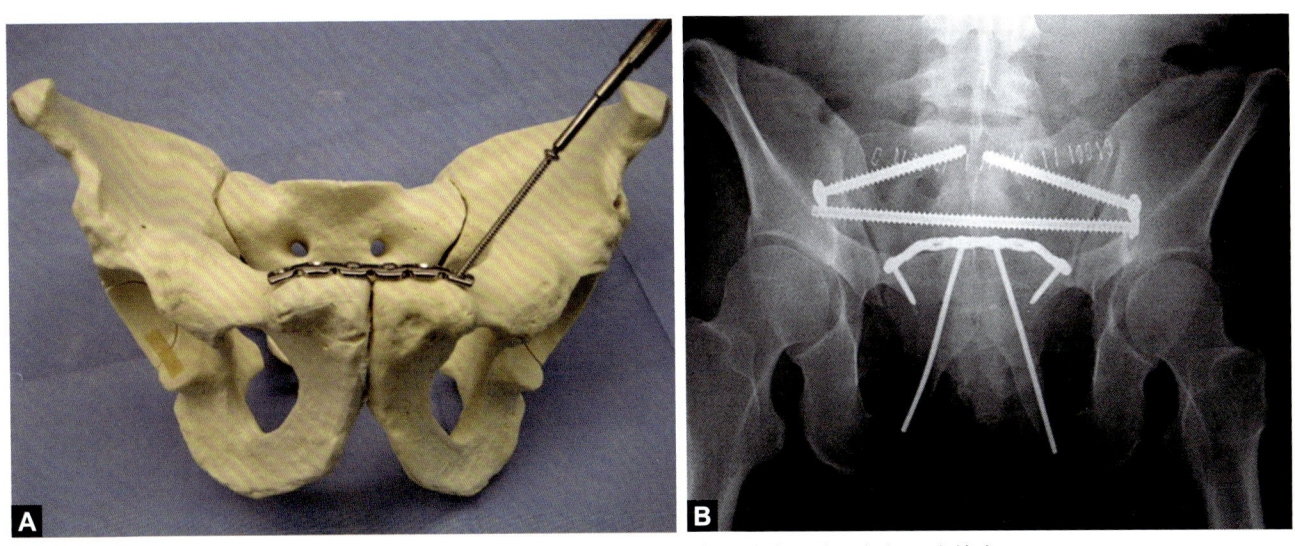

图16.28　骨盆前环固定（耻骨联合钢板固定）：交叉螺钉固定技术
（A）在置入之前，应折弯好钢板两端，用交叉排列的方式置入螺钉　（B）耻骨联合钢板交叉螺钉固定技术（术后X线片）

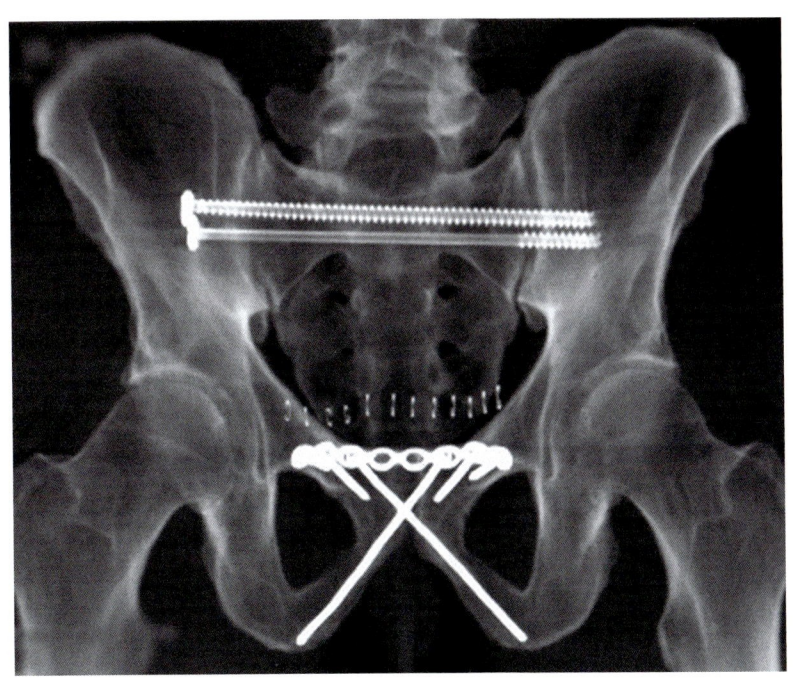

图16.29　骨盆前环固定：经耻骨联合固定

2. 耻骨支髓内螺钉

钢板固定骨盆前环损伤，常需要广泛的手术暴露，可能会导致血管、泌尿系损伤以及增加感染的风险。使用经皮微创技术置入髓内螺钉是一个很好的选择，能提供与钢板固定相似的生物力学稳定性。

螺钉必须准确定位并保持在耻骨髓腔内，从耻骨结节向上方和外侧，逆行置入或从髋臼上缘斜向下方和内侧顺行置入。有些患者的髓内直径和骨盆前曲不能容纳螺钉，因此不适宜髓内螺钉固定。固定的强度依赖于多个因素，其中包括骨质量、复位准确性和骨折粉碎程度。这种技术的目标是减少与切口暴露相关"手术创伤"的并发症，并非没有潜在的风险。螺钉穿出骨外可能有风险。尽管有足够的双平面透视图像，螺钉穿出骨外仍不能全部被发现。

逆行耻骨支髓内螺钉：为了保证螺钉在骨内和不进入关节内，耻骨支逆行髓内螺钉置入需要足够的透视图像和手感（图16.30）。肥胖患者是相对禁忌证，因为大腿粗大会影响内植物的正确置入。另一个相对禁忌证包括骨折端外侧位置高，由于远端螺钉把持不足，可导致骨折固定不牢固。

透视屏幕和技师位于一侧，术者在对侧。患者的体位和铺巾应允许后侧和对侧骨盆作经皮入路，允许行切开和闭合复位操作。低会阴通道可确保经皮器械和植入物无菌进入。通过入口位X线片确定在轴向平面上放置螺钉的通道。在入口位X线片上，耻骨上下支重叠问题可通过调整C型臂倾斜度来解决。闭孔出口位X线片（出口倾斜同时C型臂横向旋转20°）可显示耻骨支、髋臼上螺钉置入的安全区。

在耻骨上支闭合复位成功后置入螺钉。复位骨折端，建立畅通的钻和植入物骨内通道。在臀中肌柱、髂前下棘和股骨近端的经皮操作杆和股骨远端牵引可帮助骨折复位。有骨折嵌顿的侧方挤压损伤需要牵引技术，包括用对侧骨盆外固定架或股骨牵引器来牵引。如果闭合复位失败需通过Pfannenstiel入路切开复位。涉及髂耻隆起的骨折需要做常规的髂腹股沟入路。

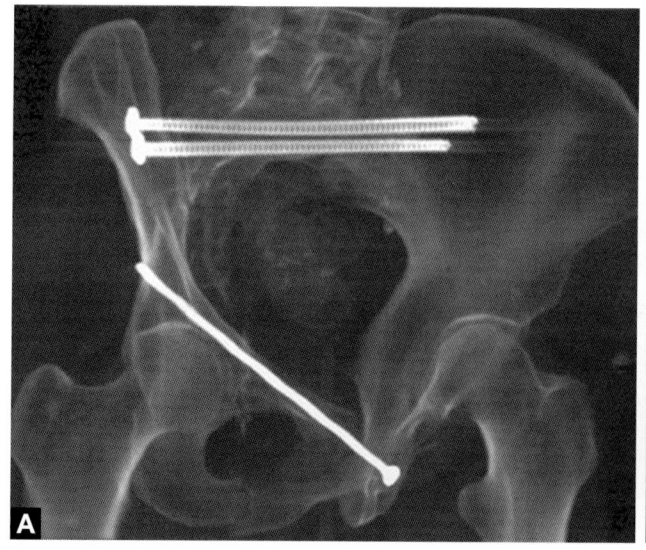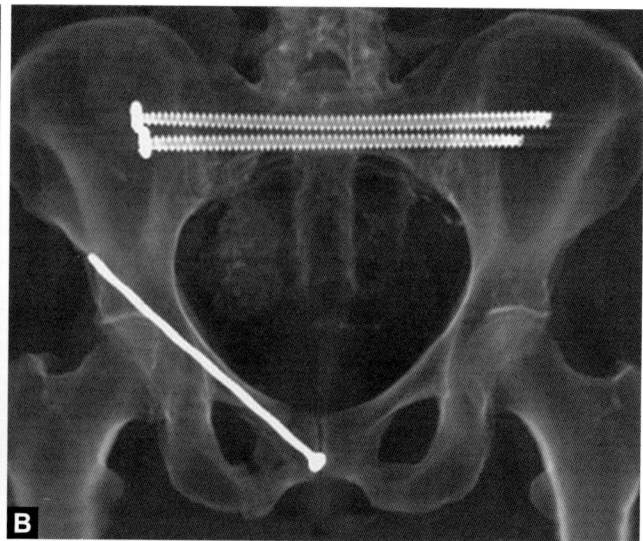

图16.30 耻骨支髓内固定X线片（逆行）
（A）闭孔斜位X线片 （B）骨盆正位X线片

通过透视确定耻骨结节下方、耻骨联合软骨理想的进钉点，在骨盆入口和闭孔出口位片引导下用小克氏针确定。经皮入口点通常位于健侧耻骨结节的水平。钝性剥离至患侧耻骨结节水平，通过克氏针放置3.5mm钻套。克氏针换成3.5mm的钻头，建立单皮质导向滑动孔。在骨盆入口位和闭孔出口位图像引导下，用2.5mm钻头逆行进入耻骨支内，向头侧指向髋关节，从髂骨外侧穿出。前侧、尾侧方向错误会有穿透关节内的风险。确定螺钉长度，在透视下置入3.5mm螺钉。虽然螺钉到达髂骨外侧皮质骨比较理想，但固定强度不依赖螺钉长度。透视应力图像评估固定的稳定性。

耻骨联合中间有小的粉碎性骨折和骨质量差的患者，逆行髓内螺钉固定是不够牢固的。可考虑经联合固定，把健侧耻骨体一起固定。钻孔，螺钉穿过耻骨联合进入健侧耻骨结节，增强中间的稳定性。经耻骨联合骨折合并耻骨联合分离会造成手术困难。两种损伤都可以单独用钢板固定。耻骨支骨折可用逆行髓内固定，也可用耻骨联合钢板内固定。在耻骨联合固定之前，螺钉固定耻骨支可便于操作和耻骨联合复位。耻骨联合复位不会导致耻骨支骨折移位。先置入的逆行髓内螺钉不应妨碍随后钢板的置入。

顺行耻骨支髓内螺钉：髂耻隆起外侧骨折需要较长的螺钉，确保外侧骨折块固定牢固（图16.31）。这些螺钉有穿透关节内的风险，生物力学不理想。处理闭孔外侧骨折时顺行螺钉可作为首选，步骤顺序与逆行螺钉置入相似。骨盆入口片有助于沿臀中肌柱确立一个入点。

在闭孔出口片可进一步证实合适的导针位置，由头至尾的方向。小心地通过阔筋膜张肌建立一个单一的软组织通道。3.5mm的单皮质滑动孔可允许导针的钝端进入，有助于证实髓内通道。在手感和透视引导下，2.5mm的振动钻头进入皮质内，以减少穿透皮质的风险。钻探继续进入，直到确定了远侧皮质界限。透视引导下插入确定好长度的螺钉。

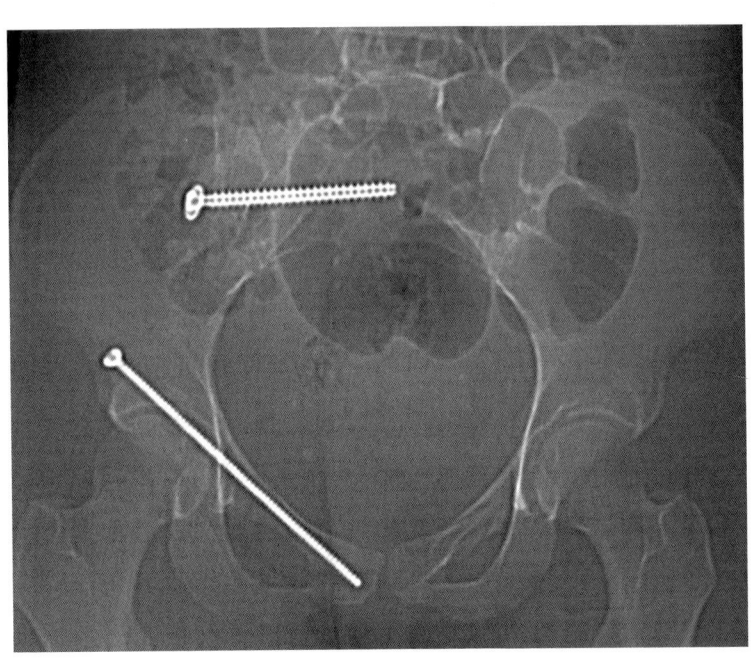

图16.31　耻骨支髓内固定X线片（顺行）

骨盆前环固定的经验与教训：

（1）耻骨联合钢板螺钉"三角"固定可置入长的交叉螺钉加强固定。

（2）髓内螺钉提供微创的骨盆前环固定，骨盆形态学变异和较差的成像可使髓内螺钉固定复杂化，有潜在的神经血管损伤风险，而被视为禁忌证。

（3）髓内螺钉固定在"经联合固定"是有效的，但处理较小的或粉碎性耻骨联合内侧骨折较难。

（三）骶髂螺钉固定

骶髂螺钉固定是骨盆后环固定的一种很好的方法。Matta和Saucedo在他们最初的描述中，建议在俯卧位下切开复位技术，适用损伤类型包括骶髂关节分离和骶骨骨折。另外需要考虑的是骨折移位严重程度、患者并发症、骨盆前环创伤情况和预先设计的复位操作。这对开放和经皮技术的选择以及患者的体位（仰卧位和开放位）的选择有很大的影响。骶髂关节脱位切开复位术可以在俯卧位和仰卧位进行。需要开放复位方法的骶骨骨折需要俯卧位。

闭合复位经皮固定应用于骶髂关节脱位和骶骨骨折，可在俯卧位和仰卧位进行。这些微创的方法在维持骨盆内填塞和减少手术相关出血方面是很有效的，且不会加重损伤骨盆后侧软组织。仰卧位可用于多发伤伴呼吸功能障碍的患者。因为许多不稳定半骨盆损伤会出现后移，仰卧位有利于复位，使闭合复位技术更容易。俯卧位可加重骨盆畸形。仰卧位的另一个优势包括可做骨盆前环入口，能同时处理耻骨联合损伤和耻骨支骨折（图16.32），有助于有效的"联合"闭合或开放的前后骨盆复位技术。

1. 仰卧位：准备、入路和复位

患者稍稍悬在纵向方向折叠的床单上，而床单直接放在骶骨或者向后移位的半骨盆下面，促进复位。其位置不应影响充分的无菌区域的准备或器械与内植物的置入通道，包括整个腹部区域和耻骨上区（图16.33）。对侧半骨盆包括在手术区域内，允许开放和经皮插入植入物和辅助临时复位。如果闭合复位不成功，所做准备应允许做开放手术入口到患侧的骶髂关节前方（骶髂关节损伤）以及耻骨联合。

后方张力带损伤，通常只需要纠正轴平面旋转畸形和保持骨盆前环稳定，这最适合于闭合复位操作。在没有完整后方张力带的情况下，大多数骶髂关节脱位损伤存在向头侧、屈曲及外旋（"三维"）畸形。同侧股骨远端牵引可以解决向头部和骨盆后侧移位问题（图16.34A）。牵引针可在术前放置并远离手术区域。或者，可以使用无菌技术和牵引绳将其放置在手术区内，允许术中自由接触下肢，有助于进一步闭合复位。如果转为切开复位内固定方法，这也是有必要的。患侧下肢牵引可能导致躯干偏离患侧，可以通过放置胸枕来防止。相对于手术台健侧骨盆向尾侧移位，可通过牵引皮靴作健侧下肢反牵引或通过外固定器将健侧骨盆固定于手术台上（手术台辅助复位）来解决（图16.34B）。

解决外旋畸形的方法有多种，不管畸形是孤立的还是合并有其他畸形的类型。骨盆周围抗休克布是一种常用的方法，能紧急无创机械稳定骨盆，起到辅助手术复位的作用，使骨盆后环复位（骶骨骨折和骶髂关节损伤）。建立骶髂螺钉、耻骨上支螺钉或外固定针置入的手术通道（图16.35）。在不稳定损伤类型中，需要用人工轴向牵引来加强复位。

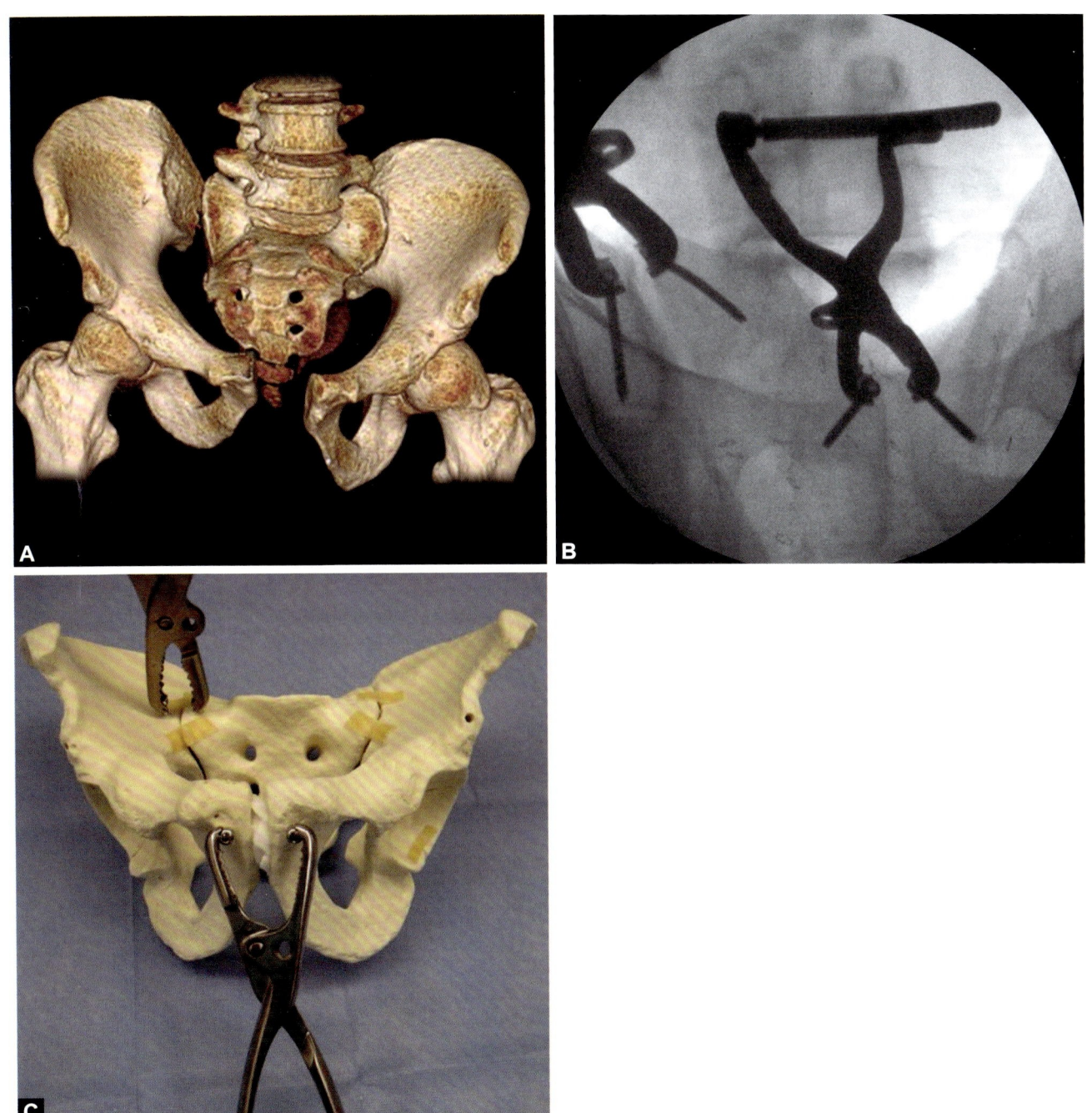

图16.32　（混合）仰卧体位：能同时做骨盆前后环入路手术
（A）CT　（B）X线片　（C）示意图

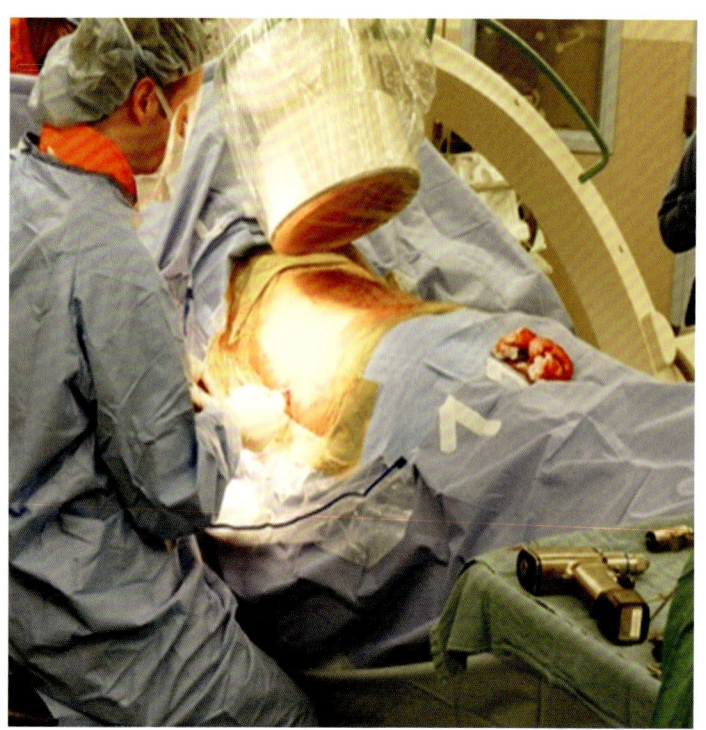

图16.33 骶髂螺钉置入（仰卧位）
经皮置钉技术患者准备与术区范围

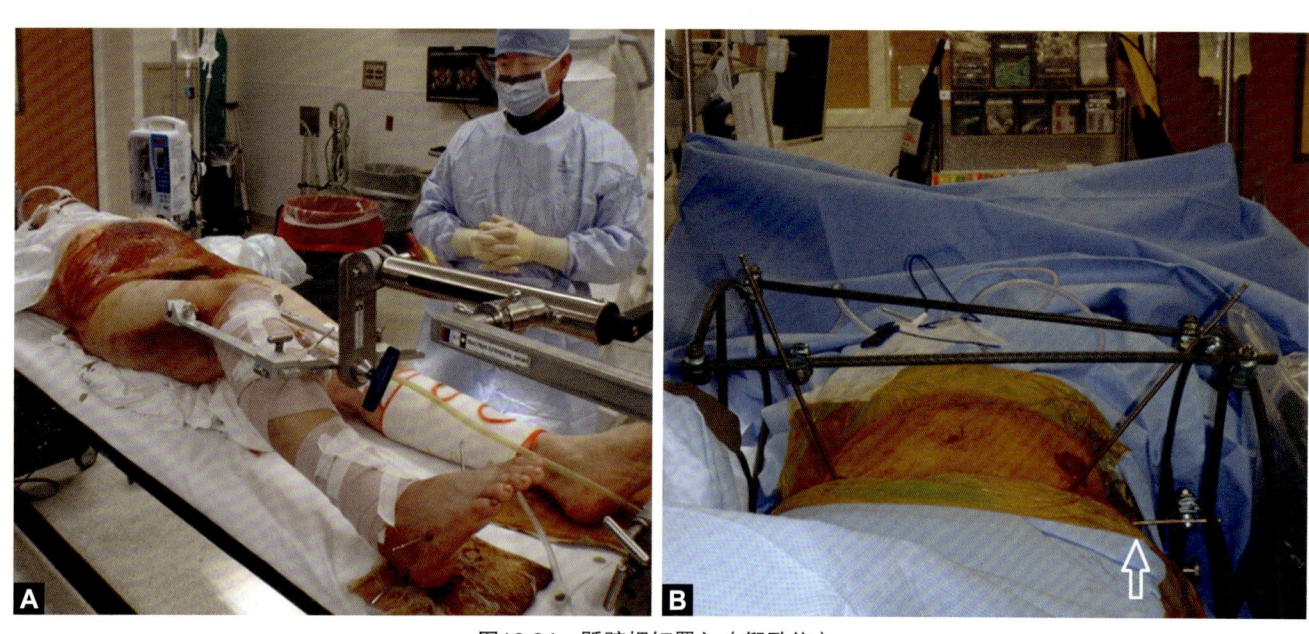

图16.34 骶髂螺钉置入（仰卧位）
（A）术中骨骼牵引的作用是解决垂直半骨盆移位
（B）骨牵引可引起健侧半骨盆移位，通过外固定器械
（白色箭头）将健侧骨盆固定在手术台上（"手术台辅助复位"）来解决

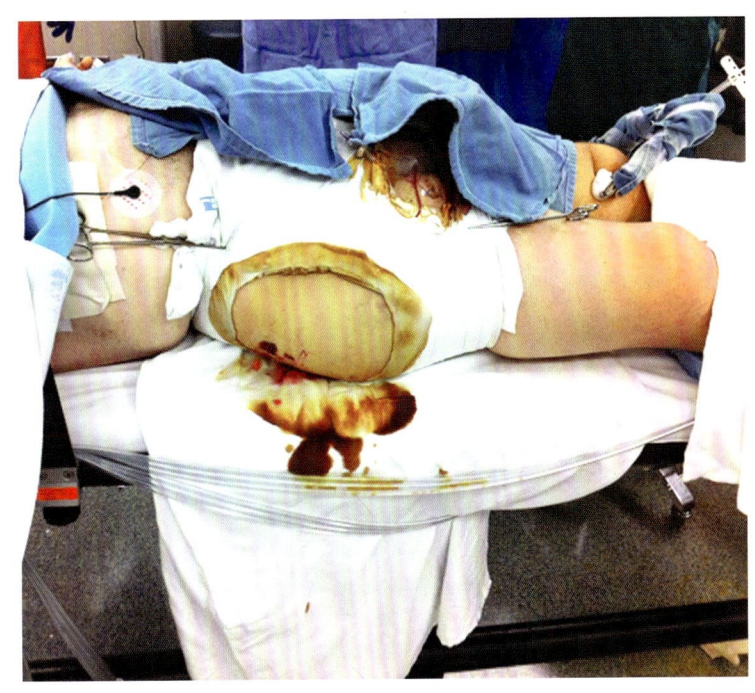

图16.35 骶髂螺钉置入（仰卧位）
环绕骨盆抗休克床单的手术入口

用床单（宽约0.9m）跨越髂嵴至大粗隆水平环绕骨盆周围捆扎，可以上下移动，提供腹部问题的通道。

捆扎大粗隆可产生复位所需要的内旋和压缩力。为了避免皮肤软组织损伤，必须将床单铺平，用夹子固定，而不是打结，降低损伤组织的压力。在髂前上棘垂直地面画出一条线，平行于股骨干的线与其交叉。于两线交叉点做直径20cm的入口，局部皮肤消毒，铺巾。于耻骨联合前方中央或髂前上下棘前方做另外的入口，以便插入Schanz针。骨盆周围抗休克床单最适合于需要移向中线和内旋的损伤类型。不适用于严重侧方挤压型，因为这可加重畸形，也不适用于骶椎间孔粉碎的类型，有加重骶神经根受压的风险。矢状面畸形（屈曲）和垂直半骨盆上移需要另外的方法来复位。

不适合用抗休克床单时（骨盆周围软组织损伤，局部有导尿管插入），可用下肢内旋捆绑带（图16.36），有助于抢救复苏和手术复位。典型的应用部位为大腿和脚。宽的泡沫胶带应用于已内旋的下肢，以限制软组织剪切力。使用之前要先确定是否合并下肢骨折以及韧带和软组织损伤。应避免胶布环绕或捆绑过紧，特别是在可能存在局部神经压迫或在骨面区域。这种间接复位方法最适用于前后挤压型病例，特别是在后方张力带完整的情况下，可减少或避免术中复位工具的使用，因其妨碍术中透视图像。

透视引导下，在髂前上、下棘和耻骨结节经皮插入Schanzs针作为操作杆进行复位操作。不同于髂骨嵴针，髋臼上针（参考外固定部分）能够沿着髂骨进针，深达髂后上棘来固定（骶髂关节后部）（图16.37A）。一项生物力学研究表明，针插入该距离的一半（约70mm）即可保持效力。牵引加压器可沿骶髂关节向内侧发挥加压作用（图16.37B~D），向头侧移位则需要纵向牵引。外固定架的应用可加剧侧方挤压损伤，导致复位不良和畸形。

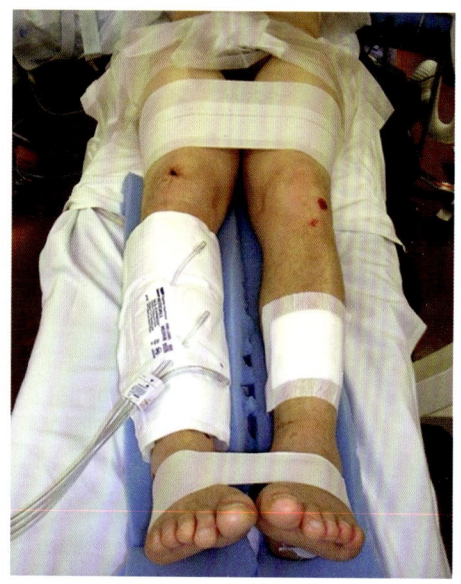

图16.36　骶髂螺钉置入（仰卧位）：下肢内旋捆绑带

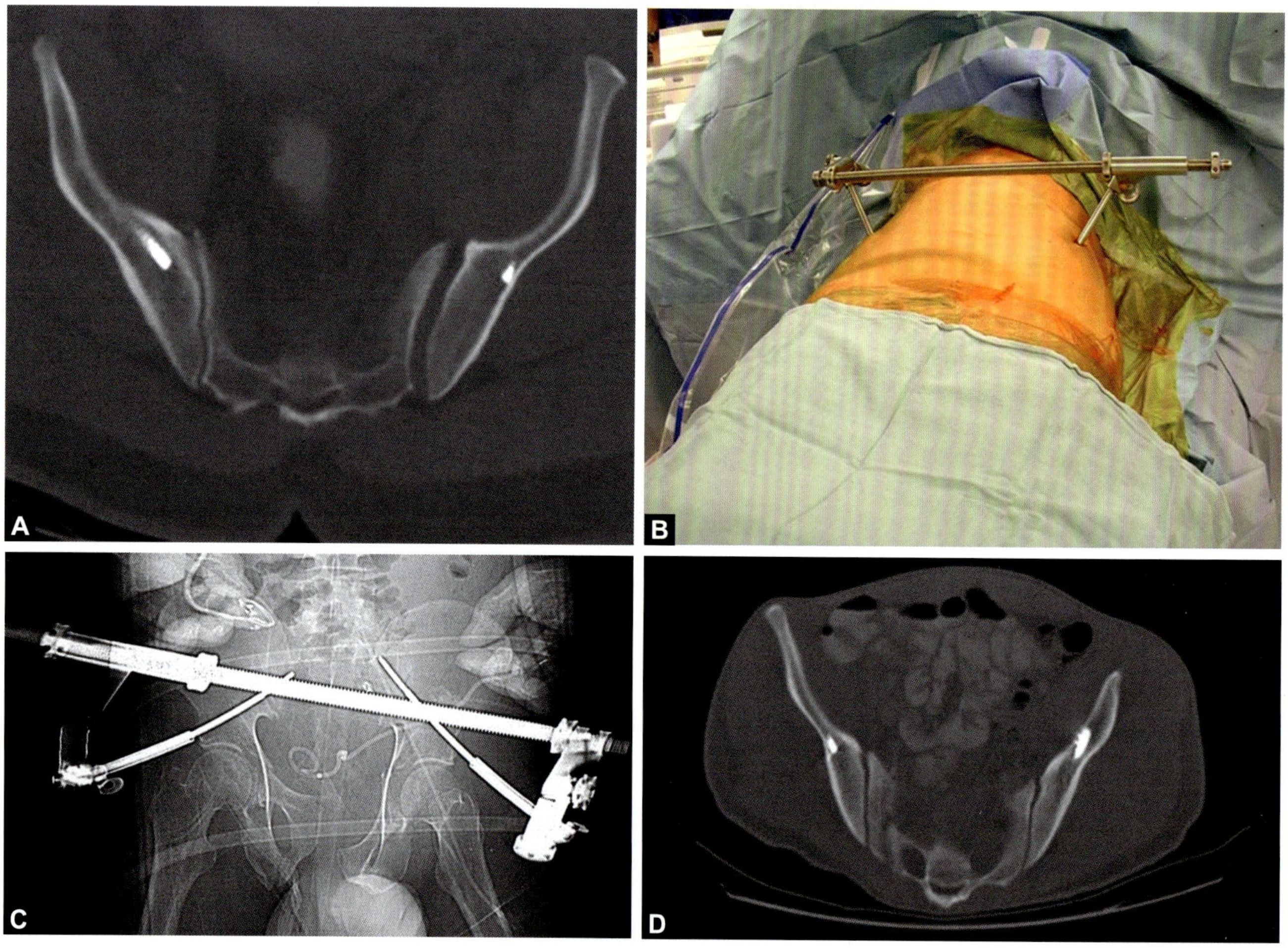

图16.37　骶髂螺钉置入（仰卧位）

（A）针放置在髋臼上后半骨盆内直至骶髂关节水平　（B）牵引加压器的应用

（C）施加有效的复位力　（D）复位后CT图像显示：后环复位改善

一个能提供较大加压力、更直接的后路复位方法是应用骨盆C形钳。在不同部位应用有其特定效果和解剖风险。应用在大粗隆可间接地达到骶髂关节加压，起到与骨盆床单或胶带相似的作用。应用于正中矢状面位置，能提供两侧加压。或者，可放置在骶髂关节后侧同一水平线上，优先应用在骶2水平，因其能提供令人满意的复位效果，不影响骶髂螺钉置入骶1。在C形钳应用位置附近存在髂骨翼骨折时，这种技术是不建议使用的。存在骶孔粉碎骨折时，使用骨盆C形钳可加重神经根受压。

所述的操作和复位技巧需在透视引导下进行。在闭孔斜入口位"旋转"图像上评价骶髂关节复位是否充分（图16.38）。骨盆前环复位质量也要进行评估。骨盆前环复位不良往往伴随着不准确的后环复位。然而，精确的前环复位不能保证满意的后环复位。在闭合复位操作后最常见的残余畸形是髂骨相对于骶骨后移（图16.39）。即使其他复位操作成功，单纯侧面平移可能仍然存在。最终复位可通过准确置入骶髂螺钉来实现（用适当的置入位置和轨道）。

不能达到满意的复位，可能是因为有碎片嵌顿在骶髂关节内。这可能需要切开进入关节前方（图16.40）。影响满意复位的另外原因包括延期治疗和过度内旋对侧半骨盆，妨碍前环满意复位。骨盆后方张力带完全损伤所致的骶髂关节完全分离，需要切开复位的方法，不能用先前描述的微创方法复位。

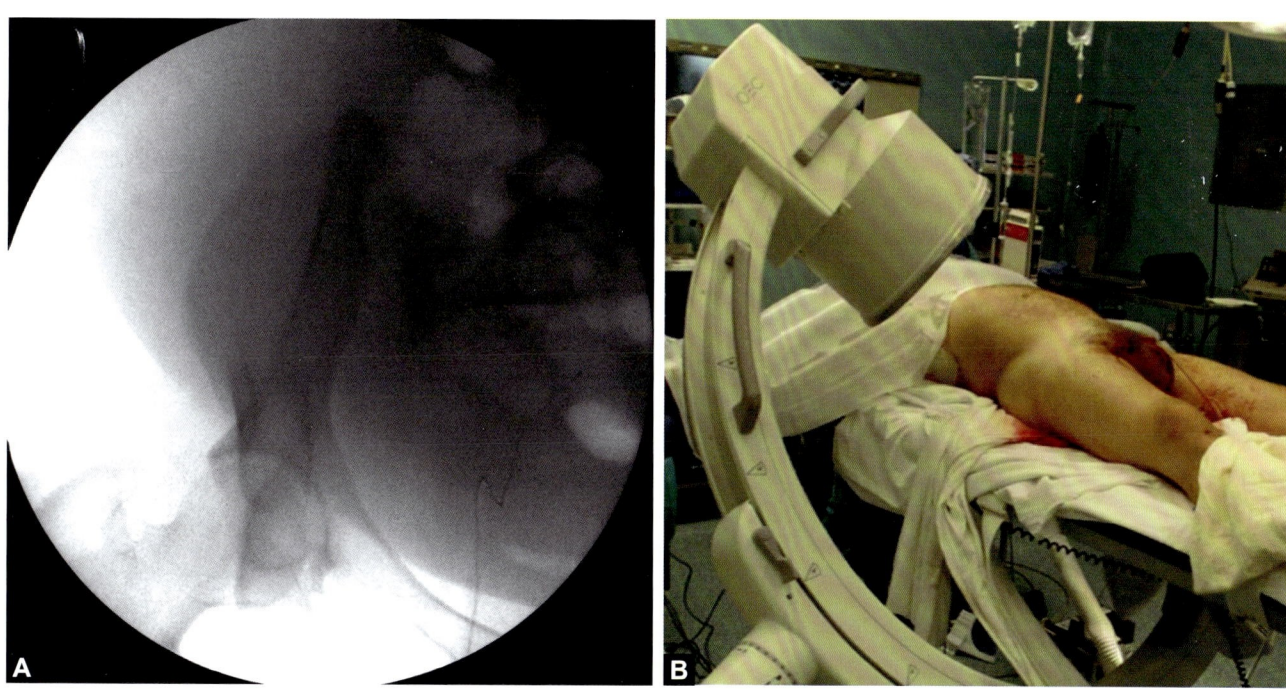

图16.38　骶髂螺钉置入（仰卧位）

（A）通过透视闭孔斜入口位X线片"旋转图像"评估骶髂关节复位情况　（B）为闭孔斜入口位"旋转图像"的透视位置

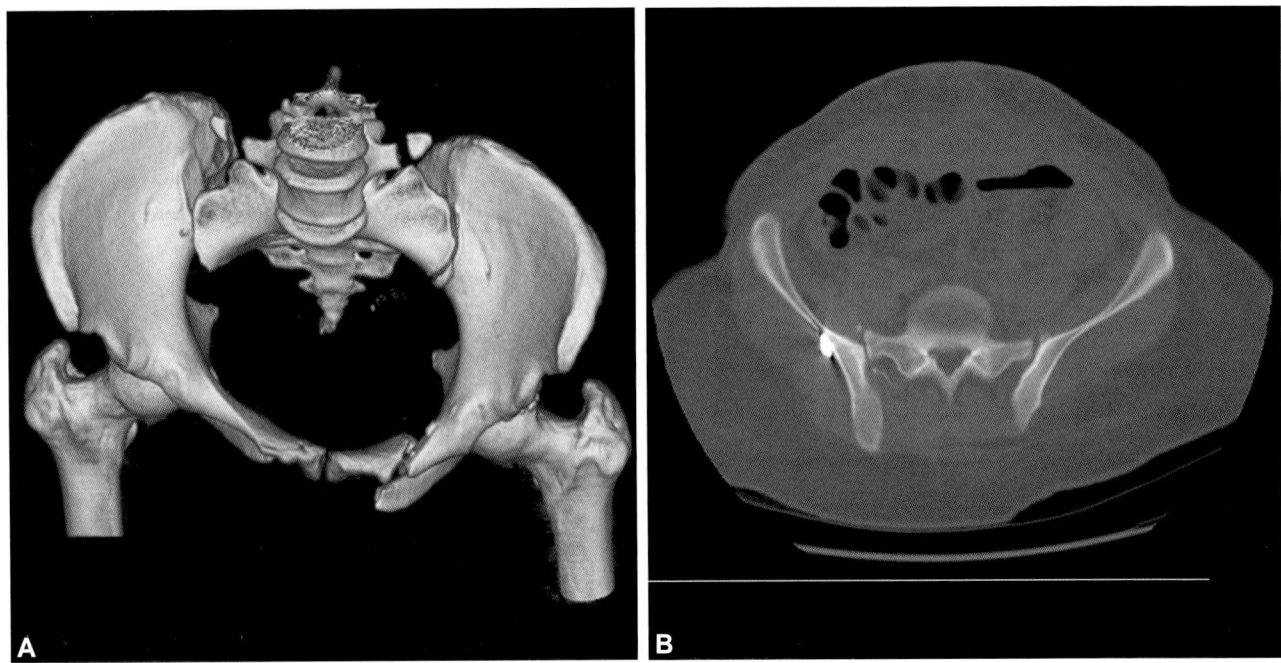

图16.39 固定后复位不良。骶骨相对于髂骨向后移位是应用闭合复位和经皮固定技术固定后最常见的残留畸形
（A）术前三维重建 （B）术后轴位CT图像

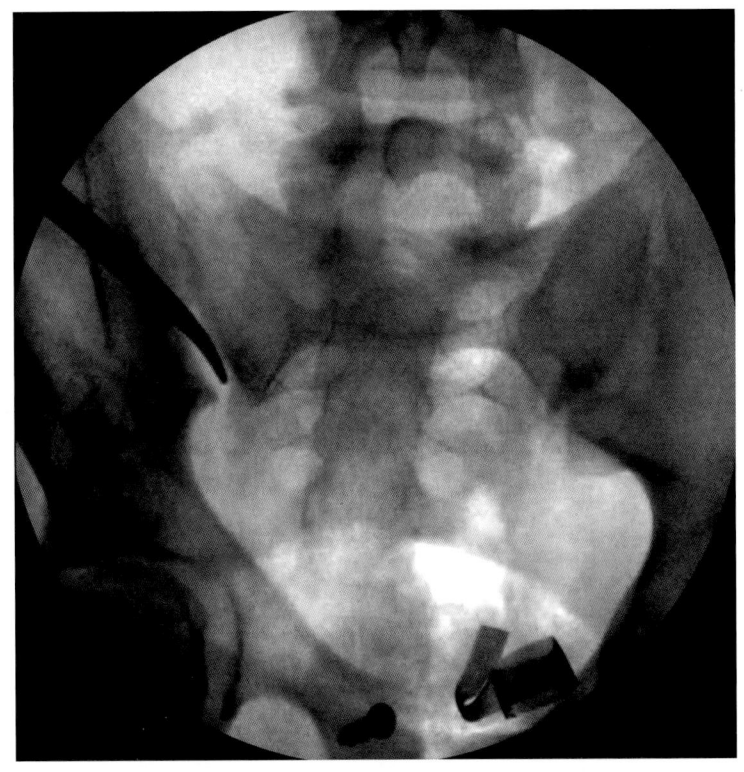

图16.40 骶髂关节内残留的骨软骨碎片可使复位变得复杂
从前方进入骶髂关节，用钳夹出嵌插之软组织和碎片

　　闭合复位操作不成功时，仰卧位下骶髂关节前方开放入路，可提供更直接的复位方法，包括直视下评估复位的准确性（骶髂关节的上方界线）。相对于俯卧位，骨盆后软组织不受到影响，允许同时作骨盆前环入口，这有助于复位。入口邻近腰骶丛神经（L5和S1神经根），需准确评估术前神经功能情况，注意牵引和复位辅助装置的放置位置。这种入路在骶骨骨折时是不合适的，因为不能提供复位和评估的方法。

　　利用Smith–Peterson入路（相当于髂腹股沟入路的外侧窗）显露骶髂关节前方。摆放好同侧下肢，允许髋关节和膝关节屈曲，有助于减轻股神经张力和骨膜剥离及复位操作。在骨盆环边缘做一横行切口，如果需要可向前方延至髂前上棘水平（图16.41）。股外侧皮神经比较容易受损伤，应该寻找、识别和保护好。分离皮下组织，从髂嵴剥离腹外斜肌，然后从髂骨内侧面提起髂肌，向后进行骨膜下剥离至骶髂关节和骶骨岬前部分。检查骶髂关节，取出任何嵌插的骨软骨碎片和软组织。在骶侧钝性剥离和轻柔抬起软组织，应小心避免L5神经根损伤。Hohmann拉钩放置在骶骨岬前后，使术野更清楚。

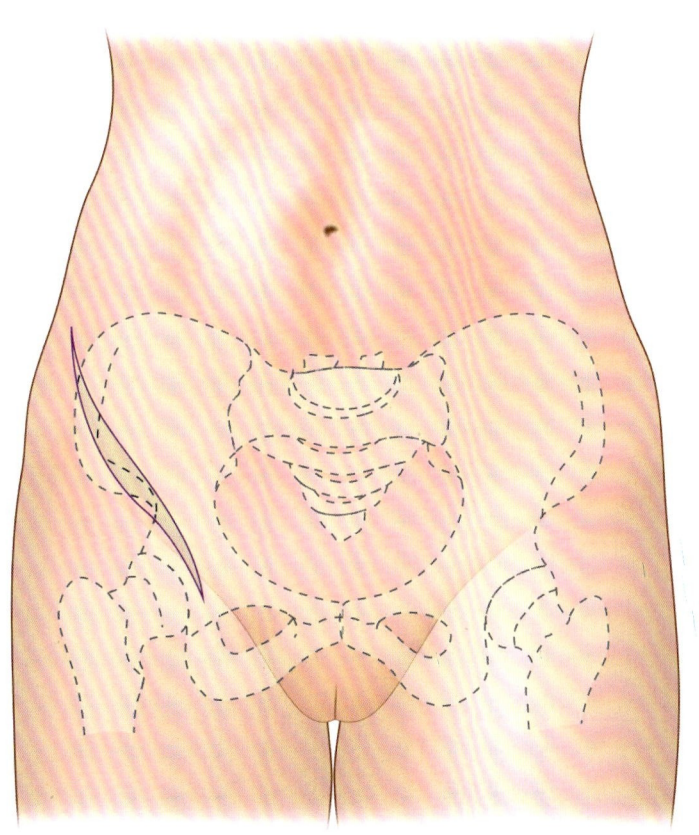

图16.41　骶髂螺钉置入（仰卧位）：骶髂关节（前方）入路

骶髂关节完全分离损伤，多数合并外旋和半骨盆垂直移位畸形。所述的纵向牵引和内旋的间接复位方法，需在透视引导和直视下进行。由于损伤严重、受伤时间长和相当复杂的肌肉力量，更积极直接的复位是有必要的。

非对称复位钳可以有效地进行直接复位（图16.42）。短齿通过阔筋膜张肌起点的一个小切口插入，固定于髂骨翼。长齿放置在骶骨翼前方和L5神经根外侧上方。复位钳辅助复位的另一种方法是使用Farabeuf钳。在骶髂关节两侧分别置入螺钉至骶骨翼和髂骨（图16.43A、B）。在关节复位之前建立两个通道，以确保螺钉通道准确性（与关节平行）。螺钉头保持在一个合适的位置，方便Farabeuf钳使用（图16.43C、D）。无论哪种技术，都必须理解力应用的部位和方向对关节复位的影响。此外，复位钳应用的位置和对软组织的牵拉力不能损伤L5或S1神经根。

在仰卧位进行切开复位固定时，应注意只有骶髂关节最上方和前上方可以评估复位情况。因此，看似复位很好的关节，关节后下部分可能存在不完全复位（图16.44）。选择同时处理骨盆前环时，应避免固定骶髂关节前予前环最终固定。前环不完全复位和手术固定会阻碍后环复位。用复位钳临时固定耻骨联合或前环有助于后环复位，因为临时固定不够牢固，从而不会影响后环复位效果。

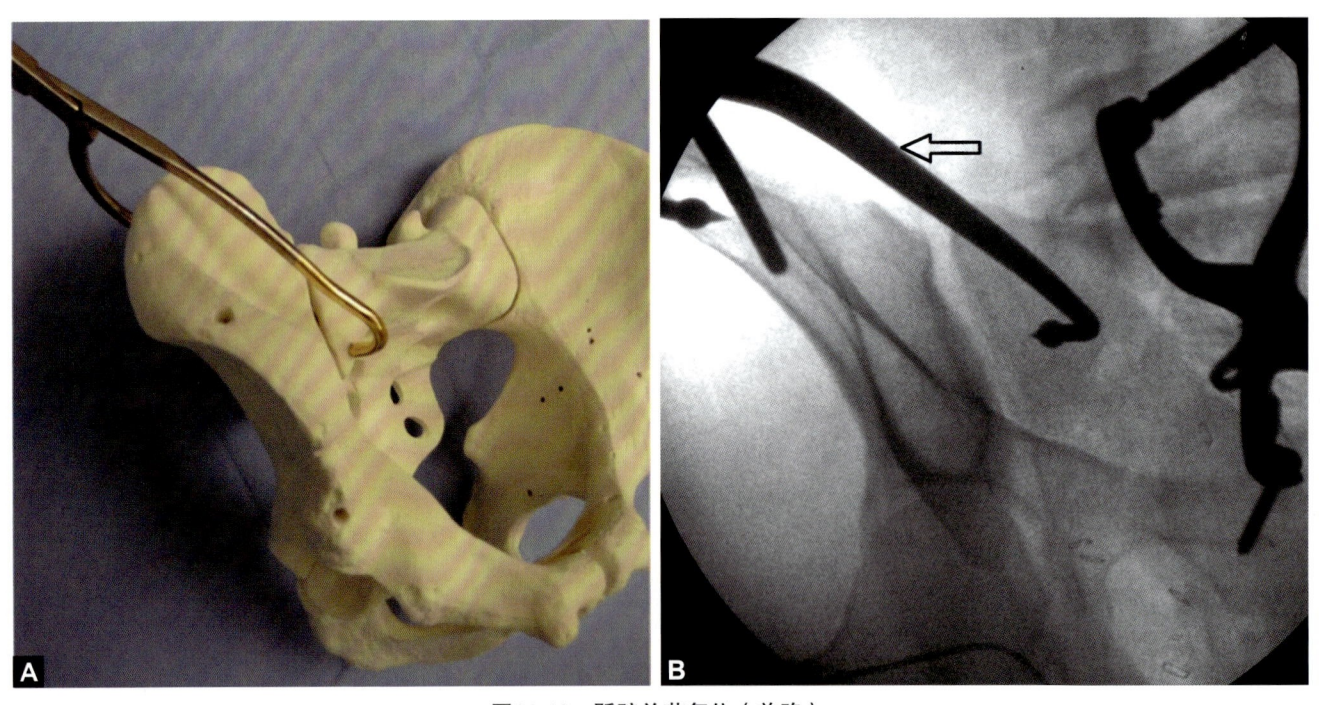

图16.42 骶髂关节复位（前路）
（A）模型描述 （B）术中透视图像

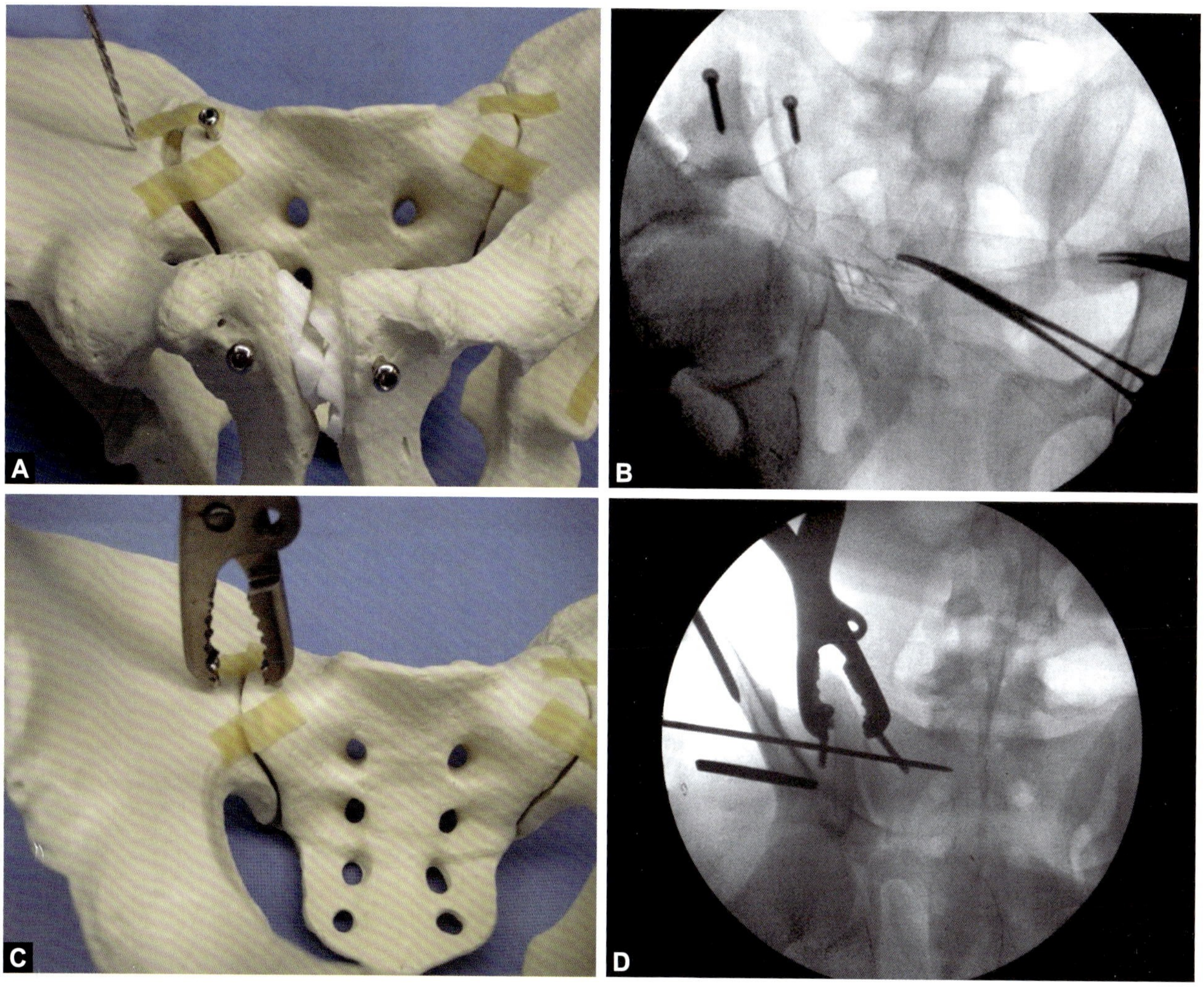

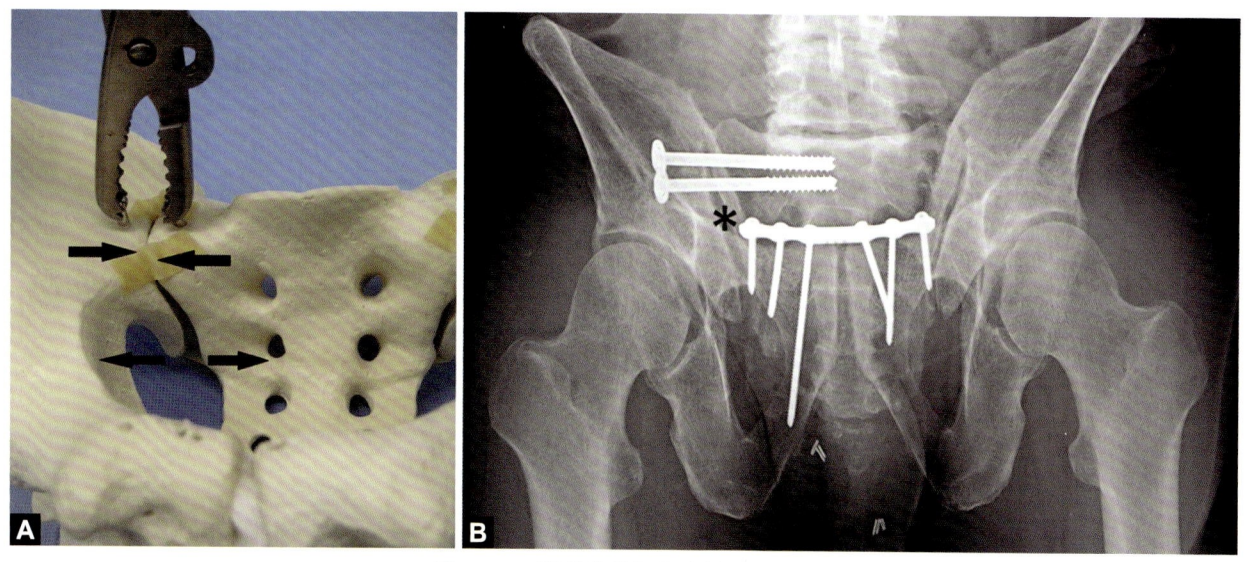

图16.43 骶髂关节复位（前侧入路）
（A、B）螺钉（3.5mm或4.5mm）被置入未复位的骶髂关节两侧
（C、D）使用Farabeuf钳夹住螺钉头，完成复位操作

图16.44 骶髂关节复位（前侧入路）
（A）于前入路在骶骨上方使用复位钳技术，导致骶髂关节后下方复位不良模型
（B）在前入路使用Farabeuf/螺钉复位技术，术后X线片显示骶髂关节（*）下方遗留分离

2. 俯卧位：准备、入路和复位

（1）骶髂螺钉置入的影像

通过开放或闭合技术置入骶髂螺钉，需要对局部软组织和骨性的解剖结构、解剖变异和影像有准确的认识。

准确的了解骶骨上方的形态和局部解剖，可确定患者的骶骨是否拥有容纳螺钉的"安全区"。骨盆后环复位不良和不清晰的影像会妨碍骶髂螺钉的置入。

仔细阅读术前获得的X线片和CT图像。传统的影像评估除骶骨侧位片外，还包括入口位、出口位片的评估。这些评估与骶髂螺钉固定时术中获得的影像有关。任何单侧或双侧变异的骶骨，都会对骶髂螺钉的置入有重要影响。影像学检查需包括术前常规影像和术中固定过程的影像。

骨盆入口位片是通过成像光束向尾端倾斜45°获得。理想的入口位片是第一骶椎椎体重叠成为同心圆（图16.45A）。这使骶骨后凸或矢状位的骶骨骨折的畸形变得不明显，但骶骨岬清晰可见。腰骶联合前方的骨刺可能妨碍骶骨前方的评估。在螺钉置入时，可能显示出一个过大的安全区图像。入口位片还可以辨别骨盆环的不对称，以及嵌插型骶骨骨折或骶髂关节分离。

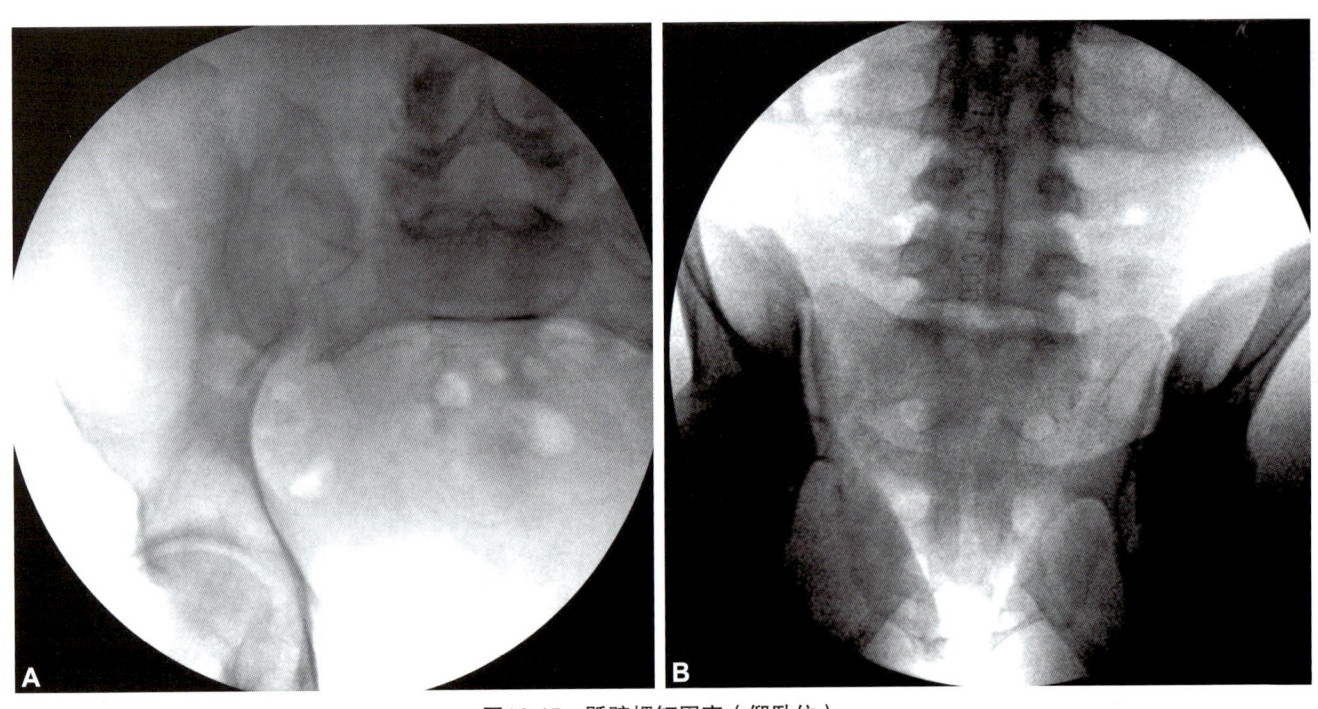

图16.45　骶髂螺钉固定（仰卧位）
（A）入口位片　（B）出口位片

成像光束向头侧倾斜30°～40°可获得骨盆出口位片。当耻骨联合与第二骶骨椎体重叠时是最理想的影像（图16.45B）。出口位片不一定真的垂直（90°）于入口位片，这取决于骶骨形态特征。半骨盆垂直上移和矢状面畸形的损伤可在出口位片观察到。出口位片也可以检查骶孔和骶骨翼上端界限（"骶骨斜坡"）。从影像上看，骶骨的上端实际上只代表骶骨的后部（图16.46A、B）。腰5神经根在斜坡的最上端。如果没有认识到这些，螺钉穿出骨外会导致L5神经根和髂血管的损伤。

虽然在CT轴位图像上能更好地分辨，但从骨盆出口位片也可以观察骶神经孔。这些骨孔来自腰骶椎间盘水平的骶椎管中心的后/上方，前/下方为骶前孔。从X线片上看到的孔道代表骶前孔内上侧骨皮质。

除了上述提及的入口位/出口位片外，也需获得一个真正的骶骨侧位片。在入口位片，腰骶关节前方的骨刺是骶骨岬前缘更精确的评估。当坐骨大切记重叠时，可以得到标准的影像图（图16.46C）。应该注意的是，离X线光束太近会导致大切记和髋关节放大，妨碍重叠影像的观察。任何残留的骨折畸形或复位不良将会影响侧位片的观察。在骨盆复位良好的情况下，可使双侧髂骨皮质密度重叠而获得标准侧位片。骶骨翼表面（"骶骨斜坡"）有腰5神经根通过。在影像上呈现倾斜的髂骨皮质密度，可确认骶髂螺钉拧入的安全区。相关影像解剖的识别可确认骶骨翼斜坡前方。这有助于在螺钉置入过程中减少神经和内脏损伤。

（2）骶髂螺钉置入技术

清晰的透视影像是螺钉固定安全、有效的先决条件。术中肠内造影剂残留、肠气、患者体位和肥胖可能影响不同解剖标志物的显像，导致这些解剖不清楚。清晰的透视应该在气管插管和全身麻醉前完成。复位程度的确认同样重要，特别是在骶骨骨折的处理。仅10mm的骨折移位就会妨碍骶髂螺钉的置入，同时危及相邻的神经和血管结构。

C型臂和技师在需要透视的半骨盆对面，使医生和技师无视野阻挡。如之前所描述的，透视倾斜影像（入口位和出口位）可以像上文描述的那样获得，而C型臂倾斜的角度也可记录下来，以便重复操作。C型臂旋转的弧度由患者骶椎后凸决定。除此之外，也要仔细观察术中侧位片以确保准确和清晰。

在确定最佳入口位和出口位的过程中，在准备的手术部位绘制线条（图16.47）。线条相互垂直，作为成像的统一参考。C型臂的位置以手术台为参照，用胶布在地板上作标志。

皮肤标志有助于确立经皮螺钉置入的起始位置（图16.48）。在手术部位画一条从髂前上棘垂直与地面的线。接下来，沿着股骨干画一条相交线，建立了4个象限，其后上象限作为手术皮肤起始位置。在双平面透视控制下，小的克氏针直接通过这个象限的外展肌肉到达髂骨的侧表面。确定了合适的进针点和方向，并在克氏针上安装1个钻孔导向器（2mm）。接着末端有螺纹的2mm空心螺钉导针代替克氏针。钻孔导向器作用是保护软组织，并有助于在进入髂骨的过程中，在操纵螺纹针的同时进行方向的调整。在这些操作的过程中，应该建立和保护软组织通道。应充分扩大该通道，使螺钉和垫圈能够畅通无阻地置入。

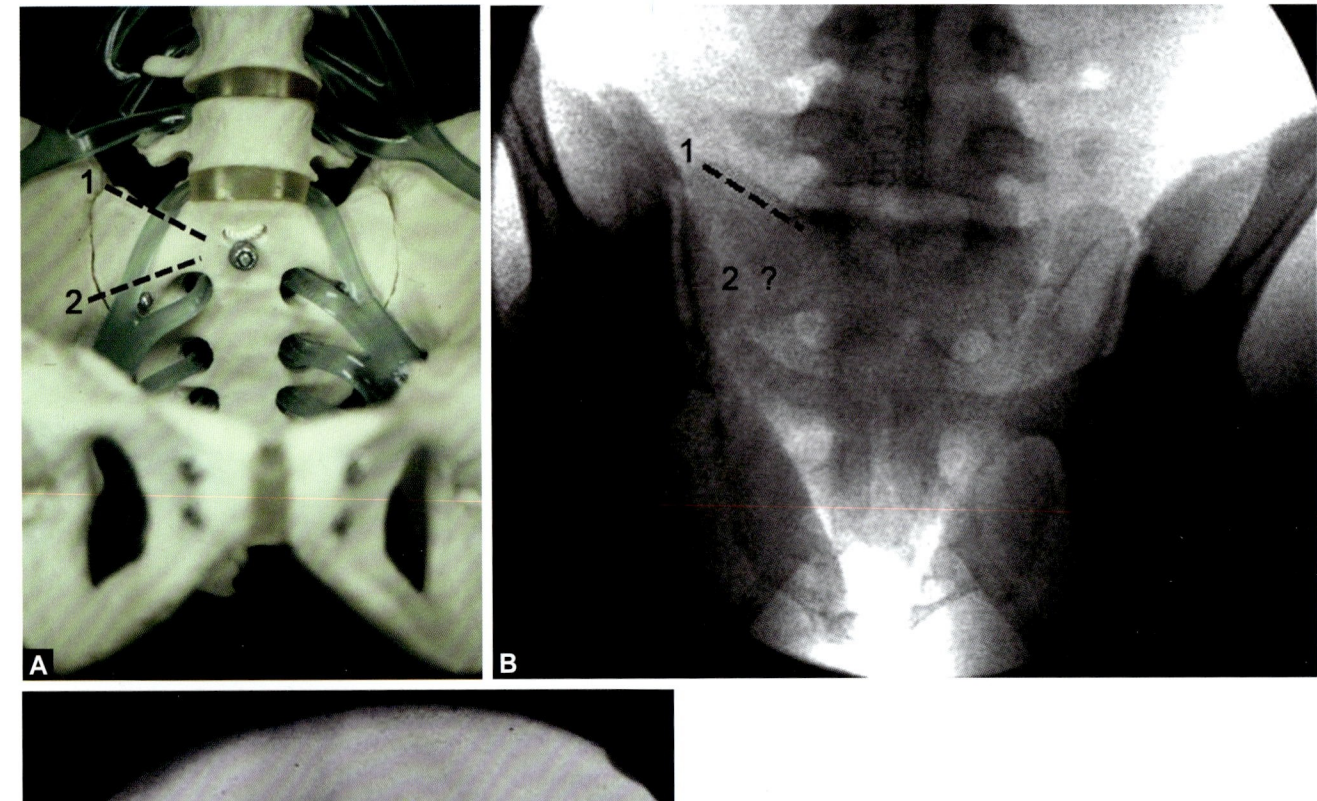

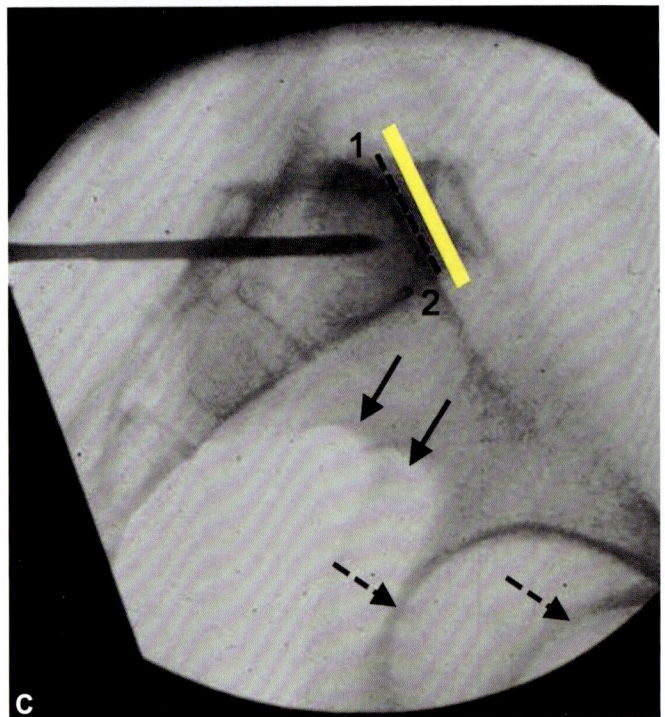

图16.46　骶髂螺钉固定（仰卧位）

（A）模型：骶骨翼斜坡　（B）出口位X线片：骶翼斜坡的最下端无法显示

（C）骶骨侧位X线片：坐骨大切迹（实线箭头）和髋关节（虚线箭头）重叠

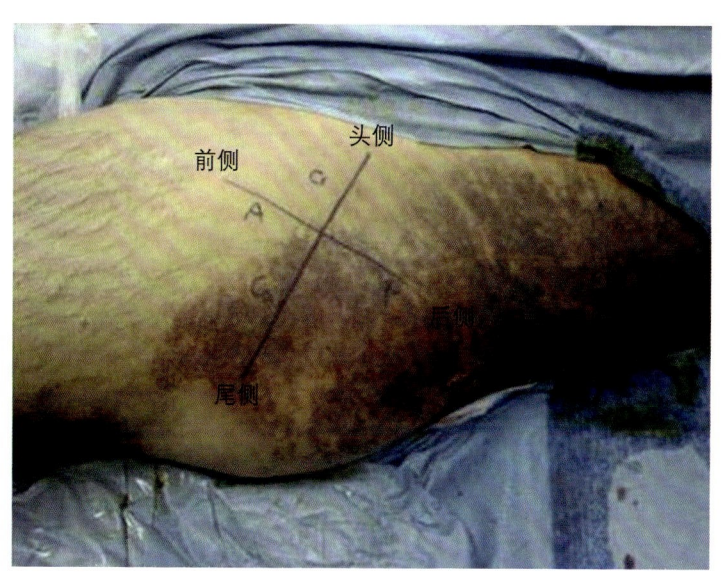

图16.47　骶髂螺钉固定（仰卧位）
在手术部位画线以便摆放最佳的C型臂位置（左半骨盆）

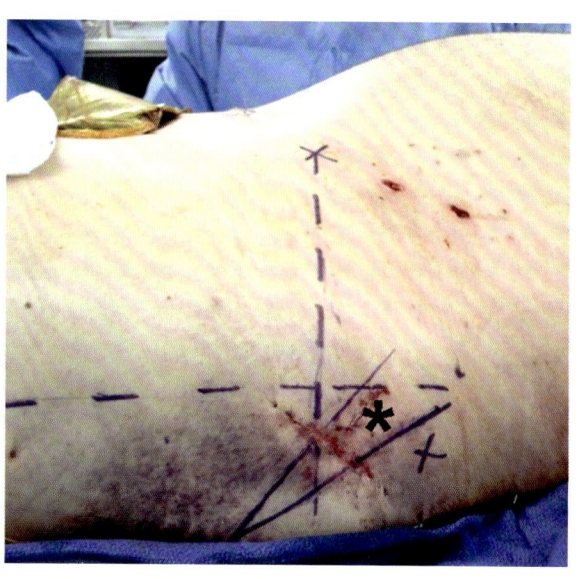

图16.48　骶髂螺钉置入位置的标记（仰卧位）

导针的进针点和置入过程可以通过骶骨3个位置的X线片进行监测。入口位X线片确定了与骶椎管和椎体前缘之间的进针位置，而出口位X线片确定导针与S1神经孔的距离（图16.49A、B）。针尖位于骶骨翼尾部与骶骨斜坡之间的位置能在骶骨侧位X线片上确认（图16.49C）。

在此期间，导针将会继续前进，直到在出口位X线片上显示到达了S1神经孔的上方和外侧。这时在骶骨侧位X线片上可以确认导针与髂骨皮质密度（ICD）的关系。在侧位X线片上，导针的针尖应该是位于ICD的尾部和后部（图16.46C）。这证实了骶骨斜坡下的安全位置，进一步保证了针尖在神经管的上方（也可以在真正的骶骨侧位片上看到），但在椎体前方皮质之后。在正常的骶骨近端正确地置入，螺钉将位于"安全区"内。这是一个椭圆状的通道，上方是骶骨翼斜坡，下方是骶神经根管的上端。

根据螺钉的用途和功能，将导针进到S1椎体或对侧骶骨翼上。测量导针深度及扩孔。有时，如果导针尖在扩孔钻上弯曲或被嵌顿，可能会不自主地导致导针在扩孔钻前方前进。因此，为了识别这种情况并防止置入骨盆内，钻孔器（和螺钉）应在透视下进行置入。

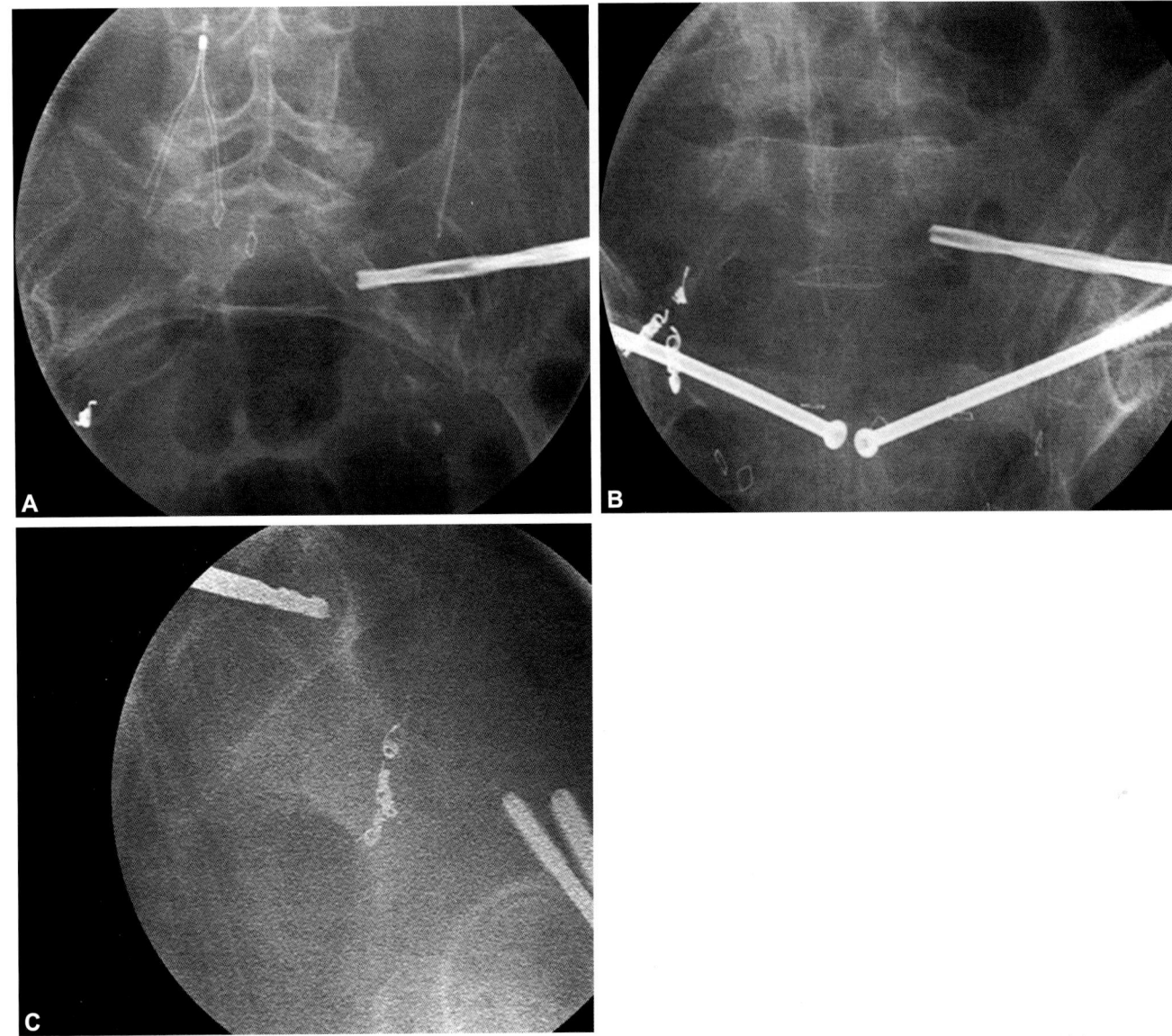

图16.49　骶髂螺钉固定（仰卧位）

（A）入口位可确认导针与骶椎管和椎体前缘之间的位置　（B）出口位可确认导针与S1神经孔的位置
（C）骶骨侧位片可确认导针与髂骨皮质密度之间的位置

　　在导针上置入1枚长度适合的7mm空心螺钉及垫圈。过度的拧紧会使螺钉穿出髂骨外皮质。为了发现和预防这种情况，螺钉置入的最后阶段是通过球管"旋转"透视（图16.50A、B）来确认。为了获得此图像，C型臂在患者身上旋转20°～30°，向尾侧稍倾斜（闭孔入口位片）。这提供了一个髂骨后侧的切线图（图16.50C）。当完全拧紧的时候，垫圈会变平，最后用X线片评估复位和固定效果，关闭伤口和贴敷料。

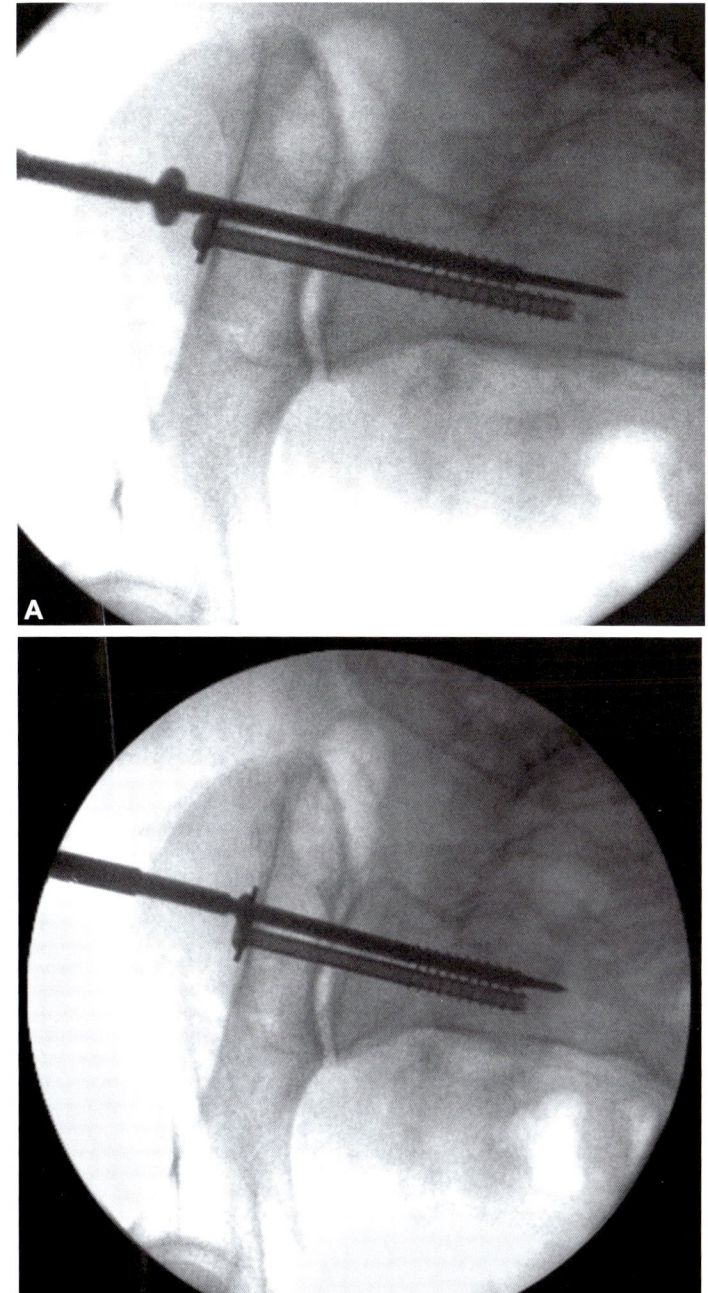

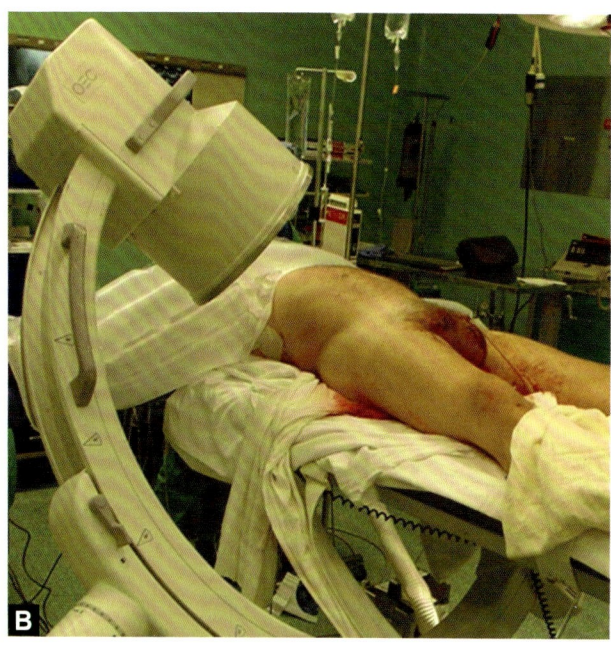

图16.50　骶髂螺钉固定

（A）X线片

（B）术中显示

（C）X线片

为了避免螺钉穿出髂骨外皮质，应在"旋转"位透视下使螺钉进入，直到其全部拧入为止

（3）骶髂关节和骶骨骨折"类型"的螺钉

骶髂螺钉最理想置入方向是垂直于骨折线。由于骶髂关节损伤和骶骨骨折分别发生在不同的平面上（分别是斜面和矢状面），进针点和轨迹各不相同。因此，螺钉的方向和长度在骶髂关节和骶骨骨折"类型"的螺钉上有所不同。两者有几处共同的问题需要说明。首先，螺钉在骶骨椎体的抗拔出力优于骶骨翼。其次，第1枚螺钉安置在骶骨的前下方，以便容纳其他的螺钉。

（4）骶髂关节型螺钉

螺钉与关节垂直，在矢状位和冠状位平面上，骶髂关节型螺钉的方向是有轴向倾斜的。相对于骶骨骨折，螺钉进针点更接近髂骨的后尾部，进针方向偏向头侧和前侧（图16.51A、B）。它们位于骶髂关节前方的软骨表面的后方，且不对其造成损害。理想的位置是在S1椎体之内，位于S1神经孔之上，L5～S1椎间盘末端之下。由于位置倾斜，这些螺钉不应该越过前中线，否则有突出骨外的风险。选择螺纹长度为32mm的部分螺纹松质骨螺钉，可提供骶髂关节所需的加压。如果适当的调整，会更好的微调复位。另一枚全螺纹非加压螺钉对椎体结构提供支撑。

（5）骶骨骨折型螺钉

与骶髂关节损伤不同，骶骨骨折通常发生在矢状面。这有利于水平方向的螺钉穿透骶髂关节的软骨结构（图16.51）。因此，允许使用更长的螺钉。与骶髂关节脱位相比，由于骶骨骨折的螺钉位置更靠中心，这有更多的益处。当不需要加压时，为避免神经损伤，全螺纹螺钉更适合经骶孔的骨折。

骨盆后环骨性结构的变异被称为"骶骨畸形"，占人口的30%～40%。骶骨形态学异常使得骶髂螺钉置入更加复杂，螺钉置入的安全区的大小和角度是不同的，而且可能难以调节。这些骶骨的异常虽然不典型，但是相当一致（图16.52）。符合畸形标准的特点包括：①骶骨翼的倾斜角度改变；②在出口位片上，髂嵴和腰骶椎间盘平行；③萎缩的横突（"乳头体"）倾斜；④骶神经孔的前孔非圆形；⑤第一骶椎和第二骶椎之间残留不完整的椎间盘。

骶骨先天性畸形可能只出现骶骨形态的一个改变，因此不需要满足所有标准。第一和第二骶椎的安全区周围均有重要的神经血管结构，在前上方为腰骶神经根，在后下方为椎管和骶神经根。在畸形的骶骨中错误地置入螺钉可导致这些结构受损。因此也常常需要改变螺钉置入的方式。第一骶椎与第二骶椎的骶髂螺钉入点、轨迹和长度有差异，且正常与变异的骶椎也不同。需要改进的螺钉置入技术要求外科医生对这些形态学变化和影像学的相关因素有一个全面的理解。

畸形的第一骶椎区域明显比正常的更小更倾斜（图16.53）。从尾侧到头侧及从后方到前方更倾斜。此外，其安全区横截面积缩小＞30%。在轴位（入口位）或冠状位（出口位）透视下，这种联合的变异妨碍螺钉横向置入。虽然路径狭窄和倾斜，畸形的第一骶椎通常在解剖上能够容纳1枚方向正确的螺钉。这要求髂骨皮质外侧进针点更靠后尾侧，轨迹适度倾斜（图16.54）。螺钉长度受所需螺钉的倾斜方向和骶椎前方皮质的限制。

当畸形的第一骶椎解剖上的螺钉通道（轴位和冠状位）倾斜时，第2骶椎通道却是垂直的。同正常的相比，第2骶椎安全区的横截面比畸形的第一骶椎还要大1倍。它的宽大和横向方向可允许更长的螺钉。第2骶椎潜在螺钉通道允许螺钉放置到对侧髂骨皮质的外侧。畸形第2骶椎允许螺钉安全通过神经孔和翼状区域。总之，畸形骶骨有几个独特而相关的形态学特征。理解了后骨盆畸形的结构，才能进行多平面骶髂螺钉的固定。

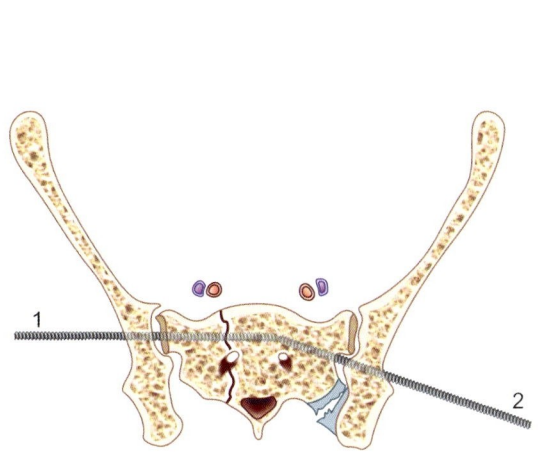

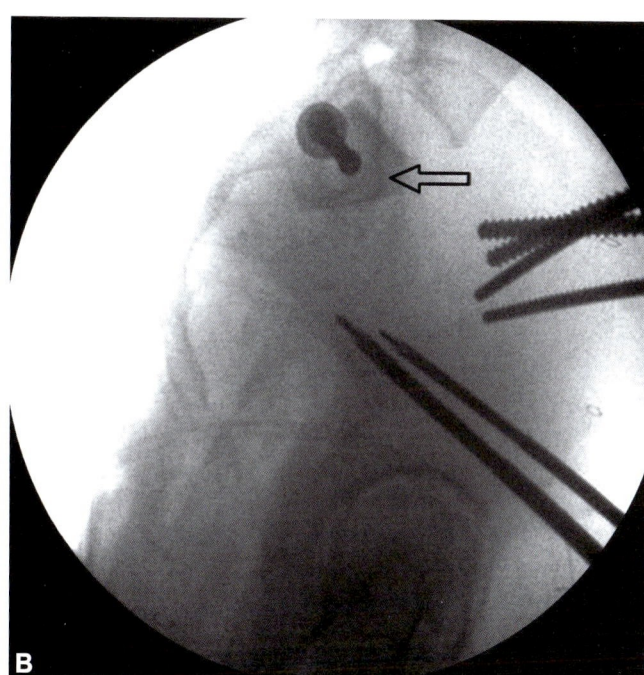

图16.51　骶髂螺钉固定（仰卧位）

（A）骶骨骨折与骶髂关节"型"螺钉：骶骨骨折型螺钉（1）方向水平，垂直固定骶骨；骶髂关节型螺钉（2）轴向倾斜（矢状位和冠状位平面），垂直固定骶髂关节。髂骨皮质密度（空白箭头）和椎体前缘（骶骨侧位X线片）

（B）骶髂关节型螺钉　（C）骶骨骨折型螺钉

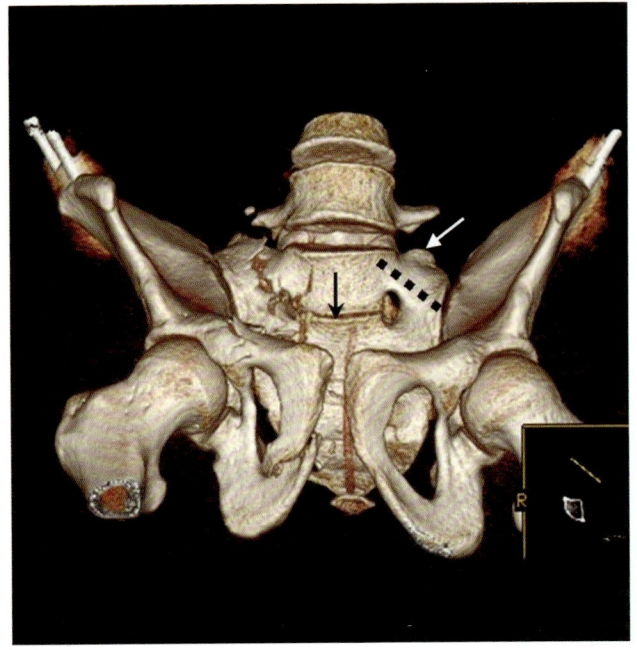

图16.52　骶骨畸形

骶骨翼（虚线）：在出口位X线片上髂嵴和腰骶椎间盘同一水
平线；"乳头体"（白色箭头）；不完整的残余椎间盘
间隙在第一骶椎与第二骶椎之间（黑色箭头）

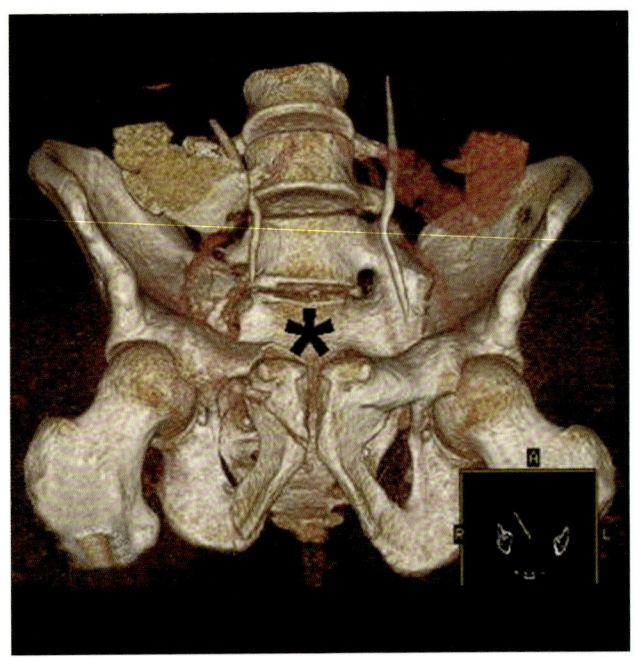

图16.53　骶骨畸形

第一骶椎比正常更小及更斜。第二骶椎（＊）畸形骶骨的通道
大于第一骶椎，方向更垂直

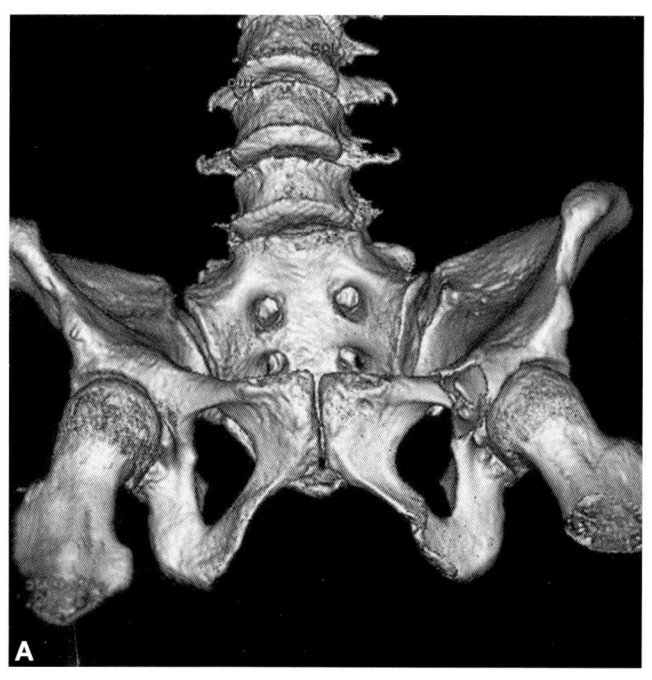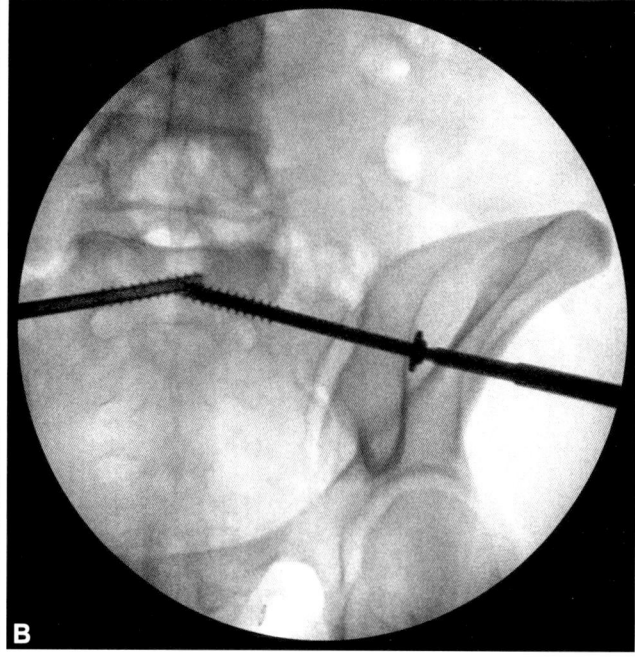

图16.54　骶骨畸形

（A）螺钉不能横向置入畸形第1骶椎　（B）螺钉置入畸形第1骶椎

（6）S2螺钉

对特定损伤类型的最佳螺钉的长度和数量仍不明确。多平面不稳定损伤与较高的固定失败率相关。置入更多、更长的螺钉能够加强结构的稳定性（图16.55A）。某些患者受椎体大小的限制，可妨碍将多枚螺钉置入正常的骶1椎体。置入螺钉的顺序是重要的，只有这样才能确保两者位于骨间安全区内和骶翼斜坡之下（图16.55B）。

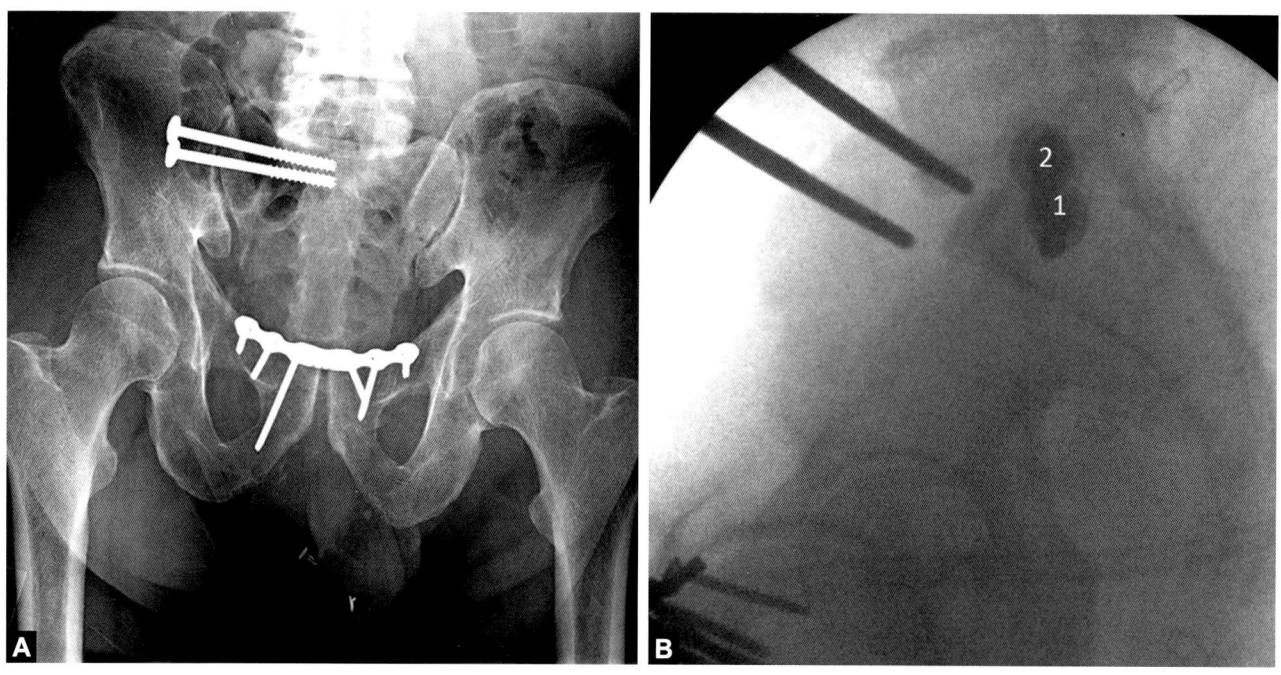

图16.55　骶骨畸形

（A）除了小和畸形的骶骨之外，第1骶椎可以容纳2枚螺钉　（B）置入螺钉

虽然第2骶椎（S2）椎体相对较小，置钉时有神经根损伤的风险，但仍是理想的螺钉置入部位（图16.56）。患者的手术选择是基于术前CT证实有充足的骨容积。在尸体的生物力学研究中，当研究了负荷和旋转的影响时，2枚螺钉优于单枚螺钉固定。这与螺钉位置无关（2枚固定在S1与在S1、S2各固定1枚相比，力学强度相当）。该模型的设计以1区椎间孔外非粉碎性、稳定的骨折为模型。Griffin等在临床研究中主要关注经皮骶髂螺钉处理垂直型骶骨骨折，而不管螺钉的数量、长度和排列。

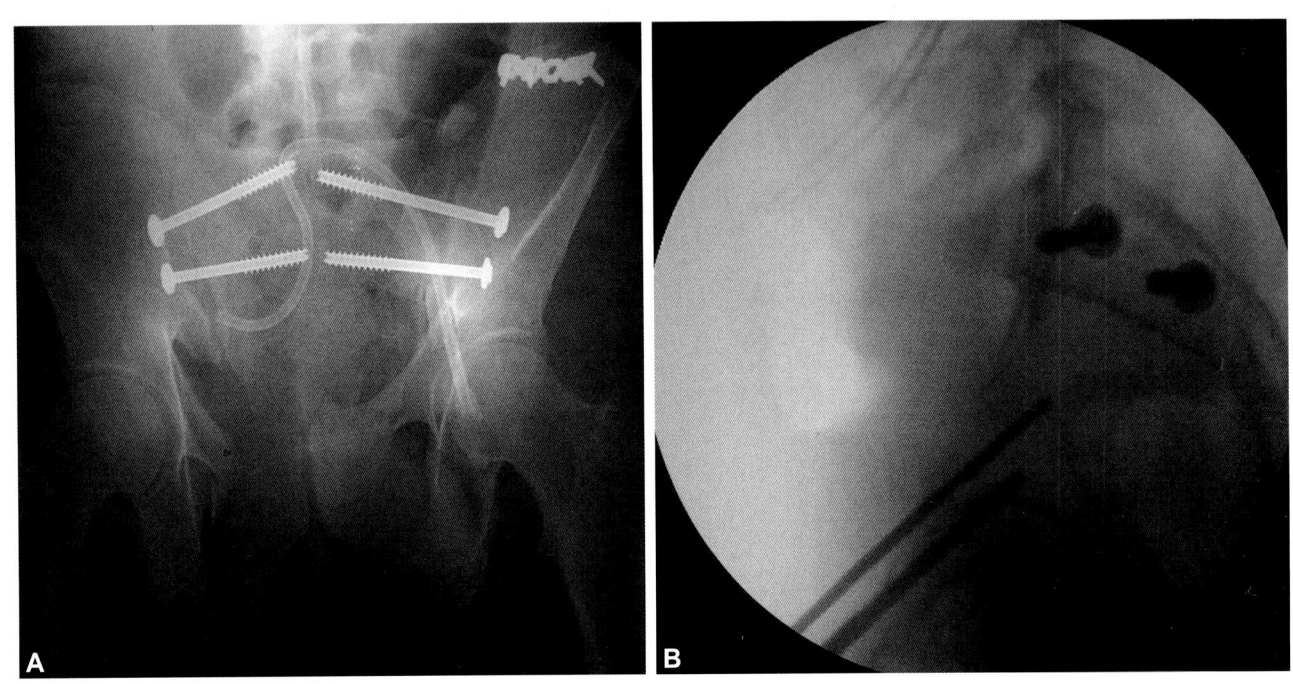

图16.56　双侧S1和S2螺钉固定
（A）出口位X线片　（B）骶骨侧位X线片

（7）经髂骨-经骶骨螺钉

骶髂螺钉用于骶骨骨折固定时，通常从骶骨皮层外侧置入第1骶骨翼或骶骨体的安全区。损伤两侧可有2或3层皮质固定，损伤中间没有或只有1层皮质固定。螺钉终止于对侧骶骨翼松质骨有固定失败的风险，因为其骨密度远小于骶骨体。这种"不平衡"的结构，应力垂直于内植物轴线时，可证明在某些不稳定的损伤中固定是不牢靠的。在存在明显的粉碎或骨质疏松时，这些螺钉不能提供足够的固定，使得复位丢失。螺钉的长度在骶骨骨折中尤其重要，相对于较长、合适的螺钉，较短的螺钉不能提供足够的固定强度。

长的骶髂螺钉可以提供更好的固定，因为有一个较长的力臂，因此对旋转和垂直剪应力有较大的抵抗力。一个经骶骨螺钉的通道，从一侧髂骨穿过骶髂关节，再穿过骶骨体和另一侧的骶髂关节，于对侧髂骨皮质出来，可以增加固定的强度（图16.57A）。将对侧完整的骶髂关节内侧的皮质骨与损伤部位固定，可提高固定和减少复位丢失。这可以在损伤的远端提供皮质骨固定，并允许置入较长的内植物。力臂和螺钉远端把持力均可变大。在骨质疏松症、严重的骨盆后环不稳、脊柱骨盆分离（U形或H形骶骨骨折）预期活动不良、双侧后骨盆损伤、骨折不愈合/固定物翻修时，这些"经髂骨-经骶骨螺钉"是有益的。

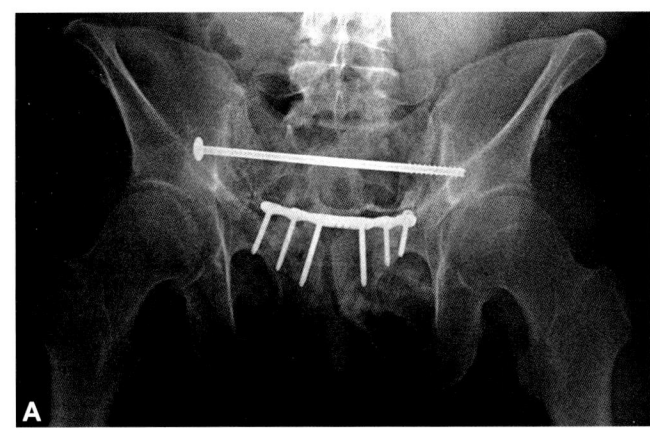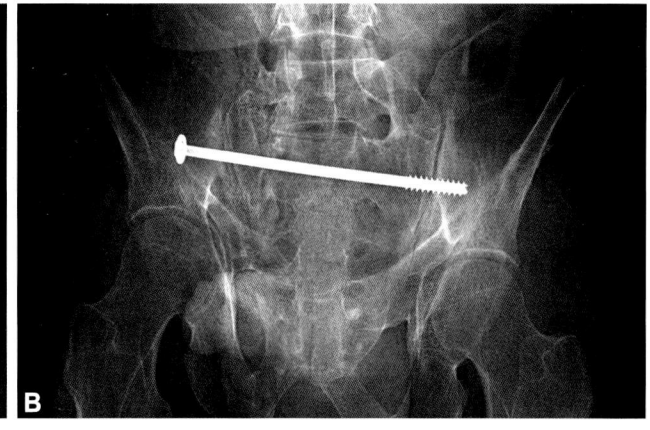

图16.57 骶髂螺钉固定
（A）经髂骨−经骶骨螺钉（第1骶椎）非畸形骶骨 （B）经髂骨−经骶骨螺钉（第2骶椎）畸形骶骨

经髂骨−经骶骨螺钉从患侧半骨盆的髂骨置入，通过骶骨体和双侧骶骨翼，从对侧髂骨骨皮质穿出。安全通道需要仔细的术前规划，确保螺钉横跨两侧骶骨翼区域。为了确保患者的解剖结构能容纳全长螺钉，必须认真阅读术前CT图像。骶1和骶2包含的通道已被研究。如前所述，在畸形骶骨中经髂骨−经骶骨螺钉置入时可用的骨容量，第2骶椎大于第1骶椎。与非畸形骶骨的骶2椎体相比，畸形的第2骶椎的横向安全区域范围更大。因此，在骶骨畸形的患者中，经髂骨−经骶骨螺钉专门用于骶2椎体固定（图16.57B）。

骨盆入口和出口位透视以及骶骨侧位片常用于骶1或骶2椎体。第1骶椎螺钉的起始轨迹是完全横向的，在出口X线位片上位于神经孔上方，在入口位X线片上位于骶骨前皮质的后方（图16.58A）。与骶髂螺钉的倾斜轨道相比，髂骨的起点稍偏前，预计的螺钉轨道平行于横轴和垂直于椎体长轴。由于骶骨翼前方斜坡，螺钉应避免置入双侧骶骨翼尾部和前方。骶1和骶2目标轨迹是相似的。在相同或相邻椎体水平，初始螺钉的放置位置可允许第2枚螺钉置入且平行经髂骶−经骶骨螺钉。这增强了矢状面旋转和整体结构的稳定性。

放置导针和置入螺钉均通过骨盆入口和出口位连续和渐进的透视图像进行监测。在越过近端和远端的骶神经根隧道之前，要获得一个真正的骶骨侧位X线片，以确保螺钉安全放置。导针前进，直到穿出对侧髂皮质（图16.58B）。这使得无论用基于导针的测深器还是用另外1枚相同长度的导针都能准确地评估螺钉的长度（图16.58C）。全螺纹螺钉对于经神经孔的粉碎性骶骨骨折是首选。轻微向尾部倾斜（"旋转"图像）的双侧独立倾斜透视图像也需获得。这可为后外侧髂骨皮质提供一个相交的透视，以确认准确的螺钉长度（健侧半骨盆视图）（图16.59A）和无螺钉头的突出（患侧半骨盆视图）（图16.59B）。透视侧位X线片（图16.59C）在整个过程中确认容纳螺钉的骨内"安全区"。

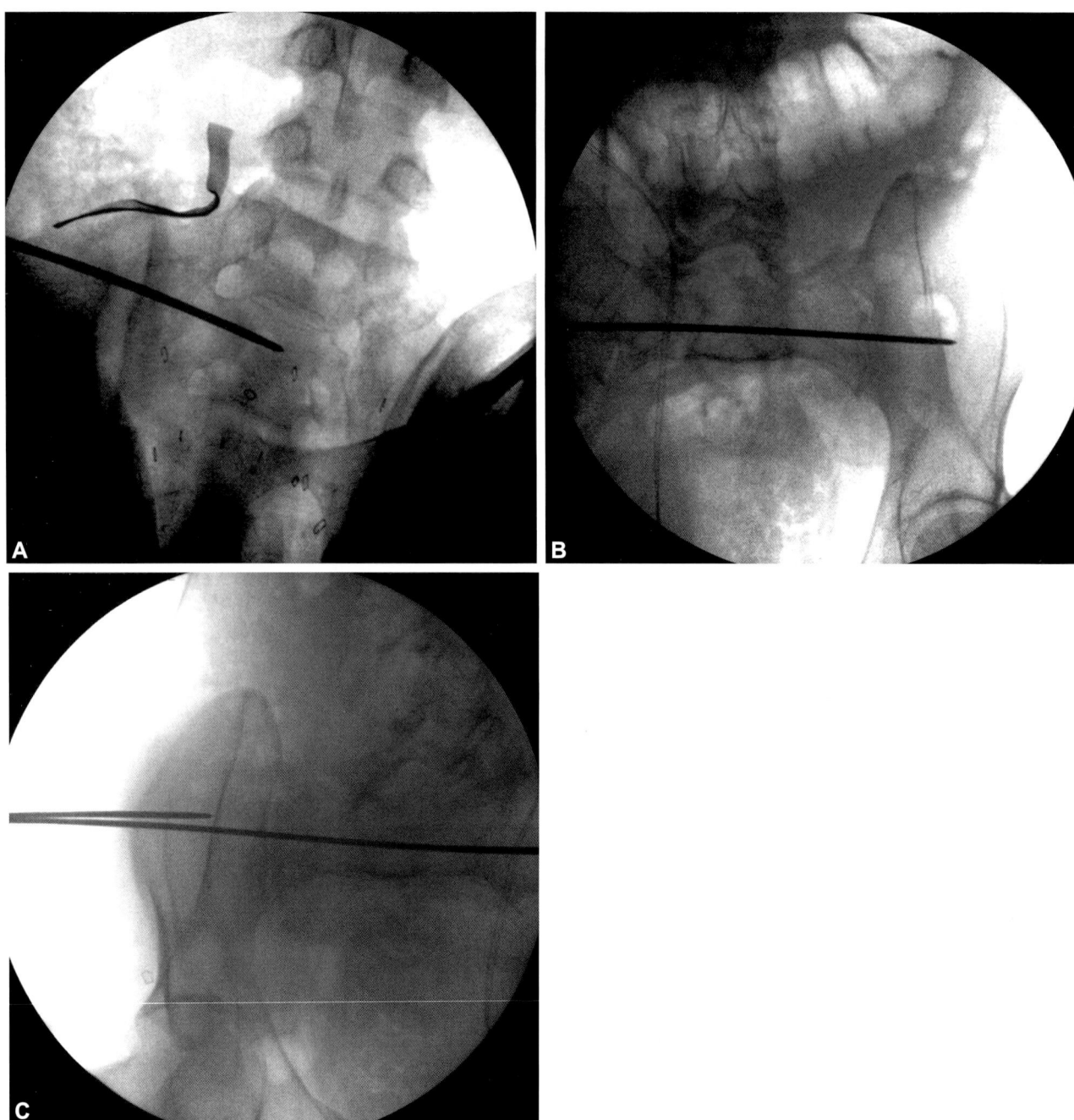

图16.58　经髂骨-经骶骨螺钉固定畸形骶骨（第2骶椎）

（A）在神经孔的上方，导针穿入第2骶椎　（B）导针必须保持在轴位上是横向通过（闭孔入口位）

（C）相同长度的导针测量螺钉长度

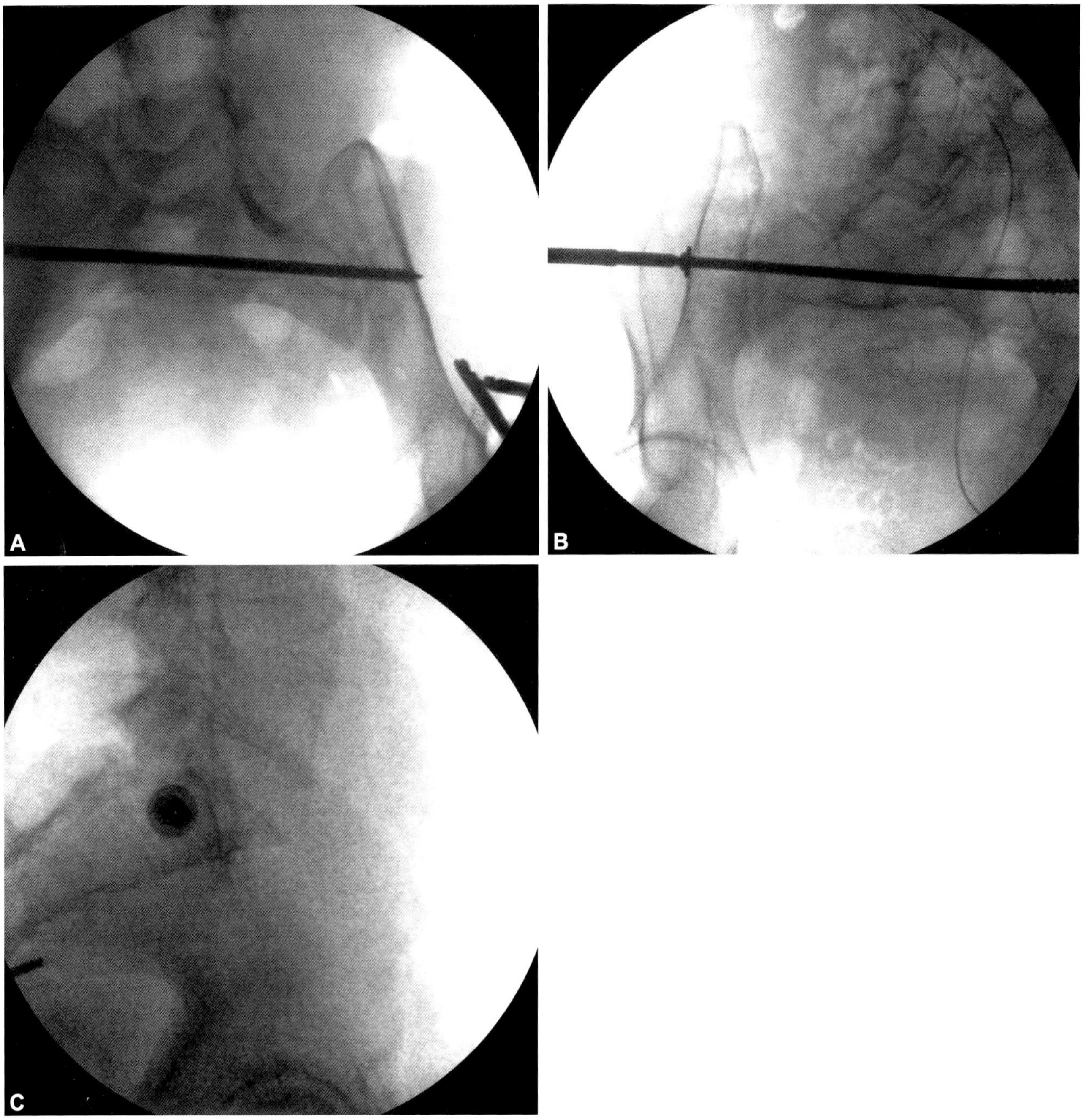

图16.59 经髂骨−经骶骨螺钉固定

（A）健侧半骨盆的闭孔入口位

（B）患侧半骨盆的透视图像可确认螺钉充分"就位"，螺钉头未穿入骨盆内可确认螺钉正常"就位"

（C）骶骨侧位X线片

　　如果经髂骨−经骶骨螺钉置入操作得当，是一种有效的技术，没有过多的危险性，并可用于各种情况。在开始手术前，必须确认有足够长度的螺钉库存。这种技术固有的缺点包括一个较小的可用骨容积（相较于常规骶髂螺钉置入）和螺钉置入的精度要求高（图16.60）。另外相关的缺点是对侧半骨盆的没有累及骶髂关节的其他损伤。

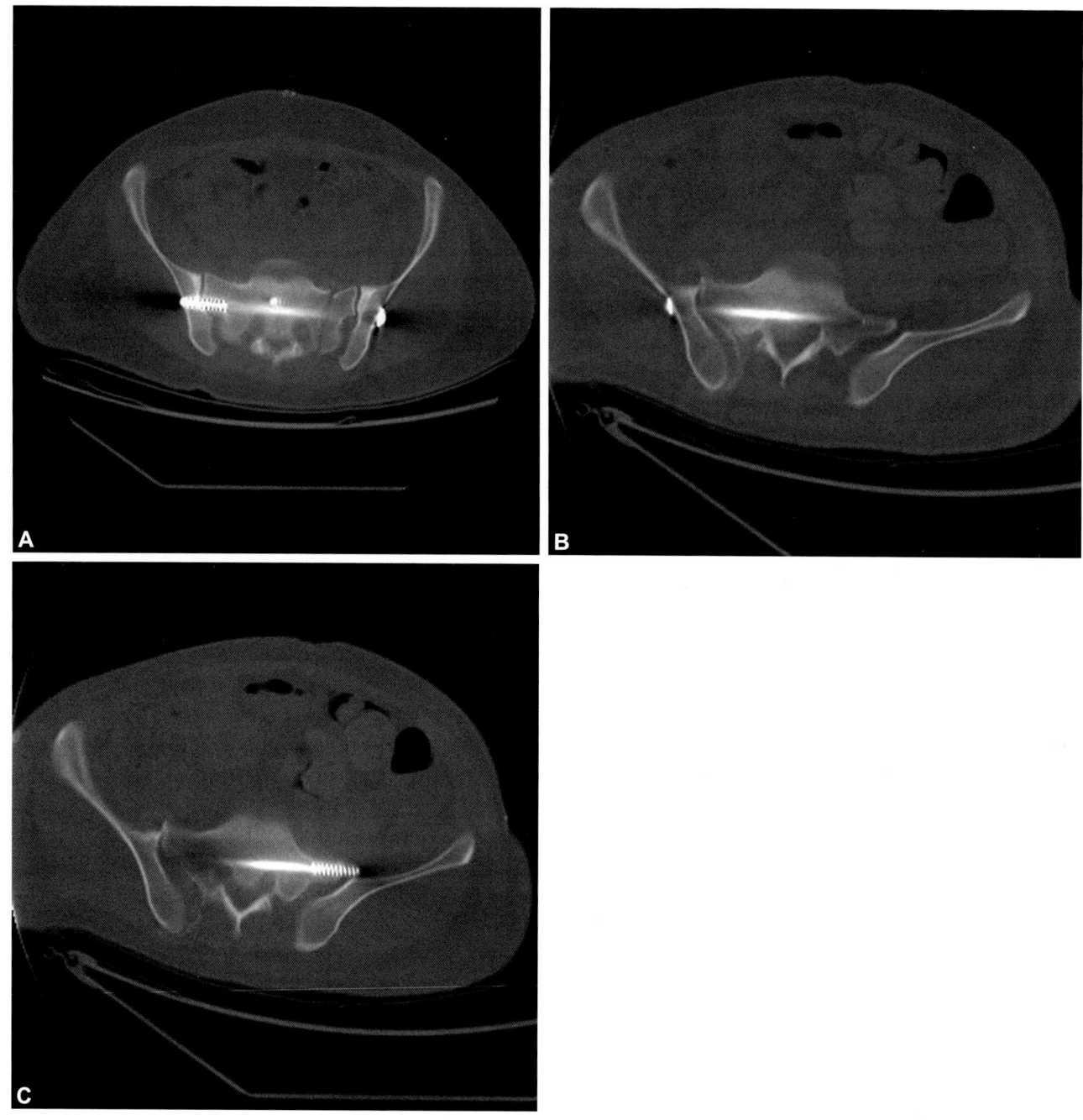

图16.60 经髂骨-经骶骨螺钉固定

（A）正确的螺钉位置（右骶骨1区骨折；术后轴位CT图像）

（B、C）错误的螺钉位置

骶髂关节螺钉固定的经验与教训：

（1）骶髂关节螺钉的安全放置需要适当的定位和影像。

（2）头后侧的半骨盆移位需要同侧股骨牵引复位。

（3）骨盆复位可用外固定、床单或绑带固定下肢于内旋位。

（4）应特别注意解剖变异，如骶骨畸形，可以防止错误置入螺钉，如经S1椎体的骶骨螺钉。

七、典型并发症案例

例1：骶髂关节螺钉治疗骶髂关节骨折脱位复位不良

骶髂关节螺钉固定后环损伤时，即需要复位技术，又需要对后纵韧带的稳定性有正确的判断。虽然使用骶髂关节螺钉可以获得令人满意的固定效果，但过度加压和内旋却是外科医生应该注意的问题。

26岁，男性，因机动车碰撞导致骨盆损伤，如图16.61所示。医生错误地认为右侧半骨盆后方韧带是完整的，也低估了左侧半骨盆的损伤（图16.61B）。最初的固定方式包括用经皮骶髂螺钉固定右侧半骨盆和耻骨联合钢板（图16.61C）。在手术过程中，透视显示左侧骶髂关节分离。左半骨盆使用骶髂关节"类型"螺钉经皮置入（图16.61D）。将右半骨盆固定在一个过度内旋的位置使左骶髂关节无法获得解剖复位。术后X线片显示了右半骨盆内移位，超过了矢状位中线（图16.61E）。这就迫使左侧半骨盆处在持续外旋复位不良的状态。

不稳定骨盆环的固定，要求对侧半骨盆完整、稳定，如果不稳定，则需恢复稳定。在下列案例中也发生图16.61A～E中概述的情况，同时展示了如何处理这些情况。在这案例中，一名36岁的女性因机动车碰撞，造成骨盆环损伤，如图16.62A所示。图16.62B、C的CT提示左侧半骨盆可能存在垂直不稳定，且合并左侧骶髂关节完全分离。除了右腰5横突骨折，右侧半骨盆没有明显的损伤。髋臼上缘结构提供了骨盆稳定。透视显示右侧骶髂关节分离（图16.62D）。带有操纵杆的克氏针可帮助右侧骶髂关节解剖复位（图16.62E）。假设耻骨联合在正中矢状位时，左骶髂关节仍存在移位。可用骶髂关节型加压螺钉稳定右侧骶髂关节（图16.62F），使右侧半骨盆恢复稳定和复位。然后左侧半骨盆重建可以此作为基础。通过使用骶髂关节开放复位固定恢复左侧半骨盆的重建（左前方骶髂关节钢板和骶髂关节螺钉固定）（图16.62G）。

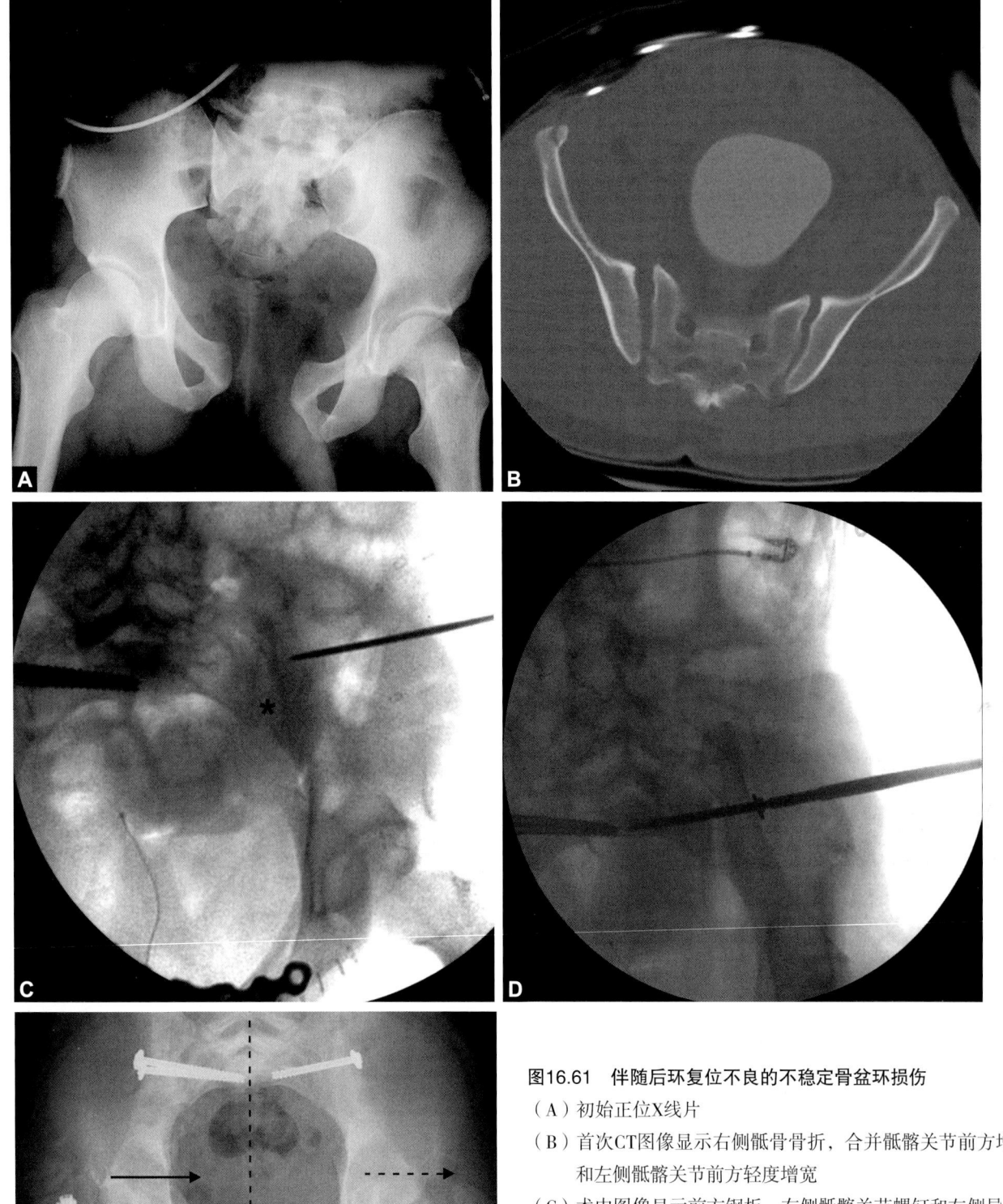

图16.61　伴随后环复位不良的不稳定骨盆环损伤

（A）初始正位X线片

（B）首次CT图像显示右侧骶骨骨折，合并骶髂关节前方增宽
　　和左侧骶髂关节前方轻度增宽

（C）术中图像显示前方钢板，右侧骶髂关节螺钉和左侧导针

（D）骶髂关节螺钉置入加压后左侧骶髂关节前方扩大

（E）术后显示右侧半骨盆轻度内旋"移位"（实心箭头）与
　　左侧半持续的外旋复位不良（虚线箭头）

例2：前方外固定针的错误放置

　　Schanz针置入髂嵴的常见错误包括引导针穿出骨盆的内层和外层皮质。这有损Schanz针的固定和骨盆的稳定。下面的病例说明了这些错误。55岁，男性，因高能量摔伤导致右侧半骨盆不稳定性骨折。右侧半骨盆非对称内旋的临床和影像学检查是一致的。通过髂嵴针置入技术应用骨盆外固定架。术后X线片和CT图像显示内旋畸形得到纠正（图16.63A、B）。此外，检查发现在右侧半骨盆内，针道在下方偏离到骨盆外。正确的进针轨迹如图16.63C所示。虽然将针错误地置入骨盆内或骨盆外的部位通常是人们不希望看到的，但固定效果仍可能是令人满意的，这取决于固定针是否过早退出（骨盆内或骨盆外）和预期的固定目的（图16.63D）。

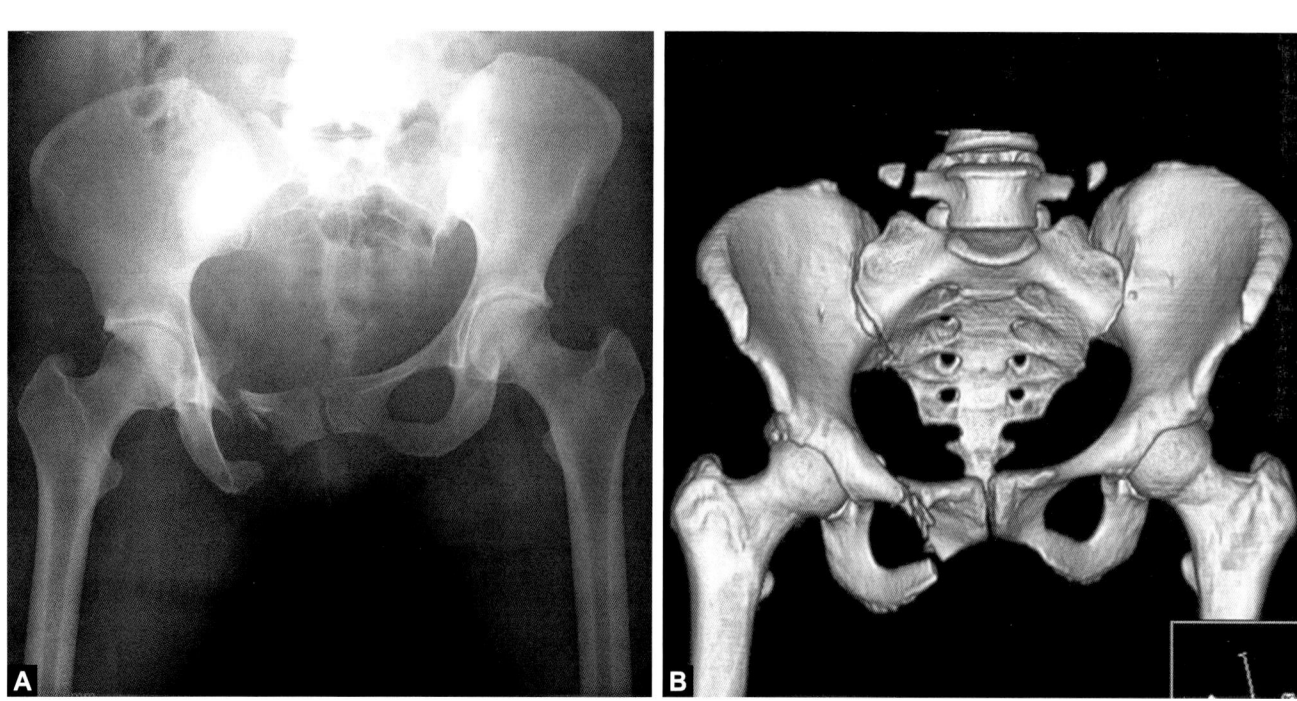

图16.62　不稳定骨盆环损伤伴后环初始复位不良的矫正

（A）初始骨盆前后位X线片

（B、C）CT图像显示左侧垂直不稳定

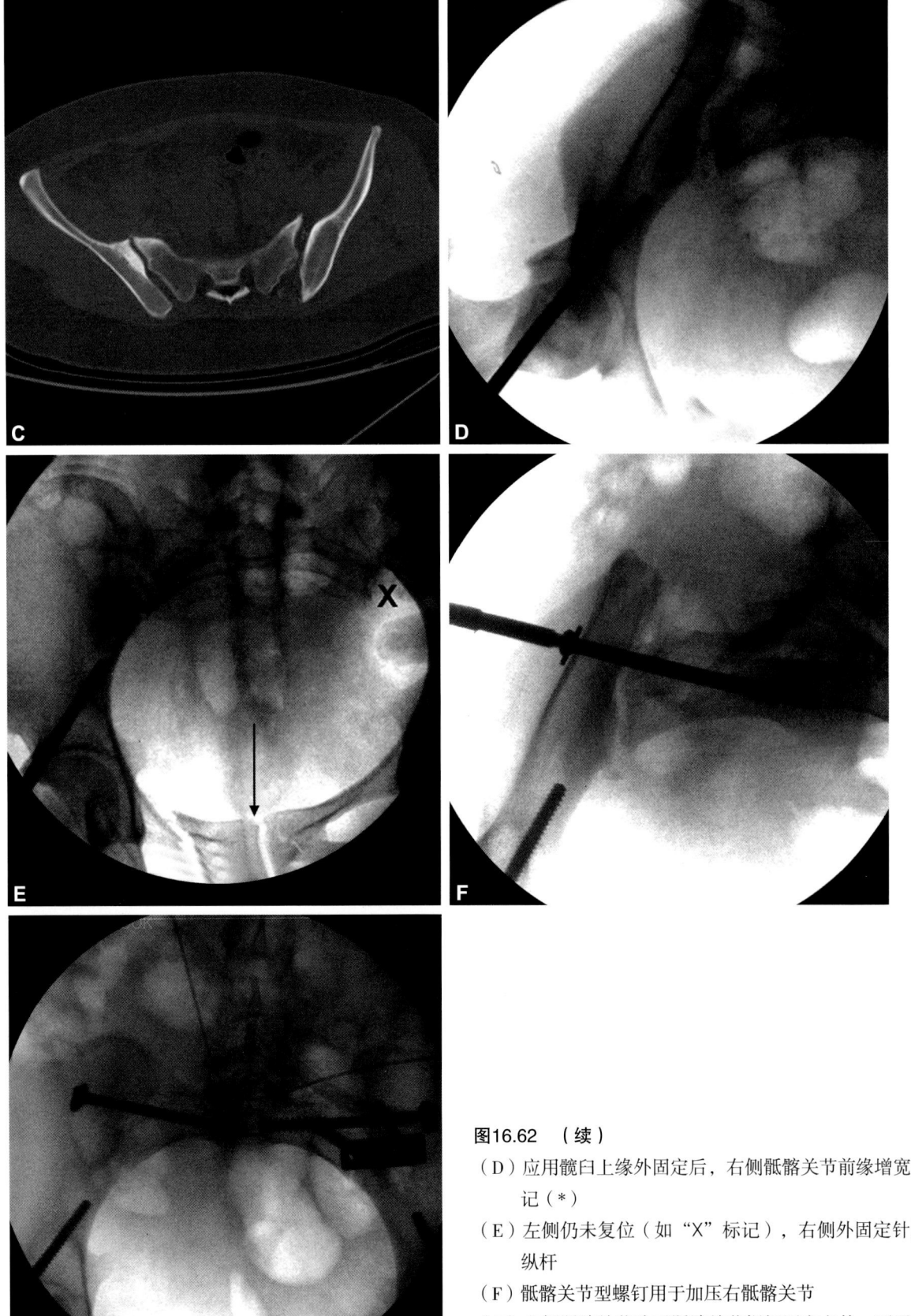

图16.62 （续）

（D）应用髋臼上缘外固定后，右侧骶髂关节前缘增宽，被标记（*）

（E）左侧仍未复位（如"X"标记），右侧外固定针用作操纵杆

（F）骶髂关节型螺钉用于加压右骶髂关节

（G）左侧骶髂关节除了骶髂关节螺钉固定之外，还通过切开复位及前路钢板固定

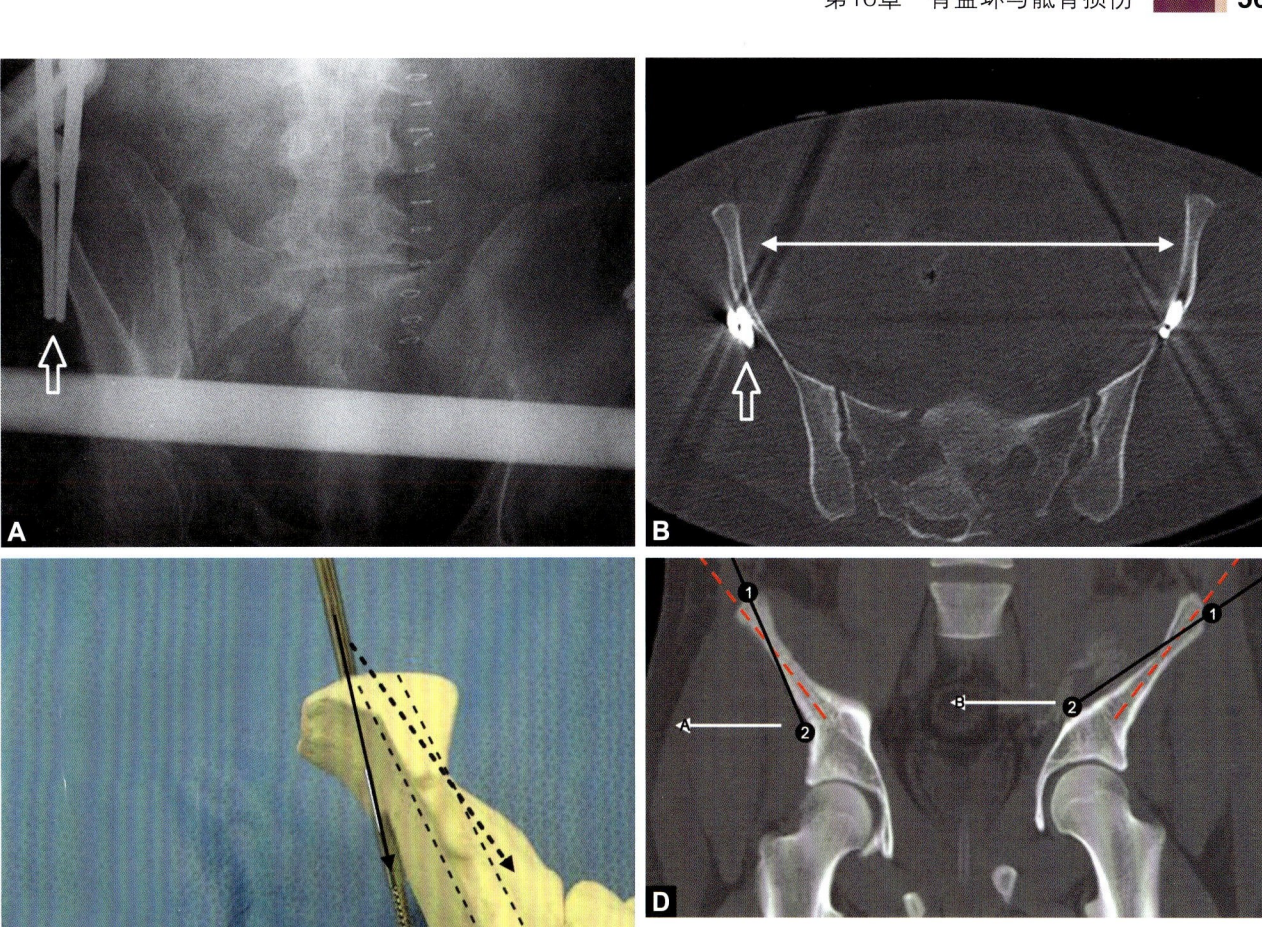

图16.63 髂嵴前方外固定针的错误位置

（A、B）骨盆前后位片和轴位CT图像

（C）骨盆两层皮质间的通路（虚线之间），穿出骨盆外（实心箭头）或骨盆内（虚线箭头）

（D）右侧半骨盆斯氏针的位置有利于使用牵引力（箭头"A"）。相反，骨盆内斯氏钉的位置（如左侧半骨盆显示）有利于加压力量（箭头"B"）

例3：经皮加压螺钉治疗无移位骨盆骨折骨不连

46岁，女性，因骑马时意外受伤。伤后感到左腹股沟少许疼痛，一开始并没有找医生治疗。几周后，发现左侧腹股沟疼痛持续存在，咨询了当地的医生。有轻微跛行，会阴有轻度触痛，但医生进行体格检查时没有其他相关的发现。骨盆正位X线片并没有发现骨折或其他异常（图16.64A）。接下来的几个月里疼痛加重，又去看了医生，由于疼痛和持续的会阴压痛，出现更明显的跛行。复查骨盆X线片可确认左侧耻骨上、下支骨折（图16.64B）。骨盆CT明确了诊断并显示了力线良好的肥大型骨不连的位置。在这图像上没有其他位置的骨折或不稳定（图16.64C～E）。由于左腹股沟会阴部疼痛，无法工作或参与日常活动。一个完整的医学评估排除了任何形式的骨代谢疾病。患者被告知手术治疗与非手术治疗的利弊后，选择经皮固定治疗有症状的耻骨支骨不连。

手术中，髓内螺钉在透视引导下，通过小切口置入骨不连处。首先，耻骨上支被顺行的髓内拉力螺钉固定。耻骨下支被1枚大的皮质拉力螺钉固定（图16.64F~I）。术后X线片和CT图像显示螺钉位置安全（图16.64J~P）。

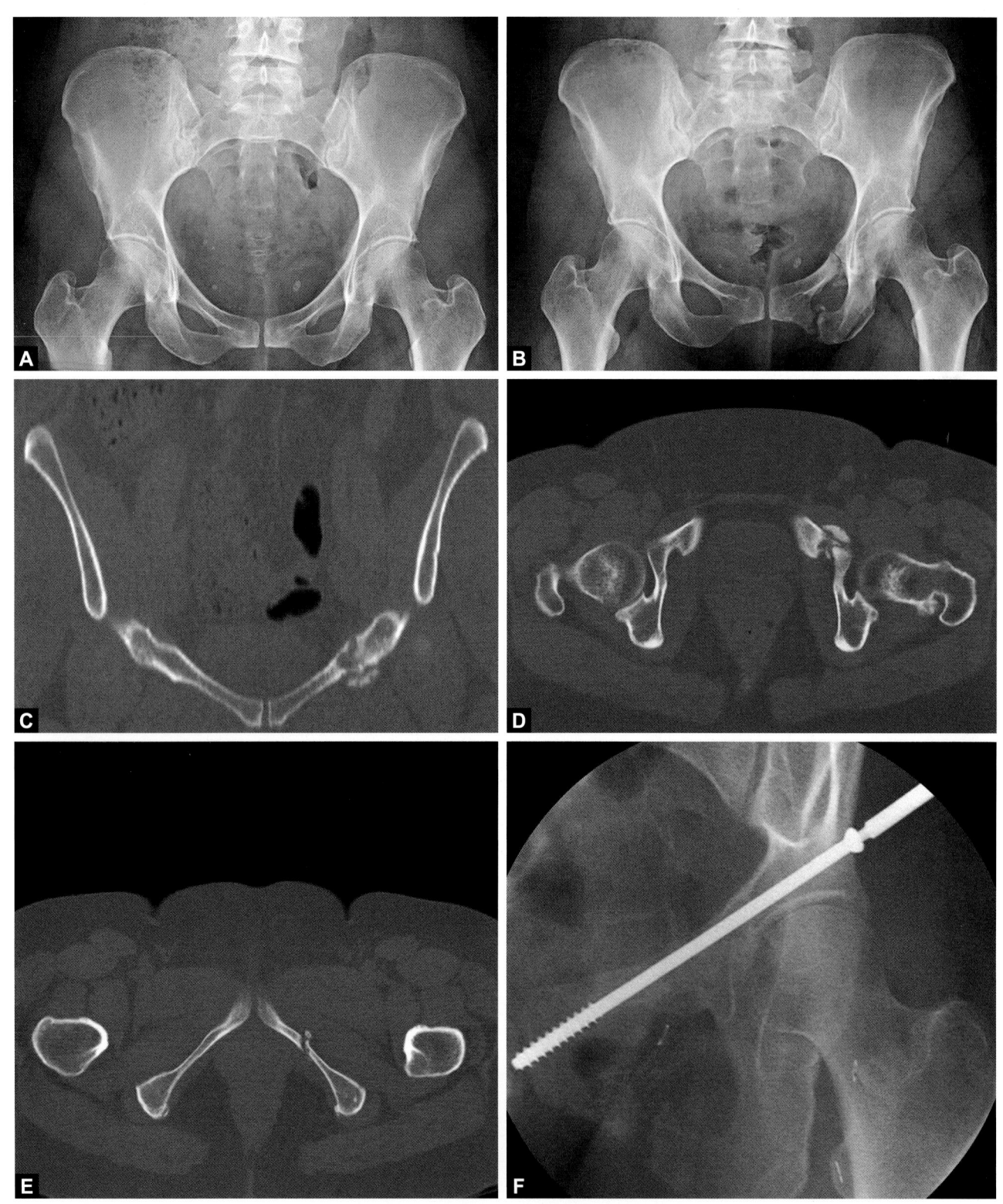

图16.64　经皮螺钉治疗骨盆骨折骨不连

（A）初始骨盆前后位X线片没有显示任何明显的骨折　（B~E）复查X线片和CT图像证实左侧耻骨上、下支骨折不愈合

（F~I）术中图像显示耻骨上、下支，螺钉在髓内的位置

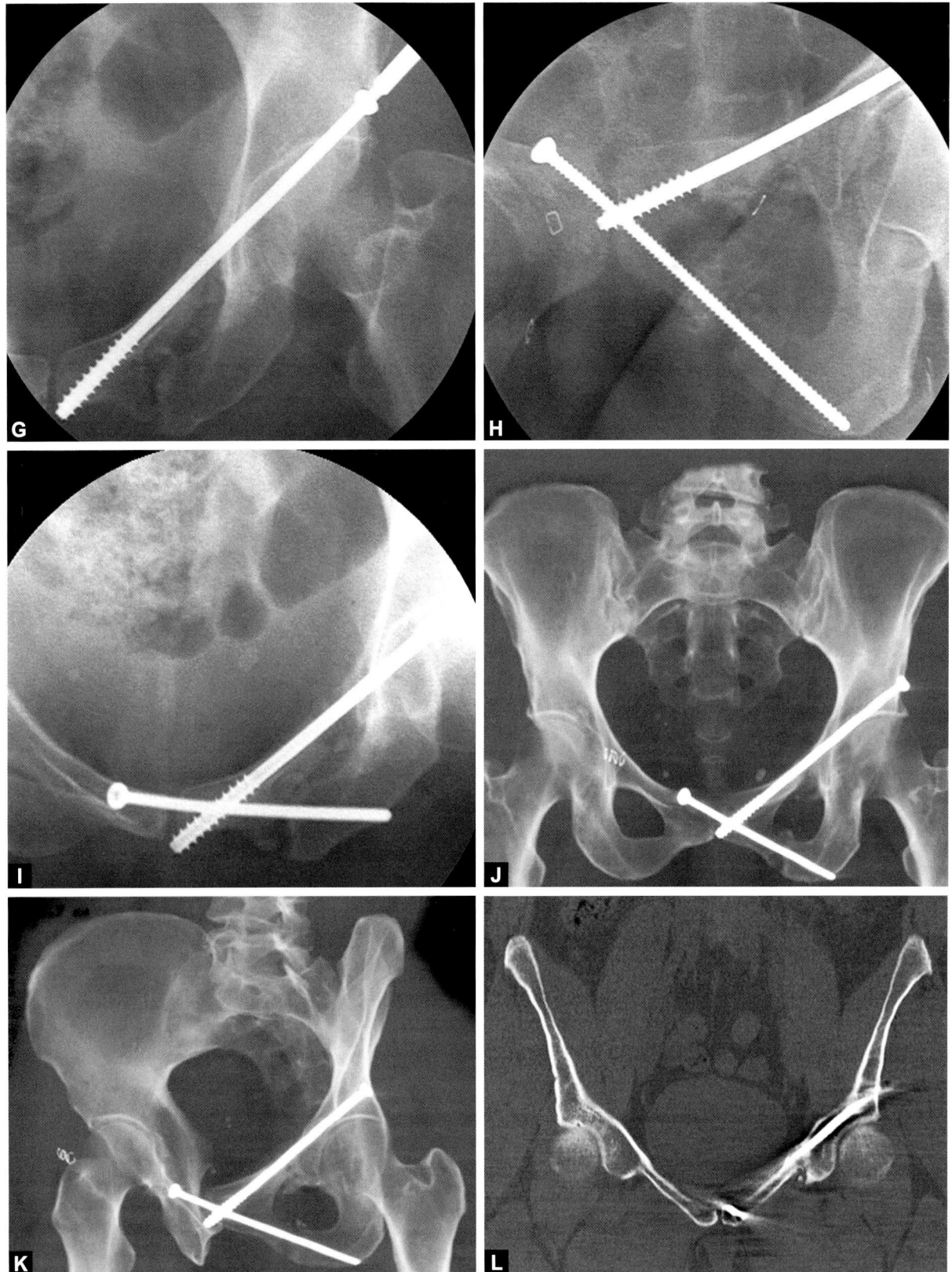

图16.64　（续）

（J～P）术后X线片和CT图像显示2枚螺钉位置安全

图16.64 （续）

（Q）第4个月X线片显示2个部位骨折愈合

术后，患者感到之前的症状得到了有效的缓解。患者先用了6周的拐杖，然后限制负重，在站立状态只轻微负重。术后7~12周，患者逐渐从部分负重到完全负重，同时加强康复锻炼。术后4个月，骨不连部位在影像上看到了愈合，患者自诉没有疼痛，可像之前那样从事工作和休闲活动（图16.64Q）。

例4：前后路固定治疗外固定术后骨盆骨不连

42岁，男性，牧场场主，从马上摔下而受伤。伤后立即感到后背和骨盆前方疼痛，不能站起来行走。救护车送到当地的医疗中心，在那里，通过评估明确骨盆疼痛症状。发现会阴部有瘀斑，用手挤压髂嵴可检查出骨盆不稳定，而这个动作明显加重了骨盆的疼痛。虽然肉眼观察未见血尿，但尿液分析可确认血尿。骨盆X线片和CT图像发现了一个轻度小移位的右侧骶骨翼骨折和耻骨联合分离。膀胱造影显示腹膜外膀胱前方破裂伴随造影剂的泄漏。患者接受了经Pfannenstiel入路进行的耻骨联合切开复位术治疗。泌尿科专家在术中直接检查膀胱损伤，部分损伤累及膀胱颈区域。由于这个原因，术中停止原计划手术，而选择耻骨弓上置管治疗膀胱损伤。担心膀胱切开术潜在的污染，骨科医生改变了手术计划，选择使用一个骨盆前方外固定架代替耻骨联合钢板治疗骨盆环损伤（图16.65A）。限制患者只能从床上转移到椅子上活动。

伤后2个月，耻骨弓上置管和骨盆外固定架被移除，患者被鼓励在拐杖辅助下活动2个月。耻骨弓上置管被移除后，出现尿失禁，每天使用8~10片成人尿布。伤后4个月，患者可开始行常规活动，但由于持续的骨盆疼痛、活动困难和尿失禁，不能正常活动。接下来的6个月里，骨盆疼痛加重。

然后患者被转到了一个第三级评估中心，对患者疼痛症状和泌尿系统疾病进行了评估。没有慢性疼痛的证据，也不依赖止痛药，需要用一个拐杖辅助跛行。手术伤口和髂骨针口已经愈合，下肢神经系统检查没有损害。除了尿失禁，会阴没有其他症状。交替单腿站立（火烈鸟）的骨盆X线片显示耻骨联合增宽和不稳定（图16.65B、C）。骨盆CT图像证实的骶骨骨折骨不连（图16.65D、E）。

患者选择手术治疗有症状不稳定的骨盆骨不连。一位有经验的泌尿科医生在做骨不连手术前对患者进行评估，并建议在骨盆稳定数月后对泌尿系统检查结果进行随访。

在手术中，使患者呈仰卧位，并再次利用已愈合的Pfannenstiel入路，在腹直肌鞘后方小心剥离膀胱前部，没有发现明显的膀胱病变。耻骨联合骨痂被切除，使用耻骨钳复位耻骨（图16.65F、G）。用3.5mm预弯的骨盆重建钢板稳定耻骨联合的复位（图16.65H）。冲洗并关闭切口。患者俯卧，手术正中切口以腰骶部为中心，用于清创和钳夹骶骨骨不连处。同种异体松质骨和自体骨填充骨不连处。经骶髂-骶骨空心拉力螺钉置入骶骨上部，然后单边髂腰固定也用于稳定骶骨骨不连（图16.65I）。术后CT图像显示骨盆复位，内植物位置安全，尤其是经骶骨螺钉的后方（图16.65J）。

患者术后无并发症，疼痛和尿失禁都立即得到显著改善。术后使用了8周的拐杖以使得到保护的右侧肢体能够承重。在接下来的6周内，患者进行了渐进的负重和强化练习，术后3个月停止使用可移动的辅助工具。

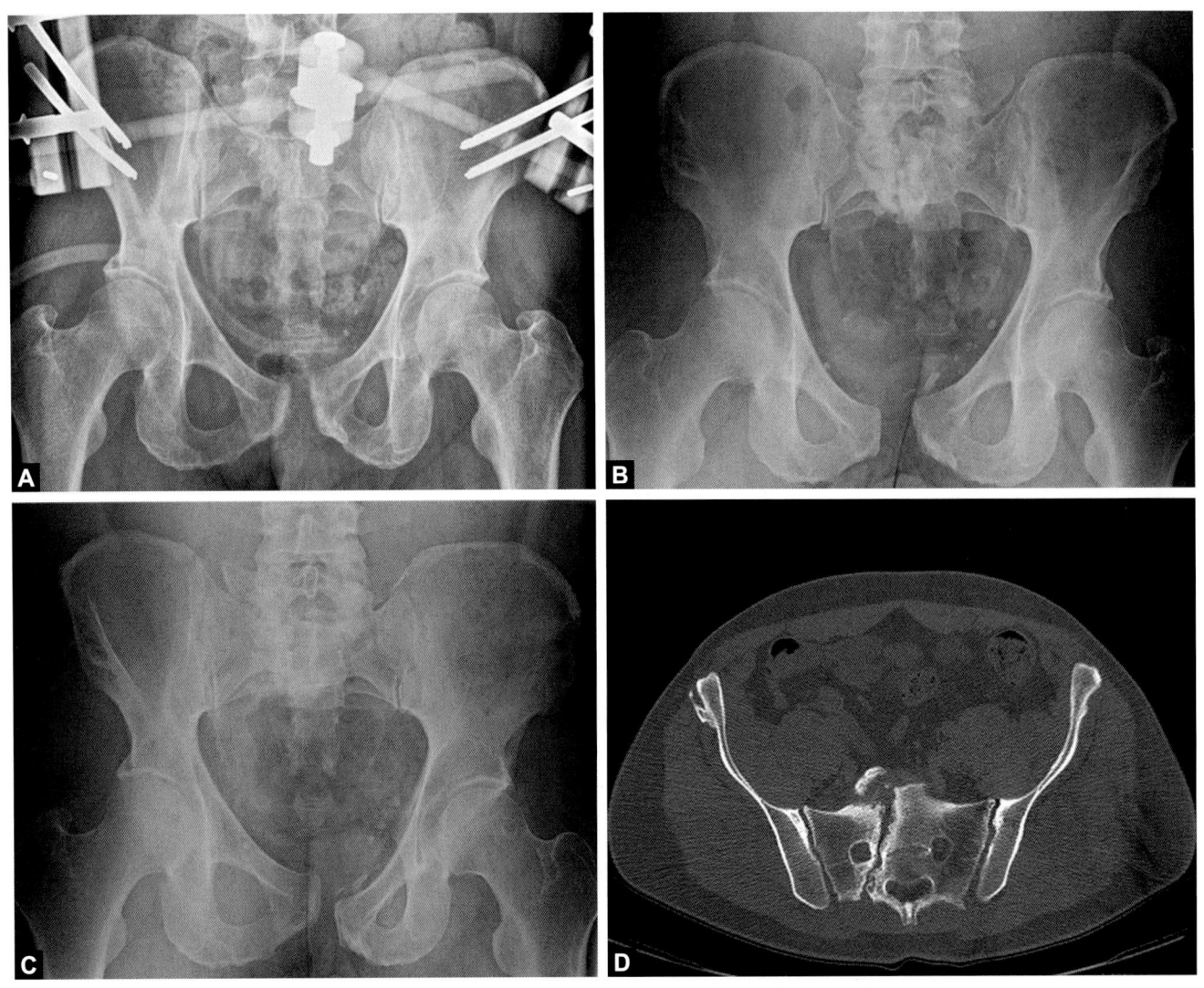

图16.65 前方外固定架治疗骨盆骨不连

（A）外固定架固定后的骨盆X线片 （B～C）外固定架移除后的骨盆正位X线片 （D～E）CT图像证实骶骨骨不连

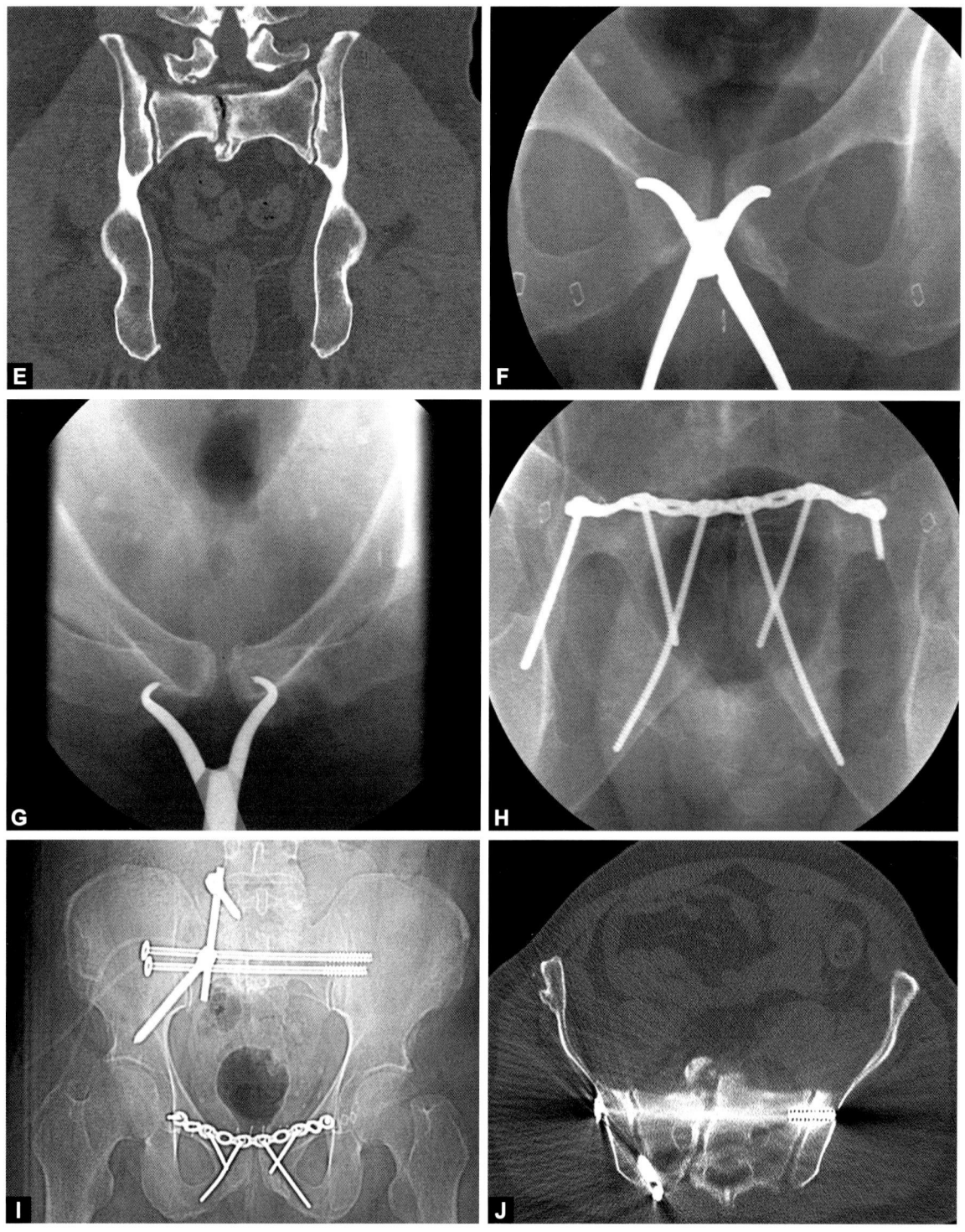

图16.65 （续）

（F~G）术中图像显示骨盆前方复位 （H）术中重建钢板固定于前方

（I~J）术后X线片和CT图像显示良好的骨盆复位和骶骨螺钉固定

八、小结

非手术治疗不稳定骨盆骨折与长期并发症有关，包括畸形愈合、骨不连、慢性疼痛和神经功能紊乱。治疗策略通常要区分骨盆前环和后环损伤成分。因为骨盆是一个环，一处损伤可能会明显影响另一处。骨盆后环损伤导致广泛的严重损伤、不稳定性和功能障碍。关于骨盆后环骨折是否需要解剖复位存在争议。有些研究认为骨盆后环的复位质量与患者疗效相关。骨盆骨折的手术复位和固定可采用外固定架、内固定架和两者联合使用。固定应该提供足够的稳定性，允许患者早期活动，防止长期卧床的并发症。

如果愈合前的早期复位和维持复位不成功，有移位的高能量骨盆环损伤有残余畸形和功能障碍的可能。骨盆骨折手术的技术在不断发展，试图解决目前技术缺陷。这些技术都集中在骨盆环的复位和固定。当中的阻碍包括骨盆复杂的骨性解剖及其变异，以及看似困难的手术入路。外科手术的目的是获得"可接受"的复位和予以"适当"的固定，而不会产生严重的并发症。正确理解损伤类型、骨折的位移以及手术入路有助于固定的选择。熟悉内固定物的优缺点和手术入路有助于克服困难。对经皮技术的追求，试图解决开放治疗引起的并发症，包括盆腔血肿清除引起的额外出血和伤口裂开。经皮技术适用于骨盆前环和后环损伤。这些方法可解决以前所认为"不能解决的问题"。有些问题会解决，而经皮技术又会带来新的问题，并需要找到解决办法。

（陆声榆　甘智　译）

参考文献

[1] Blackmore CC, Cummings P, Jurkovich GJ, et al. Predicting major hemorrhage in patients with pelvic fracture. J Trauma. 2006;61(2):346-352.

[2] Hak DJ, Smith WR, Suzuki T. Management of hemorrhage in life-threatening pelvic fracture. J Am Acad Orthop Surg. 2009;17(7):447-457.

[3] Bottlang M, Krieg JC, Mohr M, et al. Emergent management of pelvic ring fractures with use of circumferential compression. J Bone Joint Surg Am. 2002;84-A Suppl 2:43-47.

[4] Krieg JC, Mohr M, Ellis TJ, et al. Emergent stabilization of pelvic ring injuries by controlled circumferential compression: a clinical trial. J Trauma. 2005;59(3):659-664.

[5] Kottmeier SA, Wilson SC, Born CT, et al. Surgical management of soft tissue lesions associated with pelvic ring injury. Clin Orthop Relat Res. 1996;(329):46-53.

[6] Reilly MC, Zinar DM, Matta JM. Neurologic injuries in pelvic ring fractures. Clin Orthop Relat Res. 1996;(329):28-36.

[7] Poka A, Libby EP. Indications and techniques for external fixation of the pelvis. Clin Orthop Relat Res. 1996;(329):54-59.

[8] Kottmeier SA, Floyd JCP, Divaris N. External fixation of the pelvis. In: Wiesel SW (Ed). Operative Techniques in Orthopedic Surgery. Part 2 Section1 Chapter 1. Lippincott: Williams and Wilkins Publishers; 2011. pp. 462-475.

[9] Kim WY, Hearn TC, Seleem O, et al. Effect of pin location on stability of pelvic external fixation. Clin Orthop Relat Res. 1999;(361):237-244.

[10] de Ridder VA, de Lange S, Popta JV. Anatomical variations of the lateral femoral cutaneous nerve and the consequences for surgery. J Orthop Trauma. 1999;13(3):207-211.

[11] Matta JM. Indications for anterior fixation of pelvic fractures. Clin Orthop Relat Res. 1996;(329):88-96.

[12] Simonian PT, Schwappach JR, Routt ML Jr, et al. Evaluation of new plate designs for symphysis pubis internal fixation. J Trauma. 1996;41(3):498-502.

[13] Webb LX, Gristina AG, Wilson JR, et al. Two-hole plate fixation for traumatic symphysis pubis diastasis. J Trauma. 1988;28(6):813-817.

[14] Tornetta P 3rd, Hochwald N, Levine R. Corona mortis. Incidence and location. Clin Orthop Relat Res. 1996; (329):97-101.

[15] Kottmeier SA, Farcy JP, Baruch HM. The ilioinguinal approach to acetabular fracture mangament.Op Techs in Orthop.

1993:60-70.

[16] Routt ML Jr, Simonian PT, Grujic L. The retrograde medullary superior pubic ramus screw for the treatment of anterior pelvic ring disruptions: a new technique. J Orthop Trauma. 1995;9(1):35-44.

[17] Simonian PT, Routt ML Jr, Harrington RM, et al. Internal fixation of the unstable anterior pelvic ring: a biomechanical comparison of standard plating techniques and the retrograde medullary superior pubic ramus screw. J Orthop Trauma. 1994;8(6):476-482.

[18] Starr AJ, Nakatani T, Reinert CM, et al. Superior pubic ramus fractures fixed with percutaneous screws: what predicts fixation failure? J Orthop Trauma. 2008;22(2):81-87

[19] Barei DP, Bellabarba C, Mills WJ, et al. Percutaneous management of unstable pelvic ring disruptions. Injury. 2001;32 Suppl 1:SA33-44.

[20] Routt ML Jr, Simonian PT, Mills WJ. Iliosacral screw fixation: early complications of the percutaneous technique. J Orthop Trauma. 1997;11(8):584-589.

[21] Gardner MJ, Osgood G, Molnar R, et al. Percutaneous pelvic fixation using working portals in a circumferential pelvic antishock sheet. J Orthop Trauma. 2009;23(9):668-674.

[22] Gardner MJ, Parada S, Chip Routt ML Jr. Internal rotation and taping of the lower extremities for closed pelvic reduction. J Orthop Trauma. 2009;23(5):361-364.

[23] Gardner MJ, Kendoff D, Ostermeier S, Citak M, Hüfner T, Krettek C, Nork SE.Sacroiliac joint compression using an anterior pelvic compressor: a mechanical study in synthetic bone. J Orthop Trauma. 2007;21(7):435-441.

[24] Gardner MJ, Nork SE. Stabilization of unstable pelvic fractures with supraacetabular compression external fixation. J Orthop Trauma. 2007;21(4):269-273.

[25] Archdeacon MT, Safian C, Le TT. A cadaver study of the trochanteric pelvic clamp for pelvic reduction. J Orthop Trauma. 2007;21(1):38-42.

[26] Pohlemann T, Braune C, Gänsslen A, et al. A. Pelvic emergency clamps: anatomic landmarks for a safe primary application. J Orthop Trauma. 2004;18(2):102-105.

[27] Richard MJ, Tornetta P 3rd. Emergent management of APC-2 pelvic ring injuries with an anteriorly placed C-clamp. J Orthop Trauma. 2009;23(5):322-326.

[28] Schütz M, Stöckle U, Hoffmann R, et al. Clinical experience with two types of pelvic C-clamps for unstable pelvic ring injuries. Injury. 1996;27 Suppl 1:S-A46-50.

[29] Wright RD, Glueck DA, Selby JB, et al. Intraoperative use of the pelvic c-clamp as an aid in reduction for posterior sacroiliac fixation. J OrthopTrauma. 2006;20(8):576-579.

[30] Conflitti JM, Graves ML, Chip Routt ML Jr. Radiographic quantification andanalysis of dysmorphic upper sacral osseous anatomy and associated iliosacral screw insertions. J Orthop Trauma. 2010;24(10):630-636.

[31] Routt ML Jr, Simonian PT, Agnew SG, et al. Radiographic recognition of the sacral alar slope for optimal placement of iliosacral screws: a cadaveric and clinical study. J Orthop Trauma. 1996;10(3):171-177.

[32] Reilly MC, Bono CM, Litkouhi B, et al. The effect of sacral fracture malreduction on the safe placement of iliosacral screws. J Orthop Trauma. 2006;20(1 Suppl):S37-43.

[33] Gardner MJ, Morshed S, Nork SE, et al. Quantification of the upper and second sacral segment safe zones in normal and dysmorphic sacra. J Orthop Trauma. 2010;24(10):622-629.

[34] Moed BR, Geer BL. S2 iliosacral screw fixation for disruptions of the posterior pelvic ring: a report of 49 cases. J Orthop Trauma. 2006;20(6):378-383.

[35] van Zwienen CM, van den Bosch EW, Snijders CJ, et al. Biomechanical comparison of sacroiliac screw techniques for unstable pelvic ring fractures. J Orthop Trauma. 2004; 18(9):589-595.

[36] Griffin DR, Starr AJ, Reinert CM, et al. Vertically unstable pelvic fractures fixed with percutaneous iliosacral screws: does posterior injury pattern predict fixation failure? J Orthop Trauma. 2006;20(1 Suppl):S30-36.

[37] Gardner MJ, Routt ML Jr. Transiliac-transsacral screws for posterior pelvic stabilization. J Orthop Trauma. 2011; 25(6):378-384.

[38] Moed BR, Fissel BA, Jasey G. Percutaneous transiliac pelvic fracture fixation: cadaver feasibility study and preliminary clinical results. J Trauma. 2007;62(2):357-364.

[39] Moed BR, Whiting DR. Locked transsacral screw fixation of bilateral injuries of the posterior pelvic ring: initial clinical series. J Orthop Trauma. 2010;24(10):616-621.

[40] Tornetta P 3rd, Templeman DC. Expected outcomes after pelvic ring injury. Instr Course Lect. 2005;54:401-7.

[41] Tornetta P 3rd, Matta JM. Outcome of operatively treated unstable posterior pelvic ring disruptions. Clin Orthop Relat Res. 1996;(329):186-193.

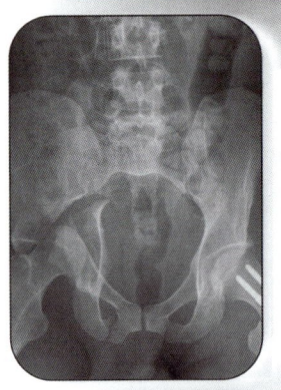

第17章

髋臼骨折
Acetabulum Fractures

Bruce Ziran, Stephen Becher

一、导言

（一）历史背景

　　髋臼骨折自现代工业时代开始，越来越多见。第一次有文献详细描述髋臼骨折是在19世纪20年代。现代的高能量损伤导致患者髋臼的断裂，结果可能是致命的。20世纪以来，髋臼骨折越来越多，但骨折的描述和处理均不规范。治疗上采用保守治疗的原则一直延续到20世纪40年代，直到二战时期髋臼损伤患者数量大幅度增加。Urist报道15例在战争中受伤的士兵行髋臼后壁骨折切开复位内固定治疗。Carter Rowe早期的一项开创性工作概述了这种损伤的严重性，大部分患者会出现疼痛、步态不佳、功能差和创伤后关节炎等问题。

　　在后续的15年里髋臼骨折的研究取得一定的进展，但是真正的现代理念直到20世纪60年代才出现。当时Judet和Letournel发表了关于髋臼骨折的经典文献。他们提出了沿用至今的Judet和Letournel分型。从那时起，对髋臼移位性骨折行切开复位内固定逐渐成为治疗的标准。现代治疗方法的起源可以在他们1964年发表的早期文章看到，手术入路由骨折的类型决定。他们的文章在1981年被翻译成英文，使得现代的Letournel分型在美国得到广泛传播。Matta在1986年提出了髋臼承重圆顶的概念，并从1993年开始将CT用于测量髋臼顶弧（过去由X线测量）。在过去的40年里，根据Letournel分型制定的手术入路已经有了多种改良，包括3条放射状入路、Gibson入路、改良Rives-Stoppa入路、经转子截骨入路和其他的手术入路。手术入路的综合应用让治疗髋臼骨折以更科学的方式进行，对涉及承重圆顶、后壁骨折块大小和恢复关节间隙的匹配等方面的治疗难题，效果更好。本章重点介绍髋臼骨折的现代治疗方法及相关问题。

（二）流行病学和疗效

Judet的最初研究样本共159名患者，其中77%因车祸而受伤。自20世纪60年代以来，髋臼骨折受伤模式发生了变化。强制性使用安全带可以降低髋臼骨折的发生率，同时减少胸部、腹部、头部和其他长管骨的损伤。2003年，爱丁堡一项为期16年的研究项目发表了文章，为现代髋臼骨折提供最新研究报告。该研究表明髋臼骨折的发生率占所有骨折发生率的0.4%。在每个5年时间段的研究中显示，根据受伤严重程度进行评分测量的数字在下降，从16降至10。早期髋臼骨折的患者死亡率较高，是患者的合并损伤所致。其62%的骨折是移位性骨折，移位和非移位骨折所占的百分比并没有随着时代变化而改变。后壁骨折最常见，发生率占23%。现代受伤机制与Judet时代有显著差异，机动车碰撞占38%、高处坠落伤（>3m）占27%、<3m的高处坠落伤占12.8%、行人事故占8%。

髋臼骨折并发症来源于原发损伤或治疗产生。原发损伤引起的早期并发症最好由一个多学科小组负责处理，除矫形外科医生外，还需要创伤外科医生、重症监护医生和其他专家。对于多发伤患者，腹膜后血肿，出血性休克和Morel-Lavallee病变的管理不在本章范围讨论，但骨科医生必须了解这些相关疾病。围手术期常见的并发症及发生率是：坐骨神经损伤（1%~18%）、术后感染（4%~6%）、深静脉血栓形成（2%~27%）、肺栓塞（0.6%~2.2%）、术后关节炎（12%~30%）和异位骨化（10%~86%）。

现代社会的个性化治疗需求使得"一刀切"的骨折治疗方法要进行改变。具体来说，肥胖患者、活动量大的老年患者和年轻患者的治疗方案明显不同。肥胖患者是基础代谢指数（BMI）>30的患者，其围术期并发症的风险高于BMI<30的患者。病态肥胖患者（基础代谢指数>40）的术后感染、失血>750mL和深静脉血栓形成风险更高。但肥胖并不增加肺栓塞、晚期骨性关节炎和坐骨神经麻痹的发生率。老年患者比年轻患者有更多的并发症，但并没有研究显示老年患者的并发症较年轻患者增加。最近的一系列研究表明，30%的老年患者进行了全髋关节置换术的翻修，相比之下，在爱丁堡发表文章的综述中，翻修术的发生率是12%。Letournel建议对髋臼骨折病情稳定的患者行切开复位内固定术，随后的证据支持了他在系列研究中得出的结论。最近有文献报道，建议对髋臼大部分粉碎骨折和较多关节软骨损伤的老年患者行全髋关节置换术。这种方法可修复髋臼，建立稳定的髋关节。这种髋臼是固定的，通常使用辅助固定（螺钉或水泥）。采用这种方法的原因是老年患者的生活要求较低且寿命有限。

二、放射影像学与分型

Letournel分型可以判断髋臼骨折的性质，以决定治疗方案。该分型的专业术语包括海鸥征、髋臼顶弧角测量和后壁骨折部分占髋臼关节面的比例，能指导医生术前明确骨折模式。在使用这些专业术语之前，必须彻底了解髋臼的正常解剖结构及其影像学标志。

骨盆前后位片是骨盆所有X线评估的基础。在骨盆前后位视图中可以看到6个主要的坐标：髂耻线、髂坐线、髋臼前缘、髋臼后缘、髋臼顶和泪滴（图17.1）。髂耻线反映了髋臼前柱，它从耻骨联合的上缘开始，直到与髂骨线近端融合，形成真正的骨盆内环。

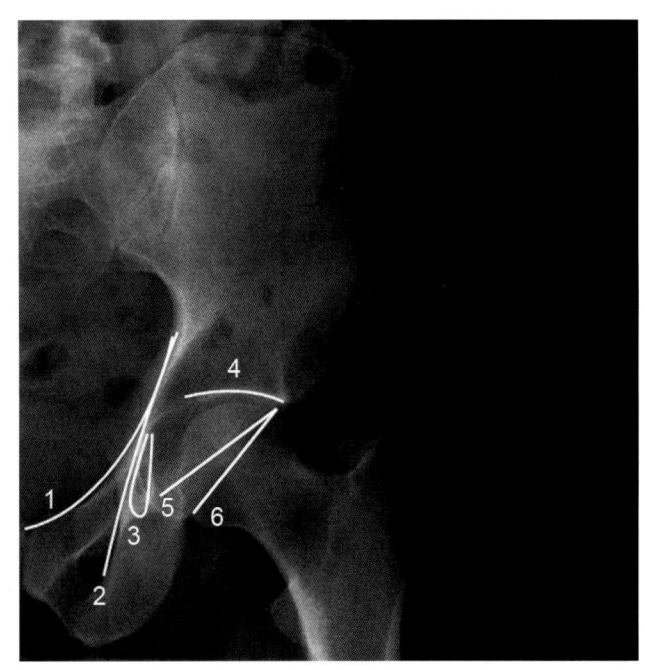

图17.1　骨盆X线片和6个坐标
1：髂耻线；2：髂坐线；3：泪滴；4：髋臼顶；5：髋臼前缘；6：髋臼后缘

髂坐线从闭孔的后侧或外侧方向延伸到坐骨棘上方，直至与髂耻线汇合形成骨盆内环，其代表髋臼后柱。髋臼的前、后唇分别代表髋臼前缘和髋臼后缘。泪滴不是实际的解剖结构，而是X线影像的投影表现。它代表髋臼内侧的前、后面和四边体表面。髋臼顶部形状看起来像眉毛一样，反映了支撑关节重心的软骨下骨密度。在X线视图中评估髋臼顶弧是非常重要的。在正位X线片中，髋臼上部内侧圆顶的相交弧形线，产生海鸥展翼覆盖髋臼的感觉，是Judet和Letournel提出的海鸥征。需要强调的是，术中如果发现有明显关节碰撞现象时要及时处理。Anglen认为这是老年患者髋臼骨折切开复位内固定术后预后不良的表现。

Judet建议对X线片中的6个坐标分别进行详细评估。将患者髋关节抬高至45°以抬高半骨盆，照闭孔斜位X线片，这样闭孔环位于正面，髂骨翼（图17.2）、髋臼后缘或髋臼壁X线成像更清晰。如有发生骨折，可以看到明显的变化。髂耻线是内侧骨盆的边界，可以对前柱进行评估。在此视图中可以清晰地观察闭孔环，可以看到任何延伸至其中的骨折（例如后柱骨折或T形骨折）。通过调整拍片角度消除泪滴，能清晰看到髋臼顶及髋臼圆顶的后方，但看不清髂坐线和前壁。

照髂骨斜位片时患侧朝下，对侧骨盆升高45°（图17.3），这使损伤的髂骨翼在正面，此时闭孔环在侧面。在此X线视图中后柱和髂骨段看得很清楚，髋臼后柱骨折、髂骨翼骨折、前柱上方的骨折和髋臼前壁的情况容易评估。视图中髋臼顶也很清晰，可用于评估髋臼顶弧情况。

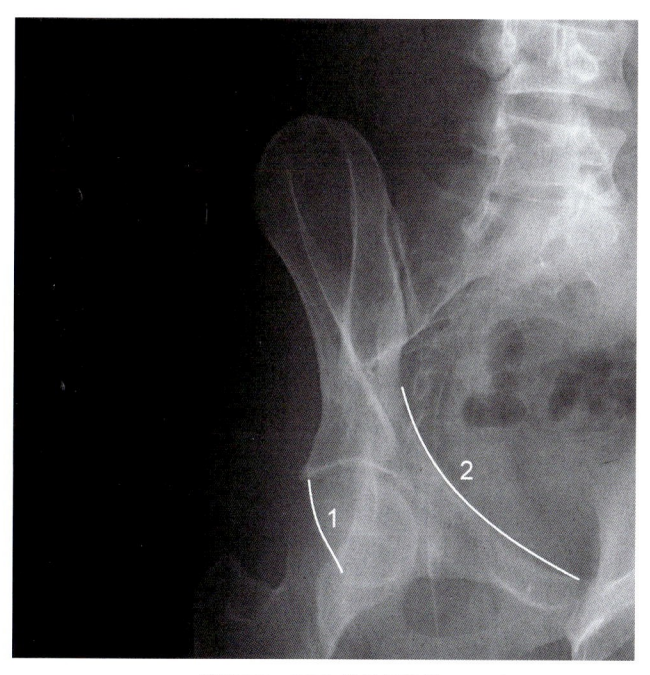

图17.2　闭孔斜位X线片
1：髋臼后缘；2：髋臼前柱

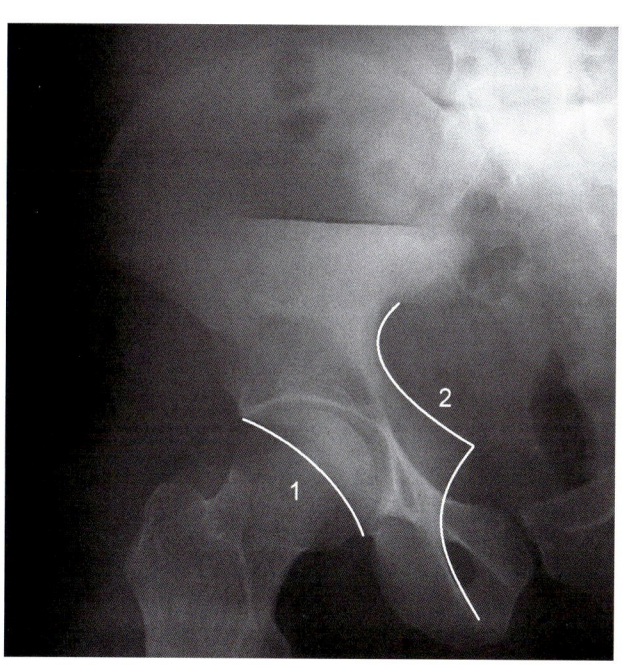

图17.3　髂骨斜位X线片
1：髋臼前缘；2：后柱

Judet Views分型

分5种类型，分述如下：

（1）后壁骨折：闭孔斜位X线片可见髋臼后缘骨折。

（2）后柱骨折：髂骨斜位X线片可见髂骨线断裂。骨折线延伸穿过闭孔，在闭孔斜位X线片上可见坐骨有骨折线。

（3）前壁骨折：髂内斜位X线片可见髋臼前缘断裂。

（4）前柱骨折：闭孔斜位X线片可见髂耻线断裂。骨折线通过闭孔时，在髂内斜位X线片上可见。

（5）髋臼横形骨折：X线片显示骨折破坏髂耻线、髂坐线及髋臼前、后壁线。横形骨折通过评估髋臼关节面的骨折情况进行分类。

髋臼顶盖是水平的，在此髋臼凹面与髋臼承重圆顶连接。轻微损伤的骨折位于低位且不涉及承重部分，明显移位的骨折多数涉及承重圆顶。髋臼顶盖骨折位置越高，预后越差，越需要外科手术进行骨折的解剖复位。

复杂髋臼骨折可分为5种基本类型。

相关骨折类型如下：

（1）T形骨折：骨折线表现为发生在髋臼任何平面的垂直断裂的横形骨折。横形骨折有骨折线通过闭孔环。纯横形骨折和T形骨折手术方法的主要区别是：横形骨折复位只需稳定一个柱，前、后方的内固定强度要求不高。而T形骨折前、后柱都移位，必须使用组合入路进行坚强内固定。

（2）后壁伴后柱骨折：髋臼两个后部的组合骨折可使用后路进行内固定手术。

（3）后壁伴横形骨折：横形骨折通过前路或后路进行复位。后壁骨折手术只能通过后入路进行骨折内固定。

（4）前柱或前壁骨折伴后半横形骨折：T形骨折的一个变种，这种骨折可以有多种表现，在骨盆前、后柱的不同水平面均有横形骨折表现。

（5）双柱骨折：这种属复杂骨折，临床少见。双柱骨折的定义是前柱和后柱分离，并且髋臼的关节内所有骨折块与髂骨后方的完整部分分离。放射诊断特征是看到"骨刺征"。双柱骨折发生后，骨折远端向内移位，而与骶髂关节相连的主骨无移位，在闭孔斜位上可以看到这个与骶髂关节相连的髂骨翼空心的骨端，称为"骨刺征"，是双柱骨折特有征象。在闭孔斜位X线片上看到髂骨和两柱均往中间移位。拍片时注意正常的髋臼呈现相对圆形与股骨头间隙保持匹配。这个关节间隙是否形成良好匹配可作为老年双柱骨折患者保守治疗的理论基础。这种骨折模式并发症较多，是否手术需要谨慎评估。

髋臼复杂骨折还有AO/OTA分型，它增加了评估骨盆骨折损伤严重程度和髋臼断裂具体内容。此分型完善了Letournel分型以匹配整体AO分型。该分型在表17.1，其有一定参考价值，在创伤医学中，Judet–Letournel分型仍是基础。

表17.1　髋臼骨折的AO分型

分型	骨折情况
Type A：部分关节骨折；单柱	
A1	前柱骨折
Type B：部分关节骨折；横形	
B1	纯横形
B2	T形骨折
B3	前柱和后半横形
Type C：全关节骨折；双柱	
C1	稳定性好
C2	稳定性差
C3	4个关节面均累及

在CT开始应用之前，X线片决定患者的治疗和手术方法。随着CT技术的进步，图像不仅可以进行二维重建，还可以三维重建，更容易判断骨折，有助于选择治疗方案。由于现代CT的出现，髋臼骨折的X线影像重要性逐渐下降。CT通常用于获得图像三维重建但需要进行精细切割，耗时较多。CT图像还可以显示非移位性骨折。这在X线片上是很难发现的，如髋臼非移位性横形骨折。在CT图像中，能清楚看到髋臼顶的边缘骨折，还可看到不同大小的关节内骨折碎片和股骨头损伤。此外后壁碎片可以与对侧相比评估其大小。一些骨折类型根据X线片以为可以选择保守治疗，但用CT成像仔细分析后则应手术治疗，如老年患者的双柱骨折。由于许多骨折和创伤患者均常规行CT扫描，因此使用X线片的需求已逐渐下降。在将来可以消除对常规X线片的需要，可以避免为获得Judet视图所产生的疼痛（搬动髋臼骨折患者导致不良后果）。研究表明，与Judet视图X线片相比，CT图像具有更高的精确度和可信度。

三、手术指征

手术和保守治疗的原理

Letournel最初认为任何移位性的髋臼骨折均需行手术干预。较宽的手术标准可能会导致不必要的手术。当权衡是否手术时，应考虑许多因素，如骨折的承重圆顶、髋关节稳定性、骨折类型、骨折移位程度、骨折的位置、患者年龄、功能状态以及并发症等。患者接受手术的决定并不轻松。如果髋臼骨折经保守治疗后继发关节炎，患者和外科医生都不满意。不必要的手术，或者更差的是行必要的手术且发生了并发症，绝不是患者或外科医生想要的结果。因此，手术必须慎重考虑。在骨科这个领域里，髋臼骨折没有轻松且快速的治疗方法。

长期以来，评估承重圆顶是判断髋臼骨折预后的重要因素。承重关节面的不平整是导致关节面接触应激反应和晚期骨性关节炎的因素。目前如何评估承重圆顶尚存争议，它的精确参数定义目前尚不明确。髋臼横形骨折最初被分为凹陷、平行和断裂骨折，与承重圆顶密切相关。

1986年，Matta首先提出髋臼顶弧测量作为一种评估髋臼承重圆顶的方式。髋臼顶弧测量，先在股骨头中心绘垂直线（图17.4）。然后在骨盆X线片和Judet视图上股骨头中心的骨折片段之间绘制第二条线。两条线之间夹角称为顶弧角。这里有3个角度要测量，内侧髋臼顶弧从骨盆X线片测量，前侧顶弧从闭孔-斜位片测量，后侧顶弧从髂骨斜位片测量。最初认为，如果3个视图中角度均＞45°，骨折就不会涉及髋臼的承重圆顶。进一步的研究发现排除骨折线涉及承重圆顶的角度有所不同。多项研究报道不同髋臼顶弧的角度，后侧顶弧范围为60°～70°、前侧顶弧范围为25°～50°、内侧顶弧范围为40°～50°。

Olson提出用CT来评估髋臼顶弧测量。该研究报道对髋臼关节面头端10mm的CT连续断层图像进行测量，相当于在X线片上进行45°的髋臼顶弧度测量。Matta首次提出此方法。X线片45°顶弧度测量有指导意义，CT弧度测量同样有参考价值。

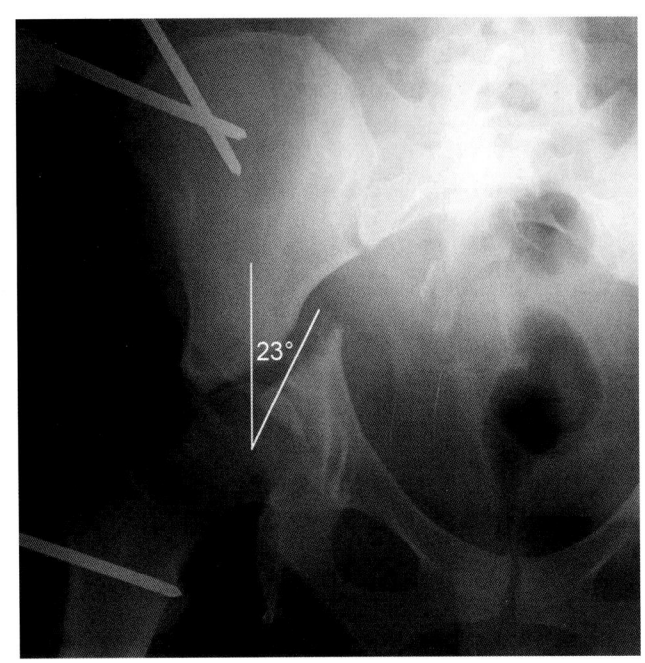

图17.4　正位影像髋臼顶弧测量图

髋臼的内侧顶弧测量角约23°，涉及承重圆顶

　　在CT图像上，如果患者骨折线的髋臼顶弧度较大且低于软骨下弧线，骨折线就不太可能涉及负重穹顶。因此，可以考虑行保守治疗。单独使用X线片测量确定骨折的治疗是不可靠的。

　　除影响负重外，髋关节的稳定性对于髋关节的远期功能至关重要。不稳定的髋关节会引起早期骨性关节炎，甚至可能复发性脱位。后壁骨折通常不涉及负重穹顶，但由于髋部不稳定而引起并发症的发病率升高。建议用几种方法来确定后壁的稳定性。Moed报道使用CT评估后壁骨折块的大小，牵引下肢后进行X线透视检查，以确定后壁骨折是否稳定或是否需要手术固定。Moed方法是采用CT轴位断层扫描对髋臼后壁进行评估。在未受伤侧测量完整的后壁，然后测量患侧骨折碎片大小，用百分比表示骨折参与度。Moed方法已被证明是最有效的，是测量后壁骨折碎片大小的首选方法。碎片＜20%时是稳定的。碎片＞50%时通常是不稳定的，碎片处于20%～50%，需要麻醉进行X线透视应力检查以确定其稳定性。患者髋关节稳定，则CT检查显示碎片＜20%，非手术治疗后临床疗效良好。然而，在确定是否进行手术方面，稳定性不是唯一考虑的因素。一些外科医生提出，涉及泪滴的非骨性后路损伤与后壁骨折一样严重。其次，X线影像测量可以作为辅助。也必须考虑骨折的形态、位置和移位程度。例如低位前柱骨折多被视为不稳定骨折。关节表面移位＞2mm会引起关节不平整，应予以复位。一些边缘挤压或嵌顿的碎片也需要手术干预。年龄不是决定治疗方案的主要因素。

　　随着患者年龄的增长，患者的并发症如骨质疏松症和代谢性骨病等会使内固定治疗很困难，应考虑患者手术耐受力和相关并发症。如果患者髋臼稳定性好，考虑高龄和相关并发症问题，则应考虑保守治疗。年轻患者要考虑多种原因才选择保守治疗。保守治疗包括早期运动、疼痛控制、预防血管栓塞和定期X线影像检查。建议伤后6周内至少每周拍摄X线片，以确保不发生骨折端再移位。如果X线片和临床症状显示骨折愈合进展快，则可在8～12周后进行渐进性负重训练。进行非负重运动时由于肌力的收缩，会对髋关节施加很大的压力。如果有任何移位或不稳定的表现，患者和外科医生可以选择手术干预。

四、外科解剖、体位与入路

（一）髋臼手术入路

1. 后入路

Kocher-Langenbeck入路：髋臼骨折的入路由骨折分型决定。骨盆手术后入路主要是Kocher-Langenbeck入路。对经常做髋关节置换术的外科医生来说是比较熟悉的。这种入路可以处理后壁、后柱、横形和某些T形骨折。双柱骨折很少采用后入路。某些患者如果是涉及髋臼上部的骨折、横形骨折、T形骨折及肥胖患者，可以行髂嵴肌肉附着处和大转子双重截骨术，能获得好的骨盆后方显露。

手术时患者体位可以是俯卧或侧卧位，这两方面存在较大争议。俯卧的优点是骨折端容易通过切口显露，无下肢重力作用于骨折端能有更好的X线成像。缺点是不能自由移动下肢（例如需要前路进入的股骨头骨折）、不能进行转子截骨术。侧卧的优点是能够自由移动下肢，可以行转子截骨、容易显露术野。作者对比俯卧和侧卧位，认为侧卧位能提供更大的优势。作者在侧卧位下进行手术操作时，比较容易显露术野（外科医生可通过切口触诊），术中用会阴柱或较大的垫作为支撑还可克服下肢的重量。如果需要牵引，类似于股骨钉的体外装置能提供好的髋关节脱位。对肥胖患者，侧卧位比俯卧位更容易显露术野，并且不需要持续牵引。侧卧位还可在术中决定是否进行髂嵴和转子间双重截骨术（Siebenrock和Agudelo提出），如果伴随股骨头骨折可以术中将髋关节脱位来显露。根据病情需要，可在改良的斜视图下行前柱螺钉复位术。

后路使用的3条近端切口线如下：一条与股骨轴线一致，同时向后弯曲；一条与股骨轴线一致，同时垂直延伸；一条在两者之间。中线最适合做皮肤切口。入路虽多（如改良的吉布森入路、侧方入路等），但最终结果非常接近。所有入路中，深部解剖均显露上髋臼到坐骨的后柱。作者更喜欢切口介于传统的Kocher和直切口之间，因为它提供了足够的后路通道，同时能获得更多的前路通道显露（如下所述的截骨术）。皮肤切口应下行至臀部筋膜，切开臀部肌肉和阔筋膜等，放置Charnley牵开器。Charnley牵开器对皮肤边缘有张力，使切口减少出血，因此不需要电刀，缩短了手术时间和避免电刀烧灼时的热组织损伤。

术野显露时需切开转子间软组织，包括梨状肌腱以及外旋的肌群，并用缝合线进行标记。梨状肌回缩后可看到坐骨神经。直视检查神经是为了评估梨状肌与坐骨神经之间的解剖关系，并确保没有骨碎片对神经造成卡压。闭孔内肌的收缩会保护神经，将牵开器沿着肌腱鞘放置到切口中。另外一个牵开器应放置在臀小肌和髂骨翼骨膜下面，以便有更好术野。注意将牵开器放置在臀小肌和骨膜之间，不要放置在臀中肌和臀小肌之间。应清除损伤的软组织，它们是异位骨化的来源。外展肌上部过度的回缩会使臀上神经-血管束损伤，存在手术风险。可以通过臀大肌近端延伸扩大切口。将坐骨结节的下部解剖，相应位置放置钢板。腘绳肌可能需要牵开。作者推荐使用Cobra牵开器而不是锋利的霍曼拉钩。第1个Cobra牵开器放于下脊柱的上方，第2个放在小切口处，第3个放于靠近坐骨的髋臼沟前方，并进入闭孔窝（图17.5）。切口避免长时间放置牵开器或夹钳。

整个后柱和后壁可以用这种方法获得显露。主要的手术风险是坐骨神经和臀上神经血管束损伤。在术野中，可清楚看到坐骨神经（关节置换术期间通常不显露），此时应保持髋部伸展和膝关节屈曲。

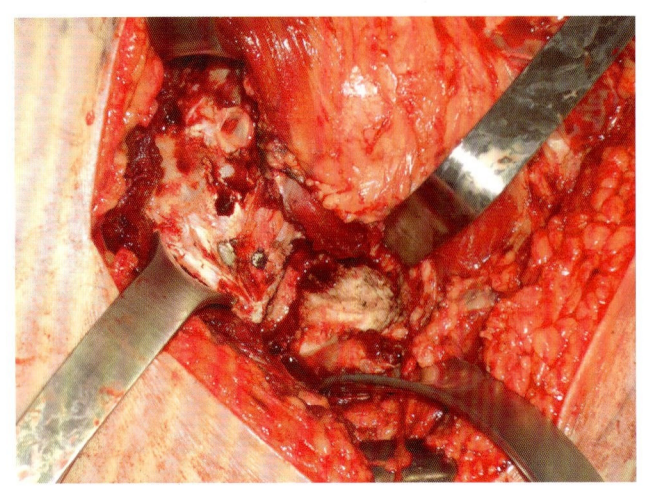

图17.5　Kocher入路放置牵开器

经转子截骨术入路：对于比较高位的上壁骨折，需要前路进入、脱位的股骨头骨折及肥胖患者需要进行转子截骨术。这种方法能用于骨折前方的复位，如某些横行骨折或T形骨折可采用后方入路治疗。传统的截骨术是从转子顶部到外展肌群切开（图17.6）。用螺钉、缝线或特殊防滑钉重新连接。其骨不愈合率较小，据报道低至0且很安全。如果截骨术后不愈合，可能会影响步态。如果移位＞1.5cm，建议采用髂嵴肌肉附着部和转子间的双重截骨术，这种截骨术维持股外侧肌和股中肌连接。

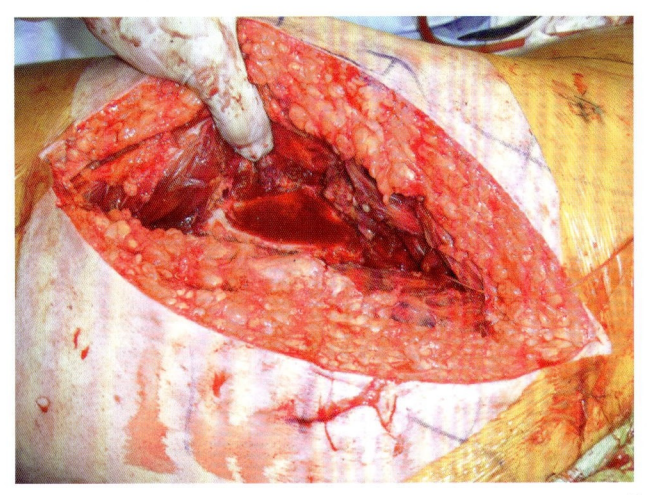

图17.6　术中在连接股外侧肌和股中肌到股骨大转子的部位进行截骨

这种截骨术的优点是臀肌和股骨侧的肌肉力量相反，对截骨面有牵拉作用，能有效防止移位。该方法骨不愈合率很低，修复仅用2~3枚小螺钉。我们发现截骨术后骨不连的发病率很低。这种截骨术用于涉及髋臼前部或上部的骨折，存在异位骨形成的风险，需预防异位骨化形成。不使用吲哚美辛预防，或者使用吲哚美辛时加放射肿瘤学科制定的单剂量放射治疗。放射剂量因患者个体而异，应有充分的预防方案。从文献上看，在最初的术后24~48小时需要放射治疗，但最新的数据表明即使在早期时间内不接受放射治疗，延迟4天后再治疗仍有预防作用。

其他后入路：还有许多其他新颖的后入路，包括人字形入路、改良侧方入路和标准Kocher改良入路。由于绝大多数主流外科医生用自己的传统Kocher改良入路，所以这些新颖的入路不在本章讨论范围。

2. 前入路

髋臼骨折进行前方暴露，最常使用的3种手术入路是髂骨入路（髂腹股沟入路）、髂股（Smith-Peterson）入路和改良的stoppa入路。用改良stoppa入路可以显露大部分髋臼前面，髂骨入路也行。通常认为较少入侵性操作的stoppa入路尚不普及，但是手术例数正在增多。改良后的stoppa入路结合髂外侧窗口，不仅容易显露，还可以进行更好的复位和固定，比传统的髂骨入路更安全，因为它避开了血管束周围的解剖。这样可以从前面直接探查骨盆深层和后柱，复位和固定这些结构。所有的前入路手术，患者均应仰卧在可透X线的手术台上，下肢伸直，方便髋关节屈曲。如果不采用这种方法，可以使用简单的侧卧位。不赞成单一不变的体位，因为每种方法（前位和后位）都会受到体位限制的影响，都有一定的局限性。

髂股入路（Smith-Peterson）：髂股入路是经过改良的Smith-Peterson入路。主要用于pipkingg骨折损伤，常用于髋臼周围截骨术。切口以髂前上棘为中心，显露前柱、前壁，延伸通道进入髂骨翼内、外面，深达骶髂关节。如果需要解决耻骨支或交感神经损伤，则需要单独的Pfannenstiel前路切口。浅层剥离操作时必须保护股外侧皮神经，手术操作时不能损伤，尽量保留。有时手术容易损伤神经，尽量避免过度牵引，术前告知患者大腿外侧将有一个麻木区域。文献没有这种皮肤感觉损伤的发病率，牵引损伤神经会导致感觉异常，恢复困难。时间长后由于局部适应，大腿上的麻木区域往往会减少到非常小的面积。继续深层解剖，根据需要分离股直肌的反射头。Cobra牵引器可以根据需要放置在股骨颈内侧、外侧和骨盆边缘。髋关节可以通过轻度内收及外旋在前方脱位。髋臼骨折如果切开外髂窝时，应考虑预防异位骨化的形成。

有的改良方法使用较少，例如切取一些张力筋膜和放置钝Cobra牵开器在前缘和腰大肌下面，以方便显露。这些暴露常用于股骨头骨折的患者，最近也用于髋关节外科治疗髋关节前方脱位。

3. 髂腹股沟入路

髂腹股沟入路皮肤切口以弧线从髂嵴开始，经过髂前上嵴和腹股沟韧带，在耻骨联合处以上两指（约4cm）的位置为止。髂腹股沟法有3个主要窗口：内侧、中部和外侧（图17.7）。外侧窗口开始于髂嵴的筋膜附着处，将髂骨肌肉向髂内剥离。在骶髂关节前方分离需要骨蜡。钝性分离后触诊骨盆边缘，术野可看到整个髂骨翼。

在内侧，切开外斜肌筋膜，在腹股沟环浅表处会看到男性的精索和女性的圆形韧带。将外斜筋膜从髂前上棘到腹股沟环切开，与皮肤切口同向。使用柔性胶管将腹股沟管（精索或圆韧带）的内含物牵回内侧。向下牵引外侧斜筋膜和精索内容物，显露内斜肌腱。腹股沟底部由内斜肌和横向筋膜纤维组成的联合腱（图17.8）。两者均沿着皮肤切口方向切开，每侧留下组织标记以方便缝合。在髂前上嵴附近，注意避免损伤股前外侧皮神经，其约在联合肌腱下的髂前上棘下方1cm处。神经的牵引损伤可导致大腿皮肤感觉异常。如果有牵引后损伤的风险，最好切除神经，但是应该让患者术前知道在大腿外侧会出现一小片皮肤麻痹，大多数患者麻木区域的大小随时间而减少。髂腹肌筋膜是一种薄型结构，将肌肉-神经腔与淋巴管室分开（图17.9）。

Judet和Letournel的研究表明，髂神经筋膜是进入深层骨盆的通道，切开后可以从前路手术显露髋臼。横向切开髂骨筋膜时，死亡之冠血管及闭孔的血管容易损伤。为了识别这种结构，必须进行仔细的解剖，血管有高达30%的个体差异（图17.10）。先开内侧窗是有益的，死亡之冠血管在内侧比横向更容易看到。注意避免过度牵拉髂血管，因为它可能使患者形成血栓或淋巴水肿。股神经位于腹股沟下面的髂腰肌上，也要避免剧烈牵拉。Retzius间隙（耻骨联合和膀胱之间）可用手指撑开，该间隙通过横向切开联合肌腱得到扩大。3个窗口是内侧窗（显露血管）、中间窗（血管和肌肉之间）和外侧窗（肌肉和髂嵴之间）。外侧窗口可以看到髂骨翼、SI关节和骨盆边缘，内侧边界是髂腰肌与股神经。中间窗于髂腰肌和髂内血管之间，可用于显露前壁和上前柱。内侧窗有耻骨上支和髂骨血管的内侧联合部，需精细的手术操作。

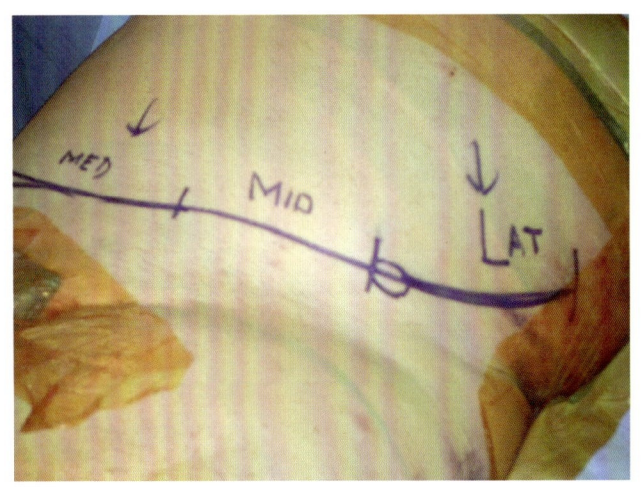

图17.7　腹股沟入路3个窗口

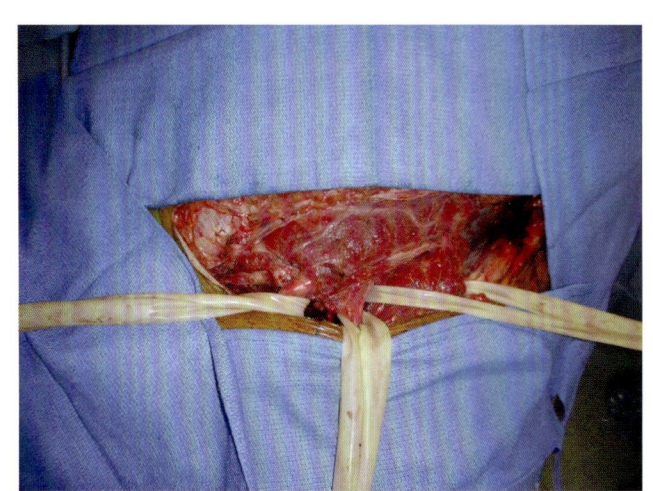

图17.8　腹股沟入路，内侧标记结构为血管束，中间为股神经，外侧为腰肌

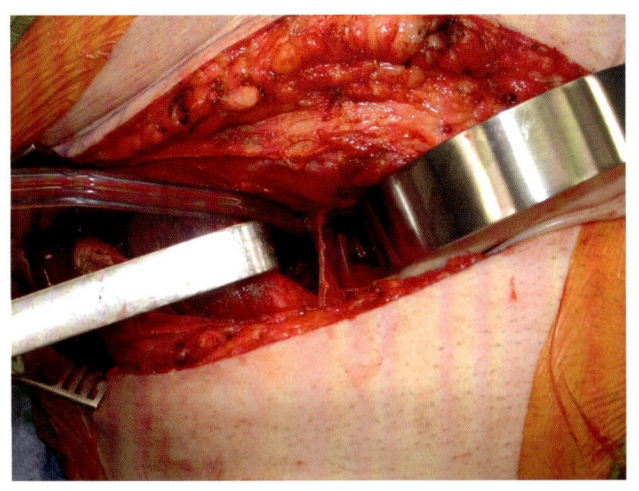

图17.9　髂腰肌筋膜将腹膜、股神经与内侧结构分开

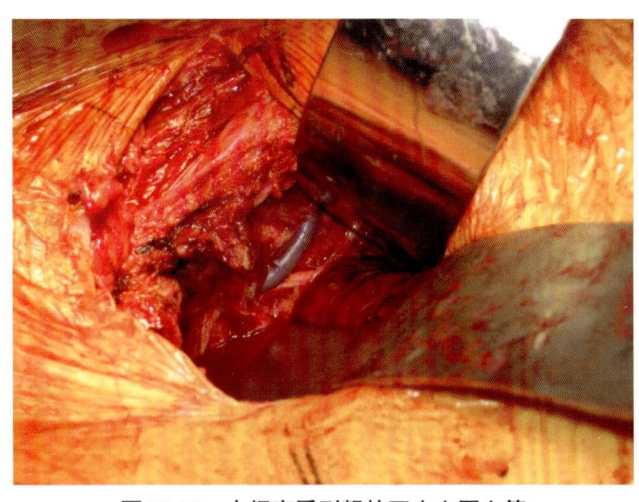

图17.10　中间窗看到粗的死亡之冠血管

改良的Stoppa入路：改良的Stoppa入路基本上同髂骨入路，但没有切开中间窗口的皮肤和深层组织。在腹股沟内容物（肌肉、血管和淋巴）边进行大部分手术操作。两者深层暴露的主要区别是：Stoppa入路垂直分离腹直肌，传统髂骨入路是横向切开。显露侧窗口与髂骨入路同。中间窗不延伸，髂腹筋膜从中间窗口血管下分离显露（图17.11）。

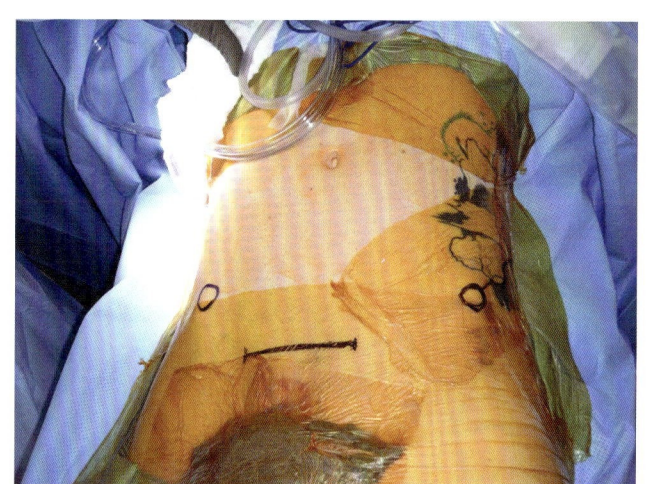

图17.11　改良Stoppa法的皮肤切口示意图

这种入路避免了髂骨入路的缺陷：传统方法对髂腰肌和股神经的过度牵引收缩，牵引血管易形成血栓和淋巴水肿，拉开腹部肌肉易形成下腹部疝气。Stoppa入路有个缺点，在显露深层骨盆时必须牵拉闭孔神经。从内侧窗口，解剖后沿着耻骨推进，达到骨盆边缘，从下方显露髂神经筋膜。从这个方向牵开神经更安全，神经与肌肉血管软组织包膜一起向前回缩。Stoppa入路的2个窗口均可显露整个前柱和四边形表面。将腹部肌肉组织向上牵拉，髂骨血管也有血栓形成或损伤血管的风险，但在300多个病例中没有发现这种问题。

改良Stoppa入路和髂骨入路都可用于前壁和前柱的显露。第1种入路是将髋关节屈曲超出传统的30°，通过三角形支具将臀部屈曲约60°。然后切开髂耻凸起到达前髋关节囊，在髂腰肌肌肉下用宽的Cobb拉钩牵开。平头Cobb拉钩可以放置在髋关节囊上，髋关节切开后放在髋关节前内侧部。第2种入路是将横向的视窗切口从髂前上嵴向髌骨方向延伸，可以进行髂股入路（或Smith-Peterson），远端解剖通过标准的前路可显露髋关节。

以前使用的改良Stoppa入路是Mast髂骨入路的扩展。在这种入路中，在外髂窝进一步横向扩大切开，以提供通路显露上髋臼和后髂骨。从髂前上嵴向远端延伸的额外切口可获得更多通道显露整个外髂窝。在使用髂骨方法时创建一个T形延伸切口，改良Stoppa入路是单独的切口。对伴有新月形骨折或较小移位髋臼上壁骨折，内固定仅需要简单支撑钢板。

4. 扩展型的后入路（扩展髂骨入路、得克萨斯T形入路和三维入路）

扩展型的后入路需要延长或扩大切口，相比常规入路并发症更多。但是对某些骨折类型，它是解决问题并提供满意复位的唯一方法。传统上最常见的扩展型入路是Letournel的髂股扩展入路。患者是侧卧位，髂腹股沟切口沿髂嵴向后延伸，解剖并显露外侧髂骨。传统入路是切开腱膜、分离外展肌，并用缝合线重新缝合连接。这种入路的最新改良是使用转子截骨术。理论上骨与骨愈合比切开修复术的愈合情况要快得多。通过这种入路，可以很好地显露外部髂骨和后方（图17.12），进入骨盆内操作时注意避免髂血管的损伤。

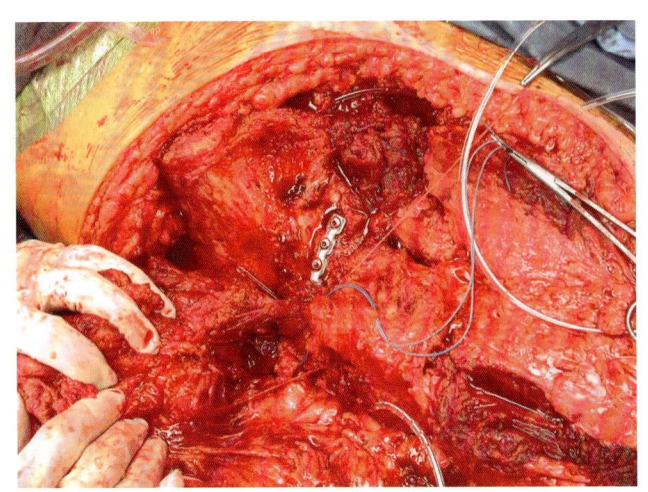

图17.12　髂股扩展入路下向左牵开臀大肌显露髋臼的前柱和后柱

T形入路类似扩展入路，多向髂骨远端延伸，加上髂前上棘截骨能提供髂骨外侧通路。这两种入路要考虑到肌皮瓣的血管分布。其营养血管主要来自臀部血管。在血管受损的情况下（如出血性臀部血管栓塞），皮瓣可能会缺血坏死，从而导致皮肤缺损的严重并发症。这种手术入路必须考虑皮瓣的血管状态。研究发现，改良的Stoppa入路，能解决更复杂的骨折。加上后入路显露，通过执行术前准备和手术精细操作，使得每个入路都能提供充分显露。患者如果伴有后柱和后壁骨折，先行前入路手术，前入路放置的固定螺钉不应过长，以免妨碍到后入路的复位和固定。

Dana Mears提出了三维入路。患者侧卧位，侧切口从股骨上方直到转子末端。显露有两个切口，一个朝向髂前上嵴，另一个朝向髂后上棘，形成Y形或三维形。后侧切口显露方法类似于Kocher–Langenbeck入路。转子以传统方式截骨，手术时注意避免损伤相关肌肉及血管神经等。

（二）后壁与后柱损伤

后壁骨折是最常见的髋臼骨折类型之一。后壁骨折很小而稳定的损伤可以保守治疗，通常认为任何破坏关节力学稳定性的损伤，包括后壁软组织损伤都应手术治疗。Moed建议进行术中应力测试，以确定后壁骨折是否为不稳定骨折及是否需要内固定。在临床的实践中，考虑两个因素：关节匹配性和关节稳定性。如果损伤严重或骨折位于髋臼上部（Olson和Matta描述的接近承重部位），或者根据Moed方法确定关节不稳定性，有必要手术复位和固定。

髋臼上壁损伤本质上是不稳定骨折，可能需要转子截骨术。低位的髋臼壁损伤即使不是完好复位，对功能的影响也不大。髋臼后柱损伤，则是一个治疗难题。

髋臼边缘挤压骨折通常在术前CT可见，但也可能在手术中探查发现。骨折碎片可以保留，移位的骨折碎片和对侧正常模板比较，然后对股骨头进行脱位检查，如是否会出现缺血性坏死等。复位骨折碎片后留下的空隙应进行骨移植，应用同种异体松质骨、自体骨或合成材料。使用合适的工具并根据需要收集局部的骨头。然后使用盘状骨膜剥离器将后壁骨折复位，防止移位。使用克氏针将后壁和下面的骨折碎片固定在良好位置，同时安放钢板、放置螺钉。复位后，用3.5mm重建板稳定骨折端。稍微下压钢板将复位骨折碎片。两端螺钉先固定，可减少靠近关节边缘的钢板与螺钉置入关节的风险。严重粉碎骨折在应用重建支撑或中间钢板之前，需要1块1/3的管状板或桡骨远端T形钢板作为弹簧板固定（图17.13）。这些钢板应独立固定，用来防止钢板移位。切割1/3管状板的尾部，并弯曲边缘形成弧状，可以对粉碎的骨折碎片额外固定。或者也可使用现成的弹簧钢板。

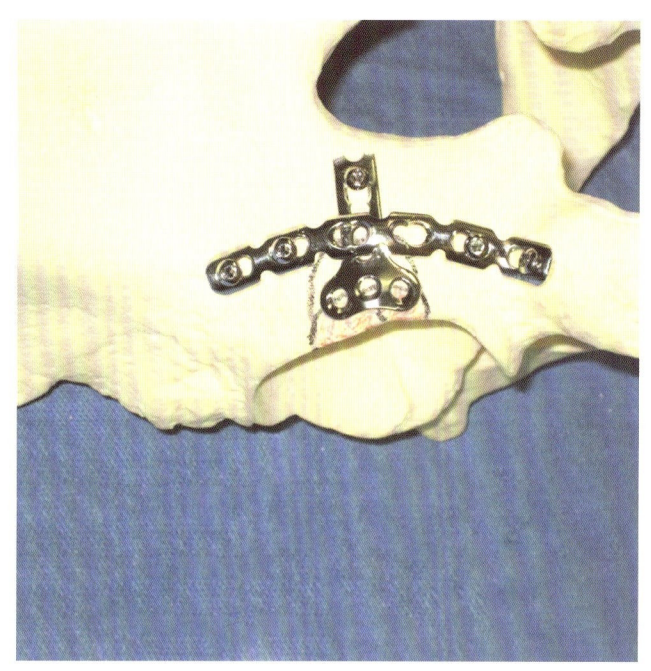

图17.13　用于后壁骨折的T形重建钢板

后柱骨折相对罕见，通常是复杂的损伤。当它合并后壁损伤时，需要首先处理柱，为修复后壁提供一个框架。

在坐骨中使用Schanz针可以帮助矫正后柱旋转畸形。2枚小螺钉的复位钳夹或包围夹可以帮助骨折端复位，并对后柱骨折线加压。通常放置1块4~6孔3.5mm重建钢板固定。如果骨折倾斜移位，骨折倾角允许，可以使用单个拉力螺钉来提供临时固定，同时移开复位工具以提供更多空间插入钢板加压固定。在所有后路操作中以及将复位钳置于坐骨切口时，坐骨神经都处于危险之中，保持髋关节伸展和膝关节屈曲将有助于减少神经损伤。

术中透视检查用于确认骨折复位和准确放置好螺钉。在Kocher–Langenbeck入路中使用引流管，不能降低感染率，小型随机试验中留置尿管天数也没有减少。对数千个伤口的Meta分析结果并不支持在外科伤口中常规使用引流管。使用止血剂来预防出血。值得注意的是，肥胖患者术后特别容易感染。文献报道：真空敷料放置在切口上可以减少伤口并发症。肥胖患者应使用该敷料以减少术后感染。术后CT图像可以比X线片更好地评估其复位情况。

（三）前柱与前壁骨折

单独的前壁骨折罕见，在闭孔斜位和骨盆正位X线片上呈现为梯形。临床上患者通常是复合伤。如果为单一骨折，可用前入路方法进行治疗，这取决于骨折位置和损伤情况。对小的骨折或迷你型骨折，内固定也是必要的。这时应注意确保内植入物不在关节内。前壁骨折通常是不稳定的。有时看似简单的骨折将导致髋臼不稳定而需要固定。用钢板和螺钉进行标准内固定，有骨缺损用自体骨或异体骨块填充。

前柱骨折比单独前壁骨折更常见，用CT确诊。前柱骨折有几种类型。典型的高位前壁骨折，骨折线从髋关节起始，朝髂嵴的方向直至骶髂关节后方。这种骨折可用螺钉固定，螺钉置于关节上方通过髂骨到骶1关节，也可以沿髂嵴上部放置钢板固定。中前柱骨折容易与前壁骨折混淆。低位前柱骨折很常见，通常表现为一部分骨盆环损伤，并且可被认为是"高位的支撑骨折"。这是单独的骨折形式，可能不用固定，除非有明显的移位，或者是复合的损伤需要固定。低位前柱骨折损伤疗效不明确，不确定低位前柱骨折是骨盆损伤的一部分还是髋臼骨折，这两种情况都可以通过髂骨或骶骨入路治疗，适合逆行支撑螺钉或钢板内固定。

（四）后壁横形骨折

髋臼横形骨折大多数采用后入路手术治疗，后壁骨折患者通过后入路固定。股骨头与髋臼的匹配关系类似于铰链结构，根据骨折的形态、铰链式链接的组织是否完好以及是否有严重移位等，在治疗上要准备多种手术方案。横形骨折根据骨折线在关节承重部分的位置进行分型。这种骨折是最难处理的，因为发生在关节关键负重部分，需要解剖复位。

手术通常需要延长切口来获得术野，通过股骨头全脱位使关节表面显露。另外，术中使用适当的牵引装置，后路也可使股骨头脱位以显露关节面。目前研究没有定论，大多数人认为这种类型的骨折均涉及骨盆X线片的"圆顶"或"眉"。骨折位置可以低于承重的关键部位，低至股骨窝，对关节的主要部分有影响，这些骨折也需要解剖复位。这种损伤比通过主承重区域损伤的患者耐受更好。如果不规则的骨折涉及髋臼的下部，有时可以保守治疗，对明显移位或部分更复杂的损伤，建议采用手术治疗。

横形骨折常在耻骨联合与"铰链"部向后移位。横行骨折用后入路治疗，使用Schanz针及Matta钳有助于复位（图17.14）。后入路固定用3.5mm重建板。术中钢板可以"过度塑形"以帮助提供前方压力（类似于在骨干骨折中的加压钢板在远端骨皮质处实现加压）。如果后壁损伤并横形骨折，通常先处理移位的横形骨折，然后用后壁第2块钢板固定。

在很小或没有明显移位的横形或后壁骨折中，单块钢板解决后壁和横形损伤是足够的。一些横行骨折在前方明显移位，这使后入路的显露很困难。在这种情况下，前入路更合适。通常认为，固定前部铰链及单独后方固定是不够的，需要放置前柱螺钉辅助。目前研究表明：耻骨联合或耻骨分支没有损伤，就不会出现前方不稳定的情况。一些单独的横形骨折，可以使用改良Stoppa入路来观察整个骨折情况，并解决其前、后部移位。前方的骨折用前柱螺钉复位固定，后方的骨折可以用后柱螺钉进行内固定。沿着骨盆内环放置单块钢板强度也是足够的。

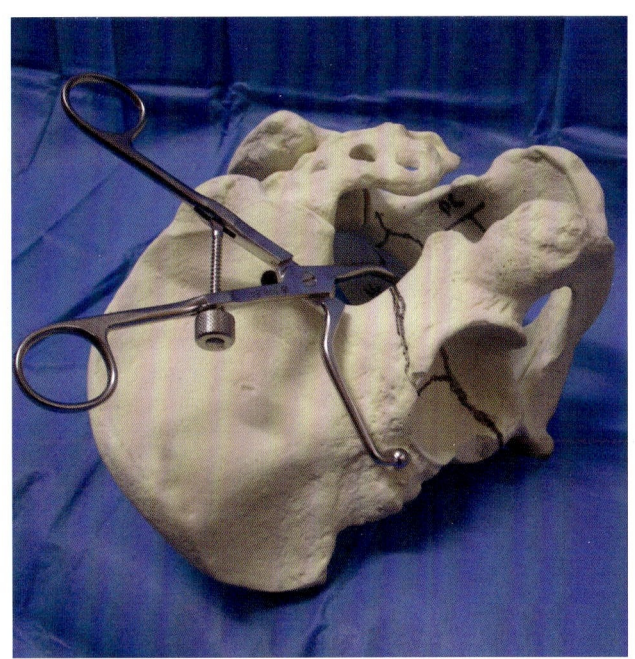

图17.14　Matta钳通过坐骨切口进行横形骨折复位

（五）双柱骨折

双柱骨折是严重损伤的骨折。原因是髋臼双柱损伤后，髋臼与后髂骨连接部被破坏。大多数双柱骨折可以使用髂骨入路或改良的Stoppa入路进行手术，术中需要连续透视，且切口要有足够长度，同时避免并发症发生。

治疗这种骨折的困难之一，是髋臼关节面与髂骨的相连部分被严重破坏。股骨头脱位后不能用作重建柱的标记。大多数情况下，重建顺序是从后柱到前柱。有时候会先固定前柱，作者倾向于从后到前的顺序进行复位，前柱先做内固定，再做后髂骨固定，与常规的先重建后柱的方法有区别。在许多双柱骨折中，前柱的后方往往合并有一个三角形部分，可用作复位的框架。这种骨折碎片大多数是骨折变形导致的，会影响关节复位。

此时，建议行髂骨部分骨切除，以便更好地还原关节面。髂嵴轻度缺损比关节损伤稍难处理，通过髂内侧或外侧Stoppa窗，可以用小的弯曲重建钢板或拉力螺钉来复位和支撑髂骨翼。在内侧骨皮层放置钢板而不是在顶部边缘，骨盆可获得最佳的轮廓，这个位置的钢板对患者刺激最小。

用重建钢板处理小的骨折碎片，恢复髋臼的大致轮廓。术中对骨折碎片进行直视下复位，钢板的强度和刚度较高，也能用作骨折端的间接复位。后柱可以通过前部暴露来辅助复位。使用骨钩或特殊复位工具，钢板通过内侧放置到髋臼内的四边体表面。如果骨碎片较大，则用从前到后的拉力螺钉稳定骨折端。术者需要熟悉螺钉放置位置，螺钉种类包括前柱、后柱螺钉，侧向加压螺钉和髂嵴螺钉。描绘有骨折线的骨盆无菌标记物可以帮助放置螺钉之前进行空间定位。髋臼内侧壁粉碎骨折和突起移位多发生在两柱骨折中。如前柱骨折，需要四边形钢板来解决内侧移位。这些钢板被称为"弹簧"板，使用时可过度弯曲并放置在骨盆边缘。这种钢板现在已由厂家提供。操作时在四边体表面放置1块3.5mm重建板，并将钢板固定到坐骨下支后方。该钢板大多数是在改良的Stoppa入路的内侧窗口使用。底部重建板作为支撑或间接复位钢板，复位好内壁，防止骨折端移位。后柱可以用复位钩或复位钳来辅助复位。复位钳是特殊的新工具，该工具可沿着顶部或边缘放置在较小的凹陷中，用于后柱的修复，同时为后柱钻孔和螺钉的放置提供导向。后柱螺钉可单独放置或通过钢板放置。

钢板放置时用钻头作为引导，是骨盆恢复其复杂解剖结构的技术关键。移动钻头的阻力包括沿着钻头侧壁的动态摩擦阻力，及其前端对抗骨头的阻力。停止钻头的阻力包括尖端对抗骨头阻力和静态摩擦阻力。如果钻头保持旋转并以温和的振荡方式轻轻推进，能感受到钻头前进中独特的感觉。如果轻轻地前进且能感受到平缓的振荡力，这表明已经达到骨皮层。进行透视检查，如果稍微增加推进力，钻头将具有足够的向前力来穿过皮层。如果在前进时持续感受到温和的抵抗力，那么它们肯定是松质骨。如果没有这样的感觉，钻头最有可能打在软组织中，此时不应该继续推进钻头。这种类似的技术常用于安装骶1螺钉时。

如果后柱骨折不能通过髂腹股沟入路或Stoppa入路进行复位，建议在前路显露后用Kocher-Langenbeck入路。这种手术方式前、后联合入路优于切口延长的方法，如需要进一步复苏，手术可以不在同一天进行。

（六）T形骨折

T形骨折是一种最难治疗的骨折，骨折发生在下髋臼并延伸至坐骨。股骨头严重移位，顶开髋臼的前、后方。韧带损伤导致股骨头经常移位，单纯修复韧带不足以复位。T形骨折分型是根据T形的位置进行。

许多T形骨折分型有重叠。例如髋臼前柱骨折并后壁横形骨折非常类似于T形。髋臼高位横形骨折与下部骨折就像Y形骨折，看起来也像T形。Judet和Letournel在经典著作中描述了这些骨折的几个特征。T形骨折具有明显的横形骨折部分，其分类方式与横形骨折相同。前柱后路半横形骨折和双柱骨折，两者都没有明显的横形骨折线，根据其骨折线是否向柱上延伸或CT图像进行区分。通常根据两柱和前半横形骨折线的倾斜度将它们与T形骨折区分开来。有种特殊的骨折是关节外T形骨折，又称"Supratectal"骨折合并下部骨折，在Letournel分型里称为"双柱骨折"，具有T形骨折的特性。不管是什么名称，治疗是相同的，都需要评估最佳修复方法，手术通常是使用前入路法操作。

T形骨折也根据骨折线向下、向前或向后分类。根据分型可以确定骨折最佳复位和固定方法。如位置靠近前方的T形难以通过单一的后路进行手术。有一种骨折与坐骨位置较远的T形，骨折位于后柱，修复很困难。另一种骨折是后柱前半横形骨折，属于T形骨折的一种。因为后柱的位置靠后，骨折线穿过髋臼且向前突出，形状类似于典型T形骨折，因此归为T形骨折。

T形骨折的治疗应注意以下几个方面：髋臼横形部的位置、T形的位置和后壁骨折的处理，建议采用后入路方法治疗后壁骨折。复杂且明显移位的后壁骨折也是延长切口的适应证之一。对前、后移位较大的骨折，建议用延长切口操作（图17.15）。对于T形骨折，治疗规则是个性化的。治疗这种特殊骨折，最困难的是实现骨折端完美复位。

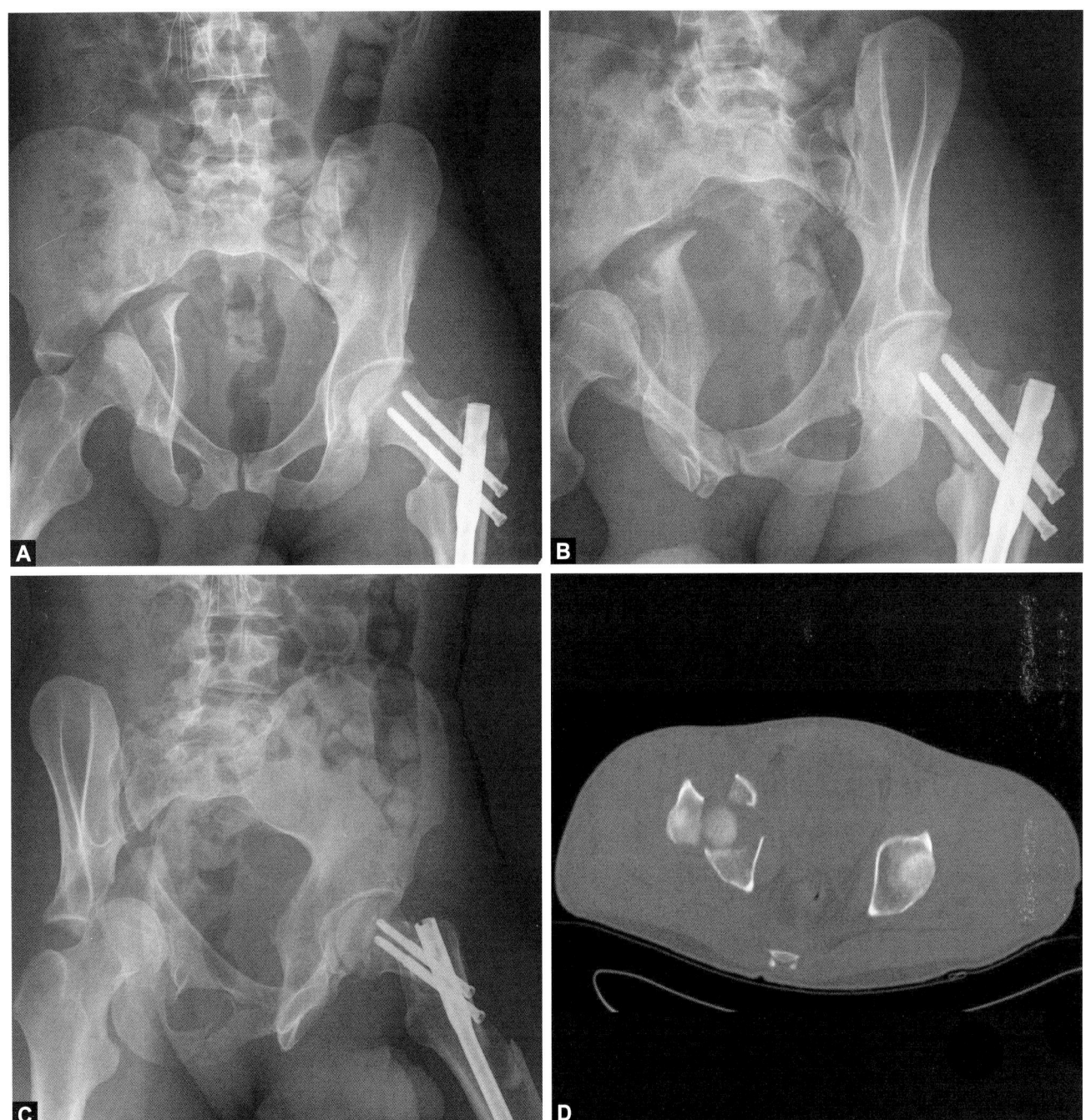

图17.15 扩展的髂腹股沟入路治疗T形髋臼骨折

（A~C）前、后和JudetX线片显示髋臼T形骨折。对侧股骨颈和股骨干骨折处有髓内钉

（D）CT图像表明前、后柱骨折有明显移位

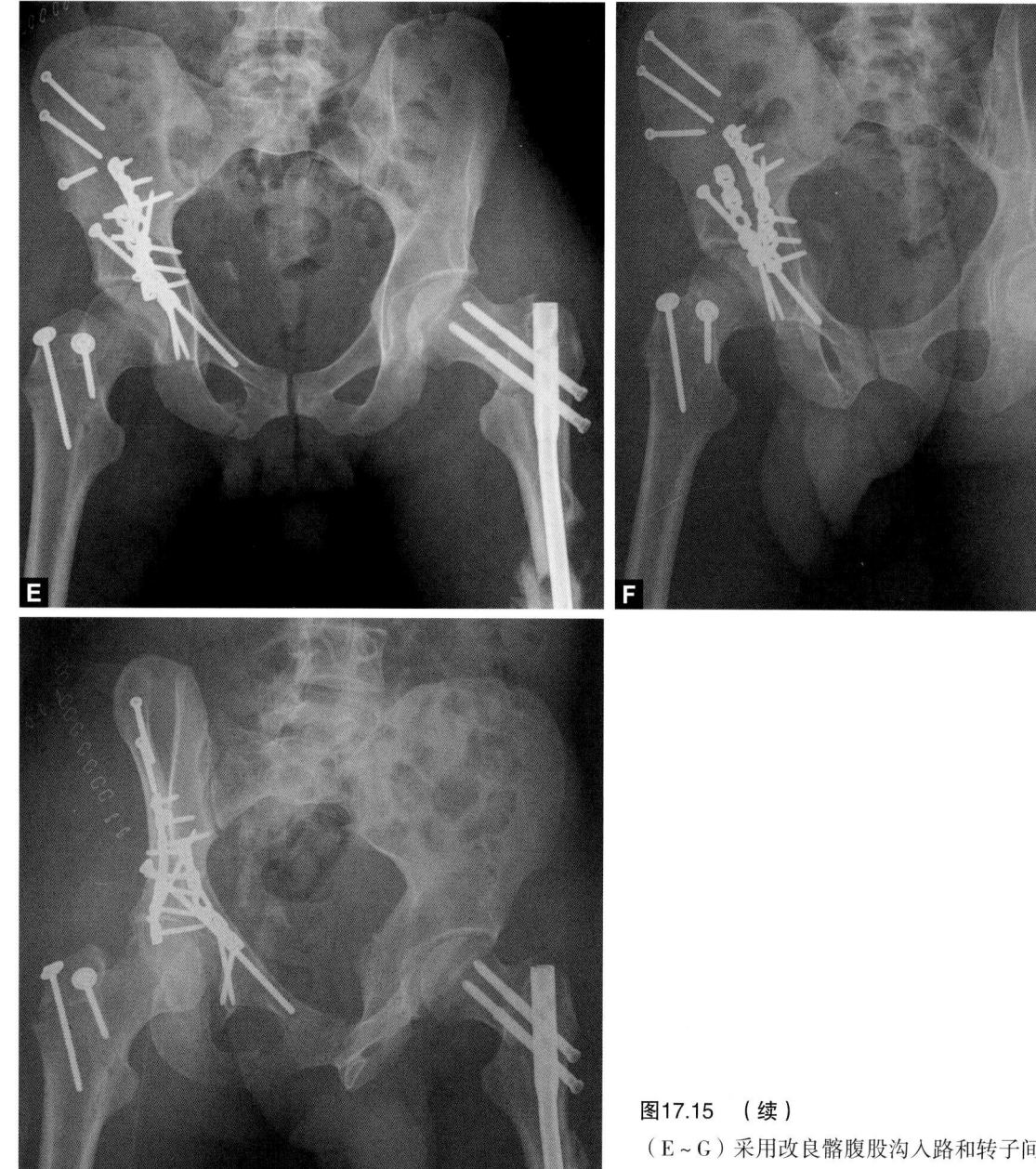

图17.15 （续）

（E～G）采用改良髂腹股沟入路和转子间、髂嵴截骨术进行切开复位和内固定，术后X线片复位良好

由Saqib Rehman提供

（七）前柱后半横形骨折

这种骨折合并前、后柱骨折和T形骨折，是一种较难治疗的骨折类型，疗效取决于后半横形骨折部分的损伤严重程度。与双柱骨折不同是骨折线是从关节表面到后髂骨，是前柱骨折模式和后柱横形的组合。根据Letournel分型，这种骨折被认为是治疗困难的骨折类型，其手术入路既需要前路和后路，又需要切口延长。对轻微移位的后半横形骨折，首先是骨折部移位不大，骨折移位朝前柱方向，治疗只需简单的后路固定。当有中间、前柱骨折和四边体骨折时，骨折部会有明显突起，具有T形骨折的"陷阱"特征。如果骨折部向后移位，根据骨折线的水平和倾斜度，其表现像双柱骨折。这种类型的骨折手术方法应该以骨折基本特点为依据。治疗上先前入路做前柱的复位，与传统方法有区别。然后用后柱钢板（通过改良的Stoppa入路）或后柱螺钉

进行后柱骨折后固定。如复位成功，则不需要做后路手术。效果不好，则进行后入路显露，确保前柱固定不会影响后路骨折的修复和固定。这种骨折的治疗方法与双柱骨折非常相似。

（八）辅助治疗和治疗进展

本书问世以来，有两个重要技术进展：经皮内固定术和计算机导航辅助内固定技术，都非常有价值。经皮内固定术已开展不少病例，手术并发症少。支持传统方法与创新方法的医生之间对此有激烈争议。这两种方式在髋臼的手术中具有优越性，术者需要对骨盆有精确的三维方位感。经皮内固定是仅次于计算机导航辅助内固定技术的方法，对20岁以下且不需要完全复位的患者意义不大，但对基础疾病较多的老年患者意义重大。用于经皮内固定的螺钉有侧方加压螺钉、顺行前柱螺钉、逆行前柱螺钉、后柱螺钉和坐骨柱螺钉等。

LC-Ⅱ型螺钉通常用于单一的前柱骨折或侧方挤压型骨折。置钉开始于髂前下棘区域，朝向髂后上棘打钉。手术操作中，螺钉通过闭孔出口后要注意保持方向。

髋臼在C型臂透视下形态类似于梨形，髂前下棘区域是一个弧状不规则结构，钻头容易从理想的进针点滑动移位。因此，操作时先创建骨皮质凹面有助于避免钻头打滑。

顺行前柱螺钉是很难放置的。进钉点开始于髋臼上方3~4cm，穿过狭窄的前柱（图17.16），需要多次透视来验证螺钉位置。螺钉从闭孔出口和髂骨入口处打入，大致与前柱的轨迹垂直。标准Judet视图、前后位骨盆X线片、闭孔斜位及闭孔出口位X线片可验证螺钉是否在关节腔内。前后位骨盆和髂骨入口位X线片可看到骨盆内植入物。螺钉这样操作存在一定风险性，如将螺钉放置过前，容易损伤血管束。该方法的替代方案是用逆行支持螺钉通过前柱放置。

逆行支持螺钉通常在前路打入。螺钉穿过前面，透视前柱可以直接看到钉体。透视下置钉优点很多，能动态观察打钉和避免钻头、螺钉错误安放的危险。这种螺钉的起点位置在耻骨结节的前方、下方和外侧，因此需要偏下的皮肤切口或经皮穿刺切口来获得正确的位置。

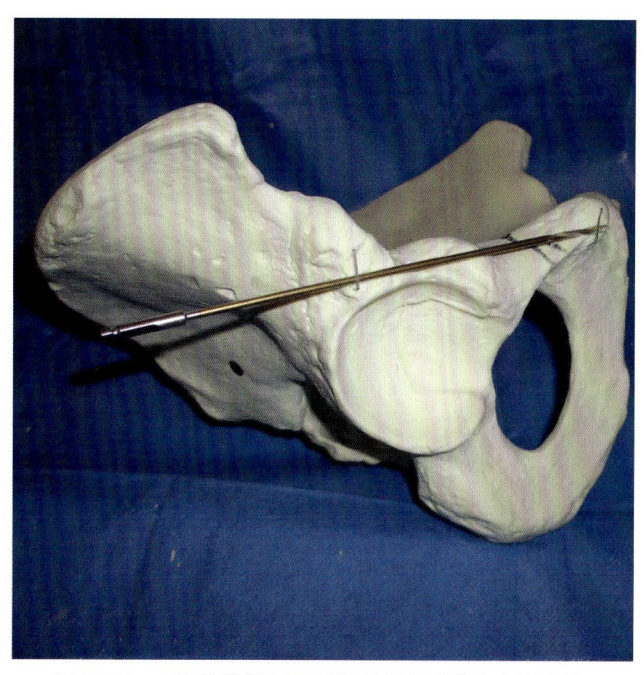

图17.16　1枚前柱螺钉可以通过顺行或逆行通道置入

后柱螺钉置钉点在骶髂关节前方，方向稍稍偏向骨盆边缘外侧。朝向坐骨棘，从后柱向下至髋臼后面打入。髋臼后壁表面有骨质凸起，最好用髂骨斜位片确保螺钉位于髋臼后面。用闭孔斜位片来观察其髋臼内侧。作者通常借助钻头的本体感应进行引导，将螺钉打入松质骨中，然后用髂骨斜位片进行验证。坐骨后柱螺钉通常较粗，患者要特殊体位才能打入，因此螺钉置入较难。该螺钉危险之处是螺钉位置靠近肛门，手术操作有难度。操作时要求臀部弯曲体位，下肢要进行牵引。在体位良好时，闭孔斜位和骨盆正位可观察螺钉起点、中间至侧方的情况，髂骨斜位可观察该螺钉是否在髋臼后方的位置。

所有的经皮螺钉都可以使用开放技术放置，并且应准备不同规格的螺钉供术者选择。如果需要空心螺钉，则准备6.5mm、7.0mm或7.3mm螺钉供选择。如果术者操作熟练，预钻孔之后可以放置实心螺钉或较小的4.5mm螺钉，甚至3.5mm空心螺钉。作者倾向于使用4.5mm或3.5mm空心螺钉，稳定性是有保障的。这些螺钉均是打在骨质内，在螺钉放置之前最好先进行骨折复位。

导航技术可以把经皮内固定术、闭合复位和有限切开复位结合在一起。但目前的导航技术难以推广应用在治疗中，因为在重复多次的置钉试验中不能获得完全相同的置钉位置，有待进一步完善。但手术导航技术无疑是有益的，假以时日，其将成为优越的方法。

五、并发症

（一）异位骨化

异位骨化是髋臼手术的常见并发症。文献报道的发病率是10%～86%。按照布克量表分级（表17.2），IV级异位骨化患者做髋关节置换术，术后髋关节评分会下降，考虑与异位骨化密切相关。肥胖不是异位骨化的危险因素，异位骨化与使用髂腹股沟延长入路、头部、胸部损伤和T形骨折有关。治疗异位骨化有两种选择，吲哚美辛口服治疗或术后24~48小时手术部位放射性局部照射。多项试验以及Meta分析已经证明了放疗在预防髋臼III级和IV级异位骨化有很好疗效。清除坏死或损伤的臀部肌肉有助于降低异位骨化发生率。目前，不建议在手术48小时后局部700Gy照射及清除坏死组织。建议手术时彻底清创伤口、避免切口延长和术后酌情放疗。骨折分型与异位骨化的发生率相关，所以不是所有的髋臼骨折都要放疗。应根据患者的情况决定是否放疗。

表17.2　髋臼手术后异位骨化的Brooke分级

分级	特征
I	髋关节的骨刺
II	股骨或髋臼骨刺；表面间距＞1cm
III	股骨或髋臼骨刺；表面间距＜1cm
IV	关节明显强直

（二）深静脉血栓形成与肺栓塞

深静脉血栓在骨盆创伤中发生率较高，文献报道为35%～60%。对骨盆创伤和髋臼外伤，有症状的肺栓塞发生率为2%~10%，致命性肺栓塞的比例较低，为0.5%~2%。如何预防致命性肺栓塞的研究已经开展，研究现况是：治疗存在个体差异，需要招募大量的患者进行观察。在统计学上，髋臼骨折发病率不高。因此，目前对预防致命性肺栓塞的措施没有具体建议。近年来，美国矫形外科医师协会的关节置换预防肺栓塞指南已经出版，美国胸科医师学会的"创伤患者治疗指南"也经常被引用。《美国矫形外科医师协会指南》不适用于创伤患者，也不适用于伴有多系统损伤的髋臼骨折患者。

《美国胸科医师学会指南》提出对创伤患者和没有禁忌证、能使用康复锻炼器械的患者，建议使用低分子肝素预防，患者诊断血栓可用超声波检查筛查。《美国胸科医师学会指南》不推荐使用下腔静脉过滤器。所有髋臼患者伤后都会导致活动障碍，应进行药物预防血栓。服用药物预防的时间由医师决定，对于髋部骨折患者，建议使用35天。患者应该在停止药物前逐渐下地锻炼。

骨科医师要找到最合适患者的治疗方案，使用具有预防作用的低分子量肝素十分重要。下腔静脉过滤器的使用由医师决定。与《美国胸科医师学会指南》不同，作者认为，下腔静脉过滤器在多发性骨折和内脏器官损伤的患者中有预防血栓的作用。让患者一直进行血栓预防直到他们能够通过辅助器械进行步行锻炼。患者术后6周要重新进行康复评估。

（三）神经麻痹

坐骨神经麻痹是髋臼骨折的常见后遗症。爱丁堡系列文献报道显示：坐骨神经麻痹发病率为7.8%（其中1%为医源性损伤、6.8%为原发性损伤）。Letournel的研究报道老年组发病率为12.2%，其他文献报道其发病率为1%~18%。确切的发病率并不像初次检查时坐骨神经损伤的高发病率那么重要。无论从患者或者法律的角度，正确的术前检查非常重要。坐骨神经损伤最常见的形式是移位的后柱骨折和伴有股骨头脱位的后壁骨折。体格检查髋臼骨折患者较困难，患者因为疼痛不配合，只能勉强移动受伤的肢体，不利于运动检查。感觉检查最好使用两点辨别觉检查，用解开的回形针等简单的工具即可进行，可以有效地检测坐骨神经损伤。

坐骨神经损伤的分型包括腓总神经损伤（轻度或重度）、胫神经损伤（轻度或重度）、胫神经合并严重腓总神经损伤。重度与轻度腓总神经损伤都可能有好的功能恢复，但重度腓总神经损伤可能恢复更困难。当两个神经损伤都存在时，胫神经恢复的速度比腓总神经更快。对有坐骨神经损伤症状的患者，如果在手术中探查坐骨神经没发现神经有明确损伤部位，则表明损伤可能发生在较高层面的腰丛神经。受伤的分型是给患者提供预后判断，目的不是为了进行第二次手术干预。

股神经麻痹是罕见的髋臼骨折并发症，发生率为0.2%~0.4%，恢复良好的可能性非常高，损伤原因包括医源性损伤和原发性损伤。髋臼前路手术在显露时容易损伤股神经，因此行髂腹股沟和改良的stoppa入路时要注意保护髂腰肌肌束。

（四）畸形愈合与骨不连

骨折端畸形愈合不是治疗髋臼骨折的常见并发症。临床上，老年患者出现继发性股骨头与髋臼间隙不对称时，导致骨折端畸形愈合，但髋关节功能仍会得到良好恢复。髋臼骨折的手术设计是在理想条件下精确解剖复位，但由于骨折端粉碎移位及软组织挤压，即使在直视下进行手术，也难以达到完美复位目的。Letournel指出，患者骨折畸形愈合，放射学检查结果较差，并不意味着患者没有良好的临床结果。骨折畸形愈合是否造成创伤性骨关节病也难以预测，有一些复位完美的患者也会出现晚期骨性关节炎。以下的两种骨折畸形愈合类型，可能导致差的治疗结果，会导致臀部疼痛：①畸形愈合引起髋臼承重部分压力增加。关节接触面积的减少，剩余接触面的负荷增加，导致关节面早期磨损和出现骨性关节炎；②复位不良的骨折会增加股骨头磨损。

经手术或保守治疗的骨折如发现骨折畸形愈合，在矫形手术之前，需要仔细评估。要纠正骨连接畸形，需要行截骨术，需要丰富的三维空间思维信息。无症状的骨折畸形最好不要手术治疗。如果有症状的患者愿意接受手术治疗，通常行全髋关节置换术治疗以缓解疼痛。即使是较年轻患者也可以用关节置换术治疗。年经患者应了解随年龄增长会有不可避免的关节翻修手术。创伤后关节炎患者行关节成形术治疗，会比原发退行性骨关节炎患者差，原因是患者有瘢痕组织粘连、异位骨化形成、髋部的韧带、肌肉组织萎缩和血液供应被破坏。

髋臼骨不连罕见。髋臼骨折手术的患者，骨折端不愈合都应注意有无深部感染。应进行红细胞沉降率、c-反应蛋白和白细胞计数的实验室检查。患者应行组织病理检查、清除感染组织，以达到骨愈合。或者去除碎骨块并清理骨折部位，通过控制感染可以促进骨折端愈合。不稳定的髋臼骨不连是患者和手术医生的治疗难题。对罕见的无菌性骨不愈合，患者可以通过手术切除部分纤维组织。骨移植和骨折端加压是诱导骨骼愈合的必要条件。该区域有丰富血管使大多数骨不连原因是骨折端稳定不够，而不是骨折部的血液供应不足。通常，骨折端出现移位和骨不愈合的症状是相同的，即运动后疼痛、跛行、髋关节活动受限和影响负重。

（五）晚期骨性关节炎

晚期骨性关节炎与髋臼骨折畸形愈合密切相关，骨折愈合不良时容易发生骨关节炎。发生骨关节炎的原因包括髋关节脱位合并股骨头缺血性坏死、软骨直接损伤及髋臼、股骨头创伤。晚期关节炎的发生率取决于患者的年龄。有一种类型的老年患者，对侧做过髋关节置换术，患侧髋臼如果骨折端复位差或畸形愈合以及合并股骨头缺血性坏死，那患侧做全髋关节置换术的比例高达31%。Letournel的研究表明，骨关节炎并发症的发生率为19.7%。他更新的数据显示：总体发生率为17%、复位差的发生率为35.7%、复位好的发生率为10.2%。现代研究报道，总体发生率约为14%。无论数字是多少，如果患者合并髋关节疼痛和髋关节僵硬，则需要行关节成形术。

减少创伤后骨关节炎最有效的办法就是手术操作熟练、快速复位。完美的复位能减少髋关节骨关节炎的机会。

前文提到，髋关节创伤性关节炎的关节成形术效果比退行性关节炎更差。这类患者应进行髋关节置换术。手术需要仔细的术前规划和评估，术前不能有感染。随着骨折畸形愈合或关节进行性磨损，对应的关节面产生变形，常会出现骨量逐渐丢失。在Judet和骨盆入、出口位X线片可以看到关节炎影像学改变，三维重建有助于手术前规划。人工关节器械包括髋臼杯和安放在股骨的假体部分。近几十年来，非骨水泥髋臼杯的用量在增加。术中髋关节解剖中心应尽可能恢复。

（六）切开复位内固定术后不稳定

切开复位内固定术后晚期脱位导致关节后期不稳定，是用了与初始脱位的骨折类型不匹配的复位方法。如果骨折尚未愈合，则需要重新复位和内固定。如果骨折愈合，行截骨矫形术或全髋关节置换术。重新放置髋臼假体，关节获得良好稳定性。但这种并发症非常罕见。在Letournel的研究中，没有被列为并发症之一。

六、典型并发症案例

例1：深部感染的处理

男性，车祸致伤左髋，诊断为髋臼双柱骨折、左桡骨远端骨折伴舟骨韧带撕裂。入院后行左桡骨和髋臼骨折切开复位内固定手术（图17.17A、B）。髋臼双柱骨折采用改良的stopa入路。患者于术后第5天出院。

患者3周后随访，在左腕的经皮针位置有脓性分泌物渗出。住院行左腕背侧脓肿切开引流手术，取出克氏针，冲洗和彻底清创，并口服抗生素后出院。1年内患者的髋臼和腕骨骨折继续治疗，手腕出现创伤性关节炎。伤后1年因不断加重的髋关节疼痛复诊，X线片显示股骨头大部分被侵蚀破坏，有肉芽组织从陈旧的瘢痕中生长。

此时，感染的血液标志物（CRP、ESR和WBC计数）检测为阳性，患者开始出现高热。根据临床和实验室的照片，诊断为感染性髋关节炎（图17.17C）。患者住院，行股骨头切除手术。术中取出骨盆中可能感染的骨块，并放置抗生素骨水泥间置器（spacer）加强抗感染治疗（图17.17D）。该治疗计划是先将感染病灶清除，病情平稳后再行全髋关节置换术。本案例表明，髋臼骨折开放手术治疗容易导致感染。即使感染来源是远离骨折的另一部位，也会有显著的发病率。

例2：髋关节异位骨化的手术治疗

41岁，女性。车祸伤诊断为髋臼双柱骨折（图17.18A~C）。患者采用kocher langenbeck入路和髂腹股沟入路进行双柱骨折的切开复位内固定手术。

术后未采用放疗或口服吲哚美辛预防异位骨化。患者骨折端愈合后回到理发师的工作岗位。由于髋关节疼痛和腰痛，患者无法长时间站立，疼痛是髋关节Brooker's Ⅲ级异位骨化造成的（图17.18D~G）。如CT图像所示，异位的骨位大部分在髋臼后方和上方，与体检是髋关节外展和外旋功能受限相对应。

患者核素扫描检查提示：术后2年骨代谢活动明显降低。这是手术切除异位骨化的指征。疼痛症状很可能来源于异位骨而不是骨性关节炎或其他因素所致。在外周神经监测系统的辅助下，采用后路方法进行手术（图17.18H）。手术情况：背柱手术的椎板咬骨钳，特别是kerrison rongeurs咬骨钳对避免神经损伤很有帮助。如果术中不仔细甄别应去除的骨质，使用骨凿和lexell咬骨钳时可能会损伤坐骨神经和股骨颈。术后对患者进行髋部化疗，经过康复后恢复工作，没有发生其他并发症。本病例的重要治疗原则包括：①异位骨切除可导致术中大量出血，应做好输血准备；②在术中透视及神经电生理监测的辅助下，可以避免术中损伤坐骨神经及股骨颈。使用kerrison Rongeurs椎板咬骨钳对清除异位骨很有帮助；③通过良好的术前规划和术中精细操作，髋关节异位骨化骨切除术效果良好；④为了避免发生其他并发症，注意控制手术时间。

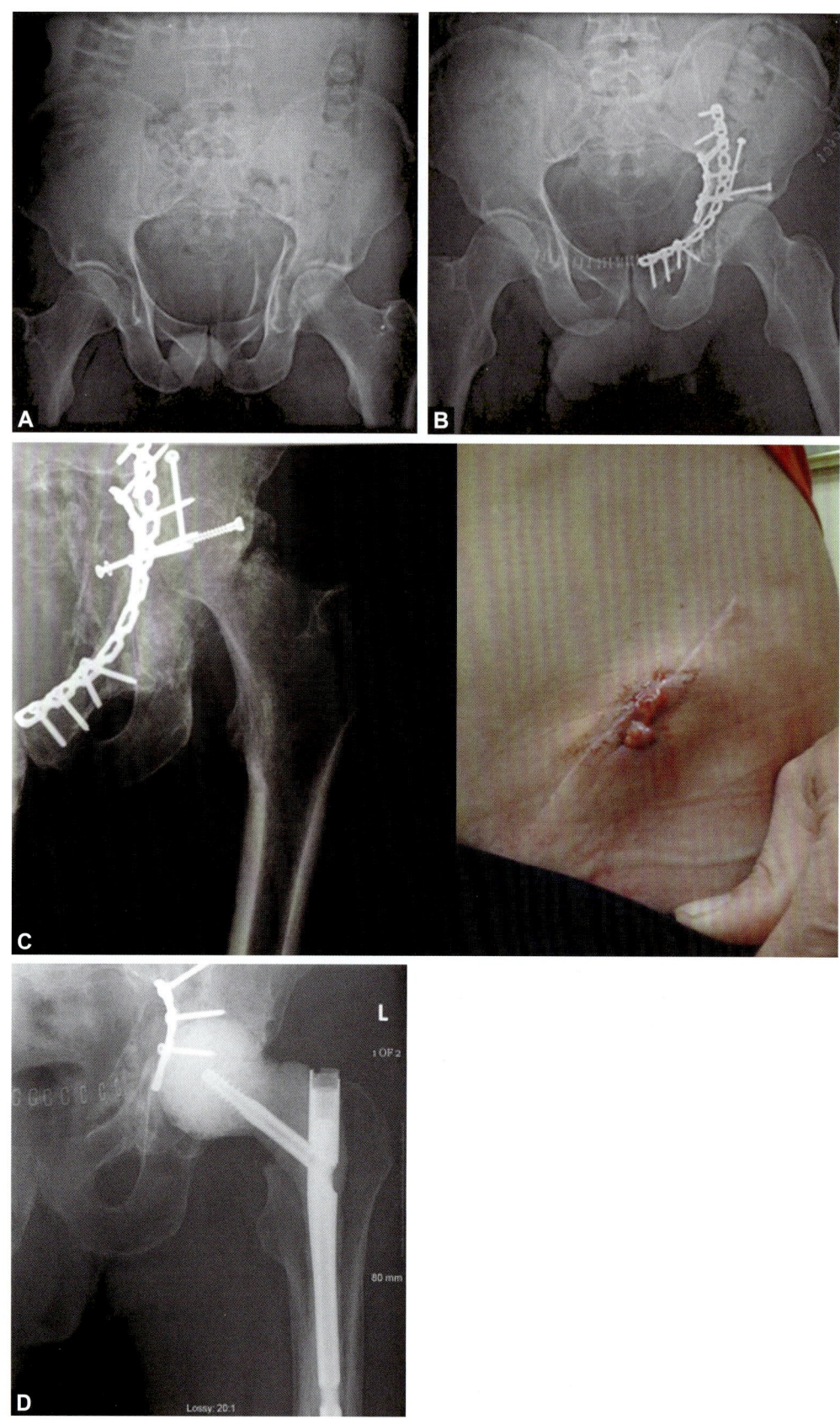

图17.17 髋臼骨折切开复位内固定术后深部感染治疗
（A）伤后最初的前后位X线片 （B）术中X线片 （C）术后1年骨质破坏和软组织变性
（D）抗生素骨水泥间置器（spacer）加强抗感染治疗

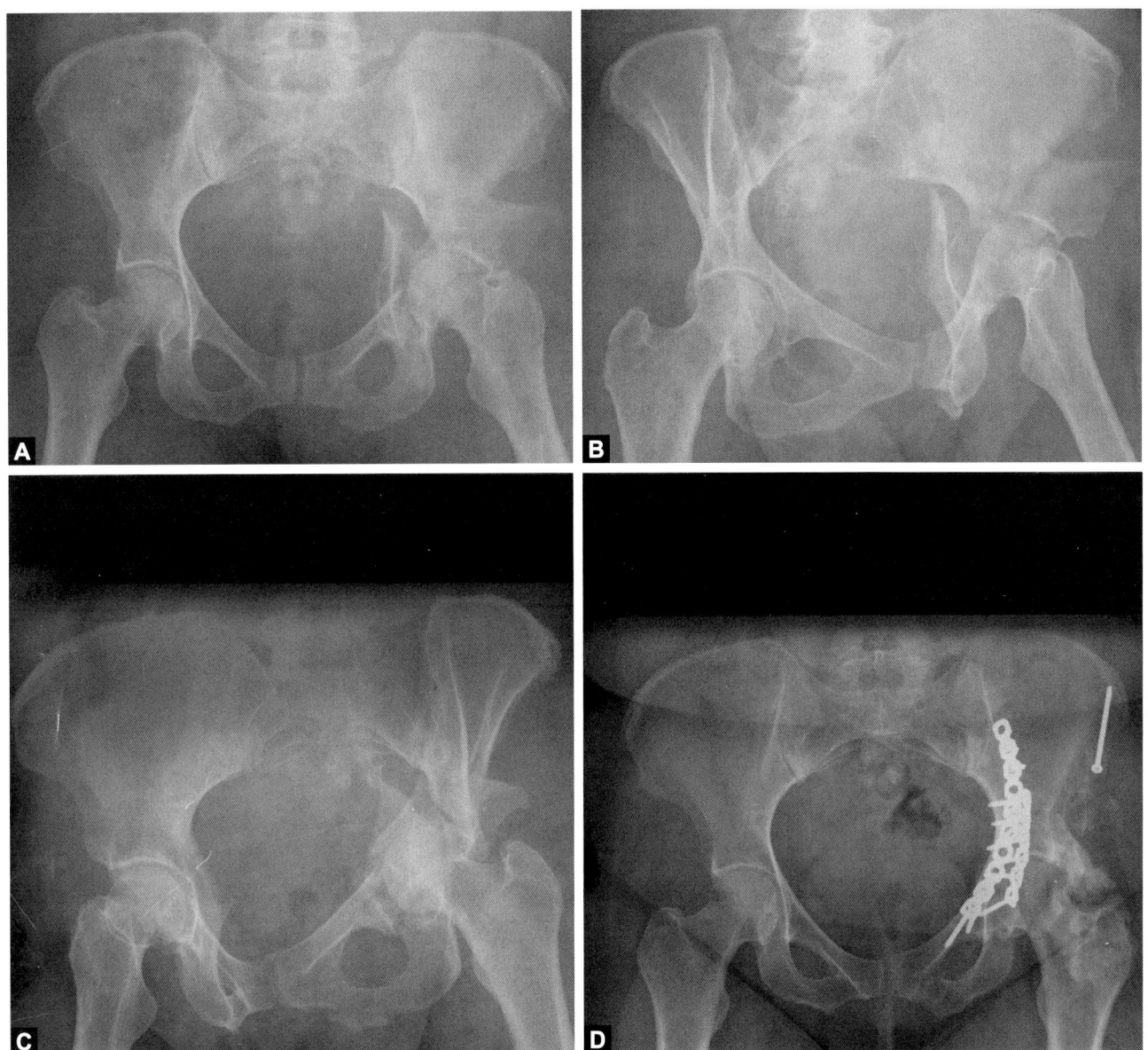

图17.18 治疗髋臼双柱骨折内固定术后异位骨化示意图

（A～C）前后位X线片和Judet位片显示髋臼双柱骨折。治疗是切开复位内固定，通过Kocher-Langenbeck入路和髂腹股沟入路进行手术 （D）2年随访的前后位X线片显示骨折治愈，有Brooker's Ⅲ级异位骨化

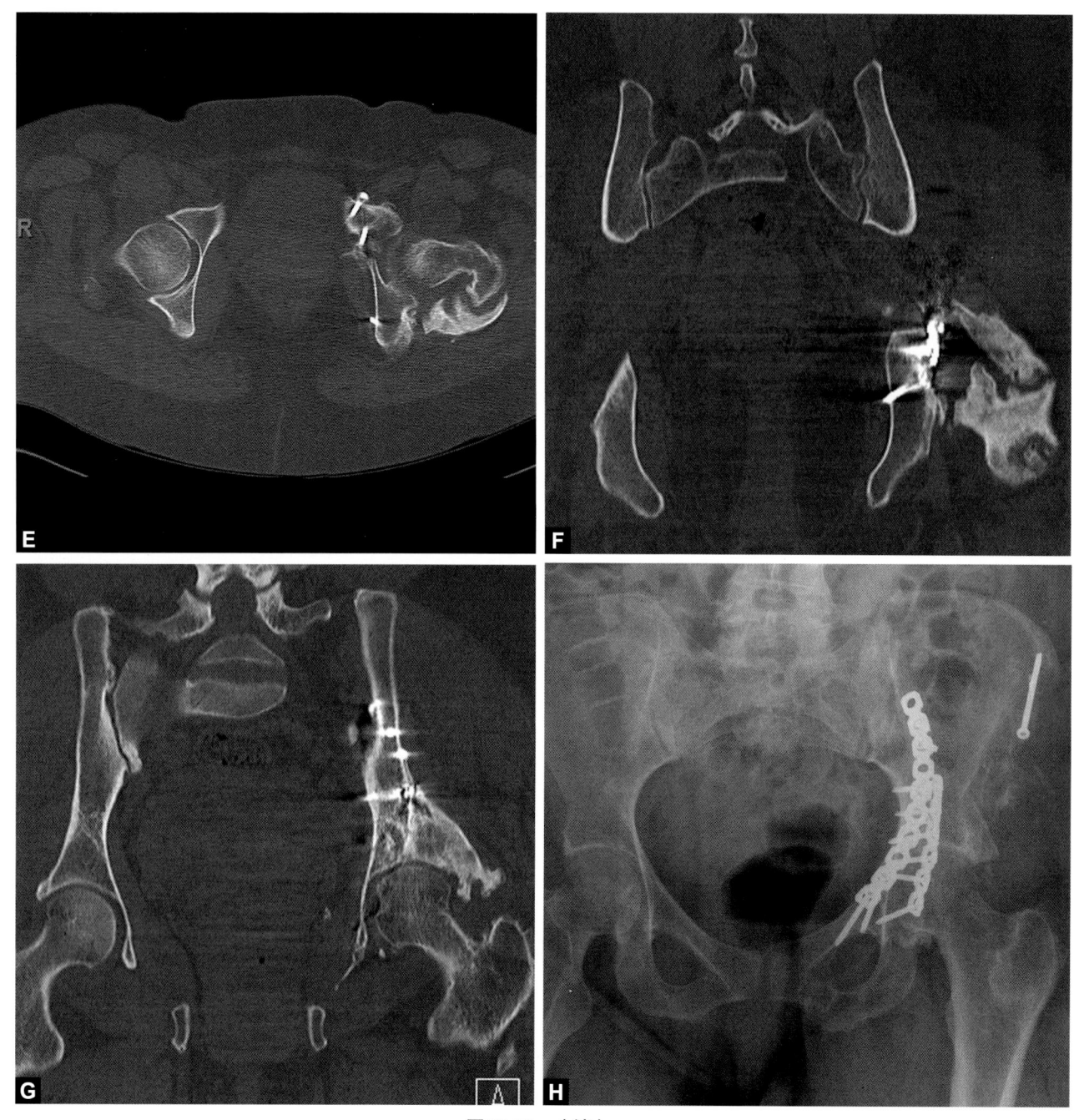

图17.18 （续）

（E~G）CT图像显示髋臼后方和上方有异位骨化

（H）切除异位骨化后随访，X线片显示异位骨化骨完全去除

由Saqib Rehman提供

七、小结

虽然本章并不像Letournel和Matta的工作那样具有深入性或开创性，但它为读者提供了一个坚实的理论基础，使读者对髋臼骨折有进一步的了解。描述这种骨折的相关资料不多，手术治疗方法一直在改进，外科医生相互之间对传统治疗方法经常有激烈辩论。大多数骨盆外科医生的知识培训可以追溯到一位伟大的外科医生，

治疗方法不断传承。我们注意到：医疗技术中许多以前对立的理念开始转变，如改良后的stoppa入路的广泛使用。它为外科医生提供了解决更复杂的骨折模式的能力，该入路没有破坏神经-血管淋巴包膜，术者能在直视下处理骨折，该入路是髋臼骨折研究中最富开创性的工作之一。此外，对骨折的深入理解和高级影像学成像技术使外科医生能够解决髋臼的复杂问题。在未来，应用内窥镜操作或微创技术会非常有价值。

（陆俭军 陆安扬 译）

参考文献

[1] Cooper SA. Surgical essays 1818; Part I (Second Ed.):51.

[2] Ziran B, Morgan S, Smith W (eds). Fractures of the Pelvis and Acetabulum. New York, NY: Informa Healthcare Publishers; 2007.

[3] Urist MR. Fracture-dislocation of the hip joint; the nature of the traumatic lesion, treatment, late complications and end results. J Bone Joint Surg. 1948;30A(3):699-727.

[4] Judet R, Judet J, Letournel E. Fractures of the acetabulum: classification and surgical approaches for open reduction. Preliminary report. J Bone Joint Surg. 1964;46:1615-1646.

[5] Letournel E, Judet, R. Fractures of the Acetabulum, 2nd Edition. New York: Springer-Verlag; 1993.

[6] Matta JM, Anderson LM, Epstein HC, et al. Fractures of the acetabulum. A retrospective analysis. Clin Orthop Relat Res. 1986;(205):230-240.

[7] Matta JM, Mehne DK, Roffi R. Fractures of the acetabulum. Early results of a prospective study. Clin Orthop Relat Res. 1986;(205):241-250.

[8] Olson SA, Matta JM. The computerized tomography subchondral arc: a new method of assessing acetabular articular continuity after fracture. J Orthop Trauma. 1993;7(5):402-413.

[9] al-Qahtani S, O'Connor G. Acetabular fractures before and after the introduction of seatbelt legislation. Can J Surg. 1996;39(4):317-320.

[10] Laird A, Keating JF. Acetabular fractures: a 16-year pros-pective epidemiological study. J Bone Joint Surg Br. 2005; 87(7):969-973.

[11] Fassler PR, Swiontkowski MF, Kilroy AW, et al. Injury of the sciatic nerve associated with acetabular fracture. J Bone Joint Surg Am. 1993;75(8):1157-1166.

[12] Montgomery KD, Geerts WH, Potter HG, et al. Thromboembolic complications in patients with pelvic trauma. Clin Orthop Relat Res. 1996;(329):68-87.

[13] Borer DS, Starr AJ, Reinert CM, et al. The effect of screening for deep vein thrombosis on the prevalence of pulmonary embolism in patients with fractures of the pelvis or acetabulum: a review of 973 patients. J Orthop Trauma. 2005;19(2):92-95.

[14] Slobogean GP, Lefaivre KA, Nicolaou S, et al. A systematic review of thromboprophylaxis for pelvic and acetabular fractures. J Orthop Trauma. 2009;23(5):379-384.

[15] Carroll EA, Huber FG, Goldman AT. Treatment of acetabular fractures in an older population. J Orthop Trauma. 2010;24(10):637-644.

[16] Bosse MJ, Poka A, Reinart CM, et al. Heterotopic ossification as a complication of acetabular fracture. Prophylaxis with low-dose irradiation. J Bone Joint Surg Am. 1988;70(8):1231-1237.

[17] Blokhuis T, Frolke JP. Is radiation superior to indomethacin to prevent heterotopic ossification in acetabular fractures? Clin Orthop Relat Res. 2009;467(2):526-530.

[18] Burd TA, Lowry KJ, Anglen JO. Indomethacin compared with localized irradiation for the prevention of heterotopic ossification following surgical treatment of acetabular fractures. J Bone Joint Surg Am. 2001;83-A(12):1783-1788.

[19] Karunakar MA, Shah SN, Jerabek S. Body mass index as a predictor of complications after operative treatment of acetabular fractures. J Bone Joint Surg Am. 2005;87(7):1498-1502.

[20] Tile M, Helfet DL, Kellam JF (eds). Fractures of the Pelvis and Acetabulum 3rd Edition. Philadelphia, PA: Lippincott Williams & Wilkins; 2003. pp 61-79.

[21] Mears DC, Velyvis JH. Primary total hip arthroplasty after acetabular fracture. Instr Course Lect. 2001;50:335-354.

[22] Anglen JO, Burd TA, Hendricks KJ, et al. The "Gull Sign": A harbinger of failure for internal fixation of geriatric aceta-bular fractures. J Orthop Trauma. 2003;17(9):625-634.

[23] O'Toole RV, Cox G, Shanmuganathan K, et al. Evaluation of computed tomography for determining the diagnosis of acetabular fractures. J Orthop Trauma. 2010;24(5):284-290.

[24] Ohashi K, El-Khoury GY, Abu-Zahra KW, et al. Interobserver agreement for Letournel acetabular fracture classification with multidetector CT: are standard Judet radiographs necessary? Radiology. 2006;241(2):386-391. Epub 2006 Sep 27.

[25] Chuckpaiwong B, Suwanwong P, Harnroongroj T. Roof-arc angle and weight-bearing area of the acetabulum. Injury. 2009;40(10):1064-1066.

[26] Vrahas MS, Widding KK, Thomas KA. The effects of simu-lated transverse, anterior column, and posterior column fractures of the acetabulum on the stability of the hip joint. J Bone Joint Surg Am. 1999;81(7):966-974.

[27] Moed BR, Ajibade DA, Israel H. Computed tomography as a predictor of hip stability status in posterior wall fractures of the acetabulum. J Orthop Trauma. 2009;23(1):7-15.

[28] Moed BR, Grimshaw CS. Outcomes of posterior wall fractures of the acetabulum treated nonoperatively after diagnostic screening with dynamic stress examination under anesthesia. J Bone Joint Surg Am. 2010;92(17):2792-2800.

[29] Hoppenfeld S, deBoer P. Surgical Exposures in Orthopaedics. The Anatomic Approach. 3rd ed. Philadelphia, PA: Lippincott Williams & Wilkins; 2003.

[30] Siebenrock KA, Gautier E, Ziran BH, et al. Trochanteric flip osteotomy for cranial extension and muscle protection in acetabular fracture fixation using a Kocher-Langenbeck approach. J Orthop Trauma. 2006;20(1 Suppl):S52-56.

[31] Hadjicostas PT, Thielemann FW. The use of trochanteric slide osteotomy in the treatment of displaced acetabular fractures. Injury. 2008;39(8):907-913. Epub 2008 Jul 2.

[32] Childs HA, Cole T, Falkenberg E, et al. A prospective evaluation of the timing of postoperative radiotherapy for preventing heterotopic ossification following traumatic acetabular fractures. Int J Radiat Oncol Biol Phys. 2000; 47(5):1347-1352.

[33] Sagi HC, Afsari A, Dziadosz D. The anterior intra-pelvic (modified rives-stoppa) approach for fixation of acetabular fractures. J Orthop Trauma. 2010;24(5):263-270.

[34] Gill TJ, Sledge JB, Ekkernkamp A, et al. Intraoperative assessment of femoral head vascularity after femoral neck fracture. J Orthop Trauma. 1998;12(7):474-478.

[35] Reddix RN, Russell G, Woodall J, et al. Relationship between intraoperative femoral head bleeding and development of avascular necrosis after acetabular fracture surgery. J Surg Orthop Adv. 2009;18(3):129-133.

[36] Hsu JR, Stinner DJ, Rosenzweig SD, et al. Is there a benefit to drains with a Kocher-Langenbeck approach? A prospective randomized pilot study. J Trauma. 2010;69(5):1222-1225.

[37] Parker MJ, Livingstone V, Clifton R, et al. Closed suction surgical wound drainage after orthopaedic surgery. Cochrane Database Syst Rev. 2007;18(3):CD001825.

[38] Reddix RN, Tyler HK, Kulp B, et al. Incisional vacuum-assisted wound closure in morbidly obese patients under-going acetabular fracture surgery. Am J Orthop (Belle Mead NJ). 2009;38(9):446-449.

[39] Reddix RN Leng, Woodall J, et al. The effect of incisional negative pressure therapy on wound complications after acetabular fracture surgery. J Surg Orthop Adv. 2010; 19(2):91-97.

[40] Moed BR, Carr SE, Gruson KI, et al. Computed tomographic assessment of fractures of the posterior wall of the acetabulum after operative treatment. J Bone Joint Surg Am. 2003;85-A(3):512-522.

[41] Brooker AF, Bowerman JW, Robinson RA, et al. Ectopic ossification following total hip replacement: incidence and a method of classification. J Bone Joint Surg Am. 1973; 55(8):1629-1632.

[42] Ghalambor N, Matta JM, Bernstein L. Heterotopic ossi-fication following operative treatment of acetabular fracture. An analysis of risk factors. Clin Orthop Relat Res. 1994;(305):96-105.

[43] Rath EM, Russell GV, Washington WJ, et al. Gluteus minimus necrotic muscle debridement diminishes heterotopic ossification after acetabular fracture fixation. Injury. 2002; 33(9):751-756.

[44] Geerts WH, Bergqvist D, Pineo GF, et al. Prevention of venous thromboembolism: American College of Chest Physicians evidence-based clinical practice guidelines (8th Edition). Chest. 2008;133(6 Suppl):381S-453S.

[45] Gruson KI, Moed BR. Injury of the femoral nerve associated with acetabular fracture. J Bone Joint Surg Am. 2003;85-A(3):428-431.

[46] Letournel E. Diagnosis and treatment of nonunions and malunions of acetabular fractures. Orthop Clin North Am. 1990;21(4):769-788.

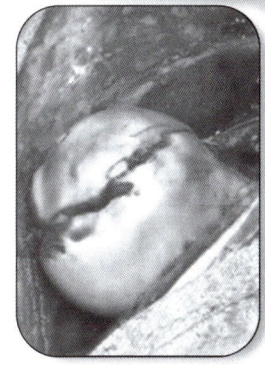

股骨头骨折与髋关节脱位
Femoral Head Fractures and Hip Dislocations

Kaan Irgit, Zhiyong Hou, Wade Smith

本章纲要

一、导言

　　髋关节是一个活动的关节，由骨和软组织的结构维持稳定。如果暴力超过周围软组织耐受性，则会引起髋关节脱位。Arvidsson显示，造成髋关节脱位需要400N（40kg）的牵引力。髋关节外伤性脱位占所有关节脱位的2%～5%。由于髋关节具有较好的稳定性，因此造成其脱位需要很大的暴力。因机动车事故后伤员生存率的提高，髋关节的骨折、脱位率也随之升高。

　　髋关节脱位后股骨头骨折的发生率相对较低，有文献报道为6%～16%。髋关节脱位最常见的受伤机制是汽车交通事故时仪表盘的撞击损伤，而高处坠落、汽车-行人事故和运动损伤是髋关节脱位-骨折的其他常见原因。在受力时，力的强度和方向与髋关节的体位决定了髋关节脱位的类型。髋关节脱位分为中心性脱位、前脱位和后脱位（约90%，最常见的类型）。如果一种沿股骨干纵轴方向的直接暴力作用于膝部，在髋关节屈曲、内旋和内收时则发生髋关节后脱位；当髋关节在外展、外旋位被施加暴力时，就会发生前脱位。前脱位细分为上型（10%）和下型（90%）。当髋关节屈曲时，股骨头脱位至闭孔（T形脱位）；外展时的脱位可导致耻骨性脱位。如果在后脱位时发生股骨头骨折，会导致一个剪切型损伤。前脱位会导致股骨头软骨面的撞击损伤，而相关性骨骼肌肉损伤较为常见，尤其是膝关节。多达26%的患者可能有明显的相关性膝关节损伤，而髌骨骨折的比例为4%。外伤性脱位是真正的骨科急诊，而未能对该损伤进行准确诊断和及时治疗与预后较差有明显相关性。尽管治疗及时，但股骨头骨性坏死和创伤后关节炎仍是髋关节脱位和股骨头骨折治疗的重点，而异位骨化、复位后关节不稳定和神经损伤是其他常见的并发症。相比其他髋部骨折，高能量损伤更多地发生在年轻人中，而这些人群中，严重的损伤和潜在的致残率决定了及时诊断和合理治疗的必要性。

二、诊断

车祸或高处坠落的高能量损伤是最常见的损伤机制。后脱位通常源于仪表盘的撞击，膝部受力在仪表盘上，屈曲的髋关节被推至后方。与所有高能量损伤一样，在评估这些患者时，应首先遵循高级创伤生命支持（ATLS）协议。清醒的患者中，在髋关节触诊或活动下肢时伴有剧烈的疼痛。髋关节后脱位的典型表现是下肢略有短缩、关节内旋、屈曲和内收；而髋关节前脱位，下肢则表现为短缩并明显外旋，而外展和屈曲不明显。股骨头、颈或干的骨折以及病情较轻的患者会表现为不典型的姿态。体查中发现明显的腿部长度差异和重力旋转下出现轻微固定的屈曲时，提醒有可能存在未伴后壁骨折但可能无法复位的脱位。由于高发的相关性坐骨神经损伤（4%～13%），对患侧肢体的运动和感觉检查是必不可少的。在最初的查体和尝试复位后，应记录神经的运动功能和胫神经与腓神经的感觉分布情况。

采集病史和全面查体后，需要影像学来确诊。影像学可评估脱位类型和合并损伤的诊断，特别是股骨颈和髋臼的损伤。复位后的图像可协助评估复位的恰当性和制订手术干预计划。作为初始的高级创伤生命支持创伤系列的一部分，骨盆正位X线片可对髋关节骨折脱位进行初步诊断。髋关节后脱位的骨盆正位X线片中股骨头向近端移位，其直径小于对侧。由于股骨内收内旋，股骨头在髋臼上方，因此，小转子相比正常情况下较不明显（图18.1）。如果怀疑有股骨颈骨折、髋臼骨折或骨盆骨折等相关性损伤，应行髋关节侧位、骨盆双斜位或骨盆入口与出口位X线检查，但不应以延迟股骨头复位为代价（图18.2）。60%的后脱位与髋臼骨折有关，复位后有可能影响康复或造成关节不稳定。前脱位可能发生在不同的位置，在闭孔型脱位中股骨头卡在闭孔处。髂骨或耻骨性脱位可能很难与后脱位区分，因为两者都可能会位于髂骨翼上。

髋关节复位后，应常规对骨盆和股骨颈进行2～3mm的冠状位和矢状位CT并重建。在复位之前，很少需要做CT，且不应作为常规检查。CT图像可以显示非移位的颈部或头部骨折、复位恢复同心性、关节内小碎片及其大小（图18.3），还可以准确评估隐匿性的嵌入骨折或股骨头骨折移位的严重程度。

闭合复位失败后计划行切开复位术时，需及时进行CT检查，以免延误最初的复位尝试。复位时间应尽可能短，有证据表明，超过6小时的脱位可能增加骨性坏死的风险。有些方法提出了几种使用CT来计算髋关节复位后的稳定性，但其可靠性很低。X线透视检查为髋关节复位后的稳定性提供了最可靠的评估手段。

MRI虽然在观察髋臼撕裂、股骨头挫伤、微小骨折、坐骨神经损伤、关节内骨碎片和骨盆静脉血栓形成等方面表现较好，但在急诊方面没有优势。提倡使用MRI评估闭孔外肌损伤的可能，因为它是保护旋股内侧动脉的，而该动脉是股骨头的主要供血动脉。另外，MRI可用于随访期间评估和监测股骨头骨性坏死的情况。然而，MRI在髋关节脱位处理中的作用并不明确。目前，在非同心性闭合复位后，而CT表现正常的情况下，评估有无软组织嵌顿在扩大的髋关节间隙中，是在急诊情况下使用MRI最具价值的方式。

 股骨头骨折和髋关节脱位诊断的经验与教训：

（1）应该仔细阅读最初创伤后的骨盆正位X线片，因为可以看到大多数髋臼骨折或脱位而不需要进行更多的影像学检查。

（2）闭合复位成功后与股骨头无法闭合复位。行切开复位前，应常规行检查髋部CT扫描。

（3）膝关节相关性损伤（例如髌骨骨折、韧带损伤、半月板撕裂）是常见的。

（4）在可能的情况下，记录复位前下肢神经功能很重要。腓总神经最易受影响，所以应该常规对足趾和踝的背屈、小腿前外侧和第一足蹼间隙感觉进行功能评估。

（5）即使是薄层CT成像也会遗漏一些骨软骨或软骨的游离体。

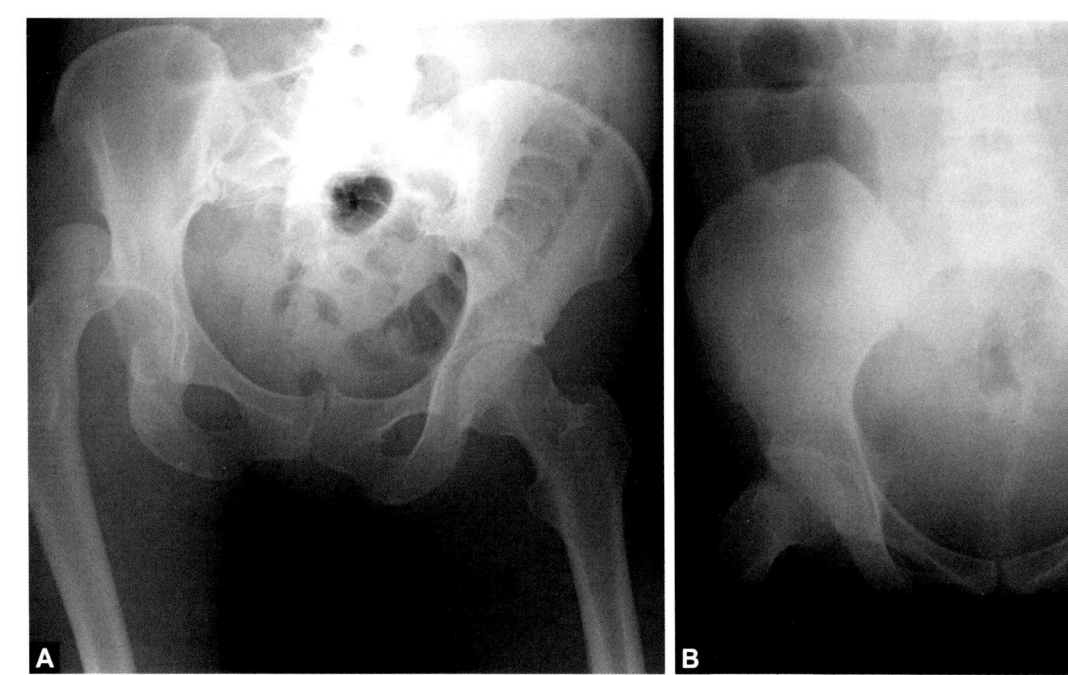

图18.1　髋关节单纯后脱位的正位X线片
（A）右侧　（B）左侧

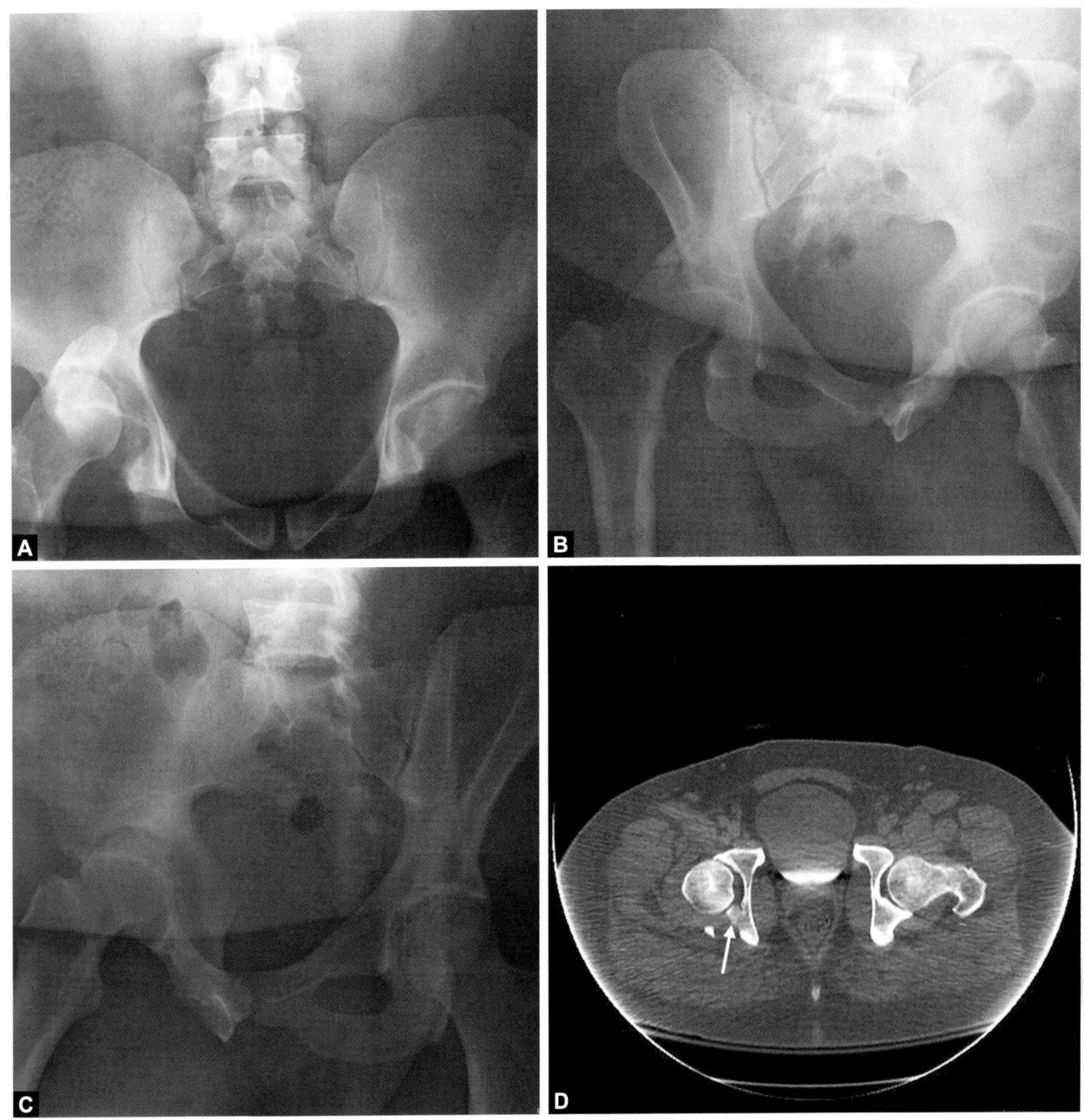

图18.2 右髋关节脱位合并髋臼骨折

（A）骨盆正位X线片 （B）闭孔斜位X线片 （C）髂骨斜位X线片 （D）轴位CT图像

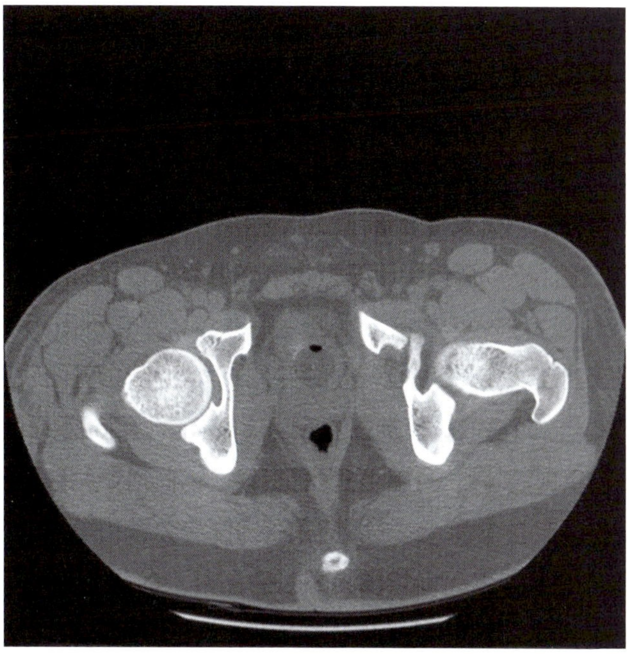

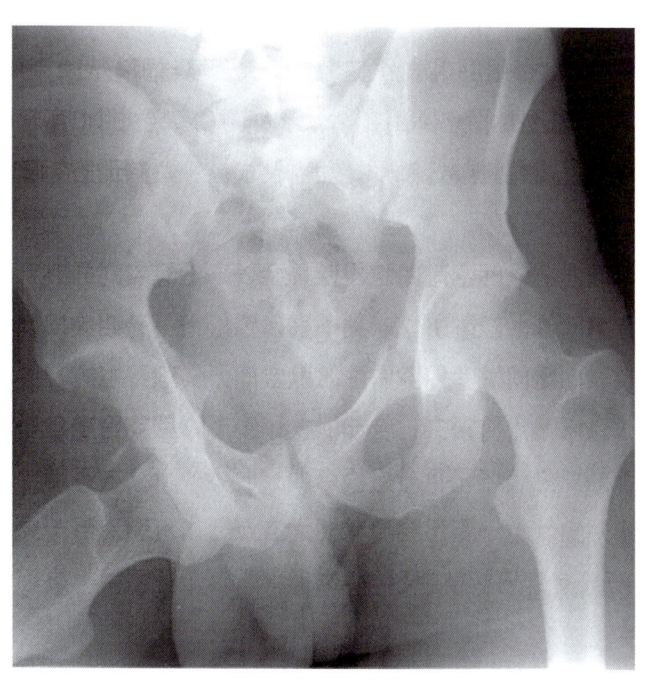

图18.3　右髋关节前脱位隐匿的髋臼前壁骨折的CT图像

注意：确认无游离骨块且复位满意

三、分型

　　髋关节脱位和股骨头骨折有不同的分型方案。髋关节脱位分为前、中、后类型。所有髋关节脱位中，90%是后脱位，前脱位按解剖位置进一步细分为下（闭孔或会阴）型和上（耻骨横支或棘突下）型（图18.4）。发生双侧脱位的可能性为1%（图18.5）。

图18.4　右前闭孔型髋关节脱位正位X线片

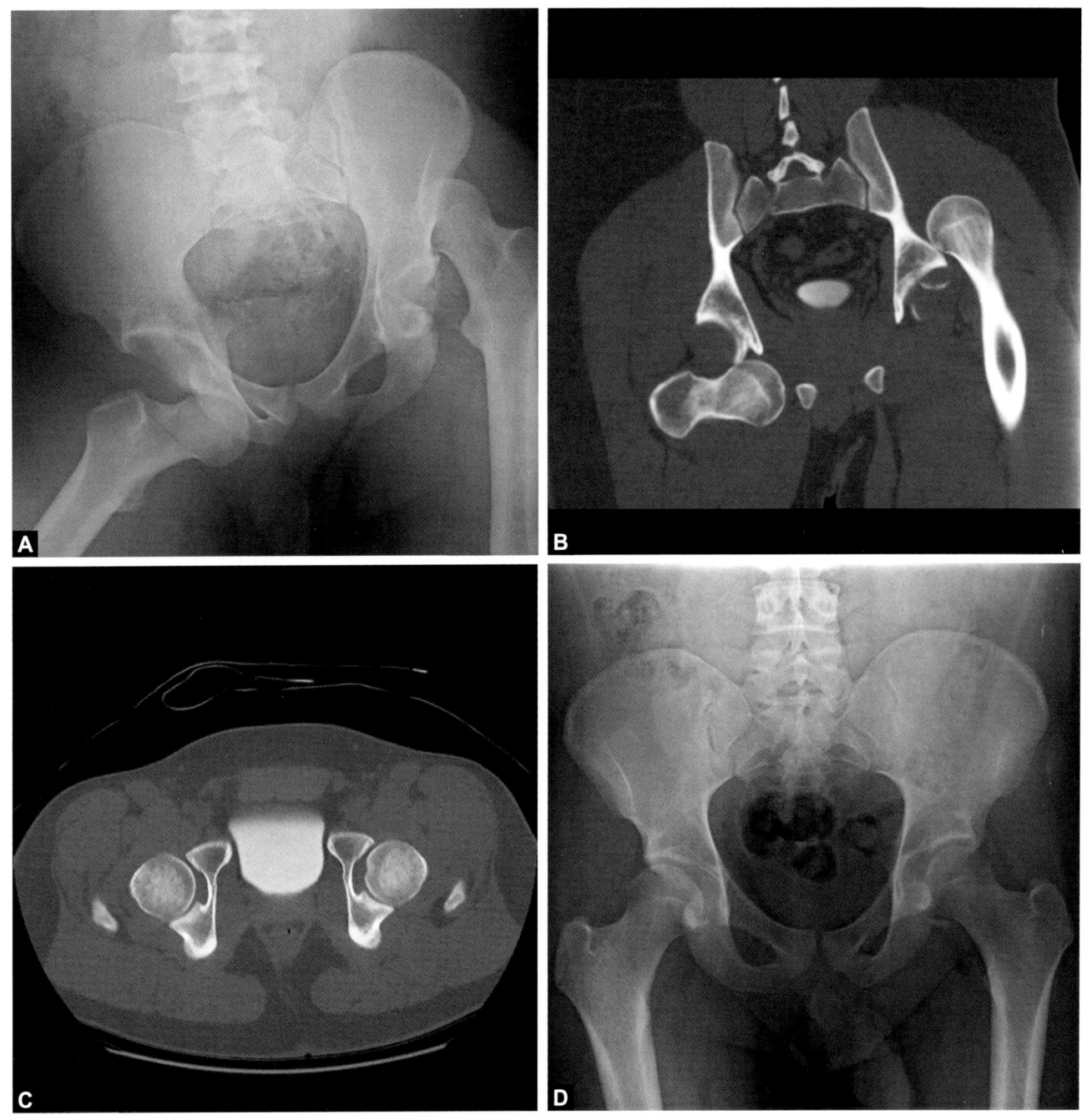

图18.5　髋关节双侧脱位的影像片

（A）骨盆正位X线片　（B）复位前冠位CT图像　（C）复位后CT图像显示同心圆复位，且髋关节内没有嵌顿的骨碎片
（D）复位后6个月骨盆正位X线片显示无明显的骨性坏死或关节炎变化的迹象

　　Levin分型可用于前骨折脱位和后骨折脱位。Thomas和Epstein分型通常用于髋关节脱位和包括Ⅱ～Ⅴ型的相关性骨折（表18.1）。Ⅴ型骨折包括股骨头骨折。Stewart和Milford建立了一种常用的分型方案，对髋臼骨折复位后的稳定性及预后具有评估价值。自从1957年Garret Pipkin提出后，Pipkin分型仍是最常用于描述股骨头骨折的方案（图18.6）。Pipkin报道了24名患者25例髋的治疗结果。回顾29篇股骨头骨折文献，Giannoudis等发现Pipkin分型是最常用的方案（表18.2），在这项研究中，包括301例符合条件的股骨头骨

折，有79例 I 型（26.2%）、100例 II 型（33.2%）、26例 III 型（8.6%）、88例IV型（29.2%）和8例未分型（2.7%）股骨头骨折。

表18.1　Thomas和Epstein分型

分型	表现特征
I 型	合并或无轻微骨折的脱位
II 型	合并髋臼后缘单一较大骨折块的脱位
III 型	后壁粉碎性骨折（包含有或无主要骨折块）的脱位
IV 型	合并髋臼顶壁大骨折块的脱位
V 型	合并股骨头骨折的脱位

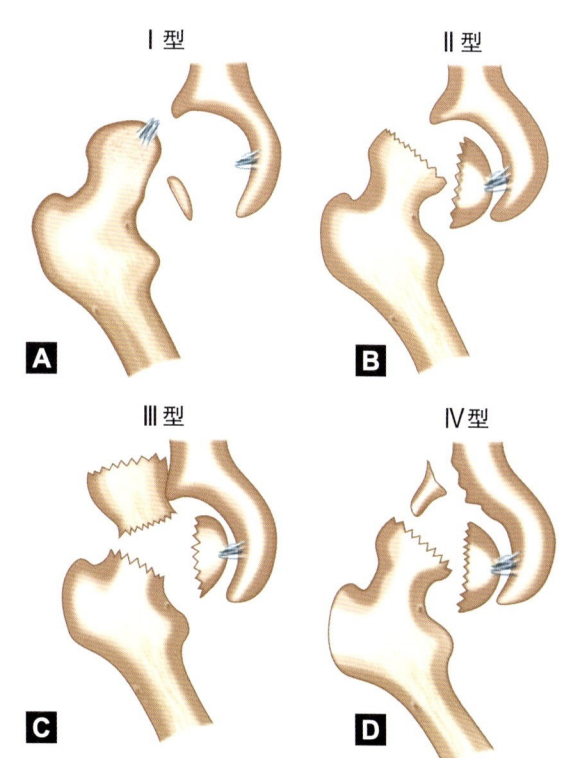

图18.6　股骨头骨折的Pipkin分型

（A）I 型：在凹前部的骨折　（B）II 型：在凹上部的骨折
（C）III 型：同时伴有股骨头和颈的骨折　（D）IV 型：同时伴有股骨头和髋臼的骨折

表18.2　Pipkin分型

分型	表现特征
Ⅰ型	髋关节脱位合并股骨头凹近端骨折
Ⅱ型	髋关节脱位合并股骨头凹远端骨折
Ⅲ型	Ⅰ型或Ⅱ型损伤合并相关性股骨颈骨折
Ⅳ型	Ⅰ型或Ⅱ型损伤合并相关性髋臼骨折

四、手术指征

髋关节骨折脱位是骨科急症。当髋关节脱位时，如果没有股骨颈骨折，应尽快进行闭合复位，最好在6小时内进行，从而降低股骨头骨性坏死的风险。尽早的复位有助于恢复髋部正常的血运，从而减少股骨头缺血的时间。理想的闭合复位，应该在全身麻醉且完全放松肌肉的情况下进行，但也可在较深的镇静下复位。最佳的情况是在闭合复位前应充分准备好，比如有经验的外科医生、麻醉、手术室和正确的骨盆正位X线片。应避免多次尝试闭合复位，以防止进一步损害股骨头软骨。没有相关性骨折的脱位是可以获得满意闭合复位的，非手术治疗一般都是明确的。然而，无法复位的脱位、非同心圆复位和合并相关性骨折的患者，需要手术治疗。

闭合复位通常根据畸形的力线来牵引。有多种髋关节后脱位的闭合复位技术，建议熟悉至少两种不同的技术。髋关节脱位的复位技术，最常用的有Allis手法复位、Stimson重力复位法、East Baltimore提拉复位法。

Allis手法复位：患者仰卧在手术台，一个助手保持髋关节稳定，根据畸形的方向来纵向牵引。然后，髋部稍屈曲、内旋和外旋并稍微内收，直到可感觉到一个明显的弹响，则提示复位的可能。

Stimson重力复位法：患者是俯卧位，不适合复合伤的患者。根据这种技术，患侧髋关节挂在桌外，使患侧膝、髋关节屈曲90°进行牵引，然后在股骨纵轴向下施加压力。

East Baltimore提拉复位法：有效的复位需要2名助手。患侧的膝和髋关节屈曲90°，将手臂放于患者小腿下，手跨过桌子放置在助手的肩上，使用另一只手来控制脱位的肢体旋转，助手的手臂也和手术医生的手臂位置一样，第二名助手反压固定骨盆，手术医生和第一名助手在前方牵拉。侧方卧位复位技术（改良Allis技术）和其他"肩驮式"技术是简单和广泛使用的技术。Bigelow强有力的旋转技术有较高的医源性股骨颈骨折的风险，应该避免使用。事实上，对于所有类型的脱位，快速暴力的复位动作会导致颈部骨折和股骨头软骨面损伤。

通过行骨盆正位X线片和2mm CT图像来确认复位情况，且为了保持复位后的稳定性，屈髋90°～95°时，可在中立外展位或外展中立旋转位上施加一个较大、向后的力量。在合并髋臼后壁骨折的情况下，应该在手术室屈髋90°、内收20°和轻微内旋，然后应用向后的力评估稳定性。后脱位复位之后应进行影像学检查来评估后壁骨折的存在和大小。虽然CT扫描可评价其稳定性，但透视下的临床评估是最可靠的方法。复位后，如果关节是同心圆位且稳定的，关节内没有大块骨碎片或小的骨折块，活动时与股骨头软骨面无接触或不在关节内，则无须清理和清创，使用非手术处理是明确可行的。

Pipkin Ⅰ型骨折的解剖复位，可以早期负重行走。如果髋关节复位非同心性，则是Pipkin Ⅰ或Ⅱ型骨折的固定或骨折块切除的手术适应证。

2%～15%的髋关节脱位是无法闭合复位的，并且需要立即切开复位（表18.3），而导致脱位无法闭合复位的原因包括镇静不充分、关节囊撕裂形成纽扣孔、肌肉或骨碎片嵌顿。

表18.3　髋关节脱位切开复位手术适应证

序号	适应证内容
1	无法复位的髋关节脱位
2	骨折块嵌顿
3	闭合复位不良
4	合并股骨颈骨折
5	复位时引起坐骨神经损伤

髋关节脱位无法复位是可能的，这是由软组织的嵌顿（如关节囊、肌腱、盂唇或肌肉）、骨软骨或单纯软骨碎片嵌顿造成的，可通过MRI或在切开复位过程中明确诊断。髂腰肌或梨状肌肌腱（前脱位）和更常见的后壁脱位骨碎片嵌顿在股骨头和髋臼之间，造成复位困难。如果髋关节脱位合并股骨头或髋臼骨折无法复位，在切开复位之前必须充分了解骨折类型。通过薄层髋臼CT可显示骨碎片的位置、大小和数量，有助于手术入路的规划。股骨头损伤合并髋关节后脱位，几乎总是发生在股骨头的前部。在这种情况下，直接侧方或前方切开更便于直接暴露和处理。

嵌顿的骨折块是复位后不稳定最常见的原因，因此，必须清理在股骨头和髋臼软骨之间的游离骨碎片。骨碎片可能来源于股骨头撕脱、浅部股骨头骨折，以及后壁的游离骨块或股骨头软骨碎片脱落，但可以保留股骨头凹内撕裂的骨块。

关节不稳定和嵌顿、股骨头骨折导致的非同心圆位或者是在髋臼负重部位的骨折，以及合并股骨颈骨折的髋关节脱位，都需要切开复位。如果存在股骨颈骨折影响闭合复位，表明需要行股骨颈骨折切开复位内固定术。对无移位的股骨颈骨折，可先试行闭合复位后再考虑行切开复位内固定术。对于股骨颈骨折和髋关节脱位的年轻患者，应考虑急诊行切开复位内固定术。然而，对于有相关性股骨颈骨折的老年患者，选择半髋关节置换或者全髋关节置换较好（图18.7）。当合并股骨颈骨折，应行髋关节侧位或前斜位X线检查。

在股骨颈骨折的情况下，外科手术的方案取决于骨折块的大小、位置和稳定性。治疗目标应该是保护关节，尽可能防止创伤后关节炎。手术的适应证包括股骨头碎片的非解剖复位、髋关节不稳定和关节内嵌顿的碎片阻碍髋关节同心性复位。关于股骨头骨折块的固定或切除存在争议。Pipkin I 型骨折在闭合复位后，如果骨折解剖复位或接近解剖复位（＜2mm），关节评估是稳定的，没有嵌顿骨折块，可以选择非手术治疗。Pipkin II 型骨折往往累及股骨头负重区，是构成股骨头比较大的部分，如果骨折块足够大，可尝试螺钉固定手术（图18.8）。然而，如果符合 I 型骨折的标准，Pipkin II 型骨折也可考虑非手术治疗。在急诊闭合复位并评估一个 Pipkin I 型或 II 型骨折的关节稳定性后，如果髋关节不稳定，则会再次脱位，当患者躺在床上时，可通过骨牵引来维持稳定。牵引也有利于较大骨折块嵌顿在关节间隙导致关节非同心圆位的情况，如果没有牵引和制动，此类骨折块有可能进一步损伤关节面，在这种紧急情况下，必须行骨折块内固定或切除。然而，髋关节的前入

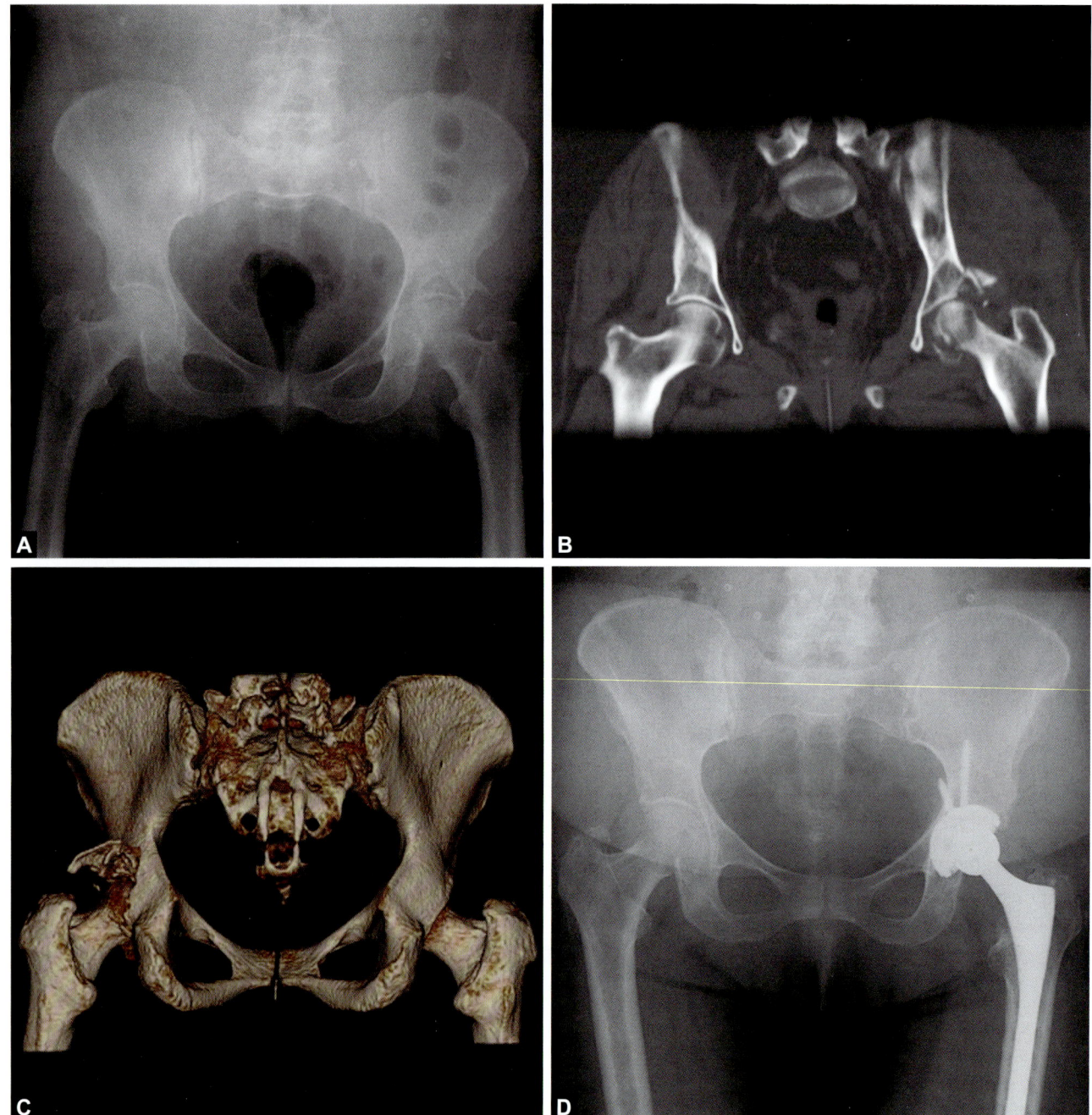

图18.7 髋关节后脱位合并粉碎性骨折和软骨损伤的全髋关节置换术后影像图
（A）骨盆正位X线片显示股骨头复位但髋臼骨折并移位 （B）冠位CT图像显示髋臼负重部位的粉碎性骨折
（C）CT三维重建图像显示髋臼粉碎性骨折 （D）全髋关节置换术后骨盆正位X线片

路和股骨头骨折块的内固定可能是困难的。如果手术队伍没有足够的经验或技术，推迟手术干预是比较合适的。如果骨折涉及很大一部分股骨头负重区且不能复位固定，应该明确进一步的手术方案，比如关节置换手术。有合并任何类型的股骨头骨折的老年骨性关节炎（OA）患者，如果闭合复位的力线不满意，可选择初次半髋关节置换或全髋关节置换。对于年轻患者，接骨术则是第一选择。

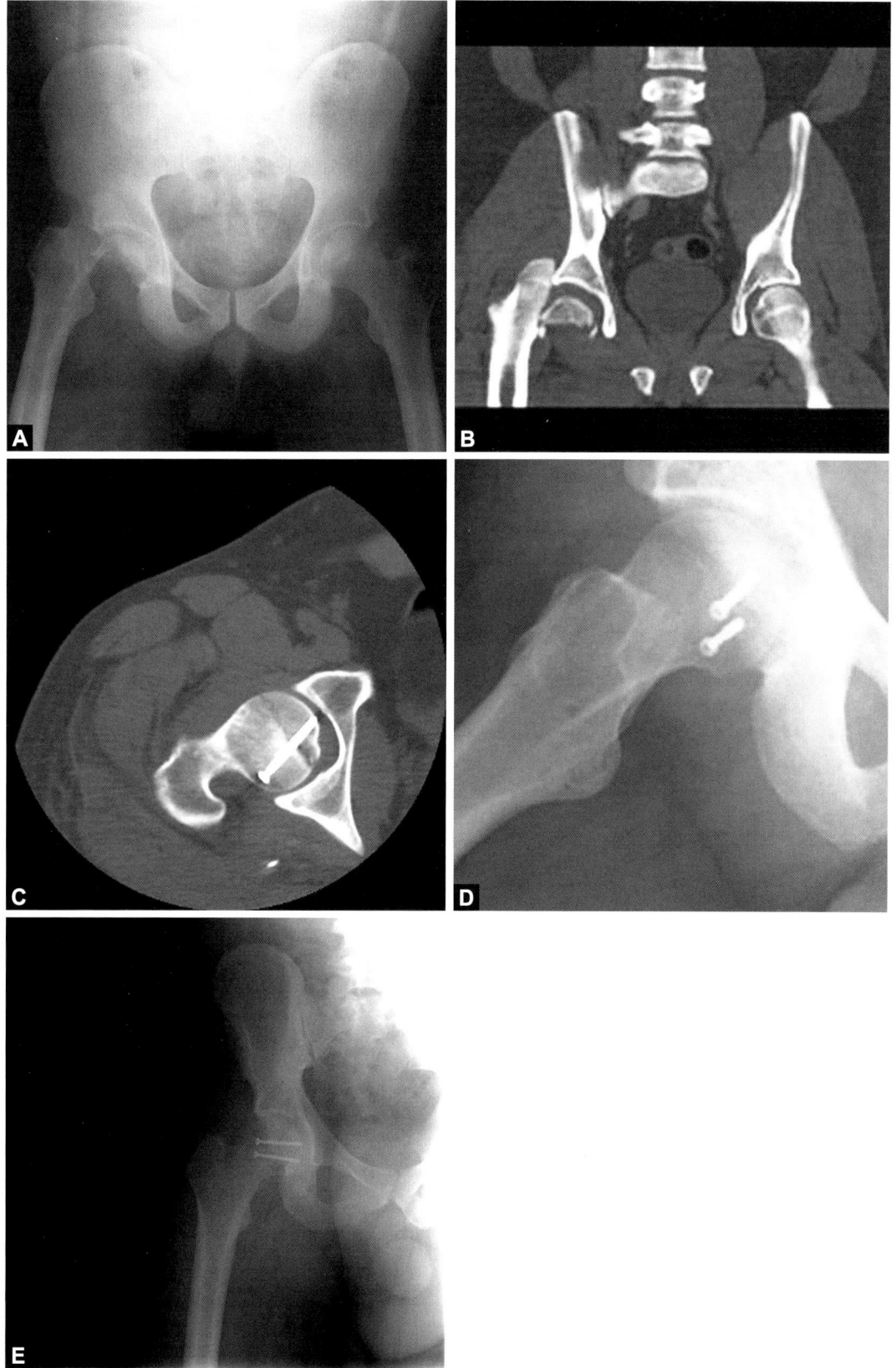

图18.8 有一大骨折块的Pipkin Ⅱ型骨折的切开复位内固定

（A）复位前骨盆正位X线片示股骨头骨折并脱位 （B）冠状位CT图像示相同的情况
（C）解剖复位内固定后轴位CT图像 （D、E）复位后的X线片显示相同的情况

在股骨头骨折解剖复位或接近解剖复位、髋关节稳定和没有骨块嵌顿的情况下，非手术治疗是可行的。然而，Pipkin Ⅲ 型骨折必须手术治疗，而所有其他类型的骨折，如果符合以上描述的标准，均可选择非手术治疗（图18.9）。Pipkin Ⅲ 型股骨颈骨折必须行急诊切开复位内固定的手术治疗。Pipkin Ⅳ 型骨折一般行急诊闭合复位，并需要临时的骨骼牵引。通常情况下，合并髋臼骨折的脱位类型、后壁骨块的不稳定和大小决定了手术的方案。

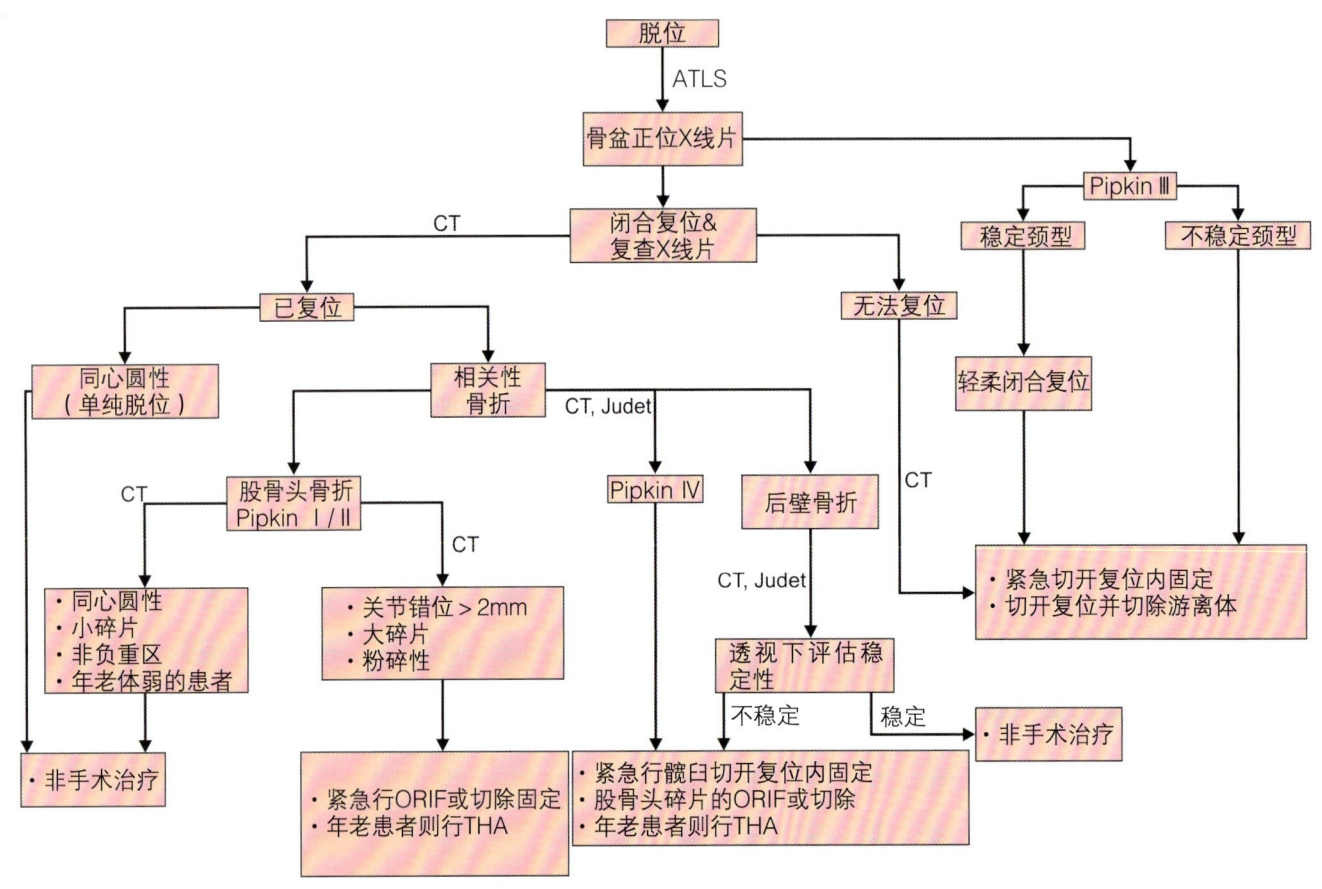

图18.9 髋关节脱位和股骨头骨折的处理原则
AP：正位；ATLS：高级创伤生命支持；ORIF：切开复位内固定；THA：全髋关节置换术

五、外科解剖、体位与入路

（一）应用解剖

髋关节稳定性与髋臼和股骨头的骨性结构直接相关。骨性稳定是通过股骨头颈部与髋臼的大小和球窝关系来实现，这个球窝由骨软骨唇深化形成。髋臼由3块骨组成：坐骨、髂骨和耻骨，三者之间的软骨会骨化聚集成为一个整体。髋臼的前、上、后部分都有关节软骨覆盖。上唇是一个马蹄形的结构，附在被软骨覆盖的髋骨周围。上唇使关节面积增加22%、髋臼容积增加33%，从而增加关节的稳定性。上唇作用之一是密封功能，具有像吸盘一样的作用，避免股骨头从髋臼中脱出，并维持关节内负压。髋臼横韧带连接在髋臼最下方的上唇前下、后下缘。圆韧带位于髋臼卵圆窝的中下部。

关节囊由髂股韧带、耻股和坐股韧带以螺旋状和圆形的方式构成，环绕髋关节。髂股韧带是3种当中最强的韧带，起自髂前上棘，止于转子间线；耻股韧带的作用是限制髋关节过度伸展；坐股韧带以倾斜和水平的方式位于髋关节后方。

外伤性髋关节脱位后的股骨头坏死是一种众所周知的严重并发症。因此，髋关节周围的血管结构和该关节脱位时的解剖、组织学和血管造影特征被广泛研究。股骨头的血供解剖已详细地描述，负重区的血供来源于旋股内侧动脉。

旋股内侧动脉通常起源于股深动脉，偶尔也来自股总动脉。旋股内侧动脉有5个分支：转子支、后支、前支、横支和深支。深支在耻骨肌内侧和髂腰肌肌腱外侧之间，沿着闭孔外肌的下界延伸向转子间嵴，向后通过闭孔外肌，向前通过上孖肌、闭孔内肌和下孖肌，深支的主支穿过关节囊上方进入上孖肌，远端则进入梨状肌。在尸体全面的解剖研究中，Gautier等阐明了旋股内侧动脉的分支和外旋肌之间的关系。在使用Kocher-Langenbeck入路时，建议将联合腱从远端到近端距离约1.5cm处切开，或从转子嵴更远处保留闭孔外肌肌腱，其研究表明，旋股内侧动脉的深层分支行走于闭孔外肌的下缘，由后方显露时有损伤风险。

（二）体位

患者的手术体位取决于脱位的方向、合并伤（股骨头、颈部、肺、腹腔、骨盆、膝关节等）、手术入路的选择和外科医生的经验。前入路（Smith-Peterson和Watson-Jones）可以采取仰卧位。Kocher-Langenbeck入路，有或无牵引均可以选择侧卧位或俯卧位。根据Ganz等的描述转子截骨术和髋关节脱位手术则需要侧卧位。

（三）手术入路

从历史上看，髋关节脱位的切开复位要求在脱位的方向上进行。但脱位的方向不应成为决定处理复位后的唯一因素。对于大多数外科医生来说，可能对髋关节后入路更为熟悉，且为处理髋臼后壁骨折提供可能、便捷的途径，而合并股骨头和颈骨折是前入路的相对适应证。由于大部分是后脱位，故股骨头骨折大多发生在头部的前部，无论选择何种入路，都应尝试解剖复位固定骨软骨碎片，修复被撕裂的软组织和唇瓣。复位前，应灌洗和清除这些碎片；复位后，应该确认稳定性，特别是对于存在后壁骨折的情况。对于后脱位合并股骨头骨折的情形，首选采取直接前入路。根据最近的几项研究，这种方法的骨性坏死发生率没有增加，而且显露有助于股骨头骨折块的解剖复位和固定。

1. 前侧和前外侧入路

Smith-Peterson（在缝匠肌和阔筋膜张肌之间）或Watson-Jones（在阔筋膜张肌和臀中肌之间）切口可以用于前入路。如果脱位合并股骨颈和头部骨折或无法闭合复位，Watson-Jones切口可能会更好。Smith-Peterson切口能更直接观察到股骨头前部，因此，更利于复位和螺钉置入。前入路可用于股骨头前部骨折切开复位内固定、股骨头部前方的撞击损伤、合并颈部骨折的切开复位内固定和关节切开术以及关节内游离体的切除。通过助手牵引或股骨牵引器牵引有助于关节的显露。前方入路的优点是，虽然广泛的剥离髂骨外展肌增加导致异位骨化的风险，但股骨头血供不受影响。

2. 后侧入路

Kocher-Langenbeck入路是一种治疗后壁骨折和髋关节后脱位的常用入路。该入路的其他适应证是无法复位的后脱位和伴有软组织或骨碎片嵌顿的非同心圆复位。后侧入路的并发症包括：医源性神经麻痹（3%～18%）、伤口感染（3%～12%）、深静脉血栓形成或肺栓塞（8%）、股骨头骨性坏死（2%～10%）、异位骨化（4%～30%）和创伤性髋关节炎（4%～35%）。Kocher–Langenbeck入路的主要缺陷是影响进入整个髋臼和股骨头，但可直接显露坐骨神经。手术的第一步是识别坐骨神经，可牵开臀肌的远端以便显露坐骨神经。坐骨神经本身或梨状肌肌腱、关节囊、髋臼唇、圆韧带、臀大肌和骨软骨或骨折块会阻碍复位，必须将这些组织从关节处移开，以利于复位。注意不要损伤经闭孔外肌下方的旋股内侧动脉，虽然髋关节脱位，但它通常是完整的。

3. 经转子入路

如Ganz等所描述的转子翻转截骨术（二腹肌截骨术）和髋关节脱位手术治疗，采取侧卧位。Gautier等提出了一种手术治疗髋关节脱位的技术，通过转子截骨术来保留股方肌和闭孔外肌剩余的血液供应。为了准确定位这些肌肉，应识别旋股内侧动脉深部的转子分支（图18.10）。Z形切开关节囊后切口停留在小转子前，避免损伤旋股内侧动脉，也可以脱出股骨头而不会进一步破坏股骨头的主要血供。通过这种显露，可以完成对股骨头和髋臼骨折的内固定及骨折块的清理。通过手术使股骨头脱位，这种操作的正确性使得股骨头骨性坏死的风险最低，充分显露髋臼以判断是否良好复位，也避免了进一步阻断附着于关节囊的髋臼壁骨折块血供。这种方法可以用于所有4种类型的Pipkin骨折，并有显露整个髋关节的优势，促进髋臼唇的修复，确保植入物不在关节间隙内，以便提高稳定性。Solberg等发表了在Pipkin Ⅳ型骨折中进行了转子翻转截骨术的效果，12名患者中有11名患者的股骨头愈合，只有1名患者的股骨头骨性坏死。在平均4年的随访中，80%的患者效果显示为好或优。

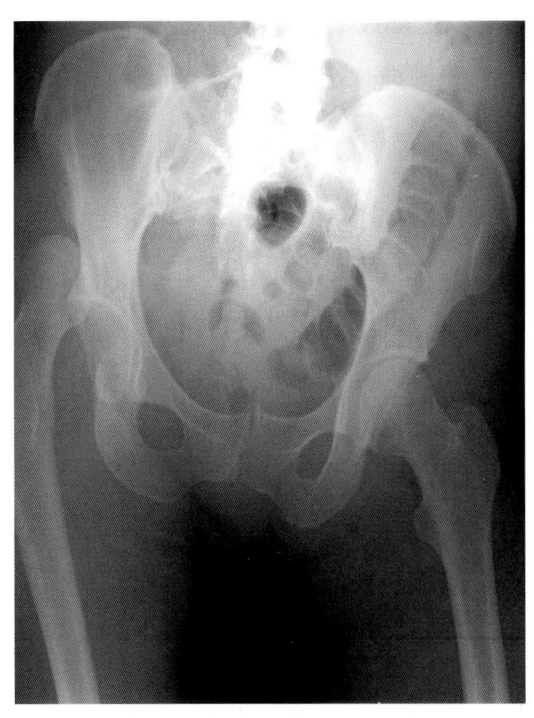

图18.10　髋关节后脱位正位X线片

4. 关节镜清理游离体

在过去的20年里，髋关节镜愈发受欢迎，也是使用越来越频繁的手术操作。一般来说，关节镜检查是解决关节内病变安全的替代方法，特别是对于关节内游离体的清除。在髋关节损伤的情况下，关节镜检查可以清理游离的、不需要切开复位内固定的骨折块。相比关节切开术，它有几个优点，包括关节囊韧带结构的破坏较少、失血减少、神经血管损伤的风险降低和恢复时间缩短。然而，髋关节镜检查并非都是无损伤的，其并发症包括关节内器械断裂、牵引致神经功能障碍（坐骨、股骨）、直接损伤附近的神经血管结构（如股外侧皮神经）、门静脉血肿或出血、骨性坏死、腹膜后积液及医源性关节软骨损伤。

关节内游离体是髋关节镜检查的明确指征。如果试图用关节镜来清理游离体，必须小心观察周围的间隔，甚至髂腰肌腱鞘，因为游离体往往停留在那里。在诊断和治疗髋臼盂唇撕裂方面，关节镜检查也很有用。髋关节镜检查可分为两种体位：仰卧位和侧卧位。行髋关节镜检查患者体位的主要目的之一是为了使髋关节有足够的牵伸。技术上，仰卧位比侧卧位更容易操作，且它们都需要一个牵引床。仰卧位时，由于外展和会阴柱的侧向受力需要和股骨颈形成同一方向合力，会阴柱的位置比髋部骨折手术时的位置更外侧；另一个原因是为了保护阴部神经和它的会阴分支，因为它们刚好穿过坐骨粗隆中间。而侧卧位有利于肥胖的患者，因为它允许使用30°关节镜，视野更好。

髋关节镜检查中，为了显露充分，必须进行8~10mm的关节牵伸。通常建议牵引时间<2小时，麻醉时需要将运动功能完全阻滞。髋关节镜中最常用的3个入路分别是前侧、前外侧和后外侧入路，这些都能很好地显示出髋关节的中央间隔。前入路关节镜入口位于经髂前上棘的垂线与大转子顶端水平线的交点；前外侧和后外侧入路分别位于大转子顶端两侧。患者采用侧卧位时为后外侧入路，通过低血压麻醉和较高的泵压，以减少骨折表面的过度出血而使其利于观察。然而，较高的压力也增加了腹膜后液体外渗的风险。因此，如果可能的话，一些外科医生提倡关节囊痊愈后再进行治疗。

即使是简单脱位的同心圆复位后，虽然可以忽略软骨游离体，但并非都可以通过一般成像来检查出所有的游离体。尽管有一些基本的科学证据表明，髋关节镜检查对患者有益，因为它能检测到游离体，但目前还没有临床证据支持这一说法。

六、手术方法

（一）应用Smith–Peterson入路治疗股骨头前脱位

手术指征明确后，一般进行全身麻醉并使肌肉松弛，患者仰卧位于手术台上（图19.11）。用折叠的毯子（或1个沙袋）放在腰骶部后方以垫高骨盆，会阴和手术部位都应备皮。接下来，用碘消毒整个患侧下肢、髋部以及身体同侧，特别是对腹股沟和后大腿区进行备皮和覆盖。在核对患者和静脉注射抗生素后，从髂骨嵴的前半部分切开皮肤，延长到髂前上棘的前部，弧形向下切开8~10cm，并指向髌骨的外侧，可触摸到阔筋膜张肌与缝匠肌的间隙，使用剪刀继续延长。应避免股外侧皮神经的医源性损伤。缝匠肌在内侧向上收缩，而阔筋膜张肌在外侧向下收缩。在髂前上棘下方应该结扎或电凝旋股外侧动脉的粗大升支。在这些肌肉的深层显露股直肌和臀中肌，分离股直肌的两个头，包括源于髂前下棘的直头和源于髋臼上唇的反折头，并从中间牵开，牵开臀中肌侧面可以显露前髋关节囊；接着，以与肢体平行并保持平行于股骨颈髋臼前上唇的方式，进行Z形斜向切开关节囊。冲洗关节血肿和骨碎片，评估股骨头和髋臼是否有隐性或明显骨折。可用钛螺钉、Herbert螺钉或生物可吸收钉来固定股骨头（图18.11和图18.12），移除髋臼内无法复位的股骨头骨折碎片和残余骨软骨碎片。可以在骨钩的帮助下牵开关节，同时确保骨骼肌肉放松和髋关节屈曲、内收、内旋并向前牵开。通过这个显露可以很容易评估和复位股骨颈骨折。在这种情况下，应固定股骨头骨折以便股骨颈骨折的螺钉内固定。髋关节复位与固定后、关闭切口前，评估髋关节的完全被动伸屈功能，确认髋关节的同心圆位、复位的准确性和植入物的安全性，在修复好之前切开关节囊和股直肌腱，缝合筋膜、皮下和皮肤。

 使用Smith–Peterson入路治疗股骨头前脱位的经验与教训：

（1）这种入路可以避开外旋肌和旋股内侧动脉，保留股骨头的血液供应。

（2）异位骨化的风险相对较高。

（3）大多数股骨头骨折发生在头的前部，因此，该入路对伴有股骨头骨折的髋关节脱位的年轻患者是有帮助的。

（4）不能通过这种入路修复后壁骨折。

（5）注意不要在筋膜剥离时损伤股外侧皮神经。

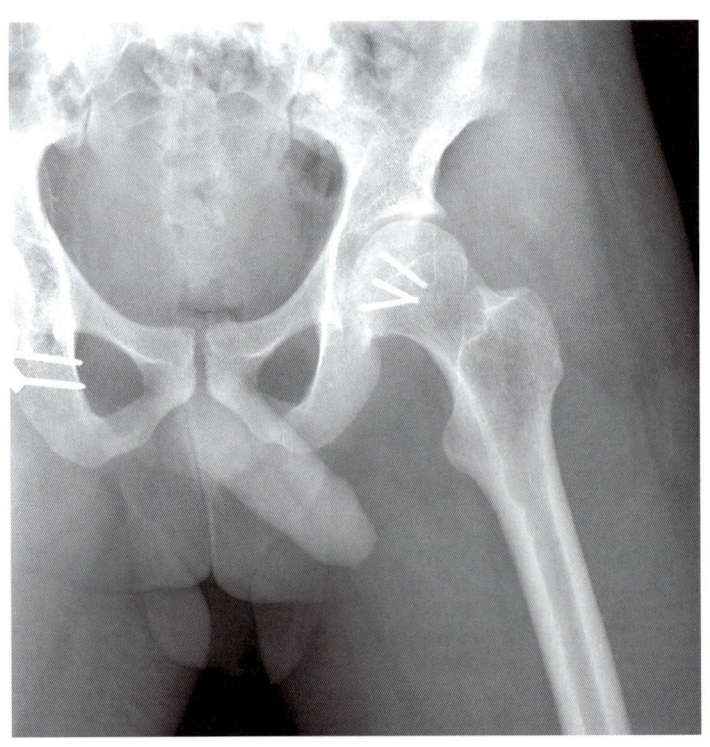

图18.11　Herbert–Whipple无头螺钉固定股骨头的正位X线片

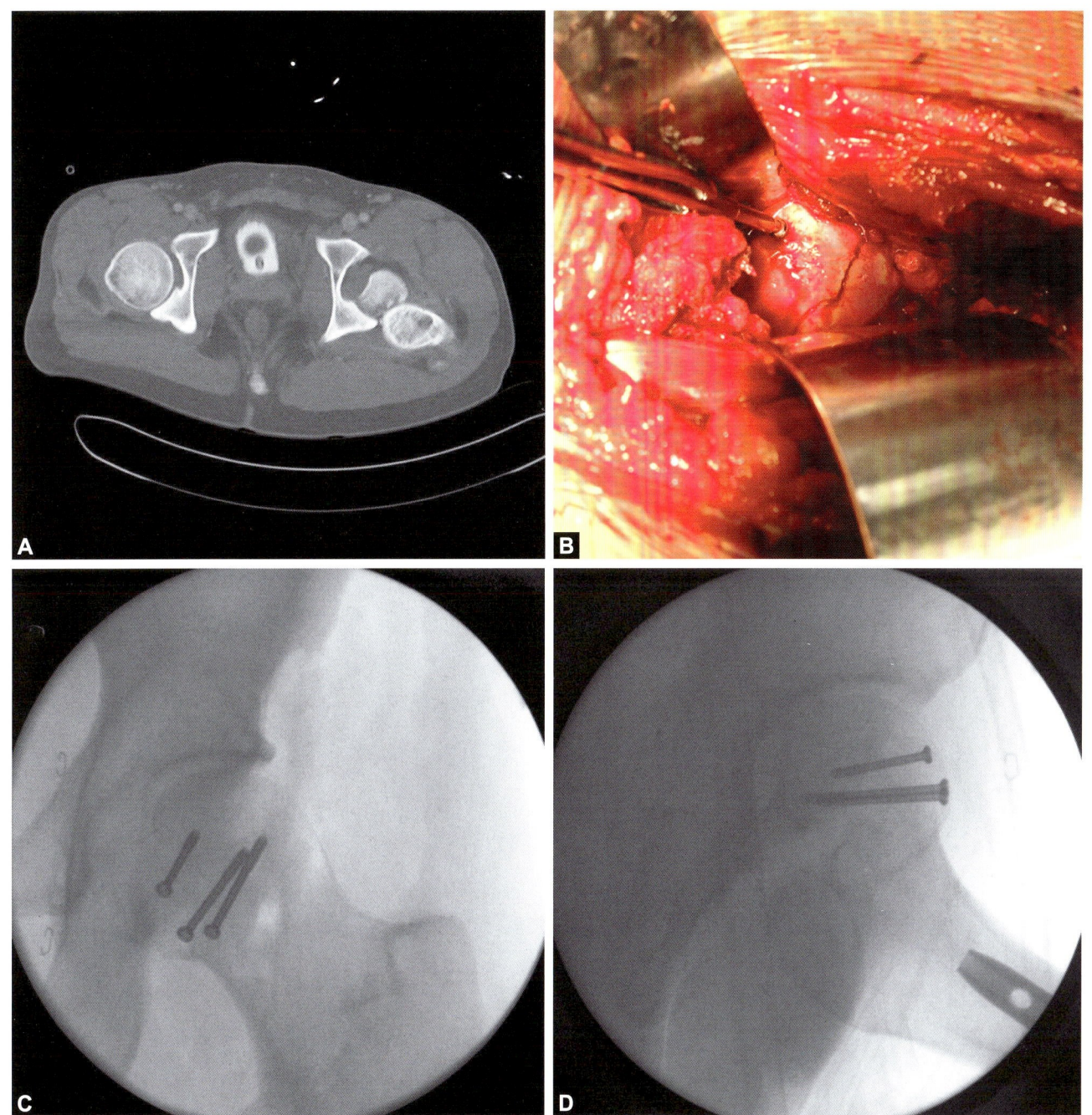

图18.12 Pipkin Ⅱ型右侧股骨头骨折切开复位内固定

（A）轴位CT图像示骨折脱位 （B）术中显露股骨头 （C、D）解剖复位内固定后的正、侧位X线片

由Saqib Rehma提供

（二）应用Kocher-Langenbeck后入路切开复位内固定股骨头

采用肌肉放松的全身麻醉法，术前静脉使用抗生素。髋部用无菌消毒、铺巾，切开前用无菌记号笔画出骨性标志：①髂后上棘；②大转子；③股骨干。从髂后上棘几厘米的远端外侧切开10～15cm（图18.13和图19.13），在肥胖的患者中可将切口延伸；切口在大转子的前面，沿着大转子尖端弯向股骨干外侧，止于臀大肌肌腱远端。分离筋膜上的皮下组织，沿皮肤切口切开臀大肌和髂胫束，裂肌腹前部包括阔筋膜张肌。清除脂肪和关节囊，显露外旋肌（梨状肌肌腱，上、下孖肌，闭孔内外肌，股方肌），在股方肌上识别坐骨神经，并探查追踪至更大的坐骨切迹处，位于梨状肌的下缘；坐骨神经位于孖肌和闭孔内肌的后面，位于梨状肌的前面，在大转子和坐骨结节之间（图18.14）。术中应注意不要牵拉和压迫神经，可以通过手指或牵开器来柔和地阻挡保护神经。在整个过程中，髋关节应该保持在伸展和膝关节屈曲体位，以减少坐骨神经张力。因脱位产生的暴力导致外旋肌部分或完全撕裂，应避免附着于骨折块的软组织的过度剥离。在这一步，应该检查股骨头和髋臼，以确认是否有边缘嵌入或累及髋臼和股骨头的软骨损伤；应定位关节内任何游离的骨碎片，移除和/或清洗及重新植入，正确地复位和固定髋臼后壁骨折。关闭伤口前，进行仔细的软组织清创。记录好髋臼上唇的损伤情况，如果可能的话，用骨锚钉修复髋臼上唇损伤或将其切除。切除任何坏死组织（尤其是臀小肌），立即冲洗整个伤口，以减少异位骨化的风险。关闭切口前，修复所有的肌腱；短外旋肌的修复可通过骨隧道缝合固定在大转子上，放引流后缝合髂胫束、皮下组织和皮肤。

 Kocher-Langenbeck后入路切开复位内固定股骨头的经验与教训：

（1）为股骨头的前方骨折提供次优入路。

（2）最好通过该入路治疗Pipkin Ⅳ型骨折。

（3）在整个手术过程中，坐骨神经应该受到保护。任何带有牵开器的直接压力都可能导致神经损伤。在整个操作过程中，保持膝屈曲和髋部伸展有助于缓解坐骨神经的张力。

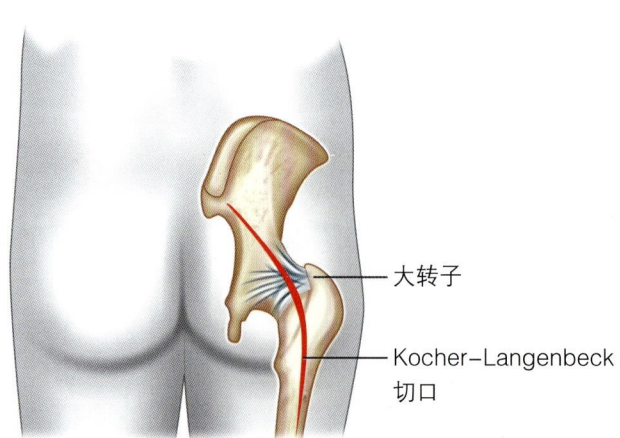

图18.13　Kocher-Langenbeck切口

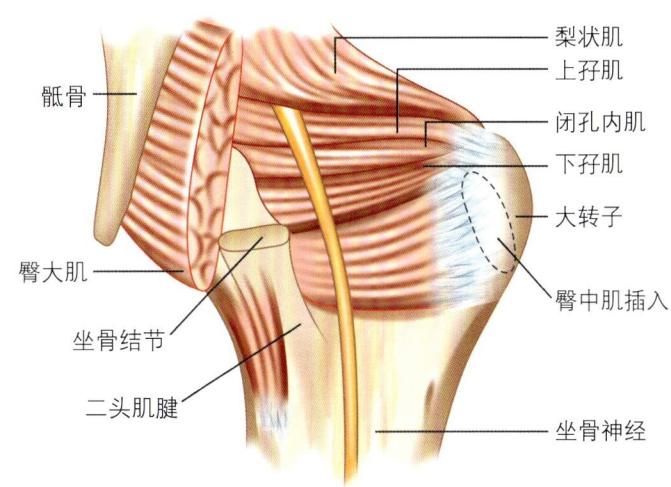

图18.14　坐骨神经及其与短外旋肌的关系

（三）转子翻转截骨术

该入路中，患者的首选体位是侧卧位，铺巾应不影响患侧腿部的自由活动。脱位髋关节时，将无菌袋固定在患者腹侧以摆放患肢。取皮肤纵行切口，切开阔筋膜张肌，然后切开转子囊，下肢内旋以显露臀中肌。在大转子后上边缘使用摆锯行骨切除，并向远端延长到股外侧肌脊的后侧边缘，如图18.10所示。截骨片的厚度不应≤1.5cm，截骨术保持在股骨近端短外旋肌的侧面；另外，截骨术可以阶梯式截骨。完成截骨后，将骨块旋转90°，向前牵开股外侧肌和臀中肌的二腹肌附着处。然后，从转子脊的股外侧肌起点远端5cm的股骨干上松解股外侧肌远侧，从稳定转子中松解近端臀中肌腱的后部纤维，保持大部分梨状肌肌腱稳定；通过下肢屈曲、外旋，从股骨上区分股外侧肌和中间肌，往前轻轻牵开臀中肌的后缘，可见梨状肌肌腱；然后在臀小肌和梨状肌之间的间隔，显露上关节囊。髋关节外旋和屈曲时，可以暴露前、上和后上囊，再沿着股骨颈长轴Z形切开关节囊。随后，沿着前下远端切开关节囊至小转子，这可以防止损伤旋股内侧动脉的主要分支，旋股内侧动脉的主要分支位于小转子的上方和后方，向后延伸的关节囊切口与髋臼唇平行。当髋臼边缘骨碎片存在时，根据骨折类型行关节囊切开，以保护包膜附着物；进一步屈曲、外旋下肢，使髋关节脱位，然后将下肢放入手术台无菌袋中，通过活动下肢，可以360°观察髋臼和股骨头；股骨头脱出后，仔细检查髋臼软骨和上唇是否有损伤，清创上唇小的撕裂，用锚钉固定大的撕裂。大多数情况下，圆韧带发生撕裂，从股骨头上清除其残留部分以便复位。清除无任何关节囊附着的股骨头游离骨折块，并备用；为了避免骨折块血供的进一步阻断，应保留骨折块上附着的软组织。固定后，通过2mm的钻孔观察和术中多普勒监测骨折块和股骨头的主要血运，可以用微型或小骨块的皮质螺钉（2.0~2.7mm）、Herbert螺钉、空心钛钉或者可吸收生物螺钉固定头部骨折块（图18.15）。但如果有股骨颈骨折（PipkinⅢ型），则应先解决。股骨颈骨折切开复位内固定可用同一入路。根据骨折类型和术中所见，由股骨近端松解短外旋肌，离大转子2cm是安全的，以防止对股骨头主要血供的损伤。固定骨折后，可通过屈膝和内旋手法牵引来复位髋关节。关节囊张力不可太紧，应接近正常，以防止圆韧带血管的牵张而造成股骨头血液灌注的下降。最后，用2枚3.5mm螺钉或6.5mm松质骨螺钉复位固定转子，从而实现截骨，放引流后逐层缝合切口。

转子翻转截骨术的经验与教训：

（1）异位骨化的风险很高。

（2）阶梯式截骨术的使用可以减少术后患者负重的程度和时间。

（3）通过视野观察来置入关节外长柱螺钉对前柱的复位是受限的。

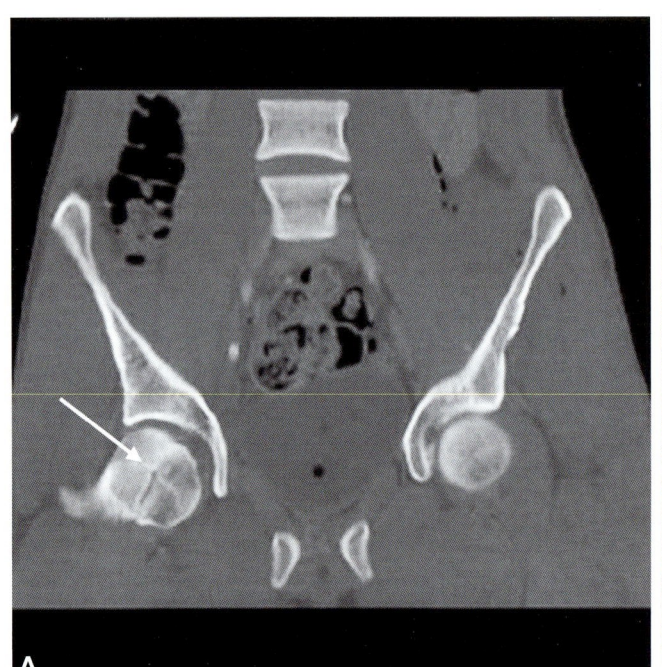

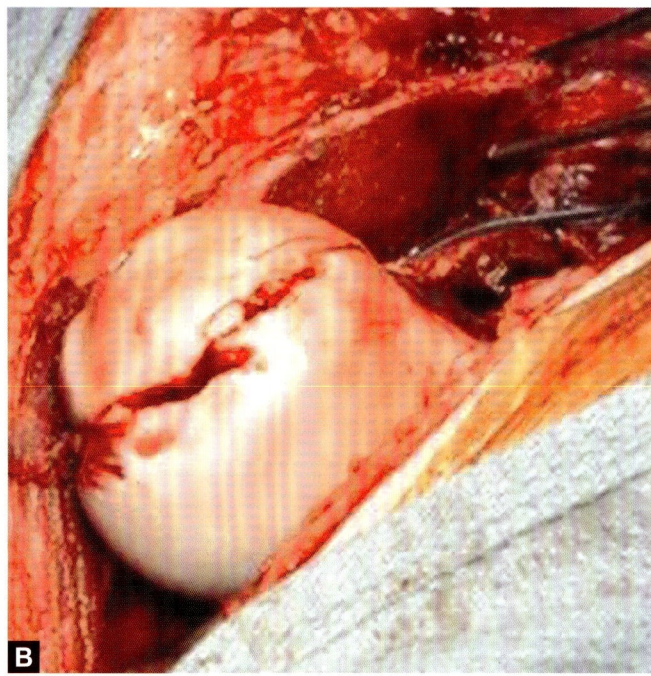

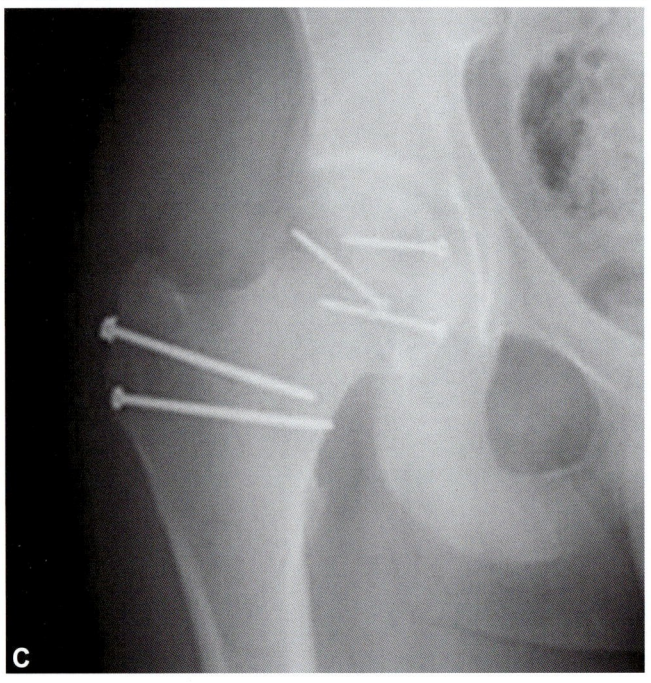

图18.15 右侧股骨头Pipkin Ⅱ 型骨折内固定

（A）Pipkin Ⅱ 型右侧股骨头骨折

（B）术中复位内固定骨折块

（C）右侧髋关节术后正位X线片

由James Widmaier医生提供

七、康复

髋关节脱位复位后的康复和手术干预存在争议。有些建议短期的骨牵引，直到疼痛得到缓解。Bucks牵引和/或牵引针可以用于病情不稳定的患者，而且有时必须延迟手术治疗，例如合并多发伤的患者。

在闭合复位或手术复位后，患者应该尽早开始小幅度的关节活动和主动运动。Sahin等报道单纯卧床休息不会促进效果。在后壁骨折或股骨头骨折后，可以鼓励进行8周的足尖负重。建议在单纯脱位复位后进行立即完全负重。

股骨头骨折患者的治疗目标之一是骨折愈合，通常开始仅限于3个月的足尖负重，这可促进骨折碎片愈合，减少该负重可能导致患者软骨下塌陷，继发产生骨性坏死。有些术者提倡对于复位延迟时间＞6小时的患者，则延迟负重（因为会增加骨质疏松的风险）。如果已清理骨折块且关节同心圆位，则根据患者耐受情况开始负重。允许负重之后，可采取物理治疗，侧重于髋关节外展、屈曲和股四头肌的力量。髋关节复位后，8周内必须限制髋关节屈曲＞90°。

八、疗效

简单的髋关节脱位复位后的功能从正常到剧痛，再到髋关节炎，康复疗效不一。影响疗效的因素包括其他合并伤的严重程度、复位时间、脱位方向、患者脱位前的总体情况、复位后的处理方式和康复情况。一般情况下，前脱位比后脱位的疗效好，复合伤的患者比没有复合伤的差。远期疗效良至优，报道的髋关节简单脱位的患者中，近半到全部是快速复位的。一般而言，前脱位比后脱位预后更好，而骨折脱位比纯粹脱位预后好；合并股骨头骨折对疗效产生不利的影响，因其易导致骨性坏死或骨性关节炎。治疗时间是影响疗效的另一个关键因素，因为受伤和复位的时间越长，疗效就越差。从这点上说，由于其他重要器官的损伤，许多受伤患者的复位会推迟，这可能会导致预后不良。

最常用的功能评估工具是由Thompson和Epstein建立的。Giannoudis等综述了有关股骨头骨折的文献，特别侧重于处理、并发症和临床疗效。在29篇文章中有18篇使用了Thompson-Epstein标准。根据Thompson-epstein标准的整体疗效，不论骨折类型或治疗方法如何，结果优40例（14.3%）、良好111例（39.8%）、一般54例（19.3%）、差74例（26.5%）。作者还回顾了16篇文献（256例），包括明确的非手术或手术治疗。非手术54例（21%），结果优7例（13%）、良好16例（29.6%）、一般15例（27.8%）、差16例（26.9%）。在外科骨折202例（79%），结果优31例（15.3%）、良好92例（45.5%）、一般32例（15.8%）、差47例（23.3%）。从11篇文章中选取了155例股骨头骨折，并没有发现Pipkin亚型的疗效有差异。

术中手术入路的选择也可能影响疗效。Brian最近报道12例Pipkin Ⅳ型骨折采取转子翻转截骨术，在12例疗效中，优或良好10例、一般1例、差1例。11例股骨头骨折患者获得愈合，1例发生骨性坏死。髋关节骨关节炎或股骨头骨性坏死的发展也会导致差的结果。

医学史表明，症状性骨性坏死的自然发展可导致骨塌陷和骨关节炎，骨折脱位后的创伤性骨关节炎和骨性坏死的发病率高达70%。有各种各样的因素可以预测较差的结果：复位时间延误（>6小时），脱位的方向（后脱位出现的并发症比前脱位更晚），受伤的严重程度（髋臼骨折、合并其他骨折、闭合头部损伤、胸部损伤、周围神经损伤、髋臼唇或其他软组织损伤）和手术入路（后入路治疗比前入路或转子翻转截骨术入路更容易出现骨性坏死）。

九、并发症

简单的髋关节脱位和/或股骨头脱位，有明显的远期并发症：据文献报道，股骨头骨性坏死率0~24%，创伤后关节炎发生率0~72%，周围神经损伤率7%~27%，而存在2%~64%的概率形成异位骨化。Giannoudis等报道了26篇文章405例股骨头骨折相关并发症的总结，系统性回顾了主要晚期并发症的发生率（平均随访59.7个月），包括骨性坏死11.8%（48/405）、创伤后关节炎20%（81/405）、异位骨化16.8%（68/405）。一般来说，手术入路的选择主要影响骨性坏死和异位骨化，股骨头复位的时间主要影响股骨头骨性坏死和骨性关节炎。

（一）创伤后关节炎

创伤后关节炎是髋关节脱位后最常见的远期并发症，被认为是在最初的脱位过程中关节软骨损伤所致，因为较小的应力对关节软骨产生有害的影响。Upadhyay等报道创伤后关节炎发生率为16%，髋臼骨折或合并股骨头骨折更有可能发展成为关节炎，而后入路比前入路常见。Giannoudis等报道，前或后入路都比转子翻转截骨术入路有更高的发病率。如果患者在髋关节脱位后继续进行重体力劳动，则该患者有可能发生骨性关节炎。此外，髋关节脱位后进行重体力劳动的患者患有骨性关节炎的概率更高。

（二）骨性坏死

髋关节脱位后骨性坏死的发生率差别很大，一系列报道中有些高达40%，更多的是与脱位后和复位的时间相关。在创伤后6小时内复位，骨性坏死率接近0。Yue等报道脱位引起了股骨头的血管扭结和痉挛，但可在早期复位中得到缓解。一般而言，在髋关节脱位后2年内会出现骨性坏死的影像学表现。然而，没有早期影像学变化证据的简单髋关节脱位，骨性坏死可能于8年之后出现。因此，髋关节脱位需要长期随访。

在手术和非手术治疗后，骨性坏死均已经有报道，手术入路的选择也可能影响到骨性坏死的风险。后入路骨性坏死的可能性比前入路或转子翻转截骨术的大。

年轻患者的骨性坏死是一个很棘手的问题，因为这些患者通常活动度较大，故全髋关节置换术可能不是一个合适的解决方案。其他股骨头骨性坏死的治疗方法包括血管化腓骨移植和股骨截骨术。

（三）异位骨化

在髋关节脱位和髋臼手术后，有较高的异位骨化发病率，特别是与手术入路有关，常见于脱位后的切开复位。术中对臀肌的剥离和创伤，使其易于形成异位骨化（图18.16）。前入路手术的患者有更高的发生率。Swiontkowski报道12名采取Kocher-Langenbeck入路治疗的患者中，有3名发生异位骨化；12名接受Smith-Petersen前入路治疗的患者中，7名发生异位骨化，这些都是合并股骨头骨折的病例。在某种程度上，异位骨化的风险与从髂骨剥离臀肌的程度有关，但可以通过适当的手术技术来减少。转子翻转截骨术影响异位骨化的发展是有争议的。Giannoudis等报道，转子翻转截骨术后的异位骨化发生率比后入路高，即使在最终的功能康复上没有差异。Ganz认为这似乎不太可能与转子翻转截骨术有关，因为在非创伤性的环境中，同一入路中有最小的异位骨形成。

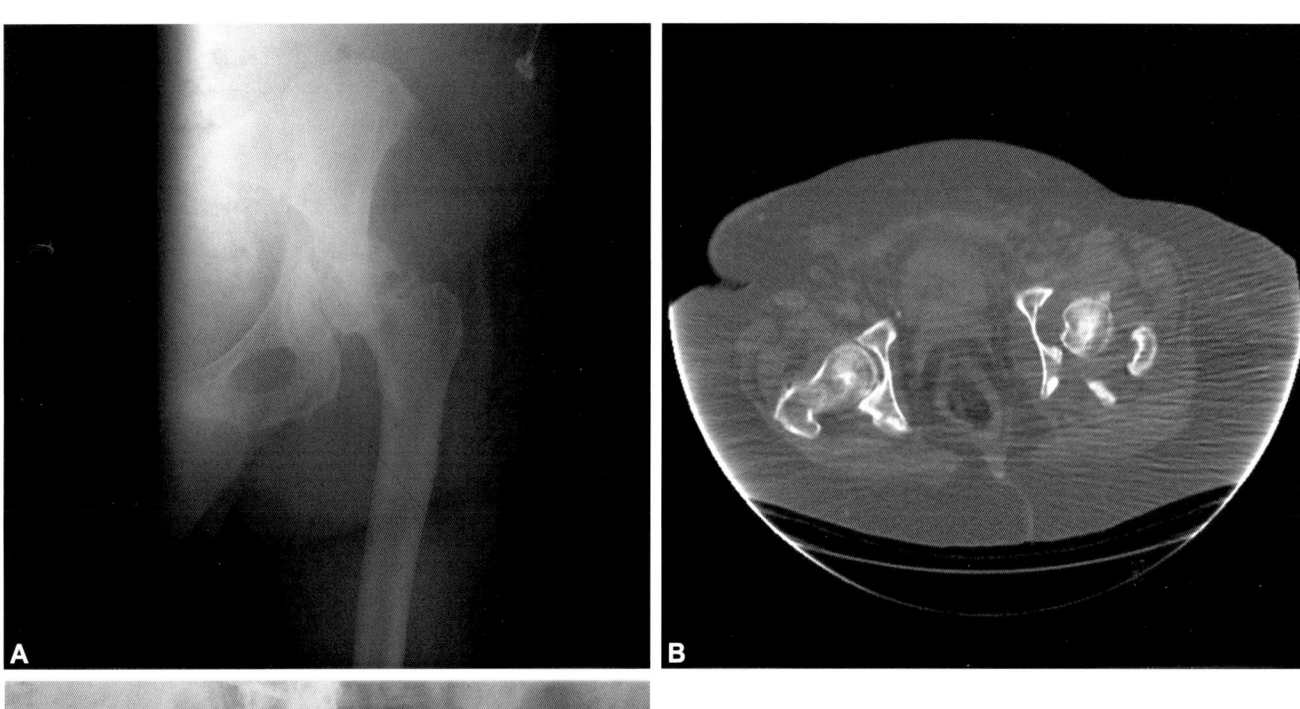

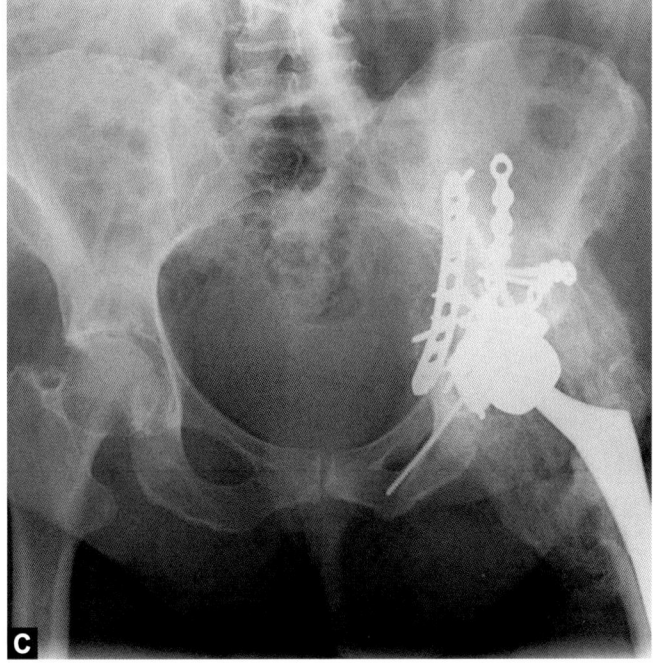

图18.16　左侧髋臼骨折脱位切开复位内固定后严重的异位骨化

（A、B）左股骨头脱位合并髋臼后壁骨折

（C）髋臼前入路切开复位内固定

众所周知，颅脑或脊髓损伤可能诱导成骨，因此，它们成为异位骨化发展的一个重要风险因素。激素、细胞因子和骨形态蛋白等系统因素，已被证明参与了骨折愈合的调控以及骨形成的生理过程，但它们在异位骨化的发展过程中所起的作用尚不清楚。预防性治疗应该被考虑应用到有严重肌肉创伤、颅脑或脊髓损伤、异位骨化和延迟治疗病史并有延伸入路的患者中。预防措施包括非甾体类抗生素和辐射，可以服用吲哚美辛，每次25mg，每天3次；或者每次服用75mg，每天1次，持续3周；另外，700Gy的辐射治疗可作为预防措施。这两种方法均可有效预防异位骨化形成，但也可能对骨折愈合有负面影响。有症状的异位骨化可以进行切除。（图18.17），切除后，因过度失血引起的并发症（例如低血压、心肌梗死、死亡）并不罕见。

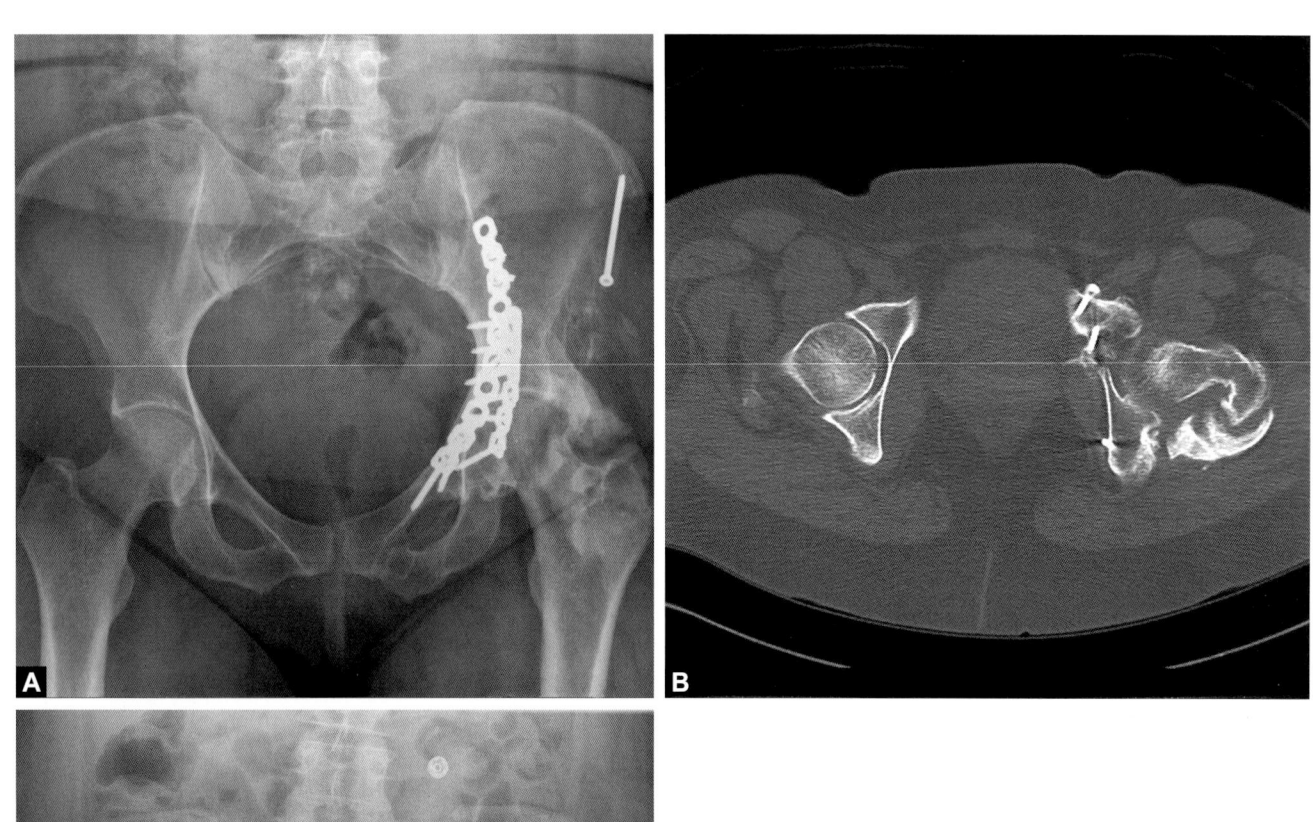

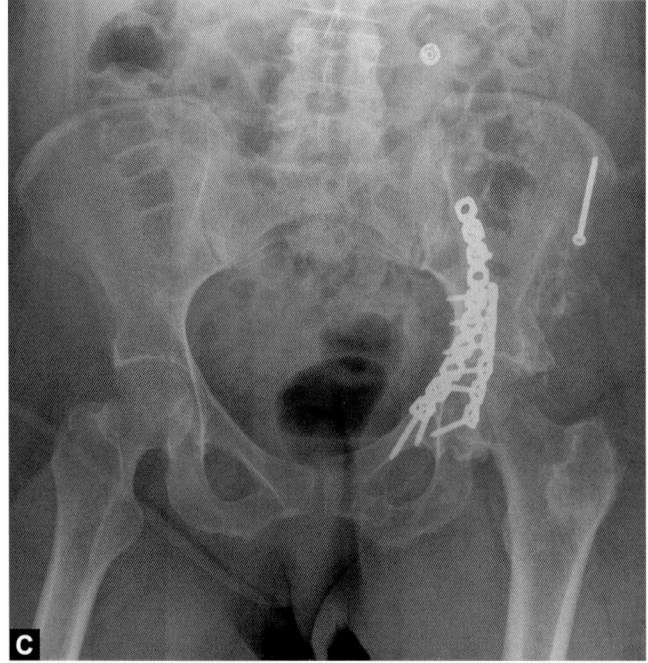

图18.17 髋部严重的异位骨化切除术

（A）在髋臼骨折切开复位内固定术后发生严重异位骨化

（B）轴位CT显示后侧异位骨化

（C）异位骨切除术后的骨盆正位X线片

由Saqib Rehman提供

（四）坐骨神经损伤

髋关节脱位的患者中，10%～15%发生坐骨神经麻痹。因为坐骨神经的腓侧分支在解剖和结构上容易被脱位的股骨头牵拉，因此，它最经常损伤。其他不常见的坐骨损伤的原因包括急性撕裂伤、挤压伤或被异位骨化包绕。相比单纯脱位，坐骨神经损伤更常见于骨折并脱位。

复位时间的延迟也可增加或加重神经损伤。Hillyard和Fox观察了髋臼脱位的坐骨神经损伤的发生率，这些患者在复位前有转院或转运病史。他们发现，在髋关节脱位复位前转院后的患者中，主要神经损伤更常见（16%）于转院前（4%）。

预期超过一半的患者可以恢复部分神经功能，完全性麻痹的预后比部分麻痹的差。一般不建议对神经进行探查。顽固的病例可能需要更长时间的观察。

神经损伤的康复对预防皮肤并发症和挛缩很重要，主要是保护皮肤屏障和背屈夹板（踝足矫正），后者可用于保持足部的中立姿势以获得一个跖行足。如果没有痊愈，则可进行胫骨后肌腱转移。

复位后晚期坐骨神经损伤的原因是异位骨化压迫神经或导致神经被牵拉。

（五）残留游离体

2%～15%的髋关节脱位无法闭合复位，无法复位的原因包括镇静不充分、关节囊撕裂形成纽扣孔和肌肉或骨碎片嵌顿。在这些患者中，应行急诊切开复位。手术的绝对适应证包括无法复位和非同心圆复位。如果能及时进行术前CT扫描，这对外科医生而言是非常有益的。

（六）继发不稳

在简单的髋关节脱位中，复发性髋关节脱位是罕见的，据报道只有1%。复位后，如有可疑髋臼骨折，应进行双斜位片和薄层CT检查。

 并发症处理的经验与教训：

（1）及时认识到这些损伤，立即解剖复位是成功的关键。

（2）许多创伤中心都应常规行骨盆X线检查，避免多发伤的患者中可能会发生的漏诊。

（3）应该检查和监测腓侧和胫前肌腱功能，以便确认有无坐骨神经损伤。

十、典型并发症案例

例1：股骨头骨性坏死的处理

　　49岁，女性，摩托车驾驶员，因车祸伤致左髋臼后壁骨折并脱位，合并Pipkin Ⅳ型股骨头骨折、右股骨近端粉碎性骨折、多发肋骨骨折、肺挫伤和腹部损伤（图18.18A、B）。检查发现脾脏破裂，并进行急诊脾切除术。生命体征平稳，受伤后的12小时内在急诊室镇静剂下行左髋关节复位。复位后发现髋关节不稳定，因此，在腹部手术时进行临时钢针牵引固定（图18.18C、D）。伤后第5天，进行左髋臼后壁骨折脱位和股骨头骨折手术。手术通过在大转子上的一个侧方切口进行，并行转子翻转骨切除术。术中切除了3块大股骨头软骨碎片，并将后壁碎片复位固定在两孔钢板上（图18.18E）。同样，进行右侧股骨转子间骨折切开复位内固定术，要求患者8周内避免负重。患者逐渐增加负重后开始感到左髋关节疼痛。第3个月随访骨盆X线片显示左股骨头骨性坏死。全髋关节置换术是治疗骨性坏死并严重关节炎病变的选择（图18.18F）。3年后，左髋出现轻微的异位骨化，右髋出现严重的异位骨化（图18.18G）。

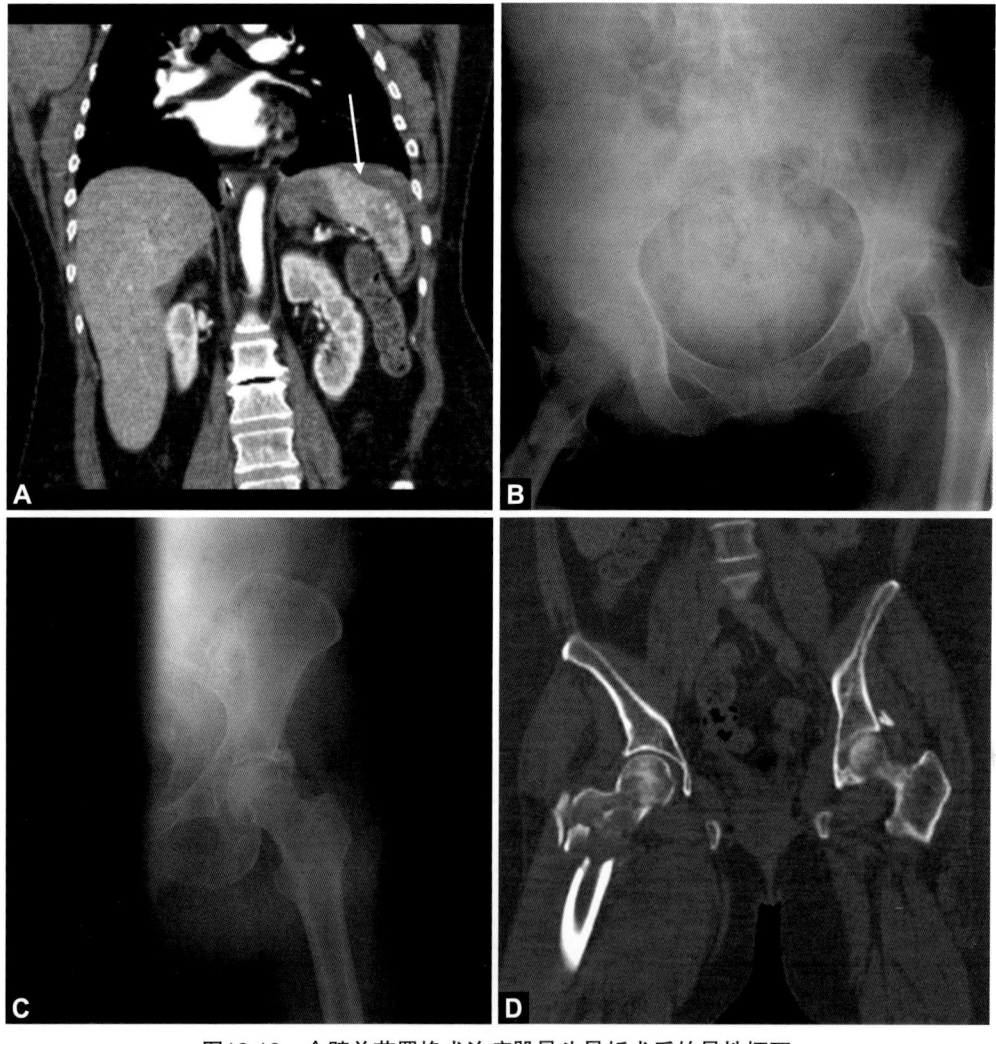

图18.18　全髋关节置换术治疗股骨头骨折术后的骨性坏死

（A）脾破裂的CT影像　（B）创伤性股骨头脱位合并髋臼后壁骨折

（C）右髋关节脱位闭合复位术后正位X线片　（D）右髋关节脱位闭合复位术后CT图像

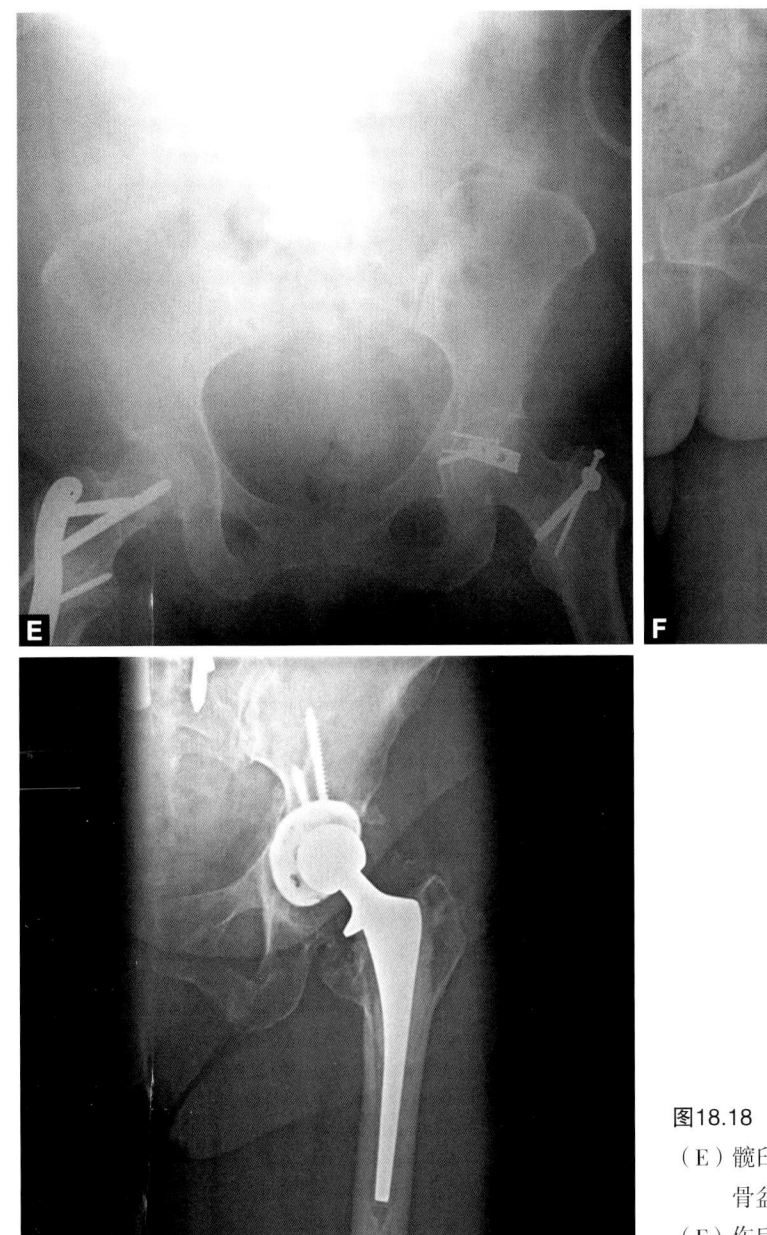
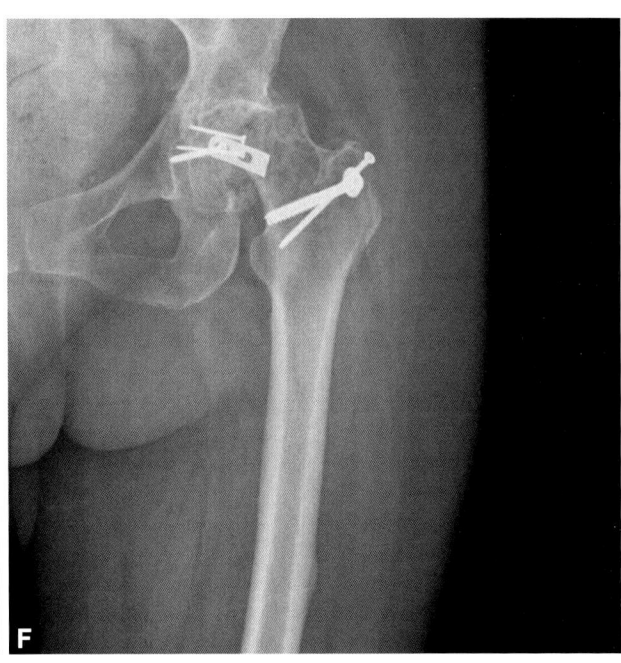

图18.18 （续）

（E）髋臼后壁骨折切开复位内固定和股骨头碎骨块切除术后骨盆正位X线片

（F）伤后3个月左髋半脱位和骨性坏死的正位X线片

（G）全髋关节置换术作为股骨头骨性坏死的治疗方法

例2：股骨头骨折后骨不连和骨性坏死的处理

38岁，男性，摔倒后导致右髋股骨头移位性骨折并脱位（图18.19A～C）。急诊行后入路切开复位内固定术，通过使用Herbert-Whipple无头螺钉固定具有前后轨迹的骨碎片，如图18.19D、E所示，在CT图像显示上有残留空隙。患者患侧髋部没有负重，然而，3周后股骨头碎片的内固定失效并再脱位，但仅闭合复位治疗（图18.19F、G）。尽管复位仍是稳定的，但骨折复位的进行性丢失和股骨头剩余的软骨下塌陷表明骨碎片的骨不连，以及完整的股骨头部分坏死（图18.19H）。伤后第15个月，因股骨头骨性坏死和骨不连而进行陶瓷-陶瓷全髋关节置换术（图18.19I）。

尽管因患者年纪轻而犹豫行全髋关节置换术，但是选择非人工关节手术的效果令人不满意，因为它无法处理病理变化。本例骨不连的原因很可能是由于骨折初始加压不足，以及在固定失效后没有重新固定，而骨性坏死的病因可能是急诊行后入路髋部手术中股骨头血供的阻断，而不是在最初的延迟复位（这是急诊完成的）。

本案例处理的重要原则如下（由Bruce Vanett医学提供）：

（1）股骨头骨折适当的加压对维持稳定性很重要。在大多数情况下，当骨碎片在前面时，这种方法很难从后入路实施。在这个特殊情况下，没有显示出最佳加压效果，可能最终会造成固定的失效、髋关节不稳定和骨不连。虽然最后采用了全髋关节置换术，但处理再次脱位或内固定失效后，可以考虑行切开复位内固定翻修术。

（2）股骨头的负重部分塌陷缺血性坏死，除了骨折的严重移位以外，因为股骨头前方碎片不愈合，不行关节置换是很难处理的。需要论证的是，其他关节置换方法也可行，但全髋关节置换术是一个能达到无痛性、功能性髋关节的可靠方法。由于患者的年龄，要关注人工关节早期磨损和翻修手术问题。

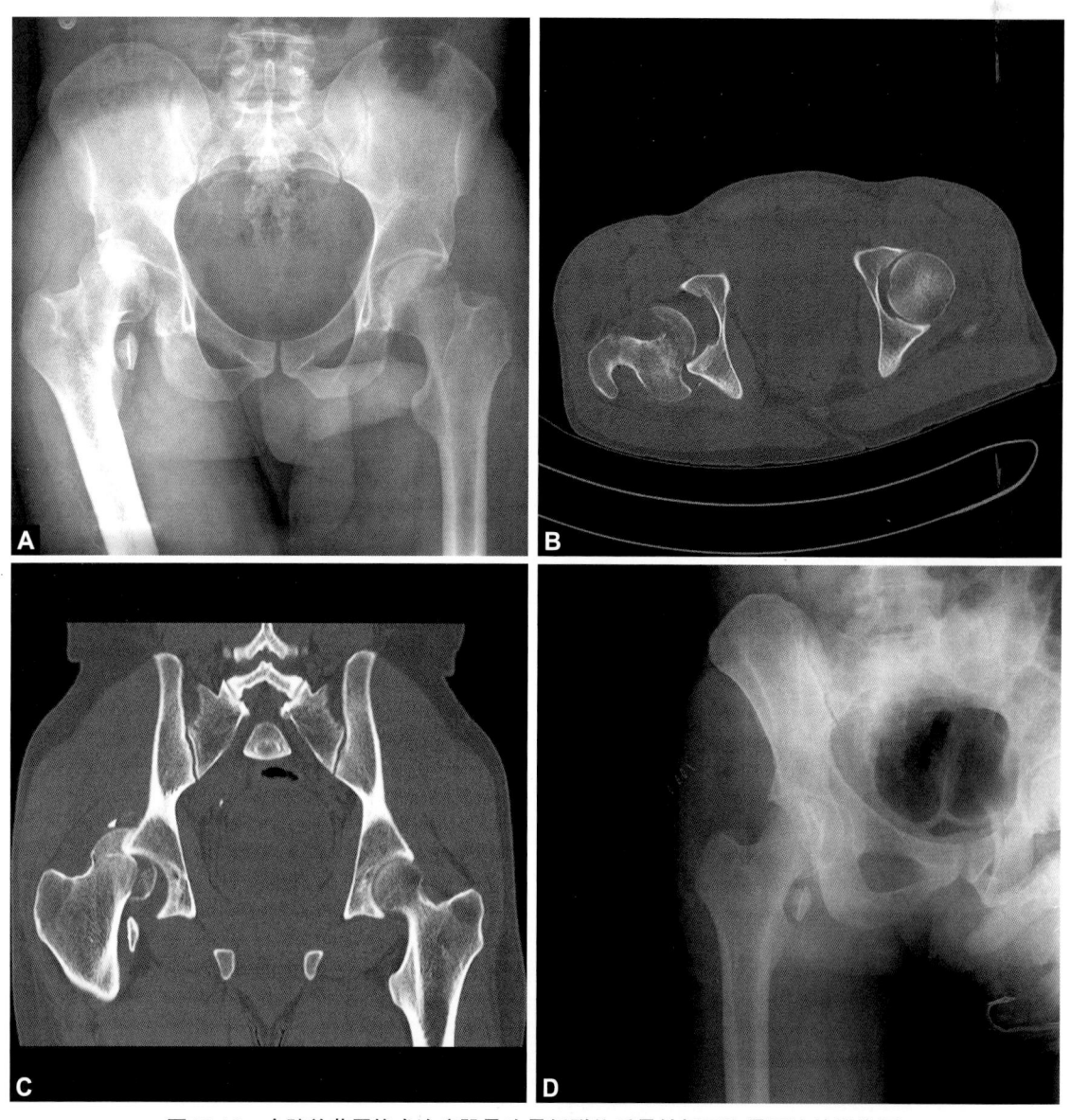

图18.19 全髋关节置换术治疗股骨头骨折脱位后骨性坏死和骨不连的影像图

（A～C）骨盆正位X线片和CT显示右股骨头骨折并脱位 （D、E）骨盆正位X线片和CT图像

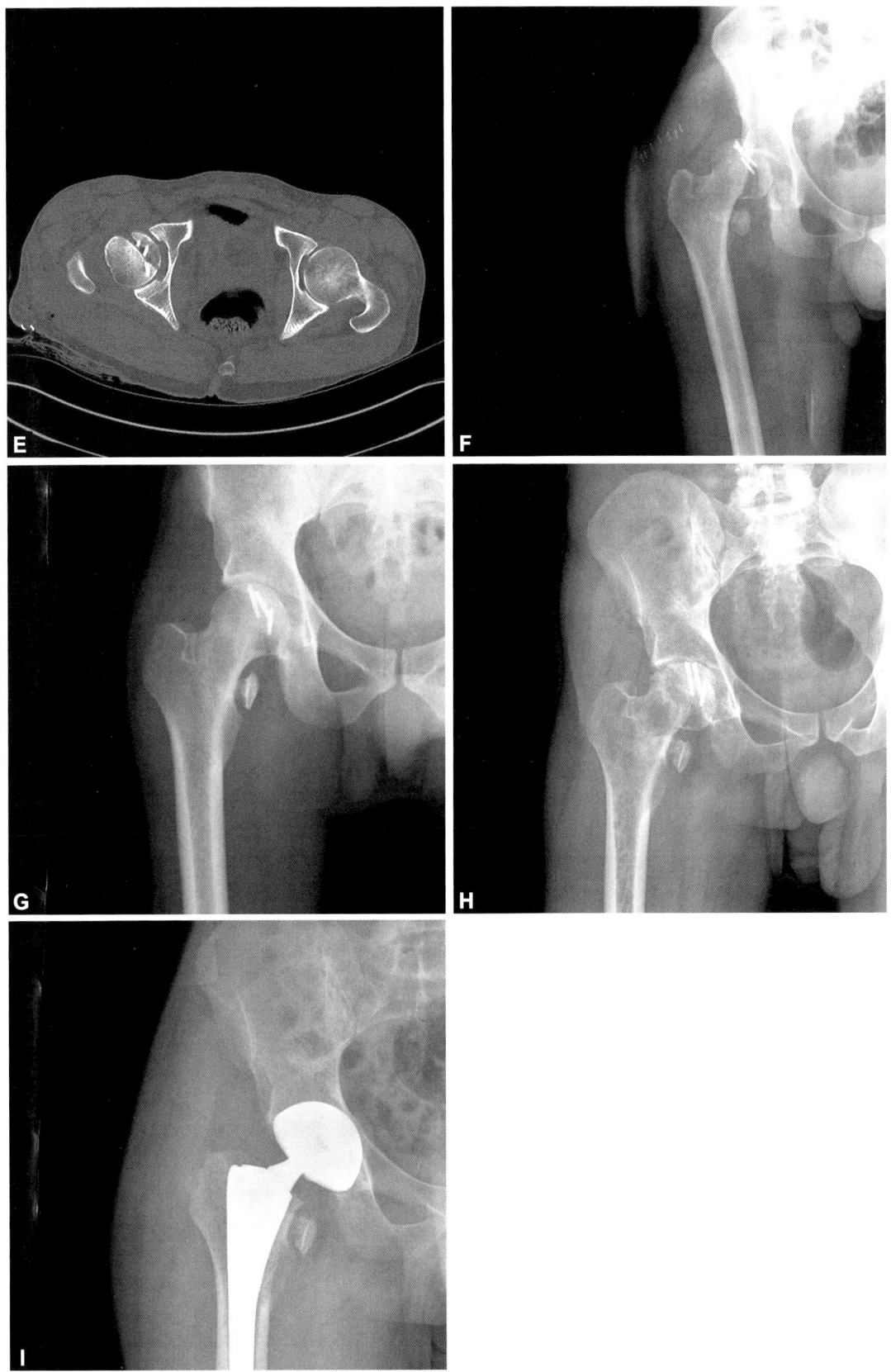

图18.19 （续）

（F、G）术后3周内固定失效而进行闭合复位 （H）术后10个月提示骨不连，股骨头Ficat 3期坏死

（I）术后15个月，行陶瓷对陶瓷全髋关节置换术

由Bruce Vanett提供

十一、小结

由于文献中使用了各种治疗方案和入路，故处理特定的髋关节脱位时，很难确定一个最佳方法。外科医生应该全面熟悉髋关节解剖、股骨头骨内与骨外的血供以及所有外科手术入路。正确的入路决定不应该仅基于脱位的方向。其实，合并股骨颈或头部骨折、髋臼壁骨折有助于确定手术入路。为获得好的疗效，要强调以下方面：及时认识到损伤，6小时内复位髋关节；了解损伤机制，做好无法闭合复位的精确计划，细致的外科技术能不损伤旋股内侧动脉，保持股骨头血液供应。近年来，关节镜技术的进步对髋关节游离体的诊断和治疗具有巨大的优势。无论如何，应该及时地治疗，髋关节脱位和股骨头骨折是由高能量损伤引起的，优或良好的结果不超过50%。因此，外科医生应告知患者可能出现的并发症和不良结果。股骨头粉碎骨折、延迟复位或在髋关节有软骨变性的老年患者，全髋关节置换可以作为一个替代的选择。

（黄国秀　译）

参考文献

[1] Arvidsson I. The hip joint: forces needed for distraction and appearance of the vacuum phenomenon. Scand J Rehabil Med. 1990;22(3):157-161.

[2] Brooks RA, Ribbans WJ. Diagnosis and imaging studies of traumatic hip dislocations in the adult. Clin Orthop Relat Res. 2000;377:15-23.

[3] Foulk DM, Mullis BH. Hip dislocation: evaluation and management. J Am Acad Orthop Surg. 2010;18(4):199-209.

[4] Asghar FA, Karunakar MA. Femoral head fractures: diagnosis, management, and complications. Orthop Clin North Am. 2004;35(4):463-472.

[5] Sahin V, Karakas ES, Aksu S, et al. Traumatic dislocation and fracture-dislocation of the hip: a long-term follow-up study. J Trauma. 2003;54(3):520-529.

[6] Mehta S, Routt ML. Irreducible fracture-dislocations of the femoral head without posterior wall acetabular fractures. J Orthop Trauma. 2008;22(10):686-692.

[7] Kloen P, Siebenrock KA, Raaymakers E, et al. Femoral head fractures revisited. Euro J Trauma. 2002;28(4):221-233.

[8] Thompson VP, Epstein HC. Traumatic dislocation of the hip: a survey of two hundred and four cases covering a period of twenty-one year. J Bone Joint Surg Am. 1951;33(3):746-778.

[9] Stewart MJ, Milford LW. Fracture-dislocation of the hip; an end-result study. J Bone Joint Surg Am. 1954;36(2):315-342.

[10] Giannoudis P, Kontakis G, Christoforakis Z, et al. Management, complications and clinical results of femoral head fractures. Injury. 2009;40(12):1245-1251.

[11] Pipkin G. Treatment of grade IV fracture-dislocation of the hip. J Bone Joint Surg Am. 1957;39(11):1027-1042.

[12] Seldes RM, Tan V, Hunt J, et al. Anatomy, histologic features, and vascularity of the adult acetabular labrum. Clin Orthop Relat Res. 2001;382:232-240.

[13] Droll KP, Broekhuyse H, O'Brien P. Fracture of the femoral head. J Am Acad Orthop Surg. 2007;15(12):716-727.

[14] Gautier E, Ganz K, Krugel N, et al. Anatomy of the medial femoral circumflex artery and its surgical implications. J Bone Joint Surg Br. 2000;82(5):679-683.

[15] Ganz R, Gill T, Gautier E, et al. Surgical dislocation of the adult hip: a technique with full access to the femoral head and acetabulum without the risk of avascular necrosis. J Bone Joint Surg Br. 2001;83(8):1119-1124.

[16] Petsatodis G, Antonarakos P, Chalidis B, et al. Surgically treated acetabular fractures via a single posterior approach with a follow-up of 2-10 years. Injury. 2007;38(3):334-343.

[17] Giannoudis P, Grotz M, Papakostidis C, et al. Operative treatment of displaced fractures of the acetabulum: A meta-analysis. J Bone Joint Surg Br. 2005;87(1):2-9.

[18] Solberg BD, Moon CN, Franco DP. Use of a trochanteric flip osteotomy improves outcomes in pipkin IV fractures. Clinical Orthop Relat Res. 2009;467(4):929-933.

[19] Clegg TE, Roberts CS, Greene JW, et al. Hip dislocations—epidemiology, treatment, and outcomes. Injury. 2010; 41(4):329-334.

[20] Dreinhofer K, Schwarzkopf SR, Haas N, et al. Isolated traumatic dislocation of the hip. Long-term results in 50 patients. J Bone Joint Surg Br. 1994;76(1):6-12.

[21] Upadhyay S, Moulton A. The long-term results of traumatic posterior dislocation of the hip. J Bone Joint Surg Br. 1981;63(4):548-551.

[22] Upadhyay S, Moulton A, Srikrishnamurthy K. An analysis of the late effects of traumatic posterior dislocation of the hip without fractures. J Bone Joint Surg Br. 1983;65(2):150-152.

[23] Hougaard K, Thomsen PB. Coxarthrosis following traumatic posterior dislocation of the hip. J Bone Joint Surg Br. 1987;69(5):679-683.

[24] Henle P, Kloen P, Siebenrock KA. Femoral head injuries: which treatment strategy can be recommended? Injury. 2007;38(4):478-488.

[25] Yue JJ, Wilber JH, Lipuma JP, et al. Posterior hip dislocations: a cadaveric angiographic study. J Orthop Trauma. 1996; 10(7):447-454.

[26] Brav EA. Traumatic dislocation of the hip: army experience and results over a twelve-year period. J Bone Joint Surg Br. 1962;44(6):1115.

[27] Cash DJ, Nolan JF. Avascular necrosis of the femoral head 8 years after posterior hip dislocation. Injury. 2007;38(7):865-867.

[28] Swiontkowski MF, Thorpe M, Seiler JG, et al. Operative management of displaced femoral head fractures: case-matched comparison of anterior versus posterior approa-ches for pipkin I and pipkin II fractures. J Orthop Trauma. 1992;6(4):437-442.

[29] Hillyard RF, Fox J. Sciatic nerve injuries associated with traumatic posterior hip dislocations. Am J Emerg Med. 2003;21(7):545-548.

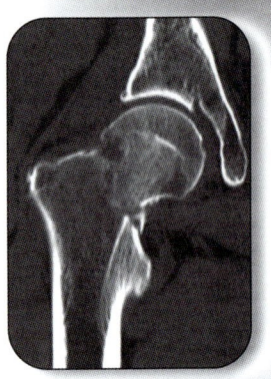

第19章

股骨颈骨折
Femoral Neck Fractures

Christopher Haydel, Saqib Rehman

一、导言

　　股骨颈骨折仍然是美国医疗保健系统的挑战。美国每年发病约25万例，而每年的医疗保健支出预计将超过150亿美元。股骨颈骨折的分布，年龄统计上具有两个分布峰值。在年轻患者中，这些骨折只占2%～3%，源于汽车碰撞等高能创伤，年轻患者的骨骼质量好、较活跃，即使有并发症也较轻。相比之下，老年人简单的跌倒也容易导致股骨颈骨折，原因在于老年人的骨质较差并且存在多种医学问题和步态不稳，1年内该年龄组的骨折死亡率为36%，在白种人女性中最为常见。

　　股骨颈骨折的记载文献可追溯到14世纪，在检查波希米亚国王和罗马皇帝查理四世的遗体后，发现他们患有左侧股骨颈经颈型骨折伴后皮质粉碎，且骨折线近乎垂直。第一个股骨颈骨折分型系统是由Astley Paton Cooper于1819年发表的，将骨折分为关节囊内型或关节囊外形，这一分型系统在1818年亚伯拉罕·科勒斯（Abraham Colles）首次对股骨颈不愈合和转子的骨折线进行研究之后发表。几年后，在19世纪50年代，Bernhard Rudolf Konrad von Langenbeck首次尝试经皮内固定治疗关节囊外股骨颈骨折不愈合，但是患者因并发感染而死亡。然而在1875年，Franz König首先在无菌条件下经皮用手钻成功地治疗一个股骨颈骨折的年轻患者。此期间，Friedrich Trendelenburg在尸体实验中研发了一种内固定的技术，用象牙钉、象牙螺钉或银螺钉来固定股骨颈囊内骨折，最后在1925年，Marius Nygaard Smith-Petersen、Cave和Van Gordor使用了凸缘钉，获得世界性的认可，标志着一个新纪元的开始。

尽管骨科医生很努力，但股骨颈骨折的并发症仍不断发生，最突出的是骨不连和股骨头坏死。这些并发症可能是灾难性的，特别是对活跃的年轻患者。在技术上挽救股骨头的要求很高，有时失败率也很高，并且在较年轻和较活跃的患者中，关节置换术并不是理想选择。对年轻患者的股骨颈骨折手术治疗，通常采用闭合或切开复位空心螺钉或动力髋关节螺钉内固定的方法治疗，而在不活跃的和老年患者中则行髋关节置换术。尽管并发症是多因素的，但进行骨折内固定时，必须仔细检查骨折的复位和植入物的位置，以确保生物力学结构的稳定，提高骨折愈合率，从而有望避免股骨头缺血性坏死。

二、诊断

所有疑似股骨颈骨折的患者，都需要病史采集。通常情况下，在创伤后到急诊科的年轻和老年患者会有腹股沟疼痛和无法行走的表现。老年患者可能会说在跌倒时听到咔嚓声响。注意，年轻患者由于高能损伤导致股骨颈骨折，可能出现昏迷或合并伤，从而掩盖疼痛。同样重要的是，平素活跃的患者如跑步运动员或训练中的士兵，可能无外伤病史、行走无疼痛及只在剧烈运动时出现疼痛，这些发现要引起对应力性骨折的高度怀疑。

查体的阳性体征包括患侧下肢短缩、屈曲和外旋，通常，这个体位对患者是最舒服的，因为关节囊是松弛的，而囊内压力也最低。这一体征也是骨折移位的结果，因远端骨折块往头颈方向牵拉引起顶端成角和内翻畸形。在意识清醒的患者中，旋转肢体和在踝或膝上施加一个轴向的力会引起不适。必须检查皮肤是否有瘀斑、磨损或撕裂，也必须记录运动功能、感觉和远端血管搏动情况。多发伤的患者由于相关性损伤发生率很高，必须进行全面的二次检查。

影像学诊断从X线片开始，包括骨盆正位片、患侧髋关节正侧位片以及股骨全长片（图19.1）。为了在正位X线片清楚地显示股骨颈，需内旋髋关节约15°，这利于让阅片医生描述骨折位置、倾角和冠状面移位情况；侧位片可显示出后皮质粉碎和矢状面移位情况。避免蛙式侧位片，因为会引起不适，但更重要的是会造成骨碎片移位。CT图像比X线片可以更好地观察到骨质的病理情况（图19.2）。事实证明，这对伴有同侧股骨干骨折的多发伤患者的非移位性股骨颈骨折非常有帮助。Tornetta等发现1%～9%患者中存在非移位性股骨颈骨折，并且有20%～50%的患者漏诊同侧股骨干骨折。患者苏醒前，常规进行内旋位正位X线片、2mm CT图像、术中透视和术后正、侧位X线片，可明显提高股骨颈骨折的发现率（图19.3）。在监测应力性骨折时，MRI尤其有用，增强的信号表示股骨颈骨折水肿（图19.4）。

 股骨颈骨折诊断的经验与教训：

（1）在多发创伤患者中，需对非移位性股骨颈骨折的同侧股骨干骨折保持怀疑。

（2）2mm薄层CT扫描检查能发现非移位的股骨颈骨折。

（3）当怀疑有应力性骨折时，应行MRI检查。

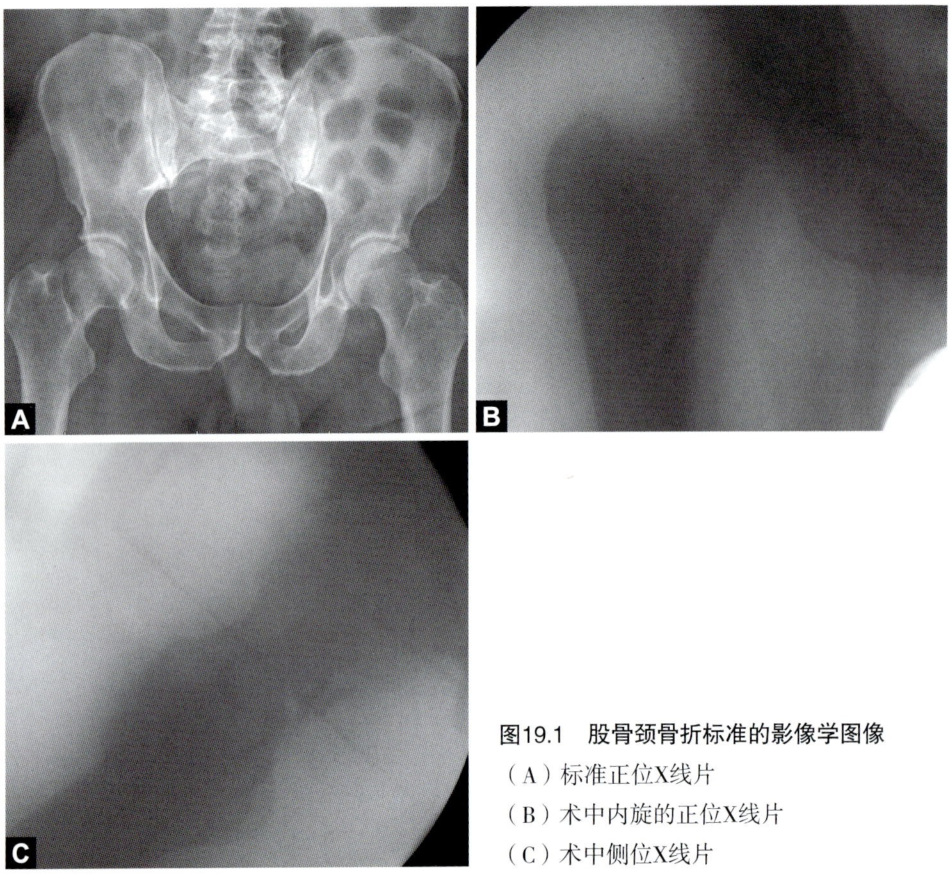

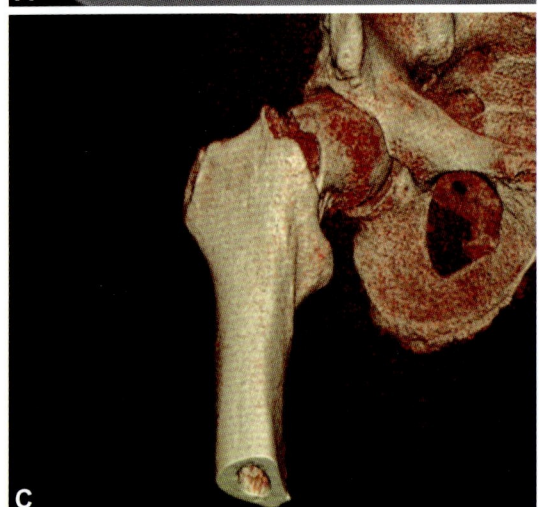

图19.1　股骨颈骨折标准的影像学图像
（A）标准正位X线片
（B）术中内旋的正位X线片
（C）术中侧位X线片

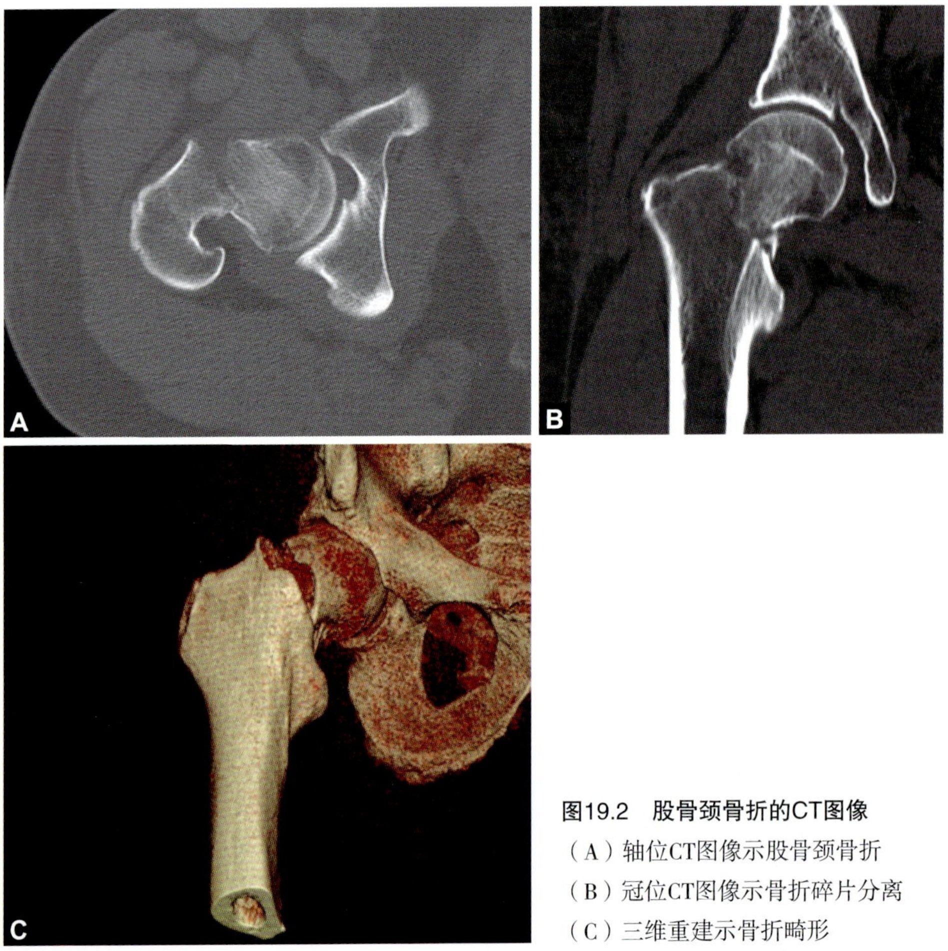

图19.2　股骨颈骨折的CT图像
（A）轴位CT图像示股骨颈骨折
（B）冠位CT图像示骨折碎片分离
（C）三维重建示骨折畸形

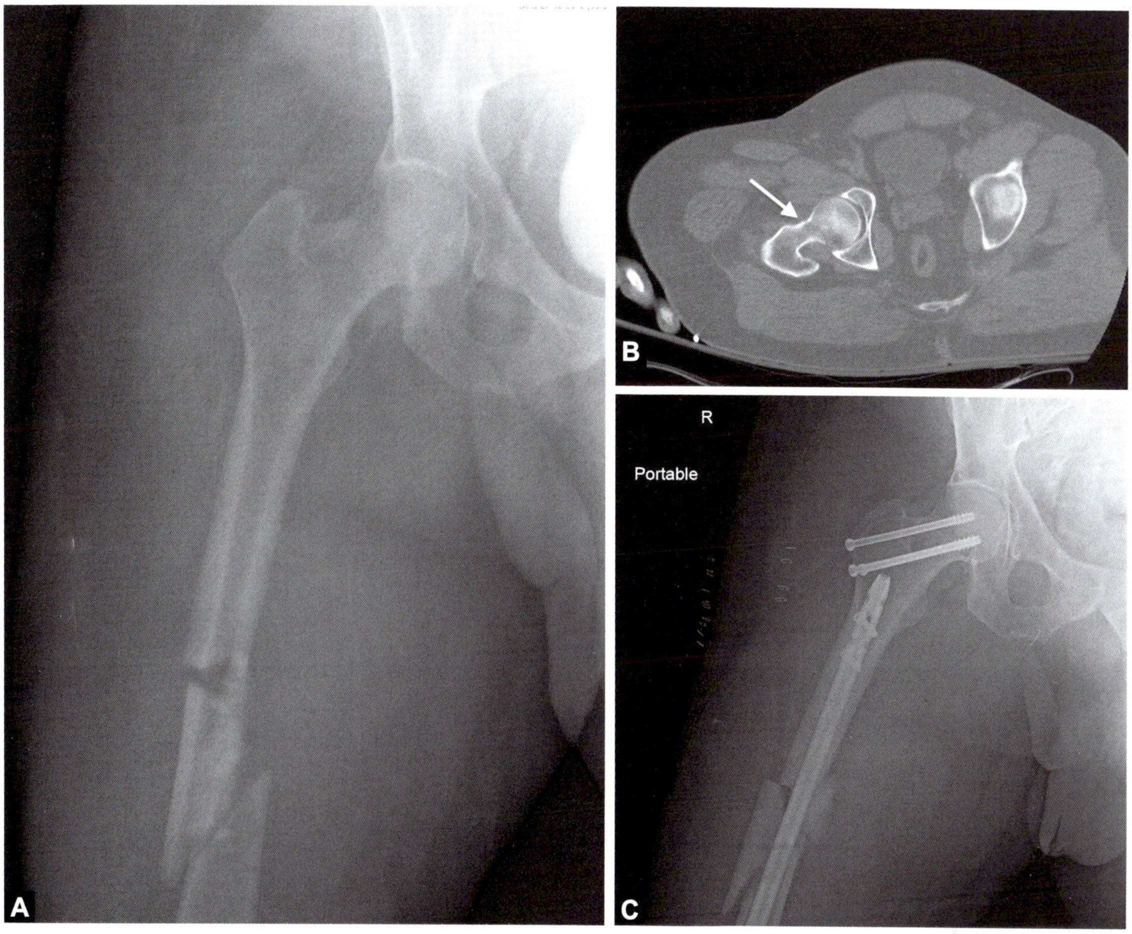

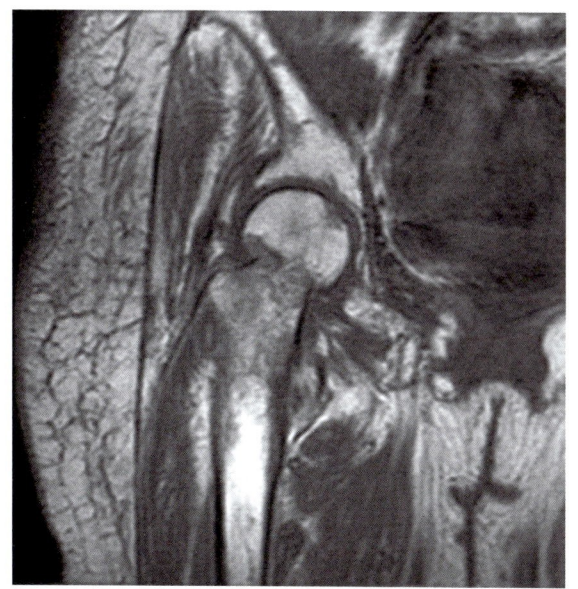

图19.3 股骨颈/干骨折的治疗

（A）正位X线片部分显示移位性股骨干骨折，无明显移位性股骨颈骨折 （B）CT图像显示股骨颈骨折无移位

（C）行股骨颈空心螺钉内固定和股骨干逆行髓内钉固定

图19.4 MRI T1加权像显示股骨颈骨折极轻微的移位

三、分型

创伤骨科协会（OTA）和瑞士国际内固定研究学会（AO/ASIF）对股骨颈骨折进行了最全面的分型（图19.5）。这一分型基于正、侧位X线片上骨折块的形态。这些骨折分型被标记为31B。数字3表示股骨，数字1表示近端，字母B表示颈部。通过增加数字1、2或3，骨折进一步分为各个亚型。亚型1包括移位最小的头下型骨折，亚型2包括颈基底型和经颈型骨折，亚型3包括移位的头下型骨折。通过增加数字1、2或3，亚型进一步划分，以表示骨折程度或移位类型，这种骨折分型容易出现观察者内和观察者间较低的可信度，但当骨折被分为非移位和移位时，可信度显著增加。

Garden分型（图19.6）较常用于描述老年患者的股骨颈骨折。这种骨折分型包括4种。Ⅰ型是一种不完全性骨折，远端的骨碎片外旋倾斜，而近端碎片外翻嵌插；Ⅱ型是完全性骨折，没有移位；Ⅲ型是完全性骨折，移位<50%，远端碎片外旋，近端碎片内翻和内旋，股骨头的骨小梁线与骨盆的骨小梁线不一致，提示骨折块仍作为一个整体；Ⅳ型是完全骨折，移位>50%。股骨头的骨小梁线与骨盆的骨小梁线是一致的，这意味着碎片完全分离。尽管此分型使用频繁，但许多研究表明，在使用所有4种类型时，其可靠性都低。研究表明，当骨折被分为非移位（Ⅰ型和Ⅱ型）和移位（Ⅲ型和Ⅳ型）时，观察者间的可靠性显著增加。

在年轻人群中，Pauwels分型（图19.7）用于量化骨折线的倾斜夹角。Ⅰ型骨折的骨折线与水平线的夹角<30°，Ⅱ型是30°~70°，Ⅲ型是>70°。这种分型的前提是随着骨折线倾斜角度的增加，骨折线的受力从压缩力变为剪切力。但是，此骨折类型之间的观察者间的可靠性也很低，主要是因为骨折线的倾斜度随股骨旋转变化而变化；也有证据表明，Pauwels分类与愈合率不相关，但可以预知非手术治疗的移位情况。

四、手术指征

由于年龄呈双峰态分布，股骨颈骨折的外科手术方法差异很大。一般认为，60岁以下是年轻患者，超过60岁（包括60岁）则属于老年患者。然而，有1组60~80岁的老年患者，因为较活跃，生理上表现为年轻，并发症很少，并且具有良好的骨骼质量，称之为"生理上年轻"的老年群体。对于这组特定的患者，特定手术操作的适应证可能会变得模糊，这反映在2005年对442位骨科医生的一项调查中，涉及60~80岁的患者，医生在保守治疗或植入物的植入手术方面没有共识。

所有股骨颈骨折，均应考虑手术固定。注意股骨颈基底部骨折的治疗与第20章描述的股骨转子间骨折一样，股骨颈骨折的非手术治疗的适应证，仅限于那些不适合任何类型麻醉的患者，以及无法行走和充分忍受疼痛的患者。研究表明，无移位性股骨颈骨折的非手术治疗，导致继发性移位，有41%~46%需手术。对于年轻患者的治疗目标，是实现骨愈合并保护股骨头，避免股骨头骨性坏死，因此，内固定是移位和非移位性骨折的选择。解剖复位和坚强固定是外科医生最重要的可控因素，因此通常需要切开复位，以便实现解剖复位。在"生理上年轻"的老年患者，目标是恢复术前功能，避免长期卧床并发症如深静脉血栓形成、压疮和肺炎。无移位的骨折，内固定是最好的选择；有移位的骨折，关节置换是最好的选择。研究显示，60~70岁的患者接受内固定的再次手术率为22.6%~47%，而在接受关节置换的患者再手术率则为2.9%~9%。关节置换组进一步细分，一般认为，"生理上年轻"的老年患者和类风湿性关节炎的患者将接受全髋关节置换术，而老年患者或有认知障碍或精神障碍的患者将会行半髋关节置换术。

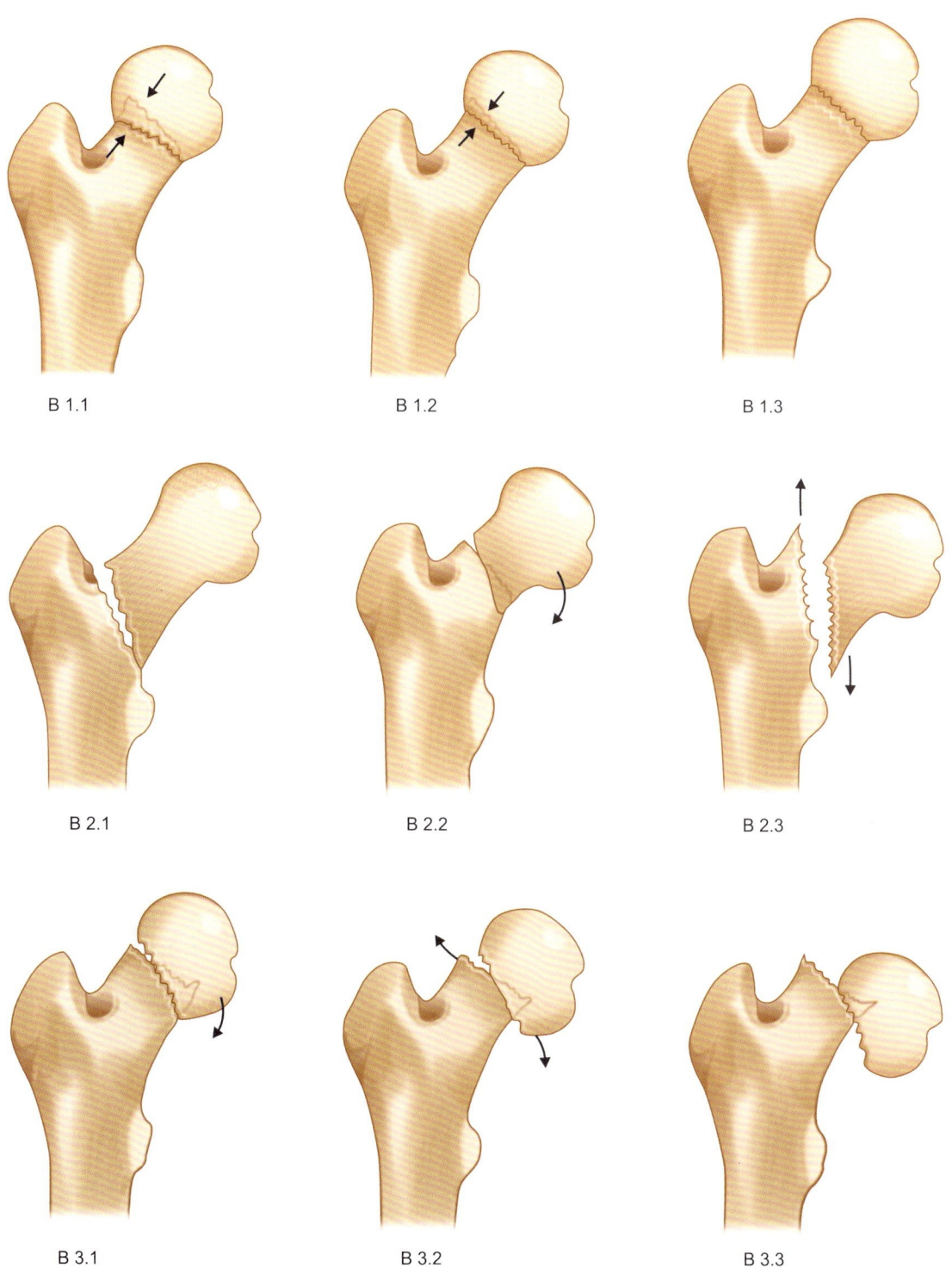

图19.5 股骨颈骨折的AO / OTA分型

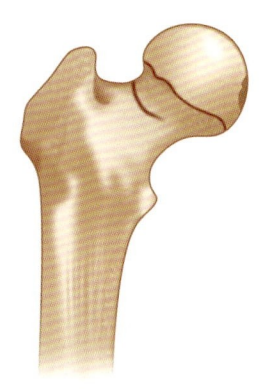
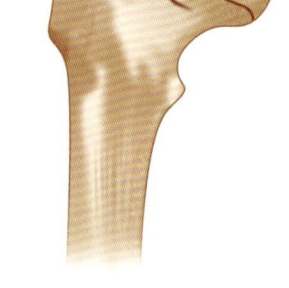
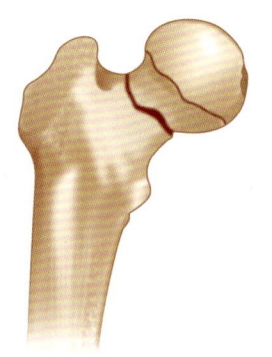
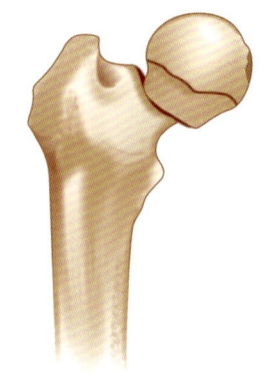
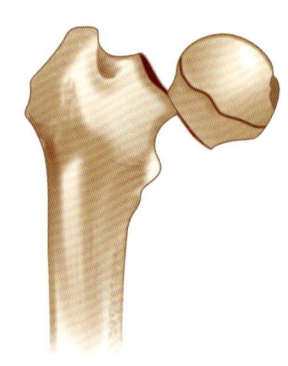

Ⅰ型：不完全性骨折　　　Ⅱ型：无移位的完全性骨折　　　Ⅲ型：移位＜50%的　　　Ⅳ型：移位＞50%的
　　　　　　　　　　　　　　　　　　　　　　　　　　　　　　完全性骨折　　　　　　完全性骨折

图19.6　股骨颈骨折的Garden分型

Ⅰ型骨折是不完全性骨折；Ⅱ型是无移位的完全性骨折；

Ⅲ型是移位≤50%的完全性内翻骨折；Ⅳ型是移位＞50%的完全性骨折且骨折端完全分离

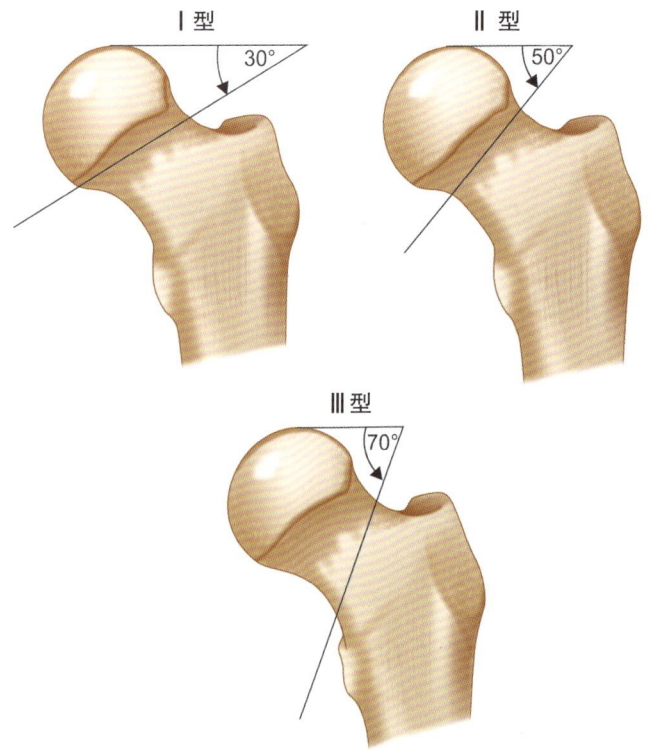

图19.7　股骨颈骨折的Pauwels分型

注意：从Ⅰ～Ⅲ进展的分型，骨折线的倾斜度增加，骨折部位的受力从Ⅰ型的压缩力转变为Ⅲ型的剪切力

五、外科解剖、体位与入路

了解骨骼和软组织解剖对股骨颈骨折的治疗（图19.8）至关重要。通常，颈干角是130°±7°，股骨颈前倾角是10.4°±6.7°。转子间线将颈前表面与股骨干分开，转子间嵴在后侧穿过两个转子，大转子约在股骨头以下2mm，大转子的上缘之间的水平线穿过股骨头的中心。

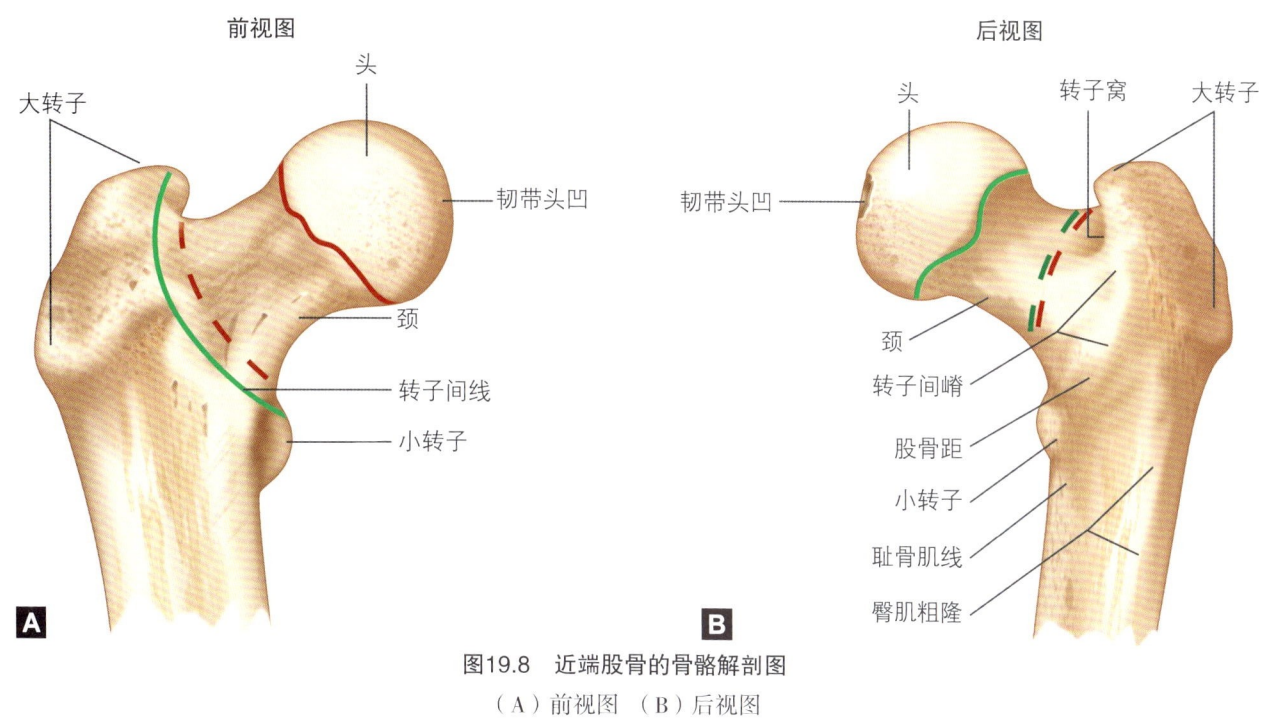

图19.8 近端股骨的骨骼解剖图
（A）前视图 （B）后视图

股骨头的血液供应（图19.9）来自3条动脉：闭孔动脉和旋股外侧、内侧动脉。闭孔动脉通过圆韧带提供股骨头的血运；旋股外侧动脉通过升支分出干骺下动脉，主要供应股骨头前下方；旋股内侧动脉是股骨头血供的主要来源，尤其是上外侧分支。旋股内侧动脉上外侧分支为骨骺外侧动脉，它沿着股骨颈后上方，进入关节囊内形成支持带分支，这些分支的变形或破坏与骨折移位在股骨头骨性坏死的形成过程中起着关键作用。

髋关节的韧带（图19.10）从髋臼上部和髋臼横韧带移行到转子间嵴前下和后下。有两种类型的关节囊加固：①环状纤维韧带或轮匝带；②纵向纤维韧带。轮匝带在股骨颈下方形成一个吊索，纵向韧带位于更上、更前，由3条不同的韧带组成：髂股、坐股和耻股韧带。髂股韧带或Bigelow的Y形韧带在限制关节过伸中具有重要作用，它始于髂前下棘下方，止于髋臼边缘面向转子间嵴；坐股韧带从髋臼后下边缘经过股骨颈内侧，位于大转子底部，与轮匝带融合，共同提供关节后方的支持；耻股韧带从髋臼耻骨部分和髂耻隆起部分斜向股骨颈前下半部，提供下方的支持。

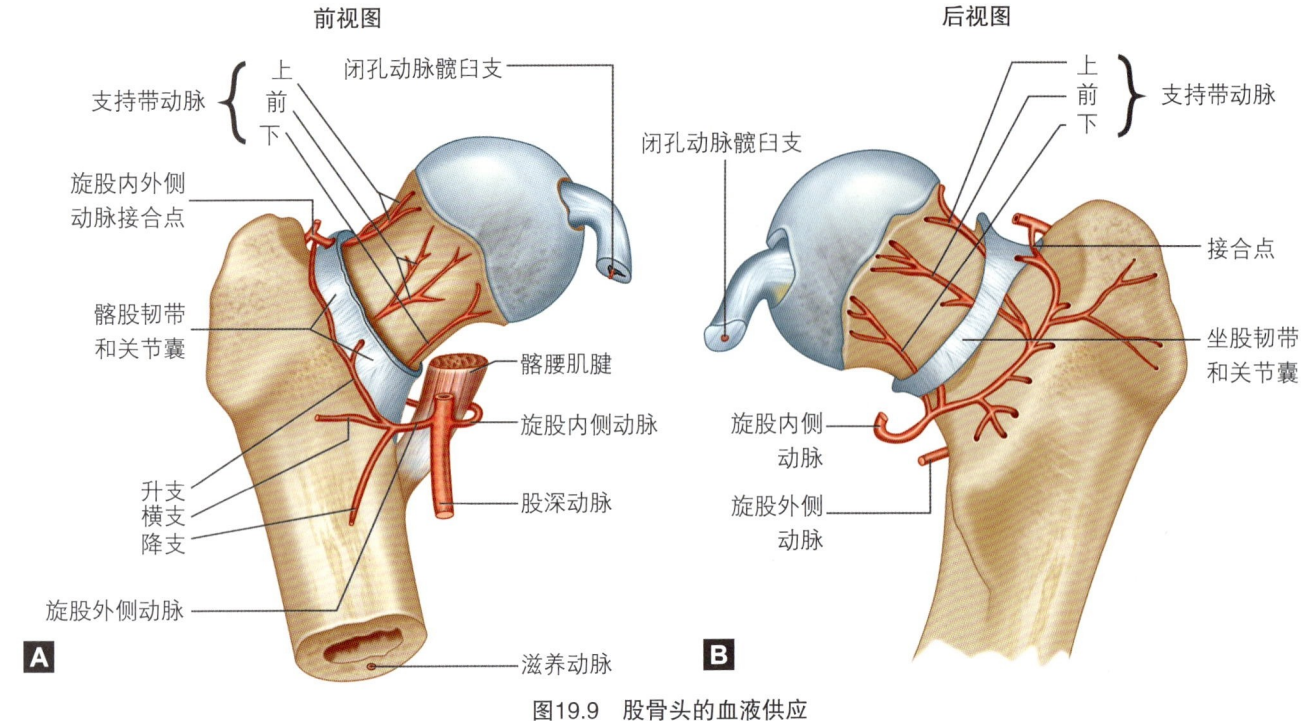

图19.9 股骨头的血液供应

（A）前视图 （B）后视图

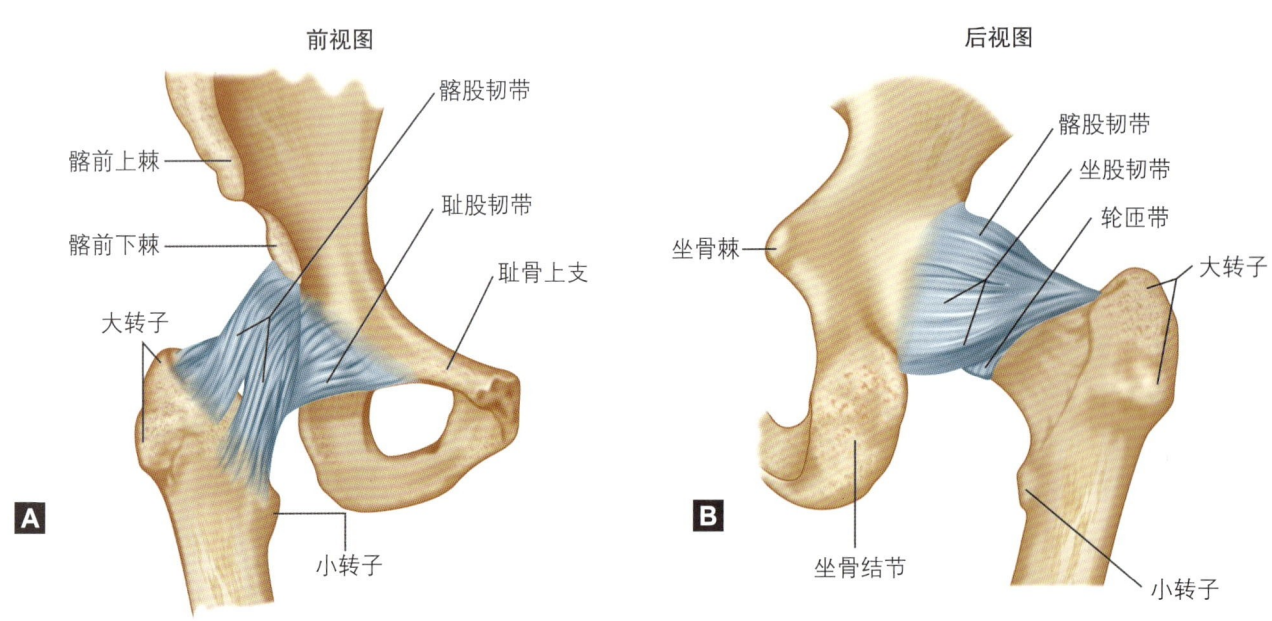

图19.10 髋关节的韧带

（A）前视图 （B）后视图

患者的体位取决于所采用的入路，对于切开复位内固定，使用前入路。患者仰卧在牵引床或可透视手术台上。如果使用牵引床，将患肢套入牵引床上的靴子；如果同侧膝关节或胫骨也损伤，可以将牵引针置于股骨，健肢采用半截石位，并且用支撑器时使用凝胶垫保护下肢，或者用牵引靴固定在"剪刀"式体位上（详见第21章）（应该注意到，半截石位有腿部筋膜室综合征的风险，只应用于手术时间的相对较短的病例，除非腿部可以进行周期性的"放松"）。将垫子或毯子放在患者的胸部上，患侧髋臼的同侧上肢跨过胸前并胶带固定，健侧的上肢外翻并绑在有垫的固定架上。健侧下肢在半截石位的位置并垂直于手术台，跟患侧下肢成"剪刀"状时，C型臂以一定的角度放在双下肢之间，行正侧位片以确保获得良好的图像。

或者，为了显露前侧，患者仰卧在一个可透视手术台上，用毛巾垫高背部和臀部，使患侧髋部约抬高20°，确保髋关节在侧位片上不会重叠。将毛巾放在胸部上，患侧上肢跨过胸部并胶带固定，对侧上肢外翻并固定在有垫的固定架上，对侧下肢放在凝胶垫上并胶带固定。C型臂垂直放在台面对侧，行正侧位片检查以便获得良好的成像。准备好后，通过助手或固定于胫骨或股骨的牵引针来获得牵引，在该针上安装无菌牵引弓，牵引绳子覆盖于1个IV杆的Mayo架，绳子的末端接负重。

关节置换术的后入路的体位是侧卧位，患侧髋部朝向上，用沙袋辅助固定患者身体，腋窝的远端放置腋枕，防止臂丛神经损伤。用"蛋箱"泡沫垫放在健侧腓骨远近端，以便将对侧下肢放下，这有助于防止腓总神经麻痹。健侧上肢、患髋侧上肢分别固定在一个有垫的扶手板上，使用填充的、无菌布巾的Mayo架辅助固定患侧下肢的体位。

患者的体位一旦准备好后，通过轻柔地屈髋45°并轻微外展来尝试闭合复位，牵引的同时伸髋和内旋，复位操作应只尝试一次，减少不必要的、过多的操作。如果闭合复位不成功，应通过两种方法中的一种进行切开复位：Smith-Petersen或Watson-Jones入路。

Smith-Petersen或髂股入路（图19.11）是髋关节的直接前入路，利用臀上神经和股神经之间一个标准的神经间平面。切口从髂嵴外侧开始，向前延伸至髂前上棘，并在大腿前方朝向髌骨的外侧缘延伸。仔细分离皮下组织，以避免损伤股外侧皮神经，一旦显露阔筋膜张肌，用Mayo剪刀将它由近端到远端切开，从缝匠肌上钝性分离阔筋膜张肌，辨别旋股外侧动脉的升分支并将之结扎，辨别并切开股直肌筋膜，在内侧牵开股直肌，在外侧往下牵拉臀中肌。股直肌有两个头：①与髂前下棘相连的直头；②到髋臼上唇和前髋关节囊的反折头。为了加大显露，可以从其各自的起点进行松解股直肌的两个头，而外展肌可以从髂嵴外侧松解。用Cobb剥离子推开关节囊外脂肪，从髋臼唇上部到转子间嵴做一个垂直的切口，平行于髋臼前唇并切开关节囊，同时避免在股骨颈后方放置牵开器，以免进一步损伤股骨头的血供。这种入路可以很好地暴露股骨颈部和头部，但只能用于复位，而植入物置入时必须使用另外的一个切口。

Watson-Jones或前外侧入路（图19.12）没有一个标准的神经间平面，因为形成间隔的肌肉都由臀上肌神经支配。切口在股骨外侧，在切口的近端边缘稍向前弯曲，朝向髂棘结节。锐性分离、切开至深筋膜，沿阔筋膜张肌后缘切开筋膜，往前牵开阔筋膜张肌，钝性分开它与臀中肌之间的间隙。辨认、分离、结扎在间隔的血管束。在臀中肌和臀小肌下放置一个直角牵开器，以显示关节囊上的脂肪。外旋髋部以显露股外侧肌的起点并松解，清除囊边脂肪，以便显露关节囊，并松解股直肌反折头。按Smith-Petersen入路所描述的T形切开关节囊，通过大转子骨切开术可以扩大显露效果。这种入路可以在同一切口进行骨折复位和植入物置入，但前方的肌肉组织可能会影响显露，该切口也可用于关节置换。

　　Moore将后入路或Southern入路（图19.13）普及开了，它没有一个标准的神经间平面。切口在股骨干和大转子的后方，在近端弧形朝向髂前上棘后方，锐性切开阔筋膜张肌。然后由近及远沿切口方向切开肌肉，钝性分离臀大肌，显露短外旋肌上的脂肪，在臀小肌和梨状肌之间放置牵开器，在梨状肌和闭孔内肌腱上做缝合标志，并从其股骨的附着点上松解，在后方牵开，注意只有闭孔内肌腱保护坐骨神经。梨状肌肌腱通常位于坐骨神经的后部，当向后牵开该肌腱时不能保护该神经。T形切开关节囊，显露股骨颈和髋臼，可将股方肌松解至髂腰肌肌腱附着的小转子水平；为了更好显露，可以从股骨臀肌嵴开始部分松解臀大肌肌腱。关节置换术中，这种显露能很好地观察髋臼，但是，由于对供应股骨头的血管潜在损伤危险，通常不会用于切开复位。

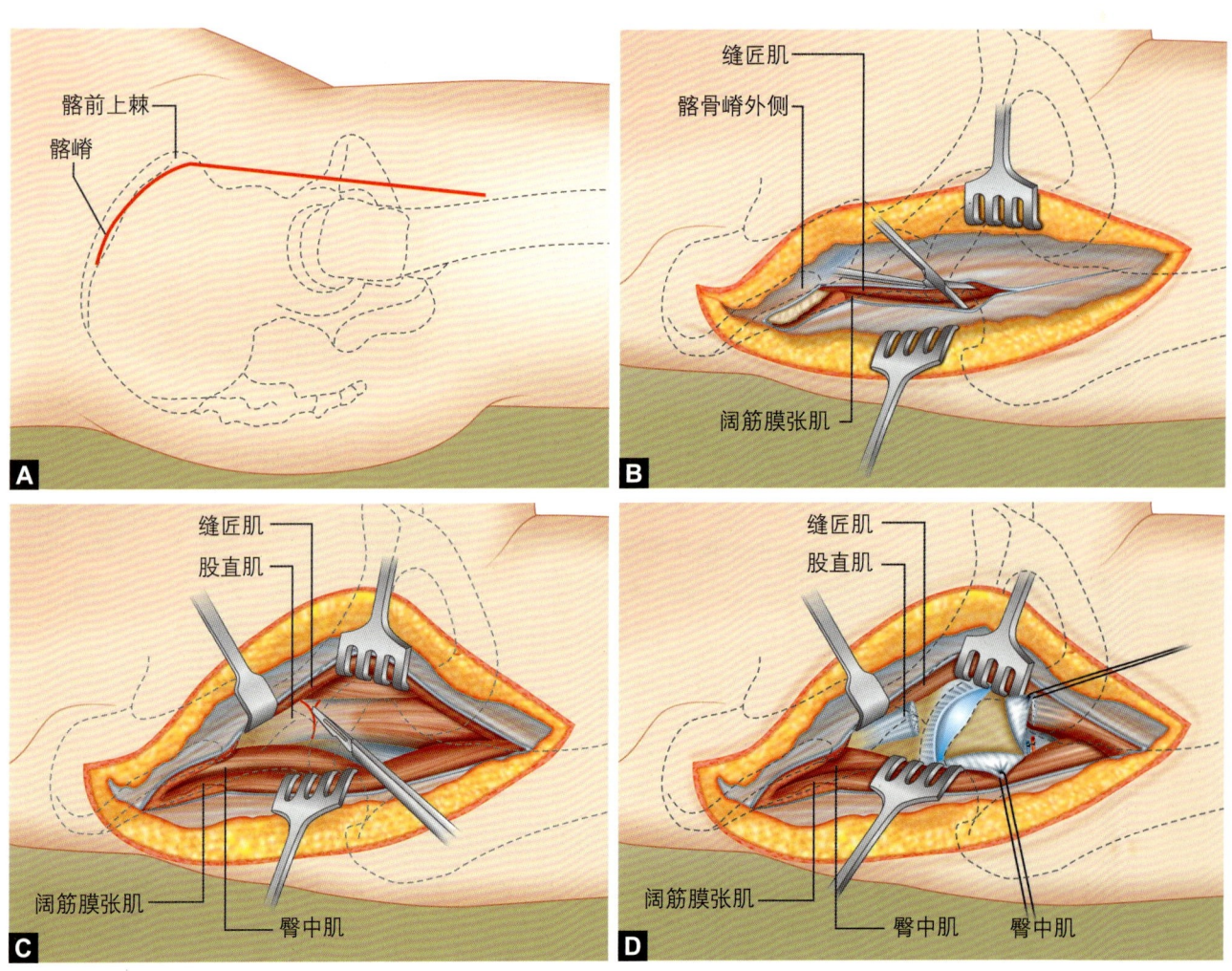

图19.11 Smith–Petersen入路

（A）皮肤切口平行于髂嵴和沿大腿前上部弧形延伸到远端髌骨的外侧 （B）分离缝匠肌和阔筋膜张肌的浅部间隔
（C）通过松解股直肌两个头显露股直肌和臀中肌之间的深部间隔 （D）T形切开关节囊显露股骨颈部和头部

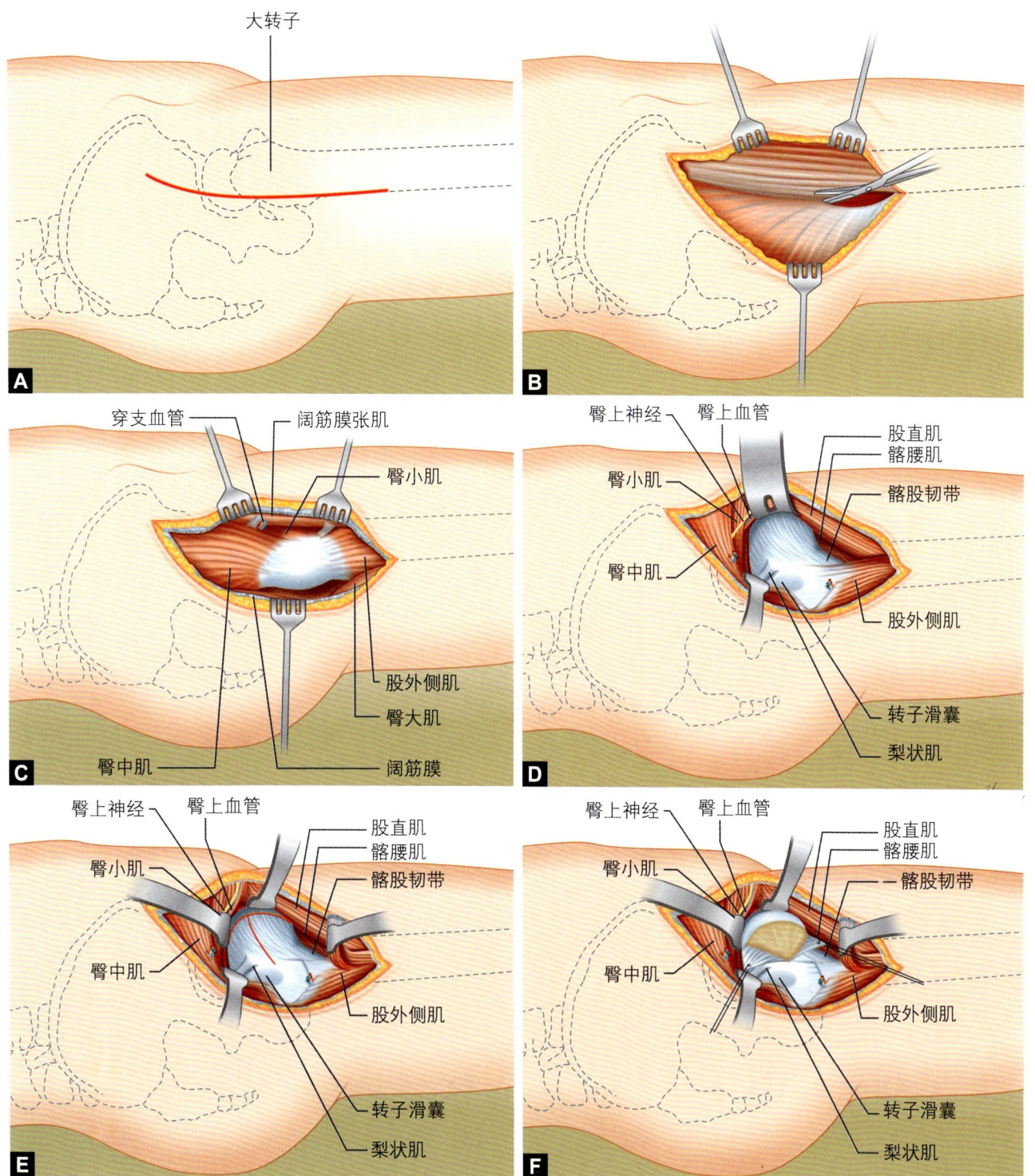

图19.12 Watson-Jones入路

（A）皮肤切口于股骨外侧面并在大转子上方向前弯曲

（B）切开阔筋膜显露其和臀中肌之间的间隔

（C）扩大间隔 （D）结扎穿过间隔的血管，从股骨嵴和大转子松解股外侧肌的起点和臀中肌的附着部分

（E、F）T形切开关节囊，显露股骨颈

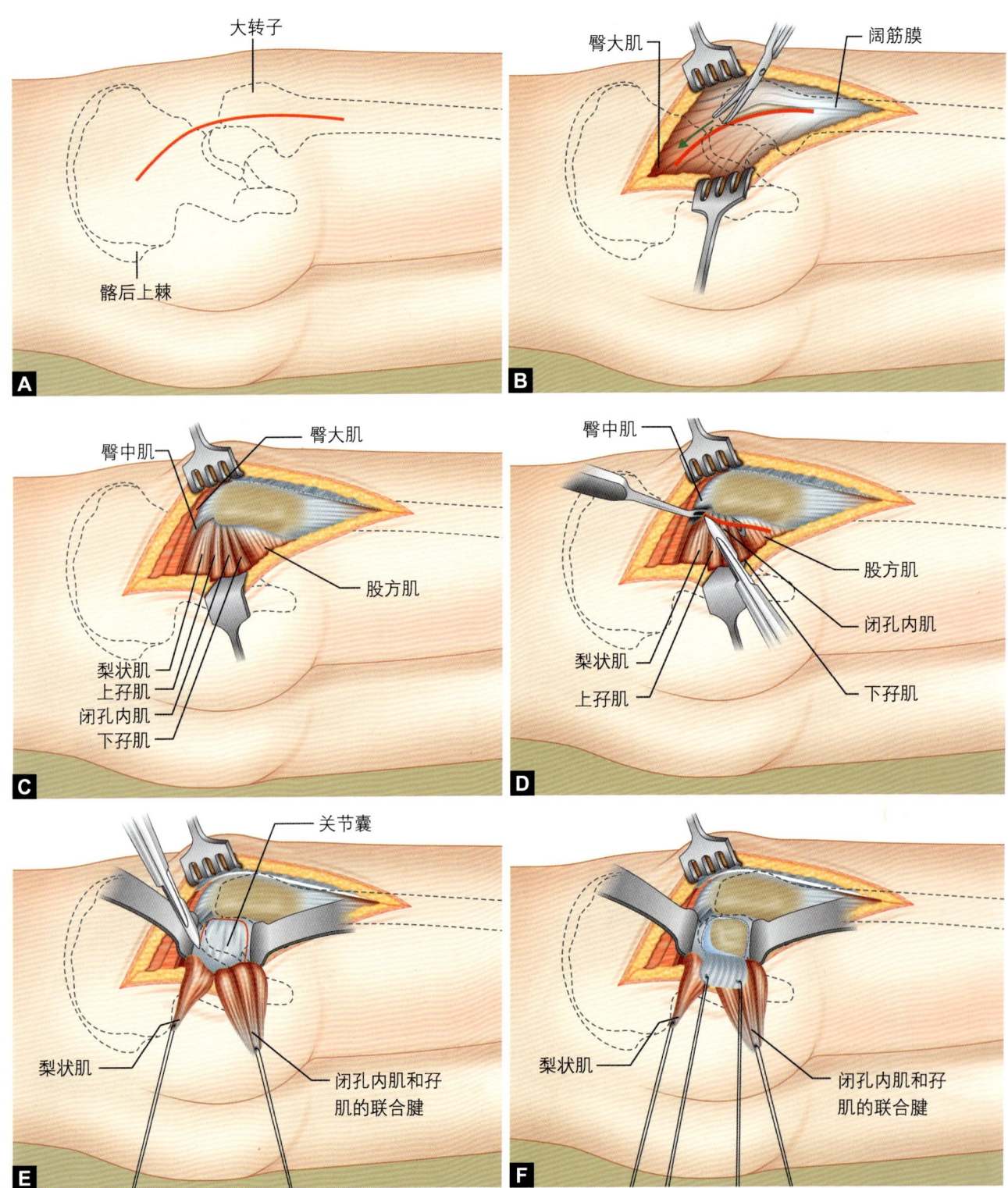

图19.13 Southern后入路

（A）切口在股骨干和大转子后方，弧形向后至髂后上棘 （B）分开阔筋膜张肌与臀大肌的纤维

（C）找到外旋肌，使用粗的缝合线标记梨状肌和闭孔内肌 （D）外旋肌从近端股骨锐性松解

（E）向后牵开外旋肌，显露关节囊，闭孔内肌保护坐骨神经 （F）切开关节囊显露股骨头部、颈部

六、手术方法

（一）股骨颈骨折闭合复位空心螺钉的固定

1. 术前计划与解剖因素

闭合复位和空心螺钉内固定的典型适应证是无移位或最轻微移位的股骨颈头下型或经颈型骨折，重要的是，不要让骨折移位。因此，除了应力性骨折外，一般需要卧床休息。因为大多数都是老年患者，术前应该进行全面的心脏风险分级的医学评估，并快速做出诊断，以使患者尽快进入手术室（最好是在24小时内），术后尽量动员患者下床。

在术前计划和空心螺钉内固定时，应考虑到解剖因素。大多数成人股骨近端允许使用直径为6mm和8mm空心螺钉（图19.14）。术前应该拍摄正确的影像片来排除后侧粉碎骨折块、既往的植入物或畸形。可以将螺钉置入之前股骨髓内钉处，尽管会比较困难（图19.15）。另外，可以通过模板来确定螺钉的长度和能穿过骨折端的螺纹情况，以便于选取合适的内固定植入物。

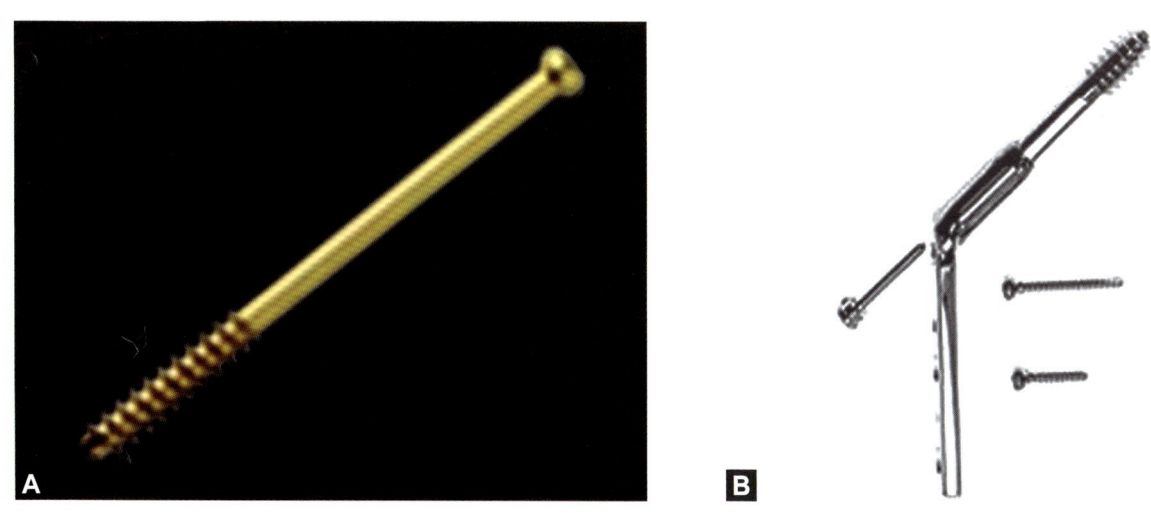

图19.14 股骨颈骨折的内固定植入物
（A）空心螺钉 （B）动力髋螺钉

2. 器械、植入物和患者体位

使用大直径空心螺钉（直径通常为6~8mm），除非已进行仔细的术前计划与模拟，否则都应准备长度最大可达110mm的各种螺钉。备好动力钻，也最好备有钢丝驱动钻。

必须使用可透视手术台，常规配备牵引工具，但对于无移位和轻微移位的骨折，可不配备牵引工具；必须准备好术中C型臂透视。如果使用牵引工具，则可以将健侧下肢支架置于半截石位，或者将健侧下肢放在"剪刀"式体位（图21.4）。要注意，尽管半截石位的侧位X线片成像更直接，但健侧小腿有筋膜室综合征的风险。因此，大多数情况下，在使用牵引时，"剪刀"式体位更可取。不论出现哪种情况，在会阴柱都应放置良好的衬垫，而在骨折无移位或最轻微移位的情况下，则不需要牵引。仰卧位可用于这些病例中，而导航系统可以减少手术过程中的射线量。

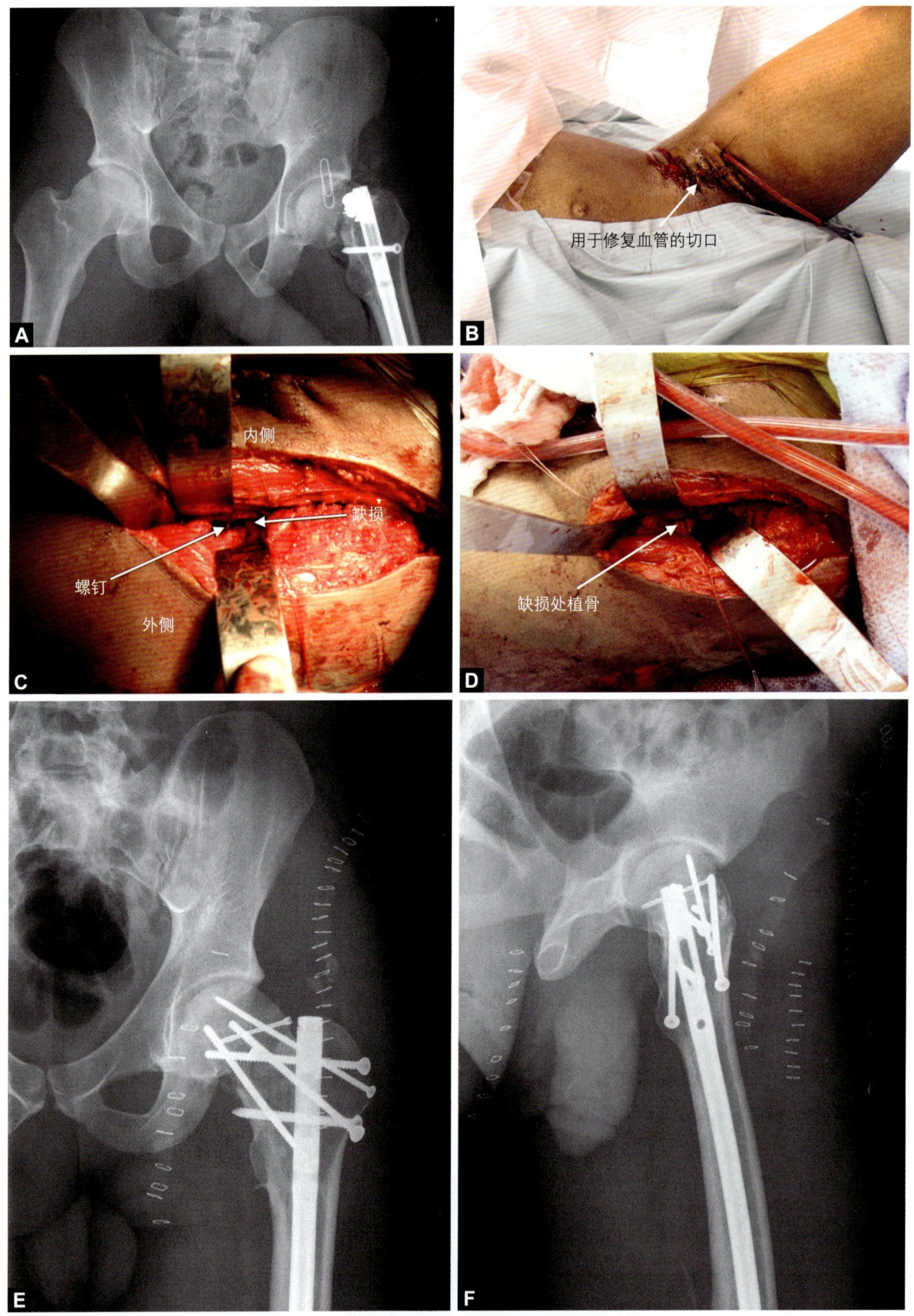

图19.15　移位性股骨颈骨折的切开复位内固定

（A）正位X线片　（B）显露大腿近端前内侧，进行血管修复　（C）采取Smith-Petersen入路直接显露骨折并复位
（D）同一切口内进行修整形状后植入髂骨　（E、F）术后X线片显示复位良好，同时保留先前的髓内钉和锁定螺钉

3. 手术要点

体位如上述,在手术准备前进行透视,以确保术中的成像效果最佳。完成术前准备和放好防辐射材料后,利用覆于皮肤上的导针在透视下做好螺钉钉道的成像。然后,在大腿近外侧的大转子远端做一个小切口。或者,可以经皮放置导针,注意不要把导针放置在小转子远端,因为在股骨外侧的钻孔会有后期医源性股骨转子下骨折的风险。在小转子水平及以下皮质多个穿孔也可能带来后期骨折的风险(图19.16)。

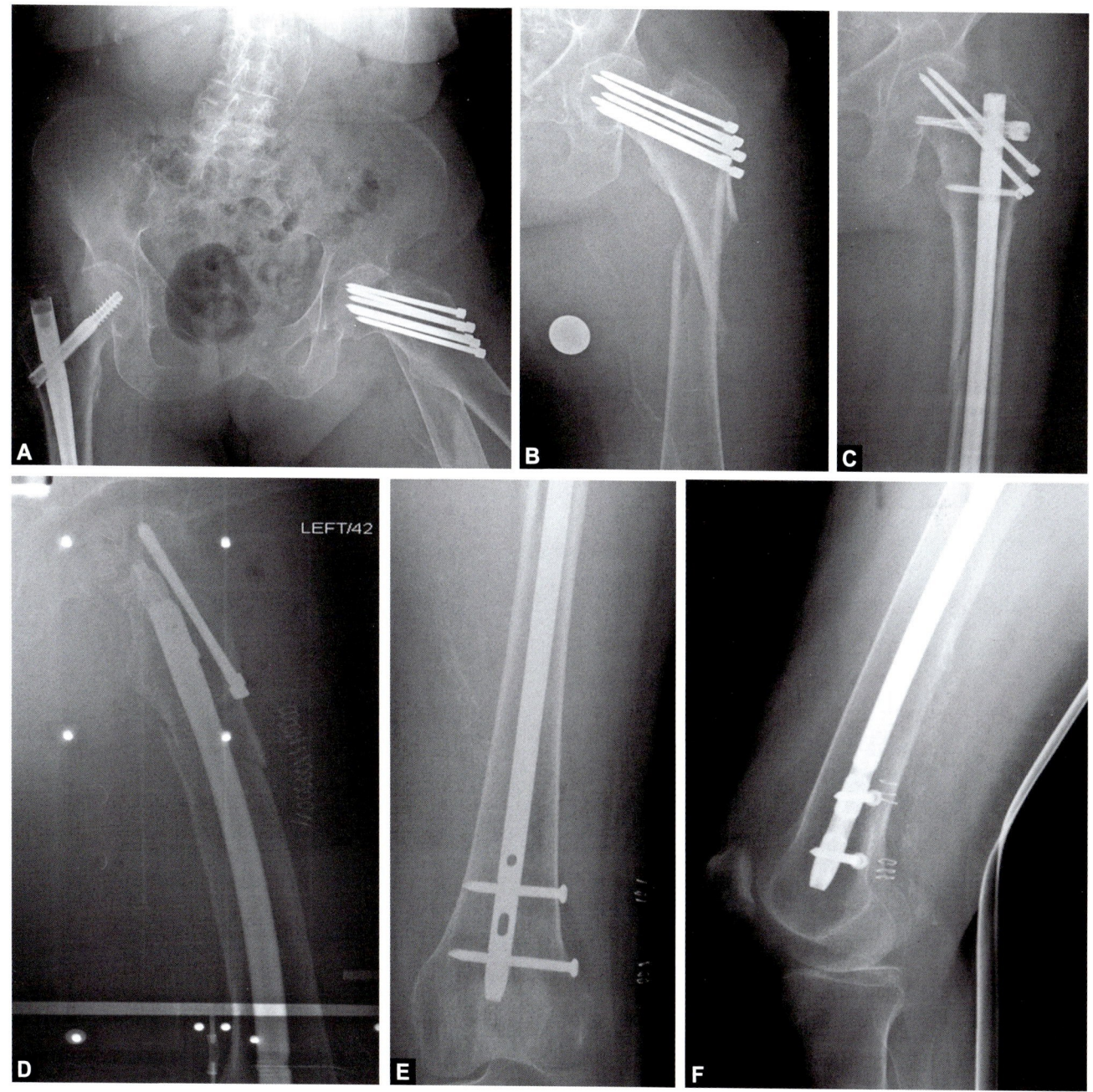

图19.16 股骨颈骨折置钉后股骨转子下骨折的治疗

(A、B)左股骨颈骨折Knowles针内固定后转子下骨折

(C~F)术后X线片示取出4枚Knowles针,股骨转子下骨折复位后植入髓内钉

由Jaimo Ahn提供

一般情况下，在骨折处平行置入3枚导针，进入股骨头。尽管"倒三角"排列方法相当流行，但同时也存在其他多个可接受的排列布局（图19.3）。在骨质疏松的骨骼中，螺钉固定的主要原则是将螺钉固定在股骨颈周边上，这样螺钉就不会在骨质把持力最小的股骨颈中间位置出现潜在的移位（图19.17）。

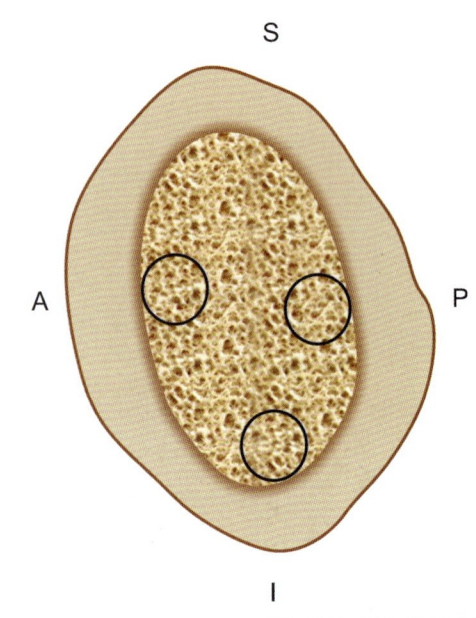

S

A   P

I

图19.17　横断面显示股骨颈骨折螺钉置入的示意图

S：上；I：下；A：前；P：后

为了确保安全置入导针且没有穿透关节表面（图19.18），需要进行髋关节正、侧位X线和即时的影像检查。在所有3枚导针置入之后，测量其长度，用空心钻钻孔，循序拧入螺钉。当螺钉用于骨折加压时，垫圈常用于防止股骨近端的侧壁骨折。

最后进行影像学检查，冲洗并关闭伤口。另外，切开关节囊以避免血肿造成囊内压增高，但支持这项技术的证据不足。术后通常可以允许负重，术后1周应进行随访检查X线片，术后2周移除皮钉。

 闭合复位和空心螺钉固定股骨颈骨折的经验与教训：

（1）在外围置入螺钉是很重要的，特别是在骨质疏松的骨骼中，通常以"倒三角"置入。

（2）避免外侧皮质多处穿孔和螺钉置入在转子下过低的位置，以避免晚期股骨转子下骨折。

（3）螺钉的平行置入将得到最有效的加压。

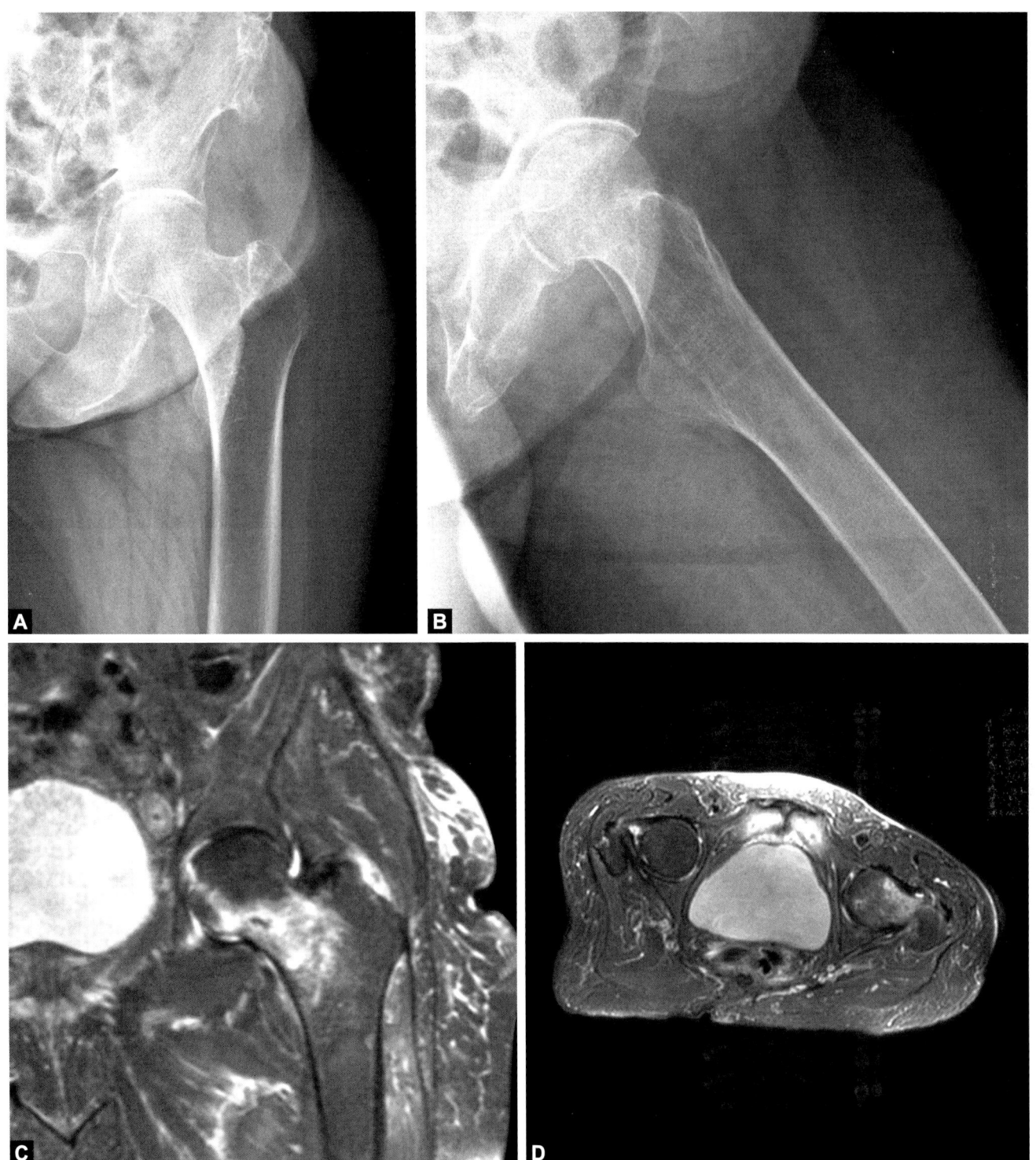

图19.18 无移位性股骨颈骨折空心螺钉内固定

（A、B）左侧髋关节正、侧位X线片 （C、D）MRI图像显示骨髓水肿和股骨颈骨折线

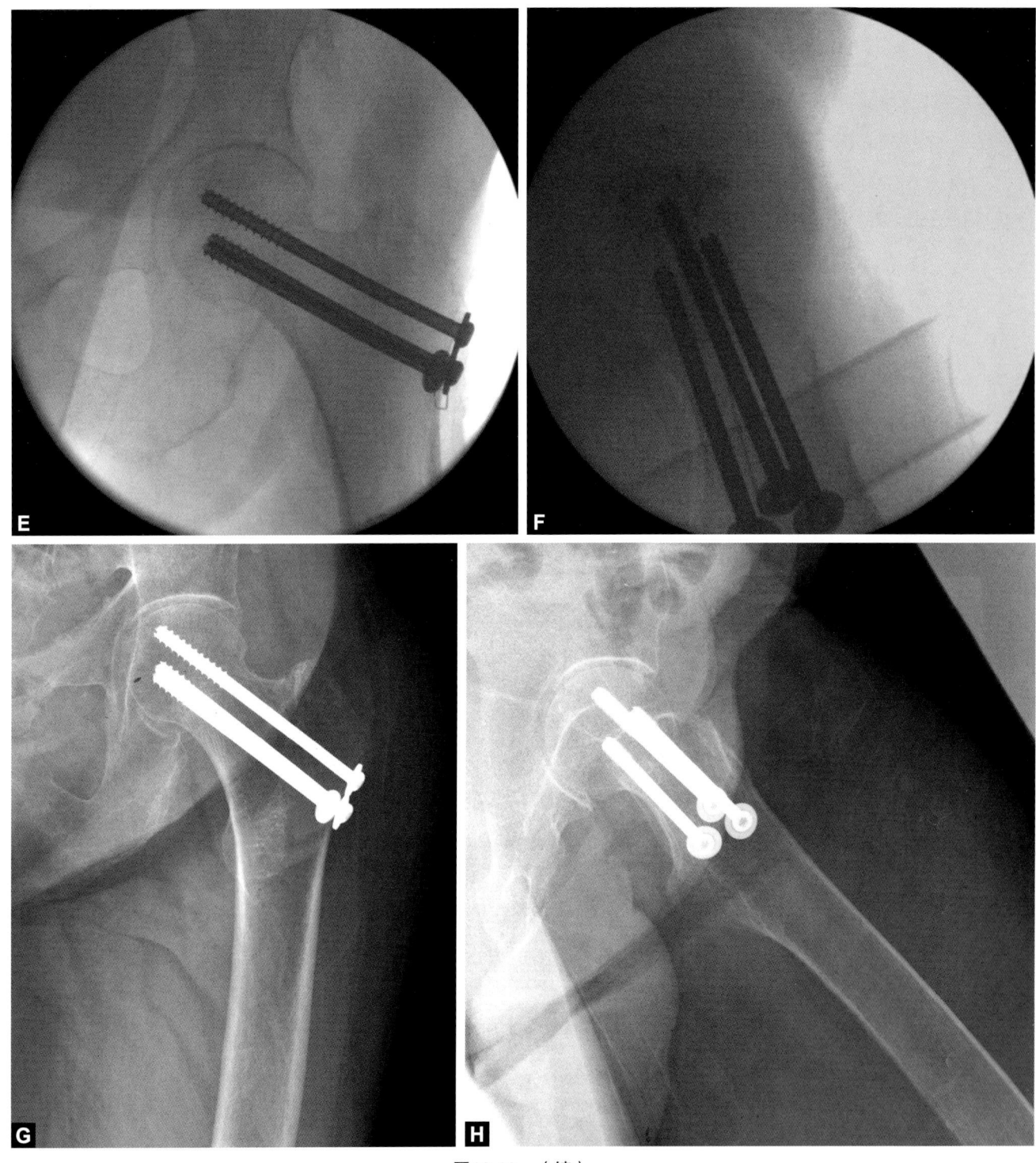

图19.18 （续）

（E、F）左侧髋关节正、侧位X线片显示平行放置、成三角形排列的空心螺钉 （G、H）随访行X线片显示股骨颈骨折愈合

（二）移位股骨颈骨折的切开复位内固定

1. 术前计划与解剖因素

移位性股骨颈骨折骨不连和骨性坏死的风险为30%。在多数情况下，这些并发症是难免的。骨不连可能由骨折复位固定的技术问题引起，而骨性坏死是由受伤时股骨头血供中断所致。一般来说，应在6～8小时进行切开复位和固定，以避免骨性坏死，从而改善预后。因此，患者（≤65岁）的移位性股骨颈骨折应急诊手术，因为让患者及早进入手术室是关键，所以需要加快术前的处理。

由于骨折复位也是最重要的，为了防止骨不连，切开复位要优于闭合复位。虽然闭合复位也能成功，但通常很难只通过X线片来准确判断复位情况。此外，还有高估闭合复位质量的倾向。在所有情况下，应该做好切开复位手术的准备。

从模板的角度来说，应仔细关注主要骨折线的位置和粉碎程度。如果拍摄了正确的髋关节正位X线片，应测量Pauwels角。此外，还应注意确定患者是否为颈基底型股骨颈骨折，相对于经颈或颈基底骨折。如上所述，颈基底型股骨颈骨折手术的时机和固定方法，可以按照转子间骨折的处理（详见第20章）。

2. 器械、植入物和患者体位

如上所述，应该做好切开复位的准备，可以选择多种手术入路中的一种，但倾向于Smith-Petersen入路，为股骨颈提供最直接的显露，且不论是使用牵引床或可透视床，均便于采用仰卧位完成。另外，还可以在同一体位进行侧方入路内固定手术治疗。当患者处于仰卧位时，可以按前述设置牵引床，或使用平面的可透视床，使用胫骨牵引针，在手术床尾后连接牵引砝码。

通过钢针骨牵引或牵引床的简单牵引来尝试闭合复位，同时，铺布前还可以进行透视，以便确定复位和影像的质量。在多数情况下，因为是急诊手术，术前准备匆忙，故无法获得内旋15°的、合适的髋关节X线片。如果在术前未获得，此时应进行良好的成像，以便正确评估Pauwels角。两侧做好铺巾、隔离，使得术者和对侧的助手在髋部两侧可进行方便的牵引。使用保护膜覆盖C型臂，而不是"浴帘"式铺巾。

设备和植入物类似于上述的闭合复位和空心螺钉固定。然而，也可以使用动力髋螺钉装置，且在生物力学上，其优于平行空心螺钉。某些情况下，可能需要适当长度的3.5mm或4.5mm皮质骨螺钉，特别是在粉碎性骨折的病例中；对于严重的粉碎性骨折，可能需要进行植骨。由于伴有侧壁和大转子骨折，仅使用空心螺钉固定可能不足以支持皮质骨，可能需要动力髋螺钉和转子稳定钢板固定（图19.19）。有人建议以增强传统加压螺钉固定小骨折块，然而，锁定固定无论是锁定板还是固定角钉，都有骨不连的风险，不应该作为股骨颈骨折的选择。髋关节的前路手术应有适当的牵引器和工具（图19.20）。

3. 手术要点

按要求完成患者体位、术前准备和铺巾。牵引是通过铺巾下的牵引靴/手术台进行，或通过牵引针和弓来完成。如果"自由腿"铺巾通过骨牵引和弓完成，则准备好了整个肢体，可以在下肢和足部套上不透水的弹力绷带，且无菌绳也是必需的，C型臂应放在手术床的对侧。Smith-Petersen前入路也就准备好了（图19.11）。

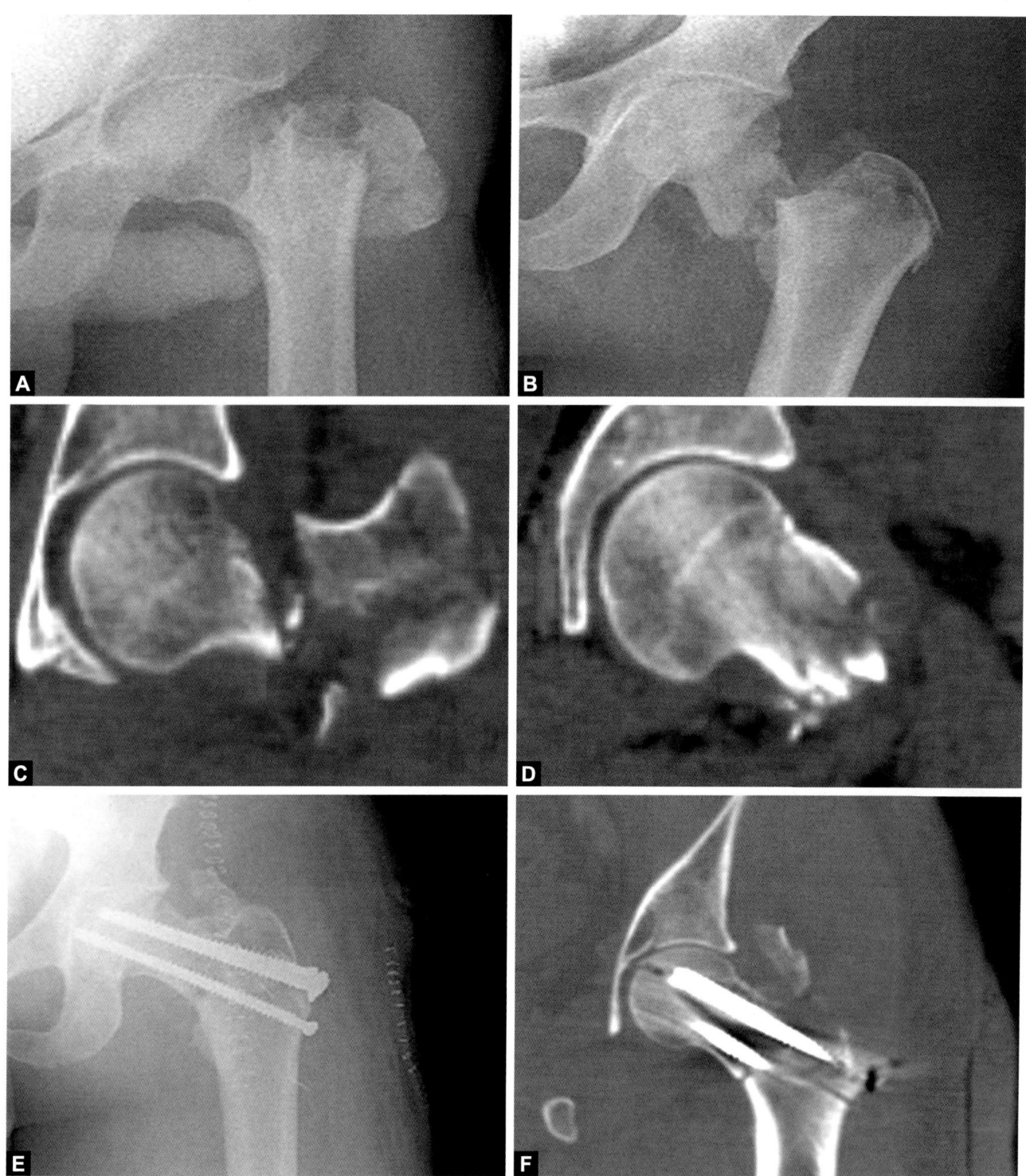

图19.19 移位性股骨颈骨折空心螺钉固定失效

（A～D）X线片和CT图像显示骨折移位 （E、F）术后X线片和CT图像显示骨折复位后有轻微内翻

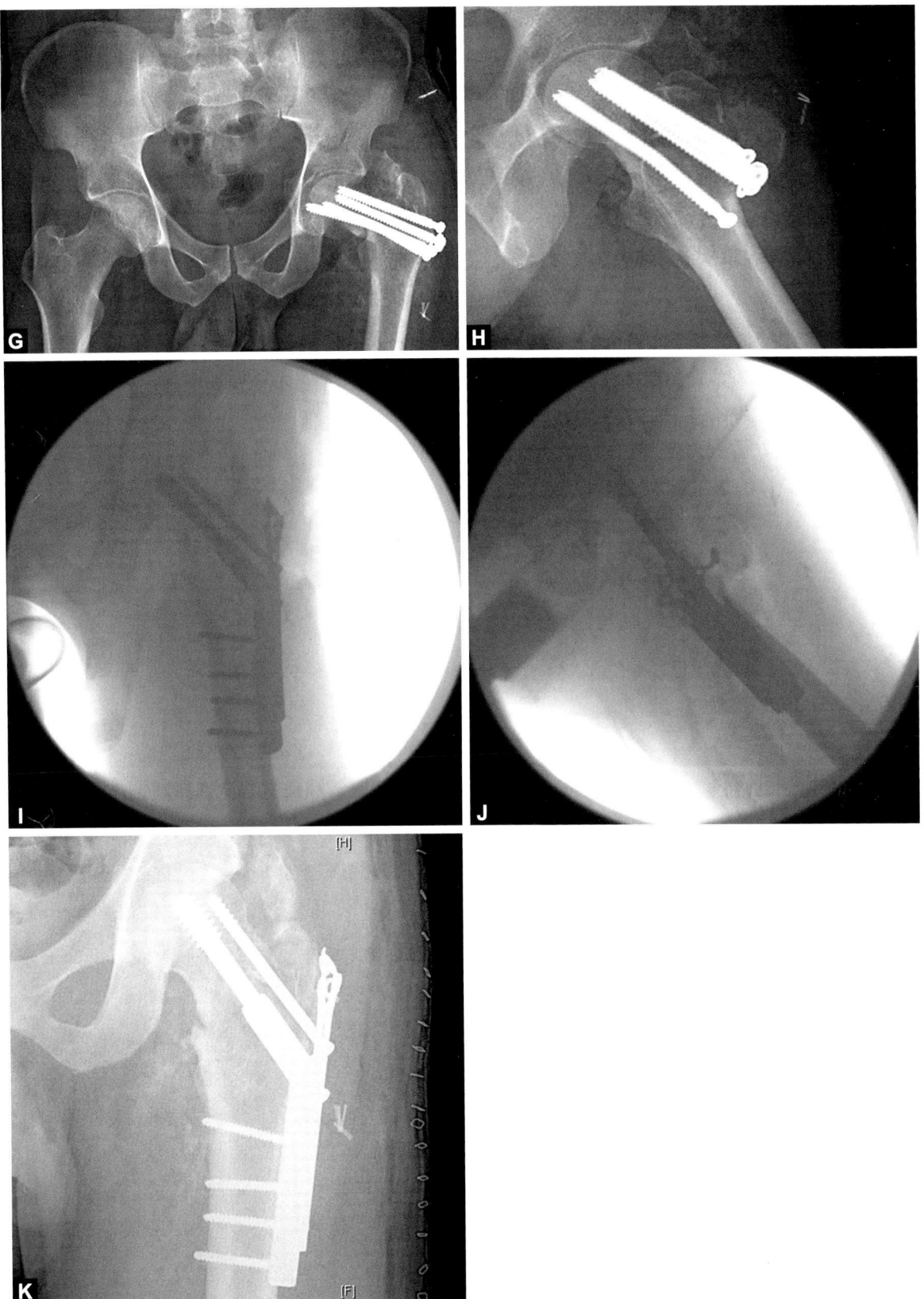

图19.19　（续）

（G、H）术后4周X线片显示进一步的骨塌陷和螺钉移位及早期异位骨化

（I~K）再次切开复位内固定术中正、侧位X线片和术后正位X线片

由Chinenye Nwachuku提供

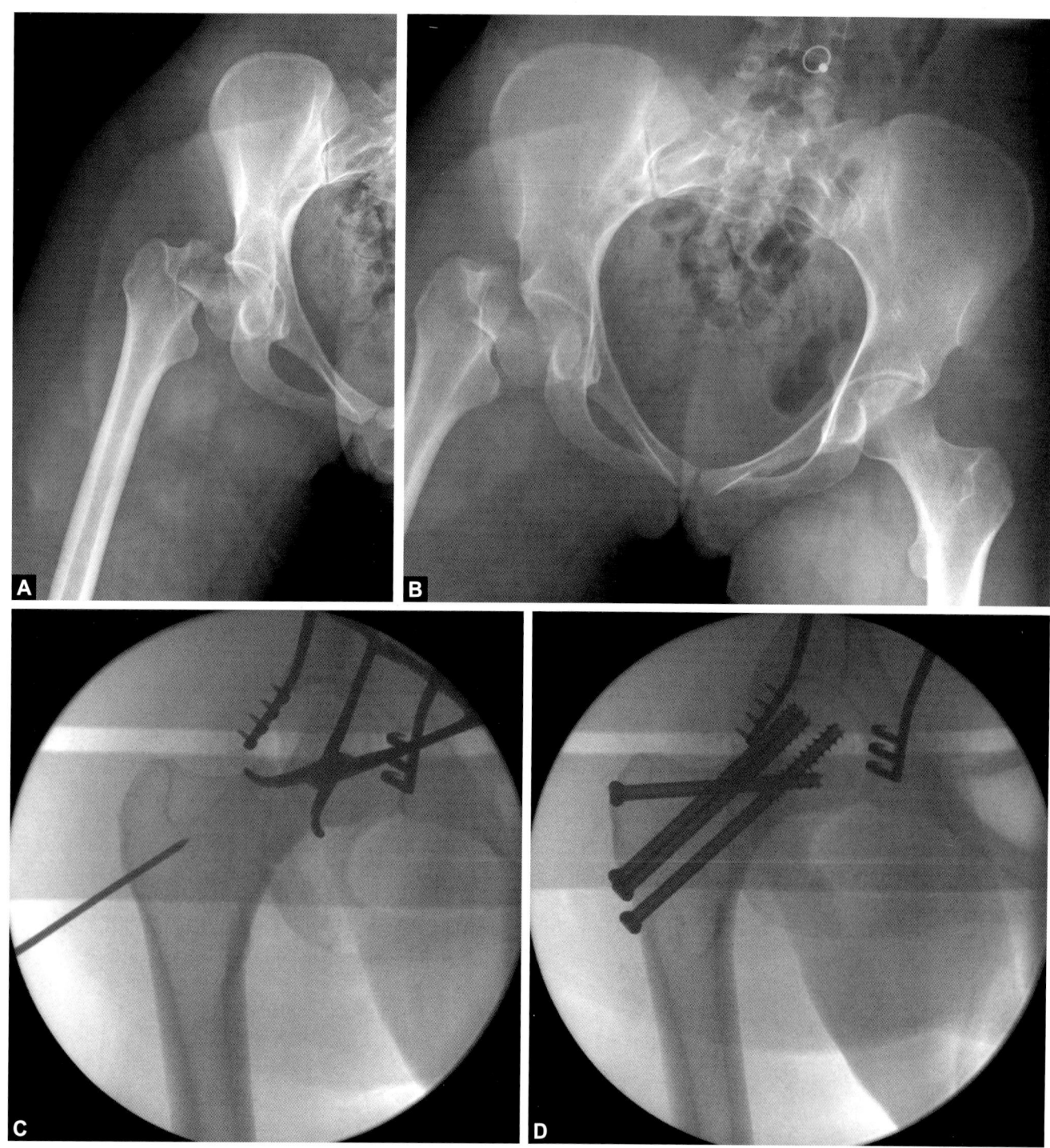

图19.20 移位性股骨颈骨折的切开复位内固定

（A、B）股骨颈骨折的右髋关节、骨盆正位X线片

（C~E）X线片显示植入多枚空心螺钉，且骨折复位好

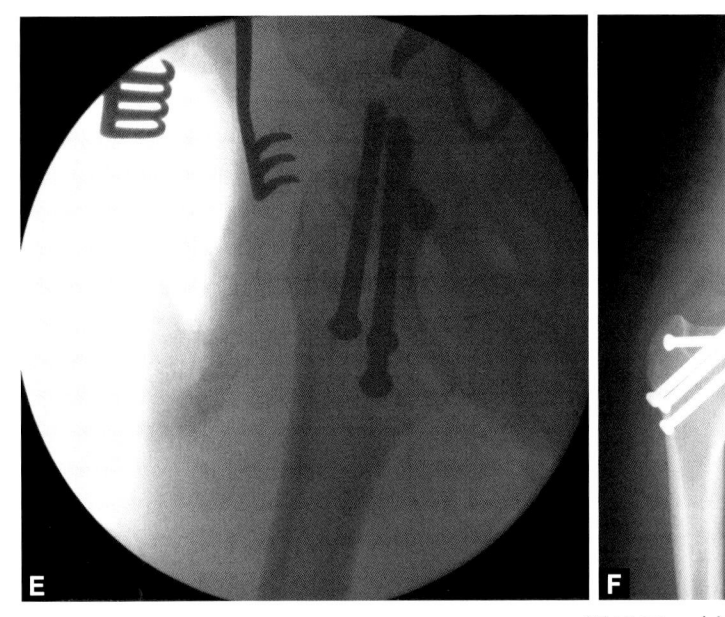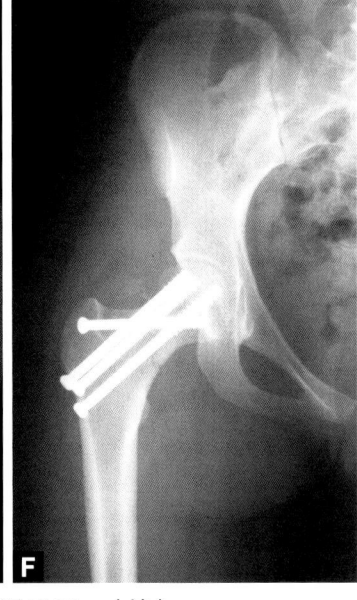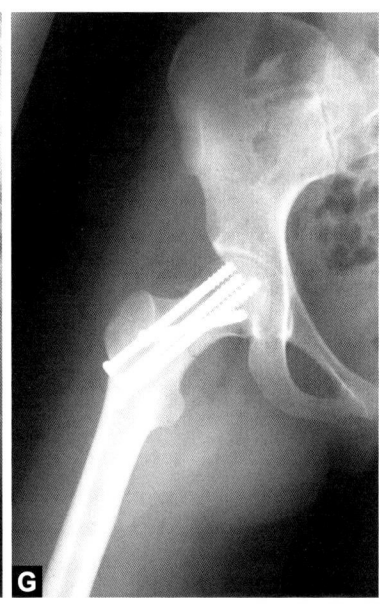

图19.20 （续）
（F、G）术后X线片显示最终的固定状态

此时可以显露骨折，克氏针将作为"操作杆"放置于内侧骨碎片中，并通过适当的牵引和操作来实现解剖复位。上述完成后，按上述的空心螺钉方法置入导针，其他导针以平行的方式置入。钻孔后，螺钉植入如上述所示。

如前所述，Pauwels Ⅲ型骨折通常可以垂直于骨折线增加横向螺钉。在需要"绕过"其他植入物的情况下，例如顺行股骨钉，需要可用口径更小的螺钉，如3.5mm和4.5mm螺钉，而不是6.5mm或7.3mm螺钉（图19.15）。

在上述操作结束时，可稍松解关节囊，必要时放引流，逐层缝合组织。最后，C型臂透视确保骨折解剖复位和内固定没有穿透关节。

与非移位或最轻微移位的老年患者骨折不同，术后应限制患者负重。当然，也无须进行髋关节制动。

 移位股骨颈骨折切开复位内固定的经验与教训：

（1）与大多数其他部位的骨折相比，股骨颈骨折的解剖复位对骨愈合更重要。因此，移位性股骨颈骨折，如果采用固定治疗，通常需要通过前入路或前外侧入路来进行切开复位。如果进行了闭合复位，就不能保证解剖复位。

（2）如果使用Smith-Petersen入路，内固定仍然可以通过一个单独的侧方切口来置入。

（3）可以用空心螺钉或动力髋螺钉固定。如果使用动力髋螺钉，必须小心的是，在扩髓和螺钉置入时不要让头部"旋转"。经骨皮质固定"抗旋转"的附加针可以帮助防止这种情况发生。

（4）目前，由于无法接受的失败率，锁定板在股骨颈骨折治疗中没有得到更多的应用。

（三）股骨颈骨折的半髋关节置换术

1. 术前计划与解剖因素

从医学角度来看，术前计划类似于闭合复位和空心螺钉固定术。手术的时机也类似（最好为24小时内），尽管与螺钉内固定无关，但还要考虑某些解剖学因素。首先，高质量的影像片尤为重要。因为某些原因，良好的骨盆正位片、患侧髋关节侧位片以及股骨全长片是重要的。骨盆正位片能方便外科医生看到"正常"一侧的情况，股骨全长片是为了排除股骨管腔内任何单独的骨折线或可能的溶解性损伤或畸形。另外，也可以测量股骨管腔的直径，这些对于半髋关节置换是很重要的，因为必须将股骨假体柄放置到股骨髓腔中，而且，在进行股骨解剖学的研究后，可以尽量减少手术后假体周围骨折的风险（早或晚）。

为了确定股骨颈部切口的位置和将要使用的植入物的尺寸，应该进行模板制作。

2. 器械、植入物和患者体位

髋关节置换术应备有适用的牵开器，设备包括磨锉器、扩髓钻、试模组件以及特殊髋关节植入物所必需的相关器材；配备电锯，用于切割股骨颈，同样工具也可以用来刨切。

手术入路（前、前外侧或后侧）与患者的体位可以根据外科医生的喜好来选择。患者的体位是仰卧位（前入路）或侧卧位（前入路或后入路）。对于侧卧位，可以使用沙袋或侧卧位辅助装置。

3. 手术要点

髋关节置换术的手术入路在其他章节已有很好的描述。在这一节中，只讨论髋部的后入路（图19.13）。股骨头碎片移除后，测量其直径大小，作为于植入物选择的参考；根据术前模板，使用矢状锯切割股骨颈。以下的步骤将根据器械商的不同而有所不同。但本质上，进行刮除、侧向扩髓或磨锉后，放置股管探测器。此时，如果需要，可先行计算规划，再钻孔，接下来是刨平扩髓；重要的是，磨锉时应注意保持解剖结构完整，这时助手需防止髋部的旋转，最好的办法是让下肢垂直于地面。在完成了大小合适的磨锉后，安装试模柄和头，并复位关节。通过一系列操作，检查软组织张力和关节是否不稳定或过紧，这些动作包括全髋关节伸展、膝关节屈曲、轻微内旋和内收。虽然可以通过手术巾的参考对侧下肢来检查腿的长度，但是这种方法是不准确的。除了精确的术前模板和正确的股骨颈部切口之外，还有其他确保在手术结束时下肢长度相等的方法。对于股骨颈骨折的关节置换术比关节炎的情况要困难一些，如果存在关于植入物位置和股骨颈部切口的疑问，可以使用便携式X线机来进行检查试模假体位置。如有必要，可以根据需要调整股骨颈切割位置或改变试模，以便达到调整其尺寸或软组织"平衡"的目的。

一旦选择了合适的试模假体，则冲洗关节，为假体植入和安装做准备。如果选择骨水泥型假体，在适当的深度放置水泥限制器，将髓腔刷干净，用髓腔冲洗器灌洗，然后用棉球擦干。骨水泥采用真空方法制备，使用骨水泥"枪"加压注入髓腔，一般预先混制骨水泥与妥布霉素；如果选择了非骨水泥型假体，则使用压配技术植入多孔涂层的假体。无论是哪种，需要注意确保正确假体放置的深度、版本（旋转）和内外翻力线。一旦股骨假体柄放置完成（水泥硬化为植入物），则安装头部组件。可以是单极头，也可以是双极头，由两个步骤完成。

假体安装完成后，复位髋关节并再次评估软组织平衡，然后将关节囊和短外旋肌修复固定到大转子。依据术中判断，放置引流，然后修复阔筋膜，最后缝合皮下组织和皮肤，接着在手术室的手术床上拍摄低位骨盆X线片和患侧髋关节侧位X线片来确认关节的复位情况、植入位置是否合适以及有无假体周围骨折（图19.21和图19.22）。检查下肢的长度，然后唤醒患者并带到麻醉复苏室。术后施行髋关节术后预防措施（避免髋关节内收超过中线，内旋不超过中立位，髋关节屈曲≤90°），可以在使用辅助设备和理疗师的监督下进行负重。

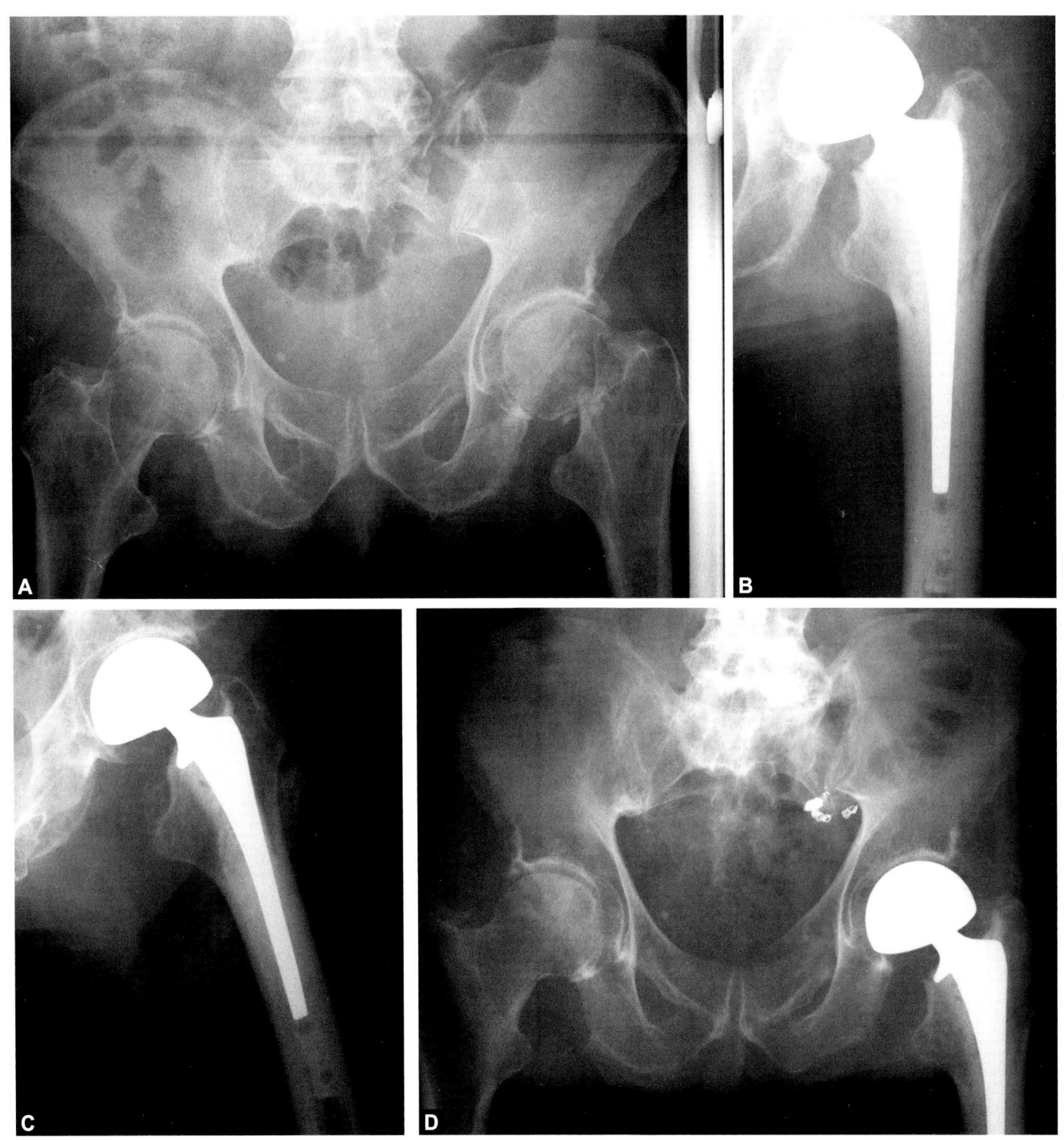

图19.21　骨水泥型半髋关节置换治疗移位性股骨颈骨折

（A）骨盆正位X线片显示移位的左股骨颈骨折　（B～D）行骨水泥双极式半髋关节置换术

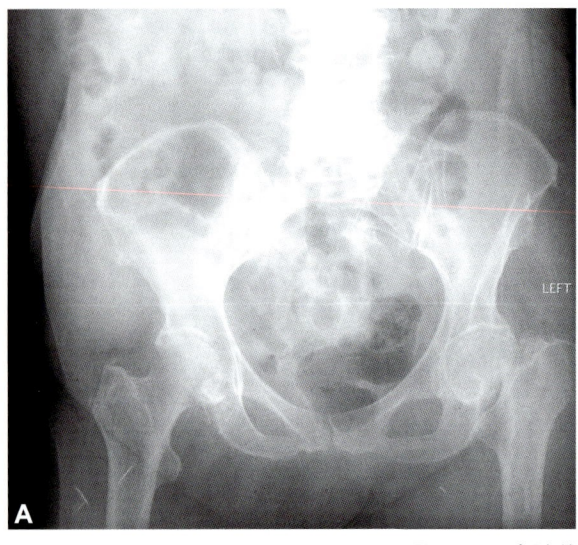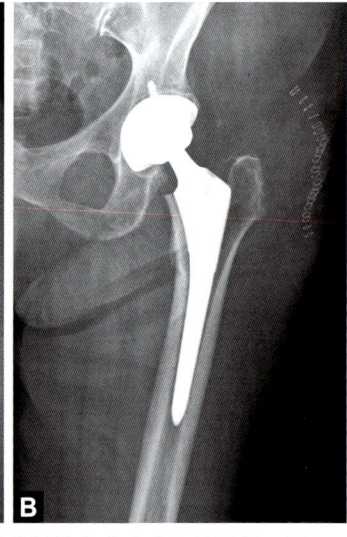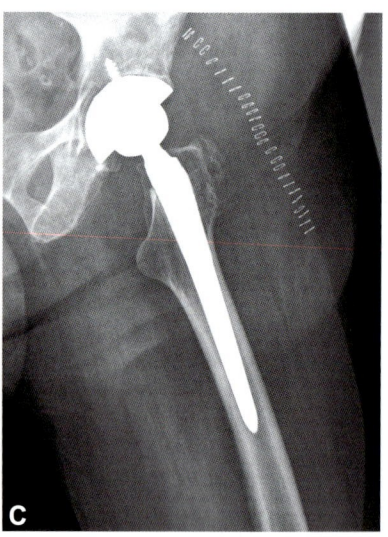

图19.22 全髋关节置换术治疗移位性股骨颈骨折

（A）骨盆正位X线片显示移位性左股骨颈骨折 （B、C）术后X线片显示非骨水泥型全髋关节置换术后假体位置良好

 股骨颈骨折的半髋关节置换术的经验与教训：

（1）不要在"生理上年轻"和活动活跃的老年患者或年轻患者身上进行半髋关节置换术。如果必须行关节置换，全髋关节置换术更可取，以防止髋臼磨损。

（2）如果使用骨水泥型假体柄，一般首选抗生素骨水泥（通常是妥布霉素）。

（3）必须注意避免股骨假体周围骨折，特别是选择了压配技术来进行安装股骨假体柄的情况。这些通常是骨质疏松性骨折，如果植入时过度用力，可能会导致医源性骨折。

七、疗效

股骨颈骨折的复位与内固定治疗有良好的文献记载，骨愈合率为61%～100%。复位的质量是影响愈合的重要因素，复位内翻＞10°，骨折不愈合率达90%，初始移位严重降低了愈合率。

有研究者将用于固定的不同类型植入物进行比较，在某些模型中，相比带侧板动力髋螺钉，使用3枚空心螺钉不存在明显的生物力学优势，尽管动力髋螺钉在其他模型中显示出了优势。动力髋螺钉导致失血量较大和手术时间较长，但有些人则喜欢在骨质疏松性骨骼中使用，理论上它可以固定后方广泛的粉碎性骨折，但是没有证据支持使用第4枚螺钉会更好。采用股骨后外侧锁定钢板治疗股骨颈骨折，7/18显示为灾难性结果。股骨颈骨折需要进行加压固定以便愈合，而锁定钢板过度坚硬，阻碍加压，导致植入物失败。

股骨颈上的螺钉位置可影响不愈合率。一项研究表明，侧位片上螺钉位置之间的距离大而中间螺钉更靠前面，会增加骨愈合率。

导航系统可能有助于螺钉的精确置入，但尚未证实其临床的效益。对60～70岁的患者的移位性股骨颈骨折的内固定与髋关节置换术进行比较，在独立和没有认知障碍的患者中，全髋关节置换术提供了最佳的功能疗效和手术的最高满意度。在认知障碍患者中，半髋关节置换术明显优于内固定。

多个疗效研究比较了半髋关节置换术与全髋关节置换术。全髋关节置换术的脱位率明显高于半髋关节置换术。尽管如此，全髋关节置换术显然在能独立自理的、活跃的患者方面有优势。在全髋关节置换手术后的第1年，Harris髋评分继续增加，而在1年左右的半髋关节置换术Harris髋评分趋向平稳。疼痛是半髋关节置换术的一个问题，很可能是由于髋臼的磨损。半髋关节置换术的再次手术率明显高于全髋关节置换术，而全髋关节置换术也是最常见的翻修手术。

八、并发症

股骨颈骨折治疗的主要并发症是骨不连和股骨头缺血性坏死。任何外科手术都有感染的风险，内固定的感染率约为5%，包括浅表和深部的感染；对于假体置换，感染率为2%~20%。为了避免感染，任何时候都必须使用无菌技术，围术期必须使用抗生素。

骨不愈合率为0~39%，骨不连的原因是多因素的，但必须从差异中排除感染，而最重要的因素是复位的质量。Estrada等研究结果表明，复位不良的骨不愈合率为70%，复位良好的骨不愈合率是18%。为了减少复位不良，要注意到后方的粉碎性骨折、避免过多复位操作，以及不可接受的骨折块内翻。如果有同侧股骨干骨折，有两种选择，可以考虑使用两种不同的植入物固定，一是先固定颈部骨折；二是可同时使用髓内钉固定颈干骨折（图19.23）。固定不良是骨不连的另一个原因。平行的螺钉和螺纹的完全置入，并越过骨折部位将使骨折端得到最大的加压。小转子水平或以上的螺钉置入可以有助于避免产生转子下骨折。如果将髓内钉用于治疗同侧股骨干骨折，则重建螺钉结构是理想的。2枚螺钉固定在头部和颈部，因为杠杆臂更短，可允许早期负重。最初的移位是最后的因素，但是，它不能受手术干预的影响。

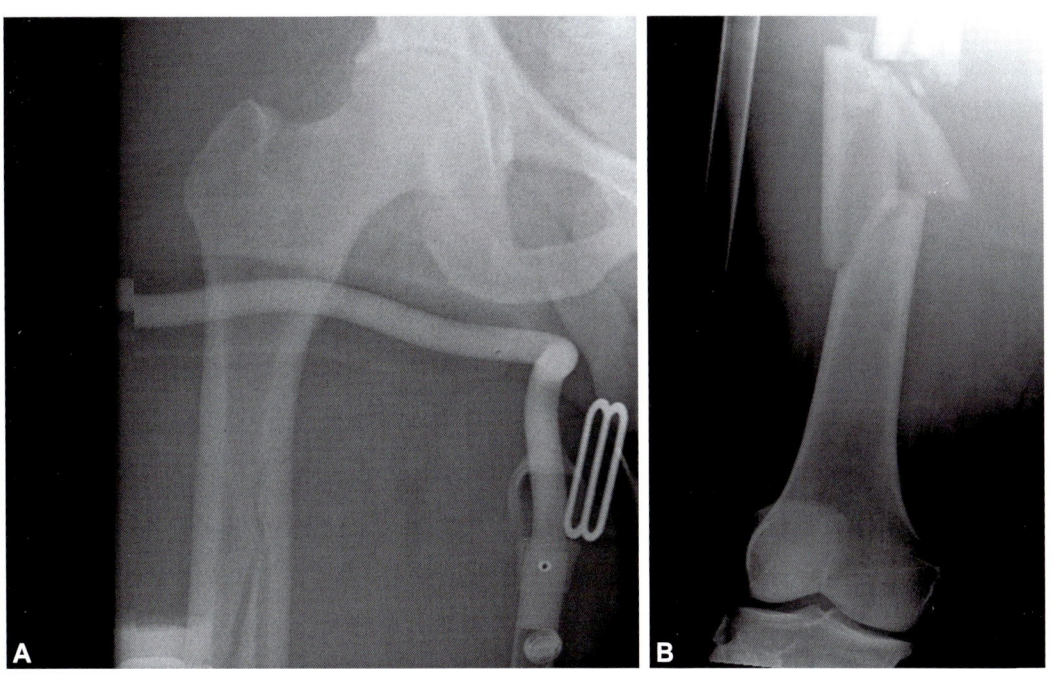

图19.23　股骨干骨折髓内钉内固定术中漏诊的或医源性股骨颈骨折的治疗

（A、B）股骨干骨折合并多处创伤，无明显股骨颈骨折

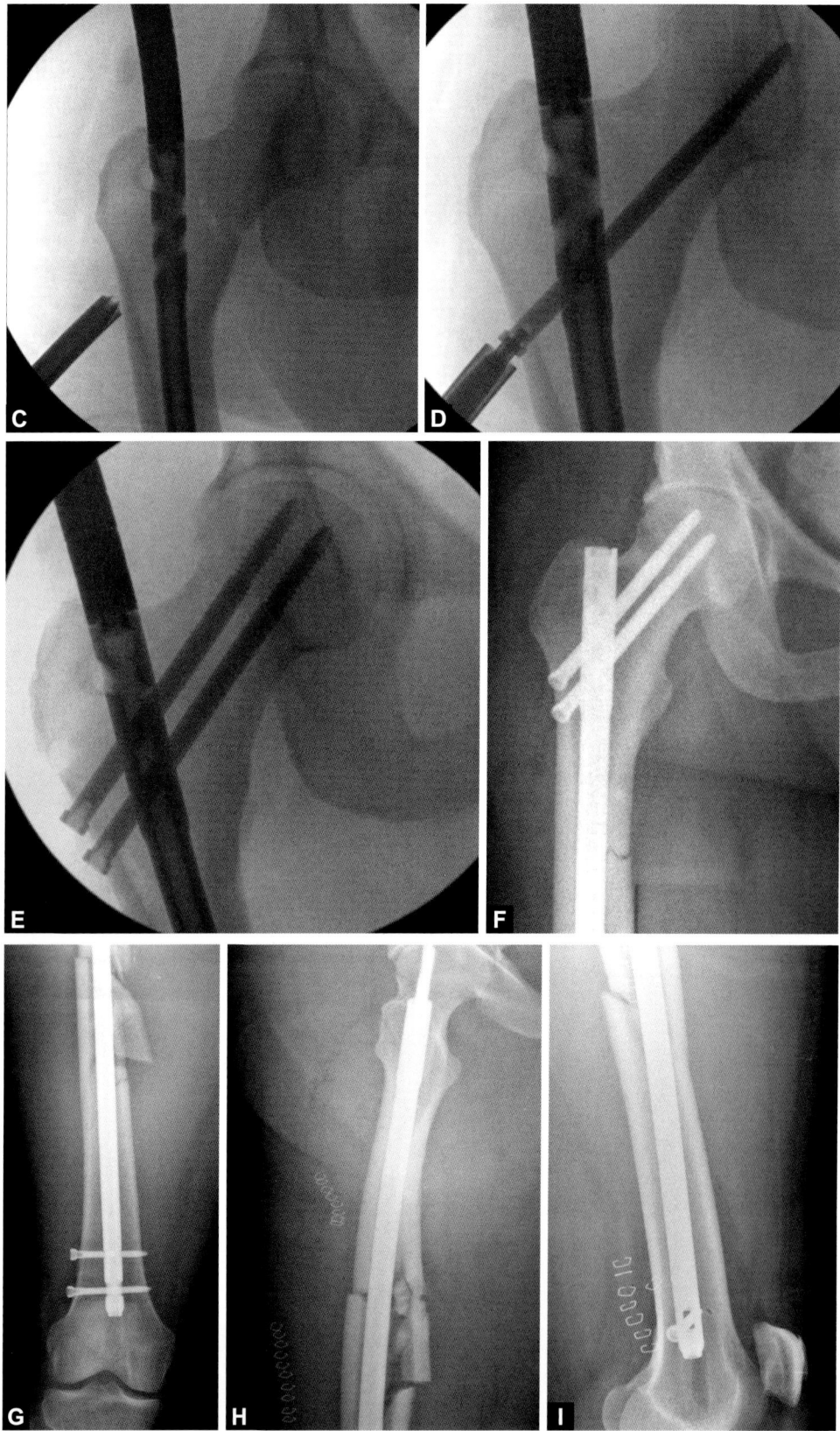

图19.23 （续）

（C）髓内钉术中发现股骨颈骨折 （D、E）置入2枚带螺纹的螺钉

（F～I）术后影像示股骨颈和干骨折复位良好

由Jaimo Ahn提供

缺血性坏死是一种毁灭性的并发症，尤其对年轻患者。股骨头主要血供的中断或畸变是其主要原因，病情有许多因素影响血液供应。最重要的是骨折的初始移位，无移位性骨折的缺血性坏死率为5%~8.5%，移位性骨折缺血性坏死率显著增加到29%~35%；另一个因素是血肿的填塞。关节囊切开的作用具有争议性，但实验和临床数据提示随着血肿消散而血流量增加。静脉血流受阻也被认为是一个原因，而术后应用抗凝剂可以预防深静脉血栓的形成。复位的质量也会影响缺血性坏死的发生率，当骨折复位不良时，发生率增加29%~58%。手术时机对缺血性坏死的发展也有影响，由于初始的移位可能"扭结"血管，因此，及时复位骨折也可能会降低缺血性坏死的发生率。最后，娴熟的外科技术可以减少缺血性坏死发生率，与骨不连一样，复位操作必须熟练和谨慎。

九、典型并发症案例

例1：全髋关节置换术治疗移位的股骨颈骨折与骨不愈合

当股骨颈骨折不愈合时，必须考虑多个问题并回答：是否有感染？复位和固定的效果不好吗？患者是否有内分泌失调的问题需要解决（如糖尿病或维生素D缺乏）？患者是吸烟者并且需要帮助戒烟吗？在处理几乎所有骨不连的疑问时，这些都是需要回答的问题。一旦考虑和解决了这些问题，则必须进一步缩小处理的范围。患者是多大年纪？功能需求是什么？如果这次手术失败了，患者是否会接受另外的手术？外科医生还必须问自己：骨折不愈合时，在修复或关节置换方面有什么能力？患者是否需要转至其他医生？从本质上讲，患者的年龄和活动水平决定以下两种选择的主要因素：要么行全髋关节置换术，要么行转子间外翻截骨和内固定术修复。这种情况下，在考虑了所有这些问题之后，就会采取前者。

58岁，男性，在摔倒后发生左侧股骨颈移位性骨折（图19.24A、B）。急诊行Watson-Jones前外侧入路切开复位内固定术（图19.24C~F）。进行螺钉内固定术，复位似乎是令人满意的，但由于后侧粉碎性骨折，无法完全达到解剖复位。可能是由于螺钉过于聚集，而导致加压不平衡和骨折的前侧间隙结合不紧密，最初3个月不负重，之后允许渐进性负重。

但患者仍有髋关节疼痛，在11个月里无法摆脱拐杖行走。X线片提示骨不连的可能，尽管没有发现螺钉的断裂，只有轻微的坍塌（图19.24G、H），而CT图像证实了骨不连（图19.24I、J）。同时，也进行了感染性相关检查包括血液检查（红细胞沉降率和c-反应蛋白）和核医学扫描，所有的感染性相关检查都是阴性的。患者不吸烟，内分泌检查也显示阴性，也没有进行手术活检或关节穿刺，尽管这些可以排除隐匿性感染。

此时，与患者讨论骨不愈合修复或全髋关节置换术的治疗方案。骨不愈合的修复和转子间外翻截骨术被认为是治疗方法之一。然而，作者认为，考虑到患者的年龄、生活方式比较不活跃，全髋关节置换术是一个很好的选择。患者之前为Watson-Jones前外侧入路手术，但作者认为可以通过后入路来达到令人满意的疗效，并且可以保留外展肌。因此，进行全髋关节置换术。

取侧卧位，从髋关节后入路进行手术，拆除螺钉没有遇到任何困难。为了使髋关节脱位，需要广泛地松解关节囊，这可能是该病例中最乏味的部分。在此之后，采用含非骨水泥成分和高交联聚乙烯行全髋关节置换术（图19.24K、L）。术后3年，疗效很好。

如果患者年轻一些，就不会考虑全髋关节置换术。可以肯定的是，患者在58岁时选择截骨术也是有益的。然而，对患者来说，髋关节置换术是个更好的选择，对其他有类似情况的患者也是可以这样考虑。

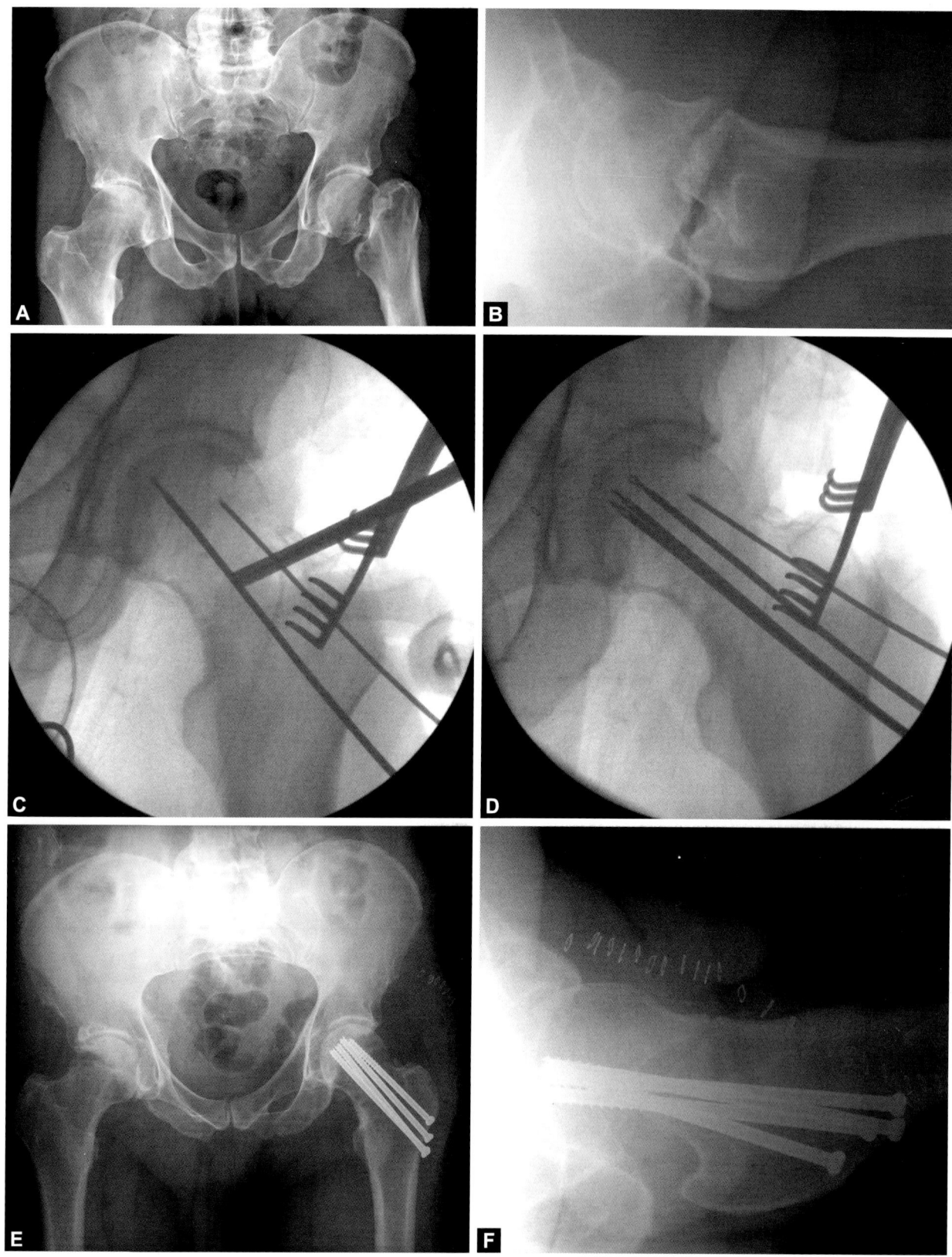

图19.24　全髋关节置换术治疗股骨颈骨不连

（A、B）X线片显示移位性股骨颈骨折 （C、D）行切开复位空心螺钉内固定术中 （E、F）术后X线片

图19.24　（续）

（G、H）术后11个月X线片提示骨不连　（I、J）CT图像　（K、L）非骨水泥型全髋关节置换术后X线片

本案例处理的重要原则如下：

（1）虽然移位性股骨颈骨折的及时治疗可能有助于防止骨性坏死，但骨折愈合更依赖于骨折解剖复位。即使是后方轻微的粉碎性骨折也应引起关注，正如本案例，因为它可能会导致骨折不愈合。

（2）全髋关节置换术是一种50～60岁年龄组可行的治疗方案，但转子间截骨术也是一个很好的选择。

（3）在之前的切开复位内固定转为全髋关节置换术时，应做好广泛的关节囊切开和松解准备。

例2和例3：外翻截骨术和角钢板内固定治疗股骨颈不愈合（由Stephen Kottmeier提供）

在年轻患者中，股骨颈骨折不愈合的首选治疗是外翻截骨术和角钢板内固定。大多数此类骨不愈合的根本问题是因为骨折线垂直，尤其是Pauwels Ⅲ型。外翻截骨术的关键是通过楔形截骨，将骨折端剪切力转化为压缩力。尽管描述简练，但这是一项技术要求严格的操作，需要仔细的术前模拟和计划。

例2：59岁，男性，之前行顺向髓内钉治疗股骨干骨折（图19.25A）。术前CT图像未显示出任何股骨颈骨折的证据。然而，在术后发现股骨颈纵形骨折（图19.25B～D）。目前还不清楚骨折是否被CT所漏诊，或是否为股骨髓内钉手术的并发症。保留顺行股骨髓内钉，用空心螺钉固定股骨颈骨折（图19.25E～G）。但是，股骨颈骨折不愈合，尽管股骨干骨折已愈合（图19.25 H）。决定拆除股骨髓内钉，行转子间外翻截骨和角钢板固定（图19.25I～L）。生物力学的外翻力线更合理，骨折逐渐愈合（图19.25M、N）。患者恢复了良好的功能。

例3：56岁，女性，马术员，最初用空心螺钉内固定的方式治疗移位性股骨颈骨折，后来出现骨不愈合，转诊外科医生错误地认为是由于植入物引起的疼痛症状，因而拆除植入物（图19.26A）。然而，现在很清楚是有骨不愈合，对患者转诊治疗，同时进行了MRI扫描，以确定股骨头的生长愈合能力（图19.26B、C）。事实上，MRI图像提示股骨头仍有存活征象，决定行转子间外翻截骨和角钢板内固定（图19.26D）。这与第二种情况类似，尽管还使用了额外的皮质螺钉，股骨颈骨不连在截骨术后逐渐愈合（图19.26E、F）。

本案例处理的重要原则如下：

（1）需要仔细的术前规划，才能正确地为股骨颈骨折骨不愈合行转子间外翻截骨术。治疗的成功与否在于将股骨颈骨折端的剪切力转换成压缩力。

（2）即使有术前CT图像，也可能漏诊无移位性股骨颈骨折。因此，在植入股骨髓内钉术后应进行适当的髋关节透视检查，以便排除无移位性股骨颈骨折。

图19.25 股骨颈骨折骨不愈合的治疗

（A）股骨顺行髓内钉术中正位X线片 （B）术后X线片显示无移位性股骨颈骨折
（C、D）术后CT图像示移位极轻微的股骨颈骨折 （E、F）行空心螺钉内固定术

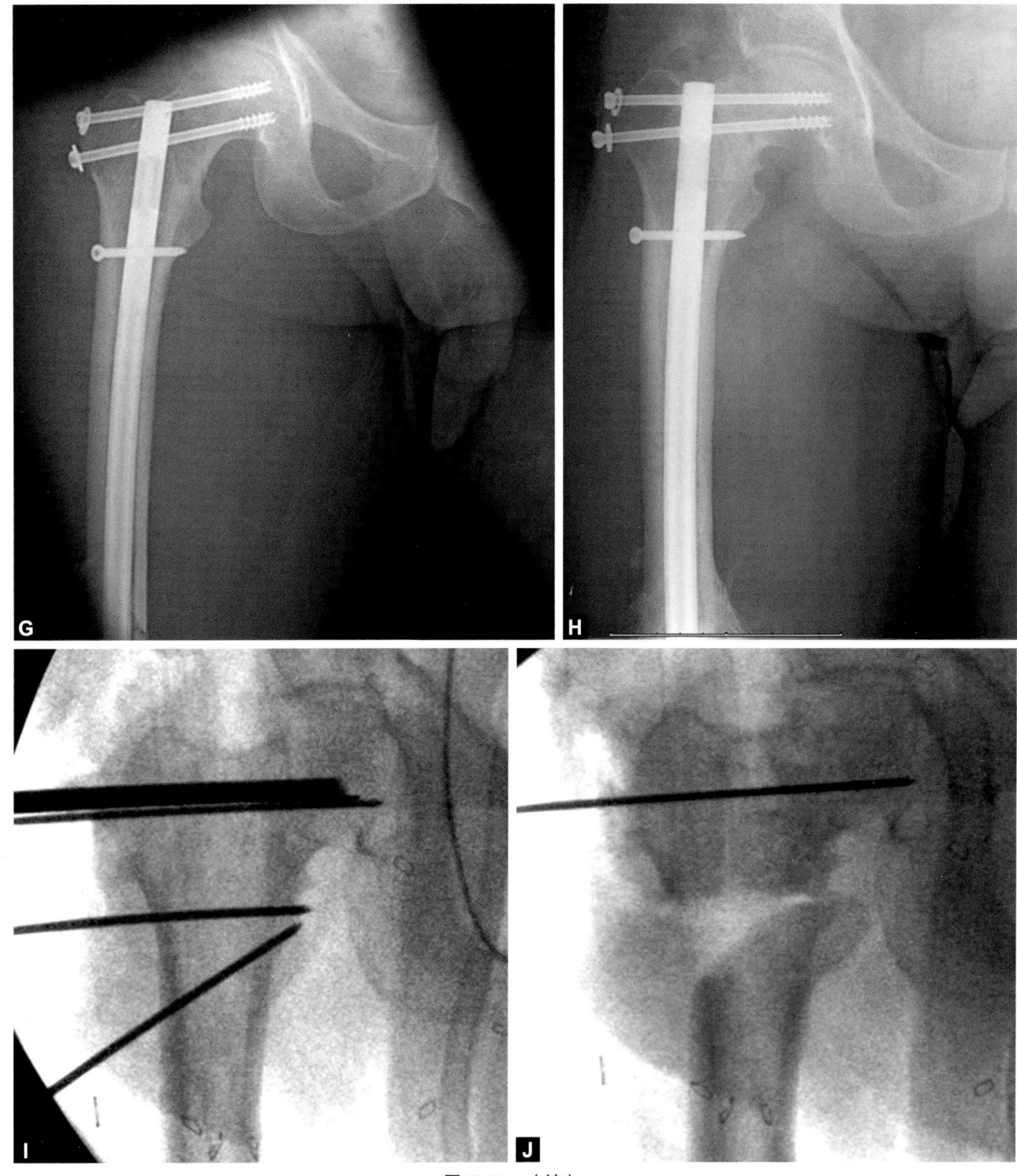

图19.25 （续）

（G、H）术后X线片显示力线满意，但骨折继续内翻坍塌 （I）根据术前模板测量放置导针

（J）完成近端截骨后的X线片

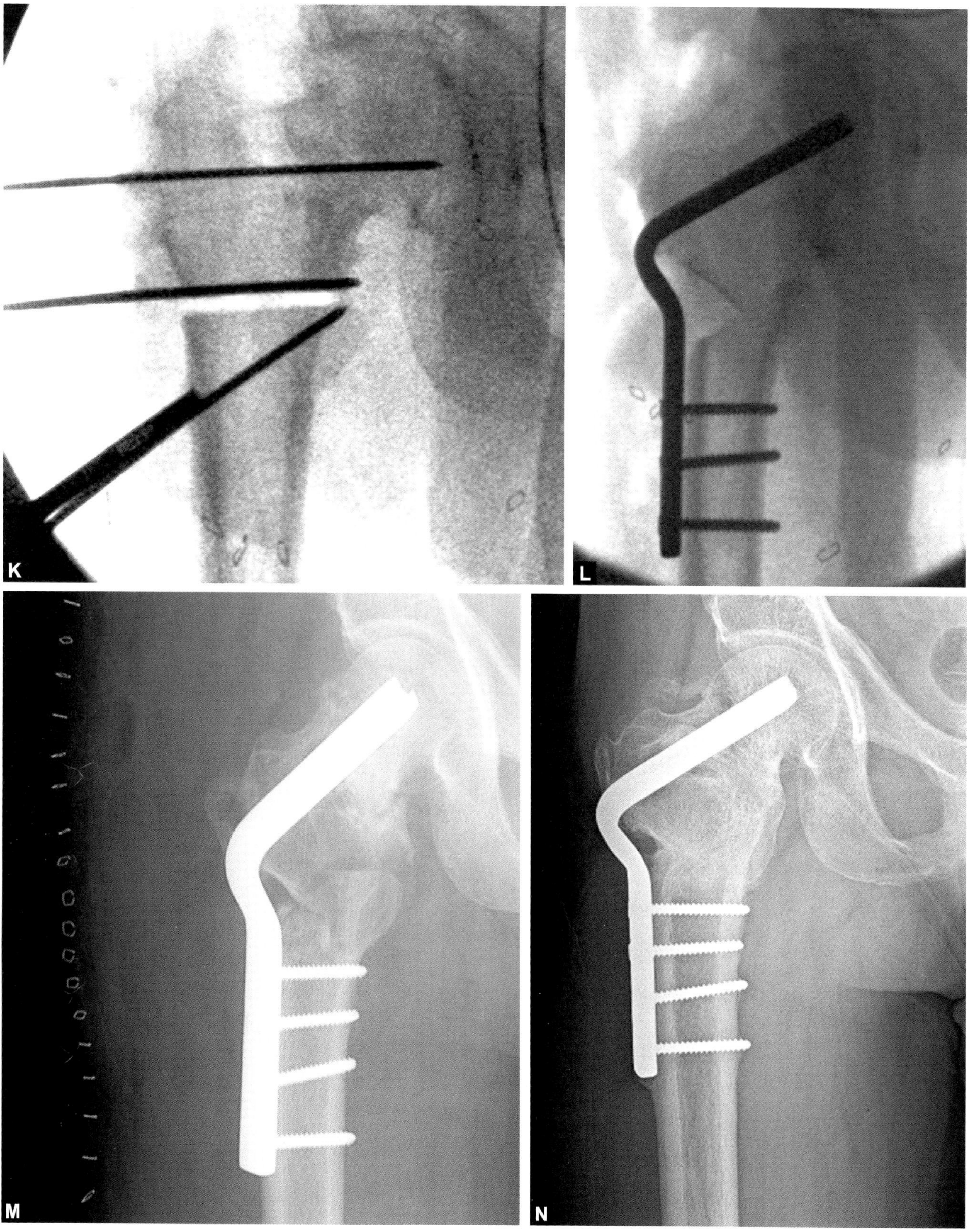

图19.25 （续）

（K）行外翻矫正 （L）先插入有角度的钢板刀刃，其次是角度矫正，然后将皮质螺钉动力加压跨越截骨

（M、N）术后和最后随访的X线片显示良好的力线和截骨与股骨颈骨折骨不连最终愈合

由Stephen Kottmeier提供

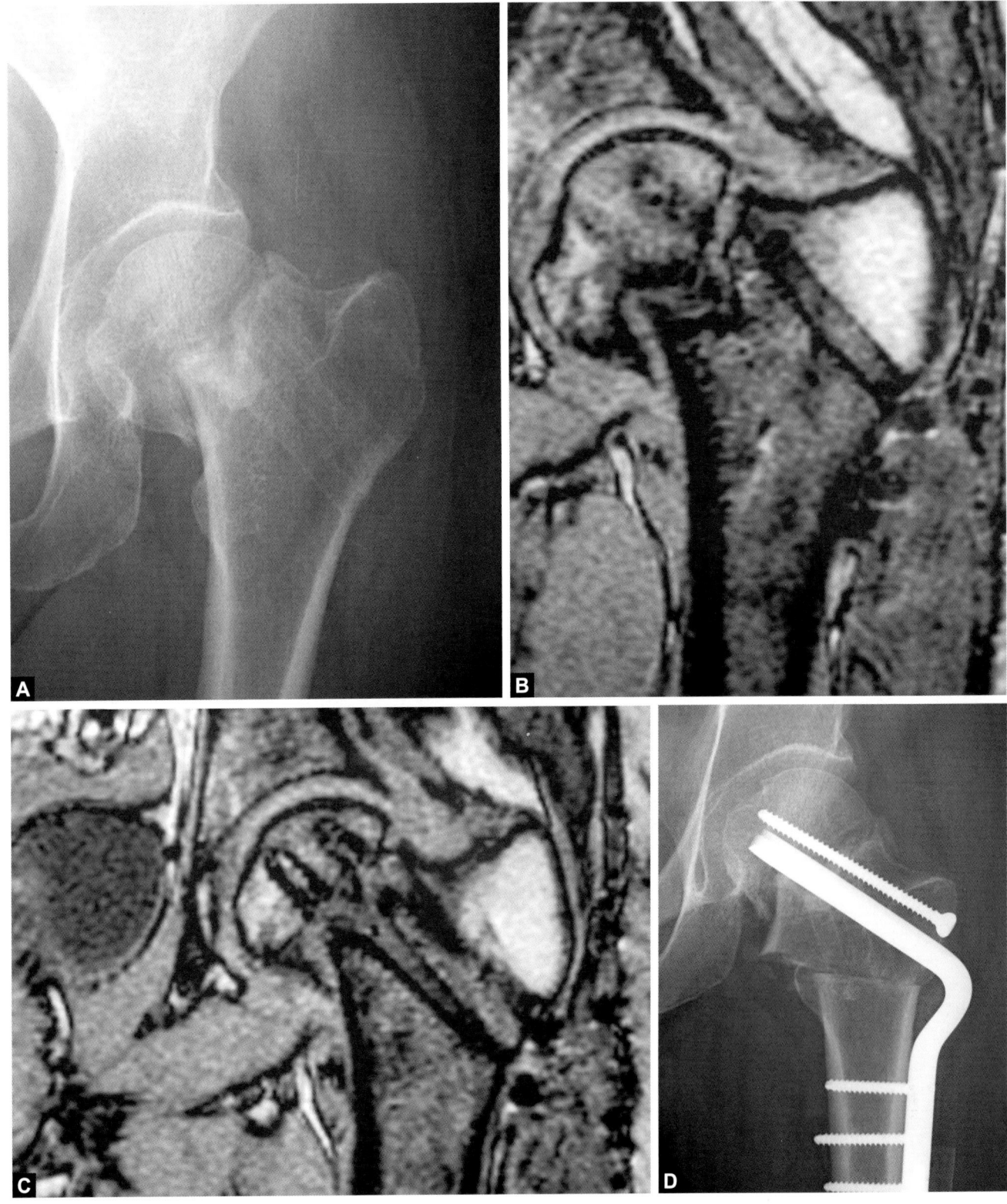

图19.26 股骨颈骨折骨不愈合的治疗

（A）股骨颈骨折空心螺钉内固定术后骨不愈合 （B、C）MRI图像显示股骨头有存活力

（D）行转子间外翻截骨术和钢板固定术

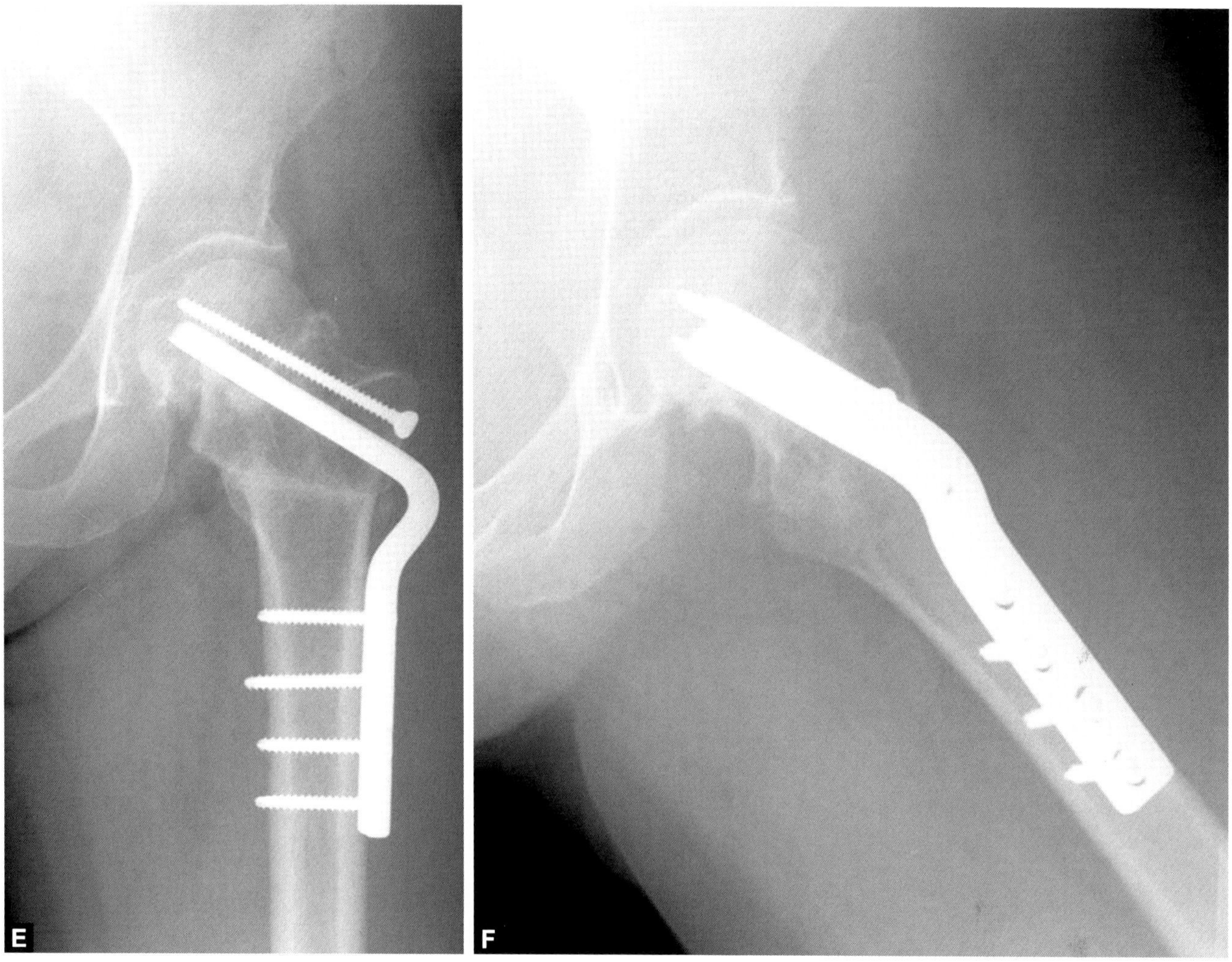

图19.26　（续）

（E、F）截骨术后和股骨颈骨折骨不连均愈合

由Stephen Kottmeier提供

例4：股骨颈置钉导致股骨转子下骨折并发症的治疗（由Jaimo Ahn提供）

　　股骨颈骨折内固定空心螺钉的小心置入，对于达到令人满意的固定和避免医源性骨折同样重要。在股骨颈边缘以"倒三角"置入的螺钉，可以改善固定效果并防止头下移。皮质的多处穿孔，尤其是低于小转子水平，则有股骨转子下后期骨折的风险。如果发生骨折，通常需要移除之前的植入物，行顺行股骨髓内钉或股骨近端钢板固定。在这个特别案例中，钉的位置不能太低，但是多枚钉的固定可能是导致转子下骨折的风险。无论如何，这个病例确实说明了在之前股骨颈骨折转子下置钉时可能发生了转子下骨折。

　　86岁，女性，有左股骨颈固定、右髋置钉和多重并发症的病史，一次低能量损伤导致左股骨转子下骨折（图19.16A、B），由另一家医院转入。之前的固定使用6枚Knowles钉，就像在20世纪80年代所做的那样。据推测，这种骨折很可能是由于多枚螺钉和沿着外侧皮质至靠近转子下区域额外的钻孔所致。在这个特殊案例中，术后30年中患者功能良好，如果说这是医源性骨折，是不公平的，原因很可能是骨折恰巧与钉相邻。值得引以为鉴的教训点是，螺钉不应该进入小转子远端侧皮质骨，并且在小转子水平和以下的外侧皮质的多个穿孔也可能有导致后期骨折的风险。股骨转子下骨折可以用髓内钉或钢板固定治疗。在这个特殊的例子中，行髓内钉固定、保留原固定的2枚Knowles钉（图19.16 C~F）。必须移除后方和中央螺钉以便再置入髓内钉，保留前方螺钉以防止加重之前的医源性骨折，固定好股骨头下半部分，同时避免股骨头近端形成多个钉道。

本案例处理的重要原则如下：

（1）通常，股骨颈置钉后的转子下骨折是医源性的，但大部分情况是可避免的，可以通过避免外侧多个皮质穿孔和不允许在小转子远侧置入螺钉来预防。

（2）治疗股骨转子下骨折时，股骨头固定可能会受到之前的螺钉影响。因此，需要在先前的螺钉钉道中注射骨水泥材料（如羟基磷灰石或三钙磷酸盐材料）或使用完全不同的螺钉轨道。

例5：通过螺钉或动力髋螺钉翻修治疗股骨颈骨折内固定失效（由Chinenye Nwachuku提供）

在骨质疏松或粉碎性骨折的情况下，股骨颈骨折是很难达到坚强固定的。尽管在许多情况下，仅用空心螺钉就有效果，但动力髋螺钉装置可能更具有生物力学上的优越性，有助于应对更具挑战性的情况。此外，即使是在切开复位内固定之后，轻微的内翻也会影响固定效果。早期的内固定失效要求外科医生对最初的复位和固定进行客观和批判性的检查，以便确定是否复位或固定不理想，是否可以改善。尽管全髋关节置换术是老年患者一个好的挽救选择，年轻的患者则需要ORIF翻修。在这种特殊情况，严重粉碎性骨折包括侧壁粉碎、固定不良伴轻微内翻畸形，可导致复位和内固定的早期失效。

37岁，男性，遭遇车祸，出现多发损伤，包括股骨颈移位粉碎性Pauwels Ⅲ型骨折，累及侧壁和大转子（图19.19A~D）。但是，由于肝破裂导致血液动力不稳定，最初无法进行手术。住院第5天，通过Smith-Petersen前入路进行了切开复位和内固定（图19.19E、F）。通过一个单独的侧方短切口置入多枚空心螺钉进行固定。正如X线片上看到的，侧壁骨皮质骨折导致侧面螺钉置入固定受到影响，对骨折复位内固定的评估后提示伴有轻微的内翻畸形。患者恢复良好，4周后患者主诉有肢体长度的差异；但是，此时的影像片确认了内固定失效，1枚螺钉移位并穿过股骨头关节面（图19.19G、H），此时影像片也提示了异位骨化。

此时，讨论决定行切开复位内固定翻修，术前计划使用动力髋螺钉装置。此外，还计划使用转子稳定钢板，防止侧壁骨折坍塌。髓内钉也是一种选择，特别是对于侧壁骨折，但通过骨折部位扩髓和置入髓内钉可能比较困难，包括远端的骨碎片的偏侧化；也考虑过锁定钢板内固定，但目前的证据不支持锁定钢板治疗股骨颈骨折。令人无法接受的手术失败率已有报道，也认为动力髋螺钉可以提供固定的角度稳定性和可控制的骨折加压。

在翻修手术中，发现有1枚较低的螺钉是弯曲的，这也增加了对患者早期（不遵医嘱）负重的怀疑，并且认为这是导致内固定失败的另一个原因。患者仰卧在有牵引器械的手术台上，手术入路采用先前的外侧切口（但不是前切口），并将其扩展为Watson-Jones的前外侧入路，通过牵引和钢板来实现复位。在股骨头中央放置导针，接着置入1枚"抗旋转"针，以防止扩髓时头部再次旋转。头部中央使用135°导轨植入拉力螺钉后，将板和股骨干夹紧，并外翻复位和螺钉固定，然后增加1块转子稳定板，并在钢板里增加1枚额外的"抗旋转"螺钉（图19.19 I~K）。这时，得到令人满意的力线和改良的固定。

本案例处理的重要原则如下：

（1）股骨颈粉碎性骨折，尤其是在累及侧壁时，不能单独用空心螺钉固定，强烈推荐使用动力髋螺钉装置。

（2）在累及侧壁骨折的情况下，转子稳定板必须与动力髋螺钉装置一起使用。在转子间骨折（包括股骨颈基颈部骨折），侧壁骨折的病例也可以用髓内钉治疗。

（3）对大多数患者来说，内翻力线是不可接受的，而且有骨不愈合的风险，因此应该避免。

十、小结

股骨颈骨折仍然是外科手术的一项挑战。患者的因素，如实际年龄、生理年龄、活动活跃程度以及并发症，都会影响手术干预的方式。骨折分型和骨折块的结构有助于手术计划的制订。有多种手术入路，所以，对髋关节解剖的全面掌握，对于成功的疗效是至关重要的。许多植入物可用于内固定，但通常使用的是空心螺钉或动力髋螺钉。骨折解剖复位或轻微外翻骨折复位，对于减少骨折不愈合和缺血性坏死率是至关重要的。在生理上年轻或老年患者，移位性股骨颈骨折应考虑髋关节置换术，因为这些年龄组内固定有很高的手术失败率。如果出现骨折不愈合，就必须进行感染性检查。年轻患者要保护股骨头，应该进行保留股骨头的手术，如外翻截骨，以便减少骨折线的倾斜度，将剪切力转化为压缩力。髋关节置换术是生理上年轻和老年患者骨折不愈合的治疗选择。年轻患者股骨头缺血性坏死也可以用截骨术来治疗，减轻股骨头坏死部分的负重。对生理上年轻和老年患者，髋关节置换术仍是治疗的首选。对于低需求的老年患者或有认知障碍或神经障碍的患者，应选择半髋关节置换术。

（罗翔 译）

参考文献

[1] Liao L, Zhao JM, Su W, et al. A meta-analysis of total hip arthroplasty and hemiarthroplasty outcomes for displaced femoral neck fractures. Arch Orthop Trauma Surg. 2012:1-9.

[2] Macaulay W, Pagnotto MR, Iorio R, et al. Displaced femoral neck fractures in the elderly: hemiarthroplasty versus total hip arthroplasty. J Am Acad Orthop Surg. 2006;14(5):287-293.

[3] DeLaMora SN, Gilbert M. Introduction of intracapsular hip fractures: anatomy and pathologic features. Clin Orthop Relat Res. 2002;399:9-16.

[4] Bartoníček J, Vlcek E. Femoral neck fracture–the cause of death of Emperor Charles IV. Arch Orthop Trauma Surg. 2001;121(6):353-354.

[5] Bartoníček J. Proximal femur fractures: the pioneer era of 1818 to 1925. Clin Orthop Relat Res. 2004;419:306-310.

[6] Ly TV, Swiontkowski MF. Treatment of femoral neck fractures in young adults. J Bone Joint Surg Am. 2008;90(10):2254-2266.

[7] Tornetta III P, Kain MS, Creevy WR. Diagnosis of femoral neck fractures in patients with a femoral shaft fracture improvement with a standard protocol. J Bone Joint Surg Am. 2007;89(1):39-43.

[8] Caviglia HA, Osorio PQ, Comando D. Classification and diagnosis of intracapsular fractures of the proximal femur. Clin Orthop Relat Res. 2002;399:17-27.

[9] Blundell CM, Parker MJ, Pryor GA, et al. Assessment of the AO classification of intracapsular fractures of the proximal femur. J Bone Joint Surg Br. 1998;80:679-683.

[10] Zlowodzki M, Bhandari M, Keel M, et al. Perception of Garden's classification for femoral neck fractures: an international survey of 298 orthopaedic trauma surgeons. Arch Orthop Trauma Surg. 2005;125(7):503-505.

[11] Frandsen PA, Andersen E, Madsen F, et al. Garden's classification of femoral neck fractures. An assessment of inter-

observer variation. J Bone Joint Surgy Br. 1988;70(4):588-590.

[12] Oakes DA, Jackson KR, Davies MR, et al. The impact of the garden classification on proposed operative treatment. Clin Orthop Relat Res. 2003;409:232-240.

[13] Thomsen NO, Jensen CM, Skovgaard N, et al. Observer variation in the radiographic classification of fractures of the neck of the femur using Garden's system. Int Orthop. 1996;20(5):326-329.

[14] Van Embden D, Rhemrev SJ, Genelin F, et al. The reliability of a simplified Garden classification for intracapsular hip fractures. Orthop Traumay Surg Res. 2012;98(4):405-408

[15] Beimers L, Kreder HJ, Berry GK, et al. Subcapital hip fractures: the Garden classification should be replaced, not collapsed. Can J Surg. 2002;45(6):411-414.

[16] van Embden D, Roukema G, Rhemrev S, et al. The Pauwels classification for intracapsular hip fractures: is it reliable? Injury. 2011;42(11):1238-1240.

[17] Parker MJ, Dynan Y. Is Pauwels classification still valid? Injury. 1998;29(7):521-523.

[18] Bhandari M, Devereaux PJ, Tornetta P, et al. Operative Management of Displaced Femoral Neck Fractures in Elderly Patients. An International Survey. J Bone Joint Surg Am. 2005;87(9):2122-2130.

[19] Shuqiang M, Kunzheng W, Zhichao T, et al. Outcome of non-operative management in Garden I femoral neck fractures. Injury. 2006;37(10):974-978.

[20] Verheyen CC, Smulders TC, van Walsum AD. High secondary displacement rate in the conservative treatment of impacted femoral neck fractures in 105 patients. Arch Orthop Trauma Surg. 2005;125(3):166-168.

[21] Blomfeldt R, Törnkvist H, Ponzer S, et al. Comparison of internal fixation with total hip replacement for displaced femoral neck fractures. Randomized, controlled trial performed at four years. J Bone Joint Surg Am. 2005;87 (8):1680-1688.

[22] Keating JF, Grant A, Masson M, et al. Randomized comparison of reduction and fixation, bipolar hemiarthroplasty, and total hip arthroplasty. Treatment of displaced intracapsular hip fractures in healthy older patients. J Bone Joint Surg Am. 2006;88(2):249-260.

[23] Gjertsen JE, Vinje T, Engesaeter LB. Internal screw fixation compared with bipolar hemiarthroplasty for treatment of displaced femoral neck fractures in elderly patients. J Bone Joint Surg Am. 2010;92(3):619-628.

[24] Macfie D, Zadeh RA, Andrews M, et al. Perioperative multimodal optimisation in patients undergoing surgery for fractured neck of femur. Surgeon. 2012;10(2):90-94.

[25] Nikkel LE, Fox EJ, Black KP, et al. Impact of comorbidities on hospitalization costs following hip fracture. J Bone Joint Surg Am. 2012;4;94(1):9-17.

[26] Hoppenfeld S, DeBoer P, Buckley R, et al. Surgical exposures in orthopaedics: the anatomic approach. Philadelphia: Lippincott, Williams & Wilkins; 2009. pp. 683-686.

[27] Lee YS, Chen SH, Tsuang YH, et al. Internal fixation of undisplaced femoral neck fractures in the elderly: a retrospective comparison of fixation methods. J Trauma. 2008;64(1):155-162.

[28] Liebergall M, Ben-David D, Weil Y, et al. Computerized navigation for the internal fixation of femoral neck fractures. J Bone Joint Surg Am. 2006;88(8):1748-1754.

[29] Weil YA, Khoury A, Zuaiter I, et al. Femoral neck shortening and varus collapse after navigated fixation of intracapsular femoral neck fractures. J Orthop Trauma. 2012;26(1):19-23.

[30] Lu-Yao GL, Keller RB, Littenberg B, et al. Outcomes after displaced fractures of the femoral neck. A meta-analysis of one hundred and six published reports. J Bone Joint Surg Am. 1994;76(1):15-25.

[31] Parker MJ, Blundell C. Choice of implant for internal fixation of femoral neck fractures. Meta-analysis of 25 randomised trials including 4,925 patients. Acta Orthop Scand. 1998;69(2):138-143.

[32] Parker MJ. Prediction of fracture union after internal fixation of intracapsular femoral neck fractures. Injury. 1994;25:B3-6.

[33] Saito N, Miyasaka T, Toriumi H. Radiographic factors predicting non-union of displaced intracapsular femoral neck fractures. Arch Orthop Trauma Surg. 1995;114(4):183-187.

[34] Gurusamy K, Parker MJ, Rowlands TK. The complications of displaced intracapsular fractures of the hip: the effect of screw positioning and angulation on fracture healing. J Bone Joint Surg Br. 2005;87(5):632-634.

[35] Berkes MB, Little M, Lazaro LE, et al. Catastrophic Failure After Open Reduction Internal Fixation of Femoral Neck Fractures With a Novel Locking Plate Implant. J Orthop Trauma 2012.

[36] Swiontkowski MF, Winquist RA, Hansen ST. Fractures of the femoral neck in patients between the ages of twelve and. J Bone Joint Surg Am. 1984;66:837-846.

[37] Haidukewych GJ, Rothwell WS, Jacofsky DJ, et al. Operative treatment of femoral neck fractures in patients between the ages of fifteen and fifty years. J Bone Joint Surg Am. 2004;86(8):1711-1716.

[38] Rodríguez-Merchán EC. In situ fixation of nondisplaced intracapsular fractures of the proximal femur. Clin Orthop Relat Res. 2002;399:42-51.

[39] Hedbeck CJ, Enocson A, Lapidus G, et al. Comparison of bipolar hemiarthroplasty with total hip arthroplasty for displaced femoral neck fractures: a concise four-year follow-up of a randomized trial. J Bone Joint Surg Am. 2011;93:445-50.

[40] Rodríguez-Merchán EC. Displaced intracapsular hip fractures: hemiarthroplasty or total arthroplasty? Clin Orthop Relat Res. 2002;399:72.

[41] Yu L, Wang Y, Chen J. Total Hip Arthroplasty Versus Hemiarthroplasty for Displaced Femoral Neck Fractures: Meta-analysis of Randomized Trials. Clin Orthopa Relat Res. 2012:1-9.

[42] Mabry TM, Prpa B, Haidukewych GJ, et al. Long-term results of total hip arthroplasty for femoral neck fracture nonunion. J Bone Joint Surg Am. 2004;86(10):2263-7.

[43] Koval KJ, Zuckerman JD. Hip fractures: I. Overview and Evaluation and Treatment of Femoral-Neck Fractures. J Am Acad Orthop Surg. 1994;2(3):141-9.

[44] Estrada LS, Volgas DA, Stannard JP, et al. Fixation failure in femoral neck fractures. Clin Orthop Relat Res. 2002; 399:110-8.

[45] Bachiller FG, Caballer AP, Portal LF. Avascular necrosis of the femoral head after femoral neck fracture. Clin Orthop Relat Res. 2002;399:87-109.

第20章

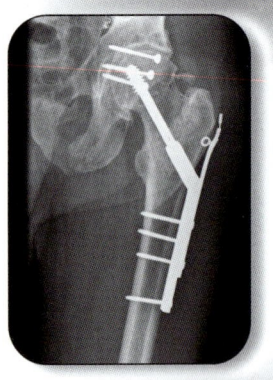

股骨粗隆间骨折
Intertrochanteric Femur Fractures

Stephen Kayiaros, Christopher Born

本章纲要

一、导言

股骨粗隆间骨折是骨科最常见的骨折之一。美国每年发病接近25万例，随着人口的老龄化，骨质疏松的患病率增长、发病数字急剧增加。股骨粗隆间骨折多需要手术治疗，提供老年患者早期活动锻炼，避免长期卧床导致的并发症。手术干预可避免非手术治疗导致的内翻畸形和肢体短缩。随着现代动力髋螺钉、髓内钉的使用，内固定失败相关的并发症发生率明显下降。

二、诊断

老年患者股骨粗隆间骨折常发生于跌倒，而年轻患者多由高能量损伤所致。患肢通常呈缩短和外旋畸形，大转子局部皮肤有瘀斑。评估过程应仔细检查患者的皮肤以寻找有无破损，检查其余3个肢体、骨盆和脊柱，以排除隐匿性损伤。同时评估健侧髋的运动范围，因为健侧髋活动的受限会影响手术过程中患者摆放体位。

影像学评估包括骨盆及髋关节正位片，包括髋关节外侧以及股骨干。通常不必要进一步的CT检查。MRI有助于排除隐匿性骨折或评估孤立的大或小粗隆骨折是否累及股骨粗隆间区。

　股骨粗隆间骨折诊断的经验与教训：

　　（1）必要时需要牵引位X线片以便更好判断骨折类型。

　　（2）对老年患者来说，临床上这些损伤可能会有严重的出血。患者入院后应连续监测血红蛋白的水平。

　　（3）MRI有助于排除可疑的隐性骨折。

三、分型

　　虽然已经提出了股骨粗隆间骨折许多分型的方法，但更重要的是判断具体的骨折类型，以指导治疗和内植入物的选择。AO/OTA综合骨折分类法将股骨粗隆间骨折分为3种主要类型：A1型（简单粗隆间骨折）、A2型（粉碎性粗隆间骨折）和A3（粗隆下骨折类型）（图20.1）。

　　股骨粗隆间骨折分为稳定型和不稳定型骨折。一般来说，骨折线延伸至小粗隆引起移位，或者后内侧壁的完整性被破坏的股骨粗隆间骨折为不稳定型骨折。识别累及转子下的反转子间骨折同样很重要。主要骨折线平行股骨颈轴线，使得动力髋螺钉内固定失效。使用动力髋螺钉治疗这类型骨折的失败率已经被证实。有证据已经表明，后内侧粉碎、未能获得内侧皮质对位以及反粗隆骨折类型均是不稳定型骨折。一项对600多例股骨粗隆间骨折的研究表明，动力髋螺钉的塌陷程度与后内侧支撑不稳定直接相关，应该识别3种不同类型的股骨粗隆间骨折：①内侧皮质对位和后内侧支撑完整的稳定骨折；②失去后内侧支撑完整性的不稳定骨折；③反斜形骨折。

四、手术指征

　　几乎所有的股骨粗隆间骨折均需要手术治疗，这为患者提供安全活动和早期康复的最佳机会，其目的是恢复患者伤前的功能状态。股骨粗隆间骨折手术时机仍然是争论的焦点。一些研究表明入院当天进行手术增加死亡率，而另外一些研究证实，因非医疗方面的原因导致手术延迟＞48小时，死亡率会增加10倍。虽然这些损伤被认为无须急诊手术治疗，但是极为重要，只有这样才可以避免不必要的手术延迟，以便以亚急诊手术治疗稳定骨折。

　　非手术治疗很少见，只有无法行走和不能耐受手术的患者才考虑采用非手术治疗。只要患者能舒适并安全地移动到椅子，对无移位骨折或隐匿性骨折，可以尝试非手术治疗。后者需进行强制性的密切随访和X线评估。可以接受一定程度的内翻和缩短来代替手术的风险。

股骨近端粗隆间简单骨折（仅两部分骨折）（31-A1）

1. 沿粗隆间线（31-A1.1）	2. 通过大转子（31-A1.2） （1）非嵌入性骨折 （2）嵌入性骨折	3. 位于小转子下（31-A1.3） （1）内侧骨折线位于小转子下 （2）内侧骨折线位于小转子以下骨干处

A1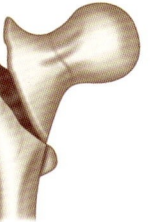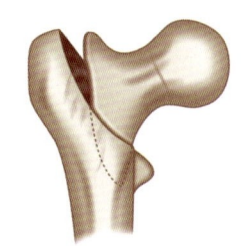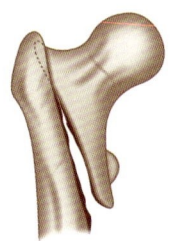

股骨近端粗隆间粉碎骨折（后内侧骨折累及小转子和邻近的内侧皮质）（31-A2）

1. 1个内侧骨折块	2. 2个内侧骨折块	3. 向小粗隆下延伸 > 1cm

A2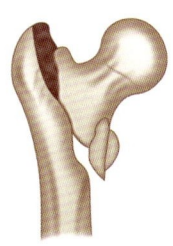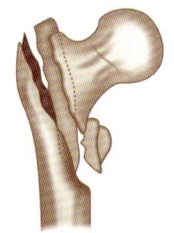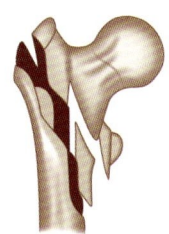

股骨近端粗隆下骨折（31-A3）

1. 单斜形（31-A3.1）	2. 简单横形（31-A3.2）	3. 粉碎骨折（31-A3.3） （1）延伸至大转子 （2）延伸至股骨颈

A3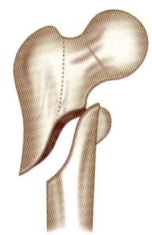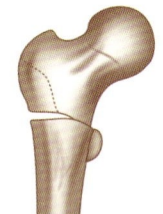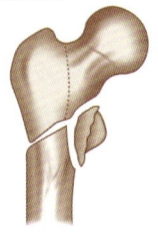

图20.1 股骨近端骨折AO/OTA 分型

五、外科解剖、体位与入路

（一）应用解剖

对股骨近端骨及肌肉的解剖结构的理解是能够获得满意复位的关键。粗隆间骨折范围包括大转子和小转子之间的区域，是指由股骨颈到股骨干的过渡区域。尽管股骨颈囊外区域偶尔可以包括在此类骨折范围，但由于位于关节囊内，通常不累及股骨颈和头。臀中肌通过附着股骨大转子发挥外展功能，臀小肌和短外旋肌群会向外旋转股骨近端使其离开股骨颈和头。髋关节内收肌通过附着股骨干产生强大的内侧应力。髂腰肌牵拉含有小转子的部位屈曲和内收。骨折复位过程需考虑股四头肌和股二头肌的牵拉而导致的肢体短缩畸形。一般骨折通常表现出可预测的移位形式，容易复位，而严重移位的复杂骨折却复位困难。

（二）体位

使用牵引床是股骨粗隆间骨折获得满意复位和内固定最有效的方法。患者仰卧在牵引床上，通过足或牵引针牵引受伤的小腿。对侧下肢屈曲、外展并在有衬垫的腿架中外旋，同侧上肢横于躯干上并固定。另外，如果健侧髋关节运动障碍，健侧腿可以"剪刀腿"样固定于过伸位置。一旦患者被安全地固定在骨折手术台，可行透视以准确评估骨折复位的情况。3个基本的透视图像是髋关节正、侧位和标准的股骨颈侧位片，这可以通过将C型臂球管与水平位倾斜约15°获得（图20.2~图20.4）。股骨颈侧位片有助于评估股骨颈前倾角，精准将克氏针或螺钉置入到股骨颈和头。

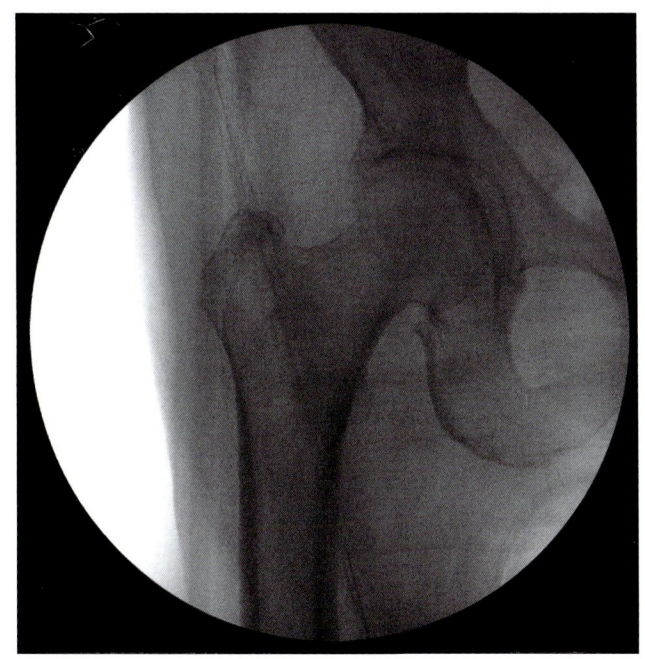

图20.2 右髋关节的正位透视图像

显示有轻微的内旋

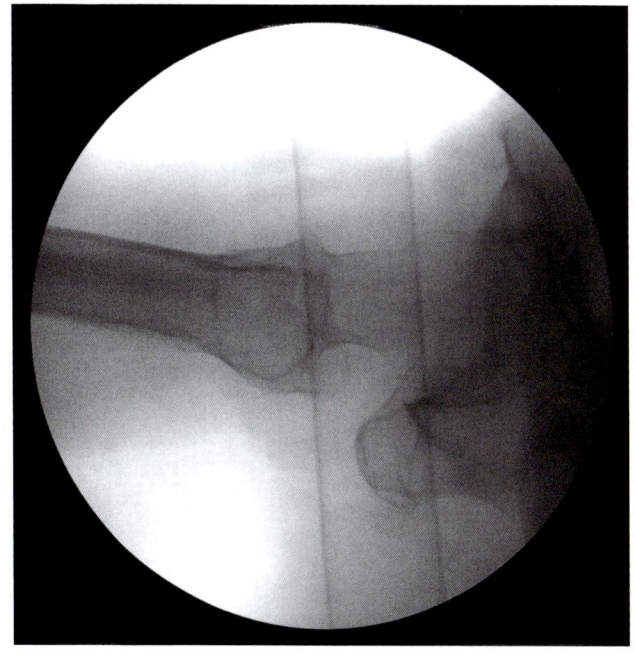

图20.3 右髋关节的侧位透视图像

显示股骨颈的前倾角正常

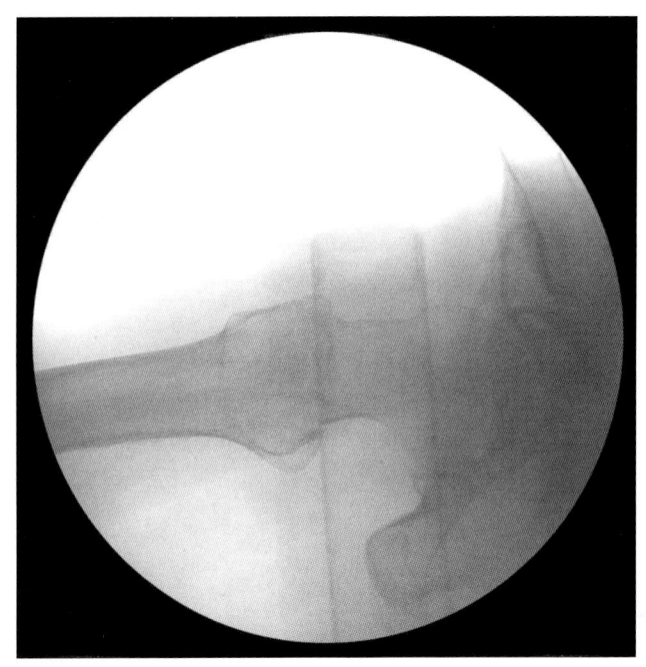

图20.4　侧位透视图（与图20.3为同一髋关节）

C型臂旋转15°以显示标准的侧位图像

（三）手术入路

股骨粗隆间骨折的手术入路取决于使用内植入物的类型。对于动力髋螺钉和侧钢板装置使用大腿外侧切口，起于股脊水平，向下延伸15～20cm。考虑到股骨弓稍偏向前，切口应沿着股骨干或稍偏后。使用电刀与皮肤切口一致切开皮下组织至阔筋膜。此时，顺着股骨干纵向劈开股外侧肌到达骨折部位。另外，可将股外侧肌分离并提起。使用Hohman或Bennet拉钩保持股骨足够的显露。在缩回股骨后方前凝固或结扎股深动脉穿支血管。

如果使用髓内固定装置，切口应在大转子顶点近端2横指（约4cm）处，可手指触及或透视标出。切口一般约3cm，但可以根据患者的软组织情况而有所不同。对于肥胖患者，切口应向近端延伸以便于置入导针，避免大转子钻孔异常和偏外。如果出现软组织阻碍或髂翼突出，调整骨折手术台，适当内收患者躯干，可以帮助获得更好的髓内钉进钉点。切开皮肤后，使用电凝与皮肤切口一致切开阔筋膜，手触及大转子并置入导针。

如果不能获得闭合复位，须切开复位。利用可延伸的外侧切口，从大转子近端沿着股骨近端纵轴向远端延伸。沿皮肤切口方向切开髂胫束和阔筋膜，显露整个股骨近端，直接处理骨折以获得复位。小心处理骨折块，以避免剥离骨膜，特别是骨质疏松性骨折。如果不小心，可能会出现医源性骨折。一旦骨折复位并得到维持，可以进行内固定。

六、手术方法

（一）骨折复位

首先通过牵引下肢获得骨折复位。通过将腿与髌骨直接指向前对齐以纠正外旋畸形。透视确认骨折复位情况，需注意正位透视股骨颈与股骨距的对位情况。侧位透视可判断腿是否需要屈伸以正确对齐股骨干，这也会显示骨折是否有向后移位。如果存在后移位，置入内固定前必须纠正并维持，这可以通过在股骨近端后方放置一个Cobb骨膜剥离器并施加向上的压力来获得复位（图20.5）。另外，可以用斯氏针由外侧皮质进入股骨颈维持复位。很少情况下，骨折碎片可能有显著的嵌插，对于高能量损伤的年轻患者，明显的骨折移位同时软组织嵌顿将阻碍骨折的复位。这些情况下，使用骨折手术台牵引恢复下肢的长度、力线和纠正旋转畸形。应该借助斯氏针、尖头球状推进器、钢丝等进行切开复位（图20.6）。注意在置入内固定之前骨折必须获得复位并维持，因为植入物不会使骨折复位。

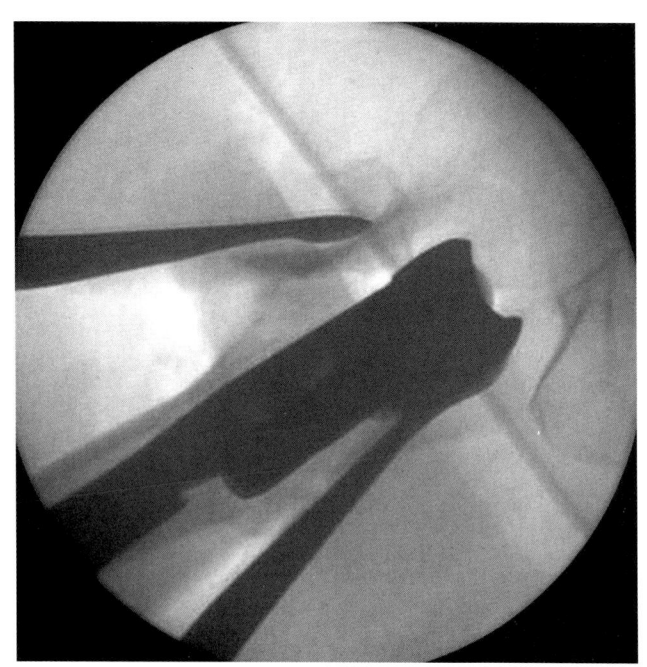

图20.5　后方使用Cobb骨膜剥离器可使后移位复位

（二）股骨粗隆间骨折切开复位内固定

1. 术前规划

对于后内侧壁支撑完整和无粉碎的骨折，动力髋螺钉与侧方重建钢板是最好的内植入物选择。术前计划包括骨盆正位X线片并与对侧髋关节对比。如果可能的话，应获得双髋内旋透视图以更好地确定正确的颈干角度。可利用动力髋螺钉的生物力学，选择理想角度的植入物，使得骨折部位获得加压。

2. 手术要点

复位和显露后，透视确定髋螺钉导针的进针点。进针点根据选择的植入物的颈干角会有所不同，颈干角越大的内植入物进针点趋向远端。一旦确定合适的进针点，导针瞄准股骨颈和头的中心从股骨后外侧置入。因为股骨颈的前倾角，进针轨迹稍偏前，进行3个方位的透视以确定导针合适的位置。这是关键点，因为导针的位置将决定股骨颈螺钉最终位置。应在导针完全进入前进行调整，避免在股骨颈形成多个通道，何况它本身可能已经存在骨质疏松。

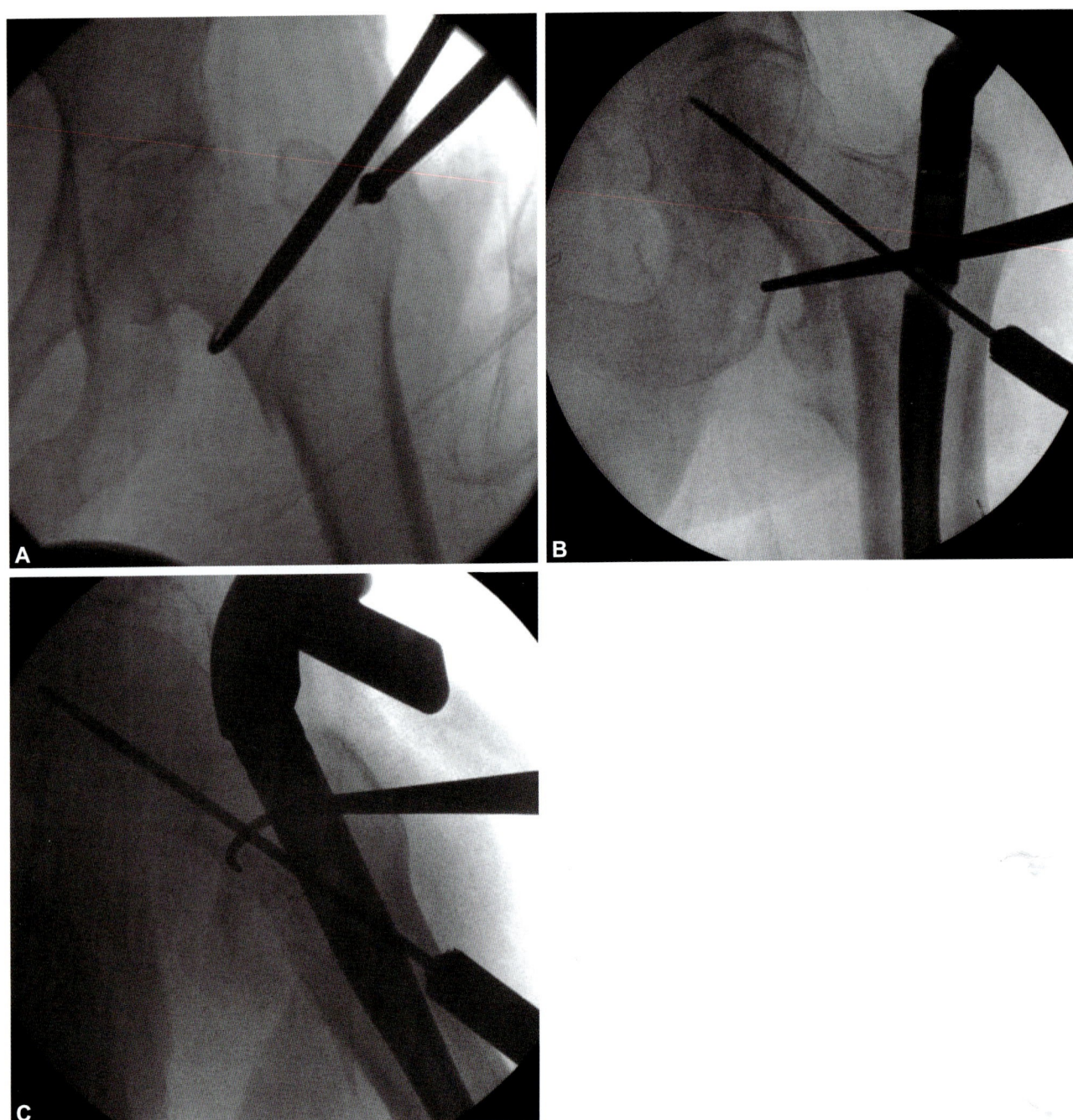

图20.6 置入内固定前使用复位工具改善骨折对位

（A）用经皮放置的尖头球状推进器和骨钩复位股骨粗隆间骨折 （B、C）置入髓内钉过程中用骨钩维持复位

　　容易犯的错误包括进针点太靠前侧或近端，导致导针不能置入到股骨头的中心。进针点过于靠近端会导致导针位于股骨头偏上的部分，造成植入物失败和螺钉切割股骨头的风险。顶尖距（TAD）已被Baumgaertner等描述，顶尖距是正、侧位片上从股骨头顶点到髋螺钉尖端距离的总和，＞25mm大大增加螺钉切割和内植入物最终失败的风险。

　　一旦导针正确插入，确定螺钉长度和扩孔深度，应该熟悉特定内植入物制造商的测量要求。选择足够长的螺钉保证钢板贴附，但又不应太长，以至于不允许加压螺钉有效地加压。然后扩髓钻缓慢前进通过导针，钻孔过程应定期进行透视，以监测导针避免进入骨盆导致严重的并发症。如果导针与钻孔器一同拔出，应该重新插入至合适的位置，并进行透视确认。手动攻丝至合适的深度，将髋螺钉沿着导针拧入至股骨头软骨下。拔出导针，把注意力放在置入侧方钢板上。

　　然后在侧板上拧入螺钉并压紧，直至穿过股骨皮质。设计一些系统将板与螺钉锁紧以使得旋转复位。有必要适当旋转螺钉方向以使钢板在股骨干上对齐。以标准的方式用2～6枚双皮质螺钉将侧板牢固固定于股骨干。大多数稳定骨折只需要2枚螺钉，不稳定骨折或骨质疏松的患者需要更多的螺钉固定（图20.7和图20.8）。

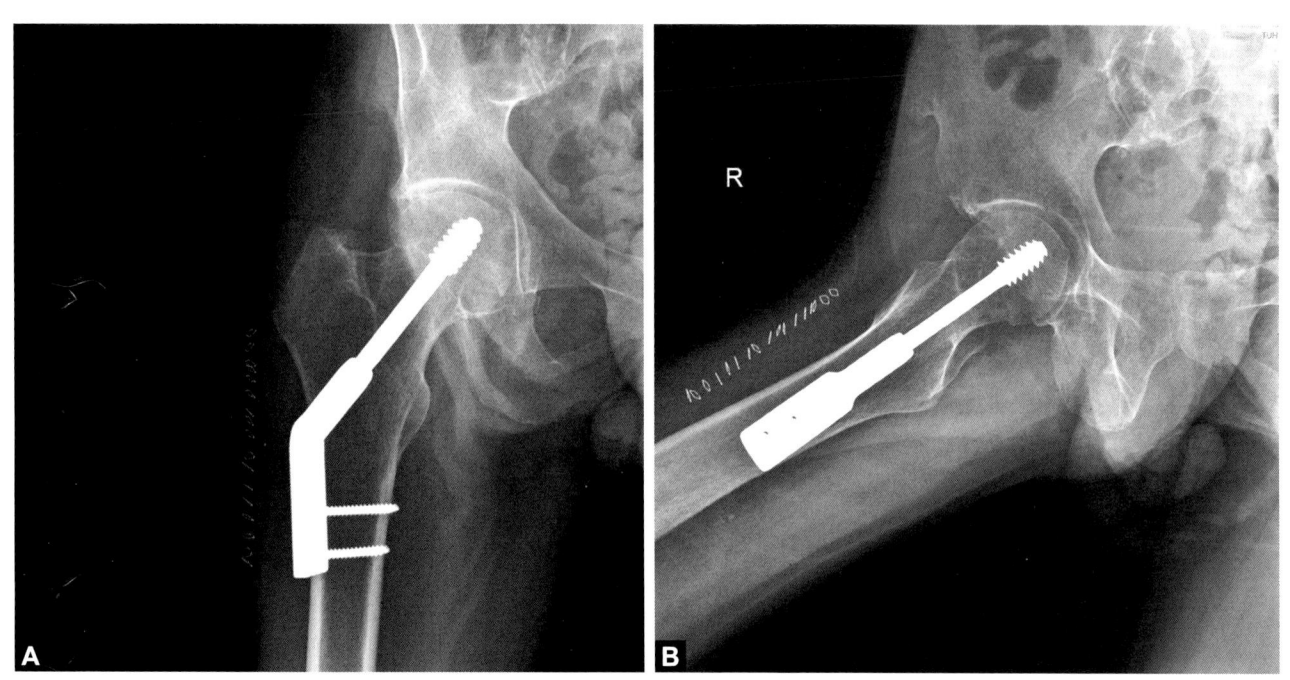

图20.7　动力髋螺钉内固定治疗股骨粗隆间骨折后的X线片
（A）正位X线片　（B）侧位X线片，拉力螺钉位于正中及足够长至关重要，以防螺钉切割股骨头
由Saqib Rehman提供

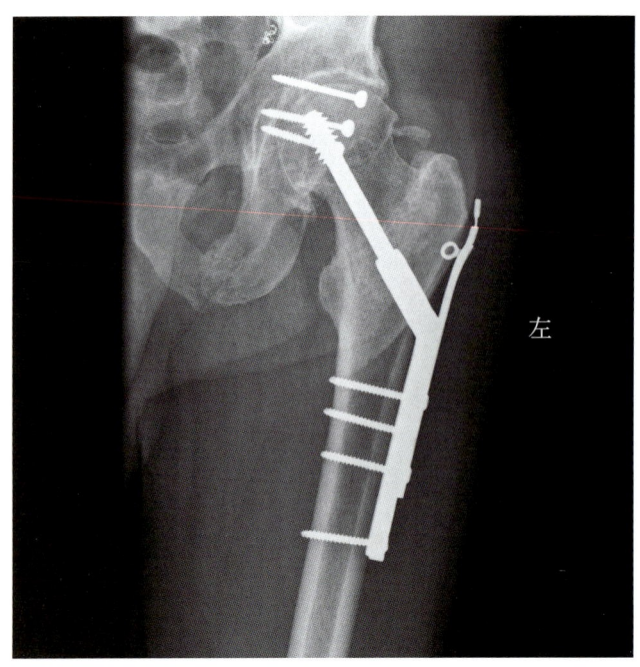

图20.8 动力髋螺钉内固定治疗股骨粗隆间骨折

如果需要，转子侧向稳定钢板很有帮助，钢板近端部分可以置入螺钉

由Saqib Rehman提供

 切开复位内固定治疗粗隆间骨折的经验与教训：

（1）15°内旋的双侧髋正位X线片有助于准确评估颈干角。

（2）将导针位于中央并足够深地置入股骨头可最大限度减少顶尖距，顶尖距应＜25mm以减少拉力螺钉切割的风险。

（三）髓内钉治疗股骨粗隆间骨折

1. 术前规划

虽然动力髋螺钉在稳定股骨粗隆间骨折方面疗效确切，但不稳定的骨折，尤其是后内侧壁破坏和粉碎的骨折，更适合用髓内钉内固定。失败率证明反粗隆间骨折被视为动力髋螺钉的禁忌证，这种类型骨折应用髓内钉内固定。

通过股骨大转子植入顺行髓内钉治疗股骨粗隆间骨折。Lindsey等和Davis等的研究证实髓内钉具有多个优点：①提供稳定的头颈固定；②允许骨折部位有控制的塌陷和加压；③相对于髓外固定，能降低骨折近端的杠杆臂；④提供来自髓腔扩髓的骨移植；⑤提供优良的轴向和旋转控制；⑥允许尽早负重；⑦允许微创切开和经皮置入；⑧作为一种负载分配的植入装置发挥作用。

转子钉有很多种，大部分是短钉和长钉，有些只有单一的股骨颈螺钉，而有些则使用2枚螺钉。有人使用短钉治疗股骨粗隆间骨折，而使用长钉内固定以保护整个股骨已经成为一种趋势。获得骨折断端加压的方式类似于动力髋螺钉，而一些植入物可以在手术中立即对骨折端加压。

2. 手术要点

进行复位和显露后，透视确定导针的起点。进钉点对于正确的髓内钉置入至关重要，正位X线片应该位于大转子尖端的下坡处，侧位X线片位于大转子–股骨干轴中点稍偏前处（图20.9）。确保前后（冠状）平面拉力螺钉正中置入至关重要。一旦确定正确的进钉点，正位X线片上朝着小转子，侧位X线片上与股骨干轴一致置入导针。然后使用近端扩髓钻钻过导针。

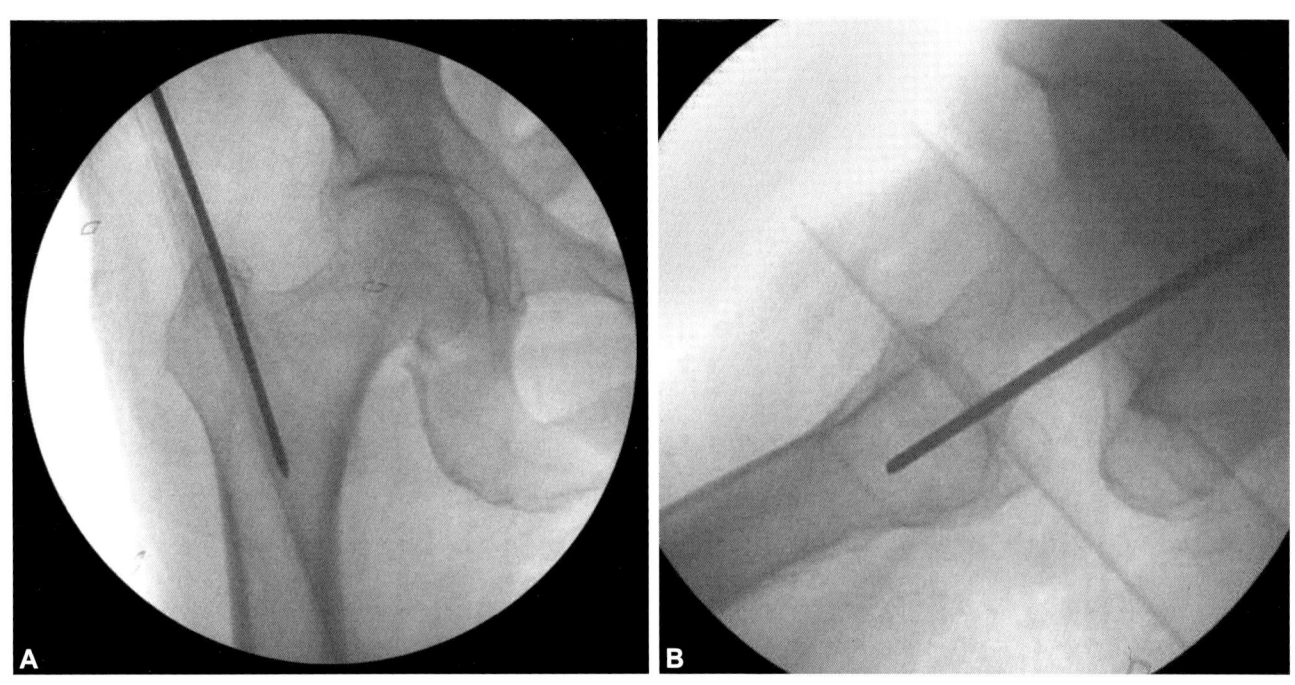

图20.9　髓内钉治疗股骨粗隆间骨折
（A）正位透视图　（B）侧位透视图证实开始导丝位置合适

球头导丝先通过起始孔，穿过骨折部位到达股骨远端。使用长钉置入导丝时，正、侧位片上必须使导丝位于股骨远端中心。对于骨质疏松的骨骼，可能很难做到这一点，因为球头导丝会"游"在股骨远端并偏前漂移。在导丝的末端放置一个小弯，在它通过远端干骺端时轻敲而不是用力打，有助于将它妥善固定。通过旋转导丝，弯曲就如同一个"滑轨"一样帮助引导尖端到一个最后合适的位置。髋关节侧位片更偏前一些进钉有帮助。一旦置入导丝满意，使用不同的近端和远端扩髓钻准备股骨近端植入髓内钉（图20.10）。为准确地置入髓内钉，大多数植入物系统都设计有标准的近端和远端钻孔。应以标准的方式在导丝上钻孔。可以在扩髓钻的外侧以向内方向的力放置1个小的Richardson撑开器或木槌，以避免大转子扩孔异常和外侧皮质的丢失。

髓内钉装配悬臂梁定位装置，通过导丝手动置入股骨内。应小心地推进髓内钉，以避免医源性骨折或骨折移位。正位透视确定髓内钉合适的深度，髓内钉最后的位置应该使正位片上拉力螺钉位于股骨颈和头部中心或稍偏下。除非微调最后几毫米的位置，否则应避免使用锤敲击髓内钉。如果需要用力锤，应该取出髓内钉、扩大髓腔直径。仔细查看X线片可能提示近侧干骺端不能容纳钉的近端肩部。这种情况下，应使用铰刀进一步扩大这一区域之后才可以取出导丝。

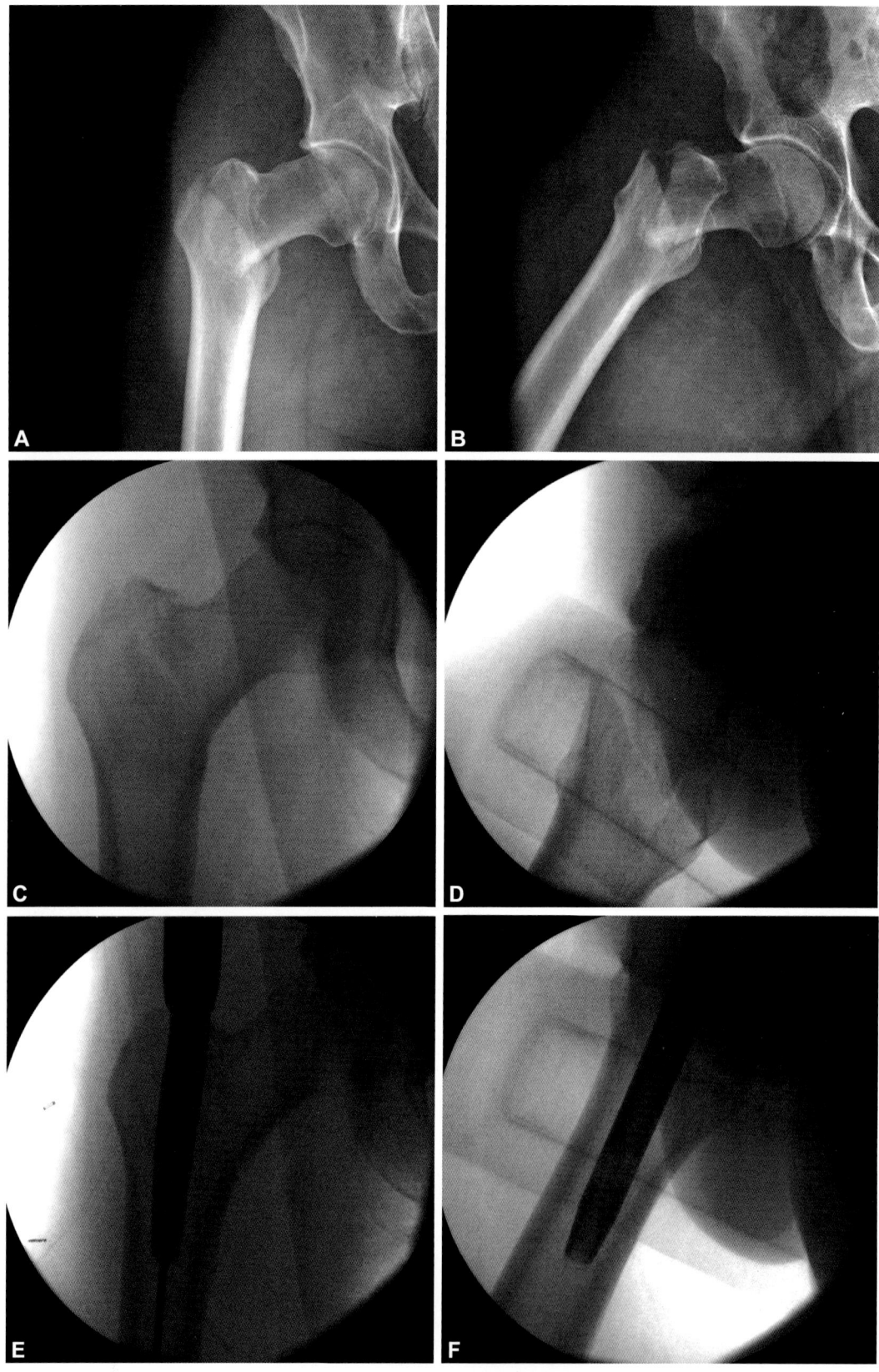

图20.10 髓内钉治疗股骨粗隆间骨折

（A）正位X线片和 （B）侧位X线片显示移位的股骨粗隆间骨折

（C、D）采用牵引床进行牵引后，术中透视正侧位图像显示获得满意的复位

（E）如图20.9所示，置入导丝后，小心插入开孔铰刀，以免损伤侧壁或内侧皮质

（F）侧位图像显示扩髓后置入短髓内钉

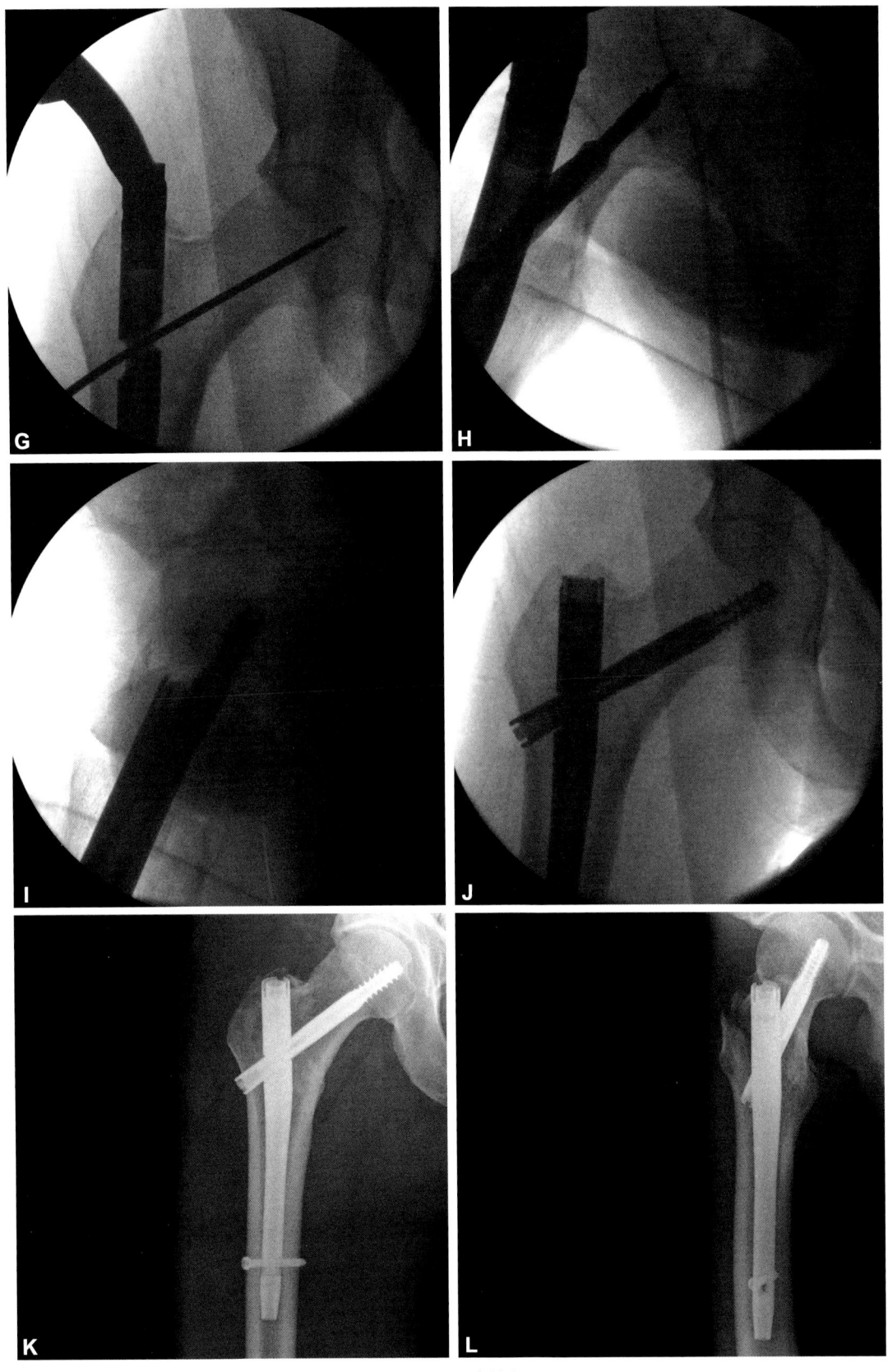

图20.10 （续）

（G）髓内钉置入到适当深度后，位于股骨头中央或稍偏下的位置放置导丝

（H）透视下完成拉力螺钉的扩髓，避免扩髓钻穿透关节。如果未经透视核实，扩髓钻也可能连同导丝穿破关节，甚至进入骨盆内

（I、J）正、侧位图像显示最终髓内钉及拉力螺钉的位置 （K、L）髓内钉复位内固定后的术后正、侧位X线片

由Saqib Rehman提供

使用外撑支架置入拉力螺钉的导针并使之进入股骨头。需要髋关节正、侧位及股骨颈侧位图像确认准确置入导针。外撑支架可以相应地旋转以获得股骨颈的前倾角。导针位置的调整应在完全推进之前完成，因为在改变其轨迹之前需要将其完全取出。像动力髋螺钉一样，应使用之前描述的顶尖距标准，将导针瞄准股骨头的顶点。确定拉力螺钉长度，通过导针进行扩髓，手动置入螺钉至最后合适的位置。

此时特定设计的系统进行立即的骨折加压。对于不稳定的骨折，应该锁定远端螺钉以避免旋转。如果使用长钉，建议使用单一的动态螺钉，因为在锁定螺钉放置后会有明显的轴向压缩偏移。在置入远端交锁螺钉之前，松开下肢牵引对于反粗隆骨折非常重要，允许近端和远端皮质嵌塞。

 股骨粗隆间骨折髓内钉治疗的经验与教训：

（1）不稳定的粗隆间骨折，包括反粗隆骨折，更适合使用髓内钉治疗，而不是动力髋螺钉。

（2）正位X线片上导丝的起点应该位于大转子内侧缘，侧位X线片上位于大转子–股骨干轴线中间稍偏前位置。

（3）正、侧位X线片上长球头导丝应放在股骨远端的中心部分。过度前置可能会导致长钉穿破前皮质。

（4）与动力髋螺钉一样，为预防螺钉切割，最小化顶尖距（TAD）至关重要。

七、疗效

手术治疗股骨粗隆间骨折的主要目标是早期功能锻炼和康复，使患者恢复至伤前的功能水平。到目前为止，如果患者存活并且骨折愈合，股骨粗隆间骨折后的结果被认为是成功的。常规的健康评估工具和髋关节功能评分被用来更好地描述患者的治疗效果。Cornwall等证实患者伤前的功能水平是最好的结果预测手段。他们发现那些不稳定类型骨折的治疗效果最差，但这些患者术前就是极度衰竭和虚弱的。

准确的骨折复位，选择合适的植入物和正确的植入物器械与固定直接影响结果。在最近的一项随机临床试验中，Barton等指出，长髓内钉与动力髋螺钉在再手术率、结果评分、死亡率以及次要结果评价指标等方面无显著差异。发现两种内植入物的切割率与顶尖距（TAD）直接相关。结论是由于结果类似但费用较少，动力髋螺钉应该是治疗这些骨折的金标准。Utrilla等所做的另一个对比研究证实，用髓内钉治疗不稳定骨折有更好的疗效。这可能是由于植入物的髓内位置，使骨折可以愈合，造成的畸形较少，而且股骨偏心距也更好，肢体短缩更少，外展肌的潜在功能更强。Parker和Handoll近期发表了一系列对32个随机临床试验的Meta分析，作为Cochrane图书馆系统综述的一部分，其中的20个研究对髓内钉和动力髋螺钉进行了比较，结论是髓内钉治疗增加了患者术中、术后假体周围骨折的风险，而且再次手术率较高。该报道中的其他研究则比较了髓内钉和动力髋螺钉，再次证实髓内固定有更多与骨折相关的并发症。有两项研究探讨了反粗隆骨折或小粗隆水平的横形骨折，这些研究表明相对于95°角钢板或动力髁钢板，髓内钉的效果更好，骨折内固定的并发症也更少。总之，Parker和Handoll在Cochrane综述中认为动力髋螺钉是治疗大多数股骨粗隆间骨折的较好方案，但对于一些特殊的骨折类型，如反粗隆骨折和粗隆下骨折，髓内钉具有较多的优点。有人推测，Cochrane团队所使用的研究成果陈旧，目前的技术和专业技能也许能缓解髓内钉治疗某些粗隆间骨折类型所遭遇的问题。对于动力髋螺钉和髓内钉之间的成本差异毫无疑问，钢板价格更便宜。

八、并发症

股骨粗隆间骨折治疗的并发症包括全身性并发症，如死亡、心肌梗死、血栓、压疮等以及骨折相关的并发症，如骨不连、畸形愈合、内固定松动/切割、医源性骨折和感染。

出现骨不连的患者有两种手术选择：①全髋关节置换术，通常使用长柄的股骨假体；②内固定翻修，使用或不使用外翻截骨。Bartonicek等证明，外翻截骨术治疗股骨粗隆间骨折不愈合或畸形愈合有93%的治愈率（15例中占14例），提高了Harris髋关节评分，并且无骨关节炎或股骨头缺血性坏死发生，他们认为这是一种有效的治疗方法。

内固定松动是常见的并发症，尤其是骨质疏松和严重粉碎性骨折的患者。骨的质量、骨折稳定性、复位精准度和内植入物位置都会影响最终的结果。正确置入内植入物，尽可能减少顶尖距，仍然是降低失败率的关键。有学者指出，对于不稳定型骨折，髓内固定装置优于动力髋螺钉，这一点已因内固定失败率较低得到了证实。如果内固定失败与股骨头拉力螺钉的切割和关节内突出有关，则需要行人工关节置换术。Haidukewych和Berry报道了60例股骨粗隆间骨折内固定失败行关节置换术的患者情况。32例行全髋关节置换术，28例行人工股骨头置换术。60例中有44例患者接受了平均为5年的随访，40例能正常步行，39例有轻度或无疼痛，5例有中度至重度疼痛。对任何原因进行翻修的内植入物的生存分析表明，7年的生存率为100%，10年的生存率为87.5%。作者的结论是：关节置换术是治疗老年患者股骨粗隆间骨折内固定失败的一种有效的挽救办法。

医源性骨折是髓内固定的常见并发症。要小心谨慎置入这些内植入物，并在整个手术过程中非常仔细以保持骨折复位，因为髓内钉不会使得骨折复位。植入物应始终手动置入通过骨折部位并实时透视以便对髓内钉进行观察，确保没有造成意外的骨折。

九、典型并发症案例

例1：动力髋螺钉切割

77岁，女性，社区活动者，跌倒导致左侧髋关节疼痛被送至急救室，诊断为股骨粗隆间骨折（图20.11A）。在第2天接受了髓内钉内固定手术（图20.11B、C）。患者手术后即刻负重，并在手术后两次随访。在6周的随访时诉说髋关节疼痛，X线片显示动力髋螺钉灾难性的失效（图20.11D～E）。所有感染标志物均为正常。医生讨论过使用接骨板或股骨近端锁定钢板复位内固定进行翻修。最终患者选择了全髋关节置换术，因为这会让患者在手术后立即负重，年龄是一个重要的考虑因素。患者成功接受了全髋关节置换术（图20.11F）。术中革兰染色和冰冻切片未提示感染。患者病愈及康复过程顺利。当拉力螺钉切割后选择关节置换时，通常需要使用长柄的股骨假体。在这特殊病例中，拉力螺钉在股骨头内最终的位置导致了内植入物的过早失败以及螺钉最后的切割，注意顶尖距＞25mm。

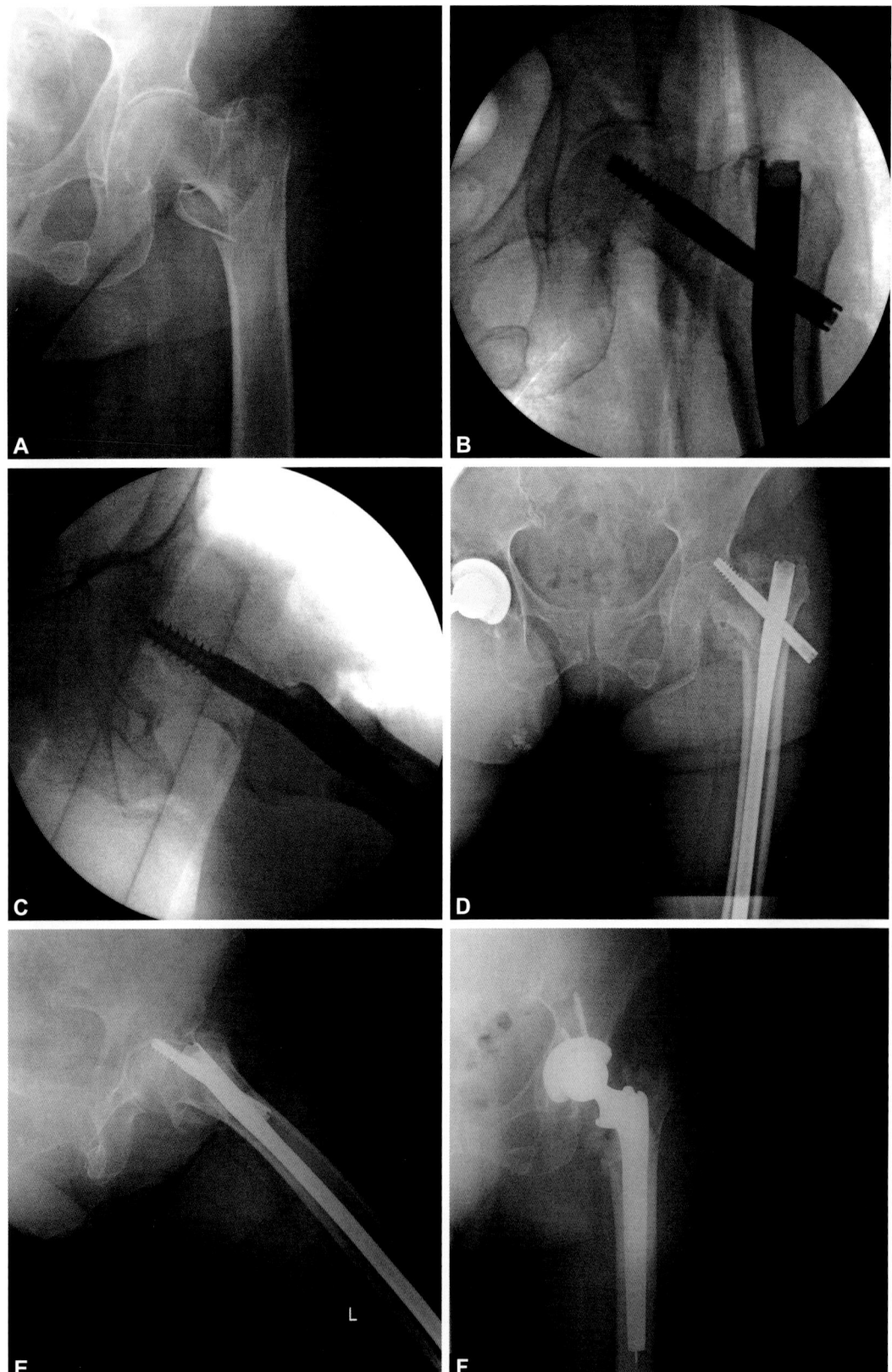

图20.11 高龄股骨粗隆间骨折内固定术后螺钉切割的治疗

（A～C）术前正位和术中正、侧位图像显示拉力螺钉的位置稍偏上

（D、E）术后6周正、侧位X线片显示拉力螺钉从股骨头切割

（F）考虑年龄和股骨头负重面关节的损伤，采用全髋关节置换术治疗

例2：股骨粗隆间骨折骨不连

　　84岁，女性，社区活动者，因体力不支跌倒在地，导致左侧股骨粗隆间骨折（图20.12A）。使用髓内钉治疗，术后即刻的X线片显示髓内钉及拉力螺钉的位置令人满意（图20.12B），术后患者立即进行负重。术后2个月随访时，主诉轻微的腹股沟区疼痛（图20.12C、D）。继续接受物理疗法，而腹股沟区疼痛也持续到了之后的随访，白细胞计数、红细胞沉降率以及c-反应蛋白这些感染指标全部是正常的。在6个月时，患者腹股

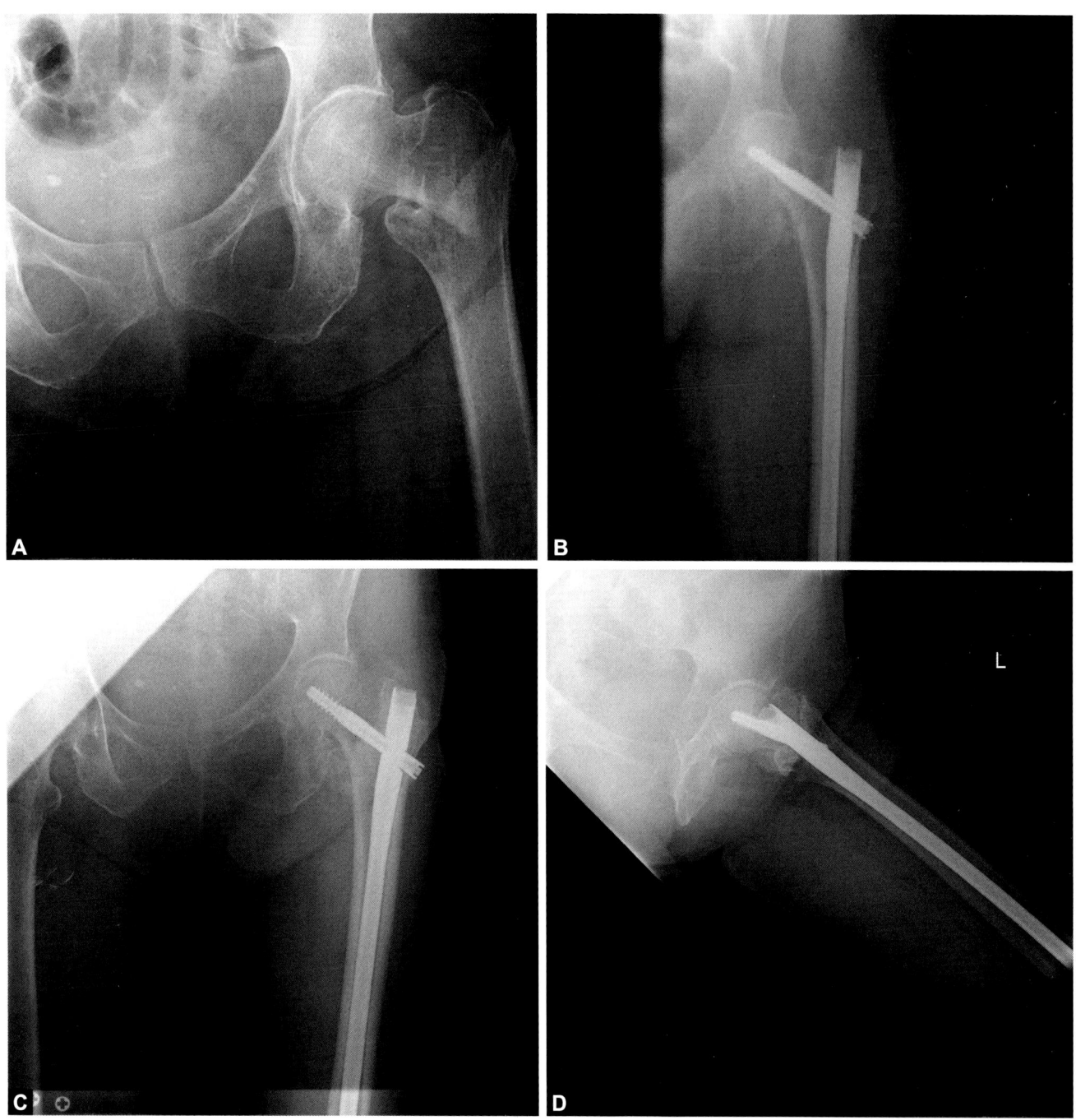

图20.12　老年患者股骨粗隆间骨折不愈合的治疗
（A、B）股骨粗隆间骨折术前及长髓内钉治疗术后髋关节正位X线片
（C、D）2个月时，正、侧位X线片提示骨折线仍然可见，特别是侧位X线片

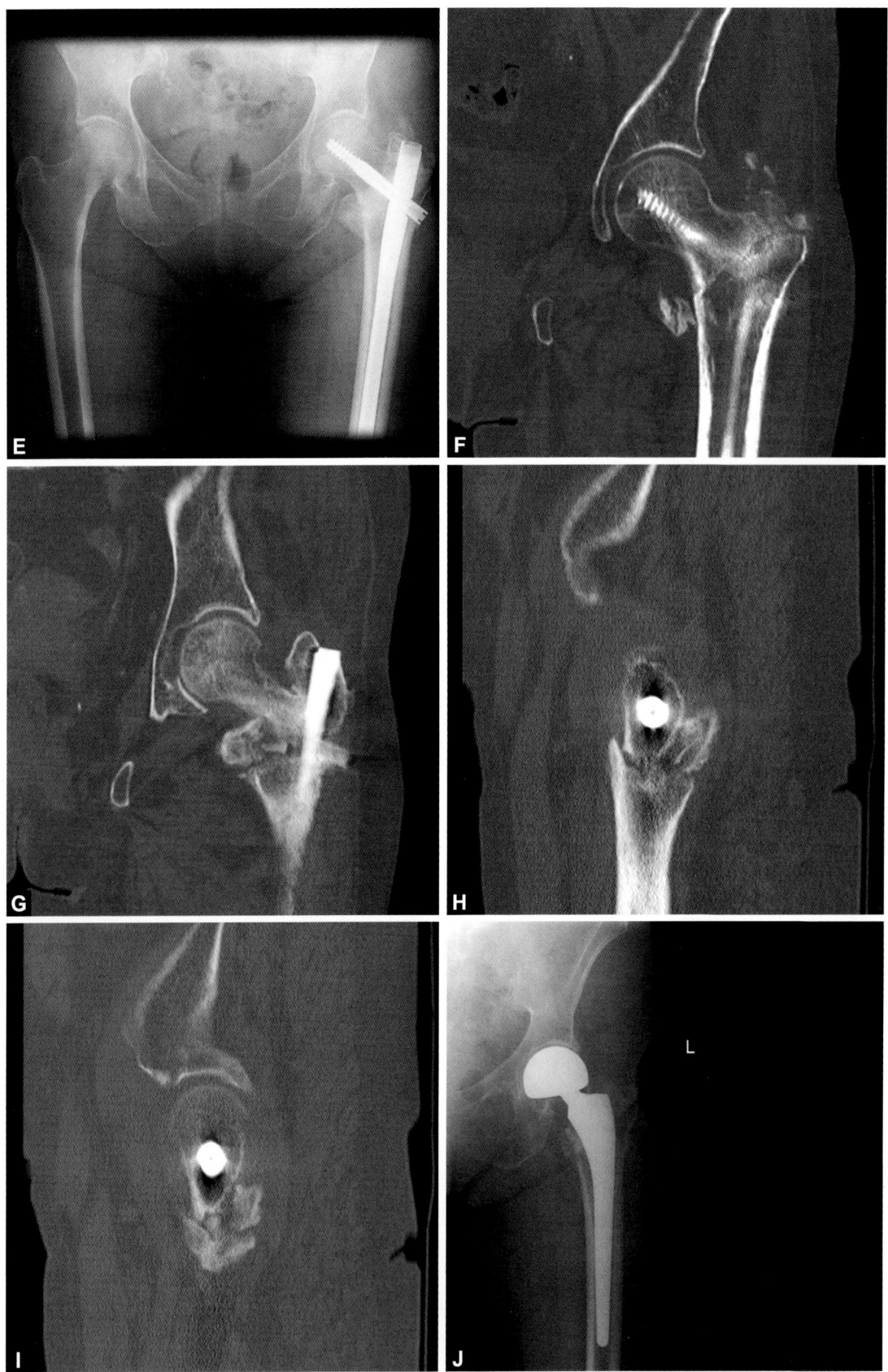

图20.12 （续）

（E～I）6个月时，X线片和CT图像表明，植入物完好无损，力线仍保持，但透亮的骨折线仍清晰可见
（J）考虑到年龄和没有明显的关节炎改变，采用人工股骨头置换术治疗骨不连

由Saqib Rehman提供

沟区疼痛仍持续存在。骨盆X线片显示骨折维持复位，内固定器完整（图20.12E）。CT图像显示骨折端透亮影提示骨不连（图20.12 F～I）。与患者讨论可选择的治疗方案，包括取出内植入物、外翻截骨或关节置换手术。患者选择了关节置换术，以利于术后尽早锻炼活动。因为年龄因素和X线片提示无关节炎改变，选择了人工股骨头置换手术（图20.12J）。对于年轻患者，首选外翻截骨术治疗股骨粗隆间骨折骨不连，以保存天然的髋关节。

十、小结

股骨粗隆间骨折是骨科最常见的骨折之一。几乎所有病例需要手术治疗，因为保守治疗几乎没有任何作用。后内侧壁缺失和反粗隆骨折为不稳定型骨折，应予以重视。手术技术的要点是骨折的复位必须在置入内固定之前获得，并且需要自始至终维持以避免复位不良。除了反粗隆骨折，这些骨折绝大多数可以用动力髋螺钉和接骨板进行内固定治疗。可以经皮置入髓内装置，提供生物力学优势。

（甘锋平 译）

参考文献

[1] Stannard JP, Schmidt AH, Kregor PJ. Surgical treatment of orthopaedic trauma. New York, NY: Thieme; 2007. p. 940.

[2] Lubovsky O, Liebergall M, Mattan Y, et al. Early diagnosis of occult hip fractures MRI versus CT scan. Injury. 2005; 36(6):788-792.

[3] Evans EM. The treatment of trochanteric fractures of the femur. J Bone Joint Surg Br. 1949;31B(2):190-203.

[4] Kyle RF, Gustilo RB, Premer RF. Analysis of six hundred and twenty two intertrochanteric hip fractures. J Bone Joint Surg Am. 1979;61(2):216-221.

[5] Marsh JL, Slongo TF, Agel J, et al. Fracture and dislocation classification compendium-2007: Orthopaedic Trauma Association classification, database and outcomes commi-ttee. J Orthop Trauma, 2007;21(10 Suppl):S1-133.

[6] Kyle RF, Ellis TJ, Templeman DC. Surgical treatment of intertrochanteric hip fractures with associated femoral neck fractures using a sliding hip screw. J Orthop Trauma. 2005; 19(1):1-4.

[7] Kenzora JE, McCarthy RE, Lowell JD, et al. Hip fracture mortality. Relation to age, treatment, preoperative illness, time of surgery, and complications. Clin Orthop Relat Res. 1984;(186):45-56.

[8] McNeill DH. Hip fractures. Influence of delay in surgery on mortality. Wis Med J. 1975;74(12):129-128.

[9] Lyon LJ, Nevins MA. Management of hip fractures in nursing home patients: to treat or not to treat? J Am Geriatr Soc. 1984;32(5):391-395.

[10] Baumgaertner MR, Curtin SL, Lindskog DM, et al. The value of the tip-apex distance in predicting failure of fixation of peritrochanteric fractures of the hip. J Bone Joint Surg Am. 1995;77(7):1058-1064.

[11] Baumgaertner MR, Solberg BD. Awareness of tip-apex distance reduces failure of fixation of trochanteric fractures of the hip. J Bone Joint Surg Br. 1997;79(6):969-971.

[12] Bridle SH, Patel AD, Bircher M, et al. Fixation of inter-trochanteric fractures of the femur. A randomised pros-pective comparison of the gamma nail and the dynamic hip screw. J Bone Joint Surg Br. 1991;73(2):330-334.

[13] Davis J, Harris MB, Duval M, et al. Pertrochanteric fractures treated with the Gamma nail: technique and report of early results. Orthopedics. 1991;14(9):939-942.

[14] Lindsey RW, Teal P, Probe RA, et al. Early experience with the gamma interlocking nail for peritrochanteric fractures of the proximal femur. J Trauma. 1991;31(12):1649-1658.

[15] Cornwall R, Gilbert MS, Koval KJ, et al. Functional outcomes and mortality vary among different types of hip fractures: a function of patient characteristics. Clin Orthop Relat Res. 2004;(425):64-71.

[16] Barton TM, Gleeson R, Topliss C, et al. A comparison of the long gamma nail with the sliding hip screw for the treatment of AO/OTA 31-A2 fractures of the proximal part of the femur: a prospective randomized trial. J Bone Joint Surg Am. 2010;92(4):792-798.

[17] Utrilla AL, Reig JS, Munoz FM, et al. Trochanteric gamma nail and compression hip screw for trochanteric fractures: a randomized, prospective, comparative study in 210 elderly patients with a new design of the gamma nail.

J Orthop Trauma. 2005;19(4):229-333.

[18] Parker MJ, Handoll HH. Gamma and other cephalocondylic intramedullary nails versus extramedullary implants for extracapsular hip fractures in adults. Cochrane Database Syst Rev. 2005;(4):CD000093.

[19] Bartonicek J, Skala-Rosenbaum J, Dousa P. Valgus inter-trochanteric osteotomy for malunion and nonunion of trochanteric fractures. J Orthop Trauma. 2003;17(9): 606-612.

[20] Haidukewych GJ, Berry DJ. Salvage of failed internal fixation of intertrochanteric hip fractures. Clin Orthop Relat Res. 2003;(412):184-188.

第21章

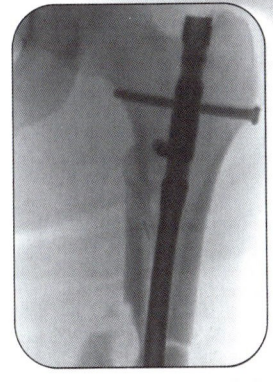

股骨粗隆下骨折
Subtrochanteric Femur Fractures

Paul Lafferty, Emily Keener, Peter Cole

一、导言

　　股骨粗隆下骨折是指股骨近端骨折线累及小粗隆以及小粗隆下5cm之间的骨折。Wiss和Brien描述股骨粗隆下骨折为骨折线从小粗隆延伸至股骨近端和中1/3处的骨折。因为该区域股骨高应力负荷和肌肉力量导致的畸形，这类型骨折治疗困难。股骨粗隆下骨折发生年龄呈双峰分布，年轻患者由高能量损伤造成，主要为机动车交通事故，而老年患者多由低能量损伤造成，如跌倒损伤。年轻患者低能量损伤发生此类型骨折应怀疑病理性骨折。老年患者中有越来越多是由于长期双膦酸盐治疗而导致的股骨粗隆下骨折。

二、诊断

（一）体格检查

股骨粗隆下骨折的患者可能存在其他危及生命的损伤，低血容量休克需要紧急处理。股骨粗隆下骨折患者表现为大腿近端疼痛和肿胀，患侧肢体短缩和外旋畸形。仔细检查患肢的神经和血管，检查任何开放性损伤以及撕裂或擦伤的皮肤，那可能会影响之后的手术切口。同侧膝关节也应进行评估有无韧带损伤。

（二）影像学诊断

需要照股骨全长X线片以充分反映骨折。患侧股骨轴向牵引的X线片可以帮助确定骨折类型，图像应该包括髋关节及膝关节。特别是高能量机制损伤的患者，需要拍正位骨盆X线片寻找任何相关的损伤，包括同侧股骨颈骨折和髋臼骨折。CT图像可以帮助发现累及到粗隆部及股骨颈和/或远端延伸到股骨干的复杂骨折，有助于确认任何股骨X线片不能诊断的没有移位的骨折。对于X线片或CT图像不能诊断的股骨粗隆下区域的应力性骨折，可以应用骨扫描或MRI进行确诊。

 股骨粗隆下骨折诊断的经验与教训：

（1）股骨粗隆下骨折表现为大腿近端肿胀和疼痛。要注意任何相关的损伤，包括同侧膝关节损伤。

（2）必须对患肢进行神经血管检查，应仔细检查任何与之相关开放性损伤的皮肤。

（3）须照包括整个股骨、髋关节及膝关节的正、侧位X线片以明确诊断。轴向牵引的股骨X线片有助于确定骨折类型。

（4）股骨近端的CT扫描可以明确股骨粗隆下骨折类型和任何向近端延伸至股骨粗隆间或股骨干的骨折。

三、分型

（一）Seinsheimer 分型

Seinsheimer于1978年基于主要骨折块、骨折线以及其延伸创建了股骨粗隆下骨折分型（图21.1），骨折断裂块的测量直径必须≥1cm才被认为是1个主要骨折块。分型包括Ⅰ~Ⅴ型。Ⅰ型为无移位且骨折块移位<2mm的骨折。Ⅱ型骨折为2个部分骨折，细分为A、B、C 3个亚型。ⅡA型骨折为两个部分横形骨折。ⅡB型为螺旋形骨折，小粗隆附在近侧骨折块，ⅡC型为螺旋形骨折，小粗隆附在远侧骨折块。Ⅲ型股骨粗隆下骨折为3个部分骨折。ⅢA型是一个小粗隆连接到第三片段的股骨近端螺旋形骨折，其中还包括皮质下面的尖状物。ⅢB型是一种螺旋形骨折，第三部分是1个蝶形骨折。Ⅳ型骨折为有4个骨折块的粉碎性骨折。Ⅴ型骨折延伸到粗隆间和大粗隆。在Seinsheimer分型的研究中，ⅢA型骨折内固定治疗失败率最高，因为在骨折部位内植入物承受着大的应力。

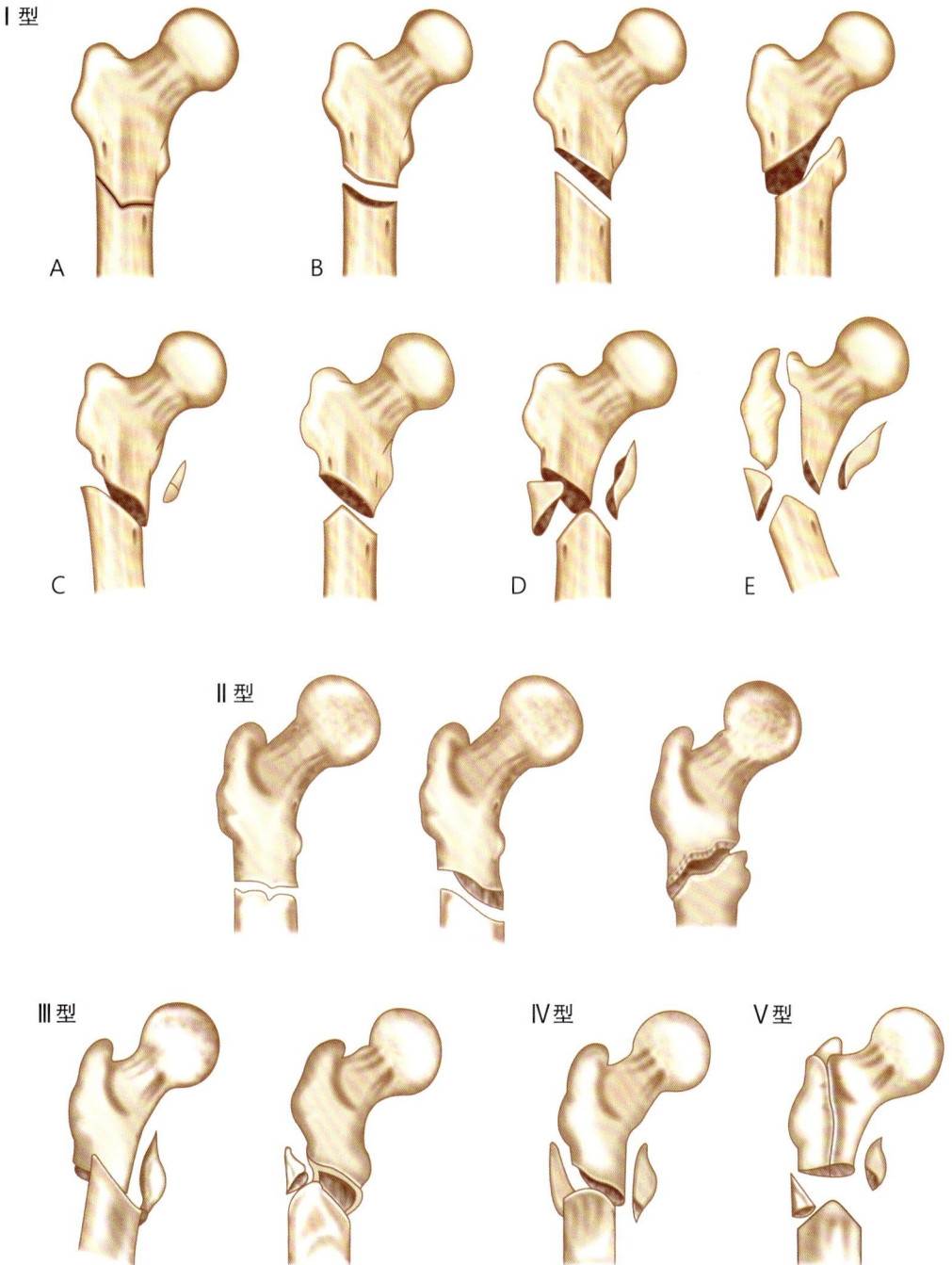

图21.1　股骨粗隆下骨折的Seinsheimer分型

（二）Russell-Taylor分型

　　股骨粗隆下骨折的Russell-Taylor分型是根据骨折是否延伸到梨状窝以及小粗隆是否受累而提出的一种分型（图21.2）。Ⅰ型骨折不涉及梨状窝，ⅠA型小粗隆没有粉碎性骨折，而ⅠB型小粗隆有粉碎性骨折。Ⅱ型骨折的骨折线延伸到梨状窝。ⅡA型骨折小粗隆没有粉碎性骨折；ⅡB型小粗隆有粉碎性骨折，粉碎的小粗隆暗示股骨近端内侧皮质缺乏完整性，导致股骨近端内固定后内翻应力负荷增加。使用梨状肌起点植入髓内钉固定时，需注意延伸到梨状窝骨折，骨折线累及梨状窝会影响进钉点。

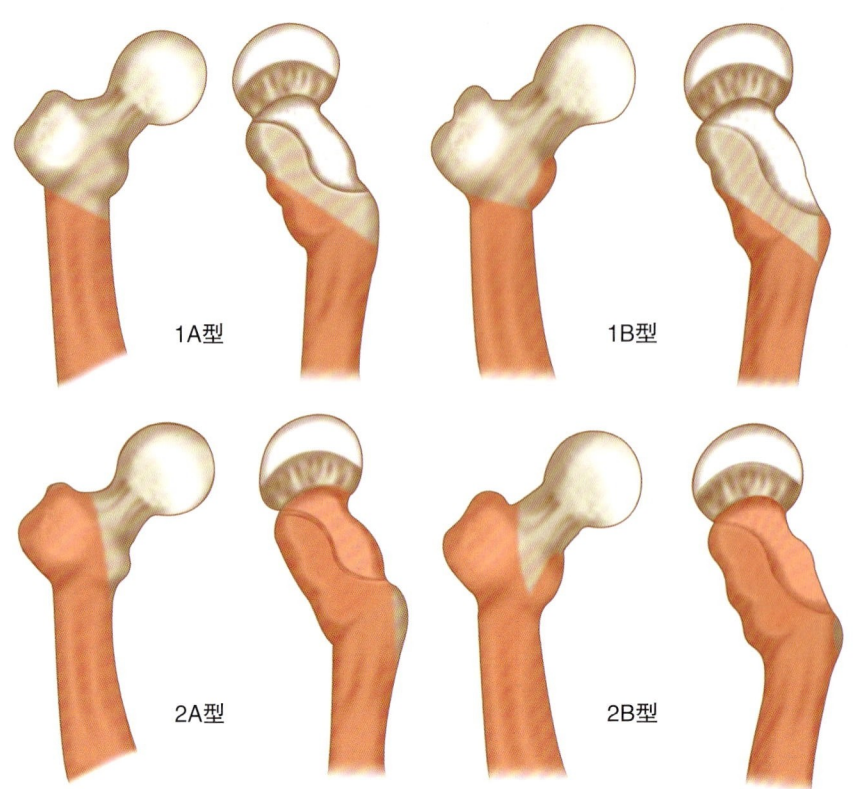

1A型　1B型

2A型　2B型

图21.2　股骨粗隆下骨折Russell–Taylor 分型

（三）AO/OTA 分型

AO一样对股骨粗隆下骨折进行分型。股骨被命名为3，股骨近端为31，股骨粗隆部为31-A。股骨粗隆部被分为3个亚型：①反粗隆间骨折为31-A3.1型；②横向粗隆下骨折为31-A3.2；③股骨粗隆下粉碎性骨折为31-A3.3（图21.3）。

四、手术指征

几乎所有的股骨粗隆下骨折都推荐手术治疗。非手术治疗仅用于合并内科疾病或严重创伤而不能耐受手术的患者。甚至对于不能行走的患者，股骨粗隆下骨折的手术内固定也有助于护理。总的来说，股骨粗隆下骨折的手术治疗有助于患者功能锻炼，从而降低发生肺炎、压疮、深静脉血栓形成的风险。

（一）临时措施

股骨粗隆下开放性骨折应行紧急冲洗清创和临时或最终的内固定。如果患者骨折没有得到早期内固定，则需要骨牵引。牵引有助于缓解疼痛，也减少潜在的二次损伤，从而减少失血。

对于严重创伤的患者，外固定是临时的措施。然而，由于股骨近端的小骨碎片，股骨近端骨折外固定在技术上可能是困难的。此外，往往有更多的渗液从大腿近端和骨盆的固定针渗出，可能影响之后的内固定，特别是在医院获得性感染经常发生的重症监护病房。因此，相对于膝关节和踝关节而言，这不是理想的姑息措施。

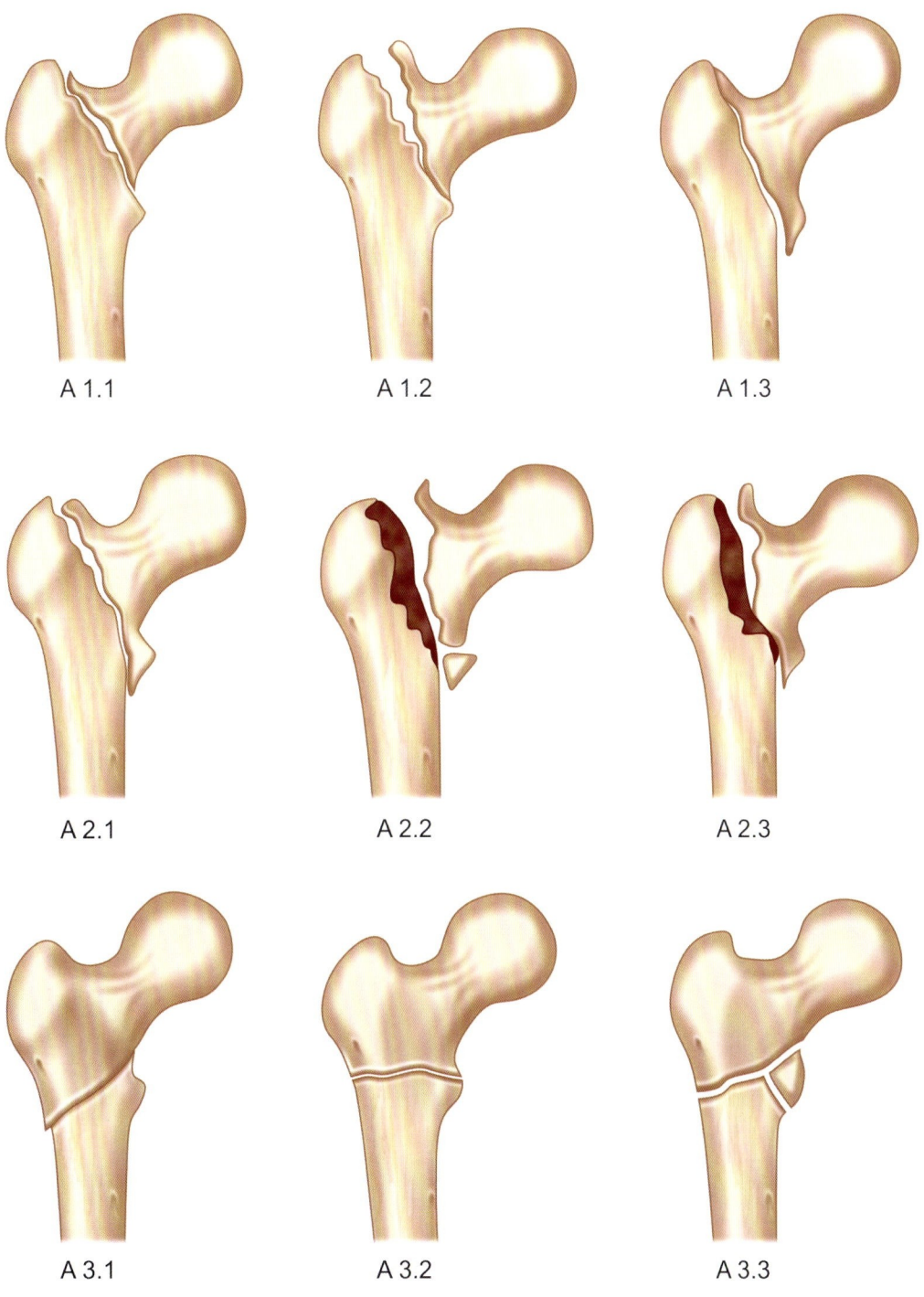

A 1.1　　　　　　A 1.2　　　　　　A 1.3

A 2.1　　　　　　A 2.2　　　　　　A 2.3

A 3.1　　　　　　A 3.2　　　　　　A 3.3

图21.3　股骨粗隆下骨折的AO/OTA 分型

（二）手术内固定

当患者病情足够稳定时接受外科手术，髓内钉或钢板螺钉技术内固定治疗股骨粗隆下骨折优于非手术治疗、骨牵引和外固定。有助于术后锻炼，降低许多由卧床导致的并发症。

五、外科解剖、体位与入路

（一）应用解剖

由于这一区域的股骨解剖结构以及强大的肌肉附着，股骨粗隆下骨折的手术治疗困难。股骨干有平均曲率为109°～120°的前弓。男性的颈干角度平均为129°，女性为133°。1917年，Koch的生物力学研究表明，股骨粗隆下区45kg的轴向负荷导致的压力大于股骨粗隆下内侧65895kPa产生的压力。股骨粗隆下内侧压力以小粗隆下1～3cm处最大，导致这一区域为密质骨。股骨粗线是后股骨干皮质增厚的一个区域，此处有内收肌群、股中间肌和股二头肌短头附着。附着大粗隆的肌肉包括外展肌：臀中、小肌、外旋肌、梨状肌、孖肌和股方肌。这些肌肉附着导致股骨粗隆下骨折近端骨折块外旋和外展畸形。髂腰肌是附着于小粗隆的强大屈髋肌，导致远端或近端骨折块屈曲，取决于小粗隆附着于哪一个骨折块。内收肌附着于股骨远端，使股骨粗隆下骨折远端骨折块内收畸形。

股骨血供由滋养动脉提供，也由多个骨膜动脉提供。股骨头和颈部主要由旋股内侧动脉供应（图21.4）。

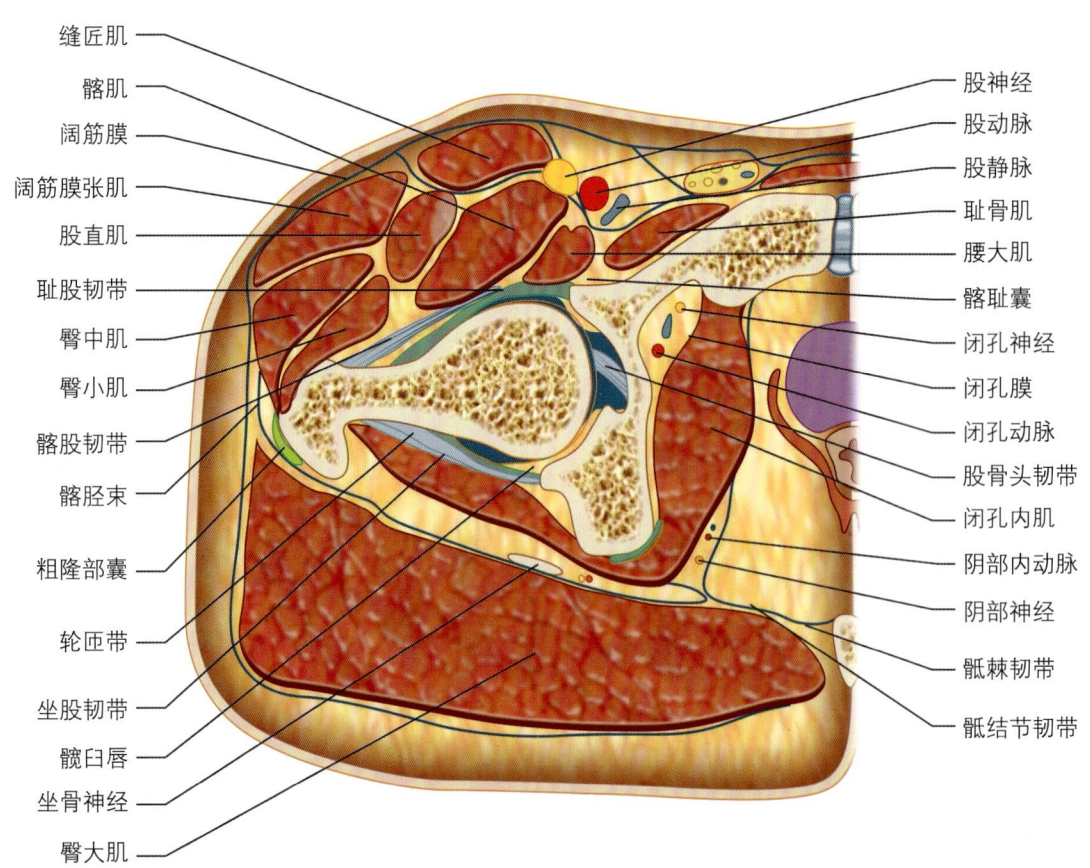

缝匠肌
髂肌
阔筋膜
阔筋膜张肌
股直肌
耻股韧带
臀中肌
臀小肌
髂股韧带
髂胫束
粗隆部囊
轮匝带
坐股韧带
髋臼唇
坐骨神经
臀大肌

股神经
股动脉
股静脉
耻骨肌
腰大肌
髂耻囊
闭孔神经
闭孔膜
闭孔动脉
股骨头韧带
闭孔内肌
阴部内动脉
阴部神经
骶棘韧带
骶结节韧带

图21.4 髋关节前后观的应用解剖

（二）体位

传统上，股骨粗隆下骨折选择有牵引装置的手术台。许多外科医生使用无牵引装置的可透射线的手术床。通常患者仰卧位或侧卧位，有些外科医生更喜欢所谓的"大侧卧位"，即垫高患侧髋的仰卧位。

已经有大量有关顺行交锁钉优缺点的文章。大多数研究的关注点在使用骨科牵引床与患侧下肢不牵引平卧在可透射线的床之间的比较上。骨科牵引床的优点包括持续的纵向牵引、不需要额外的助手，以及方便对受伤的肢体进行操作和透视。缺点包括容纳肥胖患者、建立正确的进钉点、对多发伤患者操作等方面的困难。此外，也有与骨科牵引床使用相关的一些并发症，包括阴部神经损伤、腓后相关的皮肤坏死、骨筋膜室综合征和旋转不良畸形。仰卧在平坦的可透视床的优点是减少手术时间和多发伤患者的可转动性增加。缺点包括获得股骨近端的侧位X线片以及在手术过程中获得与维持力线方面的困难。

（三）手术入路

侧卧位有几个优点。相对于仰卧在可透视床置入股骨髓内钉，侧卧位可以避免骨科牵引床特有的潜在并发症和不便。侧卧位改善梨状窝进入和粗隆进钉点的显露，特别是肥胖患者。侧卧位肥胖患者也更容易获得大的切口。如有需要，侧卧位更灵活转换到开放手术。此外，手术肢体可从手术床的两侧，容易获得高质量的正、侧位股骨近端X线片，因为C型臂不必放置在其弧范围极端或股骨的斜角，而这是牵引床必需的位置。可以通过外侧入路进行切开复位钢板内固定。切口起于大粗隆正中的上方，向远端沿股骨干延伸。劈开阔筋膜张肌，显露股外侧肌并向前牵拉，结扎和凝固位于股外侧肌内的股深动脉穿支，然后显露股骨外侧。股骨粗隆下骨折髓内固定通常可采用经皮置入髓内钉，需要闭合复位骨折。如果不能获得闭合复位，则需要切开复位。

六、手术方法：常用技术

治疗股骨粗隆下骨折的内植入物分为两大类：①标准或微创技术置入的钉板装置；②通过开放或微创技术置入的髓内钉。顺行髓内钉进一步分为中央钉（标准交锁髓内钉）或头状髓内钉（股骨粗隆间重建钉）。

（一）髓内钉

如果近端骨折块完整，可以容纳髓内钉和近端锁钉，股骨粗隆下骨折可以使用标准的梨状肌进入的第一代交锁髓内钉内固定。复位不良可能导致股骨近端骨块内固定失败，通常包括联合的前弯曲和内翻畸形。标准锁定技术可能不能充分固定近端骨折块，钉可能在骨折近端髓腔内滑动。

（二）重建钉

重建钉通常由梨状窝置入，利用螺钉固定股骨颈和头，使植入物可以更好地固定近端骨折块，因为增加了与股骨颈和头部的骨接触。重建钉可用于治疗所有类型的股骨粗隆下骨折，包括小粗隆粉碎、延伸到梨状窝和累及粗隆间或股骨颈的骨折。

（三）粗隆钉

粗隆钉常用于治疗股骨粗隆下骨折。这些设备在钉的近端有一个顶点向内侧弯曲，让钉子轻松地穿过髓腔。类似于重建钉，粗隆钉特有的螺钉或螺旋叶片挤压固定在股骨头、颈部，使它们适合用于治疗股骨粗隆下骨折。许多医生发现这些粗隆钉比经梨状窝进入的钉更容易被置入。与重建钉类似，粗隆钉可用于治疗所有类型的股骨粗隆下骨折。

（四）95°角钢板

早期许多股骨近端骨折治疗的发展大部分是95°髁钢板成功开展的结果。然而，手术技术是非常具有挑战性的，必须在3个平面精确地置入钢板：①轴向；③矢状面；③冠状面。许多外科医生发现使用这个装置是困难的。

95°加压钉板也被成功地用于治疗股骨粗隆下骨折多年。骨科医生熟悉这项技术，用135°加压髋螺钉治疗股骨粗隆间骨折。与95°髁钢板相比，95°加压髋螺钉的优点是在置入加压螺钉后，可以在矢状面上进行调整。结果该装置有更少潜在的放置错误，特别在矢状面。

（五）股骨近段锁定钢板

可以采用开放和微创技术置入股骨近端锁定钢板，适用于治疗粉碎性不稳定股骨粗隆下骨折、延伸到梨状窝骨折以及合并囊内或囊外骨折。

（六）术前计划

这些骨折的治疗技术要求很高，需要灵活选择内植入物和入路。当近端粉碎需要使用一个固定角度的装置时，详细的模板确定植入物合适的叶片或加压螺钉的长度以及板的长度。使用髓内装置时，需要规划钉的长度、髓腔直径和股骨弓。此外，由于严重的粉碎会使确定患肢长度困难，以对侧股骨的X线片作为对比有助于确定正常股骨长度。应获得髋关节、股骨和膝关节的高质量标准正、侧位X线片。如果骨折类型复杂，牵引下跨过手术台拍侧位片是有用的。术前需要获得上下关节的全长X线片，来评估全部损伤程度、估计植入物的长度和直径、评估股骨弓。CT在复杂骨折类型中也一样有用。某些市售钉的曲率半径可能大于109～120cm的股骨平均弯曲度。老年或身材矮小患者可能出现过度弓，这可能会导致通过长钉困难，从而导致置入长钉过程中穿破远端前皮质。

（七）复位

复位技术取决于骨折的"特点"。股骨粗隆下骨折必须注意纠正典型的骨折近端屈曲、外展、外旋畸形。作为一种选择，骨折远端可以外旋以对齐近端骨折块。这些畸形由髂腰肌、髋外展肌和外旋肌群对骨折近端牵拉引起。骨折远端典型的内收移位和短缩通常由内收肌、股四头肌和腘绳肌腱复合体牵拉所致。骨折复位方法包括通过手法或牵引床牵引、股骨牵引器复位、闭合手法（利用垫锤或"F"的工具）、经皮克氏针复位（图21.5）、通过近端入口的骨折复位器（预装铰孔导丝）或有限切开的方法。

　　有限切开方法包括带或不带盘的尖头球状推进器的使用（图21.6）和在骨折远端内侧皮质放置骨钩，通过经皮切口矫正屈曲外展的近端骨折块。如果骨折块是易控制的，也可以通过小切口放置1个大的点对点钳进行复位。如果不能闭合复位，应进行切开复位以确保获得足够的对线。切开复位应尽量减少软组织剥离和骨折部位血行阻断。股骨内侧碎片的生存能力是非常重要的，小心处理这些骨块以避免医源性损伤。可以使用螺钉帮助股骨粗隆下骨折获得复位，与其他位置一样，螺钉的适当位置是短骨折片段的凹面。在骨折近端内侧放置螺钉有助于纠正内翻畸形（图21.7A），在骨折近端放置螺钉有助于纠正反屈畸形。这些螺钉可以暂时放置或在髓内钉放置后留在原位置不予以取出。如果必要，阻挡螺钉也可以放在远端骨折块（图21.7B）。

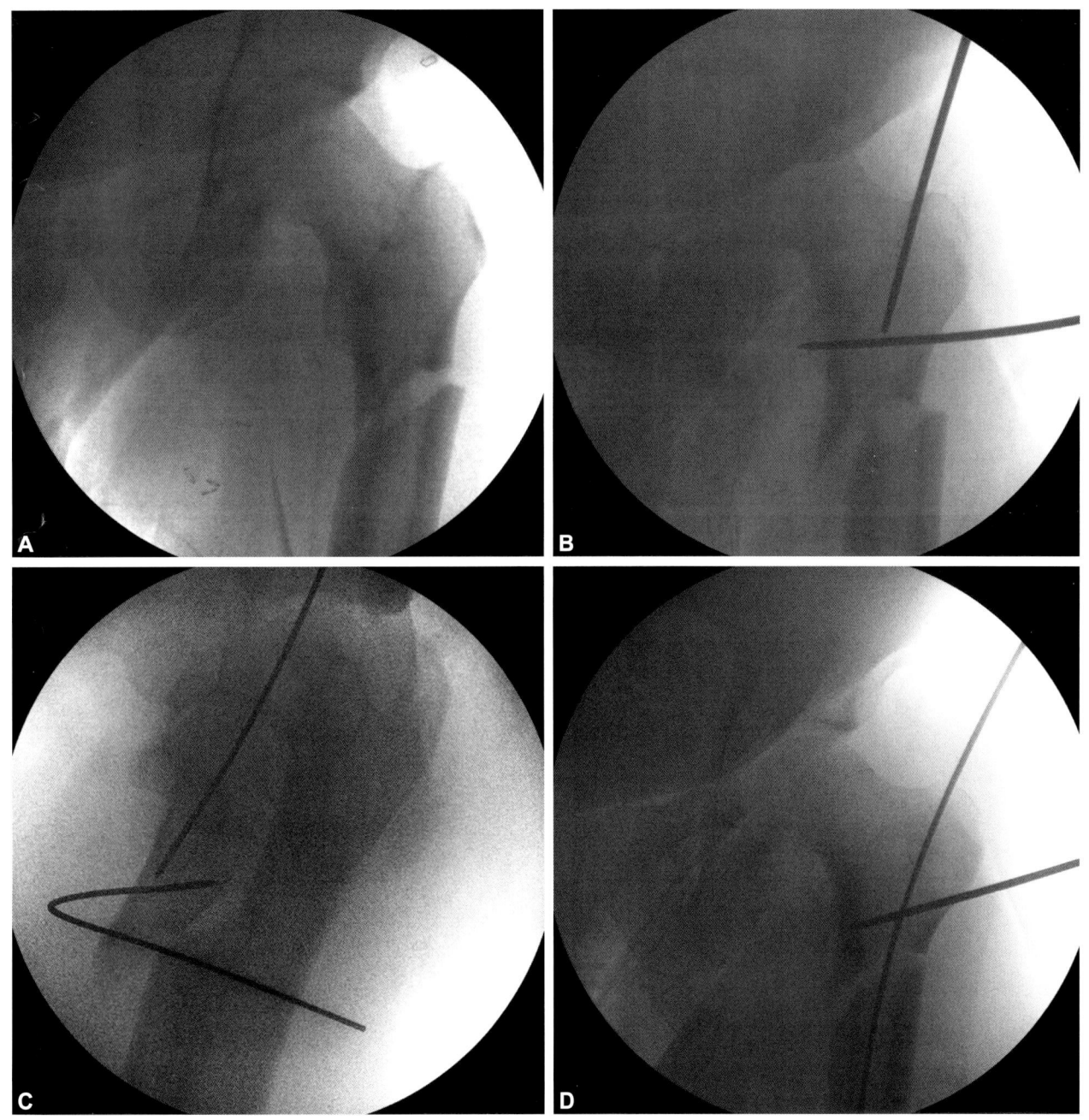

图21.5　股骨粗隆下骨折经皮克氏针复位

（A）左股骨粗隆下骨折正位透视图像　（B、C）在大粗隆的进钉点置入导丝，经皮横向置入克氏针至骨折近端进行复位
（D）骨折复位后导丝由近端骨折块进入至远端骨折块

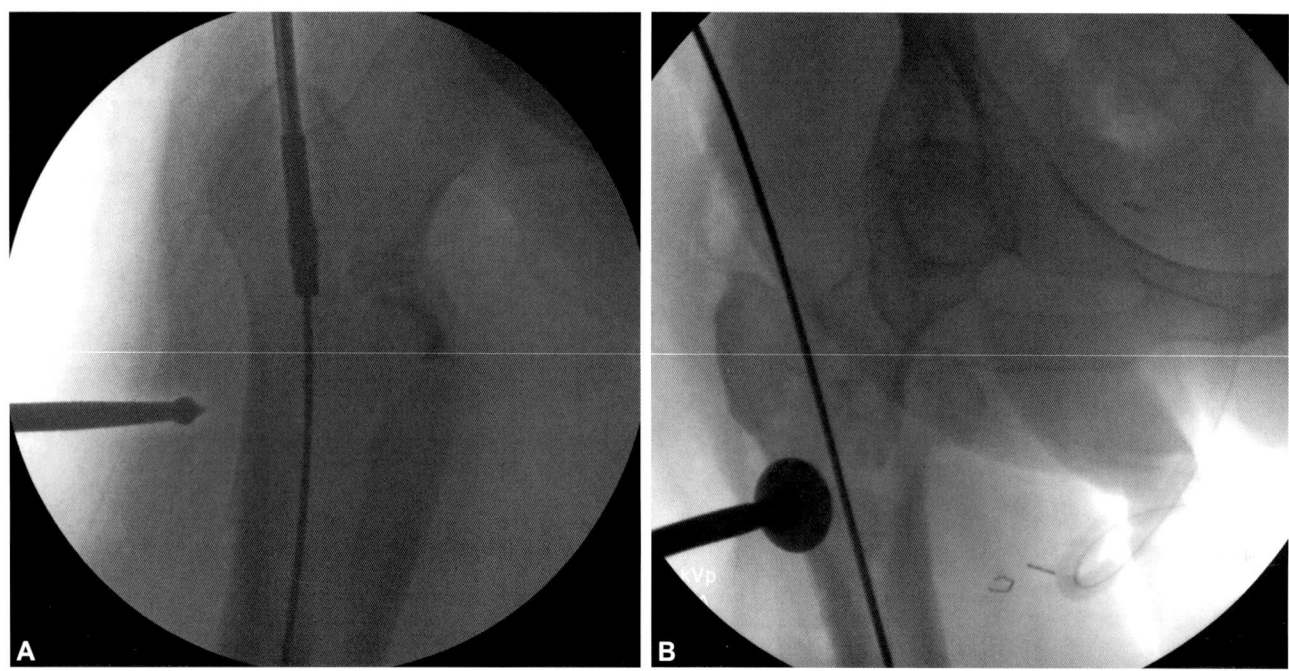

图21.6 经皮使用有或无盘的尖头球状推进器复位

（A）尖头球状推进器不使用盘 （B）使用盘的尖头球状推进器来纠正内翻和前弯曲畸形

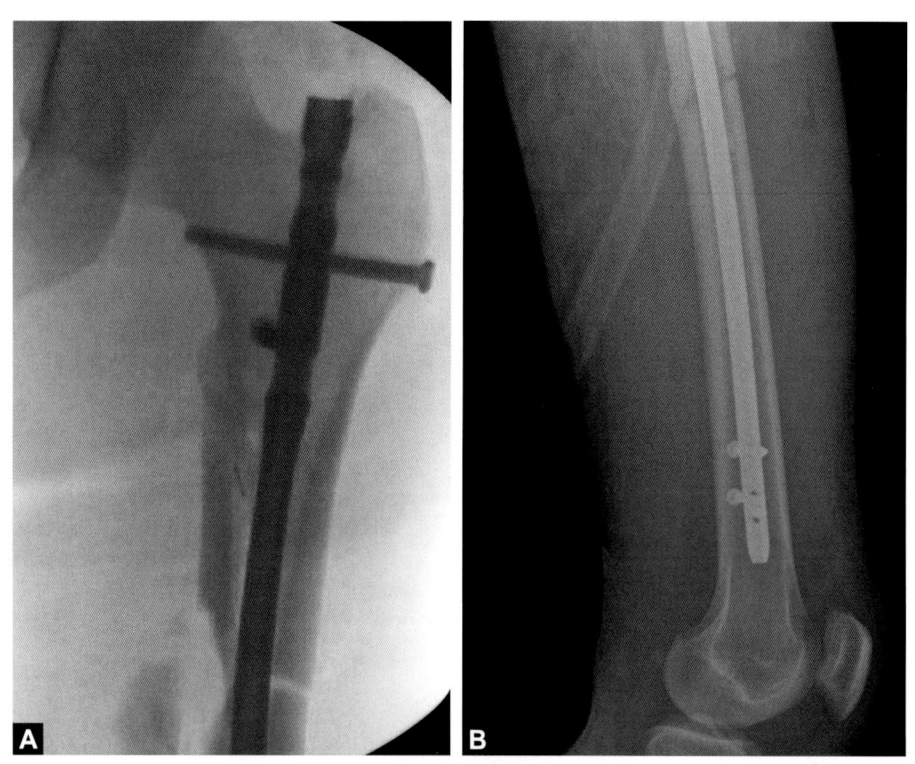

图21.7 置入阻挡螺钉防止移位

（A）在骨折近端由前向后放置阻挡螺钉有助于矫正内翻畸形 （B）如有必要，也可以在远端放置阻挡螺钉

（八）长度、对线和旋转

当评估复位时，应力求解剖对位；然而，对于复杂的股骨粗隆下骨折，存在10°的成角或1cm的缩短是常见的，比如严重粉碎性骨折。股骨长度的恢复应通过判断骨折块复位的对线或与对侧股骨比较来评估，可以通过多种方法评估旋转对位。

1. 前倾角的透视评估

手术前评估健侧下肢。患者平卧，获得股骨近端标准的侧位X线片需注意C型臂的位置。通过股骨颈的内侧和外侧皮质重叠获得标准的侧位X线片。获得一个标准的同侧膝关节侧位X线片时，腿保持静止，标准的侧位X线片显示内、外侧后髁重叠。增强器角度的差异决定了股骨颈的前倾角。可以使用同样的技术进行受伤腿近端锁钉的置入。股骨颈前倾与对侧相匹配，然后置入远端锁钉。

2. 小粗隆轮廓

该技术利用小粗隆在骨盆正位X线片上的轮廓进行评价。这种方法可以在患者平卧的任何时间进行，使用或不使用牵引床，都可以术中实施。在正位X线图像上的小粗隆的轮廓是比较下肢的基础。首先，得到股骨髁真正的侧位图像，然后下肢保持不动，C型臂在这一点上旋转90°。这种近端股骨的正位X线片用于评估小粗隆的轮廓，图像增强器的双屏可用于比较两侧，这个方法不适用于小粗隆骨折或双侧股骨骨折以及既往有髋关节疾病的患者。

3. CT图像

CT图像可用于评估术前和术后股骨旋转。股骨颈前倾角的测量基于股骨颈中轴线与股骨内外髁后缘连线切线的夹角（图21.8）。这一技术的局限性是不能在术中应用，术中CT图像的使用作为一种方法来防止旋转不良已被研究。然而，考虑到患者放射线辐射的暴露以及可用性与设备成本，确定前倾角最大的挑战是准确的股骨颈轴线识别。

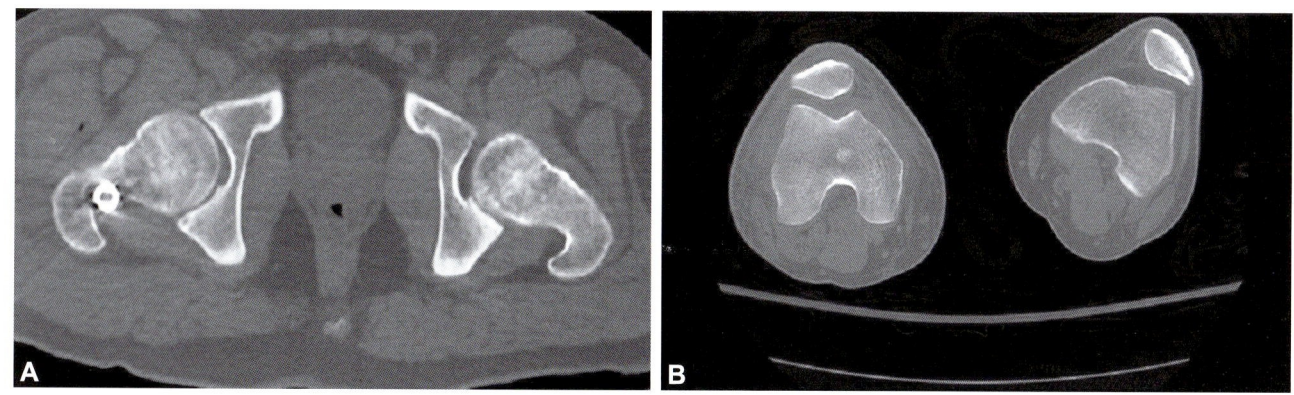

图21.8　利用CT扫描评估旋转对线。顺行交锁髓内钉治疗粉碎性股骨中段骨折后轴位CT扫描显示右股骨内旋转不良
（A）股骨近端CT图像　（B）远端扫描

4. 计算机辅助手术

计算机辅助手术（CAS）正在被广泛地应用于关节成形术和截骨术，也被应用于创伤骨科。CAS已被证明能显著降低旋转不良。然而，CAS已被发现在关节成形术手术中会增加手术时间与设备成本，因此，CAS的未来仍不确定。

5. 临床评估

旋转的临床评估通常用于术中和办公室。通过触诊大转子和股骨远端外侧上髁来比较它们的方位和位置。旋转的临床测量可以通过患者仰卧或俯卧屈髋与膝关节来获得。俯卧位提供更准确的结果，但许多外科医生喜欢仰卧位。如果每个髋关节无病变且具有一样的总旋转角度，两侧的差异可以归因于骨折部位的旋转。例如，20° 外旋畸形改变髋外形，结果相对于中立位它有20° 更多外旋转，与对侧相比有20° 较少的内旋。

尽管广泛使用的旋转临床评估已被证明不准确。然而其他研究已经证实临床检查精度在5° 以内。对于有症状的旋转不良和怀疑髋关节疾病的患者单独行临床检查的准确性值得怀疑。

6. 术中评估

无论选择何种技术来评估旋转，每名患者在离开手术室之前都必须彻底检查髓内钉的静态锁定。如果需要调整，最好是患者仍处于麻醉状态情况下进行。必须系统地检查，评估旋转和肢体长度以及膝关节韧带的稳定性。需要进行影像学评估确保内固定后无股骨颈骨折。

七、手术方法：特殊手术

（一）髓内钉

髓内钉的成功取决于3个基本概念，来确保置入内固定过程中最大保护骨与软组织、减少潜在的复位不良：①精确的入口位置；②轨迹控制；③钉入口的保护（图21.9）。

精确的进钉点至关重要，保证股骨粗隆下骨折准确复位，避免内翻和前弯曲畸形。正确的入口位置取决于所选择的植入物，已经描述了3种入口位置的选择：①＞5° 近侧成角钉的外侧大粗隆入口；②4° ～5° 近侧成角钉的内侧粗隆间入口；③为直近端髓内钉的梨状肌入口。无论选择何种内植入物，比设计的进钉点更外置入会导致内翻复位不良。植入钉时，确立正确的大粗隆前后位置以避免前弯曲，确保螺钉与股骨颈的轴线一致很重要。

轨道控制是指为钉通过近端骨折片段精确的路径，对于恢复冠状面和矢状面的近端对线至关重要。正确的轨迹与股骨近端前外侧皮质平行，允许钉与固定的皮质骨毗邻。不正确的轨迹恢复起来非常困难，并将导致钉置入位置不良。一旦建立了正确的轨道，在后续的复位、髓腔准备、内固定过程中，必须保护入口以免崩裂。

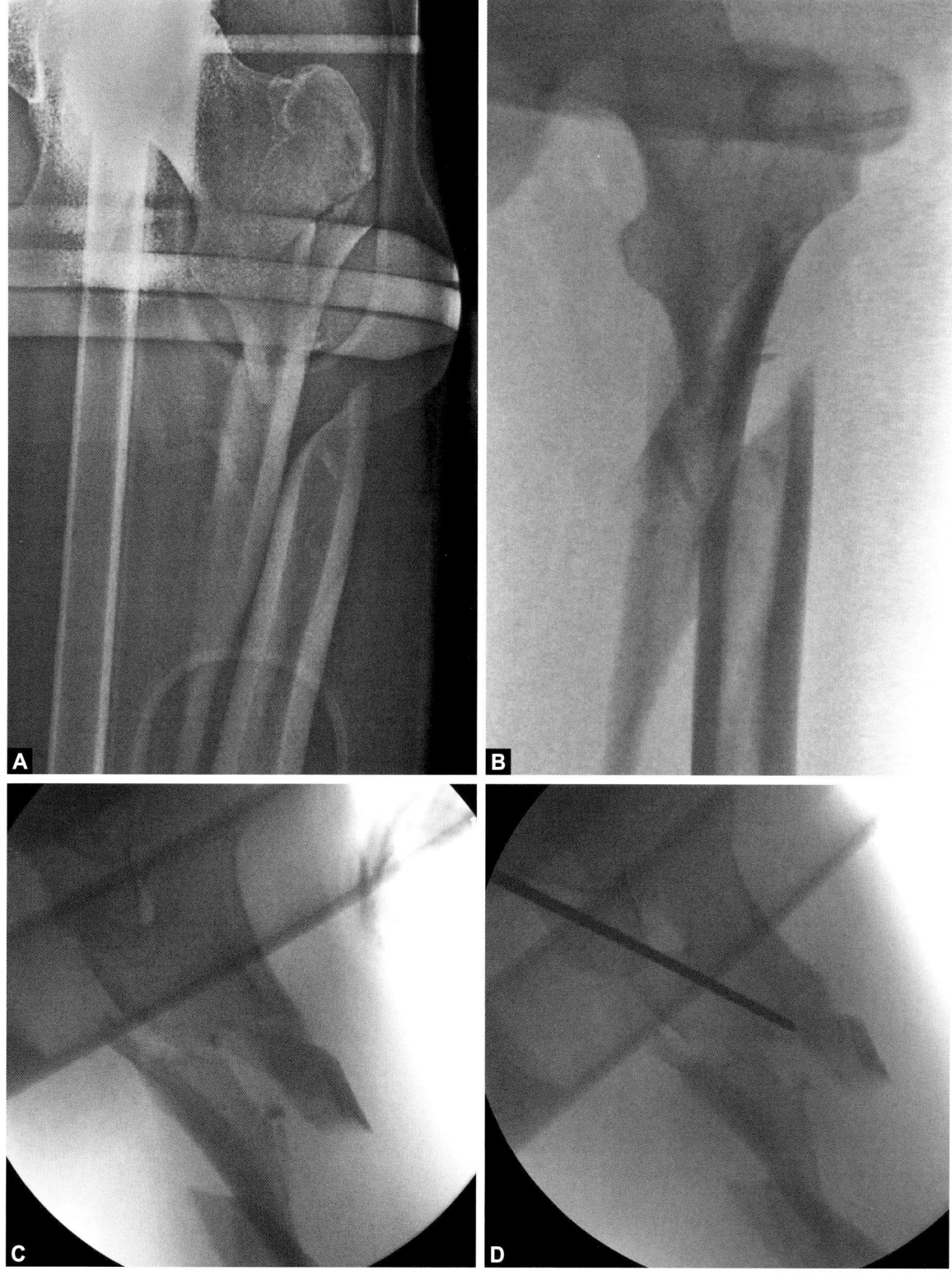

图21.9 髓内钉治疗股骨粗隆下骨折

（A）术前X线片 （B）术中正位X线图像 （C）侧位X线图像 （D）侧位X线片显示起始入口处导针的位置

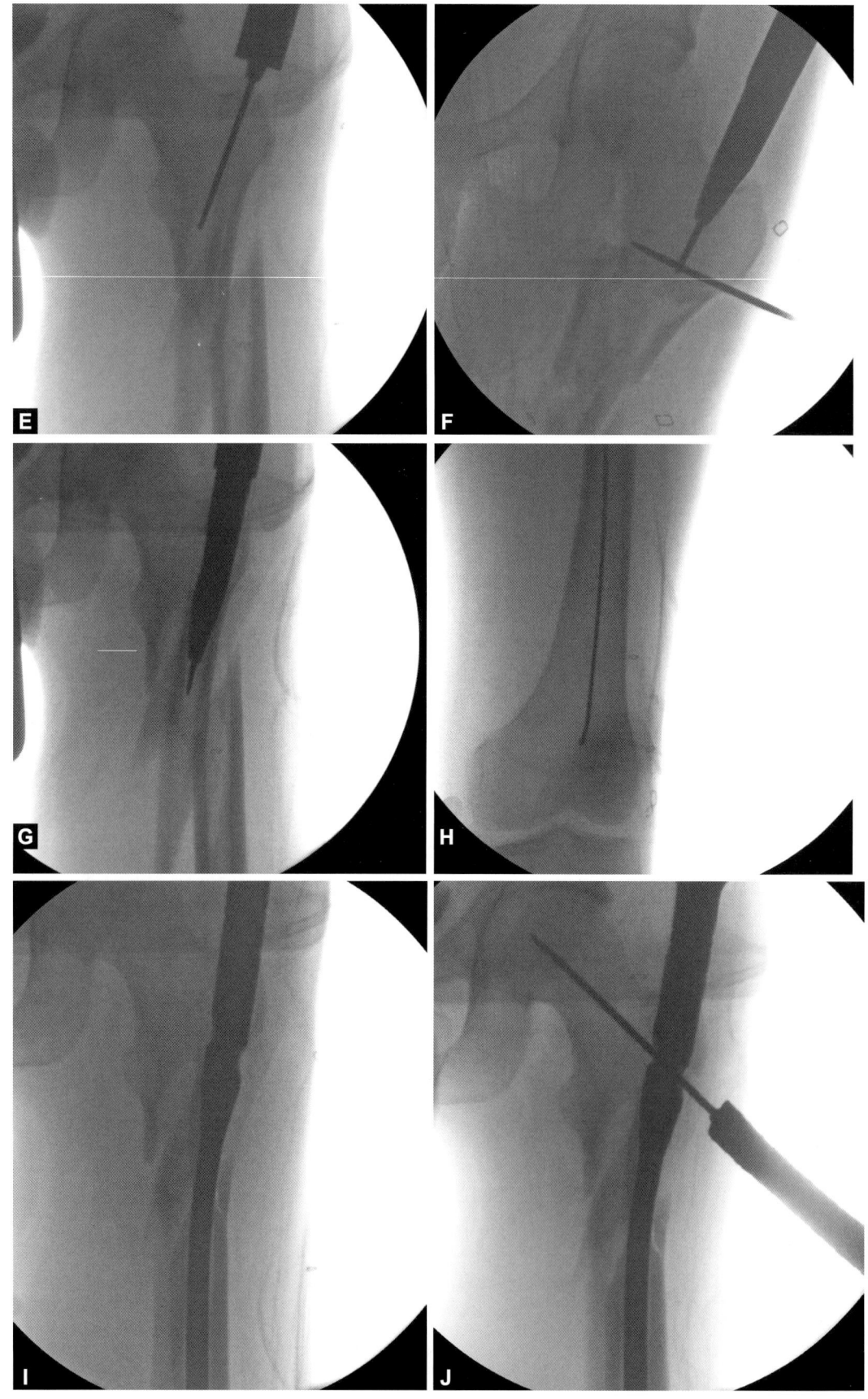

图21.9 （续）

（E~G）开口钻引进到大粗隆 （H）球头导丝中置在股骨远端

（I）左股骨置入空心髓内钉越过导丝 （J~K）克氏针通过髓内钉置入到股骨近端

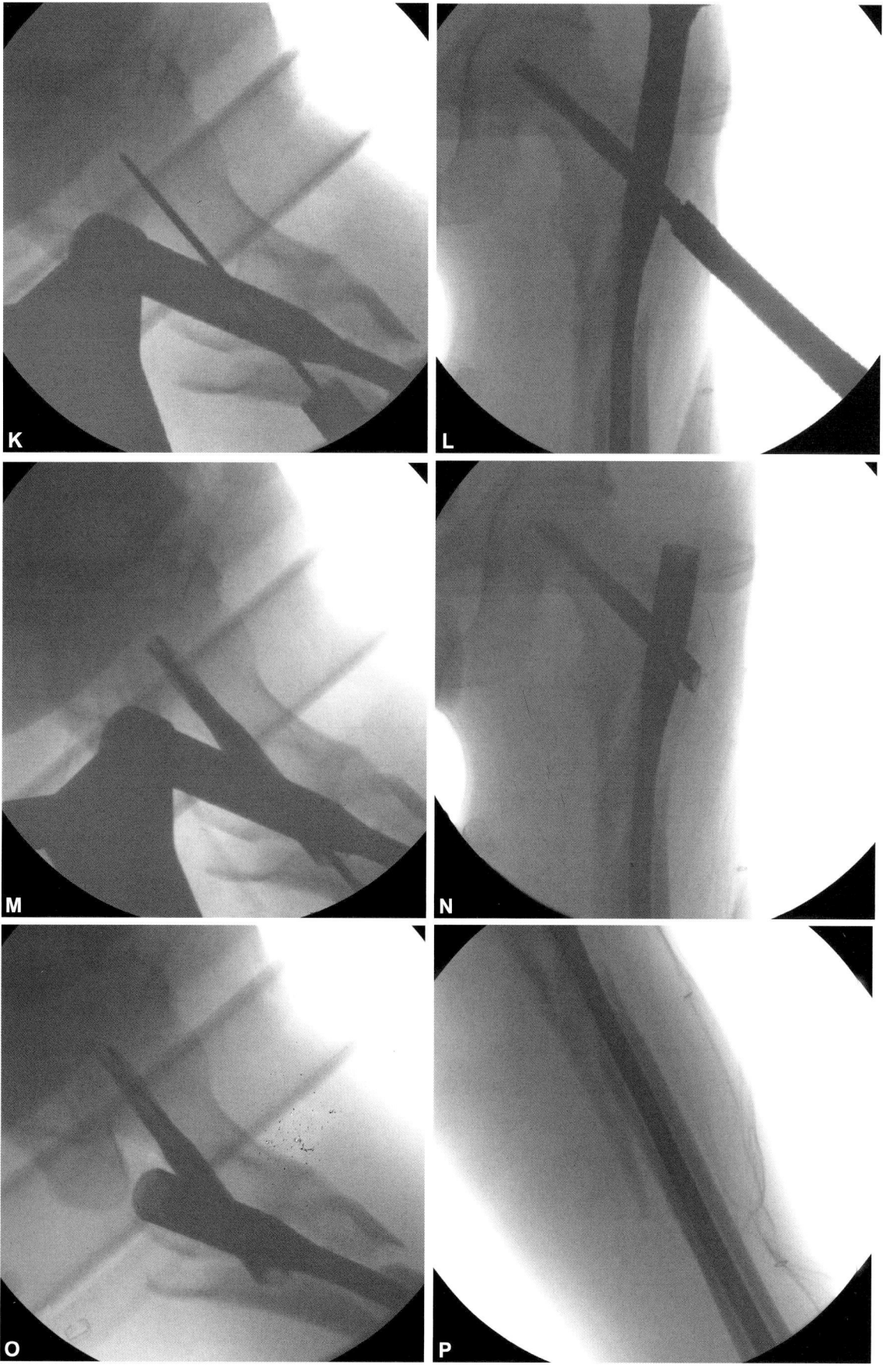

图21.9 （续）

（L～M）螺旋叶片置入股骨颈和头 （N～P）髓内钉位置如术中图像

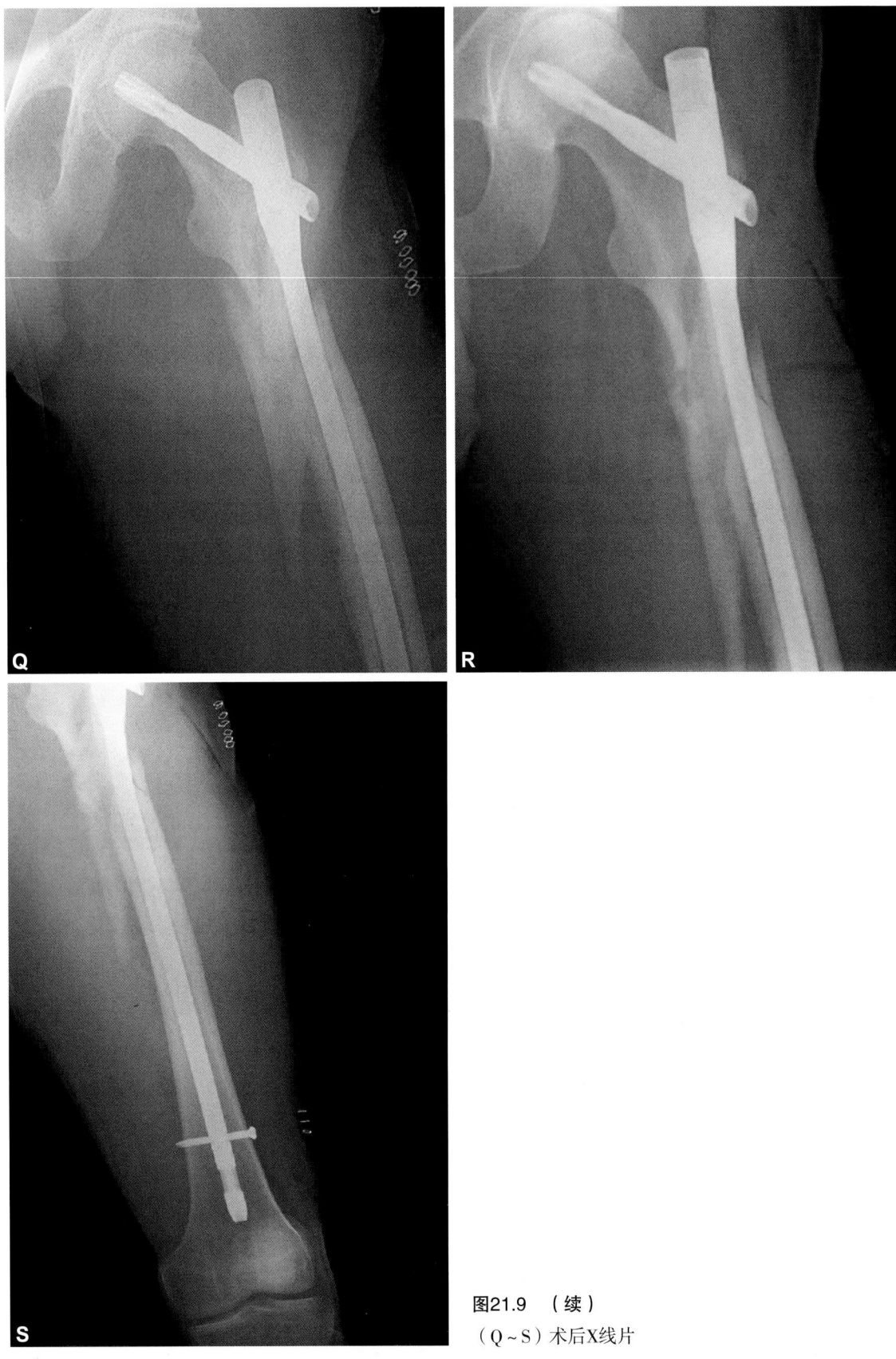

图21.9 （续）
（Q～S）术后X线片

首先，根据内植入物选择不同，3.2cm的导丝精确地放置在正位X线片一个合适的进钉点位置。无论植入物的选择如何，侧位X线片上导丝都应该在股骨颈的中央，以便螺钉安全进入股骨头。将导丝置入15~20mm。如果置入导丝错误，导丝可留在原来位置，可以使用蜂窝型导向器调整以准确置入第2根导丝。最终导丝应置入15~20mm，并不需要在正确的髓腔方位，因为最终的轨迹会由初始铰刀通道建立。置入导丝太深会迫使铰刀通过近端片段切成内翻路径，这可能难以弥补。

接下来，与钉近端直径匹配的空心扩孔器钻过导丝，使用保护套以防止对髋外展肌的损伤。扩孔器被置入到正位X线片中近端片段的中心位置。正位X线片上适当的轨迹已经建立，并且扩孔器被置入了15~20mm后，它的轨迹需侧位X线片证实。在侧位X线片上，扩孔器应沿近端股骨前方皮质方向引导。扩孔器的置入可以在扩至预定大概的位置时调整，可最大限度帮助避免股骨近端内翻。铰刀要置入到刚刚到达小粗隆区下方的髓腔。

然后置入1根长的球头导丝到远端骨骺端。注意要确认导丝不撞击远端前皮质，因为可能会导致穿孔。应该避免该导丝插入股骨外侧髁，因为这可能导致大直径髓腔的患者骨折内翻复位不良。用合适的尺检查长度，以便获得骨折复位和最终钉的位置。

骨干区域扩髓从最小号铰刀开始，每次增加0.5mm。髓腔应扩至大于所需的钉子直径1~1.5mm，存在过度前弓时达2mm。扩髓应始终高速旋转且缓慢地前进，以防止过度发热、钻头嵌顿和髓腔压力过高，这可能导致脂肪栓塞。扩髓通常要持续到遇到颤振为止。

粗隆钉置入过程中，在钉的上半部分前进时，为减少股骨近端的环向应力，向前使钉90°旋转是有帮助的。部分插入后，同时旋转钉，期间轻轻地敲打到达预期能够置入股骨头螺钉或叶片的位置。

取出导丝后可以锁定锁钉。近端锁定技术取决于所选择的植入物，许多植入物有一个X线可透的瞄准装置，指示导丝在股骨头颈部的投影位置，有助于避免多个导丝通道和潜在头部和颈部穿孔的风险。大多数设计建议螺钉或叶片放置在中心位置。如果设计中有第2枚螺钉，下方通常有足够的空间留给第2枚螺钉；但是，对于矮小患者应谨慎初始螺钉，可能需要稍微偏上置入。

粗隆间钉有静态或动静相结合的远端锁定能力。对于长稳定型骨折，1枚双皮质螺钉在动态模式足够稳定。相反，对于节段性骨折或广泛粉碎骨折，最好选择2枚螺钉。尽管最近已经使用长可透视的瞄准装置，但远端锁最常用的是徒手的"完美的圆"技术。此外，最近随着三维成像系统的应用，避免了远端锁定过程的透视，从而减少手术团队的辐射暴露。

在髓内钉置入的过程中关注细节，正确使用软组织保护装置，减少对软组织损伤。伤口冲洗和标准分层缝合，通常不需要引流管。

 髓内钉应用的经验与教训：

（1）复位的关键是旋转远端片段去对齐外旋的近端片段以及近端与远端片段前皮质的对位。

（2）这两种策略可以纠正屈曲和旋转畸形。

（3）置入髓内钉后，长度和股骨近端的旋转对线可能发生变化；因此，在置入远端锁钉前应复核长度和对线。

（4）适当的轨迹控制将使钉贴前外侧皮质置入，减少骨折部位的内翻和前弯曲畸形。长钉设计中，在粗隆钉插入上半部分过程中旋转以减少在大粗隆和小粗隆区下方内侧皮质的旋转环向应力。

（5）导丝置入和扩髓应始终高速进行和缓慢前进。导丝和扩髓器在扩髓过程中可能因过大的轴向力而弯曲并被误导。

（6）对于单一股骨头螺钉的固定，应将拉力螺钉或螺旋叶片置入在股骨颈中心位置。对于2枚股骨头内固定装置（重建），下位的螺钉将首先沿股骨颈内侧距置入，这确保近端的螺钉有足够的空间置入。

（二）股骨近端锁定钢板

下面的技术是从hasenboehler等改良而来。手术是患者仰卧位在可透视的手术台或骨折手术台上进行。对于后者，手术前完成正位和侧位透视引导下骨折闭合复位。必须注意在同一水平面充分旋转股骨与髌骨。对于不能在骨折手术床通过牵引获得足够复位的严重粉碎性和不稳定性骨折，可以将下肢自由放置平卧在可透视手术床上进行（图21.10）。

采取一个标准的外侧纵行切口，起于大粗隆，向远端外上髁方向延伸约10cm。沿着皮肤切口方向切开髂胫束，L形切开股外侧肌筋膜，将肌肉向前牵开显露股骨外侧近端。应注意保护附着在骨碎块的软组织，以保留骨折区的血供。

闭合复位成功后，可以使用微创技术置入钢板。钢板可以通过钢板尖部与切口平行在肌肉下平面向远端滑行置入，钢板最远端的孔可以捆绑缝线，通过远端相对应的切口牵拉缝线以促使远端钢板与骨的正确对位，这必须在透视下进行。

对于更复杂的粉碎性骨折，钢板可作为复位工具。这种情况下，首先将钢板固定在近端骨折块上，然后使用钢板进行骨折复位。这种操作可接受，因为在近端骨折片段钢板和股骨头锁定螺钉之间的角是稳定的。为了帮助复位，粗的克氏针或斯氏针可以暂时固定在股骨大粗隆作为操纵杆来复位近端骨折块。

为了简化重建，可以用光滑的克氏针暂时钉到髋臼以维持对线和确保近端钢板固定。确保骨折近端骨折块钢板合适的放置位置后，将钢板临时固定到股骨头部和颈部。根据当前钢板的选择，可以选择3或6点固定在股骨头和颈部，使用合适尺寸的导丝临时固定钢板在近端骨折块。导丝被置入到软骨下骨，正位和侧位透视确认导丝的正确位置。此时，近端锁定螺钉置入之前，注意再次核对远端钢板与股骨干的对齐。通过放置超过导丝的测量装置来确定适当的螺杆长度。根据骨折的不同形态，在使用锁定螺钉长稳定固定之前可以选择1枚非锁定螺钉实现断端的加压。这种锥形螺钉可以用锁定螺钉代替，以加强固定。正确的位置和螺钉长度通过两个平面的透视确认，然后取出导丝。

如果闭合复位失败，固定在近端部分的钢板可以用于骨折的解剖复位。可以使用锁定套管或复位钳将钢板临时贴附固定到股骨干，必需再次透视以保证正确复位，一旦确保可接受的对线，根据骨折类型，可以使用传统的螺钉或锁定螺钉将钢板固定到股骨干。

对于广泛干骺端粉碎病例，在骨折线处钢板至少应空3～4个孔，这样可以在钢板上形成更大的应力分布区域，以减少断裂处的应力。置入所有的螺钉可能会导致应力集中和高应变，导致周期载荷后的内固定失败。理想的目标是50%螺钉密度和远端6～8层皮质固定。放置引流管后逐层缝合切口。

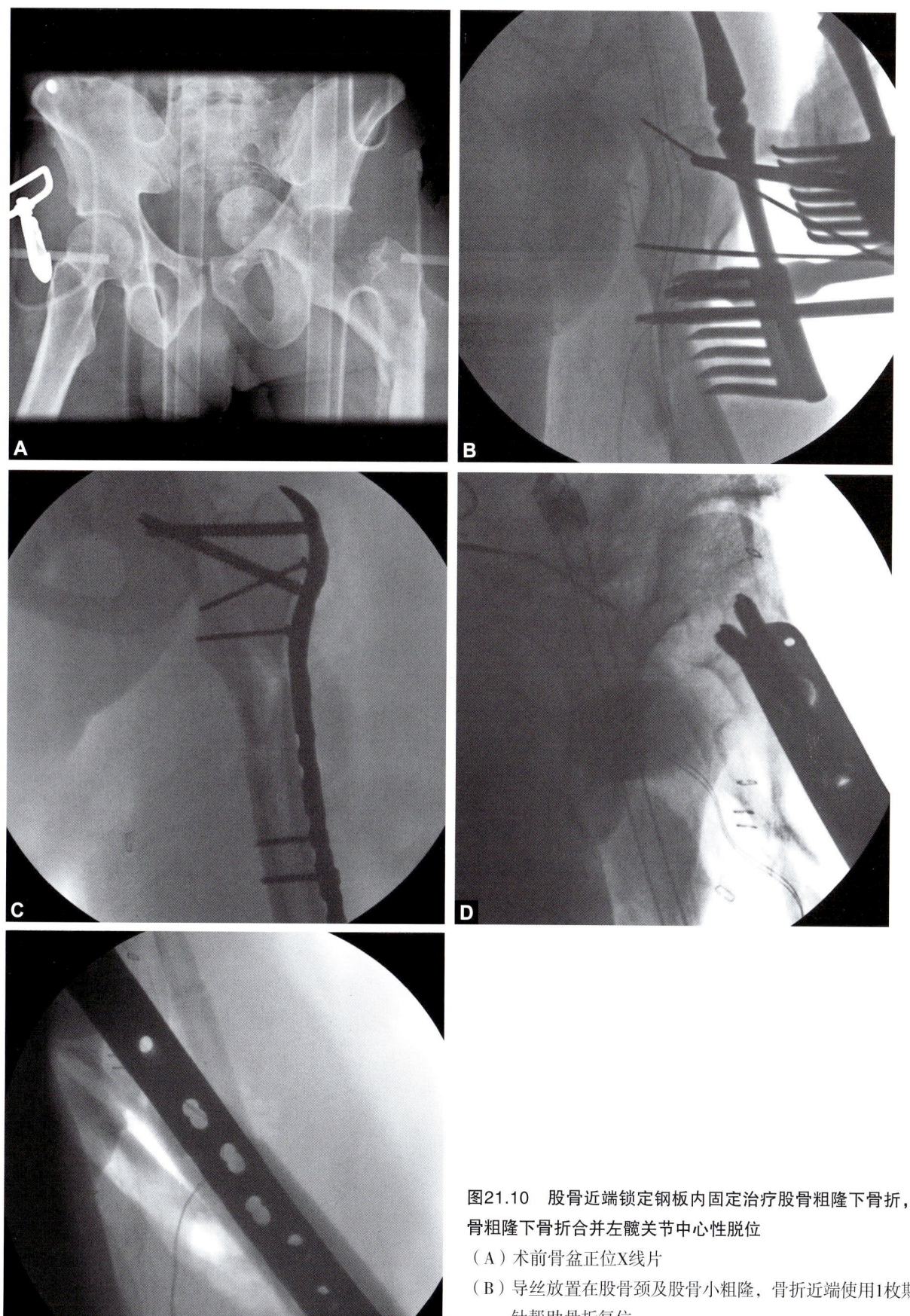

图21.10 股骨近端锁定钢板内固定治疗股骨粗隆下骨折，股骨粗隆下骨折合并左髋关节中心性脱位

（A）术前骨盆正位X线片

（B）导丝放置在股骨颈及股骨小粗隆，骨折近端使用1枚斯氏针帮助骨折复位

（C～E）切开复位股骨近端锁定钢板结合螺钉固定术中透视图像

股骨近端锁定钢板应用的经验与教训：

（1）股骨近端的显露完成后，应使用微创技术从肌肉下由近至远放置钢板，以减少骨折碎片的血供应阻断。

（2）钢板临时固定到近端骨折块后再检查轴向复位、长度和旋转，需在近端骨折块螺钉置入之前完成。

（3）对于复杂骨折，旋转的临床判断变得更为重要，而放射学结果的解读具有挑战性。

（4）在第2枚螺钉放置在股骨干之前，侧位透视确保矢状面正确复位，可以利用初始螺钉为支点进行骨折复位的调整。

（5）对于骨质疏松和粉碎性骨折，需要置入所有锁定螺钉。

（三）95°角钢板

精心的术前准备是正确插入95°角钢板的关键。植入物容错性差，必须控制4个关键点：①叶片的入口点；②平行于股骨颈前倾角；③叶片与股骨干轴线之间的角度；④座凿长轴的旋转（图21.11）。

置入95°角钢板的初始步骤是为叶片创建通道。进行通道建立之前必须正确识别平行于股骨颈前倾角和叶片与股骨干轴线之间的角度。导丝用来标记股骨颈前倾角的平面，也标志与股骨干轴线相关的座凿合适的外翻，通过清晰的导丝引导座凿的置入。

首先，导丝沿股骨颈前部通过。导丝指向股骨颈轴线的轴向平面，导丝必须通过末梢到达股骨粗隆间嵴前部，或可以向前偏转。其次，95°角钢板沿外侧皮质放置，置入1根确定的导丝，在侧位X线片平行于第1根导丝，在正位X线片平行于髁钢板导板的上缘。通过术前计划测量引导，确定大粗隆外表面的入口点。注意在这个层面上，大粗隆的后缘突出超过前缘，置入点的中心在大粗隆外侧面前、中1/3交界处。导丝在计划的入口点上方钻进大粗隆。座凿的轨迹与导丝平行。导丝的位置应在两个平面的透视核对，必要时进行相应的调整。

制造3个4.5mm直径的孔，这些孔用一个剀刨工具扩大，以产生一个与座凿高度和宽度相匹配的水平槽。入口孔下边缘应用凿子磨成斜角，使得适应角钢板肩部的弧线。座凿可以插入入口槽，在侧位和正位片上都平行于导丝。这种平行通过常见的可视参考来评价座凿和导丝的推进。开槽锤在座凿上的使用有助于控制轨道，在座凿的插入过程中，小心地维持座凿导板的喙平行于股骨干轴线。这是程序中最困难的步骤，对开槽锤和座凿导件的控制至关重要。

一旦插入座凿，其位置应进行透视核实，这也可以帮助判断计划的叶片长度是否合适。座凿上有其插入深度的标记，然后用开槽锤将座凿取出。将95°角钢板安装到板夹，手工将叶片拧入先前凿槽的轨道。叶片应该很容易通过进入预制的轨道，锤子轻击打就可使其插入到股骨颈。当钢板距离骨约5mm时，拆下钢板支架并将其钢板完全置入。

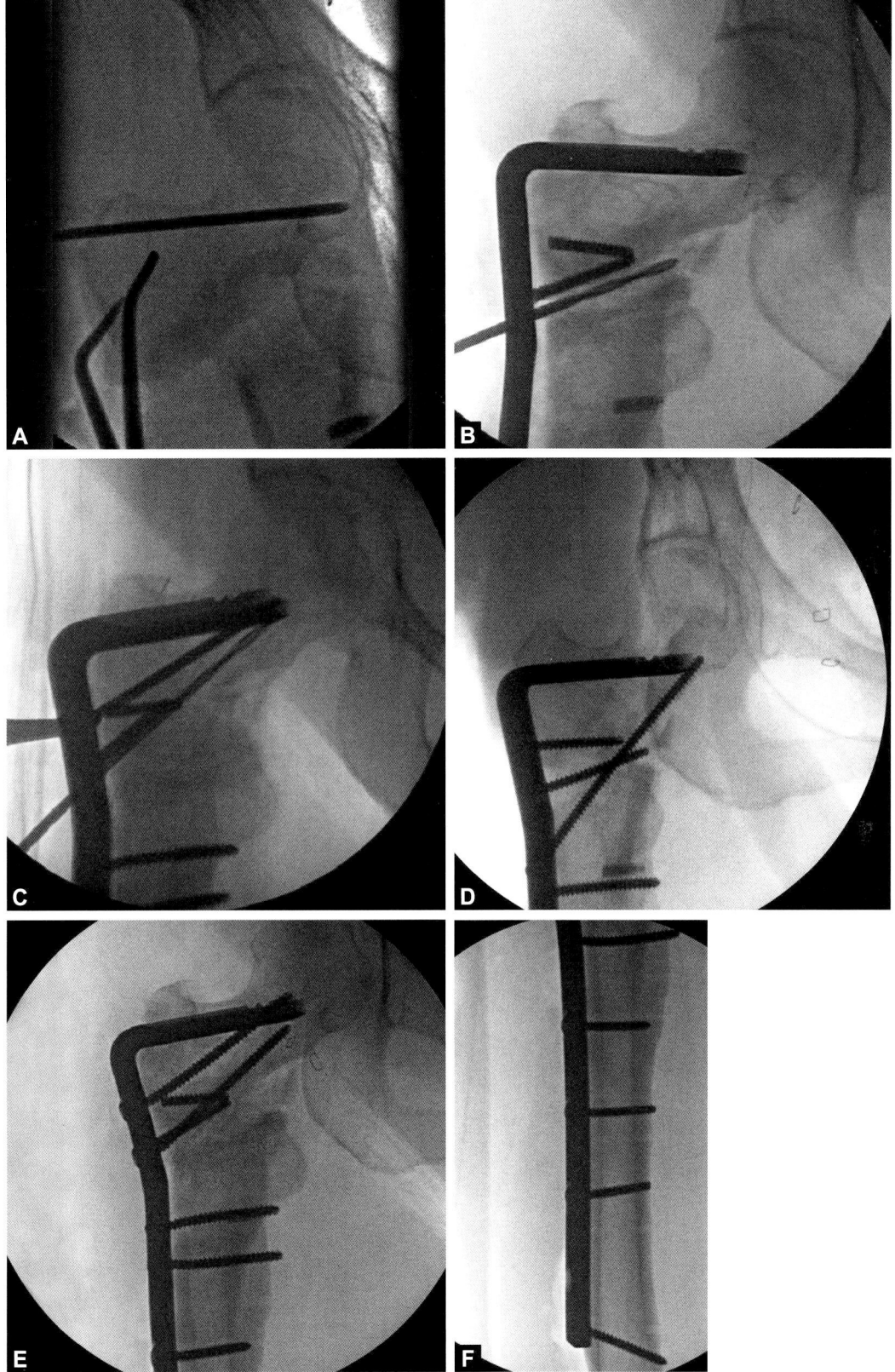

图21.11 95°角钢板治疗股骨粗隆下骨折

（A）术中透视图像显示在股骨近端置入叶片的导丝位置 （B）股骨近端置入叶片接骨板

（C）钻头进入股骨颈 （D~H）最终固定的叶片接骨板位置

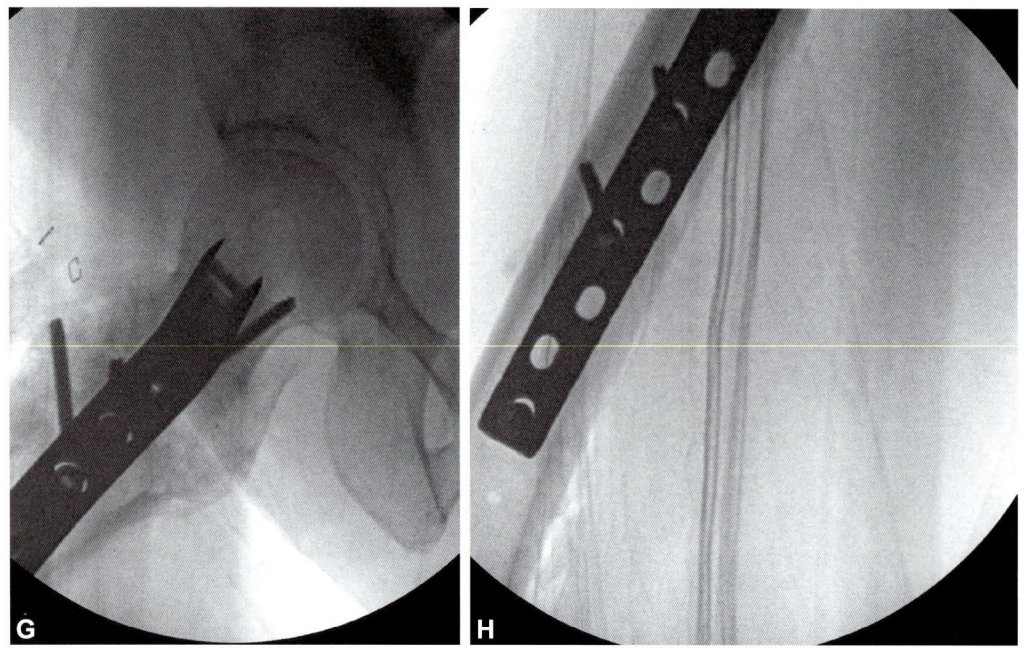

图21.11　（续）

一旦角钢板牢固地固定近端骨折块，股骨远端对准钢板，如果必要可用钳固定。对于单平面横形或短斜形骨折，远端骨折块的第1枚螺钉应该是加压螺钉，以使骨折加压获得初始的骨愈合。当充分加压难以获得时，也可以使用铰接式张力装置。然后置入其余的螺钉。股骨干至少需要6~8层皮质固定。此外，建议50%的螺钉密度以分散植入物的应力。

标准定制的角钢板可以应用于一些具有挑战性的情况，包括严重的或不愈合的股骨粗隆下骨折。插入植入物后，用1枚长螺钉穿过定制角钢板的长、短轴，将植入物有效地锁定在干骺端。放置引流管，逐层关闭切口。

 95° 角钢板应用的经验与教训：

（1）将95° 角钢板正确置入必须控制4个关键点：①叶片的入口点；②平行于股骨颈前倾角；③叶片与股骨干轴线之间的角度；④座凿长轴的旋转。

（2）紧贴股骨颈前部分通过的第1根导丝在轴向平面上指向股骨颈的轴线。

（3）沿外侧皮质放置95° 角钢板导向器，置入导丝，侧位X线片平行于第1根导丝，正位X线片平行于髁钢板导板的上缘。

（4）只有通过使用外部加压设备才能实现足够的加压。

术后处理

无论选用何种内固定，当引流量＜20mL或48小时后，拔除引流管。预防性抗生素的使用，闭合性骨折为

24小时，开放性骨折为48小时。除非禁忌，应进行深静脉血栓形成（DVT）的预防。术后第一天，患者可在助行器辅助下站立。对于长稳定型骨折，允许监督情况下负重行走，不稳定骨折允许部分负重行走。多发性创伤患者或其他并发症可能需延迟下床活动时间，但应尽快开始以减少并发症。患者在术后第2、第6、第12、第24和第52周接受随访和X线检查。记录骨折愈合时间，患者通常在伤后6个月获得活动能力最大化。

八、疗效

Kuzyk等将粗隆下骨折对髓内固定与髓外固定治疗进行Meta分析，以此来确定是否有临床证据表明何种内固定方法的疗效更佳。他们确定了3个Ⅰ级和9个Ⅳ级研究，得出的结论是B级证据认为使用髓内固定治疗粗隆下骨折可减少手术时间和内固定失败率。

Starr等进行了一项前瞻性随机临床试验，比较通过大粗隆与梨状窝置入髓内钉治疗高能量损伤的股骨近端骨折。他们发现两种方法在出血量、骨折不愈合率、并发症或手术时间方面没有差别。Robinson等报道他们使用粗隆钉治疗粗隆下骨折的一系列患者中，因为骨折或植入物的并发症，钉返修率为7.1%。

许多研究者发现，通过间接复位技术和骨折环境的生物力学维持，95°髁钢板可以达到高的愈合率，报道愈合率为93.7%～100%。

Sadowski等对39例采用髓内钉内固定治疗的横向或反向股骨近端骨折的老年患者与95°角钢板固定治疗的结果进行比较。他们发现髓内钉组的手术时间和住院时间更短、输血更少。注意到19例角钢板治疗患者中有7例骨不连或内固定失败；相反，对采用髓内钉治疗的20例患者中仅1例发生骨不连。他们建议，这种类型骨折可以采用股骨髓内钉治疗。

Yoo等报道使用95°角钢板治疗38例粗隆下或反粗隆骨折平均19周的骨折愈合情况。只有1例患者出现骨不连和内固定失败。

Glassner和Tejwani报道了7例股骨近端锁定加压钢板失败病例。7例患者中：2例严重股骨粗隆间骨折、1例先前髋关节融合部位的假体周围骨折、1例加压髋螺钉的早期失效、3例骨不连。失败形式为内植入物断裂4例，因内翻塌陷和内植入物切割导致内固定失效3例。7例失败中的5例发生在前3周内（平均12.4天），所有病例的平均失败时间为37.9天（5～175天），患者的平均年龄为56.7岁（36～72岁）。

现代间接复位技术使大部分股骨粗隆下骨折的治疗获得成功，不需使用植骨。Kinast等证实，间接复位技术效果良好，大大减少了骨移植。当骨折近端内侧的骨碎块血供得以保持、骨折得到充分稳定以减少在这方面的大量应力时，骨折愈合率高。

九、并发症

（一）深静脉血栓

应牢记治疗股骨粗隆下骨折DVT的发病率比较高。应根据临床情况考虑机械和药物预防措施。外科手术前应使用下肢气动加压装置，如果情况允许，术后应增加药物预防。应对DVT和肺栓塞的症状和体征敏感，并应通过超声多普勒或胸部CT扫描对任何有可疑血栓栓塞现象的患者进行彻底评估。

（二）内固定松动与畸形愈合

可有效固定的近端骨数量有限，老年患者股骨近端骨量差，巨大的力量作用于股骨近端都有可能导致股骨粗隆下骨折内固定失效。注意选择适当的植入物和获得最佳的固定可以帮助取得最佳效果。

骨折的解剖复位减少了固定失败的可能性。必须意识到影响骨折碎片的变形肌肉力量。骨折近端经常保持屈曲，造成远端向前复位不良（图21.12）。

远端骨折块应屈曲以匹配对齐近端骨折块，并应适当旋转。要明白髓腔钻和钉并不会使粗隆下骨折复位，这是实现解剖复位的关键。当骨折复位失败时，应小心切开显露骨折端，尽量减少软组织剥离。

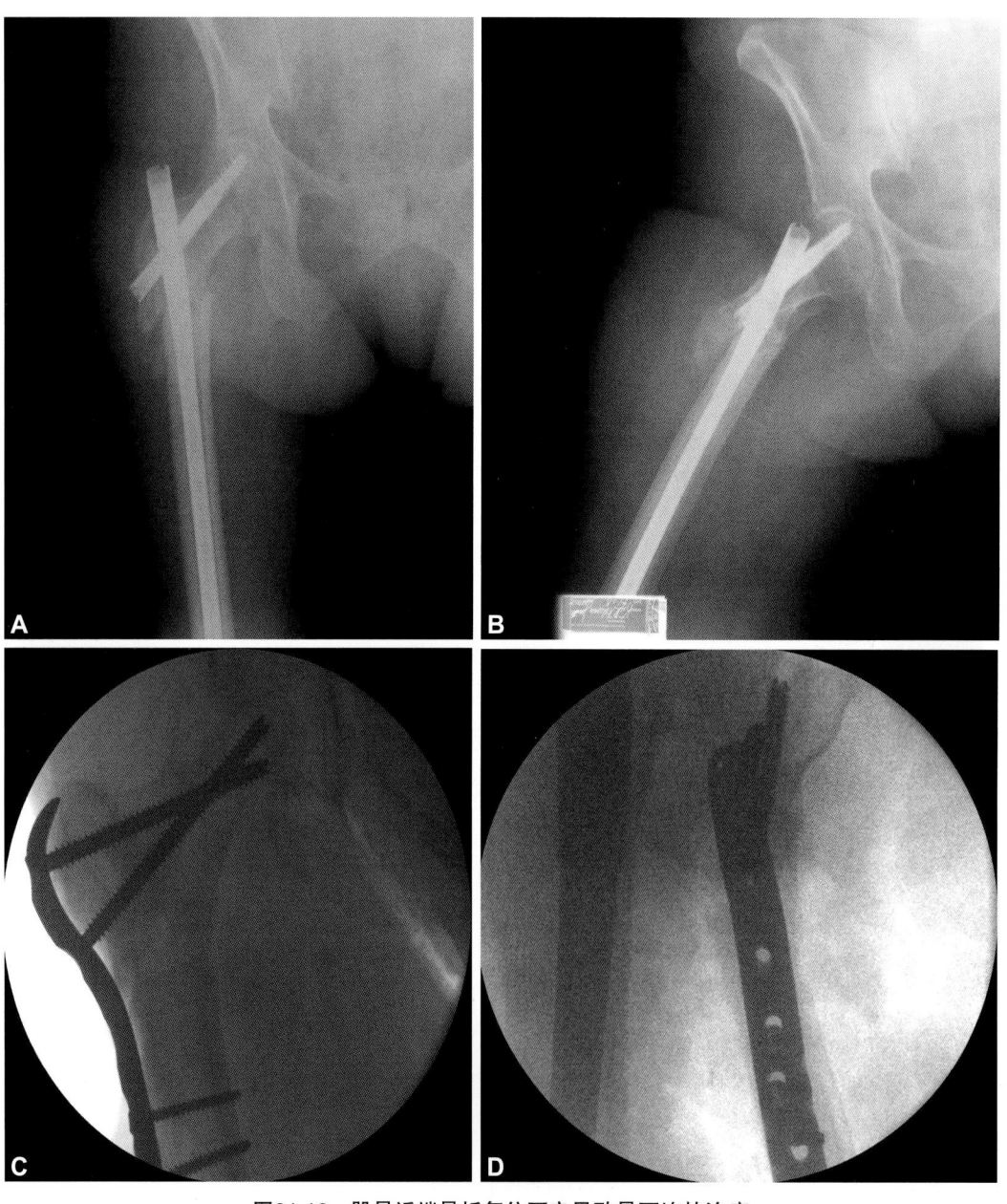

图21.12　股骨近端骨折复位不良导致骨不连的治疗
（A、B）股骨粗隆下骨折不愈合正、侧位X线片，先前采用髓内钉动力化固定和原位自体髂骨植骨治疗
（C、D）加压锁定钢板内固定翻修治疗股骨粗隆下骨折不愈合的正、侧位X线片

（三）骨不连

手术治疗骨不连之前，必须首先了解病因。Brinker等强调适当地转诊那些不明原因的骨不连患者到内分泌科的重要性。这些患者包括尽管有足够的复位和稳定仍未能骨愈合的患者，有多发低能量骨折史并至少有一个进展到骨不连的患者，或无移位的耻骨和骶骨翼骨折骨不连的患者。在他们的研究中，37例中有31例（83.8%）符合上述筛选标准，有一个或多个新陈代谢或内分泌异常的诊断。最常见的新陈代谢诊断异常是维生素D缺乏（37例患者中有25例；68%）。其他新陈代谢诊断的异常包括钙失衡、中央性腺机能减退、甲状腺疾病、甲状旁腺激素紊乱。所有新陈代谢诊断的异常都接受了药物治疗。8名患者在诊断和治疗新陈代谢或内分泌异常后没有进行手术干预，在他们第一次到内分泌科治疗后平均7.6个月（范围，3~12个月）获得骨性愈合。Wiss和Brien报道，骨不愈合率为1%（1/95）。他们报道的案例中，唯一骨不连的患者骨不连发生在骨折处，最初是开放性的，在植骨后愈合。Kang等报道的愈合率为92%，French和Tornetta报道平均13.5周获得100%愈合。这些报道表明，骨不连在股骨粗隆下骨折的治疗中不常见。然而，一旦骨不连发生，会造成治疗困难。过度的软组织剥离和鲁莽处理内侧骨折块可能导致骨不连。

Haiukewch和Berry报道了21例粗隆下骨不连，患者接受了翻修手术并用各种方法进行固定。8例使用髓内钉、7例使用标准的顺行股骨髓内钉、5例使用95°角钢板、1例使用动力髋螺钉、1例使用95°动力髁螺钉、1例使用接骨板。78%的骨不连采用自体或同种异体骨移植，他们中只出现了1例顽固性骨不连，这表明，粗隆下骨不连可以通过再次翻修和骨移植得到成功治疗。

Brinker和O'Connor回顾更换钉相关文献，认为更换髓内钉是治疗非粉碎性股骨干骨折无菌性骨不连的一个很好的选择，报道的愈合率为72%~100%。交锁髓内钉是没有大量骨丢失骨不连的最恰当治疗方案。更换钉的直径应比被更换钉的直径至少大1mm，也有学者建议如果取出的钉是大尺寸的，其应大4mm。扩髓应继续进行到扩孔钻削槽观察到骨组织为止。

de Vriesa等采用角钢板治疗33例股骨粗隆下骨不连。在平均5个月随访后，33例中有32例获得了愈合。术后并发症9例，需要手术治疗5例，需要保守治疗4例。这项研究表明，95°角钢板治疗股骨粗隆下骨折骨不连是一种可行的选择，最终获得骨性愈合。

股骨粗隆下骨折不愈合可能导致相当大的股骨短缩。Wu等报道了同时处理这两个问题的方法，他报道23例连续的患者，采用股骨髁骨牵引，一期最大延长4cm，用静力交锁钉稳定和松质骨植骨治疗。该技术的适应证包括无菌性骨不连、患者<60岁、2~5cm缩短。术后鼓励保护性负重行走。所有骨不连愈合的平均周期为4个月。

（四）旋转畸形

尚未有普遍可接受的指南来明确旋转复位的程度。早期识别旋转不良的关键是听取患者对旋转畸形的忧虑，通常需要患者知道股骨旋转畸形导致的功能或外观方面的影响是不可接受的。应该进行适当的检查，CT扫描将帮助了解旋转畸形的程度和是否需要矫正手术。尽管有其局限性，但CT扫描是衡量旋转畸形的最好方法。骨折愈合之前矫正是相对容易的，这应该与患者讨论，显著的旋转畸形诊断后，可以计划实施矫形手术。

<20°旋转不良的患者钻孔切断可能性高，他们之前使用远端锁定。这是由于新的交锁点接近以前的交锁点。术后骨愈合之前进行矫正手术可能是个问题。根据使用的钉子，这种风险可以通过使用另外的锁定孔或动态锁定槽来克服。或者，钉子可以前进或缩回，以避免先前锁定的部位。

骨折愈合后可以使用旋转截骨术来纠正旋转畸形。必须进行CT扫描来确定旋转畸形程度。进行矫正之前，先置入2枚粗（3.8mm）斯氏针，1枚放置在粗隆区域，在钉的前面或后面，另1枚插入远端股骨髁间区域。一旦进行矫正，斯氏针可以同一角度地放置，以使2枚针平行。另外，斯氏针可以是平行放置，作为一个测角仪来测量矫正。必须使用粗的斯氏针，因为软组织将使小的克氏针弯曲，从而误导正确的矫正。

取出髓内钉，使用锯或多钻穿孔以及骨凿的开放技术进行横断截骨。使用锯横断截骨减少了骨膜血供的破坏，并有助于骨愈合。取出髓内钉后，髓腔扩髓至大于锯1.5mm直径。

用骨圆针和量角器测量进行矫正完成截骨。置入1枚新的髓内钉并静态锁定，注意新的远端交锁和之前放置的螺钉接近。

十、典型并发症案例

例1：95°角钢板治疗股骨粗隆间骨折骨不连

53岁，女性，在铲除人行道上的冰时在冰上滑倒，左臀部着地。因疼痛不能站立，左侧髋关节活动受限。左侧髋部正位X线片显示骨质疏松性股骨粗隆间骨折（图21.13A）。虽然有一些明显的粉碎，但内侧距和小粗隆完整。可以从小粗隆突出的轮廓中看出股骨外旋。

左髋关节侧位X线片（图21.13B）证实股骨粗隆间骨折。由于患者肥胖，软组织阴影使得难以清晰显影股骨近端。

患者髓内钉内固定术后的髋关节正位X线片如图所示（图21.13C）。注意到小粗隆骨折，适当旋转的视图，可能更好地注意到一些细节，或者可能是一个隐匿性骨折变成完全骨折和移位骨折。提及重建钉，这种内植入物被选择的原因有很多。首先，它可以防止如同动力髋螺钉与侧板共有的过度内移，使用髓内钉股骨只能内移一个点，在这个点髓内钉在近端髓腔内撞击到股骨内侧距。其次，这个装置具有优越的生物力学特性，因为植入物的髓内位置使它更靠近股骨头的旋转中心，因而相对于钢板提供一个较短的力臂。最后，髓内钉可以通过近端小切口放置，也可以微创地完成手术。植入物位置很好，因为螺钉很好地集中在头部。术后侧位X线片显示螺钉位于股骨头部正中，另外前皮层连续性很好，没有旋转移位（图21.13D）。患者可以立即部分负重进行适当的锻炼。获得骨盆正位X线片的优势（图21.13E）是验证颈干角对称，已经注意到一些短缩，但这应该是没有问题的，因为这个装置内移在预料之中，由于近端螺钉是横穿过钉但不锁定。内移被认为是好的，因为这意味着骨折部位可以发挥加压作用，利于骨折愈合。

初次手术后8个月正位X线片显示因为外侧皮质螺钉松动导致股骨颈大幅短缩（图21.13F）。这些突出的螺钉有时是疼痛的，需要取出，但由于颈干角变小（可能愈合）、轻微内翻，患者诉髋关节剧烈的疼痛，需行CT扫描以排除骨不连的可能性。同时髋关节侧位X线片显示股骨颈的前倾很好，没有位移（图21.13G）。股骨颈前后可见明显增生性骨痂。骨盆正位X线片很好地鉴别发生在左侧髋相对内移，以及相对右髋内翻畸形（图21.13H）。

股骨近端冠状位CT图像显示骨不连（图21.13I）。此时决定用角钢板翻修治疗骨不连，角钢板是一个很好的设备，能纠正对线不良以及在骨折部位加压以确保愈合（图21.13J）。通过在钢板远端采用铰接式张力装置获得加压，这是一种可用于大块骨折的工具。加压后，患者允许早期负重。股骨近端的侧位X线片显示叶片钢板置于股骨颈部和头部，虽然这并不是一个完美的侧位X线片，完美的侧位X线片证明它是准确地置于股骨头内（图21.13K）。几乎垂直的螺钉通过侧板和叶片，这使近端固定更稳定。注意手术的目的不是为了处理内移，这种畸形在重建时通常可以接受。否则，让患者恢复原来股骨颈的长度会在股骨颈基底部留下一个不稳定的骨缺损，所以内移可以接受。

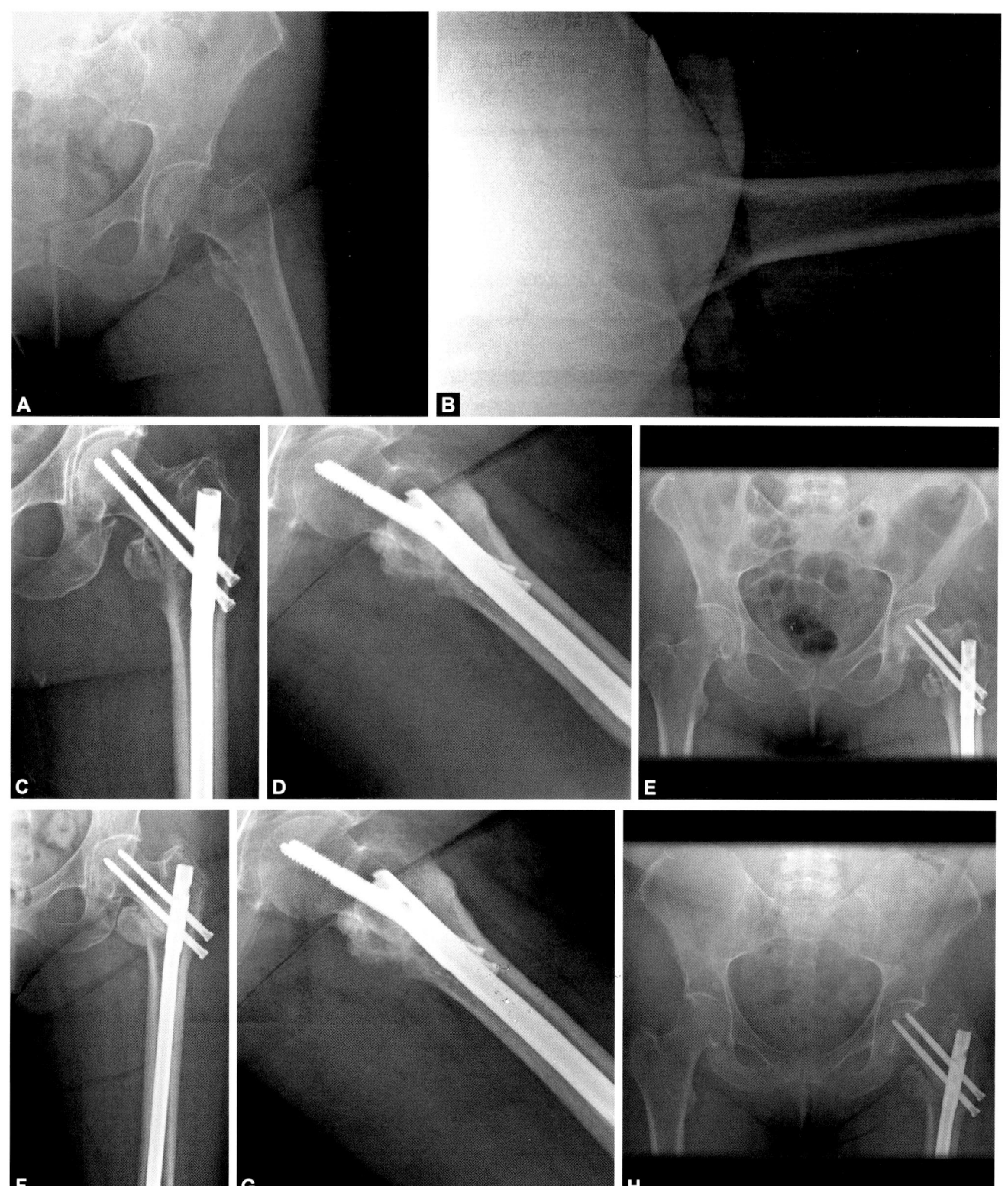

图21.13 95°角钢板治疗使用髓内钉治疗股骨粗隆间骨折后的骨不连

（A、B）股骨粗隆间骨折正、侧位X线片 （C~E）髓内钉治疗后髋关节正、侧位X线片和骨盆正位X线片
（F、G）内固定8个月后的髋关节正、侧位X线片，骨折线仍明显 （H）骨盆正位X线片显示骨折复位一直维持

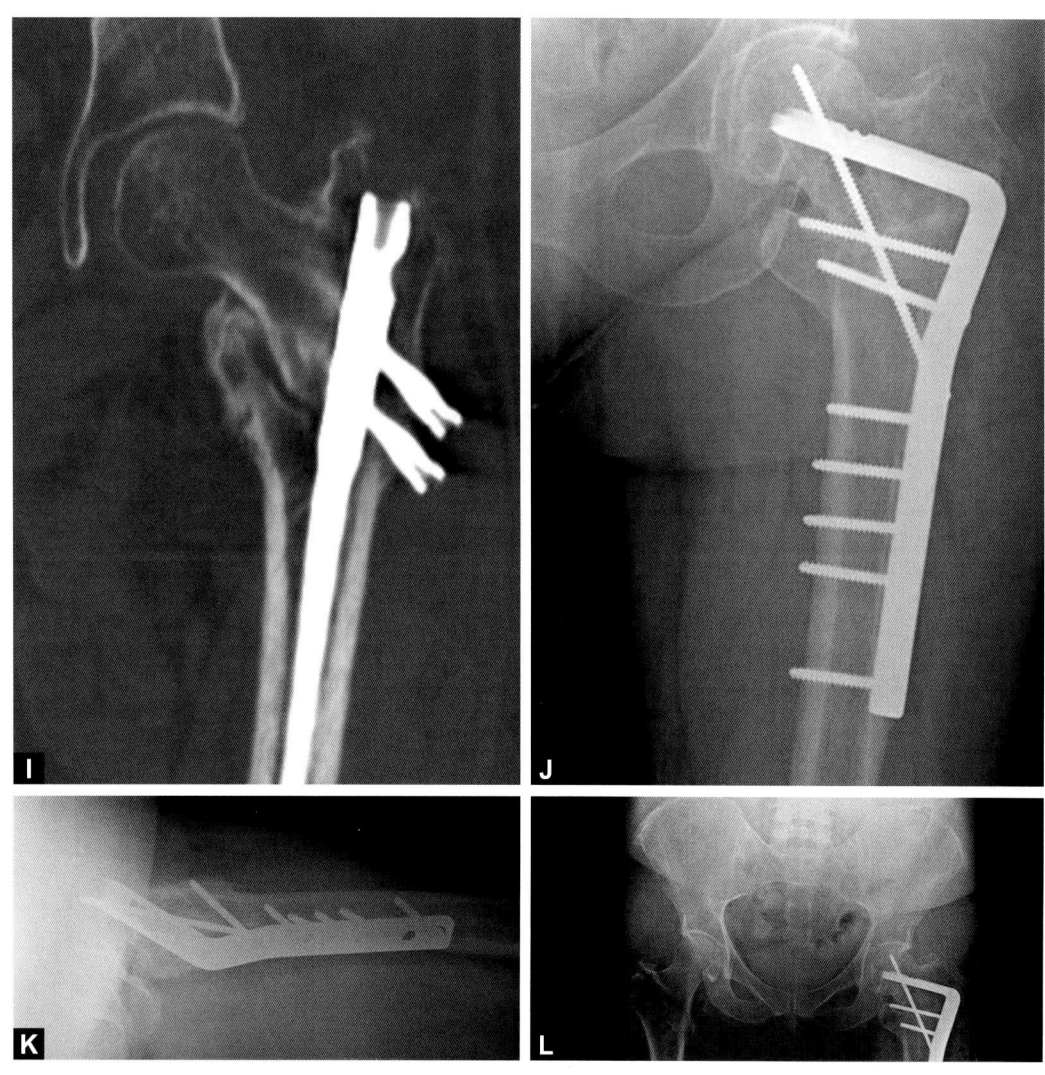

图21.13 （续）

（I）冠状位CT图像证实骨折不愈合，需要手术重建

（J~L）骨不连翻修术后4个月的髋关节正、侧位X线片和骨盆正位X线片，骨折对线良好，骨折线消失

最后的骨盆X线片显示重建1年后股骨近端愈合（图21.13L）。一般来说，钢板可以不取出，但如果由于髂胫束撞击钢板出现症状，可以取出钢板，但资深外科医生推荐至少要等12个月，对于存在骨质疏松的股骨近端骨不连患者，可能需要18个月。患者恢复良好，恢复了社区生活，走动没有症状。

例2：95°角钢板治疗累及大粗隆的不稳定股骨粗隆间骨折骨不连

48岁，清洁工，当他正在将1个重23kg的垃圾袋甩进垃圾车时，摔到左髋部。导致一个不稳定型粗隆间骨折，横断骨折线延伸至小粗隆水平（图21.14A）。有另外一个骨折线向远端和外侧延伸至横形骨折线，为反粗隆间骨折类型。股骨近端和髋关节侧位片显示皮质横向折断，提示这是一个非常不稳定的骨折类型（图21.14B）。此外，有一个冠状面骨折延伸通过大粗隆。

　　如果粗隆周围骨折累及后内侧距，外侧壁粉碎，或如图所示的反粗隆骨折，则被认为是不稳定骨折。不建议采用动力髋螺钉治疗这些不稳定骨折，除非侧板具有粗隆延伸板，以防止过度内移。否则，应使用长稳定的股骨近端固定角度装置，如股骨近端锁定钢板或角钢板。

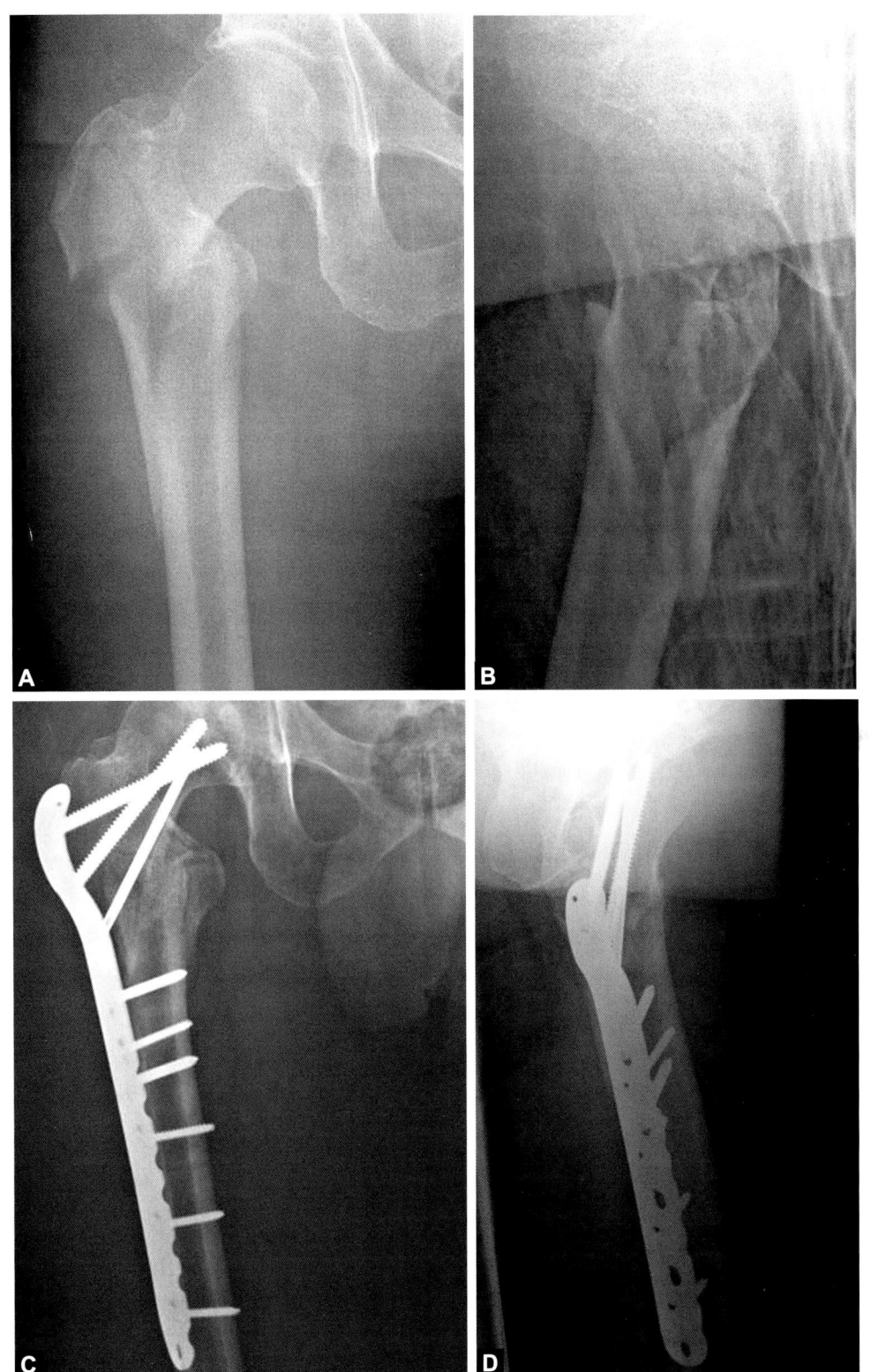

图21.14　股骨近端锁定钢板修复累及股骨粗隆下的股骨粗隆间骨折
（A、B）反倾斜的右股骨近端骨折患者的髋关节前后位和侧位X线片，骨折累及粗隆间和粗隆下
（C～E）切开复位股骨近端锁定钢板内固定术后3个月的髋关节正、侧位和骨盆正位X线片，骨折对线满意，但骨折仍然明显

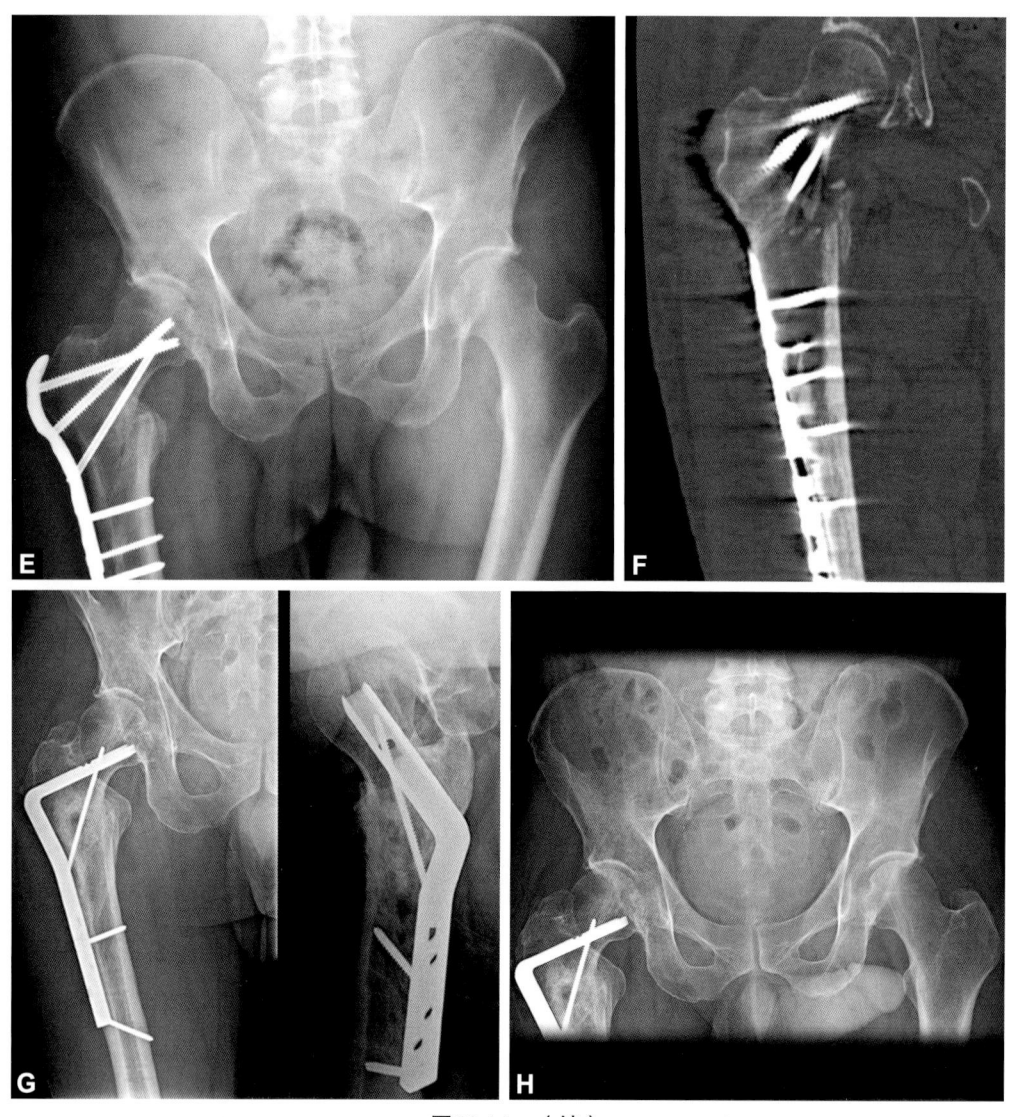

图21.14　（续）
（F）术后6个月CT冠状重建扫描图像显示没有骨性愈合
（G、H）用95°角钢板重建9个月后的髋关节正、侧位和骨盆正位X线片显示股骨粗隆下骨折不愈合已经痊愈

　　使用股骨近端锁定钢板治疗这种骨折（图21.14C~E），所显示的是股骨近端的正位X线片，股骨近端锁定钢板在位。显示3枚不同角度延伸到股骨头的螺钉，被固定在侧板上，使之成为锁定板。股骨近端颈干角已恢复到接近正常的135°。在股骨干有4枚传统的4.5mm螺钉和2枚较厚的5mm锁定螺钉。有些外科医生习惯在传统螺钉固定后加上锁定螺钉，这适用于骨质疏松患者。注意到锁定钢板以远的骨没有螺钉孔，证明外科医生没有使用关节张力装置来加压近端骨折。不遵守为直接骨折愈合的基本坚强固定的原则会导致并发症。股骨近端的侧位X线片显示螺钉正确置入的股骨颈部和头部中央，以及良好的复位（图21.14D）。大粗隆不固定，因为在这种情况下轻微移位是可以接受的。

术后5个月，患者出现持续性疼痛，X线片可见骨折线。因此，进行CT扫描证实了骨不连（图21.14F）。决定用角钢板治疗，这是因为患者有可以接受的骨折对线，但股骨近端未完全愈合的裂缝未得到充分加压。因此，取出股骨近端锁定钢板，置入95°角钢板，在股骨干置入螺钉前，近端骨折块加压到骨折远端。有证据表明由于股骨干侧板下方的孔，这可以使用1个铰接张紧装置来完成。因为患者存在骨不愈合，采用自体骨移植，以及采用锋利的半圆凿去除骨不连周围骨皮质，以刺激骨愈合和移植骨的长入。翻修后9个月，骨不连愈合和移植骨愈合良好（图21.14G~H）。

例3：股骨近端锁定钢板治疗股骨粗隆间骨折骨不连

本例涉及加压髋螺钉装置固定失败的修复。如图21.15A所示，加压髋钉板已经失败，事实上已经从股骨松脱。侧板的螺钉松动，这可从拉力螺钉上滑动的侧板圆筒周围的透亮和硬化所证实，拉力螺钉周围存在骨丢失。侧位X线片证实诊断，显示骨折远端相对于近端矢状面的完全移位（图21.15B）。术前规划应该获得骨盆正位X线片，特别是利用左侧颈干角来测量右侧颈干角（图21.15C）。

决定用95°角钢板装置治疗骨不连。右髋关节正位X线片显示使用95°角钢板的术后重建（图21.15D、E）。颈干角恢复良好，有1枚大骨折片段的螺钉穿过股骨颈底部，有助于加强近端片段的固定，同时防止内翻塌陷。角钢板是拯救这种情况的理想选择，因为之前拉力螺钉在颈和头部的骨丢失。这是一个相当严重的骨不连，缺乏骨愈合及骨痂，使用自体髂骨骨移植来重建，从而为周围环境提供诱导成骨元素，以加强愈合过程（图21.15E）。初次伤后14个月、重建后10个月，患者负重仍有持续性疼痛。X线片显示股骨粗隆间区域不愈合和硬化（图21.15F、G）。这种临床情况需要CT扫描确诊。图21.15G、H显示重建术后10个月患者正位X线片显示在粗隆间区域有一个透亮带，接骨板折断。

在这种情况下，外科医生使用股骨近端锁定钢板来治疗骨不连。原因是先前的钢板和拉力螺钉置入头部导致严重的骨缺损，股骨近端锁定钢板允许从不同角度置入3枚锁定螺钉以加强固定（图21.15H~I）。这种重建被两种类型的骨移植来加固，其中一个是在股骨近端放置腓骨移植，以提供内侧皮质和足够的骨储备，以保证机械稳定性和螺钉的把持。可以看到钢板的近端处的3枚螺钉横穿移植骨板。另一个是用RIA系统（Synthes USA, Paoli, PA）从对侧髂骨获得的自体骨移植，放回到之前的骨缺损以及近端和远端碎片，以提供诱导成骨能力。图21.15J显示股骨近端锁定钢板内固定重建后的侧位X线片。

十一、小结

因为并发症高，股骨粗隆下骨折治疗需要特殊考虑。在粗隆间区域压应力、张力和扭转应力强烈集中以及该区血供少对骨科医师具有挑战性，由于手术暴露导致内固定松动以及医源性血行阻断，从而导致畸形愈合、延迟愈合以及骨不连。但是最近对骨折的生物学、复位技术、微创外科技术和植入物生物力学改进的更好认识，使粗隆下骨折的治疗不断获得成功。

（甘锋平 译）

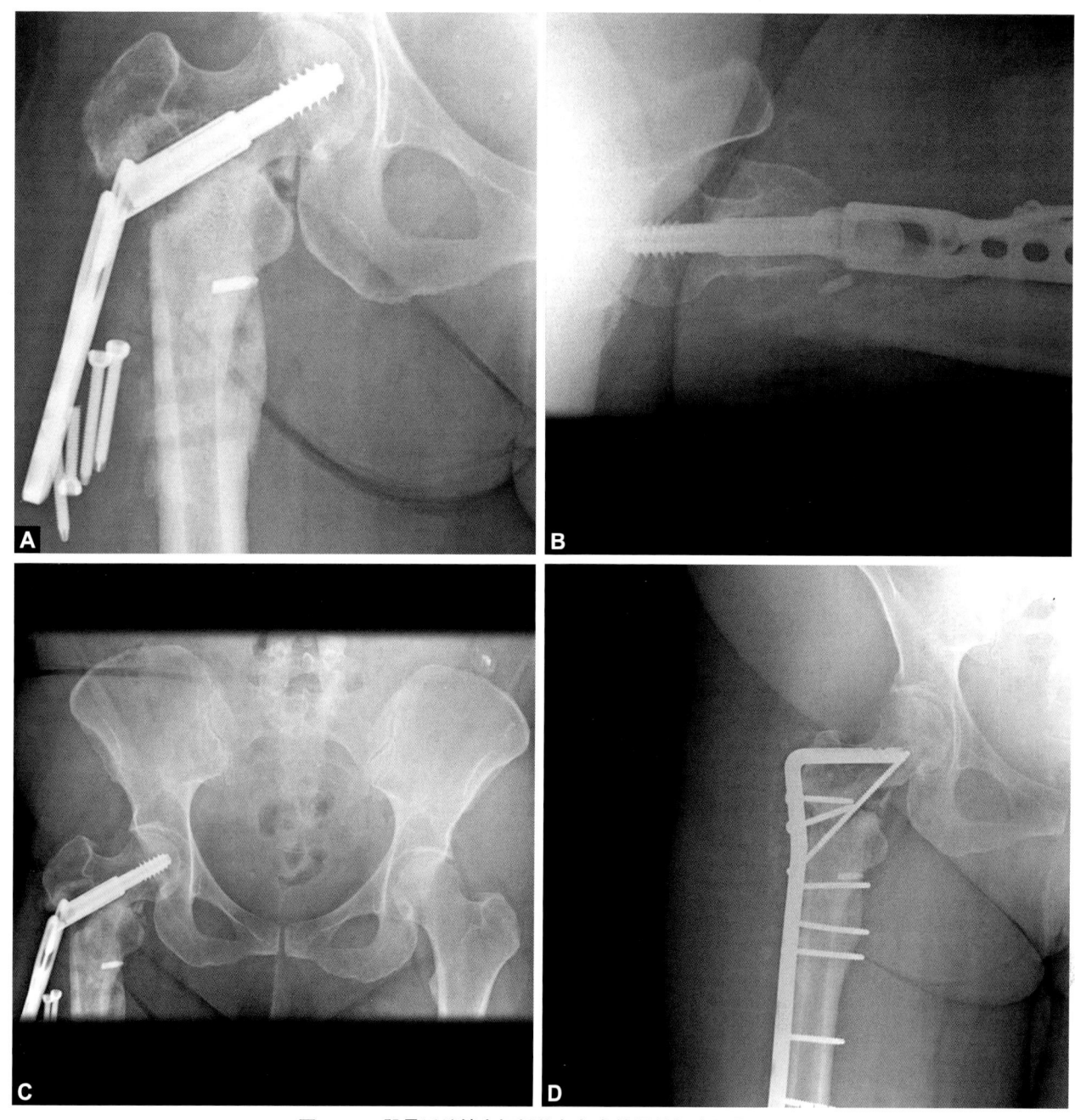

图21.15 股骨近端锁定钢板修复复杂的股骨粗隆间骨折

（A～C）钢板固定完全失效的股骨粗隆周围骨折骨不连的髋关节正、侧位和骨盆X线片

（D、E）90°角钢板和自体骨移植重建后6周的股骨近端正、侧位X线片，对位对线显著改善

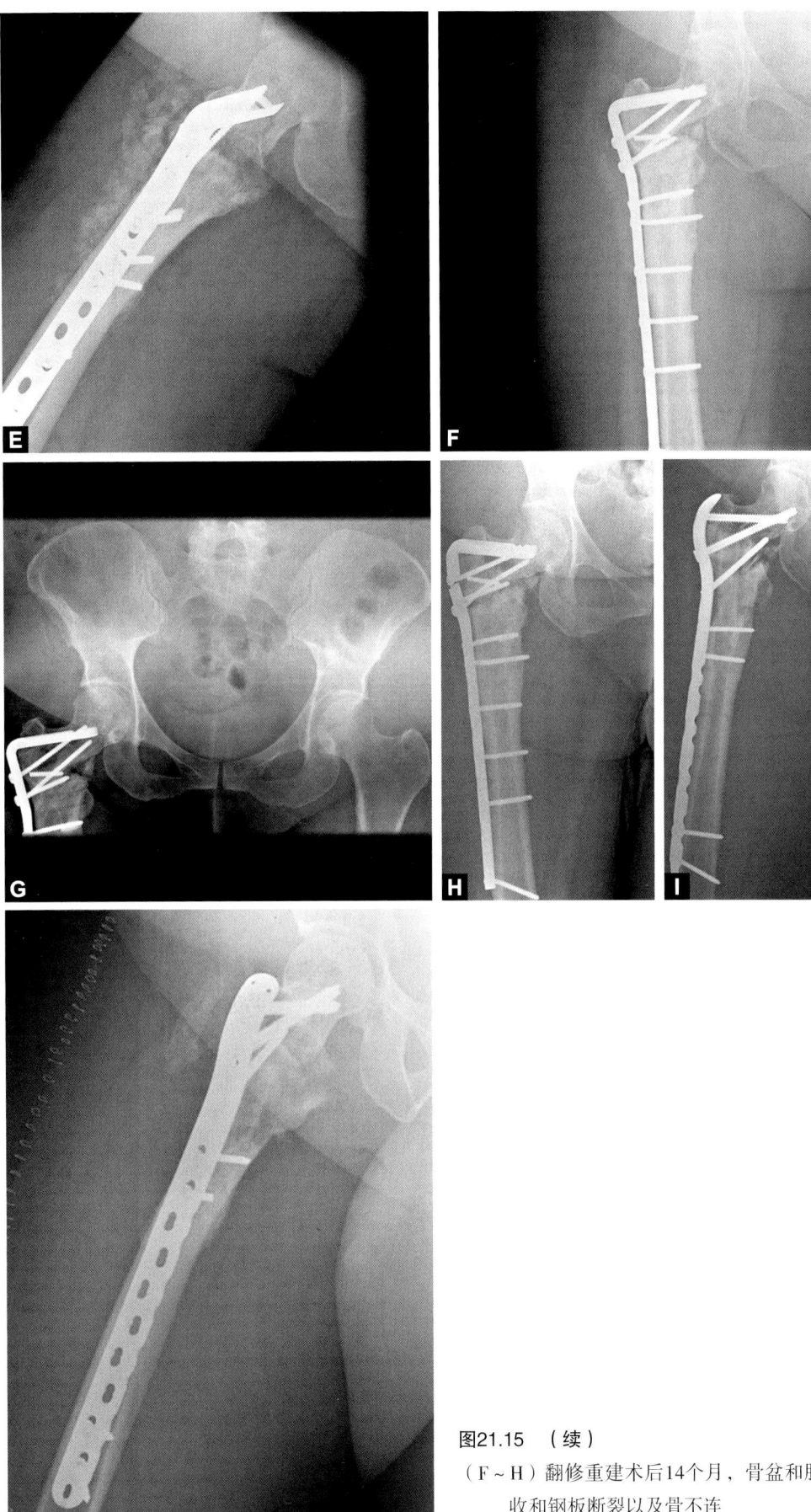

图21.15 （续）

（F～H）翻修重建术后14个月，骨盆和股骨X线片显示骨吸收和钢板断裂以及骨不连

（I、J）股骨近端锁定钢板翻修后的股骨正、侧位X线片

参考文献

[1] Seinsheimer F. Subtrochanteric fractures of the femur. J Bone Joint Surg Am. 1978;60(3):300-306.

[2] Wiss DA, Brien WW. Subtrochanteric fractures of the femur. Results of treatment by interlocking nailing. Clin Orthop Relat Res. 1992;(283):231-236.

[3] Lundy DW. Subtrochanteric femoral fractures. J Am Acad Orthop Surg. 2007;15(11):663-671.

[4] Goh SK, Yang KY, Koh JS, et al. Subtrochanteric insufficiency fractures in patients on alendronate therapy: a caution. J Bone Joint Surg. 2007;89(3):349-353.

[5] Ivkovic A, Bojanic I, Pecina M. Stress fractures of the femoral shaft in athletes: a new treatment algorithm. Br J Sports Med. 2006;40(6):518-520.

[6] Russell TA. Subtrochanteric fractures of the femur. In: Browner BD, Jupiter JB, Levine AM, Trafton PG, Krettek C (Eds). Skeletal Trauma: Basic Science, Management, Reconstruction. Philadelphia: Saunders; 2009. pp. 1977-2034.

[7] Mueller ME. Mueller AO classification of fractures-long bones. Pamphlet. Switzerland: AO Publishing; 2007. pp 1-10.

[8] Rahme DM, Harris IA. Intramedullary nailing versus fixed angle blade plating for subtrochanteric femoral fractures: a prospective randomized controlled trial. J Orthop Surg. 2007;15(3):278-281.

[9] Koch JC. The laws of bone architecture. Am J Anatomy. 1917;21:177.

[10] Hoppenfeld S, deBoer P, Buckley R. Surgical exposures in orthopaedics: the anatomic approach. Philadelphia: Lippincott Williams & Wilkins; 2007. pp 463-467.

[11] Jeanmart L, Baert A, Wackenheim A. Computer tomography of neck, chest, spine and limbs. New York, NY: Springer; 1983(3):171-177.

[12] Khoury A, Whyne CM, Daly M, et al. Intraoperative cone-beam CT for correction of periaxial malrotation of the femoral shaft: a surface-matching approach. Med Phys. 2007;34(4):1380-1387.

[13] Mosheiff R, Weil Y, Peleg E, et al. Computerized navigation for closed reduction during femoral intramedullary nailing. Injury. 2005;36(7):866-870.

[14] Jaarsma RL, Pakvis DF, Verdonschot N, et al. Rotational malalignment after intramedullary nailing of femoral fractures. J Orthop Trauma. 2004;18(7):403-409.

[15] Bråten M, Terjesen T, Rossvoll I. Torsional deformity after intramedullary nailing of femoral shaft fractures: Measurement of anteversion angles in 110 patients. J Bone Joint Surg Br. 1993; 75(5):799-803.

[16] Ruwe PA, Gage JR, Ozonoff MB, et al. Clinical determination of femoral anteversion. A comparison with established techniques. J Bone Joint Surg Am. 1992;74(6):820-830.

[17] Russell TA, Mir HR, Stoneback J, et al. Avoidance of malreduction of proximal femoral shaft fractures with the use of a minimally invasive nail insertion technique (MINIT). J Orthop Trauma. 2008;22(6):391-398.

[18] Perez EA, Jahangir AA, Mashru RP, et al. Is there a gluteus medius tendon injury during reaming through a modified medial trochanteric portal? A cadaver study. J Orthop Trauma. 2007;21(9):617-620.

[19] Hasenboehler EA, Agudelo JF, Morgan SJ, et al. Treatment of complex proximal femoral fractures with the proximal femur locking compression plate. Orthop. 2007;30(8): 618-623.

[20] Schmidt AH, Templeman DC. Custom locking blade plate for periarticular fractures and nonunions. Tech Orthop. 2003;18(4):329-333.

[21] Kuzyk PR, Bhandari M, McKee MD, et al. Intramedullary versus extramedullary fixation for subtrochanteric femur fractures. J Orthop Trauma. 2009;23(6):465-470.

[22] Starr AJ, Hay MT, Reinert CM, et al. Cephalomedullary nails in the treatment of high-energy proximal femur fractures in young patients: a prospective, randomized comparison of trochanteric versus piriformis fossa entry portal. J Orthop Trauma. 2006;20(4):240-246.

[23] Robinson CM, Houshian S, Khan LA. Trochanteric-entry long cephalomedullary nailing of subtrochanteric fractures caused by low-energy trauma. J Bone Joint Surg Am. 2005; 87(10):2217-2226.

[24] Vaidya SV, Dholakia DB, Chatterjee A. The use of a dynamic condylar screw and biological reduction techniques for subtrochanteric femur fracture. Injury. 2003;34(2):123-128.

[25] Blatter G, Janssen M. Treatment of subtrochanteric fractures of the femur: reduction on the traction table and fixation with dynamic condylar screw. Arch Orthop Trauma Surg. 1994;113(3):138-141.

[26] Pai CH. Dynamic condylar screw for subtrochanteric femur fractures with greater trochanteric extension. J Orthop Trauma. 1996;10(5):317-322.

[27] Sadowski C, Lübbeke A, Saudan M, et al. Treatment of reverse oblique and transverse intertrochanteric fractures with use

of an intramedullary nail or a 95 degrees screw-plate: a prospective, randomized study. J Bone Joint Surg Am. 2002;84-A(3):372-381

[28] Yoo MC, Cho YJ, Kim KI, et al. Treatment of unstable peritrochanteric femoral fractures using a 95 degrees angled blade plate. J Orthop Trauma. 2005;19(10):687-692.

[29] Glassner PJ, Tejwani NC. Failure of proximal femoral locking compression plate: a case series. J Orthop Trauma. 2011; 25(2);76-83.

[30] Kinast C, Bolhofner BR, Mast JW, et al. Subtrochanteric fractures of the femur. Results of treatment with the 95 degrees condylar blade-plate. Clin Orthop Relat Res. 1989; (238):122-130.

[31] Brinker MR, O'Connor DP, Monla YT, et al. Metabolic and endocrine abnormalities in patients with nonunions. J Orthop Trauma. 2007;21(8):557-570.

[32] Kang S, McAndrew MP, Johnson KD. The reconstruction locked nail for complex fractures of the proximal femur. J Orthop Trauma. 1995;9(6):453-463.

[33] French BG, Tornetta P 3rd. Use of an interlocked cephalomedullary nail for subtrochanteric fracture stabilization. Clin Orthop Relat Res. 1998;(348):95-100.

[34] Haidukewych GJ, Berry DJ. Nonunion of fractures of the subtrochanteric region of the femur. Clin Orthop Relat Res. 2004;(419):185-188.

[35] Brinker MR, O'Connor DP. Exchange nailing of ununited fractures. J Bone Joint Surg Am. 2007;89(1):177-188.

[36] de Vries JS, Kloenab P, Borens O, et al. Treatment of subtrochanteric nonunions. Injury. 2006;37(2):203-211.

[37] Wu CC. Locked nailing for shortened subtrochanteric nonunions: a one-stage treatment. Clin Orthop Relat Res. 2009;467(1):254-259.

[38] Piper K, Chia M, Graham E. Correcting rotational deformity following femoral nailing. Injury. 2009;40(6):660-662.

第22章

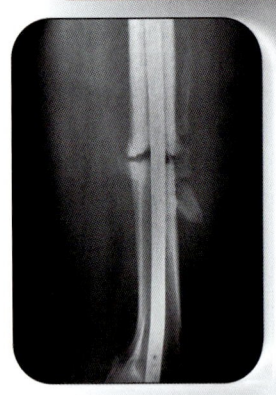

股骨干骨折
Femoral Shaft Fractures

Matthew Mendez-Zfass, Ryan Ficco, Fernando Vilella-Hernandez

本章纲要

一、导言

　　股骨干骨折是常见的骨科创伤，在希波克拉底时期，常使用徒手牵引并夹板固定，恢复患肢长度，治疗股骨骨折。这是希波克拉底时期骨折治疗原则的重要共识，尤其对于股骨干骨折。但这一治疗方案已经滞后于20世纪的快速发展。

　　"股骨干骨折时，牵引肢体会引起剧烈疼痛，而患肢长度一旦恢复，就不会造成额外的损伤。"这一关于股骨干骨折的治疗策略一直未受质疑。直到Sir Percival Pott并认识到开放性股骨骨折，股骨周围软组织因收缩而产生牵引力，因此，治疗股骨干骨折时还应考虑把这些牵引力的影响降到最小。他主张将髋、膝关节固定于屈曲状态，使骨折周围软组织松弛。这一见解被约500年前的Guy de Chauliac在股骨骨折治疗策略中首先描述，但直到19世纪，Galen提出的等张牵引思想才被接受。通过托马斯夹板（Thomas Splint）和提供持续等张牵引力的皮肤牵引（Buck牵引）治疗股骨骨折是美国内战和第一次世界大战期间的流行做法。托马斯夹板在第一次世界大战中得到广泛的使用，明显降低了骨折的并发症发生率，并引发了一系列讨论。Henry Gray爵士对第一次世界大战中的两次战斗分析表明，在没有使用夹板的情况下，枪伤导致的股骨骨折有80%的死亡率；与此相比，使用夹板治疗并同时进行有组织的伤员疏散所导致的死亡率只有15.6%。托马斯夹板目前仍广泛用于急诊处理，但仍存在缺点比如皮肤牵引处出现伤口等并发症。因此，Fritz Steinmann设法通过金属针插入股骨远端或胫骨近端进行骨骼牵引。这种骨骼牵引优于皮肤牵引，包括能够施加更大的拉力、更少的创伤并发症和更有利于观察患肢皮肤软组织等。但是，此类固定治疗股骨干骨折的方法也导致一些不良后果。

髓内固定术一直是手术治疗股骨干骨折的金标准。它能够提供正确的力线和早期活动，能够显著减少创伤并发症。尽管在19世纪末已经开始对长骨骨折固定进行早期尝试，但直到1939年，经过大量的实验和研究，Gerhard Küntscher才完成了股骨干骨折的第一例髓内钉即"Marknagelung"钉固定术。Küntscher发展髓内钉的想法源于他使用Smith Peterson不锈钢钉治疗股骨颈骨折。认为股骨干骨折也可用相同的基本原则治疗。原则包括：①闭合穿钉技术，以减少感染的风险；②坚强的固定与抗旋转；③早期负重。1939年11月，Küntscher在股骨骨折手术中顺行插入不锈钢V形钉，标志着髓内固定术首次应用于治疗股骨干骨折。

第二次世界大战为他提供了大量的伤亡病例，使他的技术趋于完善。二战起始时，Küntscher起初作为一位外科医生被派到芬兰的东部前线。有传言德国医疗机构不满于他的外科新技术，导致他离开了德国。同时，他与芬兰外科医生的关系逐渐密切，并向他们介绍了自己的技术。1947年，芬兰合作方允许刊登了有关Küntscher技术的第一篇英语论文。战争结束后，他的技术通过医学文献或一些使用髓内钉治疗骨折的战俘，传播到欧洲和美国。在20世纪40年代末，Küntscher重新设计髓内钉，从原来的V形变为四叶草形状，希望通过增加弹性膨胀提高固定效果。由于饱受骨不连高发率的困扰，Küntscher也开始尝试采用灵活的髓内扩孔技术扩大髓腔，通过增加钉管接触的表面积，达到更佳的稳定效果。

股骨干骨折大部分为高能量损伤所致。Salminen发现15～24岁男性的发生率最高，超过基线人口的4倍。男性股骨骨折高发生率的趋势一直持续到75岁，而此时女性因骨量减少，非高能量机制的轻微或中度创伤导致骨折引起的并发症急剧增加。骨干中部1/3骨折占所有骨折类型80%。

Arneson发现，15～24岁的男性患者，70%为严重创伤导致。其中包括机动车相撞、行人车祸伤、高处坠落以及与体育运动相关的创伤。

二、诊断

（一）病史和体格检查

股骨干骨折的诊断并不困难。由于软组织的牵拉，肢体常有明显的畸形，其骨折近端屈曲、旋转、外展，远端短缩和内收畸形。患者通常伴随有剧烈疼痛、患肢肿胀和瘀斑。大腿肌肉间隙可以容纳约3单位的血液，因此显著失血多见。应仔细评估这些患者的生命体征和其他休克症状。面对这些损伤，关键在于避免由于明显的股骨畸形掩盖其他严重或危及生命的创伤。根据严重创伤生命支持共识，所有创伤合并股骨骨折的患者，应首先评估全身情况并进行初步处理。如钝性创伤、高能量损伤，要特别注意头部、胸部及内脏等合并伤。在做体格检查时，应仔细触诊四肢，检查肢体压痛和关节活动范围。通过脉搏和毛细血管反应，仔细检查患肢的血运，特别是穿透伤。神经功能检查应包括受累肢体运动强度和感觉。此外，应仔细检查膝关节是否存在积液、韧带损伤或骨折，如果患者同时合并膝关节损伤，则需要修改原手术计划。

（二）影像学检查

股骨干骨折很容易通过患肢的正位（AP）片X线和侧位X线片来进行影像学诊断。有报道合并同侧股骨颈骨折发生率高达9%，应该建立评估这类损伤的一些共识。仔细评估股骨颈骨折的检查包括股骨颈的2mm薄层CT以及内旋股骨颈的正位X线片。此外，与股骨干骨折相关的骨盆骨折和髋臼骨折也可以通过骨盆正位X线片或专用骨盆CT扫描得出诊断。

 股骨干骨折诊断的经验与教训：

（1）闭合性股骨干骨折出血量可达3L，应仔细评估生命体征和休克症状。

（2）仔细检查膝关节以帮助确定潜在的骨折或韧带损伤，这些损伤会关系到手术方案和入路。

（3）注意不要漏诊隐匿性股骨颈骨折。可以通过CT扫描鉴别。

三、分型

目前股骨干骨折的两种主要分型系统是Winquist Hansen和AO/OTA分型系统。Winquist Hansen分型系统根据骨折的粉碎程度把股骨干骨折分为Ⅰ～Ⅳ型（图22.1）。Ⅰ型骨折：为横形骨折线，无或有较小骨折碎片，但不影响骨折稳定性；Ⅱ型骨折：毗邻的骨皮质仍保留至少50%的骨皮质接触，能防止短缩并有助于控制旋转；Ⅲ型骨折：为粉碎性骨折，有1个大的蝴蝶状碎片，不能维持股骨长度、不能控制旋转或两者兼有；Ⅳ型骨折：为节段性严重粉碎性骨折，在骨折处骨皮质不相连，股骨出现短缩和旋转。

AO/OTA分型基于Müller系统。股骨干骨折编码为32（图22.2）。32-A型骨折是简单的骨折，A1表现为螺旋形骨折，A2表现为骨折线与股骨长轴的垂直线相交的角度＞30°，而A3表现为股骨横断性骨折–骨折线与股骨长轴的垂直线相交的角度＜30°。32-B型骨折是楔形骨折，分为B1即螺旋楔形骨块、B2即弧形楔块、B3即粉碎楔形骨块。32-C型骨折是复杂骨折类型。C1是复杂螺旋形骨折、C2是复杂多段骨折、C3是复杂不规则并高度粉碎性骨折。

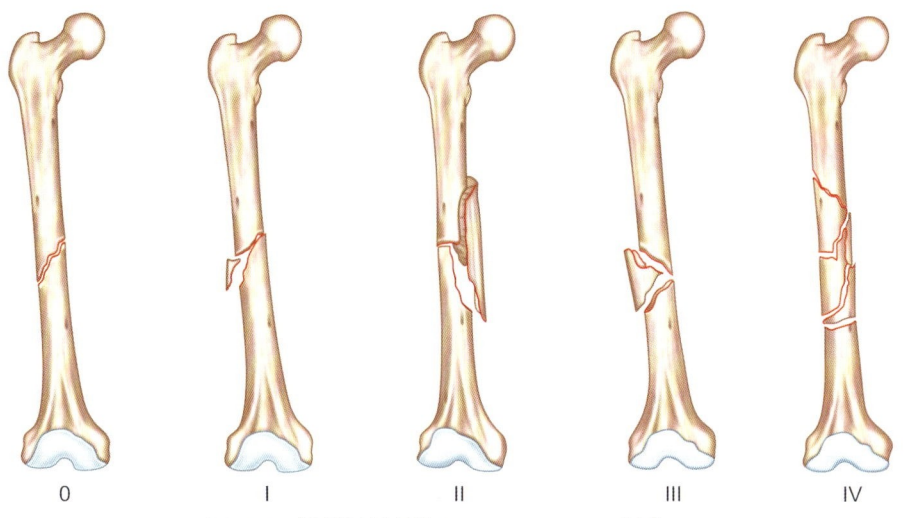

图22.1 股骨干骨折的Winquist Hansen分型

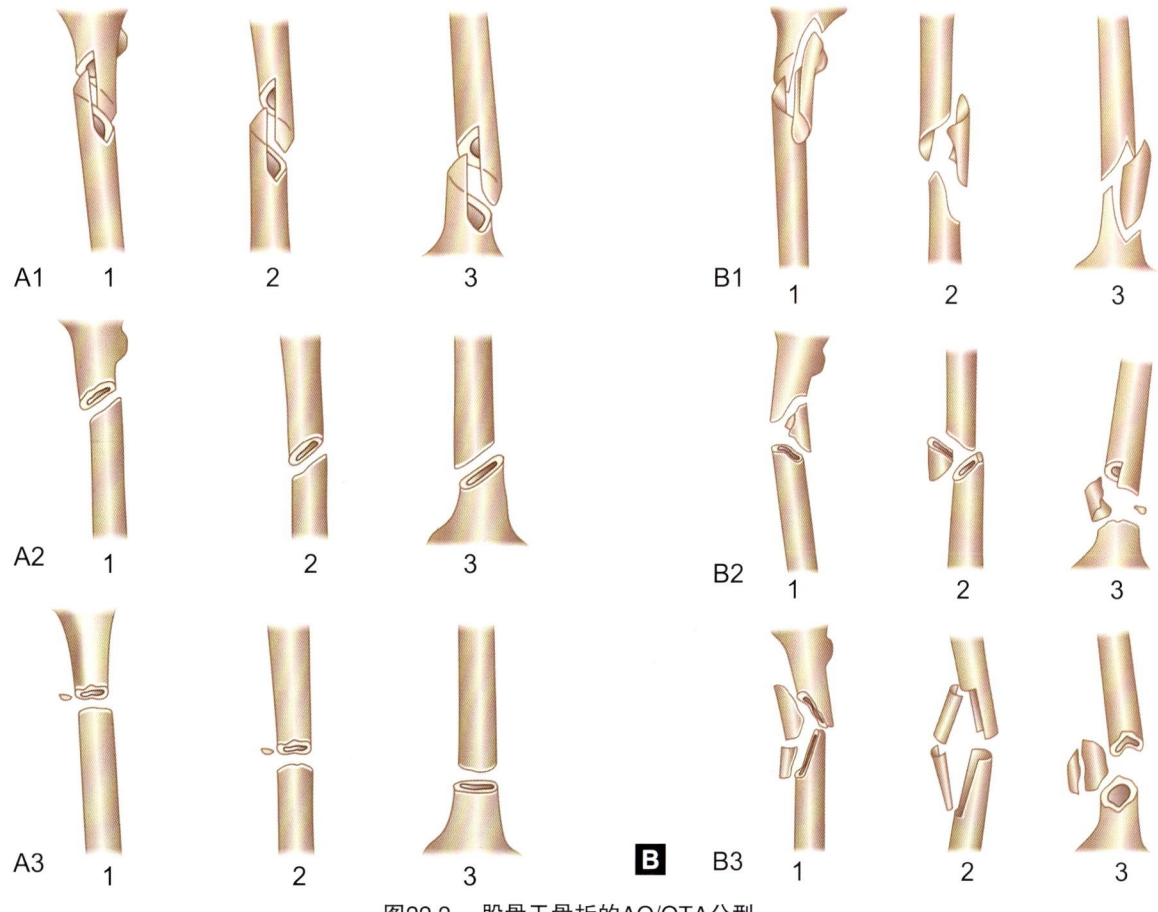

图22.2 股骨干骨折的AO/OTA分型

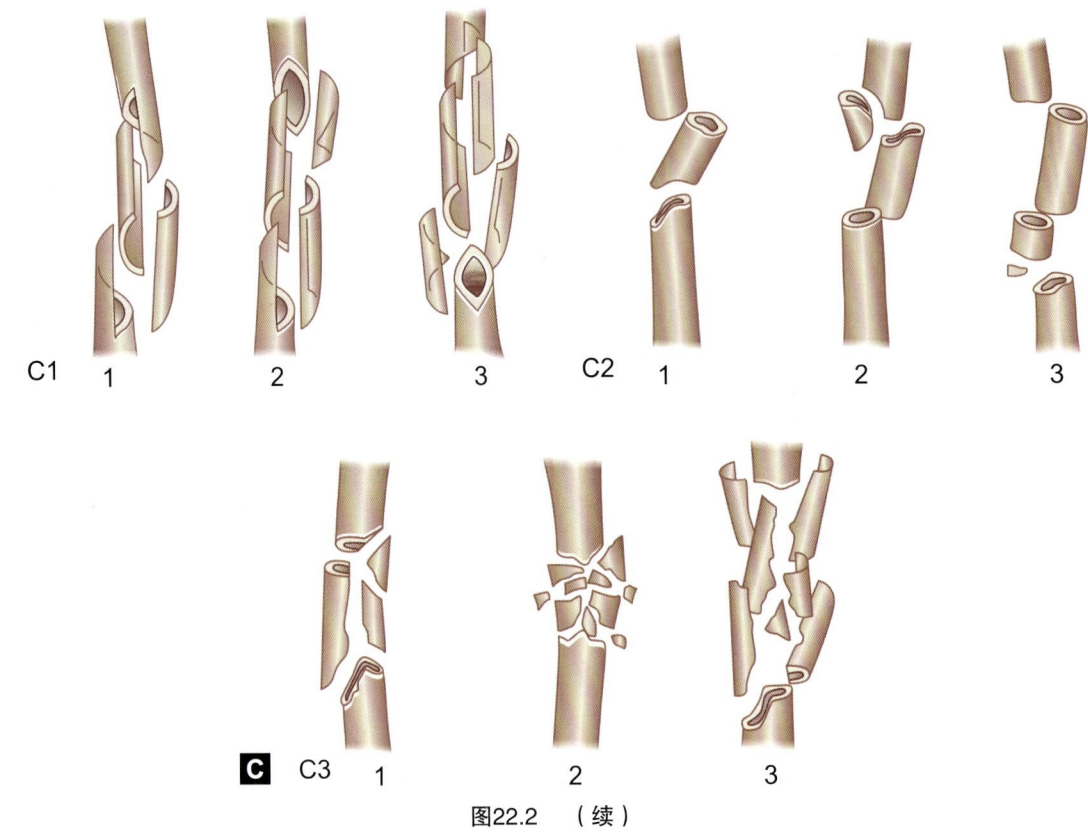

图22.2 （续）

四、手术指征

股骨干骨折的手术指征通常是为了骨折解剖复位、固定、提高愈合率、缩短愈合时间以及避免长时间外固定引起的并发症。带锁髓内钉是大多数外科医生公认的标准。骨牵引是一种有效、临时的固定方法，除非没有其他选择，否则一般不用于最终治疗。外固定可用于骨折部位或螺钉入点出现大创面或感染的患者，以及因血流动力学不稳定或伴有头部、胸部、腹部或四肢创伤导致手术时间受到限制的情形。外固定器后期可以转化为髓内钉，尽管会增加感染的风险。对病情不稳定的患者，不宜重返手术室进行髓内钉固定，可使用外固定作为最终治疗。股骨骨折伴严重的软组织损伤以及预后较差的患者也应选择外固定作为最终治疗。

（一）钢板内固定

钢板内固定治疗股骨干骨折是一种有效的方法，尤其是对存在髓腔极度狭窄的患者，或由于存在股骨畸形、不宜髓内钉内固定的患者（图22.3）。传统的加压钢板过于强调骨折解剖复位和坚强的内固定，易导致固定失效，骨折不愈合率、感染率升高。采用桥接钢板的间接骨折复位和"微创"的经皮钢板插入等技术避免了骨膜的剥离，取得了很好疗效。锁定钢板技术可以提高骨质疏松患者的骨折固定的强度，由于固定强度不依赖于钢板与骨质的摩擦力，因此对骨膜血供的损害有限。钢板中间的波浪状设计可以缩小板面与骨面接触的面积，在血供最关键的部位减轻骨膜损伤。

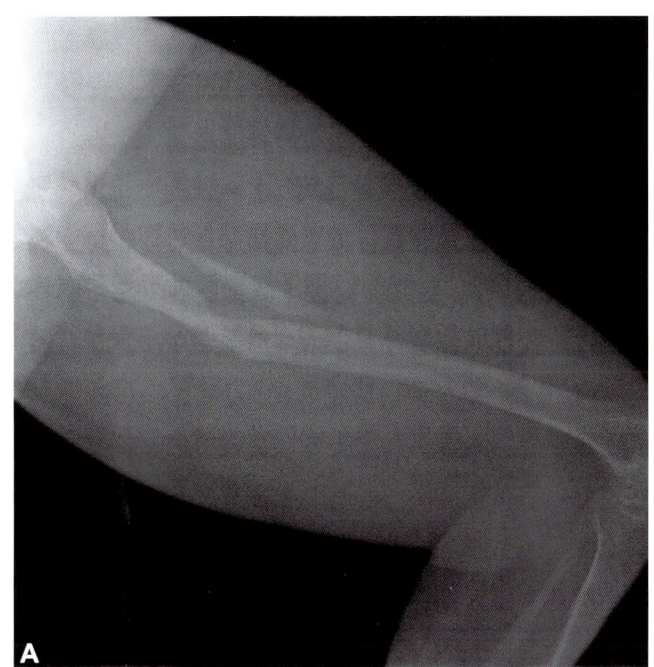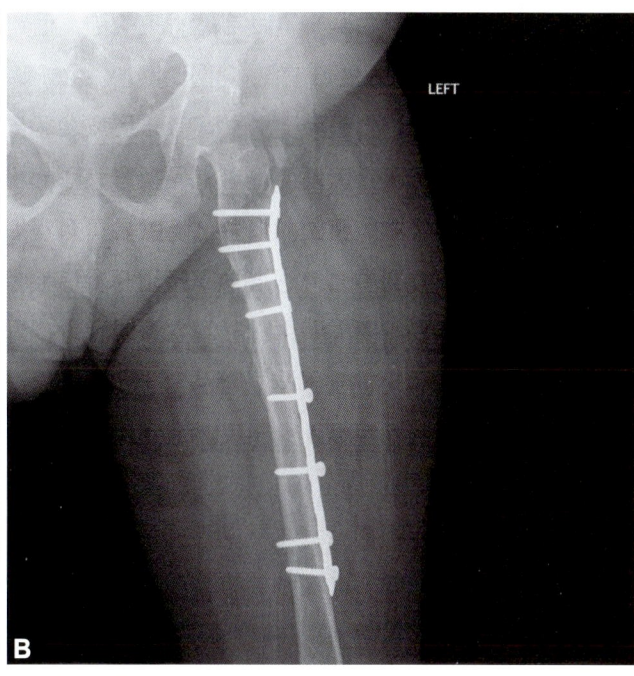

图22.3 左股骨骨折X线片

（A）术前 （B）钢板内固定术后

（二）髓内钉内固定

髓内钉内固定已成为治疗股骨干骨折的标准，具有高愈合率和较低并发症发生率。然而，对于不同的定位、入口点、铰孔、钉及锁的类型，依据患者自身当时的情形做出的决定与创伤特点、外科医生的技术专长、机构能力和骨折的分型相关。

五、外科解剖、体位与入路

顺行穿髓内钉可以经皮途径，也可以逆行穿髓内钉。切开复位髓内钉内固定或钢板内固定手术常选后外侧或外侧切口，在股外侧肌与股骨间的间隙由后外侧向前方分离。通过短切口难以完成用骨钳对骨碎片的直视复位，术前应准备合适的牵开器（如班尼特拉钩、大型自动牵开器）。

六、手术方法

（一）顺行髓内钉内固定

1. 定位

患者侧卧位或"漂浮侧位"进行顺行股骨髓内钉的置入操作。脊柱不稳定或骨盆骨折的患者不能用侧卧位或"漂浮侧位"。病床上充分麻醉，然后转移至骨科手术台，要维持患者受伤的肢体持续牵引。患者被放置在骨科手术台后，在患者双腿之间放置1根柱子来提供反牵引（图22.4）。患侧肢体可用牵引钉、牵引弓或带有衬垫的牵引靴。为了便于X线透视检查，下肢可以摆放成一个剪刀的外形，患侧的肢体适当抬高。为了获得髓部的清晰影像，透视机可倾斜约45°（图22.5），以便进行侧位透视时不受其他肢体的阻挡。另一种方法是，为了避免来自健侧肢体的阻挡，健肢可以外展并放置成半截石位，进行X线透视，但只能在短时间内完成（2小时内）。据报道，半截石位会增加健侧肢体骨筋膜室综合征和神经损伤的风险。

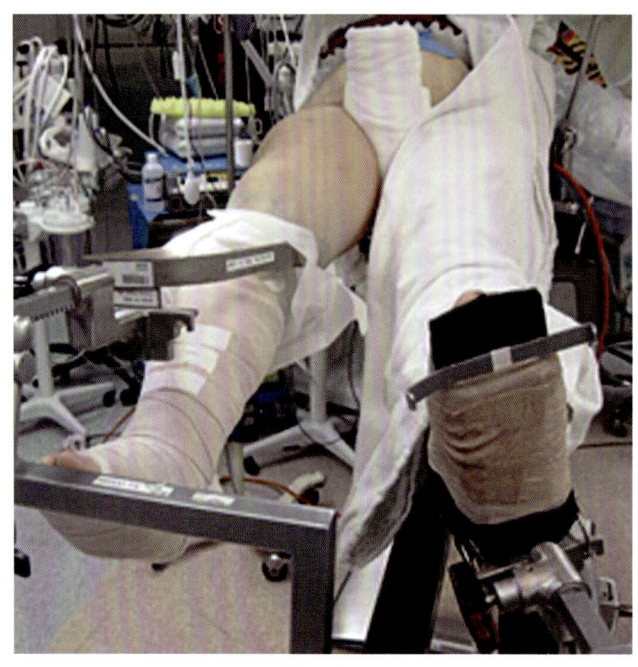

图22.4　患者在骨折手术床上摆成一个剪刀体位

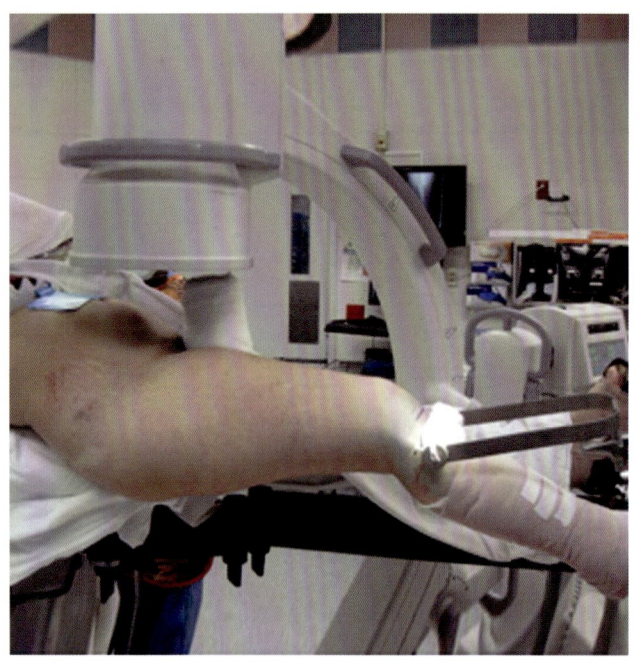

图22.5　C型臂与患侧肢体成45°角，避开对侧肢体的阻挡

术前体位准备，透视影像都确保包含髋部及骨折部位，以便看到骨折碎片的排列、长度和旋转，同时方便调整。可以放置1个拐杖来维持骨折复位，术前移走（图22.6）。随时调整下肢牵引力以便恢复患肢长度。外展和内收肢体可以恢复力线。患者的铺巾应该先从髂嵴近侧开始，再到膝关节，以便安装远端锁定螺钉（图

22.7）。侧卧体位也是股骨骨折顺行钉置入的一种选择。

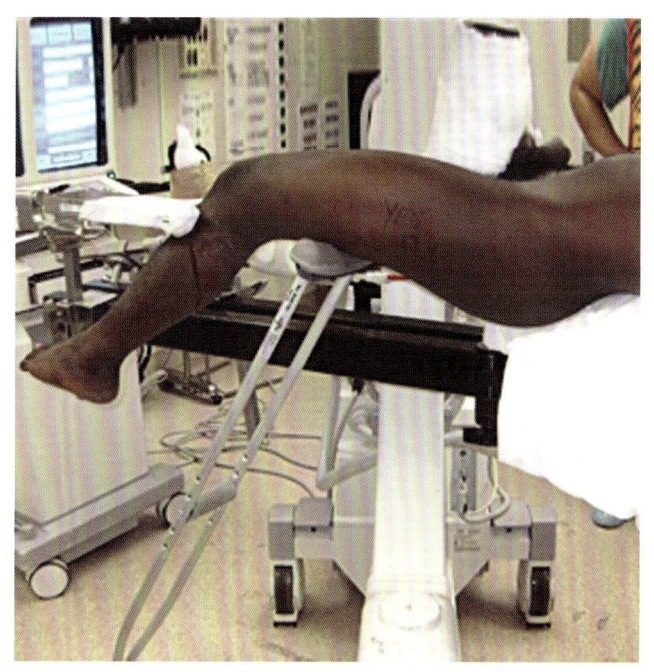

图22.6 将1根拐杖放在患肢下方作为复位工具

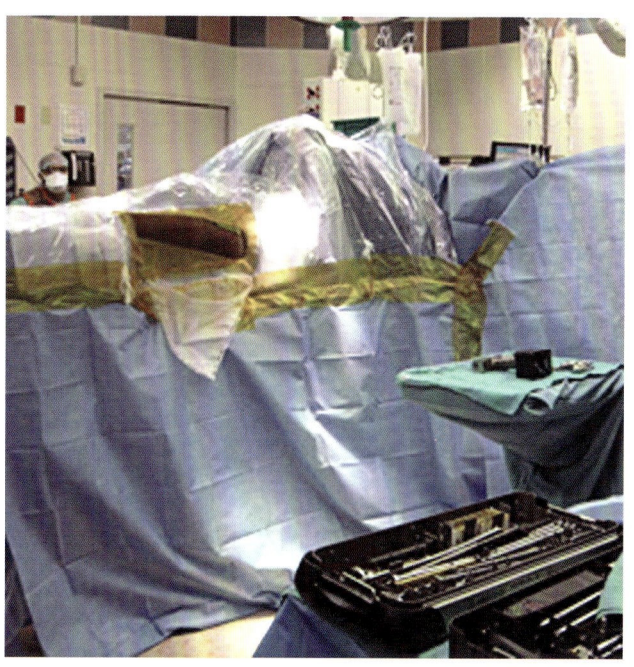

图22.7 肢体术前准备
注意：无菌空间足够开阔

　　麻醉后，患者转移到可透视手术台上，侧卧位，用可透视的软垫支撑。所有的受压点均应放置软垫（图22.8）。术前确保体位能满足股骨干和膝部正侧位透视的需要。手术中需要1名助手辅助牵引、控制旋转和维持骨折复位（图22.9）。"漂浮侧卧位"是指在髋部或躯干下成30°角放置软垫，维持患者身体前后摆动。选定这个体位，需确保位置合适，能够进行适当的透视检查，特别是C型臂越过手术区域的侧位透视。

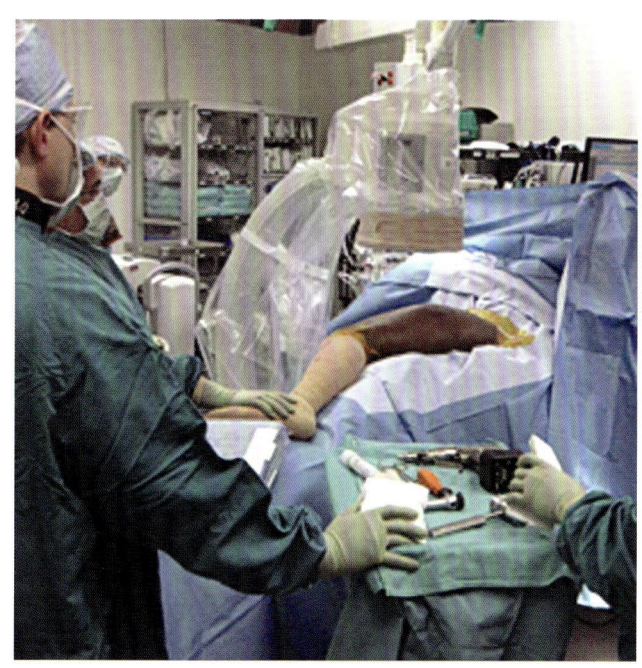

图22.8 患者摆侧卧位以便透视

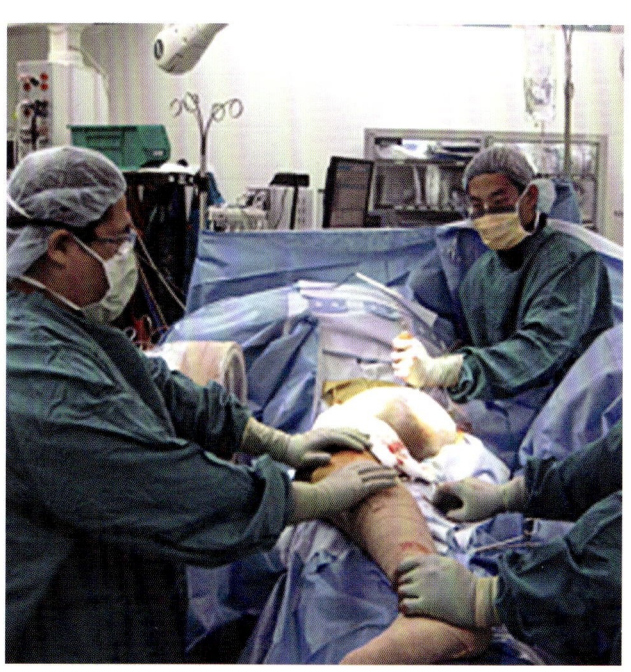

图22.9 助手在手术中协助牵引和复位操作

对988名患者进行的回顾性研究表明，与仰卧位相比，侧卧位并不是死亡或重症因素。这个体位可以使一些近端骨折更容易复位，因为比在骨科牵引台下肢更易屈曲和内收，当然需要1名助手强有力的帮助。通过侧卧位，可增加髋部的屈曲和内收，从而使得臀下神经和臀中肌损伤的风险降低。增加髋部内收的程度，可以改善入口点，特别是对于肥胖的患者。一项对87名患者的前瞻性研究显示，与骨科牵引手术台相比，使用人工牵引方式能大大缩短手术时间、改善旋转力线。术中与对侧肢体进行比较，可以帮助对比肢体长度。与对侧髋部和膝部之间的前后位关系可以评估调整旋转畸形，缝合之前还可以再次检查。Bishop和Rodrigue指出，由于重力倾向于骨折近端，所以在他们的一组患者中外旋畸形更常见。

应避免由牵引引起的并发症。只有在必要时才使用牵引，不需要时应该放松。这样会降低与牵引相关的并发症发生的风险，如阴部神经麻痹和会阴部软组织坏死。此外，会阴部需要安置软垫。如上所述，不推荐将患者置于半截石位或使用腿部支架，尤其在手术时间较长的病例中存在健侧肢体筋膜室综合征的风险。如果必须使用，建议在2小时后放松，1小时后再次使用。

2. 入口点

梨状肌入口点有一个优势，即梨状窝与两个平面的股管中心相吻合（图22.10）。解剖结构变异的患者，可以通过股骨干前后位和侧位透视来确定入口点。导针沿着股骨干的中心进入小转子水平，通过透视来检查位置和深度是否合适。因为这个入口点比大转子上的入口点更靠内侧，可能更难进入，特别是对于肥胖患者。过于内侧或偏前的入口点有引起股骨颈骨折的可能。这个入口点有可能损伤梨状肌、闭孔内肌以及旋股内侧动脉的深支。

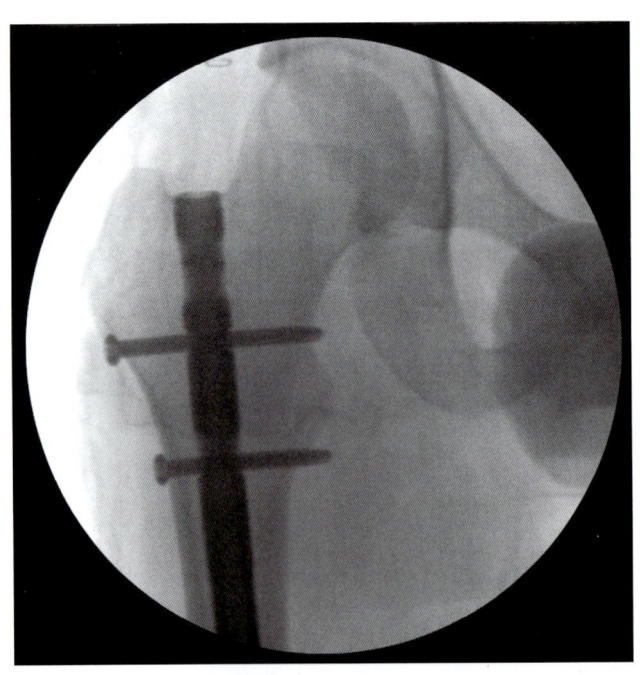

图22.10　股骨髓内钉的梨状肌入口透视照片

青少年患者由于有股骨头缺血坏死的可能，应该避免梨状肌入口点。对臀上神经的损伤也有报道。合理的设计可以使转子间的入口点与髓内钉的近端弯曲更吻合（图22.11）。有结果表明，高愈合率、低并发症发生率和恢复良好的功能与梨状入口点选择相关，同时使透视时间明显缩短。正位透视图像上，入口点通常基于转子的顶端，尽管最理想的入口点是在尖端的内侧或前内侧面，但通常取决于髓内钉和患者的解剖结构。过度内侧的入口点可能会造成穿过内侧皮质时有一定的困难，并造成骨折近端内翻畸形。从侧位透视图像来看，入口点应该以股骨髓腔中点为中心。确保入口点髓内钉帽与股骨颈基底部同一水平。

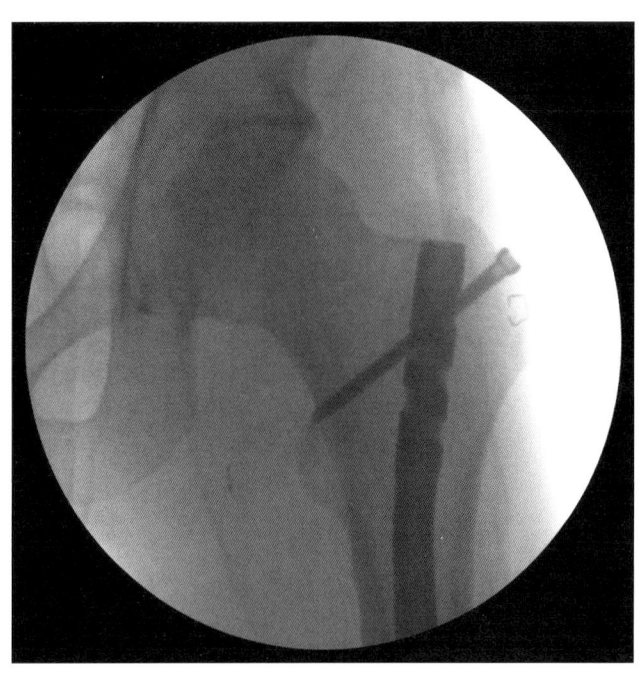

图22.11　转子端入口的股骨髓内钉的透视图像

　　顺行钉的入口点与转子部位的疼痛、跛行、外展受限及髋部运动学的改变有关。大转子内侧入口点可以将这些影响降到最低（图22.12）。一项尸体研究表明，一个合适的入口点可以减少对肌腱和神经血管结构的损伤。这一点位于大转子侧位图像尖端11mm范围内，在侧位透视图像中髓腔中线前5mm。一项尸体研究发现，近端插入的髓内钉在冠状位平面上如果存在10°侧弯，梨状窝入口和大转子入口插入髓内钉产生的应力基本相似。因为解剖学的位置是可变的，通常以透视检查获得适当的入口点。在正位透视图像上，入口点向股骨髓腔中心存在10°侧弯。在侧位视图中，相比中间1/3入口，前1/3的入口点会增加外翻畸形和医源性骨折风险。在冠状位平面上，钉子被设计用于侧向进入，并存在10°侧弯角。髓内钉在通过骨折近端时内旋90°更易通过髓腔。

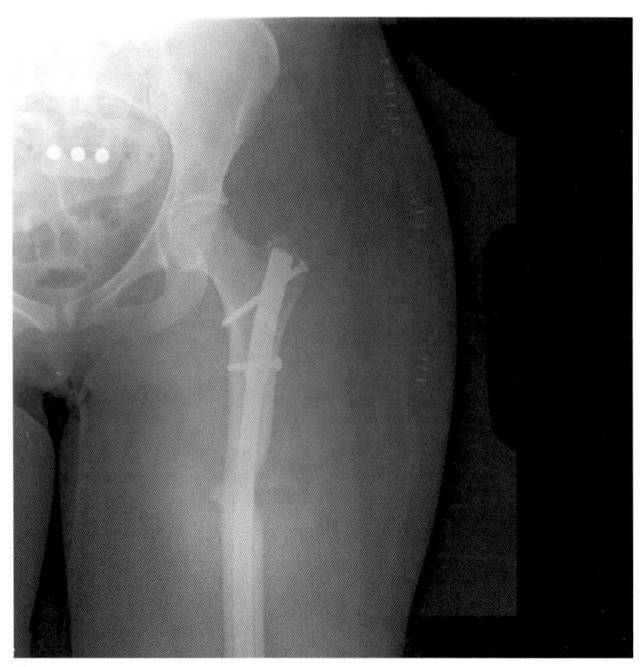

图22.12　入口点位于大转子侧面外侧入路髓内钉固定X线片

3. 手术要点

不管选择怎样的位置和入口点，皮肤切口都与股骨干成一直线，起于大转子上方4横指（约8cm）的位置。向大转子的方向切开，切开时大转子可作为引导。经皮定位开口点，通过导针引导入路。开口点定位后，将导针置于股骨干的中心位置，用入口扩髓器或锥子来创建入口孔。此过程应使用软组织保护器保护外展肌群。透视检查扩髓器和钉的位置，因为在扩髓过程中，其位置易发生改变，尤其是在骨质疏松情况下。将扩髓器从入口推进至小转子的水平。拆卸入口部件，将球尖导丝置入股骨髓腔。导丝接近骨折部位时，将弯曲的末端轻柔旋转，协助穿过骨折部位。采用双平面透视法，验证骨折复位情况和导丝插入深度。

骨折复位手法因患者体位而有所不同。可在牵引床上进行牵引，或者在其他体位使用骨牵引针进行骨牵引。可利用软垫、毛巾、木槌、F形工具或支撑物等做进一步的复位调整（图22.13）。经皮插入尖头螺丝刀、骨钩、钳子或斯氏针等可以协助复位。当闭合复位失败时，需要切开复位，这时可使用骨折复位钳。可通过导丝测量所需髓内钉的长度。

钉道内扩髓器依序以1mm的增量推进，直到髓腔感觉到"颤动"，然后以0.5mm的增量推进。扩髓器应缓慢、稳定地前进，避免暴力和偏心扩髓。对于骨密度较高、髓腔小的患者应格外小心，尽量避免并发热损伤。为适应股骨弓形弧度，选择使用的髓内钉的直径通常比所使用的最大扩髓器小1.5~2mm。在已复位的骨折部位扩髓时易导致骨折，尤其在骨质较疏松处、骨折近端或远端非狭窄部位。如果扩髓时骨折复位不良，最终置钉后也对位不良。应放弃使用髓内钉复位。

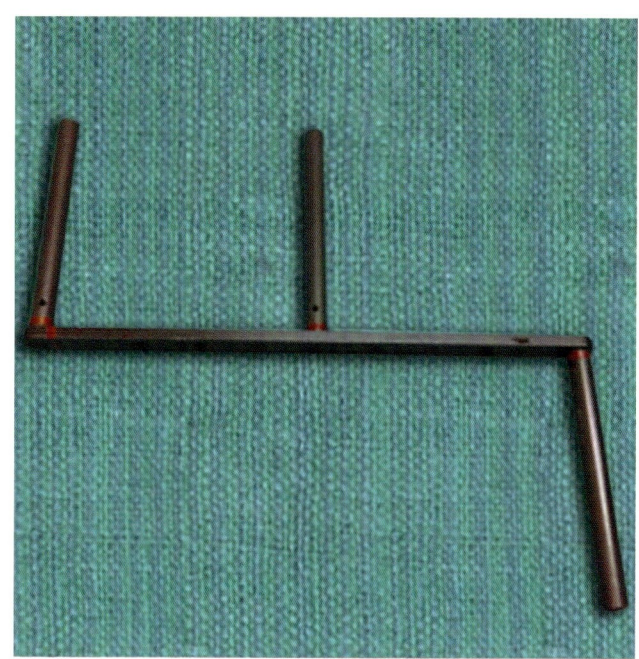

图22.13　手法闭合复位的F形工具

髓内钉安装带插槽的手柄时，确保所有导针和钻头准确地进入锁定孔（图22.14）。应缓慢敲打髓内钉进入股骨。另外，髓内钉可以在髓腔内旋转90°以便于进入近端。可通过人工加压和/或用锤子轻柔地敲击来进钉。当经过骨折线时，需透视验证骨折复位情况，确保髓内钉能顺利穿过骨折部位，且不损伤远端的皮质骨。在髓内钉穿过骨折部位后，移除导丝。通过观察膝关节侧位透视图像，确保有足够的髓内钉推进空间，髓内钉顶端应位于大转子或梨状窝中。应通过体格检查和对骨折部位、髋关节及膝关节的X线图像来确认患肢能够旋转，以此确认髓内钉方向符合股骨生物力学解剖。

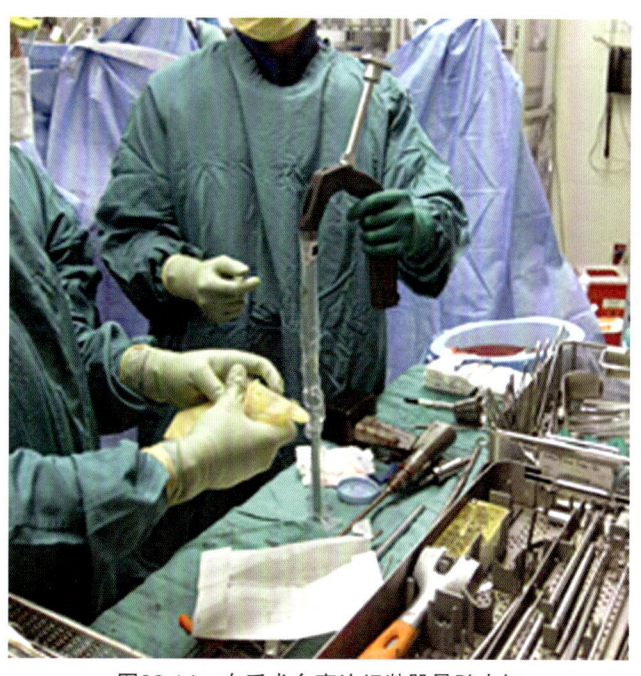

图22.14　在手术台旁边组装股骨髓内钉

近端锁钉时，可在皮肤做一个小切口，通过插入手柄的瞄准器进行锁钉。但是髓内钉必需置入足够的深度和恰当的旋转方向，才能确保近端锁定螺钉以正确的方向置入股骨近端。纵向稳定的骨折类型在近端锁定和牵引力解除后可以加压。完美的闭环技术可用于置入远端锁定螺钉。不稳定骨折或髓内钉与髓腔狭窄部之间接触有限，需要1枚以上的远端锁定螺钉。

 顺行髓内钉内固定技术的经验与教训：

（1）患者的体位由外科医生选择。侧卧位更容易定位进针点，但需要1名助手来进行牵引和手法复位。安装骨折牵引床耗时较长，进针点较难定位。然而骨折牵引床的好处是，复位和操作不需要助手，且牵引床能够长时间保持相对稳定的体位。

（2）进针点由外科医生决定。儿童股骨干骨折不应选择梨状窝入路，有导致股骨头坏死的风险。梨状窝入口点与正、侧位X线透视图中的股骨轴一致。经转子的进针点稍偏向转子内侧，正位X线片上沿着股骨远端方向，与侧位X线片股骨干方向一致。

（3）对于不适合逆行钉的股骨干骨折的肥胖患者，可选用外侧进钉点。

（4）扩髓器进入股骨髓腔时，通过C型臂透视监测方向，避免偏移髓腔或穿破髓腔。

（5）利用小弯曲、小角度的远端球尖导线是可取的。

（6）骨折复位完成后球头导线穿过骨折线。在扩髓前确认复位良好及导线位置正确。

（7）沿髌骨上缘方向，轻柔地将球头向股骨远端敲入。在球头周围形成一个支撑，扩孔期间导线保持在适当的位置。

（8）根据术前股骨骨折X线片，一开始选用与股骨髓腔大小相近的扩髓器。

（9）应在骨折复位良好的情况下进行扩髓。随着髓腔扩大和清除嵌顿在骨折部位中的软组织，维持骨折复位状态变得更容易。

（10）如果扩髓时对位不良，最终术后骨折仍对位不良。

（11）扩髓器应以1mm的间隔前进，直到最初的颤动被感觉到，然后它应以0.5mm的间隔前进。最初感到显著颤动的扩髓器直径大小与最终选择的髓内钉有一定相关性。

（12）扩髓钻应比选用的髓内钉直径大1.5～2.0mm。

（13）髓内钉的长度测量应在扩髓结束后进行，因为扩髓后复位更容易。确保导线很好地放置在远端，骨折良好复位，深度计放置在股骨近端的正确位置，有利于确定最终长度。

（14）在后台上组装髓内钉，确保近端夹具与近端锁定孔对齐。

（15）可通过手动进钉或轻柔敲击进钉。置钉时可以旋转，使它的弓指向侧面以便于插入。进钉时，可以慢慢旋转髓内钉。

（16）髓内钉置入髓腔时，监测髓内钉方向，避免穿破骨皮质和损伤远端骨碎块。此时，快且幅度小的敲击可利于髓内钉穿过骨折部位。

（17）髓内钉穿过骨折部位后取下导丝。该距离有足够空间，有助于导丝从髓内钉轻易拔出。

（18）在膝关节远端观察钉尾，牢记与膝关节面的距离，依此调整髓内钉近端的深度。

（19）置钉后、锁钉前，需明确其远端和近端位置以及骨折复位情况。

（20）应首先锁定远端，以便提供骨折端的加压和稳定。

（21）相继锁定远端和近端。

（22）在器械被污染前和离开手术间前，评估患肢的长度和旋转情况，以便弥补不足。

（23）为避免阴部神经麻痹，垫起会阴部，在需要时稍微牵拉（当确认骨折复位和置钉后，可解除牵拉）。

（24）不使用腿部支架，以避免骨筋膜室综合征。

（二）逆行髓内钉内固定

逆行髓内钉的适应证包括多系统损伤，四肢多处骨折、病态肥胖患者的孤立骨折以及双侧股骨骨折。怀孕是相对的适应证。禁忌证包括骨骼未成熟膝关节脓毒血症的患者。相对禁忌证是膝关节屈曲功能＜45°、小转子5cm以内的骨折以及膝关节周围有严重的软组织损伤。尽管治疗难度大，股骨远端骨折也可以达到很好的治疗效果。患者在病床麻醉，然后将患者搬移，仰卧在可透视的手术台或普通加长的手术台。术前铺巾注意保留患肢近端足够的空间以拧入锁定螺钉，因此，铺巾范围应该靠近髂嵴。可透视三角架放在股骨下，维持膝关节屈曲30°～40°（图22.15）。沿髌腱方向在皮肤做一个纵行切口。根据习惯，可在髌腱中线纵向切开，或者可以在肌腱周围的髌骨中间进行。通过膝关节的正位片，导针沿着股骨切迹中央插入。通过膝关节侧位片，确认导针在Blumensaat's线前方（图22.16）。

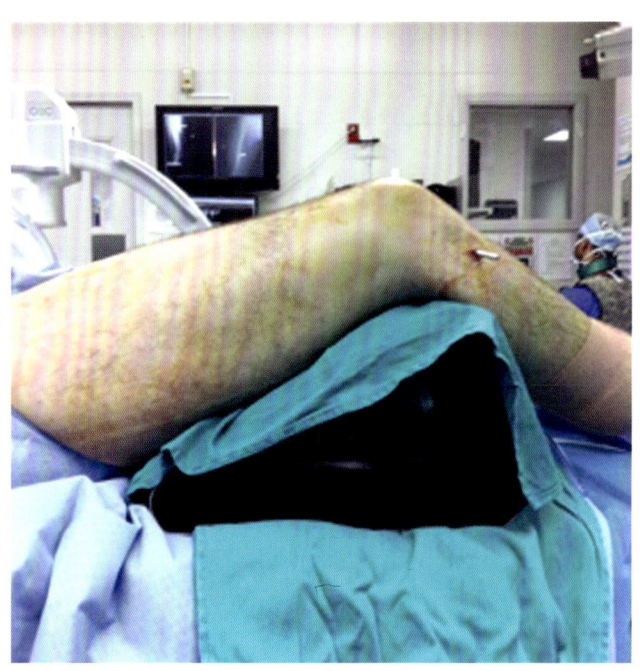

图22.15 股骨逆行交锁髓内钉的定位

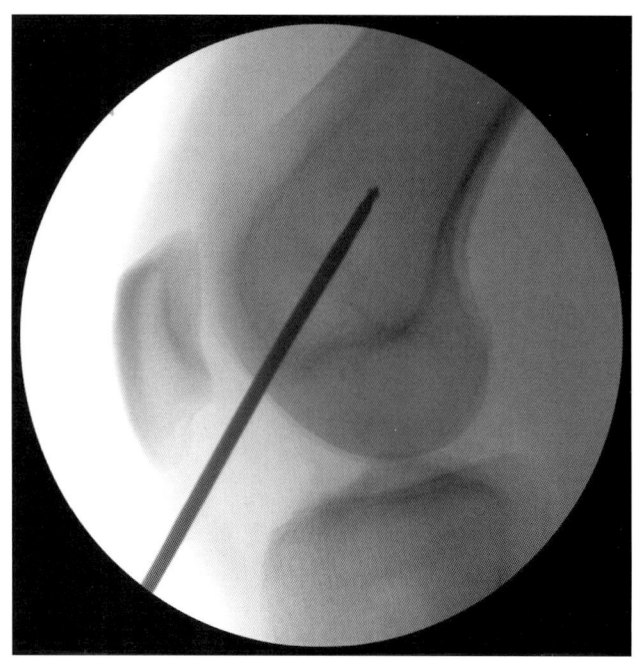

图22.16　在侧位X线图像上，逆行进入点在Blumensaat线上

　　精确的侧位X线图像可提示髓内钉与股骨弓的匹配度。导针沿着髓腔中心前进。在用入口扩髓器建立入口后，球形螺纹导丝在复位后进入穿过骨折部位的通道，直到小转子水平。还可以用前面提到的工具来实现骨折复位。通常在骨折部位下方垫毛巾可纠正骨折后偏角，适当使用F形工具可纠正内/外翻力线和牵引（图22.17），整个操作需要持续牵引。一旦骨折复位，所需髓内钉的长度可通过导丝测量，透视膝关节侧位图确认测量尺正确位置。整个扩髓过程中都必须保证骨折复位，直到拧入近端和远端锁钉。与顺行钉的情况一样，如果扩髓时对位不良，那么最终置钉后仍对位不良。在用与上述相同的技术进行扩髓之后，确定适当的髓内钉尺寸，后台上组装钉子与插入手柄，确保所有的钻头引导器和钻头与钉子对齐。

　　髓内钉小心进入股骨，顶端朝向前方。可通过手动进钉或轻柔敲击进钉。髓内钉置入骨折处时，通过透视检查确认骨折复位良好，并确认髓内钉顺利穿过骨折处，避免扩髓器穿破股骨近端骨皮质。一旦髓内钉穿过骨折部位，立即去掉导丝。确保在近端有足够的钉帽位置，膝关节侧位透视图像显示，钉尾应在软骨下方（图22.18）。

　　通过临床检查、与健侧肢体的比较以及对骨折部位、髋关节和膝关节的X线透视评估，确认髓内钉安放位置是否正确以及患肢的旋转复位情况。特别是股骨远端骨折，可以使用阻挡钉来修正正位和/或侧位中的偏移。它们相当于"人造皮质"来引导髓内钉进入正确的位置。如果力线偏移，则将髓内钉拔出，保留导丝。通常情况下，可在骨折畸形的凹陷侧插短螺钉。

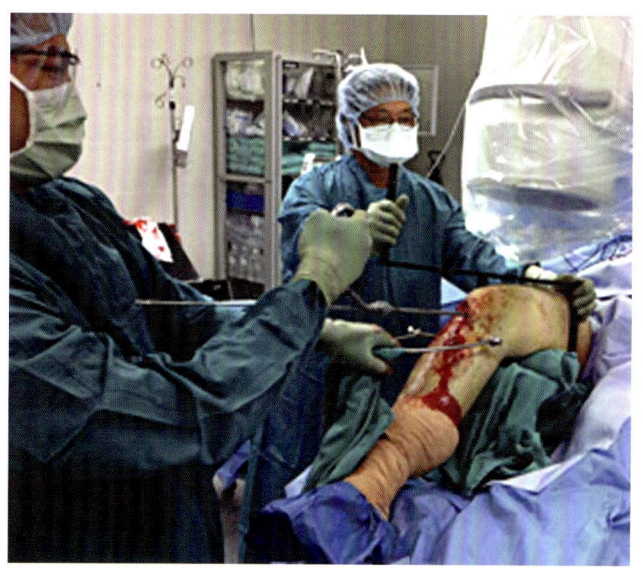

图22.17　使用F形工具进行逆行钉的复位操作

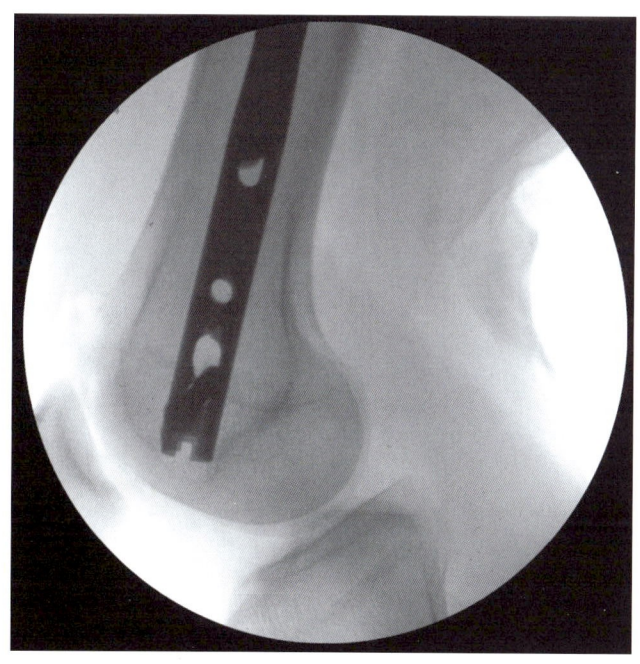

图22.18　最后放置的逆行钉钉尾恰好在Blumensaat线上

　　如果使用阻挡螺钉，应安在防止骨折迟发性移位的位置。远端锁定螺钉可通过连接在髓内钉上的瞄准臂利用小切口插入。用至少2枚锁定螺钉插入远端以防止髓内钉陷到膝关节。螺钉头应埋在干骺端骨质里，以预防继发的钉头刺激症状。近端和远端锁定螺钉数量取决于多个因素，如骨折的类型、髓内钉狭窄部的位置、患者的骨质量、骨折部位的骨接触以及骨折部位的轴向稳定性。具有良好的骨接触和轴向稳定性骨折，如横形骨折，骨折近端锁定之前应该加压骨折断面。股骨近端锁定螺钉可环绕髓内钉插入。锁定近端的时候，要注意骨折可以改变该部位神经和血管的位置，特别是伴随有髋臼骨折时。仔细辨认解剖位置，使用软组织保护器有助于减少神经血管结构损伤的风险。一些学者认为，放置在侧方的锁定螺钉比放置在前后位方向的螺钉能减少误伤的风险。

扩髓

选择扩髓或非扩髓髓内钉治疗股骨骨折的方式值得商榷。由于扩髓有助于骨折愈合，已逐渐被同行接受，但对于它的使用人们仍心存顾虑。据相关文献报道，扩髓髓内钉能促进骨折愈合、降低再次手术的概率。更大的髓内钉置入可提供足够强度和稳定的内固定结构。扩髓髓腔产生的碎骨片有一定概率促进骨折愈合。但是，扩髓可对髓内血供造成一定损伤。然而目前还没有明确的结论表明，这种损伤对骨折愈合是否有害。扩髓对骨组织带来潜在的骨的热损伤，通过以下方式能够降低损伤的程度：使用恰当、尖锐的扩髓钻；遇到窄小髓腔时，避免过度扩髓。通过采用加深沟槽和体部缩窄的锐性髓腔锉可减缓扩髓导致髓腔压力的增高。扩髓过程中，使用带冲洗吸引器的铰刀［The Reamer Irrigator Aspirators（RIA），Synthes, Paoli, PA］，能减少髓腔压力的增加。尽管使用后会对某些血液检查指标有一定影响，但还没有临床研究表明与肺部并发症有实质性的关系。

为最大限度提高患者的治疗效果，有必要研究扩髓对患者全身的影响。扩髓往往增加髓腔压力，会迫使脂肪滴进入血液、流向全身，从而对某些器官有潜在的副作用。但是非扩髓髓内钉同样有相应的风险。一些临床研究表明，扩髓髓内钉、非扩髓髓内钉或钢板内固定治疗成人股骨骨折，对呼吸窘迫综合征、肺部并发症、死亡的发生概率没有明显差异。目前扩髓造成额外介质的效应，例如，白细胞介素–6是否对全身有一定影响，仍有待进一步研究。

 逆行髓内钉内固定的经验与教训：

（1）患者仰卧于可透视的手术床上，在大腿下方放1个三角支架，较长的一侧朝向近端。

（2）在正位X线片上，进针点需位于股骨干横径中点，在侧位X线片上，进针点须在Blumensaat线的前端。

（3）可通过在大腿下面的毛巾垫的反作用力、牵引达到骨折复位，通过F形工具来矫正内翻/外翻畸形。

（4）采用空心复位器复位远端骨碎片，从而更好地控制导针方向，到达近端。

（5）扩髓和置入髓内钉应顺行进入。

（6）在侧位X线片上，远端锁钉需埋于Blumensaat线下。

（7）应该使用2枚远端锁定螺钉在远端锁定，2枚钉的距离尽量最远。

（8）干骺端锁钉应比平常短，以便埋得足够深，减少术后麻烦。

（9）近端需锁定。

（10）术后应检查股骨长度和旋转复位情况。

髓内钉内固定的术后处理

股骨干骨折的术后处理包括有效的疼痛处理、伤口护理和预防深静脉血栓形成。负重状态取决于骨折的位置、类型，内固定材料、粉碎程度以及锁定螺钉的数量与位置。

股骨中段横断性骨折、短斜形骨折或与大直径的髓内钉有足够皮质接触的骨折均可耐受相当的体重。这并非意味着患者可以即刻行走；相反，随着疼痛程度的减轻和信心的提高，它们会慢慢地给患者施加更多的压力。通常，钉子的直径越大，狭窄部有更好的髓内钉接触，负重时间越早。对严重的粉碎性骨折，应使用更多的锁定螺钉。如果是股骨远端或狭窄部近端粉碎性骨折，远近两端分别使用锁定钉。髓内钉应该至少有1枚近端和1枚远端锁定螺钉，以防止髓内钉旋转。逆行髓内钉则在远近两端均应使用锁定螺钉，以防止髓内钉穿入膝关节。对较细的髓内钉和小直径的锁定螺钉的髓内系统，应考虑使用更多的锁定螺钉。

（三）牵引钉的置入

骨钉牵引常用于股骨干骨折的暂时稳定和明确的手术治疗之前的骨折临时复位。所施加的牵引与骨折的类型相对应。提供骨折稳定性，使患者更舒适，利于转运患者和减轻疼痛。该钉可放置在股骨远端或胫骨近端。胫骨近端是首选，因为易于置钉。通过股骨远端牵引可以提供更多的纵向牵引力。如合并同侧膝关节韧带损伤或膝关节骨折，则忌行骨骼牵引。

 牵引钉置入的经验和教训：

（1）在放置牵引钉前，必须通过膝关节正、侧位X线片排除同侧膝关节骨折。

（2）理想情况下，患者应该在处置室进行静脉麻醉和心电监测。

（3）操作区域应准备并覆盖无菌布单。

（4）局部麻醉应按顺序注射到皮肤、软组织和骨膜中。

（5）应选择最大直径Schanz针。

（6）在皮肤的插入部位做针刺切口。

（7）胫骨近端牵引针应在胫骨结节或髌骨下极下方2横指（约4cm）由外侧向内侧方向插入。

（8）股骨远端牵引针应在髌骨上极水平由内侧向外侧方向插入。

（9）下肢应保持髌骨指向正上方，牵引针应平行于地板和关节线插入。

（10）如果针未与关节线平行插入，骨牵引可能导致最终复位不满意。

（11）当针开始在皮肤下突出时，在远侧做一个小切口。

（12）应无菌包装牵引弓。

（13）施加在滑轮系统的牵引力应有9~11kg。确保足部远离床的脚踏板以及牵引绳不要碰擦到下肢的任何部位。确保牵引物不要碰到地板。

（14）牵引后应拍摄股骨和膝关节的正、侧位X线片以确定骨折复位情况和钉的位置。

（四）抗生素骨水泥涂层钉的放置

应用抗生素骨水泥涂层髓内钉的适应证是髓内感染，不论股骨骨折是否愈合，对于急性或慢性骨髓炎，抗生素骨水泥涂层钉有助于减少髓内感染时的死腔，也有助于输送更大剂量的抗生素来控制感染，但不能依靠它来治愈感染。依据所使用的抗生素的种类和浓度，药物效能通常在几周后下降。此后，髓内钉在可能的持续感染的情况下仍然属于异物，应该取出。在放置抗生素骨水泥涂层髓内钉之前，扩髓和冲洗很重要。抗生素骨水泥涂层髓内钉的细节将在第26章（胫骨骨干骨折）讨论。

 抗生素骨水泥涂层钉放置的经验与教训：

（1）利用全剂量40g骨水泥、2g万古霉素、4.8g妥布霉素的混合。

（2）确保抗生素粉末混合前适当粉碎。

（3）从全剂量和另一个半剂量的骨水泥中加入溶剂，形成液体混合物。

（4）混合后，将骨水泥倒入60mL大号注射器，在注射器上60mL水平处钻孔。这些孔会使注射器内空气排出、骨水泥不溢出。

（5）使用40号法国胸导管。这个尺寸相当于1枚直径10mm的钉子。胸导管长度应与取出的感染的髓内钉长度相当或稍小。

（6）球头导丝远端稍长于胸导管，近端应弯曲，近端的弯钩便于以后取出。导丝应与髓内钉弓有同样的弧度。

（7）在注入抗生素骨水泥前用5mL无菌矿物油润滑胸导管，有助于防止骨水泥固化并贴到胸导管上。在注入抗生素骨水泥前去除多余的矿物油。

（8）握住垂直的胸导管，底部封闭，用注射器将骨水泥压入。如有必要，在胸导管上开孔，让空气从中排出。不要把水泥压到另一头。

（9）胸导管充满骨水泥后，沿着中心向下插入球头导丝，清除任何多余的流出胸导管的骨水泥。

（10）导丝插入到胸导管另一端，并略短于胸导管。骨水泥应在导丝周围形成一个领子，有助于取出钉子。钉子的钩子应该遗留一小段没有水泥，以便在取出或插入时提供把持。

（11）在水泥开始固化和发热时，用1把锋利的小刀切开胸导管远端，直到到达尚未固化的骨水泥的位置。暂时保留这部分不切开，让水泥在胸导管内继续固化。在水泥固化的过程中，继续朝胸导管的近端切开。

（12）过早切开胸导管会导致骨水泥泄漏并失去其形状。切得太晚会使骨水泥粘在管子上，造成移除管子非常困难。

（13）钉子从胸导管内取出后，用小刀从钉子上剔出多余的塑料。

（14）插入之前要确保钉子完全冷却。

（15）钉子的边缘越光滑，越容易插入和取出。

（16）在4～6周取出和/或更换髓内钉。

七、疗效

髓内钉固定仍然是手术治疗股骨干骨折的主要标准。优势包括95%～99%的高愈合率、并发症的低发生率和更好的功能康复。已经证明在使用适当大小的髓内钉时，顺行和逆行钉有相似的正常愈合率、延迟愈合率和畸形愈合率。也有一些研究表明，逆行钉的愈合时间稍长、愈合率稍低。虽然髓内钉治疗股骨干骨折是非常成功的，但并不意味着没有问题。

髋关节功能、髋关节活动以及步态的改变仍然是顺行髓内钉的常见后遗症，仍需要早期治疗和加强锻炼。顺行髓内钉导致髋关节和大腿疼痛也更常见。膝关节功能的改变和膝关节疼痛与逆行钉更相关，但是膝关节僵硬和败血症并未显示与此相关。更多逆行髓内钉患者需要去除有症状的远端锁定螺钉。逆行髓内钉术后1年，在膝关节屈曲、Lysholm评分和等速评估方面与对侧肢体相比并无显著差异。膝关节化脓感染也是逆行髓内钉治疗开放性骨折的一个潜在问题，尽管在90例患者的回顾性研究中发现率仅为1.1%。

八、具体情况

（一）开放性骨折

由于股骨有软组织包围，所以此部位的开放性损伤不像胫骨常见。开放的股骨骨折的小伤口可能表示严重的软组织创伤和骨膜剥离。伤口的大小和位置多与骨折的位置和类型相关。股骨横断性骨折周围软组织的小穿刺损伤提示它比严重粉碎性骨折引起的创伤少。

初始清创的时机取决于患者的病情和医院条件。应行系统、彻底的清创。清创时必须首先检查浅表组织，以便清除任何污染或无活性的组织。然后按顺序检查深层的伤口直到骨质。应清除任何无活性骨。感染风险来自创伤的严重程度，而不是清创时间。

初始清创后，用低压力、高容量的生理盐水进行初期冲洗。冲洗后，应进行第二次清创，重新检查组织的情况。清创满意后，可以进行骨折固定。在组织遭受高度污染和/或存在骨丢失时，应考虑放置抗生素灌注水泥珠。为了防止医院获得性感染，应进行伤口缝合。清创后72小时内使用抗生素。

大多数开放性股骨骨折可以用髓内钉固定。对于软组织损伤和污染严重的病例，应用外固定架。这种情况下，需要多次的积极治疗，继续静脉注射抗生素，直到最后情况稳定并开始进行下一步处理。

（二）枪伤骨折

枪伤是穿透性损伤，因此患者的评估需要特别注意血管神经情况。检查伤口应记录位置和范围。子弹创伤的破坏程度取决于子弹的动能，子弹的动能又取决于弹丸的速度和质量。射弹＞610m/s会引起高速伤害，造成软组织的严重损伤。

近距离的霰弹枪创伤由于其相关的爆炸效应，也会导致严重的组织损伤。

高速枪伤由于软组织损伤严重，应视为严重开放性损伤，应考虑临时外固定、多次清创术和序贯性的软组织处理。低速伤害是由速度＜2000fps的子弹引起的。对此类股骨骨折通常遵循闭合性损伤原则进行处理，进行浅表组织创面冲洗、清创缝合，然后髓内钉固定骨折（图22.19）。然而，近距离的低速枪伤释放出全部动能，可能造成严重的软组织损伤。因此，应该始终记住治疗应包括继发软组织损伤，而不仅仅是创面。

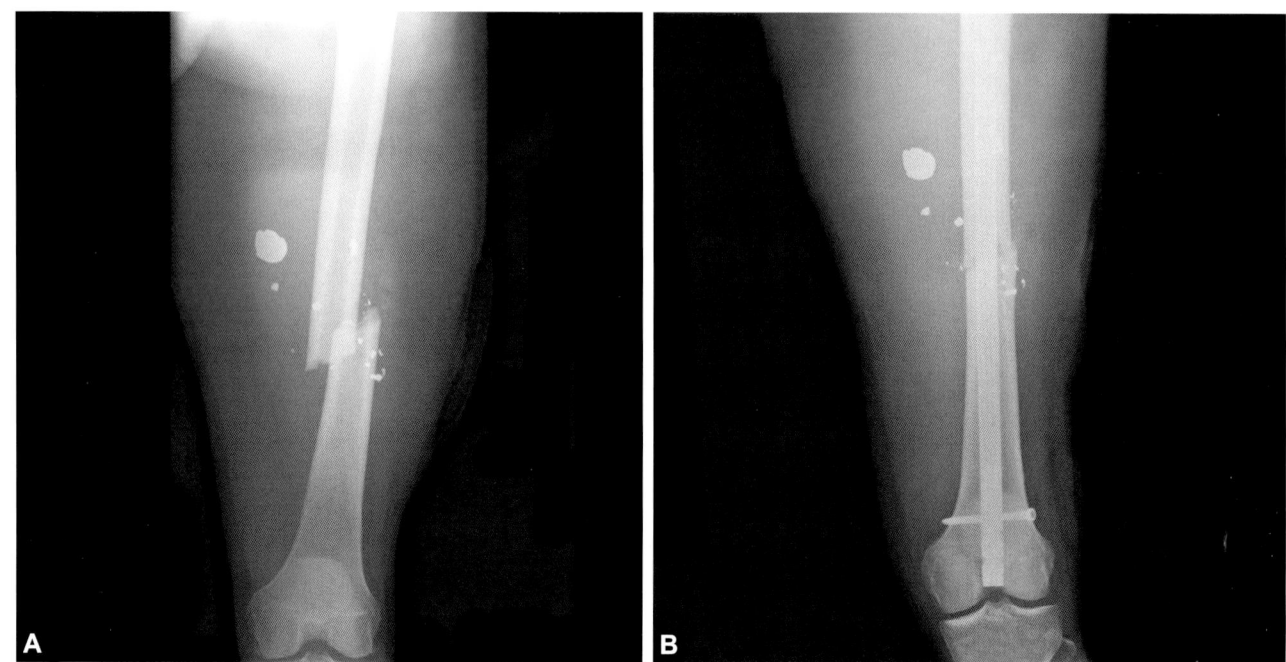

图22.19　逆行髓内钉治疗低速枪伤股骨远端骨折X线片

（A）术前　（B）股骨远端骨折髓内钉固定术后

（三）损伤控制骨科

损伤控制骨科是一种在生理学范畴内强调骨折患者整体治疗的管理方法。快速固定骨折以控制出血，有助于软组织统筹修复和按步骤进行必要的骨折手术，直到患者病情足够稳定。早期对临危、病情不稳定或身体条件极差的患者进行股骨髓内钉治疗，会导致炎症介质的释放、大量失血和低体温。而且扩髓产生的全身效应易导致患者整体生理状况恶化，尤其是合并头部和肺部损伤的患者。

股骨骨折外固定技术是损伤控制骨科对于严重多发伤患者的主要治疗手段（图22.20）。它维持了需要频繁移动的患者的骨折稳定性，使患者床边护理更容易，防止患处周围组织的生理状况受到进一步伤害。对外固定架针孔无感染的多发伤患者，在2周内可以安全、有效地将外固定架转换为髓内钉内固定。外固定器的放置，应该以Schanz钉固定在股四头肌和股外侧肌之间前外侧面。Schanz钉应在钻孔冷却后置入，防止造成骨及其周围组织的热损伤。应建立两个稳定的支撑结构，一个在近端，一个在远端，中间使用连杆连接，以便更容易校准骨折的复位。

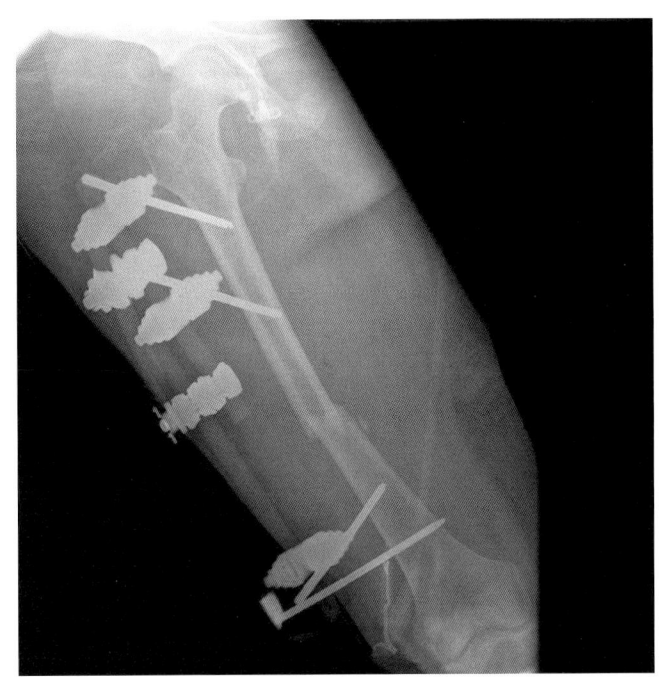

图22.20　对血流动力学不稳定的患者外固定架治疗右股骨骨折X线片

在最近的文献中，引入了损伤控制下髓内钉固定的概念。譬如1名多发伤患者正在接受其他外科手术的同时，该患者相应的股骨骨折通过迅速置入锁定或非锁定、非扩髓的小直径逆行髓内钉以达到骨折稳定。这样的好处是，早期既提供与外固定类似的骨折稳定，减少针孔感染风险，而且不会影响最终的稳定性。髓内钉可以被锁定、替换，或被进一步调整以改善如骨折对位旋转不良、下肢不等长等问题，以优化患者的治疗效果。这种方法的缺点是会导致肺部产生潜在损害。

（四）浮膝骨折

浮膝骨折指的是同一患者的同侧股骨、胫骨骨折。通常是继发于高能量损伤，例如机动车和摩托车事故。浮膝骨折合并出现多肢体创伤、内脏损伤、颅脑损伤、膝关节韧带损伤和血管损伤的概率很高。合并血管损伤的患者术前检查和病案记录至关重要，特别在骨性结构稳定后进行膝关节韧带的检查和/或重建时。由于软组织覆盖不良，开放性损伤通常位于胫骨，其严重程度是影响浮膝损伤预后的一个因素。

最广为接受的浮膝损伤的手术治疗方案是患者仰卧在可透视手术台上，同时进行股骨逆行髓内钉和胫骨交锁髓内钉治疗。

这2组髓内钉都可以通过劈开髌骨或在固定股骨后通过髌骨旁内入路。整体而言，解除牵引的时机会影响膝关节屈曲功能以及患肢的协调控制能力。

（五）并发股骨颈骨折

股骨干骨折并发股骨颈骨折的比例高达10%，其中50%被延误诊断。由于股骨颈骨折常会发生股骨头坏死或骨不连，所以应该早期诊断和处理。因此，该共识的提出大大提高了早期诊断股骨颈骨折的能力。共识包括必须拍摄髋关节内旋转正位、股骨颈侧位片，早期腹部盆腔CT扫描时增加股骨颈的薄层CT扫描以及术中髋关节的透视，术后立即进行X线检查。

合并股骨干骨折的股骨颈骨折大多数是不稳定的，垂直并嵌插于基底部或股骨颈中部（图22.21）。这些创伤应该首先处理，切开复位股骨颈骨折，先置入动力髋螺钉和抗旋转螺钉，如果有必要，随后行逆行髓内钉固定。该类型骨折行顺行髓内钉固定操作是危险的，特别是梨状肌入路的操作，因为它会引起股骨颈骨折的移位。

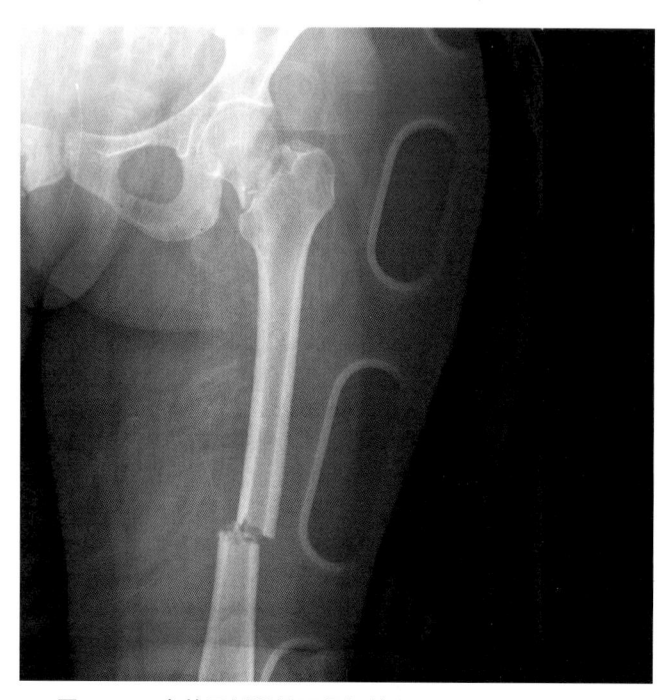

图22.21　合并同侧股骨颈骨折的左侧股骨干骨折X线片

（六）血管损伤

与股骨骨折相关的血管损伤非常罕见，常见于穿透伤。治疗这些损伤的技巧是通过恢复长度和旋转达到骨折的初期稳定，然后进行血管修复。通过放置临时外固定支架、快速的髓内钉置入或避开血管的相关治疗使骨折稳定后，再进行血管修复。

九、并发症

（一）骨不连

股骨骨不连的诊断基于3个标准。首先是时间，股骨干骨折应在3个月内愈合，9个月内仍没有愈合迹象时应怀疑骨不连。其次，连续的X线片显示骨折线继续存在，没有成熟骨痂、桥接的骨痂或连续的愈合过程。最后，在临床上，骨折部位的上方或下方持续疼痛，患者的步态和功能障碍，在触碰或移动骨折部位时出现疼痛或触觉过敏。

股骨的骨不连可分为肥厚性或萎缩性。肥厚性骨不连影像显示为丰富的瘢痕组织，具有典型的"象脚"外观且无任何骨愈合表现，常见于血运丰富但又缺乏坚强固定的增生骨组织。萎缩性骨不连没有足够的愈合反应。X线片显示在合并骨质疏松和骨硬化的骨折线上没有连续的骨痂形成的证据。

骨不连的诊断包括全面的病史和体格检查，评估肢体、相关伤口、引流情况以及其神经血管状态。还应当注意患者是否存在代谢或内分泌疾病方面的问题。应仔细检查相应的X线片和/或CT图像，以确定骨不连的类型、形态和程度。必须鉴别骨不连是否存在感染。如果不确定是否引起感染，应进行包括全血细胞计数、红细胞沉降率、c-反应蛋白定量测定、放射性核素扫描在内的检查。

如果股骨骨不连的处理日渐复杂，应加以讨论。首先，在股骨骨不连情况下，可以进行动力化髓内钉固定，允许早期负重，增加骨折部位的压力以促进骨愈合。这种方法取得约50%的愈合率。并发症包括缩短骨折和旋转复位丢失。

据报道，闭合更换肥厚性骨不连的髓内钉的成功率为86%。清除旧钉，扩髓，插入1枚更大尺寸符合生物学的髓内钉，再局部植骨，并与其他植入物一起提供稳定性。髓内钉直径增加至少2mm，此与骨不连的愈合率呈正相关。在治疗萎缩性骨不连时，更换髓内钉的同时应在骨折部位行纤维组织清创和异体骨植骨，通过RIA系统自体植骨和/或两者的组合。顽固性股骨骨不连、干骺端骨不连以及游离骨，可以通过切开清创、钢板内固定以及自体骨移植治疗。

（二）畸形愈合

股骨骨折畸形愈合的治疗可从两个不同的方面进行论述。一个是成角畸形，另一个是旋转畸形。

膨大的股骨干近端（30%）和远端（10%）骨折易导致成角畸形愈合，因该部位骨皮质和髓内钉之间没有接触。在术中正确复位、在扩孔过程对齐骨碎片中以及在骨折畸形的凹侧使用阻挡螺钉均可避免成角畸形。在股骨干近端骨折使用顺行髓内钉和在骨干远端骨折使用逆行髓内钉能降低成角畸形的发生率。28%股骨骨折的患者存在15°旋转畸形，多达一半的患者存在10°或更少的旋转畸形。外旋畸形对患者患肢功能的影响最为严重。

在手术中检测旋转畸形有多种方法。首先，对髂前上棘与髌骨和第二跖骨是否对齐进行评估，包括X线透视、准确的髋关节正位透视图像、显示清楚的小转子与膝关节一致的正位透视图像，其中髌骨在股骨非球面的髁上应在中心位。术中骨折碎片应复位良好，皮质骨之间宽度一致。操作结束后，应进行骨折部位的体格检查，任何差异都可以重新调整，并重新插入新的锁定螺钉。应通过CT检查确定旋转畸形的程度并制订术前计划。

（三）下肢不等长

下肢不等长是髓内钉治疗股骨干骨折的一个严重并发症。对于什么程度的下肢长度差异可能导致临床相关问题仍然存在争议。研究表明，即使是5mm的微小差异也可与髋关节及背部疼痛有关。下肢长短差异加大可能导致步态能量消耗，髋关节、膝关节退变，小腿挛缩以及代偿性脊柱侧弯的变化。预防股骨骨折的下肢长短差异，要先对非骨折股骨做术前X线检查，以确定正常长度，特别是严重的粉碎性骨折——Winquist Ⅲ型及更高类型。在手术中，可以使用无菌电刀电线测量下肢长度。术后立即评估下肢长度与潜在的畸形。测量从髂前上棘至内踝，任何矫正均须在手术室进行。股骨骨折髓内钉固定后下肢长短差异的后期表现可以通过体格检查、应力试验或CT扫描进行评估。如果差异＞2cm，可以通过增高鞋垫或手术延长来治疗。手术延长最好的方法是拆除远端锁定螺钉，并将其固定在外固定钢轨上。一旦达到合适的长度就重新锁定。

（四）感染

股骨干骨折髓内钉固定后感染率高达4%～5%，开放性骨折的开放程度与深部感染及随后不愈合的发生密切相关。术后早期急性感染可以冲洗和清创处理，保留髓内钉，使用敏感抗生素治疗，便于最终清除顽固的感染灶。

对于慢性感染患者，推荐的治疗包括取出髓内钉，彻底冲洗、清创髓腔，去除死骨。最近，扩髓冲洗吸引系统的有效性已被报道并作为髓内清创术的重要工具。在髓腔内放置的抗生素涂层水泥钉为骨折提供了一些机械稳定性，同时为局部提供高浓度抗生素来治疗感染。治疗还应包括至少6周的敏感抗生素静脉注射、每周CBC对比检测、红细胞沉降率和定量c-反应蛋白监测。一旦治疗完成，应该去除和/或更换抗生素髓内钉。

（五）异位骨化

据报道，股骨干骨折髓内钉后异位骨化的发生率高达55%～68%。异位骨化通常在顺行置钉术后在外展肌肉组织中发生，危险因素包括长时间插管、有CT图像证据的脑损伤、男性和手术长期延迟。从技术的角度来看，外展肌解剖应尽可能地清晰，应该始终使用软组织保护器，并且冲洗清除外展肌肉组织中的任何残留物。当有明显的疼痛和/或丧失髋关节运动范围时，应考虑切除异位骨。

（六）牵引相关并发症

会阴部受压造成阴部神经麻痹是一种常见的并发症。通过髋内旋和骨折复位操作引起的较高牵张力使神经损伤的风险增加。尽管麻木和功能障碍有自限性，通常会随着时间的推移而治愈，但股骨骨折在骨科床上行复位固定术后年轻男性勃起功能障碍的发生率仍达40.5%。

术中适当的肌肉松弛可能有助于把问题最小化。会阴动脉被阻塞时需要立即解除压迫。

十、典型并发症案例

例1：股骨骨不连

23岁，男性，遭遇一场摩托车碰撞事故。事故造成该男子单纯的左股骨骨折，当时使用直径为9mm的逆行髓内钉内固定。根据初步评估，患者在损伤1年后抱怨左大腿和左膝关节持续疼痛。损伤后6个月患者即使用超声骨刺激器检查。

相关区域的正、侧位X线片显示骨折的萎缩性骨不连（图22.22）。感染相关检查包括红细胞沉降率、定量c-反应蛋白和CBC差异值均为阴性。

经患者同意后，在手术室对骨折部位进行开放性清创，并用RIA系统扩髓腔，为更换髓内钉做准备。然后将移植骨放置在已清创的骨不连处，并放置尺寸为11mm的逆行髓内钉。术后1年，发现骨折部位出现愈合迹象，未出现疼痛（图22.23）。

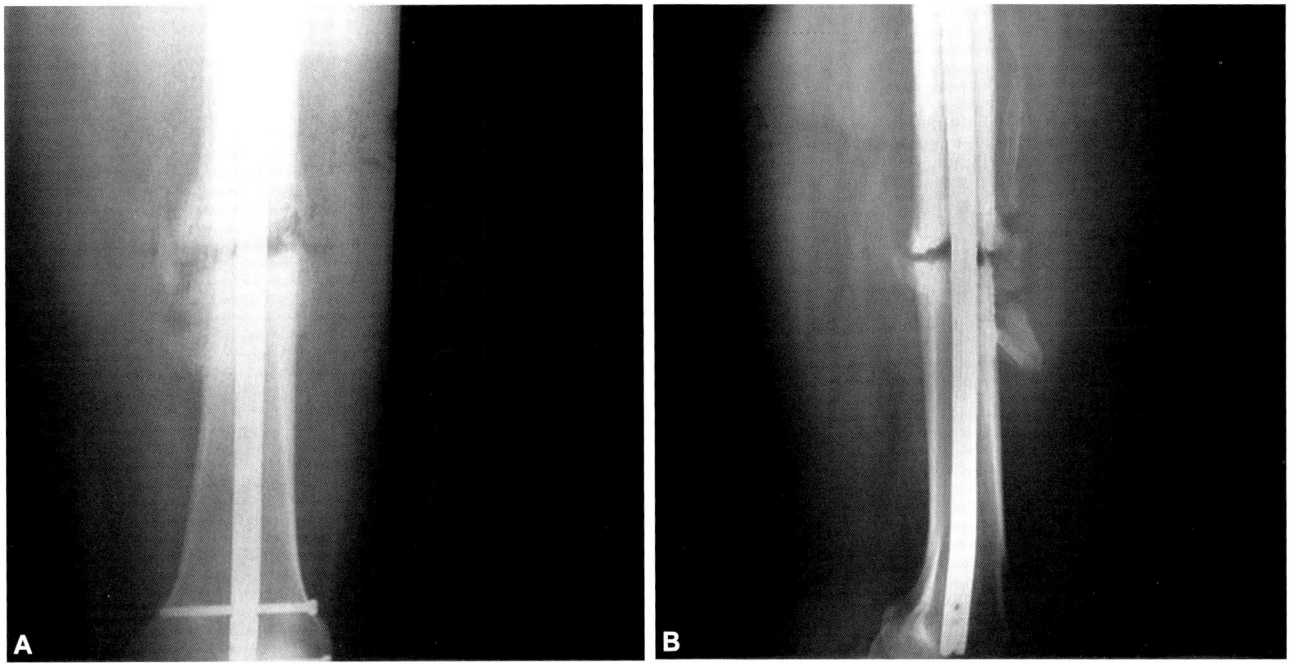

图22.22　骨折1年后的萎缩性股骨不连案例X线片

（A）术前　（B）股骨骨折髓内钉固定术后

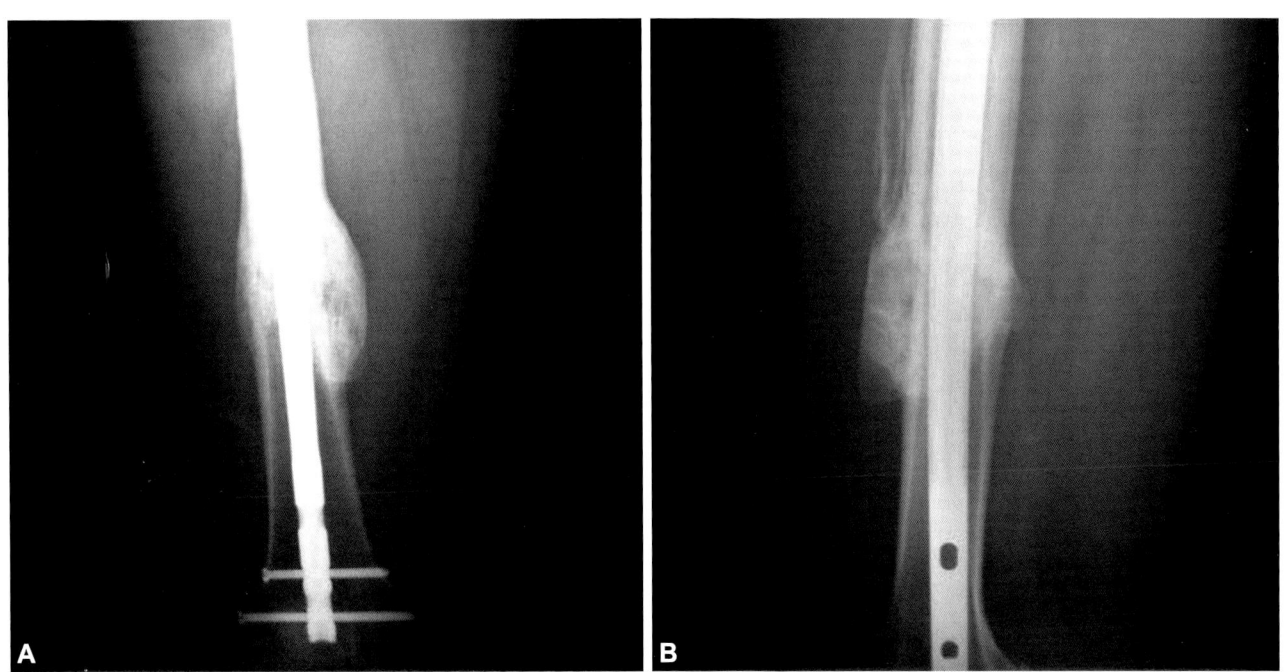

图22.23　股骨骨不连术后1年X线片

（A）正位X线片　（B）侧位X线片，当时手术更换了髓内钉，利用扩髓冲洗吸引系统处理，切除不愈合骨端并行植骨术

例2：股骨骨折并感染

47岁，女性，15年前遭遇车祸，造成右侧股骨开放性骨折。最初在骨折部位多次行清创处理，最后使用钢板内固定。骨折进展为骨不愈合，在不愈合的部位进行清创后改为髓内钉内固定。目前患者来到诊所，主诉外侧大腿持续疼痛，并且有窦道形成。

初步检查包括股骨正、侧位X线片（图22.24），血沉测定和c-反应蛋白定量测定。CT图像显示骨折水平处的骨后方死骨形成（图22.25）。

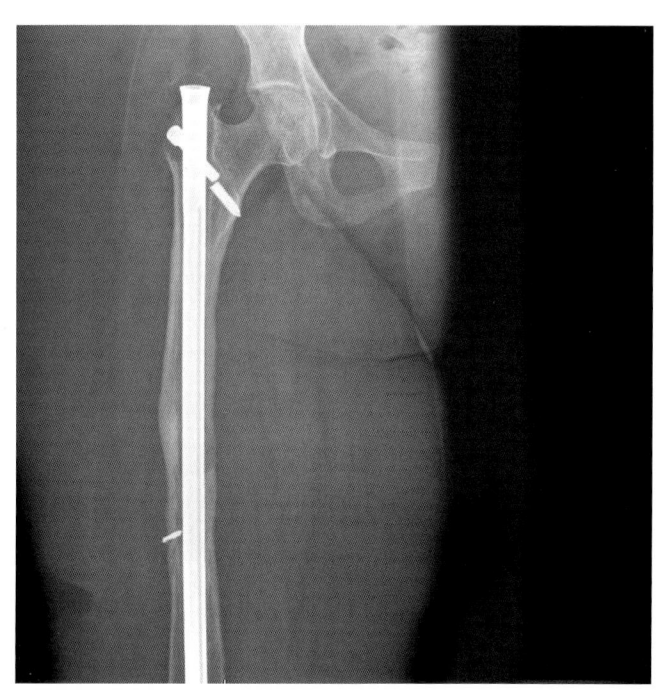

图22.24　慢性感染的股骨骨折的正位X线片

注意：窦道侧面的软组织轮廓

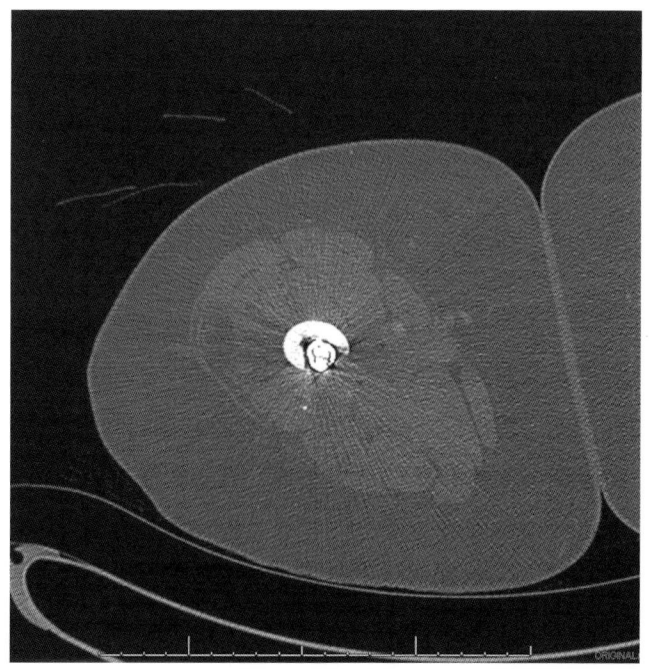

图22.25　股骨髓内钉感染的术前CT图像

经患者同意后，在手术室切除漏道，取出髓内钉，用RIA系统进行扩髓和灌洗，放置抗生素涂层的髓内钉。骨后方缺损约占骨干直径的1/3（图22.26和图22.27）。将抗生素水泥的一小片置于骨缺损处以产生具有成骨潜能的假骨膜。

在血沉和c-反应蛋白正常化后，患者继续进行为期6周的敏感抗生素静脉注射。8周时取出抗生素髓内钉，再次扩大髓腔，然后放置标准的梨状肌入口髓内钉，以固定脆弱的骨质和大面积的骨缺损。

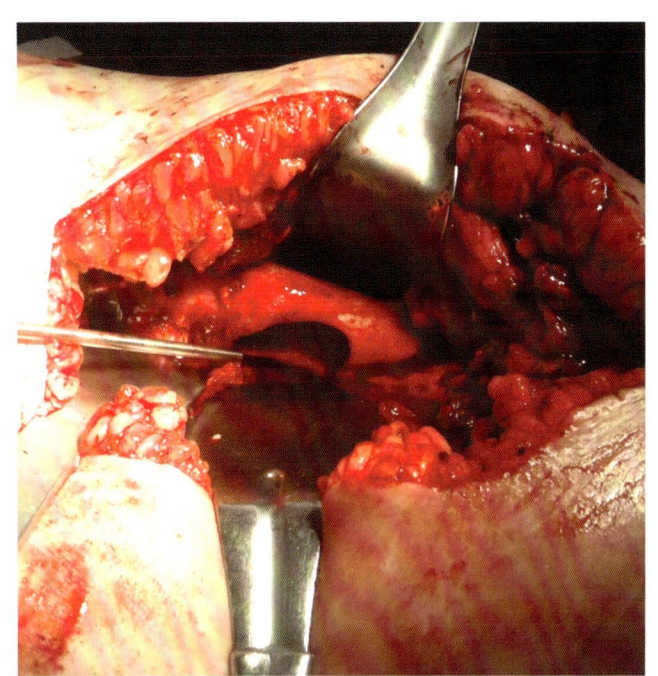

图22.26　术中清除死骨

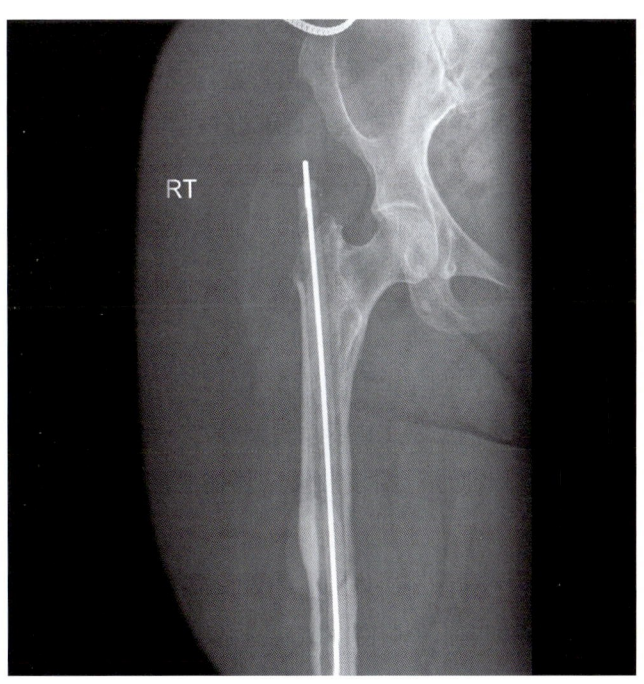

图22.27　放置抗生素涂层钉后的X线片

十一、小结

近70年来，髓内钉已成为骨干骨折治疗的黄金标准，有术后功能恢复良好、愈合率高、并发症发生率低等特点。这些都与年轻患者中的高能量损伤和老年患者中的低能量创伤有关。手术技术和原则适用于这两类人群。钉子类型、患者体位、入钉点、锁定和术后处理依赖于多种因素。最终，这些决定应该对患者体现个性化。这些决定应该基于患者的类型及其生理情况，也应该基于外科医生的专业知识和程度。技术上，外科手术最重要的两个方面是手术入路和复位。一个错误的入路不仅使手术余下过程受到严重的挑战，而且将给患者造成严重的损害。就骨折复位而言，必须在扩孔过程中维持骨折复位，尤其是宽阔的干骺端骨折。扩孔过程中骨折复位不良，最终导致置钉后复位不良。髓内钉不是复位工具。

（陈国平 译）

参考文献

[1] Hippocrates. On Fractures, Part 19, Mobile Reference, 2009.

[2] Peltier LF. Percival Pott and Pott's Fracture. Surgery. 1962; 51:280-286.

[3] Percival Pott. Some Few General Remarks on Fractures and Dislocations, 2nd edition. London; 1773.

[4] Malgaigne JF. Recherches historiques et practiques sur les appareils employes dans le traitement des fractures en general depuis hippocrate jusqu'a nos jours. Paris: H. Cousin. 1841.

[5] Peltier LF. A brief history of traction. J Bone Joint Surg Am. 1968;50:1603-1617.

[6] Henry BJ, Vrahas MS. The Thomas splint. Questionable boast of an indispensable tool. Am J Orthop. 1996;25(9): 602-604.

[7] Robinson PM, O'Meara MJ. The Thomas splint: its origins and use in trauma. J Bone Joint Surg Br. 2009;91;540-543.

[8] Fischer. Gerhard Kuntscher 1900-1972. J Bone Joint Surg Am. 1974;56:208-9.

[9] Bong MR, Koval KJ, Egol KA. The history of intramedullary nailing. Bull NYU Hosp Jt Dis. 2006;64(3-4):94-97.

[10] Kuntscher G. Intramedullar Surgical Technique and Its Place in Ortthopaedic Surgery: My Present Concept. J Bone Joint Surg Am. 1965;47:808-18.

[11] Cross AT. Gerhard Kuntscher: A Surgical Giant. AO Dialogue Volume 15, Issue 11. December. 2001.

[12] Salminen ST, Pihlajamäki HK, Avikainen VJ, et al. Population based epidemiologic and morphologic study of femoral shaft fractures. Clin Orthop Relat Res. 2000;372:241-249.

[13] Arneson TJ, Melton LJ 3rd, Lewallen DG, et al. Epidemiology of diaphyseal and distal femoral fractures in Rochester, Minnesota, 1965-1984. Clin Orthop Relat Res. 1988; 9234):188-194.

[14] Lieurance R, Benjamin JB, Rappaport WD. Blood loss and transfusion in patients with isolated femur fractures. J Orthop Trauma. 1992;6(2):175-179.

[15] Tornetta P 3rd, Kain MS, Creevy WR. Diagnosis of a femoral neck fracture in patients with a femoral shaft fracture. Improvement with a standard protocol. J Bone Joint Surg Am. 2007;89:39-43.

[16] Winquist RA, Hansen ST, Clawson DK. Closed intramedullary nailing of femoral fractures. A report on five hundred and twenty cases. J Bone Joint Surg Am. 1984;66:529-539.

[17] El-Sayed Khalil A. Locked plating for femoral fractures in polio patients. Arch Orthop Trauma Surg. 2010;130:1299-1304.

[18] Loomer RL, Meek R, De Sommer F. Plating of femoral shaft fractures: the Vancouver experience. J Trauma. 1980;20(12): 1038-1042.

[19] Apivatthakakul T, Chiewcharntanakit S. Minimally invasive plate osteosynthesis in the treatment of the femoral shaft fracture where intramedullary nailing is not indicated. Int Orthop. 2009;33:1119-1126.

[20] Angelini AJ, Livani B, Flierl MA, et al. Less invasive percutaneous wave plating of simple femur shaft fractures: a prospective series. Injury. 2010;41:624-628.

[21] Zlowodzki M, Vogt D, Cole PA, et al. Plating of femoral shaft fractures: open reduction and internal fixation versus submuscular fixation. J Trauma. 2007;63:1061-1065.

[22]Abdel-Aa MA, Farouk OA, Elsayed A, et al. The use of a locked plate in the treatment of ununited femoral shaft fractures. J Trauma. 2004;57:832-836.

[23]Dugdale TW, Schutzer SF, Deafenbaugh MK, et al. Compartment syndrome complicating use of the hemi-lithotomy position during femoral nailing. A report of two cases. J Bone Joint Surg Am. 1989;71(10):1556-1557.

[24]Tait GR, Danton M. Contralateral sciatic nerve palsy following femoral nailing. J Bone Joint Surg Br. 1991; 73(4):689-690.

[25]Apostle KL, Lefaivre KA, Guy P, et al. The effects of intraoperative positioning on patients undergoing early definitive care for femoral shaft fractures. J Orthop Trauma. 2009;23(9):615-620.

[26]Ozsoy MH, Basarir K, Byramoglu A, et al. Risk of superior gluteal nerve and gluteus medius muscle injury during femoral nail insertion. J Bone and Joint Surg Am. 2007; 89(4):829-834.

[27]Wolinsky PR, McCarty EC, Shyr Y, et al. Length of operative procedures: reamed femoral intramedullary nailing performed with and without a fracture table. J Orthop Trauma. 1998;12(7):485-495.

[28]Stephen DJ, Kreder HJ, Schemitsch EH, et al. Femoral intramedullary nailing: comparison of fracture-table and manual traction. A prospective, randomized study. J Bone Joint Surg Am. 2002;84-A(9):1514-1521.

[29]Bishop JA, Rodriguez EK. Closed intramedullary nailing of the femur in the lateral decubitus position. J Trauma. 2010;68(1):231-235.

[30]Starr A, Hay M, Reinert CM, et al. Cephallomedullary nails in the treatment of high-energy proximal femur fractures in young patients: a prospective, randomized comparison of trochanteric versus piriformis fossa entry portal. J Ortho Trauma. 2006;20(4):240-246.

[31]Khan FA, Ikram MA, Badr AA, et al. Femoral neck fracture: a complication of femoral nailing. Injury. 1995;26:319-321.

[32]Dora C, Leunig M, Beck M, et al. Entry point soft tissue damage in antegrade femoral nailing: a cadaver study. J Orthop Trauma. 2001;15:488-493.

[33]Mileski RA, Garvin KL, Crosby LA. Avascular Necrosis of the femoral head in an adolescent following intramedullary nailing of the femur. A case report. J Bone Joint Surg Am. 1994;76:1706-1708.

[34]Moein CA, Duis H, Oey L, et al. Functional outcome after antegrade femoral nailing: a comparison of trochanteric fossa versus tip of greater trochanter entry point. J Orthop Trauma. 2011;24(4):196-201.

[35]Ricci WM, Schwappach J, Tucker M, et al. Trochanteric verus piriformis entry portal for the treatment of femoral shaft fractures. J Orthop Trauma. 2006;20:663-667.

[36]Streubel P, Wong AHW, Ricci W, et al. Is there a standard trochanteric entry site for nailing of subtrochanteric femur fractures? J Orthop Trauma. 2011;25(4):202-207.

[37]Ostrum RF, Marcantonio A, Marburger R. A critical analysis of the eccentric starting point for trochanteric intra-medullary femoral nailing. J Orthop Trauma. 2005;19(10): 681-686.

[38]Bain GI, Zacest AC, Paterson DC, et al. Abduction strength following intramedullary nailing of the femur. J Orthop Trauma. 1997;11(2):93-97.

[39]Archdeacon M, Ford KR, Wyrick J, et al. A prospective func-tional outcome and motion analysis evaluation of the hip abductors after femur fracture antegrade nailing. J Orthop Trauma. 2008;22(1):3-9.

[40]Gardner M, Robertson WJ, Boraiah S, et al. Anatomy of the greater trochanteric 'bald spot': a potential portal for abductor sparing femoral nailing? Clin Orthop Relat Res. 2008;466:2196-2200.

[41]Linke B, Moein CA, Bosl O, et al. Lateral insertion points in antegrade femoral nailing and their influence on femoral bone strains. J Orthop Trauma. 2008;22(10):716-722.

[42]Prasarn ML, Cattaneo MD, Achor T, et al. The effect of entry point on malalignment and iatrogenic fracture with the Synthes lateral entry femoral nail. J Orthop Trauma. 2010;24(4):224-229.

[43]Pape HC, Tarkin IS. Intraoperative reduction techniques for difficult femoral fractures. J Orthop Trauma. 2009;23(Suppl 5):S6-11.

[44]Moed BR, Watson JT. Retrograde nailing of the femoral shaft. J Am Acad Orthop Surg. 1999;7(4):209-216.

[45]Handolin L, Pjarinen J, Lindahl J, et al. Retrograde intra-medullary nailing in distal femoral fractures: results in a series of 46 consecutive operations. Injury. 2003;35:517-522.

[46]Ostrum RF, Maurer JP. Distal third femur fractures treated with retrograde femoral nailing and blocking screws. J Orthop Trauma. 2009;23(9):681-4.

[47]Brown GA, Firoozbaksh K, Summa CD. Potential of increased risk of neurovascular injury using proximal interlocking screws of retrograde femoral nails in patients with acetabular fractures. J Orthop Trauma. 2001;15(6):433-437.

[48]Shuler FD, Busam M, Beimesch CF, et al. Retrograde femoral nailing: computed tomography angiogram demonstrates no relative safe zone for prevention of small diameter arterial vascular injury during proximal anteroposterior interlocking. J Trauma. 2010;69(5):E42-45

[49]Forster MC, Aster AS, Ahmed S. Reaming during anterograde femoral nailing: is it worth it? Injury. 2005; 36:445-449.

[50]Chapman MW. The effect of reamed and nonreamed intramedullary nailing on fracture healing. Clin Orthop Relat Res.

1998;355:S230-238.

[51] Muller C, Mciff T, Rahn BA, et al. Intramedullary pressure, strain on the diaphysis, and increase in cortical temperature when reaming the femoral medullary cavity: a comparison of blunt and sharp reamers. Injury. 1993;24:S22-30.

[52] Bong MR, Kummer FJ, Koval KJ, et al. Intramedullary nailing of the lower extremity: biomechanics and biology. J Am Acad Orthop Surg. 2007;15(2):97-106.

[53] Steubel PN, Desai P, Suk M. Comparison of RIA and conventional reamed nailing for treatment of femur shaft fractures. Injury. 2010;41(S2):S51-56.

[54] Giannoudis PV, Tan HB, Tzioupis C, et al. The systemic inflammatory response following femoral canal reaming using the reamer-irrigator-aspirator device. Injury. 2010; 41(S2):S57-61.

[55] Hartsock LA, Barfield WR, Kokko KP, et al. Randomized prospective clinical trial comparing reamer irrigator aspirator to standard reaming in both minimally injured and multiply injured patients with closed femoral shaft fractures treated with reamed intramedullary nailing. Injury. 2010;41(S2):S94-98.

[56] Rudloff MI, Smith WR. Intramedullary nailing of the femur: current concepts concerning reaming. J Orthop Trauma. 2009;(23)5:S12-17.

[57] Hogel F, Gerlach UV, Sudkamp NP, et al. Pulmonary fat embolism after reamed and undreamed nailing of femoral fractures. Injury. 2010;(41):1317-1322.

[58] Bosse MJ, Mackenzie EJ, Riemer BL, et al. Adult respiratory distress syndrome, pneumonia, and mortality following thoracic injury and a femoral fracture treated with with intramedullary nailing with reaming or with a plate. A comparative study. J Bone Joint Surg Am. 1997;79A(6):799-809.

[59] Canadian Orthopaedic Trauma Society. Reamed versus undreamed nailing of the femur: comparison of the rate of ARDS in multiple injured patients. J Orthop Trauma. 2006;20(6):384-387.

[60] Anwar IA, Battistella FD, Neiman R, et al. Femur fractures and lung complications. Clin Orthop Relat Res. 2004;422: 71-76.

[61] Wolinsky, P, Tejwani, N, Richmond, JH, et al. Controversies in intramedullary nailing of femoral shaft fractures. Instr Course Lect. 2002;51:291-303.

[62] Ostrum RF, Agarwal A, Lakatos R, et al. Prospective comparison of retrograde and antegrade femoral intramedullary nailing. J Orthop Trauma. 2000;14(7):496-501.

[63] Papadokostakis G, Papakostidis C, Dimitriou R, et al. The role and efficacy of retrograding nailing for the treatment of diaphyseal and distal femoral fractures: a systematic review of the literature. Injury. 2005;36:813-822.

[64] Ricci WM, Bellabarba C, Evanoff B, et al. Retrograde versus antegrade nailing of femoral shaft fractures. J Orthop Trauma. 2001;15(3):161-169.

[65] Daglar B, Gungor E, Delialioglu O. Comparison of knee function after antegrade and retrograde intramedullary nailing for diaphyseal femoral fractures: results of isokinetic evaluation. J Orthop Trauma. 2009;23(9):640-644.

[66] O'Toole RV, Riche K, Cannada LK, et al. Analysis of post-operative knee sepsis after retrograde nail insertion of open femoral shaft fractures. J Orthop Trauma. 2010; 24(11):677-682.

[67] Noumi T, Yokoyama K, Ohtsuka H, et al. Intramedullary nailing of open fractures of the femoral shaft: Evaluation of contributing factors on deep infection and nonunion using multivariate analysis. Injury. 2005;36(9):1085-93.

[68] Bartlett CS, Helfet DL, Hausmann MR, et al. Ballistics and Gunshot Wounds: Effects on Musculoskeletal Tissues. J Am Acad Orthop Surg. 2000;8(1):21-36.

[69] Cooper GJ, Ryan JM. Interaction of penetrating missiles with tissues: Some common misapprehensions and implications for wound management. Br J Surg. 1990;77:606-610.

[70] Roberts CS, Pape HC, Jones AL, et al. Damage Control Orthopaedics: Evolving concepts in the treatment of patients who have sustained orthopaedic trauma. Instr Course Lect. 2005;54:447-462.

[71] Pape HC, Tornetta P, Tarkin I, et al. Timing of fracture fixation in multitrauma patients: the role of early total care and damage control surgery. J Am Acad Orthop Surg. 2009; 17(9):541-549.

[72] Nowotarski PJ, Turen CH, Brumback RJ, et al. Conversion of external fixation to intramedullary nailing for fractures of the shaft of the femur in multiply injured patients. J Bone Joint Surg. 2000;82A(6):781-788.

[73] Higgins TF, Horwitz DS. Damage control nailing. J Orthop Trauma. 2007;21(7):477-483.

[74] Ostrum RF. Treatment of floating knee injuries through a single percutaneous approach. Clin Orthop Relat Res. 2000; 375:43-50.

[75] Watson JT, Moed BR. Ipsilateral femoral neck and shaft fractures: complications and their treatment. Clin Orthop Rel Res. 2002;399:78-86.

[76] McHenry TP, Holcomb JB, Aoki N, et al. Fractures with major vascular injuries from gunshot wounds: Implications and surgical sequence. J Trauma. 2002;53(4):717-721.

[77] Wu CC. The effect of dynamization on slowing the healing of femur shaft fractures after interlocking nail. J Trauma. 1997;43:263-267.

[78] Shroeder JE, Mosheiff R, Khoury A, et al. The outcome of closed, intramedullary exhange nailing with reamed insertion in the treatment of femoral shaft nonunions. J Orthop Trauma. 2009;23(9):653-657.

[79] Giannoudis PV, Tzioupis C, Green J. Surgical techniques: how do I do it? The Reamer/Irrigator/Aspirator (RIA) System. Injury. 2009;40:1231-1236.

[80] Bellarba C, Ricci WM, Bolhofner BR. Results of indirect reduction and plating of femoral shaft nonunions after intramedullary nailing. J Orthop Trauma. 2001;15:254-263.

[81] Ricci WM, Bellarba C, Lewis R. Angular malalignment after intramedullary nailing of femoral shaft fractures. J Orthop Trauma. 2001;15:90-95.

[82] Jaarsma RL, Pakvis DF, Verdonschot N, et al. Rotational malalignment after intramedullary nailing of femoral shaft fractures. J Orthop Trauma. 2004;18(7):403-409.

[83] Reina R, Vilella FE, Ramirez N, et al. Knee pain and leg length discrepancy after retrograde femoral nailing. Am J Orthop (Belle Mead NJ). 2007;36:325-326.

[84] Karapinar L, Kaya A, Ozturk H, et al. Leg length discrepancies in adult femoral shaft fractures treated with intramedullary nailing. Ulus Travma Acil Cerrahi Derg. 2009;15(3)256-261.

[85] Harris I, Hatfield A, Walton J. Assessing leg length discrepancy after femoral fracture: Clinical examination or computerized tomography? ANZ J. Surg. 2005;75:319-321.

[86] Zalavras CG, Sirkin M. Treatment of long bone intramedullary infection using the RIA for removal of infected tissue: indications, method and clinical results. Injury. 2010;41:S43-47.

[87] Thonse R, Conway J. Antibiotic cement coated interlocking nail for the treatment of infected nonunions and segmental bone defects. J Orthop Trauma. 2007;21(4):258-268.

[88] Steinberg GG, Hubbard C. Heterotopic ossification after femoral intramedullary rodding. J Orthop Trauma. 1993; 7(6):536-542.

[89] Brumback RJ, Ellison TS, Molligan H, et al. Pudendal nerve palsy complicating intramedullary nailing of the femur. J Bone Joint Surg Am. 1992;74(10):1450-1455.

[90] Mallet R, Tricoire JL, Rischmann P, et al. High prevalence of erectile dysfunction in young male patients after intramedullary femoral nailing. Urology. 2005;65(3):559-563.

[91] Kadzielski J, Vrahas M. A vascular complication of tro-chanteric entry femoral nailing on a fracture table. Am J Orthop. 2010;39(7):E64-66.

第23章

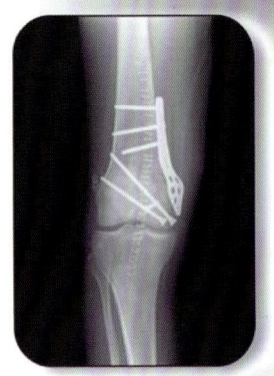

股骨远端骨折
Distal Femur Fractures

Matthew Mellon, William DeLong, Saqib Rehman

本章纲要

一、导言

　　股骨远端骨折约占所有骨折的0.4%，每年10万人中约有4.5人发生该类骨折。股骨远端骨折比股骨近端骨折的发生率少10～30倍。Martinet和他的共同作者回顾了2100例股骨远端骨折病例，发现股骨远端骨折发生的年龄分布有两个高峰，第一个高峰发生在第2～第3个10年中，这些患者主要是由高能量创伤导致骨折的男性患者。第二个高峰处于第7～第9个10年中，大多数是骨质疏松的女性患者，由低能量损伤导致骨折。

　　1970年以前，大多数股骨髁上骨折通过非手术治疗，但也造成了成角畸形、关节不协调和活动范围丢失等并发症。最近几十年里，对于股骨远端骨折，大多数外科医生都倾向于手术治疗。在随机对照试验中，与非手术治疗相比，手术治疗降低了不良结果的风险。由于骨折粉碎、股骨远端骨皮质薄且髓腔大，股骨远端骨折的内固定治疗具有一定挑战。以下几个因素对成功处理该骨折非常重要，包括避免成角或对位不良，坚强固定使患者可以进行早期功能锻炼，避免发生骨不连、下肢力线异常以及关节纤维化等并发症。

二、诊断

由高能量创伤引起的股骨远端骨折，通常只是个体所受多处损伤的其中一处而已，需采用多学科专家组诊疗模式对患者进行完整评估。骨科医生应警惕其他损伤，包括髋关节脱位，骨盆、髋臼骨折，股骨干骨折，髌骨以及胫骨骨折等。

股骨远端骨折的评估应包括对软组织和神经血管的评估。与开放性骨折相关的软组织损伤通常位于股骨骨折的前下方，由受伤时尖锐的近端骨折块向远端移位所致（图23.1）。由于此处骨折靠近膝关节囊，因此开放性股骨远端骨折通常包含创伤性膝关节囊损伤。

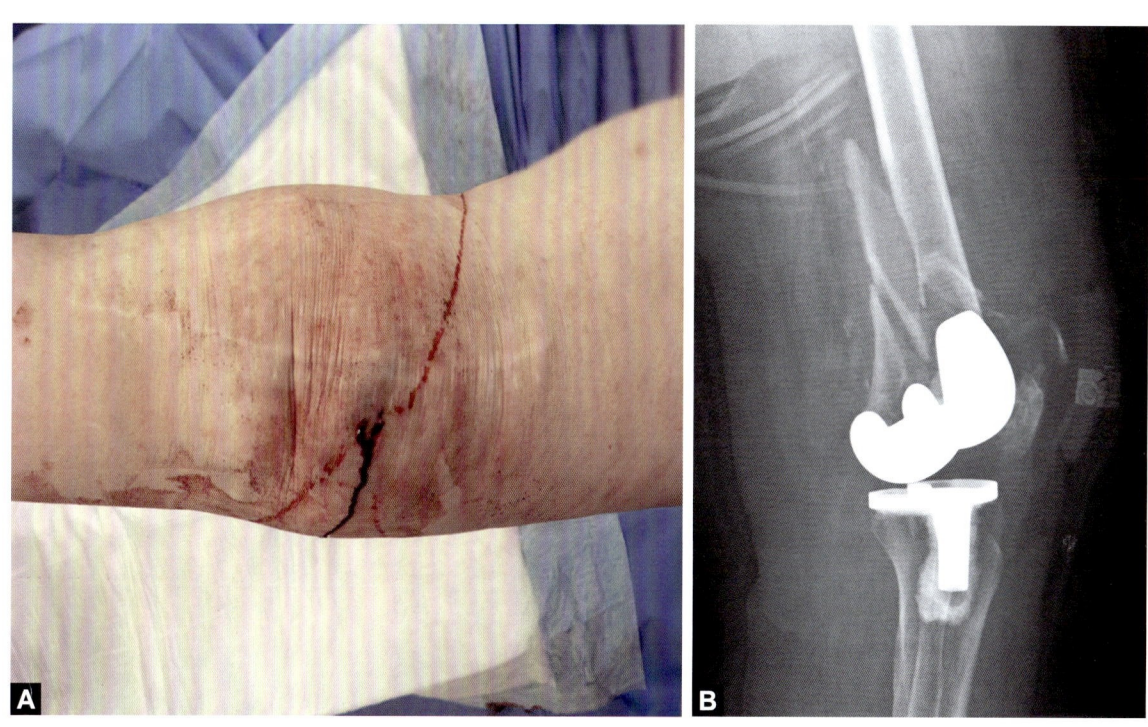

图23.1　1级开放性股骨远端骨折
（A）患者的临床照片　（B）人工膝关节置换后，股骨远端假体周围骨折的X线片
注意：骨折近端向远端移行导致的前侧小裂口

据报道，20%的股骨远端骨折存在相关膝关节韧带损伤。此类损伤的评估在临床检查中相当困难，直至骨折稳定固定。腘动脉靠近股骨远端内侧骨皮质，在膝线上方约10cm处的内收肌裂孔续于股动脉，因此高能量损伤或枪击伤引起的股骨远端骨折，存在腘动脉损伤的风险。虽然血管损伤的总体发生率低至0.2%，但是伴随膝关节韧带损伤时可能会升至40%（尤其是后脱位）。如果考虑血管损伤，应进行踝臂指数评估，其数值＜0.9的患者应进一步行血管造影术。

股骨远端骨折的X线检查应包括膝部以及完整股骨的正、侧位X线片。如果患肢明显缩短，牵引位X线检查可更好显示骨折特征。由于标准的X线检查不能充分描述股骨远端关节内骨折，随着先进影像设备的应用，如考虑有关节内骨折，应常规进行CT扫描。CT三维重建对于避免漏诊股骨远端冠状面骨折（Hoffa骨折）非常重要（图23.2）。如果需要明确是否有韧带损伤，可进行MRI检查，且最好在骨折术前进行，因为术后的金属植入物会降低MRI的质量。

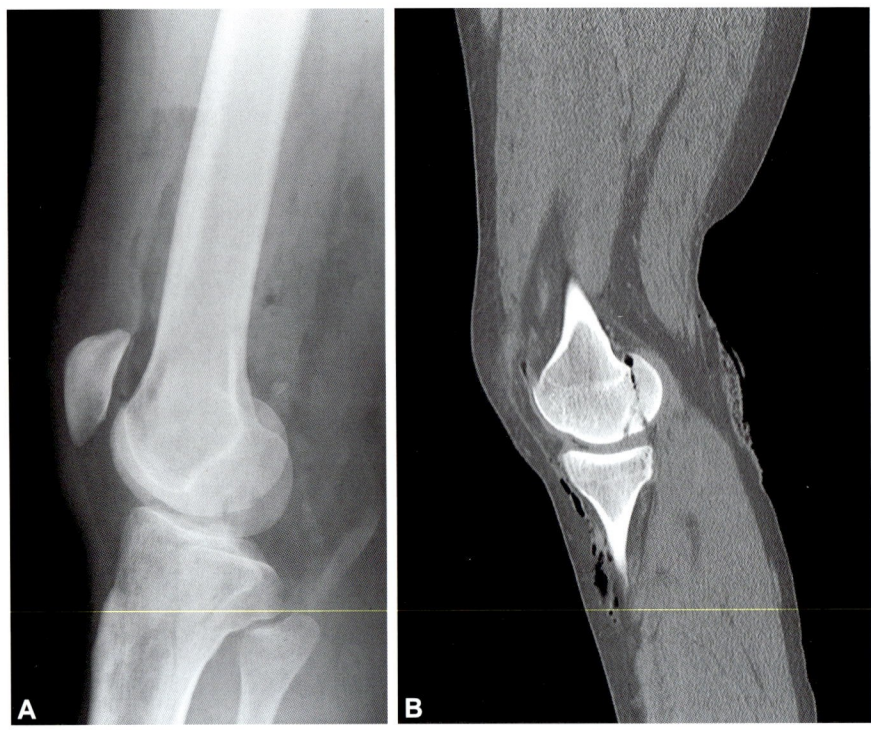

图23.2 股骨远端骨折的影像学表现

（A）侧位X线片 （B）矢状位CT扫描提示B3型（Hoffa）骨折

（这些冠状面骨折在标准X线片上容易漏诊，CT扫描应包括轴位、冠状位和矢状位成像，三维重建也有帮助）

股骨远端骨折诊断的经验与教训：

（1）开放性骨折、血管损伤和韧带损伤均为高能量股骨远端骨折的常见损伤，应进行严格评估。

（2）在显著粉碎性骨折或明显缩短畸形情况下，牵引位X线检查能改善骨折特征的显示。

（3）CT扫描检查有助于呈现关节内骨折的粉碎程度，以及对冠状面骨折进行评估。

（4）如果怀疑有相关韧带损伤，则应术前进行MRI检查。

三、分型

股骨远端骨折的分型系统通常将骨折类型分为关节外骨折、单髁骨折和双髁骨折3个组。Neer、Egund、Kolmert和Seinsheimer都对股骨远端骨折分型系统进行了描述。目前最广泛使用的分型系统是AO/OTA Müeller分型系统。此分型系统将股骨远端骨折分为3个主要类型：①A型（关节外骨折）、②B型（部分关节骨折）和③C型（全关节骨折）。根据骨折特征，可进一步分多种亚型（图23.3）。B3亚型也被称为Hoffa骨折，其后方骨块被称为Hoffa骨块。

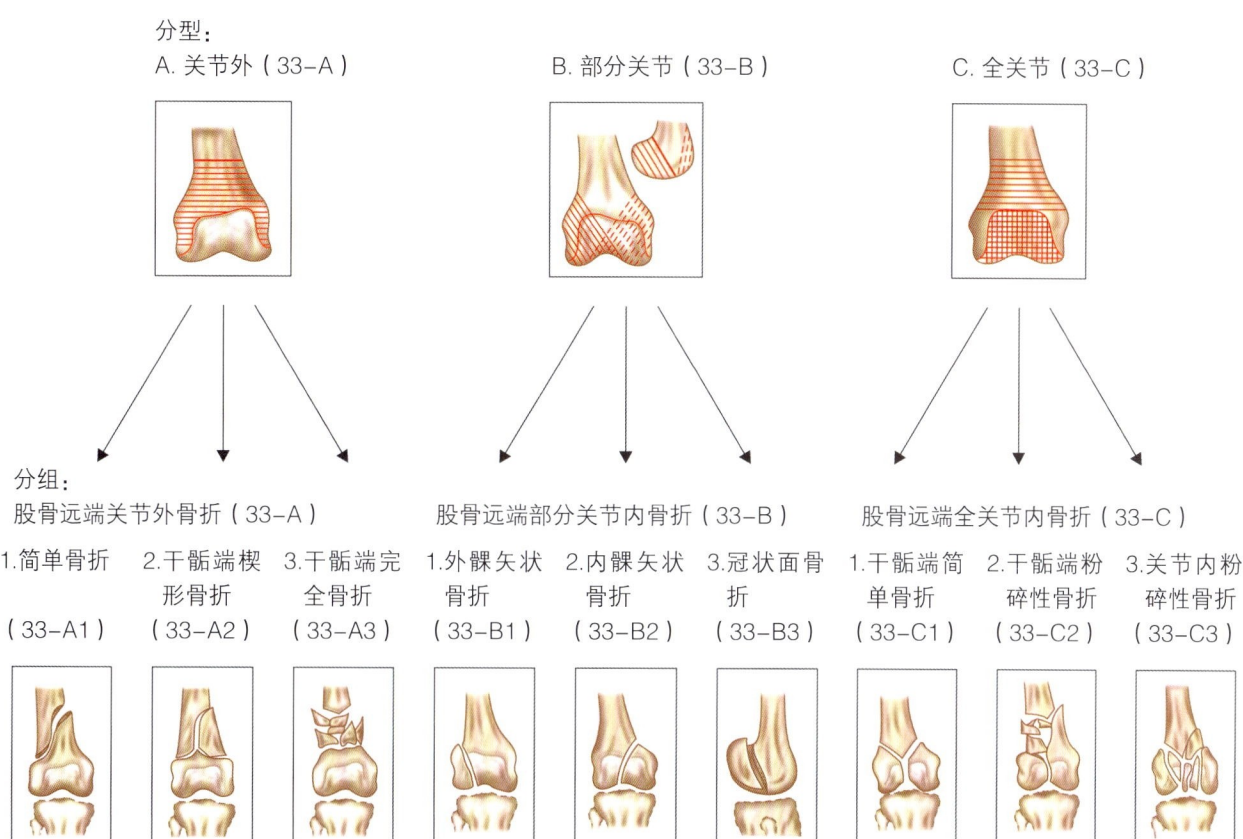

分型：
A. 关节外（33-A）　　　　B. 部分关节（33-B）　　　　C. 全关节（33-C）

分组：
股骨远端关节外骨折（33-A）　　　股骨远端部分关节内骨折（33-B）　　　股骨远端全关节内骨折（33-C）

1.简单骨折（33-A1）　2.干骺端楔形骨折（33-A2）　3.干骺端完全骨折（33-A3）　1.外髁矢状骨折（33-B1）　2.内髁矢状骨折（33-B2）　3.冠状面骨折（33-B3）　1.干骺端简单骨折（33-C1）　2.干骺端粉碎性骨折（33-C2）　3.关节内粉碎性骨折（33-C3）

图23.3　股骨远端骨折的AO/OTA分型

四、手术指征

　　股骨远端骨折通常都采用手术治疗。由于存在多重变形力和短骨折块，股骨远端骨折很少内在稳定，其复位很难通过单独石膏固定维持稳定。牵引和石膏固定是之前主要的治疗方法。然而，由于长时间卧床、运动丧失和关节不良复位，导致较多并发症的发生。非手术治疗的适应证包括不完全骨折、老年稳定性嵌插骨折以及合并其他疾病不能耐受手术。

　　在随机对照试验中，与非手术治疗相比，手术治疗降低了不良结果的风险。

　　手术治疗的适应证包括大部分股骨远端骨折，尤其是开放性骨折、伤及血管的骨折，以及关节内骨折。手术治疗的方法包括切开复位钢板内固定、髓内钉固定和外固定。对股骨远端骨折手术治疗所用内植物的一项回顾性研究显示，使用不同内植物发生骨不连、感染、固定失败以及翻修术等并发症的概率无明显差别。有证据表明，经验丰富的外科医生可降低翻修手术的概率。急诊膝关节置换术可作为治疗老年患者高度粉碎性股骨远端骨折的一种选择。

（一）切开复位内固定

切开复位内固定术是治疗股骨远端骨折最通用的方法。该术式可使A型、B型、C型骨折恢复解剖关系，包括恢复B型和C型骨折关节面的平整。新的内植入物如股骨髁锁定钢板，应用锁定模式可充当角度固定装置，恰当使用可恢复股骨远端外翻。

（二）髓内钉固定

髓内钉可用于固定累及骨干和干骺端的股骨远端骨折。作为一种负荷分担装置，髓内钉可通过小切口植入，与切开复位内固定术相比，减少了软组织损伤。髓内钉固定主要适用于A型骨折，尤其是A2和A3型骨折，其适应证还可扩大至有限切开复位内固定后的简单关节内骨折。髓内钉固定可允许早期进行负重。由于股骨远端骨折发生在干骺端，此处给髓内钉复位骨折的空间有限，必须注意避免成角畸形。

（三）外固定

跨关节外固定偶尔适用于需要维持骨折稳定、而其他外科治疗手段不适用的情况。例如需要反复清创的严重开放性骨折、严重的软组织肿胀，或者用以保护血管修复。外固定也可使用在严重粉碎性骨折或骨质疏松的情况，对内固定起增强作用。如果需要活动膝关节，可使用铰链式外固定架。

（四）急诊膝关节置换

手术固定对骨质疏松和严重粉碎性骨折的治疗具有挑战性。全膝关节置换可作为老年患者股骨远端粉碎性骨折急诊治疗或股骨远端骨折骨不连翻修术的一种选择。全膝关节置换可允许患者即时进行负重和膝关节活动，同时不用考虑骨折愈合的问题。在大多数情况下，植入的假体必须完全替代远端骨折部分，这会导致侧副韧带的缺失，因此需使用铰链式人工膝关节。

五、外科解剖、体位与入路

（一）应用解剖

对股骨远端应用解剖的理解和掌握是成功治疗股骨远端骨折的关键。股骨远端在远侧观上呈前侧较窄的梯形状。股骨外侧干骺端表面与矢状面约成10°角，而内侧干骺端表面与矢状面约成25°角（图23.4）。外侧面观上，股骨内、外侧髁前部与股骨髓腔在同一直线上。股骨内侧髁较外侧髁更大且延伸更远，因此正常股骨远端呈外翻9°的解剖结构（正常范围7°~11°）。

股骨远端解剖结构的掌握对所有的外科固定技术都非常重要，对塑形钢板的放置尤为关键。这些钢板应该放置在外侧干骺端的前部，以确保螺钉有足够的空间放置。较长的塑形钢板可匹配股骨前弓，侧位X线片对确保钢板近端位于股骨恰当位置至关重要。由于股骨远端呈梯形，远端螺钉可能已经很长而在正位X线片上却显示较短。股骨远端螺钉长度可以通过旋转X线球管，从正位X线片的位置向外侧旋转25°，以获取一个与股骨远端内侧干骺端平面相垂直的影像。

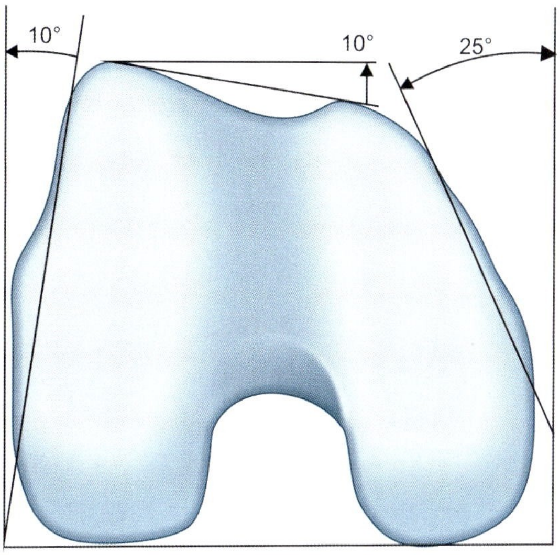

图23.4　股骨远端解剖
注意：远侧观呈梯形

　　局部肌肉牵拉导致股骨远端骨折特征性畸形。腓肠肌始于股骨远端的后侧，其收缩会导致股骨远端骨折向后移位，可以通过屈膝协助复位。股四头肌与腘绳肌的收缩可造成骨折缩短移位，而位于内收肌结节上的内收肌收缩会造成内翻畸形。如果发生股骨髁间骨折，周围软组织附着牵拉会造成各髁旋转对位不良。

（二）体位

　　股骨远端骨折患者的手术体位可为侧卧位或仰卧位。通常仰卧位是首选体位，如有需要，该体位可允许内侧和外侧两个手术入路。然而，对于取外侧手术入路的肥胖患者和需要侧卧位进行其他手术的患者，侧卧位更有利。

　　对于仰卧位，可在同侧臀部下放置一个垫枕，使股骨内旋，从而使床面与股骨外侧面之间距离增大。膝关节应屈膝放置于三角枕或可透视三角架上（图23.5A），有助于放松腓肠肌，使骨折复位更容易。同理，采取外侧手术入路时，膝关节也应处于屈膝位。常规使用充气止血带。

（三）手术入路

1. 外侧入路

　　标准的外侧入路是在大腿外侧直接做一个切口，该切口向远端延伸至股骨外侧髁，位于外侧副韧带前方（图23.5B）。根据关节受累情况，切口远端可向前延伸至胫骨结节外侧缘。髂胫束的切口要与皮肤切口一致。髂胫束远端纤维应向前切开，以充分显露术野（图23.5C、D）。切开关节囊和滑膜，结扎膝上外侧动脉。将股外侧肌从外侧肌间隔分离，识别穿支血管并结扎。将一钝头Hohmann拉钩经膝关节置于股骨前面，可以充分显露关节面（图23.5E）。应用此外侧入路，虽然股骨外髁可得到充分显露，但很难直接或经髌股关节显露股骨内髁。

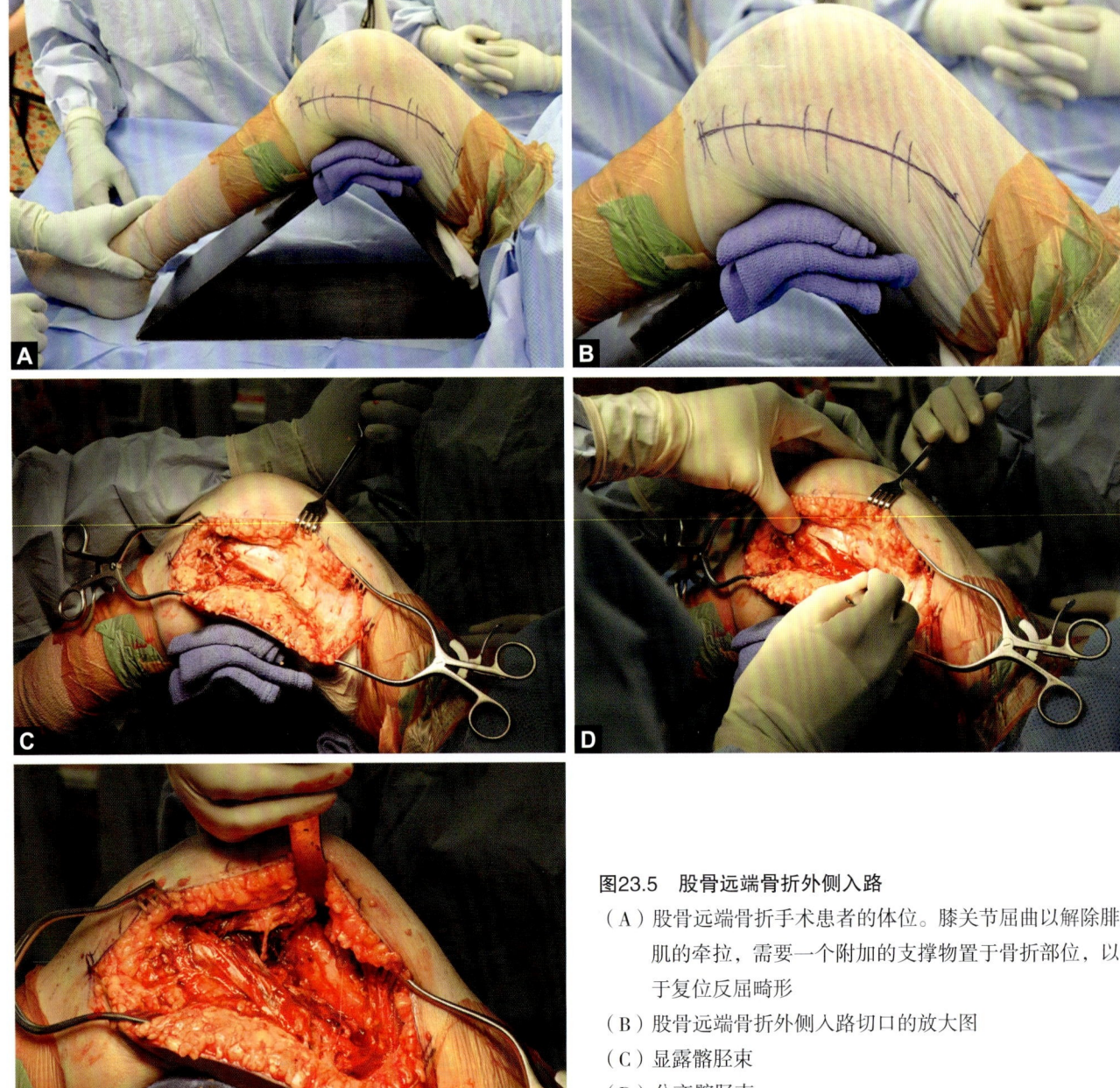

图23.5 股骨远端骨折外侧入路

（A）股骨远端骨折手术患者的体位。膝关节屈曲以解除腓肠肌的牵拉，需要一个附加的支撑物置于骨折部位，以便于复位反屈畸形

（B）股骨远端骨折外侧入路切口的放大图

（C）显露髂胫束

（D）分离髂胫束

（E）钝头Hohmann拉钩牵拉股外侧肌，以显露股骨远端

2. 外侧髌旁入路

外侧髌旁入路可改善C型骨折的关节视野，尤其适用于髌股关节滑车粉碎性骨折的情况。切口从胫骨结节跨膝前部至髌骨上极近端10～15cm（图23.6A）。随后在股直肌与股外侧肌之间，向近端切开股四头肌，于髌骨外侧缘切开关节囊（图23.6B）。该入路需结扎膝上、下外侧动脉，如果患者近期已做过内侧髌旁关节切开，将会损害髌骨的血供。

向内侧牵拉髌骨使其半脱位，可提供绝佳的关节面术野。但相比标准的外侧手术入路，此入路对外侧钢板植入具有挑战性（图23.6C），需在近端做一个小切口，以保证外侧钢板近端位置适当、达到良好固定。

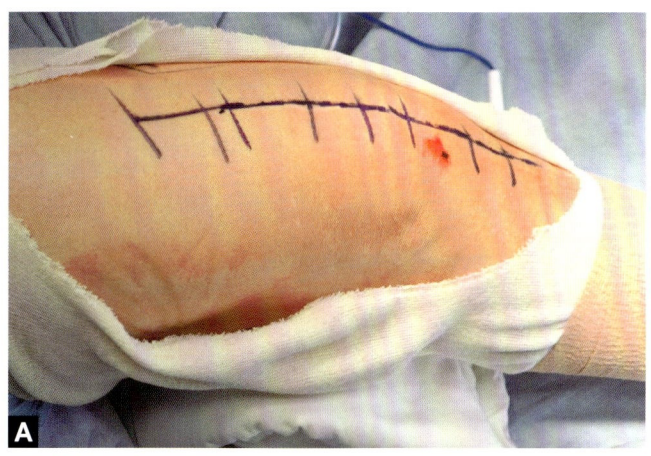

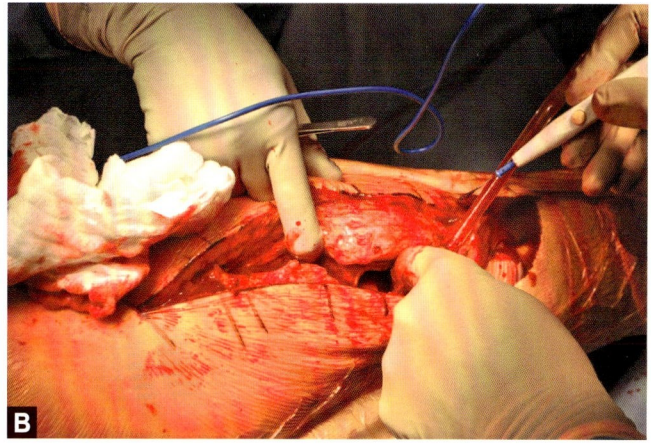

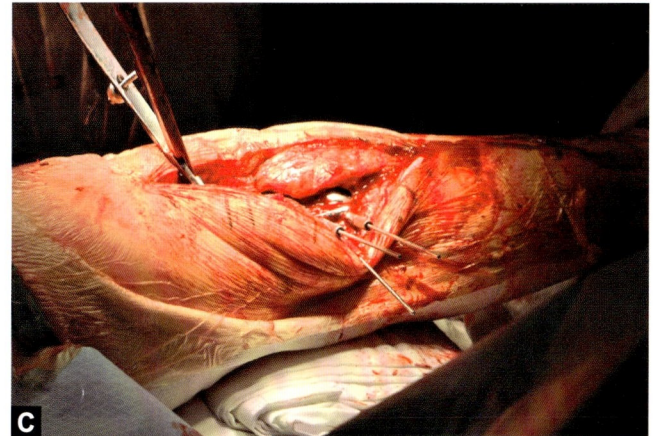

图23.6 股骨远端骨折外侧髌旁入路

（A）图示为外侧髌旁入路切口

（B）外侧髌旁切开关节并将髌骨向内侧牵拉

（C）在股骨远端外侧应用股骨外髁锁定板。对于较长钢板，需增加外侧小切口以置入钢板近端的螺钉（此入路可提供较好的关节内视野，以便钢板置入）

3. 内侧髌旁入路

内侧髌旁入路，可用于股骨内侧髁骨折、膝关节置换或髓内钉固定（此入路的下方置入）。由于可用于全膝关节置换，大多数骨科医生掌握该入路。通过该入路无法放置股骨外侧钢板。该入路切口从胫骨结节内侧跨膝关节前方，至髌骨上极近端3~5cm（图23.7A）。随后从内侧髌旁切开关节囊，结扎膝内侧动脉，向外侧翻转髌骨使其半脱位，以获得绝佳的关节面术野（图23.7B）。此入路下端可用于置入逆行髓内钉。

4. 股内侧肌下入路

股内侧肌下入路可用于处理股骨内侧髁骨折。相比内侧髌旁入路，股内侧肌下入路可更好地植入内侧钢板，但对髌股关节和髁间窝的显露视野较小。

对于单独内髁骨折（B2型）需植入内侧钢板、严重粉碎性髁上骨折需双钢板固定或骨质缺损需要附加固定的情况，可选用此入路。此入路切口为内收肌结节前方的直行内侧切口。深筋膜的切开与皮肤切口一致，将股内侧肌与大收肌分离，暴露股骨远端。识别并结扎膝上内侧动脉，切开髌内侧支持带以显露关节面，可使用Hohmann拉钩置于伸肌装置下，以改善关节面的视野。必须小心以避免损伤股动脉，此血管由膝关节近端10cm处的内收肌裂孔穿出。

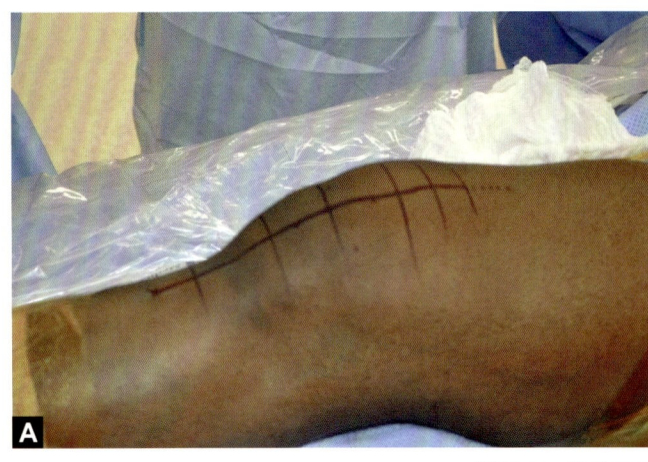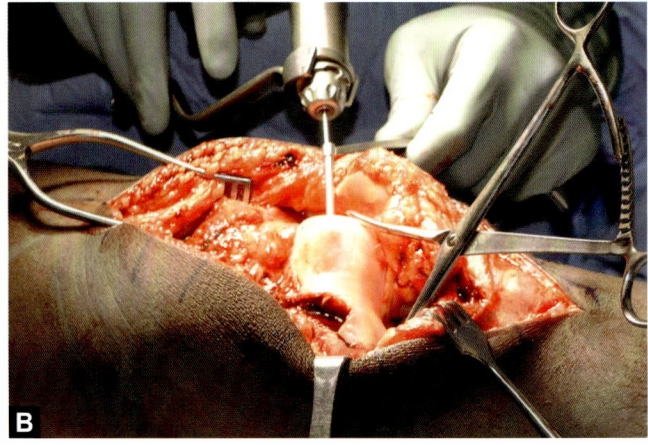

图23.7　股骨远端骨折内侧髌旁入路

（A）内侧髌旁入路切口

（B）在内侧髌旁入路中，将髌骨向外侧牵拉可显露关节面，尤其内侧髁和髌股关节滑车；图片也显示了使用持物钳复位骨折。虽可提供绝佳的关节术野，但钢板的置入存在一定困难

六、手术方法

（一）小切口微创内固定技术治疗A型（关节外）骨折

在不需要对关节进行复位的情况下，钢板固定可采用微创方式完成，包括假体周围骨折（图23.8）。用于这些骨折的手术仪器和设备包括关节外侧钢板、可透视的三角架、垫枕、透视检查设备、骨折复位工具。微创钢板内固定术中，骨折部位和复位情况并不可直视；因此，仔细检查患肢以及X线图像对避免复位不良至关重要。将患肢的膝关节置于可透视的三角架，解除腓肠肌牵拉，有助于骨折复位。骨折部位须加1个垫枕，例如将无菌布单卷成圆枕，直接垫于骨折部位以复位反屈畸形（图23.5A）。完成骨折复位可能需要施加一个外翻应力于骨折位置。

在股骨外上髁做切口，与皮肤切口一致，切开髂胫束。髂胫束远端前侧纤维需分离、抬高，以利于钢板插入。小切口微创内固定技术的手术入路不需打开关节，使用Cobb骨膜剥离器沿着股骨向近端充分分离股外侧肌，使钢板能够顺利植入。

一旦骨折获得充分复位，钢板置于肌肉下，沿股骨外侧固定。在钢板近端做第二个小切口，用以移动钢板近端，使钢板与股骨贴合。尤其是较长的钢板，钢板远端轻微的对位不良可导致近端不在股骨上。如果X线片显示骨折复位与钢板放置位置满意，可以通过导向器置入螺钉与克氏针固定股骨近端和远端（图23.8C）。在钢板完全贴合固定之前，如果骨折仍复位不良，钢板可作为复位装置协助骨折复位。对于矢状面上的对位不良，可先使钢板与股骨远端贴合，随后旋转钢板直到钢板近端与骨干紧密贴合。对于冠状面的对位不齐（通常是内翻畸形），将钢板与股骨远端贴合，然后使用1枚长的皮质螺钉加压固定骨折近端，使钢板与股骨贴合。一旦骨折近端和远端得到临时固定，且骨折已经复位，逐一置入螺钉进一步固定钢板。远端螺钉可通过手术切口置入，近端螺钉需根据透视或者钢板的位置标识另外做小切口植入（图23.8D）。通过X线透视确认骨折复位和植入位置等情况。对于股骨远端螺钉长度的检查，可通过旋转X线球管，从正位X线片的位置向外侧旋转25°，以获取一个与股骨远端内侧干骺端平面相垂直的影像。术毕，冲洗伤口，逐层缝合伤口（图23.8E、F）。

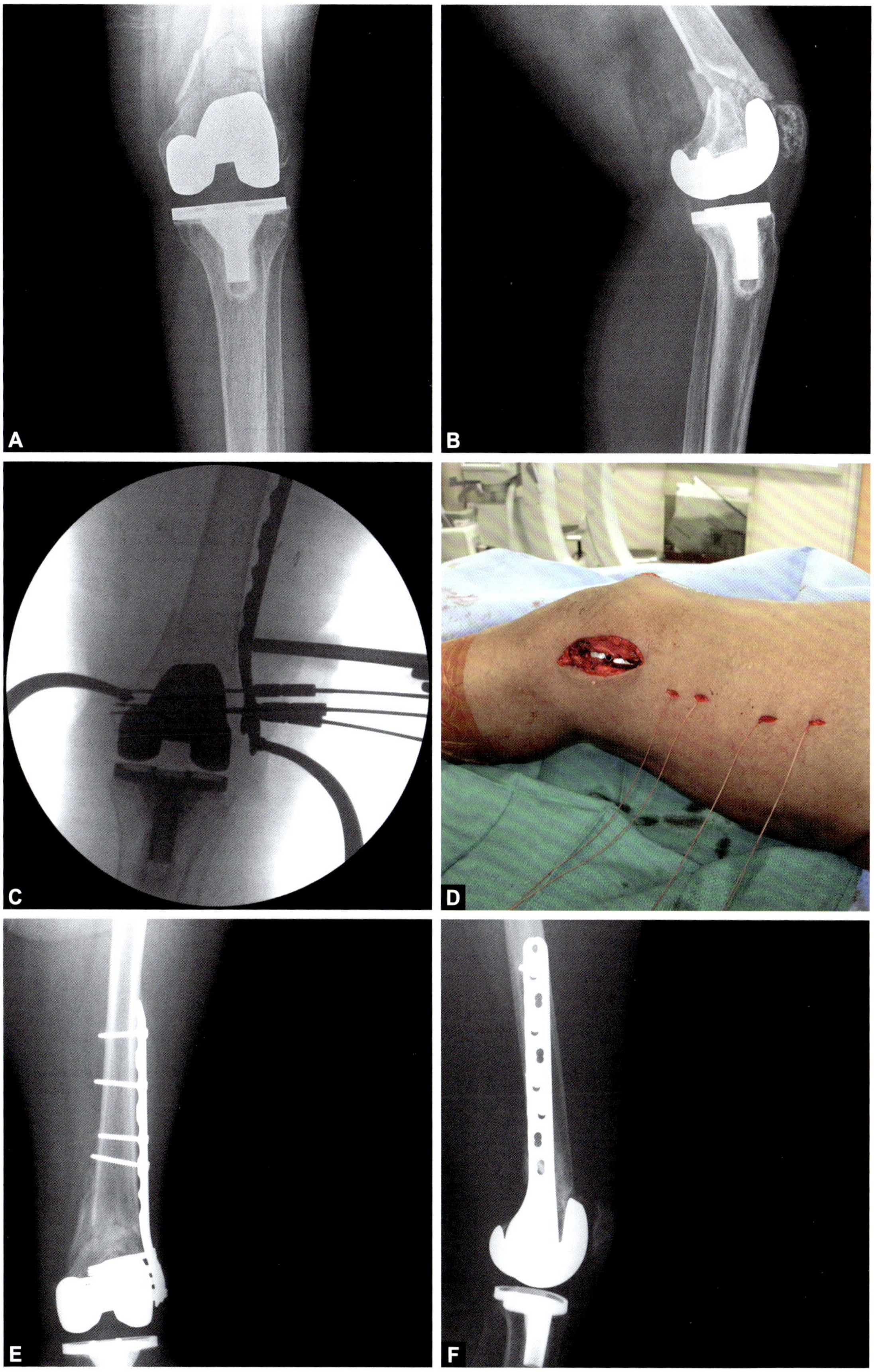

图23.8 小切口微创钢板内固定技术治疗人工假体置换术后股骨远端髁上骨折

（A、B）人工假体置换后股骨远端髁上骨折的正、侧位X线片 （C）X线片显示术中应用钢板临时固定
（D）对于小切口微创钢板固定技术，通常近端螺钉的植入需另做小切口 （E、F）术后5个月，股骨远端的正、侧位X线片

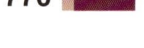 **小切口微创内固定技术治疗A型（关节外）骨折的经验与教训：**

（1）屈膝可消除腓肠肌牵拉、复位反屈畸形。同时，在骨折部位放一个垫枕，也有利于骨折复位。

（2）钢板远端在矢状面上轻微对位不良，可导致钢板近端与股骨不贴合（偏前或偏后），需侧位X线片检查钢板对位情况。

（3）向外旋转C型臂X线机，以检查股骨内侧髁的螺钉长度；触诊内侧髁，以确保无螺钉突出。

（4）长钢板配合螺钉稀疏固定，近端使用非锁定螺钉，可降低内固定的整体刚度，有助于骨折愈合。

（二）逆行髓内钉固定技术治疗A型骨折

在不需对关节进行复位的情况下，应用髓内钉固定股骨远端骨折更具生物学特性，可使患者进行早期负重练习（图23.9）。需用到的手术仪器和设备包括逆行股骨髓内钉或髁上钉、可透视的三角架、垫枕、透视检查设备和骨折复位工具。在髓内钉固定术中，骨折部位与复位情况不可直视，仔细检查患肢及其X线片对骨折复位至关重要。

将患者膝部放置于可透视的三角架，消除腓肠肌牵拉，利于骨折复位。肌松作用也有助于骨折复位。骨折部位须加1个垫枕，例如将无菌布单卷成圆枕，直接垫于骨折部位以复位反屈畸形。完成骨折复位可能需要施加一个外翻应力于骨折位置。必须注意股骨髁远端相对于股骨干外翻7°～9°，如果股骨髁与股骨干相垂直则会导致内翻畸形。股骨远端骨折不像股骨干骨折，应用髓内钉协助骨折端复位的可能性非常小，在扩髓之前必须先复位骨折端。

如果关节内存在骨折块，在扩髓或放置髓内钉之前，必须复位关节内骨折块，并使用螺钉在髓内钉路径外固定或使用抓钳固定。新型的髓内钉包含股骨髁内外侧锁定钉，将有助于提高关节内骨折的固定。

膝关节屈曲放置于可透视三角架或垫枕上，采用内侧髌旁入路做一个小切口，于髌韧带内侧进入关节。根据患者软组织松弛程度和髌骨能否向外半脱位，决定切口是否需向近端延长，以有助于显露髁间窝。在X线透视下，使用锥子或带螺纹导针开路。进钉点在侧位X线片上，位于Blumensaat线的顶端，正位X线片上位于髁间窝的中点。如果使用带螺纹导针开路，可用空心钻沿导针进行扩髓。然后，使用球头导丝从进针点进入髓腔，测量所需髓内钉的长度。对于全长股骨逆行髓内钉，其远端尾部应位于关节面下3～5mm，近端尾部位于小转子与转子间脊之间。使用弹性扩髓钻头进行扩髓，至超过皮质1.5mm处，选择比最后钻头小1.5mm的髓内钉，沿导丝置入打入髓腔。拔出导丝，使用附加定位器辅助置入远端锁定钉，近端锁定钉则在透视下采用同心圆技术置入。如果骨折部位需要加压，髓内钉需行埋头处理，先置入近端锁定钉，再用锤子倒打髓内钉，最后置入远端锁定钉。

由于股骨远端干骺端骨折块大，可能需要阻挡螺钉来辅助骨折复位。阻挡螺钉，又称Poller钉，充当支点以改变髓内钉的方向，从而有助于骨折复位（图23.9B），通常置于骨折畸形的凹面。Poller钉从前向后置入，位于远端骨折块的近端内侧，可使髓内钉的路径偏向外侧，有助于纠正内翻畸形。同理，Poller钉从内侧向外侧置入，位于远端骨折块的近端前方，将有助于纠正反屈畸形。Poller钉应在髓内钉扩髓之前置入。当Poller钉置入位置欠佳，导致髓内钉置入后骨折复位不理想，可拔出髓内钉，重新在适当位置置入Poller钉，再

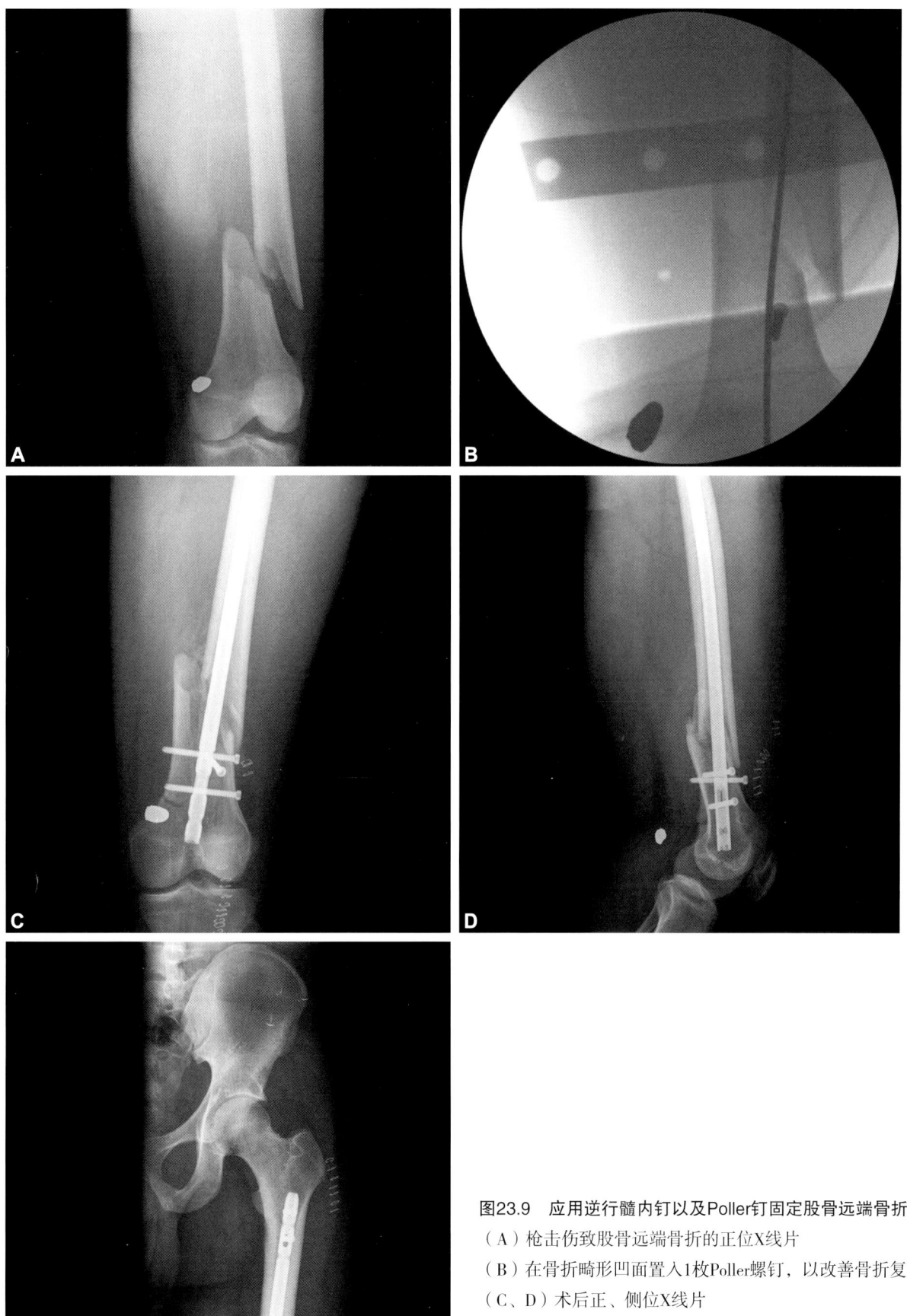

图23.9　应用逆行髓内钉以及Poller钉固定股骨远端骨折

（A）枪击伤致股骨远端骨折的正位X线片

（B）在骨折畸形凹面置入1枚Poller螺钉，以改善骨折复位

（C、D）术后正、侧位X线片

（E）Poller钉可以改善骨折移位与成角畸形，但仍会存在少
　　　许外翻和反屈畸形。在股骨近端，髓内钉尾部位于小转
　　　子与转子间脊之间

次扩髓，插入髓内钉。建议使用型号大的Poller钉，型号小的Poller钉在髓内钉插入时容易变形。

完成髓内钉及其锁钉置入，在结束手术前，需对患肢的对线和旋转进行评估。当膝关节处于恰当位置行正位X线检查时，可通过骨折两端骨皮质的宽度或小转子的位置进行旋转的影像学评估；临床评估可通过与对侧肢体对比，检查患肢内旋和外旋情况。术毕，冲洗伤口，缝合关节囊，逐层缝合伤口。

逆行髓内钉固定技术治疗A型骨折的经验与教训：

（1）屈膝置于可透视的三角架上，有助于复位反屈畸形。

（2）股骨复位工具可用于复位内翻畸形。

（3）Poller钉置于畸形的凹面，有助于维持和复位骨折端。

（4）用可吸收缝线绑住近端锁定钉的头部，以避免锁定钉置入过程中丢失。

（三）切开复位内固定术治疗C型骨折

手术治疗C型股骨远端骨折需要进行关节复位。手术的目的是解剖重建关节面、复位股骨髁至股骨干。需用到的内植入物包括克氏针、无头加压螺钉（可埋于关节面下）、60～70mm皮质螺钉和股骨外侧关节周围锁定钢板。如果存在严重髁上粉碎性骨折或骨质疏松，可于内侧使用小骨块钢板或重建板固定，也可使用股骨远端内侧截骨钢板。

手术入路与植入物的选择取决于骨折的粉碎程度与位置。如果骨折块局限于髌股关节滑车，外侧髌旁入路可提供最好的入路及术野；股骨远端外侧锁定钢板可通过该切口固定骨折端，但需在大腿外侧近端做一个小切口以置入股骨近端螺钉。如果髌股关节内无骨折块，股骨远端稍微向前的外侧入路可提供充分的术野，且更易到达股骨干（图23.10A）。此外，股内侧肌下入路可提高股骨内髁的内侧面术野，便于置入股骨远端内侧钢板。

患者取仰卧位，患肢屈膝置于无菌、可透视的三角架，消除腓肠肌牵拉，有助于骨折复位。肌松作用也有助于骨折复位。骨折部位须加1个垫枕，例如将无菌布单卷成圆枕，直接垫于骨折部位以复位反屈畸形。常规使用充气止血带，以改善关节骨折术野。患者应处于屈髋位，以确保手术过程中可自由地操纵膝部。膝关节过屈位可以改善更靠后侧的关节骨折术野。对于严重粉碎性骨折或短缩畸形骨折，可使用股骨牵引器辅助骨折复位。

按上述手术入路做切口，可显露股骨远端关节面。无论使用外侧入路、外侧髌旁入路或股内侧肌下入路，都可将Hohmann拉钩置于股四头肌腱下，以改善关节面的术野。显露关节骨折块，将克氏针置入骨折块，以起到操纵杆的作用。小复位钳有助于复位小的骨折块，而大的关节周围复位钳可用于复位大的股骨内外髁骨块，通过髁间窝对两部分骨块加压（图23.10B）。解除骨折嵌顿，消除血肿，直视下解剖复位骨折端，使用克氏针临时固定（图23.10C）。

最终的固定从螺钉开始，使用无头加压螺钉埋头固定远端关节面骨折块（图23.10D）。如果骨折块足够大或位于后部，可在关节面近端前侧直接置入长皮质骨螺钉固定骨折块，拉力螺钉通常在矢状面上垂直于骨折线。使用股骨远端锁定髁钢板时，拉力螺钉应在钢板置入位置之外。

一旦完成关节复位，将股骨远端复位至股骨干，使用钢板固定。当外侧髁锁定钢板应用锁定方式固定时，可作为角度固定装置，使用恰当可恢复股骨远端的外翻对线。通过导向器，可使用克氏针临时固定钢板于股骨远端（图23.10E）。随后尝试骨折复位，以确保骨折复位时，钢板近端部分处于股骨干适当的位置。钢板远端轻微的对位不良可导致近端不在股骨上（偏前或偏后），此问题常见于长钢板。一旦钢板位置适当，就可对股骨远端进行固定。矢状面骨折加压螺钉固定应在锁定钉置入之前完成。钢板远端充分固定后，钢板近端采用加压方式固定于股骨干。对于骨质良好的患者，可使用标准的皮质骨螺钉固定。如有必要，可在股内侧肌下入路加一内侧钢板固定。通常，在骨折近端需要使用3~4枚螺钉固定，最好为长钢板、低密度螺钉固定。在严重的粉碎性骨折情况下，可使用外固定架（静态或者铰链式）作为一个额外的固定装置，以避免骨折重建结构塌陷（图23.11）。

在手术结束前，必须对植入物的位置、肢体的对线和旋转进行严密评估，可通过X线透视、肉眼直视对关节的复位情况进行评估。股骨髁远端适当外翻对恢复肢体的机械轴至关重要。对于干骺端粉碎性骨折，即使关节达到解剖复位，也存在内翻或外翻复位不良的可能。在临床上，可通过与对侧正常肢体对比，检查患肢的内旋和外旋。术毕，松开止血带，充分止血。如有需要，可放置引流条，逐层缝合切口，确保髂胫束与关节囊完整缝合。

患者膝部要保持10~12周不能负重，可在铰链式膝关节支具上进行早期功能锻炼。

 切开复位内固定术治疗C型骨折的经验与教训：

（1）术前规划好手术切口。广泛粉碎性骨折可采用髌旁入路以获得最好的术野。内侧或外侧钢板的近端可增加一个小切口。

（2）广泛粉碎性骨折可导致成角复位不良。要注意仔细进行影像学检查，避免出现复位不良。

（3）双头克氏针可用于临时固定多发骨块。

（4）对于严重粉碎性骨折，可使用外固定支架增加固定的牢靠度。

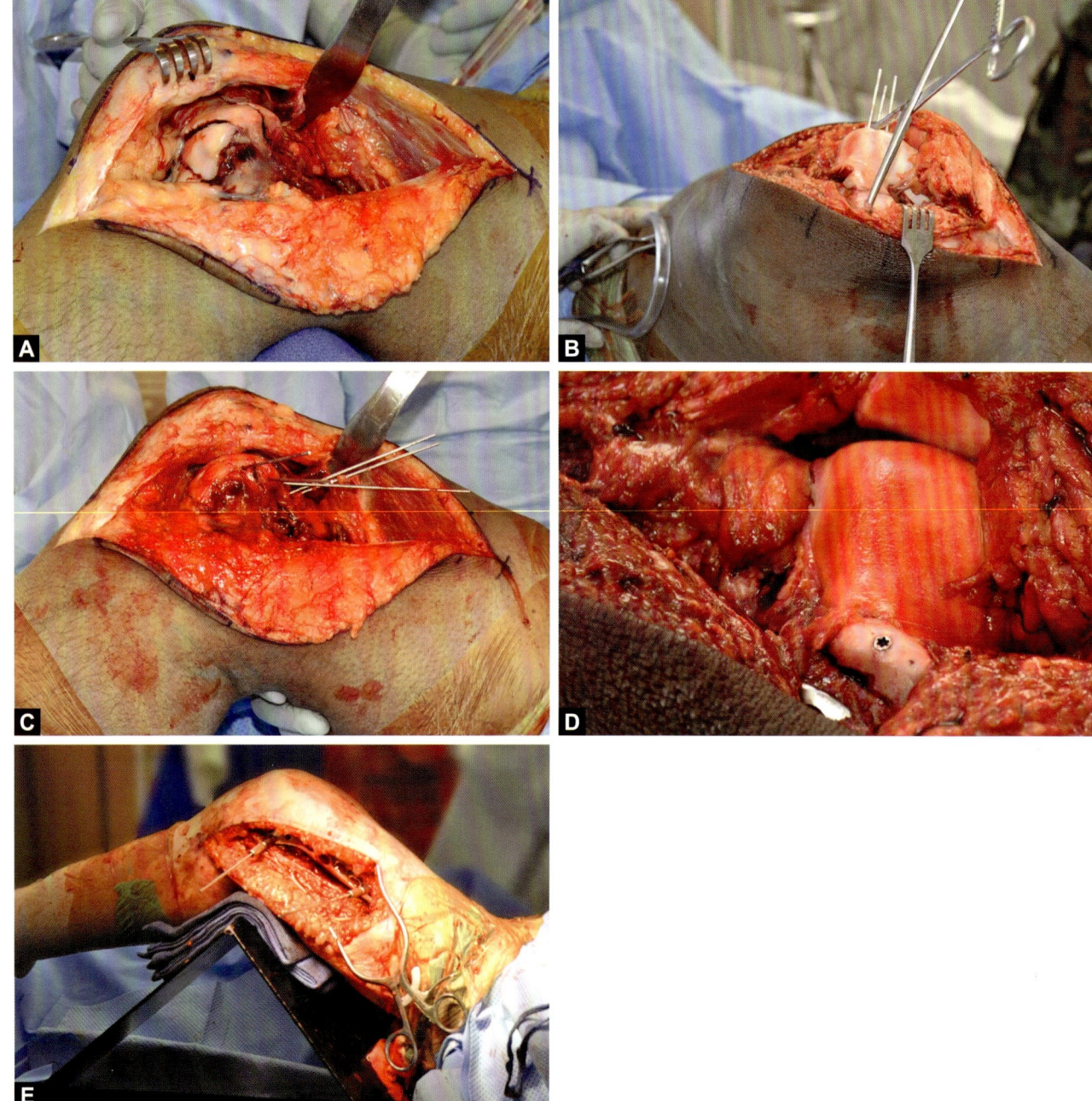

图23.10　C型股骨远端关节内骨折的切开复位内固定

（A）外侧手术入路位于股骨远端稍偏前侧，以提高外侧关节面的术野。该入路对髁间窝和股骨内侧髁的视野受限

（B）使用克氏针和大持骨钳临时固定

（C）使用克氏针进行临时复位和固定，注意克氏针要避开钢板的路径

（D）使用无头加压螺钉固定关节骨块，螺钉要埋入关节面

（E）通过导向器，使用克氏针临时固定钢板。X线透视确认骨折复位情况及钢板的位置

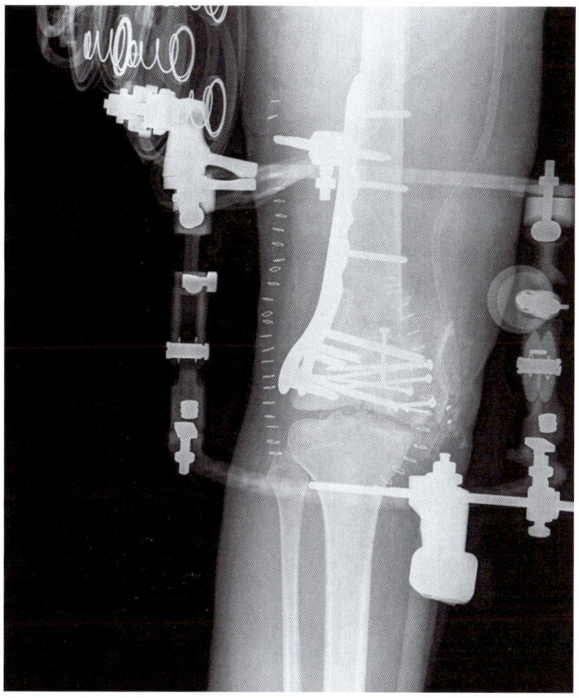

图23.11 枪击伤致股骨内侧髁严重粉碎性C3型骨折

（注释：由于存在广泛粉碎性骨折，附加铰链式外固定支架固定）

（四）切开复位内固定术治疗B型（单髁）骨折

股骨远端单髁骨折包括外侧髁骨折（B1型）和内侧髁骨折（B2型），可为单一矢状面骨折线的股骨髁骨折或股骨髁粉碎性骨折。骨折的分离和粉碎程度常需CT扫描进行评估。此类骨折需对关节进行解剖复位，手术方式通常为切开复位内固定术，术中选择支撑钢板固定，以防止骨折的垂直移位。然而，对于无移位或轻微移位的骨折，也可选择螺钉固定（图23.12）。经皮内固定可用于有轻微剪切力的无移位骨折。

植入物与手术入路的选择取决于骨折的性质。外侧单髁骨折可选用外侧入路或外侧髌旁入路，而内侧单髁骨折可选用内侧髌旁入路或股内侧肌下入路。使用Hohmann拉钩可以改善手术视野。需要用到的植入物包括克氏针、可埋入关节面的无头加压螺钉、40～70mm皮质骨螺钉和骨折复位钳。

患者采取仰卧位，膝部放置于可透视的三角架，消除腓肠肌牵拉，有助于骨折复位。肌松作用也有助于骨折复位。骨折部位须加1个垫枕，例如将无菌布单卷成圆枕，直接垫于骨折部位以复位反屈畸形。常规使用充气止血带，以改善关节骨折的术野。患者处于屈髋位，以确保手术过程中可自由操纵膝部。膝关节过屈位可改善更靠后侧关节骨折的术野。对于严重粉碎性骨折或者短缩畸形骨折，使用股骨牵引器以助骨折复位。

对于B型骨折的复位，首先完整复位股骨远端关节面骨折块，继而依次复位关节面以外的骨折块。显露骨折端、解除骨折嵌塞、清理骨折处血肿。将克氏针插入骨块，在骨折复位过程中可起到操纵杆的作用。大的关节周围复位钳可使股骨髁骨块完整复位至股骨干（图23.10B），而小骨块复位钳可用于复位髁内粉碎性骨

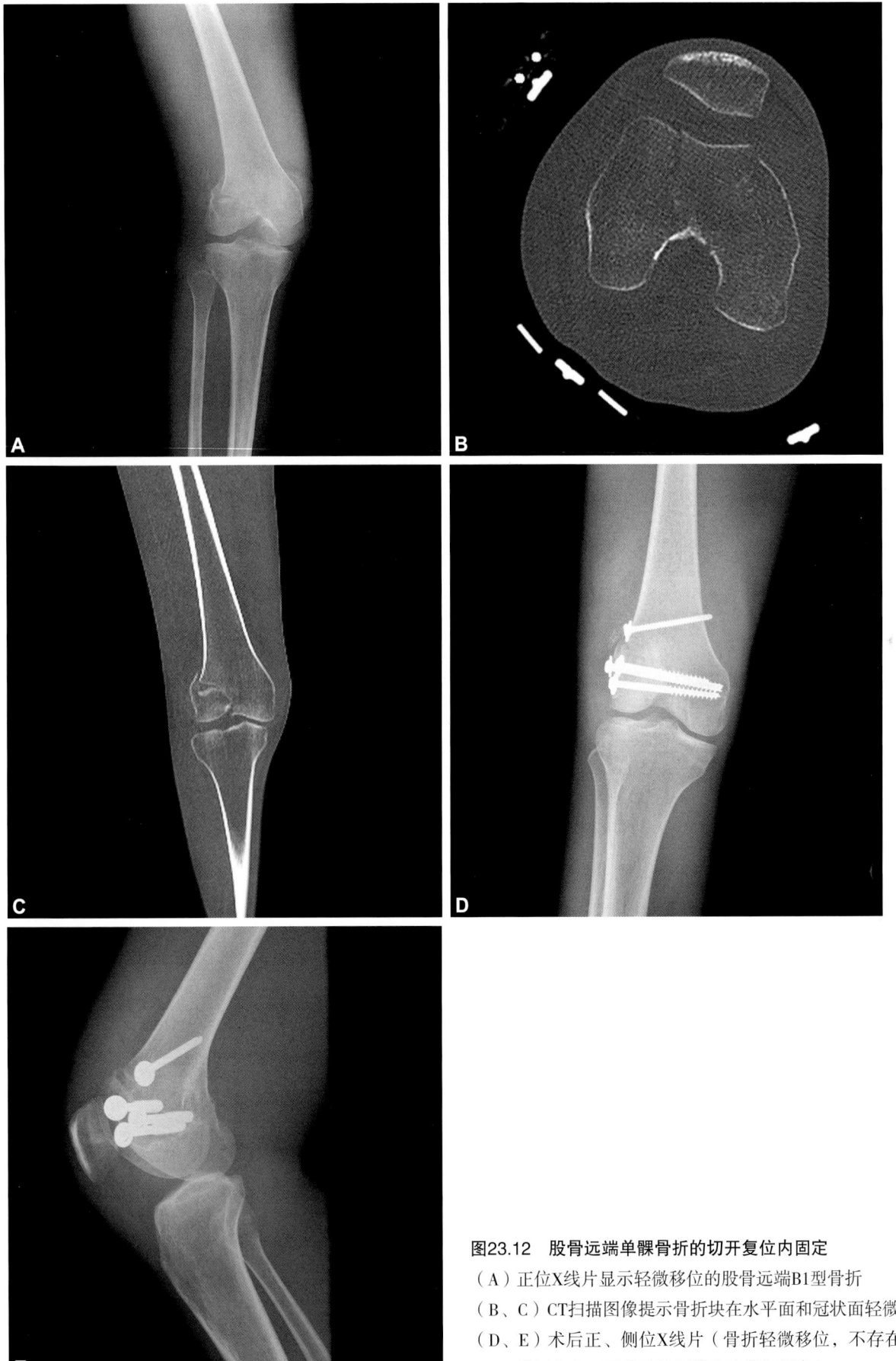

图23.12　股骨远端单髁骨折的切开复位内固定

（A）正位X线片显示轻微移位的股骨远端B1型骨折

（B、C）CT扫描图像提示骨折块在水平面和冠状面轻微移位

（D、E）术后正、侧位X线片（骨折轻微移位，不存在大的
　　　　剪切应力，可单独使用带垫片螺钉固定）

块。当骨折获得临时复位，可用复位钳夹持或克氏针穿过骨折线维持固定。根据骨折线的方向，使用关节外螺钉或无头加压螺钉固定骨折块，然后使用支撑钢板固定，以避免股骨髁骨折块向近端移位（图23.13）。

　　在手术结束前，必须对植入物的位置、肢体的对线和旋转进行严密评估，可通过X线透视、肉眼直视对关节的复位情况进行评估。股骨髁远端适当外翻对恢复肢体的机械轴至关重要。对于干骺端粉碎性骨折，即使关节达到解剖复位，也存在内翻或外翻复位不良的可能。在临床上，可通过与对侧正常肢体对比，检查患肢的内旋和外旋。术毕，松开止血带，充分止血。如有需要，可放置引流条，逐层缝合切口。

　　患者膝部要保持10～12周不能负重，可在铰链式膝关节支具上进行早期功能锻炼。

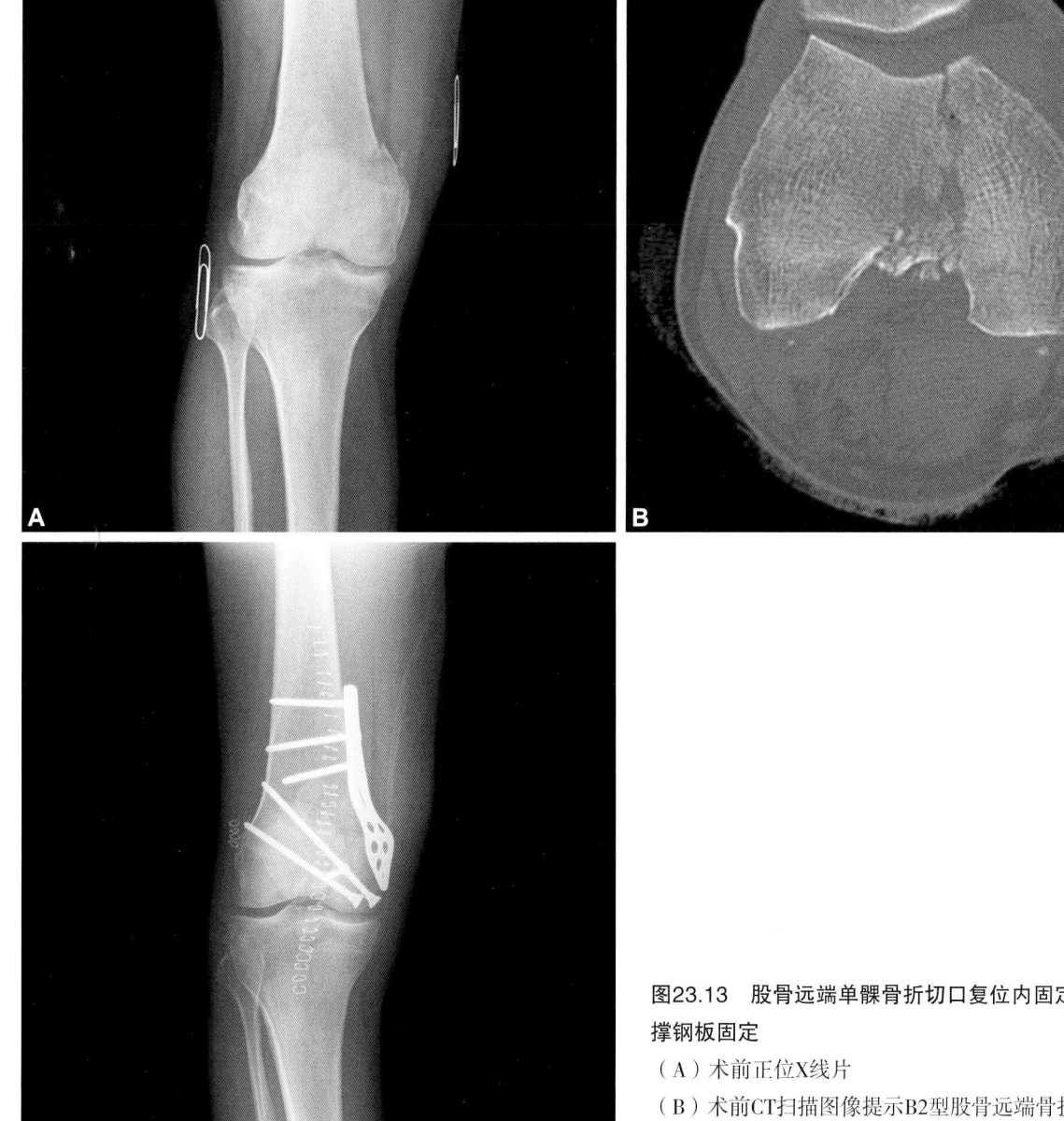

图23.13　股骨远端单髁骨折切口复位内固定，使用螺钉和支撑钢板固定

（A）术前正位X线片

（B）术前CT扫描图像提示B2型股骨远端骨折

（C）螺钉和支撑钢板固定的X线片

切开复位内固定术治疗B型（单髁）骨折的经验与教训：

（1）依次复位骨块至完整股骨髁，使用双头克氏针固定多发骨块。

（2）避免关节外螺钉置入钢板安放的位置。

（3）扭入螺钉时，利用额外克氏针固定骨折块，可避免骨块旋转。

（五）切开复位内固定术治疗B3型（Hoffa）骨折

B3型（Hoffa）骨折是一种冠状面骨折，股骨髁后侧部分从股骨分离出来。这类骨折难以用X线片评估，通常需做CT扫描，来描述骨折移位和粉碎程度（图23.14A、B）。Hoffa骨折最常见于股骨外侧髁，但也有内侧髁和双髁Hoffa骨折相关的报道。植入物和手术入路的选择取决于骨折的性质。股骨外髁B3型骨折可采用外侧或髌旁外侧入路；股骨内髁B3型骨折可采用内侧髌旁入路或股内侧肌下入路。使用Hohmann拉钩有助于改善手术视野。需用到的植入物包括克氏针、可以埋入关节面的无头加压螺钉、60～70mm皮质骨螺钉和复位钳。

患者取仰卧位，膝部屈膝放置于无菌、可透视的三角架或支撑物。患者应处于屈髋位，以确保手术过程中可自由地操纵膝部。显露关节后，进一步屈膝直至显露Hoffa骨块的骨折线。骨折位置越靠后，需屈膝的程度越大。

一旦显露骨折部位，清理嵌塞及血肿，以允许直视下解剖复位骨折块，使用小骨块复位钳、持钩钳或克氏针作为操纵杆对骨折块进行复位。在直视下检查复位情况，直至达到解剖复位。直视观察整个关节内骨折线，对确保骨块无旋转非常重要。骨折的固定可使用埋入关节面的无头加压螺钉。如果骨折块足够大，也可使用关节外螺钉完成固定，即在关节面近端前侧，直接置入60～70mm皮质骨螺钉固定骨折块。通常使用至少2枚螺钉固定骨折块，以避免术后骨折块发生旋转（图23.14C、D）。术中，采用X线透视引导螺钉置入。完成螺钉置入后，直视下观察骨折复位情况，再次使用X线透视确认骨折复位情况和植入物的位置（图23.14E、F）。

术毕，松开止血带，充分止血。如有需要，可放置引流条，逐层缝合切口。患者膝部要保持8～12周不能负重，可在铰链式膝关节支具上进行早期功能锻炼。

切开复位内固定术治疗B3型（Hoffa）骨折的经验与教训：

（1）Hoffa骨折很容易在X线片上漏诊，临床上如果怀疑存在Hoffa骨折，需要进行CT扫描检查。

（2）术中需膝部过屈，以显露骨折部位，骨折越靠后，需屈膝的程度越大。

（3）可于关节面近端前侧，使用关节外螺钉固定；也可使用无头加压螺钉埋入关节面固定。

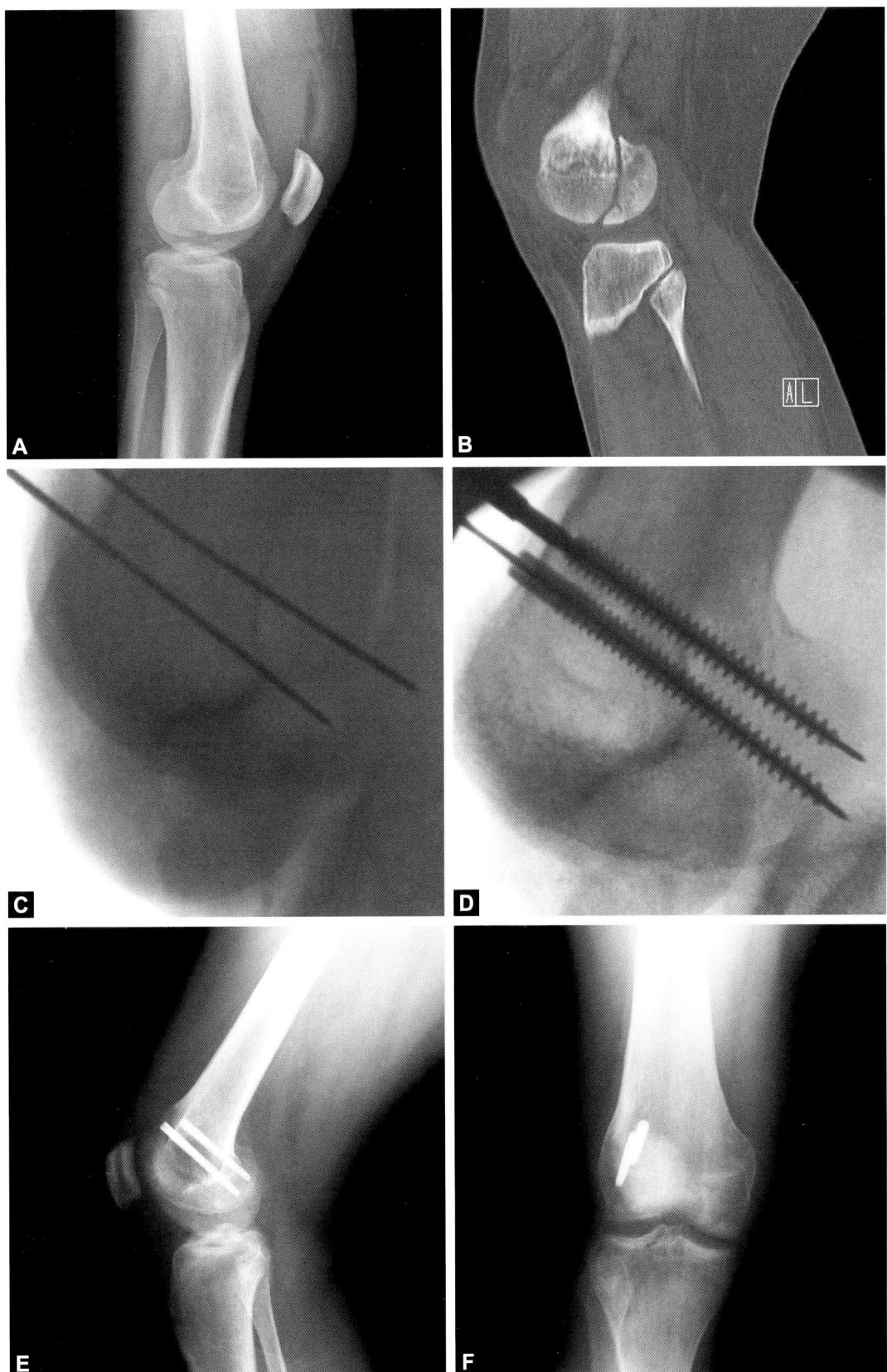

图23.14 冠状面的B3（Hoffa）型股骨后髁骨折切开复位内固定
（A）膝部侧位X线片 （B）CT图像提示B3型（Hoffa骨块）股骨远端骨折 （C）骨折部位通过克氏针临时固定
（D）沿着克氏针拧入无头加压螺钉固定骨折块 （E、F）术后正、侧位X线片
注意：此病例中，螺钉的进钉点位于关节面近端

七、疗效

1970年前，大多数股骨髁上骨折采用非手术治疗，导致成角畸形愈合、关节不协调和运动功能丢失等并发症。近几十年来，手术固定已成为股骨远端骨折的标准治疗方式。在老年股骨远端骨折的随机对照试验中，与非手术治疗对比，手术治疗可降低不良预后的风险。该对照试验采用Schatzker标准，评估两组病例的优良率，手术治疗组为52%、非手术治疗组为31%。非手术组的住院时间较长，尿路感染、深静脉血栓、压疮和呼吸道感染等并发症的发生率较高。

Zlowodzki等回顾英文文献，比较不同外科处理方法在33A型与33C型股骨远端骨折的临床疗效与并发症。其中包括1项随机对照试验（如上所述）、1项前瞻性队列研究和45例病例分析。这项前瞻性队列研究结果提示，使用LISS钢板锁定固定与逆行髓内钉固定，1年内发生骨不连、内固定失败、感染或翻修手术等并发症的概率无明显差异。回顾病例分析结果提示，使用加压钢板、锁定钢板、顺行髓内钉、逆行髓内钉固定或外固定，发生骨不连、固定失败、感染或翻修手术等并发症的概率无明显差异。平均随访2.5年，骨不连、固定失败、深部感染、翻修的发生率分别为6%、3.3%、2.7%和16.8%。与加压钢板相比较，锁定钢板内固定并没有降低感染率、增加固定失败率及翻修手术率的趋势。

Rademakers等对股骨远端骨折进行长期随访研究。在该研究中，使用切开复位内固定治疗33B型或33C型股骨远端骨折68例，其中32例获得长期随访（5~25年，平均14年）。研究结果提示，平均膝关节活动度为118°，使用Neer评分系统，优良率为84%，而使用美国特种外科医院评分系统，优良率为75%。根据Ahlback评分，36%的患者有中度至重度的骨关节炎，其中72%的患者仍有优良的膝关节活动功能。研究结果在33B型和33C型股骨远端骨折无明显差别，与全身多发伤患者对比，单发伤患者获得较好的功能评分。

八、并发症

股骨远端骨折的常见并发症包括骨不连、畸形愈合和膝关节活动受限。

（一）膝关节僵硬

Moore等发布了一份报道，膝关节活动受限是股骨远端骨折最常见的并发症。膝关节活动度降低常见于遭受高能量创伤的年轻患者，由于大范围软组织损伤和严重骨折，这些患者需在外科手术后，对患肢进行制动。早期活动有助于恢复这些患者的膝关节活动范围。

创伤后膝关节僵硬可由多种原因造成，包括关节复位不良、关节内植入物、关节纤维化、韧带挛缩、股四头肌或腘绳肌瘢痕粘连和创伤后关节炎。要解决膝关节活动受限的问题，须找出导致其僵硬的根本原因。如果由关节复位不良或关节内植入物所致，则通过再次手术解决，以改善膝关节活动范围。创伤后关节炎的治疗方法包括抗炎药物、理疗、关节内注入润滑液、关节内注入皮质激素或关节置换。对于关节纤维化、韧带或肌肉挛缩、瘢痕形成则需外科手术松解。

对股四头肌瘢痕形成或粘连的患者，可通过股四头肌成形术改善膝关节功能。Thompson和Jude分别于1944年和1956年，首次描述了股四头肌成形术用于治疗膝部伸肌挛缩。Thompson股四头肌成形术主要松解靠近髌骨附着处的股内侧肌、股外侧肌和股中间肌，而股直肌保留完整，不做处理。有报道称该术式存在残留伸肌滞后。Thompson股四头肌成形术是逐步完成的操作过程。第一步是通过髌旁手术入路松解膝关节支持带、内外侧沟及钉道粘连部位。如果第一步不能提供足够的膝关节屈曲，则继续进行第二步，通过后外侧手术入路从股骨表面松解股中间肌，沿股骨嵴松解股外侧肌。如果膝关节屈曲仍受限，则进行最后一步，从髂前下棘松解股直肌起源。

Masse等报道了21例股骨远端关节外骨折术后膝关节伸肌挛缩的病例，采用Judet股四头肌成形术治疗。术后2年，所有病例膝关节屈曲度平均增加72°（23°～95°），5例发生并发症，包括2例深部感染、1例股骨外髁骨折、1例皮肤坏死和1例术中发生股四头肌肌腱断裂。

Wang等报道了21例下肢创伤后膝关节伸肌挛缩的病例，采用股四头肌成形术治疗，并评估术后2年的结果。所用术式在髌骨外上角近端3cm处，做2～4cm的切口，逐步完成松解。具体步骤如下：①松解外侧支持带；②松解关节内粘连组织，将股中间肌与股直肌分离；③松解内侧支持韧带；④在肌腹–肌腱连接部横断股中间肌；⑤在靠近髌骨附着点处横断股直肌，将其缝合至切断后的股中间肌远端部分，以延长股直肌。此后，使用关节镜对关节内的粘连和瘢痕组织进行处理。据报道，所有病例膝关节屈曲度平均增加88°（27°～115°），发生表面感染1例、存在短暂性伸肌滞后15例、存在永久性伸肌滞后1例。

（二）骨不连

骨不连并不是股骨远端骨折常见的并发症，其发生的危险因素包括开放性骨折、粉碎性骨折、骨缺损、不良内固定、全身性疾病或内分泌异常。Zlowodzki等指出，在所有固定方式的病例中，股骨远端骨折骨不连的发生率为6%。

最近，Henderson等针对锁定钢板固定股骨远端骨折作了一篇综述，从2000年开始进行研究，结果提示晚期内固定失效和愈合困难的发生率较高。该研究报告显示，骨不连发生率为0～19%、骨延迟愈合率为0～15%、内固定失败率为0～20%。在内固定失败的病例中，50%发生在术后6个月、16%发生在术后1年以上。内固定强度过大会增加骨不连的发生率。该综述的早期研究描述，使用不锈钢钢板导致骨不连发生率（23%）高于使用钛合金钢板（7%），差异具有统计学意义（$P < 0.05$）。同时，增加靠近骨折处的空螺钉孔数，可提高骨折愈合率。

骨不连的治疗方法包括更换内固定、自体骨或人工骨植骨，也可直接转为全膝关节置换。Haidukewych等报道了17例股骨远端骨折骨不连的病例，采取全膝关节置换治疗。结果提示，5年人工关节存活率为91%，从术前到术后2年，病情明显改善，膝关节协会疼痛评分从2分提升至89分，膝关节协会功能评分从2分提升至45分。

研究表明，股骨远端骨不连的翻修手术效果良好。Gardner等报道了31例股骨远端骨不连的病例，通过对骨不连处进行清理，重新复位内固定，以及自体髂骨或人工骨植骨。经再次手术治疗，骨折愈合率达97%，极大地提高了患者的膝关节协会评定量表分数。接近一半患者须缩短股骨重新复位，患肢平均缩短1.6cm。Bellabarba等报道了20例股骨远端骨不连的病例，通过对骨不连处进行清理，予以重新复位内固定。对于萎缩性或营养不良性骨不连，则取自体髂骨植骨内固定。经再次手术治疗，骨折愈合率达100%，且患者的Böstman评分和美国特种外科医院膝关节评分大幅度提高。其他学者报道，同种异体骨植骨、带血管骨移植、牵张成骨技术治疗骨不连也取得良好效果。

（三）畸形愈合

畸形愈合可发生于轴状面对位不齐、关节内骨折复位不良或内固定失效，其更常见于股骨远端骨折保守治疗的病例。因此，避免出现畸形愈合是股骨远端骨折的主要手术适应证。对于严重粉碎性股骨远端骨折，即使手术治疗，仍存在发生内翻畸形的趋势。

术前规划恰当和关注解剖结构可减少术后骨折畸形愈合的发生。股骨远端骨折复位内固定后，股骨髁远端相对于股骨干长轴，恢复7°～9°的解剖外翻。如果股骨髁远端与股骨干长轴垂直，则呈现内翻复位不良。

文献报道的股骨远端骨折畸形愈合率各有不同。Forster等对不同固定方法治疗股骨远端骨折进行综述，骨折畸形愈合发生率为0～19%。一项关于使用LISS钢板治疗股骨远端骨折的前瞻性研究发现，骨折畸形愈合率为26%，由于轴状面对位不齐导致外翻角度增大，比解剖外翻大5°或以上。然而，仅有1位患者需接受二次手术，以矫正轴向对位不齐。作者并没有从统计学方面发现骨折类型、复位方式或植入物长度与骨折畸形愈合存在相关性。

有症状的股骨远端骨折畸形愈合是截骨矫形术的适应证。在行截骨矫形术前，可尝试佩戴矫正支具和使用止痛药物等保守治疗措施。如果存在下肢不等长，穿增高鞋垫会有所帮助。截骨矫形术前计划包括双下肢全长正、侧位X线片，需在负重状态下，于脚下放置木板以使骨盆两侧在同一水平线。如果存在旋转畸形，可以通过CT扫描进行测量。

可供选择的截骨矫形术包括即时开放性楔形截骨术、闭合性楔形截骨术或弧形截骨术。即时矫正的优点在于，可通过一次手术完成，并允许早期进行功能锻炼。另外，这类畸形也可通过外固定支架逐步矫正。该方法可通过牵张成骨技术延长肢体，可用于复杂畸形矫正。然而，该方法必须权衡患者是否能忍受外固定支架的应用。

目前，只有少数报道与股骨髁上畸形愈合的治疗相关。有报道指出，使用不同技术治疗股骨髁上畸形取得良好效果，这些技术包括弧形截骨后使用髓内钉固定，保留远侧皮质完整的闭合性楔形截骨，术中使用Taylor支架后行内固定和顺行髓内钉。术前规划对畸形矫正术至关重要，这一点在前文已做详细描述。截骨位置欠佳可导致医源性畸形。

九、典型并发症案例

例1：内固定失效的骨不连

56岁，女性，在一次日常活动中，突感腿部发出"啪"的异响，腿部疼痛剧烈。7个月前，患者因股骨远端骨折行切开复位内固定术。患者有多种内科合并症，包括2型糖尿病、高血压和充血性心力衰竭。在过去的3个月里，接受过骨刺激仪治疗。

该患者之前使用股骨髁锁定钢板内固定，X线片提示内固定失效、骨折线仍清晰可见（图23.15A）。由于炎症指标中度升高，患者首先接受骨活检以排除感染。在骨活检取材的手术操作中，于钢板近端植入1枚皮质骨螺钉，以防止钢板进一步移位（图23.15B）。

患者骨组织细菌培养和活检结果为阴性，于活检术后第7天再次行手术治疗。通过一外侧小切口，于临近折断的锁定钉的联合孔处，植入新的皮质骨螺钉固定钢板。不要尝试取出股骨内的螺钉断端。随后做一个前路切口，在髌旁内侧行关节切开。该手术入路，有利于显露骨不连部位，同时可植入内侧钢板。对骨不连部位进行彻底清理，使用高速磨钻一边灌洗一边清理两侧骨折端，直至骨折端渗血。于骨不连处，使用同种异体骨形态发生蛋白-2和同种异体骨填充。该患者髂嵴处存在非化脓性淋巴结炎，皮肤条件欠佳，无法行自体髂骨植骨（图23.15C）。在骨不连内侧，使用内侧钢板固定，以防止内翻塌陷（图23.15D）。

术后，该患者恢复了良好的运动功能，患肢疼痛缓解。影像学检查提示骨折愈合延迟，因此，患者的负重练习需缓慢进行。翻修术后6个月使用超声骨刺激仪治疗，该仪器与骨不连翻修术前使用的骨刺激仪不同。骨不连翻修术后14个月，X线片提示骨不连处部分愈合，患者可扶拐行走。最后一次随访，于翻修术后21个月，X线片提示骨不连处已完全愈合（图23.15E、F），患者膝关节活动良好，仅有轻微疼痛感。患者对治疗效果非常满意。

例2：内固定稳定的萎缩性骨不连

40岁，男性，2年前遭受股骨远端开放性骨折，予以伤口清创、逆行髓内钉内固定。近期，患者在尝试下肢负重活动时，突感患肢疼痛。X线片显示股骨远端骨折萎缩性骨不连，而内固定物未移位且功能完好（图23.16A、B）。

该患者股骨远端骨不连为萎缩性骨不连，且内固定稳定、完好无损。因此，再次手术的目的是对骨不连处提供生物性刺激。再次手术过程中，彻底清除骨不连处的纤维组织，清理骨不连两端至出血骨（图23.16C），取自体髂骨与同种异体骨混合填充骨缺损部分（图23.16D）。

骨不连翻修术后，患者在负重活动时仍有患肢疼痛，影像学检查提示无明显骨愈合。术后14个月，患者再次接受骨不连翻修术。在此次手术过程中，再次清除骨不连部分的纤维组织，清理骨不连两端至出血骨，再次采用自体髂骨与同种异体骨混合填充骨缺损部分。同时，在骨不连处使用骨形态生成蛋白-2（图23.16E）。

术后5年，患者患肢可完全负重，正常行走。最后一次X线片显示骨折愈合良好（图23.16F、G）。患者患膝伸直功能正常，屈膝功能接近120°，可重新骑上摩托车。

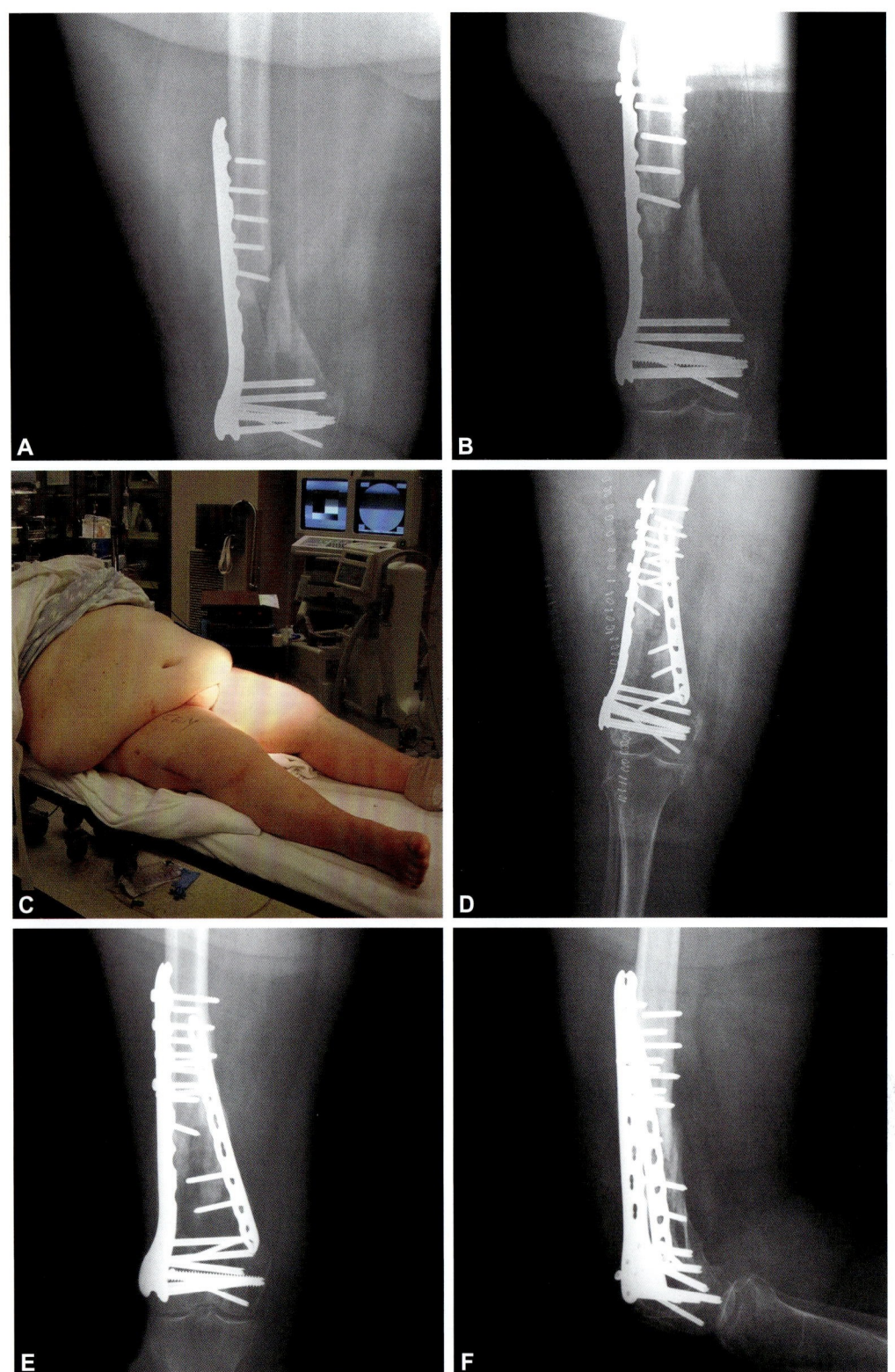

图23.15 股骨远端骨不连及其处理

（A）X线片显示股骨远端骨不连、钢板近端螺钉断裂、内固定失效

（B）X线片显示，钢板近端置入1枚新的皮质骨螺钉，以防止钢板进一步移位。不要尝试取出股骨内的螺钉断端

（C）患者在行骨不连翻修术时的临床照片。髂嵴处存在非化脓性淋巴结炎，因此利用骨形态生成蛋白–2代替自体髂骨植骨

（D）骨不连翻修术后正位X线片提示，外侧钢板近端置入新的皮质骨螺钉，骨不连内侧增加钢板固定

（E、F）正、侧位X线片提示骨不连已经愈合（骨不连翻修术后第21个月）

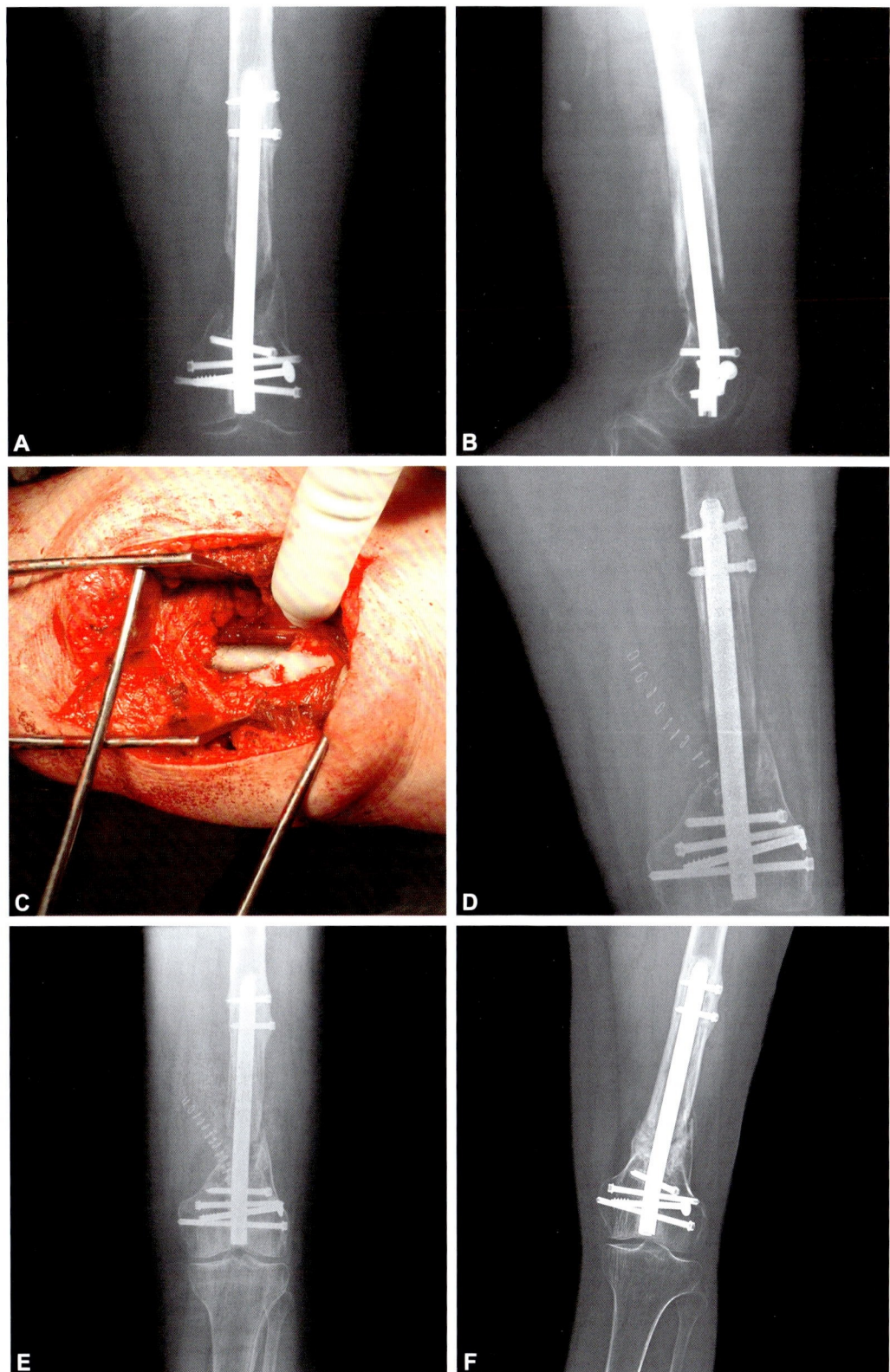

图23.16　股骨远端骨不连及其处理

（A、B）正、侧位X线片提示，股骨远端骨折髓内钉固定后萎缩性骨不连

（C）第一次骨不连翻修术，肉眼可见骨不连处的骨质缺损

（D）正位X线片提示，自体髂骨与同种异体骨混合填充骨缺损部分

（E）正位X线片提示，使用同种异体骨、自体髂骨及骨形态生成蛋白-2修复骨不连

注意：第二次骨不连翻修术时间为第一次翻修术后14个月

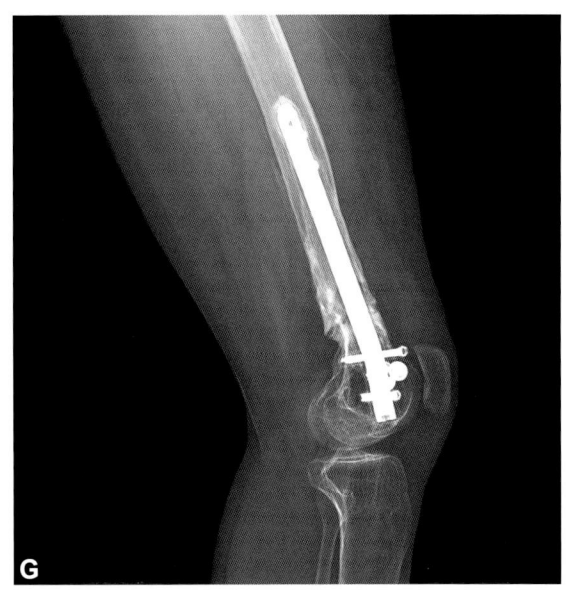

图23.16 （续）

（F、G）正、侧位X线片提示，股骨远端骨不连愈合

例3：应用膝关节融合术治疗慢性深部感染及伸膝装置缺失

39岁，男性，枪伤致左股骨远端关节内骨折伴髌骨下极粉碎性骨折。此外，髌韧带也严重损伤。入院后，予以急诊行伤口清创、骨折切开复位内固定、髌韧带修补术。术后患者患肢出现深部感染，经几个星期反复冲洗伤口、清创以及放置抗生素链珠治疗，感染得到解决。控制感染后，骨折在伤后11个月愈合，但患者仅有少许伸肌功能（图23.17A~C）。

该患者骨折愈合后，予以拆除内固定物、切除外侧异位骨治疗。由于广泛的关节面骨折、跨关节异位骨形成以及伸肌功能丧失，仅可考虑补救性治疗措施。患膝呈屈曲状态，关节周围异位骨化形成，该患者无法舒适地行走（图23.17D、E）。此时，患肢无复发感染。考虑到患者的感染史和年龄，全膝关节置换术并不是一个好的治疗方案。虽然膝关节融合术并非常用的治疗方式，但该患者的情况符合关节融合术的适应证。膝关节融合可使患者脚着地行走、缓解疼痛，与全关节置换相比，可保持长期疗效且感染复发率低。考虑到患者的感染病史，使用外固定支架对患侧膝关节进行融合，而不选择膝关节内固定融合。通过膝关节前路切口，简单横向切除股骨远端和胫骨近端，对合膝关节两侧骨端，使用外固定支架固定（图23.17F、G）。外固定支架维持固定4个月，然后移除。此时，患侧膝关节完成融合，患者可在少许不适的情况下进行行走（图23.17H、I）。

本案例处理的重要原则如下：

（1）保留伸肌功能对膝关节功能非常重要。该病例中，尽管伸肌功能丧失仅是决定行膝关节融合术的多种因素之一，但却是主要因素。

（2）尽管大多数情况下，膝关节融合术并非可接受的治疗方案，但应考虑用于治疗慢性感染、伸膝功能丧失、疼痛的膝关节僵硬。

（3）在慢性骨髓炎的情况下，使用外固定支架进行膝关节融合是最佳的治疗方案选择，可避免使用内固定融合再发感染的风险。

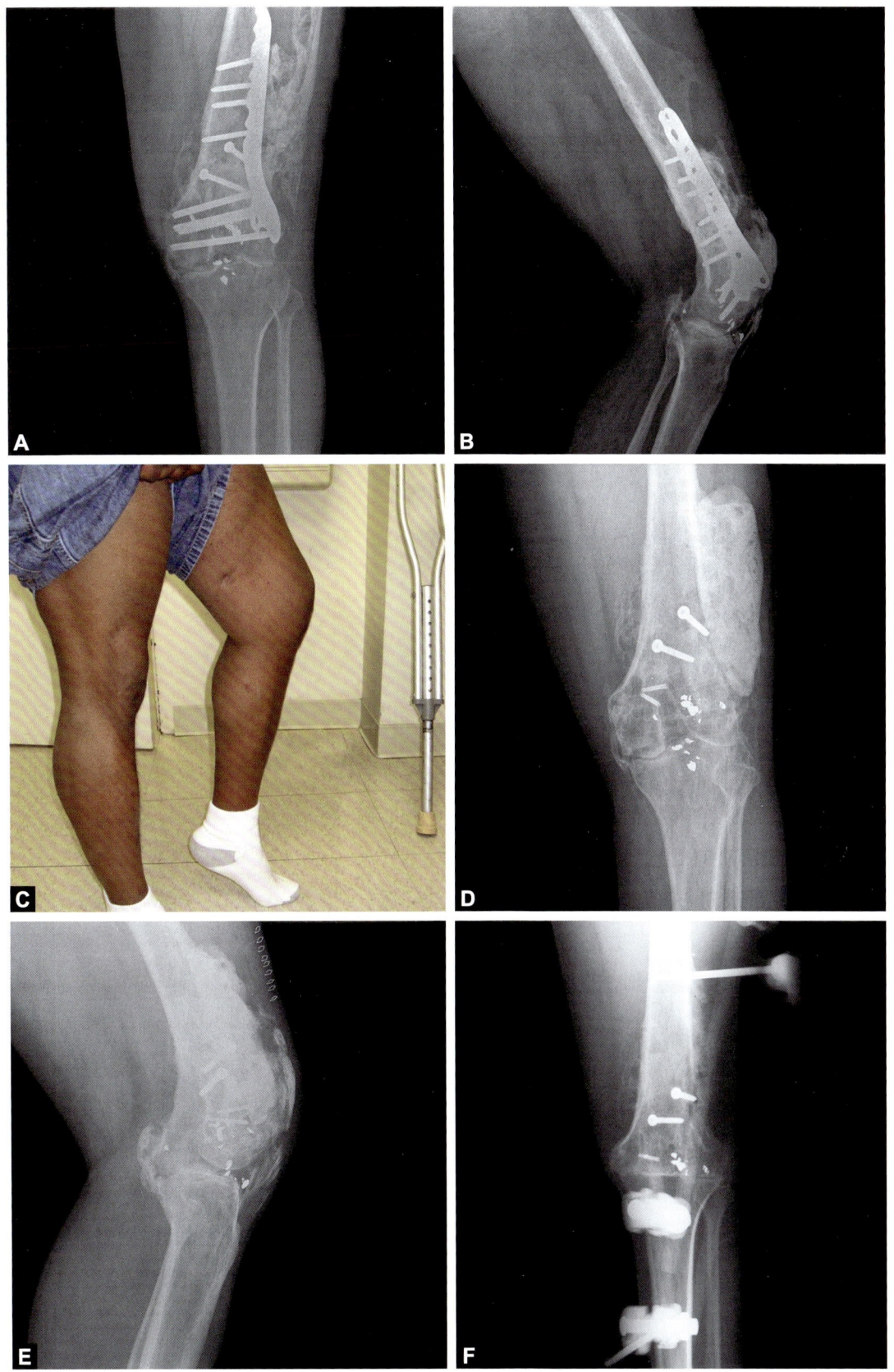

图23.17　膝关节融合术挽救性治疗慢性深部感染及伸膝装置缺失

（A、B）股骨远端开放性骨折术后的正、侧位X线片（异位骨化明显，并且可见感染清创的痕迹）

（C）患者左侧膝关节屈曲畸形的临床照片

（D、E）拆除内固定物后，异位骨化的范围更加广泛，髌骨已被完全破坏、髌韧带骨化明显

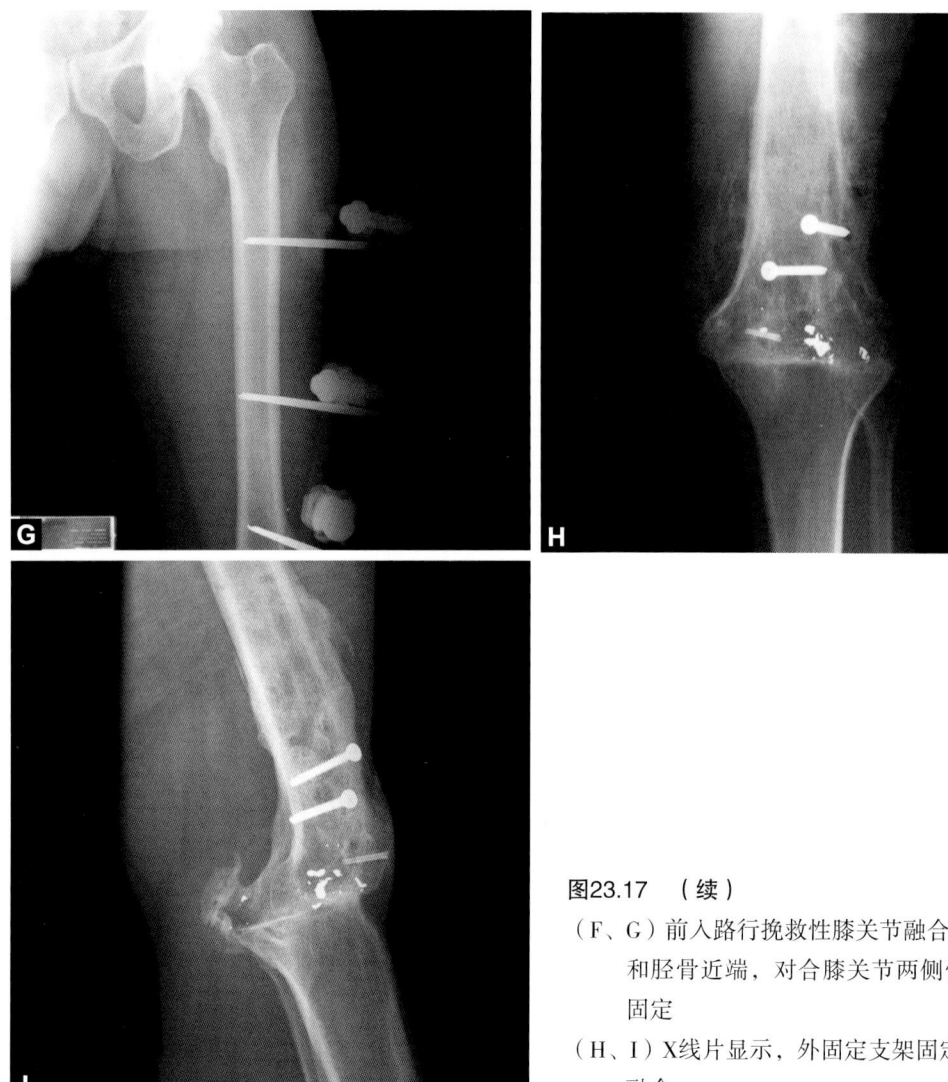

图23.17 （续）

（F、G）前入路行挽救性膝关节融合术，横向切除股骨远端和胫骨近端，对合膝关节两侧骨端，使用外固定支架固定

（H、I）X线片显示，外固定支架固定4个月后，膝关节完成融合

十、小结

股骨远端骨折一般通过外科手术治疗，以避免骨折畸形愈合及长期卧床。研究表明，内固定手术可提供长期良好的治疗效果。虽然在这些患者中，有许多在影像学上呈现中度至重度关节炎，但仍可能有良好的临床效果。股骨远端骨折术后常见的并发症包括骨不连、畸形愈合、关节活动度丧失和创伤性关节炎。虽然通过恰当的手术规划和外科技术可减少并发症的发生，但这些并发症仍然是外科医生所面临的挑战。外科医生应做好应对这些并发症的准备，一旦面对并发症，就要努力争取持久、满意的治疗效果。

（秦豪　译）

参考文献

[1] Court-Brown CM, Caesar B. Epidemiology of adult fractures: a review. Injury. 2006;37(8):691-697.

[2] Martinet O, Cordey J, Harder Y, et al. The epidemiology of fractures of the distal femur. Injury. 2000;31(Suppl 3): C62-63.

[3] Schmidt AH, Teague DC. Orthopaedic Knowledge Update: Trauma 4, 1st edition. Rosemont, Illinois: American Academy of Orthopaedic Surgeons; 2010.

[4] Butt MS, Krikler SJ, Ali MS. Displaced fractures of the distal femur in elderly patients. Operative versus non-operative treatment. J Bone Joint Surg Br. 1996;78(1):110-114.

[5] Browner BD, Jupiter JB, Levine AM, et al. Skeletal Trauma; 4th edition. Philadelphia, PA: Saunders Elsevier; 2009.

[6] Forster MC, Komarsamy B, Davison JN. Distal femoral fractures: a review of fixation methods. Injury. 2006; 37(2):97-108.

[7] Mills WJ, Barei DP, McNair P. The value of the ankle-brachial index for diagnosing arterial injury after knee dislocation: a prospective study. J Trauma. 2004;56(6):1261-1265.

[8] Marsh JL, Slongo TF, Agel J, et al. Fracture and dislocation classification compendium—2007: Orthopaedic Trauma Association classification, database and outcomes committee. J Orthop Trauma. 2007;21(10 Suppl):S1-133.

[9] Stover M. Distal femoral fractures: current treatment, results and problems. Injury. 2001;32(Suppl 3):SC3-13.

[10] Zlowodzki M, Bhandari M, Marek DJ, et al. Operative treatment of acute distal femur fractures: systematic review of 2 comparative studies and 45 case series (1989 to 2005). J Orthop Trauma. 2006;20(5):366-371.

[11] Rosen AL, Strauss E. Primary total knee arthroplasty for complex distal femur fractures in elderly patients. Clin Orthop Relat Res. 2004;(425):101-105.

[12] Haidukewych GJ, Springer BD, Jacofsky DJ, et al. Total knee arthroplasty for salvage of failed internal fixation or nonunion of the distal femur. J Arthroplasty. 2005;20(3): 344-349.

[13] Holmes SM, Bomback D, Baumgaertner MR. Coronal fractures of the femoral condyle: a brief report of five cases. J Orthop Trauma. 2004;18(5):316-319.

[14] Rademakers MV, Kerkhoffs GM, Sierevelt IN, et al. Intraarticular fractures of the distal femur: a long-term followup study of surgically treated patients. J Orthop Trauma. 2004;18(4):213-219.

[15] Moore TJ, Watson T, Green SA, et al. Complications of surgically treated supracondylar fractures of the femur. J Trauma. 1987;27(4):402-406.

[16] Masse A, Biasibetti A, Demangos J, et al. The judet quadricepsplasty: Long-term outcome of 21 cases. J Trauma. 2006;61(2):358-362.

[17] Wang JH, Zhao JZ, He YH. A new treatment strategy for severe arthrofibrosis of the knee. A review of twenty-two cases. J Bone Joint Surg Am. 2006;88(6):1245-1250.

[18] Henderson CE, Kuhl LL, Fitzpatrick DC, et al. Locking plates for distal femur fractures: is there a problem with fracture healing? J Orthop Trauma. 2011;25(Suppl 1):S8-14.

[19] Gardner MJ, Toro-Arbelaez JB, Harrison M, et al. Open reduction and internal fixation of distal femoral nonunions: long-term functional outcomes following a treatment protocol. J Trauma. 2008;64(2):434-438.

[20] Bellabarba C, Ricci WM, Bolhofner BR. Indirect reduction and plating of distal femoral nonunions. J Orthop Trauma. 2002;16(5):287-296.

[21] Wang JW, Weng LH. Treatment of distal femoral nonunion with internal fixation, cortical allograft struts, and autogenous bone-grafting. J Bone Joint Surg Am. 2003; 85-A(3):436-440.

[22] Yoshida A, Yajima H, Murata K, et al. Pedicled vascularized bone graft from the medial supracondylar region of the femur for treatment of femur nonunion. J Reconstr Microsurg. 2009;25(3):165-170.

[23] Kabata T, Tsuchiya H, Sakurakichi K, et al. Reconstruction with distraction osteogenesis for juxta-articular nonunions with bone loss. J Trauma. 2005;58(6):1213-1222.

[24] Sanders R, Swiontkowski M, Rosen H, et al. Double-plating of comminuted, unstable fractures of the distal part of the femur. J Bone Joint Surg Am. 1991;73(3):341-346.

[25] Schutz M, Muller M, Regazzoni P, et al. Use of the less invasive stabilization system (LISS) in patients with distal femoral (AO33) fractures: a prospective multicenter study. Arch Orthop Trauma Surg. 2005;125(2):102-108.

[26] Wu CC. Femoral supracondylar malunions with varus medial condyle and shortening. Clin Orthop Relat Res. 2007;456:226-232.

[27] Gugenheim JJ Jr, Brinker MR. Bone realignment with use of temporary external fixation for distal femoral valgus and varus deformities. J Bone Joint Surg Am. 2003;85-A(7): 1229-1237.

[28] Stahelin T, Hardegger F, Ward JC. Supracondylar osteotomy of the femur with use of compression. Osteosynthesis with a malleable implant. J Bone Joint Surg Am. 2000;82(5): 712-722.

[29] Rogers MJ, McFadyen I, Livingstone JA, et al. Computer hexapod assisted orthopaedic surgery (CHAOS) in the correction of long bone fracture and deformity. J Orthop Trauma. 2007;21(5):337-342.

[30] Paley D, Tetsworth K. Mechanical axis deviation of the lower limbs. Preoperative planning of uniapical angular deformities of the tibia or femur. Clin Orthop Relat Res. 1992; (280):48-64.

第24章

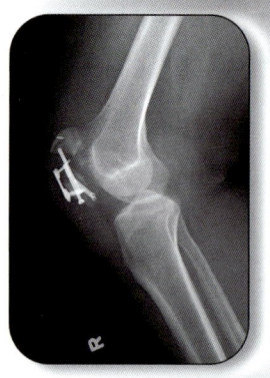

髌骨骨折
Patellar Fractures

Peter Krause, Melissa Gorman, Barton Wax

一、导言

  髌骨骨折占下肢骨折的一小部分，最常见的原因是膝关节受到直接暴力打击。这些损伤通常发生在患有骨质疏松症和其他并发症的老年患者中。较少见的是，髌骨骨折也可能发生在高能量碰撞损伤，如机动车辆事故。高能量损伤所致的髌骨骨折通常是开放性的，并伴有其他损伤如同侧股骨或髋臼骨折。髌骨横向性移位或粉碎性骨折意味着对伸膝装置的破坏，常需要手术治疗。

  由于人口老龄化，髌骨骨折也可能发生于膝关节置换术后的假体周围骨折，且由于植入物的存在与骨量的丢失，给重建带来困难。髌骨骨折也极少发生于前交叉韧带移植术后，导致髌骨脱位后的骨软骨骨折和应力性骨折。

二、诊断

  对髌骨骨折的评估必须进行仔细的病史采集和体格检查。患者常主诉无法伸膝，并且伴随膝关节疼痛、肿胀和力量减弱。损伤机制可以是直接或间接创伤，直接创伤通常是跌倒，而间接创伤通常是因股四头肌偏心性的收缩。

体格检查的阳性体征，包括髌骨压痛、明显的凹陷或分离的骨折碎片。常出现伸膝能力减弱，但对于髌骨骨折的诊断并非是必需的。应检查皮肤，以确保没有出现开放性骨折。实施盐水负荷试验，可排除膝关节开放性损伤，该试验可以结合关节穿刺来缓解疼痛。伸膝装置功能的缺失提示内外侧支持带的断裂。抗重力伸展的能力提示伸肌群连续性好，但也不一定能排除髌骨骨折。

影像学评估应包括正、侧位X线片，但如果诊断不明确，轴位X线片是有帮助的。图24.1A、B显示典型的髌骨中远端中度粉碎性骨折。针对局部解剖严重缺失的情况，获得健侧肢体的视图有助于制订术前计划，以恢复髌骨适当的高度。较少需要CT或MRI。二分髌骨可能被误诊为是急性髌骨骨折，但详细的病史采集常有助于区分二分髌骨与急性创伤性损伤；二分髌骨通常是双侧的，而骨碎片偏外上侧，并且皮质连续。图24.2A～H显示典型的二分髌骨，也伴有横形髌骨骨折。

 髌骨骨折诊断的经验与教训：

（1）通常来说，病史采集，体格检查和正、侧位X线片足以得出诊断。

（2）需要警惕髌骨骨折相关性的同侧髋骨、股骨及胫骨骨折。

（3）先天性二分髌骨可能会被误诊为骨折，可以寻找平滑而非锐利的边缘进行排除。

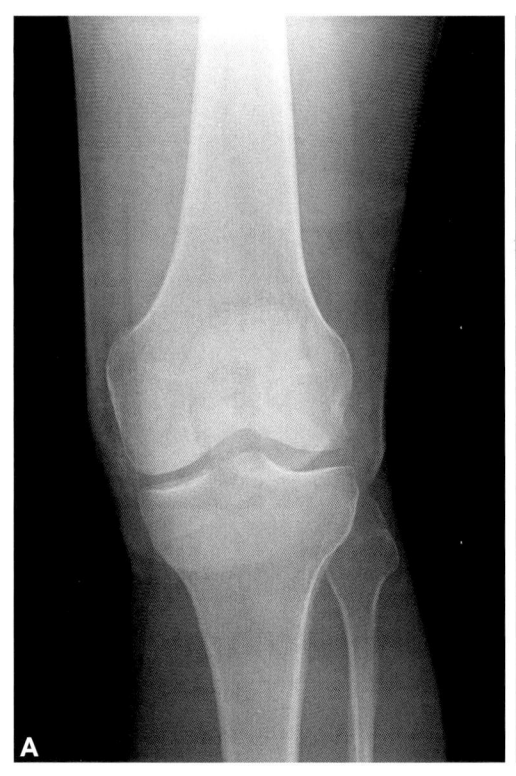 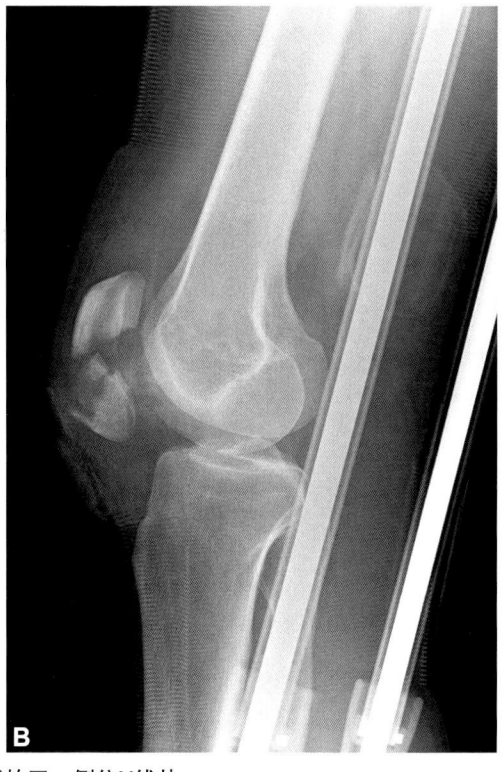

图24.1 髌骨骨折的正、侧位X线片

（A）正位X线片 （B）侧位X线片

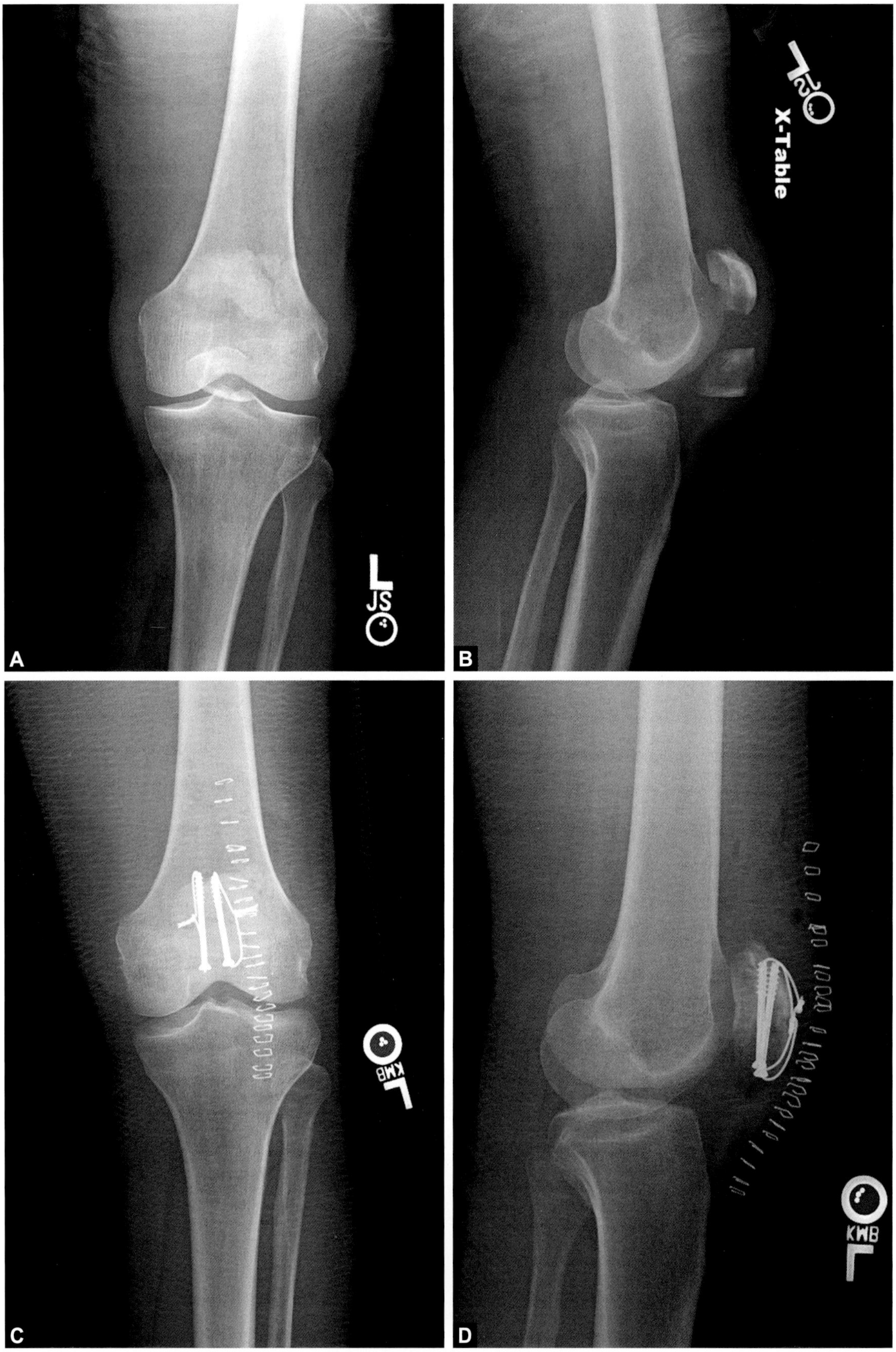

图24.2 内固定物失效的翻修

（A、B）二分髌骨骨折 （C、D）术后即刻影像片显示复位内固定满意

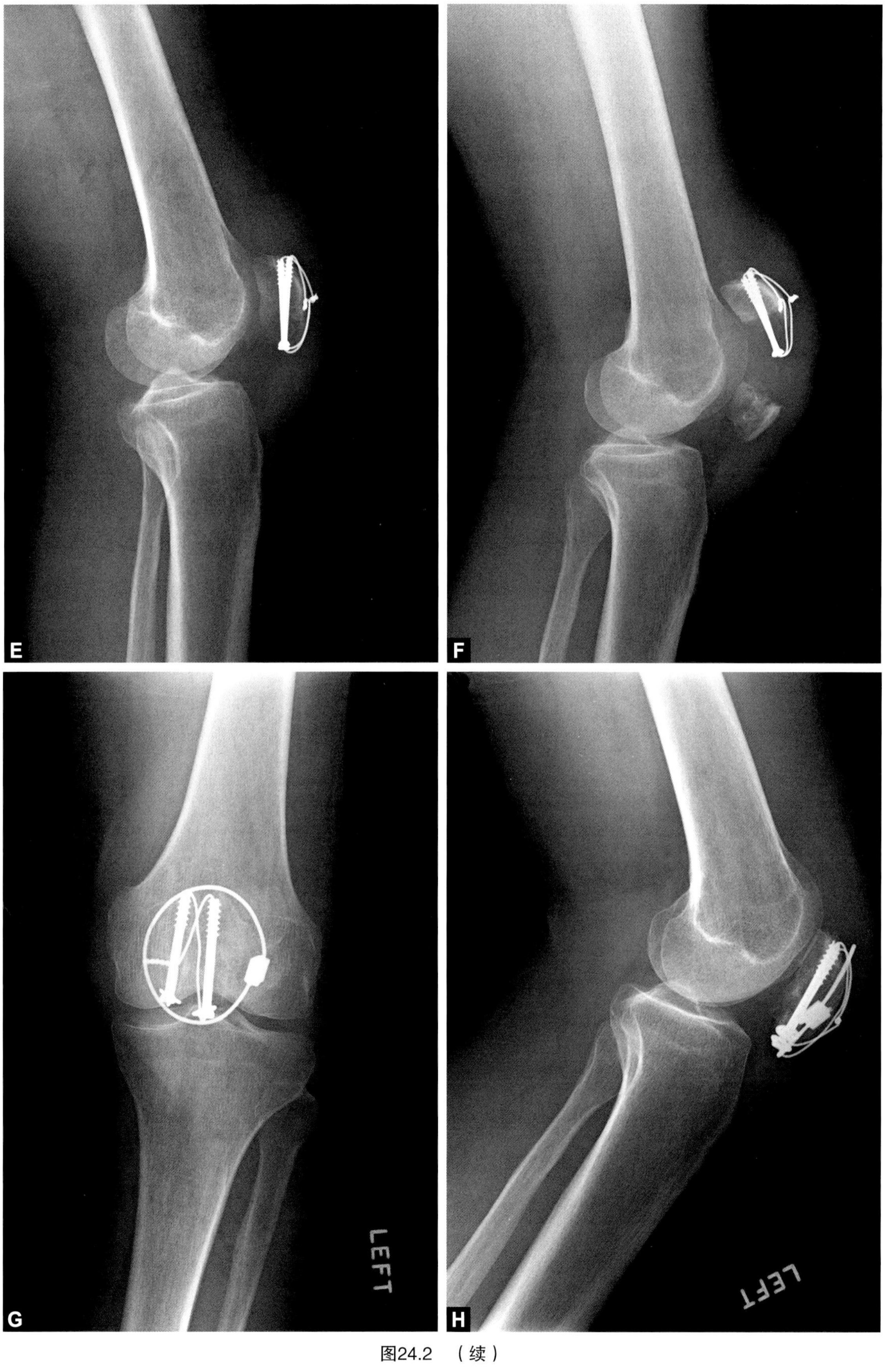

图24.2 （续）

（E）术后2个月骨愈合 （F）术后5个月因外伤导致内固定严重失效 （G、H）内固定翻修

三、分型

髌骨骨折的分型主要是描述性的。髌骨骨折可分为移位型或非移位型，并有不同的位置和形态特征。髌骨骨折已被列入骨科创伤协会的骨科 α 数字概要，但该分型对预后并无指导意义。骨折类型的常用术语包括横形、纵形、星形或粉碎性骨折，位置可描述为近端、远端或软骨骨折；膝关节置换术的髌骨骨折被描述为假体周围骨折。

四、手术指征

髌骨骨折非手术治疗的适应证包括纵形非移位骨折和非移位的横形骨折。只要伸肌肌群未受损伤，一般来说，髌骨骨折可以行膝部支具或长腿石膏固定的非手术治疗。患者必须能够进行直腿抬高（保持主动伸展以抗重力），但在疼痛时很难确定膝关节主动伸直能力，故可以考虑在关节内注射局部麻醉药物，以减轻疼痛使得患者能够表现直腿抬高能力。

重要的是，相比非移位或最小移位的纵形骨折，移位性髌骨横形骨折更有可能导致伸膝装置的损伤。与其他关节内骨折一样，关节的一致性也必须保持完整，关节脱位＜2mm。髌骨骨折非手术治疗的主要并发症是膝关节僵硬。

通常，非手术治疗包括4~6周的支具或石膏固定。在可忍受的范围内，允许患者在伸展的肢体上承受重量。此时，如果影像学提示愈合和临床检查得到改善，那么患者就可以开始渐进的运动练习。一般来说，这是渐进的，从屈曲30°开始，到每周增加20°~30°，直到用铰链式膝支具来保护膝盖可获得完全的运动。

髌骨移位性骨折的手术指征与其他所有移位性关节骨折相似。髌骨有较大的软骨表面，移位＞2mm则应手术复位。所有破坏了伸膝装置的，无论骨折移位多少，均要手术治疗。当髌骨骨折存在相关性的膝关节骨折（胫骨平台骨折、股骨髁上骨折）时，应考虑手术干预，以便获得膝关节早期运动康复。如同大部分的开放性骨折一样，开放性髌骨骨折也需要手术清创。

髌骨骨折手术主要有两个手术方式：切开复位内固定（ORIF）和部分或全部的髌骨切除术。切开复位最适合于骨折块较大且伴粉碎程度小的情况。部分髌骨切除术指当髌骨过于粉碎或骨碎片太小，将髌骨或股四头肌肌腱重新连接到剩余的髌骨上，而不是修复骨折本身，从而获得更安全的修复。通常，这能让患者更快地康复，因为可以减少对内固定失效的担忧。最后，作为一种挽救手术，可以考虑全髌骨切除手术，但这应该是最后的手术选择。

五、外科解剖、体位与入路

髌骨是人体最大的籽骨，被包裹于股四头肌肌腱之中。伸膝装置包括股四头肌、髌骨、髌骨肌腱、支持带和胫骨结节，而髌骨是其核心部分。覆盖于膝盖上的皮肤移动度很大，可使屈膝120°以上，而不会给皮肤带来破坏的压力。髌骨表面的上3/4由关节软骨组成，下1/4位于关节外，内侧和侧面可以分为上、中、下部分，奇面位于最内侧边缘。髌股关节在股骨前侧面的凹槽内移动，贯穿整个膝关节运动。在屈曲90°时，髌股关节上的接触应力是最大的，这时通过髌骨、股四头肌的伸展力矩增加了50%。

髌骨的血液供应非常复杂，环绕髌骨周围的血管丛的血液来自6条不同的动脉，其中包括股浅动脉的分支膝上动脉、来自腘动脉的4条膝状动脉和胫前返动脉。即使是明显的粉碎性骨折，这些丰富的血管确保了所有骨碎片得到充足的血液供应。

无论选择哪种治疗方式，手术体位都是一样的，患者在可透视手术台上采取仰卧位。必须要注意确保能够获得良好的正、侧位X线片，将一小隆起物放在手术侧髋部下面，让髌骨直接面向天花板；使用填充性良好的止血带，止血带应放在大腿上，但确保它在术区之外。如果使用止血带，在四肢准备好和覆盖之后，患侧肢体血运就会被阻断；然后，屈膝使得髌骨靠前，在髌骨的中间，从髌骨近端到胫骨结节做一个纵行切口，而开放性骨折中的伤口应合并到该切口中。由于髌骨在皮下，所以一旦切开皮肤则很容易显露髌骨。切口在近端延伸至股四头肌肌腱，而远端则延伸至髌腱，股四头肌肌腱、髌腱和髌骨的整个区域都应该在可视范围内。然后，显露内、外侧支持带，以确定其损伤程度；可以延伸创伤性破坏的支持带，使骨折显露在一边或两边，这可以通过在支持带上行纵行切口实现，从而形成一个T形的切口，这可以获得最大的髌骨关节表面观察术野。然后，可以进行预定的内固定手术。

六、手术方法

（一）张力带技术

1. 器械和植入物

髌骨骨折通常采用一个张力带结构、骨折间螺钉和环扎线联合修复，结构的选择取决于骨折的形式。横形骨折最成功的治疗方式是张力带固定，而对更粉碎的骨折最好的治疗是保持"骨袋"完整，并通过钢丝来环扎。施行髌骨骨折的手术治疗，所有这些选择都应是可用的。一般而言，对于小型和微型的碎片组织，可用4.0mm和4.5mm空心螺钉、克氏针、18号线缆。复位器械应该包括小号和大号的持骨器，并备好术中C型臂。

2. 手术入路

手术入路如上所述，取髌骨近端上部延伸到胫骨结节的正中纵行切口。一旦显露内、外侧支持带，就可辨别骨折块。必须注意把所有游离骨折块和表面的血凝块清除干净，彻底冲洗膝关节，确保去除任何零碎骨折块和关节软骨；轻柔移置骨折块，检查关节表面的骨碎片和股骨远端关节面，必要时，其治疗也可通过该入路。如果在髌骨表面下发现任何游离的骨软骨碎片，应切除或固定。

3. 骨折复位技术

接着，注重关节面复位，应该保留较大的骨软骨骨折块，而很小的碎片可以切除和丢弃；必须刚性固定所有游离骨软骨碎片，以防止术后膝关节运动时发生移位，必要时，可用小型或微型碎片螺丝固定。一旦关节得到充分冲洗，通常使用1～2个"点对点"复位钳完成更大的关节面碎片的复位；在支持带的切口里，可通过手指触摸关节的复位情况。前皮质复位很重要，但关节的复位对于好的疗效更至关重要。此时，固定前应通过透视检查来确定复位情况。

使用4.0mm空心螺钉系统时，2枚导针相互平行放置（第1个在髌骨中内1/3交界处，第2个在髌骨中外1/3交界处），平行于关节面并且尽可能接近皮质骨。通常，这些放置都是由下而上，但也可以从上而下，导针应远离第2个皮层，然后进行测量。测量远端皮质的长度是重要的，螺钉不可从髌骨的远皮层中穿出。接着，从髌骨上将这些线拉出，从股四头肌肌腱中提出来。然后在髌骨上钻孔，置入长度合适的4.0mm的部分螺纹拉力螺钉。图24.3A、B显示一个典型的8字形固定结构。

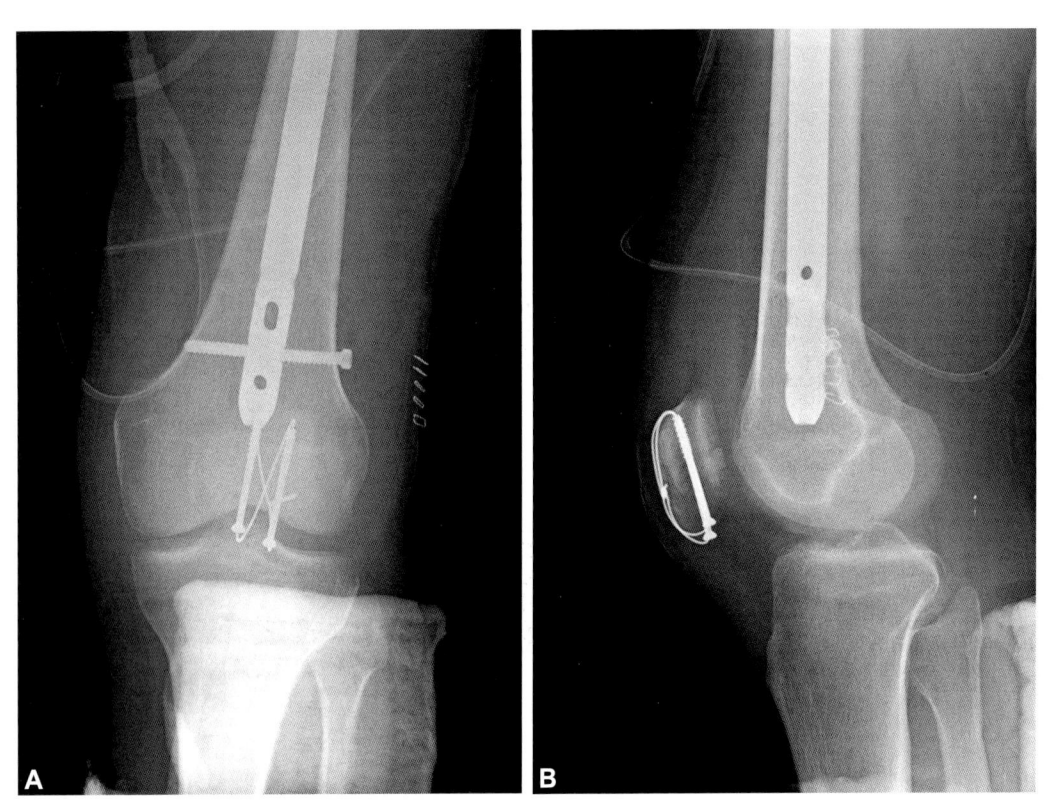

图24.3 髌骨骨折的空心螺钉8字形固定
（A）正位X线片 （B）侧位X线片

这些置入的螺钉应较短，以放置张力带，如果螺钉穿透远皮层，则有切断张力带线的风险。图24.4显示螺钉置入过长。确定螺钉准确长度的最佳方法是直接观察导丝的尖端，确保它的长度正确后，再缩短几毫米，而透视检查并不是可靠的测量方法；然后通过空心螺钉以8字形放置1根18号钢丝并将其拉紧。2根单独的钢丝可以平行的方式放置；然而，有些外科医生喜欢单钢丝，因为在双钢丝中，螺钉钢丝组合更有可能因剪切力而导致失败（图24.2）。钢丝受到切割并偏向外，撞击到髌骨骨质表面，这条钢丝不应绕在下方，因其有刺激或撕裂髌骨上肌腱的风险，然后通过透视确定复位和内固定物置入位置，最后通过膝关节轻微的运动来确定在修复过程中所施加的弯曲应力是否合适。

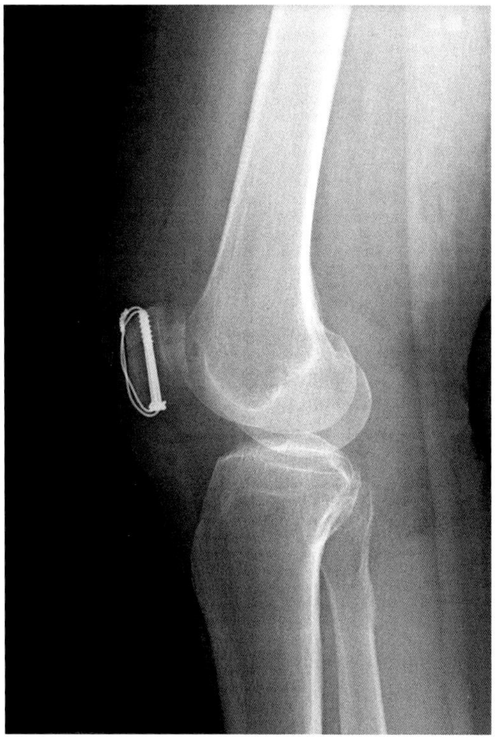

图24.4　髌骨近极骨折内固定术

尽管在实践中很少这样做，但也可以用克氏针代替空心螺钉，将2枚2.0mm克氏针放在与空心螺钉置入的导针相同的位置。为了适应张力带线，末端必须保持一定长度。18号钢丝以8字形经过髌骨前表面，然后进入克氏针后面。要注意的是，在钢丝和髌骨之间没有软组织的嵌入。一旦钢丝被拉紧，克氏针就应弯曲并进入到髌骨的上表面，以确保这些环扎线不会滑到克氏针的前面（图24.5）。

在病情延误的案例中，可能需要采取额外的复位和固定，以防止复位失败。延误的情况下，可能需要从股骨中松解股四头肌，并利用术中牵引近端骨折块，慢慢拉伸挛缩的股四头肌以复位髌骨骨折块（图24.6）。另外，缝合前，通过一系列轻柔的运动检查膝关节。

4. 缝合

一旦透视图像最后确认了复位和内固定置入位置，应用大量生理盐水充分冲洗膝关节。用1号或0号Vicryl线缝合内外侧支持带，将伸肌支持带修复固定在内固定上。间断缝合皮下，皮钉缝合皮肤，放置无菌敷料，将患者置于铰链式膝关节支具上，并在完全伸展下锁定肢体。

5. 康复

患者可以在膝关节完全能伸展的情况下进行负重。2周后，患者可以在一个铰链式膝关节支具上开始一系列运动练习。通常情况下，患者最初只能进行屈曲45°，每周提高10°～15°，直到能做所有运动。对于软组织覆盖好的患者，在第1周内就开始做短弧范围内的运动，每周提高10°～15°，目标是在第4周时达90°，尽管可以根据术中所获得的稳定程度进行改变这个步骤。一般来说，术后12周开始抗阻力和轻举练习。需随访患者，直到骨折愈合，在获得良好的伸展力量以及在无辅助设备的情况下行走。

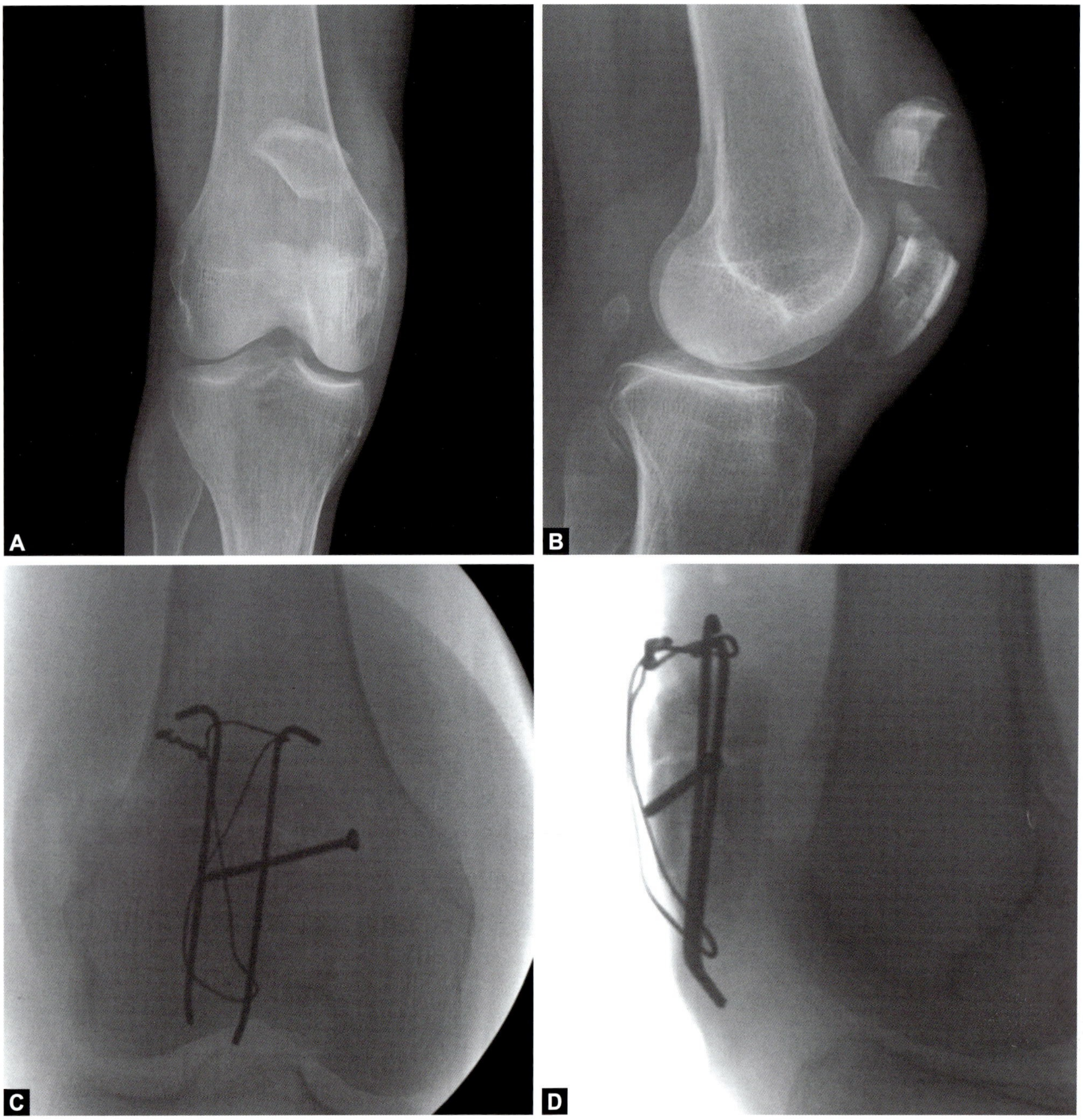

图24.5 髌骨骨折的张力带固定

（A、B）髌骨骨折的正、侧位X线片 （C、D）髌骨骨折的切开复位张力带内固定

张力带技术应用的经验与教训：

（1）可以延伸支持带的撕裂的伤口，以进一步显露，必须通过支持韧带撕裂口观察或触碰关节表面以确保复位合适。

（2）使用空心螺钉时，必须确保螺钉尖端不超过髌骨，以避免锋利的螺钉切断张力带线。

（3）空心螺钉应该平行于关节表面，尽可能靠近关节表面，以接近皮质骨。

（二）部分髌骨切除术

1. 器械和植入物

凡是治疗髌骨骨折，都应做好部分髌骨切除的准备。通常，关节表面的粉碎程度要比最初的X线片上看到的要大得多。部分髌骨切除手术需要的器械包括1个小骨碎片钻头（2.5mm或2.0mm）、1个缝合器和一些大尺寸的缝合线。作者更倾向于使用2号Ethibond缝合线，但也可以使用类似的缝线。

2. 手术入路

手术入路与上述一致。

3. 骨折复位技术

充分显露髌骨，辨别骨折块。虽然比较典型的是下极粉碎并切除，但上极也可以根据损伤的程度而切除。从邻近肌腱与其他粉碎骨折块中切除损伤的髌骨碎片。Saltzman等已经证明，疗效和剩余髌骨的大小之间无相关性。因此，髌骨最大的碎片应保留并修复。当切除受损的髌骨极时，应尽可能小心地保留肌腱。

接下来确定肌腱边界（髌骨或股四头肌），以Krakow缝合技术放置锚定缝线。一个缝线应该在肌腱的两边，同时提供四股线连接到髌骨剩余的部分，然后用2.0mm或2.5mm的钻头在髌骨的长轴上以平行的方式钻3个孔，注意避免穿透关节表面，并位于冠状平面中间。重要的是要避免钻孔过于靠前，否则会导致髌骨位置对不齐；缝合器从髌骨完整的部分孔穿过，大部分内外侧的缝线分别从内外侧孔通过，中间缝线穿过中间的孔。在髌骨的上（或下）极绑紧缝线，并分别把中间的2个缝线和侧方的2个缝线绑在一起，此时应注意适当拉紧缝线，保持伸膝装置的合适长度。通过一系列轻微的活动来检查膝关节，注意在修复中屈曲产生的张力。

对于严重、复杂的髌骨骨折，可以考虑全髌骨切除。患者术后会保留部分伸膝功能，但会出现明显的伸肌滞后和股四头肌肌力的下降。所有髌骨碎片切除后，为了修复肌腱，可将其多次缝扎在缺损的上下方。为了避免显著的伸肌滞后，其关键是尝试恢复整个伸膝装置适当的张力，可使软组织瓦状覆盖，从而达到该目的。膝关节完全伸展时需小心扎绑缝线，给伸肌功能施加一定的张力。同样重要的是，在没有修复失败的情况下，要保证膝关节可以屈曲至少90°。

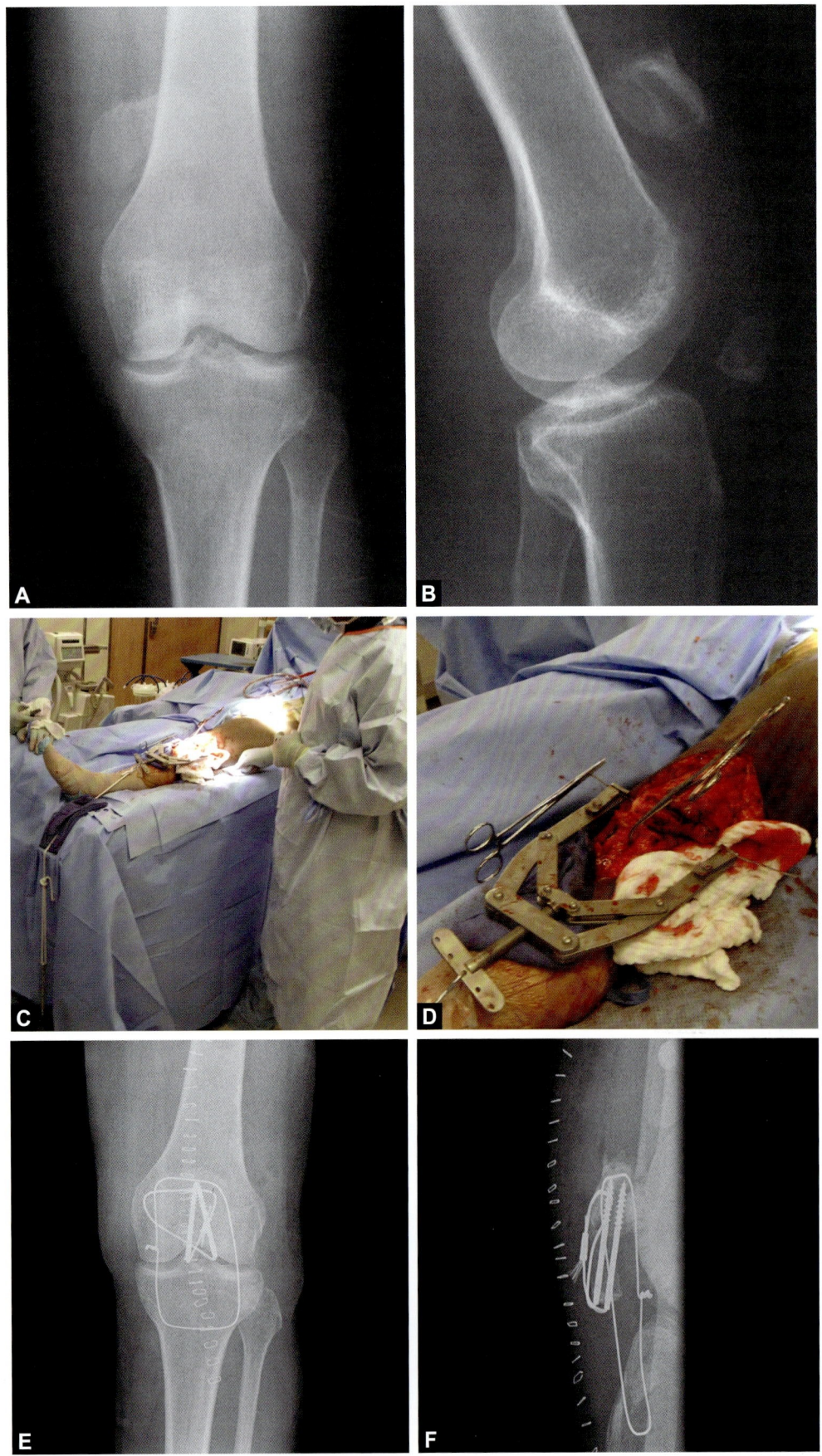

图24.6 延期手术的骨折术中牵引复位

（A、B）正、侧位X线片显示髌骨骨折明显移位 （C、D）术中牵引图 （E、F）术中正、侧位X线片

由Saqib Rehman提供

4. 缝合

为了重建伸膝功能，必须修复撕裂的支持带。如有必要，使用环扎钢丝或线缆从髌骨上极至胫骨结节穿过，从而增强修复。通常，术后6~8周移除线缆或钢丝，最后常规缝合皮肤。

5. 康复

一般来说，如果修复是稳定的，可允许即刻轻微的活动。应考虑软组织和手术切口的情况，并且患者在一段时间内需要保持膝关节完全伸直，以便使该情况更稳定。通常，允许在铰链式膝关节支具上进行一定范围内的运动。如果患者能耐受，可允许一定的负重，目的是让患者在术后4~6周至少达到屈膝90°。多数情况下，允许在术后第12周开始抗阻力练习，应该随访患者，直到其具有良好的力量，并且能在没有辅助器材的情况下行走。

 部分髌骨切除术的经验与教训：

（1）可以切除髌骨的上部或下部，但应尽可能保留髌骨最大的部分。

（2）避免修复肌腱时太靠前，否则会导致髌骨对线不良和倾斜不当。

（3）一定要修复撕裂的支持带，使髌腱/股四头肌肌腱修复到髌骨上；全髌骨切除后，必须保持伸膝装置适当的张力，避免伸膝滞后。

七、疗效

尽管大多数研究试图将多种治疗方式、骨折类型与疗效测评结合考虑，但髌骨骨折的总体疗效是好的。内固定失效、关节僵硬、感染或关节炎并发症的发生率，特别是要求拆除内固定物的发生率似乎很高。

Hung等对张力带结构疗效的研究显示，该研究中只有73%是横形骨折，但有81%的手术固定疗效为优秀或良好。Catalano等研究报告中发现，在立即行固定治疗的开放性骨折的患者中，平均随访21个月，预后极好或好的比例是73%，但大量患者已失访。Berg报道了第2年的研究结果，在使用空心螺钉固定和术后即刻使用连续被动运动（CPM）的疗效令人满意，所有骨折平均8周愈合，无复位失败、固定物移位或失效。

内固定物移除是内固定术后较为常见的，术前应与患者充分沟通。上述大多数研究提示，内固定物移除的手术率高达60%，而使用缝合线代替钢丝可降低该发生率，已有使用缝合线或生物可吸收的植入物案例的相关报道。

部分髌骨切除术作为内固定术的替代方案，可以获得令人满意的疗效，而部分作者报道，与内固定相比，两者具有类似的功能恢复率。然而，由于股四头肌功能的缺失，完全髌骨切除的疗效偏差，但作为一个特殊群体，患有骨折移位的老年患者经手术治疗后康复情况可能更好。

八、并发症

一些研究发现，髌骨骨折内固定术的早期并发症发生率较高（＞20%）。最常见的早期并发症是感染和复位失败，最常见的晚期并发症是膝关节疼痛和僵硬。晚期出现的膝关节疼痛和僵硬可能是由内固定刺激、关节纤维化与骨不愈合或关节炎引起的。

（一）感染

闭合性髌骨骨折手术中感染的情况相对不常见，与其他闭合性骨折报道的发生率相似。开放性骨折可能会导致广泛的软组织损伤，容易发生感染，特别是在遭受严重污染且未充分清创的情况下。如果闭合性骨折中发生感染，应寻找其原因，而这些原因可能包括骨折特异性因素，例如骨折固定失效、宿主因素或免疫力低下（图24.7）。

（二）复位失败

复位失败是最常见的早期并发症，可由内固定不当、骨折严重粉碎或患者依从性差引起。一般来说，这个问题的最佳补救办法是避免其发生。在手术室进行内固定，理想的情况是屈曲90°时内固定仍是稳定的。应记录稳定弧度，术后应将运动限制在此安全弧度范围内，直到完全愈合。此外，不要使用多余的固定，且不要留下有问题的内固定物（图24.2和图24.6）。

（三）内固定物排斥

髌骨的皮下局部会引起一定程度的软组织排斥和疼痛。在不损坏钢丝结的情况下，有时难以将其完全弯曲。通常因为K线的运用，在髌骨肌腱或股四头肌肌腱处留下过多钢丝，而这些可引起疼痛并限制膝关节屈曲。

（四）骨不愈合

虽然很难找到有力的数据证明，但骨不愈合似乎是相对罕见的。据推测，这些病例都是在基层转诊中心接受治疗，且未经大量报道。一小系列病例研究发现，髌骨骨不愈合可能是无症状的，只有在出现症状时才需要进行治疗（图24.8）。

（五）膝关节僵硬

非关节炎性的关节僵硬往往是由于缺乏早期运动，而缺乏早期运动又可能是由于固定不当、患者依从性差或疼痛，而关节纤维化也可能发生（图24.9）。

（六）关节炎

关节炎的发生可能是由外伤时髌骨关节软骨的损伤、髌骨关节软骨面复位不良、髌骨过高或过低造成的关节生物力学的改变。对关节进行细致的复位以及恢复如同对侧关节的生物力学特征，可以降低该关节炎发病率。

图24.7　髌骨切除术

（A）侧位X线片显示高度粉碎性髌骨骨折　（B）术后即时X线片显示内固定异常

（C）早期发生近端螺钉固定失效　（D）切除髌骨远端

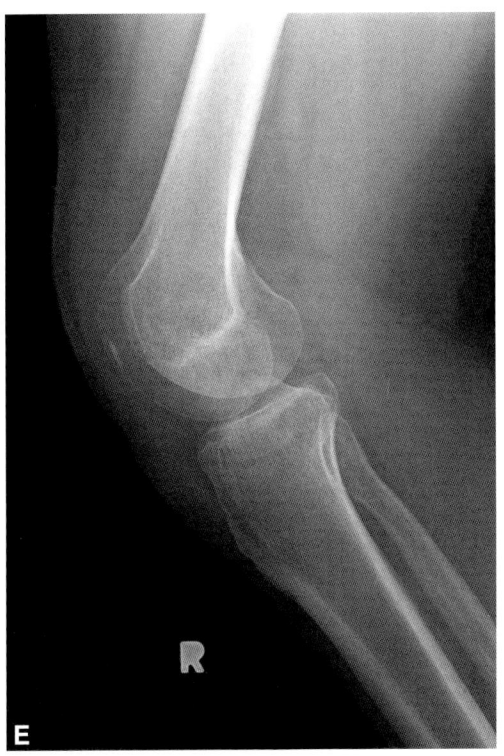

图24.7　（续）

（E）深部感染导致需要行髌骨完全切除术

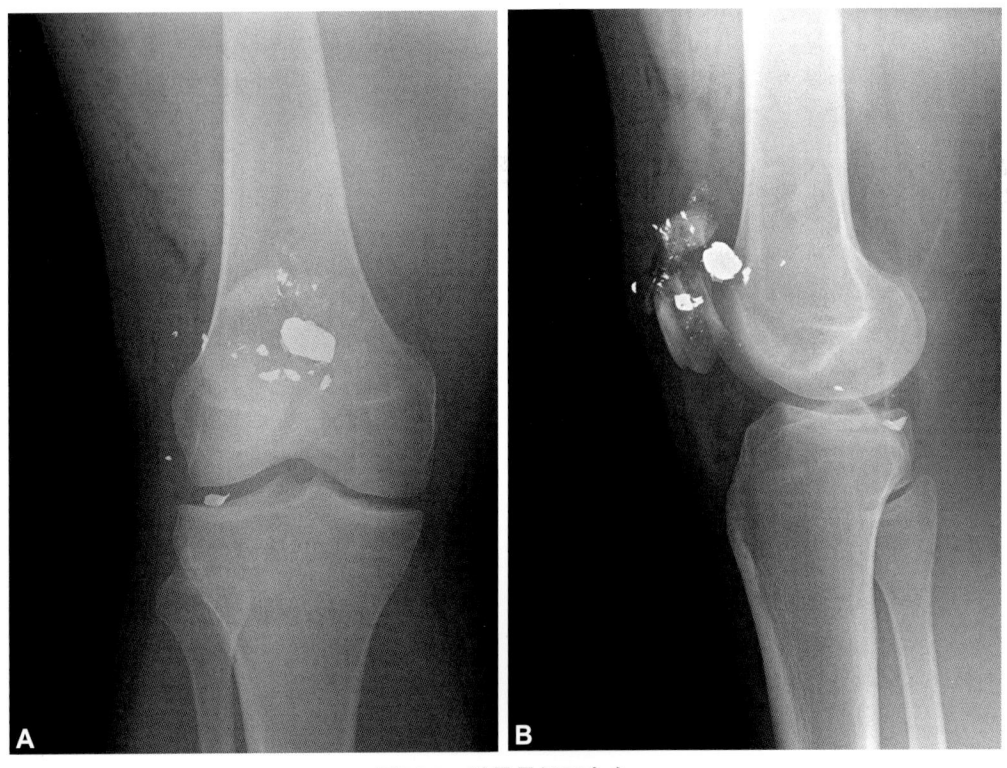

图24.8　髌骨骨折不愈合

（A、B）正、侧位X线片显示粉碎性髌骨骨折

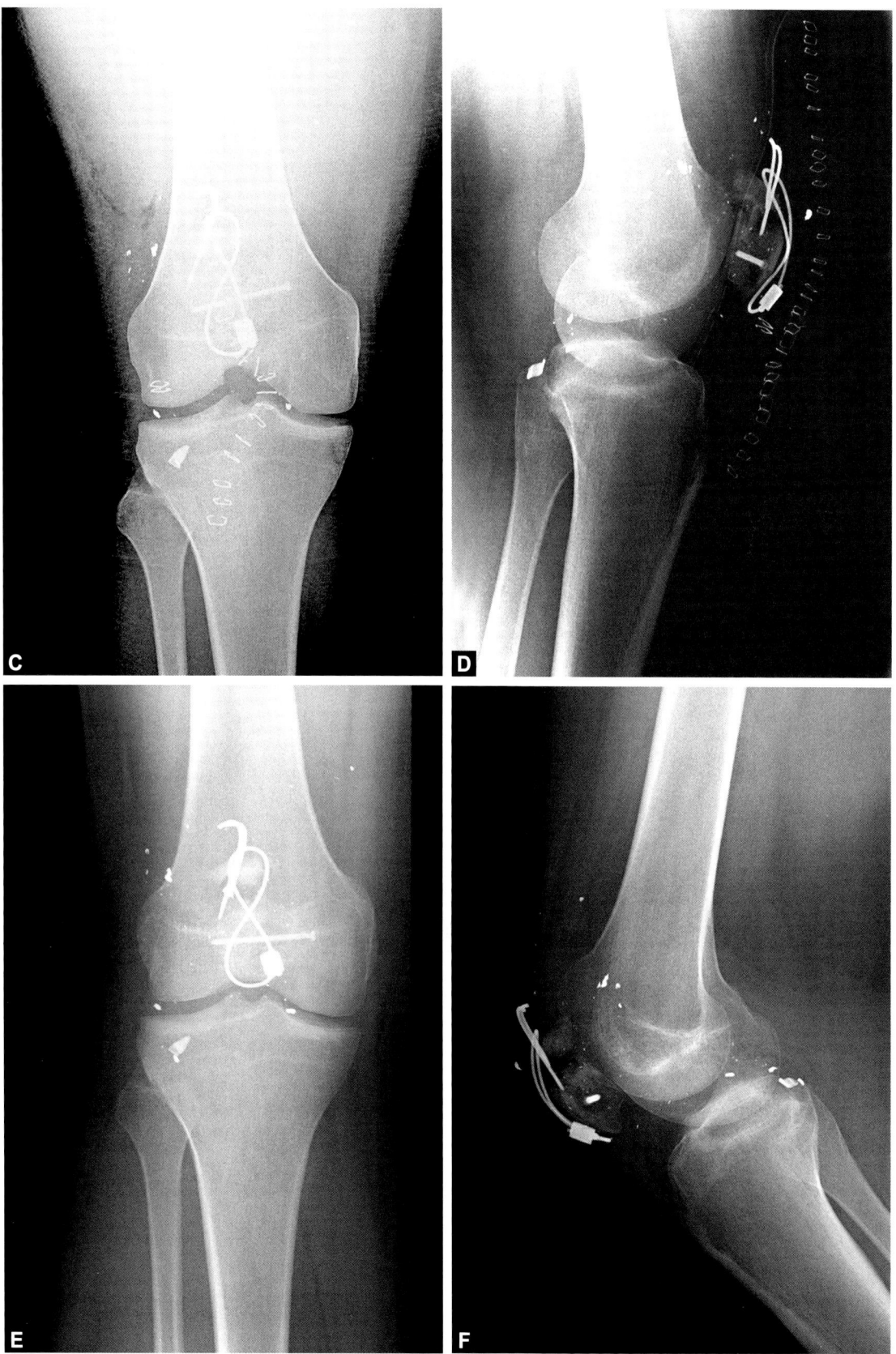

图24.8 （续）

（C、D）行髌骨骨折切开复位和内固定效果欠佳 （E、F）术后4个月骨折不愈合

九、典型并发症案例

例1：内固定物失效——翻修内固定

45岁，男性，路边绊倒后，导致屈膝时髌骨直接受到地面撞击，在急诊科被诊断为单纯髌骨移位性骨折，给予加压包扎、膝关节固定，并安排门诊随诊（图24.2A、B）。伤后8天，在门诊接受择期手术，使用2枚4mm空心螺钉和2条18号环扎线，每条各穿过1枚螺钉（图24.2C、D）。术后2周内在不使用CPM的情况下开始早期活动，显示愈合良好（图24.2E）。5个月后，患者再次跌倒，使螺钉和环扎线从远极脱出，引发内固定失效（图24.2F），二次手术行骨折复位固定，使用2枚5mm空心螺钉，8字形18号环扎线穿过螺钉并辅以圆周环扎钛缆（图24.2G、H），之后康复顺利。

髌骨切开复位内固术后内固定失效是一种罕见但潜在性、灾难性的并发症。由于骨折固定的操作空间小且患者需要早期运动，固定可能很困难，而骨折因素如高度粉碎或骨质疏松也可能进一步影响固定效果。最好的方法是通过使用可耐受运动的、更具稳定性的内固定来预防。

对于内固定失效，最好的治疗方法是内固定翻修、部分或全髌骨切除术。对于活动度大的患者，如果骨质足够好，能支撑新的内固定，首选是尝试固定翻修。但如果患者骨质差，则有行部分或全髌骨切除术的指征（见例2）。内固定翻修应使用直径大的空心螺钉，常加上垫圈和额外的环扎线，或增加钛缆以加强固定。

例2：内固定物失效——部分或全髌骨切除术

65岁，男性，从梯子上摔下，导致闭合性髌骨粉碎性骨折（图24.7A）。1周后在门诊行切开复位内固定术。使用非常规锁定钢板固定显然很困难（图24.7B）。近端螺钉发生早期失效（图24.7C），远端过于粉碎以至于无法翻修，故需进行部分髌骨切除（图24.7D）；由于感染导致手术失败，因此实施全髌骨切除（图24.7E），疗效良好。最终结果是膝关节症状轻微，膝关节活动范围为5°~95°，伸膝功能完好，周围软组织包膜愈合良好。

在该病例中，曾尝试行部分髌骨切除以保留股四头肌力量，但由于深部感染，只能行清创和全髌骨切除。全髌骨切除术通常只在深部感染时才选择，虽然它不一定能达到部分髌骨切除那样的满意疗效，但对于要求较低的特殊患者而言，其疗效也相当不错。

例3：膝关节僵硬

73岁，女性，跳舞时摔倒，导致高度粉碎性髌骨骨折（图24.9A、B）。次日接受了切开复位内固定术（图24.9C、D）。尽管可以进行常规早期活动，X线片也满意，但患者出现严重的膝关节僵硬，屈曲受限，只达约45°，物理治疗效果欠佳。因此，术后3个月，患者在麻醉下进行关节镜检和轻柔的膝松解，但该松解操作导致髌骨表面皮肤横向撕裂。为了保护关节活动，几天后进行伤口植皮且实施连续被动康复运动；皮肤移植片通过负压伤口敷料方式覆盖。术后恢复了良好的运动功能，且伤口愈合顺利（图24.9E~G）。随访3年，患者出现髌股关节炎，但关节运动功能良好（图24.9H、I）。

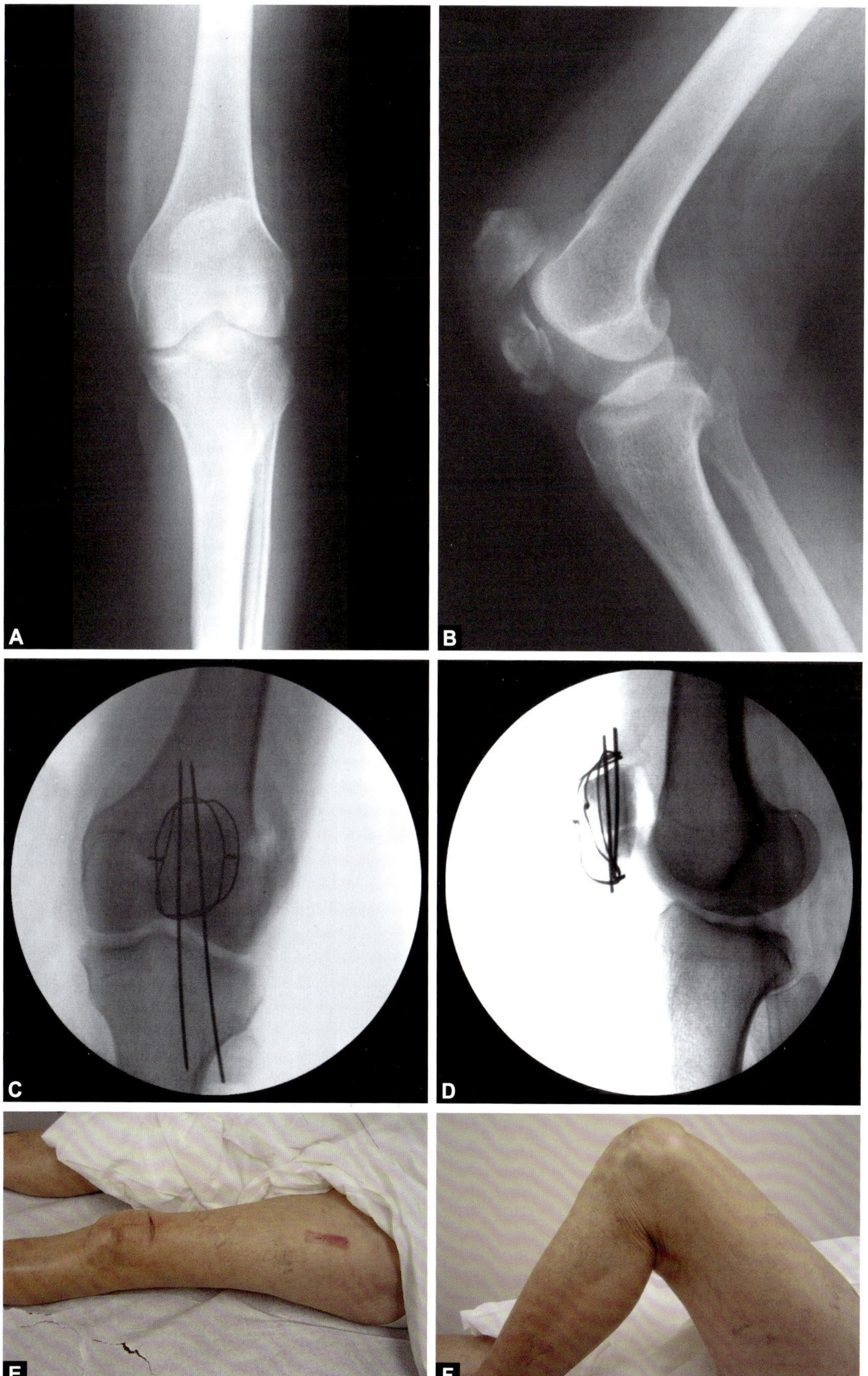

图24.9 髌骨骨折切开复位内固定术后膝关节僵硬

（A、B）粉碎性髌骨骨折 （C、D）髌骨骨折的切开复位内固定术 （E、F）左膝关节僵硬

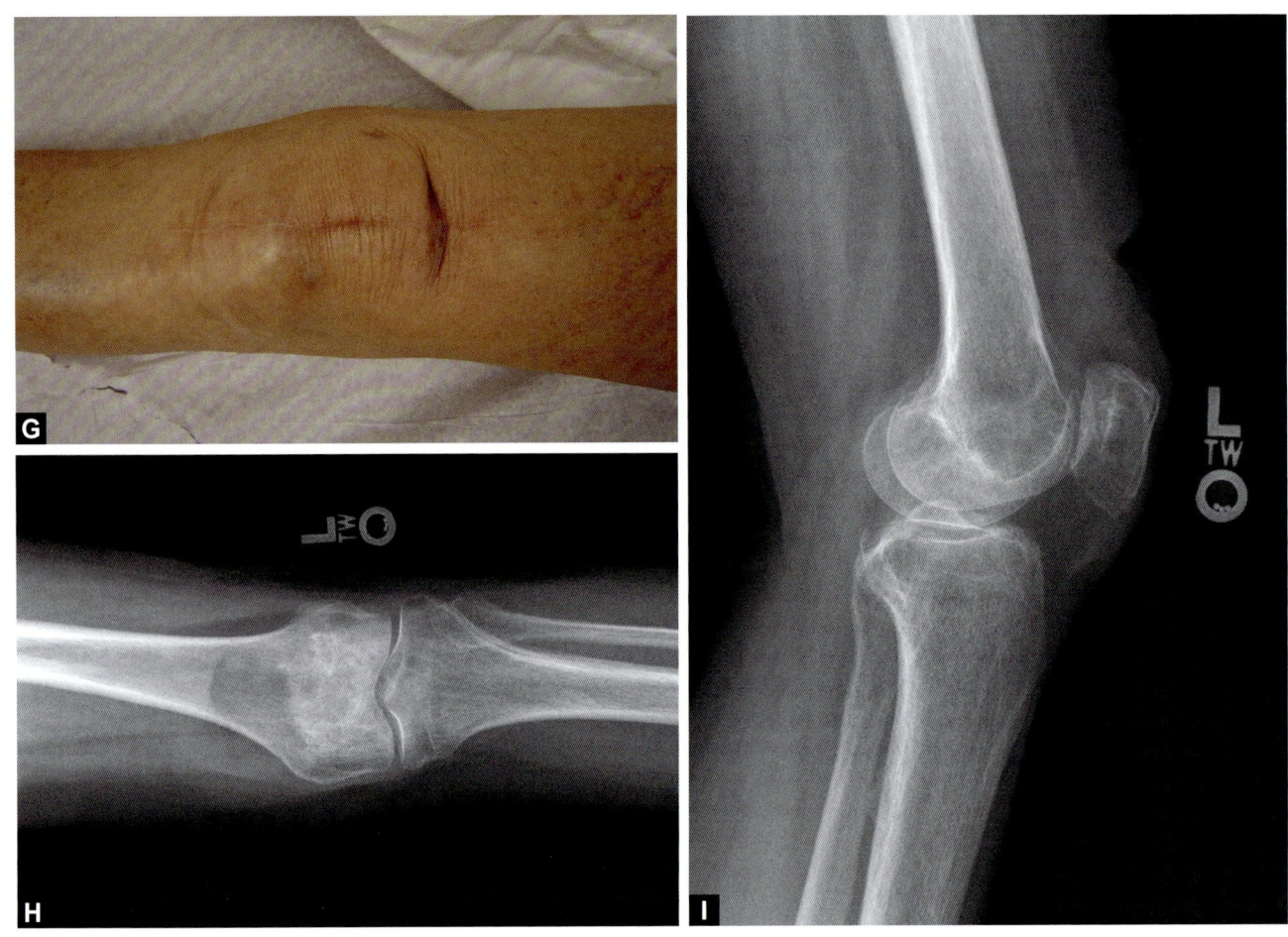

图24.9 （续）

（G~I）术后1年移除内固定

　　髌骨骨折固定后膝关节僵硬较为常见，最好通过解剖固定和早期活动加以避免。尽管做了最好的低切迹固定和鼓励早期活动，但一些患者仍会出现膝关节僵硬，这可能是因为内固定物刺激或在受伤时的关节损伤（在本章谈及的病例中，这两种情况都有可能）。

　　应尽早开始早期运动，最好在1~2周进行。如果担心患者没有遵照医嘱，则可使用物理疗法以监督其活动。允许患者在铰链式膝支具中进行主被动的运动，通常以45°开始，每周增加10°~15°。通常，目标是在4周后达90°，尽管该运动的角度可以基于术中获得的稳定度来修正。锁定膝关节支具后，膝伸展时可允许承受承重，故优选具有锁扣的支具。

　　如果患者早期运动的幅度未能取得足够进步，但其内固定稳定且令人满意，那么作者最初只是提供安慰和鼓励。2~3个月后，如果运动幅度仍不理想，则考虑在手术室麻醉下进行膝关节轻柔松解，但风险包括内固定失效、髌腱断裂、股骨骨折，罕见的是如同本病例引发的皮肤撕裂。在松解的同时，还可以考虑进行膝关节镜检查，以证实没有需要治疗的关节僵硬的病因，如果有，则进行粘连松解。患有顽固性膝关节僵硬的老年患者，尤其是伴有髌股关节炎时，可以考虑骨愈合后进行膝关节置换术。

十、小结

髌骨骨折术后有相对高的并发症发生率，这是由于坚强的内固定相对困难，同时也与髌骨的皮下位置以及平常膝关节活动时作用于骨折的高负荷有关。尽管如此，最好的疗效是骨折解剖的复位，使用低切迹、足够安全的内固定，术后进行早期保护性的运动，且术后注意细节和监督有助于降低并发症的发生率并改善其疗效。

（张其标 译）

参考文献

[1] Anand S, Hahnel JC, Giannoudis PV. Open patellar fractures: high energy injuries with a poor outcome? Injury. 2008; 39(4):480-484.

[2] Torchia ME, Lewallen DG. Open fractures of the patella. J Orthop Trauma. 1996;10(6):403-409.

[3] Viola R, Vianello R. Three cases of patella fracture in 1,320 anterior cruciate ligament reconstructions with bone-patellar tendon-bone autograft. Arthroscopy. 1999;15(1): 93-97.

[4] Wilberg G. Roentgenographic and anatomic studies on the patellofemoral joint. Acta Orthop Scand. 1941;12: 319-329.

[5] Hueberti HH, Hays WC. Patellofemoral contact pressures. The influence of Q-angle and tendofemoral contact. J Bone Joint Surg Am. 1984;66:715-724.

[6] Kaufer H. Patellar biomechanics. Clin Orthop Relat Res. 1979;144:51-54.

[7] Scapinelli, R. Blood supply of the human patella. J Bone Joint Surg Br. 1967;49:563-570.

[8] Saltzman Cl, Goulet JA, McClellan RT, et al. Results of treatment of displaced patellar fractures by partial patellectomy. J Bone Joint Surg Am. 1990;72:1279-1285.

[9] Lennox IA, Cobb AG, Knowles J, et al. Knee function after patellectomy: a 12- to 48-year follow-up. J Bone Joint Surg Br. 1994;76: 485-487.

[10] Hung LK, Chan KM, Chow YN, et al. Fractured patella: operative treatment using the tension band principle. Injury. 1985;16:343-347.

[11] Catalano JB, Iannacone WM, Marczyk S, et al. Open fracture of the patella: long-term functional outcome. J Trauma. 1995;39:439-444.

[12] Berg EE. Open reduction internal fixation of displaced transverse patella fractures with figure-eight wiring through parallel cannulated compression screws. J Orthop Trauma. 1997;11:573-576.

[13] Gosal HS, Singh P, Field RE. Clinical experience of patellar fracture fixation using metal wire or non-absorbable polyester: a study of 37 cases. Injury. 2001;32:129-135.

[14] Qi L, Chang C, Xin T, et al. Double fixation of displaced patella fractures using bioabsorbable cannulated lag screws and braided polyester suture tension bands. Injury. 2011; 42(10):1116-1120.

[15] Saltzman CL, Goulet JA, McClellan RT, et al. Results of treatment of displaced patellar fractures by partial patellectomy. J Bone Joint Surg Am. 1990;72:1279-1285.

[16] Hung LK, Lee SY, Leung KS, et al. Partial patellectomy for patellar fracture: tension band wiring and early mobilization. J Orthop Trauma. 1993, 7:252-260.

[17] Einola S, Aho AJ, Kallio P. Patellectomy after fracture. Long-term follow-up results with special reference to functional disability. Acta Orthop Scand. 1976;47:441-447.

[18] Sutton FS, Thompson CH, Lipke J, et al. The effect of patellectomy on knee function. J Bone Joint Surg Am. 1976; 58:537-540.

[19] Shabat S, Mann G, Kish B, et al. Functional results after patellar fractures in elderly patients. Arch Gerontol Geriatr. 2003;37:93-98.

[20] Smith ST, Cramer KE, Karges DE, et al. Early complications in the operative treatment of patella fractures. J Orthop Trauma. 1997;11:183-187.

[21] Klassen JF, Trousdale RT. Treatment of delayed and nonunion of the patella. J Orthop Trauma. 1997;11:188-194.

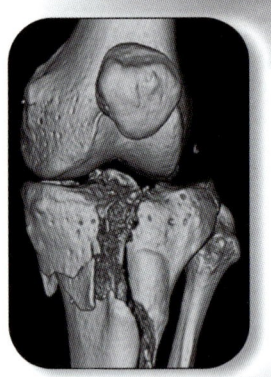

第25章

胫骨近端骨折
Proximal Tibia Fractures

J Spence Reid

一、导言

　　胫骨平台骨折是包括骨与软组织极其严重的损伤。最佳的治疗，必须对以上两个因素给予同等重视。在影像技术的帮助下，对非骨性组织损伤情况进行仔细、全面的评估，充分理解骨折的类型，才能最理想地复位关节面、恢复骨的力线和进行早期的关节活动，同时最大限度地减少并发症。在过去的几年里，对钙陶瓷在骨缺损中的作用，以及锁定钢板和混合固定技术的合理性与局限性的认识，都取得了显著的进步。严重双髁骨折的最佳术式和手术时机目前仍然存在争议，需要继续进一步研究。胫骨平台后内侧骨块的复位和稳定的重要性已经得到了相关研究的证实。对胫骨平台后外侧骨折块的显露和骨折复位的手术技巧有了新的改进。

二、诊断

（一）患者的评估

1. 体格检查

胫骨平台骨折既可由于外翻应力造成的间接损伤，也可用于如汽车"保险杠"撞击造成的直接损伤。在就诊时及住院期间，仔细检查患者的四肢，并评估和记录患者皮肤、软组织以及神经血管的损伤情况。骨筋膜室综合征最常见于胫骨平台骨折合并脱位或高能量型胫骨平台骨折，以及类似"保险杠"直接撞击损伤，它是一种极其严重的创伤并发症，需要仔细和反复的体格检查。夹板或支具会影响对受伤肢体软组织的直接评估。发生骨筋膜室综合征或皮肤出现水疱的高风险患者通常需要一段时间的外固定。在稳定肢体的同时可直接进行软组织评估，具体操作方法将会在手术技巧部分描述。

2. 影像检查

正、侧位X线片通常会在急诊室中拍摄。这些照片可以初步了解骨折损伤情况，但并不足以进行骨折的分类及术前规划。伴有高能量损伤的胫骨平台骨折患者，应具备涵盖有相邻股骨、胫骨全长以及踝关节的X线片，以发现是否有合并损伤。使用跨关节外固定支架来恢复受伤肢体的长度、促进骨折复位，术后立即复查照片。胫骨平台的X线拍照及术中透视时，后前位照片中的X线束倾斜的角度与内侧髁凹面后倾斜角一致是有帮助的。照片时X线束与关节前后边缘的软骨下骨相切，可得到内侧关节面在X线片中表现出单线条形式。这样就可以得到胫骨近端的"胫骨平台像"，在螺钉置入时进行参考，以避免穿入关节腔（图25.1）。

具有矢状和冠状结构重建的轴位CT，已成为评估胫骨平台骨折的标准。Chan等研究指出，与单纯的X线片相比，增加CT扫描可以改善术者对骨折分型的认识及手术计划的制订。在X线片的基础上增加CT扫描后，手术计划改变26%。与轴位CT扫描及二维图像重建相比，CT三维重建图像更进一步改善了胫骨平台骨折分型及手术计划的可靠性。三维重建图像在教学过程中的应用也是非常有价值的，特别是复杂类型的胫骨平台骨折，可以让没有经验的学生及住院医生最直观地观察到骨折的情况（图25.2）。如今三维重建图像扫描的费用与时间已大大降低，因此医生会对所有内侧平台及双髁骨折的患者进行常规扫描。随着膝关节胫骨平台骨折并发损伤发生率的增高，MRI在术前评估这些损伤中起着越来越大的作用。CT与MRI结合使外科医生更直接地观察到胫骨平台骨折块、交叉韧带、侧副韧带、半月板以及周围软组织的情况。Mui等比较了41例胫骨平台骨折的CT和MRI检查结果，发现CT扫描对韧带撕裂的敏感性为80%、特异性为98%，优势不如MR检查。半月板损伤情况仍然需要通过MRI来判断。Yacobian等研究了CT或MRI在骨折分型和制订手术计划中的作用。对于骨折分型，单纯的X线片的平均Kappa系数为0.68，而加入CT扫描后增加到0.73，加入有MRI后的系数为0.85。对骨折分型（Schatzker）的改变，在X线片的基础上，加上CT扫描后平均增加6%，加上MRI扫描后改变了21%。就骨折治疗计划而言，仅X线片的观察者间Kappa平均系数就为0.72，而加入CT扫描后，X线片的观察者间Kappa平均系数增加到0.77，加入MRI扫描后则为0.86。MRI改变了23%患者的治疗方案。MRI的敏感性可导致半月板撕裂的假阳性结果。Mustonen等在对39例患者中的78个半月板进行了一项研究，发现其中42%的半月板在MRI扫描中具有异常信号表现，但在部分患者中，仅52%半月板挫伤而并没有撕裂，这种情况下，患者就不难在手术治疗中获得很好的治疗效果。

影像检查的目的是对骨折及其相关损伤进行定性和分型，从而制订最佳的治疗方案。由此看来，在取得X线片后，在高能量创伤或骨折合并脱位的类型中，MRI扫描是必要的基础检查项目，带有二维或三维重建模式的CT检查仍然是处理所有胫骨平台骨折的标准。如果放置外固定支架，则应在使用外固定支架恢复肢体长度后，重新进行X线检查和CT扫描。如果考虑进行术前MRI扫描，应选择能与MRI扫描兼容的外固定支架系统。

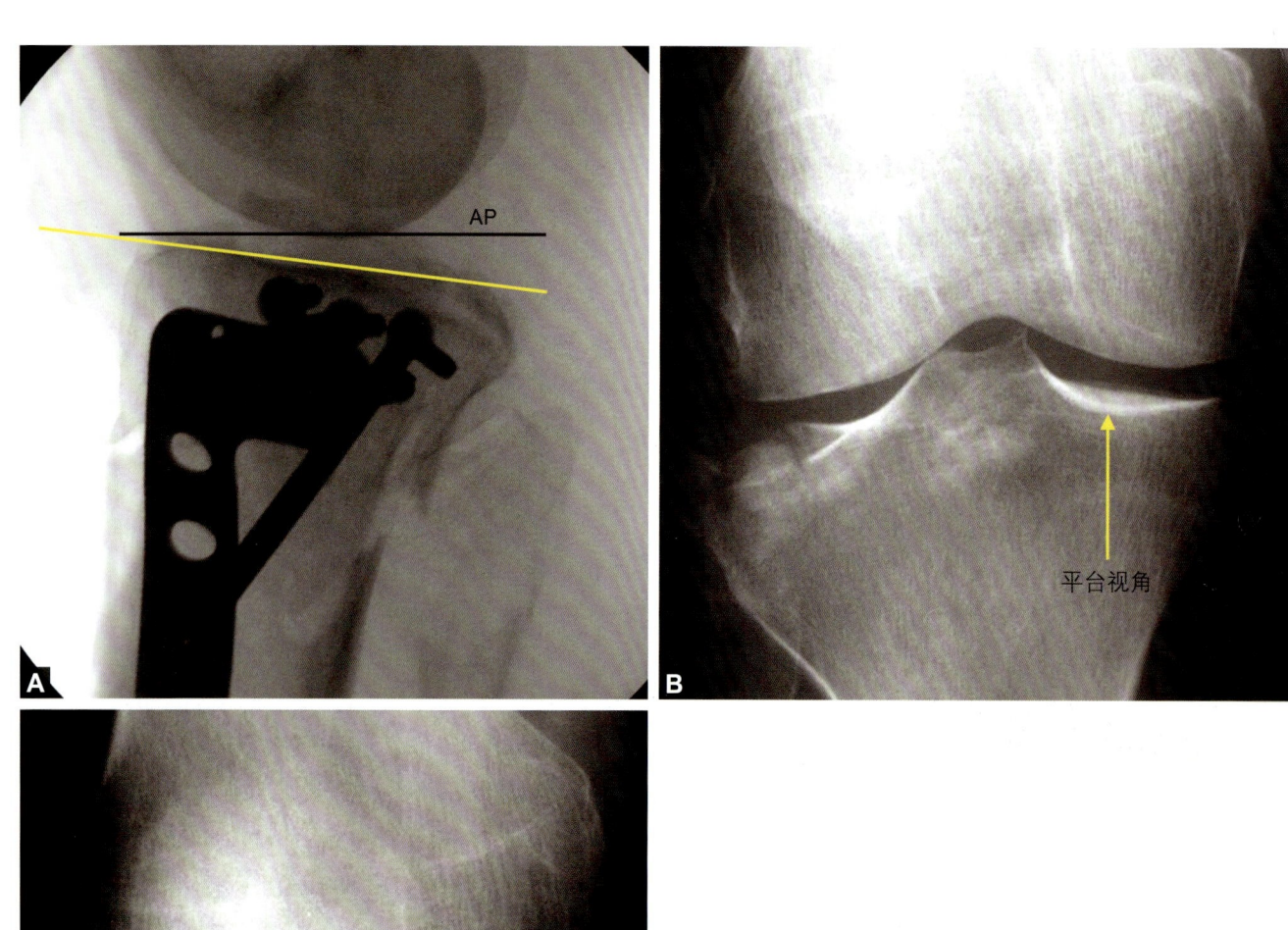

图25.1　胫骨近端平台视角图

（A）黑线：前后位片X线束；黄线：胫骨平台像与内髁的软骨下骨相切线束

（B）内侧平台凹面的前后边缘叠加形成一条线，与前后位X线片（C）相比通常向后倾斜10°～15°

（C）前后位X线片

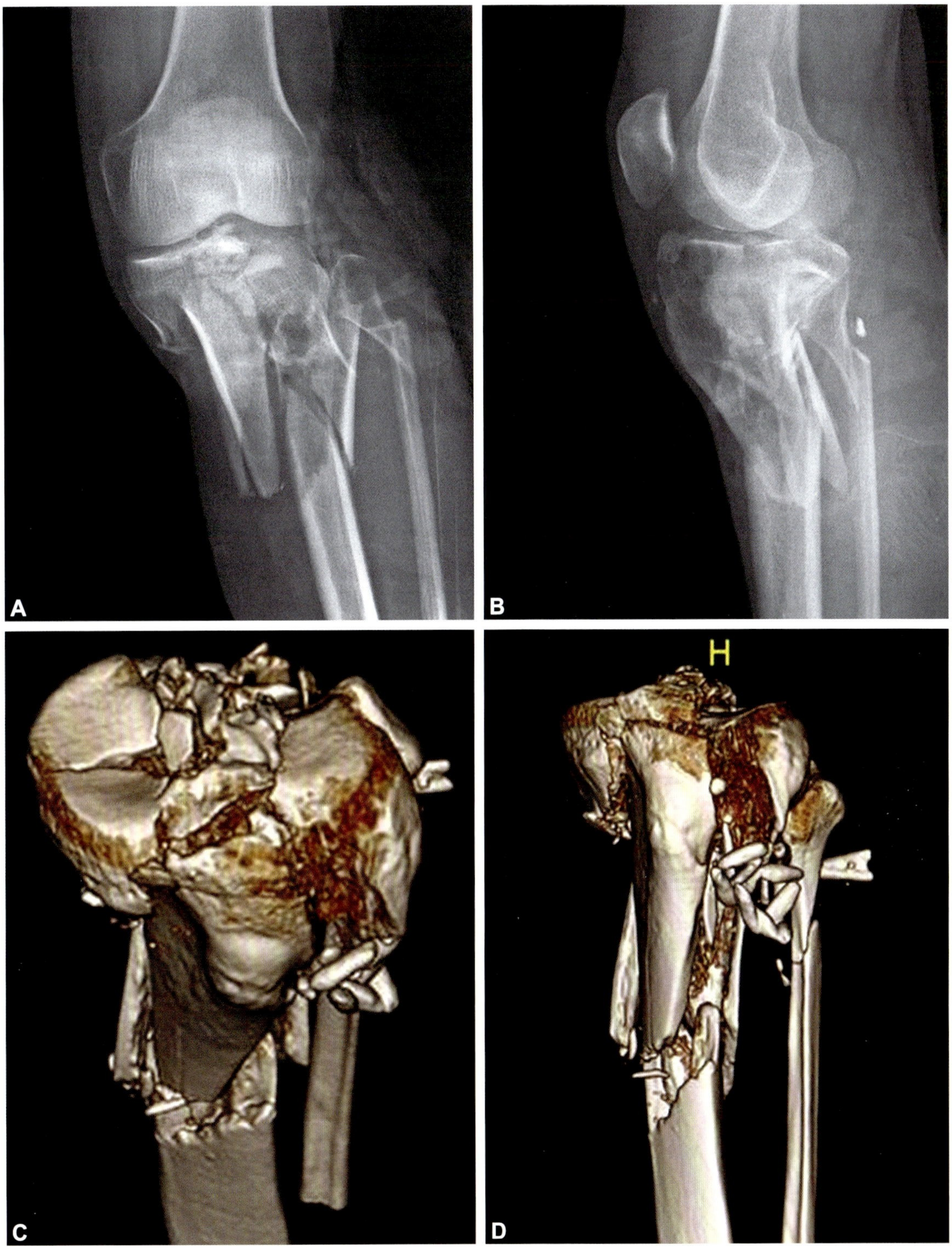

图25.2 复杂的胫骨平台双髁骨折

（A、B）正、侧位X线片难分辨出骨折详细情况

（C、D）CT与三维重建具有更好显示骨折分型和术前规划的优势

（二）损伤机制

由于水平或轴向力的作用，胫骨平台及相关组织会发生不同损伤。矢量的力与骨骼和韧带强度的相互作用导致显而易见的损伤——骨折及骨折脱位。大部分情况下，股骨髁与下方的胫骨平台产生压缩力和剪切力。而

皮质骨与松质骨的强度是年龄和骨骼功能的反映，决定了胫骨髁对压缩力负荷的耐受程度。在年轻患者中，松质骨非常强，使来自股骨髁上的压缩力通过松质骨传递到皮质骨，导致皮质骨骨折，而骨小梁并没有被压缩。因此在20多岁的年轻患者中少见单纯的劈裂性骨折。老年患者的松质骨与皮质骨的强度比例接近。压缩力传到干骺端皮质骨上时，可导致劈裂性骨折，同时松质骨的骨小梁塌陷，出现骨折区域凹陷。随着老年患者整体骨密度的下降，松质骨比邻近的皮质骨更脆弱，压缩力几乎完全被松质骨骨小梁吸收，没有能量传导到皮质骨，从而不出现劈裂性骨折。

力的大小在骨折中具有决定性的作用，Kennedy和Bailey通过将结合内翻与外翻力轴向载荷作用于尸体膝关节标本上，创建了许多常见的胫骨平台骨折类型。当外翻力矩为1660～2768Nm时，出现了经典的胫骨平台骨折类型，同时合并关节内嵌插和胫骨髁间的分离。单纯胫骨轴向承受的作用力＞3629kg，则导致严重的粉碎性胫骨双髁骨折，类似从高处坠落或机动车辆事故中伸直膝关节情况下受伤后出现的骨折。早期的研究者认为，只有在副韧带完好的情况下，才能产生内翻或外翻力矩。但最近通过MRI和关节镜检查的研究表明，副韧带的损伤同样可在单纯的内翻或外翻作用力下出现。Gardner等研究发现，在36％的外侧胫骨平台压缩性劈裂性骨折中，伴有明确的内侧副韧带损伤。内翻作用力同样造成外侧副韧带形成类似的损伤。内侧平台骨折通常会出现外侧副韧带复合体及后交叉韧带的撕裂。此时，腓总神经会受到牵拉损伤，同时过度拉伸可导致腘窝血管的损伤。

（三）并发损伤

软组织损伤在胫骨平台骨折中很常见。Gardner等对103例胫骨平台骨折患者进行术前MRI扫描，发现外侧半月板损伤发生率为91％、内侧半月板损伤发生率为44％、后外侧角撕裂发生率为61％、一个或多个交叉韧带（或副韧带）撕裂发生率为77％。60％的骨折是Schatzker Ⅱ型骨折。X线片通常不被用来评估或确诊半月板及韧带的损伤。数项研究报道表明，关节凹陷程度、胫骨髁扩大程度与半月板损伤发生率之间有很强的关联性。一项比较分裂性凹陷骨折的X线片与MRI扫描的研究表明，当X线片上凹陷＞6mm、胫骨髁展宽＞5mm时，83％的骨折患者存在外侧半月板损伤。Ringus等通过术中观察与术前CT扫描的比较，发现平台凹陷＞10mm的患者比凹陷≤10mm患者的外侧半月板撕裂损伤率高8倍。Mustonen等未发现关节凹陷程度与半月板撕裂之间存在相关性。

有学者报道了使用关节镜手术修复胫骨平台骨折时，软组织损伤的情况，发现半月板撕裂的发生率为50％，在半月板周围血管丰富的一侧多发。未发现骨折类型与半月板撕裂之间存在明显关联。除前交叉韧带外，其余韧带损伤的发生率均＜6％。在25％的患者中观察到前交叉韧带撕裂，通常与SchatzkerⅣ型和Ⅵ型骨折相关。

综合目前已公开的研究发现，当胫骨平台骨折时，通过MRI扫描发现半月板撕裂，约50％的患者不需要手术治疗。尽管如此，在开放修复或关节镜下修复胫骨平台骨折时，仍有必要确定半月板是否需要进一步修复。半月板撕裂口通常在血管丰富的区域，有利于修复。前交叉韧带损伤在双髁骨折或中间撕裂的骨折脱位的类型中很常见。骨折修复同时进行撕裂修复，然后进行内固定。骨折愈合后，中间脊可能出现延迟愈合。

胫骨近端骨折诊断的经验与教训：

（1）软组织损伤程度与作用在胫骨上的力大小有关。这些都表现在组织肿胀及挫伤的程度上，进而出现水疱，可能发生骨筋膜室综合征。

（2）膝与胫骨的正、侧位X线片是必需的常规检查。CT扫描也成为评估胫骨平台骨折情况的标准要求。MRI检查有助于评估半月板和韧带损伤情况，并改善治疗方案。通过"平台视角"X线片对比后倾的程度，可使得对关节一致性恢复得更好。

（3）单纯劈裂性骨折及半月板损伤常发生于年轻力壮的患者。凹陷性骨折则更多发生于老年患者。

（4）需要明确相关的韧带及半月板损伤。大部分具有临床意义的半月板损伤发生在血供丰富的区域，利于缝合修复。

三、分型

（一）Schatzker分型

胫骨平台骨折目前有3种被广泛认可的分型。1979年描述的Schatzker分型在现有文献中仍然采用，并且得到普遍的应用。6种骨折分型如图25.3所示。可以分为外侧单髁骨折（Ⅰ型～Ⅲ型）、内侧单髁骨折（Ⅳ型）以及双髁骨折（Ⅴ型和Ⅵ型）。

1. 外侧单髁骨折（Schatzker Ⅰ型～Ⅲ型）

由于损伤机制（外翻应力作用）及骨组织重建修复的相关性，将这几类骨折合并在一起。虽然它们的损伤机制相似，但Schatzker Ⅰ型～Ⅲ型骨折却代表了骨质缺损逐渐递增的情况。实质上，从Schatzker Ⅰ型骨折发展到Ⅲ型骨折，皮质骨与松质骨的骨折范围是按比例增加的。Schatzker Ⅰ型骨折（单纯分裂骨折）是力的传导通过皮层骨时导致的骨折，发生于正常骨骼的年轻患者。Schatzker Ⅱ型骨折（凹陷性分裂骨折）是最常见的类型，表现出力传导通过皮质骨（分裂）和松质骨（凹陷）时导致骨折。Schatzker Ⅲ型骨折（单纯凹陷骨折）比较少见，由单纯的松质骨破坏导致，多见于骨质疏松患者。进一步影像学研究表明，多数依据X线片判断似乎是Schatzker Ⅲ型骨折，但可能实际上含有小的劈裂性骨折，在影像学分类中，应该属于Schatzker Ⅱ型骨折。

2. 内侧单髁骨折（Schatzker Ⅳ型）

胫骨平台骨折中稳定或不稳定的骨折取决于是否累及髁间嵴。这些类型常见于低能量损伤的骨质疏松患者及高能量损伤的年轻患者，将在后面的章节进一步讨论，这与Moore所描述的骨折–脱位类型是重叠的。

3. 双髁骨折（Schatzker V型和Ⅵ型）

Schatzker V型骨折与其他类型的骨折不同，它具有完整的中柱结构，其中包括一侧或双侧髁间嵴。Schatzker V型骨折可以在胫骨轴线上具有稳定性，但在外翻或内翻应力作用时不稳定。胫骨结节仍附着在远端胫骨上。Schatzker Ⅵ型骨折是整个关节面与胫骨骨干分离。Schatzker Ⅵ型骨折在胫骨轴向上是不稳定的，常出现短缩现象。胫骨结节通常与胫骨轴分开。Schatzker Ⅵ型骨折常合并腓骨骨折，但并非总是如此。

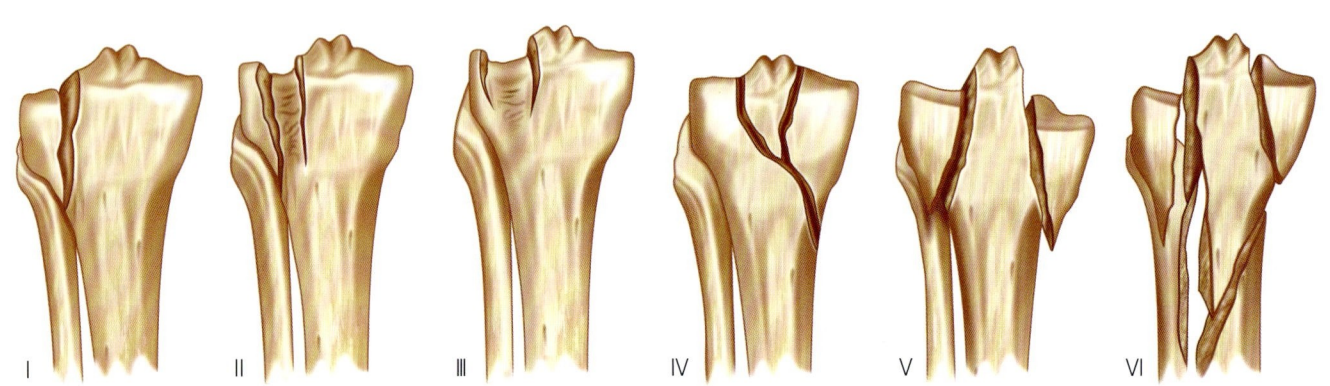

图25.3　Schatzker分型
Ⅰ型～Ⅲ型：3个外侧单髁骨折；Ⅳ型：内侧髁骨折；Ⅴ型和Ⅵ型：2个双髁骨折

（二）AO/OTA分型

AO/OTA系统分型常用于文献研究和报告。其分型细节在公开的文献中有详细描述。它对严重程度类似的骨折进行比较。胫骨近端被归类为第41节段（A）关节外骨折，（B）骨折涉及部分关节面骨折（与Schatzker Ⅰ型～Ⅳ型骨折对应），（C）关节内完全骨折（与Schatzker Ⅴ型和Ⅵ型骨折对应）。第一个数字分型对应关节粉碎程度（1～3），第二个数字分型对应干骺端粉碎程度（1～3）。因此，简单的双髁关节内的骨折（1），但合并干骺端多个骨碎块（2）的骨折，被定义为41C1.2（图25.4）。这代表骨折程度的数字越大，创伤越严重，吸收的能量越多。Swiontkowski等对此分型进行了部分验证，C型损伤的结果比B型损伤更差。

（三）骨折–脱位的Moore分型

该系统分型在1981年描述了合并有骨折与韧带损伤导致膝关节功能不稳定的情况。这组损伤本质上介于平台骨折和韧带损伤导致完全性膝关节脱位之间。研究结果表明可能存在微小的平台边缘压缩性改变（图25.5）。充分认识这些分型十分重要，因为它们具有与膝关节脱位一样的神经血管损伤风险，并且需要评估和紧急处理以避免隐匿性的腘窝部损伤。这种分型中的内侧2型与Schatzker Ⅳ型之间以及5型与Schatzker Ⅵ型之间存在一定的相似。图25.6显示了一类年轻男性患者中的高能量损伤骨折，高度不稳定，外侧髁和腓骨茎突劈裂性骨折，合并旋转移位。尽管正中的隆突并没有分离，但仍被归为5型。可经内、外侧切口固定。

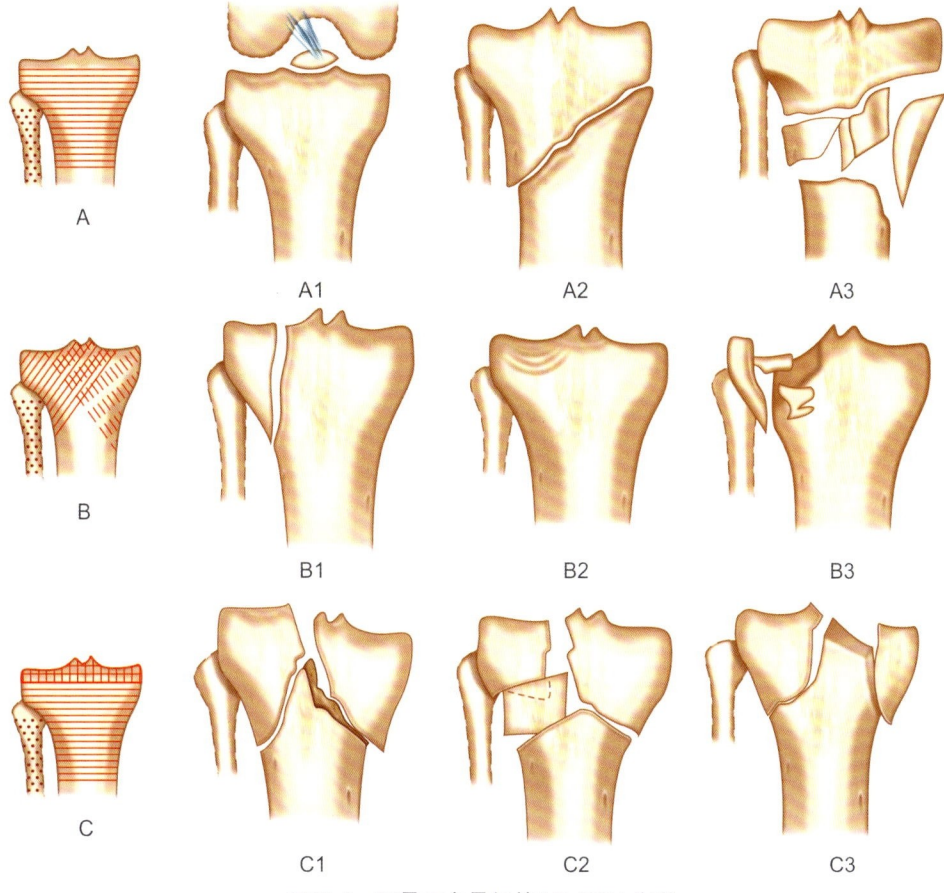

图25.4 胫骨平台骨折的AO/OTA分型

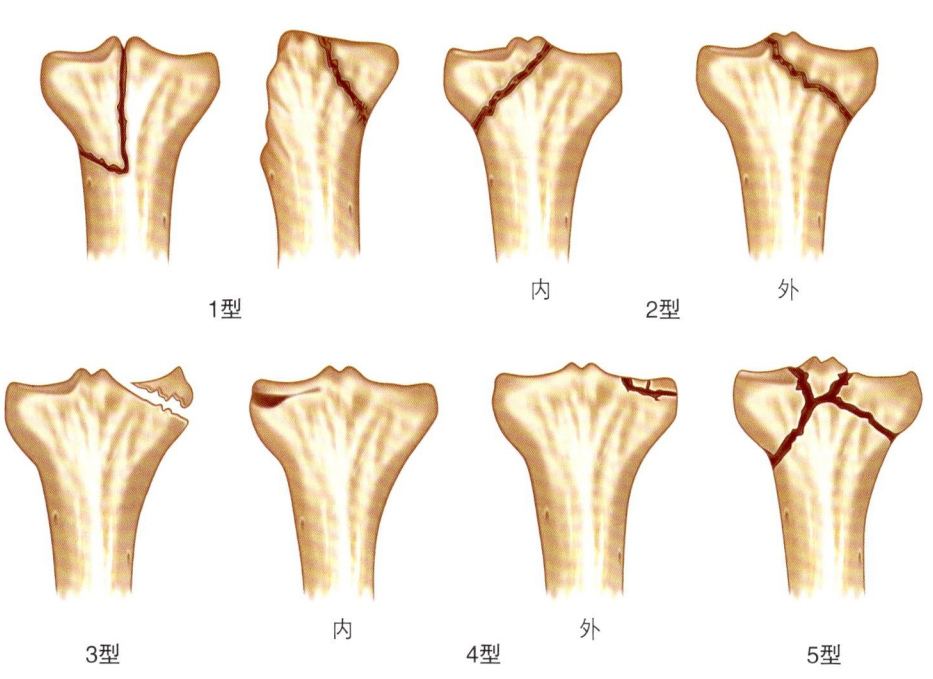

图25.5 胫骨平台骨折–脱位的Moore分型

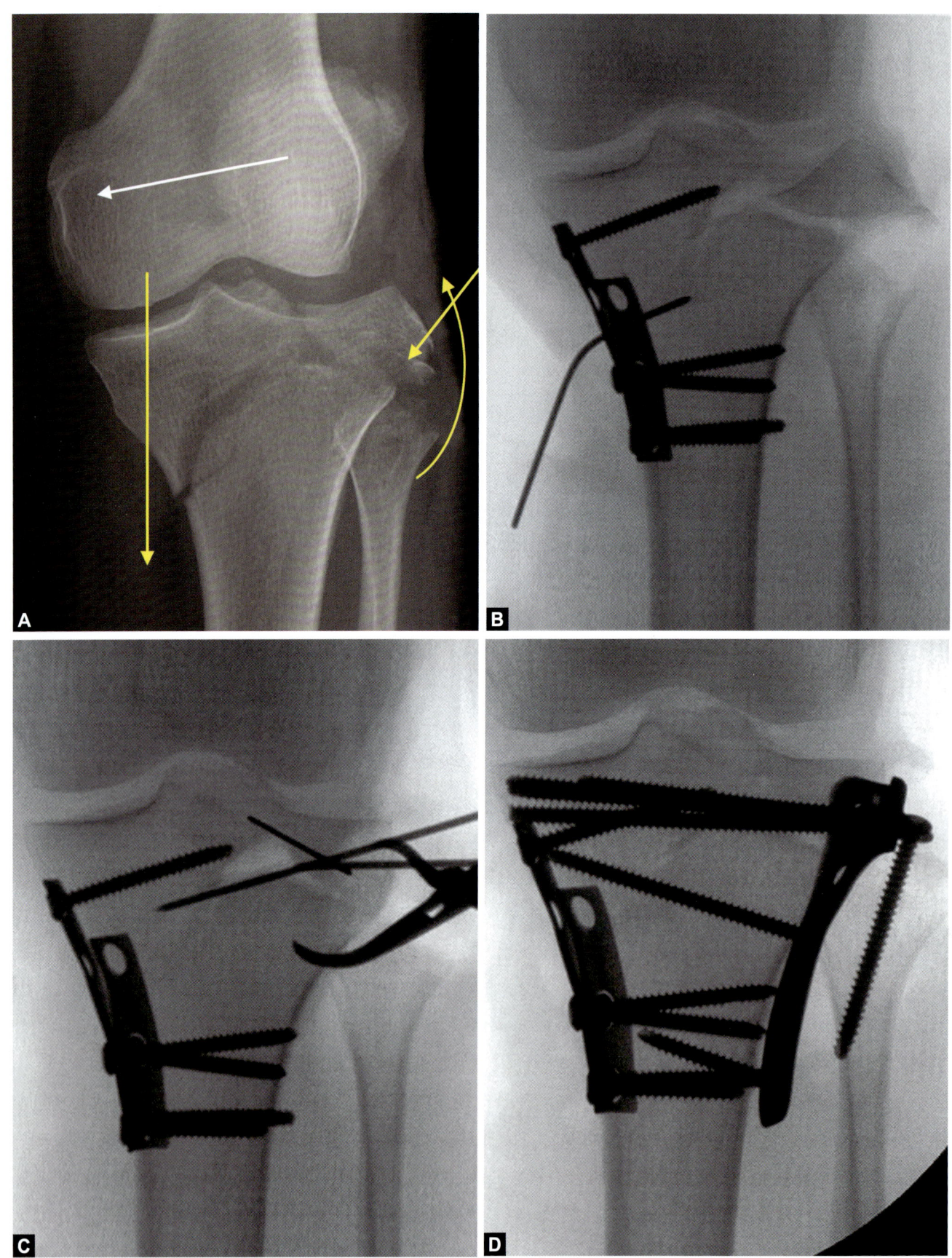

图25.6　Moore 5型胫骨平台骨折脱位

（A）股骨髁内侧（白色箭头）与外侧关节碎片的撕裂和旋转（Moore分型特有）

（B～D）用腓骨拉力螺钉固定外侧副韧带撕脱

四、手术指征

治疗胫骨平台骨折方法的历史变迁巨大，显示了胫骨平台对关节不一致的适应性非常强。目前对关节软骨的生物学研究表明，关节脱位问题明显对局部软骨的应力情况产生影响。说明需要提出比既往研究要求更高的骨折复位标准。Honkonen依据对103名患者超过7年的随访，对手术治疗胫骨平台骨折提出了一组适应证。在外侧髁上，横向倾斜＞5°、关节脱位＞3mm、髁扩大至＞5mm是手术治疗的适应证。正如之前所讨论的观点，内侧胫骨髁对关节不一致的耐受性是比较好的，任何骨折移位均认为是手术的适应证。对于胫骨双髁骨折，任何中度畸形或轴向移位的骨折均应手术治疗。对于罕见的非移位性内侧双胫骨髁骨折，可作为单独的外侧胫骨髁骨折进行治疗。

骨折修复概述与指导原则

关节骨折的修复原则是在关节软骨修复的基础之上建立的。关节面的复位及稳定性的重建是最重要的，与最终的效果密切相关。关节软骨对关节面残留阶梯样改变的耐受能力仍有争议，但研究表明，大于局部软骨厚度的残留阶梯是不能够被透明软骨修复的。Cetik等将这一概念已通过详细的骨折随访研究得到证实，包括在CT和关节镜检查同样确认了这一观点。12例平台骨折术后患者进行第二次关节镜检查，平均间隔时间为19个月。发现解剖复位的骨折得到了透明软骨修复，而残留阶梯的关节面处以及相邻的股骨髁仍表现出Ⅰ～Ⅱ度的软骨缺损。因此关节面的一致性、关节力线的恢复最为重要。尤其在双髁骨折的病例中，长期随访发现与预后密切相关。关节对残留内翻畸形的磨损耐受性是不高的。在对胫骨平台骨折患者的长期随访研究中，Rasmussen发现，对轴向对齐正常的患者，伤后7年随访，创伤后关节炎的发病率为13%；残留内翻5°～10°患者的发生率为70%；在残留内翻＞10°的情况下，发生率为100%。半月板损伤的认识对平台骨折修复术后远期疗效至关重要。半月板切除后，创伤性关节炎的发病率增加1倍。

锁定钢板在胫骨平台骨折中的作用：对于如何选择锁定或非锁定关节周围钢板修复胫骨平台骨折，仍有较大的争议。由于锁定钢板的过度使用，在某些情况下更难以创建一个稳定的结构，特别是在治疗需要整复及植骨来抬高凹陷性骨折时。一般来说，胫骨近端锁定钢板在治疗胫骨单髁骨折（SchatzkerⅠ型～Ⅳ型或OTAB骨折）时是不必要的。胫骨单侧髁骨折的治疗不需要锁定钢板，因为实际上它们有一个缺点——在需要整复抬高并支撑凹陷骨折处时，锁定钢板的筏螺钉置入时，难以放置在需要整复修复关节面的软骨下骨处。锁定螺钉的使用也限制了将螺钉引导放置在其他植入物周围，如小螺纹钢丝或前后位的定向拉力螺钉。单髁骨折的患者是不需要锁定钢板的，因为从工程学定义上来说，骨折对侧的单皮质骨完整时（胫骨单髁骨折的定义），螺钉的末端基本处于完整的骨质当中，螺钉不会出现"短缩"现象，并且会具有"锁定"效果。钢板本身固定在近端的骨折处，螺钉远端固定完整的远侧骨皮质，同时螺钉放置在4点弯曲方位。在这种情况下，使用锁定螺钉基本上不会对结构增加额外的稳定性，因为螺钉在钢板中的旋转已被约束。在大多数情况下，SchatzkerⅠ型、Ⅱ型和Ⅲ型骨折可以通过一侧非锁定关节周围板稳定，而SchatzkerⅣ型骨折则可以通过基于内侧的非锁定关节周围钢板稳定。例外的是严重骨质疏松的患者或某些骨折脱位形态，其中骨折延伸到远端的髁上，留下狭窄的骨碎块以锚定非锁定螺钉的顶端。

五、外科解剖、体位与入路

（一）相关的解剖特点

近端胫骨内、外侧髁的关节面是不对称的。与外侧髁相比，内侧髁＞50%，软骨面更薄（同时与股骨侧更薄的软骨对应）（图25.7A）、覆盖范围更大、半月板覆盖更少。以上的综合因素使内侧平台对关节不一致的耐受性不如外侧髁强。外侧平台更高（2～3mm）且凸起；内侧平台更低且凹陷。在侧位X线片上能识别出各髁的特征。在矢状位上，双侧髁后倾约10°。两个平台高低不一的髁间结节分成内外侧。前交叉韧带的胫骨附着点在内侧髁间嵴的前方。后交叉韧带附着在内侧髁间结节后侧并延伸至胫骨干后侧。

髁间隆起是胫骨平台的骨性标志，也是保障膝关节活动稳定性及肌腱组织附着的部位，同时也是胫骨平台手术入路的重要标志。胫骨结节位于距前关节线远端2～3cm的胫骨前脊上，发挥着髌腱插入部位的功能。有时，这个结节可归为复杂骨折中一个单独的骨碎块，而解剖复位对恢复主动膝关节伸展有重要作用。髂胫束止于胫骨干骺端外侧一杏仁形凸止点，称为Gerdys结节。腓骨头比Gerdys的结节靠后且处于稍近端处，是外侧副韧带及股二头肌肌腱的附着点。胫腓关节是一个真正滑囊关节，约10%的人的胫腓关节腔与膝关节相通（图25.7B）。从力学上考虑，腓骨头支撑部分胫骨外侧髁，并在固定治疗手术时利用其稳定骨折。

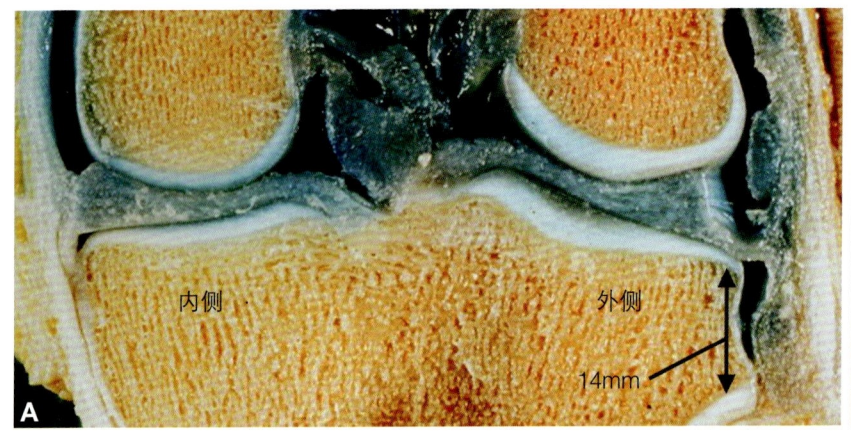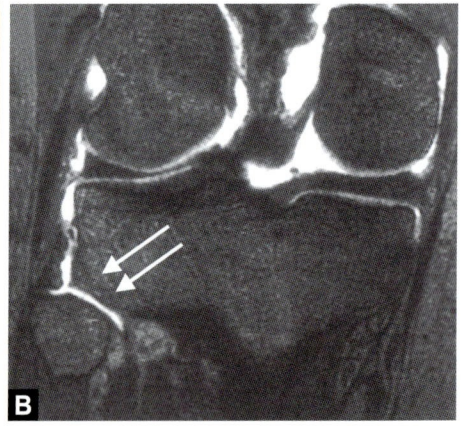

内侧　　　外侧

14mm

图25.7　近端胫腓关节示意图

（A）近端胫腓关节前的经膝冠状切面外侧平台较内侧平台高，注意关节囊的内侧和外侧反折（蓝色）

（B）通过近端后侧胫骨的冠状位MRI关节图显示，造影剂延伸到近端胫腓关节（白色箭头），提示膝关节滑膜腔关节连通

（二）手术入路

1. 显露外侧胫骨平台

外侧入路是治疗单独外侧髁骨折、显露双侧髁骨折的外侧部分方法。皮肤切口是沿着胫骨结节的外侧，延伸至关节线近端4～5cm处的髌骨外侧缘（图25.8）。切口的近端也可以在关节线的正上方转向内侧，形成"曲棍球棒"样的切口。深层的解剖结构都是一样的。当需要显露更深部位时，由胫骨嵴部纤维开始分离，并沿髌腱附着点外侧缘旁开约5mm，向侧面延伸，根据需要，横向平行关节线水平延长切口。骨折移位时关节

线难以通过触诊来确定，通常将18号针放置在关节线中，在横向切开组织时，通过C型臂来进行确认。然后使用手术刀在胫骨平台软骨下近端最近5mm处切除Sharpy纤维，直至进入半月板在关节下的位置。深切口的垂直部分可以跨过关节线，延伸到半月板的水平面以促进前方的显露。外侧髁的显露是为了钢板的放置，同时显露髂胫束韧带的浅层–Gerdys结节。注意显露足以放置钢板即可，避免切断骨碎片的血供。根据胫骨外侧显露的需要，可向胫骨前方延伸，以适应钢板远端的放置。在双侧髁骨折的病例中，需要放置长的外侧钢板时，可以使用经皮打入螺钉的方法固定远端，并不需要进一步延长皮肤切口。通过屈曲并内翻应力位，或者使用股骨牵引器来辅助更好地显露外侧平台关节面。

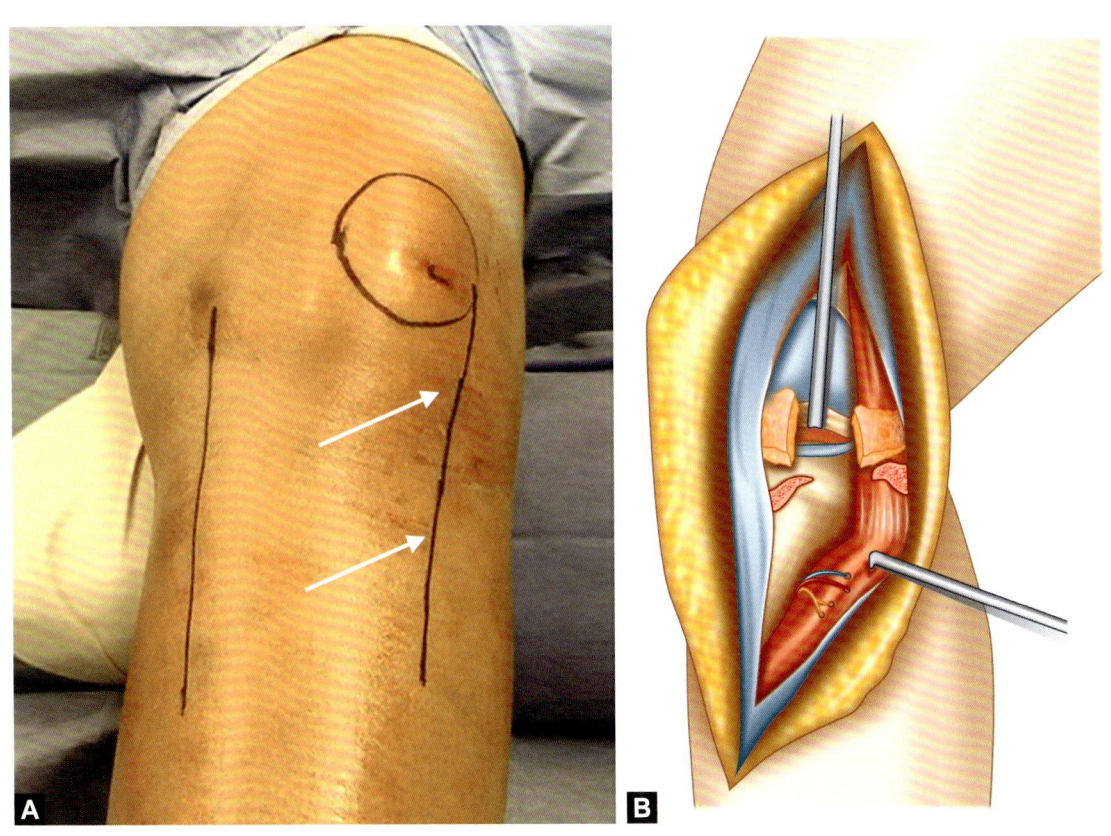

图25.8 显露胫骨平台方法
（A）胫骨平台骨折外侧入路的方法是髌骨外侧浅表（白色箭头）
（B）抬高半月板胫骨韧带，使之进入到半月板下端，Sharpey纤维从Gerdys结节剥离，以适应所需放置的钢板的长度

2. 附加显露：后外侧、内侧、后内侧

而通常使用前外侧显露，涉及胫骨平台的后外侧、内侧、后内侧部分的骨折，通常需要从仰卧位或俯卧位单独直接显露。

六、手术方法

（一）急诊治疗

由于胫骨平台骨折类型多样化，因此急诊处理时必须个性化处理。骨质疏松症患者的低能量压缩或凹陷性骨折，很少会导致骨筋膜室综合征或明显软组织肿胀。远端神经血管通常是完好的，患者可以放置在填充好的夹板中，并根据需要进行影像检查。另一方面，当遇到一个摩托车车祸中开放性双髁骨折的案例时，需要准备好所有的技术条件及方案来治疗受伤的肢体。如果这些骨折类型出现广泛的骨折移位和关节脱位，这些骨折打开时可能伴随着骨质流失、实质性且进行性损伤区域的出现、严重的污染、骨筋膜室综合征及神经血管损伤风险。早期治疗这些高能量损伤，必须通过使用踝肱指数来排除血管损伤，胫骨和浅表、深部腓神经情况都需要详细的检查。在某些情况下，急诊手术治疗可以清创开放性伤口，解除隔室综合征，或跨越不稳定的骨折区域放置外固定支架。跨越骨折区域放置外固定支架需要基于两个损伤特征。第一个是轴向稳定性和/或水平方向稳定性。绝大多数外侧单髁损伤（Schatzker Ⅰ型～Ⅲ型）的肢体长度是稳定的，如果术前可以避免外翻并予以夹板固定或支撑。根据定义，双髁损伤（Schatzker Ⅴ型和Ⅵ型）有轴向不稳定，外固定有利于缓解疼痛，恢复长度并稳定组织以允许功能恢复。Schatzker Ⅳ型和Moore类型的骨折脱位受益于外固定术治疗，除了恢复长度之外，更能有效帮助膝关节的复位。这些骨折脱位类型不会像双髁骨折损伤那样短缩。相反，它们沿骨折线的倾角平移和短缩。在这种情况下，外部固定可以控制平移和缩短，并可在内固定前帮着保护神经血管。作为使用外部固定的另一个损伤特征是软组织的状态。需要延迟闭合的开放性伤口或需要筋膜切开术的骨筋膜室综合征，是使用外固定架的最好指标。在受伤后24～48小时处于骨筋膜室综合征高风险的腿部，也建议使用外固定架。

1. 外固定支架技术

外固定支架固定胫骨平台骨折的关键理念是将固定钉放置在受伤区域及计划钢板放置区域之外的地方。骨折及损伤区域可以沿胫骨方向延伸非常远，但这是比较少见的。通常，在胫骨前内侧骨面打入2枚5mm双皮质半针，同时在股骨远端1/3处、股直肌与股外侧肌肌间隙内打入2枚5mm双皮质半针螺钉，这样固定是牢固的（图25.9）。必要时，使用可兼容MRI的外固定架材料，这样可以使骨组织及关节同时显影。预先钻孔，然后手动放入这些固定钉，以防止出现热性骨坏死。C型臂影像在固定钉置入及骨折复位时应予以实施。虽然支架的目的通常是暂时性的，但仍应小心谨慎，尽可能地使骨折复位，使关节清晰可见。合并有脓血症或急性呼吸窘迫综合征的危重患者，会错过切开复位、最终重建的时机，因此好的初始复位将成为最终的复位。

2. 胫骨平台骨折合并骨筋膜室综合征

在双髁平台骨折或骨折脱位的情况下，骨筋膜室综合征并不罕见。在回顾性病例组中，Stark等在骨折外固定后的骨筋膜室综合征发生率，Schatzker Ⅳ型为53%，相比之下Schatzker Ⅵ型为18%。骨筋膜室综合征的发病，可以延迟至伤后24～48小时，仔细监测处于高风险的患者。这种延迟发生的骨筋膜室综合征，可能是由继发在损伤后的缓慢出血进入筋膜室内造成的。将脚放在中立位的同时，筋膜室空释放会增加骨筋膜室综合征的发生风险。因为会导致后方筋膜室压力的增加。允许足休息在"重力跖屈位"会更好，足是处在自然承受筋膜室释放的位置——通常在15°～20°跖屈位。平台骨折的筋膜室切开技巧是有争议的。一或两个切口的技术都可

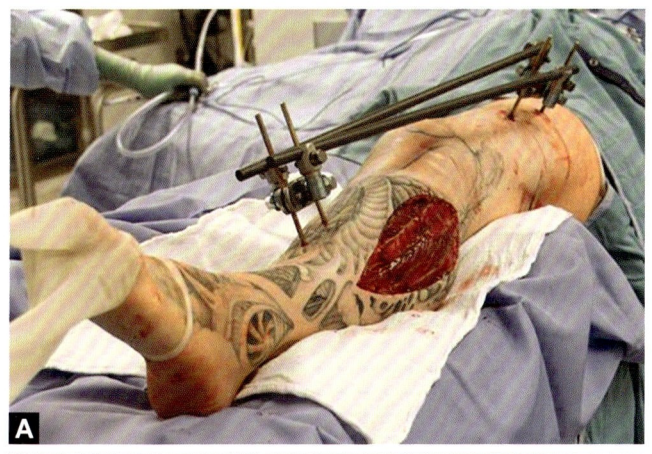
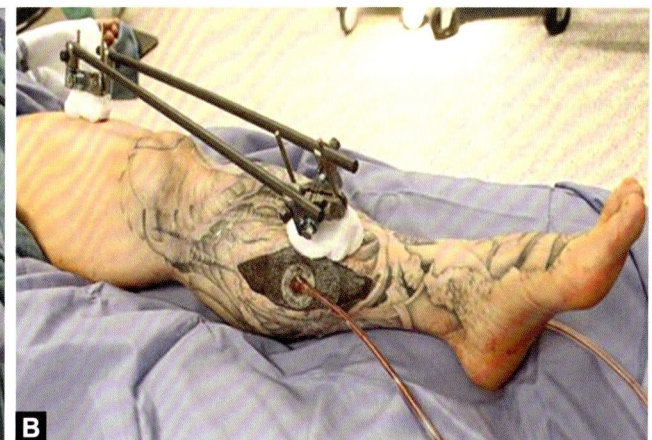

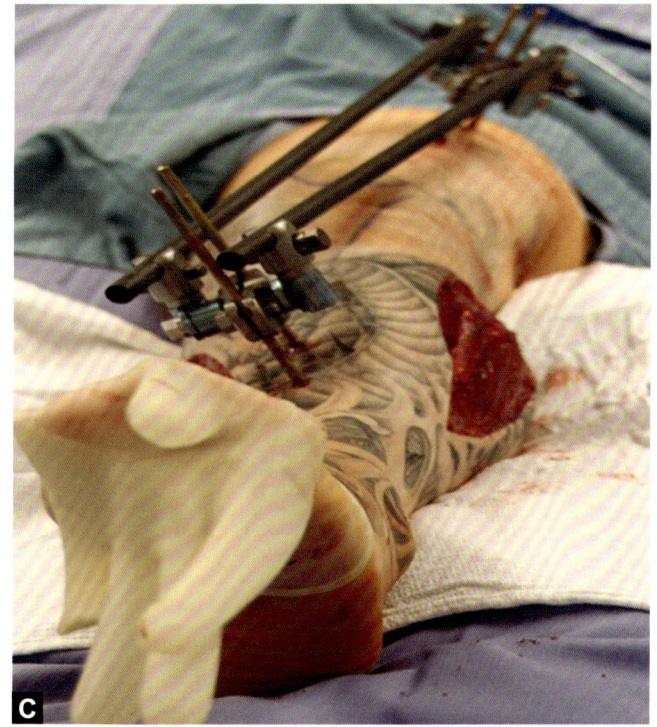

图25.9 长外固定支架的应用图

(A)股骨钉放置在髂前上棘与髌骨外侧角连线上，在股外侧肌与股直肌间隙内

(B、C)2枚胫骨针位于损伤区的远端，并沿着胫骨前内侧面

行。单切口技术是一种基于外侧的切口，其中浅层和深层后侧间室是沿着胫骨后侧缘释放的。另外的前侧切口是之后用来放置内固定的。最具有挑战的情况是，在需要内侧和外侧钢板固定的胫骨平台双髁骨折时，进行双切口筋膜室切开术。这需要两种方法之一来解决。一些术者建议外侧筋膜室切开术切口应放在正前方。外侧筋膜室减压与内固定放置均通过这个单一的外侧切口进行。在内侧，内侧筋膜切开术切口可以向近端延伸，以适应放置内侧或后内侧内固定的需要。这种方法的缺陷是常见的，外侧筋膜切开术切口不能一期闭合，并且必须植皮，导致无免疫能力覆盖外侧内固定。一种分层次的三切口技术，其中外侧筋膜室切开术切口放在靠外侧，几乎与腓骨纵轴一致。用来松解深部和浅部后侧筋膜室的内侧切口放置在远端，但仍在意图放置内侧钢板的线上（图25.10）。当到确定的重建时间，放置外侧内固定的切口由外侧筋膜室切开术切口分出来，并且放在前外侧（接近中线）髌骨旁位置。保持前外侧与外侧切口间全厚皮瓣桥接（图25.10D）。

通常，钢板延迟放置，直到肿胀消退并且筋膜室切口准备植皮闭合。内侧与前外侧切口通常在切开复位内固定结束后关闭。在手术设计时，外侧筋膜室切开术切口通常需要分层厚度植皮。内固定上的切口以这样的方法一期关闭。这样的技术允许在结束内固定后，一期闭合覆盖。

急诊治疗的经验与教训：

（1）骨折短缩如同双髁骨折或移位Schatzker Ⅳ型骨折，可从使用长的外固定支架中获益。

（2）当放置外固定支架时，固定钉需要在胫骨端保持远离损伤区域。

（3）骨筋膜室综合征进行筋膜室减压术后允许脚摆在重力跖屈位。

（4）注意筋膜室减压术切口的放置，特别是双髁损伤后的修复相关。

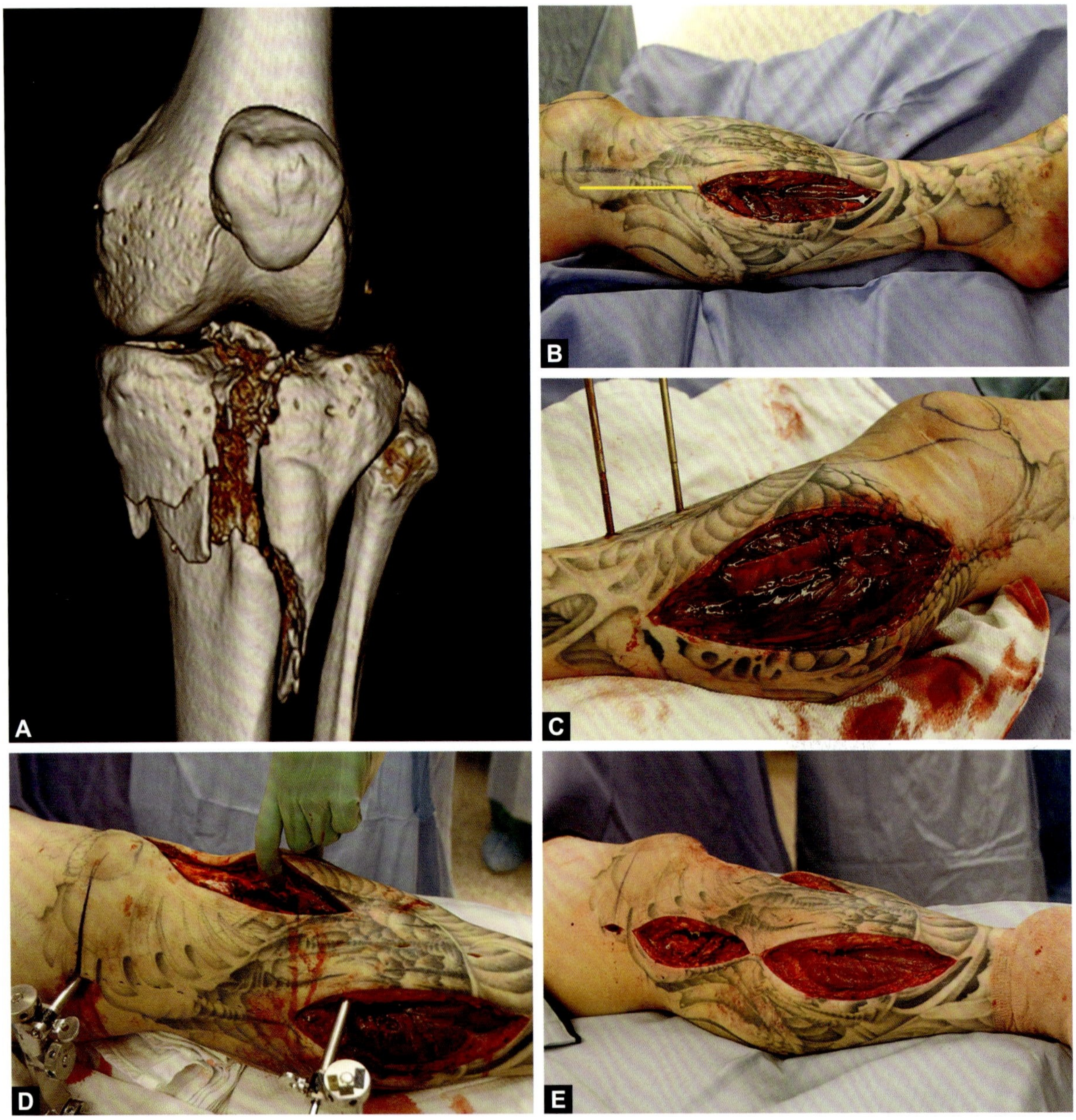

图25.10　四间室筋膜切开术的三切口技术

（A）CT三维图像所见的高能双髁胫骨平台骨折

（B）内侧筋膜切开术沿着胫骨的后缘，远离并与拟用于放置板的后内侧切口一致

（C）外侧筋膜切开术沿着腓骨的前边缘　（D）移除外置固定器

（E、F）内侧和前侧视野显露另一个内侧切口用于后内侧内固定

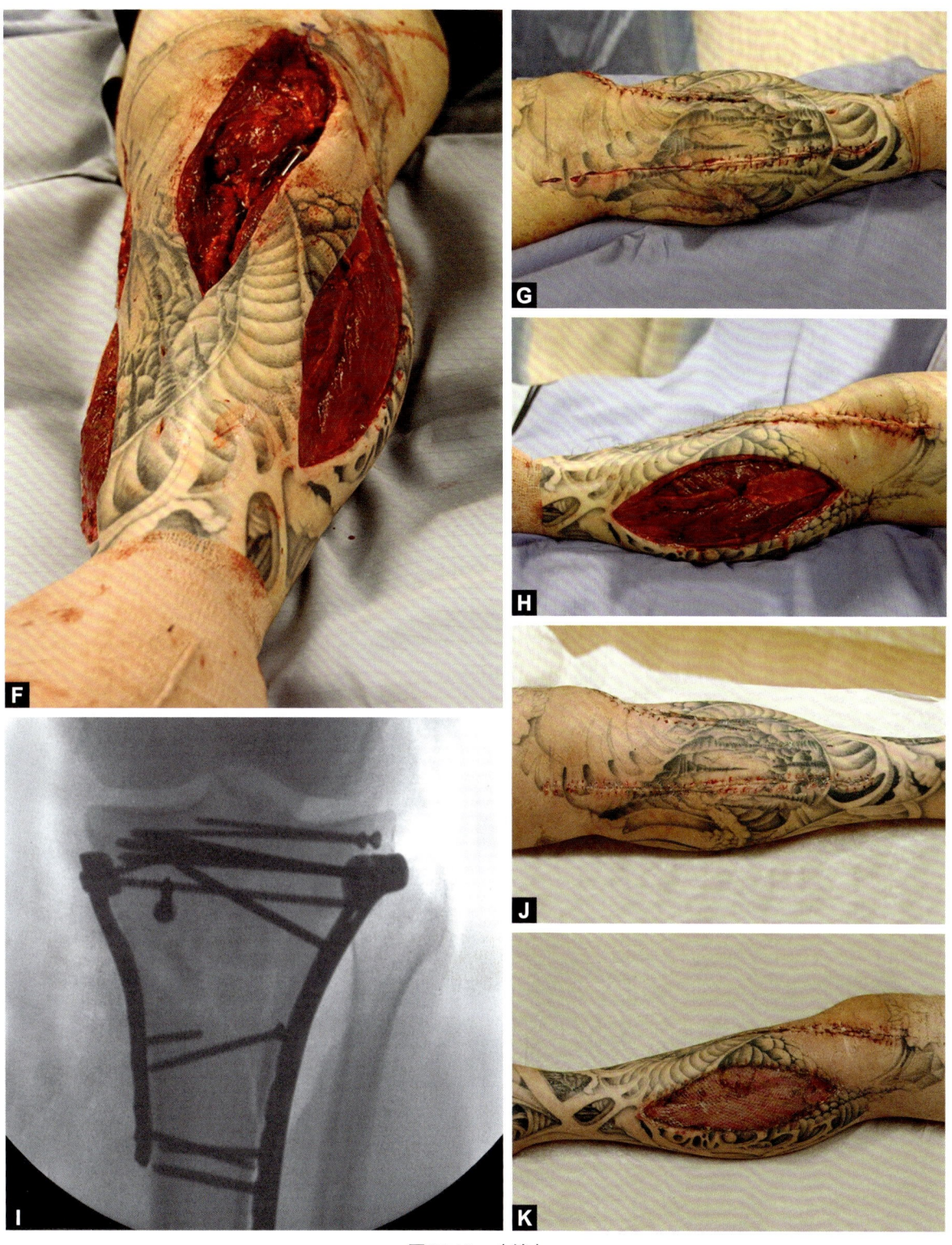

图25.10 （续）

（G、H）内固定完成后，内切口和前切口通常可以闭合

（I）最后的术中透视图像显示极好的关节复位和恢复胫骨校准

（J、K）（随访）腿部视图，切口和皮肤移植愈合

（二）手术技巧与骨折分类的基本原理

1. 撕裂骨折（Schatzker I 型骨折）

Schatzker I 型骨折可经皮、经开放或关节镜技术治疗，这取决于外侧半月板的情况。如果半月板撕裂明显（>5mm），或术前影像（MRI）显示半月板撕裂，则应在直视下取出并修复半月板。如果选择经皮技术，但撕裂不能在C型臂确认下解剖复位，术者应改变方法，以确保撕裂的半月板不会夹在骨折中，导致骨折间隙无法闭合。由于骨质良好，2枚拉力螺钉足够稳定。防滑位置的第3枚经皮拉力螺钉在分裂的骨折块顶点下，并没有提供任何优于2枚拉力螺钉的生物力学优势。如果已做了一个开放入路，那么1个小型低轮廓的经皮非锁定板也能满足。

2. 分裂凹陷骨折（Schatzker II 型骨折）

这是最常见的外侧髁骨折形式，在髁的位置、粉碎及凹陷程度上有很大变异性。人们倾向开放式显露大部分骨折，尽管有一些可以通过关节镜技术复位。显露后，半月板应抬高，全面检查是否有撕裂存在，并是否能修复它。一般来说，缝合修复半月板比复位髁更简单。利用分离和旋转后侧皮质骨进入凹陷的部分（图25.11）。可以利用牵开器来帮助。由于破裂的骨碎块旋转，半月板抬高并且膝关节内翻，尽量保留碎片面下层的松质骨，凹陷的关节碎片会松散。将克氏针放置在凹陷碎片中保持方向并充当手柄通常是很有帮助的。特别在复杂的凹陷碎片中格外有用。凹陷碎片是需要解剖复位的，无论是完整的关节面骨碎块，还是偶然出现的分裂碎片，任何骨块都精确地"理解"复位。然后将多枚小直径克氏针交叉放置在经还原的关节表面。缺损可以填充压紧的同种异体骨，然后关闭并夹紧分裂碎片。或者，可以首先关闭分裂碎片并夹紧，然后使用可注射的钙陶瓷产品。最后，非锁定的骨块支撑钢板是实用的，尤其能够允许多枚螺钉平行并关闭凹陷关节骨碎块的结构。与大块片板相比，支撑板更具优势，具有4枚3.5mm软骨下螺钉（筏螺钉）的构造已被证明在支撑凹陷骨碎块方面明显更好。然后修复半月板胫骨韧带。这部分的闭合可以通过关节周围钢板中最有优势的克氏针孔来帮助，锚固缝合半月板的外侧边缘。

3. 单纯凹陷骨折（Schatzker III 型骨折）

该组分型代表外侧髁骨质疏松最严重的患者的最低能量骨折。正如Gardner等所提到的，这种分型可能非常罕见，更详细的影像通常显示X线片中不能看到的隐匿的皮质分裂。这种骨折可以利用关节镜技术，或上述的小撕裂骨折通过C型臂影像来判断复位，最终予以重建。虽然这种类型不太常见，半月板损伤的确发生了严重的压缩并且需要解决。在这种骨折的手术治疗中将面临3个问题。第一个是复位的情况，如果关节面不能在直视下观察。由于术中透视的变异性，关节镜评估复位已被证明比C型臂更准确。第二个问题是选择填充材料，随后复位关节骨碎块。这是一种情况，特别是自身适用可注射的陶瓷钙。如果分开单独讨论，钙陶瓷是一种不断发展且具有优异的即时抗压强度的材料，在这种情况下展现出比松质骨具有更少的压缩。在凹陷段的还原和稳定之后，产生闭合的腔，这对于钙陶瓷的注射是理想的。最后的问题是骨折的稳定性，它会因明显的骨质减少而变得错综复杂，而这正是这种损伤的特征。综上所述，筏螺钉是支撑复位关节骨碎块的理想选择。如果外侧皮质很薄，应该使用1块小型非锁定支撑钢板与筏螺钉（图25.12）。

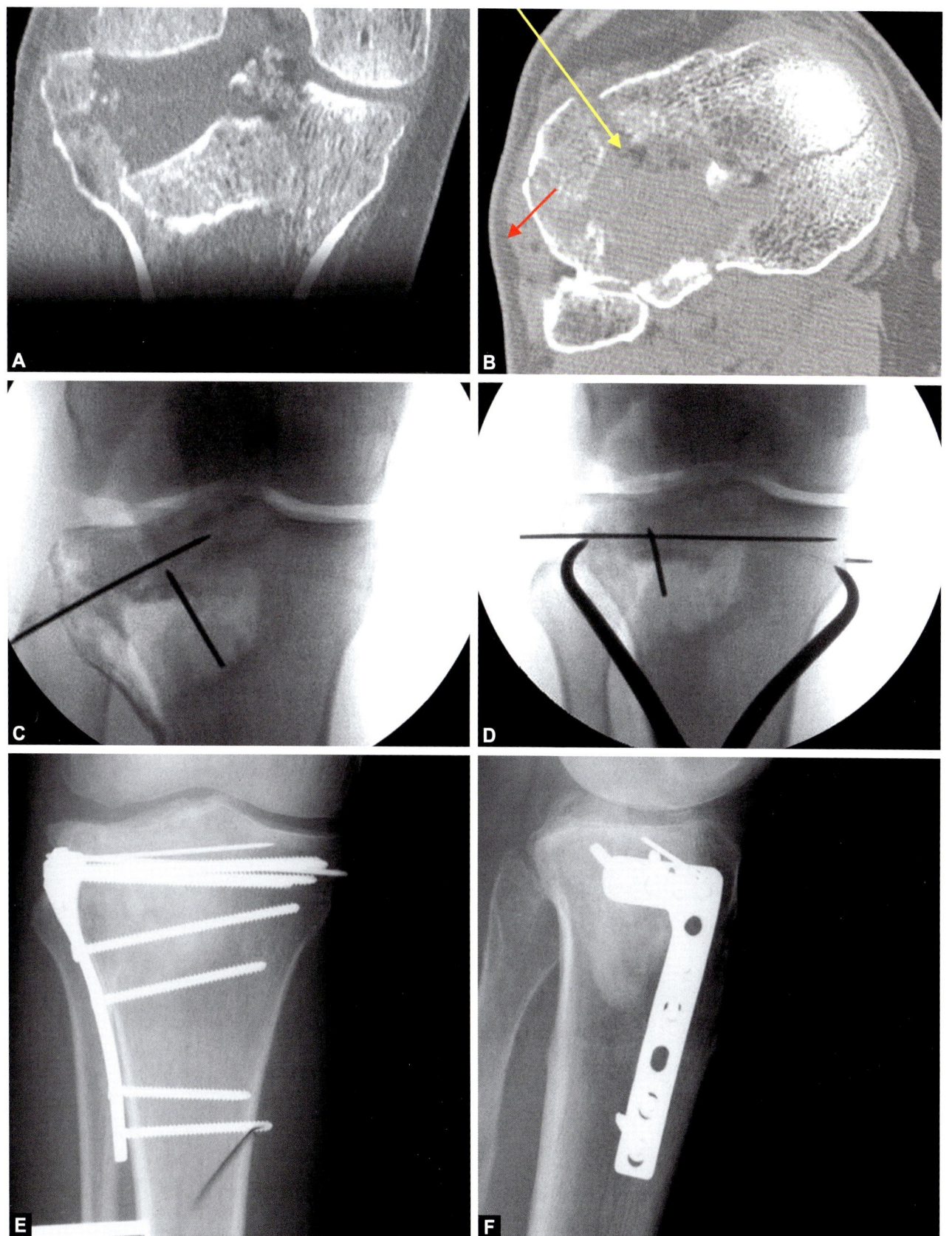

图25.11　进入骨折凹陷区域图

（A）分裂凹陷骨折　（B）分裂骨碎块向外部旋转（红色箭头），凹陷骨碎块通过分裂处进入（黄色箭头）

（C、D）压缩的骨碎块在松质骨区域，将同种异体骨填入空隙

（E、F）侧方小碎片支撑板与浮筏螺钉一起使用，用磷酸钙陶瓷填充空隙

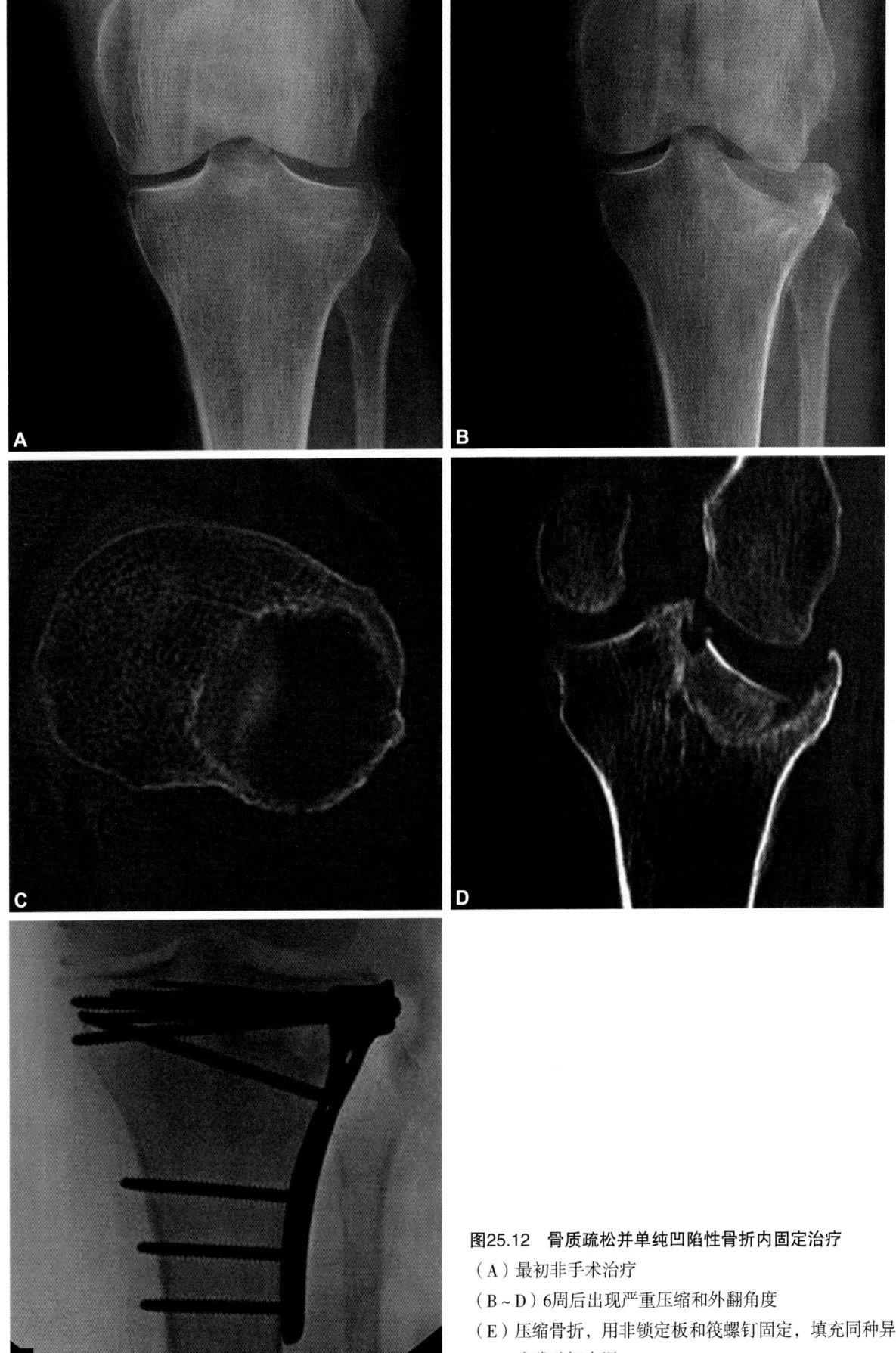

图25.12 骨质疏松并单纯凹陷性骨折内固定治疗

（A）最初非手术治疗

（B～D）6周后出现严重压缩和外翻角度

（E）压缩骨折，用非锁定板和筏螺钉固定，填充同种异体骨
      或磷酸钙水泥

4. 外侧平台骨折脱位

这类分型在Schatzker分类中没有描述，包括那些骨折线从外侧皮层出来、穿过中线进入内侧平台的损伤（图25.13）。这使交叉韧带无法避免撕脱伤。经常出现腓骨头骨折或外侧副韧带撕脱嵌入。应考虑给这些损伤做MRI扫描，以充分观察这些软组织损伤的特征。首先，有必要认定这些损伤是高度不稳定的，并伴有与膝关节脱位相关的腓神经和后方血管系统损伤的风险。可能存在半月板损伤，因为损伤期间可能会出现严重的移位。就像内侧的对应结构一样，在某些情况下，除了观察内侧平台骨折的复位情况，还需要钢板外侧固定骨折。这能够通过C型臂关节镜或一个小前内侧关节切口完成。如果正中隆起与外侧骨折块分离，交叉韧带的起点需要复位和稳定，以恢复功能性张力。如果附着的骨碎片很小，可以在骨折复位时通过加压缝合或使用纤维缝线使其穿过韧带的底部，然后通过钻孔穿过前方皮质并绑定。如果相连的骨碎块较大，可以解剖复位并穿过软骨下骨，横向长螺钉稳定在内侧的软骨下骨。最后，撕脱的外侧副韧带应通过拉力螺钉或张力带构造修复至近端腓骨。在某些情况下，后外侧角修复的指征是基于MRI扫描和术中的膝关节检查。

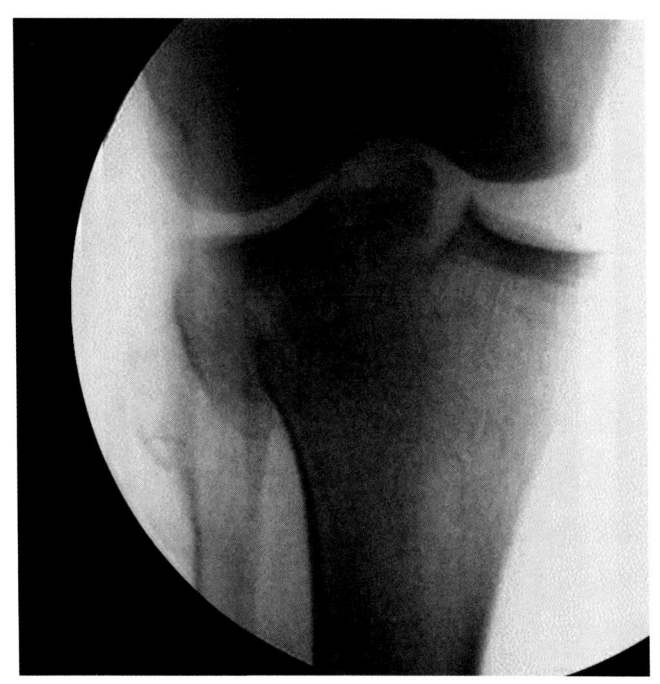

图25.13　Moore2型外侧胫骨平台骨折并脱位

5. 后外侧骨折

胫骨平台后外侧角骨骨折不常见，但治疗难度大。在胫骨平台骨折中，发生率约为10%。骨折碎片通常被腓骨头或腘肌角区域的韧带结构覆盖。这些骨折通过前侧或前外侧入路是非常难治疗的。胫骨前侧皮质完整的截骨是一个显露方式的选择。然而这是无效的，并且在生物力学上是无根据的，尽管它有针对性，这样的截骨不能为解剖复位提供足够的显露，或适当支撑复位碎片的能力。Carlson描述了一种后外侧入路，其中胫骨后侧显露在腓骨与腓肠肌外侧头内侧反折处。5个病例用这个入路与后内侧入路组合来治疗后侧髁骨折。Bhattacharyya等描述了一种扩展的后侧入路，其中松解腓肠肌内侧头来显露整个近端胫骨后侧面。这些显露都需要易于患者转换体位，使得难以标记的复杂骨折部分得以解决。为了解决这些骨折部分的困难，提出了替代入路。1979年，Gossling和Peterson描述了一种扩展入路，显露整个胫骨近端外侧面——前侧、外侧和后侧。前方，胫骨前部是分开的并向远端反折；后方，股二头肌和内侧副韧带从腓骨头处分开。1997年，Lobenhoffer等描述了一个扩展入路利用腓骨颈部截骨，在12例患者中有良好的效果。Solomon等描述了一种仰卧位经腓骨入路，允许直接复位和支撑一个后外侧骨碎块，同时保留近端胫骨软组织包膜和血液供应。对8名患者均有良好的疗效，腓骨颈截骨术愈合好，腓神经无损伤。Frosch等提出了一种不使用腓骨截骨术的改良外侧入路。在这种技术中，患者被放在侧卧体位，由关节线上3cm做一个15cm的后外侧切口。在从Gerdys结节分离出髂胫束之后，行外侧半月板切开术。这个切口允许关节表面可视化。骨碎块复位和支撑板放置的操作是通过制造一个分离的后外侧窗口来完成的，通过同一个皮肤切口在外侧腓肠肌与股二头肌间隙中显露。腓总神经与二头肌一起显露。通过这种入路成功治疗了7名患者，指出主要的缺点是受外侧位的限制。

外侧胫骨平台骨折处理的经验与教训：

（1）经皮复位和固定可以治疗纯骨折，分裂凹陷性损伤通常需要开放性复位，植骨及金属螺钉抬高关节面并用传统钢板固定。常见半月板损伤并需要修复。

（2）单纯凹陷（3型）骨折类型适用可注射的骨移植替代。

（3）MRI影像可帮助识别在外侧骨折脱位中的韧带损伤。

（4）后外侧骨折类型，作为替代的外侧及后外侧入路比标准前外侧入路更需要。

6. 内侧平台骨折（Schatzker Ⅳ型骨折）及骨折脱位

内侧平台骨折根据Schatzker分型与Moore2型骨折–脱位分型重叠。在本组观察到的稳定性在很大程度上取决于骨折从哪一侧的正中隆起脱离关节表面。基于这种概念的内侧骨折分类法是由Wahlquist等提出的，其中髁间嵴内侧的骨折线被归为A型，中间髁间嵴为B型、外侧髁间嵴为C型。腓神经和动脉损伤仅在C型患者中出现，其骨筋膜室综合征发生率为67%，而对比在B型为33%、A型为14%。Stark等还报道了骨折脱位组骨筋膜室综合征（53%）的好发率。孤立的内侧平台骨折应用内侧支撑板稳定。在生物力学研究中，Ratcliff等对比了使用内侧支撑板（非锁定）与外侧锁定板来稳定垂直方向的内侧骨折，并发现内侧支撑板在静态负重中明显提供了更强的稳定性，并且趋向于改善循环负重的稳定性。可以在内侧直接放置支撑板，其中钢板能在鹅足肌腱下或后内侧（参见后方内侧入路）移动，取决于骨折线方向与内侧骨碎块的长钉定位处。有时，由于广泛的内侧粉碎骨折，需要内侧与后内侧的钢板固定（图25.14）。如果骨折破坏了外侧的关节面，一个单独的外侧切开术或关节镜可以确认关节面的复位。另外，一个单纯的内侧平台骨折可以通过中间前侧切口应用一个全厚皮瓣和髌骨内侧入路来处理。

内侧骨折脱位类型是很微妙的。图25.15显示了不穿过中线的内侧骨折，但内侧平台旋转的张力失效。在手术中，发现这些骨折非常不稳定，合并内侧副韧带在股骨起点处撕裂，被列为Moore4型。

7. 后内侧骨折

后内侧骨折首先由Hohl于1967年描述，后内侧骨碎块可以被看作是骨折脱位的独立骨单位（Moore1型）。通常被认为是双髁骨折的一部分（30%~60%）。常发生移位（>5mm）并包含25%的平台区域。因其大小和位置，常伴有轻微的股骨后旋转半脱位。骨折的方式通常相当垂直且不稳定，造成具有高剪切角的骨碎块，在不使用防滑动板的情况下难以控制（图25.16）。这种骨碎块稳定失败可导致股骨髁的持续半脱位和功能不良的远期结果。通常，这个骨碎块不能通过任何外侧钢板固定，需要直接入路固定。

延伸与改良后的Lobenhoffer入路被认为可以利用。一个单独后内侧骨碎块在这样的入路下容易处理。更常见的是，它是在仰卧位做的，是双髁骨折内外侧联合重建的一部分。皮肤切口沿着腓肠肌内侧头延伸，自股骨近端内上髁到胫骨后缘6~8cm，超出后内侧骨碎块的顶端（图25.17）。深部切口位于腓肠肌内侧与鹅足之间。没有真正的神经间平面。内侧副韧带前方仍完好。必要时，插入的半膜肌可以通过一个剥离器从骨折块中牵拉出来。

鹅足肌腱向前移保持完整性。在仰卧位，术者站在手术台的对面。在这种方法中，如果需要，关节面可通过半月板下切开术显露。当骨碎块较大且不粉碎，可以在干骺端水平复位，并且通过透视确认，不需要打开关节。复位手法是牵引胫骨和伸膝，通常需要股骨前旋。内侧股骨牵引器可用于恢复下肢长度。复位后，用克氏针和一个点对点复位前保持。对于一个小骨碎块，用1/3管形组成的抗滑动支撑板或重建板是足够的。也有新型的预弯钢板可用。关键是放置第1枚螺钉在完整胫骨的皮质骨上，远离骨碎块的顶点，让稍微不贴合的钢板在拧紧螺钉时帮助复位。

 内侧胫骨平台骨折处理的经验与教训：

（1）内侧和后内侧骨折类型不能使用外侧锁定钢板固定。需要直接内侧或后内侧钢板固定。

（2）内侧骨折脱位类型是微妙的，并且韧带的稳定性应得到充分评估。

（3）后内侧骨折能通过牵引和伸展膝关节帮助复位，可以利用股骨牵引器。

（4）内侧骨折和骨折脱位具有较高的骨筋膜室综合征的发生率，并且会在受伤后的一段时间内发生。

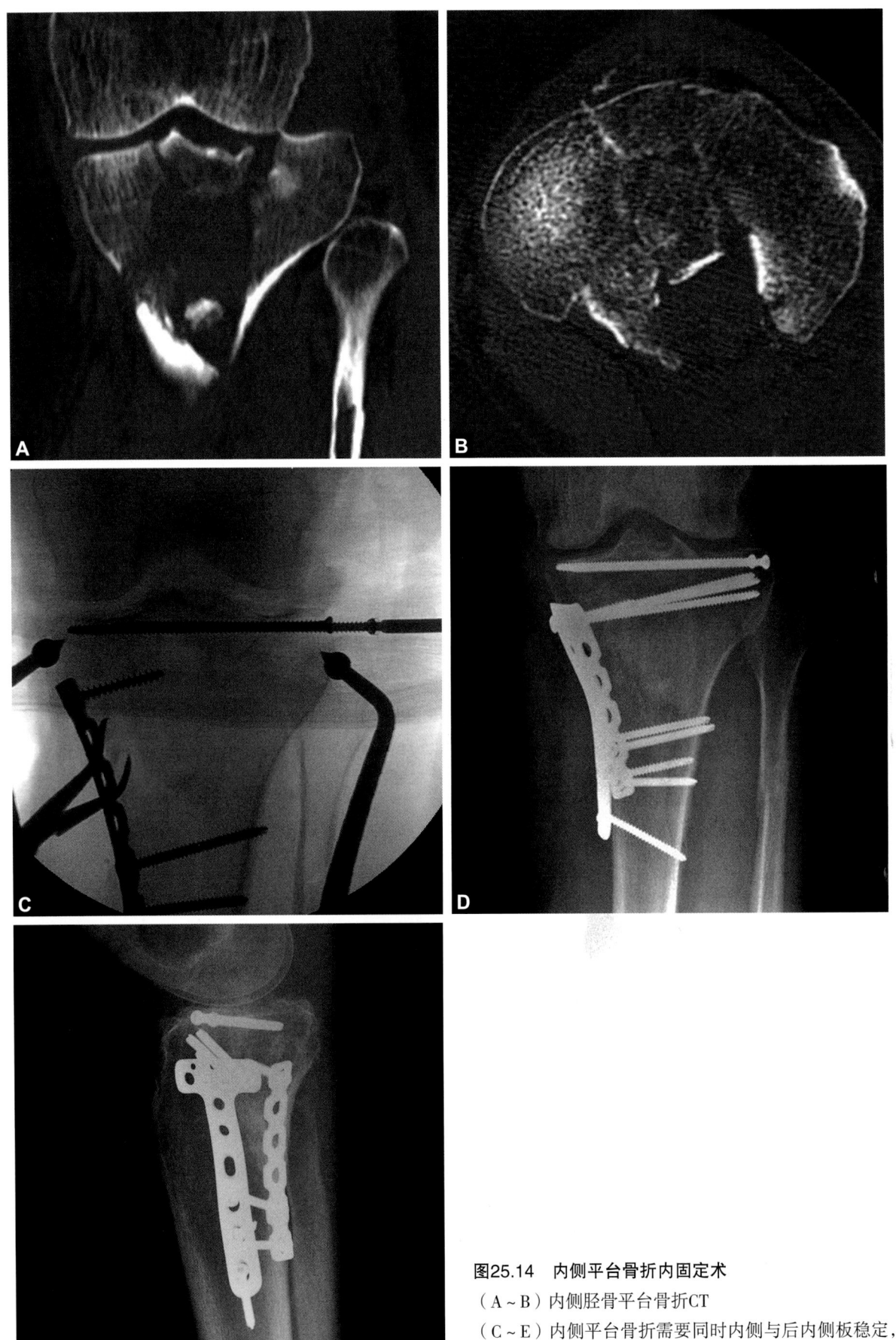

图25.14 内侧平台骨折内固定术

（A~B）内侧胫骨平台骨折CT

（C~E）内侧平台骨折需要同时内侧与后内侧板稳定，注意
独立放置筏螺钉来支撑关节粉碎处

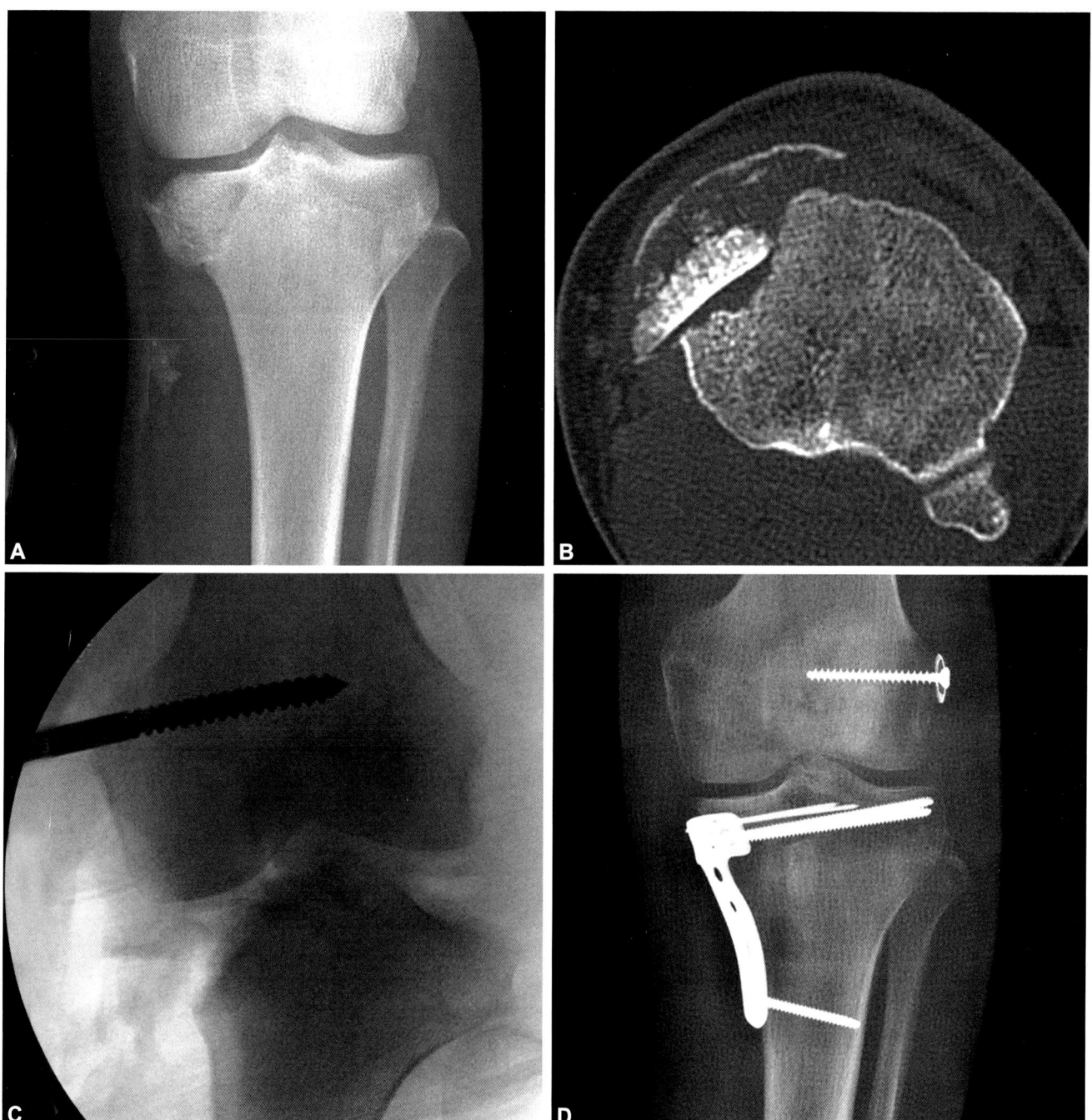

图25.15 内侧胫骨平台骨折并脱位

（A、B）外侧副韧带从股骨髁撕脱的内侧平台骨折脱位

（C）由内侧支撑板进行固定 （D）修复内侧副韧带的骨撕脱处骨组织

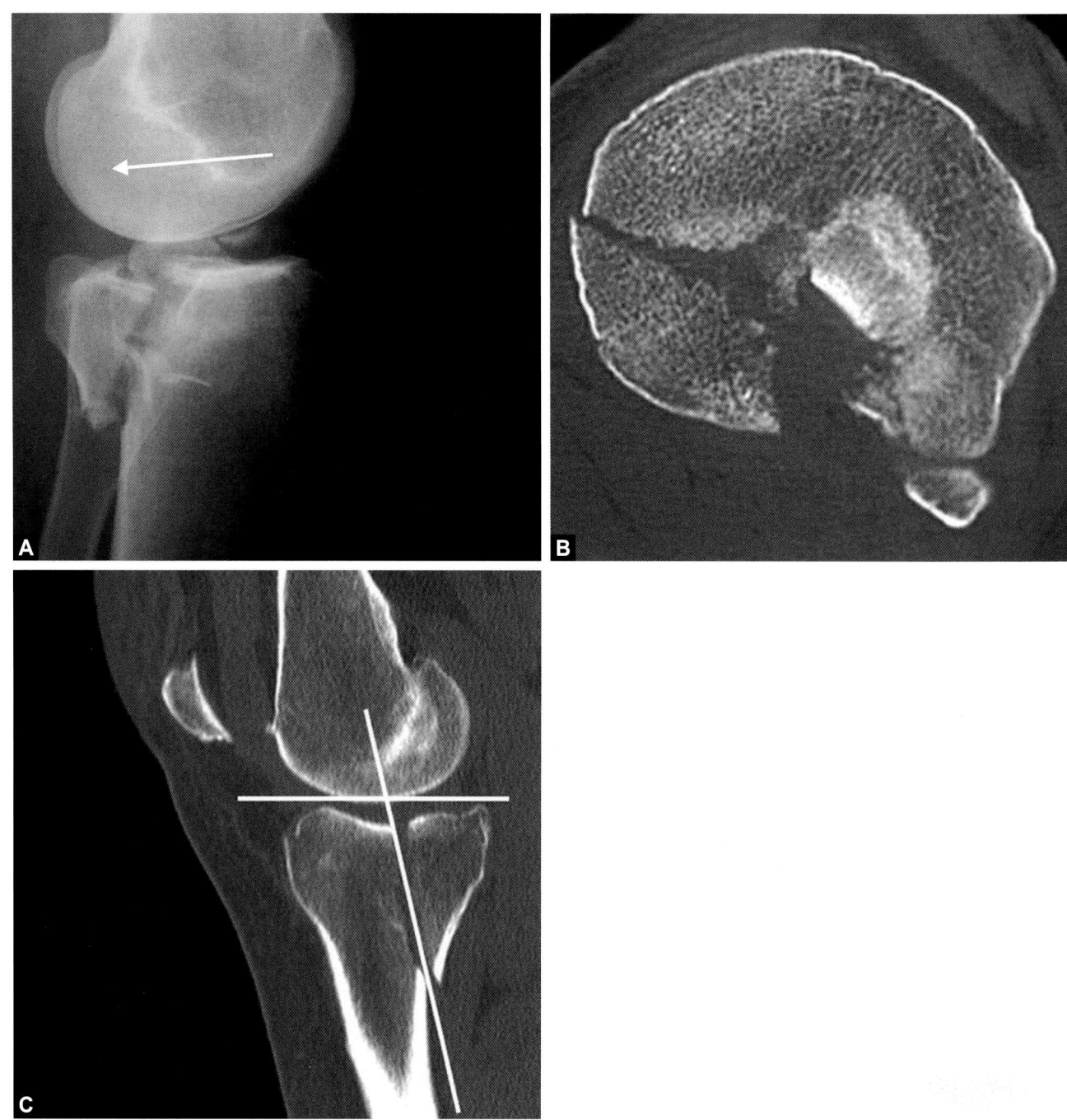

图25.16 胫骨平台后内侧骨折

（A、B）骨折相关的后内侧骨块，股骨后半脱位

（C）大多数案例的骨折线通常相当垂直，剪切角（SA）>65°

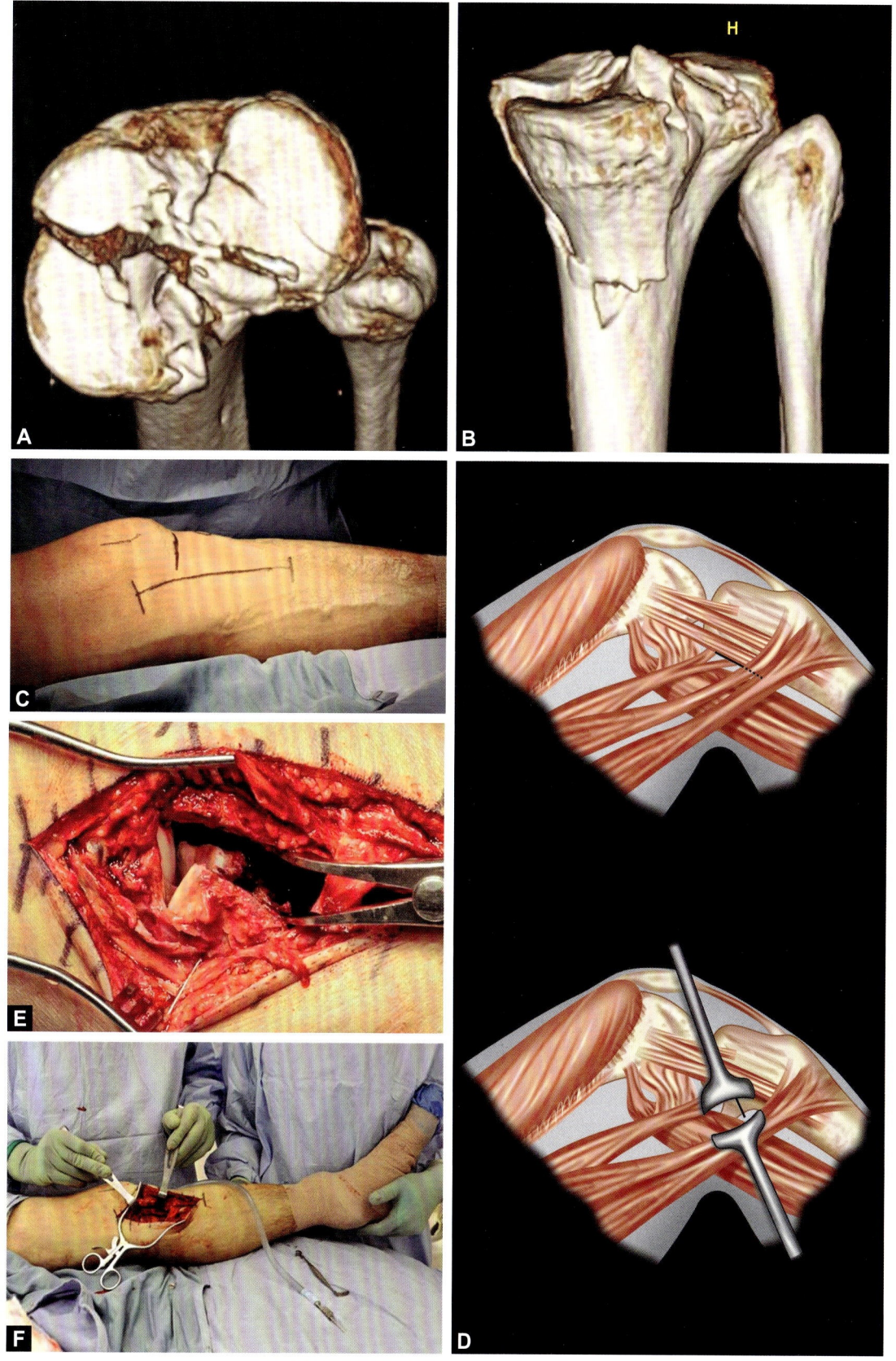

图25.17 胫骨平台后内侧骨折内固定

（A、B）三维重建一个大的后内侧骨碎块 （C）Lobenhoffer入路可用于仰卧位，其中皮肤切口沿着胫骨的后边缘

（D）深间隔在内侧副韧带和后斜韧带之间 （E）关节可以通过半月板下切开术显露

（F）获得重建是通过伸膝、牵引和外翻，在关节线与干骺端确认

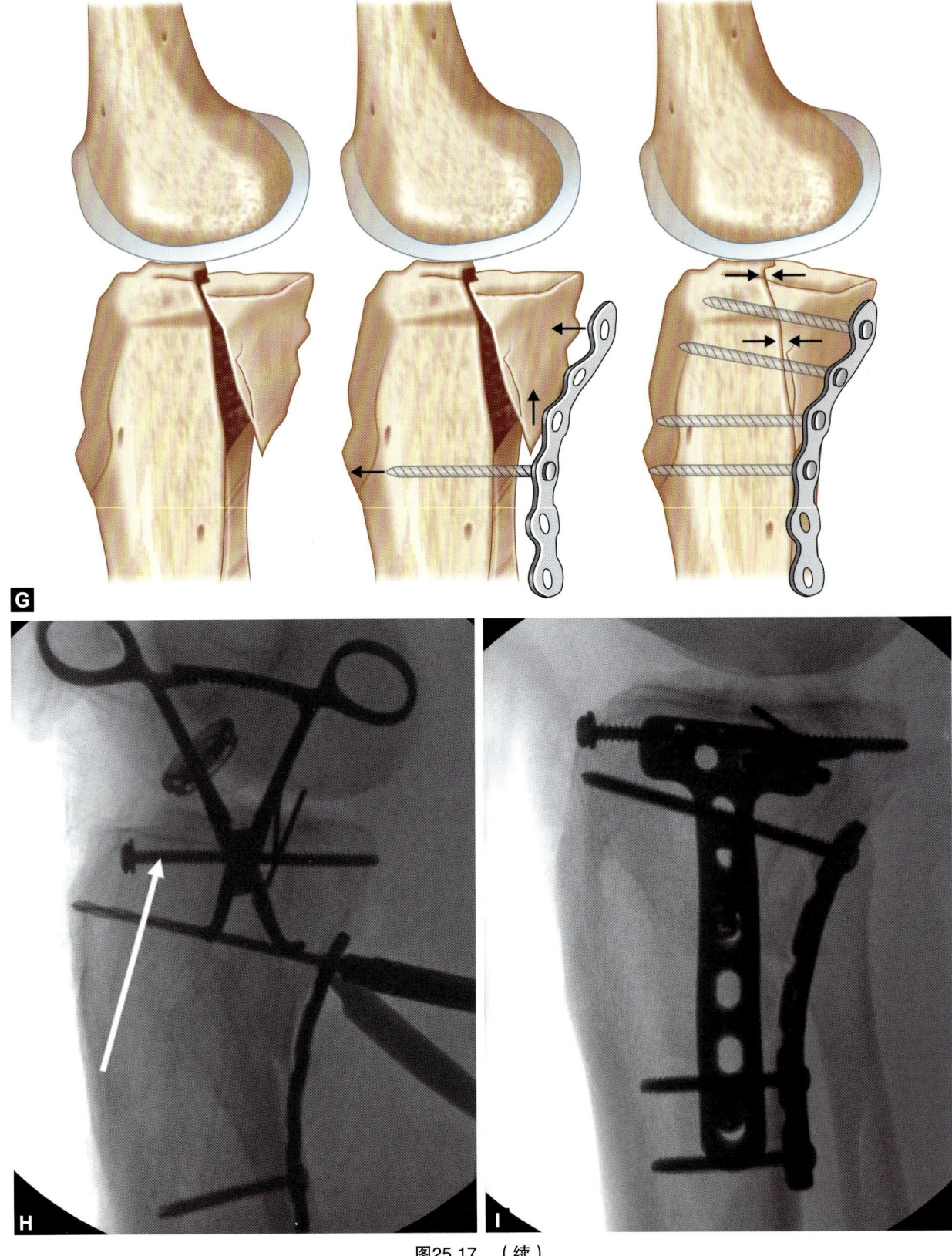

图25.17 （续）

（G、H）放置抗滑动钢板及第1枚螺钉，远离骨碎块的顶点

（I~K）考虑后内侧碎片的大小，放置第2枚直接内侧板

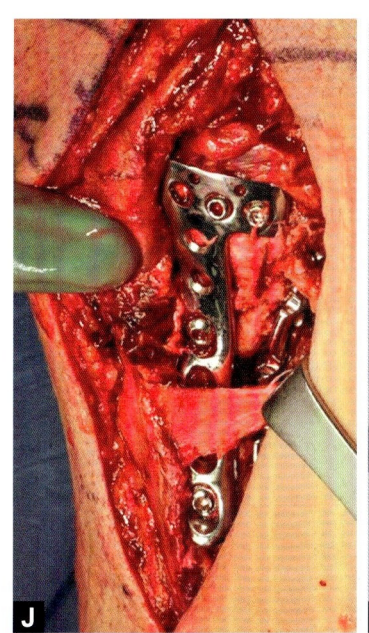
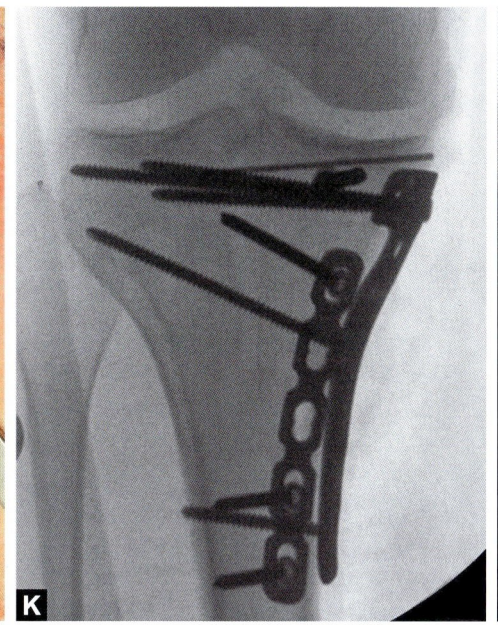
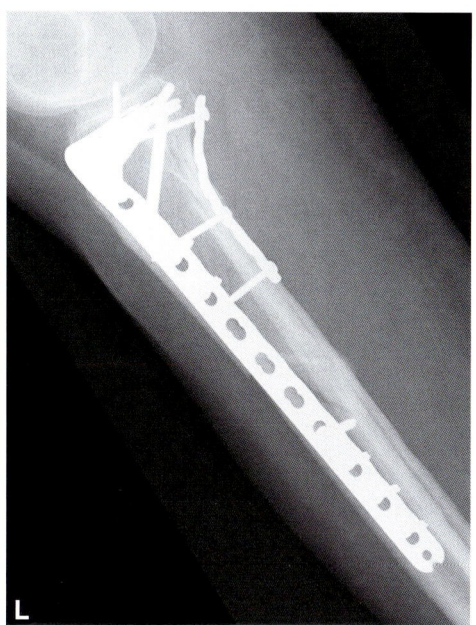

图25.17 （续）

（L）后侧内侧板与外侧锁板联合治疗双髁骨折的位置

8. 双髁骨折（Schatzker V型、VI型，AO /OTAC型和Moore5型）

双髁骨折在时机、手术入路、骨折稳定性方面的特殊性意味着手术治疗具有更大的挑战。这些骨折通常是高能量的，可能是开放性，同时经常伴有合并损伤，也可能是功能性膝关节脱位（Moore5型）。动脉损伤，半月板和韧带损伤是常见的，必须予以解决。骨筋膜室综合征通常直接或延迟发生。从重建的角度上看，必须实现并保持两侧的复位与稳定。早期研究证实，通过单个中线皮肤切口提供内侧和外侧钢板放置，会导致切口崩裂和伤口感染的不良结果。这可能是由于手术时机不对和过度阻断骨折块血供造成的结果。充分理解和重视软组织的覆盖，能使双髁骨折的治疗效果得到显著改善。这些损伤的分期和个体化治疗通常使用初期的外固定支架使软组织修复，与Pilon骨折的治疗类似，并已成为大多数创伤中心的护理标准。治疗上必须解决两双髁骨折复位和稳定，满足关节运动关节的一致性的需要。双髁平台骨折固定的现代方法包括：适当时机通过两个单独的皮肤切口放置内侧（或后内侧）钢板与外侧钢板，环形框架固定，只通过锁定板单面固定（内侧或外侧）。

9. 双髁骨折的钢板选择——双钢板

由于外侧髁的骨折通常通过标准钢板技术来稳定，所以在双髁胫骨平台骨折的治疗策略中通常以内侧髁骨折的形态为中心。先解决内侧骨折，并且可以使用股骨牵引器来辅助（图25.18）。通常，内侧髁冠状面骨折线已制造1个后内侧和前内侧不同大小的骨碎块（图25.19）。一条冠状骨折线是相对中间或前侧的，造成2个内侧骨碎块，通常可用长拉力螺钉压紧，然后用内侧常规钢板稳定。直接内侧显露：关节面显露通过抬高半月板胫骨韧带，与外侧的切口相似，小骨碎块钢板能放置在鹅足肌腱下。当冠状骨折线相对较靠后时，经典的后内侧骨碎块就出现了。这些骨碎块经常移位，具有高剪切角，并且缺乏经验的外科医生经常忽略治疗。复位和固定通常需要直接的后内侧入路，并放置1块防滑钢板。与该骨碎块的治疗及相关稳定在另一章节中讨论。外侧髁通常在内侧髁后复位，通过标准的外侧入路，并用锁定或非锁定板固定。再者，股骨牵引器对恢复长度及显露关节面非常有帮助。预防软组织并发症的关键是在软组织恢复后进行双钢板手术的时机，并且两个手术切口之间组织不进行剥离。Barei等报道83例高能胫骨平台骨折患者采用这种入路治疗，仅发现11%的无菌性感染发生率和8%的败血症并发症发生率。

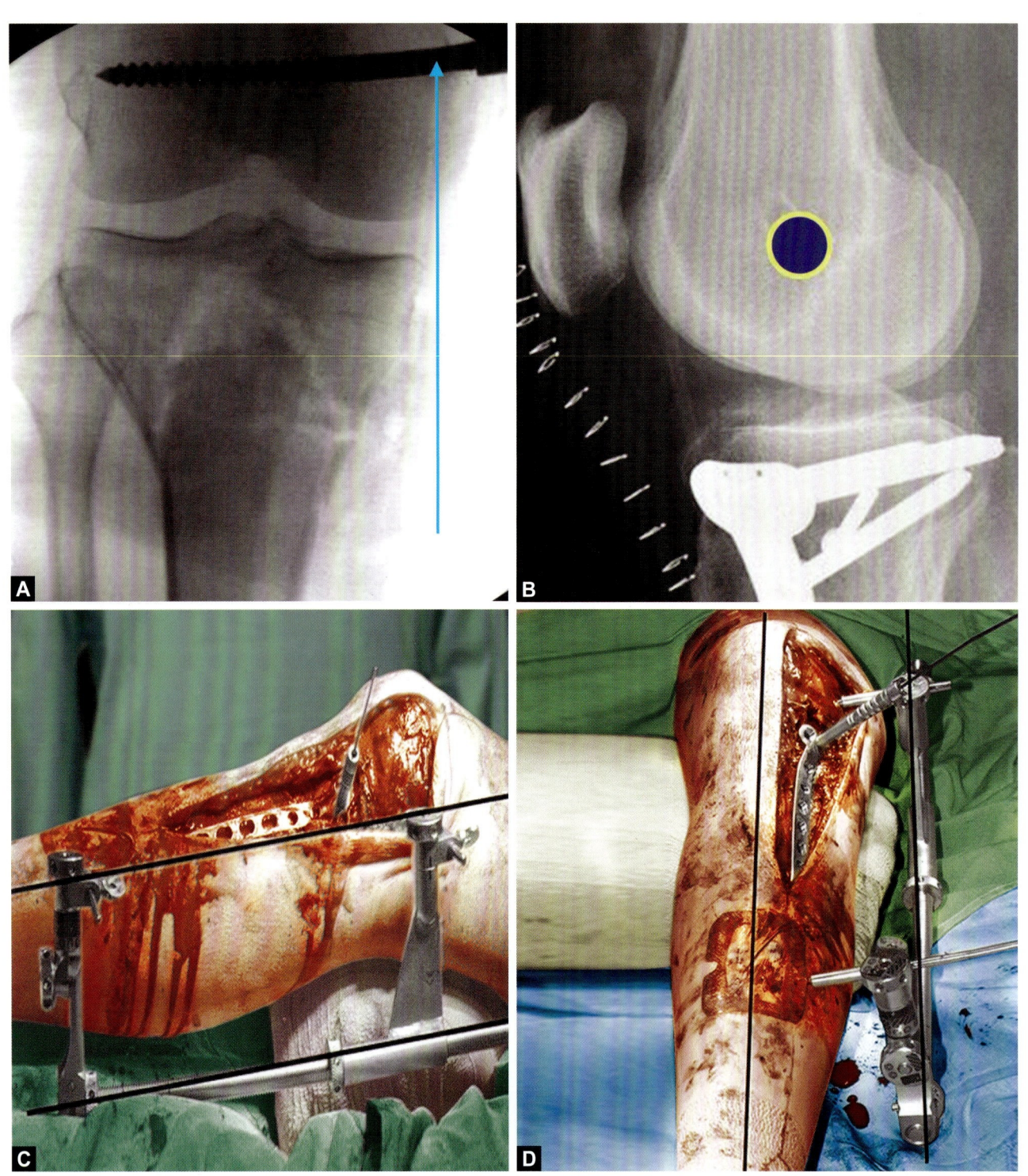

图25.18　使用股骨牵引器辅助复位双髁平台骨折
（A）股骨针平行于关节线放置　（B）在股骨和Blumensatt线后皮质的交集，这是股骨的瞬间旋转中心
（C、D）牵引杆的轴线平行于前后侧和外侧胫骨面，避免牵引时旋转

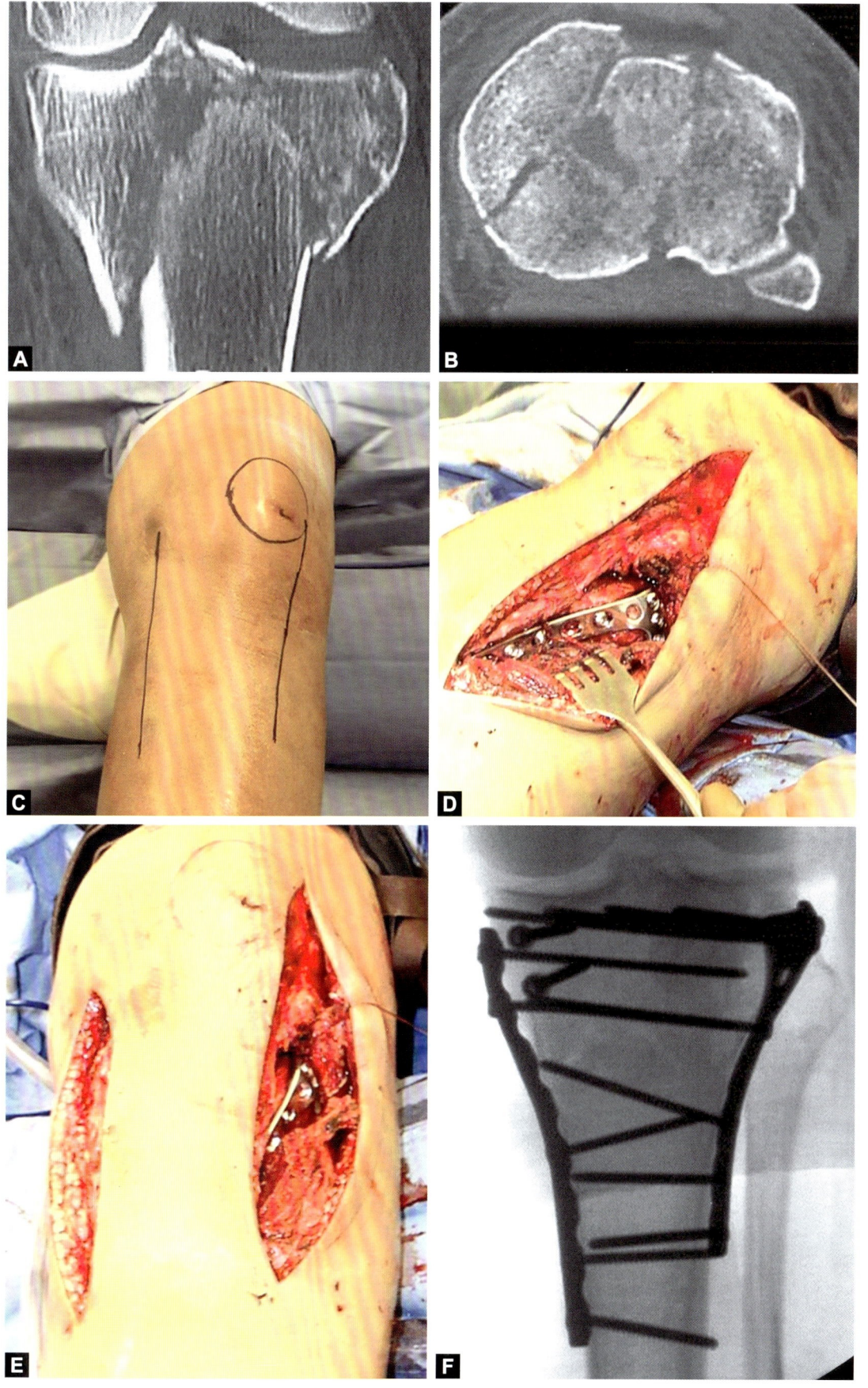

图25.19 胫骨平台骨折双钢板内固定

（A、B）胫骨平台双髁骨折 （C～H）内侧和外侧钢板固定，无须中间剥离

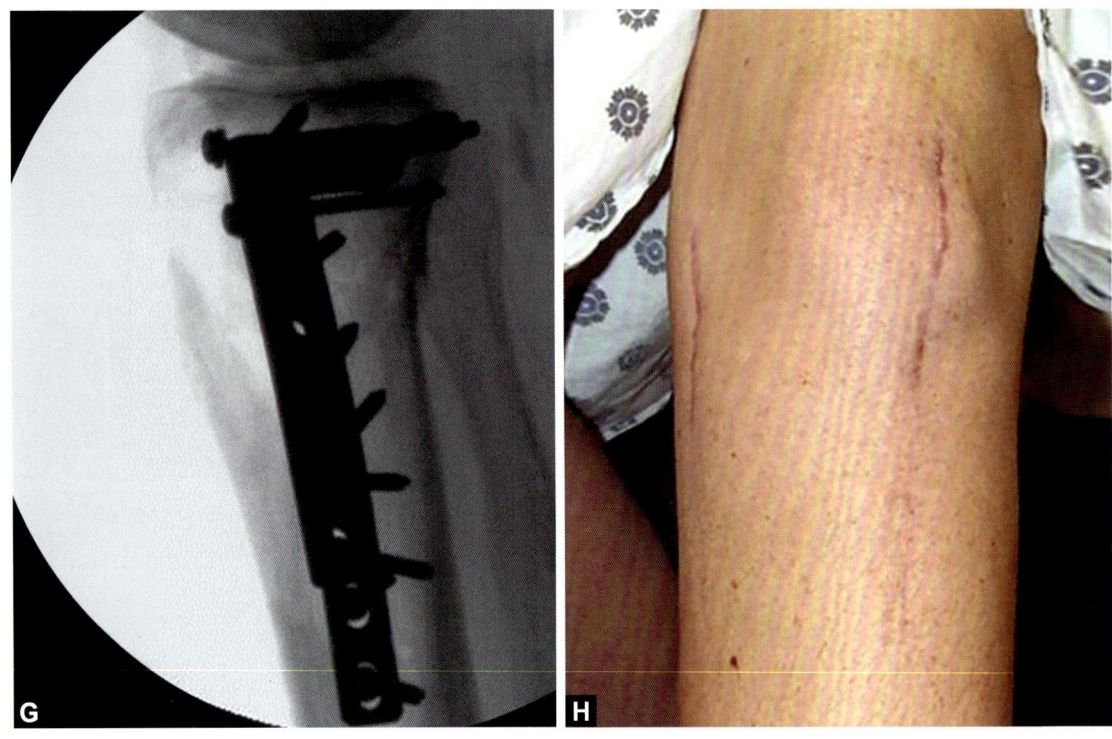

图25.19　（续）

10. 双髁骨折的钢板选择——锁定钢板

在发明胫骨近端锁定板之前，双髁骨折通常需要双钢板来实现稳定。采用胫骨近端锁定钢板引发的临床问题，即（如果有）双髁骨折骨碎块能够仅从一侧用锁定钢板固定，可能不需要做另一个切口并放置第2个植入物。这与股骨远端的情况相似，很少需要双钢板。通过生物力学研究对比双侧钢板与单锁定钢板在双髁骨折的稳定性，提示在使用单侧锁定板中，比防滑钢板置入时，对侧骨碎块移动更多。临床问题提示移动多少算多，需要多大的髁突骨碎块和什么骨质量来允许放置第2块钢板？从现有研究中可以明确的是，后内侧骨折不能用锁定板从外侧面充分稳定，并且需要通过单独的后内侧切口来辅助复位（图25.17L）。

目前，可使用专门为胫骨近端内侧和外侧的定制锁定板。给了外科医生很大的灵活性，通过关节的一侧在不同的骨折类型中创造出稳定的结构。图25.20显示了外侧锁定板稳定的内侧粉碎性双髁骨折，在愈合时复位良好。在一些骨折类型中，除髁位移之外还存在明显的关节面凹陷。在关节面凹陷抬高之后，如前所述安置筏螺钉来支撑复位是有利的。通常，这些必须放置在靠近锁定板的位置，使用2.7mm或3.5mm螺钉（图25.20G、H）。靠近胫骨平台的水平方向的三孔管状板也是有效的固定结构。双髁骨折合并内侧移位及微小外侧移位可以通过内侧单一锁定钢板固定。完整的腓骨结构是关节外侧稳定的标志。

如上讨论的钢板选择，不论非锁定与锁定，分阶段的骨折处理，使外科医生在稳定双髁骨折方面有了更多的灵活性及选择。小钢丝环形外固定也是一种替代技术，可以恢复复杂的胫骨近端骨折的稳定性，同时产生最小的额外软组织损伤。这种技术可扩展以纳入股骨干骨折，在严重的骨折中也可以延伸越过膝关节，以保持韧带的整复。这些圆形框架技术有一个学习曲线，偶尔使用的人会发现很难掌握。

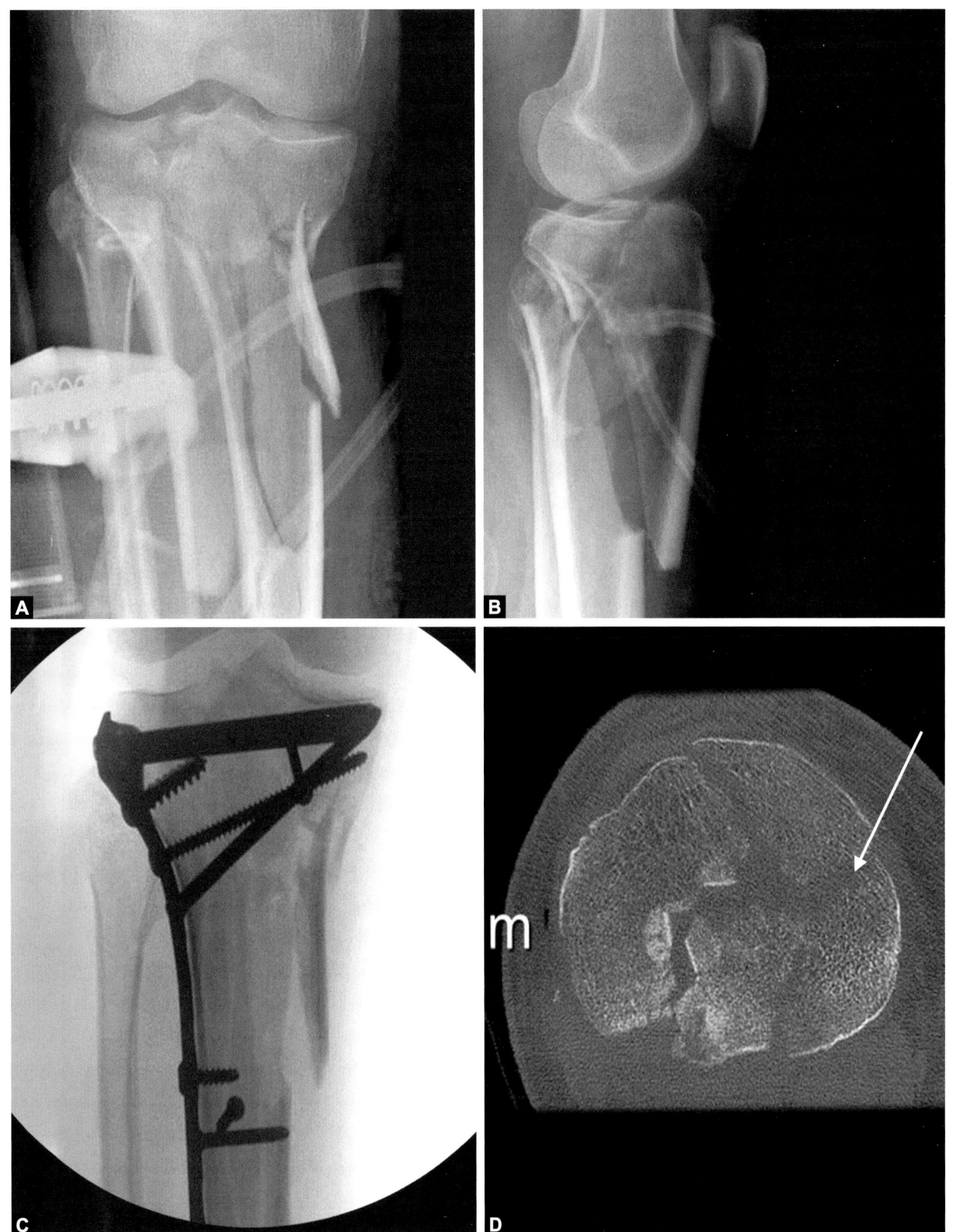

图25.20 外侧锁定钢板治疗胫骨平台双髁骨折

（A、B）胫骨平台双髁骨折 （C）从侧面仅用一锁定板固定

（D）内侧髁（箭头）的冠状分裂首先在解剖学上复位，并用前后拉力螺钉固定

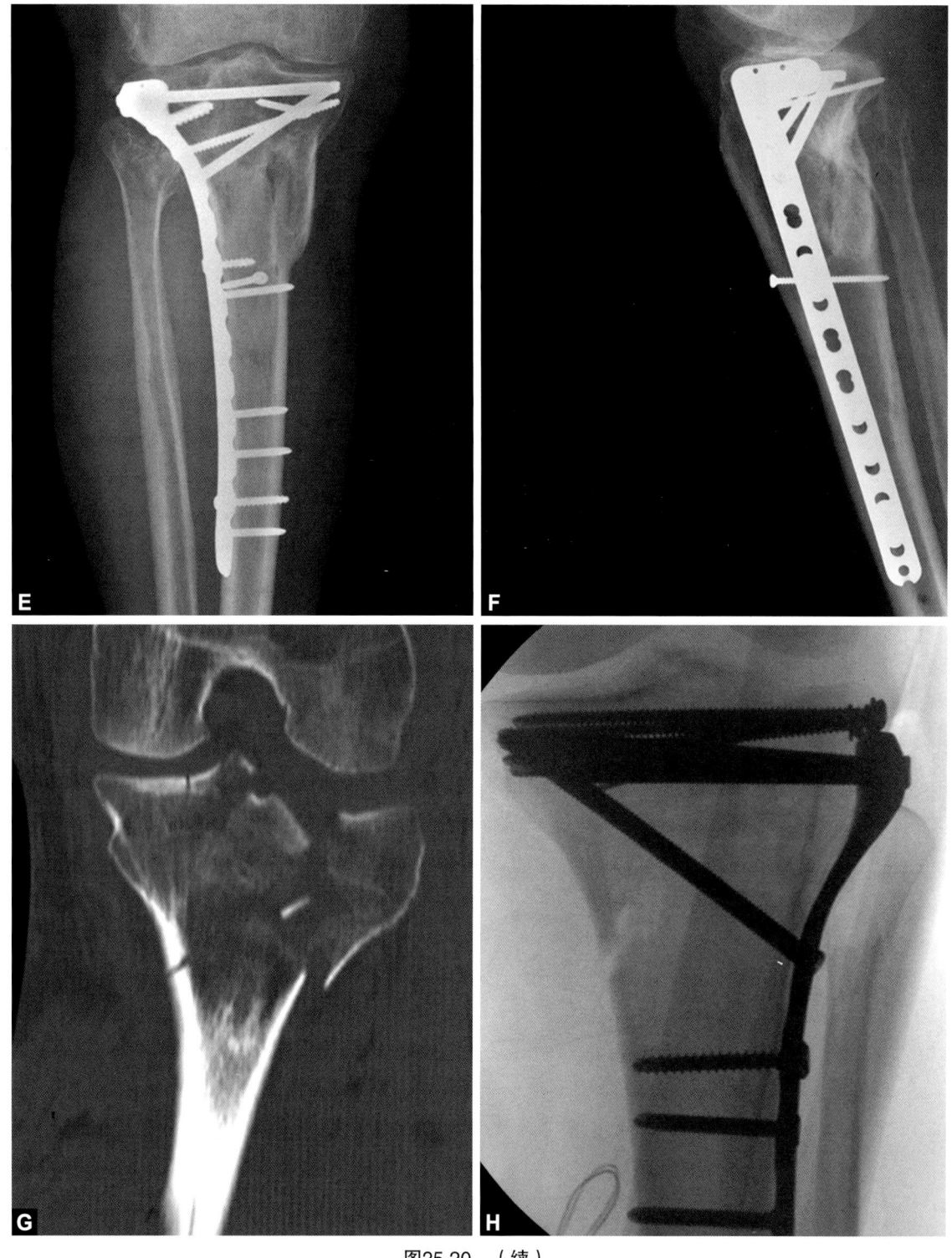

图25.20　（续）

（E、F）内侧粉碎骨折结痂愈合　（G、H）通过外侧锁定钢板稳定有广泛关节凹陷的双髁骨折

11. 双髁平台骨折的混合环形外固定

　　复位和稳定双髁平台骨折（Schatzker V型和VI型）要求关节的双髁骨折都应处理。这种技术在必要时，通常需要与关节面经皮或开放复位技术联合应用。环形外固定器对软组织造成的额外损伤最小，非常适用于特

定的骨折类型。它可以应用在各种保留关节的结构中，即框架跨关节，在膝关节旋转的中心处以静态或铰链形式延伸到股骨。跨关节的适应证包括严重粉碎、膝关节不稳定、血管损伤/修复、伸肌机制破坏、严重软组织损伤。跨关节结构在高度粉碎性骨折损伤中是有用的，因为它可以在愈合的早期阶段进行关节撑开。在生物力学上，环形固定在胫骨平台水平具有轴向刚度，非常类似于双钢板固定，对骨质量的要求低于钢板固定，如同细钢丝握紧干骺端的形式一样。术语"混合式"固定器是指在同一框架内使用细丝（1.5～2.0mm）和半针（5～6mm）。半针通常限在干骺端和骨干。使在干骺端到一个环的骨干单边导轨上产生阻力，因为在环/杆结构上产生巨大的悬臂弯曲力。

双髁平台骨折使用细钢丝固定治疗，要根据损伤评估和复位策略。术前CT扫描最好在放置跨越式外固定器后进行，这在术前计划中是非常有价值的。与钢板固定相比，选择环形框架固定时，关节的复位精确度应该是相同的。该技术在很大程度上依赖于韧带整复后，以实现干骺端的复位。这种"牵引力"可以通过最初放置的外部固定器来实现，也可以使用股骨牵引器（1～2个）或具有远端胫骨（或跟骨）牵引的骨折手术平台。牵引和恢复长度后，可以在透视下使用经皮"操纵杆"和外部应用的夹具进行关节复位。如果成功，可以放置拉力螺钉或橄榄针以保持复位并提供加压。在许多情况下，关节面需要适当的手术入路，以到达关键的关节区域，直接控制复位、抬高或植骨修复凹陷的骨折。由于采用圆形框架技术需要较小的切口，受伤后往往可以更早采取手术治疗，比经皮技术更有效（图25.21）。

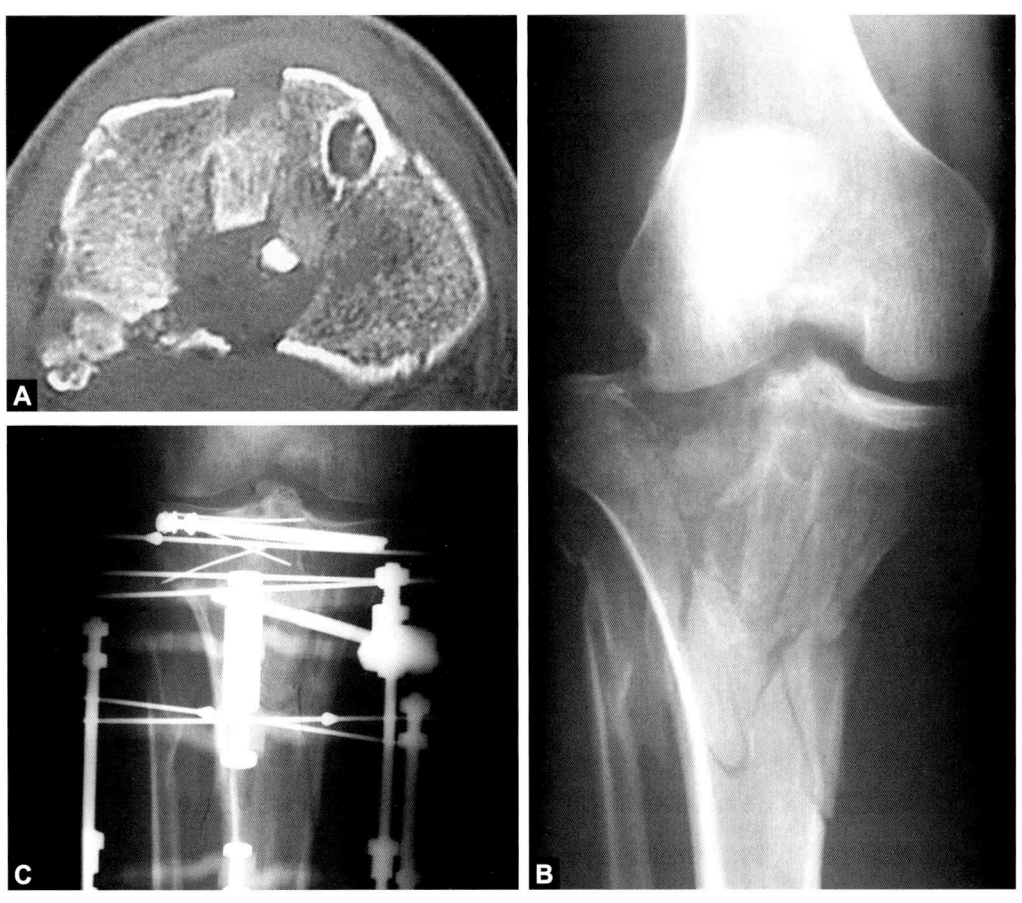

图25.21 外固定架治疗双髁平台骨折

（A～C）49岁男性闭合性双髁平台骨折，软组织损伤明显

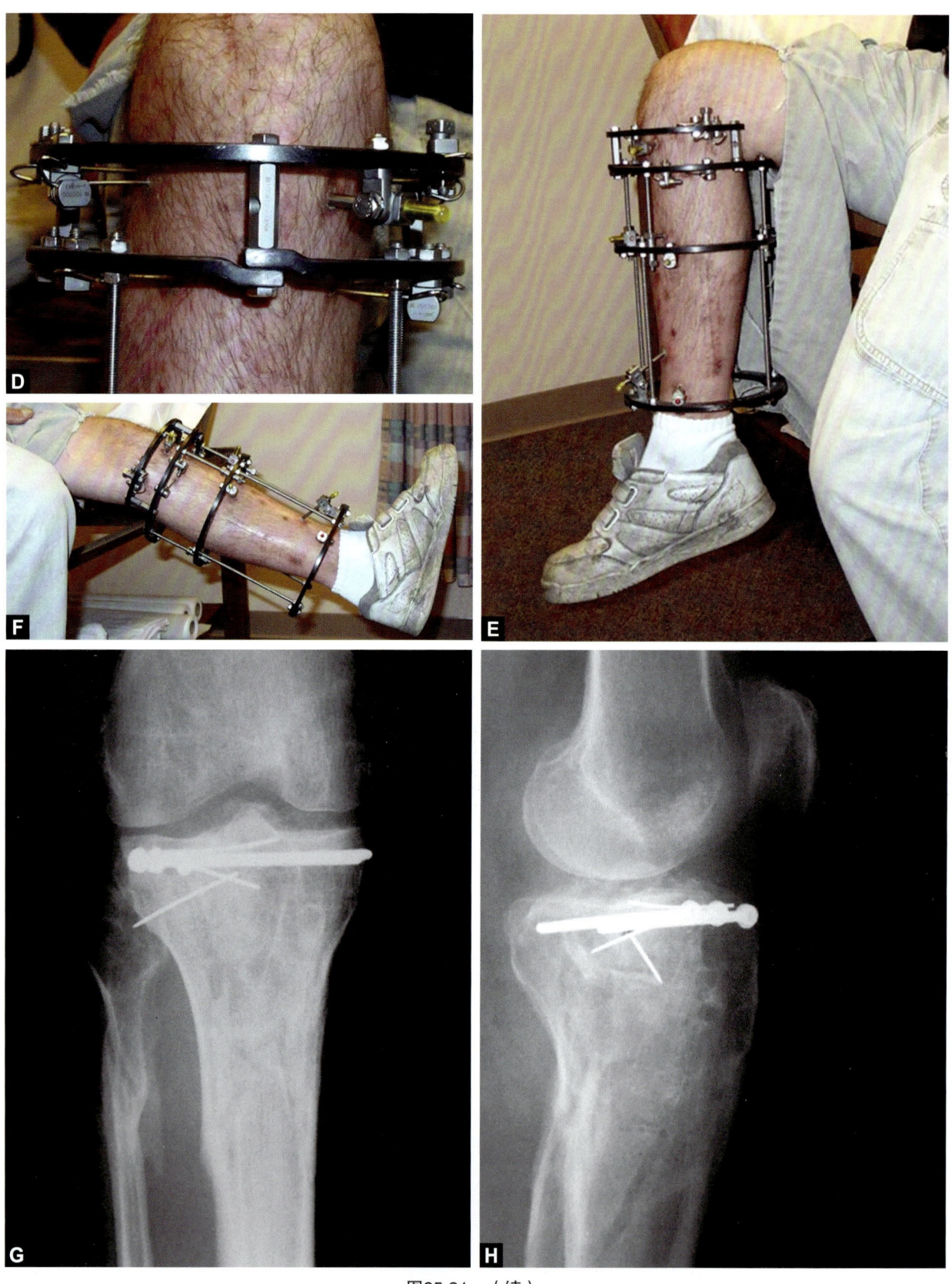

图25.21　（续）

（D~F）关节表面的正常开放复位和内固定

（G、H）达到优异的最终复位和效果，框架在第20周取出

在胫骨近端应用环形固定，需要对生物力学和解剖学的相互作用有所了解，并予以重视。干骺端段必须稳定以保护关节面复位并使骨愈合。特别具有挑战性的是控制因髌腱的旋转作用力，并且在干骺端骨碎块上产生屈伸力矩。维持髁复位的力取决于骨折线上产生的压缩力。如果横截面解剖允许，可以通过在主要骨折线对侧的橄榄针来实现。理想情况下，垂直于主要骨折线，以最大限度施压。冠状骨折线以这种方式难以控制，因为需要前路后路固定，而这在胫骨近解剖安全区域之外。这是经皮拉力螺钉的理想位置。另一个难以控制的骨碎块是前面讨论的后内侧骨碎块，这通常表现为具有高剪切角的冠状骨折，并且可以通过从前后位拉力螺钉和后内侧到前内侧橄榄针固定的组合来控制。这些橄榄针可能是刺激鹅足引起患者不适的来源，并可能需要在移除整体框架之前去除，以提高膝关节活动度。每个骨碎块需要至少两点固定来提供压缩力和控制旋转。必须注意在胫骨近端关节面附近放置钢丝，以避免关节囊反折。钢丝与软骨下骨应至少保持14mm，以停留在关节外（图25.7A）。经腓骨小头钢丝甚至有更大的风险，因为10%的人的近端胫腓关节和膝关节是相连的。妨碍膝关节活动的钢丝可能种植在膝关节内，引起化脓性关节炎（图25.7B）。在Watson等的生物力学研究中，研究了胫骨近端各种钢丝构型的稳定性，比较了2枚或4枚反向相对的橄榄针，带有或不带有6.5mm管状螺丝，以进行放置双侧钢板。最稳定的构造是4枚橄榄针和管状螺丝，随后安装双钢板结构。2条反向的缆线有或没有螺钉固定都是不稳定的（图25.22）。4条缆线有2条相对放置在近端，另2条更接近髁顶点的下方。

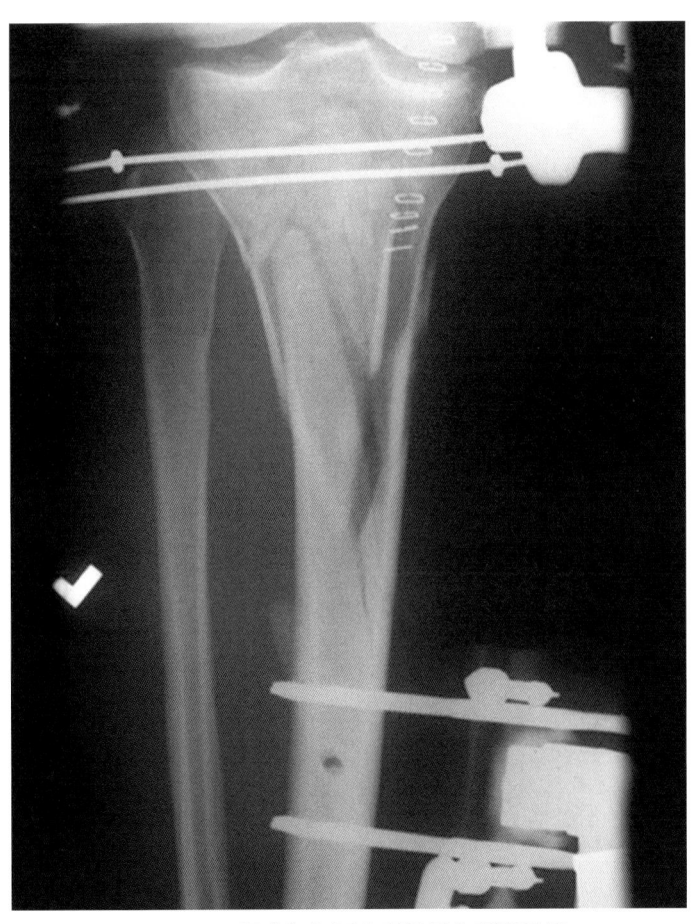

图25.22　混合框架固定胫骨平台双髁骨折

要实现足够的稳定性，需要4根不同的铁丝或3根铁丝以及前后半针

该结构还通过在短距离中产生力的耦合，来改善近端段的屈曲/伸展旋转控制。胫骨骨干一般在每一个层面都有两圈广泛间隔的正交半针或铁丝固定。当骨折类型允许，应使重建关节骨碎块和骨单元之间缩紧。这需要存在腓骨骨折并可稍微短缩。压缩将导致通过骨头的负载传递改变，并在针和橄榄针上具有较低的应力。该框架结构将具有更高的稳定性，并且对于患者将更舒适。在干骺端骨愈合将增强。压缩可能导致肢体缩短约1cm（在严重案例中或缩短更多），应与患者术前讨论。术后鼓励关节活动，注意避免屈曲挛缩。当骨折的关节部分愈合，一般为6~10周时，负重可以提前。在框架去除之前，16~20周时，优先进行完全负重。如果骨愈合不确定，CT扫描能提供帮助。

文献记录双侧胫骨平台骨折混合固定治疗结果的研究，一般都是小规模、回顾性、单一外科医生的手术案例。这些报告显示，这种技术的有效性在整体上有令人鼓舞的结果。Watson报道了最早的31例高能平台骨折系列中的一例，该例骨折通过外固定支架固定，发现关节愈合的时间平均为15周。平均的膝关节活动度是106°，特种外科医院膝关节的平均得分为82。在31例骨折中，有27例骨折复位良好或优良。其中1例发生骨不连，无严重钉道感染。Katsenis等回顾性报道了对129例患者至少5年的随访情况。这是一个高能量的人群，有32%的AO/OTAC3骨折和36%的开放性骨折。82%的患者在3年时的得分很高，在5年时得分很高的患者只有78%。14%的患者有4~6mm的残余台阶，3名患者下降>6mm。所有这些患者在4年内都有早期关节炎的变化（P=0.004），再次证实关节复位的质量会影响远期疗效。加拿大骨科创伤协会发表了为数不多的一篇关于直接比较人群中使用传统（非锁定）钢板与混合固定技术研究结果的文章。这项一级研究为多中心、前瞻性随机临床试验，其中40例为内固定组、43例为圆形支架组。16位不同的外科医生参与了这些患者的外科治疗。应用Watson等的圆形支架技术，至少四点固定在近端骨碎块（即3枚橄榄针和1枚半针）。所有病例均采用双侧钢板内固定。外科医生可酌情使用一个切口，或联合内侧和外侧切口进行治疗。在人口统计学、损伤机制或骨折严重程度方面，两组之间没有显著性差异。环形固定组患者术中出血少，住院时间少（9.9天VS23天）。两组骨复位质量相似。有趋势表明，内固定器组的患者，就HSS膝关节评分而言，有优越的早期结果，并有望在6个月至1年恢复伤前的活动能力。这些结果在到2年的时候没有什么不同。总的活动度也无差异。与两组的对照组相比，2年后的SF-36（The Short Form）评分均显著降低，虽然环形固定组损伤更小，但在身体疼痛类别评分（46分）方面与内固定组（35分）相比有差异。

切开复位内固定术组深部感染发生率为18%。与环形固定器组（16个程序，P=0.001）相比，切开复位内固定术（37个程序）中的非计划再手术的数量更多、感染严重程度更大。平均拆除支架时间为16周。总的来说，相比传统的ORIF，圆形框架固定被认为提供了一个良好的骨折复位质量，住院时间更短、恢复功能较快、严重并发症更少。这项多中心的研究受到Mahadeva等的批评，因为他们注意到混合型固定组一般比其他组的效果好，但没有统计学意义。由于研究能力不足，这可能是一种β型错误，当存在真正的差异时不被接受。但是，这项高质量的研究是在广泛使用锁定钢板之前进行的，并且使用了一个数量不详的单一前切口来放置外侧和内侧钢板。这种单切口技术历来被认为与软组织并发症的发生率有关。希望，另外一项使用巴雷利等描述过的双切口技术，在内固定术中采用锁定钢板的研究即将出台。

胫骨平台双髁骨折处理的经验与教训：

（1）双髁骨折双钢板固定应直接使用双切口而不是单一的正中切口，以减少感染的机会及伤口愈合不良。

（2）支撑关节骨碎块的筏螺钉应在内固定之前放置。

（3）如果选择了外固定张力钢丝（通常在严重软组织损伤的病例），骨干环比单板栓应用上更具有生物力学优势。

（4）环形固定器的成功取决于，胫骨干骺端分布的关节扩张钉，将干骺端压缩到关节段，进行早期关节活动时，或至最终框架移除之前，均能很好地负重。

（三）高能量胫骨平台骨折——手术入路

高能量胫骨平台骨折通常发生于年轻患者，由钝器伤或枪伤所致。这种损伤的常见原型是汽车保险杠撞到的行人。这些患者往往是多发伤，这些骨折通常是双髁、开放、污染和高度移位，排除非手术治疗。这种骨折常难以分类，涉及双髁及骨折脱位类型的各种元素。软组织的包膜也会吸收大量的能量，导致皮肤、肌肉和骨界面的内部剪切。神经血管损伤、骨丢失、骨筋膜室综合征（立即或延迟）和大面积的软组织剥脱并不少见。在处理这些损伤方面没有经验的外科医生，可能会因涉及决策的复杂性而不知所措。

1. 分类处理

损伤肢体的保护是从对患者的护理开始的。必须确认危及生命的损伤并同时与受伤肢体进行处理。X线片应包括骨盆、股骨、膝盖、胫骨和足部，因为相关的下肢损伤是常见的。足和膝关节水平的下肢血管神经情况应记录在案。如果损伤是开放的，手术治疗应在患者整体情况允许时尽快开始。许多作者建议分期治疗，以充分评估损伤和恢复软组织。前面讨论过的跨越式外部固定在这些情况下非常有用，因为它恢复了长度，通过复位整复术提供了一个初始的复位，并且稳定了软组织的包膜。此外，跨关节外固定支架将允许医生和护理人员，在没有夹板和最小的额外疼痛的情况下，进行换药和伤口评估。如果肢体有骨筋膜室综合征的危险，跨越框架也允许四肢被悬挂在床上的心水平，最大限度地减少外部压力，并可方便地测量床边的间室压力。根据需要，框架可以延伸到踝部和足部，以合并相关骨折并创造一个稳定的"工作单元"。除了跨越框架的放置之外，第一时间手术干预包括伤口清创和仔细检查间室压力。如果预计伤口皮肤覆盖不足，应及早咨询整形外科。在多数开放性骨折中，负压敷料可放置在聚甲基丙烯酸甲酯抗生素珠上，临时处理死腔。有时，在手术中可大范围充分的清创骨折碎片，准确复位以及用拉力螺钉固定，特别是在闭合死腔及稳定软组织。

完整的影像，如先前讨论的，应在清创和外固定后进行。可以制订综合性的护理计划。最困难的决定在于最终的骨折复位和稳定所涉及的技术、方法和时机。该计划必须根据骨折类型和可用的软组织通道个性化。如果骨折闭合，则时机是以软组织恢复情况为基础。在开放性骨折，更愿意将最终的内固定与伤口闭合或覆盖相结合，因为这样可以减少感染的机会。但这并不总是可行的，而再次运用一个或有或无聚甲基丙烯酸甲酯抗生素珠的负压敷料，来覆盖等待软组织恢复的内固定是可行的。这类临床案例中圆形框架技术可能比标准钢板固定有理论上的优势。然而，现代的微创锁定钢板技术缺乏这种优势。这些技术通常是外科医生所依赖的。必须记住的是，最终结果与关节面复位和轴向对准恢复有关。如果关节面复位很好，干骺端骨折不愈合或畸形愈合是相对容易处理的问题。干骺端骨质的缺损，可以用植骨（或替代物）在伤口闭合的时候处理或推迟处理，这取决于伤口污染程度和外科医生的偏好。如果缺损较大且属于骨干骺端，那么倾向于以延迟的方式进行治疗，同时用聚甲基丙烯酸甲酯抗生素珠来管理过渡期的死腔。移植材料既可以是自体髂骨植骨，也可以用铰刀冲洗器取自同侧股骨。

在最终的重建和软组织覆盖结束时，在所选定的严重病例中，应考虑应用跨越式外固定架进行2～6周的维持。这些病例应保持轻度膝关节牵引。韧带整复可以保护粉碎性关节面的复位。充分伸展关节可预防既常见又难以治疗的屈曲挛缩。最后，精细的皮肤闭合和皮瓣覆盖将防止早期运动的剪切力作用，促进具有免疫活性的伤口一期愈合。这些框架通常在手术室移除，再加上细心的膝关节功能训练，最大限度地恢复膝关节屈曲。显然，延迟进行关节运动，可能会对最终膝关节的屈曲程度产生负面影响。图25.23显示一个非常复杂的高能量骨折的双钢板治疗，其中跨越架在实施内固定后维持了4周的时间。手术室取出框架，进行轻柔的膝部训练。图25.28显示了用圆形框架技术处理类似的高能骨折。

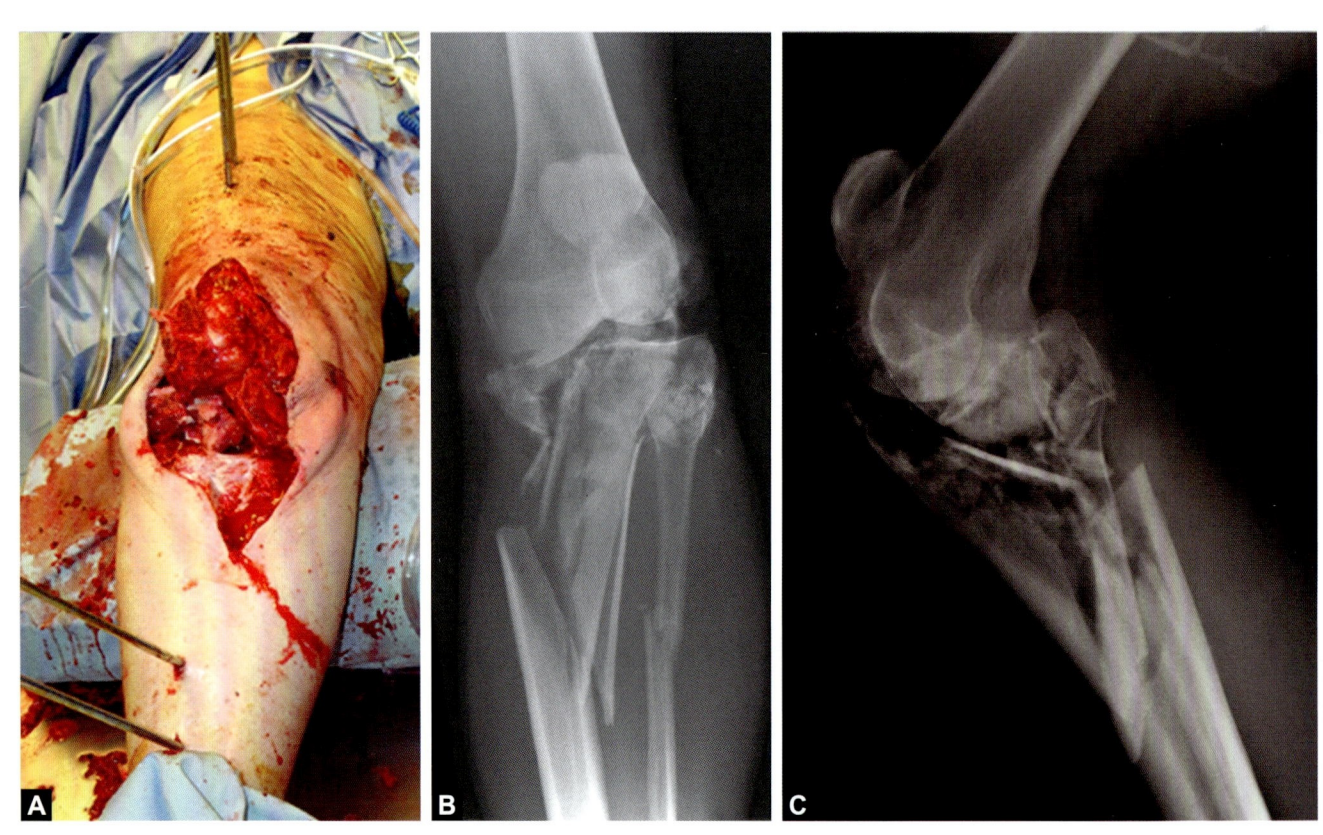

图25.23 双钢板治疗高能量胫骨平台骨折
（A～F）这种ⅢB型的开放性胫骨平台骨折以分期方式进行治疗

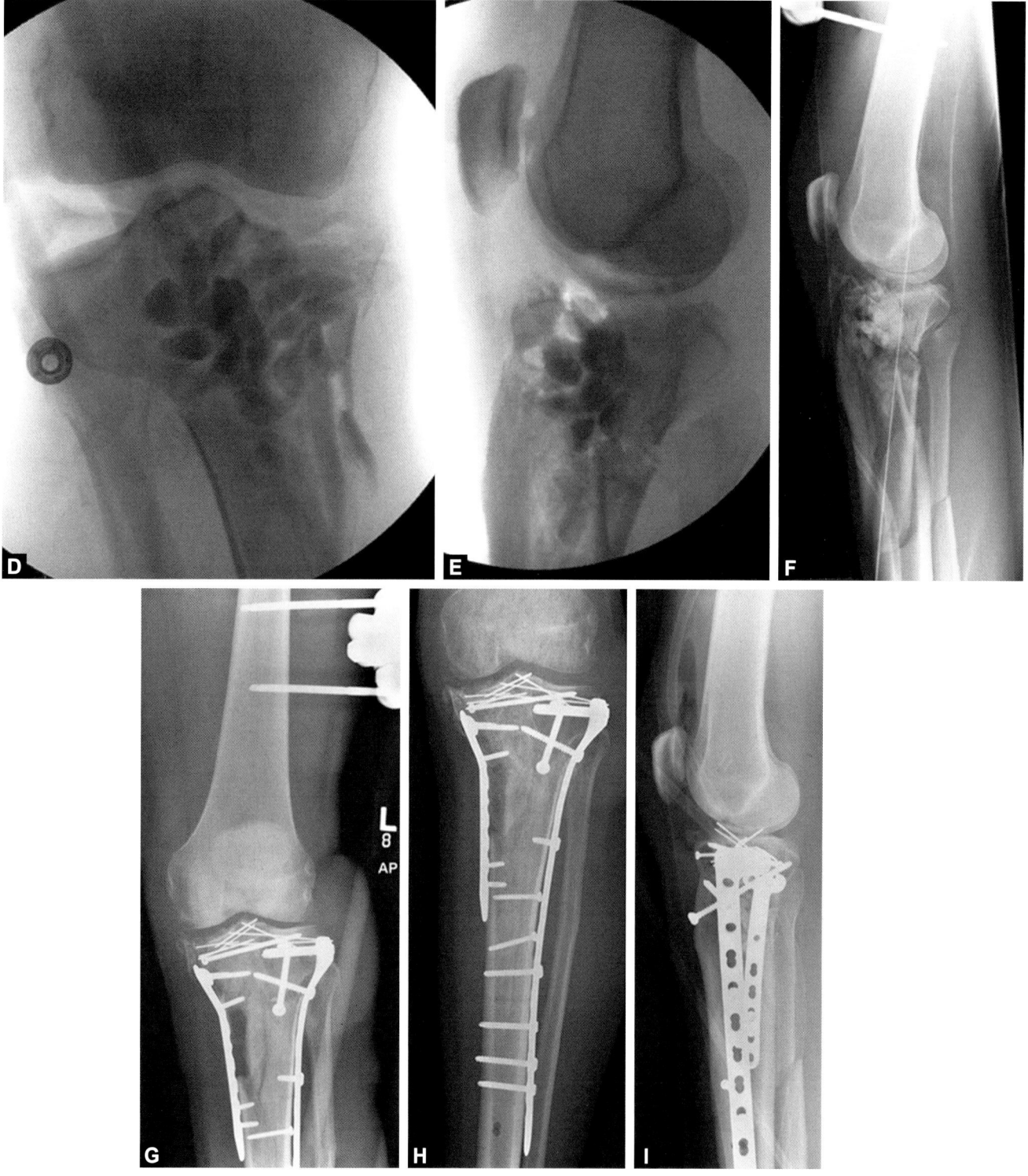

图25.23 （续）

（G）皮瓣覆盖后持续2周，保持最终伸直，提供软组织稳定性

（H、I）延迟（4周）干骺端缺损放置髂骨植骨

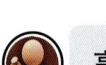 **高能量胫骨平台骨折处理的经验与教训：**

（1）并发症如骨筋膜室综合征、神经血管损伤和感染是常见的，需要小心进行软组织和骨折的分期处理。

（2）放置外固定通常作为一种初步治疗方法，可以延伸到踝部和足部，以涵盖相关骨折。

（3）在选择的严重粉碎性骨折病例中，放置的外固定可以在切开复位内固定后维持2~6周。然而，在大多数情况下，一旦软组织允许，稳定的固定下应允许尽早开始运动。

2. 填充空隙——骨移植和陶瓷钙

从历史上看，自体骨是胫骨平台骨折复位后充填缺损的首选材料。由于骨诱导在这个解剖位置的问题很少需要考虑，为了消除供区并发症，压缩的同种异体移植物已成功应用，取得了良好的效果。引进的钙陶瓷产品提供了各种可注射的生物可吸收产品，这些产品可直接抵抗压缩力。大多数已发表的研究集中在磷酸钙产品上。这些底物表现出结晶依赖的结合率，意味着晶体结构的性质将决定骨愈合速率。这些是"真正的陶瓷"，如果它们进入关节内，就不会溶解。在多项生物力学研究中，磷酸钙骨水泥与松质骨相比，显著改善了抗压强度。在为数不多的一项动物研究中，Welch等发现，磷酸钙组在胫骨平台骨折模型中与自体移植相比，骨折下沉时间明显缩短。在6个月观察到磷酸钙的体积分数迅速下降到4%。缺损的骨小梁量6个月就恢复到对照组的水平。在临床研究中，磷酸钙水泥在胫骨平台中耐受性好，产生良好效果。Russell、Leighton和胫骨平台骨折研究小组在一项在胫骨平台骨折中比较磷酸钙骨水泥和髂骨移植的多中心、随机、前瞻性研究中，报告了I级证据。发现自体移植组1年时骨折下沉率（$P=0.009$）显著增高。硫酸钙基质在流体动力学意义上表现为真正的盐，一旦进入滑膜腔就会溶解，具有晶体独立的结合率。溶解与植入部位渗透负荷的显著增加有关，并可导致无菌性伤口引流增加。它是一种可用的自凝性水泥，将很快变硬，可以用硬物敲击进行检测。

3. 骨形态发生蛋白在胫骨平台骨折中的应用

骨形态发生蛋白是有效的骨诱导剂。市面销售的BMP产品已获得美国食品药品管理局（FDA）批准，用于长期骨不连和开放性胫骨骨折。有人对骨形态发生蛋白在胫骨平台骨折伴骨流失进行了随机实用的研究，旨在缩短骨折愈合时间。Scheafer等用犬类胫骨平台软骨缺损模型，以确定重组人骨形态发生蛋白-2（rhBMP-2）加入磷酸钙基，是否优于磷酸钙单独或自体骨移植的应用。6周时，骨形态发生蛋白组与其他两组相比，骨小梁体积明显增加。在临床研究中，骨形态发生蛋白作为胫骨平台骨折软骨下缺损的辅助填充物，与异位骨化形成的重要风险有关。Boraiah等报道，17例接受骨形态发生蛋白治疗的患者中有10例发生异位骨化，23例未接受骨形态发生蛋白的患者中有1例发生异位骨化。接受骨形态发生蛋白的患者相比于未接受骨形态发生蛋白的23例患者的0例，其中17例（24%）接受骨形态发生蛋白的患者中有4例需要切除有症状的异位骨。看来，使用的骨形态发生蛋白可能不会保留在缺损中，并可能在愈合过程中与关节内和囊外间隙进行交流。图25.24展示出这样一个案例，其中骨形态发生蛋白在关闭前被放置在大创伤后开放性胫骨平台骨折闭合前的缺损中，伴随着相关膝关节和关节强直的严重异位骨形成的发展。

骨移植替代物使用的经验与教训：

（1）先前凹陷的碎片需要支撑复位，然而骨诱导成骨移植物（如自体骨移植、浓缩干细胞和骨形态发生蛋白）通常是不需要的。

（2）结构诱导移植物，对胫骨平台骨折是有用的，包括同种异体松质骨，钙磷酸盐、硫酸盐水泥以及类似的"陶瓷"。

（3）骨替代物的吸收率各不相同，羟基磷灰石是最长的，硫酸钙是最短的。

（4）骨缺损包括外科医生应用的不恰当技术引起的关节内渗漏（伴随后遗症），特别是硫酸钙的术后无菌伤口引流。

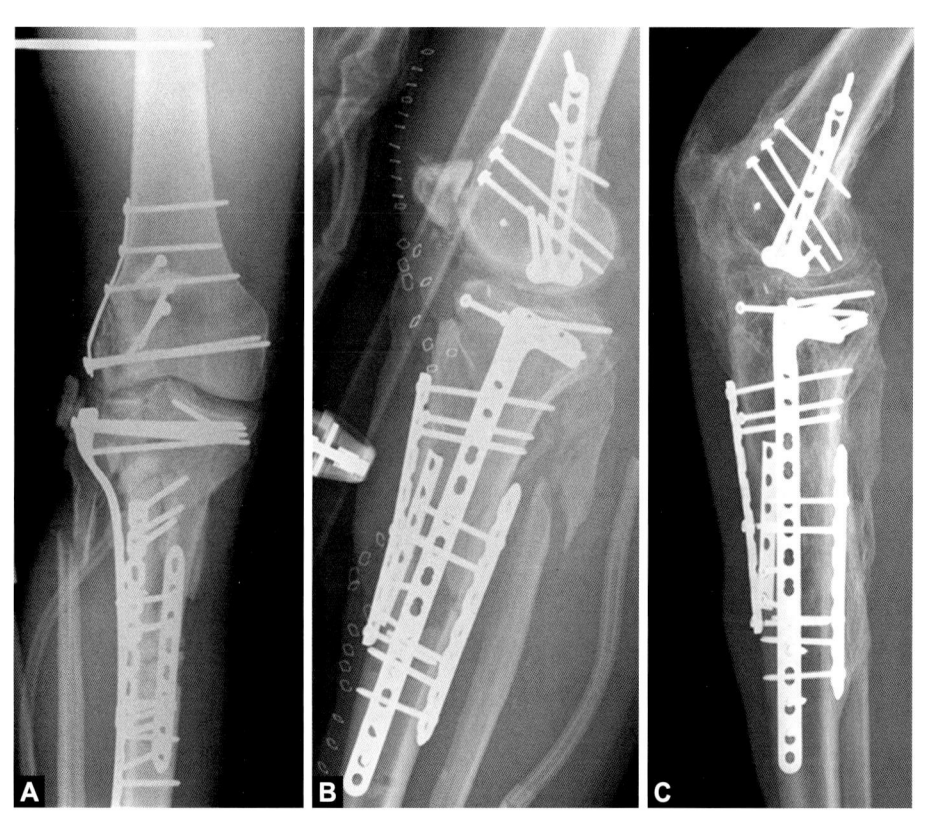

图25.24 多钢板治疗胫骨平台骨折
（A、B）开放性双髁骨折以多钢板分阶段治疗
（C）损伤区域形成的严重异位骨实质上使得膝关节在5个月后变得强直

（四）术后护理

手术治疗胫骨平台骨折后的患者护理，主要是恢复关节功能和保护手术的矫正效果。有软组织损伤的患者在长时间手术后，关节运动应在手术切口干燥后开始，由24小时到几天不等。全身因素如低血清蛋白水平或免疫抑制可延长伤口引流。在这些类型的患者，Stannard等建议，可以考虑使用短期的封闭−持续创面负压引流覆盖在切口72小时。具有免疫力的伤口愈合是此时的目标。关节运动产生的剪切力在切口边缘阻碍了愈合，应该避免。当伤口干燥时，应由物理治疗师或连续被动运动机开始关节活动。没有一项研究支持一项技术

优于另一项技术。这两点对术后改善关节活动度是很重要的。首先，如果骨折形态是胫骨干的胫骨结节分裂（通常Schatzker IV型、VI型和选定的V型），那么前4～6周应避免积极的伸展运动。被动伸展和股四头肌固定（尝试伸直腿抬高）是合适的。这是为了保护结节碎片的固定。第二，注意避免屈曲挛缩。这在手术治疗胫骨平台骨折后是常见的，可发生在约20%的患者身上。不允许枕头放在膝盖下面，每天用1小时伸展3次，在脚跟下面放1个枕头，以促进末端伸展。患者需要在术后护理阶段避免屈曲挛缩，并且在术后随访时需要仔细观察。如果一个干燥外科切口在开始关节活动的治疗过程中渗出，则停止运动，将肢体垂直抬高直到切口再次干燥。负重通常受限于8～12周，这取决于关节面塌陷的存在和固定的质量。而"脚尖"负重是广泛存在的，这种下肢体位促进了膝关节屈曲挛缩和马蹄足形成。相反，"平足"更受欢迎，治疗师在教患者脚跟接触时，将腿的重心放在地板上，以促进膝关节和踝关节自然体位的末端伸展。监督物理治疗持续12周。股四头肌肌力恢复普遍比腿筋恢复滞后。在1年中，大多数患者仅恢复了股四头肌肌力的80%，强调有必要在出院接受物理治疗后，继续进行自我康复治疗。

无下肢深静脉血栓形成危险因素的患者，预防性使用低分子肝素3周，每日1次。如果患者在3周内活动良好，可转为使用325mg阿司匹林直到开始负重。有截肢高风险或低风险的患者，要么继续接受低分子肝素要么转而使用预防性的华法林阻凝剂，直至承重为止。

术后膝关节屈曲的进展应密切观察。大多数患者在3个月内将达到100°以上。在严重骨折中，4周恢复到90°是一个很好的预后指标。在8～10周不能达到90°是一种指征，麻醉下的膝关节操作，接下来可以是区域阻滞3天和强化理疗。10周后，可以考虑膝关节训练，但通常，胶原蛋白过于广泛交联，难以成功。关节镜下和/或开放性粘连松解术，以及股四头肌成形术可能在这之后需要实施。如果患者被放置在延长的外固定器中延长一段时间治疗，股骨钉侧之间及上方肌群可粘连加重。这可能是膝关节活动受限的原因，需要单独的手术入路（直接外侧）松解。

 术后护理的经验与教训：

（1）一旦伤口干燥，即可进行关节活动。

（2）避免屈曲挛缩的进展。

（3）注意4～6周避免开始伸展活动的骨折类型，以防胫骨结节分裂。

（4）8～10周屈曲＜90°，是一个康复不理想的迹象，进行麻醉下膝下操作然后3天的区域阻滞和密集的物理治疗。

七、典型并发症案例

例1：内固定松动

胫骨平台骨折重建后的固定松动可有两种形式。在第一种类型中，植入物基本上保持稳定，但关节碎片在愈合期内会移动，导致残余畸形，具体形式为关节离断、髁突扩大或内翻/外翻畸形，而这种情况在术后即刻拍摄的X线片中是未表现的。要注意，这些都不是骨不连。如果没有特别的检测，这种类型的固定松动是很微妙的，除非通过比较治疗后的X线片和术后即刻的X线片来寻找。第二种更常见的固定失效类型发生在骨折愈合过程中，包括内固定的整体失效，伴随螺钉拔出，以及螺钉或钢板的破裂，而这一切显然与固定失效有关。

第一种类型的固定松动在Ali等的一篇相当独特的论文中曾被特别提到。与12篇论述胫骨平台骨折主要文章的作者进行了接触，目的是就"固定失败"的定义达成共识。显然，大家的反应是相当一致的，并概括为关节面塌陷＞3mm或关节错位＞5°。这些标准基本上与本章前面所述的手术治疗适应证基本相同。Ali等回顾了43例使用这些失效标准的骨折病例，发现骨质量（年龄）和骨折复杂性与固定失败密切相关。骨折固定失败的患者平均年龄为70岁，而固定没有失败的骨折患者平均年龄为38岁（$P < 0.001$）。所有骨质疏松症患者的骨折固定都失败了。AO/OTAB3和C3骨折固定的失败率分别为40%，而AO/OTAB1和C1骨折固定的失败率分别为0和20%。不遵守负重说明也与固定的松动显著相关。在这项研究中，总的固定松动率为31%。图25.25显示了双钢板治疗严重骨质疏松患者双髁骨折。由于内侧平台固定松动导致膝内翻塌陷，最终需要进行膝关节置换术。注意，内固定位置不断固定松动期间变化，而内侧平台的"稳定"导致继发性骨质疏松。

第二种类型的固定失败（钢板失效）在不同的愈合期间呈现。虽然没有具体研究，根据经验，与违反规则负重也高度相关。无痛性的总体内固定组成失效，提醒外科医生这可能是一个Charcot膝关节或其他神经病变情况。如果明显的复位失效和关节需要挽救，这种临床情况通常需要翻修。治疗这个问题的原则在许多方面与不愈合手术相同。应始终考虑隐匿性感染，所有病例都应该进行多次术中培养。分阶段进行这些重建以表明培养结果是恰当的。内固定可以移除，获得培养结果后，放置抗生素珠和简单外固定支架。如果培养是阴性的，可在同一住院期间内进行最终的重建。如果培养为阳性，患者可以在适当的抗生素使用下出院，并可安排延迟重建。

这些手术病例通常要求很高，而且比索引病例要困难得多。应考虑将其转诊到更具有处理经验的中心。先前的切口必须重新打开，必须拆除失效的内固定。在冠状面和矢状面上解剖复位关节面和恢复关节轴线是必要的。应对原始构造的生物力学稳定性进行评估，以确定是否需要改变重构的概念，且更长的钢板表明有更好的均匀负载。我们已经成功地将圆形外固定运用在内固定失败并发生了感染的双髁骨折的案例中。

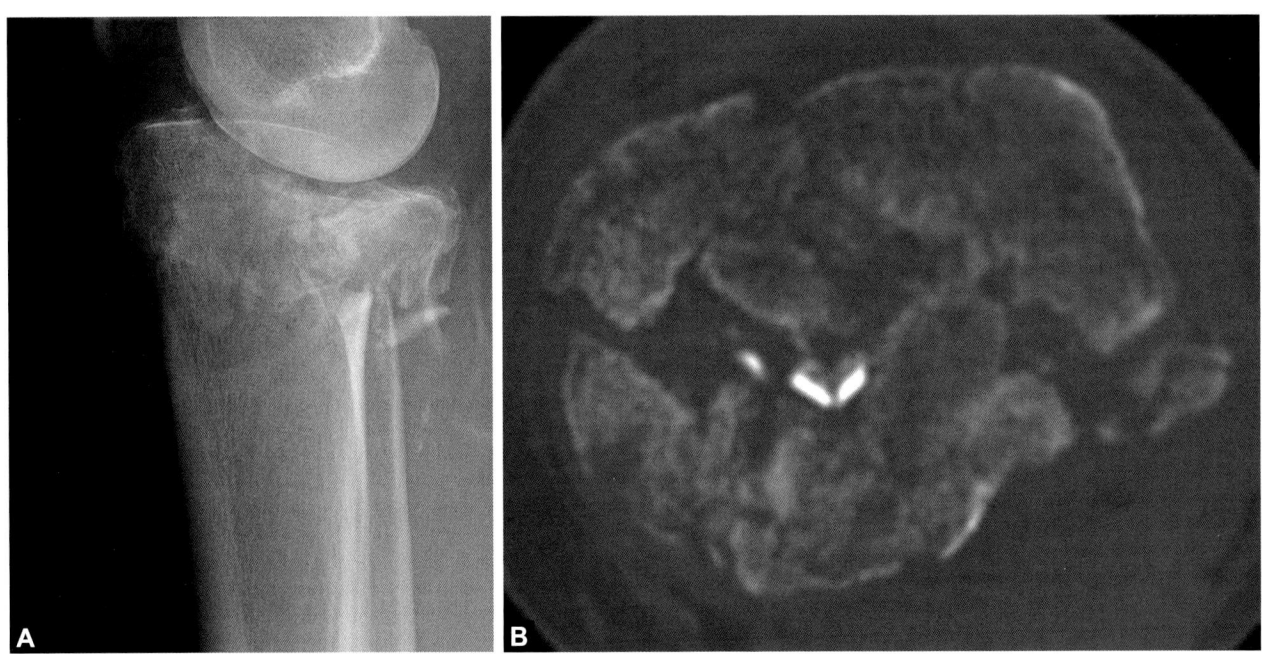

图25.25 胫骨双钢板内固定+关节置换术治疗骨质疏松并胫骨平台骨折

（A ~ C）双重钢板固定有受影响的双髁骨折

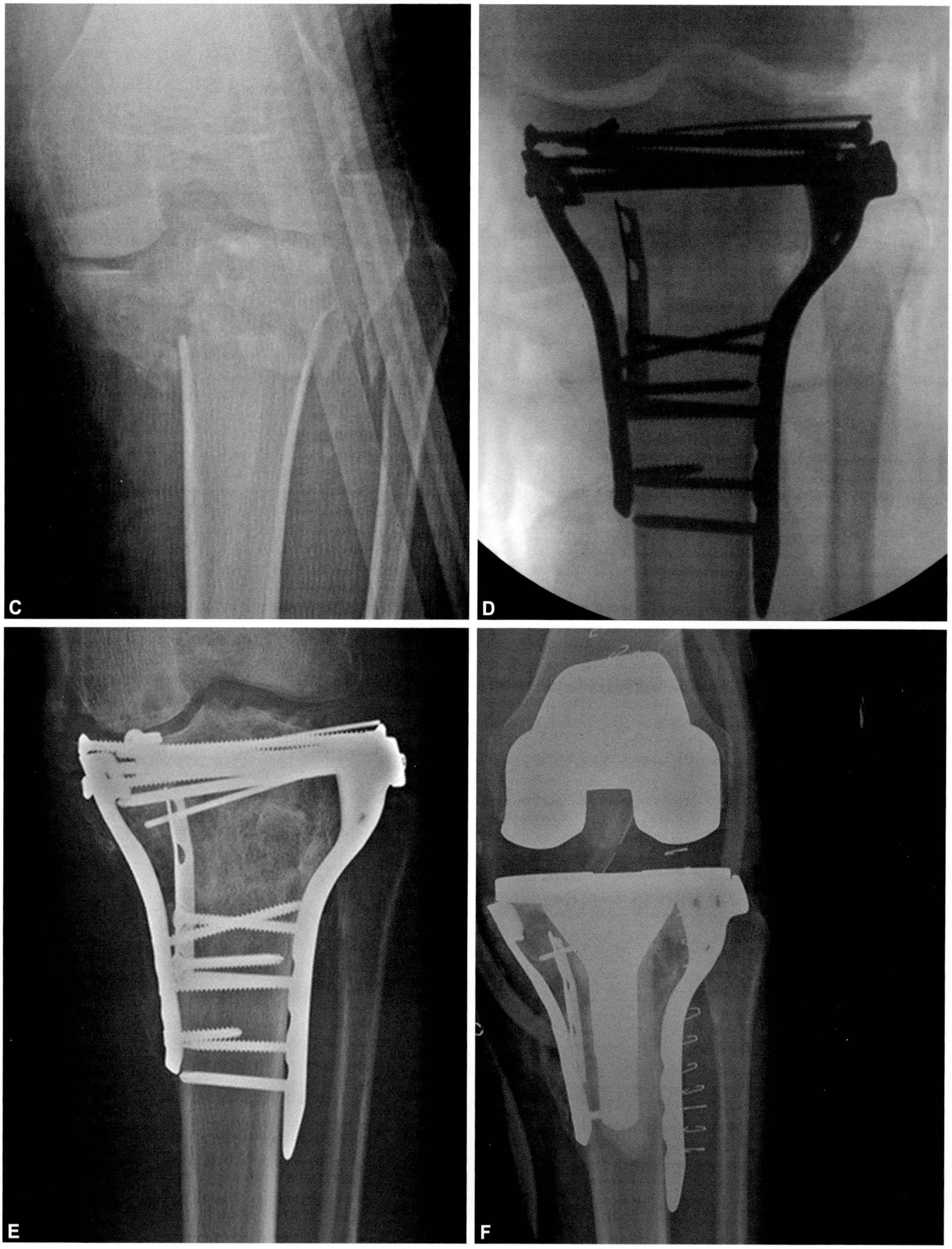

C

D

E

F

图25.25 （续）

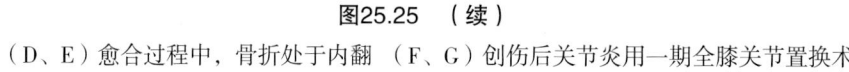
（D、E）愈合过程中，骨折处于内翻 （F、G）创伤后关节炎用一期全膝关节置换术

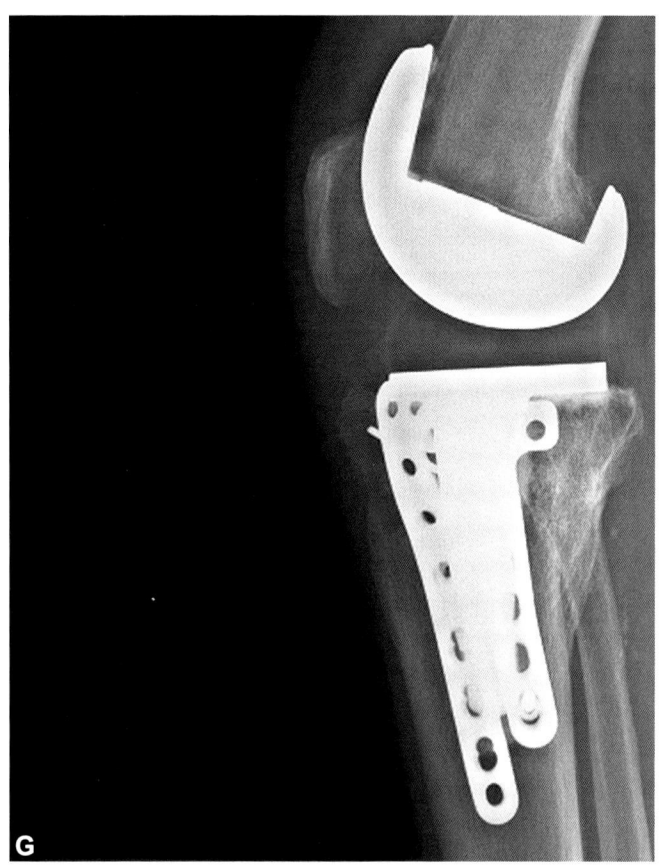

图25.25　（续）

例2：感染

　　胫骨平台骨折手术后感染可能因为原发性伤口愈合失败或因杆断裂后不彻底清创而发生。伤口并发症可继发于低能量软组织的损伤，导致不适当的手术时机或过度的解剖，继发性外科创伤以及随后的伤口破裂。患者因素如吸烟、营养不良和糖尿病往往是相关的影响因子。胫骨平台骨折内固定术后深部感染发生率差异很大。以往的研究所报告的单髁骨折的感染率高达32%，而内侧和双髁骨折的感染率更高。随着软组织处理方法的不断演变，包括使用低轮廓植入物，再加上时间把握绝佳的、创伤更小的植入技术，感染率在最近的系列中显著下降。Egol等报道了在57例分阶段治疗的高能量胫骨平台骨折，有5%的深部感染率。在类似的高能患者系列中，采用双切口双钢板固定，Barei等报道了在83例患者中，有8.4%的深部感染和3.6%的化脓性关节发生率。由于对软组织覆盖损伤较小且没有深部置入内固定，环形外固定架的感染率报道比内固定低。这在几项研究中得到了证实。小钢丝外固定治疗胫骨平台骨折与针或线感染发生率，以及化脓性关节炎的发生有关，可能需要移除或更换，外科医生必须对此保持警惕。

治疗胫骨平台骨折后发生的感染可能出现在多种临床环境中。内固定术后，感染可能在骨折愈合前很早出现，此时保留或移除受感染内固定的决定至关重要。如果感染时间＜2周（意味着最小的生物膜形成），且植入物牢固，培养结果明确，细菌也可通过口服药抑制，并且患者是无吸烟史的，具有正常的免疫功能，那么可以尝试保留内固定。在这种临床环境中，可使用或不使用蓖麻皂溶液来彻底清创，以破坏生物膜。可行的软组织覆盖率必须以严密的封闭形式存在。如果现有的软组织包膜不允许免疫活性封闭，这可能涉及局部的皮瓣覆盖，通常是以内侧或外侧腓肠肌瓣的形式覆盖。通过实验室对感染参数如红细胞沉淀率、c–反应蛋白和白细胞计数的评估，静脉注射抗生素4～6周然后口服抑制剂直至骨折愈合。正如Rightmire等所报道的，这种技术可以在高达68%的选定病例中获得成功。在他们的系列中，40%的患者在骨折愈合后需要移除内固定。不符合上述标准的患者应考虑清创加内固定移除。如果内固定去除，那么通常需要外固定，无论是膝关节伸展还是膝关节保留，都需要提供稳定以允许骨折愈合。不常见的是，骨折愈合后可出现感染，这种情况下，内固定的移除，内固定、邻近骨骼及软组织的彻底清创，特定抗生素的培养，往往是可以治愈疾病的。应考虑感染性关节炎并发内固定和骨感染，由于发现很微妙，骨折和/或骨不连的疼痛会掩盖症状。膝关节腔通常需要打开，认真灌输正确的细菌培养方式。清创后，可能出现干骺端骨缺损，特别是在感染性骨不连的情况下。这些死腔都可以优先使用负压敷料封闭，再用抗生素珠填充。当感染的迹象已经解决（2～4周）时，可以进行抗菌珠去除和骨移植。图25.26显示一名58岁男性患者通过双切口双钢板治疗双侧胫骨平台骨折，合并反复感染及内固定失效。

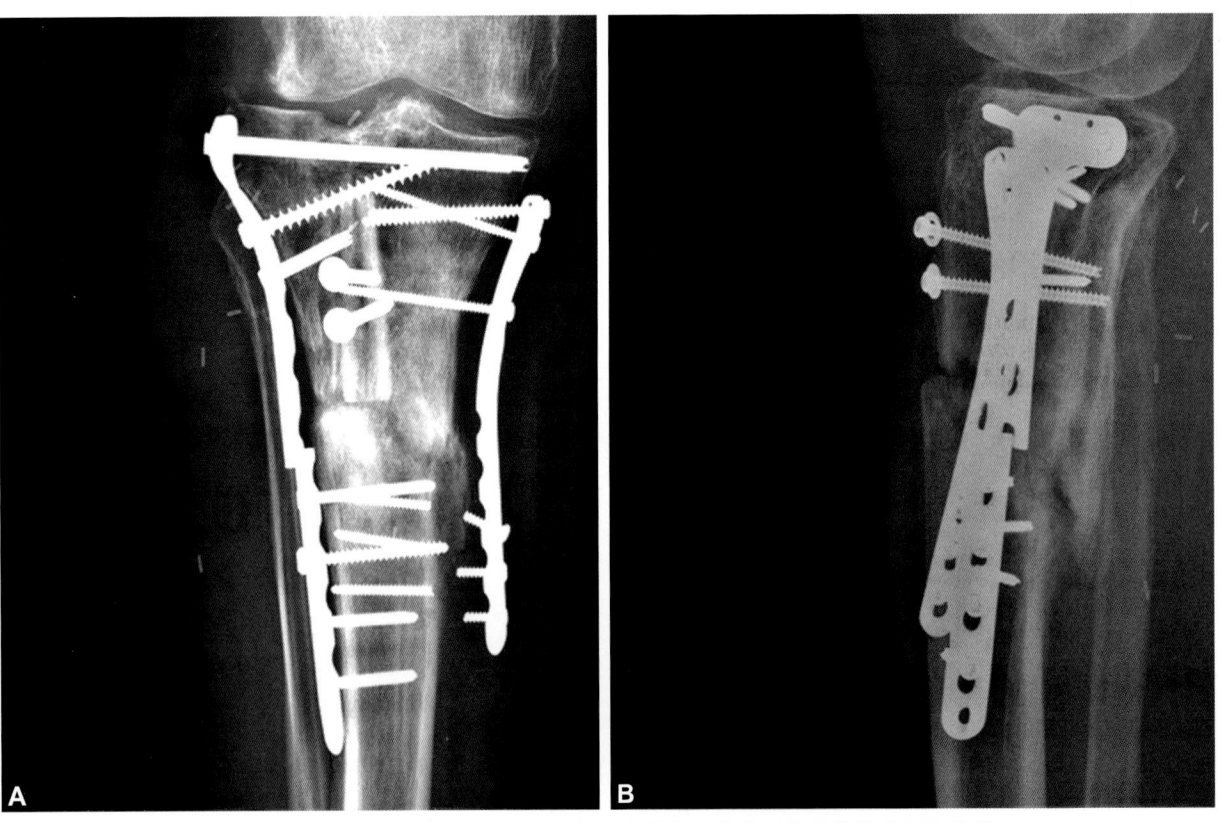

图25.26　双切口双钢板治疗双髁胫骨平台骨折，合并反复感染及内固定失效
（A、B）患者伤口感染，静脉注射万古霉素治疗4周，拆除所有内固定

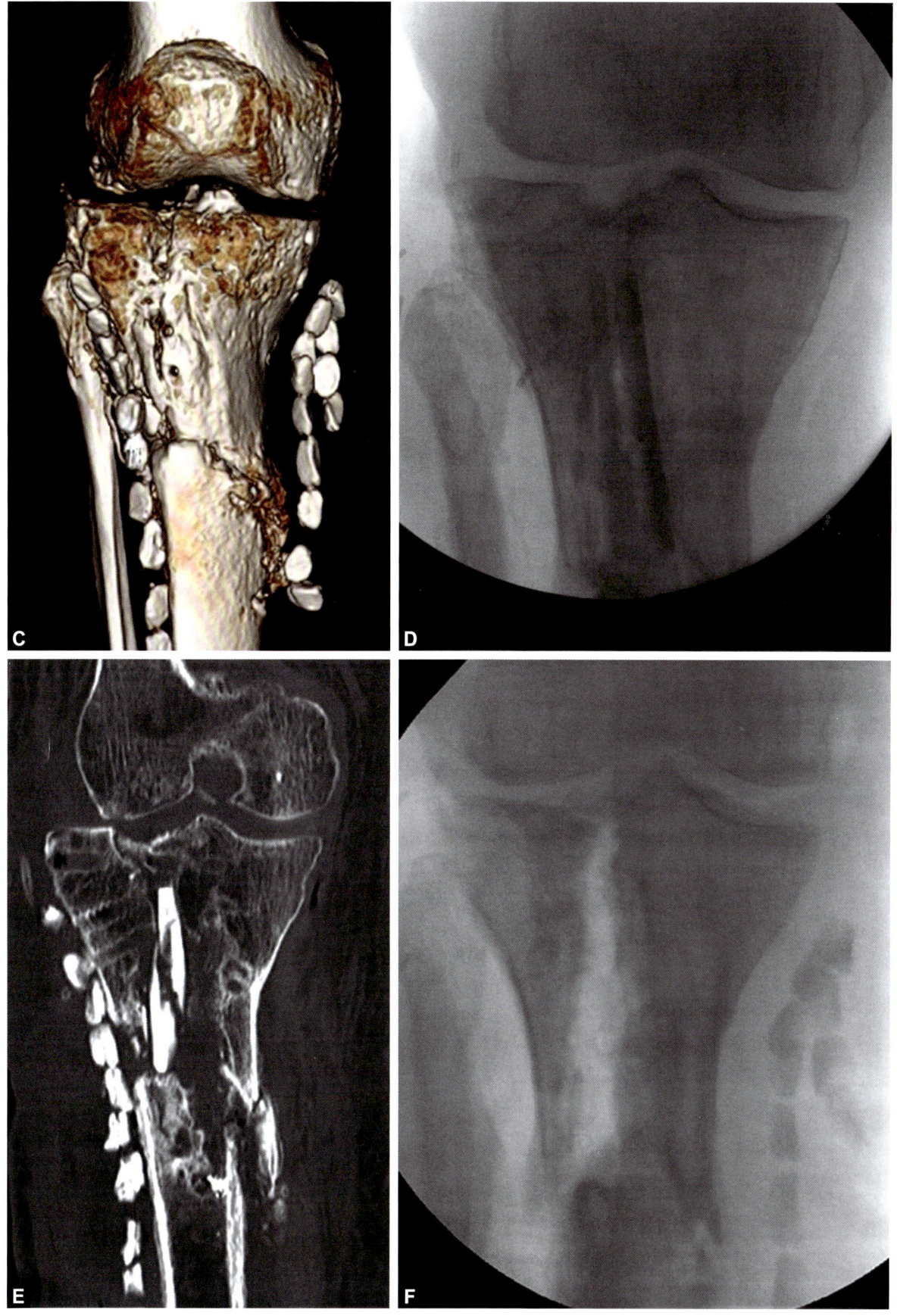

图25.26 （续）

（C）临时跨越外固定 （D～F）在干骺端有腓骨同种异体移植物，需要在外侧髁截骨来移除

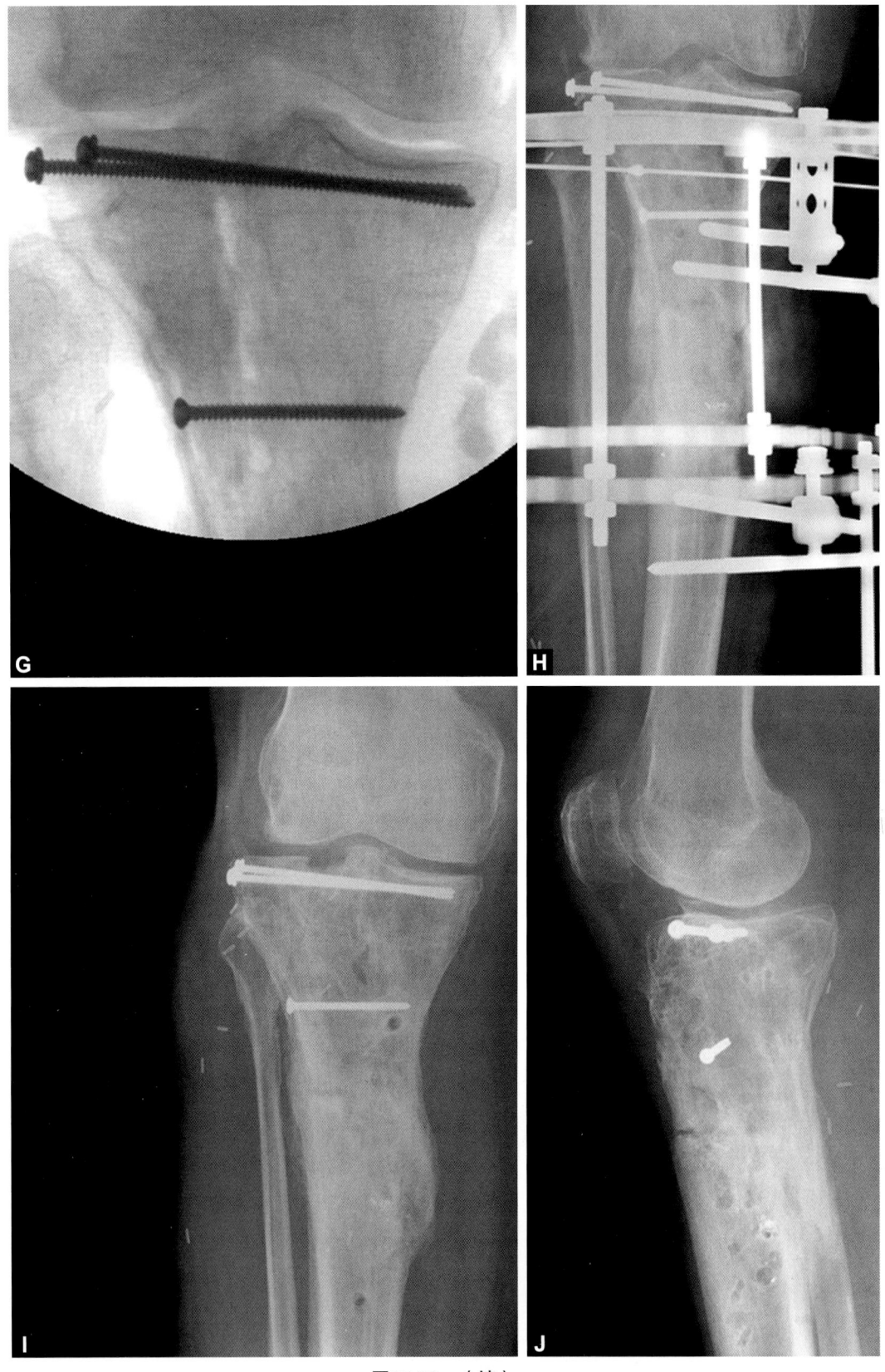

图25.26 （续）

（G）内固定翻修关节面，然后放置抗生素填充移植，伤口闭合

（H）应用Ilizarov外固定架限制性固定 （I、J）框架在20周内移除

例3：畸形愈合与骨不连

胫骨平台骨折畸形愈合可以在干骺端发生，会导致内翻或外翻畸形（或在矢状平面屈曲/伸展）。如Rasmussen所示，严重内翻或较小程度的外翻畸形，是创伤后关节炎发生的独立危险因素。根据经验，未能充分支撑双侧胫骨平台骨折内侧，或想要控制内侧平台的外侧锁定钢板稳定失效，是内翻畸形的常见病因（图25.27）。如果关节面是一致的，可以用内侧开放楔形截骨重建轴向排列，并用内侧支撑板稳定。空间可填充髂骨植骨或钙陶瓷。

关节内畸形愈合是较难矫正的，因为需要关节内截骨。然而，对生理上年轻、有可再生关节面的患者来说，这是一个很好的手术方式。术前要仔细规划以便完全恢复一致性，髁宽、后倾角并保存半月板。图25.27显示一名26岁男性患者双髁平台骨折畸形愈合，初始治疗效果很差，最后用关节内截骨术和稳定的内固定修复。患者有很好的远期疗效。

由于具有大量相对松质的骨面和强大的胫骨近端血液供应，胫骨平台骨不连是很罕见的。Blokker等报告了60例系列骨折（3%）中的2例骨不连案例。Moore等报告了988例胫骨平台骨折中的1例干骺端骨不连案例（0.1%）。Barer等报告了83例高能量双髁骨折病例中的1例（1.5%）干骺端骨不连案例。许多系列都报告无骨不连。干骺端骨不连可能发生在高能骨折中，特别是如果骨折是开放性的并伴随骨丢失，但关节内骨折不愈合是非常罕见的。

公认的治疗骨不连的原则在这种背景下是适用的。由于这些都是不寻常的骨不连，因此全身性的病症必须予以考虑和治疗。要积极尝试戒烟，通常使用口服的Varencline（Chantix）。患者经常使用大量的非甾体类抗炎药，而这些药物必须在术前停止使用。如果临床表现可疑，Brinker等提出的内分泌治疗应予以考虑。维生素D缺乏症比以前公认的更常见，可能在骨不连的发展中发挥作用。维生素D的水平应根据需要进行检查和补充。

必须随时考虑感染的存在。术前白细胞计数、血沉和c-反应蛋白是有用的，但并不总能诊断出深部的感染。停止抗生素，术中多次培养，仍然是证实感染存在的金标准。如果术前怀疑深部感染或术中遇到深部感染，那么上一节讨论过的放置临时性跨越式外固定支架的分期治疗方法是合适的。在没有感染的情况下，重建可以在一个阶段进行。二维和三维重建的CT扫描，对于确定可疑骨不连以及骨不愈合病例的平面定位是非常有用的。通常，原始的骨折可能在干骺端存在广泛的粉碎区，并用桥梁钢板结构来进行治疗，但碎片之间没有加压的机会。在愈合过程中，粉碎区往往会合并成两个主要碎片，但只有单一的不愈合骨折线。应该利用每一个机会寻找这个骨折线，因为在轴向调整后，用拉力螺钉或钢板或外固定技术，它可以提供产生碎片之间加压的能力。必须记住，使用锁定钢板来获得近端关节骨碎块的紧缩，无论是使用板上的组合孔，还是使用板末端的压缩装置，并不排除沿骨轴线对骨不连的压缩。骨不连的压缩会导致肢体缩短。术前应与患者讨论肢体缩短的利弊和耐受性的情况。年轻患者10～15mm的缩短通常会有很好的耐受性，而且可以使结构更稳定并缩短愈合的时间。老年患者可以容忍较大的缩短，因为术后使用鞋垫通常是一个较小的美观问题。由于需要骨诱导，在轴向对准和压缩后，在骨骼缺损的背景下，应充分考虑自体骨移植物的使用。感染性骨不连也可以在清创和适当的抗生素疗程后，使用自体骨移植物进行分期治疗。可以考虑给自体骨移植物增加培养物所特有的抗生素。这会降低感染的复发率，并仍可以使骨骼愈合。

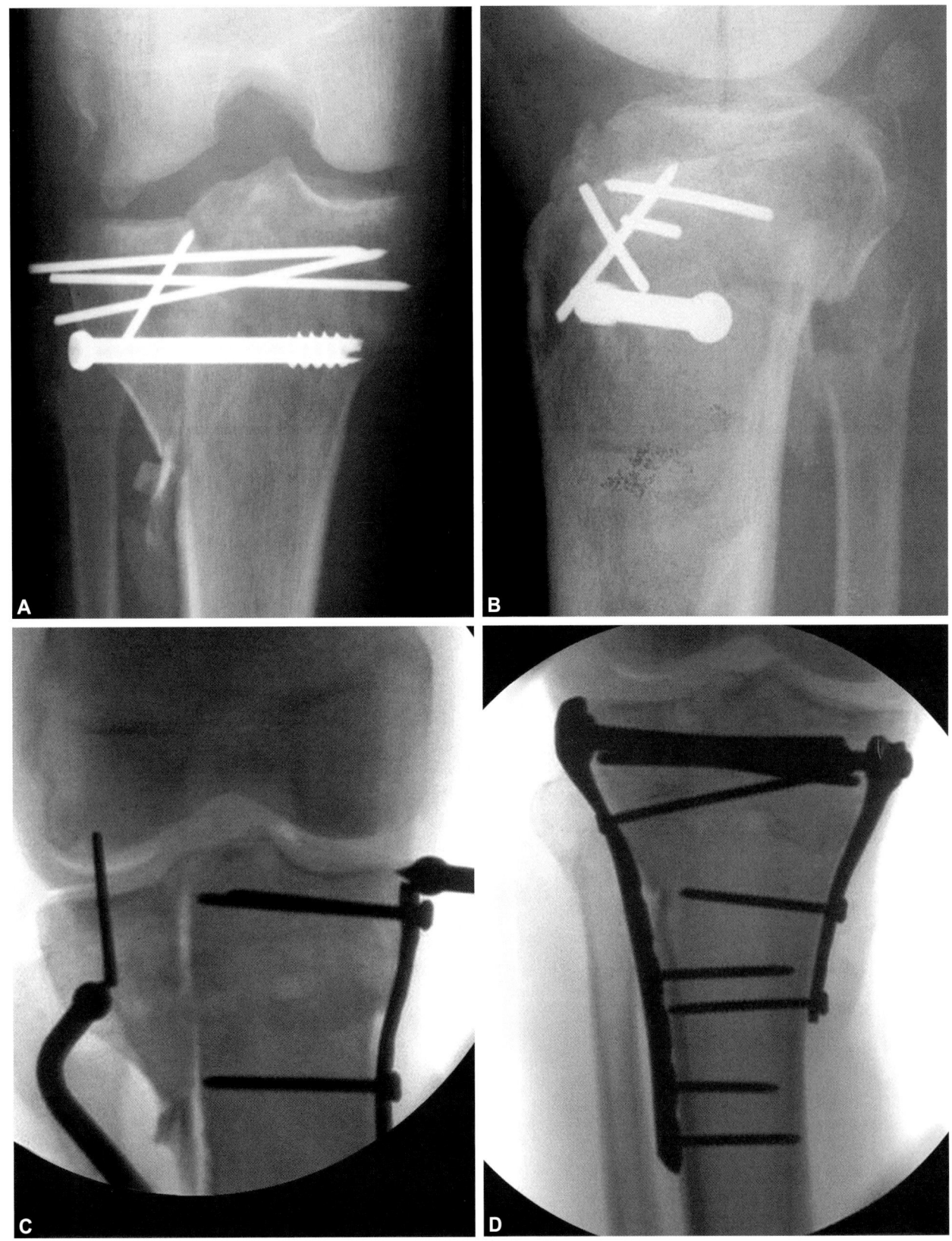

图25.27　双钢板及截骨治疗胫骨平台骨不连

（A～D）双髁胫骨平台骨折骨不连，使用经皮针或螺钉固定

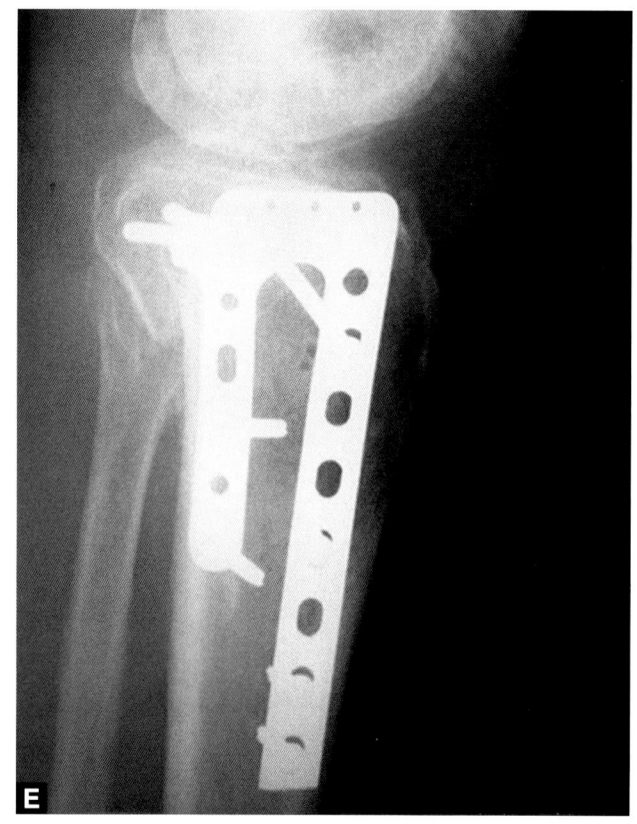

图25.27 （续）
（E）关节内截骨术和双钢板固定，具有良好的长期效果

Toro-Arbelaez等回顾性地报道了1名外科医生治疗关节内骨折不愈合的案例。5名平均年龄为50岁的患者在发病4～8个月时被转到作者的医院进行治疗。按Schatzker分型，有2名Ⅳ型、1名Ⅴ型和2名Ⅵ型。所有患者初始均做切开复位内固定术。术前主诉为疼痛（4/5）和畸形（4/5）。5例患者中有3例出现屈曲挛缩，10°～30°。半月板严重损伤3例。所有患者均翻修切开复位内固定及清创骨不连，矫正矢状面和冠状面畸形，并行关节松解术和内固定植骨。严格遵循术后康复方案。所有患者的平均愈合时间为12.8周。平均随访44个月，所有患者冠状面畸形均得到矫正。膝关节运动弧平均为120°，其中1名患者有维持10°的屈曲挛缩。2名患者的骨不连已愈合，但由于持续的疼痛，分别在骨折愈合后第5个月和第16个月进行了成功的膝关节置换术。2名患者接受膝关节置换术后都有明显的半月板病理改变。根据膝关节协会评分量表，膝关节功能分项评分从45提高到87（P<0.05）；疼痛分项评分从28提高到70（P<0.05）。

与关节内骨不连相比，骨干骺端骨不连的治疗被简化了，因为关节表现为单个单位。然而，必须注意恢复冠状面和矢状面的排列。轴向调整往往要借助于放在短边的股骨牵引器。如果软组织包膜是完整的，可以根据表明的骨折类型重新运用一块或多块钢板。如果软组织包膜受到损害或在骨量出现严重减少的背景下，可能表明需要稳定的小钢丝进行内固定（图25.21和图25.28）。

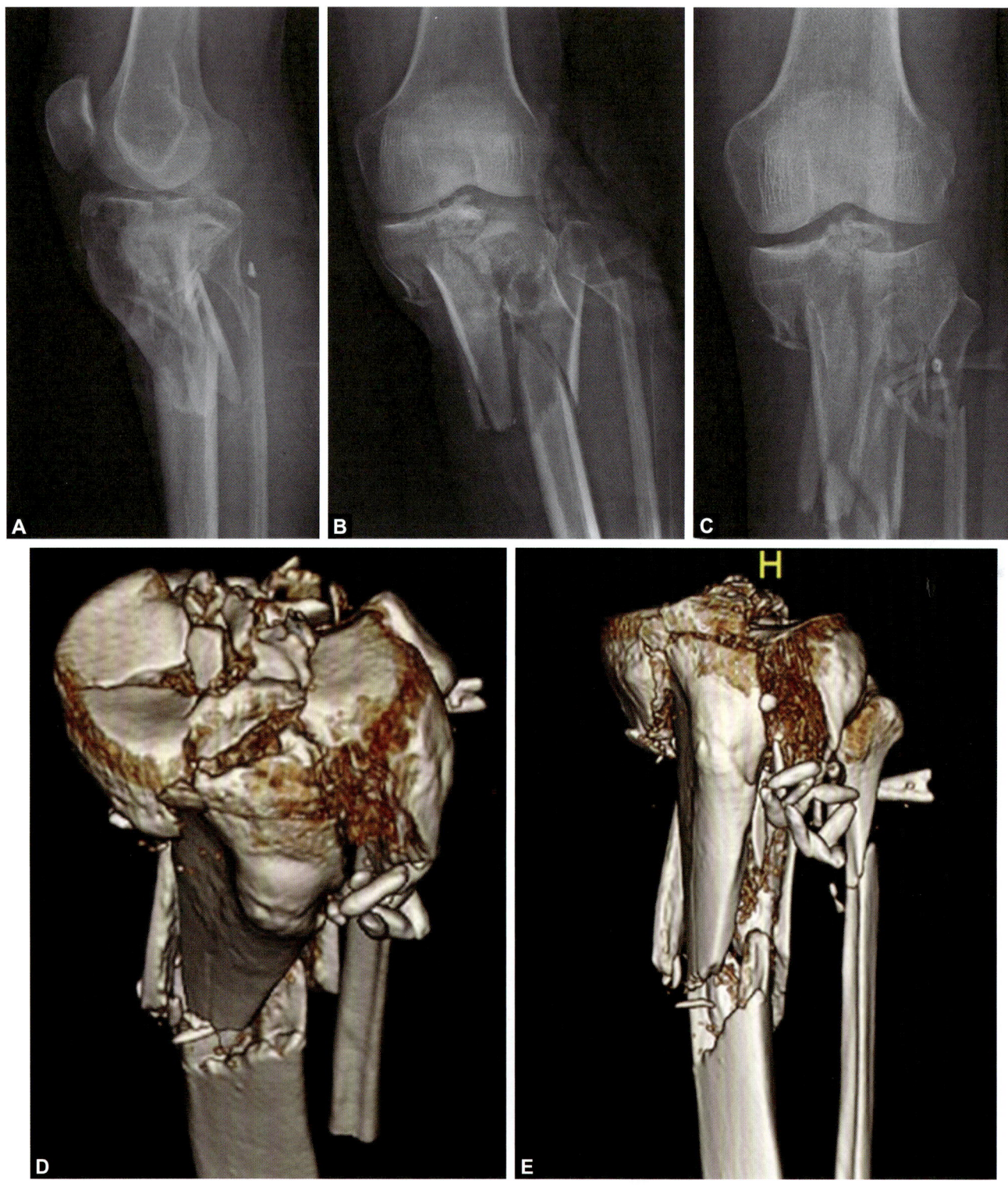

图25.28　复杂胫骨平台骨折的分期治疗

（A～E）胫骨平台高能开放性骨折

图25.28 （续）

（F、G）关节面的切开复位和内固定，安装了跨越式支架，18周内被拆除 （H~J）安装泰勒空间外固定架（美国施乐辉）

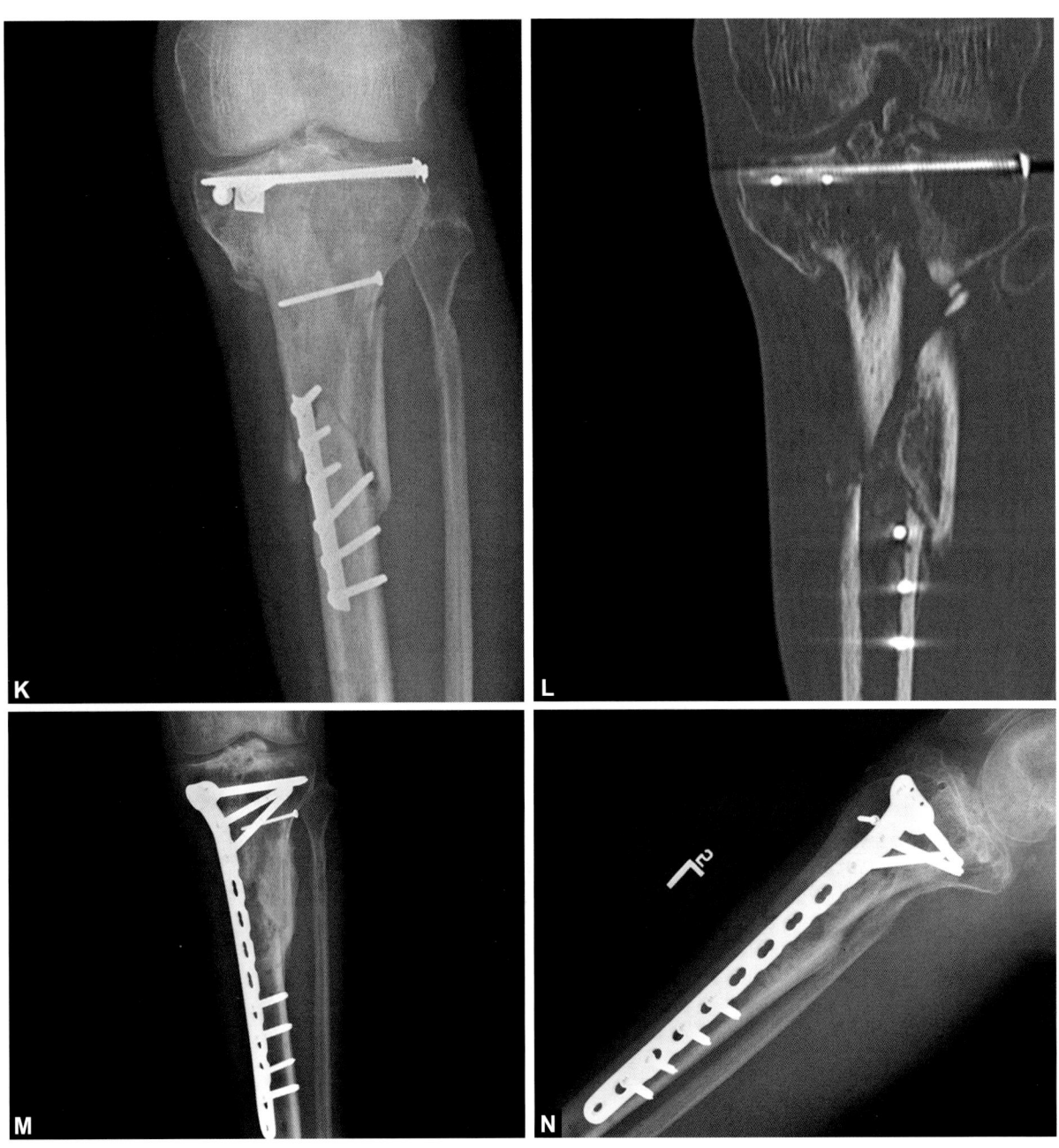

图25.28　（续）

（K、L）病情逐步演化为内翻畸形　（M、N）用股骨牵引器与自体髂骨植骨矫正干骺端缺损畸形后，安置内侧锁定钢板

例4：创伤性关节炎

　　尽管进行最佳的治疗，总有一定数量的胫骨平台骨折患者会患上令人精神衰弱的创伤后关节病。这可能是损伤时软骨细胞凋亡的结果。其他因素，如轴向对准的残余偏差、关节不协调、残留的不稳定或显著的半月板损伤，均会加剧初始软骨损伤的影响。由于胫骨平台骨折的患者比起原发性骨关节炎患者，接受全膝关节置换手术的患者要年轻得多，这令外科医生进退两难。如果软骨仍然存活，而显著的轴向错位或关节不协调存在，可以考虑进行关节内或关节外截骨术来恢复正常的关节力学。如果没有明确的指征，或者软骨的条件不能进行矫正截骨术，手术治疗的选择包括全膝关节置换术或膝关节融合术。

　　胫骨平台骨折如果无感染病史，在内固定移除和关节面准备好的情况下，放置1枚长的髓内钉，可以使创伤后关节炎的膝关节融合达到最佳。关节置换术对准和定制夹具是非常有用的，可达到相对骨表面的一致性。该型通过梨状窝进入，并在股骨近端和胫骨远端为膝关节锁定融合钉留有余地是比较好的。这些类型的钉可以在发生并发症如骨不连和感染等情况下，完整经梨状窝移除。如果胫骨平台骨折并发严重感染，在这种情况下，如果选择髓内钉作为融合技术，则会有相当大的风险将感染扩展到胫骨和股骨的髓腔。胫骨平台有感染病史后，融合膝关节时应考虑圆形或双平面单侧外固定。

　　胫骨平台骨折后实施全膝关节置换术所产生的问题及后果，已被多位学者解决了。在最大数量的案例中，Weiss等回顾了62例患者的62个平台骨折的全膝关节置换术。其平均年龄为63岁，有23例胫骨平台骨折患者最初是通过非手术手段治疗的。膝关节置换术后，膝关节协会的膝关节疼痛评分和功能评分均显著提高。然而，并发症也非常明显。有13例患者再次接受手术，包括5例膝部处理、5例部分翻修和3例创口翻修。术后并发症16例（26%）。有2例深部感染，均成功治疗。髌骨韧带部分剥脱于胫骨结节5例，均初次修复，术后保护，最终成功愈合。

　　如难以显露，尤其是关于伸膝装置部位，推荐股四头肌切口。Saleh等报道了由15例患者构成的一小系列的情况。所有这些患者在全膝关节置换术前8个月至几年间，均进行了胫骨平台的切开复位内固定术。全膝关节置换后的平均随访时间为6.2年。膝HSS评分平均从51改善到80。这些学者也注意到高发的术后并发症发生率。2例髌腱断裂、3例深部感染（20%）、2例需关节融合术、1例分两期治疗后炎症才消退。一个非常困难的临床情况是患有胫骨平台骨折后，膝关节创伤后关节炎，并发感染。在一个特殊的研究中，Larson等试图在匹配的病例对照系列里，通过比较19例因胫骨平台骨折感染而进行初次全膝关节置换术的患者来解决这一问题。其中19例没有感染史的患者在胫骨平台骨折后，进行了全膝关节置换术。从感染到行关节成形术的平均时间为5.6年，关节置换术后的最小随访时间为2年。所有骨折固定器械在全膝关节置换术之前，实施的单独手术中移除。感染组5例（26%）发生反复感染，平均时间1.1年。对照组的5年无感染生存率为100%，而病例组为73%。与对照组比较，先前胫骨平台骨折感染过的患者，发生并发症的可能性高4倍，而并发症需要手术治疗。膝关节疼痛评分的改善在对照组更大（$P=0.002$），但功能评分的变化在两组之间相似。鉴于有感染史的患者复发感染率高，他们提出了一项仔细的术前筛查方案，包括人工膝关节抽液术、炎症标志物（c-反应蛋白和血沉）的测定和选定的铟标记的白细胞扫描。如果任何研究都是积极的，分两期进行全膝关节置换术。更进一步建议，胫骨平台骨折后，在全膝关节置换术中，应全部采用抗生素浸渍水泥。

　　胫骨平台骨折内固定术后进行全膝关节置换术可能相当困难。遇到的挑战往往与复杂的全膝关节置换翻修术相匹敌。需要广泛全面的术前计划来评估对骨缺损修复、长杆部件和肢体畸形矫正的需要。伸肌机制的保护是非常重要的。既往感染史要求对关节置换术风险进行仔细评估，并对患者进行教育。尽管面临挑战，成功的全膝关节置换，对胫骨平台骨折患者和外科医生都是相当满意的。图25.25显示双钢板治疗严重骨质疏松患者双髁平台骨折。有固定松动，内翻畸形，最终转而运用膝关节置换术。在这类骨量严重减少且年龄适当的患者身上，可以考虑初次膝关节置换术，而不是进行内固定。

八、小结

　　能量吸收和骨骼质量的各个方面都体现在胫骨平台骨折中。轴向定位和关节面一致的目标与长期结果直接相关。彻底的影像检查对骨骼和软组织损伤有一个全面的了解，是规划个性化治疗的关键。在高能量的骨折中，分期先采用最初的长型外架固定后，再进行内固定或环形外固定，是非常有用的。后内侧骨折通常通过单独的入路使用抗滑动钢板进行治疗。应考虑使用钙陶瓷作为空隙填充物，以减少凹陷部分。最后，除了在软组织允许的情况下进行早期运动之外，避免屈曲挛缩也是很重要的。

（林鑫欣　译）

参考文献

[1] Chan PS, Klimkiewicz JJ, Luchetti WT, et al. Impact of CT scan on treatment plan and fracture classification of tibial plateau fractures. J Orthop Trauma. 1997;11(7):484-489.

[2] Hu YL, Ye FG, Ji AY, et al. Three-dimensional computed tomography imaging increases the reliability of classi-fication systems for tibial plateau fractures. Injury. 2009; 40(12):1282-1285.

[3] Suero EM, Hufner T, Stubig T, et al. Use of a virtual 3D software for planning of tibial plateau fracture reconstruction. Injury. 2010;41(6):589-591.

[4] Markhardt BK, Gross JM, Monu JU. Schatzker classification of tibial plateau fractures: use of CT and MR imaging improves assessment. Radiographics. 2009;29(2):585-597.

[5] Mui LW, Engelsohn E, Umans H. Comparison of CT and MRI in patients with tibial plateau fracture: can CT findings predict ligament tear or meniscal injury? Skeletal Radiol. 2007;36(2):145-151.

[6] Mustonen AO, Koivikko MP, Lindahl J, et al. MRI of acute meniscal injury associated with tibial plateau fractures: prevalence, type, and location. AJR Am J Roentgenol. 2008;191(4):1002-1009.

[7] Kennedy JC, Bailey WH. Experimental tibial-plateau fractures. Studies of the mechanism and a classification. J Bone Joint Surg Am. 1968;50(8):1522-1534.

[8] Bennett WF, Browner B. Tibial Plateau Fractures: a study of associated soft tissue injuries. J Orthop Trauma. 1994; 8(3):183-188.

[9] Abdel-Hamid MZ, Chang CH, Chan YS, et al. Arthroscopic evaluation of soft tissue injuries in tibial plateau fractures: retrospective analysis of 98 cases. Arthroscopy. 2006; 22(6):669-675.

[10] Gardner MJ, Yacoubian S, Geller D, et al. The incidence of soft tissue injury in operative tibial plateau fractures: a magnetic resonance imaging analysis of 103 patients. J Orthop Trauma. 2005;19(2):79-84.

[11] Gardner MJ, Yacoubian S, Geller D, et al. Prediction of soft-tissue injuries in Schatzker II tibial plateau fractures based on measurements of plain radiographs. J Trauma. 2006;60(2):319-323; discussion 324.

[12] Ringus VM, Lemley FR, Hubbard DF, et al. Lateral tibial plateau fracture depression as a predictor of lateral meniscus pathology. Orthopedics. 2010;33(2):80-84.

[13] Vangsness CT Jr., Ghaderi B, Hohl M, et al. Arthroscopy of meniscal injuries with tibial plateau fractures. J Bone Joint Surg Br. 1994;76(3):488-490.

[14] Schatzker J, McBroom R, Bruce D. The tibial plateau fracture. The Toronto experience 1968–1975. Clin Orthop Relat Res. 1979;(138):94-104.

[15] Moore TM. Fracture-dislocation of the knee. Clin Orthop Relat Res. 1981;(156):128-140.

[16] Marsh JL, Slongo TF, Agel J, et al. Fracture and dislocation classification compendium - 2007: Orthopaedic Trauma Association classification, database and outcomes committee. J Orthop Trauma. 2007;21(10 Suppl):S1-133.

[17] Swiontkowski MF, Agel J, McAndrew MP, et al. Outcome validation of the AO/OTA fracture classification system. J Orthop Trauma. 2000;14(8):534-541.

[18] Lansinger O, Bergman B, Korner L, et al. Tibial condylar fractures. A twenty-year follow-up. J Bone Joint Surg Am. 1986;68(1):13-19.

[19] Rasmussen PS. Tibial condylar fractures. Impairment of knee joint stability as an indication for surgical treatment. J Bone Joint Surg Am. 1973;55(7):1331-1350.

[20] Brown TD, Anderson DD, Nepola JV, et al. Contact stress aberrations following imprecise reduction of simple tibial plateau fractures. J Orthop Res. 1988;6(6):851-862.

[21] Bai B, Kummer FJ, Sala DA, et al. Effect of articular step-off and meniscectomy on joint alignment and contact pressures for fractures of the lateral tibial plateau. J Orthop Trauma. 2001;15(2):101-106.

[22] Honkonen SE. Indications for surgical treatment of tibial condyle fractures. Clin Orthop Relat Res. 1994;(302):199-205.

[23] Llinas A, McKellop HA, Marshall GJ, et al. Healing and remodeling of articular incongruities in a rabbit fracture model. J Bone Joint Surg Am. 1993;75(10):1508-1523.

[24] Mustonen AO, Koivikko MP, Kiuru MJ, et al. Postoperative MDCT of tibial plateau fractures. AJR. Am J Roentgenol. 2009;193(5):1354-1360.

[25] Cetik O, Cift H, Asik M. Second-look arthroscopy after arthroscopy-assisted treatment of tibial plateau fractures. Knee Surg Sports Traumatol Arthrosc. 2007;15(6):747-752.

[26] Rasmussen P. Tibial condylar fractures as a cause of degenerative arthritis. Acta Orthop Scand. 1972;43(6): 566-575.

[27] LeRoux MA, Arokoski J, Vail TP, et al. Simultaneous changes in the mechanical properties, quantitative collagen organization, and proteoglycan concentration of articular cartilage following canine meniscectomy. J Orthop Res. 2000;18(3):383-392.

[28] Reid JS, Van Slyke MA, Moulton MJ, et al. Safe placement of proximal tibial transfixation wires with respect to intracapsular penetration. J Orthop Trauma. 2001;15(1):10-17.

[29] Egol KA, Tejwani NC, Capla EL, et al. Staged management of high-energy proximal tibia fractures (OTA types 41): the results of a prospective, standardized protocol. J Orthop Trauma. 2005;19(7):448-455; discussion 456.

[30] Stark E, Stucken C, Trainer G, et al. Compartment syndrome in Schatzker type VI plateau fractures and medial condylar fracture-dislocations treated with temporary external fixation. J Orthop Trauma. 2009;23(7):502-506.

[31] Crist BD, Della Rocca GJ, Stannard JP. Compartment syndrome surgical management techniques associated with tibial plateau fractures. J Knee Surg. 2010;23(1):3-7.

[32] Weinlein J, Schmidt A. Acute compartment syndrome in tibial plateau fractures—beware! J Knee Surg. 2010;23(1): 9-16.

[33] Parker PJ, Tepper KB, Brumback RJ, et al. Biomechanical comparison of fixation of type-I fractures of the lateral tibial plateau. Is the antiglide screw effective? J Bone Joint Surg Br. 1999;81(3):478-480.

[34] Ballmer FT, Hertel R, Notzli HP. Treatment of tibial plateau fractures with small fragment internal fixation: a preli-minary report. J Orthop Trauma. 2000;14(7):467-474.

[35] Westmoreland GL, McLaurin TM, Hutton WC. Screw pullout strength: a biomechanical comparison of large-fragment and small-fragment fixation in the tibial plateau. J Orthop Trauma. 2002;16(3):178-181.

[36] Hung SS, Chao EK, Chan YS, et al. Arthroscopically assisted osteosynthesis for tibial plateau fractures. J Trauma. 2003;54(2):356-363.

[37] Veitch SW, Stroud RM, Toms AD. Compaction bone grafting in tibial plateau fracture fixation. J Trauma. 2010;68(4): 980-983.

[38] Karunakar MA, Egol KA, Peindl R, et al. Split depression tibial plateau fractures: a biomechanical study. J Orthop Trauma. 2002;16(3):172-177.

[39] Barrett MO, Kazmier P, Anglen JO. Repair or reattachment of the meniscus after fixation of a tibial plateau fracture. J Orthop Trauma. 2005;19(3):198-200.

[40] Lobenhoffer P, Schulze M, Gerich T, et al. Closed reduction/percutaneous fixation of tibial plateau fractures: arthroscopic versus fluoroscopic control of reduction. J Orthop Trauma. 1999;13(6):426-431.

[41] Trenholm A, Landry S, McLaughlin K, et al. Comparative fixation of tibial plateau fractures using alpha-BSM, a calcium phosphate cement, versus cancellous bone graft. J Orthop Trauma. 2005;19(10):698-702.

[42] Welch RD, Zhang H, Bronson DG. Experimental tibial plateau fractures augmented with calcium phosphate cement or autologous bone graft. J Bone Joint Surg Am. 2003;85-A(2):222-231.

[43] Shen C, Ma J, Chen XD, et al. The use of beta-TCP in the surgical treatment of tibial plateau fractures. Knee Surg Sports Traumatol Arthrosc. 2009;17(12):1406-1411.

[44] Simpson D, Keating JF. Outcome of tibial plateau fractures managed with calcium phosphate cement. Injury. 2004;35(9):913-918.

[45] Lobenhoffer P, Gerich T, Witte F, et al. Use of an injectable calcium phosphate bone cement in the treatment of tibial plateau fractures: a prospective study of twenty-six cases with twenty-month mean follow-up. J Orthop Trauma. 2002;16(3):143-149.

[46] Russell TA, Leighton RK, Alpha BSMTPFSG. Comparison of autogenous bone graft and endothermic calcium phosphate cement for defect augmentation in tibial plateau fractures. A multicenter, prospective, randomized study. J Bone Joint Surg Am. 2008;90(10):2057-2061.

[47] Yetkinler DN, McClellan RT, Reindel ES, et al. Biomechanical comparison of conventional open reduction and internal fixation versus calcium phosphate cement fixation of a central depressed tibial plateau fracture. J Orthop Trauma. 2001;15(3):197-206.

[48] Solomon LB, Stevenson AW, Baird RP, et al. Posterolateral transfibular approach to tibial plateau fractures: technique,

results, and rationale. J Orthop Trauma. 2010;24(8):505-514.

[49] Bhattacharyya T, McCarty LP 3rd, Harris MB, et al. The posterior shearing tibial plateau fracture: treatment and results via a posterior approach. J Orthop Trauma. 2005; 19(5):305-310.

[50] Carlson DA. Posterior bicondylar tibial plateau fractures. J Orthop Trauma. 2005;19(2):73-78.

[51] Gossling HR, Peterson CA. A new surgical approach in the treatment of depressed lateral condylar fractures of the tibia. Clin Orthop Relat Res. 1979;(140):96-102.

[52] Lobenhoffer P, Gerich T, Bertram T, et al. Particular posteromedial and posterolateral approaches for the treatment of tibial head fractures (German). Unfallchirurg. 1997;100(12):957-967.

[53] Frosch KH, Balcarek P, Walde T, et al. A new posterolateral approach without fibula osteotomy for the treatment of tibial plateau fractures. J Orthop Trauma. 2010;24(8): 515-520.

[54] Wahlquist M, Iaguilli N, Ebraheim N, et al. Medial tibial plateau fractures: a new classification system. J Trauma. 2007;63(6):1418-1421.

[55] Ratcliff JR, Werner FW, Green JK, et al. Medial buttress versus lateral locked plating in a cadaver medial tibial plateau fracture model. J Orthop Trauma. 2007;21(7):444-448.

[56] Espinoza-Ervin CZ, Starr AJ, Reinert CM, et al. Use of a midline anterior incision for isolated medial tibial plateau fractures. J Orthop Trauma. 2009;23(2):148-153.

[57] Hohl M. Tibial Condylar Fractures. J Bone Joint Surg Am. 1967;49(7):1455-1467.

[58] Higgins TF, Kemper D, Klatt J. Incidence and morphology of the posteromedial fragment in bicondylar tibial plateau fractures. J Orthop Trauma. 2009;23(1):45-51.

[59] Barei DP, O'Mara TJ, Taitsman LA, et al. Frequency and fracture morphology of the posteromedial fragment in bicondylar tibial plateau fracture patterns. J Orthop Trauma. 2008;22(3):176-182.

[60] Gosling T, Schandelmaier P, Marti A, et al. Less invasive stabilization of complex tibial plateau fractures: a biomechanical evaluation of a unilateral locked screw plate and double plating. J Orthop Trauma. 2004;18(8):546-551.

[61] Mueller KL, Karunakar MA, Frankenburg EP, et al. Bicondylar tibial plateau fractures: a biomechanical study. Clin Orthop Relat Res. 2003(412):189-195.

[62] Higgins TF, Klatt J, Bachus KN. Biomechanical analysis of bicondylar tibial plateau fixation: how does lateral locking plate fixation compare to dual plate fixation? J Orthop Trauma. 2007;21(5):301-306.

[63] Galla M, Riemer C, Lobenhoffer P. Direct posterior approach for the treatment of posteromedial tibial head fractures. Oper Orthop Traumatol. 2009;21(1):51-64.

[64] Georgiadis GM. Combined anterior and posterior approaches for complex tibial plateau fractures. J Bone Joint Surg Br. 1994;76(2):285-289.

[65] Weil YA, Gardner MJ, Boraiah S, et al. Posteromedial supine approach for reduction and fixation of medial and bicondylar tibial plateau fractures. J Orthop Trauma. 2008;22(5):357-362.

[66] Fakler JK, Ryzewicz M, Hartshorn C, et al. Optimizing the management of Moore type I postero-medial split fracture dislocations of the tibial head: description of the Lobenhoffer approach. J Orthop Trauma. 2007;21(5):330-336.

[67] Oznur A, Aksoy C, Tokgozoglu AM. Posteromedial approach and posterior plating of the tibia. J Trauma. 2002; 53(4): 722-724.

[68] Moore TM, Patzakis MJ, Harvey JP. Tibial plateau fractures: definition, demographics, treatment rationale, and long-term results of closed traction management or operative reduction. J Orthop Trauma. 1987;1(2):97-119.

[69] Mallik AR, Covall DJ, Whitelaw GP. Internal versus external fixation of bicondylar tibial plateau fractures. Orthop Rev. 1992;21(12):1433-1436.

[70] Young MJ, Barrack RL. Complications of internal fixation of tibial plateau fractures. Orthop Rev. 1994;23(2):149-154.

[71] Dirschl DR, Del Gaizo D. Staged management of tibial plateau fractures. Am J Orthop. 2007;36(4 Suppl):12-17.

[72] Barei DP, Nork SE, Mills WJ, et al. Complications associated with internal fixation of high-energy bicondylar tibial plateau fractures utilizing a two-incision technique. J Orthop Trauma. 2004;18(10):649-657.

[73] Jiang R, Luo CF, Wang MC, et al. A comparative study of less invasive stabilization system (LISS) fixation and two-incision double plating for the treatment of bicondylar tibial plateau fractures. Knee. 2008;15(2):139-143.

[74] Lindeque B, Baldini T. A biomechanical comparison of three different lateral tibia locking plates. Orthopedics. 2010;33 (1):18-21.

[75] Catagni MA, Ottaviani G, Maggioni M. Treatment strategies for complex fractures of the tibial plateau with external circular fixation and limited internal fixation. J Trauma. 2007;63(5):1043-1053.

[76] Katsenis DL, Dendrinos GK, Kontos SJ. High energy tibial plateau fractures treated with hybrid fixation: is knee bridging necessary? Orthopedics. 2006;29(4):355-361.

[77] Katsenis D, Dendrinos G, Kouris A, et al. Combination of fine wire fixation and limited internal fixation for high-energy tibial plateau fractures: functional results at minimum 5-year follow-up. J Orthop Trauma. 2009;23 (7):493-501.

[78]Ali AM, Saleh M, Bolongaro S, et al. The strength of diffe-rent fixation techniques for bicondylar tibial plateau fractures—a biomechanical study. Clin Biomech. 2003; 18(9):864-870.

[79]Ali AM, Saleh M, Eastell R, et al. Influence of bone quality on the strength of internal and external fixation of tibial plateau fractures. J Orthop Res. 2006;24(11):2080-2086.

[80]Watson JT, Ripple S, Hoshaw SJ, et al. Hybrid external fixation for tibial plateau fractures: clinical and biomechanical correlation. Orthop Clin North Am. 2002 2002;33 (1):199-209.

[81]Hutson JJ Jr, Zych GA. Infections in periarticular fractures of the lower extremity treated with tensioned wire hybrid fixators. J Orthop Trauma. 1998;12(3):214-218.

[82]Stamer DT, Schenk R, Staggers B, et al. Bicondylar tibial plateau fractures treated with a hybrid ring external fixator: a preliminary study. J Orthop Trauma. 1994;8(6):455-461.

[83]Watson JT. High energy fractures of the tibial plateau. Orthop Clin North Am. 1994;25(4):723-752.

[84]Weiner LS, Kelley M, Yang E, et al. The use of combination internal fixation and hybrid external fixation in severe proximal tibia fractures. J Orthop Trauma. 1995;9(3): 244-250.

[85]Gaudinez RF, Mallik AR, Szporn M. Hybrid external fixation of comminuted tibial plateau fractures. Clin Orthop Relat Res. 1996(328):203-210.

[86]Mikulak SA, Gold SM, Zinar DM. Small wire external fixation of high energy tibial plateau fractures. Clin Orthop Relat Res. 1998(356):230-238.

[87]Dendrinos GK, Kontos S, Katsenis D, et al. Treatment of high-energy tibial plateau fractures by the Ilizarov circular fixator. J Bone Joint Surg Br. 1996;78(5):710-717.

[88]Katsenis D, Athanasiou V, Megas P, et al. Minimal internal fixation augmented by small wire transfixion frames for high-energy tibial plateau fractures. Erratum appears in J Orthop Trauma. 2006;20(1):69. Note: Vasilis, Athanasiou [corrected to Athanasiou, Vasilis]; Panayiotis, Megas [corrected to Megas, Panayiotis]; Minos, Tillianakis [corrected to Tyllianakis, Minos]. J Orthop Trauma. 2005;19(4):241-248.

[89]Kataria H, Sharma N, Kanojia RK. Small wire external fixation for high-energy tibial plateau fractures. J Orthop Surg. 2007;15(2):137-143.

[90]Chin TY, Bardana D, Bailey M, et al. Functional outcome of tibial plateau fractures treated with the fine-wire fixator. Injury. 2005;36(12):1467-1475.

[91]Canadian Orthopaedic Trauma Society. Open reduction and internal fixation compared with circular fixator application for bicondylar tibial plateau fractures. Results of a multicenter, prospective, randomized clinical trial. J Bone Joint Surg Am. 2006;88(12):2613-2623.

[92]Hall JA, Beuerlein MJ, McKee MD; Canadian Orthopaedic Trauma Society. Open reduction and internal fixation compared with circular fixator application for bicondylar tibial plateau fractures. Surgical technique. J Bone Joint Surg Am. 2009;91 Suppl 2 Pt 1:74-88.

[93]Mahadeva D, Costa ML, Gaffey A. Open reduction and internal fixation versus hybrid fixation for bicondylar/severe tibial plateau fractures: a systematic review of the literature. Arch Orthop Trauma Surg. 2008;128(10):1169-1175.

[94]Berkson EM, Virkus WW. High-energy tibial plateau frac-tures. J Am Acad Orthop Surg. 2006;14(1):20-31.

[95]Segal D, Franchi AV, Campanile J. Iliac autograft for reconstruction of severely depressed fracture of a lateral tibial plateau. Brief note. J Bone Joint Surg Am. 1985; 67(8):1270-1272.

[96]Watson JT. Overview of biologics. J Orthop Trauma. 2005;19(10 Suppl):S14-16.

[97]Beuerlein MJ, McKee MD. Calcium sulfates: what is the evidence? J Orthop Trauma. 2010;24 (Suppl 1):S46-51.

[98]Schaefer SL, Lu Y, Seeherman H, et al. Effect of rhBMP-2 on tibial plateau fractures in a canine model. J Orthop Res. 2009;27(4):466-471.

[99]Boraiah S, Paul O, Hawkes D, et al. Complications of recombinant human BMP-2 for treating complex tibial plateau fractures: a preliminary report. Clin Orthop Relat Res. 2009;467(12):3257-3262.

[100]Stannard JP, Robinson JT, Anderson ER, et al. Negative pressure wound therapy to treat hematomas and surgical incisions following high-energy trauma. J Trauma. 2006; 60(6):1301-1306.

[101]Gaston P, Will EM, Keating JF. Recovery of knee function following fracture of the tibial plateau. J Bone Joint Surg Br. 2005;87(9):1233-1236.

[102]Papagelopoulos PJ, Partsinevelos AA, Themistocleous GS, et al. Complications after tibia plateau fracture surgery. Injury. 2006;37(6):475-484.

[103]Ali AM, El-Shafie M, Willett KM. Failure of fixation of tibial plateau fractures. J Orthop Trauma. 2002;16(5):323-329.

[104]Watson JT, Coufal C. Treatment of complex lateral plateau fractures using Ilizarov techniques. Clin Orthop Relat Res. 1998;(353):97-106.

[105]Chou YC, Wu CC, Chan YS, et al. Medial gastrocnemius muscle flap for treating wound complications after double-plate fixation via two-incision approach for complex tibial plateau fractures. J Trauma. 2010;68(1):138-145.

[106]Rightmire E, Zurakowski D, Vrahas M. Acute infections after fracture repair: management with hardware in place. Clin Orthop Relat Res. 2008;466(2):466-472.

[107]Borrelli J Jr., Prickett W, Song E, et al. Extraosseous blood supply of the tibia and the effects of different plating techniques: a human cadaveric study. J Orthop Trauma. 2002;16(10):691-695.

[108]Blokker CP, Rorabeck CH, Bourne RB. Tibial plateau fractures. An analysis of the reslults of treatment in 60 patients. Clin Orthop Relat Res. 1984;(182):193-199.

[109]Burri C, Bartzke G, Coldewey J, et al. Fractures of the tibial plateau. Clin Orthop Relat Res. 1979;(138):84-93.

[110]Tscherne H, Lobenhoffer P. Tibial plateau fractures. Management and expected results. [Review]. Clin Orthop Relat Res. 1993;(292):87-100.

[111]King GJ, Schatzker J. Nonunion of a complex tibial plateau fracture. J Orthop Trauma. 1991;5(2):209-212.

[112]Wu CC. Salvage of proximal tibial malunion or nonunion with the use of angled blade plate. Arch Orthop Trauma Surg. 2006;126(2):82-87.

[113]Toro-Arbelaez JB, Gardner MJ, Shindle MK, et al. Open reduction and internal fixation of intraarticular tibial plateau nonunions. Injury. 2007;38(3):378-383.

[114]Brinker MR, O'Connor DP, Monla YT, et al. Metabolic and endocrine abnormalities in patients with nonunions. J Orthop Trauma. 2007;21(8):557-570.

[115]Manidakis N, Dosani A, Dimitriou R, et al. Tibial plateau fractures: functional outcome and incidence of osteo-arthritis in 125 cases. Int Orthop. 2010;34(4):565-570.

[116]Borrelli J Jr. Chondrocyte apoptosis and posttraumatic arthrosis. J Orthop Trauma. 2006;20(10):726-731.

[117]Mabry TM, Jacofsky DJ, Haidukewych GJ, et al. Comparison of intramedullary nailing and external fixation knee arthrodesis for the infected knee replacement. Clin Orthop Relat Res. 2007;464:11-15.

[118]Garberina MJ, Fitch RD, Hoffmann ED, et al. Knee arthrodesis with circular external fixation. Clin Orthop Relat Res. 2001(382):168-178.

[119]Salem KH, Kinzl L, Schmelz A. Circular external fixation in knee arthrodesis following septic trauma sequelae: preliminary report. J Knee Surg. 2006;19(2):99-104.

[120]Weiss NG, Parvizi J, Trousdale RT, et al. Total knee arthroplasty in patients with a prior fracture of the tibial plateau. J Bone Joint Surg Am. 2003;85-A(2):218-221.

[121]Saleh KJ, Sherman P, Katkin P, et al. Total knee arthroplasty after open reduction and internal fixation of fractures of the tibial plateau: a minimum five-year follow-up study. J Bone Joint Surg Am. 2001;83-A(8):1144-1148.

[122]Larson AN, Hanssen AD, Cass JR. Does prior infection alter the outcome of TKA after tibial plateau fracture? Clin Orthop Relat Res. 2009;467(7):1793-1799.

[123]Vermeire J, Scheerlinck T. Early primary total knee replacement for complex proximal tibia fractures in elderly and osteoarthritic patients. Acta Orthop Belg. 2010;76(6): 785-793.

第26章

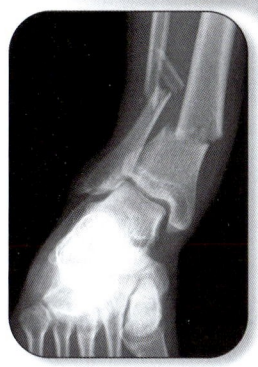

胫骨干骨折
Tibial Shaft Fractures

SaqibRehman, Katharine Criner

本章纲要

导言
诊断
分型
手术指征
外科解剖、体位与入路
手术方法
　　胫骨干骨折交锁髓内钉治疗
　　胫骨近端或干骺端骨折髓内钉治疗
　　胫骨远端干骺端骨折髓内钉固定
　　胫骨干骨折切开复位内固定

疗效
并发症
典型并发症案例
　　例1：交锁髓内钉治疗胫骨骨折急性感染
　　例2：胫骨感染不愈合
　　例3：无菌性、萎缩性胫骨骨折骨不连的治疗
　　例4：胫骨肥大性骨不连的治疗
　　例5：大量自体骨移植治疗严重的胫骨骨缺损型骨折
　　例6：小腿骨筋膜室综合征的治疗
小结

一、导言

胫骨（拉丁语）以古希腊一种叫竖笛的管乐器命名，是人体的第二大骨骼和主要承重结构。腓骨承担了6%~17%的重量。胫骨骨折是最常见的长骨骨折，每年，每10万人中约有26例胫骨干骨折。胫骨干骨折在年轻患者中最常见，平均年龄为37岁。胫骨骨折是长骨开放性骨折中比例最高的，约有24%的胫骨干骨折属于开放性。

胫骨干骨折治疗的第一个案例可以追溯到古埃及时代，古埃及人用绷带和木夹板来固定胫骨骨折。之后，确立了几种胫骨干骨折的手术技术。髓内钉是在20世纪早期引进的。Küntscher发明了交锁钉，并首创了扩髓髓内钉，而髓内钉是目前治疗大多数胫骨干骨折的标准。

胫骨骨折引起的感染、骨不连和骨筋膜室综合征等并发症比骨科医生在其他骨折中所遇到的更为常见，因此，即使在有经验的创伤中心，其治疗仍是一个挑战。在某些情况下，虽然外固定和钢板更具优势，但骨折本身的手术治疗常通过髓内钉来完成。要成功实现胫骨干骨折骨愈合，需要注重细节，同时避免并发症的发生。

二、诊断

对于有意识的胫骨骨折患者，其查体的阳性体征包括骨折部位的疼痛、畸形和软组织肿胀；而对于无意识的患者，则需要全面的骨科查体，阳性体征包括骨骼稳定性差、畸形和软组织肿胀。必须评估神经血管的情况，以确定远端血管搏动和胫后神经、腓深神经、腓浅神经运动和感觉功能的完整，也应检查腓肠神经和隐神经的感觉功能。因为胫骨骨折可能会并发筋膜室综合征，患者疼痛的严重程度很重要。

筋膜室综合征是指在闭合的筋膜室间隙压力升高而导致的微血管损伤症候群，当间隙压力持续增加时，会发生肌肉神经功能受损和软组织坏死。查体的阳性体征包括与损伤不成比例的明显疼痛，以及足趾被动活动时疼痛；通过足趾的被动背屈和跖屈来检查所涉及的间室。其他的阳性体征包括肢体苍白、麻痹和早期失去振动感的感觉异常。筋膜室综合征的晚期可能会出现足背动脉和胫后动脉搏动消失。

仔细评估下肢皮肤，需注意其表面的擦伤、撕脱伤或开放性伤口，记录开放性伤口的大小和污染程度，皮肤照片有助于解决文件和法律等相关问题。对长时间躺在地上的酗酒者、老人、吸毒者以及机动车事故的患者，需怀疑是否存在软组织挤压伤，该损伤可引起心肌坏死和肌红蛋白尿，而肌红蛋白尿可引起急性肾功能衰竭。

胫骨骨折可能与其他损伤有关，特别是高能损伤。Templeman等发现膝关节韧带损伤的发生率较高，Keating等的研究表明，有5%的胫骨骨折的患者，胫骨两个骨折端是明显分离的。

正、侧位X线片是重要的影像学诊断方法，同时必须进行膝、踝关节X线的检查，因为骨折可能是关节内的，也可能合并其他相关性损伤。MRI和锝骨扫描只用于应力性骨折的诊断。X线片可获得的信息包括骨折部位、继发性骨折线、是否粉碎及其程度、骨折移位、骨缺损和延伸到关节内的骨折。当然，如骨质疏松、骨关节炎、囊肿、肿瘤或陈旧性骨折等情况也可以确定，而组织中的气体提示开放性骨折或软组织的厌氧感染。

 胫骨干骨折诊断的经验与教训：

（1）一定要仔细检查神经血管，同时警惕骨筋膜室综合征，尤其对于反应迟钝的患者，其查体是不可靠的。

（2）仔细检查皮肤和软组织，评估开放性伤口及皮肤隆起。

（3）影像学评估应包括整段胫骨、膝关节和踝关节的正、侧位X线片，CT有助于判断骨折线延长到关节内的情况。

三、分型

Swiss AO/ASIF描述的骨科创伤协会（OTA）分型是胫骨干骨折最全面的分类系统（即AO-OTA分型）（图26.1）。AO-OTA分型是基于骨折初始正、侧位X线片的形态。根据粉碎程度，骨折分为3组，如图26.1所示。

A组包括非粉碎简单骨折。B组包括楔形或蝶形骨折，其中一侧皮质有一处骨折线而另一侧有多处骨折

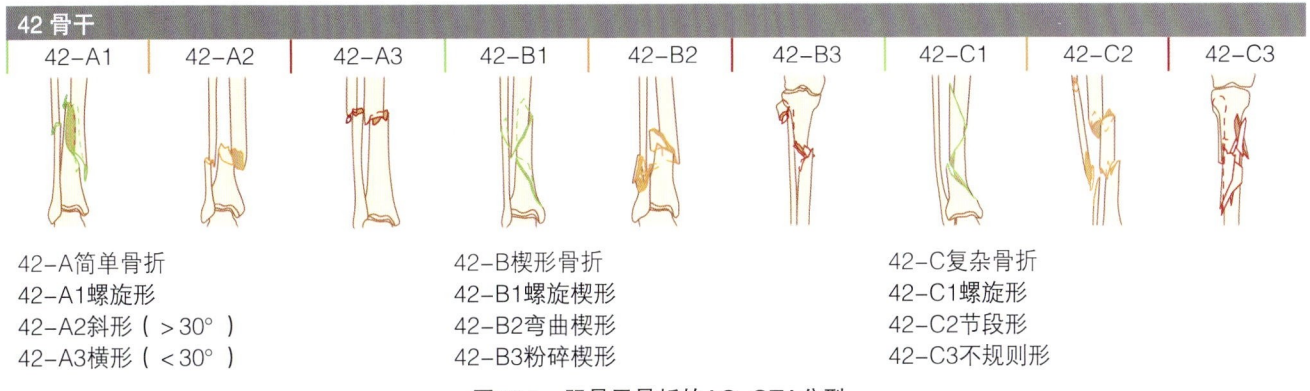

42 骨干

| 42–A1 | 42–A2 | 42–A3 | 42–B1 | 42–B2 | 42–B3 | 42–C1 | 42–C2 | 42–C3 |

42–A简单骨折
42–A1螺旋形
42–A2斜形（＞30°）
42–A3横形（＜30°）

42–B楔形骨折
42–B1螺旋楔形
42–B2弯曲楔形
42–B3粉碎楔形

42–C复杂骨折
42–C1螺旋形
42–C2节段形
42–C3不规则形

图26.1　胫骨干骨折的AO–OTA分型

线。C组包括粉碎性和复杂性最高的骨折。这3组根据骨折的损伤机制和性质进一步分为1、2、3 3个亚组。亚组1包括所有螺旋形骨折，主要发生在旋转和间接暴力时；亚组2包括所有弯曲应力和直接暴力造成的斜形骨折（骨折线＞30°）；亚组3均为横形骨折（骨折线＜30°），由单纯弯曲应力和直接暴力造成。

A1组表示简单螺旋形骨折，A2组表示简单斜形骨折，A3组为简单横形骨折；B1组表示完整的螺旋楔形骨折，B2组表示伴有一蝶形骨块的斜形楔形骨折，B3组表示伴多个蝶形骨块的楔形骨折；C1组表示粉碎性螺旋骨折，C2组表示多段骨折，C3组表示严重的粉碎性骨折。

根据腓骨骨折位置，对该9个组进一步划分。当不存在腓骨骨折时，使用后缀1；当腓骨骨折与胫骨骨折发生在不同的水平时用后缀2；当腓骨骨折与胫骨骨折处于同一水平时用后缀3。

Gustilo、Anderson和Tscherne分型，都是基于软组织损伤的程度。Tscherne分型用于软组织损伤的闭合性骨折；Gustilo和Anderson分型用于开放性骨折。开放性骨折是指骨折与开放的伤口相通，且暴露在空气环境中。

Gustilo和Anderson分型，将开放性骨折分为3种类型。Ⅰ型骨折伴长度＜1cm的清洁软组织缺损；Ⅱ型骨折的伤口长度＞1cm，且没有骨膜剥脱伤；Ⅲ型开放性骨折的伤口长度＞10cm或伤口有广泛的软组织损伤，该型骨折的特征是开放性多段骨折、创伤性截肢、枪弹伤、农业伤害、8小时以上的骨折以及与血管修复相关的骨折。Ⅲ型开放性骨折进一步分为A、B、C 3个亚组。ⅢA包括有足够骨膜和皮肤覆盖的开放性骨折；ⅢB存在广泛的骨膜剥离，骨软组织覆盖少，可能需要软组织重建手术；ⅢC存在血管损伤，需要进行血管的修复重建。

Tscherne分型的闭合性骨折有4个不同的等级。C 0级表示伴软组织损伤最小的简单骨折；C Ⅰ级表示从低到中等能量的损伤，伴软组织表面挫擦伤的骨折；C Ⅱ级表示从中到高能量损伤，具有明星的肌肉挫伤和皮肤擦伤及重度污染的骨折，并且存在骨筋膜室综合征的高危风险；C Ⅲ级骨折来自高能量损伤，伴广泛的软组织挤压、皮下脱套或撕脱伤或动脉破裂或骨筋膜室综合征。

四、手术指征

如果胫骨干骨折能闭合性复位，且损伤最小，可以采用长腿石膏渐进式负重的非手术方式进行治疗。因存在内翻畸形的风险，所以对于石膏固定，尤其是年龄超过20岁的患者，必须保持密切观察。胫骨干骨折在冠状面上，可以接受内翻或外翻角度＜5°。而在矢状面上，可以接受前角或后角＜10°，但最好≤5°，旋转畸形应<10°，而外旋好于内旋。短缩应<1cm，分离应<5mm，否则会延迟愈合。可通过髂前上棘、髌骨中心和第二近节趾骨基底共线的旋转复位。

如果骨折不符合上述条件且骨折高度粉碎或开放性时，应进行手术治疗。胫骨干骨折的髓内钉治疗是目前标准的手术方法，髓内钉不仅保留骨膜血供，而且只有轻微的软组织损伤。此外，它还可以控制对位、抗旋转和限制平移。

外固定的手术指征，包括严重的开放性骨折，或伴软组织烧伤的闭合性骨折，或筋膜切开术后骨筋膜室综合征的患者。

五、外科解剖、体位与入路

小腿由前侧、外侧、后浅及后深4个间室组成，这些间室由不可扩张的筋膜所包裹。前间室包括胫前肌、姆长伸肌、趾长伸肌和第三腓骨肌，该室的神经血管结构是腓深神经和胫前动脉；外侧间室包括腓骨长肌和腓骨短肌以及腓浅神经；后浅部间室包括腓肠肌内外侧头、比目鱼肌和足底肌；后深间室包括姆长屈肌、趾长屈肌以及胫骨后肌，其神经血管结构是胫后动脉、静脉、胫神经。

位于筋膜表面的2条神经分别是腓肠神经和隐神经，属于感觉神经。腓肠神经是腓总神经的分支，位于小腿后外侧，延续至足背侧，支配小腿外侧和后侧1/3与足踝外侧感觉；隐神经为股神经分支，支配小腿内侧感觉。

胫骨前内侧面仅有皮下覆盖，容易发生开放性骨折。胫骨的主要供血动脉是滋养动脉，属于胫后动脉的一个大分支，而骨膜血管系统来源于胫前动脉。

患者仰卧于可透视手术台上，行胫骨近端髓内钉骨折固定，需至少屈膝90°。小腿摆放方式：用毯子/毛巾或可透视的三角填充物垫在腘窝下；也可以这样摆放：患肢屈髋屈膝，如膝关节镜体位一样，越过健肢将患肢维持成4字形。作者更倾向于在腘窝处安放可透视的三角填充物；术前准备好并在铺巾前，进行C型臂透视，从而来定位骨折和确定闭合复位是否可行。

术中可通过助手手动或跟骨针施加于足部的方式牵引。相比无牵引，跟骨针牵引的神经损伤风险更高；第三个牵引方式是使用外固定器或AO通用牵引器来维持复位。应靠后置入近端针，以便避开髓内钉通道。近端针置入时，有腓总神经损伤的风险；远端针可以置入于胫骨远端或跟骨，如果在胫骨远端，那么它应在远端锁钉插入点的更远处。

胫骨近端髓内钉的手术入路从定位起点开始，髓内钉的最佳入口为关节外、关节平面以下1~1.5cm处。Tornetta等把起点外侧3mm至胫骨结节中心定义为关节内安全区。正位X线片上，入口位于外侧髁间嵴内侧；而侧位X线片上，入口位于胫骨平台沿着胫骨长轴的前缘。一旦C型臂透视中确认入口，皮肤切口可呈纵行或横行，横切口长2~3cm，与Langer线平行，在关节线和胫骨粗隆之间；纵行切口从髌骨下极至胫骨结节，并穿过Langer线，而术后疼痛性瘢痕的问题会更多。

从髌腱内侧或经髌腱延伸该切口。胫骨髓内钉最常见的并发症是慢性膝前疼痛。经髌腱切口是否有较高的慢性膝前痛的发病率仍有争议。Keating发现经髌腱切口的患者中，膝前疼痛占77%。然而，Jarmo发现两种切口无明显的临床差异，67%的经髌腱切口的患者患有慢性膝关节疼痛，而髌腱内侧切口的比例是71%。

经髌腱切口的优点是容易进入髓内钉入口，缺点是髌腱和因腱鞘脱水导致肌腱无力。髌腱旁切口的优点是它保留肌腱，缺点是更难进入最佳的进钉点，因肌腱把骨锥推向安全区内侧。

切口近端向下延伸至深筋膜，并阻止脂肪垫进入关节；切口远端向下延伸至骨骼，一旦髌下脂肪垫被推到近后方，则可显露胫骨近端的前表面。

胫骨干钢板接骨术的开放手术入路包括前外侧和前内侧入路，为了增加内固定物的软组织覆盖，前者通常是首选。在胫骨嵴外侧做一皮肤切口，延伸到踝部和膝部，切开前室筋膜，从胫骨外侧面牵开前间室肌群。前内侧入路包括从胫骨内侧牵开皮下组织后的皮肤前切口，也可以延伸到胫骨两端，但钢板仅仅有较薄的软组织覆盖，并且胫骨近端的显露受到了鹅足腱的影响。

六、手术方法

（一）胫骨干骨折交锁髓内钉治疗

1. 术前计划

（1）解剖因素：胫骨干呈三角形态，髓腔呈相对圆柱状，肌肉覆盖于后外侧。因此，胫骨内表面的软组织覆盖较少，通过内侧置入的内固定不应突起，因为它们在骨折愈合后的很长一段时间内会引起不适。原则上，髓内钉需与髓腔完全匹配，但市面上可用的髓内钉的直径有限。术前计划包括对长度（根据患侧胫骨的X线片，必要时包括对侧胫骨）和髓内钉管径的测量。在某些情况下，胫骨髓腔可能是8mm或更小，这是可获得尺寸最小的胫骨髓内钉直径，比该直径更小的胫骨髓内钉是被禁用的，因为它有医源性骨折或使髓内钉无法穿过骨折部位的风险。

（2）器械和植入物：在进行合理的影像学测量后，外科医生准备好合适的植入物，包括髓内钉、交锁螺钉和螺帽（如果需要）。交锁髓内钉所需器械包括气动或电动铰刀和钻头，球头导针，转换头以及光滑导丝。一般都需要可透视手术台和X线C型臂，特殊情况除外（例如专门为缺乏实时成像设备而设计的SIGN髓内钉系统）。膝关节的固定体位有多种方式，首选"三角形"的膝关节固定器。骨折复位需要斯氏针，大号AO牵引器或外固定器，大号持骨钳如Weber持骨钳、齿状持骨钳或球点骨盆复位钳。

（3）患者因素：最后，进行髓内钉手术治疗前要对患者的局部和全身因素进行评估。对于多处外伤的患者，其循环系统并不稳定，在患者没有得到恢复之前进行髓内钉手术，存在并发急性呼吸窘迫综合征或多器官系统衰竭的风险。进行胫骨髓内钉手术治疗时，应考虑到"损伤控制"外科理念，但目前"损伤控制"理念大多是针对治疗股骨骨折的情况，对于胫骨骨折的应用存在一定争议。对于发热的患者是否进行手术争议很大，发热不是手术绝对禁忌证，但不可控的全身性败血症是胫骨髓内钉手术禁忌证。在进行髓内钉手术之前应考虑患肢条件是否适合手术。根据临床经验，如果患者术前患肢过度肿胀，则术后存在发生骨筋膜室综合征的风险。下肢局部感染同样是胫骨髓内钉手术的禁忌证。此外，将外固定治疗转变为髓内钉手术治疗时，即使没有明显的针道感染，也有可能发生髓腔污染而造成深部感染。因此，由外固定转变为髓内钉治疗的时限为14天左右，如果外固定时间太长，发生针道感染，就需要移除外固定支架，改石膏外固定患肢，治疗针道感染，直至髓内钉手术可以安全进行。

2. 手术要点

麻醉采用全麻或腰麻。为了对发生骨筋膜室综合征或局部缺血性症状的患者进行可靠的术后神经检查，不建议使用放置硬膜外导管的术后疼痛管理。术前1小时使用抗生素预防皮肤菌群感染。患者取仰卧位，可使用止血带，为了保持静脉血流循环以避免骨组织热坏死，不能在扩髓过程中使止血带充气。如果患肢髋关节过度外旋，则在其臀下放置衬垫，有助于术中防止髋关节过度外旋。但应该注意到对侧肢体外旋活动并不受限，因此不能在术中把对侧肢体的外旋活动作为术中旋转活动的参照。消毒铺巾过程中要仔细小心，避免患肢过度畸形。

使用1个三角形膝关节固定器置于膝关节下，可使其变换3种不同的屈曲角度。首先，要确保骨折成功复位，复位时最好轻柔地牵拉闭合复位，但有时也需要经皮或切开复位。在长斜形和螺旋形骨折中，经皮使用1个大号Weber点状复位钳可使骨折复位（图26.2）。注意不要用钝器挤压皮肤，尤其是胫骨内侧。

完成骨折复位后，开始下一步置钉步骤。从髌骨下极向远端作正中切口，远端不能超过胫骨结节。皮肤切开后，在髌韧带旁内侧做一切口，从侧面牵拉髌韧带（图26.3）。另一种入路是直接在髌韧带上方正中切开髌韧带。虽然这两种方法都能达到良好的效果，但髌韧带旁内侧切口具有延伸性，可满足近端干骺端骨折时，所需的膝关节半伸直位置钉（图26.4A）。根据所使用的髓内钉操作系统，导针或弯锥正确的位置位于胫骨嵴的内侧（正位像）和接近关节面并且位于关节面的前方（侧位像）（图26.3）。确保正位X线片和侧位X线片达到完美的角度，同时避免影像旋转而导致进针点错误至关重要。完美的侧位X线片可由股骨髁完全重叠所体现，但正位X线片的判断比较困难，胫腓骨的重叠情况是不错的判断影像关系，一般来说，在完美的正位X线片上，有约25%的腓骨头和胫骨的重叠。虽然在治疗胫骨中段骨折时，不需要绝对完美的进针点，但对于胫骨上段骨折，完美的进针点通常很重要。接下来将导针或弯锥插入到与配套植入系统所需的合适深度，此时应小心避免穿透胫骨后侧皮质。可通过任何方式（闭合手法复位、经皮器械复位、切开复位等）复位骨折，然后将球头导针从进针点插入，并穿过骨折端（图26.5）。通过正、侧位X线片，将导针尖端插到胫骨远端干骺端中心处。钉的长度可用另一枚相同长度的导针相减方法或X线片比例尺进行测量。扩髓通常以9mm直径的铰刀开始。扩髓时不能使导针脱出，否则骨折将会移位。扩髓的过程中，应注意置钉入口处扩髓钻前倾导致开口向前扩展，为了避免此类情况，可在每次移出扩髓钻时关掉电源，因为开孔钻提供的入口空间可使较小的扩髓钻徒手拔出。扩髓以0.5mm或1.0mm为增量。此外，适当的膝关节弯曲使扩髓钻直接进入胫骨干扩髓。如果膝关节过于伸展，会受到髌骨的阻挡，将会导致扩髓更加靠前。通常会选择稍大型号的髓内钉，而不是试图频繁地扩髓以获得最小的合适尺寸。尽管在股骨干骨折髓内钉治疗时需要尝试多次地扩髓，以利于放置合适峡部的髓内钉，避免肥大性骨不连。有证据表明，过度频繁的胫骨扩髓会进一步损害骨内膜的血供，而没有任何所谓的机械优势。因此在胫骨干骨折的成年患者中，倾向于使用10mm髓内钉。

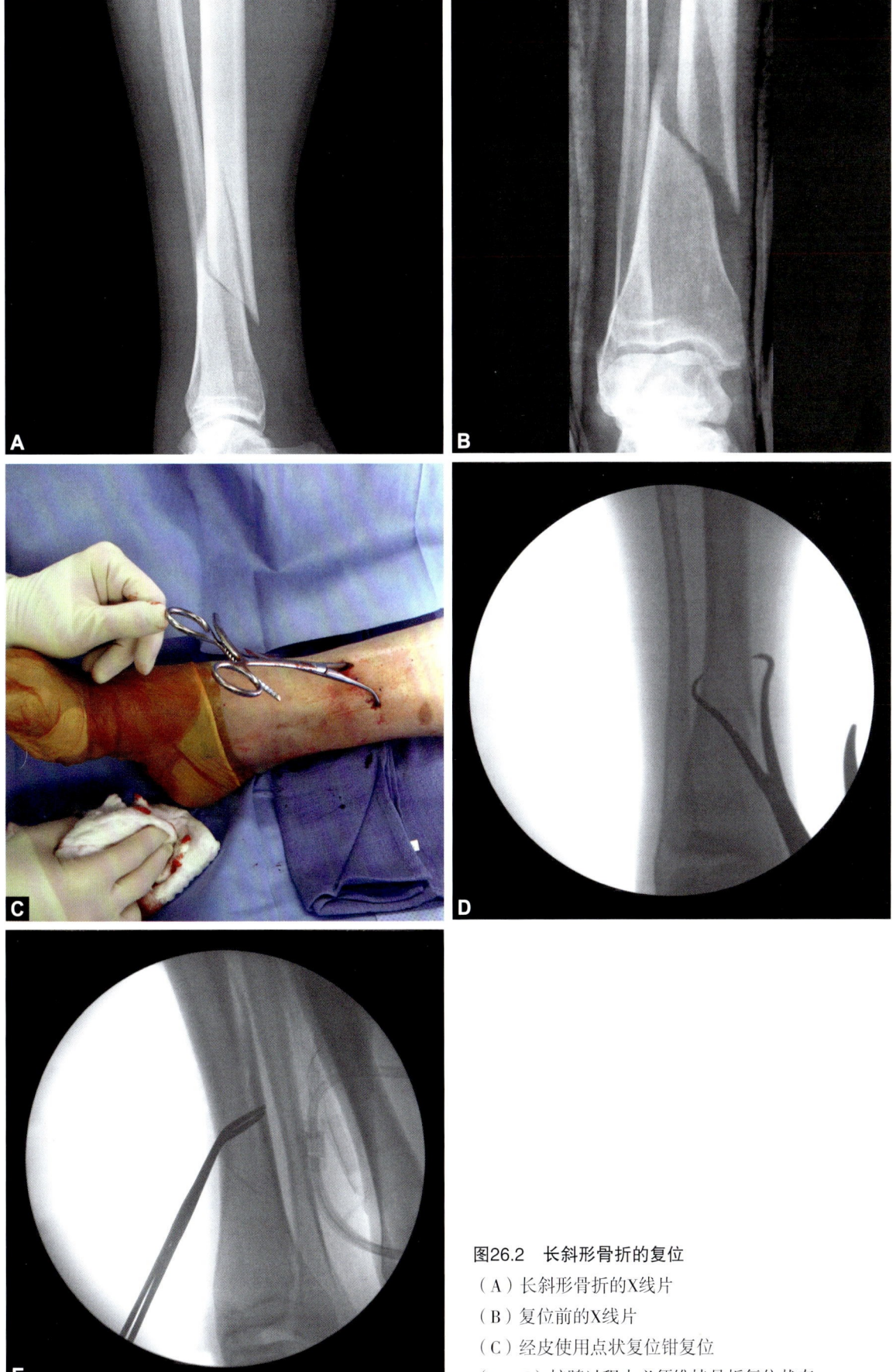

图26.2 长斜形骨折的复位

（A）长斜形骨折的X线片

（B）复位前的X线片

（C）经皮使用点状复位钳复位

（D、E）扩髓过程中必须维持骨折复位状态

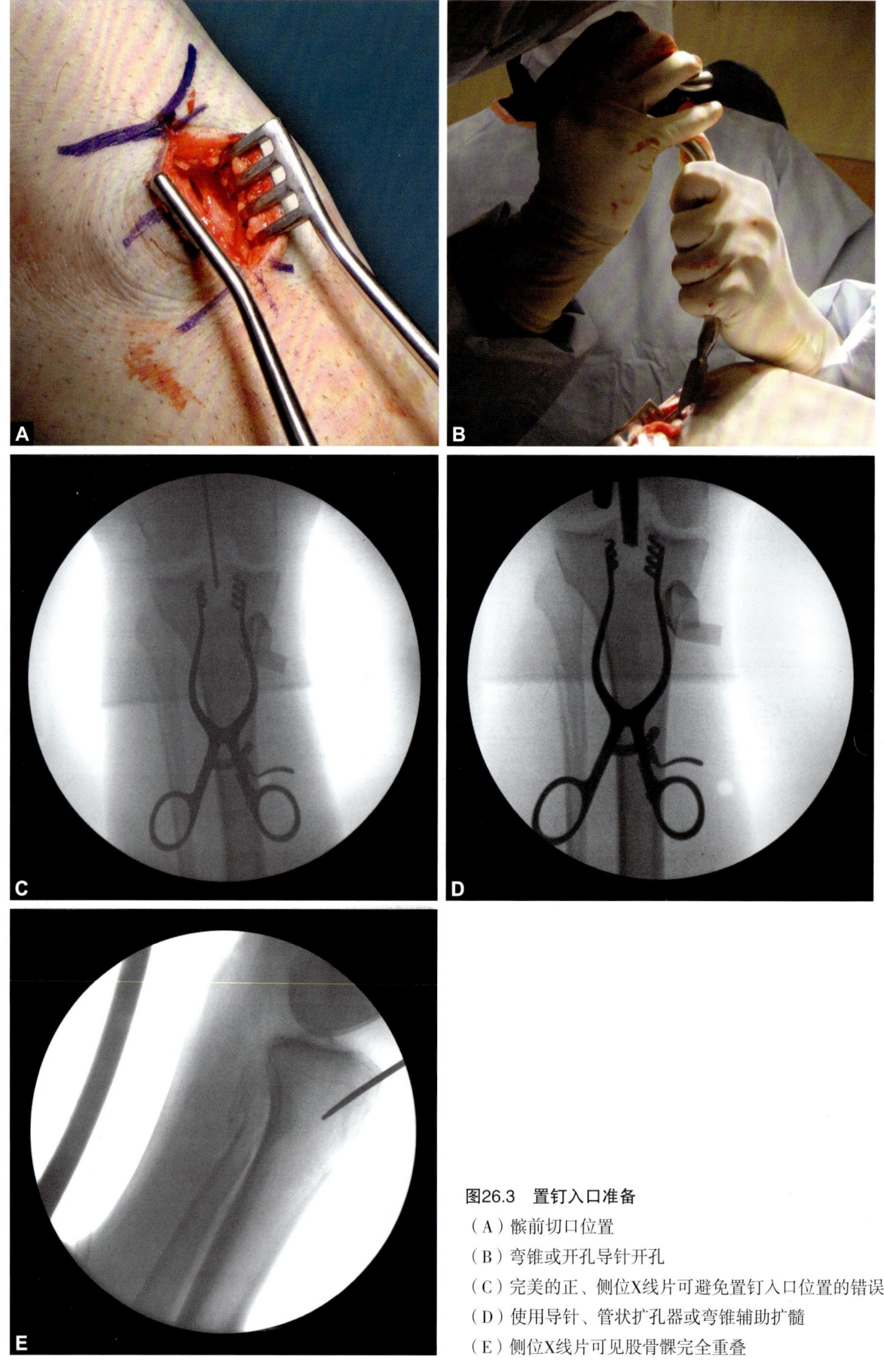

图26.3 置钉入口准备

（A）髌前切口位置

（B）弯锥或开孔导针开孔

（C）完美的正、侧位X线片可避免置钉入口位置的错误

（D）使用导针、管状扩孔器或弯锥辅助扩髓

（E）侧位X线片可见股骨髁完全重叠

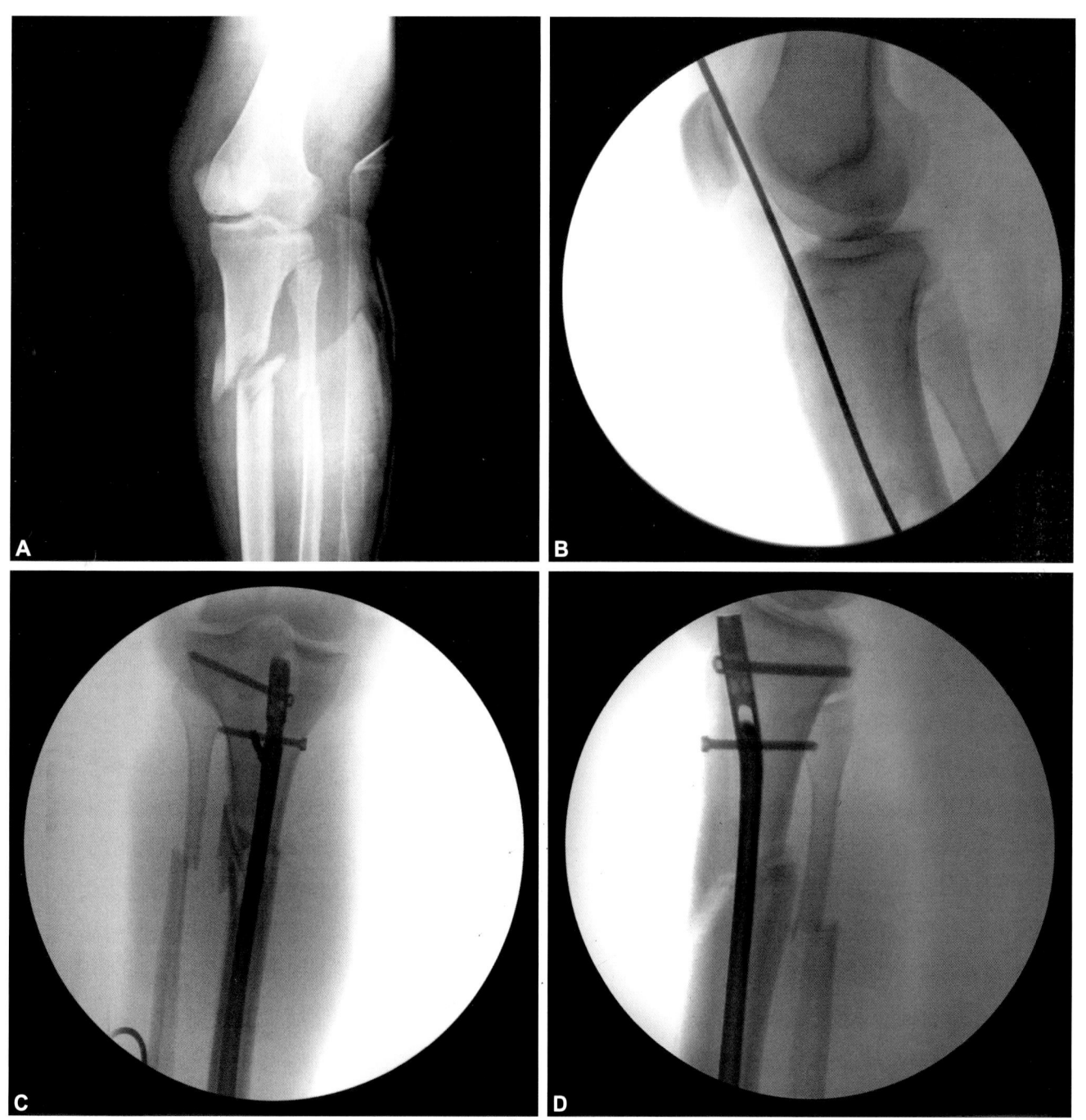

图26.4 胫骨干骨折半伸直位关节切开入路

（A）胫骨上1/3骨折的术前X线片 （B）半伸直位关节切开入路可提供更近端的进针点和更靠前的导针轨道
（C）前后方向的阻挡钉可防止骨折外翻不齐 （D）侧位X线片上看对线尚可接受

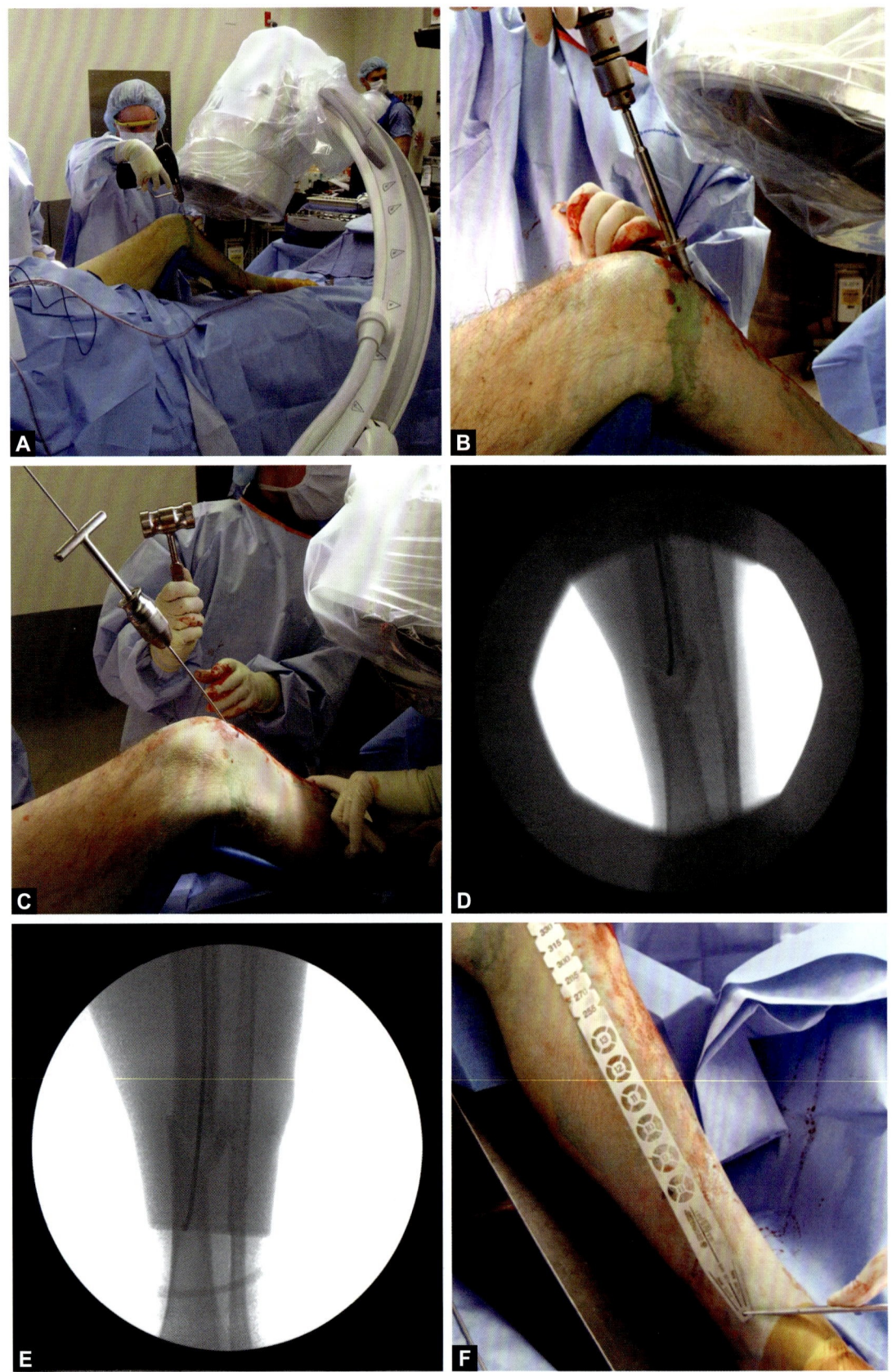

图26.5 胫骨干骨折的髓内钉固定：开孔，导针置入

（A）对进钉点测量时，C型臂放置在手术台对侧 （B）X线片显示导针处于合适的位置后，进行开孔
（C）置入球头导针并穿过骨折断端 （D、E）通过旋转尖端弯曲的导针使其顺利通过骨折断端
（F）采用的一种长度测量方法

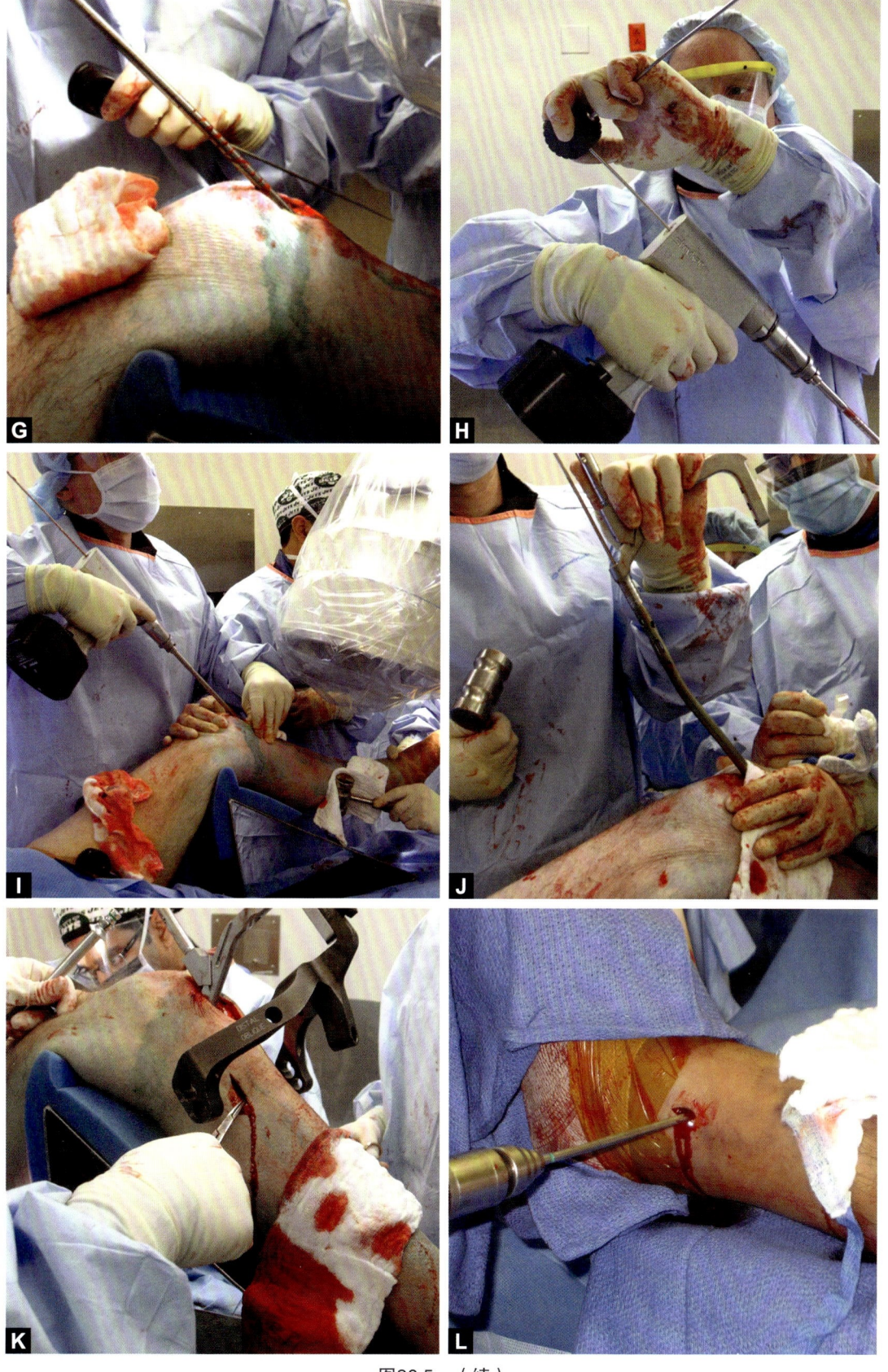

图26.5 （续）

（G）扩髓一般从9mm直径开始，增量为0.5mm或1mm （H）扩髓时注意防止导针回退

（I）扩髓时必须保持复位状态 （J）徒手置钉后用锤子轻柔地锤击

（K）用于近端交锁锁定的定位导航装置 （L）锁定远端螺钉

将长度与直径合适的髓内钉用锤子轻柔地打入髓腔。如果此时骨折断端发生移位空缺，则将远端交锁钉锁定，用回敲技术使骨折断端对接紧密。在透视显示"正圆"后，钻孔并安置交锁螺钉，接着就可以用锤子回敲插入手柄，这样可以使得骨折断端加压以改善骨折愈合。在确认旋转对线满意后，对近端交锁螺钉进行锁定。旋转对线应通过X线及体格检查来确定。近端交锁螺钉一般可以通过髓内钉安装的定位导航器械锁定。如果在插钉后骨折断端并无间隙，那么近端交锁螺钉锁定可在远端交锁螺钉锁定前进行。

对于胫骨干骨折，通常分别在近端和远端至少放置2枚交锁螺钉。如果使用直径较小的髓内钉和交锁螺钉（可能是由于胫骨髓腔较小），要考虑增加第3枚螺钉以增加稳定性，因为直径较小的植入物比较容易发生疲劳性断裂。

腓骨干骨折一般情况下并不需要复位和固定，当骨折移位较大时，即使胫骨复位和固定后，腓骨仍不能复位，可考虑对腓骨进行复位和固定，但这种情况相当少。如果胫骨干远端或干骺端骨折伴有腓骨远端和外踝骨折，则进行切开复位内固定效果更好（图26.6）。逆行髓内钉固定可通过克氏针或拉什针辅助进行，特别是针对横向或简单的骨折类型。但如果皮肤软组织条件允许切开复位内固定，可用钢板内固定且效果良好。在简单骨折类型中，腓骨骨折恢复解剖复位可以在胫骨骨折复位前进行，这样可以避免胫骨内翻对线不齐。然而，当腓骨粉碎性骨折时，腓骨复位应在胫骨之后，因为腓骨的非解剖复位会导致胫骨不能恰当的复位。通常更倾向于先复位和固定胫骨，因为胫骨的复位比腓骨重要。当腓骨尚未固定时，胫骨的手法复位较容易完成。

髓内钉锁定完成后，一定要进行多个平面的X线透视检查，以确保植入物不在关节内，交锁螺钉位置适当，钉长不过长，且确实通过髓内钉。下肢的旋转对位必须通过体格检查与X线检查确认。通过使用最小放大倍数的X线检查，观察包括膝关节、踝关节正位X线片的胫腓骨关系是否恰当，膝关节、踝关节的侧位X线片是否可以清晰地看到完美的关节间隙。手术结束时，移走衬垫，将患者骨盆放置水平，检查旋转对线并与对侧肢体相比较。如果存在明显的对线不齐（特别是内旋不齐），应马上移除交锁螺钉，并调整旋转对线，重新锁定交锁螺钉。

清洗切口，移除骨碎片，特别是来源于置钉口的骨碎片。分层缝合近端置钉切口，通常交锁螺钉的切口短且小，仅缝合皮肤便可。术口疏松包扎以避免术后水肿而压迫软组织。在患者送去麻醉复苏前就要检查远端血运情况，麻醉过后，尽快地检查患肢的神经功能。术后检查应集中在神经血管的状态上，所以基本的体格检查至关重要。除了有骨缺损和关节内骨折的情况外，通常负重练习可在术后用拐杖等辅助工具下进行。鼓励患者进行膝关节、髋关节、踝关节的运动练习。

 胫骨干骨折交锁髓内钉技术的经验与教训：

（1）置钉之前确保骨折完成复位。

（2）不要依赖植入物完成骨折复位，特别是干骺端骨折的类型。

（3）不要"扩穿"胫骨前皮质。

（4）结束手术前必须确保旋转对线正确。

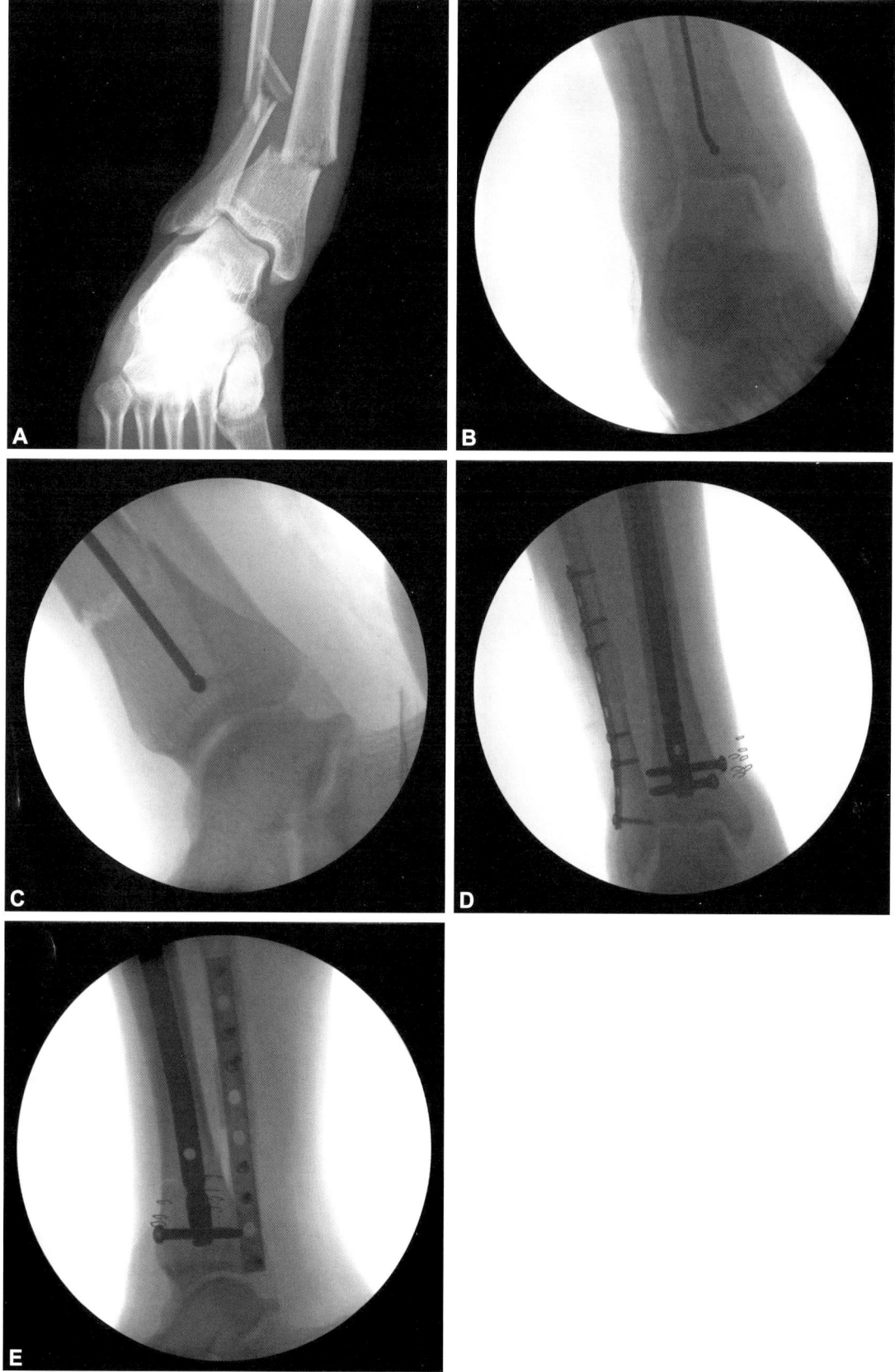

图26.6 胫骨髓内钉和腓骨切开复位内固定治疗胫腓骨远端骨折

（A）胫骨干骺端横形骨折和腓骨粉碎性骨折 （B）手法复位满意

（C）确保导针位于中央位置 （D、E）术后骨折断端对位对线满意

（二）胫骨近端或干骺端骨折髓内钉治疗

胫骨干近端骨折髓内钉治疗，在置钉过程中保持骨折端复位相当具有挑战性。此部分将介绍几种特殊的复位技术以避免骨折复位不良。此外，大部分在胫骨干骨折治疗用的技术也可用于胫骨干近端骨折。术前计划基本相似，主要问题无非在于确认骨折（特别是累及胫骨后皮质的骨折）是否太过于靠近近端，而可能导致在髓内钉置钉过程中产生骨折对线不良的问题。此类骨折的其他手术治疗方法选择包括前外侧锁定钢板内固定与环形外固定架固定。术前进行X线检查，如果有需要可行CT检查，以排除骨折是否累及关节。进行任何扩孔或插钉之前，最好先将累及关节内的非移位骨折或微小移位的骨折固定，即使这并不是髓内钉治疗的绝对禁忌证。同样重要的是，胫骨近端或干骺端骨折不要选择远端弯曲的髓内钉，因为此类钉在插钉时更容易导致骨折移位。

伸肌装置可造成近端骨折块前移或合并向前成角畸形，弯曲膝关节插钉时通常会导致这种畸形更加明显（图26.7）。如果导针和开孔钻没有保持在近端骨块的前部，这将使导针和开孔钻直接指向胫骨后皮质，此时插钉，极有可能导致已经复位的骨折再移位、畸形，甚至使畸形更严重。此外可以从正位X线片上观察到（图26.7C），导针位置的错误也会容易产生骨折内翻或外翻畸形。在胫骨近端骨折进行髓内钉治疗时，必须要注意置钉点的位置以及导针或扩髓钻的轨道，即使稍微偏离轨道也会导致骨折移位畸形。确保能获得完美的正位X线片和侧位X线片，且正位X线片的图像没有旋转，这对于观察置钉点的位置是否正确至关重要。

为了完成和保持适当的骨折对线，可采用以下几种在胫骨干中段骨折髓内钉治疗时不常用的方式，包括半伸直位置钉、阻挡（Poller）钉，切开复位和临时性的单皮质钢板，临时性的外固定支架或牵引装置。如有必要，可以同时使用这几种方法，避免置钉时造成骨折畸形。

半伸直位置钉方式，可将髌骨移开后在更加伸展的体位置钉，从而基本上消除了由伸肌装置引起的畸形。如"胫骨干骨折交锁髓内钉治疗"手术方法的描述，标准膝关节切口延长成完整的可用于全膝关节置换术的髌骨旁切口。髌骨可外翻或推向关节侧方，膝关节保持至多约30°的屈曲。这比标准手术入路下的屈膝程度要小得多。初始时导丝或弯锥尖端放在胫骨结节上方，指向前方（图26.3）。要防止导丝或弯锥初始时直接从前方通向后方，尤其是当髓内钉初始插入的时候（图26.7）。在此入口点进入的导丝或弯锥能维持骨折复位，那么扩孔就应在这一位置进行，即可按照"胫骨干骨折交锁髓内钉治疗"手术方法进行髓内钉插入。确保弯锥都从关节（或入口点）钻入及抽出。术后留置负压引流管。根据皮质接触程度确定患肢承重范围。现在有创新工具，可以通过小切口进行半扩张手术，不会使髌骨分离。这一"髌后通道"的方法是通过长套管放置在髌骨和股骨之间进行的。

Poller钉（阻挡螺钉）效果确切，不仅可以避免胫骨近端畸形扩大（顶端前倾角），还可避免内翻和外翻畸形（图26.4和图26.7）。阻挡螺钉的原理是通过缩小胫骨髓腔的通道利于直线引导导丝和髓内钉。主要用于胫骨近侧干骺端或远侧干骺端，但也可用于胫骨远端。阻挡螺钉的作用是防止导丝和髓内钉的进入路径出现错误，通常是错误进入粉碎性骨折块的后部、内侧或外侧面区域。常见的错误是将打入器放置稍微内侧，导致髓内钉从内侧导向外侧，形成外翻畸形（图26.7）。对于胫骨近端骨折，应于髌骨旁入口点进入。不应使用膝关节半伸直位入路。

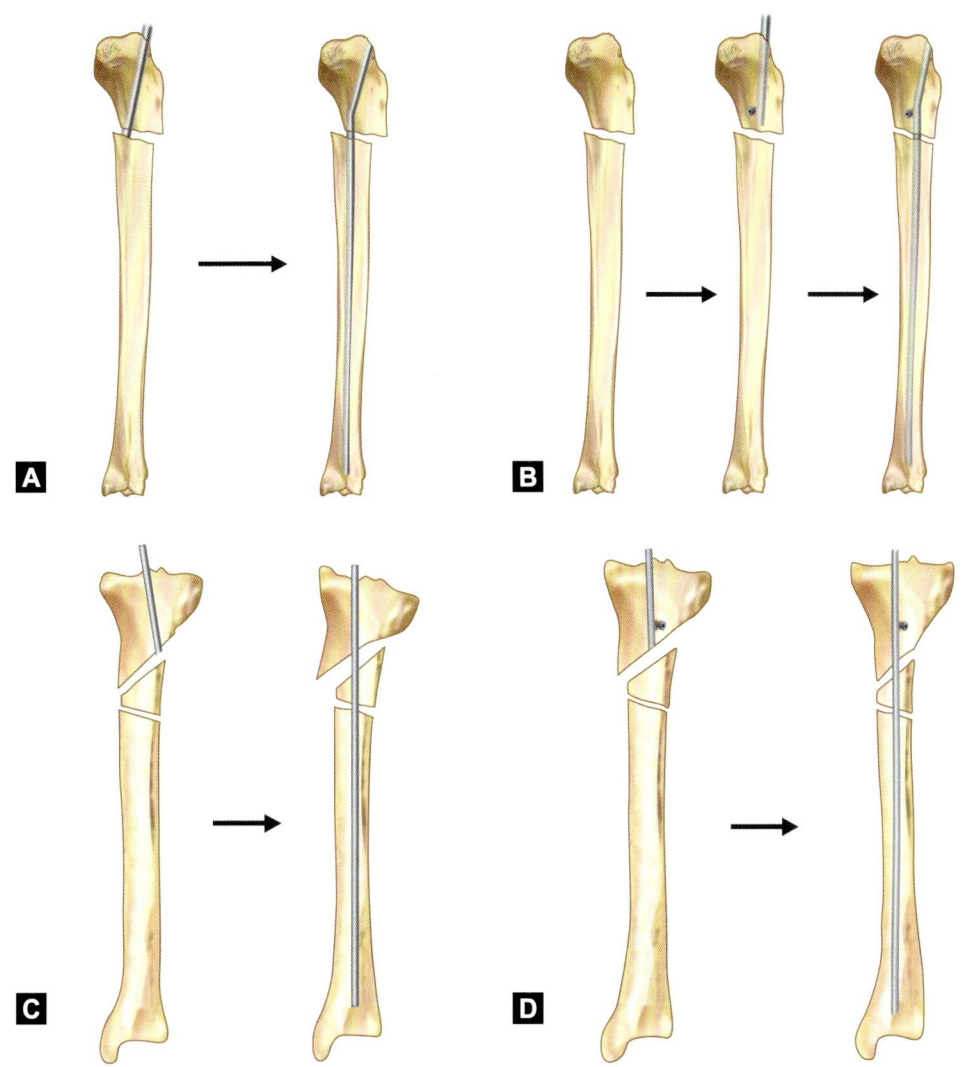

图26.7　阻挡螺钉的使用可预防胫骨近端骨折髓内钉置钉时发生骨折对线不齐

（A）近端骨折端向前横移导致的向前成角畸形，常规靠后侧置钉会导致骨折向前成角畸形更加严重

（B）由内向外的阻挡钉可预防近端骨折向前成角畸形

（C）由于外侧粉碎性骨折而导致了外翻畸形，常规中央位置置钉会导致的外翻畸形更加严重

（D）由前向后的阻挡钉可预防外侧粉碎性骨折导致的外翻畸形

阻挡螺钉应该预先放置，否则导丝难以放置在胫骨髓腔中心。也可使用髓内钉套件的交锁螺钉。必须在X线透视引导下操作，确保交锁螺钉位置正确，这有助于引导导丝进入正确方向。如果放置螺钉过于保守，导丝或髓内钉可能出现错位。如果螺钉太靠近髓腔中心，则髓内钉将完全被阻挡而不能从近侧完全通过。如果阻挡螺钉放置欠恰当，当扩孔器通过时，会碰到螺钉，导致扩髓器尖端对螺钉造成明显的损伤。如果将螺钉放在太靠近髓腔中心的位置，扩髓器无法通过，反复的扩孔尝试会导致螺钉移位并造成骨折裂缝扩大。在放置髓内钉和交锁螺钉之后，不必取下阻挡螺钉。

切开复位临时单皮质固定是应用髓内钉固定同时防止胫骨近端畸形的有效方法。采取胫骨前外侧入路，牵开胫骨前肌，采用标准的AO骨折复位方法复位骨折，采用6枚螺钉（图26.8）单皮质3.5mm钢板固定。预先设计路径放置双皮质螺钉可以避免钉子和铰刀碰撞。使用锁定板和螺钉进行单皮层固定，可以防止在穿钉过程中发生松动。如果开放性骨折选取髓内钉作为最终固定材料，可以在清创完成后使用此类方法。在使用非锁定钢板或固定不牢固时，不应在穿钉过程中过多操作骨折部位，避免螺钉松动。髓内钉固定结束后移除临时固定钢板。

移除钢板后骨折端出现不可接受的移位，可以重新复位骨折并再次钢板固定。同时使用锁定钢板和髓内钉固定是4种手术方法中最昂贵的。临时固定也可使用外固定架或牵引器。Schanz钉横向穿过胫骨近端后方或胫骨远端后方，以避开导丝和髓内钉的路径。放置Schanz钉后，尝试闭合复位骨折，复位后即安装临时固定器。在髓内钉固定操作结束时移除临时固定器。应避免损伤腓总神经和胫后动脉。这种方法有利于纠正内翻或外翻畸形，对短缩畸形或平移畸形无效。

 髓内钉治疗胫骨近端或胫骨干骨折的经验与教训：

（1）尖锥或导丝的入口和路径至关重要。入口点在胫骨结节上方略靠前。标准的前后位和侧位透视图像对获得完美的位置和路径至关重要。

（2）可使用任何方法达到和维持骨折复位。骨干中段骨折没有复位，髓内钉就无法达到复位效果。如果扩髓轨迹不理想，并且髓内钉有弯曲，即使扩髓期间进行骨折复位，仍会导致复位丢失。

（3）胫骨近端骨折的髓内钉固定需确保有适当的复位固定工具（例如碎骨片固定器和牵引器或外固定器）。

（4）阻挡螺丝的位置必须精确。如果阻挡螺钉太靠近髓腔中心，铰刀不能通过，须更换1枚更保守的阻挡螺钉。反复尝试穿过这一螺钉会损坏铰刀，造成螺钉移位、骨折裂缝变大。

（三）胫骨远端干骺端骨折髓内钉固定

由于厂商允许胫骨交锁钉使用在胫骨远端，所以胫骨髓内钉也可用于胫骨远端干骺端骨折。虽然钢板内固定也可用于胫骨骨折，但开放性骨折、软组织包裹不良的患者或者消瘦的患者更适合髓内钉而不是钢板内固定，因为后者存在感染或诱发伤口并发症的风险。但钢板固定可以避免前膝疼痛，对经常跪膝的患者，如木匠、水管工和其他劳动者，效果更好。如果选择髓内钉，应遵循"胫骨干骨折交锁髓内钉治疗"手术方法中的术前计划。术前应进行长度测量，以确保至少2枚远端交锁螺钉能够安全地放置在髓内钉远离骨折的部位。理想的影像学检查应包括CT扫描，以排除后踝骨折或骨折线延伸至关节内。虽然关节内无移位骨折可以使用髓内钉，但术前不能漏诊。

图26.8　胫骨近端临时单皮质固定

（A）胫骨骨折的正位X线片　（B）侧位X线片　（C）骨折端和创面清创　（D）切开复位和临时单皮质固定以保持骨折端对齐
（E）正位透视图像　（F）临时固定后的侧位透视图像提示使髓内钉入口尽可能指向前方

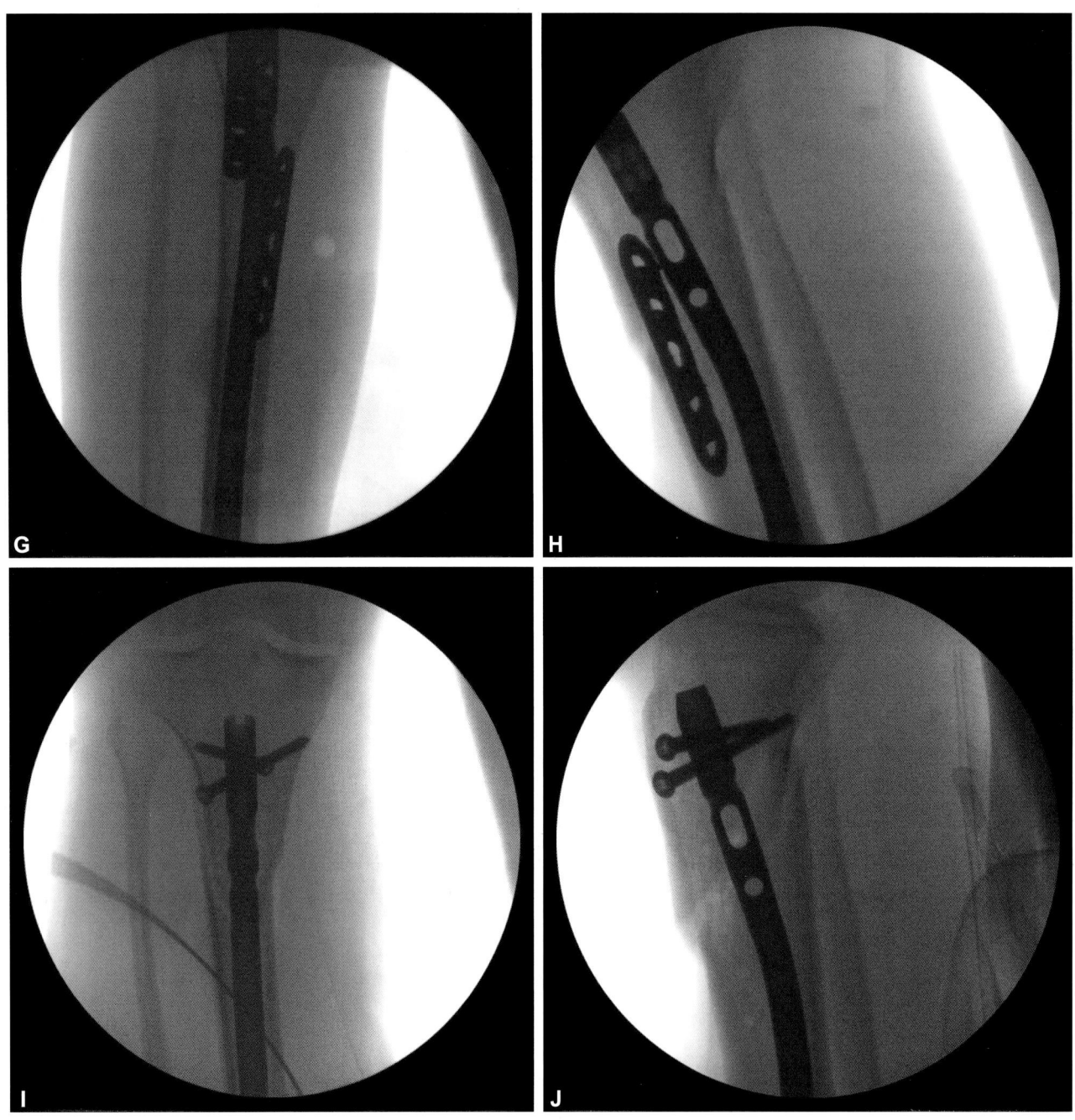

图26.8 （续）

（G、H）髓内钉植入后骨折保持复位 （I、J）侧位透视图像提示去除钢板后骨折复位受到轻微影响

　　胫骨远端骨折复位比胫骨近端容易。胫骨远端骨折复位更容易手动操作，但踝关节周围的皮肤应避免过度受压，Steinman针可以横向放置在胫骨远端后部，以便操纵骨折端复位（图26.9）。

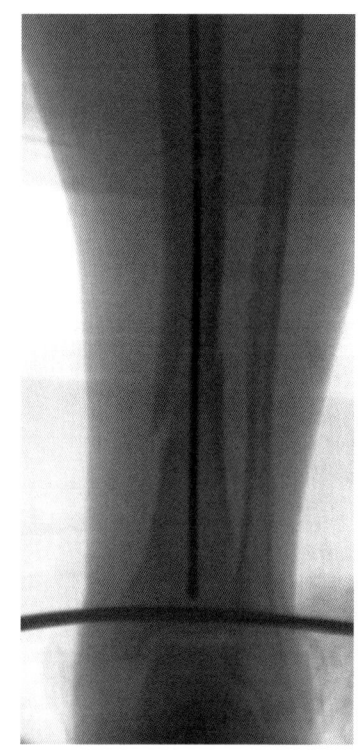

图26.9　steinman针放在胫骨远端后部

如果后踝骨折或关节内骨折线延伸尚未稳定，请勿放置复位针，因为这可能导致髓内钉置入后移位扩大。对严重的斜形或螺旋形骨折应集中应力在一点上进行复位操作。无论选择何种方法，一旦实现复位，扩孔球头导丝必须在扩孔前置于正位和侧位透视图像的胫骨远端中心位置（图26.6）。腓骨远端或外踝骨折，偶尔会发生后踝骨折伴随胫骨远端骨折。后踝骨折一般不会移位，但如果不通过适当的踝关节X线片和/或CT扫描，可能会漏诊。如果存在骨折，应该在复位操作开始时进行固定。可以使用1～2枚拉力螺钉固定骨折远端，拉力螺钉应避开胫骨髓内钉终末路径的中心部分，并避开潜在的交锁螺钉通路。复位固定后，即可继续进行髓内钉操作。切开复位固定外踝骨折，随后固定联合韧带。胫骨远端骨折往往合并腓骨远端骨折，治疗具有争议性。一般而言，髓内钉固定胫骨骨折后，才对其进行切开复位内固定（图26.6）。胫骨复位可以在髓内钉操作之前完成。如果胫骨解剖复位，可以帮助实现腓骨长度、角度和旋转对齐。如果胫骨骨折是非粉碎性骨折，可以实现解剖复位。如果是粉碎性骨折，则难以实现解剖复位，导致腓骨复位困难。如果胫骨严重粉碎，即使解剖复位固定，有时也会发生胫骨内翻。这在穿钉过程中很难克服（如单纯胫骨骨折）。因此，倾向于固定胫骨后固定腓骨。伤口闭合后，通常用膝关节平面以下的石膏托固定2周；合并远端腓骨或外踝骨折则非负重（相对无骨丢失的胫骨骨干骨折患者所承受的重量）治疗6周。

　髓内钉治疗胫骨中下段骨折的经验与教训：

（1）应确保至少2枚交锁螺钉安全地放置在骨折远端并置入使用的髓内钉，并且不会使关节内骨折移位。

（2）应在前后位和侧位透视图像引导下将球头导丝置于胫骨髓腔中心位置。

（3）无移位的关节内骨折不是禁忌证，但应在髓内钉固定操作之前将其固定。

（4）在胫骨髓内钉手术前固定腓骨远端骨折，必须要达到解剖复位，否则胫骨复位效果不理想。如果不能保证解剖复位，应首先进行胫骨髓内钉内固定，其次腓骨行切开复位钢板内固定。

（四）胫骨干骨折切开复位内固定

髓内钉内固定是成人胫骨干移位骨折的治疗标准。其优势是骨折愈合快、功能恢复好、允许早期负重。外固定架（单面或环形）在治疗合并复杂软组织损伤的骨折以及畸形矫正方面优势巨大，但在治疗闭合或低度开放性胫骨干骨折方面优点有限，易导致针道感染、畸形愈合、骨不连等。切开复位钢板内固定术治疗胫骨干骨折因为感染发生率较高，所以不允许早期负重。而髓内钉内固定的患者允许早期负重。骨科医生应该熟悉治疗胫骨干骨折的AO原则。

切开复位钢板内固定术治疗胫骨骨折的适应证包括髓腔过度狭窄（不允许髓内钉）、胫骨骨干畸形（先天性或后天性）以及胫骨近端全膝关节置换术后或类似的植入物。

置入胫骨髓内钉的患者会经常性地出现前膝关节疼痛。不使用髓内钉，使用钢板内固定治疗胫骨骨折可以获得很好的效果。切开复位钢板内固定术同样用于胫骨近端或远端骨折，特别是骨折线长的胫骨骨折。使用髓内钉固定长骨折线胫骨骨折具有挑战性，使用切开复位钢板内固定术技术上更容易、更可预测。骨折不愈合患者，常使用切开复位钢板内固定术。

内固定术前规划应遵循AO原则，并确保通过X线片彻底了解骨折类型，也应仔细评估软组织状态。没有足够皮肤覆盖的严重软组织损伤的患者禁止使用钢板内固定术，感染或即将发生的骨筋膜室综合征也是禁忌证。尽管3.5mm钢板适合某些患者和骨折类型，但通常使用标准4.5mmAO钢板。锁定钢板对干骺端骨折和骨质疏松症的患者有所帮助。确保使用合适的植入物和器械。术中必须透视。

术前1小时内服用抗生素。可以使用气压止血带长达120分钟，但患有血管损伤或有血管疾病的患者不能使用。止血带释放时的再灌注损伤可导致某些患者的肢体过度肿胀，如果术前肢体有明显肿胀的患者会有危险。应使用射线可透过的手术台。可以在腿下使用毯子或泡沫垫，也可以将对侧肢体抬离手术台以方便透视，如图26.10所示。按常规准备铺巾。

前外侧入路是暴露胫骨干骨折的极佳方法，为植入物提供了良好的软组织覆盖。从胫骨骨面小心地牵开胫骨前肌，仅从骨折部位剥离骨膜（图26.10G）。

采用标准的AO方法和技巧来实现复位和固定。简单的骨折类型应该解剖复位，使用坚强的内固定。如图26.10所示，尽可能保留软组织与骨的附着，以维持骨质血供，也可使用锯齿状复位钳直接复位。尽可能使用方头螺钉，并在近侧和远侧实现6~8个皮质固定。

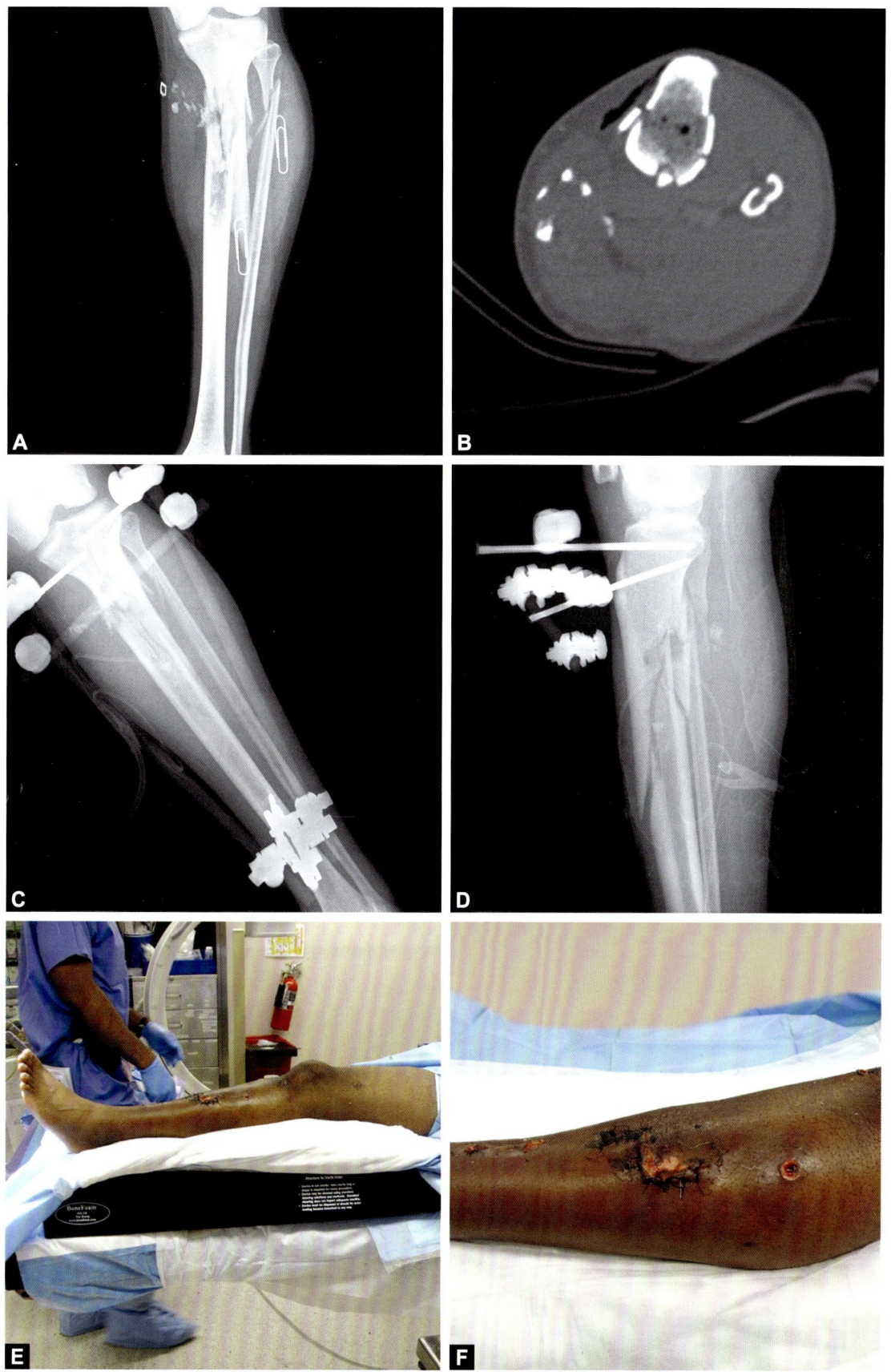

图26.10　胫骨干骨折切开复位内固定

（A）枪弹伤后术前X线片　（B）CT图像显示胫骨结节后方有斜形骨折　（C、D）胫骨干骨折清创和外固定
（E）在泡沫垫上抬起患肢使侧位透视时避开对侧肢体　（F）在患肢近端缝合的伤口

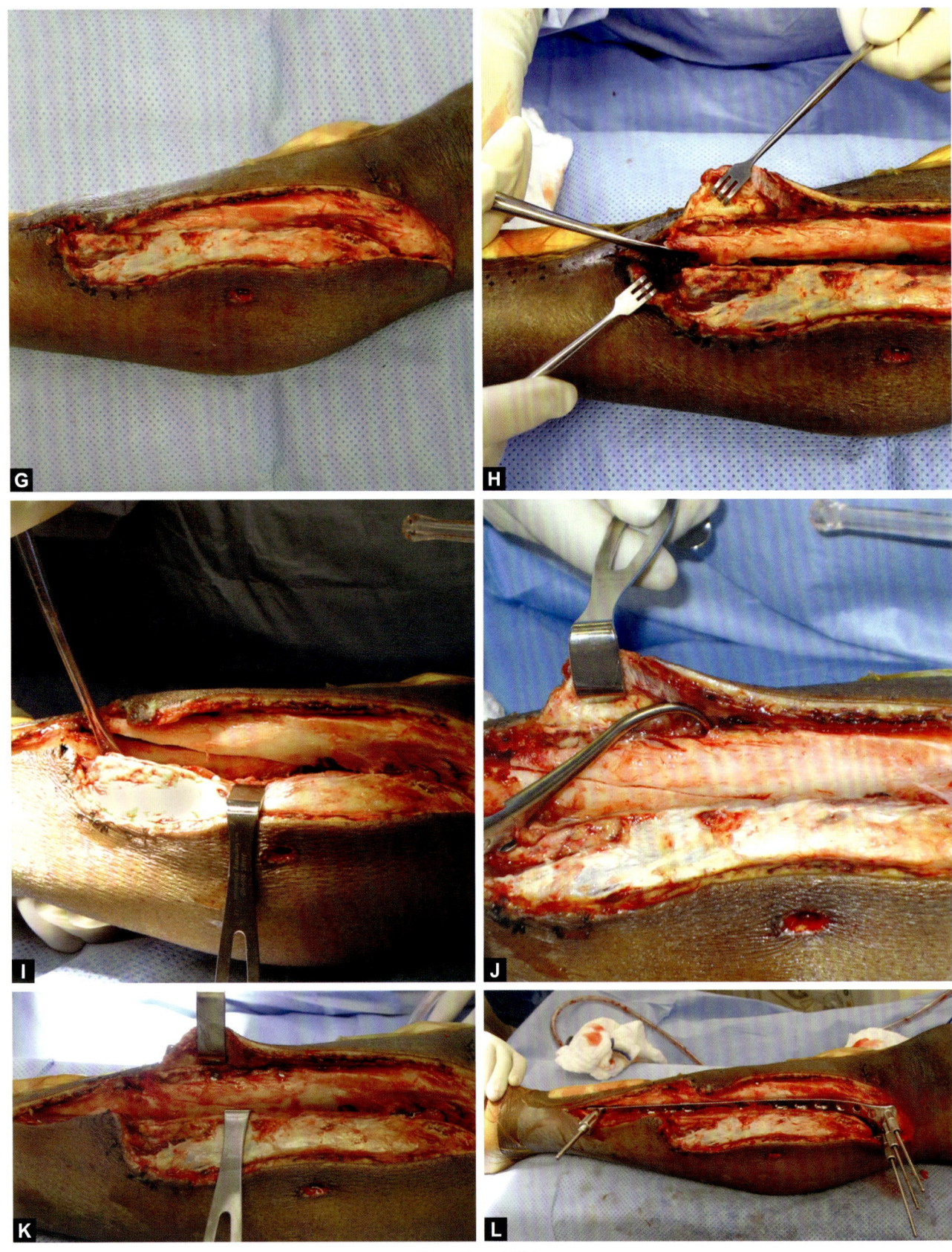

图26.10 （续）

（G）剥离胫骨近端到骨折部位的肌层暴露胫骨前外侧　（H）清除骨折部位血肿
（I）已完全暴露的长斜形胫骨骨折　（J）实现骨折的解剖复位　（K）2枚AO螺钉放置近侧皮质
（L）沿胫骨放置钢板，骨折近端碎片使用锁定螺钉固定，远端使用临时固定

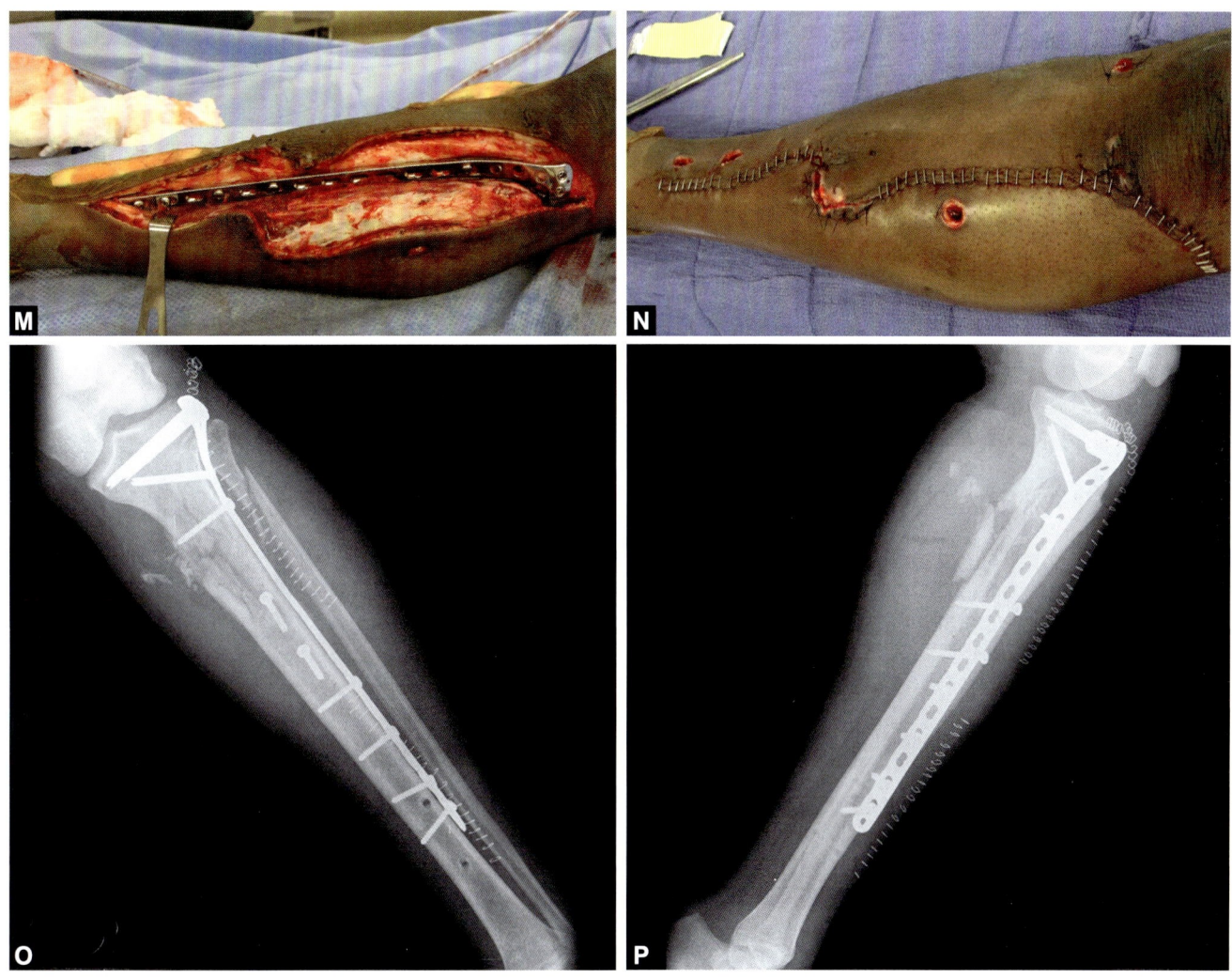

图26.10 （续）

（M）伤口闭合前的最终固定 （N）伤口闭合 （O）术后前后位X线片 （P）侧位X线片显示骨折对位对线良好

　　粉碎性骨折可以采用桥接钢板固定，利用较长的钢板，不尝试解剖复位，以类似于髓内钉插入的方式获得相对稳定性（图26.11）。通过间接方法实现复位，利用牵引器或牵引弓来分散应力。使用解剖型钢板也可让碎片复位，皮质螺钉固定。必须使用更长的钢板，实现6~8枚皮质螺钉固定达到绝对稳定。带有皮质螺钉的4.5mm钢板足够。锁定螺钉有助于干骺端和松质骨固定。肌群下复位固定的微创技术如图26.11所示的方式用于骨干骨折。

　　仔细缝合皮肤伤口，留置引流管。术后尽快进行联合康复锻炼。如果局部或全身因素影响伤口愈合，关节康复锻炼则推迟至2周后。一般6周后允许部分承重，具体取决于骨折端的接触程度以及固定牢固程度。

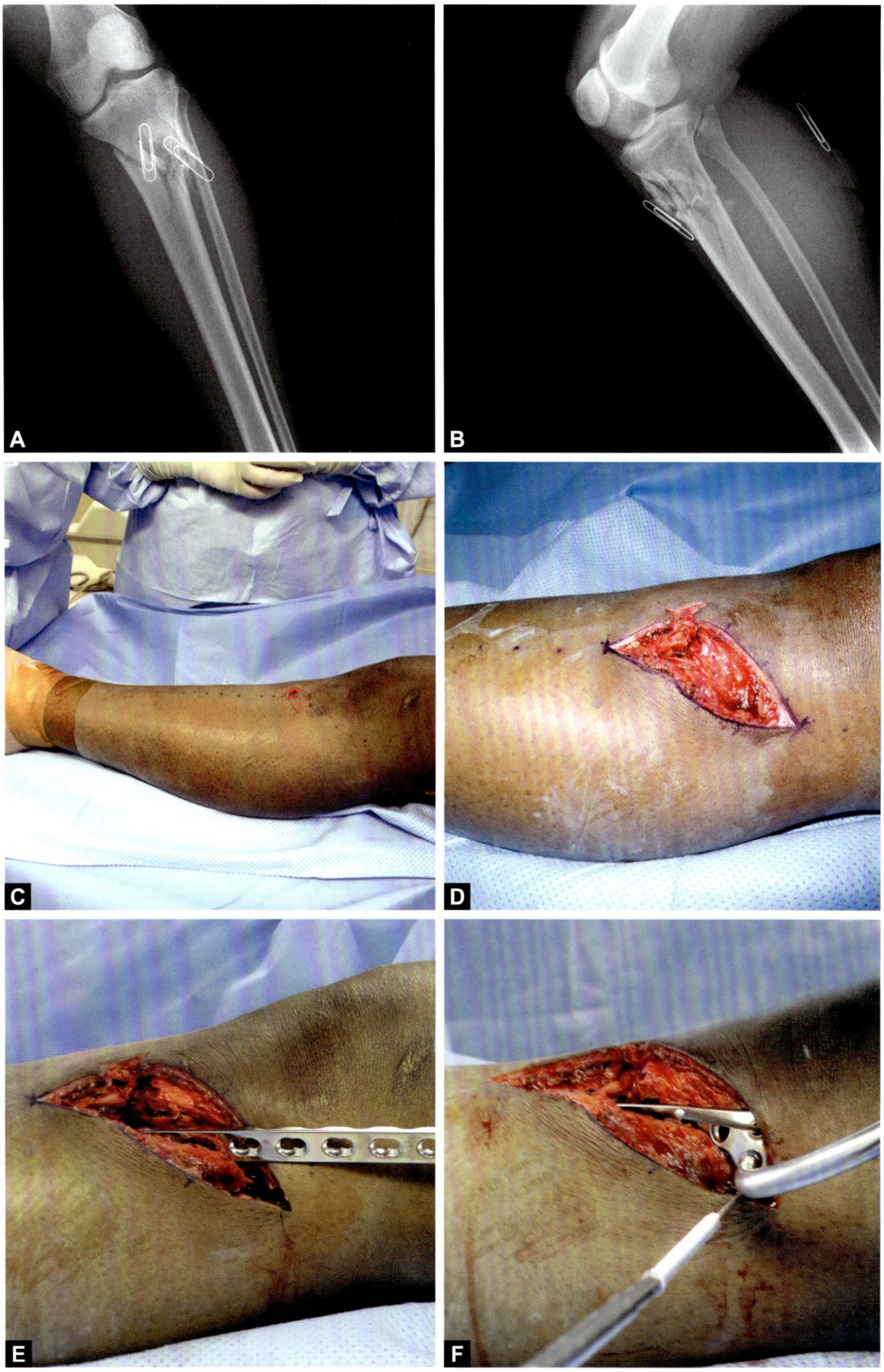

图26.11 应用桥接钢板和微创钢板内固定术（MIPO）进行切开复位和内固定治疗胫骨近端骨折具有相对稳定性

（A、B）正、侧位X线片显示胫骨近端粉碎性骨折

（C）Ⅰ型开放性骨折，经历扩创、灌洗和清创

（D）灌洗和清创后，手动牵引骨折端以达到令人满意的复位。用cobb剥离器小心地将胫骨前肌从近端向远端剥离

（E、F）将锁定钢板自肌层下插入胫骨近端外侧

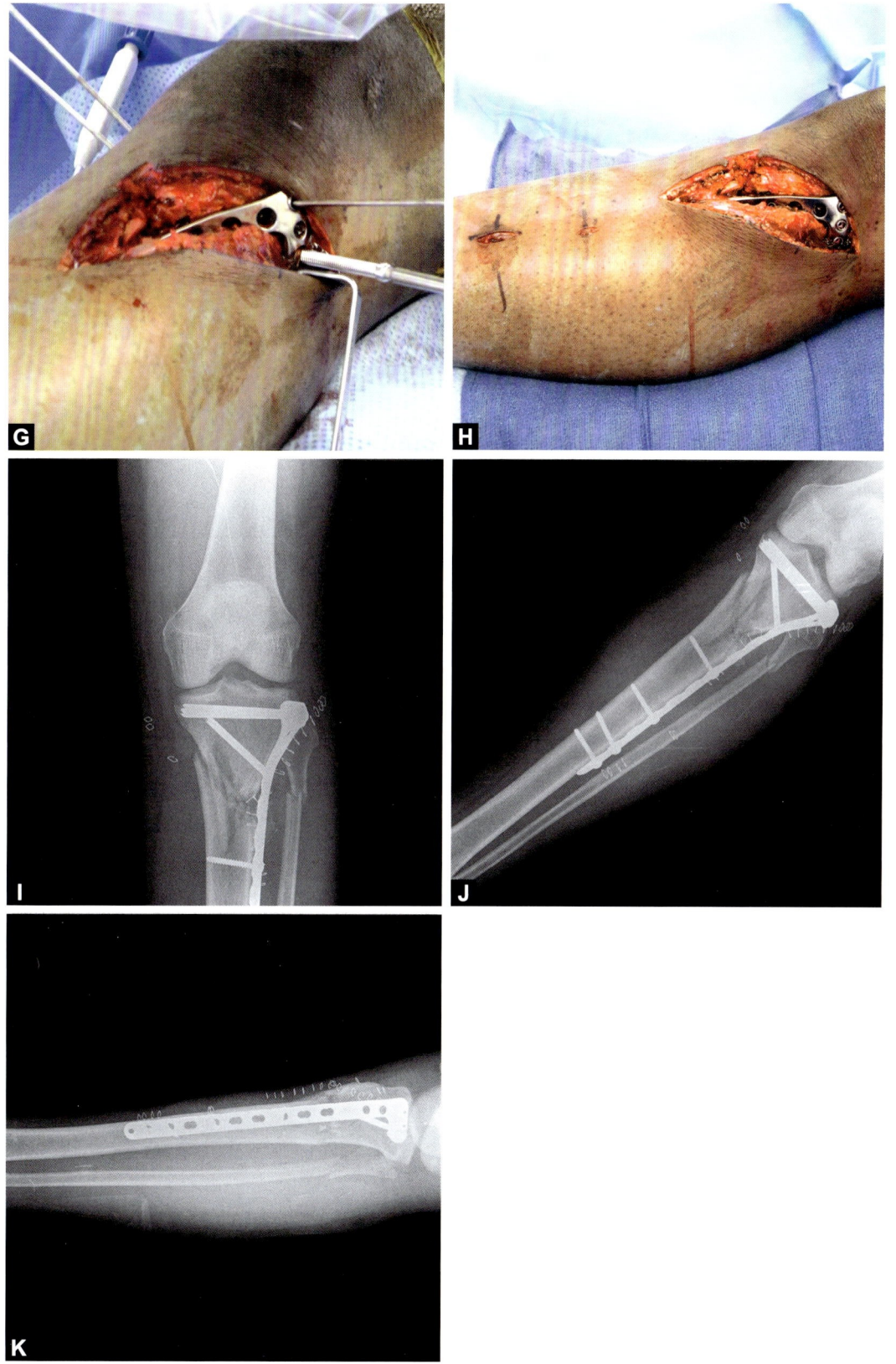

图26.11 （续）

（G）导针从侧位看是"操纵杆"的导线，用于纠正内翻畸形

（H）通过短切口进行远端固定，并在靠近钢板的肌肉间隔前方进行仔细解剖

（I）膝关节的最终X线片 （J）胫骨正位X线片 （K）胫骨侧位X线片显示良好的对位对线和坚强固定

胫骨干骨折切开复位内固定术的经验与教训：

（1）在胫骨干骨折中使用钢板内固定时，需要具备一个比使用髓内钉更好的理由。

（2）简单骨折应采用直接还原法进行解剖学复位和绝对加压（绝对稳定），而粉碎性骨折则采用间接还原法进行桥接（相对稳定）治疗。

（3）皮质螺钉固定在正常骨干骨中是可靠的，而锁定螺钉用在干骺端和骨质疏松骨中是有优势的。

（4）对软组织和皮肤的细心处理是非常重要的，与暴露和复位时保护骨折碎片的血液供应一样。

七、疗效

胫骨骨干骨折根据软组织损伤和骨折类型的严重程度，有不同的愈合时间。平均骨折愈合时间为16周，正负4周。对比髓内钉治疗胫骨干骨折，使用石膏绷带或支具非手术治疗，增加了畸形愈合、骨不连、关节僵硬和功能障碍的发生率。恢复踝关节背伸功能并减小步幅，是最棘手的问题。年轻的闭合性低能量胫骨干骨折患者外固定最好，有最好的非手术治疗效果。

最常见的不适主诉是胫骨髁骨折髓内钉治疗后带来的膝关节疼痛。这种并发症发生在50%以上的患者身上。疼痛的病因尚不清楚，但可能与关节内损伤、突出的钉或螺帽有关。大多数膝关节疼痛的患者的主诉是可耐受的，随着时间的推移或钉子的去除，问题会得到解决。在髓内钉治疗闭合或开放的Gustilo分型 I / II 型胫骨干骨折中的感染的发生率为2%，骨折不愈合率＜2%。大多数患者能在骨折完全愈合前恢复到基本的活动功能。

八、并发症

胫骨干骨折的治疗常常伴有并发症。虽然出现并发症时有应对的方案，但外科医生应尽一切努力，第一时间避免并发症的发生。感染可能是早期急性的，也可能是晚期的并发症。下一部分将详细讨论如何处理这些感染。避免包括骨不连、疼痛、引流和全身性败血症等，是预防感染后遗症的关键。皮肤切开后1小时内应使用抗生素，术后持续24小时使用。适当的皮肤准备，最好包括氯己定，在手术室严格遵守无菌原则是最重要的。此外，植入物和器械还应用无菌毛巾覆盖，直到桌上的托盘准备好使用为止，这已被证明可以减少空气中细菌的细菌计数。仔细的术前计划可以有助于减少手术室停留时间，减少进出手术间，这两项都能降低感染率。最后，注意软组织处理和适当的清除坏死组织，是避免感染的方法，特别是处理开放性骨折的关键。开放的骨折伤口不应该暴露在医院的半无菌环境中，会导致并发院内感染。此外，开放骨折伤口应以同样的原因在1~2周关闭或覆盖。

胫骨骨不连的发生是由感染、血管损伤、糖尿病、吸烟和其他各种因素的影响导致的，包括内分泌失调。应尽量减小骨折间隙，并在可能的情况下进行加压以避免骨不连。植入物的硬度也是骨不连的一个潜在因素，但这一点尚不完全清楚。控制血糖，既要防止骨不连，又要防止感染。应告知患者停止吸烟尤其是在其骨不连需要接受治疗的情况下。治疗胫骨干骨折后，不成直线的畸形愈合，可发生成角、旋转、长骨干的畸形。胫骨髓内钉治疗后出现旋转畸形是很常见的，对患者而言，虽然并非所有的都具有临床意义。

对位不齐通常在间接复位后出现，如胫骨闭合髓内钉或微创钢板植入内固定术，直接复位钢板内固定术后少见。对位不齐已在下一章节中进行讨论。特别要注意在术中或术后的成角及旋转畸形的矫正。临床通过透视和放射学评估肢体的外观以及骨性关系，在手术中避免对位不齐。手术结束时，当患者在手术台上仍处于麻醉时，应再次检查并与对侧肢体进行比较。如果对位不齐在此时忽略，并且在过后得出诊断，在患者出院前，仍然是纠正明显的对位不齐的好时机，而不是说服自己认为那样是可行的，以后再去纠正它。如果畸形愈合导致了明显的临床表现，这可能要根据畸形愈合的部位和特点，通过矫形截骨和内固定手术处理。

骨筋膜室综合征是一种破坏性的情况，如果忽略了，不及时进行紧急筋膜切开手术，将导致不可逆的肌肉死亡。很难预防筋膜间室综合征，因为这种情况通常是患者处于受伤状态时，病程中的一部分。应避免持续性低血压、过度抬高和包扎很紧的敷料，因为它们可能会导致某些患者的室间隔综合征。早期诊断是关键，如下一个章节所描述的。临床检查时应进行仔细评价，并且在必要时进行压力测试。

九、典型并发症案例

例1：交锁髓内钉治疗胫骨骨折急性感染

急性或亚急性胫骨骨干髓内钉内固定术后深部感染是一个非常棘手的情况，因为胫骨并没有愈合，并且需要稳定才能实现愈合。必须在移除植入物和进行外固定术之间做出决定，或者更换髓内钉。在这两种情况下，必须取出最初的植入物，并进行髓腔内清创。另外，骨折部位的死骨必须清除。如果在这个过程中清除了大量的骨质，整体情况会改变，可能需要制订一个新的计划来解决骨质丢失而引起的感染（作者通常使用带抗生素间隔物及环形固定器，分期骨移植或搬运）。

16岁，男性，腿部受到霰弹枪伤害，导致胫骨骨折并伴有血管损伤，如图26.12所示。曾接受血管修复、外固定和一系列的清创，并在初次损伤后2周内用转移皮瓣覆盖髓内钉。出现了严重的深部感染，腿内侧和外侧都有严重的脓肿。两个伤口都没有看见明显的钉子外露。通过内侧伤口较容易处理胫骨，外侧伤口尽管很深，但是有足够的肌肉覆盖，如图26.12D、E所示。根据CierneyMader对骨髓炎的分类，这是一个1A型（在正常宿主骨髓感染）胫骨感染。在转移到作者的医院治疗之前，进行了反复清创、腓骨部分切除、静滴抗生素和伤口负压吸引治疗。反复清创并且不能看到流脓及坏死组织。至此，患者在2周的时间里接受了5次清创，总体来看，感染得到了控制。培养出耐甲氧西林金黄色葡萄球菌生长。作者通常在脓肿得到控制后，将原先的植入物换成抗生素骨水泥钉。1～2周后，只要感染在控制之中，就换上1枚新的锁定髓内钉。因此，用抗生素骨水泥钉替换该患者的髓内钉如图26.12F～J所示。

使用常规方法去除锁定髓内钉。然后将髓腔在原来髓内钉尺寸上内钉扩大1～2mm。采取骨培养。髓腔冲洗干净后，所有碎片通过通道吸入吸管或从腿部远端伤口排出。如果怀疑骨折部位有死骨，这可能需要进一步显露和清除。

抗生素水泥间隔钉的使用是有两个原因的。第一个原因是它起到消除髓管死腔的作用。如果髓内钉拔除，立即进行外固定和塑形，这死腔扩管后的空间基本会充满血肿，极有可能再次发生深部感染。第二个原因是间隔钉可以直接向感染部位（胫骨髓腔）提供高剂量的抗生素。

24或32（f大小的）引流管和球形髓内导杆一起使用，还有2包40g/包聚甲基丙烯酸甲酯是骨水泥。重要的是，导丝是球形的，并且垫圈放置在远端，以防止日后移除水泥杆时，骨水泥意外滞留。将4g粉末状万古霉素和4.8g粉状妥布霉素加入甲基丙烯酸甲酯粉状中并充分混合。然后加入活化剂，手动混合水泥。由于这种混合物通常比没有使用抗生素的骨水泥黏稠得多，这种混合物难以注入，可以通过手工填充来代替。引导杆近端有Herzog弯曲部，并且比植入的髓内钉稍长。内径至少比外植入钉小1mm的胸腔引流管，以防止以后去除抗生素水泥隔离钉困难，胸腔引流管比导杆略短一些。在胸管中做一个纵行切口，用手指将混合的水泥装入胸管中，小心不能填装过度（图26.12H、I）。

切口水泥固化后，拆除胸腔引流管，准备将钉插入胫骨髓腔内（图26.12J~L）。确保对钉子插入的阻力极小，如果遇到严重的阻力，这可能意味着太紧，并可能妨碍以后拆除这枚钉子。如果以后拆除钉时很紧，水泥就有从导杆上脱落的风险。因为这枚钉稍微比移除的髓内钉长，它会高出在如同图26.12K、L所示的位置，以便帮助以后拆除钉子。由于骨折的旋转控制较差，还需要使用长腿部夹板和持续伤口负压引流。

1周之后，患者需回到手术室拆除抗生素骨水泥间隔钉，并重新进行锁钉植入，2周后患者出院，口服抗生素并由家庭护士进行伤口负压治疗。不再进行重复扩髓，没有严重感染迹象，重复细菌培养，此时结果为阴性。在2个月时，内侧伤口愈合，外侧伤几乎全部愈合，没有感染迹象。根据与感染科专家的咨询，口服抗生素6周，X线片显示有一定内部愈合，反应性骨痂形成如图26.12M、N所示。一旦患者确诊骨髓炎，只要骨折愈合，将移除他们的植入物，是这类患者首要的诊疗计划。

这个案例处理的重要原则如下：

（1）感染根据Cierney-Mader分类。这是一个1A型（正常宿主的髓质感染）胫骨感染。作者认为，这有助于外科医生决定手术的方案。但是，髓质感染意味着整个髓腔需要清创，也意味着没有需要连带骨皮质清除的局部死骨。由于患者是一个正常的宿主，通过正确的治疗可以解决感染问题。

（2）认识到一系列简单的伤口和腓骨清创有助于控制感染。在严重感染的胫骨或组织床中不进行立即钉翻修。

（3）虽然外固定支架可以取代髓内钉，但髓内钉对位和稳定性较好。因此，如果可能的话，继续使用这种固定方法。然而，需要临时的抗生素水泥钉来稳定，以及死腔管理和局部释放高剂量的抗生素骨水泥。

（4）即使没有明显的感染迹象，也不要认为感染已完全根除。一旦骨折愈合并得到满意的重建，植入物应在感染复发之前取出。

替代治疗可能包括从一开始就保留植入物，转换成外固定，或一期更换钉，而不是使用临时抗生素水泥钉。在作者看来髓内钉提供了良好的对准和稳定性，这种情况下的感染可以得到很好的控制。在没有明显骨质丢失的情况下，似乎没有必要进行外固定。如果保留植入物而不进行任何更换，可以尝试，但不能进行适当的髓内骨髓炎清创。第一步更换钉是一个很好的选择，比抗生素水泥钉的旋转稳定性更好，但具有感染复发的风险，并且不能像抗生素水泥钉那样局部释放高剂量抗生素。

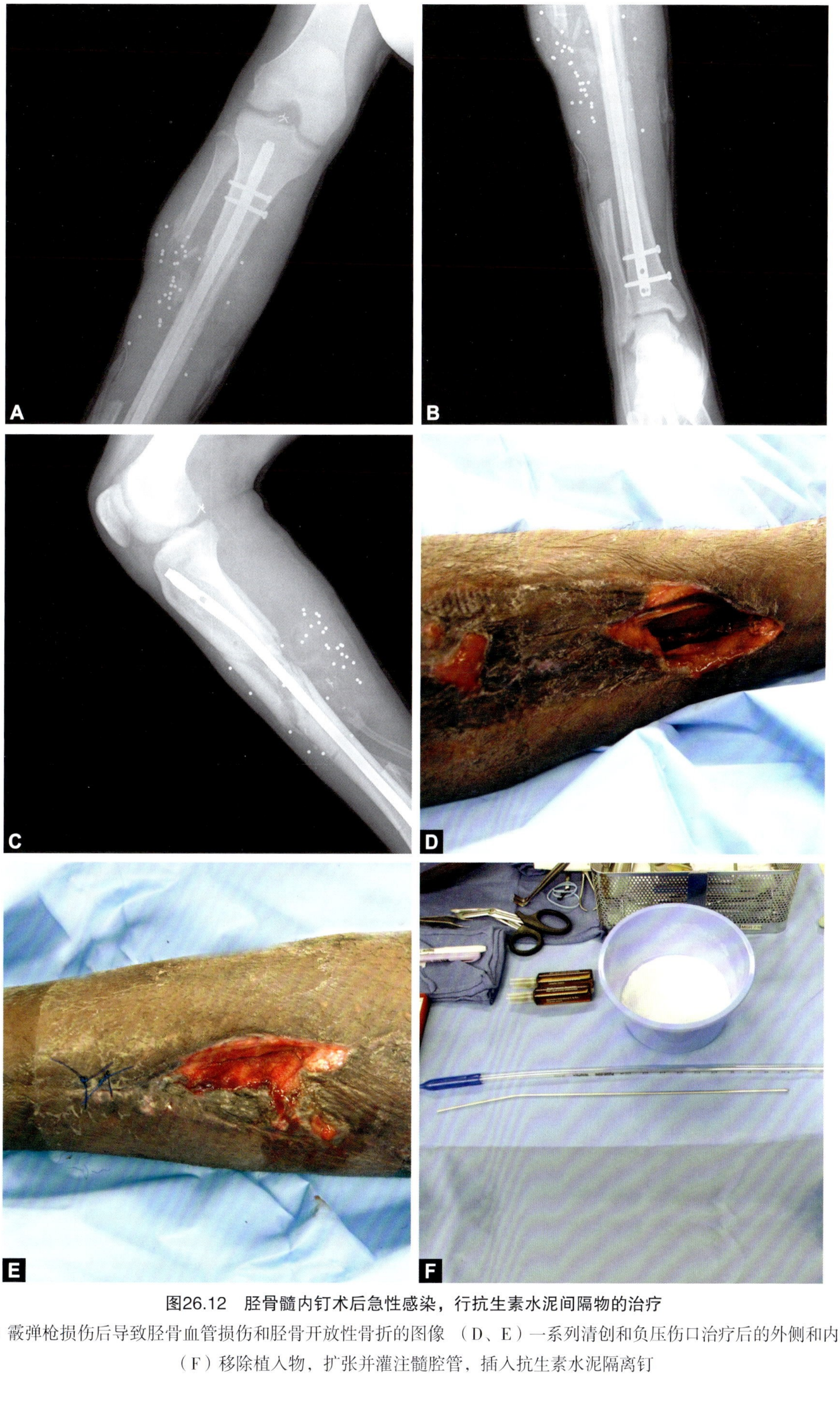

图26.12 胫骨髓内钉术后急性感染，行抗生素水泥间隔物的治疗

（A～C）霰弹枪损伤后导致胫骨血管损伤和胫骨开放性骨折的图像 （D、E）一系列清创和负压伤口治疗后的外侧和内侧伤口

（F）移除植入物，扩张并灌注髓腔管，插入抗生素水泥隔离钉

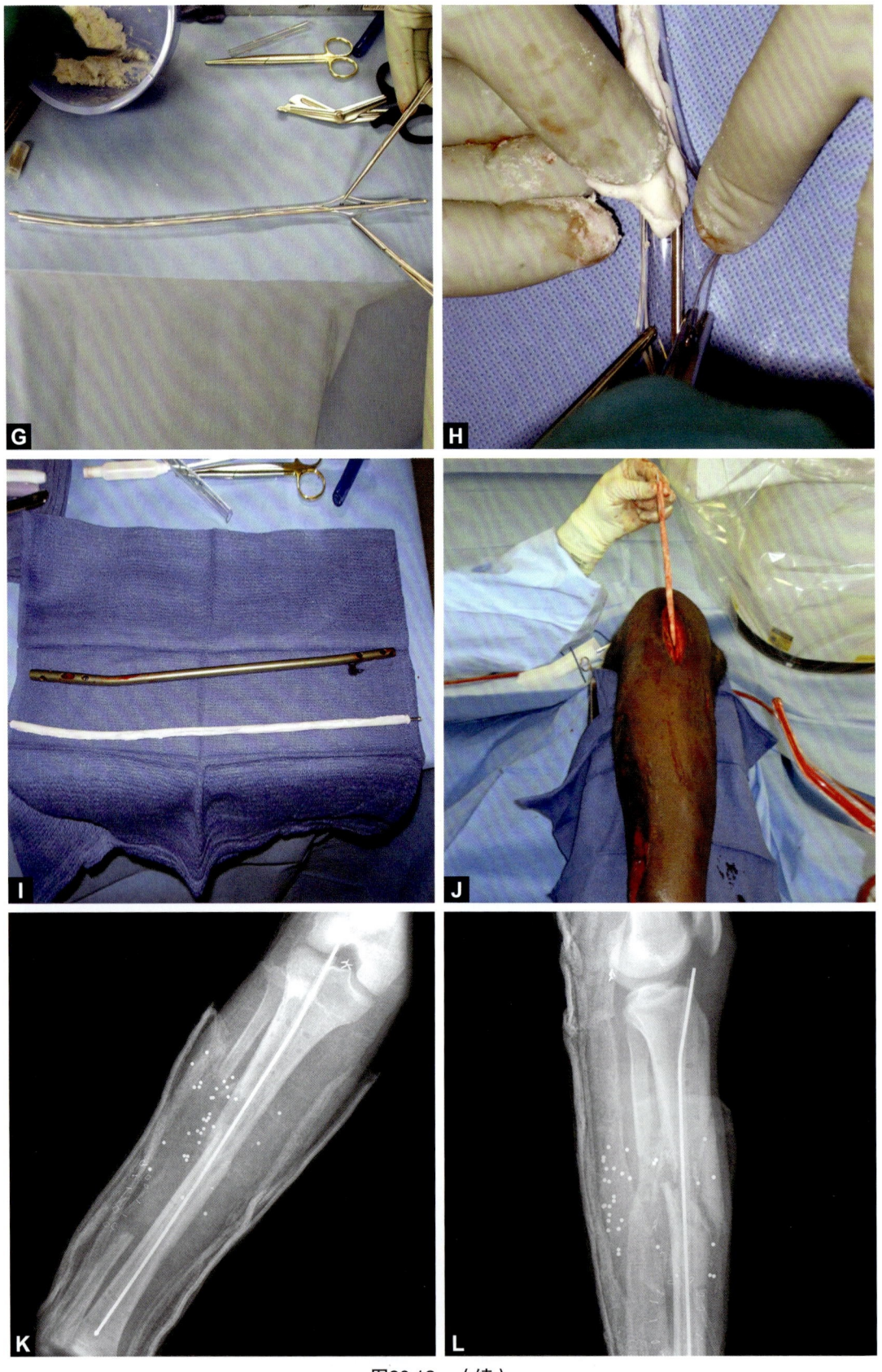

图26.12 （续）

（G）将导杆置于造口管内 （H）然后将抗生素水泥混合物手动装入导管上方的导杆上，固化后将管子剥去
（I）最终的抗生素水泥间隔棒显示在植入杆的旁边 （J）然后将抗生素水泥间隔棒轻轻地插入胫骨中
（K、L）重新开始负压引流伤口治疗，换上新的锁钉

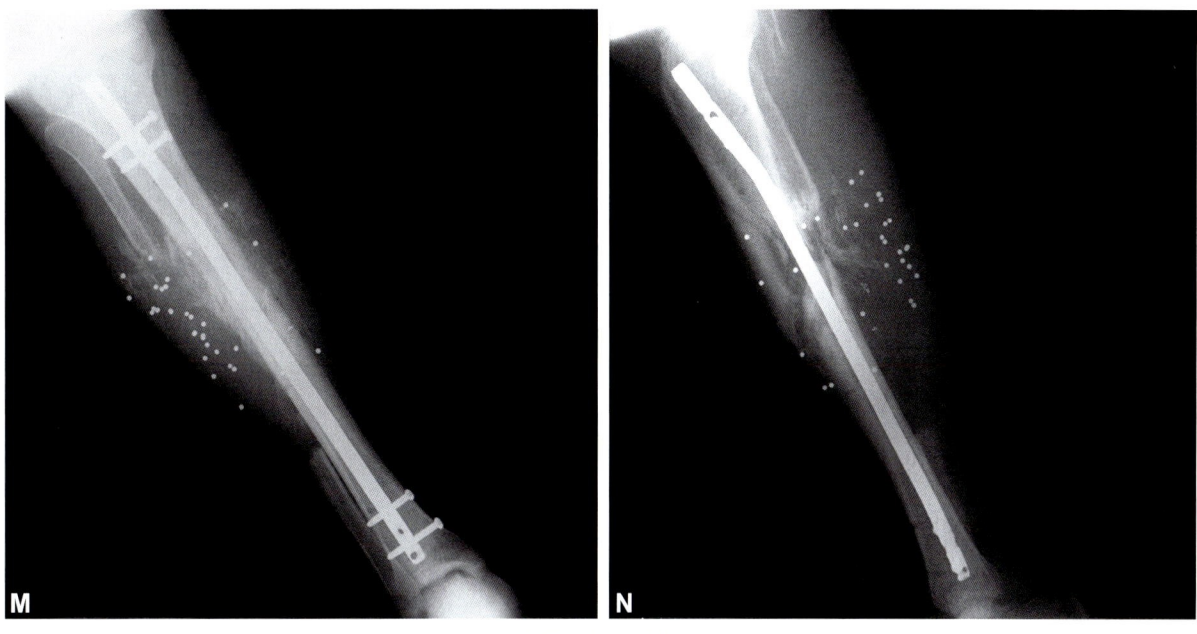

图26.12 （续）

（M、N）间断的骨折愈合以及丰富的反应性骨痂形成，骨折完全愈合，植入物将需要移除

例2：胫骨感染不愈合

感染性胫骨骨不连合并慢性骨髓炎，需要手术清除所有感染和坏死的骨，并通过骨移植或牵引成骨（Ilizarov方法）以重建缺损。这些病例之间的差异在于，在急性病例中，骨骼通常不会坏死和硬化，除非完全失活的碎片在开放性骨折中清创后仍留在原位。在慢性病例中，作者通常使用影像来帮助确定最可能的感染程度和死骨。在大多数情况下，死骨是很难在影像中识别。CT扫描有助于鉴别窦道并观察骨折部分愈合与不愈合。MRI有助于诊断是否存在积液，如髓内钉道扩张时。

核素扫描可以帮助识别病例的感染，有助于确定感染的一般程度。最终还需要活检和细菌培养来确诊。此外，尽管所有影像学研究都表明无死骨，但仍需在术中直接观察骨外观，寻找点状出血，无硬化、无明显骨坏死是唯一能确定骨感染程度的方法。

一旦诊断出慢性骨髓炎和胫骨骨不连（感染性骨不连），通常意味着有手术治疗的指征。等待和观察是否会形成骨痂是可行的，但不能依赖这种方法。此外，在案例中有严重化脓和大量引流液出现，清创手术是明确需要的。治疗患有慢性骨髓炎的患者的唯一方法是积极清创。问题是这有可能导致没有骨移植就不能愈合的严重的骨缺损，如上所述，这需要其他的骨重建方法，如牵张成骨或游离带血管的骨移植。作者更倾向于对较小缺损在感染控制后进行骨移植，并在＞3cm的较大缺损处行清创和牵张成骨（骨移植）。

这里将简要总结2个案例。在第1个案例中，只有一个小的缺损，清创和更换钉，延迟进行骨移植。在第2个案例中，反复的清创产生了一个大的骨缺损，采用Ilizarov的骨转移牵张方法治疗骨缺损。

45岁，男性，闭合性胫骨干骨折，使用髓内钉治疗（图26.13）。术后4个月，胫骨后方部分愈合，但前方出现一个略微的不愈合间隙（图26.13A、B）。此外，此时骨折部位出现化脓性引流液，确认感染。进行感染处的切开和引流，进行培养，并按照感染科专家的建议使用抗生素。取出髓内钉和锁钉，髓腔进行扩髓，骨折部位清创。仔细清创去除硬化骨，保留点状出血健康骨骼。3天后进行第2次清创，如图26.12K～M所示放置抗生素骨水泥间隔钉，如图26.13C、D所示。此时，急性感染得到控制，患者口服抗生素。2周后，取出抗生素骨水泥钉并换成另1枚锁定的髓内钉，如图26.13E~G所示。可以继续用抗生素水泥旷置于缺损髓腔内，但缺损相对较小，胫骨后方已愈合，因此没有再旷置。口服抗生素，连服6周，并进行影像学和临床随访。前8周没有证据表明骨愈合，当时决定进行植骨。患者由于个人原因将手术推迟到20周，在此期间使用了电动骨刺激器装置。然而，这并没有使得骨折愈合，再考虑进行骨移植。显露骨折部位的前方，并且彻底清除了所有的纤维组织，如图26.13H~J显示。骨折端点状出血，自体髂骨移植并充填在骨不连处。重组人骨形态发生蛋白-2也被用作骨不连部位骨移植。术中没有感染的迹象。在髂脊取骨部位放置外引流管，术后3周负重。疼痛最终得到缓解，恢复全职工作（图26.13K、L）。在最近的随访中，X线片显示骨折几乎完全愈合。一旦骨折接近完全愈合且对骨重建满意，置入物将被移除。

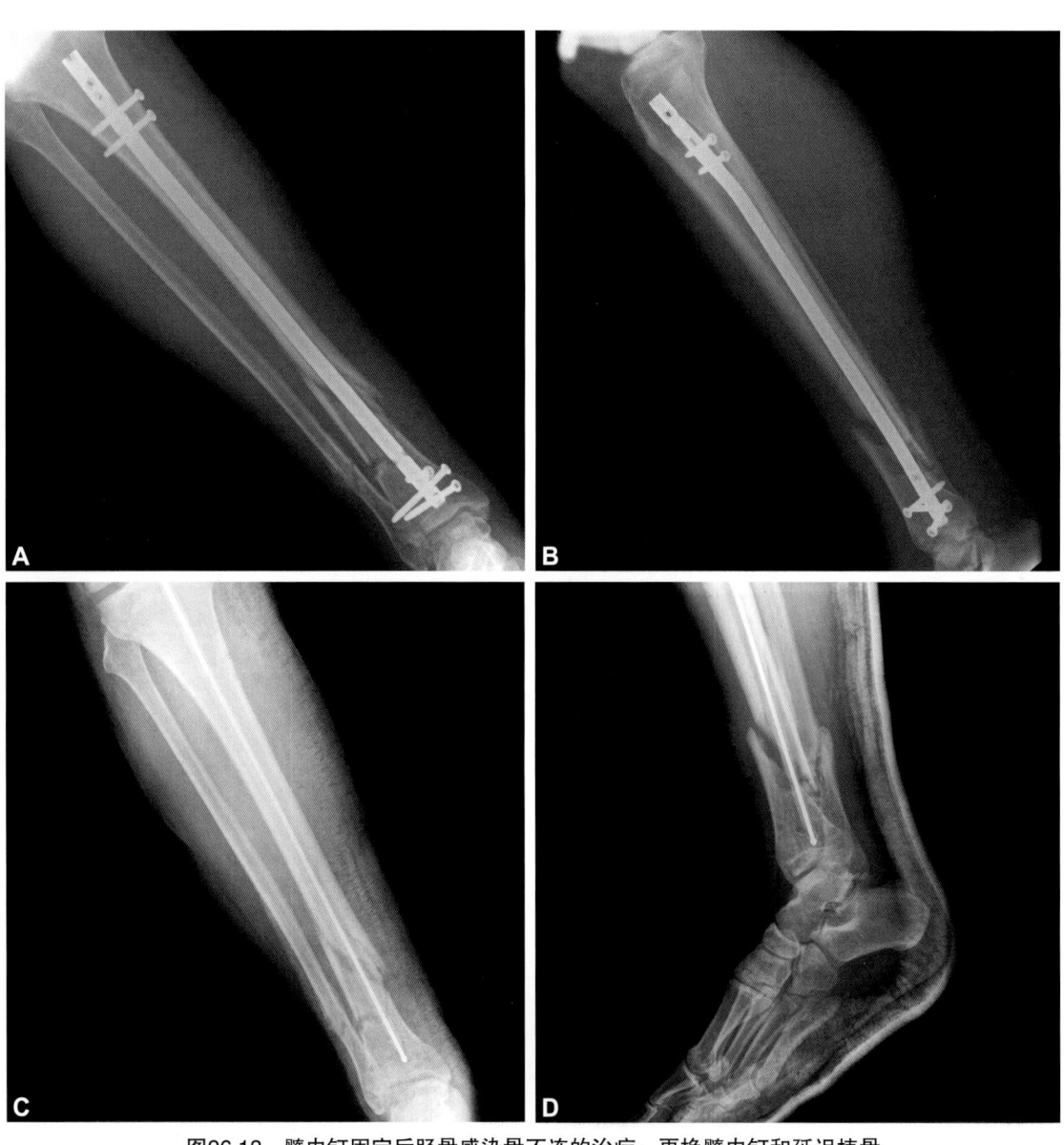

图26.13 髓内钉固定后胫骨感染骨不连的治疗：更换髓内钉和延迟植骨

（A、B）维修闭合性胫骨骨折髓内钉术后，照片提示骨髓炎

（C~E）在骨折部位置入抗生素骨水泥隔离钉和负压引流

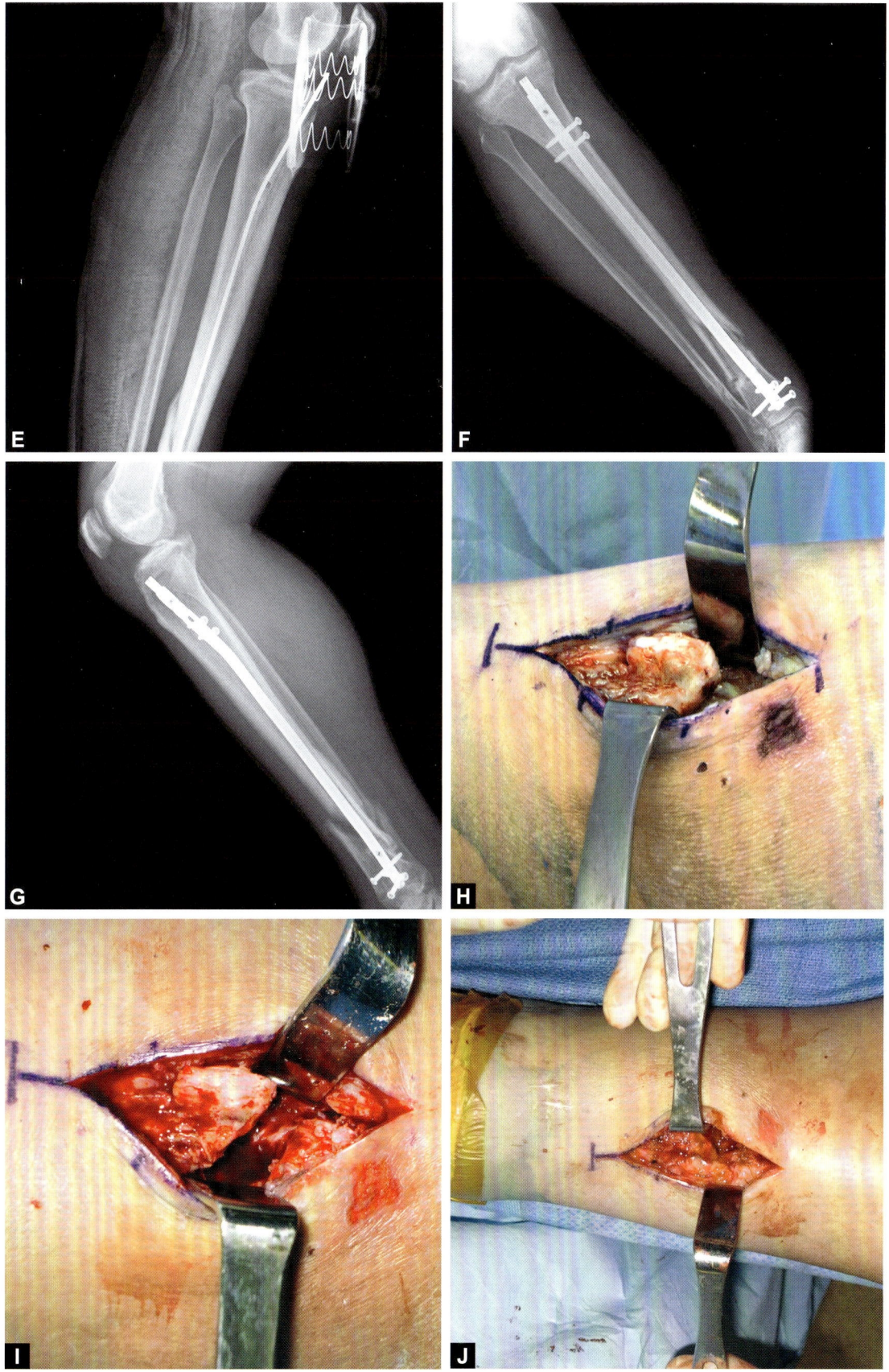

图26.13　（续）

（F、G）尽管没有感染复发，但前方骨不愈合持续存在

（H、I）对所有纤维组织进行仔细清创，直至点状出血　（J）放置自体髂骨移植物

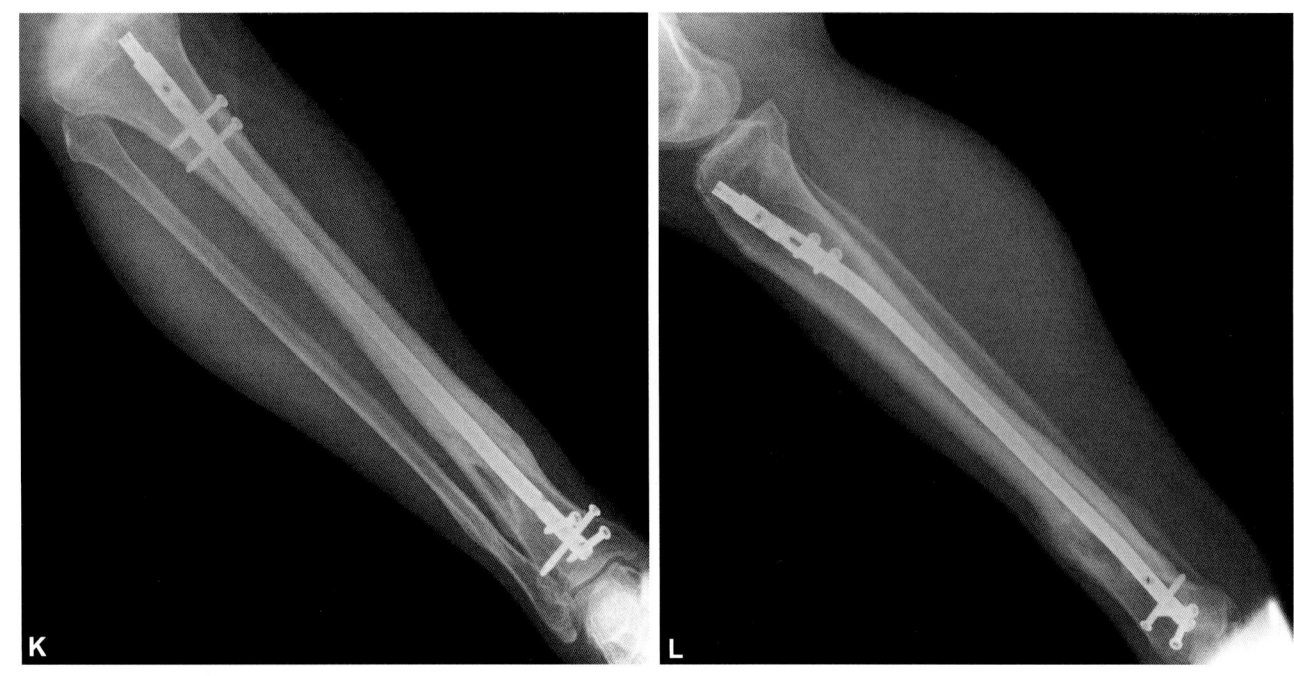

图26.13 （续）
（K、L）患者已经恢复全职工作

28岁，男性，车祸引起开放性胫骨骨折，和其他部位的多处损伤，接受了冲洗、清创和外固定。1周后更换成髓内钉。继续医治其他的损伤，包括相关的双柱髋臼骨折，但胫骨骨折继续发展为慢性感染的骨不连与窦道（图26.14）。这是最初拆除原髓内钉并更换钉后的治疗失败。因此，移除了置入物，并且允许在定制的骨折支架中的负重也失败了。因此，如图26.14D所示，对所有坏死骨和所有边缘出现感染的骨进行根治性切除，同时扩胫骨髓腔。感染控制后应用Ilizarov圆形框架，进行近端皮质切开术，脓性引流已停止。在缺损处抗生素水泥旷置，在7天的潜伏期后，以0.25mm的增量、每天1mm的速率开始骨搬运，这是成人胫骨典型做法。一旦缺损变小，移除间隔块并继续植骨。对接后，在对接部位进行自体骨移植。再生骨近端形成，对接部位最终在8个月时愈合。如图26.14H所示，18个月时取出外固定器。在治疗过程中，除了治疗钉道感染之外，还需要多个步骤，包括上述步骤，处理浅表伤口感染和松动的钉。

这些案例处理的重要原则如下：

（1）除非切除所有感染的骨头，否则慢性骨髓炎不能得到有效的治疗。在骨不愈合并且大量感染或死亡的硬化骨出现的情况下，可能需要根治性切除来有效地去除这种骨组织。如果钉存在，则需要将其去除，并采用Ilizarov方法来重建骨缺损。

（2）死骨很小且感染，大多是髓质型（CierneyMader分类）的病例，可以用扩髓，骨折部位的局部清创及植骨来治疗。如果安置了髓内钉，可以更换抗生素间隔钉，随后更换钉并进行骨移植。

（3）为了根除感染并达到骨性愈合，可以预期一个较长的治疗过程。患者对此应做好准备，并了解所涉及的内容。不能接受外固定支架的患者，不使用Ilizarov方法进行骨搬运。要求1天4次调整外固定架，并能够进行很好的护理。

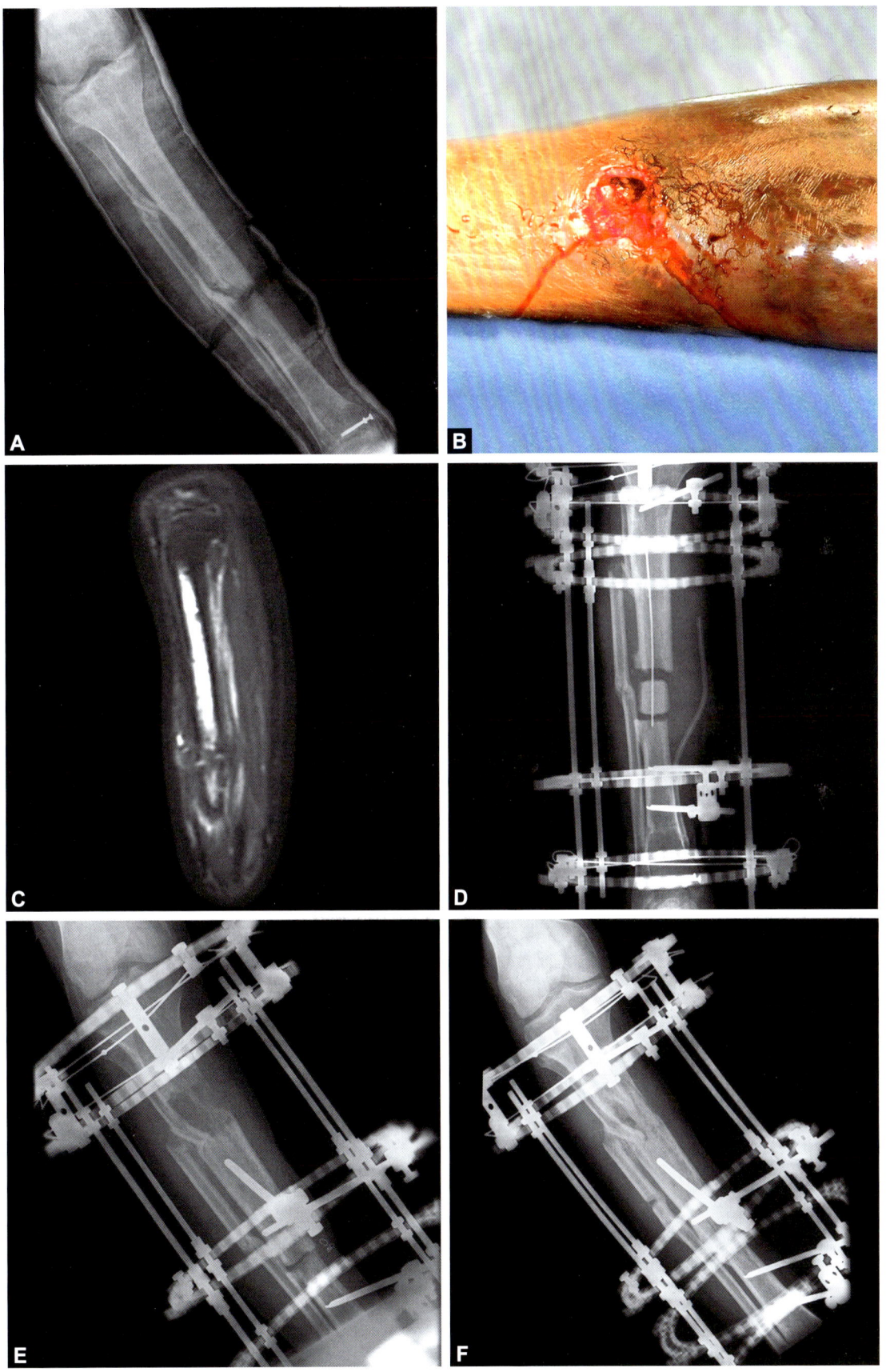

图26.14　胫骨感染性骨不连的治疗

（A）胫骨感染性骨不连正位X线片　（B）骨不连局部持续引流出脓性液体　（C）MRI图像显示充满髓腔脓液
（D）Ilizarov骨搬移框架和新抗生素垫块安装　（E）骨搬移支架术后6个月　（F）安置支架术后14个月

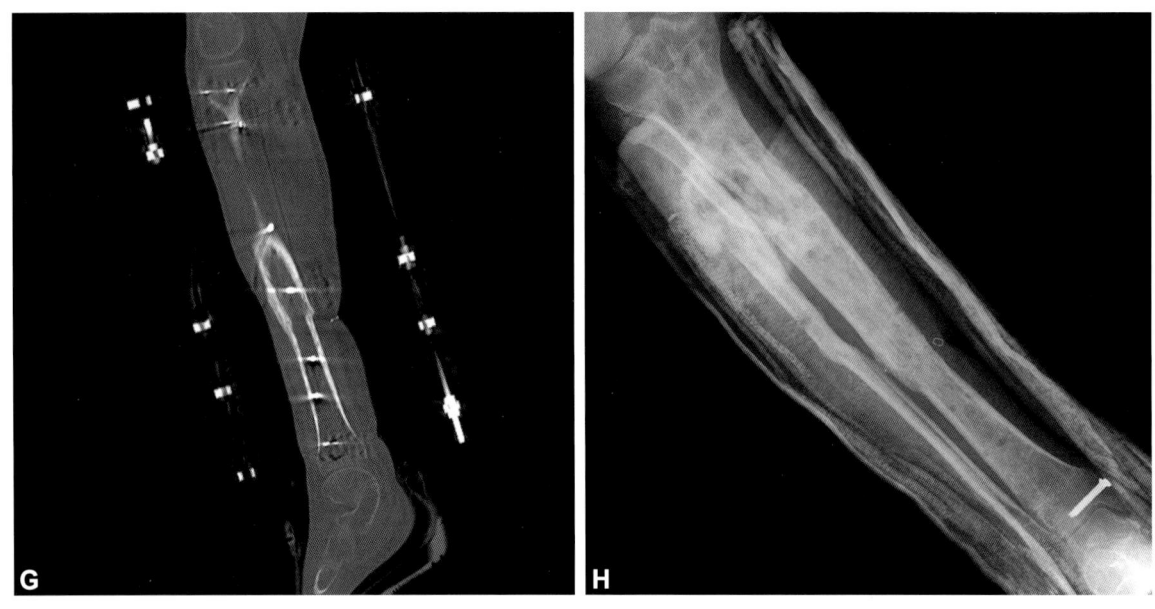

图26.14　（续）

（G）CT图像　（H）术后18个月取出骨搬移支架

针的位置。最重要的是，需要耐心等待1年或更长的时间。但是，许多患者不符合这些标准，不应该在他们身上进行这些治疗。

对于C型宿主（例如严重外周血管疾病、不受控制的糖尿病等）的顽固性感染患者，如果出现蜂窝组织炎和急性发作需要采用截肢和装配假肢来治疗。与无骨折或骨折愈合的慢性骨髓炎相比，慢性感染性骨不连在C型宿主中难以用单一抗生素来治疗。即使患者能够忍受窦道，在机械不稳定性的情况下通常不允许肢体的功能性使用。

例3：无菌性、萎缩性胫骨骨折骨不连的治疗

开放性骨折、骨折面缺少皮质接触、存在骨缺损、缺乏血供是胫骨无菌性骨不连的危险因素。诊断骨不连通常很容易。骨折部位存在持续性疼痛伴有压痛，X线片显示骨折线仍然可见，没有骨痂形成。萎缩性骨不连由于骨折端髓腔封闭，但骨折没有愈合。如果有疑问，CT扫描可以帮助诊断骨不连。如骨折端没有明显的局部感染迹象，但局部渗出、潮红、肿胀或发热时，确定是否有感染困难。在这些病例中，通常会进行血液检测和影像学检查。血液检测包括c-反应蛋白和全血细胞分类计数。如果有怀疑骨不连是由内分泌疾病引起的，那么维生素D水平和其他血清检查可以帮助揭示最近描述可治疗的骨不连的危险因素。影像学检查包括核素扫描和MRI检查（如果植入物可进行MRI扫描）。但是，这些检查即使结合在一起也常常不能很好地排除慢性骨髓炎。因此，在不明确的病例中，进行最终的骨不连修复前，进行骨活检和培养（如果可能的话还需进行聚合酶链反应分析）。

35岁，男性，建筑工人，工作时从高处坠落，导致胫骨骨干闭合性骨折，进行髓内钉治疗。病情发展为萎缩性疼痛的骨不连，于是来到作者这里接受治疗（图26.15）。实验室的检查结果显示CRP升高，但全血白细胞计数正常，MRI显示并无明显的骨髓炎。作者认为这些研究解释总体上是模棱两可的，因此继续进行胫骨的活检和培养。由于这两种情况下都需要进行骨不连的修复（尽管根据是否存在感染而修复方法可能不同），决定继续进行置入物拆除、胫骨活检和培养。由于患者的CRP升高，作者不依赖于术中革兰染色或病理学家对每个高倍视野有核细胞的微观计数，而是依赖于微生物培养。这需要5天的时间才能得到最终结果，因此患者被告知这将是一个分阶段的过程，2周后才可返回到手术室行手术治疗。作者将在1周后回到办公室查看培养结果，并在当时制订手术计划下周修复骨不连。

将患者带到手术室，取出植入物，术中没有发现明显的感染迹象。在骨折部位做一个小切口，使用骨环锯提取1小骨块作培养。将髓腔扩大比原来的髓内钉大1mm和扩髓下来的组织也送去做培养。为了避免存在髓腔内血肿形成的风险（特别是正在接受抗凝治疗静脉血栓形成的患者）及随之而来的细菌定植和血肿感染，放置有抗生素水泥钉进入髓腔（图26.15C、D）。细菌培养阴性，2周后该患者被带回到手术室，取出髓内钉，然后通过加压钢板和自体骨移植修复骨不连，此时进行的细菌培养依旧是阴性的。通过前外侧切口入路显露骨折骨不连部位，然后仔细地清理纤维组织。注意保护骨膜，除位于骨折线处的骨膜外。使用刮匙以及必要时使用高速电钻，但是要用生理盐水及时降温以避免骨组织热坏死，骨不连处进行植骨。骨折顺利愈合，患者恢复了并不繁重的工作。

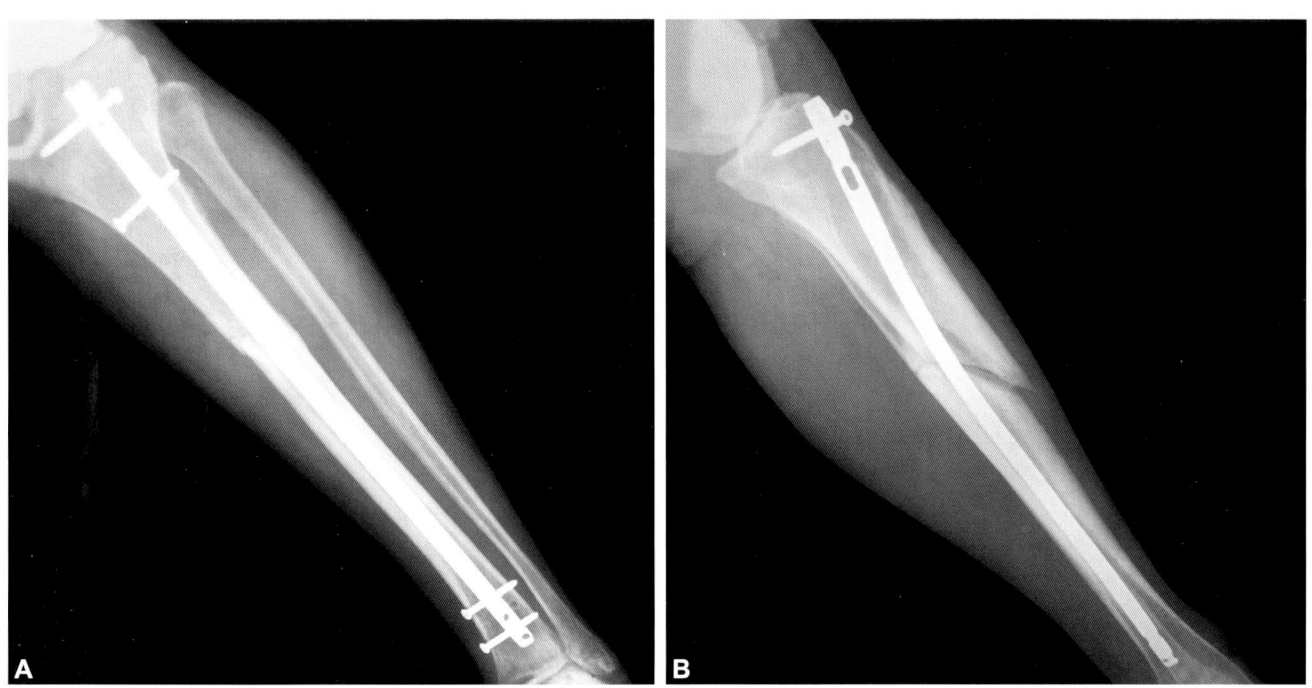

图26.15　胫骨无菌性萎缩性骨不连的治疗

（A、B）胫骨萎缩性骨不连的正、侧位X线片

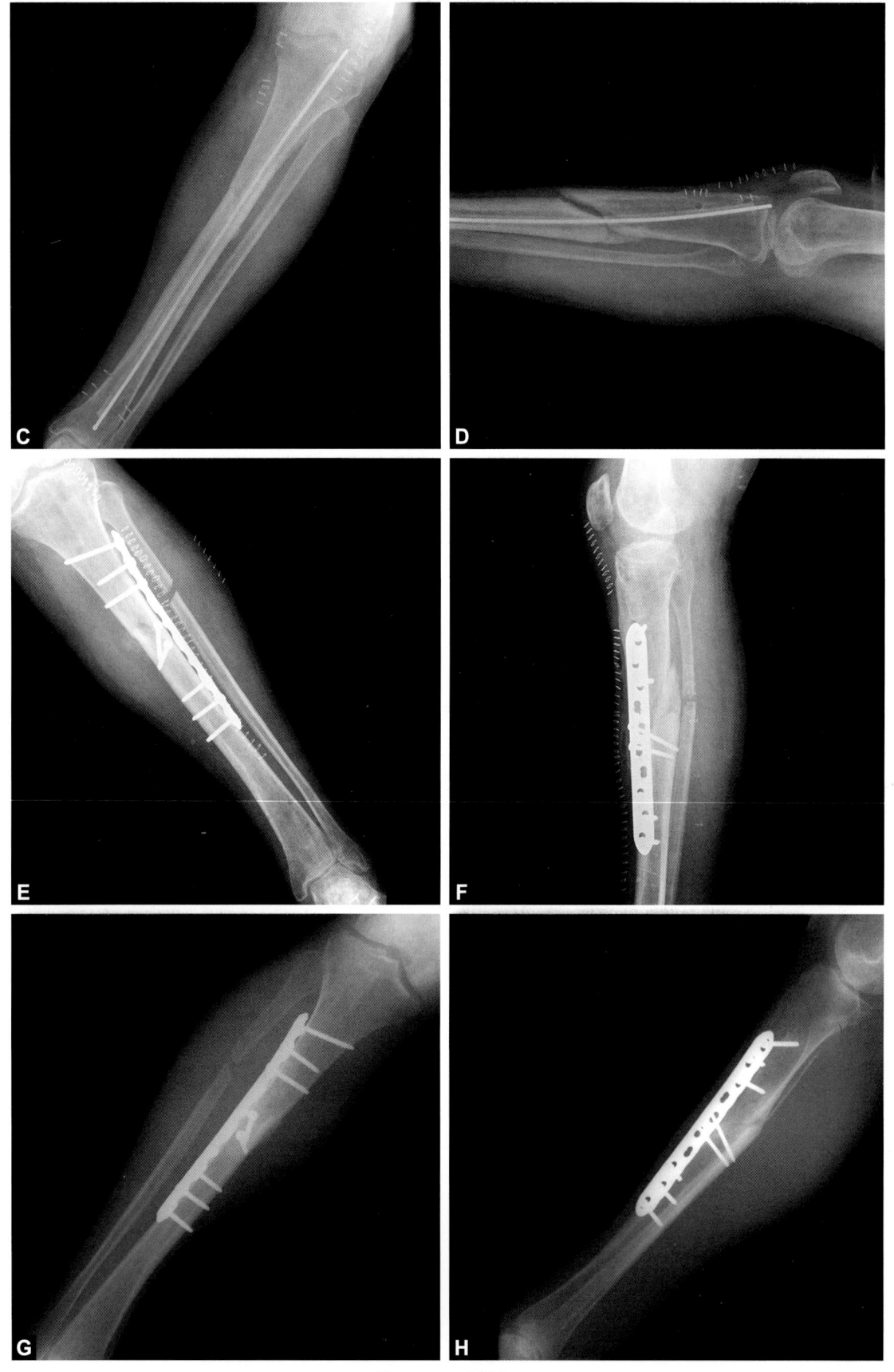

图26.15 （续）

（C）植入物与抗生素隔离钉置入术后正位X线片 （D）侧位X线片

（E）自体髂骨植骨和钢板内固定术后正位X线片 （F）侧位X线片 （G）正位X线片 （H）侧位X线片显示骨愈合

本案例处理的重要原则如下：

（1）任何的萎缩性骨不连病例必须排除感染。

（2）尽可能采用辅助骨移植材料进行加压，而不是仅仅依靠骨移植修复缺损。对于萎缩性骨不连，作者通常采用自体骨移植或类似的骨诱导移植材料，例如浓缩干细胞或BMP-2。同种异体骨或骨传导性骨移植替代品不应单独用于萎缩性骨不连，除非是移植"填充剂"。用钢板固定可以达到最好的加压效果，但是也可以用髓内钉以有限的方式进行加压。

（3）在骨不连修复过程中应注意不要过分剥离骨膜或造成骨坏死（例如过度使用高速电钻）。

例4：胫骨肥大性骨不连的治疗

胫骨肥大性骨不连显示骨折部位过度运动使骨痂不能在骨折处愈合。在X线片上看到骨痂组织并出现"大象脚"表现，可诊断为肥厚性骨不连。如果以影像学检查方式进行诊断，那么患者的治疗方案主要取决于受伤后的时间。对于胫骨干骨折，一般不会对患者进行翻修手术，至少6个月内不会进行，这是由SPRINT研究支持的。如果患者在骨折部位有疼痛，并且看到骨痂明显的肥厚外观而没有骨折愈合，通常选择改变活动量的方式治疗。这通常意味着告诉患者"放松一段时间"，并尽量限制走路的次数，或者使用拐杖来减轻患肢的负重。如果超过6个月，简单的休息不足以使骨折愈合，认为需要骨不连修复。与萎缩性骨不连相反，通常不需要在骨不连部位进行植骨，治疗基础是提高骨折的稳定性。如果之前使用髓内钉内固定，可以更换1枚更大的髓内钉。如果骨折是非手术治疗，那么可以采用加压钢板、髓内钉或外固定来固定。

65岁，男性，轻体力劳动者，诊断为胫骨上1/3骨折骨不连（图26.15）。最初采用非手术治疗，但仍然有疼痛和行走困难。虽然在骨折处有一些压痛，但没有明显的伤口或机械不稳定。X线片显示肥大性骨不连，有典型的大象脚表现。这已经困扰了他近1年的时间，已经接受了包括制动和休息等保守治疗，但都失败了。因此，适合使用外侧加压钢板进行骨不连的修复。由于骨折相对靠近近端，所以采用前外侧入路，将肌肉小心地从胫骨近端分离。骨折部位本身没有受到干扰或移动，但为了使胫骨加压，进行腓骨部分切除术。外侧放置锁定钢板，置入近端锁定螺钉，然后将AO关节紧张装置（推拉装置）应用于钢板的远端并进行加压。远端应用皮质螺钉，并且在骨折处放置1枚拉力螺钉以进一步加压。患者继续痊愈，恢复了往常的职业，没有并发症。

本案例处理的重要原则如下：

（1）通过增加稳定性和/或减少骨折部位的应力来简单地治疗肥厚性骨不连。可以通过休息、制动、增加固定装置，或者如果已经有固定物则增固定的强度来完成。

（2）对于肥大性骨不连，修复手术中通常无须干扰骨折端部位。

（3）如果治疗得当，肥大性骨不连比萎缩性骨不连的治疗效果更佳。

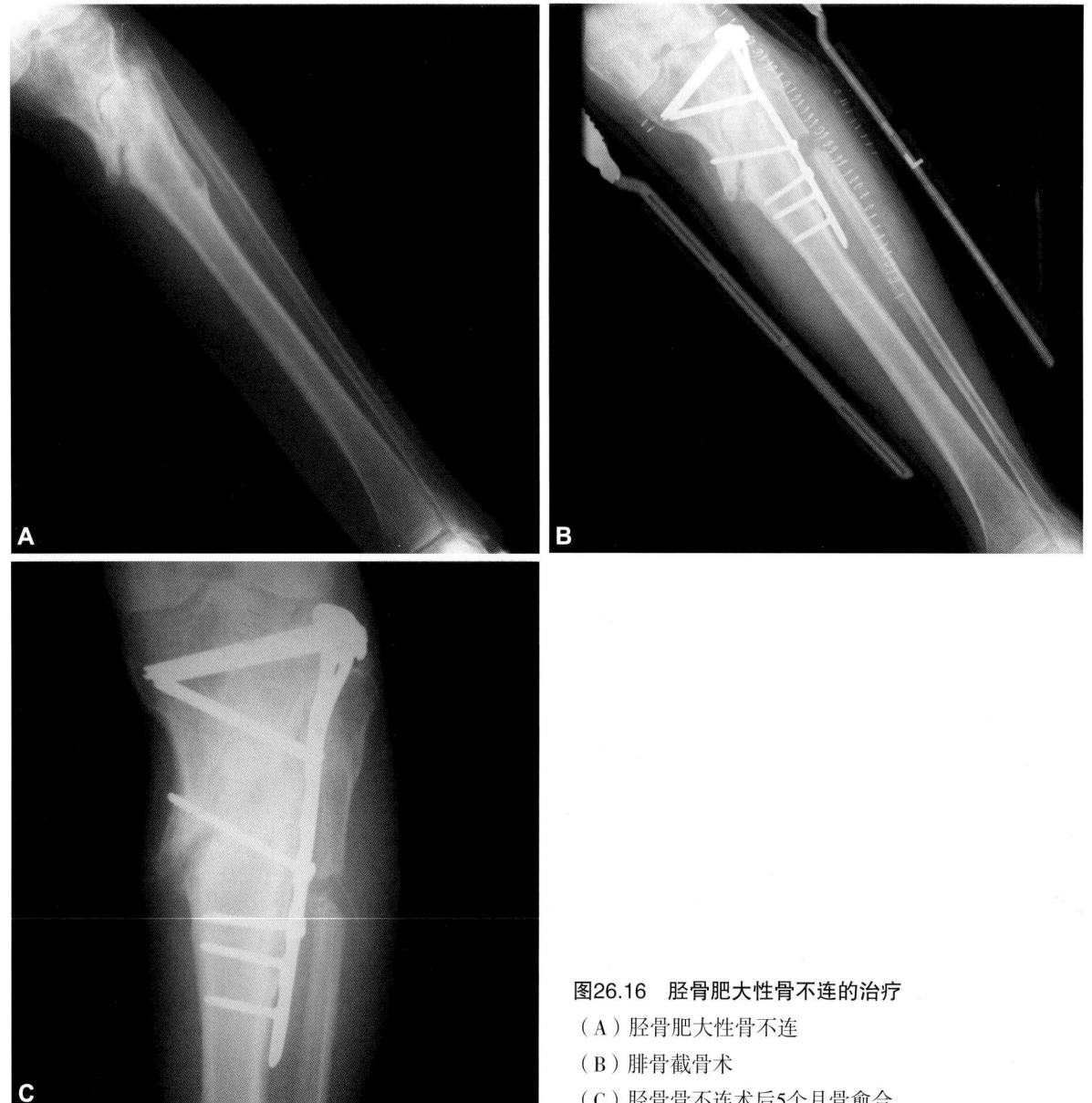

图26.16 胫骨肥大性骨不连的治疗
（A）胫骨肥大性骨不连
（B）腓骨截骨术
（C）胫骨骨不连术后5个月骨愈合

例5：大量自体骨移植治疗严重的胫骨骨缺损型骨折

骨丢失通常是严重的开放性胫骨骨折和随后进行的清创术的结果，并不一定被认为是并发症。骨质流失也可能是胫骨感染清创的结果。它通常伴有软组织缺损，因此骨骼重建要么与整形外科医生一起进行，要么由擅长下肢整形手术重建方法的骨科医生单独完成。软组织重建方法可以包括简单的方法，如局部皮瓣移植修复，或更复杂的技术，如游离皮瓣修复。而真正需要游离皮瓣时，必须小心，不要在"重建阶梯"上移动得太慢，因为当局部皮瓣移植失败，会有导致感染的风险。

40岁，男性，受到汽车的撞击而遭受3B级开放性胫骨骨折，然后经过冲洗、清创和外固定治疗（图26.17）。患者需要回到手术室进行多次的清创，抗生素链珠放置与更换，伤口负压引流。为了尽量减少感染的机会，彻底清除失去活性的骨碎块，胫骨缺损达4.5cm。住院第11天，患者取出外固定，改用胫骨髓内钉内固定，开始进行系统修复，并且将由PMMA与妥布霉素和万古霉素组成的抗生素垫块（如同在案例1中所描述）放置在缺陷中。代替抗生素链珠，1个成形的抗生素垫块被放置在缺陷中以抗感染治疗，填充死腔，防止纤维组织向内生长并且形成可以如Masquelet所述的那样容纳间充质干细胞的膜。内固定和垫块放置之后，整形外科医生进行背阔肌游离皮瓣修复创面。

游离皮瓣修复6周后，患者再次入院进行皮瓣掀起，去除抗生素垫块，并用同侧股骨取出的松质骨进行自体骨移植。包裹抗生素垫块的膜留在原位。作为髂骨移植的替代方法，股骨管是用于获得自体骨移植物的部位，其通常可以大量获得移植骨，并适合于该患者的4.5cm缺损。扩髓-灌洗-吸引装置（RIA-Synthes, Paoli, PA）是以这种方式获得移植物的有用设备。患者取仰卧位，且在同侧臀部放置一卷被单，并以梨状肌为起点，如同股骨髓内钉（也可使用转子入口）。开始时使用导针和开孔钻打开髓腔。随后放置球头导针且开始插入带吸引装置的超大号锋利扩髓钻。随着扩髓钻的进行，髓腔内骨组织被抽吸到带过滤的罐子内。导丝可被引导到股骨远端的内侧或外侧髁中以获得额外的骨移植物。收获移植物后，将其填入有髓内钉的骨缺损处的中心。将皮瓣移回原位，关闭伤口。移植骨继续愈合，6个月后骨折愈合，最终游离皮瓣外表更美观。

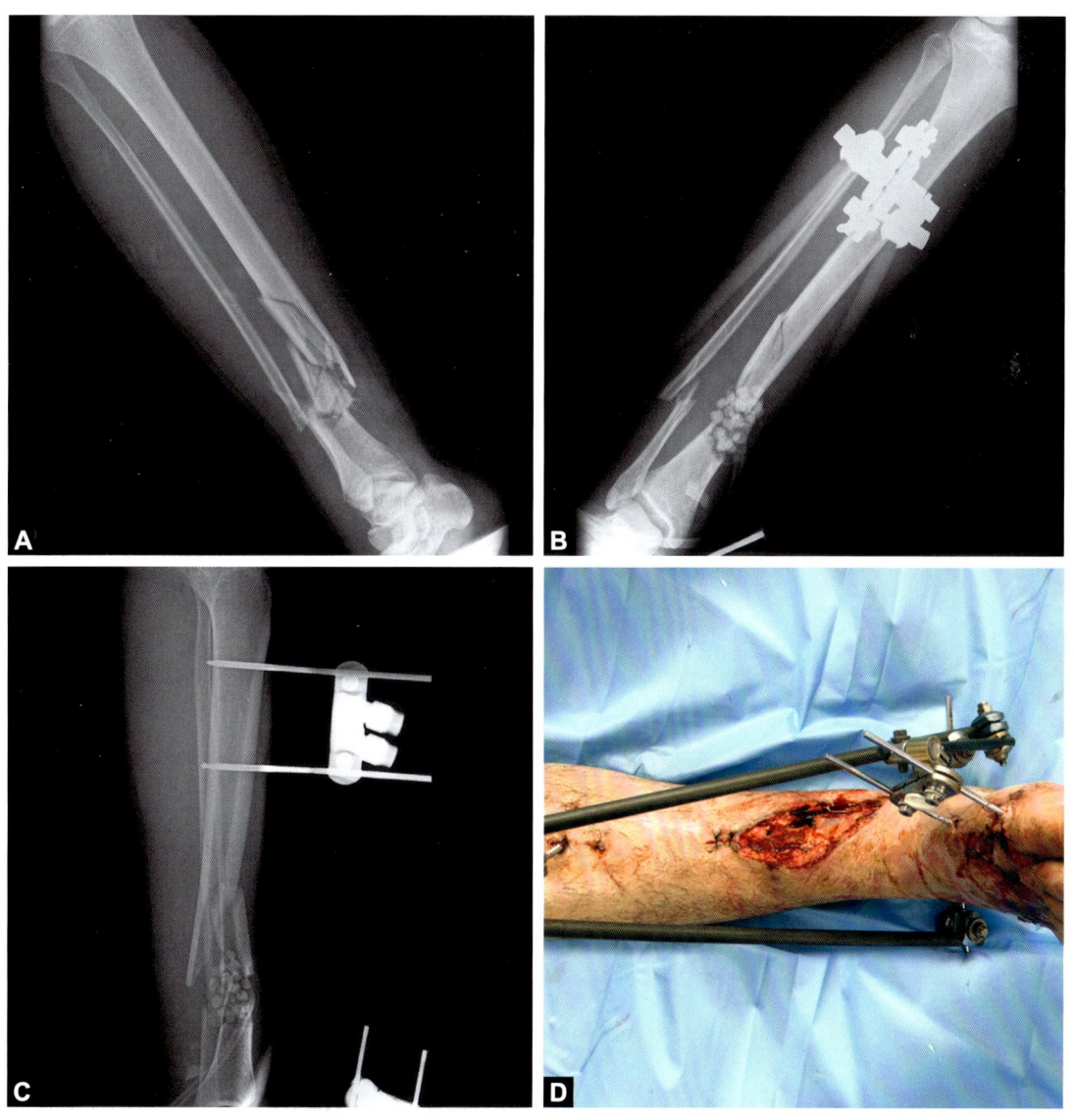

图26.17 急性胫骨骨缺损的处理

（A）3B级开放性胫骨骨折 （B~D）清创、外固定和抗生素链珠放置

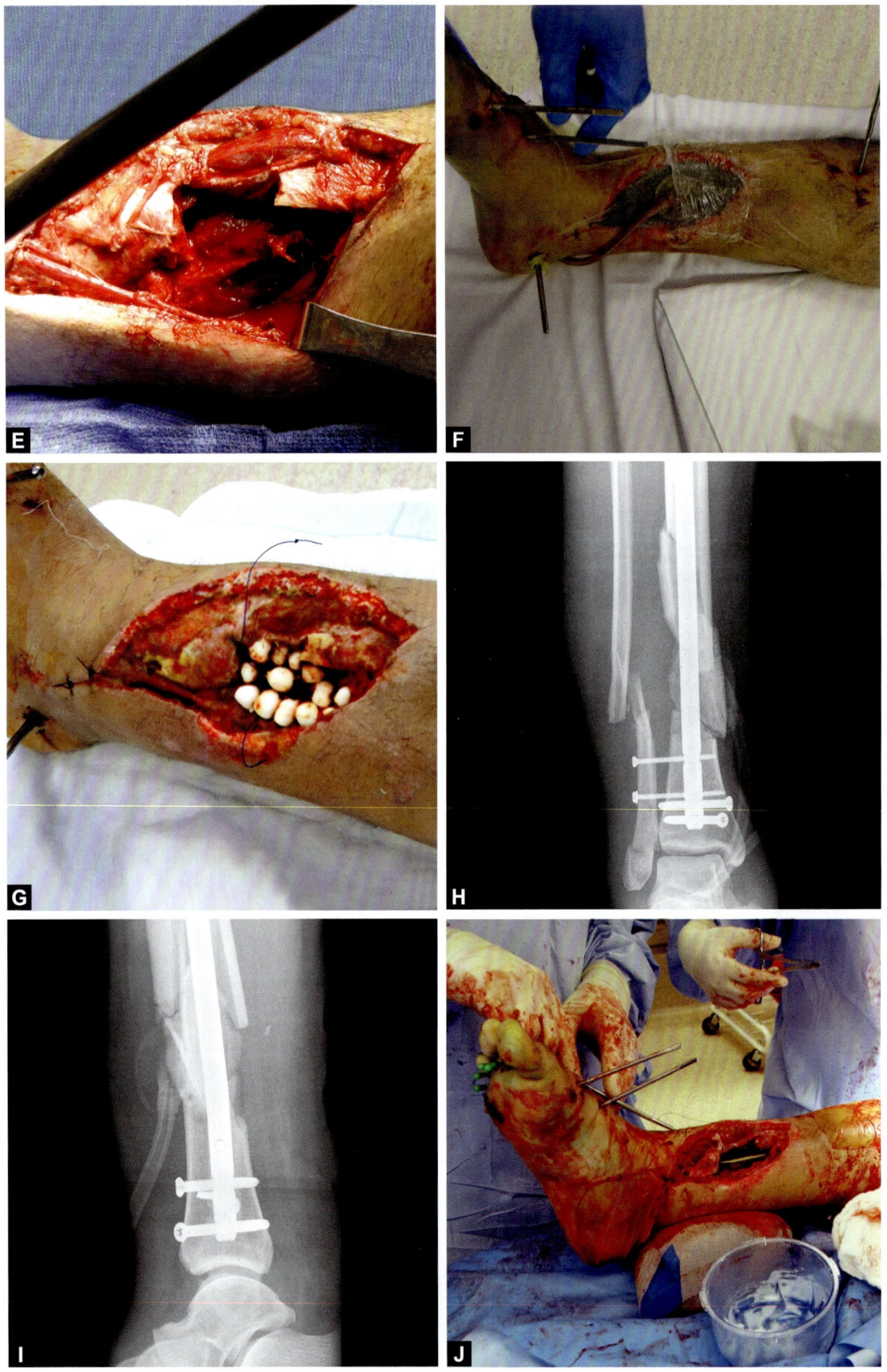

图26.17 （续）

（E）胫骨骨缺损（4.5cm） （F）负压引流伤口 （G）抗生素聚甲基丙烯酸甲酯外固定
（H～J）移除外固定、髓内钉以及抗生素水泥间隔块放置

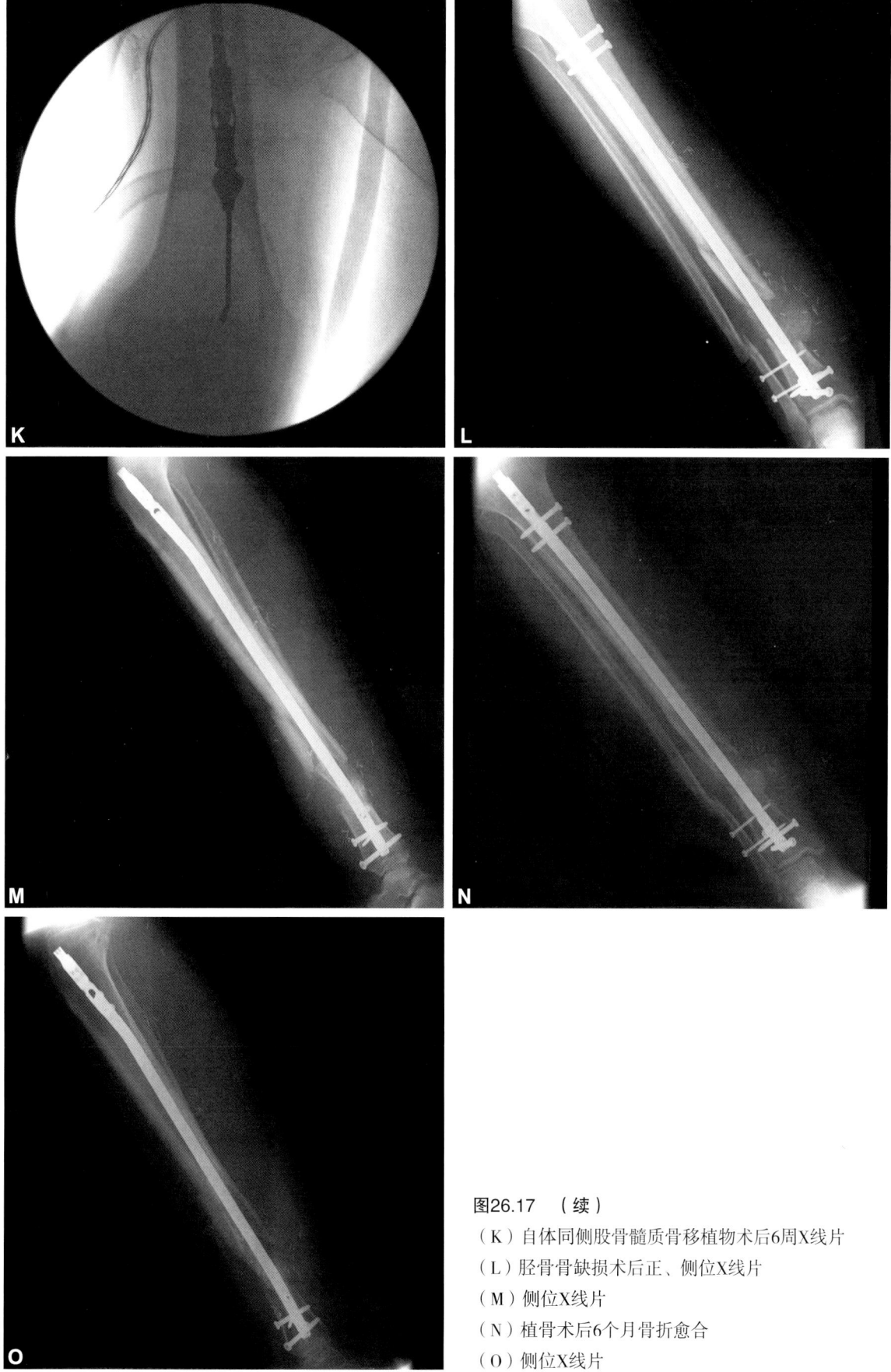

图26.17 （续）

（K）自体同侧股骨髓质骨移植物术后6周X线片

（L）胫骨骨缺损术后正、侧位X线片

（M）侧位X线片

（N）植骨术后6个月骨折愈合

（O）侧位X线片

本案例处理的重要原则如下：

（1）3B级开放性胫骨骨折需要进行彻底的骨性清创术以防止深部感染。

（2）最初的治疗可以进行外固定，但如果可能的话，应在2周内转换为髓内钉固定，以防止来自Shanz针的髓腔细菌定植和感染。

（3）确切的皮肤软组织覆盖应该在1~2周进行以预防细菌定植和感染。

（4）最初可以使用抗生素水泥PMMA链珠达到抗感染效果，但皮瓣修复后，使用抗生素垫块作为骨移植前暂时过渡步骤效果更好。

（5）如果无法获得足够的自体骨移植物，可以利用图26.14所示的Ilizarov方法通过牵张成骨来重建骨缺损。

例6：小腿骨筋膜室综合征的治疗

通常小腿骨筋膜室综合征一旦确诊需立即切开减压治疗。局部压力增加可能是由于骨折、缺血、挤压伤和再灌注损伤所致。当压力增加到引起组织缺血时，会出现骨筋膜室综合征，这可导致肿胀增加的恶性循环，导致肌肉和软组织的灌注减少。最终，可能发生不可逆的组织坏死并可能导致永久性残疾。诊断通常通过临床症状来确定，不仅包括腿部肿胀，还有与临床体征不成比例的疼痛（特别是所牵涉部位的肌肉被动牵拉疼痛）、感觉异常、苍白和无脉搏。随着病情的进展，一般情况下症状的出现是按照这样顺序出现的，所以在出现苍白和无脉之前确诊非常重要。如果由于患者的精神状态（或者如果患者是插管的）而诊断不确定或难以做出，则应当进行室内压力测量。作者通常使用手持式室内压力监测仪（Stryker, Mahwah, NJ）。最近的数据表明，舒张压-室内压力（ΔP）<30mmHg是需要筋膜切开术的指征，而不是绝对压力30mmHg。

一旦诊断为急性筋膜室综合征，应立即采取手术进行筋膜切开术。无论是2个切口（内侧和前外侧）或1个切口（外侧）都可以完成所有4个筋膜室的切开（图26.18）。在2个筋膜间室切开技术中，内侧切口用于进入和解压表面和深层的后腔。前外侧切口用于对前间室和侧间室进行减压。应注意避免为了防止由于受到最初损伤对前部皮瓣的不断创伤，而切断了前部皮瓣的血流供应，从而破坏了前部皮瓣。单切口侧筋膜间室切开术仅凭借1个切口就避免了这个潜在的问题。切口直接放置在侧面，所有4个隔室都可以通过它进行减压。

切开完成后，覆盖大量敷料，敷料放置要松。作者不会在手术室之外更换这些敷料，特别是存在大的开放性伤口的骨折，担心伤口会受到院内感染。每3天将患者带回手术室，直到伤口闭合或植皮修复。在手术室，轻柔的清洗伤口，评估伤口的肿胀程度是否可以安全地闭合；评估组织的生存力，如果有坏死组织，必要时就清除。在手术室的第二次或第三次手术中，外科医生将使用"鞋带"或"罗马凉鞋"技术来穿过伤口提供张力，以促进伤口闭合。仅使用负压装置并不能有效地促进伤口闭合，即使是较小尺寸的海绵试图将伤口拉紧在一起也没有作用。然而，负压伤口疗法有助于保持封闭系统，持续引流，防止浸透敷料和伤口感染。这些优势有利于伤口闭合，可以通过结合负压引流治疗与"鞋带"拉紧治疗相结合的方式实现。开放性骨折在1~2周完成筋膜切开术后创面修复或缝合伤口。直接缝合伤口比植皮更可取，但由于持续性肿胀，直接缝合并不总是可取的。

图26.18　骨筋膜室综合征的治疗

（A）内侧切口进入浅层和深层肌室　（B）前外侧切口减压前室和侧室
（C~E）皮钉与管绳循环套扎、拉紧皮肤切口　（F）伤口的负压引流

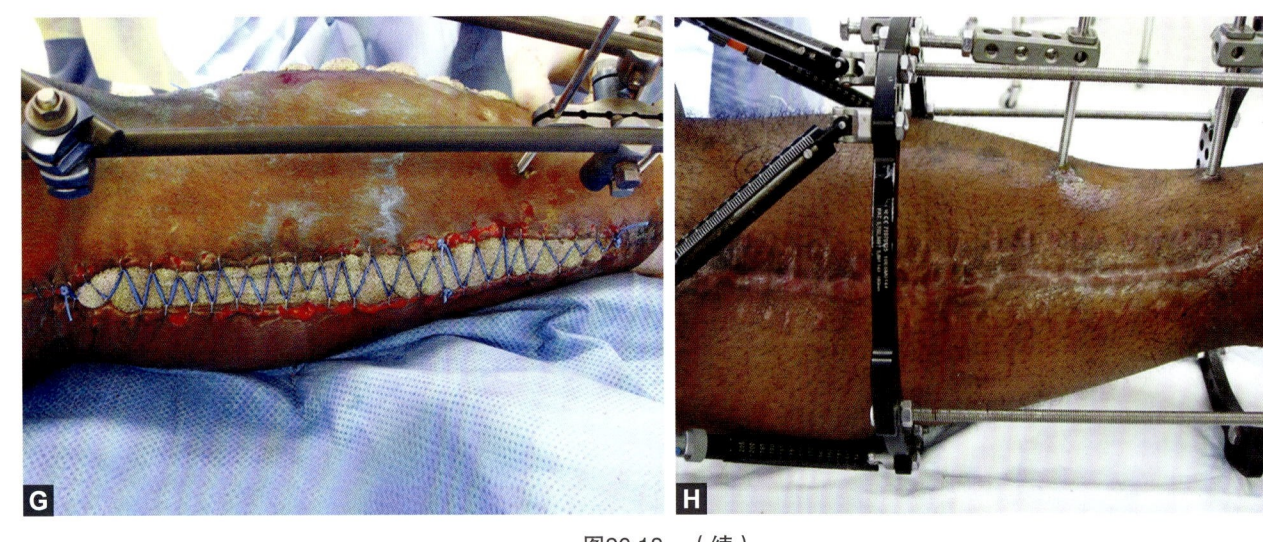

图26.18 （续）

（G）"鞋带"式拉紧伤口 （H）术后10天关闭切口

骨筋膜室综合征的处理原则：

（1）不要漏诊任何一例骨筋膜室综合征，胫骨骨折应保持高度怀疑。当治疗胫骨骨折患者时，这应该是外科医生的主要关注点。对于昏迷或插管的患者，由于体格检查困难，可能需要室内压力监测。在检查模棱两可，诊断不确定的情况下也要使用压力监测。

（2）一旦做出诊断，立即进行筋膜间室切开减压手术。这是骨科急症，治疗的时机比开放性骨折更重要。应在6~8小时进行筋膜间室切开术，以获得肌肉组织存活的最佳机会。

（3）可以进行1~2个切口的筋膜间室切开减压术。

（4）避免伤口受到污染，特别对于合并骨折的情况下，为了减少细菌定植和感染的机会，需在1~2周闭合或植皮修复创面。

十、小结

胫骨干骨折处理具有挑战性，并且可能存在并发症。骨不连和感染比其他部位的骨折更常见，必须谨慎进行治疗，以取得良好效果。尽管不如股骨干那样普遍，髓内钉内固定是治疗大多数胫骨干骨折的主要方法。对于任何胫骨干骨折患者，应始终警惕发生骨筋膜室综合征可能，特别是感觉迟钝和高能量损伤的患者应更加警惕。正确的术前规划和高效而谨慎的手术方案与手术技巧可以避免大部分手术并发症。但是，如果发生这些并发症，也有很好的方法来处理，其中包括许多在上文讨论的例子。

（陈国平　甘锋平　林鑫欣　张其标　韦灿燊　译）

参考文献

[1] Bucholz RW, Heckman JD, Court-Brown CM. Rockwood and Green's Fractures in Adults, 6th Edition; 2006. pp. 2080-143.

[2] Court-Brown CM, McBirnie J. The epidemiology of tibial fractures. J Bone Joint Surg. 1995;77B:417-421.

[3] Küntscher G. The Küntscher method of intramedullary fixation. J Bone Joint Surg. 1958;40A:17-26.

[4] Templeman DC, Marder RA. Injuries of the knee associated with fracture of the tibial shaft. J Bone Joint Surg. 1989;71A:1392-1395.

[5] Keating JF, Kuo RS, Court-Brown CM. Bifocal fractures of the tibia and fibula. J Bone Joint Surg. 1994:76B:395-400.

[6] Müller ME, Nazarian S, Koch P, et al. The comprehensive classification of fractures of long bones. Berlin: Springer-Verlag. 1990.

[7] Nelson G, Kelly P, Peterson L, et al. Blood supply of the human tibia. J Bone Joint Surg Am. 1960;42-A:625-636.

[8] Tornetta PT III, Riina J, Geller J, et al. Intraarticular anatomic risks of tibial nailing. J Orthop Trauma. 1999;13:247-251.

[9] McConnell T, Tornetta P III, Tilzey J, et al. Tibial portal placement: the radiographic correlate of the anatomic safe zone. J Orthop Trauma. 2001;15:207-209.

[10] Keating JF, Orfaly R, O'Brian PJ. Knee pain after tibial nailing. J Orthop Trauma. 1997;11:10-13.

[11] Jarmo AK, Toivanen JA, Vaisto O, et al. Anterior knee pain after intramedullary nailing of fractures of the tibial shaft: an eight-year follow-up of a prospective, randomized study comparing two different nail-insertion techniques. J Bone Joint Surg Amer. 2002;84:580-585.

[12] Roberts CS, Pape HC, Jones AL, et al. Evolving concepts in the treatment of patients who have sustained orthopaedic trauma. J Bone Joint Surg. 2005,87A:434-449.

[13] Tornetta P, Collins E. Semiextended position for intramedullary nailing of the proximal tibia. Clin Orthop. 1996;328:185-189.

[14] Court-Brown CM, Gustilo T, Shaw AD. Knee pain after intramedullary nailing: its incidence, etiology, and outcome. J Orthop Trauma. 1997;11:103-105.

[15] Court-Brown CM, Christie J, McQueen MM. Closed intramedullary tibial nailing. Its use in closed and type I open fractures. J Bone Joint Surg. 1990;72B:605-611.

[16] Brinker MR, O'Connor D, Monla Y, et al. Metabolic and endocrine abnormalities in patients with nonunions. Current Orthop Practice. 2008;19:430-442.

[17] SPRINT Investigators, M. Bhandari, G. Guyatt et al. Rando-mized trial of reamed and unreamed intramedullary nailing of tibial shaft fractures. J Bone Joint Surg Am. 90(12). 2006; 2567-2578.

[18] Pelissier PH, Masquelet AC, Bareille R, et al. Induced membranes secrete growth factors including vascular and osteoinductive factors and could stimulate bone regener-ation. J Orthop Res 2004;22:73-79.

[19] McQueen MM, Court-Brown CM. Compartment monitoring in tibial fractures—the pressure threshold for decom-pression. J Bone Joint Surg. 1996;78-B:99-104.

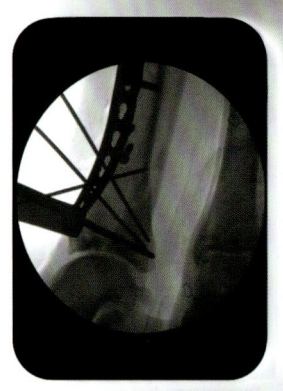

第27章

胫骨远端骨折
Distal Tibia Fractures

Michael Suk, Megan Manthe, Saqib Rehman

本章纲要

导言
诊断
分型
手术指征
　非手术治疗
　手术治疗进展
外科解剖、体位、入路与方法
　应用解剖
　分期治疗
　术后护理
　关键点
疗效

并发症
典型并发症案例
　例1：逆行交锁髓内钉融合踝关节与距下关节治疗胫骨Pilon骨折骨不连
　例2：重新切开复位内固定与自体骨移植治疗胫骨远端骨不连
　例3：根治性切除术与骨搬运牵张成骨术治疗胫骨远端感染性骨不连
　例4：截骨矫形与切开复位内固定治疗胫骨远端骨折无菌性畸形愈合或骨不连
小结

一、导言

胫骨远端骨折，包括累及踝关节的Pilon骨折，治疗上非常具有挑战性，疗效不确切。骨折损伤的机制越复杂、损伤程度越严重、手术难度越高、术后效果越差。Pilon骨折的治疗从早期以急诊内固定转变为分期治疗，并发症更少且预后更好。胫骨远端关节面骨折，占所有胫骨骨折3%~10%，占下肢骨折<1%。男性发病率高于女性，好发年龄段为30~40岁。

Pilon骨折通常由高能量损伤造成。例如车祸、跌倒、高处坠落等，导致轴向压力负荷过大，距骨穹隆撞击胫骨关节凹引起骨折。这种压力负荷过载受伤机制将Pilon骨折与Lauge-Hansen分型所描述的常见踝关节骨折区分，后者主要由于间接扭转力所致，是低能量损伤。纵向压力过载损伤引起的Pilon骨折更容易导致粉碎性胫骨远端关节骨折，其疗效即使在固定之后也不确切。在高能量损伤引起的胫骨远端骨折中，释放的能量传导至周围软组织，引起快速而明显的肿胀，导致骨折周围皮肤张力性水疱，甚至形成开放性伤口，以及由于血运问题引起局部皮肤坏死等软组织并发症。因此在治疗时应将重点转移至处理软组织上，保护软组织，是改善预后的一个主要因素。胫骨远端骨折并发症包括：畸形愈合、骨折延迟愈合或不愈合、深部感染、骨髓炎、关节僵硬及踝关节病等。为减少并发症、改善预后，对Pilon骨折正确治疗需要对其损伤机制有充分的认识，正确评估骨折模式，同时要熟悉外科解剖知识及掌握不同外科手术方式的适应证。

二、诊断

由于大部分Pilon骨折是高能损伤造成，各项诊断评估标准都应从高级创伤生命支持指南开始。Pilon骨折典型体征为胫骨远端骨折处疼痛与肿胀，通常情况下，可见明显的畸形（图27.1）。

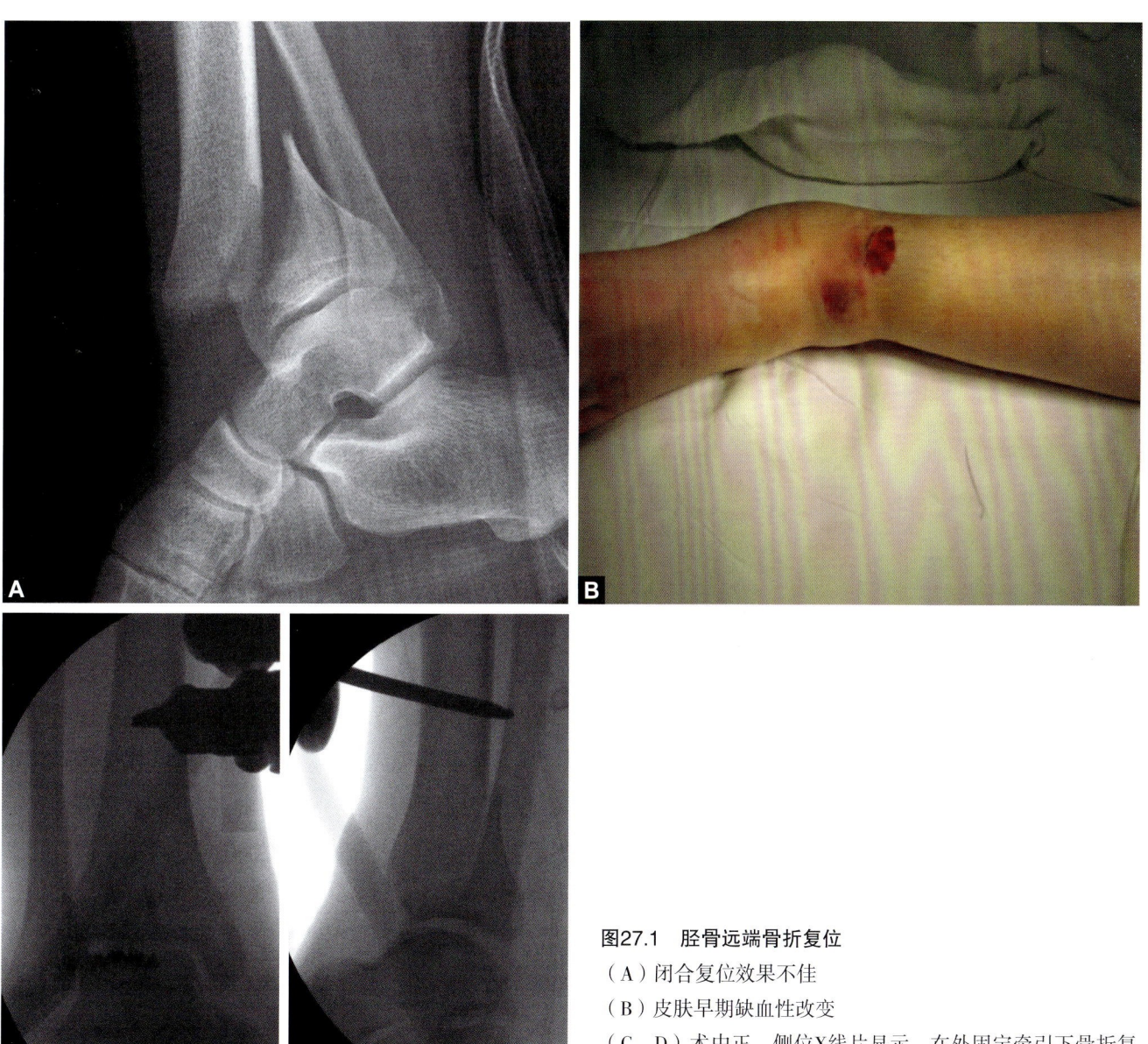

图27.1　胫骨远端骨折复位

（A）闭合复位效果不佳

（B）皮肤早期缺血性改变

（C、D）术中正、侧位X线片显示，在外固定牵引下骨折复位效果满意

　　开放性伤口需根据污染的程度，合理使用抗生素治疗，通常在石膏初步外固定患肢前，迅速进行床旁冲洗伤口，并尽可能地使移位的距骨复位（图27.2）。在初步体格检查中应评估患肢血运与神经功能。临时石膏固定可以减少骨折移位，从而缓解骨折处疼痛，减小皮肤张力，防止软组织进一步损伤。骨折处肿胀发生迅速，同时随着炎症反应进展必然会加重，因此，抬高患肢有利于消肿。皮肤张力性水疱可能在受伤后6～8小时形成，澄清水疱与血性水疱在对于手术时机的选择有重要差异。有研究表明，血性水疱是由于表皮与真皮完全分离造成，如果在水疱重新上皮化未完成之前，于水疱上做切口，将发生严重的伤口并发症（图27.3）。

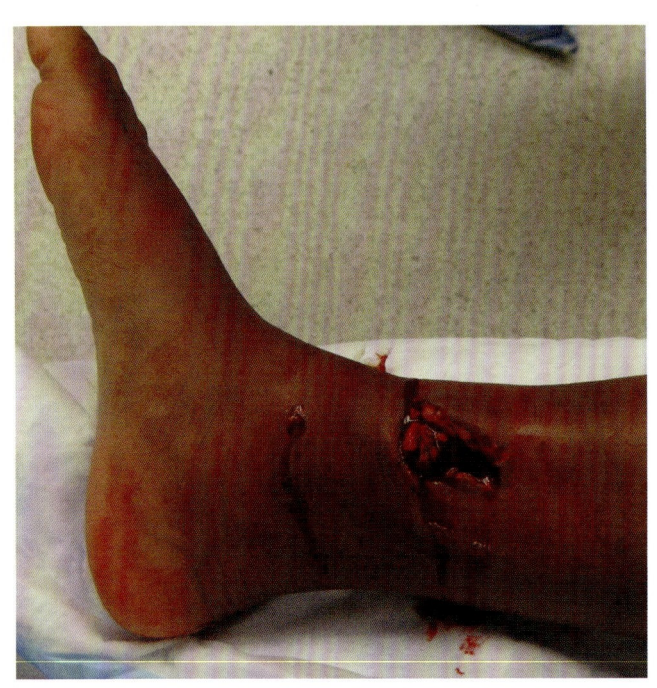

图27.2　内侧损伤的开放性胫骨骨折

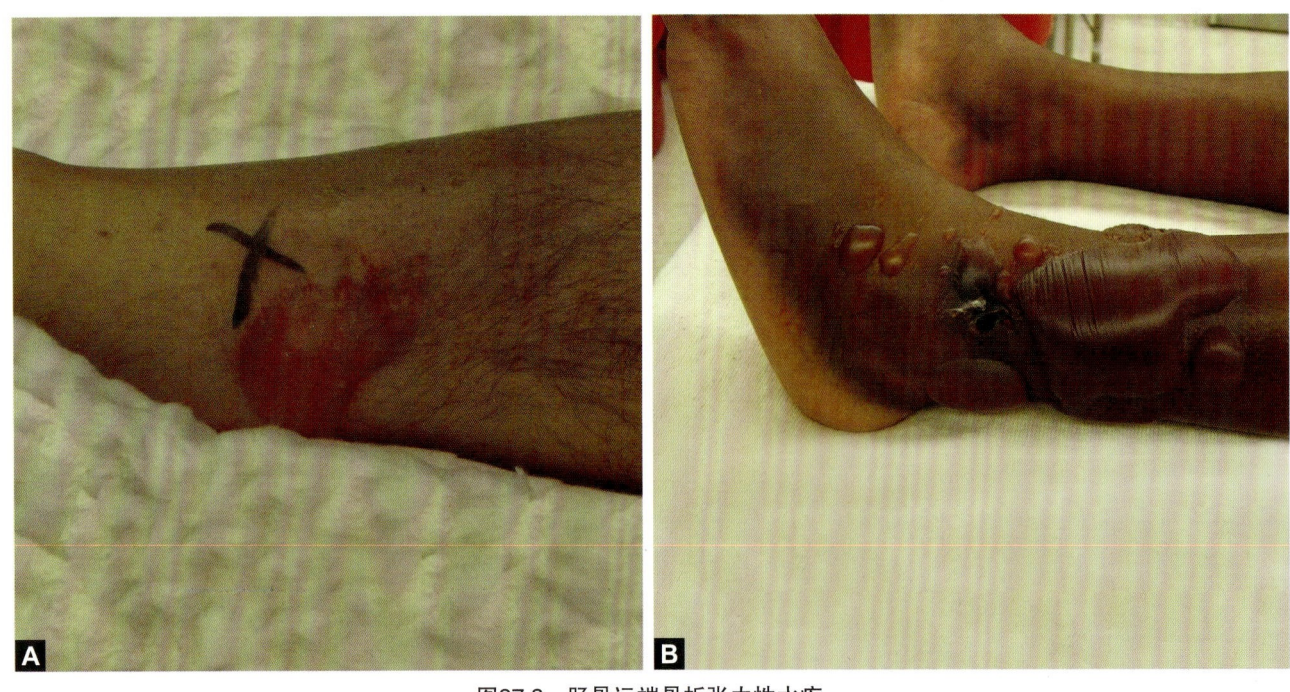

图27.3　胫骨远端骨折张力性水疱

（A）澄清浆液性水疱　（B）多发血性水疱（暗色）

胫骨Pilon骨折的软组织损伤程度可用Tscherne分级类型描述（图27.4）。虽然骨筋膜室综合征在Pilon骨折中少见，但也应注意其早期的症状与体征，包括患肢剧痛与渐进性疼痛、被动牵拉踇长伸肌疼痛、足趾背伸力减弱、腓侧深部感觉分布异常与筋膜室压力增高。开放性Pilon骨折通常根据Gustilo与Anderson分型系统进行分型，这种分型不仅描述软组织伤口与骨折模式，同时指导抗生素使用（表27.1）。由于软组织在Pilon骨折中可能受到严重破坏，因此软组织损伤程度不仅影响手术时机，而且直接影响术后疗效。

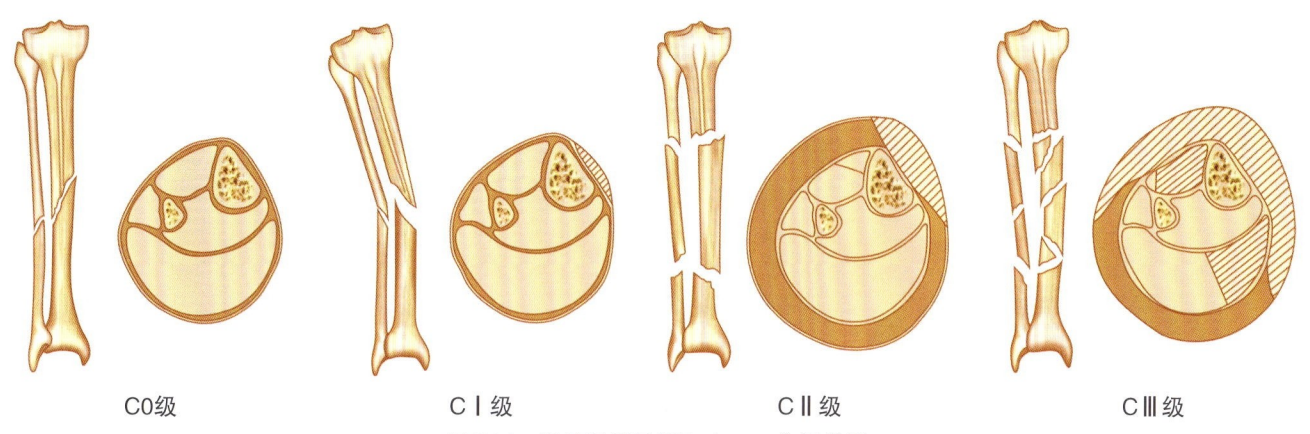

C0级　　　　　　　　CⅠ级　　　　　　　　CⅡ级　　　　　　　　CⅢ级

图27.4　胫骨远端骨折Tscherne分级类型

C0级：间接暴力引起的最低程度软组织损伤，简单骨折类型

CⅠ级：内部压力导致皮肤软组织挫伤，轻-中度骨折类型

CⅡ级：局部皮肤或肌肉挫裂伤并伴随深部污染，可发生骨筋膜室综合征，重度骨折类型

CⅢ级：广泛的皮肤挫伤或压榨伤，肌肉损伤非常严重，将发生不可逆转的骨筋膜室综合征

表27.1　开放性骨折—Gustilo分型

分型	骨折特征
Ⅰ型	皮肤创口＜1cm且伤口清洁
Ⅱ型	皮肤创口＞1cm，软组织损伤局限，没有皮肤撕脱
Ⅲ型	皮肤创口＞10cm，伴广泛软组织损伤或创伤性毁损 （Ⅲ型的特殊类型包括枪炮伤及因农耕导致的开放性骨折）
ⅢA型	尽管软组织损伤广泛，但骨骼仍有足够的软组织覆盖
ⅢB型	严重的软组织缺损合并骨外露，需要皮瓣转移修复创面
ⅢC型	需要修复血管损伤才能保肢

胫骨Pilon骨折的正位、踝穴位、侧位X线检查对于术前规划至关重要，通过X线片描述可了解骨折的特征，包括骨折线近端延伸、骨折碎片分布、是否有压缩性骨折块、骨缺损和骨质疏松等情况，这些因素进一步增加手术的复杂程度。早期识别、复位固定踝关节骨折非常重要，不仅能避免软组织进一步被损伤，而且可缓解关节面撞击导致的软骨组织损伤。通过标准X线片，可知损伤瞬间足的姿势决定骨折的类型。当足处于跖屈位时，后方压缩暴力导致胫骨后侧较大骨块移位，当足处于背伸位时，导致胫骨前缘骨折产生骨块移位（图

27.5）。同样的，当足处于中立位时，垂直应力产生前方与后方的Y形骨折。通过标准的踝关节X线片也可以描述关节与干骺端骨折的粉碎程度。

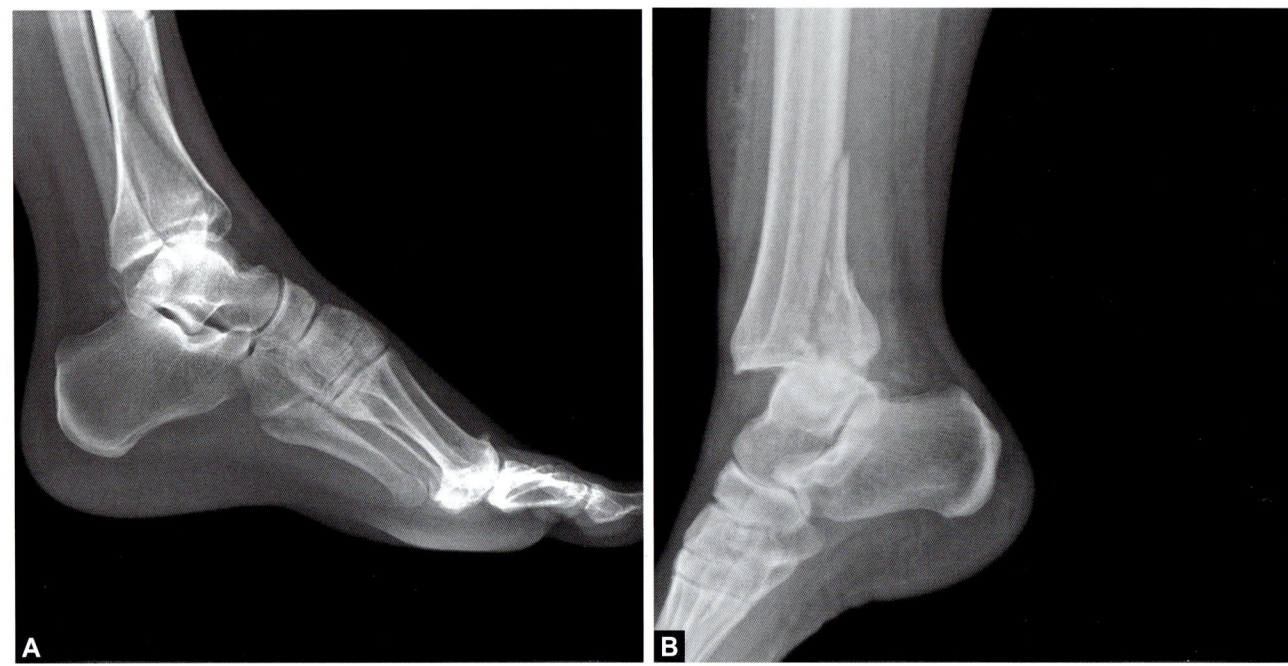

图27.5　撞击瞬间足的姿势决定关节面骨折的类型
（A）足背伸位时，轴向压力负荷损伤导致前踝关节面骨折　（B）足跖屈位时，轴向压力负荷损伤导致后踝关节面骨折

　　伴或不伴有腓骨骨折对术前规划很重要。70%～85%的Pilon骨折伴有腓骨骨折，其特征是腓骨拉伸骨折或压缩骨折。腓骨拉伸骨折会出现足内翻畸形，此时需要内侧支撑板纠正内翻畸形，腓骨压缩骨折则会出现足外翻畸形，需要外侧支撑板来纠正外翻畸形。如果腓骨保持完整，则极有可能提示伴有内翻压缩应力导致内侧关节面损伤。术前准备通常需要CT扫描进一步了解骨折的形态，如粉碎、压缩与移位程度等。在临时复位固定恢复患肢长度后，做CT检查可了解小骨块、旋转的骨碎片情况。通过CT图像提供的骨折特征信息，可使外科手术更快速与准确，同时也避免软组织被过度损伤剥离。

　胫骨远端骨折诊断的经验与教训：

（1）注意体格检查，由于踝关节处皮肤软组织菲薄，肿胀与开放性损伤较常见。

（2）注意皮肤张力性水疱对手术入路的选择产生的不良影响。

（3）骨折的类型提示骨折发生的机制。

三、分型

　　Pilon骨折有许多不同分型系统。有些分型系统相较其他分型系统描述得更加具体，但所有分型系统的目标是实现骨折分类的可重复性与可靠性，并且能够指导治疗。对于Pilon骨折的分型，其目的是将治疗方法与骨折类型、软组织损伤相匹配。Ruedi与Allgower分型系统是基于骨折的粉碎性程度进行分型；AO/OTA分型系统是最全面的描述性分型系统（图27.6和图27.7）。每个分型系统在可靠性方面都有局限性，但都提供治疗决策参考。

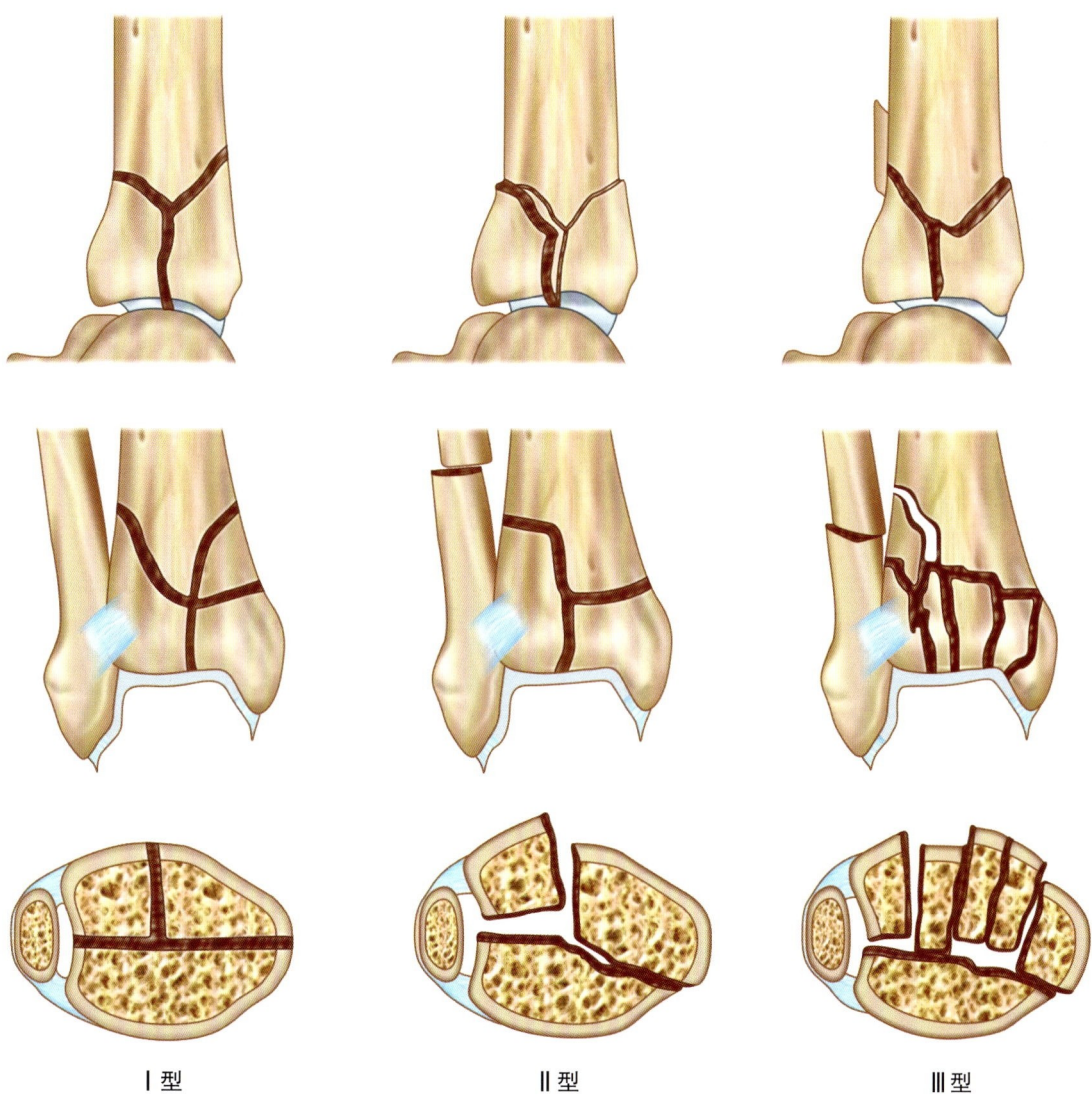

| Ⅰ型 | Ⅱ型 | Ⅲ型 |

图27.6　胫骨远端骨折的Ruedi-Allgower分型系统

Ⅰ型：微小移位的关节内骨折；Ⅱ型：移位明显的关节内骨折；Ⅲ型：移位明显的粉碎性关节内骨折

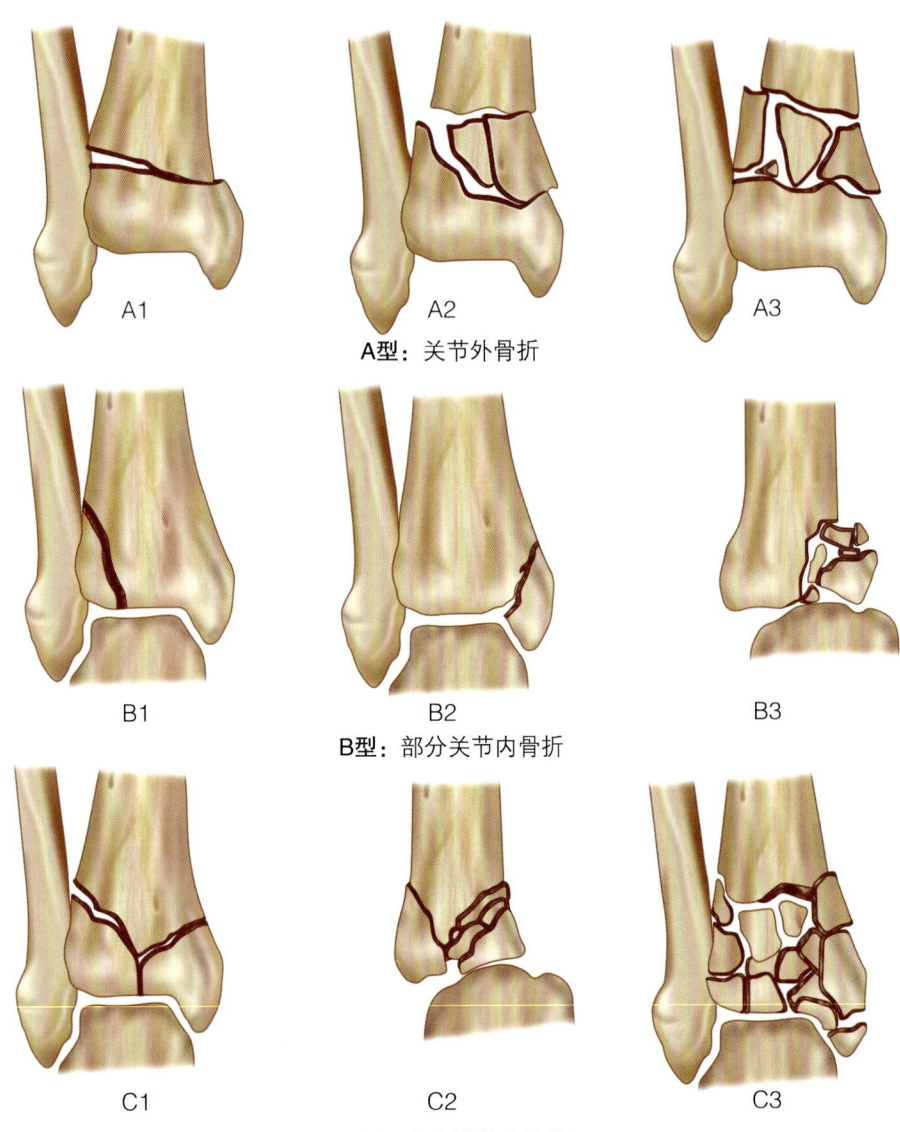

A1　　　　　　　　A2　　　　　　　　A3

A型：关节外骨折

B1　　　　　　　　B2　　　　　　　　B3

B型：部分关节内骨折

C1　　　　　　　　C2　　　　　　　　C3

C型：完全关节内骨折

图27.7　胫骨远端骨折的AO/OTA分型系统

A型：关节外骨折；B型：部分关节内骨折；C型：完全关节内骨折。3个分型又根据骨折碎块的多少分为9个组

四、手术指征

（一）非手术治疗

对于Pilon骨折，绝大多数病例需要通过手术治疗，但是也有少数病例可以通过非手术治疗。Pilon骨折普遍是有移位的骨折，对于无移位的骨折或者有手术绝对禁忌证的患者，例如截瘫患者、合并全身重大疾病的患者等可采用闭合复位石膏外固定。在非手术治疗的患者中，必须在X线片显示骨折愈合后方可进行负重锻炼。闭合复位石膏外固定无法使移位的骨折块复位或纠正关节塌陷，因此只有少数Pilon骨折能够接受闭合复位治疗。此外，由于石膏固定要一直维持到X线片显示骨折愈合，因此常会出现关节僵硬的严重并发症（图27.8）。

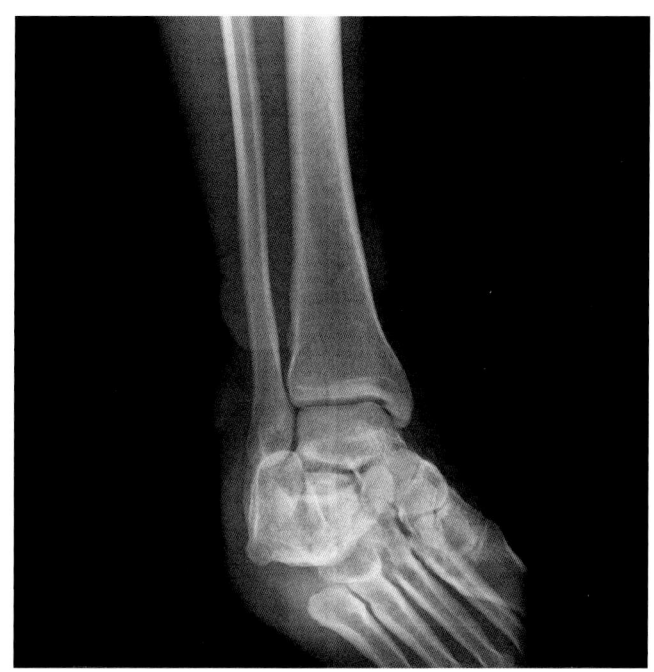

图27.8 无移位的胫骨远端骨折，可非手术治疗

（二）手术治疗进展

开放性骨折、伴有周围血管损伤的骨折是绝对手术指征，但也存在相对适应证，例如关节面移位≤2mm及任何关节平面成角≤10°。创伤后关节不稳引起的长期甚至短期并发症是手术相对适应证。手术治疗的目标是使关节恢复解剖复位固定，以便早期进行关节功能锻炼。1963年以前，手术治疗严重的Pilon骨折效果不理想，常会出现如皮肤坏死、非计划再手术、骨髓炎、甚至截肢等后果。1963年，AO内固定协会引入了骨折切开复位内固定的原则，并在现代的骨折治疗的框架内开始施行。此指南包括仔细的软组织解剖、骨折块的有限剥离、间接复位、解剖复位、坚强的固定。然而，2000年以前，手术治疗Pilon骨折成功率较低，术后效果满意率为30%～60%，存在较高的深部感染率与再次手术率，有些并发症甚至高达70%（注意：许多研究报告称，Pilon骨折固定后有较高成功率是指低能量机制损伤的骨折，而不是高能量损伤的43C1-3类型的骨折）。

由于初期切开复位内固定疗效不理想，促使治疗的方式演变为分期治疗。初期用跨越式外固定架初步固定及恢复肢体长度，一般2～24天可使软组织损伤得到恢复，在软组织损伤得到良好恢复后，再切开复位内固定治疗。

Patterson和Sirkin于1999年的研究成果展示了分期治疗的好处。Sirkin治疗了56例Pilon骨折，早期实施腓骨切开复位内固定与跨踝关节外固定，经过平均12.7～14天的延期后，最终进行的胫骨远端骨折切开复位内固定术，结果显示仅有1.8%的伤口开裂与3.6%感染发生率。Patterson采用类似的治疗方法治疗了21例AO分型的C3型Pilon骨折。经过平均24天的延期治疗后，进行切开复位内固定，结果无一例患者发生感染与软组织并发症，且77%患者疗效良好。2000年，Watson等同样采用分期治疗方案，早期对患肢骨折进行跟骨牵引，在平均延期5天后，软组织条件得到改善，最终再行切开复位内固定手术治疗。平均随访4.9年，按照AO骨折分级系统标准进行分级的骨折病例中，取得良或优效果的病例占60%～93%。2001年，Blauth发现与采用其他治疗方法相比，采用分期治疗可减轻患者痛苦，治疗后能恢复以往职业的比例更高，日常活动受限制更少。现今，治疗Pilon骨折有多种选择，包括复合外固定架固定、小钢针外固定、切开复位内固定、跨踝关节外固定、铰链式跨踝关节外固定、有限内固定联合外固定架固定（图27.9）。根据外科手术方式选择固定的器械，但通常由于不同患者的骨折情况不同，常采用不同的技术组合治疗。

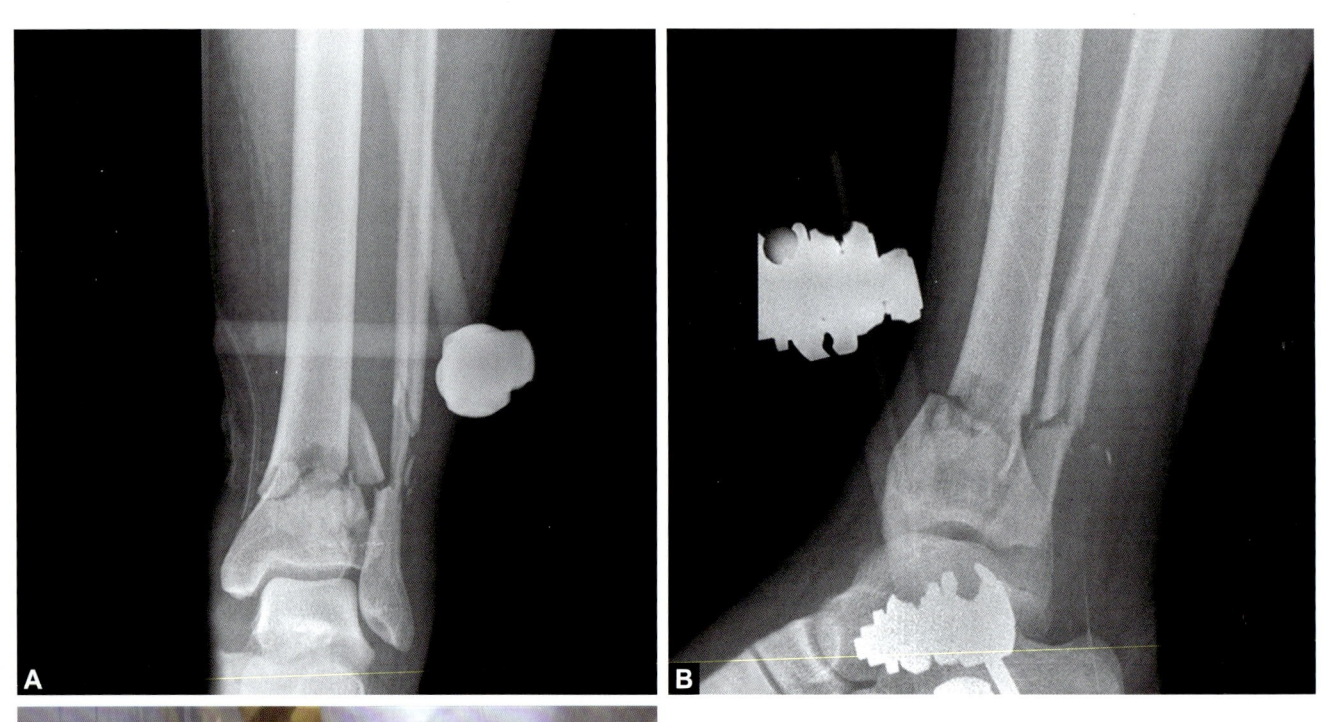

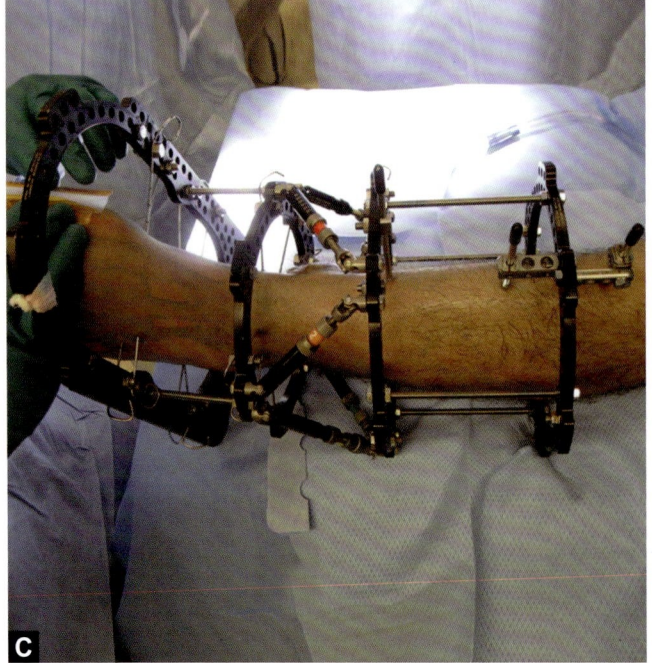

图27.9　胫骨远端开放性骨折的环形外固定架固定

（A、B）初期使用跨越踝关节的外固定架进行固定后的正、
　　　　侧位X线片
（C）带脚环的可调式空间支柱环形外固定装置

五、外科解剖、体位、入路与方法

（一）应用解剖

对Pilon骨折区域的解剖不仅要求掌握该区域的骨性结构，更要熟悉该区域的韧带、肌肉与神经血管等组织（图27.10）。骨性解剖结构包括胫骨与腓骨以及与之构成踝关节的距骨。胫骨远端关节面凹陷以容纳距骨，可使踝关节进行背伸与跖屈。腓骨远端相较于胫骨远端延伸更长，两者通过胫腓前韧带与胫腓后韧带牢固地连接在一起。当复位关节面时，这些韧带的完整性就显得尤为重要，因为韧带保持完整有助于复位关节面。正是这些韧带附着于踝关节上可提示常见的骨折类型：距腓后韧带附着于后踝（Volkmann）骨块、距腓前韧带附着于前外侧（Chaput）骨块、三角韧带附着于内侧骨块。腓骨远端的长度或角度的改变（初步固定粉碎性腓骨骨折时存在的一种潜在并发症）会阻碍胫骨前外侧与后外侧骨折的解剖复位固定。

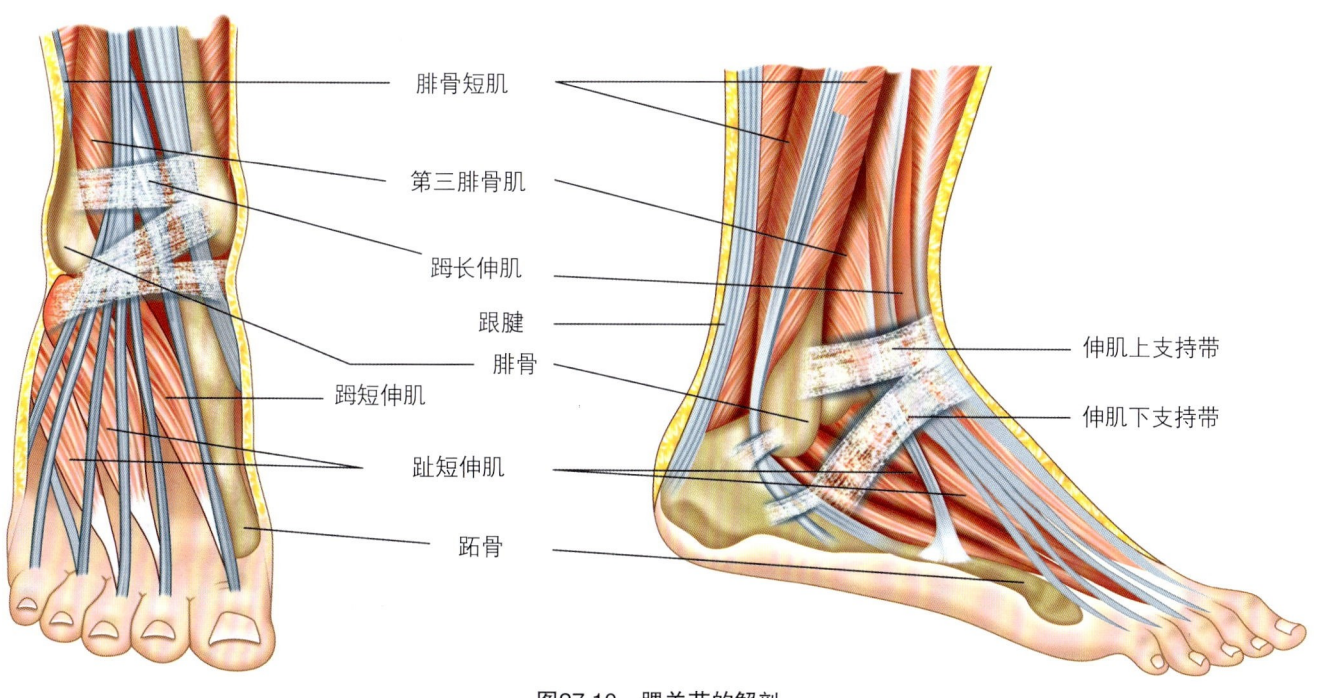

胫骨短肌
第三腓骨肌
踇长伸肌
跟腱
腓骨
踇短伸肌
趾短伸肌
跖骨
伸肌上支持带
伸肌下支持带

图27.10　踝关节的解剖

（二）分期治疗

常见的胫骨远端骨折手术入路为前外侧、前内侧和后外侧切口；手术入路的选择取决于内固定器械固定的位置。无论哪种手术入路，都要避免切口经过受损的皮肤及张力大的软组织。

前外侧手术入路适用于大部分完全关节内骨折和部分局部关节内骨折合并关节外骨折（图27.11），该入路可提供整个关节面视野，切口远端与第4跖骨平行，可延伸至距舟关节处，切口中心位于踝关节，近端延伸平行于胫骨与腓骨之间。注意腓浅神经，其穿行于踝关节近端切口处，剥离过程中，保留全层皮瓣利于术后皮肤伤口愈合。剥离深层时，将胫前血管及腓深神经剥离牵向后外侧。最后，在保护距腓前韧带的前提下，关节切开的位置应选择在前外侧骨块的骨折线最明显处。切口近端可从前室与胫骨干前外侧表面之间作剥离。如果手术需要的内侧或后侧固定，须通过另外做切口完成。

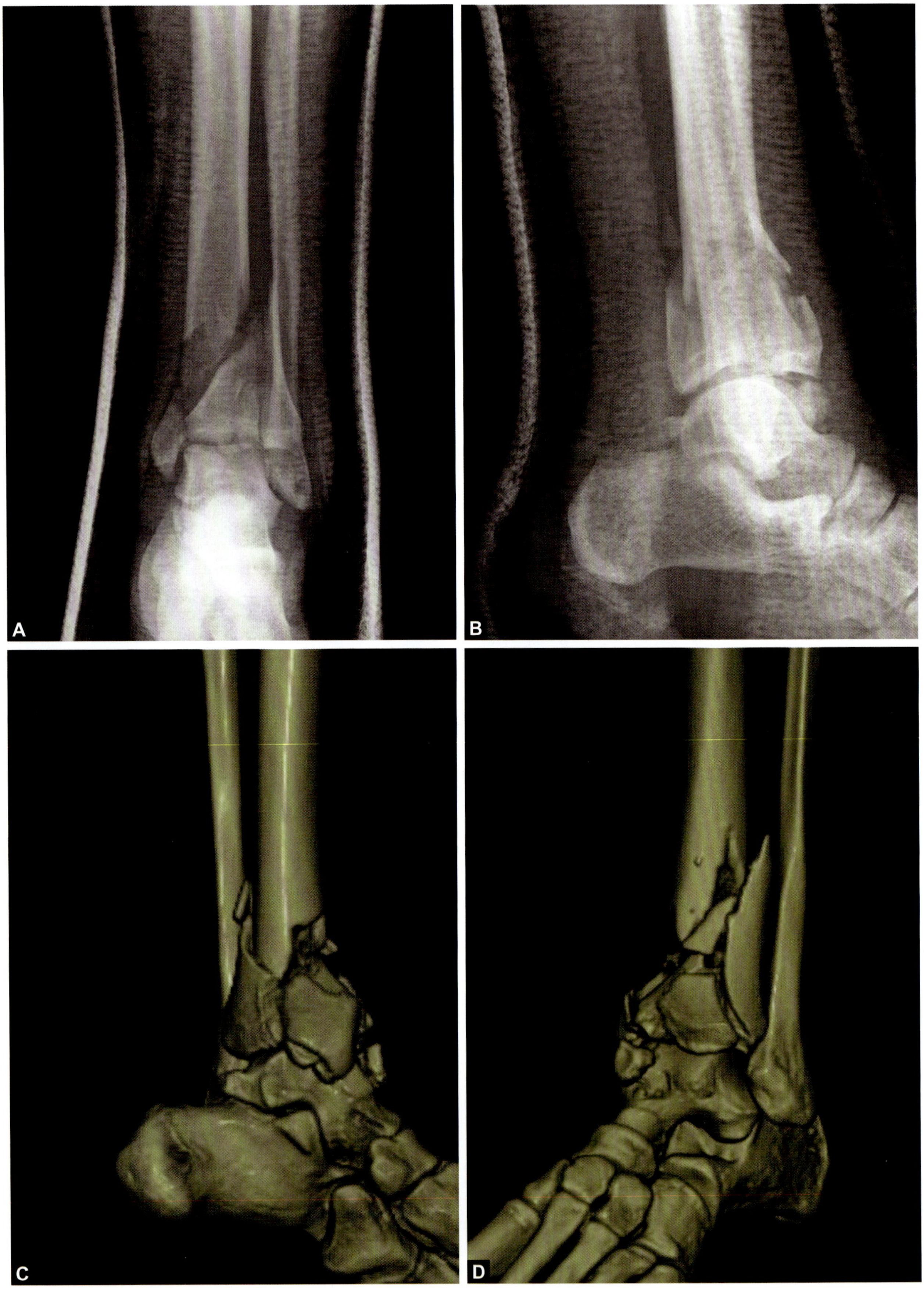

图27.11 前外侧手术入路治疗胫骨远端骨折

（A、B）正、侧位X线片 （C、D）CT三维重建图像

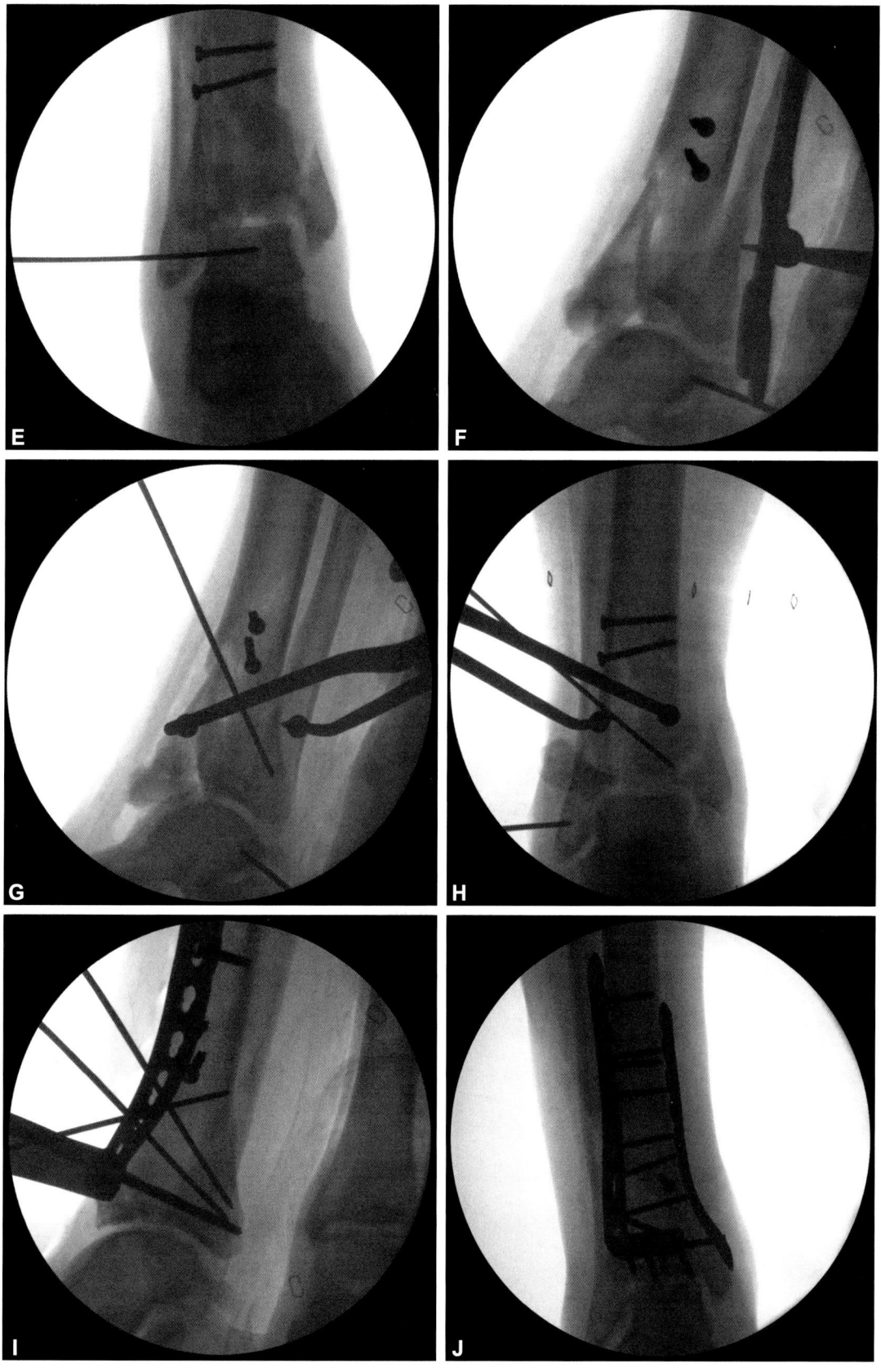

图27.11 （续）

（E）助手牵引踝关节，放置1枚斯氏针固定腓骨与距骨，保持轻微的牵引作用

（F～H）初步使用拉力螺钉固定干骺端骨折块后，使用骨盆复位钳复位踝关节后部的骨折块

（I～K）术中X线片

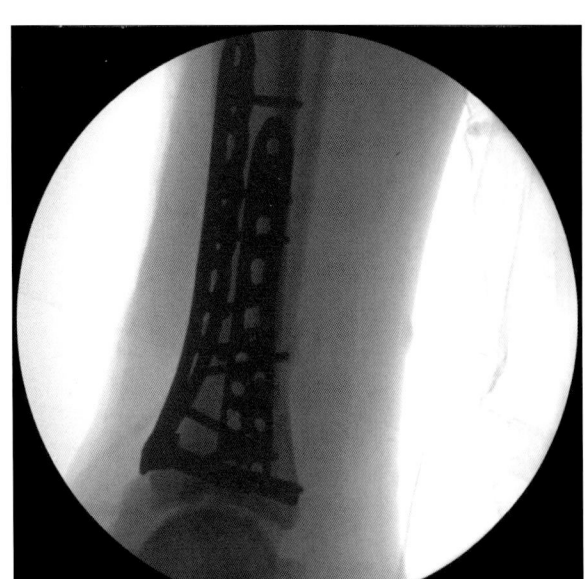

图27.11　（续）

前内侧切口入路同样具有延伸性，也可提供良好的整个关节面视野（图27.12），弧形切口走行于小腿前室表面，沿胫骨嵴内侧面延伸，远端指向舟骨结节。在此切口内找到大隐静脉，但其远端显露受限。注意避免损伤内侧软组织，在未形成全厚皮瓣之前要避免剥离以保证胫前内侧软组织的健康。深层剥离时，要保持胫前肌腱在内侧，避免损伤腱旁组织。切开伸肌支持带并在关节水平的前内侧行关节囊切开，注意保护三角韧带与距腓前韧带的完整性。

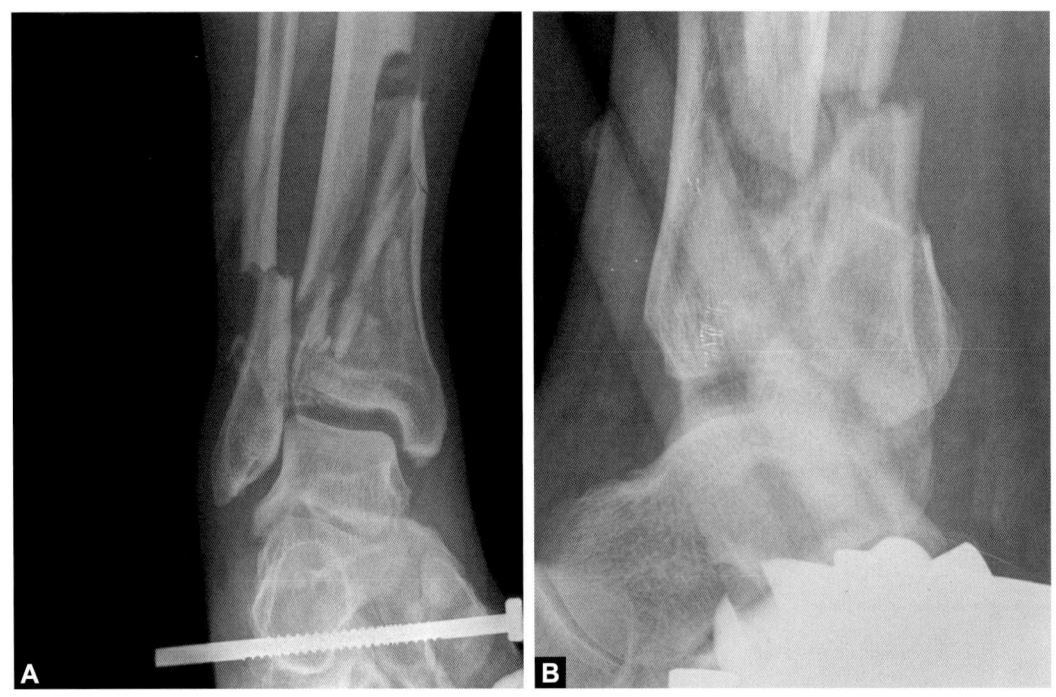

图27.12　胫骨远端骨折前内侧手术
（A～C）外固定治疗后正、侧位X线片以及CT图像

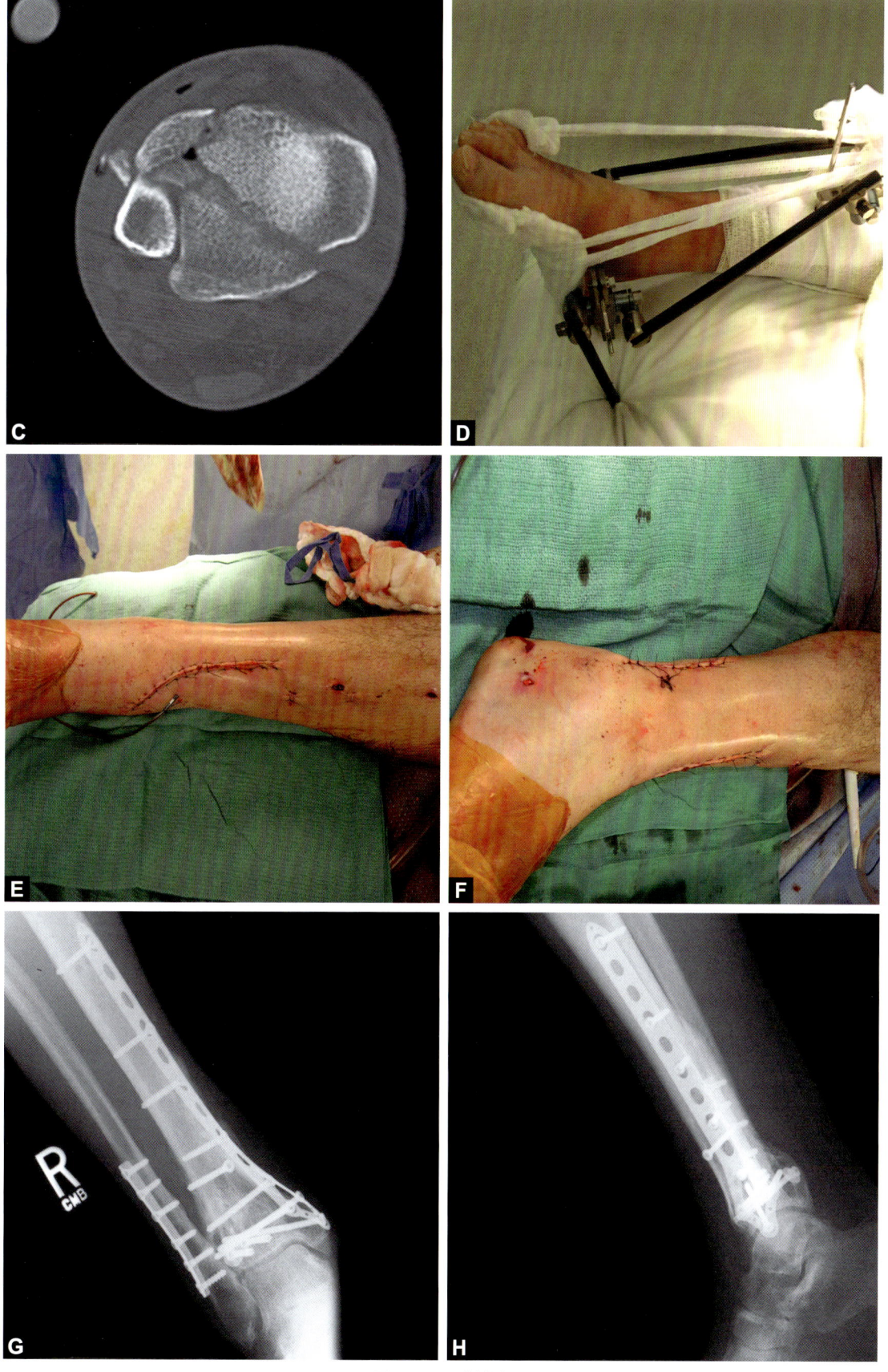

图27.12 （续）

（D）加吊绷带于前足底部预防挛缩性马蹄足 （E、F）胫骨远端与腓骨都骨折时可作前内侧与外侧两处手术切口
（G、H）复查的正、侧位X线片显示骨折已经愈合

后外侧手术入路常用于固定腓骨与胫骨后外侧干骺端粉碎性、压缩性骨折（图27.13和图27.14）。由于后踝远端延伸较长，因此不可能显露全部的关节面视野。后外侧入路切口位于腓骨肌腱前方，找到并保护腓肠神经远端与腓浅神经近端，在腓骨肌腱后外侧边缘进行深部分离就可较好地从外侧向内侧显露胫骨。因为距腓后韧带与后关节囊是骨膜的附件，需要注意保护，尤其是术前预期需增加前路切口时。

2007年，Grose等提出一种新的Pilon骨折外侧手术入路。外侧手术入路基于形成厚皮瓣的同时又能够提供良好的关节复位视野，从而减少潜在的软组织并发症，同时实现解剖复位重建。有两种特殊情况不能进行外侧手术入路：①骨折存在压缩的关节骨块，且骨折线位于胫骨前部极为内侧的位置；②腓骨前缘软组织受损。外侧手术入路始于腓骨前缘骨折线的最近端，并延伸至踝关节远端3~4cm，此处注意保护腓浅神经。通过向后侧钝性分离后可进行腓骨复位，重建稳定的外侧柱。在前侧钝性分离至骨间膜水平，用大号骨膜剥离器在骨间膜与前室之间剥离出一个较大的操作空间，暴露完整的胫骨侧面。目前发现外侧手术入路的治疗方式使骨折解剖复位率达93%，而且切口感染率低，切口开裂率仅为4.5%。

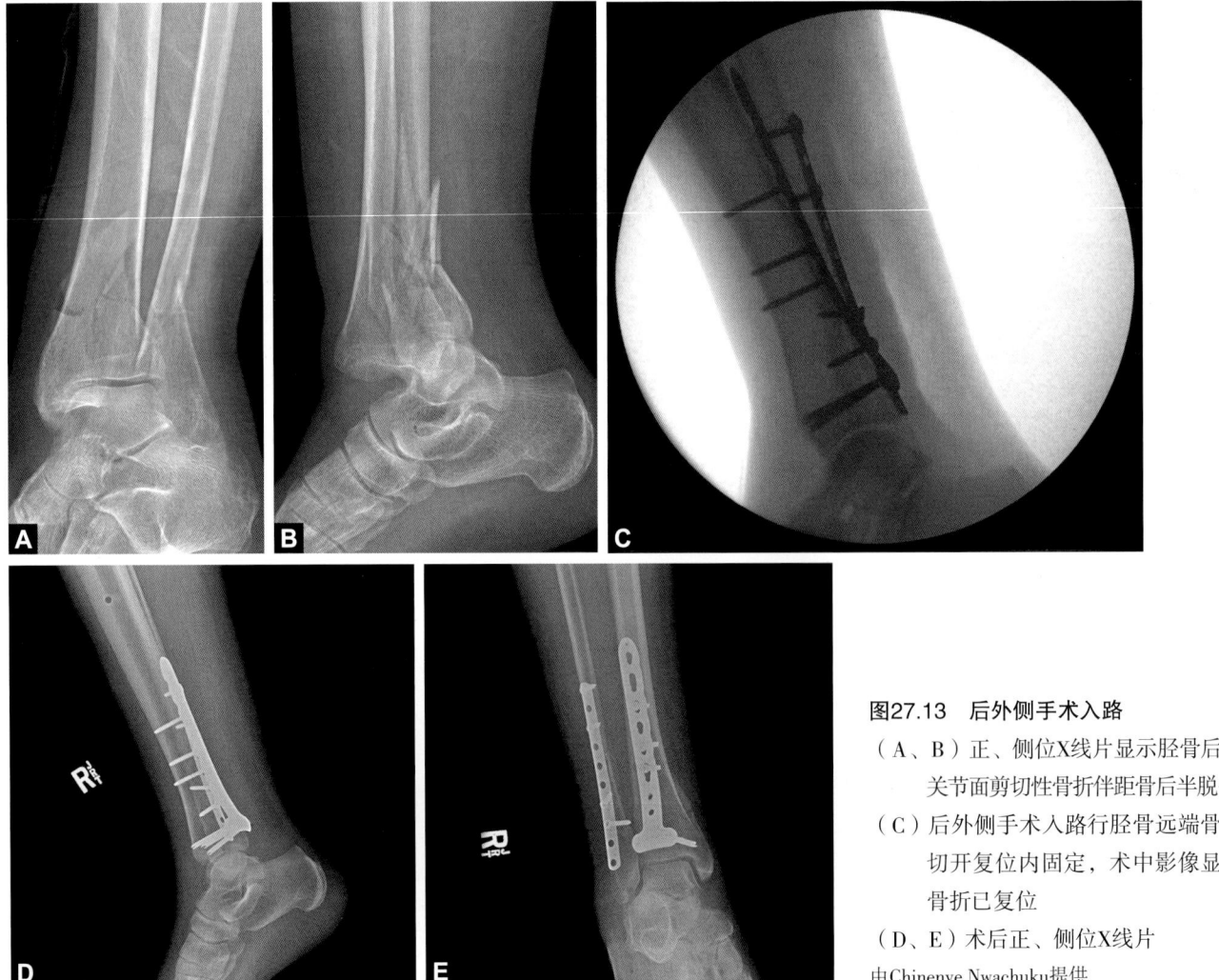

图27.13　后外侧手术入路

（A、B）正、侧位X线片显示胫骨后侧关节面剪切性骨折伴距骨后半脱位

（C）后外侧手术入路行胫骨远端骨折切开复位内固定，术中影像显示骨折已复位

（D、E）术后正、侧位X线片

由Chinenye Nwachuku提供

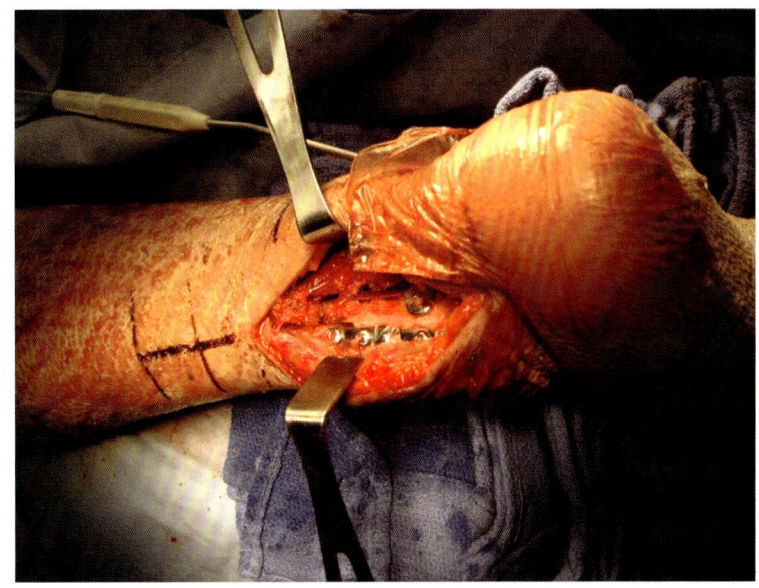

图27.14　后外侧手术入路切口

Ⅰ期

　　正如前文所提及，Pilon骨折的初步治疗，使用外固定架稳定骨折，尽可能保持肢体长度恢复，使损伤的软组织得到恢复时间。使用外固定架另外一个益处：在后期胫骨切开复位内固定之前提供一种简易的牵引装置，使患者能够在这段时间进行肢体活动甚至出院休养。如果需要，可在后期切开复位内固定手术时，将外固定架带入术中，作为1个牵引装置协助固定（图27.15）。如今有许多型号外固定架可供使用，包括胫骨–距骨外固定架、胫骨–跟骨外固定架、桥接外固定架、铰链式外固定架、单边外固定架、三角外固定架、环形与半环形外固定架。在大多数情况下，倾向使用简单形式的外固定架，在胫骨干前内侧表面固定2枚针，另外穿1枚针固定距骨。有必要在足中段的楔状骨或距骨穿1枚附加的外固定针，使足部保持中立位，利于距骨复位至胫骨的下方，非常适用于后侧存在大骨块的骨折类型。这种桥接外固定架既简单又安全，因为外固定针没有直接安置在胫骨远端。外固定架要保持肢体原有长度，但不能够过度牵拉，否则会导致一系列的医源性并发症，包括神经血管损伤与骨筋膜室综合征。桥接外固定架安置的外固定针能最大限度地减少皮下穿刺点的局部刺激。固定针的位置决不能安置在预期的手术切口上。增加外固定架结构的稳定性可以通过增加侧棒、减小侧棒与骨的距离、增加固定骨折块间的针距以及增加针的直径或数量达到效果（图27.16）。腓骨的解剖复位固定会间接地影响胫骨的复位，因为胫腓骨之间有强健的韧带附着，同时腓骨复位可以形成稳定的外侧柱（图27.12）。通常情况下腓骨复位可通过后外侧手术切口入路直接切开复位，如果选择前外侧手术入路用于胫骨远端骨折复位，则可提供足够的皮桥宽度（≥7cm）。只有在简单的斜形或横断形腓骨骨折，才需要一期腓骨固定，如果腓骨获得解剖复位，下一步的手术才不会受到影响。否则，腓骨远端复位不良将会影响到胫骨远端不能解剖复位，从而导致关节畸形愈合。

　　手术时机：后期切开复位内固定手术时机的选择，对于胫骨Pilon骨折非常关键。不恰当的手术时机选择必然会导致不良的术后结果。Pilon骨折后患肢的肿胀，主要由于骨折血肿引起的，在伤后8～12小时，间质水肿的加重，进一步增加软组织的损伤。根据软组织损伤的程度、软组织恢复的速度以及外科手术方案，应延迟数天至数周再进行切开复位内固定手术治疗。手术必须等待肿胀消退后，通常需要7～14天。值得注意的是，如果伤后手术超过3周再进行，会产生额外的问题。因为超出平均时间范围，创伤骨折处肉芽组织开始形成，骨折部分出现废用性骨质疏松与骨吸收，将会使手术更加困难、技术要求更高，而且关节达到解剖复位的概率更小。软组织损伤对手术时机选择非常重要，对软组织损伤进行充分的评估包括水肿的程度，骨折张力性皮肤水疱的性质与大小。在水疱处做手术切口需待出血性水疱重新完成上皮化，皮肤重新出现皱褶。对手术入路切口造成的软组织破坏程度要做到充分的预期把握。

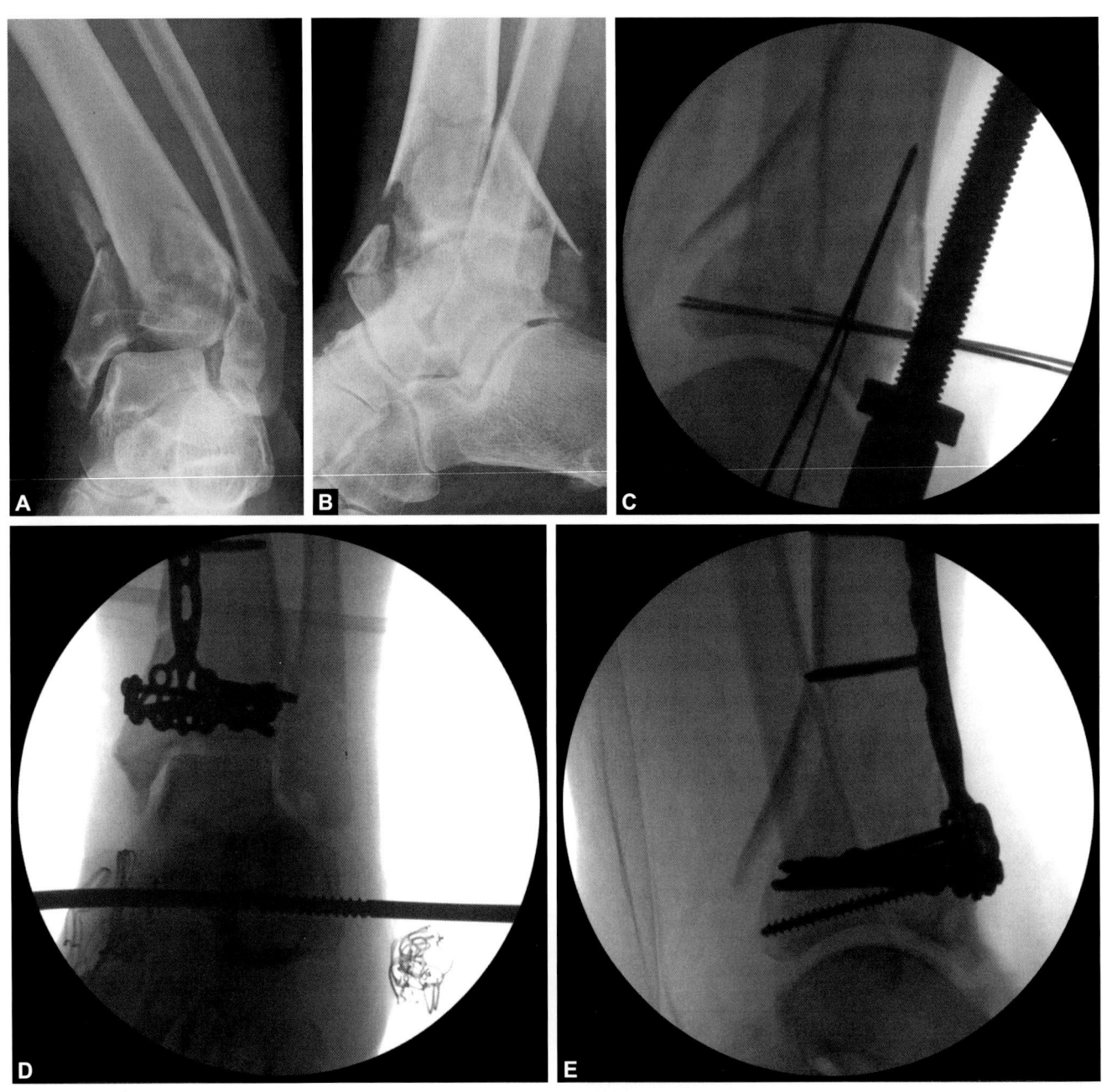

图27.15　大号牵引器复位骨折块及增加暴露踝关节术野

（A、B）伴有腓骨骨折的胫骨Pilon骨折正、侧位X线片　（C～E）移除外固定架，保留固定针在原处用于下一步的术中牵引

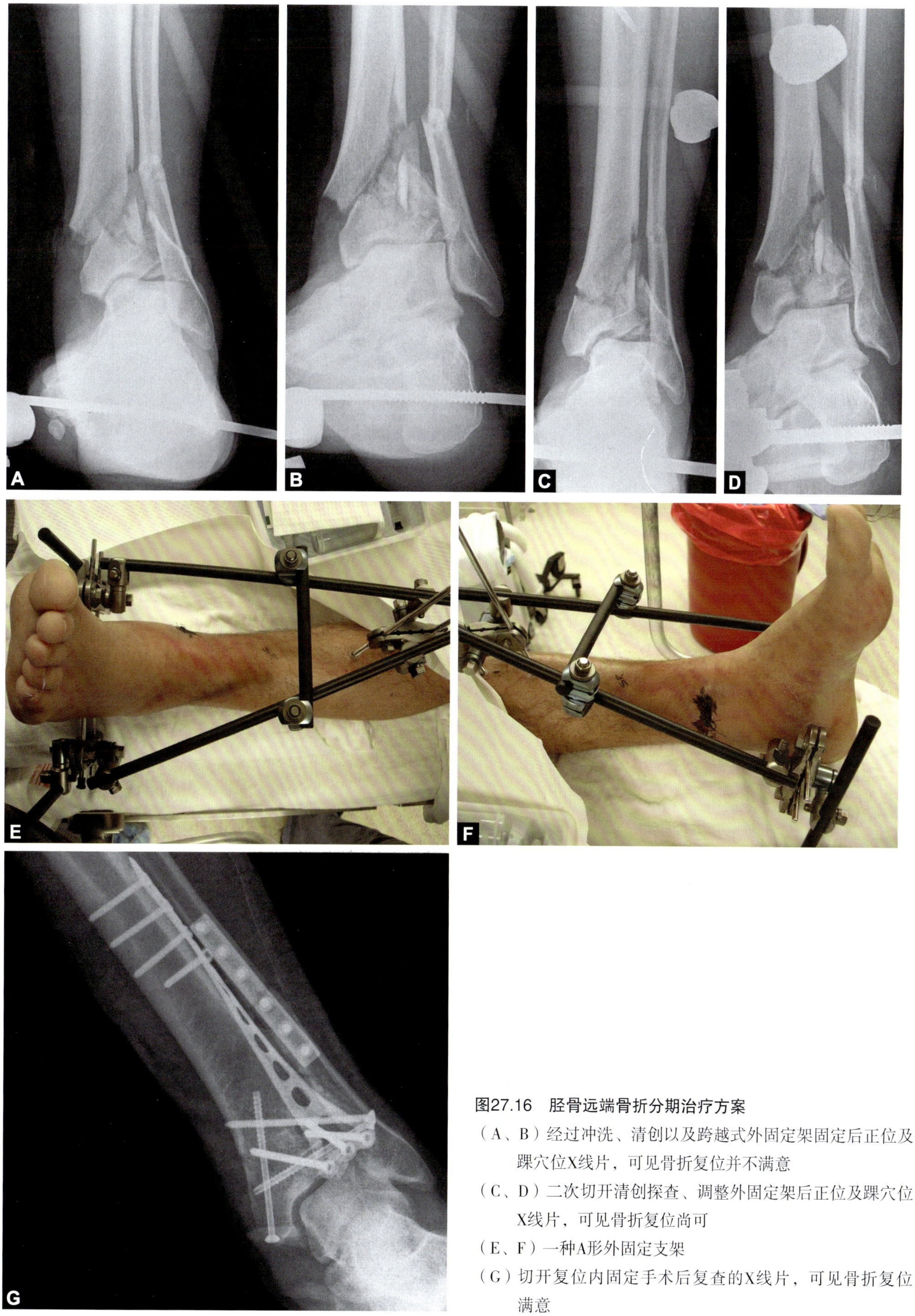

图27.16　胫骨远端骨折分期治疗方案

（A、B）经过冲洗、清创以及跨越式外固定架固定后正位及踝穴位X线片，可见骨折复位并不满意

（C、D）二次切开清创探查、调整外固定架后正位及踝穴位X线片，可见骨折复位尚可

（E、F）一种A形外固定支架

（G）切开复位内固定手术后复查的X线片，可见骨折复位满意

最终手术治疗计划：从CT影像与X线影像描述骨折块的特征，可指导选用适当的固定器械，确定最终固定方式构造，以及思考如何在尽量减少软组织剥离的情况下更快速完成手术。在初期外固定后做CT检查可给手术计划提供最全面与最有用的信息。观察评估骨折损伤时X线片，可提示骨折时的主要受伤机制。例如，内翻的胫骨远端成角骨折一般都伴随有腓骨拉伸骨折，这需要在内侧植入钢板固定避免足内翻引起骨折不愈合。类似地，足外翻成角的胫骨远端骨折伴有腓骨压缩性骨折，需要在胫骨远端前外侧植入支撑钢板固定。在某些特殊病例中，前侧与内侧都需要固定（图27.17）。在最终手术治疗时使用到的外科器械包括点状复位钳、刮匙、克氏针、小螺钉、小骨折碎片螺钉、多种型号的固定钢板（锁定钢板用于骨质疏松或者干骺端骨质缺失的患者）、骨锤与牵引器。患者取仰卧位在可透视手术台上，术中使用止血带可以提供更好的手术视野。

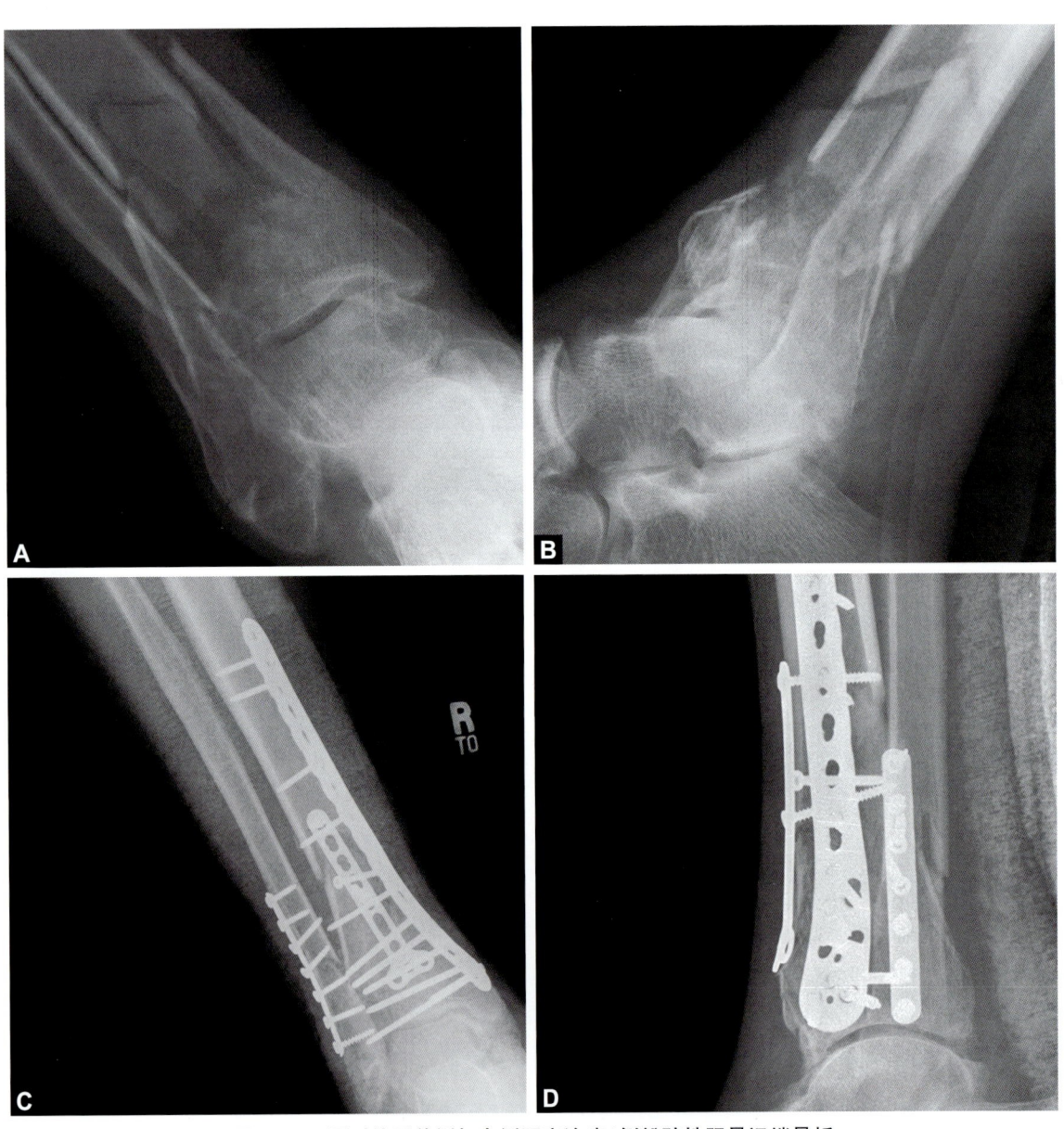

图27.17　同时使用前侧与内侧固定治疗1例粉碎性胫骨远端骨折

（A、B）术前X线片　（C、D）术后X线片

Ⅱ期

1969年，Ruedi与Allgower提出胫骨远端关节面重建的通用指南，步骤依次为：恢复腓骨长度，解剖重建胫骨远端关节面，干骺端骨缺损进行骨移植，骨干–干骺端复位固定。Waddell提出更详细的关于Pilon骨折固定步骤：①恢复腓骨长度；②行前踝关节切开；③用外固定支架对踝关节撑开牵引；④按次序先后使踝关节骨块逐步复位：复位外侧骨块、复位中央骨块、植骨支撑、复位内侧骨块；⑤前外侧以及内侧支撑钢板固定。

通常腓骨复位固定是第一步，如果腓骨的长度、旋转角度与轴向对线能够得到恢复，腓骨就能提供一个稳定的外侧柱。腓骨恢复解剖复位的同时，完整的距腓前韧带与距腓后韧带通过牵拉作用可以使胫骨前外侧与后外侧骨块得到复位。进行腓骨固定时，可以根据主刀医师的习惯分步进行，选择内固定物时可选用1/3管形、3.5mm的动力加压钢板、防滑钢板。在严重的粉碎性腓骨骨折的情况下，可能会导致腓骨不能达到解剖复位，最好先固定胫骨远端之后再重建腓骨，可避免由于胫距关节复位不良导致关节面撞击及外侧关节面负载过大。

胫骨关节骨块的重建通常从外侧柱开始。使用克氏针进行临时固定之前要将血肿、死骨片与早期的肉芽组织清理。通常复位骨块顺序：由后外侧骨块开始，随后依次为后内侧、中央、前侧与前外侧。前外侧、内侧的骨块可以通过其附着的韧带牵拉，以便显现胫骨远端关节面后部以及中央部位的骨折。距骨关节面可作为胫骨远端关节面复位的模板。一旦在肉眼与X线透视下获得解剖复位，将小拉力螺钉替换克氏针固定以达到骨块间加压目的。

胫骨关节面抬高复位后，常会导致干骺端骨缺损，因此在钢板固定之前要进行植骨。虽说取髂骨嵴自体骨移植是金标准，但选择同种异体松质骨、人工骨作为移植骨与自体骨移植相比，并发症发生率并无明显区别。

一旦关节面复位，移植骨块填充于骨缺损处，随后使用支撑钢板对整个骨折区域结构进行固定。支撑钢板的位置根据术前影像描述的骨折模式确定。大多数Pilon骨折会导致足内翻畸形，因此需要依靠内侧钢板支撑使关节恢复正常。前外侧的L形钢板用于足外翻畸形的骨折。为了提高钢板对胫骨远端的匹配程度，在植入钢板前需要根据胫骨远端的形状适当对钢板进行预弯，也可以选择适用于胫骨前内侧与前外侧的小型三叶草形钢板、T形钢板与经皮解剖特制钢板。

胫骨远端部分关节内骨折（AO/OTA分型中的B型），通常选择最有利于暴露骨折部位的手术入路行关节切开复位，此类骨折大部分情况下通过骨块间加压螺钉与支撑钢板完成固定（图27.18）。

（三）术后护理

胫骨Pilon骨折行切开复位内固定术后的前几天患肢消肿至关重要。外科手术本身对于患肢是一种二次损伤，会在最初损伤之后再次引发炎症反应。因此严格的肢体抬高可保护缝合的伤口，避免患肢因过度肿胀而导致伤口裂开。通常要放置引流管以减少伤口内渗液滞留，引流管一般于术后48小时后拔出，或当引流量＜15mL/8h时拔除。预防性抗生素使用24小时。通常48小时后手术切口已经闭合，此时就可以开始小范围地轻柔活动踝关节与距下关节。在进行负重练习之前要使用背伸位石膏固定，避免发生挛缩性马蹄足。患者在术后8～12周不能进行负重，随后再经过4周的逐步负重练习后方可进行全重步行，因为骨折愈合通常需要10～16周完成。

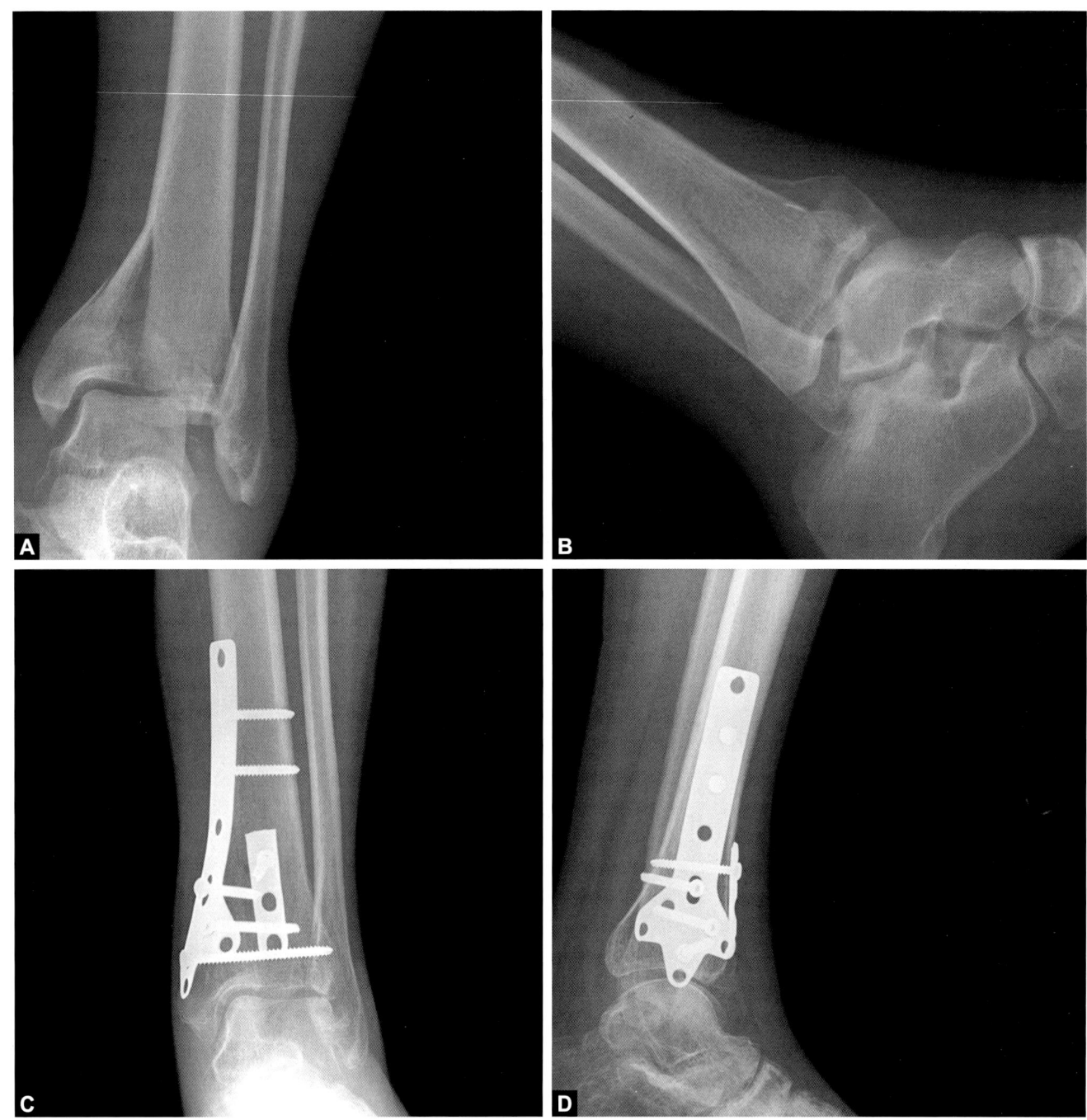

图27.18　Pilon骨折切开复位非锁定支撑钢板内固定治疗内侧关节面的部分骨折

（A、B）术前正、侧位X线片　（C、D）术后正、侧位X线片

（四）关键点

　　开放性骨折的治疗更加复杂。开放性骨折应使用抗生素静脉注射，在伤后的72小时内应持续的预防性使用抗生素，或根据细菌培养结果更换抗生素。骨折伤口应在手术室内仔细的冲洗与清创治疗。由于内侧皮肤较薄，所以开放伤口常发生于内侧（图27.2）。从开始就要计划好接下来的治疗步骤，避免由于后续增加的手术切口导致皮肤软组织坏死。注意保存所有的关节面骨块，但当胫骨干皮质骨块没有活力变成死骨时可适当移除。第一次清创时可以使用抗生素链珠填充骨缺损处，既可以使肢体保持长度又可以避免软组织嵌入。在完成冲洗与清创治疗后，使用外固定恢复肢体长度，有助于解决患肢水肿问题。某些严重的感染伤口常需要进行反复多次的冲洗清创直到感染彻底清除。在极少数的情况下，低能量损伤的简单关节骨折，可用微创技术从开放性伤口处直接进行一期固定，对手术的时机与清创的彻底性有足够的把握，才能进行此类少见的一期固定。

　　对不同手术术式的关键点掌握透彻，包括植入物的选择等，都能最小限度地减小手术风险。延迟手术治疗期间可用外固定架固定患肢从而减小软组织并发症的发生率，然而，延迟超过4周会增加针道感染的风险，骨折复位的难度增加，患者对外固定架的耐受程度下降。因此，必须每周对软组织进行检查，评估炎症消退程度，判定皮肤皱褶是否恢复，以安排手术时间。使用保护软组织的微创技术以及尽可能避免行前内侧手术切口（胫前内侧皮肤菲薄会导致更高的伤口并发症风险）可以降低手术风险。现在对于植入物的选择已经演变为使用小型、薄型植入物，这不仅提高患者对术后结果的满意度，还降低了伤口并发症的风险。

　　胫骨远端关节外骨折需要特别注意的是，许多关节外骨折也是由于高能量损伤所致，因此当软组织存在损伤时也要延期手术。前文已经提过，当使用前内侧与外侧钢板固定胫骨远端关节外骨折时，采取前内侧与前外侧手术入路。低能量损伤的胫骨远端关节外螺旋形骨折可用拉力螺钉固定，随后通过前内侧手术入路使用中和钢板固定。髓内钉固定在胫骨远端关节外骨折中的应用，可通过将锁定螺钉置于胫骨末端附近实现。通常，首先要使踝部骨折保持稳定，但由于在干骺端处存在大量的松质骨，仅靠螺钉并不能使骨折稳定固定，因此在髓内钉固定的过程保持胫骨的对线与复位都至关重要（包括扩髓、拧入螺钉、胫骨远端交锁螺钉置入）。通过临时的单皮质钢板、经皮钳保持复位，可确保导针保持中心对齐；腓骨钢板可维持外侧柱稳定，胫骨远端正交螺钉维持远端骨块稳定。

 Pilon骨折分期治疗的经验与教训：

（1）就目前共识而言，Pilon骨折最好的治疗方案是分期治疗。初期进行跨越式外固定，二期行切开复位内固定重建关节骨块。对于部分关节内骨折，在有丰富治疗Pilon骨折经验的创伤治疗中心，是有可能不使用这种方案的。

（2）如果在进行跨越式外固定的同时要固定腓骨，腓骨骨折必须是简单类型的情况下方可进行，如此才能获得确切的解剖固定，此时也应明确后期的手术切口入路的位置，当不确定后期手术切口位置时，初期的切口最好远离腓骨，并让外固定架保持患肢的长度。

（3）固定针在胫骨干的位置应离钢板固定区域足够远，这样固定针就不影响钢板固定区域。虽然较远的针距会使得外固定架的稳定性降低，但其仍然可以提供牵引作用，且大多数病例中固定针并非后期手术所必需的牵引装置。

（4）通过绷带、悬带、足抵板或固定针尽量保持足处于跖行位。

（5）外固定后做CT扫描检查，可为术前计划提供合适的骨折重建方案。

 前内侧手术入路切开复位内固定的经验与教训：

（1）对内侧部分关节内骨折以及明确需要内侧钢板支撑的患者可考虑行前内侧手术入路。

（2）特别消瘦的患者以及小腿远端内侧有皮肤损伤的患者，不适合在前内侧放置内固定物。

（3）在分离组织过程中，注意不要破坏胫前肌腱的腱旁组织，如果伤口愈合不良，没有腱旁组织覆盖的胫前肌腱会使伤口愈合更加困难。

 前外侧手术入路切开复位内固定的经验与教训：

（1）前外侧手术入路适用于复位前外侧关节面骨折块以及踝关节内侧皮肤损伤的患者。

（2）腓浅神经穿行于手术切口，注意不要过度牵拉与损伤腓浅神经，同时告知患者术后有可能出现足背感觉障碍。

（3）胫骨远端外踝骨折的固定需要另行后外侧的手术切口，但许多腓骨远端骨折，同样可以通过前外侧手术切口显露后进行固定。

 后外侧手术入路切开复位内固定的经验与教训：

（1）后外侧手术切口入路适用于由于剪切力所致的后侧踝关节骨折，特别是距骨后半脱位或脱位的情况。植入钢板支撑固定后侧关节面骨块，最好通过此手术入路完成。

（2）后外侧手术适用于前内侧或前外侧皮肤软组织损伤的踝关节骨折类型。

（3）后外侧切口不能提供一个很好的关节面视野。如果需要同时进行后侧钢板支撑固定以及中央关节面压缩性骨折块复位，则需要额外做手术切口。

（4）大多数腓骨骨折可以通过此手术入路进行复位与固定。

六、疗效

如果不发生严重的并发症，大多数胫骨Pilon骨折经过治疗后都能愈合。然而，即便在几乎达到解剖复位的许多病例中，后期随访发现仍存在不满意的结果，患者感到明显的关节疼痛病变。有许多非外科手术因素也会影响Pilon骨折手术治疗的疗效，不仅与患者身体条件有关，而且与最初受伤机制导致的后果有关。所有的轴向受力负荷都会损伤到关节软骨，而且几乎是碰撞瞬间导致关节软骨细胞死亡。最初受伤的严重程度对关节功能的预后有重要影响。在AO分型系统的43-C3类型骨折中，即使在进行解剖复位与稳定的固定后，创伤后骨关节炎的发病率也很高。关节达到解剖复位与稳定的固定确实能使关节功能得到最优化的恢复，但是许多研究表明关节最初损伤机制对所有患者术后关节功能的恢复影响最大。DeCoster等一项研究发现，患者的主观预后效果与手术复位的质量或关节损伤的程度并无关系，得出软组织的损伤恢复情况与是否发生并发症极大影响了患者认为治疗是否成功的结论。此外，诸如糖尿病、免疫低下、吸烟史、酗酒史与周围血管疾病等患者因素，进一步使Pilon骨折相关软组织损伤的治疗更加复杂，从而影响预后。许多报告显示，Pilon骨折患者采用分期治疗方案的并发症发生率更低、复位程度改善且骨折愈合更好。

七、并发症

骨折的损伤与治疗方式都会导致并发症的发生，可能的并发症包括关节僵硬、软组织损伤、针道感染、深部感染、骨髓炎、畸形愈合、骨不连与关节炎。目前对软组织的保护越来越到位，因此并发症的发生率有所下降。关节僵硬是最常见的并发症，而且似乎无论选择何种治疗都有可能出现这样的情况。大多数患者会损失约10°的背伸与跖屈的角度，但肢体远端关节仍有活动功能。软组织损伤的并发症常与受伤的严重程度密切相关，得益于治疗方式的演变，分期治疗方案使软组织损伤并发症发生率明显下降。软组织并发症的发生更多归因于损伤部位血供差，特别是胫骨前内侧的皮肤，将导致伤口开裂、皮肤坏死、溃疡形成及感染。大多数针道感染可以通过口服抗生素及针道伤口护理治愈，如果通过口服抗生素不能治愈针道感染，可能需要切开清创冲洗及静脉滴注抗生素治疗。大多数感染是从软组织传染到深部骨中，与创伤并发症相似的是，较高的感染发生率与急诊切开复位内固定有关。慢性骨髓炎是最具破坏性的并发症之一，其常发生于在损伤的软组织上做手术切口的病例中，结果往往需要关节融合甚至截肢。畸形愈合与骨不连多发生于高能量损伤的较严重的Pilon骨折，这可能是由于软组织过度剥脱，损伤骨折部位血供差造成。治疗畸形愈合与骨不连非常困难，通常需要畸形矫正、植骨与重新固定。创伤后关节炎常为关节内骨折的潜在并发症，常由于最初的关节软骨不可逆性损伤导致。在复位差的患者中，这种并发症的发生率为100%，但通常情况下，创伤后检查的影像资料与疼痛症状并不相符。Pilon骨折引起的创伤性踝关节炎的最初治疗是通过减少活动、应用非甾体类抗生素与穿戴弧形底支撑鞋等保守治疗来减轻疼痛。如果保守治疗失败，要根据患者的不同情况与需求制定相关的外科手术治疗方式，胫距关节融合或全踝关节置换术都是可选的治疗方式。

八、典型并发症案例

例1：逆行交锁髓内钉融合踝关节与距下关节治疗胫骨Pilon骨折骨不连

　　52岁，女性，护士，车祸导致胫骨与腓骨远端开放性骨折，骨折延伸至远端胫骨关节面水平。患者经过初步冲洗与清创以及跨越式外固定治疗，二期手术对胫腓骨远端骨折进行重建，但是，发生了骨不连。在修复骨不连的治疗中，尝试3次骨移植与重新固定治疗［第一次使用自体骨移植；第二次使用骨形态发生蛋白（BMP-7）与同种异体骨移植；第三次使用浓缩髂嵴干细胞与同种异体骨移植］，都未能成功（图27.19A、B）。此时距受伤已有4年时间，由于持续性的疼痛与骨不稳定，患者不能在拐杖等支具的辅助下舒适行走，也无法进行工作。关于感染指标的检查，血清学检验、MRI以及骨髓穿刺检查，并未发现任何感染的迹象。体格检查发现，骨折处可见有明显的活动，但踝关节与距下关节并无明显的活动。

　　接下来的治疗，患者必须要做出决定，进行膝下截肢并安放假肢，或者再次尝试重建固定以使骨折愈合。患者不愿意截肢，因为患者的脚仍是有知觉的，且脚趾也可以活动，但是患者的踝关节仍然疼痛且僵硬，X线检查提示踝关节已发生退行性病变。重建固定方案为伴或不伴踝关节融合的骨不连修复。考虑到患者历经多次失败的钢板内固定，而且患者目前需要稳定的肢体来获得行走能力，决定进行逆行交锁髓内钉融合踝关节修复骨不连。本病例中距下关节并非绝对需要融合，由于患者过久的长期制动，距下关节几乎已完全僵硬。逆行交锁髓内钉固定术需要进行距下关节融合以及踝关节融合。

　　行内侧与外侧的手术入路，清除内固定物及清理骨不连处的纤维组织，直至骨面出血。这两个切口用于显露踝关节面为融合做准备。外侧的手术切口延伸至距下关节处以显露距下关节面为融合作准备。逆行交锁髓内钉融合术的方法步骤如图27.19C～E所示。自体骨移植植入距下关节与踝关节以及胫骨的骨不连处。随后患者行走必须借助拐杖等支具，术后3个月才允许负重行走。虽然此时患者没有痊愈，但髓内钉尖端处发生了应力性骨折，非常幸运的是并不需要将钉拔出，患者只是存在暂时性疼痛，且仅在几周的时间内妨碍行走。最终，患者的骨折愈合且关节融合成功，并可以回到护士岗位工作（图27.19F、G）。

　　本案例处理的关键点如下：

　　（1）逆行交锁髓内钉融合术是一种挽救性治疗方案，并不是胫骨远端骨折骨不连的首选治疗方案。此方法需要融合踝关节与距下关节，并不常用。然而，在本病例中，患者已经历多次治疗失败，其踝关节疼痛难忍且出现了创伤后关节炎，因此可用此方法。

　　（2）如果患者在治疗的过程中有感染的迹象或曾经发生过感染，会更加犹豫是否使用逆行钉融合，转而考虑使用环形外固定架的方式。但是，外固定架管理会引起不便，而逆行钉不需要进行针道护理。即使带着外固定架进行负重练习在技术上可行，但绝大多数患者戴着环形外固定架并不愿意进行负重练习，因而延长了功能恢复的时间。相比于钢板与螺钉固定，逆行交锁髓内钉允许更早期的负重练习。

　　（3）在逆行髓内钉的尖端可能会发生应力性骨折与术中医源性骨折，特别是在骨折存在畸形的情况下（如本案例所示）。

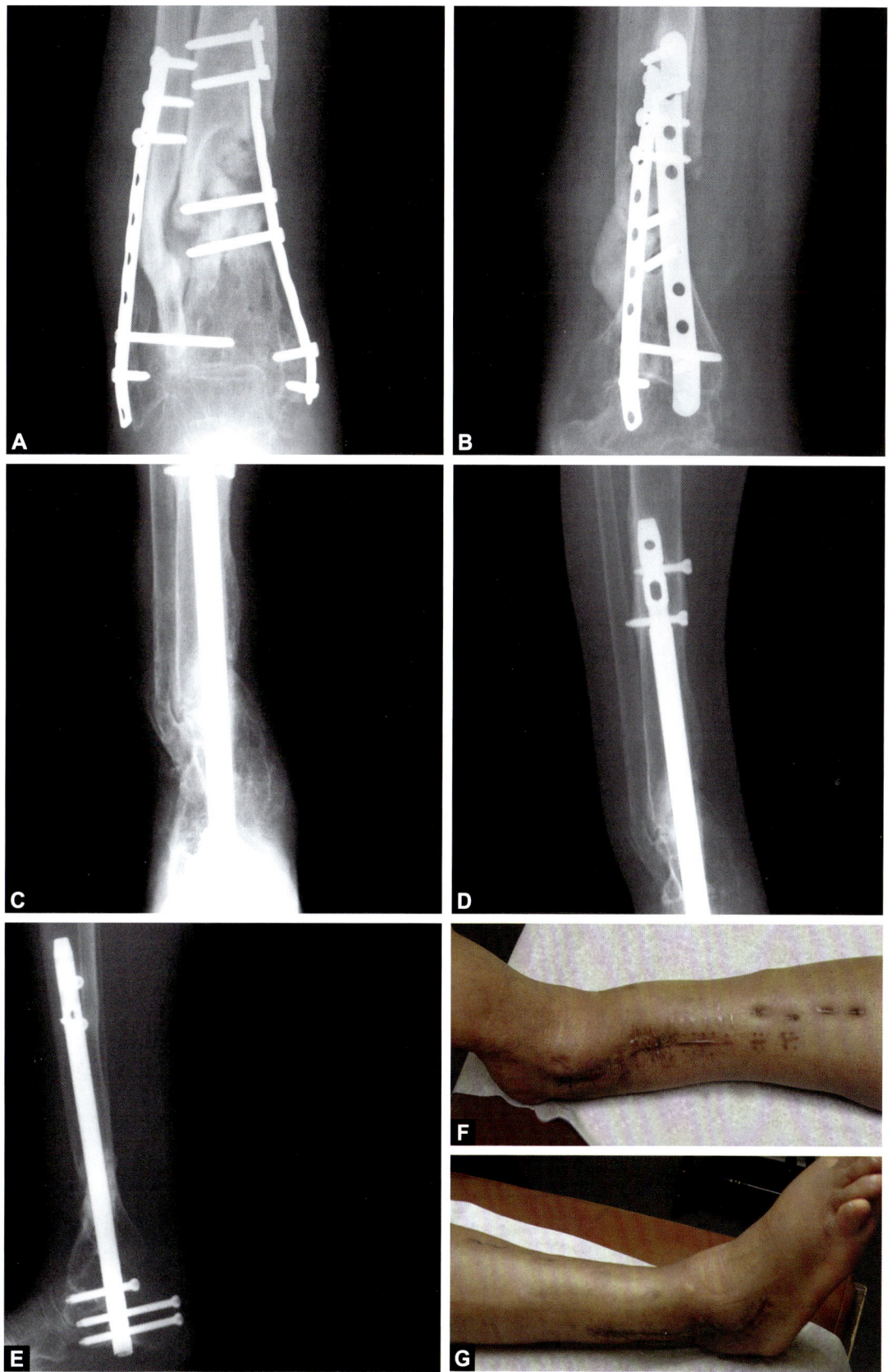

图27.19　逆行交锁髓内钉融合术治疗伴有创伤后关节炎的胫骨远端骨不连

（A、B）踝关节正、侧位X线片，可见明显的创伤后关节炎与骨不连表现

（C～E）经骨移植与踝关节及距下关节融合修复骨不连，术后多张X线片，显示骨折愈合

（F、G）融合治疗骨不连1年后的临床照片

例2：重新切开复位内固定与自体骨移植治疗胫骨远端骨不连

　　30岁，男性，由于受到攻击而导致闭合性胫腓骨远端骨折。初期患者接受跨关节外固定与经皮钢针内固定治疗（图27.20A～D）。2周后，患者接受了前内侧与外侧入路的胫腓骨远端骨折重建手术，此次手术被寄予了最终手术的期望。在手术修复后，患者在2周后进行关节活动训练，且在3个月后开始允许负重练习。术后5个月，不管有无负重，患者仍然承受巨大的疼痛，未能回到工作岗位。X线影像与CT图像显示骨折不完全愈合（图27.20E～G）。关于感染的检查包括血液学检查：红细胞沉降率、c-反应蛋白及MRI检查结果都是阴性。在没有任何阳性或可疑阳性检查结果下，即使骨组织检查未回报，患者的症状适合胫骨远端骨不连修复的手术治疗。患者的内侧钢板也变得有些突出，即使之后拔除了导致症状的1枚远端螺钉疼痛症状仍然未缓解。对于本已稳定的固定并不需要修正，但在本例中，必须要做出钢板修正，防止钢板进一步突出刺激皮肤软组织。虽然本例患者的钢板很薄，但是钢板的形状轮廓与位置并不理想，因此逐步造成远端突出。

　　使用内侧锁定钢板重新固定，清理骨不连处的纤维组织，进行自体髂骨嵴移植修复骨不连。腓骨不做处理。骨折开始继续愈合，患者在没有发生后续并发症的情况下重返工作岗位（图27.20H～K）。

　　本案例处理的关键点如下：

　　（1）与第一个病例不同的是，此病例没有任何需要踝关节融合的指征。自体骨移植同时使用诱导成骨材料适用于修复萎缩性骨不连，在此病例中使用的自体骨取自髂骨嵴。

　　（2）在此病例中，由于内固定钢板轮廓并不满意且远端刺激皮肤软组织，因此需要进行修正，但骨折的对线与固定效果是满意的，如果这块钢板没有产生刺激，会考虑将其保留，仅进行骨移植。一般来说，如果萎缩性骨不连的原钢板固定合适，可以只行骨移植而保留原钢板固定。

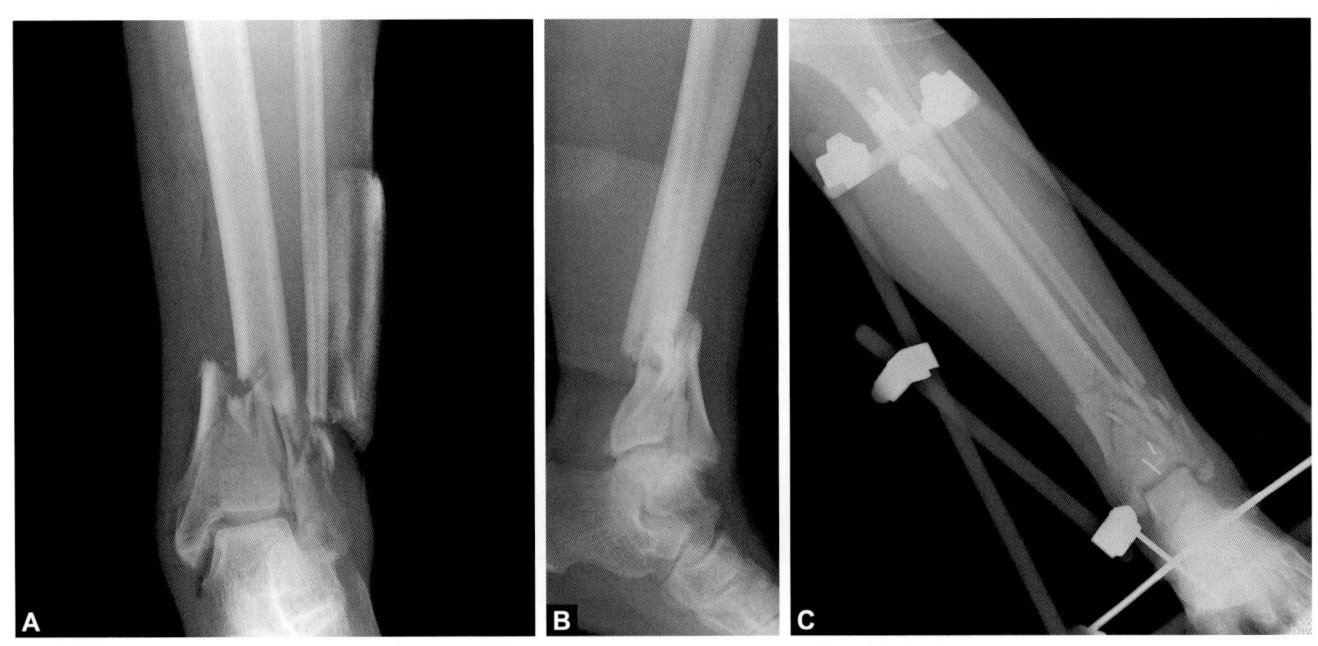

图27.20　重新切开复位内固定与自体骨移植治疗胫骨远端骨不连
（A、B）正、侧位X线片显示移位的胫骨Pilon骨折　（C、D）跨越式外固定及钢针固定关节骨块

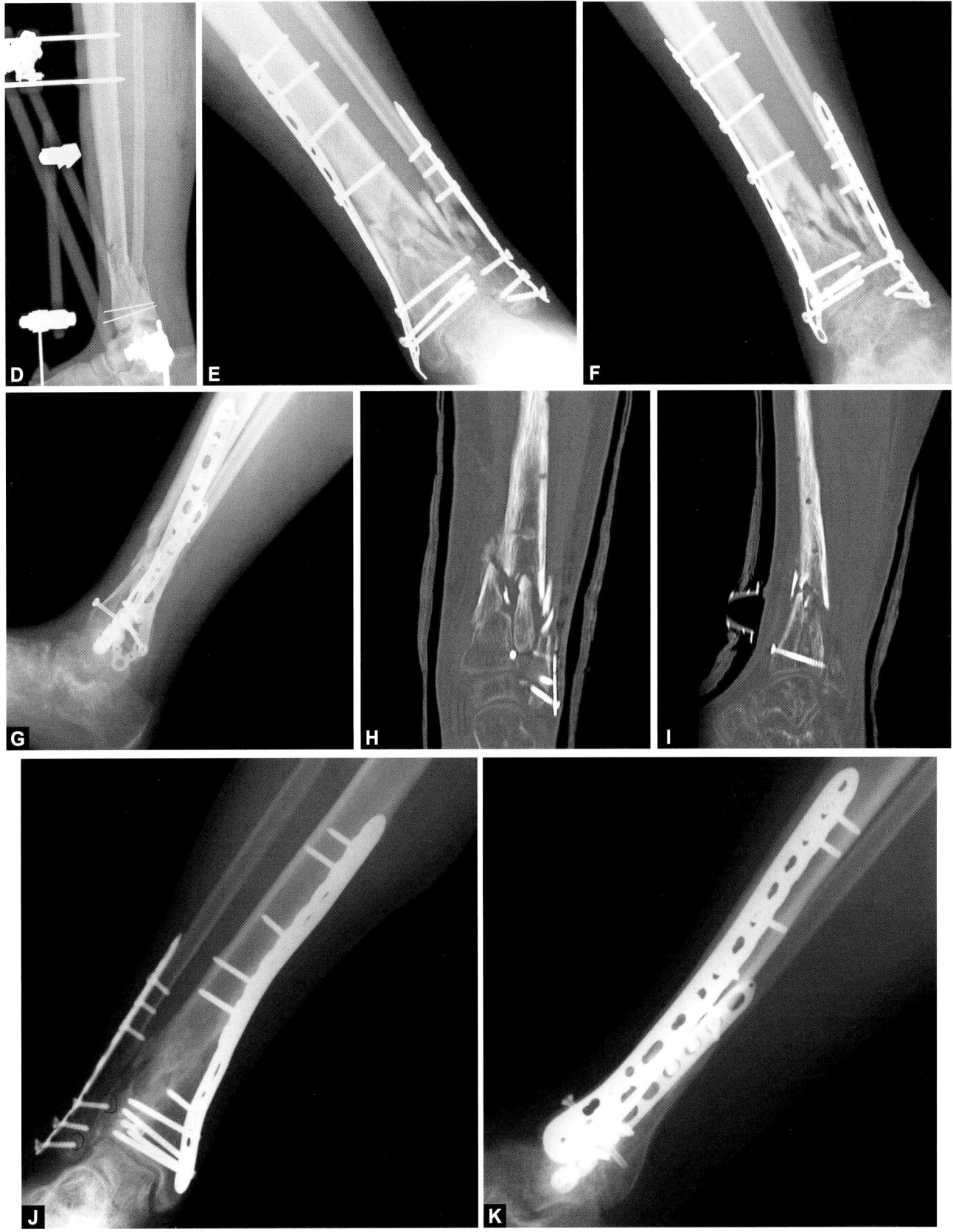

图27.20 （续）

（E~G）胫腓骨远端骨折切开复位内固定5个月后踝关节的正位、踝穴位及侧位X线片

（H、I）CT扫描图像显示胫骨远端骨不连 （J、K）最后复查的正、侧位X线片显示骨折已愈合

例3：根治性切除术与骨搬运牵张成骨术治疗胫骨远端感染性骨不连

54岁，男性，遭受2级开放性胫腓骨远端骨折且伴随严重的干骺端受损。初期治疗是进行多次清创并使用跨越式外固定以及螺钉固定胫骨远端关节骨折块。但是，在进行最终手术切开复位内固定之前发生了深部感染。经过多次清创与抗生素链珠治疗后，感染性骨不连依旧存在（图27.21A）。患者进行多次坏死骨组织清创治疗，同时也尝试自体骨移植加骨形成蛋白治疗，但持续间断渗液提示慢性骨髓炎根治失败。患者伤后2年，决定再次进行根治性切除术，同时应用骨搬移支架及在胫骨远端干骺端放置抗生素垫块进行治疗。

在胫骨近端行截骨术，并进行标准的牵张成骨术（图27.21B）。患者成功根治了感染，且骨搬运术也取得成功。4个月后在胫骨远端骨搬运对接处重新进行骨移植，骨折继续愈合。患者允许在装配外固定器的情况下行走，外固定器应用至13个月后才移除。患者行走时伴有轻微疼痛，不能够继续驾驶卡车的工作。踝关节继续自动融合，骨不连已经愈合，近端牵张成骨的部位重塑良好。骨髓炎没有复发的迹象（图27.21C、D）。

本案例处理的关键点如下：

（1）对于难治性骨髓炎，必须根据George Cierny所阐述的经典指南进行治疗。本例患者保持持续的引流治疗，保持了良好的全身条件，因此并没有因感染导致全身或局部疾病使骨折愈合更加困难，而且该患者对Ilizarov外固定支架表示理解且依从性好，可以很好地接受前期的固定治疗。因此，该患者是施行此类手术很合适的选择对象，并最终能成功地根治了感染。反之，如果该患者不符合所有的这些条件，就不要施行这种手术。

（2）在此病例中，骨搬移术在关节外施行，简化了整个治疗。如果是关节内感染的骨不连需要进行相似的治疗方法，那么必须要对胫骨远端关节面与距骨穹隆进行扩创，实质上相当于进行踝关节融合。但此病例中，已经发生踝关节的无痛性自动融合。

例4：截骨矫形与切开复位内固定治疗胫骨远端骨折无菌性畸形愈合或骨不连

28岁，女性，遭受粉碎性的Reudi-Allgower Ⅲ型胫骨Pilon骨折，该患者使用外固定作为初步处理，二期手术使用螺钉固定与外固定治疗。但是，该患者发生前凸成角畸形愈合，伴有疼痛，不能够在平地上跑行（图27.22A、B）。这样的状态持续了2年后寻求外科治疗。对于感染的检查包括血液学检查（血沉与c-反应蛋白）及MRI都为阴性，无任何感染依据。该患者主诉疼痛难忍，不能使脚掌着地。X线片与CT图像显示骨折不完全愈合且有成角畸形，但关节面对位是满意的（图27.22A～D）。

伤后2年，该患者的症状适用于截骨并切开复位加压钢板固定矫正畸形，不用进行骨移植的治疗方案。手术切口取前内侧或前外侧入路，同时截断胫腓骨然后重新固定（图27.22E～H）。由于后侧关节囊以及跟腱挛缩，对线时需要稍微向前矫正。最后该患者骨折获得愈合且未发生并发症，疼痛得到改善，最后重返工作岗位（图27.22I～J）。

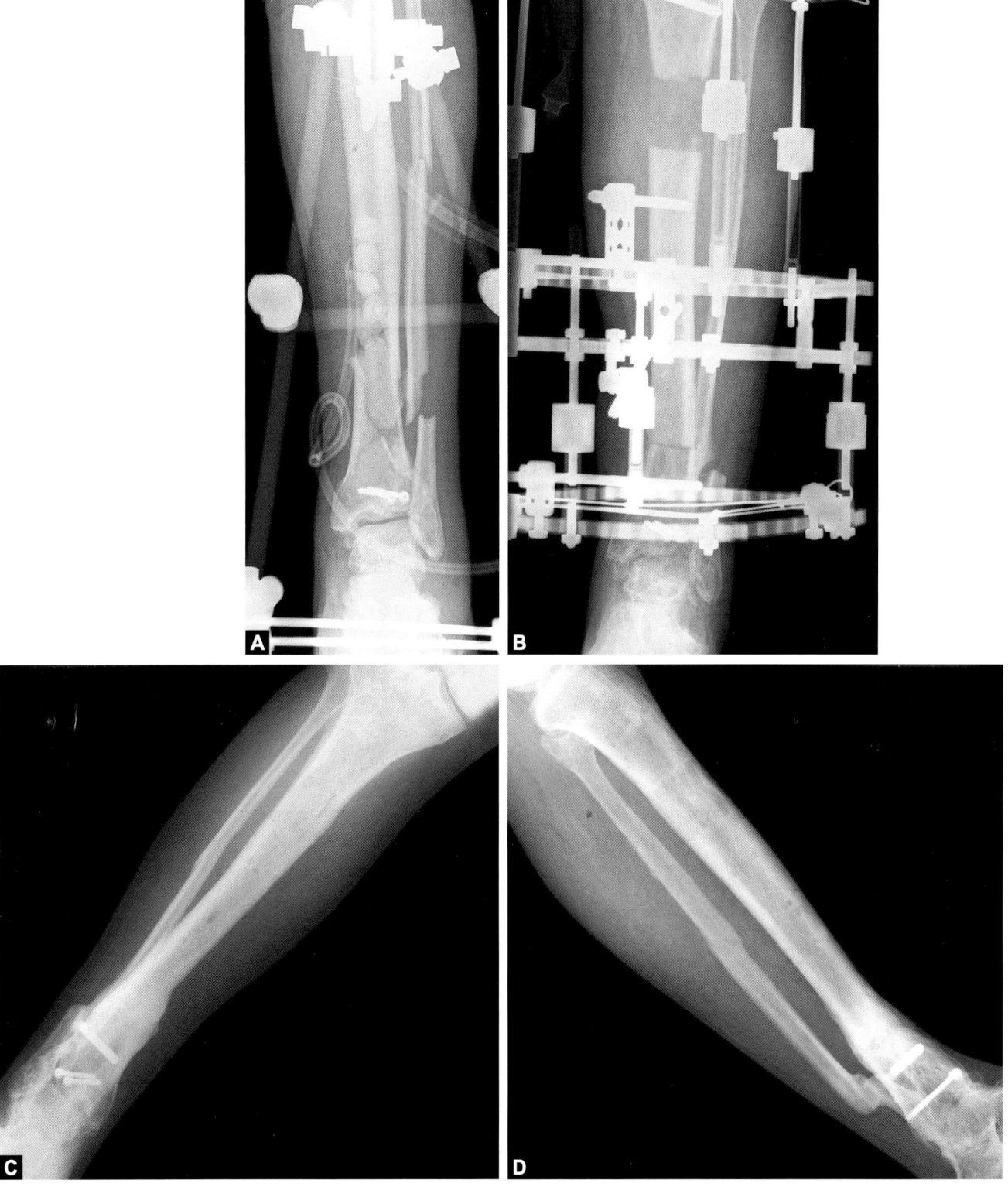

图27.21　根治性切除术与骨搬运牵张成骨术治疗胫骨远端感染性骨不连

（A）跨越式外固定、连续的清创与抗生素链珠治疗感染　（B）根治性切除术与骨搬移术治疗
（C、D）应用骨搬运外固定近2年后，骨移植在对接处正在愈合，牵张成骨近端部位矿化良好

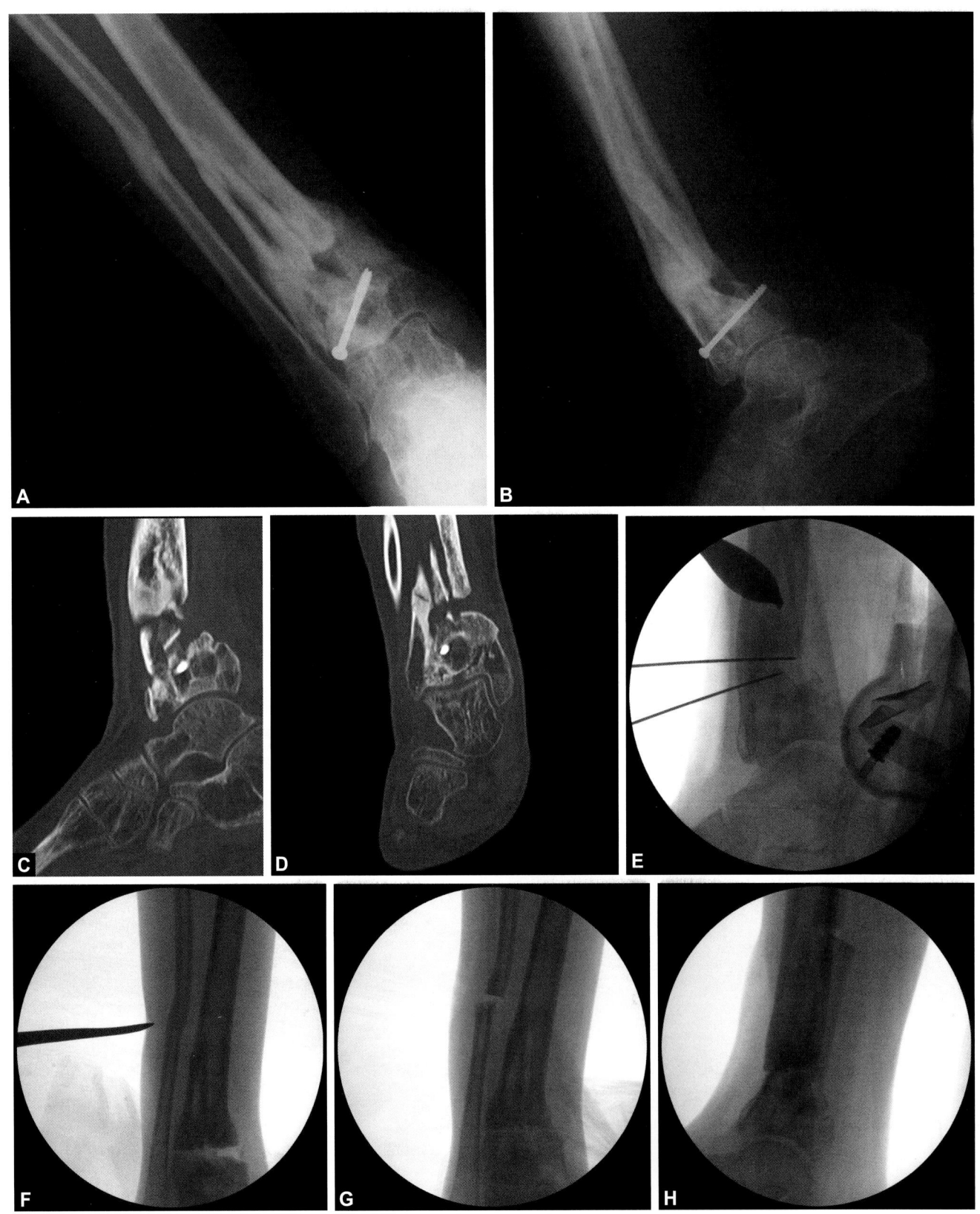

图27.22　胫骨远端骨折畸形愈合或骨不连的治疗

（A～D）X线片与CT图像显示骨折处部分愈合伴有前凸成角畸形　（E～H）截骨矫形与前内侧钢板固定治疗

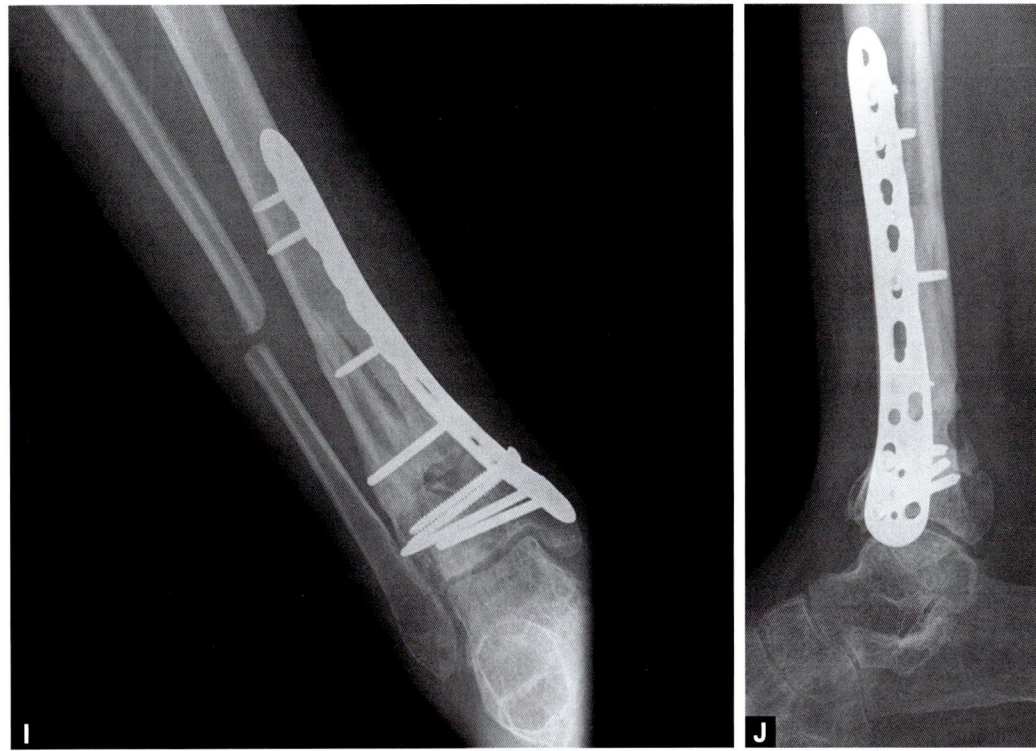

图27.22 （续）

（I、J）术后复查的正、侧位X线片显示骨折已经愈合，截骨后对线满意

九、小结

Pilon骨折的治疗非常具有挑战性，从治疗的历史上看，一旦发生严重的并发症将会非常棘手。随着治疗方案的发展，并发症的发生率得到明显地降低，但是长期疗效仍然不甚理想。应用分期治疗方案，提高对软组织损伤的认识与保护，通过关节解剖复位可使患者获得最佳的治疗效果。针对分期治疗方案进行更进一步研究有助于未来调整Pilon骨折的治疗方案。

（韦灿燊 译）

参考文献

[1] Browner ED, Levine AM, Jupiter JB, et al. Skeletal Trauma: Expert Consult, 4th edition. Philadelphia: Saunders-Elsevier; 2006.

[2] Bucholz RW, Heckman JD, Court-Brown C, et al. Rockwood and Green's Fractures in Adults, 6th edn. Philadelphia: Lippincott Williams & Wilkins; 2006.

[3] Court-Brown CM, McBirnie J. The epidemiology of tibial fractures. J Bone Joint Surg Br. 1995;77(3):417-421.

[4] Lauge-Hansen N. Fractures of the ankle. V. Pronation-dorsiflexion fracture. AMA Arch Surg. 1953;67(6):813-820.

[5] Giordano CP, Koval KJ. Treatment of fracture blisters: a prospective study of 53 cases. J Orthop Trauma. 1995;9(2): 171-176.

[6] Varela CD, Vaughan TK, Carr JB, et al. Fracture blisters: clinical and pathological aspects. J Orthop Trauma. 1993;7(5): 417-427.

[7] Tscherne H, Gotzen L. Fractures with Soft-Tissue Injuries. Berlin: Springer-Verlag; 1984. pp. 1-58.

[8] Gustilo RB, Anderson JT. Prevention of infection in the treatment of one thousand and twenty-five open fractures of the long bones: retrospective and prospective analysis. J Bone Joint Surg Am. 1976;58(4):453-458.

[9] Ruedi T. Fractures of the lower end of the tibia into the ankle joint: results nine years after open reduction and internal fixation. Injury. 1973;5(2):130-134.

[10] Ruedi TP, Allgower M. The operative treatment of intra-articular fractures of the lower end of the tibia. Clin Orthop Relat Res. 1979;(138):105-110.

[11] Ruedi T, Allgower M. Fractures of the lower end of the tibia into the ankle joint. Injury. 1969;1:92-99.

[12] Muller ME, Allgower M, Schneider R, et al. In: Tscherne H, Schatzker kJ (Eds). Manual of Internal Fixation Techniques Recommended by the AO Group. New York: Springer-Verlag; 1979. pp. 146, 147, 208-10, 214-5, 586-612.

[13] Muller MEN, Nazarian S, Koch P, et al. The Comprehensive Classification of Fractures of Long Bones. New York: Springer-Verlag; 1987. pp. 170-179.

[14] Brumback RJ, McGarvey WC. Fractures of the tibial plafond. Evolving treatment concepts for the pilon fracture. Orthop Clin North Am. 1995;26(2):273-285.

[15] Wyrsch B, McFerran MA, McAndrew M, et al. Operative treatment of fractures of the tibial plafond. A randomized prospective study. J Bone Joint Surg Am. 1996;78(11): 1646-1657.

[16] McNamara MG, Heckman JD, Corley FG. Severe open fractures of the lower extremity: a retrospective evaluation of the mangled extremity severity score (MESS). J Orthop Trauma. 1994;8(2):81-87.

[17] Ovadia DN, Beals RK. Fractures of the tibial plafond. J Bone Joint Surg Am. 1986;68(4):543-551.

[18] Teeny SM, Wiss DA. Open reduction and internal fixation of tibial plafond fractures. Variables contributing to poor results and complications. Clin Orthop Relat Res. 1993; (292):108-117.

[19] Patterson MJ, Cole JD. Two-staged delayed open reduction and internal fixation of severe pilon fractures. J Orthop Trauma. 1999;13(2):85-91.

[20] Sirkin M, Sanders R, DiPasquale T, et al. A staged protocol for soft tissue management in the treatment of complex pilon fractures. J Orthop Trauma. 1999;13(2):78-84.

[21] Blauth M, Bastian L, Krettek C, et al. Surgical options for the treatment of severe tibial pilon fractures: a study of three techniques. J Orthop Trauma. 2001;15(3):153-160.

[22] Grose A, Gardner MJ, Hettrich C. Open reduction and internal fixation of tibial pilon fractures using a lateral approach. J Orthop Trauma. 2007;21(8):530-537.

[23] Borrelli J Jr, Catalano L. Open reduction and internal fixation of pilon fractures. J Orthop Trauma. 1999;13(8):573-582.

[24] Leone VJ, Ruland R, Meinhard B. The management of the soft tissues in pilon fractures. Clin Orthop Relat Res. 1993; (292):315-320.

[25] Mast JW, Spiegal PG, Pappas JN. Fractures of the tibial pilon. Clin Orthop Relat Res. 1988;(230):68-82.

[26] Helfet DL, Koval K, Pappas J, et al. Intra-articular "pilon" fracture of the tibia. Clin Orthop Relat Res. 1994;(298): 221-228.

[27] Waddell JP. Tibial plafond fractures. In: Tscherne H, Schatzker J (Eds). Major Fractures of the Pilon, the Talus and the Calcaneus. Heidelberg, New York: Springer-Verlag; 1993. pp. 43-48.

[28] Williams TM, Marsh JL, Nepola JV, et al. External fixation of tibial plafond fractures: is routine plating of the fibula necessary? J Orthop Trauma. 1998;12(1):16-20.

[29] Watson JT, Moed BR, Karges DE, et al. Pilon fractures. Treatment protocol based on severity of soft tissue injury. Clin Orthop. 2000;(375):78-90.

[30] Fogel GR, Morrey BF. Delayed open reduction and fixation of ankle fractures. Clin Orthop Relat Res. 1987;(215): 187-195.

[31] Mast JW, Teipner WA. A reproducible approach to the internal fixation of adult ankle fractures: rationale, technique, and early results. Orthop Clin North Am. 1980; 11(3):661-679.

[32] Crutchfield EH, Seligson D, Henry SL, et al. Tibial pilon fractures: A comparative clinical study of management techniques and results. Orthopedics. 1995;18(7):613-617.

[33] DeCoster TA, Willis, MC, Marsh JL, et al. Rank order analysis of tibial plafond fractures: does injury or reduction predict outcome? Foot Ankle Int. 1999;20(1):44-49.

[34] McFarran MA, Smith SW, Boulas HJ, et al. Complications encountered in the treatment of pilon fractures. J Orthop Trauma. 1992;6(2):195-200.

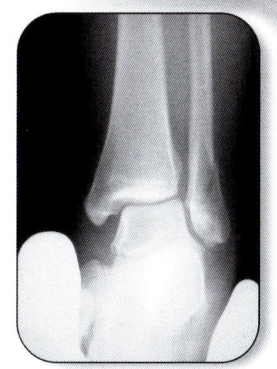

第28章

踝关节骨折
与下胫腓联合损伤
Ankle Fractures and Syndesmotic Injuries

Nirmal Tejwani, Sanjit Konda, Steven Gross

一、导言

踝关节骨折是骨科经常遇到的问题。这种损伤的发病率逐年增加。Kannus等发现，芬兰在1970—2000年，踝关节骨折的老年患者的数量呈3倍增长。任何年龄段的个体都有可能遭受这种损伤。踝关节骨折的发病率呈双峰分布，最高发病率为青年男性和老年女性。

正常的踝关节解剖活动是由踝穴内的距骨运动产生的。踝关节主要功能包括跖屈与背屈；由于在冠状面胫距关节的匹配，踝关节仅容许极小范围的旋转。因此，踝关节骨折通常是由旋转机制引起的。往往是由低能量作用导致的，如简单的跌倒。

踝关节骨折的受伤机制为低能量旋转作用，大多数损伤是闭合性骨折，而开放性踝关节骨折仅占踝关节骨折总量的2%。成功的治疗基于重建关节的解剖关系来确保距骨与踝穴匹配。

二、诊断

重点评估受损伤下肢的肌肉、骨骼。对下胫腓联合损伤，检查踝关节时应同时评估患肢的其余部分以及其他肢体的相关损伤。通常情况下，受伤的足踝肿胀并有瘀斑。任何明显畸形的踝关节均提示有骨折脱位的可能；对于骨折脱位而言，应尽快使之复位以缓解软组织和神经血管的异常张力，减少胫骨远端和距骨圆弧形的关节面压力性坏死。

软组织的状况也应进行评估。存在过度肿胀和/或骨折张力性水疱时，手术治疗最好延迟进行（图28.1）。尽管开放性踝关节骨折不常见，但应对患肢进行全面的检查，以防错漏任何开放性伤口。粗略的检查可能会错过这个重要的发现，因此应进行彻底的评估。

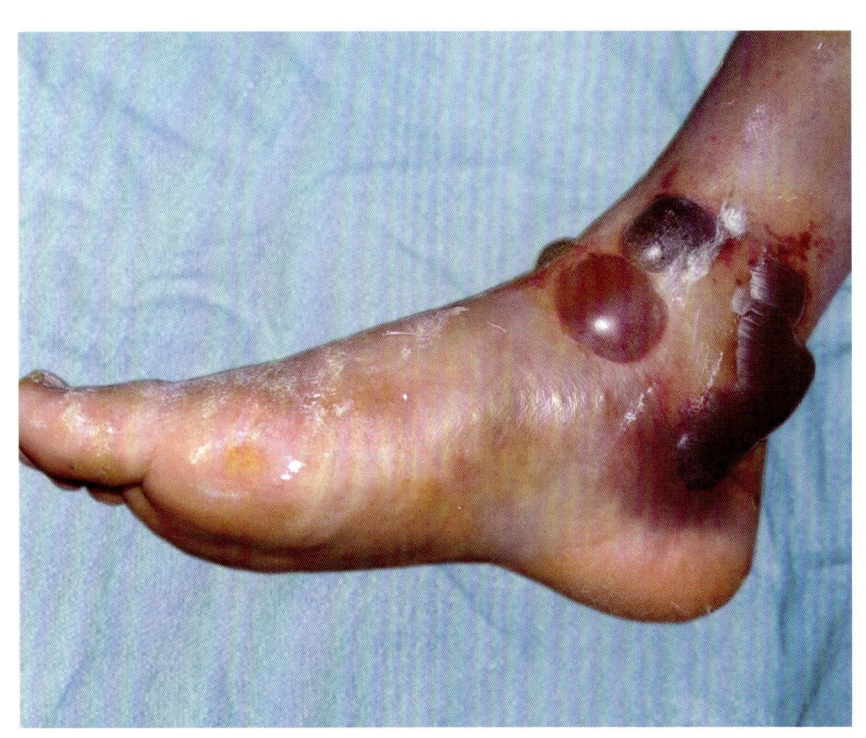

图28.1 踝关节骨折张力性水疱
图示的出血性水疱视为高风险性感染因素

评估踝关节压痛与注意压痛部位很重要。前内侧软组织压痛提示三角韧带损伤，三角韧带损伤对治疗有重要影响。应触诊胫腓骨全长，这可以提供相关损伤的证据。腓骨近端压痛及捻发音提示腓骨近端骨折，如果合并内踝骨折或三角韧带断裂，提示胫腓骨之间的骨间膜与下胫腓联合韧带存在一条纵向断裂伤（Maisonneuve损伤）。"挤压试验"阳性，定义为在小腿中段对胫腓骨相向挤压，在踝关节水平出现疼痛，其提示下胫腓联合损伤。

踝关节骨折的患者在活动踝关节时通常非常痛苦，许多患者会拒绝主动活动踝关节。如果胫距关节半脱位或脱位，其疼痛表现尤为明显。在初步评估时，以及在任何操作或复位后，必须仔细检查神经血管情况。

因为相关软组织肿胀和弥漫性踝关节疼痛，急性踝关节骨折的相关损伤难以鉴别。跗骨、距骨和跟骨骨折可能同时存在；肌腱断裂，包括跟腱损伤，也可以发生。如果临床高度怀疑存在相关的损伤，适当的影像学检查是必要的。

标准的踝关节X线片系列检查，包括前后位、侧位和倾斜（踝穴）位。踝穴位是从踝关节前后位内旋约15°获得的。如果存在腓骨干近端压痛，应拍摄胫腓骨全长位片。应仔细检查X线片，不仅仅检查是否有骨折，还应检查正常踝穴轮廓和下胫腓关节的异常情况。在前后位X线片上，下胫腓联合间隙增宽（正常＜5mm）或胫腓骨重叠减少（正常＞10mm）均提示下胫腓联合损伤。在踝穴位片上，胫距内侧间隙增宽（正常＜5mm）表示三角韧带断裂。在侧位X线片上应检查胫骨穹隆与距骨顶的匹配性，距骨顶位于胫骨下中央。

在没有内踝骨折的情况下出现外踝骨折，评估三角韧带的完整性非常重要。如果三角韧带深层断裂，穹隆下方的距骨则呈现不稳定。在非应力踝穴位X线片上，如果内侧间隙正常，特别是在三角韧带处存在压痛，在这种情况下，则行应力位X线检查。图像的获取是通过调整踝关节位置达到踝穴位并稳定胫骨，然后背屈足并施加外旋转力。内侧间隙增宽＞5mm表明三角韧带损伤（图28.2A、B）。

CT通常不需要用于踝关节骨折的评估，因为普通的X线片已可以提供足够的信息对损伤进行评估和治疗。CT对可疑性踝关节穹隆部嵌插性骨折或后踝骨折的评估最有帮助，此类骨折在X线片上不易发现。如高度怀疑后足相关的骨损伤，也可使用CT帮助评估。

MRI主要提供有关软组织的信息。这种成像方式可以提供有关肌腱或韧带结构损伤的附加信息。在X线片不明显的下胫腓联合损伤可用MRI进行鉴别。在应力位X线片上提示踝关节深层三角韧带不完全断裂的情况下，MRI是一个重要的辅助检查（图28.2C）。体格检查及X线片表现几乎足以诊断急性期的踝关节骨折，下胫腓联合损伤及相关的踝关节不稳。

 踝关节骨折和下胫腓联合损伤诊断的经验与教训：

（1）体格检查应着重于压痛的特定区域，检查开放性伤口和评估神经血管的完整性。

（2）踝关节应力位X线片在踝关节骨折、下胫腓联合损伤以及踝关节不稳的诊断方面通常是不够的。

（3）在外踝骨折而内踝无损伤的情况下，则需应力位X线片用以评估三角韧带的完整性。

（4）先进的成像方式通常是不必要的，但可以用来诊断临床高度怀疑的关联性损伤。

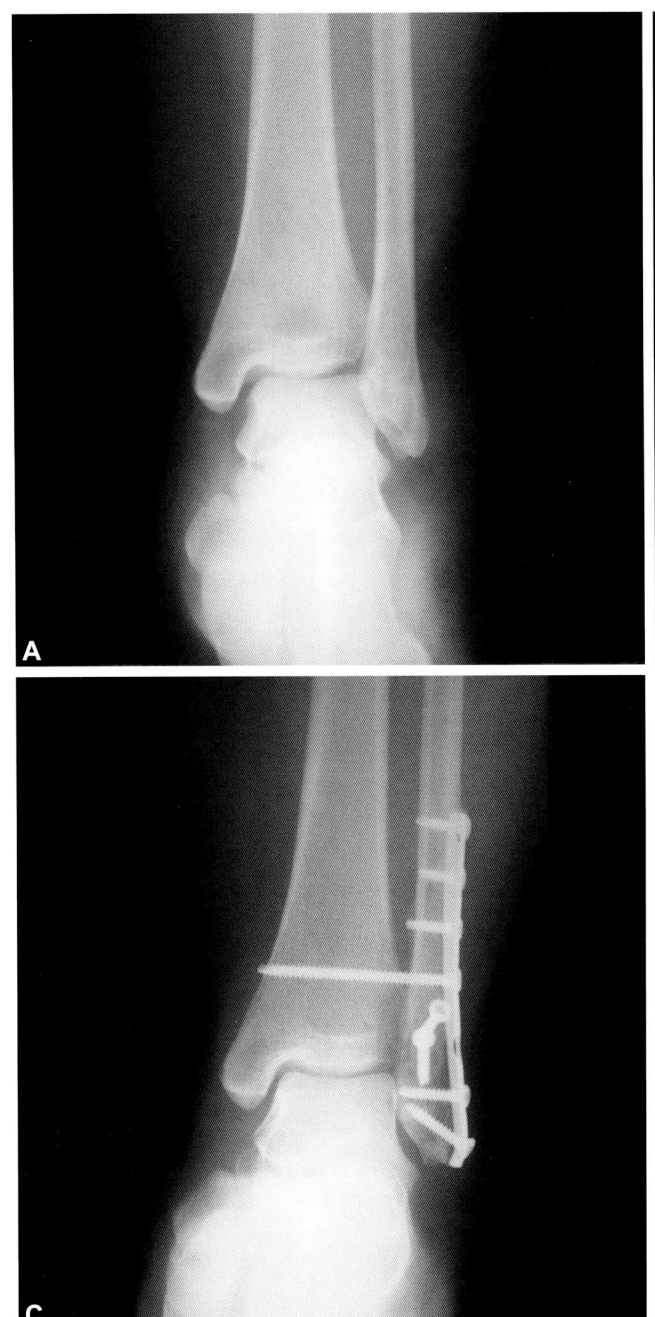

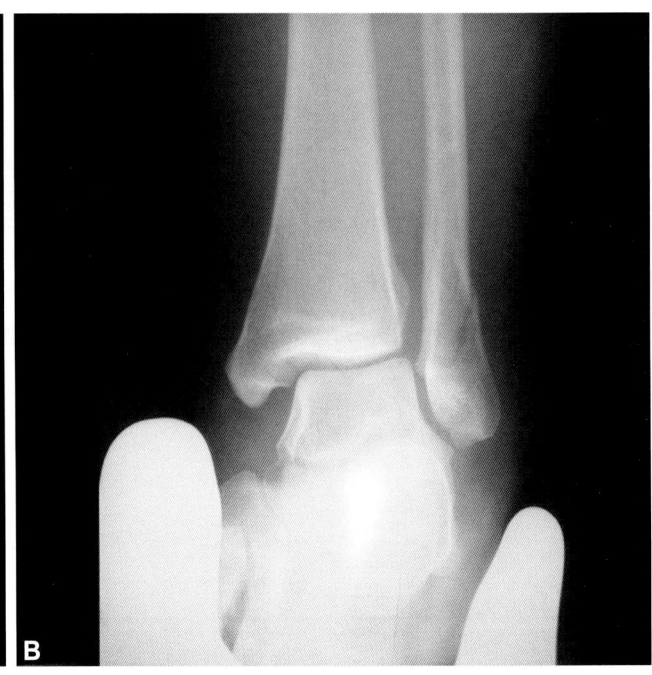

图28.2　外旋应力影像诊断隐匿性下胫腓联合损伤

（A）旋后外旋Ⅳ型踝关节骨折的静态踝穴位影像，内侧间隙和在下胫腓联合处胫腓骨重叠正常

（B）在外旋踝关节应力试验下，内侧间隙增宽和下胫腓联合处的胫腓骨重叠减少

（C）在切开复位内固定后，重复应力试验仍然是阳性的。应在下胫腓联合置钉

由Saqib Rehman提供

三、分型

踝关节骨折有几种分型方法。描述性分型系统是一个阐述骨折损伤程度的直接方法。单一的踝部骨折是一种单独的踝部损伤，描述为一个孤立的内踝、外踝或后踝骨折。内、外侧两部分踝部骨折称为双踝骨折。当后踝也参与其中时，则描述为三踝骨折。

踝关节骨折也可以描述为稳定性或不稳定性骨折。稳定性骨折伤通常指在胫骨穹隆下方的距骨是稳定的。这提示内侧稳定性结构是完整性，特别是内踝和深层的三角韧带。不稳定性骨折是指那些任一稳定结构被破坏，距骨极容易出现半脱位和/或脱位。通常来说，这种分型方法与临床关系密切，对于不稳定性骨折需要手术治疗。

Lauge-Hansen分型系统是基于旋转的损伤机制。不同骨折类型的命名是根据足部受伤时所处的位置与对踝关节施加的作用力方向两者的结合。分为四大类型：①旋后外旋；②旋后内收；③旋前外旋；④旋前外展。不同亚型的描述，取决于损伤的严重程度（图28.3）。

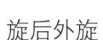

旋后外旋Ⅰ　下胫腓前韧带损伤（AITFL）

旋后外旋Ⅱ　腓骨远端短斜形骨折。经典的后上至前下的骨折

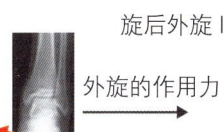

外旋的作用力

旋后位的足

旋后外旋Ⅲ　腓骨远端短斜形骨折。联合后踝骨折或胫腓后韧带断裂

旋后外旋Ⅳ　腓骨远端短斜形骨折。联合内踝横形骨折或深层三角韧带断裂

A

旋后内收Ⅰ　横形腓骨骨折或距腓韧带断裂

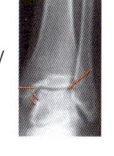

内收的作用力

旋后位的足

旋后内收Ⅱ　横形腓骨骨折或距腓韧带断裂联合垂直内踝骨折（+/−）内侧胫骨穹隆压缩

B

旋前外旋Ⅰ　内踝骨折或深层三角韧带断裂

旋前外旋Ⅱ　内踝骨折或深层三角韧带断裂联合下胫腓前韧带（AITFL）断裂或Chaput's结节撕脱骨折

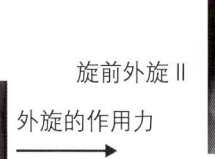

外旋的作用力

旋前位的足

旋前外旋Ⅲ　内踝骨折或深层三角韧带断裂联合高位腓骨骨折

旋前外旋Ⅳ　在旋前外旋Ⅲ损伤的基础上联合后踝骨折或下胫腓后韧带断裂

C

旋前外展Ⅰ　内踝骨折或深层三角韧带断裂联合

旋前外展Ⅱ　内踝骨折或深层三角韧带断裂联合胫腓前下韧带（AITFL）断裂或Chaput's结节撕脱骨折

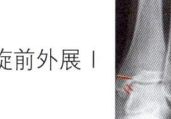

外旋的作用力

旋前位的足

旋前外展Ⅲ　踝骨折或深层三角韧带断裂联合粉碎性高位腓骨骨折

D

图28.3　Lauge-Hansen踝关节骨折分型系统
（A）旋后外旋型 （B）旋后内收型 （C）旋前外旋型 （D）旋前外展型

Danis—Weber分型是根据腓骨骨折的位置相对于下胫腓联合位置所决定的。A型骨折，指腓骨骨折在下胫腓联合水平以下；B型骨折，指腓骨骨折在下胫腓联合水平；C型骨折，指腓骨骨折位于下胫腓联合水平之上。尽管这种分型方法与下胫腓联合关联密切，但其不能预测下胫腓联合损伤的存在与程度（图28.4）。

AO/OTA分类系统采用了Weber分类方案，但对其进行了扩展补充。踝关节骨折的数字命名为44。这个系统的基本骨折类型（A、B、C）对应的Weber类型。进一步的亚型用来描述踝穴的相关损伤，包括内踝和下胫腓联合。目前使用的众多分型方法中，AO系统是最全面的。

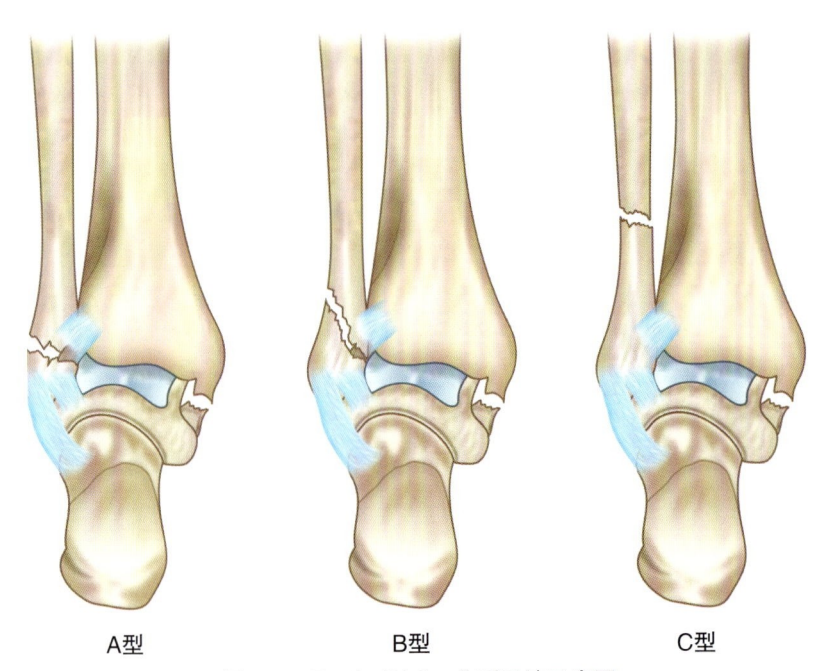

A型　　　　　　　B型　　　　　　　C型

图28.4　Danis—Weber分型系统示意图

A型：腓骨骨折在下胫腓联合水平之下；B型：腓骨骨折在下胫腓联合水平；C型：腓骨骨折在下胫腓联合水平之上

四、手术指征

踝关节骨折手术，是根据骨折类型的不稳定性和非手术治疗不能维持踝穴的匹配及下胫腓联合复位。即使是1mm距骨移位也将导致关节面的接触面积减小42%，因此踝穴内距骨的解剖复位是预防踝关节早期关节炎改变的关键。

（一）外踝骨折

对于孤立的外踝骨折，只有当三角韧带深层断裂时，才需要固定。在踝关节前后位、踝穴位及应力位X线片上，距骨外侧移位和内侧间隙>5mm时提示三角韧带深层断裂。对于可疑的病例，MRI可能是一个有用的检查，因为最近的文献表明，即使踝关节应力试验是阳性，三角韧带仍有可能是完好无损的。当进行手术时，不必进行三角韧带的修复。只需处理关节内侧阻碍距骨复位的嵌顿三角韧带即可。钢板螺钉固定是处理外踝骨折的标准方法。

（二）双踝骨折

在双踝骨折的情况下，必须要固定内踝与外踝。单独的内踝骨折固定指征不是那么明确。对严重移位的单独内踝骨折进行固定，是为了保持关节匹配和减少骨不愈合的概率。根据骨折块的大小和骨的质量，可以采用一些不同的固定材料，包括拉力螺钉、张力带结构或内侧钢板。

（三）后踝骨折

如果有＞25%的关节面受累，后踝骨折内固定是必要的，目的是为了恢复踝关节的匹配性和稳定性。最近的文献也表明，后踝固定有助于稳定下胫腓联合。对于后踝骨折，拉力螺钉或后侧钢板可提供足够的稳定性。三踝骨折时，如果满足上述标准，则需固定后踝。否则，通过固定内、外踝骨折就足以恢复踝关节的稳定性。

（四）下胫腓联合损伤

即使在没有任何踝部骨折的情况下，下胫腓联合破裂就会导致踝穴的不稳定。通常情况下，踝部骨损伤会导致下胫腓联合破裂。下胫腓联合损伤常见于Weber C型或Lauge-Hansen旋前外旋Ⅳ型的踝关节骨折，这是旋转受伤机制发生在腓骨干骨折的结果。然而，Weber B型或Lauge-Hansen旋后外旋Ⅱ型和旋前外展Ⅲ型的踝关节骨折也都可以导致下胫腓联合损伤。对下胫腓联合复合体完整性的检查，最可靠的方法是通过术中"Cotton试验"，这试验是在所有踝部骨折固定后才进行检查的（图28.5）。或者，可以进行外旋应力试验。如果检查显示下胫腓关节不稳，则提示需要1~2枚螺钉进行内固定。

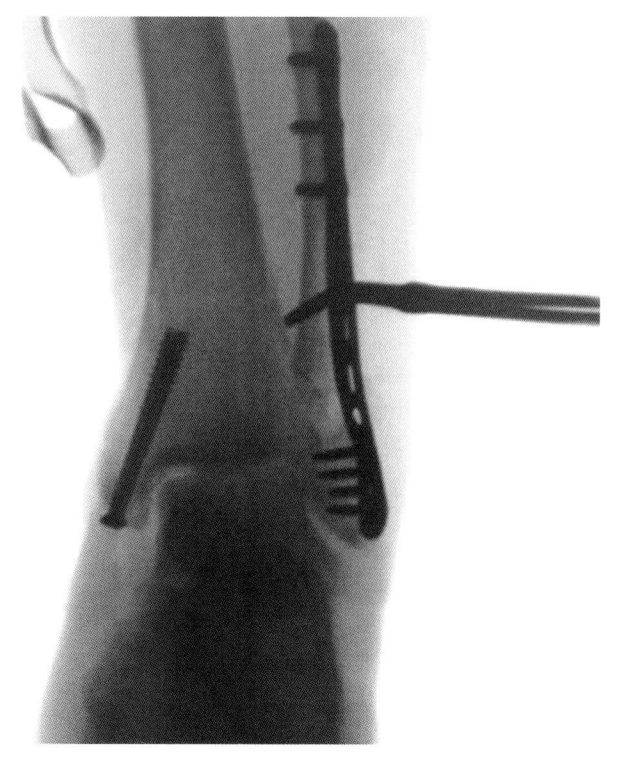

图28.5　Cotton试验评估踝关节骨折固定后下胫腓联合的稳定性

（五）开放性踝关节骨折

　　开放性踝关节骨折通常与继发于张力破裂产生的内侧开放性伤口（典型横向性）相关联，并导致胫骨远端通过此伤口向内侧移位（图28.6）。开放性踝关节骨折的处理需要紧急冲洗和清创，同时进行骨折的固定；可进行外固定（如果局部存在污染或明显粉碎性骨折或软组织损伤严重）或内固定处理。充分清创后可以缝合伤口，然而如果存在明显肿胀、伤口边缘不能接近无张力缝合时，使用伤口负压治疗装置，如封闭负压引流（V.A.C，由得克萨斯州圣安东尼奥市的Kinetic Concepts，Inc公司生产）可用于消肿、促进创面肉芽组织的生长和作为无菌敷料。应继续使用抗生素，直到伤口愈合。

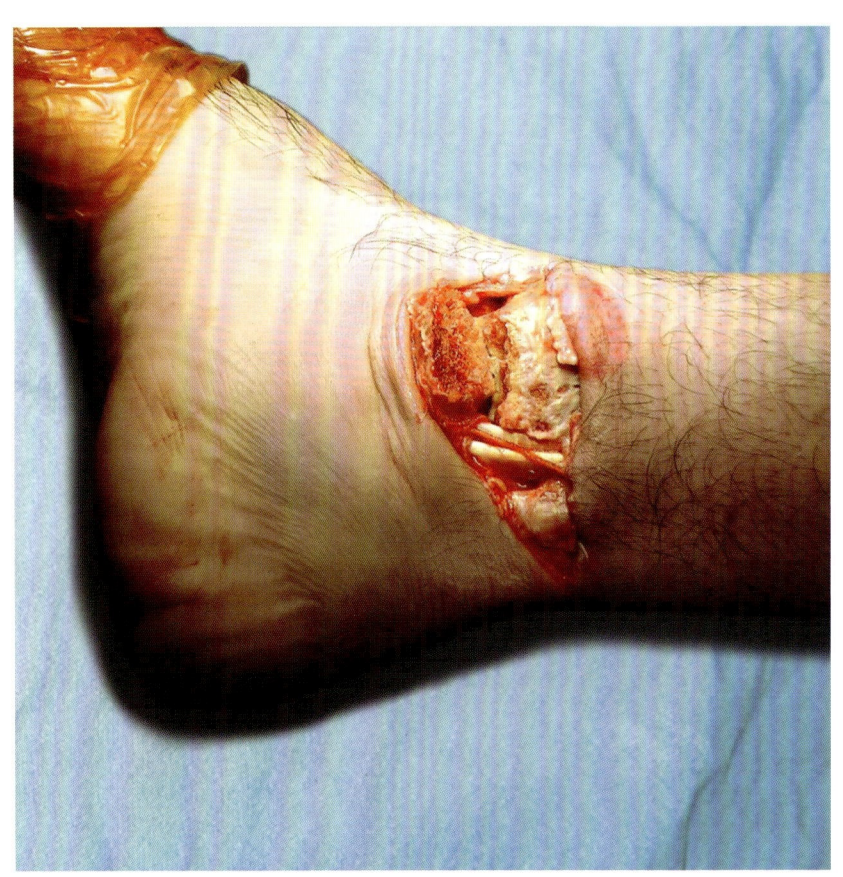

图28.6　开放性踝关节骨折（典型横向性）

（六）外固定的作用

　　踝关节骨折的外固定治疗通常用于合并有内科疾病或软组织条件差的患者，因为这些情况会影响开放手术。当体型限制（即极端病态肥胖）不适合夹板固定或托架固定时，外固定也可作为一种辅助性的暂时过渡性治疗，特别是在开放性骨折中有伤口需要治疗的（图28.7A～E）。外固定有不同类型。如有必要，外固定也可作为一种终末治疗手段（图28.7F）。外固定有利于在等待软组织创面条件改善的同时维持解剖复位，最终可进行内固定治疗。

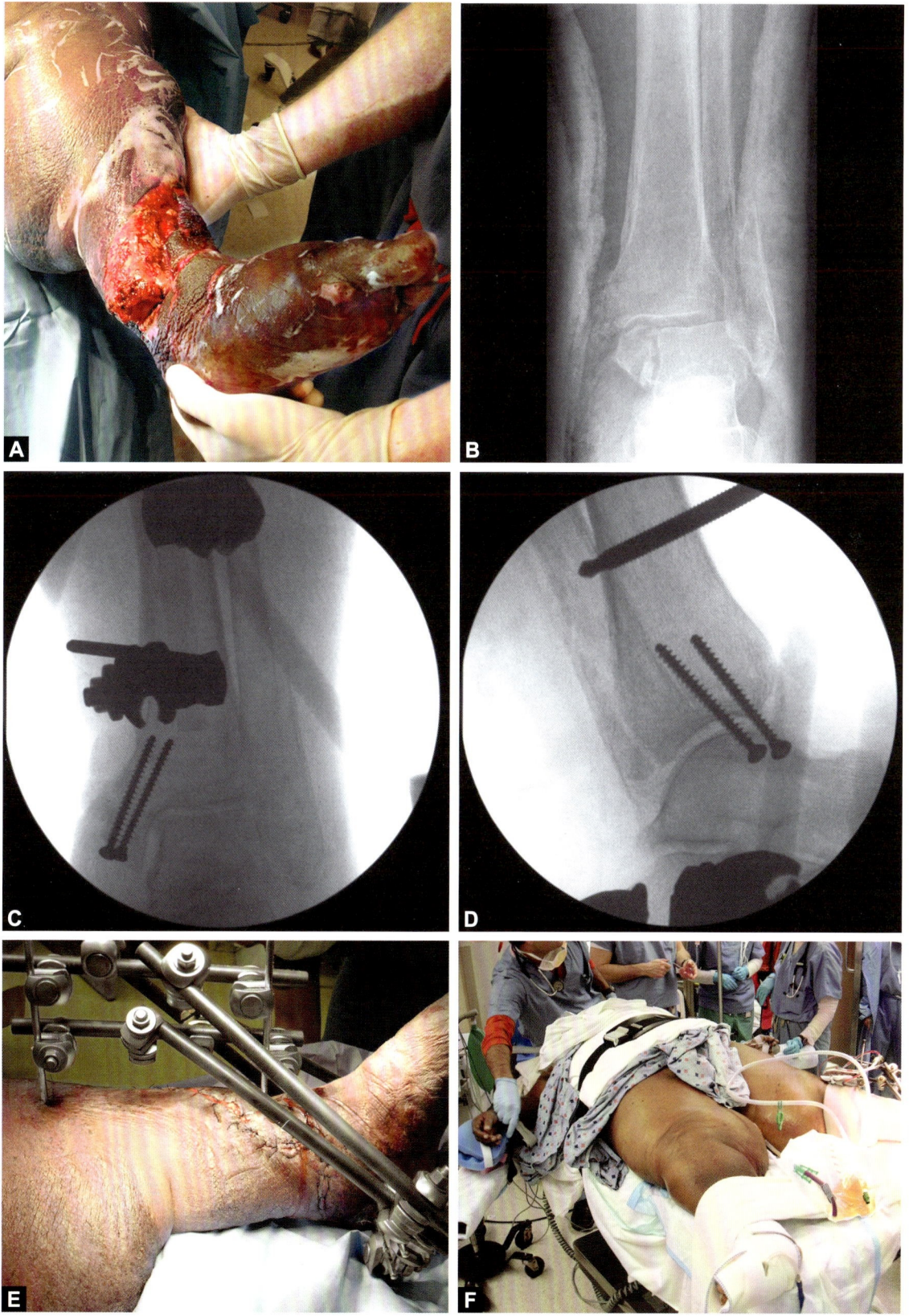

图28.7　开放性踝关节脱位，切开复位内固定联合跨关节外固定

（A）开放性踝关节骨折脱位伴有胫骨关节穹隆全部暴露和向内侧脱位
（B）前后位X线片显示内踝和外踝骨折　（C、D）术中前后位和侧位X线片
（E、F）伤口彻底清创，近端负压引流和跨关节外固定

由Saqib Rehman提供

五、外科解剖、体位与入路

（一）应用解剖

踝关节骨折的有效治疗，需要熟悉整个踝关节周围的解剖结构。当对外踝、内踝和后踝骨折进行手术时，可能会破坏各种感觉神经分支和穿过踝关节的神经血管束。

踝关节由胫距关节组成。内踝、外踝和后踝分别提供踝关节的内侧、外侧和后方支撑。踝穴是指在冠状面上的胫距关节，与胫骨的冠状面存在15°的外旋。距骨穹隆前方宽、后方窄。因此，评估踝穴是否匹配时，踝关节应放置在背伸位至中立位之间，否则会导致X线片显示踝关节内侧间隙假性增宽。

腓骨远端2~3cm缺乏肌肉附着，直接位于皮下。腓骨长、短肌腱于腓骨远端后侧腓骨沟经过。在腓骨远端的水平，腓骨短肌位于腓骨长肌前方并紧贴着腓骨，腓骨短肌肌腹延伸至踝关节水平。通过从跟骨至腓骨远端的腓骨上支持带，腓骨肌腱被限制在腓骨沟里。腓骨长短肌腹由腓浅神经支配，其作用是使足外翻。腓浅神经是腓总神经的一个分支，从小腿外侧筋膜室近端7~10cm至腓骨远端之间浅出，穿过胫骨远端的前外侧走行于皮下。在靠近腓骨近端皮下的外科手术时必须小心，以避免损伤腓浅神经，易导致疼痛性神经瘤形成和足背感觉丧失。腓骨的前外侧缘是第三腓骨肌，其起源于腓骨远端与骨间膜，由腓深神经支配。腓动脉的终末分支正好在腓骨远端的内侧，如果在这一区域解剖切开后而不保留骨膜，则可能导致腓动脉损伤。腓肠神经与小隐静脉在腓骨远端后方走行，在胫骨远端后侧入路手术时有损伤的风险。腓肠神经支配足部外侧感觉，而腓肠神经在进行远端腓骨外侧手术时往往不常遇到。

内踝直接位于皮下，与腓骨远端相似，也缺乏肌肉附着。它由前丘和后丘构成，分别是三角韧带的浅层和深层韧带附着。隐神经是股神经的终末支，分为2个分支，伴行于大隐静脉两侧。隐神经支配足部内侧的感觉。隐神经和大隐静脉沿着内踝的前方走行，在此部位进行手术时必须予以保护和牵开。紧邻内踝后方有胫后肌腱、趾长屈肌腱、胫后动脉、胫神经、踇长屈肌腱。在踝关节近端，只有胫后肌腱、踇长屈肌腱由屈肌支持带覆盖。在踝关节远端，屈肌支持带从内踝后侧延伸至跟骨，并且覆盖上述所有结构。这3条肌肉紧贴内踝后方走行，是由胫神经支配的。胫神经同时支配足底表面感觉。沿内踝后方解剖时应小心细致，避免损伤这些肌腱和神经血管。

后踝是胫骨远端的后方部分，为踝关节后方提供稳定性，通过下胫腓后韧带和下横韧带连接腓骨远端后方。下横韧带为后踝关节稳定性提供了主要的韧带支持。紧贴后踝后方的是踇长屈肌腱肌腹。后筋膜室的后深部踇长屈肌的肌腹延伸最远，且是在踝关节水平唯一可见的肌腹。

踝关节下胫腓联合是维持远端胫腓关节一致性的韧带复合体。它是由四条韧带组成：下胫腓前韧带、骨间韧带、下胫腓后韧带和下横韧带。腓骨远端位于胫骨远端后外侧的切迹内。

（二）体位

仰卧位是治疗外踝骨折、腓骨干骨折、内踝骨折以及后踝骨折（由前向后经皮螺钉固定）最常用的体位。应使用可透视的手术台［如Jackson平台或可透视的外展平台（如AMSCO手术台）］。使用隆起的垫子置于同侧髋部下，以保持踝关节的中立旋转位。当髌骨指向天花板时，踝关节就位于中立旋转位。没有隆起的垫子，踝关节往往处于外旋位，是由于自然存在的髋关节前倾15°所致，这使得手术显露外踝很困难，更难以在术中获得满意的踝关节前后位、踝穴位与侧位X线片。使用床单或市售泡沫支撑物制成的斜坡（如骨泡沫，由明尼苏达州普利茅斯市的Excel Medical Solutions公司生产）置于同侧腿下，将其较对侧腿抬高，这样术中更容易获得侧位X线片。俯卧位可以用来进行大型后踝骨折、外踝骨折和腓骨干骨折手术。此时应当使用可透视的手术台或可透视的外展平台。两个隆起的垫子放置在患者的胸壁和腹部的两侧，将患者被抬离床面，以允许胸壁和腹部有足够的呼吸运动空间。小的泡沫垫放置在每个膝和对侧足踝部，以防止局部皮肤压迫坏死。无菌垫块放置在踝关节背部，以便在术中将受影响的踝关节抬离台面，从而在术中更容易获得侧位X线片。通过俯卧体位来固定内踝骨折比较困难，术中可恰当使用透视来完成。

（三）手术入路

腓骨远端使用外侧入路，因为腓骨远端位于皮下，没有肌肉附着。外侧直切口将显露腓骨远端外侧表面。同样的手术入路可以用来固定下胫腓联合损伤。如果切口向近端延长，则用于腓骨干骨折治疗，神经支配界面则位于腓骨短肌（由腓浅神经支配）和第三腓骨肌（由腓深神经支配）之间。腓骨短肌牵向后方，第三腓骨肌牵向前方。腓浅神经穿过外侧筋膜室，走行于皮下组织的前方，应将其识别出来（最常见在前侧皮瓣）并加以保护。后外侧入路可进入后踝与腓骨远端，神经支配界面位于腓骨短肌（由腓浅神经支配）、踇长屈肌（由胫神经支配）之间。首先，在跟腱与腓骨远端后方之间纵行切开小腿皮肤与深筋膜，以暴露腓骨短肌、踇长屈肌。其次，切开位于踝关节水平的腓骨肌支持带，向外牵开腓骨短肌和腓骨长肌腱，显露踇长屈肌起点和腓骨后缘。沿皮肤切口方向一致地切开覆盖踇长屈肌表面的后筋膜室深层，直接显露踇长屈肌在腓骨后方的起点，显露腓骨后缘的边界和向内侧牵开踇长屈肌。为达到暴露后踝，继续暴露位于踇长屈肌下的骨间膜，向内侧牵开骨间膜直到后踝显露。在外踝的后方，腓肠神经与小隐静脉伴行在皮下组织中。因此，在解剖的浅表部位时，应注意识别并加以保护此神经，避免损伤。

前内侧入路直达内踝，因为内踝位于皮下且无肌肉附着。纵行切口中心在内踝前方，远端稍微弯向内踝的前面，以暴露内踝的外侧面和前方部分。直视下看到冠状面和矢状面的解剖复位。大隐静脉和隐神经两分支在皮下组织内沿内踝走行。在手术入路中应识别和保护此神经。胫后肌腱位于内踝后方，解剖时应注意。

六、手术方法

（一）切开复位内固定治疗腓骨远端骨折与腓骨干骨折

1. 术前规划

所需的仪器包括小型器械和X线透视机器。附加仪器包括克氏针和骨折复位工具。切开皮肤前，常规使用大腿止血带，充气到高于收缩压100mmHg以上。1/3管形钢板是最常用于腓骨骨折固定的植入物。旋后外旋型踝关节骨折是一种独特的腓骨远端骨折，骨折线从前下向后上延伸，此骨折类型适合使用双钢板、后侧钢板或后外侧钢板固定。如果应用外侧钢板进行固定时，可同时使用拉力螺钉在骨折块间加压固定，通过标准AO拉力螺钉技术，使用3.5mm皮质螺钉可以从前向后或从后向前放置。这种固定方法，外侧钢板作为中和接骨板使用（图28.8）。如果应用后侧或后外侧钢板进行固定时，钢板提供防滑功能，能防止腓骨远端骨折块向上移位（图28.9）。如果骨折类型允许，3.5mm皮质拉力螺钉可以通过钢板放置。腓骨干骨折固定通常在外侧放置钢板。在骨质疏松情况下，可以同时利用几种技术进行固定，以增强固定效果。参考并发症部分（早期钢板固定失效）的案例，以提高固定效果。

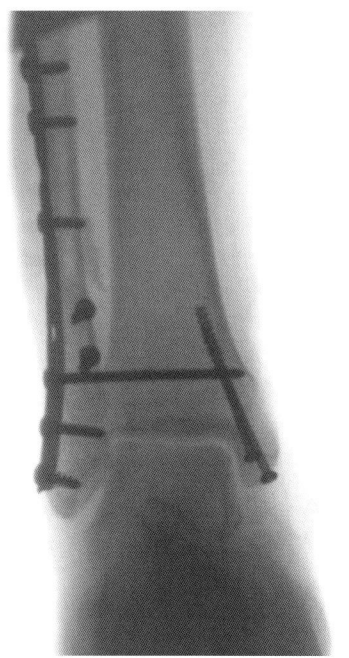

图28.8 踝关节骨折切开复位内固定术后前后位X线片

1/3管形钢板固定腓骨骨折，经四皮质固定下胫腓联合和螺钉固定内踝骨折

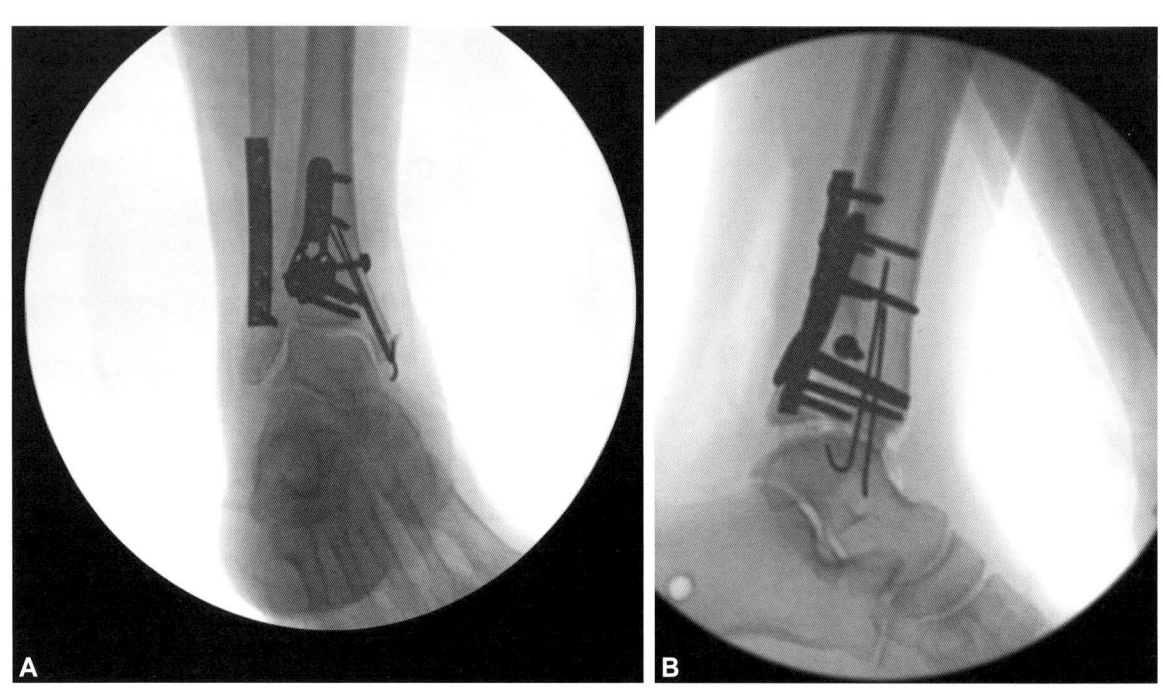

图28.9 踝关节骨折术中X线片

（A）前后位X线片 （B）侧位X线片

1/3管形钢板固定腓骨骨折，胫骨远端钢板固定后踝骨折，张力带固定内踝

2. 手术要点

在腓骨干的体表中心做一个5cm长的纵行切口，腓骨远端骨折时则需延长直至超过腓骨末端1cm为止，而在腓骨干骨折时，切口中心位于骨折断端部位。切口经过皮肤及皮下脂肪，直接解剖到腓骨远端骨面形成一个厚皮瓣，以便后期覆盖植入物。在切口的近端使用组织剪来扩张软组织并识别腓浅神经。

一旦到达骨面，在骨折断端的近端和远端锐性切除约2mm的袖口状骨膜，以便更清楚地识别腓骨皮质的骨折。刮除和灌洗骨折端，清除嵌在骨折部位的血肿及软组织，以便更清楚显示骨折的边缘。

将1/3管形钢板靠向骨面并用锯齿状持骨钳（或持扳钳）将其固定在近端骨折段上。创造出一个外侧（或后侧）皮质，使远端骨折块可以复位。在钢板的孔间用钳把持住，以便在钢板与骨之间产生最大加压作用力。用另一把锯齿状持骨钳将腓骨远端骨折块靠向钢板，复位骨折端并维持复位状态。在严重粉碎性骨折的情况下，可能难以通过直视下评估腓骨解剖长度是否已经恢复。在这种情况下，应通过前后位的透视图像来确保腓骨尖端与距骨外侧突所构成的正常匹配关系恢复，这也称作"硬币征"（图28.10）。评估腓骨长度恢复的另一种方法是通过一个未受损伤的踝关节前后位X线图像进行测量距骨角度，这角度由平行于踝关节面的切线与经内、外踝末端之间的切线所构成（正常是8°~12°）（图28.11）。患侧踝关节应恢复正常的距骨角度。

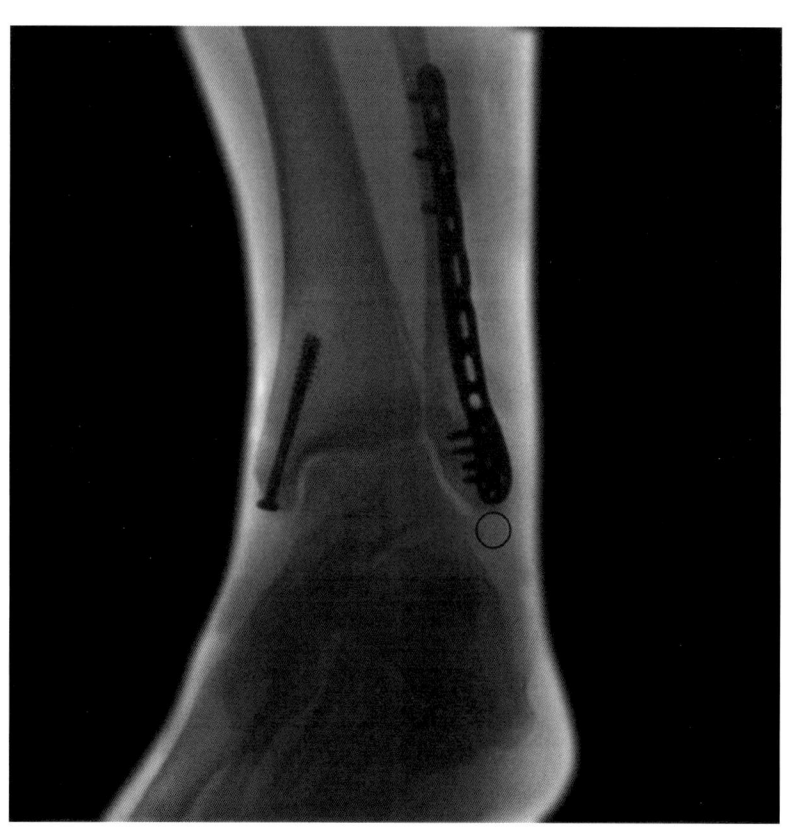

图28.10　"硬币征"可证明腓骨长度得到恢复

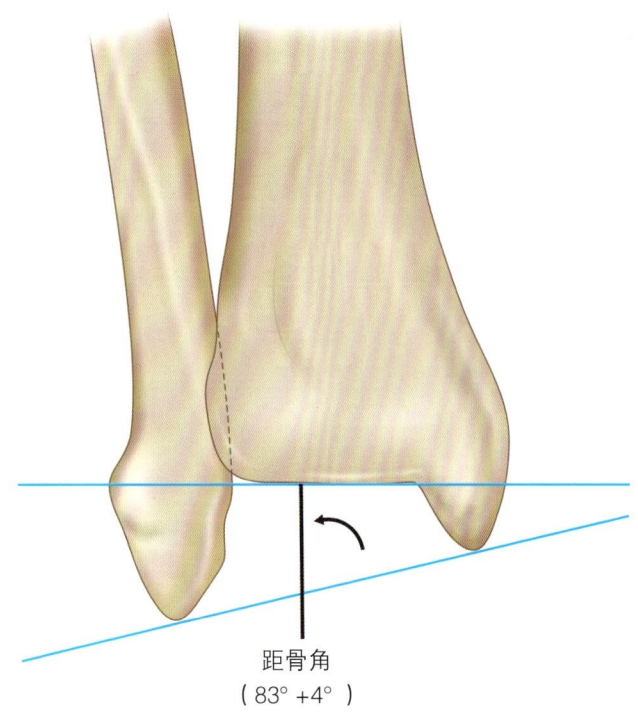

距骨角
（83° +4°）

图28.11　距骨角测量评估腓骨长度的恢复情况

　　一旦骨折复位，置入皮质螺钉，使钢板与骨面之间产生加压作用力。如果采用防滑方式放置后侧钢板，那么第1枚螺钉应放置在骨折线近端上面的螺纹孔。这将产生一个防滑效果，防止远端骨折块进一步向上移位。接下来，评估拉力螺钉放置在经过骨折断端是否可行。如果可行，在此部位，拉力螺钉可以选择通过钢板放置或直接在骨面上放置。最后，拧紧螺钉，以达到腓骨骨折的安全固定。最后通过前后位、踝穴位及侧位的透视图像，以确定腓骨解剖复位与踝穴恢复。

　　接着评估下胫腓联合复合体的完整性。"Cotton试验"指在前后位或踝穴位透视下，使用1个钳子在腓骨上施加向外横向应力。胫腓骨的重叠减少（在前后位和踝穴位上，正常≥10mm的重叠）提示下胫腓联合损伤，需要切开复位内固定治疗下胫腓联合损伤。在腓骨远端水平，由于缺乏软组织覆盖，致使由软组织覆盖钢板表面显得困难。应试图使用一切可用的软组织来覆盖钢板，用2-0薇乔缝线做缝合，形成一层软组织垫。因皮下埋藏的缝线会引起皮肤刺激，并有缝线脓肿形成的倾向，所以建议直接用3-0尼龙线垂直褥式缝合皮肤。塞罗仿纱布和无菌纱布敷料覆盖伤口。无菌棉卷敷料包裹小腿并使用标准的短腿石膏夹板固定，使术后马上达到舒适。术后6周患肢避免负重，之后负重逐渐增加。术后7~10天，一旦手术伤口愈合和缝线拆除，患者应积极主动跖屈和背屈踝关节，防止踝关节僵硬。

　切开复位内固定治疗腓骨远端与腓骨干骨折的经验与教训：

（1）腓骨存在骨质疏松，建议使用锁定钢板以增强骨折固定效果。

（2）粉碎性腓骨骨折的缩短，会导致踝穴复位不良。

（3）通过重建腓骨尖端与距骨外侧突所构成的"硬币征"的正常关系，可以避免腓骨短缩复位不良。

（4）在孤立的腓骨骨折（在双踝骨折的情况下，固定内踝；在三踝骨折的情况下，固定内踝和后踝），
　　固定腓骨后，应进一步检查下胫腓联合复合体的完整性。

（二）手术固定治疗内踝骨折

1. 术前规划

　　所需的仪器包括小型器械和透视机器。附加仪器包括克氏针，骨折复位工具和扎实的非可吸收缝线。切开皮肤前，常规使用大腿止血带，充气到高于收缩压100mmHg以上。最常见的骨折类型是一个横向的内踝骨折（旋后外旋、旋前外旋和旋前外展），最好使用2枚平行的4.0mm×40mm部分螺纹拉力螺钉固定，螺钉平行且垂直于骨折线（图28.8）。

　　旋后内收型踝关节骨折产生垂直骨折线。这类型骨折可使用2枚4.0mm的部分螺纹螺钉平行于关节面放置固定，或以1/3管形钢板以支撑的方式放置固定（图28.12）。严重粉碎性内踝骨折也可以用1/3管形钢板以桥接的方式固定。小而横形的内踝骨折如前丘或后丘骨折或极远端内踝骨折将无法采取2枚4.0mm螺钉固定，因此，此类骨折可以使用张力带结构固定以获得足够的稳定性（图28.9）。

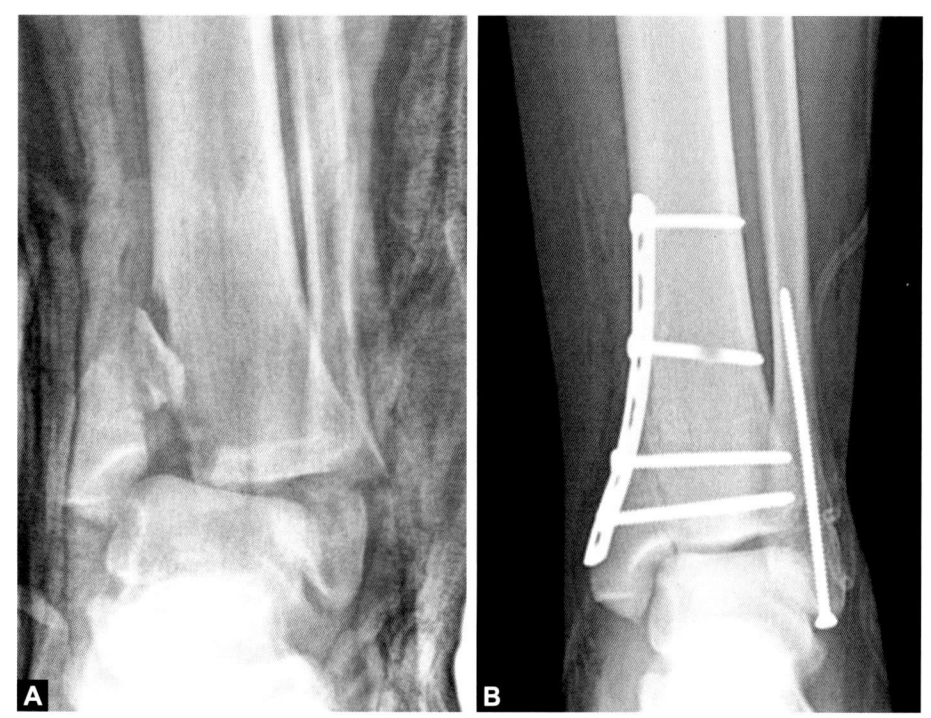

图28.12　踝关节骨折切开复位内固定
（A）旋后内收型骨折术前X线片　（B）旋后内收型骨折切开复位内固定术后X线片

2. 手术要点

　　在踝关节前内侧内踝表面做4.0cm的弧形切口。识别和牵开横跨手术区域的大隐静脉和伴行的2条隐神经

分支。暴露内踝骨折的外侧和前侧面，易于复位。切除骨折部位的近端和远端2.0mm的骨膜袖，便于识别内踝骨折的皮质。刮除和灌洗骨折部位，清除嵌在骨折部位的血肿及软组织，以便更清楚地显示骨折边缘。使用有齿镊外翻远端骨折块，显露胫距关节。检查距骨穹隆以确定骨软骨损伤和/或关节面损伤。彻底冲洗关节，以去除已移位进入关节内的软组织和碎骨块。

冲洗关节，暴露骨皮质后，进行骨折复位。横向的内踝骨折复位，倾向于使用以下两种技术之一。第一种复位技术，使用有齿镊来操纵远端骨折块达到复位，然后使用1.6mm克氏针垂直贯穿于骨折块中心的骨折线，维持临时复位。通过将克氏针放置于远端骨折块的中心，克氏针的前方和后方空间允许良好地分布2枚平行的拉力螺钉，并可垂直置入骨折端。第二种复位技术，点状复位钳用于复位，确保复位钳的近端齿固定骨折近端，复位钳的远端齿固定骨折远端，使用2.5mm钻头通过导向孔在骨折近端部位钻孔。其次，远端的齿应放置在远端骨折的中间，以允许拉力螺钉分别放置在远端齿的前方和后方。

拉力螺钉置入前，透视检查复位情况，以确保踝穴恢复。一旦达到骨折解剖复位，使用2枚4.0mm×40mm部分螺纹空心拉力螺钉，垂直骨折线方向置入骨折部位，以达到骨折部位加压固定。螺钉的起点是内踝远端，1枚螺钉应放置在复位钳或克氏针前方，而另外1枚螺钉则放置在后方，以达到拉力螺钉实现良好的位置分配。螺钉的置入应在前后位透视下进行，以确保不穿透踝关节。拉力螺钉放置得太近，其效果相当于1枚大的螺钉，消除了使用2枚螺钉的抗旋效应，骨折远端能够产生旋转。

粉碎性内踝骨折，骨折块的皮质对合是很难实现的，使用1块1/3管形钢板，采用3.5mm皮质螺钉跨越骨折部位固定，这就是桥接模式固定的应用（图28.12）。透视下确认内踝的长度、旋转和踝穴的恢复。

在内踝垂直剪切骨折的情况下，常见于旋后内收型的踝关节骨折。这类型骨折通过内踝远端的常规位置，是很难放置拉力螺钉垂直于骨折线部位的。在这种情况下，如果在靠近踝关节的骨折远端有足够的骨量，2枚4.0mm部分螺纹拉力螺钉可以放置在踝关节上方的骨折部位，并平行于关节面。如果在骨折远端的骨量不足以达到足够的固定，使用1/3管形钢板采用3.5mm皮质螺钉以防滑模式进行固定。

小块的内踝骨折因骨折块太小而无法使用拉力螺钉固定时，如孤立性前丘或后丘骨折，可以使用张力带结构固定。使用2枚克氏针垂直于骨折线置入远端骨折块，确保骨折解剖复位固定。双皮质螺钉和垫圈放置在骨折线近端约2cm处，高于且平行于踝关节。固定螺栓或垫圈在骨上之前，结实的不可吸收缝线（5号爱惜康或2号纤维缝线）采用数字8字形固定在近端螺钉（或垫圈）与远端2枚克氏针上。然后螺杆牢靠地固定缝线，而克氏针则被折弯、剪断，埋入远端的骨折块。

注意如果内踝骨折同时联合腓骨骨折进行复位固定时，踝关节的下胫腓联合韧带在这些骨折固定后，应检查以便评价其完整性。"Contton试验"是通过在腓骨周围放置一把点状复位钳，在前后位或踝穴位的透视下施加侧向应力。胫腓骨重叠减少（在前后位和踝穴位上，正常≥10mm的重叠）提示韧带损伤，需要切开复位内固定治疗下胫腓联合损伤。

内踝表面缺乏软组织覆盖，导致埋藏在这个区域的皮下缝线，引起皮肤刺激，并且容易形成针状脓肿。因此，建议直接用3号尼龙缝合线垂直褥式缝合皮肤。伤口覆盖塞罗仿纱布和无菌的纱布敷料。无菌的纤维网包裹小腿并使用标准的短腿石膏夹板固定。术后6周患肢避免负重，之后逐渐负重。术后7～10天伤口愈合后拆除缝线，患者可以主动跖屈与背屈踝关节，防止踝关节僵硬。

手术固定治疗内踝骨折的经验与教训：

（1）横向的内踝骨折，暴露骨折的外侧和前侧，以便在矢状面和冠状面进行解剖复位。这将减少透视时间，因为骨折的外侧和前侧复位表明远端骨折无旋转不良。要求在透视下进行确认。

（2）点状复位钳或1.6mm克氏针是用来复位横向的内踝骨折，应放置在远端骨折块的中间，以使得有足够空间分布2枚拉力螺钉。如果2枚拉力螺钉放得太近，将起到1枚单一大螺钉固定的作用，从而失去其抗旋转的功能。

（3）在透视下置入拉力螺钉，以确保螺钉垂直于骨折线，且不穿透踝关节。

（4）严重粉碎性内踝骨折，考虑使用小钢板以桥接方式固定骨折部位。

（5）在孤立的内踝前丘或后丘骨折的情况下，考虑使用张力带技术来实现牢靠的固定。

（三）切开复位内固定治疗后踝骨折

1. 术前规划

所需的仪器包括小型器械和透视机器。附加仪器包括克氏针和骨折复位工具。切开皮肤前，常规使用大腿止血带，充气到高于收缩压100mmHg以上。后踝骨折通常是由于轴向负荷向量作用于跖屈位的足，产生在冠状面上的典型的垂直剪切力导致胫骨远端后方骨折。如果可以理想的闭合复位，使用2枚4.0mm部分螺纹空心拉力螺钉经皮从前向后进行固定（图28.13）。如果需要切开复位才能获得解剖复位（通过后外侧入路暴露踝关节），使用2枚4.0mm的部分螺纹拉力螺钉从后向前或1/3管形钢板采用抗滑方式沿胫骨远端放置进行固定（图28.9）。在后踝骨折伴有腓骨远端骨折的情况下，应考虑通过后外侧入路进入踝关节，同时暴露两部分骨折块（详见手术入路部分）。

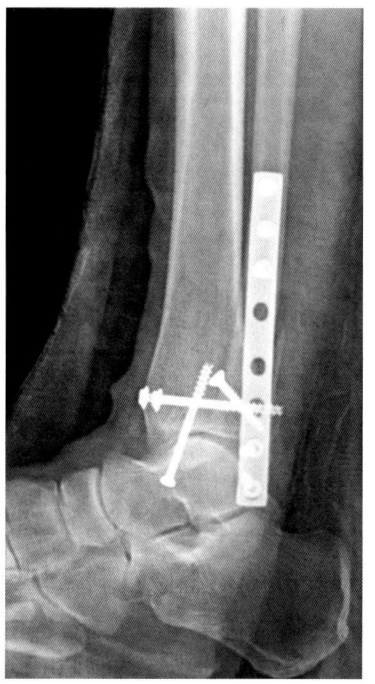

图28.13　踝关节骨折切开复位内固定术后侧位X线片

2枚4.0mm空心拉力螺钉从前向后固定

2. 手术要点

仰卧位，试图对后踝骨折进行闭合复位，使用1个大的点状复位钳的后齿正对跟腱外侧经皮放置在后踝皮质上。接着，在胫骨远端的前方经皮做一个小切口，正位于趾长伸肌与第三腓骨肌腱之间，点状复位钳前齿在胫骨远端的前皮质上。使用侧位透视图像观察复位情况。

一旦达到解剖复位，由前至后经皮放置2枚1.6mm克氏针。在这2枚克氏针和随后放置螺钉的位置，做两个1cm纵行皮肤切口，且两者相距1~2cm。使用钝的止血钳分离软组织，确保前方的血管神经束（胫前动脉和腓深神经）移位偏离原计划的克氏针和螺钉方向。软组织保护器直接放置在胫骨前皮质上，避免克氏针置入时穿透或卷入神经血管束。或者，通过摆动推进克氏针防止卷入神经血管束。然后，止血钳通过切口放回原来位置，保持克氏针与周围软组织分离，通过导针相继置入2枚4.0mm部分螺纹空心螺钉。通过侧位透视图像确认复位情况。

小块的后踝骨折切开复位，最好通过踝关节的后外侧入路。识别和保护腓肠神经与伴行的小隐静脉，其位于跟腱和腓骨肌腱的从浅层至深部的筋膜上。显露后踝，使用大的点状复位钳或克氏针可获得复位。可通过侧位透视图像确认复位。使用2枚4.0mm部分螺纹拉力螺钉进行骨折固定。拉力螺钉不能放得太近，否则将起到单枚螺钉的作用，后踝仍可旋转。

较大的后踝骨折可以使用1/3管形钢板，采用抗滑方式沿胫骨远端后侧放置，以达到更稳定的固定。踝关节后外侧入路可直视后踝骨折。

显露骨折后，常规方式清除嵌插在骨折之间的组织，使用大的点状复位钳或克氏针完成复位。在侧位透视图像上一旦确认达到解剖复位，使用1/3管形钢板贴附在胫骨远端的后侧。骨折近端的钢板螺钉孔先填充螺钉，在骨折近端顶点构成腋窝状，防止骨折向近端位移。然后，在骨折的近端和远端螺钉孔分别拧入双皮质螺钉，直到牢靠固定。在侧位透视图像上确认踝关节骨折的达到解剖复位。

经皮从前向后植入拉力螺钉，切口用3-0尼龙线缝合关闭。如果踝关节后外侧入路时，用2-0薇乔缝线关闭皮下层，3-0尼龙线采取垂直褥式缝合的方式关闭皮肤。伤口覆盖塞罗仿纱布和无菌纱布敷料。用无菌纤维网包扎小腿和标准的AO短腿石膏夹板固定。术后6周患肢避免负重，之后逐渐增加负重。术后7~10天拆除缝线，患者可主动跖屈与背屈踝关节，防止踝关节僵硬。

 切开复位内固定治疗后踝骨折的经验与教训：

（1）经皮闭合复位，拉力螺钉从前向后固定后踝骨折，建议患者在仰卧位，使用侧位透视图像监控下进行。

（2）当经皮置入克氏针后，从前向后植入4.0mm部分螺纹空心拉力螺钉时，应使用软组织保护器或振动钻技术，来保证克氏针或螺钉插入时不会卷入血管神经束（胫前动脉和腓深神经）造成损伤。

（3）俯卧位便于后外侧入路暴露踝关节。外踝与后踝骨折手术也可以通过这种体位与入路进行。然而，使用俯卧体位进行内踝骨折固定是十分困难的。

（四）切开复位内固定治疗下胫腓联合损伤

1. 术前规划

所需的仪器包括小型器械、大的点状复位钳和透视机器。附加仪器包括克氏针和骨折复位工具。对于下胫腓联合固定的最佳螺钉存在争议。传统上，1枚4.0mm四皮质螺钉（螺钉达到胫骨远端内侧皮质固定）或2枚3.5mm三皮质螺钉（螺钉达到胫骨远端外侧皮质固定）可获得下胫腓联合牢靠的固定。涉及下胫腓联合损伤的踝关节，如不需要充分暴露腓骨而进行单独固定，则可以切开或经皮固定下胫腓联合。使用1枚空心4.0mm四皮质骨螺钉或2枚空心3.5mm三皮骨螺钉固定（图28.14）。对腓骨需要固定的踝关节骨折，使用2枚4.0mm四皮质螺钉或2枚3.5mm三皮质螺钉，经外侧1/3管形钢板置入进行下胫腓联合固定（图28.8）。如果在腓骨的后侧或后外侧使用1/3管形钢板采取抗滑方式固定骨折，下胫腓联合螺钉则可直接经腓骨外侧置入。

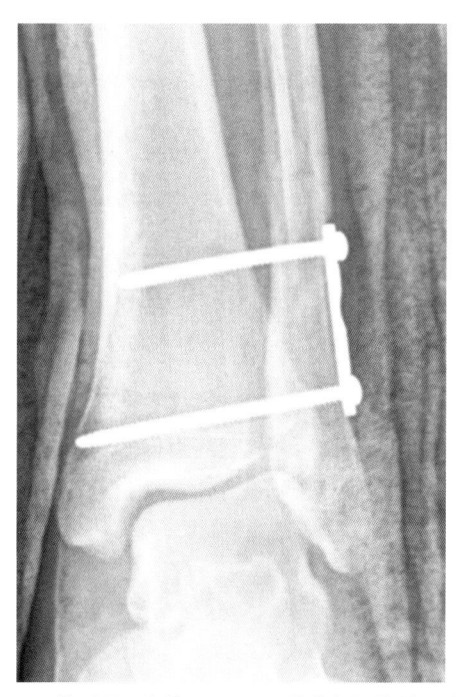

图28.14　前后位X线片显示下胫腓联合损伤的固定方法

2. 手术要点

在双踝骨折、类似双踝骨折（内侧三角韧带断裂的旋后外旋型踝关节骨折）和三踝骨折的情况下，必须对下胫腓联合进行检查，以确定在固定所有骨折块后，下胫腓联合是否稳定。"Cotton试验"检查下胫腓联合的稳定性，通过点状复位钳夹绕腓骨，在前后位或踝穴位透视下施加横向应力。胫腓骨重叠减少（在前后位和踝穴位X线片上，正常胫腓骨重叠≥10mm）提示下胫腓联合韧带损伤，需要进行固定。

在胫骨远端下方放置一块隆起的垫，使跟骨抬离手术台面，以防止腓骨远端相对于胫骨远端向前脱位，从而导致切迹内的腓骨远端复位不良。大的点状复位钳放置在内、外踝尖的踝间轴上。因为踝间轴从远端胫骨的冠状面向外旋转约30°，如果踝关节直接面向前方（通过保证髌骨指向天花板得到确认），复位钳则需要同时相对于胫骨远端向外旋转。复位腓骨远端进入切迹，然后在前后位和踝穴位透视下，确认胫腓骨重叠正常。在侧位透视图像下，确认腓骨远侧尖端位于胫骨远端的后侧（切迹的位置）。如果怀疑复位的可靠程度，应直视下探查下胫腓联合。通过腓骨的外侧入路，在踝关节水平上方腓骨前侧1~2cm处进行锐性解剖，应观察到腓骨远端位于已复位的同轴心的切迹里。

使用1枚4.0mm四皮质螺钉或2枚3.5mm三皮质螺钉从外侧向内侧，并以相对于胫骨远端冠状面向外旋转30°的方向置入。再次使用前后位、踝穴位和侧位透视图像确认复位情况。如果怀疑复位的可靠程度，可对下胫腓联合进行直视下探查。

经皮置入下胫腓联合螺钉的切口，用3-0尼龙线以垂直褥式方式缝合关闭。如果外侧入路是用来固定腓骨骨折的同时直视下探查下胫腓联合的切口，在这个位置的皮下埋藏缝线，常导致皮肤受刺激，形成缝线脓肿。因此，建议直接用3.0mm尼龙线以垂直褥式方式缝合关闭切口。塞罗仿纱布和无菌纱布覆盖伤口。无菌纤维网包扎小腿和标准的短腿石膏夹板固定，术后马上获得舒适。术后6周患肢避免负重，之后负重逐渐增加。术后7~10天伤口愈合后拆除缝线，患者应主动跖屈和背屈踝关节，防止踝关节僵硬。一旦完全负重后，下胫腓联合处会产生相对运动，因此下胫腓联合螺钉断裂是很常见的。不需拆除这些断裂的螺丝，并不会造成患者的进一步不适。

 切开复位内固定治疗下胫腓联合损伤的经验与教训：

（1）在胫骨远端下方放置一个隆起的垫，可防止腓骨远端相对于切迹向前移位。因为通过对距跟韧带和距腓韧带的牵拉，一个向前作用力作用于跟骨将会引起腓骨远端向前移位。

（2）从放射学角度观察，如果前后位和踝穴位的踝关节透视图像上，胫腓重叠≥10mm，且侧位透视图像上腓骨远端位于胫骨的后1/3位置，则说明下胫腓联合已复位。

（3）如果怀疑下胫腓联合复位的可靠程度，可通过腓骨外侧入路直视下探查腓骨远端相连接的胫骨切迹。

（4）使用1枚4.0mm四皮质螺钉或2枚3.5mm三皮质螺钉，均可达到牢靠固定下胫腓联合的作用。

七、疗效

文献表明，随着手术固定后时间的推移，患者预期的踝关节症状将得到改善。Egol等对手术后患者的功能疗效进行报道。1年内，88%的患者没有或仅有轻度踝关节疼痛，90%的患者在日常活动上没有受到限制或仅在娱乐活动时受限。6个月至1年内，患者的踝关节功能有显著改善。预后较好的因素包括年龄＜40岁、男性、没有糖尿病和较低的美国麻醉师协会（ASA）评分。另一项研究表明，这些相同因素可以预测回归体育活动。

在不同的类型案例中，Lash等发现，在踝关节骨折2年后得到相似疗效。总体而言，77%的患者取得了优良的疗效。尽管如此，这项研究也报告了许多患者的功能残留障碍，特别是持续不稳定性踝关节骨折并接受手术治疗的患者。Philips等在一项对71位患者的前瞻性随机研究中发现，不稳定性骨折类型的患者接受手术治疗后疗效较好，但差异无统计学意义。

对不稳定性踝关节骨折，不包括外踝骨折，当内踝和/或后踝也骨折时，患者的疗效会更为糟糕。Tejwani等报道，通过对旋后外旋型踝关节骨折患者1年的随访，发现内踝骨折的患者相比内侧三角韧带断裂而无骨损伤的患者，肌肉骨骼功能短期评估评分显著降低。Bhandari等还发现，内踝骨折的疗效预后更差。在1年内，存在后踝因素的不稳定性踝关节骨折，同样被认为是疗效差的一个独立预测因子。上述研究结果表明，旋转性踝关节骨折、骨损伤对踝关节造成的伤害较韧带更为严重。

对下胫腓联合损伤的患者而言，为达到最佳疗效，牢靠的固定是至关重要的。Pettrone等对146例患者的踝关节骨折研究中发现，术前下胫腓联合损伤有影像学证据，与差的疗效并无关联性。尽管如此，术后存在下胫腓联合不稳定，将对最终疗效产生不利的影响。另一病例组同样证实，对于需要横向固定下胫腓联合的患者而言，下胫腓联合复位程度，作为影响功能预后的主要因素。Egol等发现，需要对下胫腓联合固定的患者，比需要对内踝固定的患者预后更差。虽然文献中对下胫腓联合损伤的预后影响存在相互矛盾的报道，但是这种损伤如获得解剖固定，将给患者提供一个获得满意疗效的最佳机会。

既往并发症的存在也会影响患者的预后疗效。对患有糖尿病踝关节骨折的患者进行回顾性研究中发现，该人群有较高的住院死亡率和术后并发症发生率，以及相对于非糖尿病的患者需要更长的住院时间。同样，周围血管疾病已被证实对术后疗效有不利的影响。肥胖是否对踝关节骨折的远期疗效有影响尚不太清楚，存在争议的报道就是肥胖是否可作为疗效差的独立危险因素。尽管如此，存在严重合并症（包括肥胖）的患者，告知其自身状况可能对手术过程和整体疗效产生不利的影响。

八、并发症

踝关节骨折进行内固定手术治疗，常见并发症包括：①感染与伤口破裂；②早期钢板内固定失效；③畸形愈合；④骨不愈合；⑤晚期下胫腓联合增宽与下胫腓联合不稳定；⑥腓骨肌腱炎。

（一）感染与伤口裂开

所有踝关节骨折接受手术治疗的感染发生率为0.93%～8.6%。文献报道的广泛感染率是由于缺乏对浅表和深部感染率加以区分。对加利福尼亚出院的数据库中57183例接受踝关节骨折切开复位内固定手术的患者进行回顾性研究。SooHoo等报道，在出院90天内，需要再次住院治疗的伤口感染率为1.4%。特别是糖尿病患者，由于软组织灌注减少导致慢性微血管改变，所以伤口裂开和早期感染发生率要高得多。少量的研究报道，对踝关节骨折的糖尿病患者进行手术治疗的感染发生率为12%～46%。

踝关节骨折手术治疗后的浅表感染表现为蜂窝组织炎，可通过抗生素治疗。伤口边缘坏死通常是由于伤口在高张力下闭合而引起的，这可能会导致表面感染。如果浅表感染进一步加重会导致皮肤裂开，可采用添加抗生素的局部伤口护理进行治疗。深部感染通常存在症状明显的伤口裂开，应采用伤口清洗和清创进行处理。深部伤口感染的后遗症是化脓性踝关节炎，如果担心发生这种并发症，也应该彻底灌洗踝关节。如果固定是稳定的，应使用静脉注射抗生素治疗和保留内固定物治疗。如果固定是不稳定的，应该拆除内固定物，进行外固定或石膏固定，以提供踝关节稳定性，使骨折愈合。

减少踝关节骨折手术治疗后感染的发生率，最重要的因素是延迟手术，直到覆盖踝关节的软组织肿胀消退为止。手术应推迟到踝关节周围皮肤恢复正常的皱纹，说明踝关节肿胀已完全消退，即"皱纹试验"。在手术前，可刺破水疱，磺胺嘧啶银乳膏可用于促进水疱床再上皮化。手术切口应尽可能避开水疱，应采用非创伤性外科技术，尽量减少使用止血带，以降低感染和伤口破裂的发生率。

（二）早期钢板内固定失效

最常见于骨质疏松的情况，导致畸形愈合及踝关节骨折不愈合。为了防止这种并发症的发生，存在几种策略：使用锁定1/3管形板以减少螺钉从骨质疏松骨拔出的概率。腓骨远端放置后侧钢板相对外侧钢板可增加固定强度。因为这种螺钉在关节外，放置在踝关节远端后侧的螺钉可以达到双皮质固定；相比之下，放在外侧板上的螺钉，则必须保持单皮质以防止穿透到踝关节里。使用外侧钢板时，应使用三皮质螺钉内固定，螺钉把持住胫骨用于提高固定的稳定性。在螺钉放置之前，克氏针从远端腓骨尖插入通过骨折部位，以配合螺钉提供更多的结构稳定。将骨水泥注入之前钻孔的螺丝孔中，能增强螺钉固定在骨质疏松性骨中。

（三）畸形愈合

畸形愈合不是手术治疗踝关节骨折的常见并发症，而是非手术治疗不稳定性踝关节骨折的常见结果。腓骨畸形愈合的结果源于腓骨远端的缩短或外旋，导致距骨外侧移位和改变了胫距关节接触面积。腓骨骨折畸形愈合更常见于外侧皮质骨缺损的粉碎性骨折的情况。在这种情况下，为了防止畸形愈合，术中要求必须进行透视。"硬币征"和未受伤侧的踝关节距骨角可作为术中标记，来重建相应的腓骨长度。内踝骨折畸形愈合是由于手术复位过程中旋转不对线造成，可以通过充分暴露骨折的外侧和前方以预防畸形。在矢状面和冠状面上解剖内踝骨的相对面，使复位不良尽可能减少。畸形愈合导致踝穴不匹配，需要翻修手术恢复匹配的踝穴，以达到最佳功能恢复。

（四）骨不愈合

骨不愈合是手术治疗踝关节骨折的另一种不常见并发症，常见于保守治疗不稳定性踝关节骨折。内踝骨不愈合比外踝骨不愈合更常见。手术治疗踝关节骨折不愈合通常继发于手术时未取出骨折部位嵌插的软组织。为了防止手术治疗踝关节骨折不愈合，建议彻底清理骨折部位嵌插的软组织，并在骨折部位周围进行最少量的骨膜剥离术。内踝、外踝或后踝有症状性骨不愈合可以进行骨不愈合翻修，从而达到稳定的固定效果。

（五）晚期下胫腓联合增宽与下胫腓联合不稳定

晚期下胫腓联合增宽与下胫腓联合不稳定对患者的功能疗效造成负面影响。在所有骨损伤固定后，获取术中应力位X线片，对诊断该损伤至关重要。应用"Cotton试验"，将钳子放置夹在腓骨上，对腓骨施加侧向应力，在前后位透视下观察，下胫腓骨重叠是否<10mm（正常值>10mm）。Weening和Bhandari回顾对下胫腓联合进行螺钉固定的39例患者的功能结果，唯一对功能结果有意义的预测因素是下胫腓联合的解剖复位。如果对下胫腓联合复位程度存在疑虑，则应对下胫腓联合进行直视下探查，以确保腓骨远端还纳在胫骨切迹内。

（六）腓骨肌腱炎

这跟腓骨远端骨折后侧钢板固定最为密切相关。Treadwell和Fallet报道Weber B型腓骨远端骨折采用防滑钢板固定的71例患者中，腓骨肌腱炎发生率占2.8%。为了减少这种并发症的发生，建议对1/3管形钢板的末端进行塑形，以使其对腓骨远端的凸面紧密贴合。内固定物拆除后，腓骨肌腱炎通常能得到解决。

九、典型并发症案例

例1：早期感染与伤口裂开的治疗

　　48岁，女性，穿着高跟鞋走在繁忙的地铁站时扭伤了右踝关节，体检显示踝关节严重肿胀，没有开放性伤口。影像学评价显示旋后外旋Ⅳ型踝关节骨折脱位。患者选择闭合复位，石膏夹板外固定，并吩咐严格抬高患肢。伤后5天，进行重新评估，体格检查发现踝关节肿胀明显减轻，"皱纹试验"显示阳性。在受伤10天后进行踝关节骨折内固定手术治疗，使用1/3管形钢板以防滑方式放置在沿腓骨后侧并将2枚4.0mm的部分螺纹空心拉力螺钉置入内踝。术后患者出院。术后第10天拆除缝线，其中外侧伤口的远端1/3处切口裂开，且有浆液状渗液（图28.15）。考虑深部感染，患者被送往医院手术室，对外侧伤口进行冲洗和清创，使用广谱抗生素治疗。

　　对踝关节骨折手术治疗疑似急性深部感染的情况，一开始禁止使用抗生素治疗，直到获得术中深部组织细菌培养结果，以增加细菌培养的阳性率。如果内固定是稳定的，这也是最常见的情况，保留内固定物，以便骨折愈合。采用脉冲灌洗和机械洗涤的方法，减少金属植入物的细菌负荷和相关生物膜形成。术中细菌培养后，开始进行经验性静脉抗生素治疗，覆盖革兰阳性和革兰阴性细菌。推荐每隔12小时使用1gⅣ型万古霉素覆盖甲氧西林金黄色葡萄球菌；每6小时使用3.375g哌拉西林或他唑巴坦覆盖革兰阳性和革兰阴性细菌以及厌氧菌。深部感染患者需要长期抗生素治疗，以确保感染根除。因此，放置1个从外周置入中心静脉的导管，来进行静脉抗生素4~6周的治疗。与传染病咨询医生一起，每周追踪感染实验室值，包括白细胞计数、血沉和c-反应蛋白，以确定何时感染已清除，抗生素可以停止使用。一旦骨折愈合，而感染未被根除，则需拆除内固定物，取决于先前提到的感染实验室值或持续渗液的伤口情况。如果感染已经根除，那么就选择保留内固定物在原位。

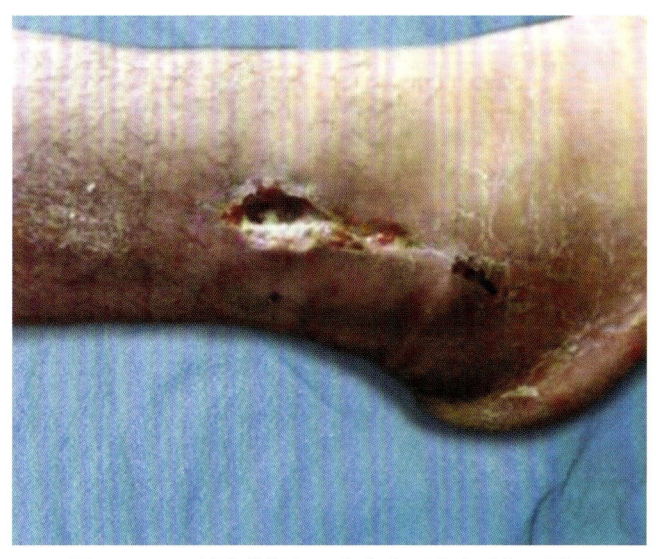

图28.15　踝关节骨折切开复位内固定术后伤口裂开

例2：内踝骨折术后疼痛性骨不愈合的治疗

　　55岁，男性，肥胖、吸烟、患有严重糖尿病，左踝遭受旋后外旋Ⅳ型骨折。影像学显示踝关节骨折移位明显。向患者解释这种类型骨折的手术和非手术治疗的风险、益处和替代方案。建议首选切开复位内固定手术治疗，患者接受手术。复位后内踝骨折使用2枚部分螺纹空心拉力螺钉固定、外踝骨折使用普通解剖钢板进行固定。术后患者使用短腿石膏固定6周，并避免负重。术后4个月随访，患者诉内踝存在疼痛，踝关节摄片显示内踝骨折部位有明显透亮的骨折线，且没有桥接骨痂形成，而外踝骨折已达骨性愈合（图28.16A）。

　　伴有疼痛和/或关节不稳定的内踝骨折不愈合，要求必须达到骨折愈合，以减少疼痛和恢复踝穴。患者被送至手术室，采用前内侧入路暴露内踝骨不愈合部位。拆除2枚部分螺纹空心拉力螺钉，清除骨不愈合部位的纤维组织和萎缩性骨痂。取同侧髂嵴松质骨进行移植，填进骨不愈合部位促进骨愈合。使用埋头克氏针及内踝钢板对骨折部位进行牢靠的固定。手术后，考虑到患者有多种危险因素延缓骨折愈合，予以外部骨刺激器，并使其避免负重延长至12周。在内踝愈合过程中，应进行连续性X线片复查。5个月后的随访，患者踝关节骨折部位触诊无压痛，踝关节X线片显示内踝骨折部位透亮骨折线消失，提示内踝已经愈合（图28.16B）。

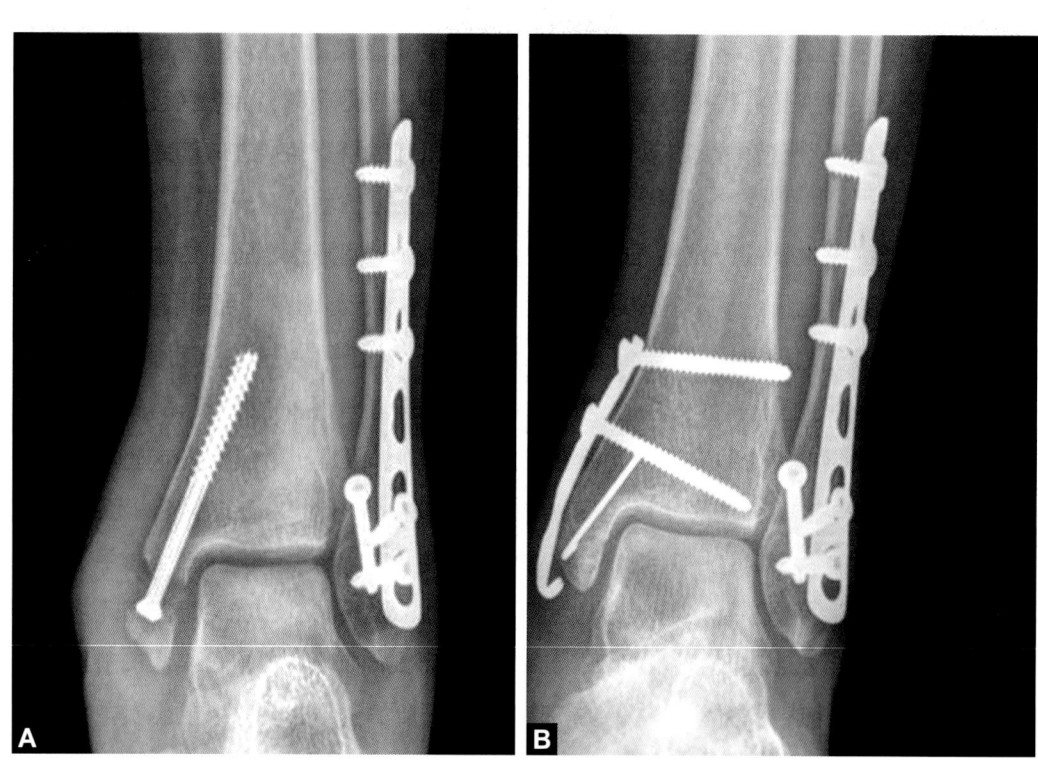

图28.16　内踝骨折术后骨不愈合翻修

（A）内踝骨折固定术后骨不愈合　（B）翻修术后的前后位X线片

例3：关节融合术治疗复位丢失伴有早期创伤性踝关节炎（由Saqib Rehman提供）

　　70岁，女性，低能量跌倒导致双侧踝关节骨折，确定为不稳定性踝关节损伤。双踝骨折切开复位内固定治疗。患者患有高血压、充血性心力衰竭、糖尿病、甲状腺功能减退、结节病和重度抑郁症。据报道，最初的术后病程正常，骨折对线良好。然而，随后2个月暂时失去了对其随访。尽管建议避免负重，但随访时发现已进行了负重，因为存在踝关节疼痛，对线完全丧失，植入物破坏和松动，存在明显的创伤性胫距关节炎症状（图28.17A、B）。鉴于此，需要进一步治疗。

经检查，临床表现为外翻不稳。除了骨折不愈合外，没有任何开放性伤口或明显的感染问题。外翻通过手术操作可以纠正至中立位，但需要外支架维持固定。由于疼痛、不稳定、力线不齐和骨不愈合，建议手术修复重建。X线片显示创伤后出现的胫距关节的骨性关节炎。因此，选择关节融合术。即使翻修性切开复位内固定在维持对线方面是成功的，但痛苦的创伤性关节炎可能会导致不理想的结局。鉴于之前切开复位内固定失败和糖尿病并发症，翻修性切开复位内固定可能无效。此外，糖尿病患者的反复足踝手术增加了感染的风险，所以将关节融合术作为首选方案。

为了排除感染存在作为骨折不愈合的病因可能性，有必要进行详细检查加以排除。但是，对于隐匿性骨髓炎没有高度敏感和特异性的试验。即使存在明显的感染，深部骨活检也常常产生阴性培养结果。然而，通常对可疑病例进行检查，而隐匿性感染的发现可能对最终的治疗产生影响。血液测试包括c-反应蛋白、血沉率和标记的白细胞核扫描。这些检查结果均正常，如同做骨活检和培养一样（图28.17C、D）。据此，可以拆除植入物和进行胫距关节融合。须告知患者，骨形态发生蛋白2（BMP-2）可能以非标记的方式使用（即不按照联邦药品管理局批准的标志使用）。

鉴于难以维持非承重状态的限制，糖尿病以及可能较差的骨质量，所以选择锁定钢板作为固定治疗，而不是单独使用螺钉。外固定也是一种选择，但并不是特别有优势（由于患者使用困难），而且没有明显的感染而显得不必要。利用原来的手术切口（内侧和外侧）。拆除断裂的植入物，切除腓骨远端，剩余的胫距关节面的关节软骨用刮匙清除。试图创建匹配的骨表面和进行骨加压。取自体松质骨，进行局部自体骨移植，并添加注入骨形态发生蛋白2（BMP-2）。使用肱骨近端不锈钢锁定钢板进行固定，这种方式很适合使用这种形状的钢板（也可非标签使用）（图28.17E、F）。维持5°外旋和外翻（外翻5°会更理想）中立跖行位置。使用夹板和外托架直至术后9个月实现骨愈合（图28.17G、H）。虽然在愈合之前螺钉松动伴有轻微的踝关节背屈，但最终获得满意的功能进行走动（图28.17H）。

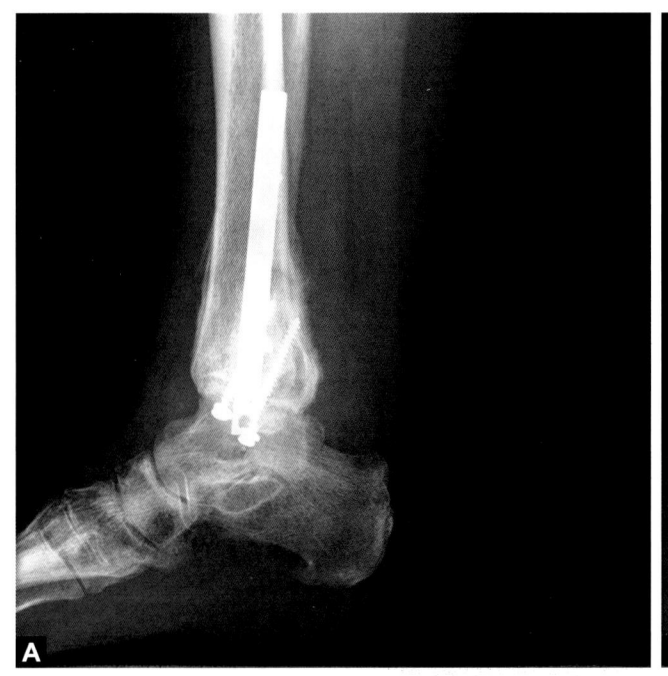
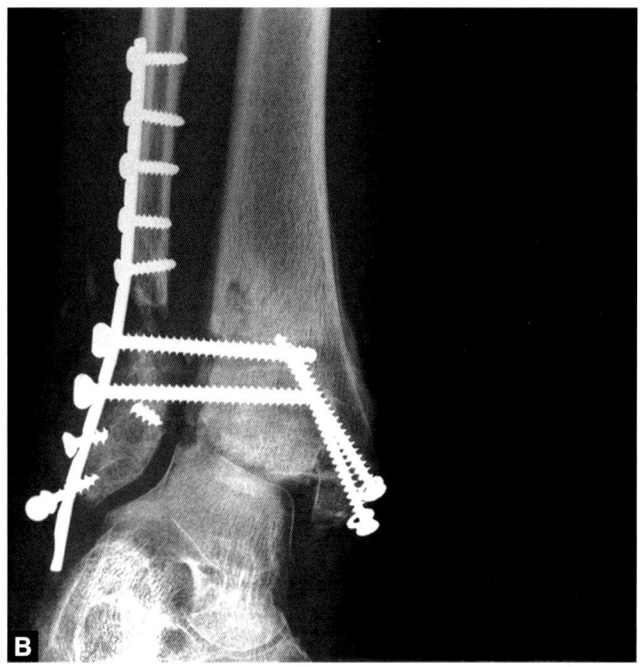

图28.17 踝关节融合术治疗创伤性关节炎
（A、B）双踝骨折切开复位内固定和下胫腓联合损伤固定后的踝关节X线片

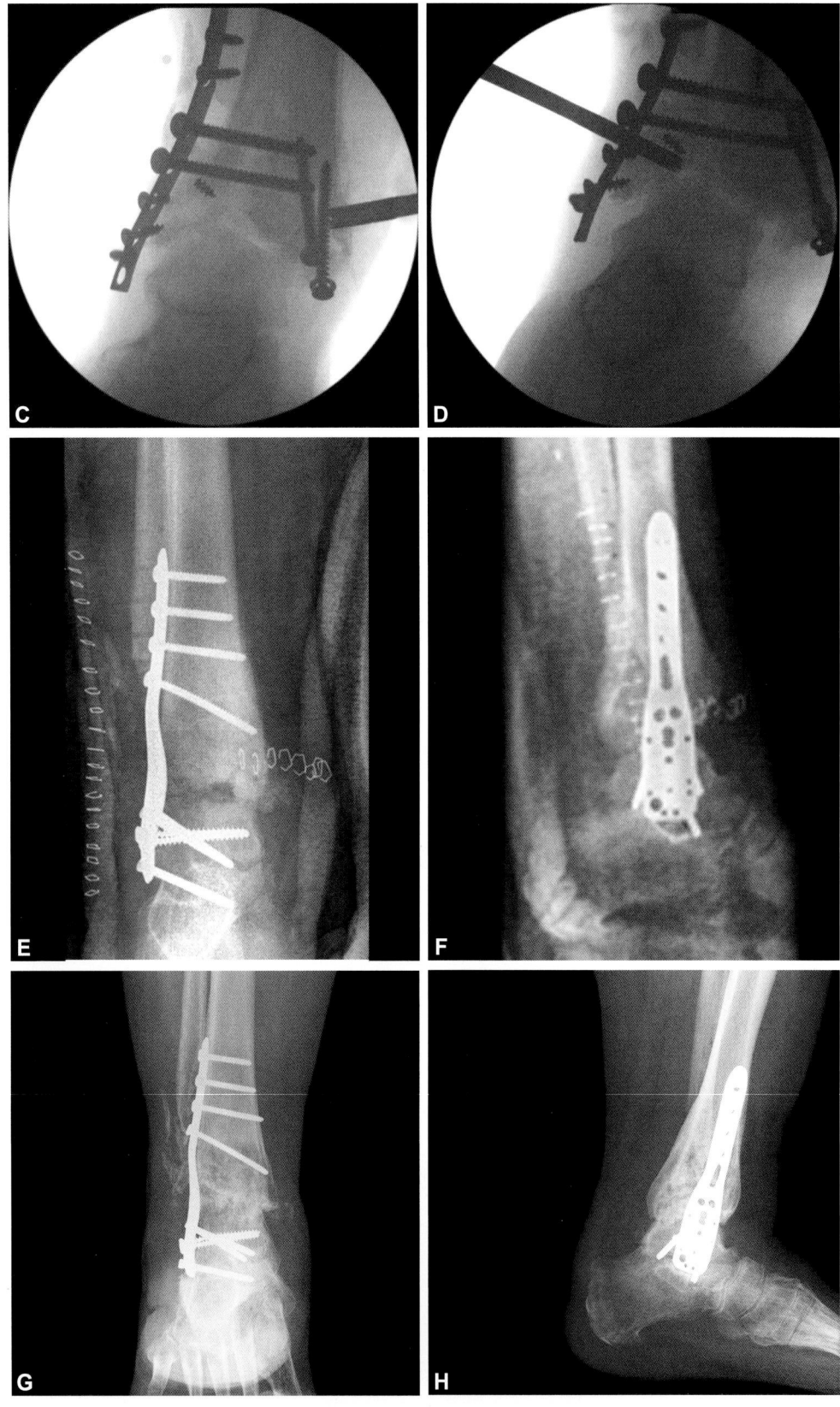

图28.17 （续）

（C、D）内踝和外踝手术活检和培养检查隐匿性深部感染

（E、F）内植物拆除、踝关节融合加植骨与钢板置入术后的X线片

（G、H）踝关节融合成功后的X线片

本案例处理的重要原则如下：

（1）糖尿病是骨不愈合和固定失效的重要风险。固定和延迟负重是预防此类并发症的必要条件。

（2）在骨不愈合的情况下，需要排除感染。

（3）对于踝关节创伤后发生的关节炎，关节融合术通常是一个成功的挽救方案。全人工踝关节置换术也是一个选择，但对于创伤性踝关节炎的治疗，仍没有更好的疗效。

（4）在糖尿病患者中，坚强的固定通常是明智的。虽然钢板内固定并不是典型的用于踝关节融合术的治疗方法，但在特定情况下，基于上述原因选择使用。

十、小结

踝关节骨折是骨科最常见的骨折之一，其发病率呈上升趋势。不稳定性踝关节骨折和下胫腓联合损伤的手术固定治疗，对患者而言，产生了良好甚至极佳的疗效。腓骨骨折需足够的固定，可使用1/3管形钢板和螺钉，其可根据骨折类型的位置和方向，放置在外侧、后侧或后外侧。横向内踝骨折常规使用2枚平行的拉力螺钉固定。然而，如果骨折是严重粉碎性的或垂直剪切的类型，可使用1/3管形钢板分别以桥接或抗滑方式进行固定。后踝骨折可以采用2枚螺钉或使用1/3管形钢板以抗滑方式进行固定。当下胫腓联合损伤，与常见的损伤类型并不关联时，如果术中不施加应力，则很容易忽略。但通过将螺钉穿越下胫腓联合进行固定，也容易将其复位。

踝关节骨折手术治疗后，最具破坏性的并发症是伤口裂开和深部感染。踝关节骨折应在肿胀消退后才行手术固定，且伤口以无张力闭合。此外，非创伤性手术技术以及避开骨折引起水疱区域做切口，可以减少这些并发症的发生。可能会遇到其他的并发症，包括骨折畸形愈合、骨折不愈合、下胫腓联合的不稳定以及早期钢板固定失效。准备好处理这些并发症，将能够更好地治疗这类患者。

（莫勇军　梁旭权　译）

参考文献

[1] Kannus P, Palvanen M, Niemi S, et al. Increasing number and incidence of low-trauma ankle fractures in elderly people: Finnish statistics during 1970-2000 and projections for the future. Bone. 2002;31:430-433.

[2] Court-Brown CM, McBirnie J, Wilson G. Adult ankle fractures—an increasing problem? Acta Orthop Scand. 1998;69:43-47.

[3] Park SS, Kubiak EN, Egol KA, et al. Stress radiographs after ankle fracture: the effect of ankle position and deltoid ligament status on medial clear space measurements. J Orthop Trauma. 2006;20:11-18.

[4] Lauge-Hansen N. Fractures of the ankle. II. Combined experimental-surgical and experimental-roentgenologic investigations. Arch Surg. 1950;60:957-985.

[5] Danis R. Les fractures malleolaires. In: Danis R (Ed). Theorie et Pratique de l'Osteosynthese. Paris: Masson et Cie; 1949. pp. 133-165.

[6] Weber B. Die Verletzungen des oberen Sprungelenkes, 2nd edition. Bern: Hans Huber; 1972.

[7] Fracture and dislocation compendium. Orthopaedic Trauma Association Committee for Coding and Classification. J Orthop Trauma. 1996;10 Suppl 1:v-ix, 1-154.

[8] Ramsey PL, Hamilton W. Changes in tibiotalar area of contact caused by lateral talar shift. J Bone Joint Surg Am. 1976;58:356-357.

[9] Koval KJ, Egol KA, Cheung Y, et al. Does a positive ankle stress test indicate the need for operative treatment after lateral malleolus fracture? A preliminary report. J Orthop Trauma. 2007;21:449-455.

[10] Gardner MJ, Brodsky A, Briggs SM, et al. Fixation of posterior malleolar fractures provides greater syndesmotic stability. Clin Orthop Relat Res. 2006;447:165-171.

[11] Egol KA, Tejwani NC, Walsh MG, et al. Predictors of short-term functional outcome following ankle fracture surgery. J Bone Joint Surg Am. 2006;88:974-979.

[12] Colvin AC, Walsh M, Koval KJ, et al. Return to sports following operatively treated ankle fractures. Foot Ankle Int. 2009;30:292-296.

[13] Lash N, Horne G, Fielden J, et al. Ankle fractures: functional and lifestyle outcomes at two years. ANZ J Surg. 2002; 72:724-730.

[14] Phillips WA, Schwartz HS, Keller CS, et al. A prospective, randomized study of the management of severe ankle fractures. J Bone Joint Surg Am. 1985;67:67-78.

[15] Tejwani NC, McLaurin TM, Walsh M, et al. Are outcomes of bimalleolar fractures poorer than those of lateral malleolar fractures with medial ligamentous injury? J Bone Joint Surg Am. 2007;89:1438-1441.

[16] Bhandari M, Sprague S, Hanson B, et al. Health-related quality of life following operative treatment of unstable ankle fractures: a prospective observational study. J Orthop Trauma. 2004;18:338-345.

[17] Tejwani NC, Pahk B, Egol KA. Effect of posterior malleolus fracture on outcome after unstable ankle fracture. J Trauma. 2010;69:666-669.

[18] Pettrone FA, Gail M, Pee D, et al. Quantitative criteria for prediction of the results after displaced fracture of the ankle. J Bone Joint Surg Am. 1983;65:667-677.

[19] Weening B, Bhandari M. Predictors of functional outcome following trans-syndesmotic screw fixation of ankle fractures. J Orthop Trauma. 2005;19:102-108.

[20] Egol KA, Pahk B, Walsh M, et al. Outcome after unstable ankle fracture: effect of syndesmotic stabilization. J Orthop Trauma. 2010;24:7-11.

[21] Ganesh SP, Pietrobon R, Cecilio WA, et al. The impact of diabetes on patient outcomes after ankle fracture. J Bone Joint Surg Am. 2005;87:1712-1718.

[22] SooHoo NF, Krenek L, Eagan MJ, et al. Complication rates following open reduction and internal fixation of ankle fractures. J Bone Joint Surg Am. 2009;91:1042-1049.

[23] Bostman OM. Body-weight related to loss of reduction of fractures of the distal tibia and ankle. J Bone Joint Surg Br. 1995;77:101-103.

[24] Strauss EJ, Frank JB, Walsh M, et al. Does obesity influence the outcome after the operative treatment of ankle fractures? J Bone Joint Surg Br. 2007;89:794-798.

[25] Lindsjo U. Operative treatment of ankle fracture-dislocations. A follow-up study of 306/321 consecutive cases. Clin Orthop Relat Res. 1985:28-38.

[26] Mak KH, Chan KM, Leung PC. Ankle fracture treated with the AO principle—an experience with 116 cases. Injury. 1985;16:265-272.

[27] Jones KB, Maiers-Yelden KA, Marsh JL, et al. Ankle fractures in patients with diabetes mellitus. J Bone Joint Surg Br. 2005;87:489-495.

[28] Blotter RH, Connolly E, Wasan A, et al. Acute complications in the operative treatment of isolated ankle fractures in patients with diabetes mellitus. Foot Ankle Int. 1999;20: 687-694.

[29] Low CK, Tan SK. Infection in diabetic patients with ankle fractures. Ann Acad Med Singapore. 1995;24:353-355.

[30] Strauss EJ, Petrucelli G, Bong M, et al. Blisters associated with lower-extremity fracture: results of a prospective treatment protocol. J Orthop Trauma. 2006;20:618-622.

[31] Thordarson DB, Motamed S, Hedman T, et al. The effect of fibular malreduction on contact pressures in an ankle fracture malunion model. J Bone Joint Surg Am. 1997;79: 1809-1815.

[32] Mendelsohn HA. Nonunion of malleolar fractures of the ankle. Clin Orthop Relat Res. 1965;42:103-118.

[33] Leeds HC, Ehrlich MG. Instability of the distal tibiofibular syndesmosis after bimalleolar and trimalleolar ankle fractures. J Bone Joint Surg Am. 1984;66:490-503.

[34] Chissell HR, Jones J. The influence of a diastasis screw on the outcome of Weber type-C ankle fractures. J Bone Joint Surg Br. 1995;77:435-438.

[35] Treadwell JR, Fallat LM. The antiglide plate for the Danis-Weber type-B fibular fracture: a review of 71 cases. J Foot Ankle Surg. 1993;32:573-579.

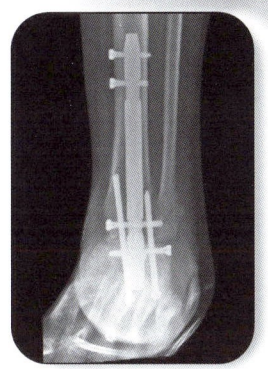

第29章

后足骨折
Hindfoot Fractures

Frank Liporace, Matthew Frank

一、导言

虽然后足骨折在所有骨折中占不到4%，但是距骨和跟骨骨折发病率高。在20世纪绝大多数时间里，这些骨折采用保守治疗，但近20年，手术治疗已成为一个可取的方法。得益于骨科内固定物的技术创新和外科技术的发展，在许多情况下，对这些骨折拥有卓越的处理策略。无论进展如何，跟骨和距骨骨折仍然是令人头痛的损伤，而且经常伴有伤口并发症和缺乏真正的处理共识。本章回顾性总结最近有关跟骨和距骨骨折手术入路的文献，并讨论现代的治疗方案和手术方法。同时，讨论各种并发症及其相关治疗。

二、诊断（跟骨骨折）

高处坠落史、机动车事故或类似的受伤机制，应该怀疑后足损伤的可能。关节内损伤在年轻男性中更为常见，因往往具有较高的能量损伤机制。获取完整的病史，排除其他部位受伤。跟骨骨折的疼痛往往非常严重，以至于忽视了其他重要的损伤，包括常见的脊柱压缩性骨折（见于10%～15%的病例）和其他部位骨骼的类似压缩性损伤，如股骨近端嵌插骨折。

记录慢性疾病，如糖尿病、外周血管疾病或恶性肿瘤，必须认识到其可能影响预后。必须警惕受影响部位以前的受伤或手术。同样重要的是，记录当前和最近的药物使用情况，并询问诸如饮酒和吸烟等社会习惯，这些习惯可能对手术结果产生不良影响。

体格检查

跟骨骨折的患者可能出现疼痛、水肿、瘀斑、足跟或足弓畸形和伤足无法负重。仔细观察所有部位，寻找开放性损伤的证据，特别是多发损伤的部位。

后足触诊，应用手掌心托住患者的足跟，轻轻挤压。疼痛提示跟骨骨折。不应忽视踝关节周围检查，包括第5跖骨底、距骨、舟骨、跖跗关节。血肿或瘀斑延伸至足底远端是跟骨骨折的特殊表现，被称为"Mondor征"。足跟或足弓畸形（足弓的扩大或增宽）被视为跟骨外侧边缘移位和继发水肿，导致患足负重困难和不能内/外翻。

检查胫后和足背动脉搏动，并与健侧比较。确保远端毛细血管充盈时间≤2秒。这对于已存在外周血管疾病的患者尤其重要。如果脉搏不能触及，应使用超声多普勒检测远端脉搏是否存在。在血管功能不全的情况下应获取血管信息，不管其是急性或慢性的。

特别注意任何感觉异常、水肿、苍白、脉搏减弱或足趾被动屈曲时存在严重疼痛，这提示足部骨筋膜室综合征。对膝关节、踝关节和中足的压痛、瘀斑或肿胀进行检查。如果发现阳性结果，则对膝部、踝部和足部行X线检查。

高达7%的跟骨骨折患者可能有对侧跟骨骨折。考虑到损伤机制（即从高处坠落），注意必须彻底检查下肢，以排除双侧损伤的存在。

 跟骨骨折诊断的经验与教训：

（1）进行彻底的神经血管检查。

（2）进行CT扫描。

（3）重视软组织损伤。

（4）寻找伴随损伤。

三、分型（跟骨骨折）

X线片：轴位X线片确定主要骨折线，显示体部、结节、中间突和后突。侧位X线片确定Bohler角。斜位或Brodén位片显示主要骨折线移位的程度。

根据CT图像（轴位和冠状位）对后突和跟骨外侧壁损伤程度进行分型。

Sanders分型基于冠状位CT重建。选择显示最宽的后关节面的冠状位CT图像；然后使用2条垂直线将后关节面分成3个等分；（A-外侧，B-中间，C-内侧）；最后的标识线位于载距突的垂直边界；位于内侧区域的骨折更难以观察到，因此固定起来更加困难。分型如下：

- Ⅱ型骨折：两部分骨折。
- Ⅲ型骨折：三部分骨折伴后突凹陷骨折。
- Ⅳ型骨折：严重粉碎性骨折（考虑主要融合）。

四、手术指征（跟骨骨折）

关于跟骨骨折最好的治疗方法，尤其是移位或关节内骨折的手术治疗，仍存在争议。当腓骨肌腱不受撞击，骨折段不移位（或移位＜2mm）时，优先选用非手术治疗。即使有骨折，如果负重力线对齐且得到充分的维持，关节表面不受影响，也建议非手术治疗。关节外骨折一般保守治疗。50岁以上或先前存在健康状况的患者，如糖尿病或外周血管疾病，也通常采取非手术治疗。接受非手术治疗的患者超过5.5倍概率可能在未来某时间点需要做原发性距下关节融合术。跟骨骨折存在骨折移位段、腓骨肌腱受到撞击或内侧间隙塌陷的，建议手术治疗。Buckley等在2002年提出关节表面的解剖修复，并不一定能转化为更好的临床结果。一项424例跟骨关节内骨折患者的前瞻性随机研究结果显示，手术组和非手术组的结果无明显区别。有研究认为，29岁以下的女性患者和无工作补偿的患者，具有较小Bohler角度和关节内台阶≤2mm的，手术治疗有良好的结果。10%～16%的伤口并发症发生率与手术治疗有关。使用Sanders分型，跟骨骨折的非手术和手术治疗根据以下等级进行处理：

（1）Ⅰ型：固定或早期活动的非手术治疗。

（2）Ⅱ/Ⅲ型（Sanders）：通常手术治疗包括切开复位内固定。

（3）Ⅳ型（Sanders）：非挽救的粉碎性骨折进行非手术治疗，或手术治疗包括切开复位内固定以及关节融合术。

跟骨骨折手术治疗的目的包括：

（1）恢复正常足跟的高度和长度。

（2）恢复距下关节后关节面的力线。

（3）重建后足跟机械轴。通常在骨折后延迟3～14天进行手术修复，特别是存在明显肿胀或骨折水疱形成的情况下，以减轻肿胀。

五、外科解剖、体位与入路（跟骨骨折）

跟骨将体重传导到地面，为小腿肌肉创造一个强健的杠杆。因此，为保存距下关节功能，解剖复位是必要的。上方的跟骨表面是由三个关节面组成；后关节面是三个关节面中最大的，与不那么结实的前、中关节面共同组成距下关节的下方。后关节面是凸起的马鞍形，向后内侧倾斜以支撑距骨体。相反，前、中关节面是较平的，分别支撑距骨颈和头。虽然前、中关节面与后关节面相比较小，但其在单位面积上支撑更多重量。在后关节面及前、中关节面之间存在小斜沟痕非关节的区域。这间隙是骨间韧带，伸肌下支持带和后关节突关节囊的附着点。

跟骨侧位X线片上有两个关键的角。Bohler角通常为20°～40°，由2条线组成。第1条线是从跟骨前突的最高点到后关节面最高点；第2条线是从后关节面最高点与结节的上缘相切。这个角度的减少可能意味着负重的后关节面塌陷。塌陷导致载荷转移至跟骨前方。第2个角为Gissane角，是直接正对距骨外侧突下面和由2根强壮的皮质支柱通过横向延伸形成一个钝角。

第1支柱沿后关节面外侧缘延伸；第2支柱向前延伸至跟骨前突。中间的载距突支撑中间关节面，作为穿过踇长屈肌腱支点。载距突的致密骨是理想的螺钉把持载体。紧贴载距突背侧有神经血管束和深层后间膜室的残留部分。典型的跟骨重建特别注意对后关节面的恢复，然而目前认为重建3个关节突的三维空间关系是至关重要的。

移位的跟骨关节内骨折，通常是高能量创伤所造成的，其次是由高处坠落或车祸造成的。初步评估包括X线片如Brodén位以充分评估后关节面。治疗的重点是重建后关节面。Sanders通过CT分析证实，如果后关节面粉碎仅限于3区域或骨折碎片较少，那么关节修复是可行的。虽然骨折模型存在许多的变化，跟骨关节内骨折、两大骨折块、前内侧与后外侧骨折块这些用以描述骨折模型的表述方法已被接受。Carr等发现2条主要骨折线始终来自骨折模型。第1条线源于Gissane角，传导到跟骨内侧皮质；第2条线从结节的前突延伸，形成内侧和外侧块，并通过前关节面或跟骨长方体关节穿出。载距突的"恒定"片段稳定地保持与距骨的空间关系，因其坚定附着于内侧骨间韧带。然而，如果能量和力的方向足够强大，这种关系也会受到破坏。Essex–Lopresti早期描述了舌形和关节凹陷骨折类型。这些骨折线表示继发骨折于后关节面的后面或下面穿出。此外，后关节面可能粉碎或向跟骨结节旋转。

目前，切开复位内固定治疗的目标，类似于1931年Bohler提出的那些最初概述，即距下关节准确的解剖复位、跟骨解剖恢复、坚强的固定和早期活动。手术时机一直存在争议。软组织应能适应外科解剖的生理应力。当进行正式开放入路时，大多数提倡等待2～3周以达到"充分皱褶"。过早开放治疗可能引起一系列的不良后遗症，如坏死、感染，最终导致并发症增加，有时甚至严重到需要截肢。

外侧直角入路常用于跟骨骨折的手术治疗，已证明有很高的伤口并发症发生率，在某些情况下导致截肢。跟骨外侧软组织的不稳定性，软组织覆盖稀薄加上其脆弱的血管。该区域的血供来自由三动脉吻合形成的血管弓：跟骨外侧动脉（腓动脉的分支）–跟骨区域外侧支，跗骨窦动脉（足背分支）与外踝前动脉（胫前动脉分支）。

最近的一项尸体研究表明，拱门弧形位于外侧延伸切口的边界，是可靠的定位标志。外侧延伸切口不准确可能导致外侧软组织严重缺血损伤。这些并发症的发生率在文献中有很大差异，在一些研究中，轻微伤口裂开的发生率＞25%。在Bezes等对257例骨折的研究中，皮肤坏死的发生率为10%。跟骨骨折切开复位内固定后并发症的发生率与身体质量指数、吸烟、单层缝合和延迟手术时间直接相关。此外，对于跟骨内侧面及支撑骨块，外侧直角入路仅能有限的暴露。

六、手术方法（跟骨骨折）

（一）Essex-Lopresti技术

要复位孤立的舌形骨块或简单关节损伤中的骨折块，经常使用Essex-Lopresti技术。使用1枚斯氏针经皮穿针从后向前方向置入后结节至后关节面底部停止，不穿透关节面（图29.1）。按照Essex-Lopresti方法撬拨斯氏针，使跟骨的后关节面复位。最后，按照基于X线和CT的术前计划，通过经皮穿钉置入多枚2.7mm、3.5mm或空心4.0mm、4.5mm螺钉以交叉稳定骨折线。

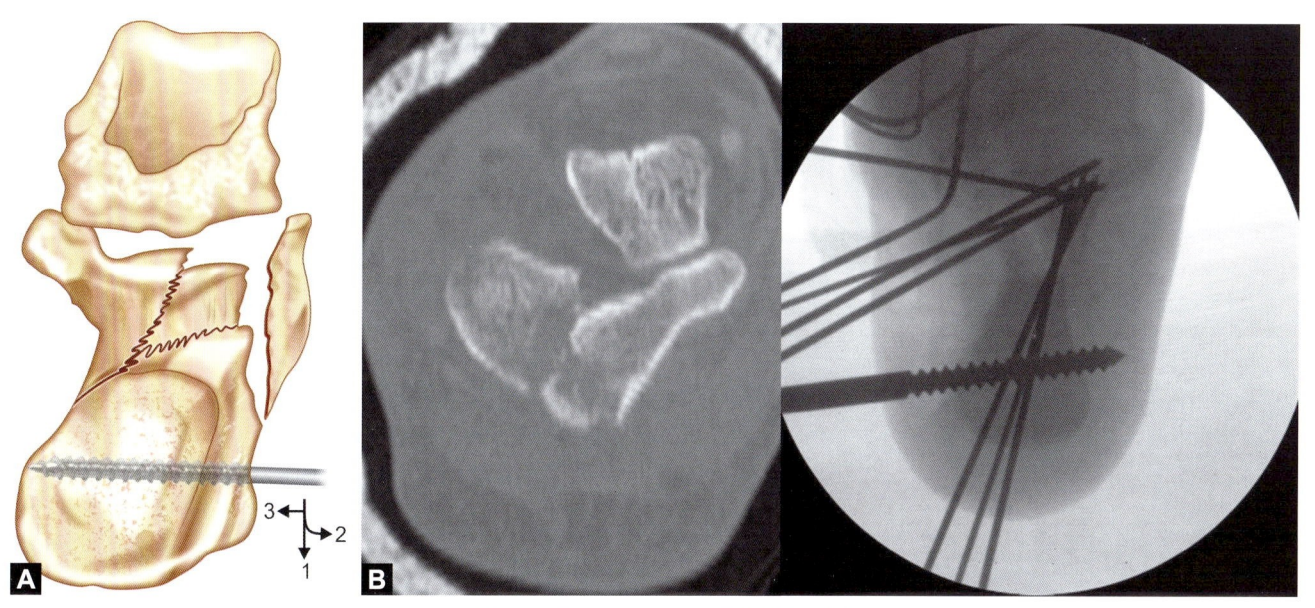

图29.1　Essex-Lopresti技术的示意图
（A）骨折复位前斯氏针经皮置入示意图　（B）通过斯氏针撬拨复位跟骨骨折块的示意图

（二）跟骨外侧延长入路

当处理更为复杂的关节内损伤和粉碎性骨折时，经常使用"标准L形入路"。L形外侧延长切口是由Letournel发明的，是Palmer和Kocher外侧入路的改良，需要掀起包含腓骨肌腱的全厚皮瓣；现代常用跟骨切开复位内固定的入路，提供直接复位后关节面、后外侧骨块和前外侧骨块的途径。切口开始于跟腱前方，略高于跟骨的上部。切口沿腓骨肌腱和腓肠神经远端下方走行，以弧形的方式沿跟骨足底侧缘，终止于跟骰关节。推荐使用弧形切口，可降低中央尖或90°边缘血供被阻断的潜在风险。全厚皮瓣包括骨膜、皮下组织、腓骨肌腱和腓肠神经。皮瓣向上翻起，暴露完整的外侧壁，跟骨上面，距下和跟骰关节。外侧入路成了上述骨折块间接复位，重建其与前内侧或"恒定"骨折块解剖关系所必需的入路。

分离软组织后，移除侧壁并放置于后平面（图29.2A）。随后受冲击的后关节面区域得到减压，如需要复位或临时固定后关节面则可移除外侧壁。然后用1枚5.0mm斯氏针从外向内方向置入后结节处。撬板放置在载距突骨折块和后结节骨块的骨折线之间，以达到减压作用。最后，调整后结节以达到整体的跟骨长度和恢复高度（图29.2B）。同时，足跟"带出的内翻"在斯氏针帮助下纠正宽度。最后，通过使用多枚克氏针，将后结节临时固定到载距突上。在接合处，用拉力螺钉将后关节突与先前减压的关节骨碎块重新恢复至本来的位置，固定到载距突骨块上。通常这些关节骨碎块附着于Gissane角的皮质尖端。最后，通过复位与临时固定处理前方粉碎和移位的骨折块。最终外侧壁被放回原位，并且用拉力螺钉把一块外侧的环形钢板固定到后关节面。

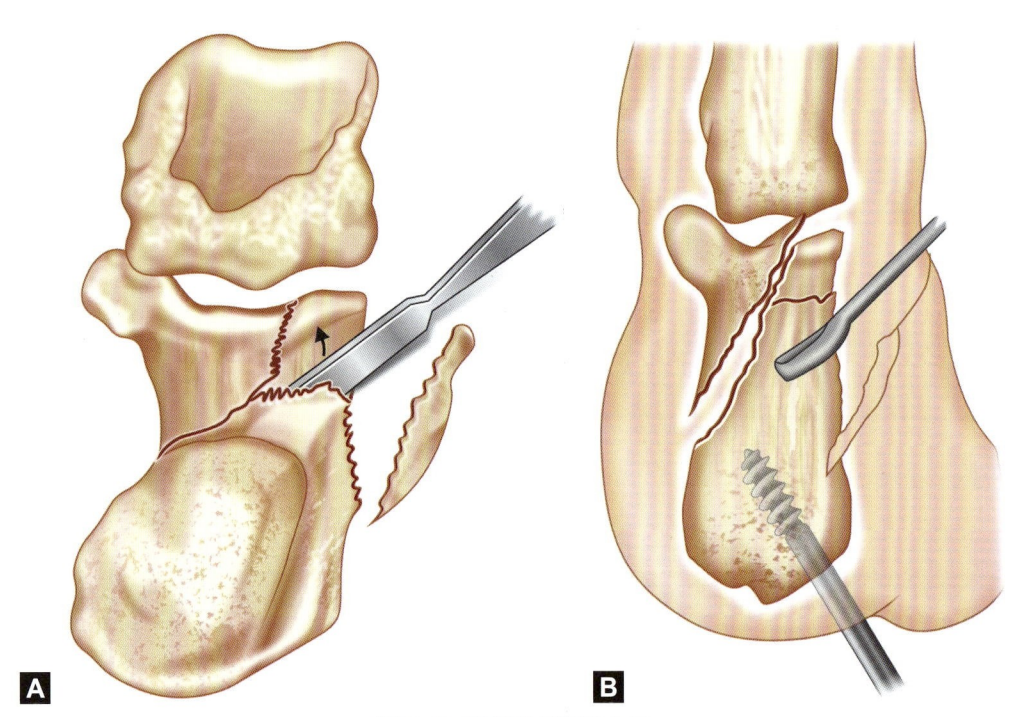

图29.2　跟骨外侧延长入路
（A）移除外侧壁，建立进入主要骨折线和关节骨碎块的通道
（B）斯氏针置入后结节，向"恒定"支柱骨块复位短缩和内翻

（三）跟骨内侧入路

通过内侧入路，可直接复位与主要骨折线平行的后外侧和前内侧骨折块。必须识别和保护内侧神经血管结构。与外侧入路不同，内侧入路可以在直视的条件下复位距下关节面、后外侧骨折块和松解踇长屈肌腱。采用内侧入路是因为此入路有助于结节和内上的骨折块解剖复位。这些骨碎块的复位对于后关节面解剖复位是必要的。

Liporace等的数据显示，载距突移位伴关节内移位的跟骨骨折，累及后关节面的，发生率＞20%，使"恒定骨折块"不再是常数。为了处理好发病率、并发症和在"分水岭"区延长切口的相关问题，采用改良的外侧入路，在载距突移位的情况下可结合内侧入路，该方法可用于这些骨折的早期治疗。

内侧入路有助于减小这一角度，也有助于将载距突固定到后结节上。外侧入路对于解剖复位后关节面和跟骰关节仍然是必要的。外侧面跗骨窦上向前侧延伸的曲线切口能够很好地暴露后关节面和跟骰关节于视野中，同时减轻直角伤口愈合的压力。最后应用改良的Ollier入路再做一个小切口，帮助结节复位。这个入路切口长3～4cm，大概位于腓骨远端2cm处，走行于沿腓骨最前面和最后面所做的切线间。然后切口向跟骰关节远端走行3～4cm。趾短伸肌向背侧提起，清除跗骨窦脂肪。保留腓骨肌腱于腱鞘内，根据需要移动。去除关节骨折碎片，经皮置入斯氏针至后结节，这样可以手动调整。当距下关节处受到内翻力时，这个入路还能够直接暴露后关节面的表层。在Gissane角水平从外侧至内侧的视野也很好。如果同时在腓骨远端还有骨折，切口后面可向近端弯曲，以复位和固定腓骨，同时避开"分水岭"区域（图29.3）。

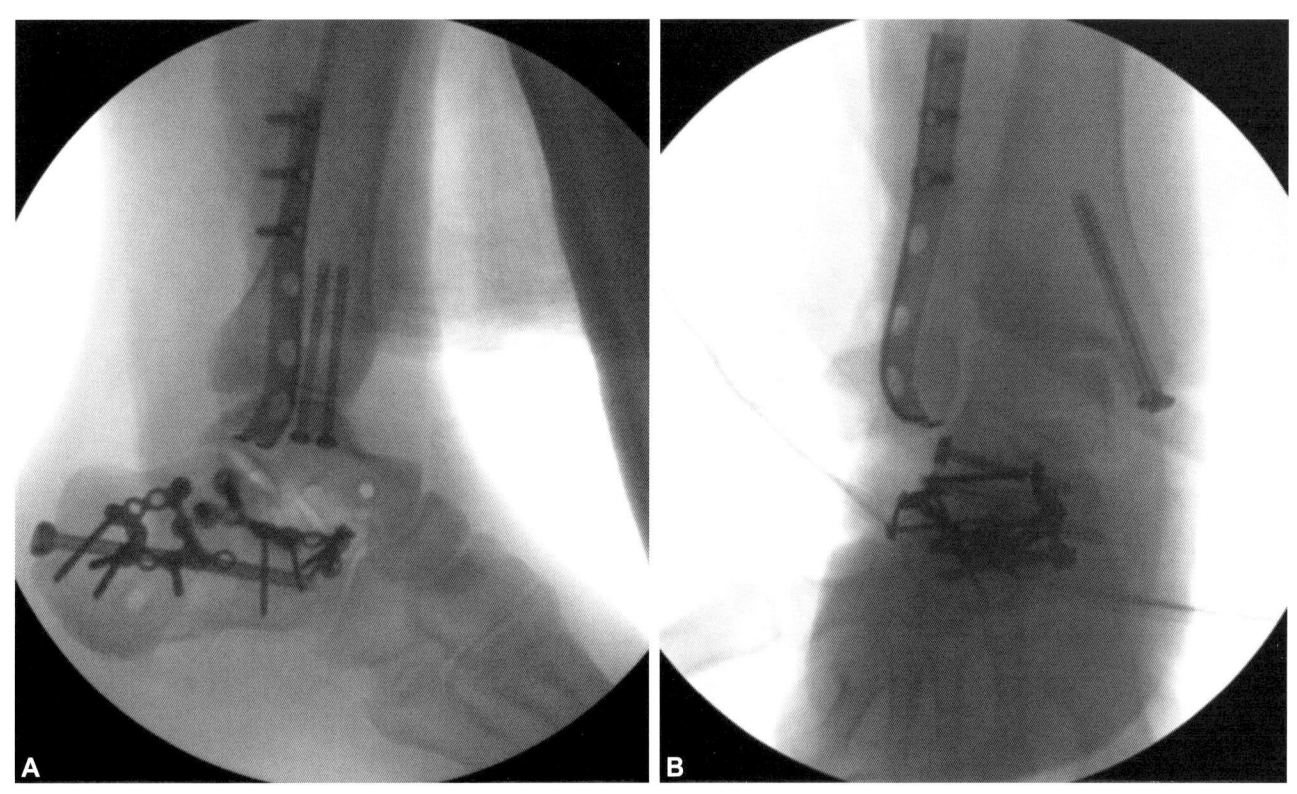

图29.3 伴踝关节骨折的跟骨外侧延长入路
（A）侧位X线片 （B）前后位X线片（外侧切口近端稍微弯曲至踝关节的外侧入路，固定外踝）

如伴有载距突移位或尝试协助后结节复位和固定，可同时行内侧入路切口。复位后，加上螺钉或小块支撑钢板固定，能够重建"恒定"骨碎块和维持后结节复位。以45°角从近后方到远前方在足底部做一个6～8cm切口。这个切口位于内踝后远端和足跟连线的中间点上。对后结节进行全层分离。然后，全厚皮瓣可掀起到达远端载距突，保护皮瓣内的重要结构。根据术前CT规划，切口相对于足底可稍平坦，但深层分离时需要注意在这个区域的神经血管结构（图29.4）。最终固定可以通过两种入路使用钢板螺钉（2.0mm和2.4mm钢板和螺钉）以及空心螺钉来完成。在任何情况下，固定载距突骨折块至后结节和后关节面上均可完成。外侧柱固定也可以通过组合的足踝钢板或多枚长空心螺钉进行（图29.5）。

跟骨骨折切开复位内固定内侧入路，也可以用于开放性骨折，这类骨折经常有内侧伤口需要清创（图29.6）。如果伤口可以彻底清创，患者的感染风险相对较低（例如不吸烟、无糖尿病），如果有必要，可以进行复位内固定和植骨。

跟骨骨折处理的经验与教训：

（1）切取全厚皮瓣，不要分离软组织。

（2）重视软组织，在肿胀或组织水肿时，不要进行开放性治疗。

（3）警惕载距突"恒定"骨折块，这骨块不总是恒定的。

（4）不要忽视腓骨近端检查来排除腓骨半脱位。

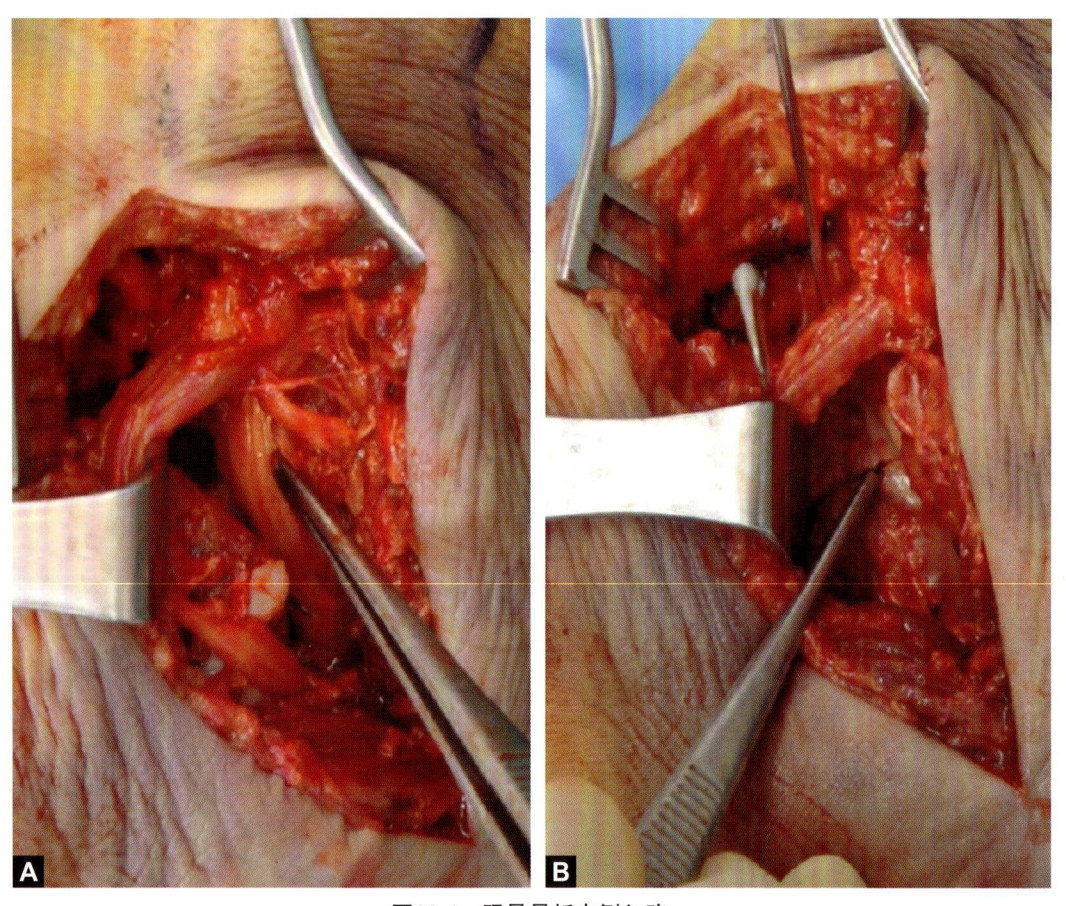

图29.4　跟骨骨折内侧入路

（A）注意神经血管束　（B）注意跟骨后关节面和距骨关节软骨的内侧

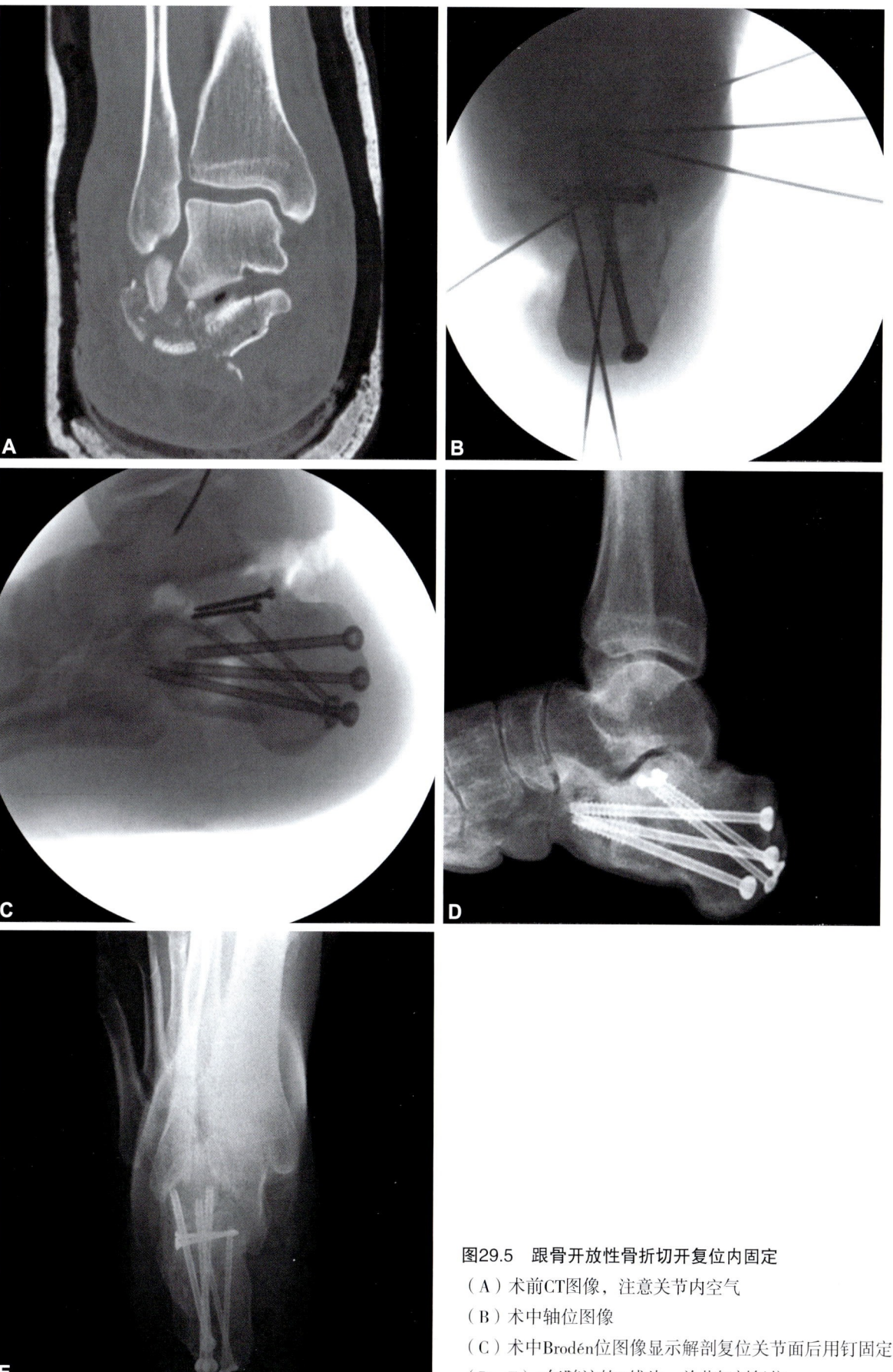

图29.5　跟骨开放性骨折切开复位内固定

（A）术前CT图像，注意关节内空气

（B）术中轴位图像

（C）术中Brodén位图像显示解剖复位关节面后用钉固定

（D、E）1年随访的X线片，关节解剖复位

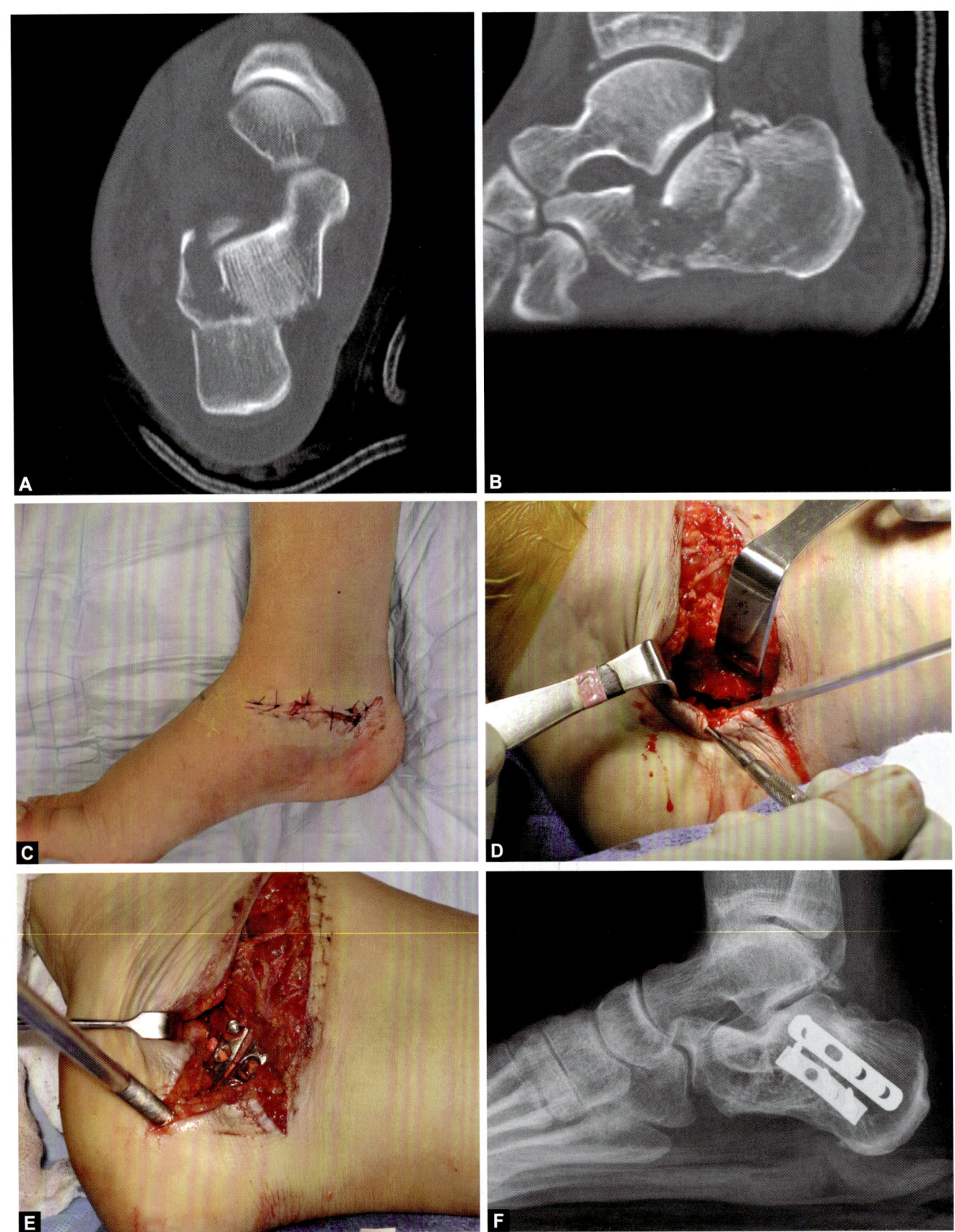

图29.6 跟骨开放性骨折内侧入路切开复位内固定

（A、B）CT图像显示关节内受累小，但伴有骨丢失显著移位 （C）初次清创闭合后伤口外观
（D、E）术中图片显示最初骨折移位，用2块1/3管形钢板固定 （F、G）侧位和轴位X线片

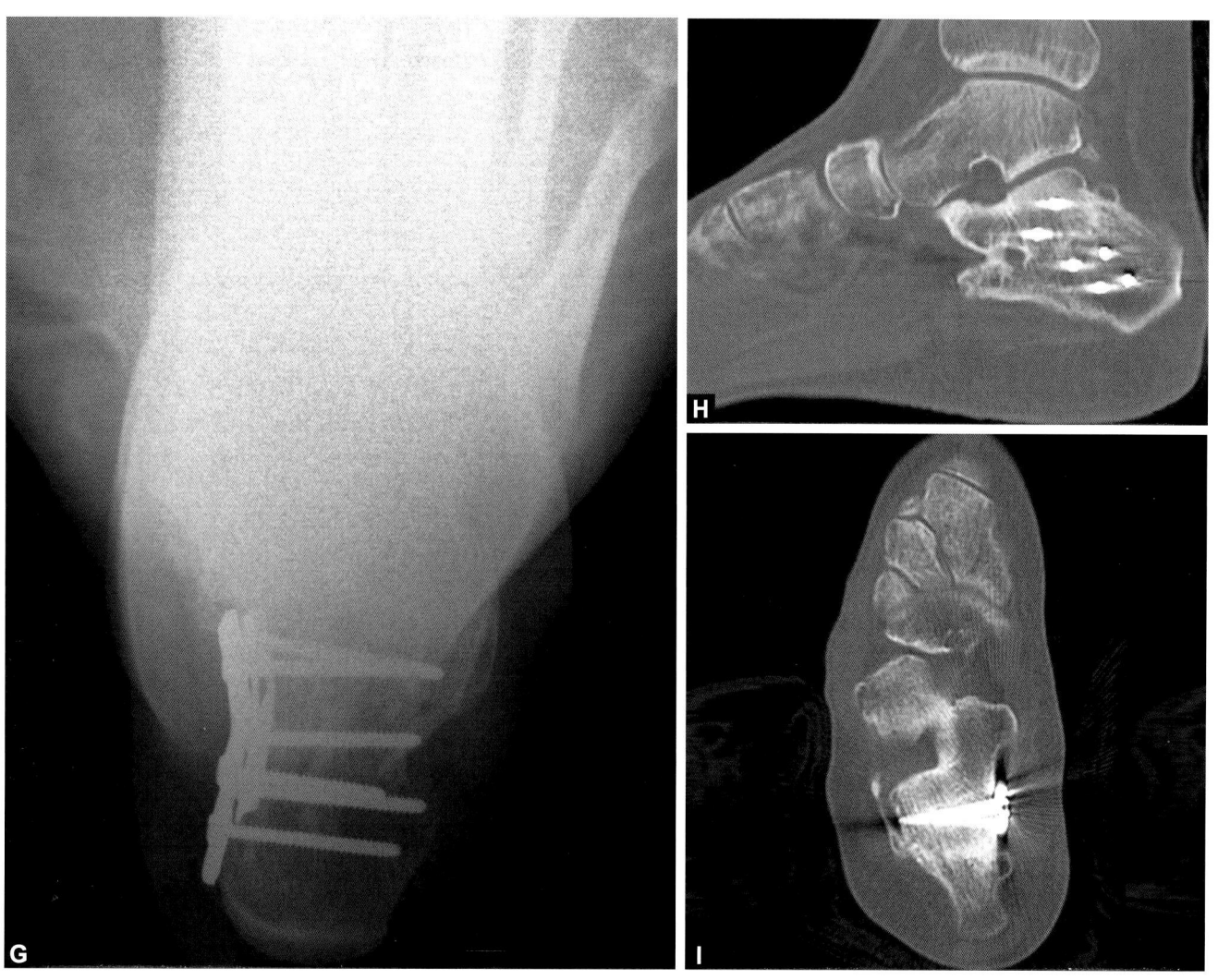

图29.6 （续）
（H、I）CT图像显示整体对位良好，骨折愈合

七、疗效（跟骨骨折）

手术伤口处理包括放置深部血肿引流、分层闭合伤口和覆盖真空辅助闭合引流装置达48小时，促进新生血管形成、增加局部血流量、减少水肿与皮下血肿。Stannard等已证明，在脆弱的伤口处做手术切口后使用真空辅助闭合引流装置有积极的效果。理论上，血管生成、血流量增加和间质液减少可能有助于伤口成功愈合。术后3周拆除缝合，患者开始物理治疗。患者在12周内仍然不能负重。作者已将该方案应用于总共38例骨折。到目前为止，术后CT扫描显示所有骨折获得后关节面解剖复位或接近解剖复位（位移＜2mm），Bohler角和Gissane角恢复，足跟高度、宽度和长度恢复。使用此方案的伤口并发症发生率为2.6%（38例骨折中有1例需要手术清创和抗生素治疗）。

八、并发症（跟骨骨折）

对于解剖复位的重要性，怎么强调都不为过。手术治疗的目的应是重建跟骨结构。在创伤后，不能恢复跟骨宽度和跟骨高度可能会导致患者的隐性疼痛和残疾。外侧壁移位引起足跟增宽，本身可能导致腓骨肌腱和腓肠神经的外侧撞击。因为Bohler角度减少，容易识别高度减少（图29.7），这会对踝关节和步态力学产生不利影响。无法纠正跟骨结节移位可能导致后足内翻，产生深远的影响。内翻的后跟意味着跗横关节仍被锁住，改变步态力学，随着时间的推移，由于负重转移导致创伤后邻近关节骨关节炎。通过使用Stephens和Sanders分型对畸形愈合进行分类，只是好开端的第一步，但也必须获取良好的病史和体格检查。Radnay等报道超过60例有移位的跟骨关节内骨折。其中第1组最初采用切开复位内固定治疗，随后进行了原位距下关节融合。第2组最初采用非手术治疗后发展为症状疼痛的畸形愈合。这组患者随后进行距下关节牵引融合术。切开复位内固定组在融合后有良好的结果，因为切开复位内固定恢复了跟骨外形、力线和高度，便于融合过程，建立一个利于创造更好的长期功能结果的机会。

跟骨骨折常伴有软组织并发症。这些并发症可能发生在手术前后。如果软组织经受不起手术，换言之，如果皮肤没起皱纹，则应推迟手术，对于不稳定性骨折，应使用外固定器进行固定。当伤口在固定后发生破裂时，请整形外科会诊，并决定是否使用负压敷料以及是否带肌皮瓣的最终皮肤移植。

在退化性病变伴或不伴有踝关节和距下关节僵硬畸形的情况下，胫距跟融合是一个非常可行的选择。

外侧距下关节入路可沿腓骨近端延伸，随后切除远端腓骨，可进入踝关节。有时，进入踝关节内侧肩部同时需要一个小的、前内侧的踝关节切口。切除的远端腓骨制作成颗粒用于填充缺损。胫骨远端关节面和距骨圆顶关节面应按描述的做距骨和跟骨表面融合的准备。

踝关节也可以通过前入路直接到达。以踝穴为中心，向踝关节近端延长5cm和远端延长3cm。注意避免损伤腓浅神经及其分支。在趾长伸肌的一侧进行深部解剖，小心注意腓深神经血管束。49例Pilon骨折回顾性分析指出，直接前方入路可降低并发症率和软组织干扰最小化。

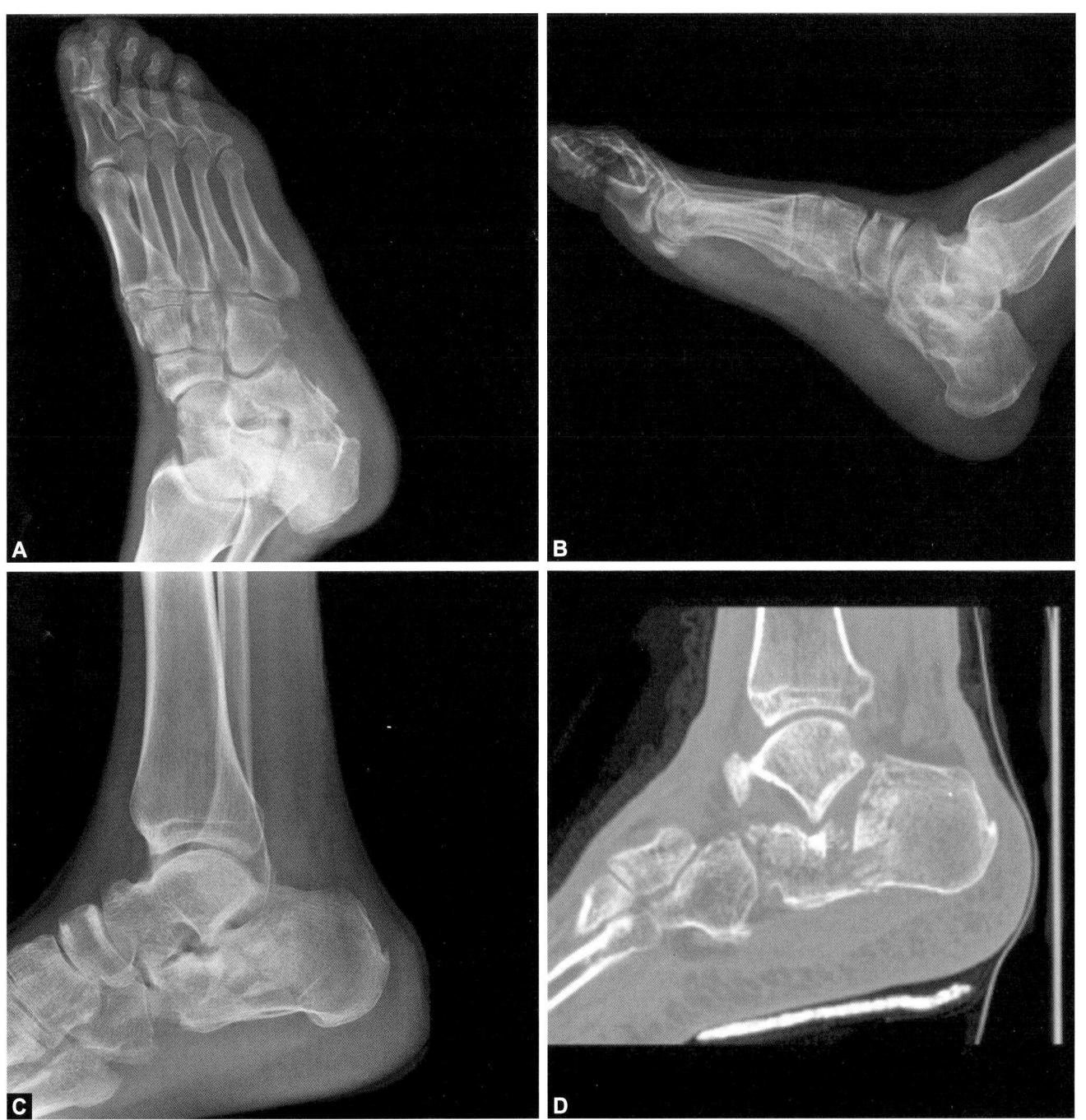

图29.7 跟骨骨折术后感染致复位丢失
（A ~ C）关节内跟骨骨折的X线片
（D、E）术前CT图像

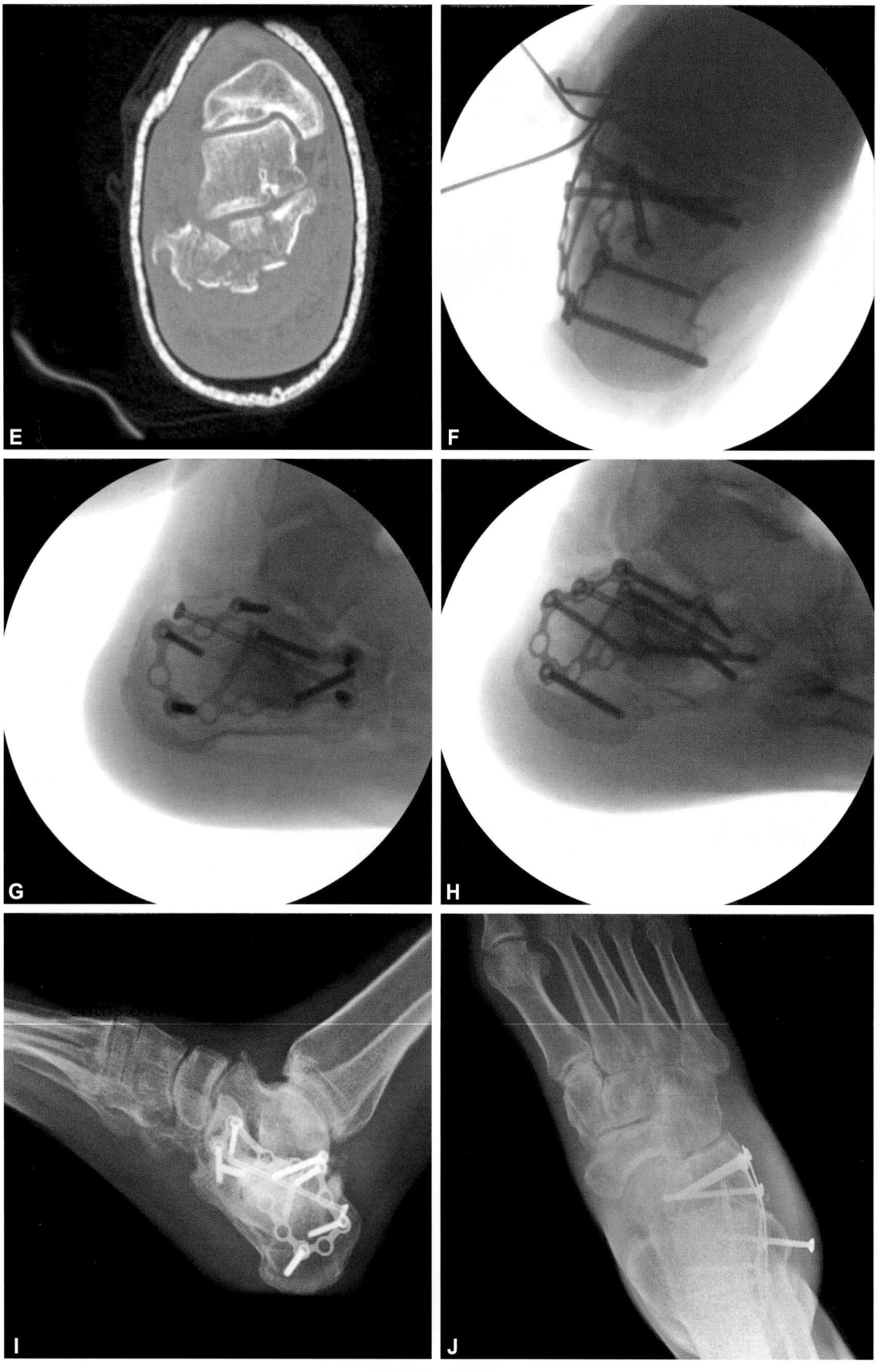

图29.7 （续）

（F~H）术中图像显示高度、关节匹配度和Bohler角的恢复

（I、J）显示在3个月内出现深部感染导致假体松动复位丢失

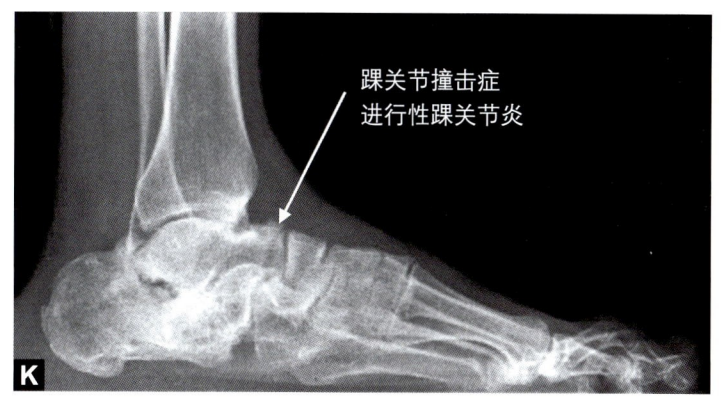

图29.7　（续）
（K）内植物去除后随访的X线片显示高度丢失，水平距骨，进行性踝关节和距下关节炎与前踝撞击

九、诊断（距骨骨折）

本章只讨论距骨颈和距骨体骨折。约有一半的距骨骨折为距骨颈骨折，因为其形状矮胖，皮层相对薄弱。距骨骨折不是关节内骨折，而是关节外轴向移位导致关节不协调。距骨骨折有着很高的坏死率，在19世纪中期，距骨骨折的坏死率高达80%。治疗方法已从距骨切除术演变为当代的切开复位内固定术，功能结果得到显著改善。

大概一半的距骨骨折由高处坠落所致，另外一半由机动车事故所致，其中间接暴力损伤占比＜10%。临床评估常显示踝关节明显肿胀和血肿形成。患者无法负重，踝关节、距下关节和跗骨间关节活动范围大大缩小。检查骨折脱位的患者会发现骨性突出，有皮肤苍白、起水疱、甚至皮肤坏死的危险征兆。对于严重多发伤患者，重点检查后足跟尤为重要。这些损伤需要彻底的神经血管检查。如果脉搏不易触及，则应用多普勒超声检测足背动脉和胫后动脉。应排除骨筋膜室综合征，对无意识或感觉迟钝的患者进行筋膜室测量。

获取标准X线片，包括Brodén位片（图29.8）以充分评估距下关节，Canale位片（图29.9）用以评估距骨颈。CT通过胫距关节和距下关节进行轴位成像，随后进行冠状和矢状重建，以进一步阐明损伤的程度，包括精确的骨折类型、粉碎程度、周围结构/关节的评估，甚至计划手术治疗。

 距骨骨折诊断的经验与教训：

（1）进行彻底的神经血管检查。

（2）进行CT扫描。

（3）重视软组织。

（4）复位骨折脱位，以避免皮肤坏死。

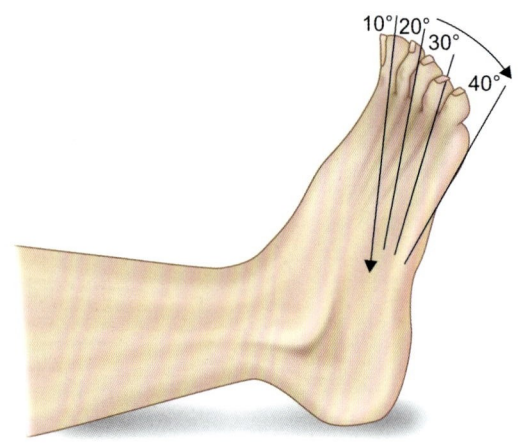

图29.8　距下关节Brodén位片

（如图所示拍摄多张图像，用以评估后关节面复位情况）

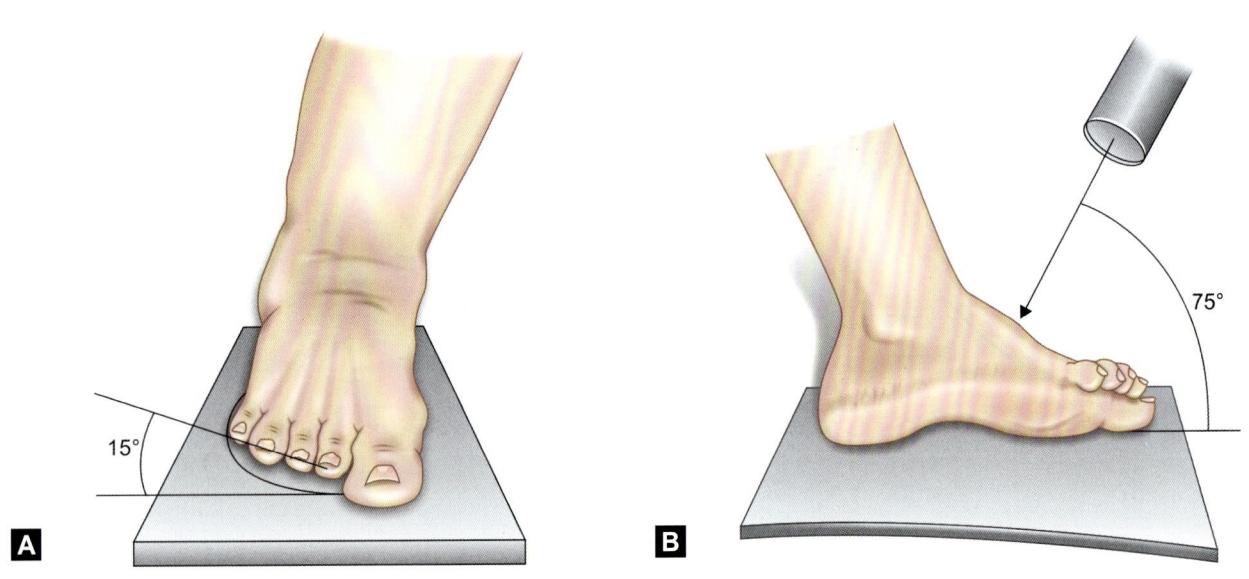

图29.9　距骨颈与距骨头的Canale位片

（A）足内旋15°　（B）球管与水平夹角75°

十、分型（距骨骨折）

　　Canale和Kelly改良后的Hawkins分型，其对整体预后和缺血性坏死的发生率在众多研究中得到了证明。Ⅰ型骨折为无移位的骨折；Ⅱ型骨折涉及距下关节的半脱位或脱位；Ⅲ型骨折涉及距下关节和踝关节同时脱位；Ⅳ型骨折（Canale和Kelley）是在Ⅲ型骨折基础上合并距舟关节半脱位或脱位（图29.10）。

　　由于距骨体骨折累及踝关节和距下关节后关节面，要求精准重建关节面。与距骨颈骨折相比，伴有脱位的距骨体骨折具有更高的骨缺血坏死率。简单来说，距骨体骨折可分为三型：Ⅰ型为完全的或分裂型骨折（水平、矢状、剪切或冠状）；Ⅱ型为距骨突或结节骨折；Ⅲ型为压缩或撞击骨折。

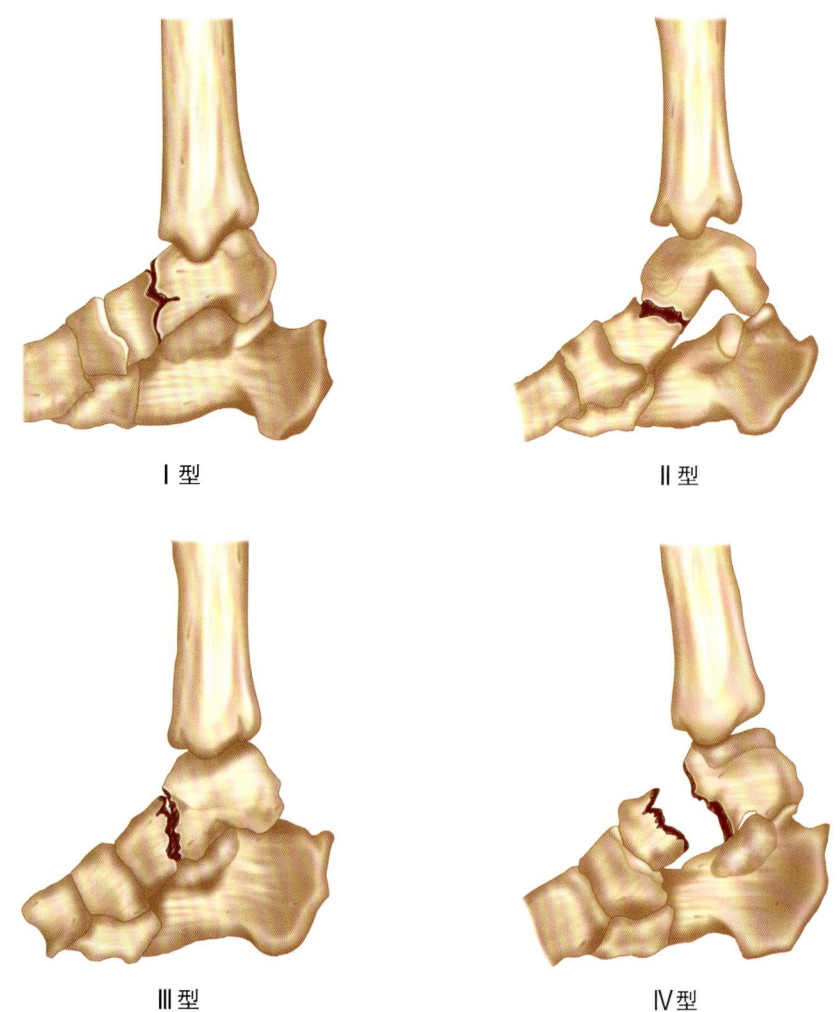

Ⅰ型　　　　　　　　　　　　　　　　Ⅱ型

Ⅲ型　　　　　　　　　　　　　　　　Ⅳ型

图29.10　距骨颈骨折的Hawkins分型

Ⅰ型：无移位的骨折；Ⅱ型：涉及距下关节的半脱位或脱位；
Ⅲ型：涉及距下关节和踝关节同时脱位；Ⅳ型：在Ⅲ型骨折基础上合并距舟关节半脱位或脱位

十一、手术指征（距骨骨折）

根据开放性骨折、骨折移位和软组织的状况做手术决定。如果骨折脱位或距骨颈严重移位或距骨体骨折伴有立即切开复位禁忌证，应在患者意识镇静情况下尝试闭合复位。对于移位的距骨颈骨折，前足最初是极度背屈，随后是通过强有力的跖屈，同时足跟上保持向下/轴向牵拉。通过对骨折块的直接操作，在后足上轴向牵引，可以复位距骨体骨折。

距骨颈骨折的治疗目的是解剖复位，这就需要注意颈部的旋转、长度和对线。尸体生物力学研究已经证明，精准的距骨颈骨折复位有更好的结果。正如尸体研究表明，只要2mm的位移就能显著改变距下关节背侧和内侧或内翻移位的接触面积，引起负重负荷变化。负重负荷特性变化后，前、中关节面接触应力实际变小，但是改变更多局限在后关节面。在另一项研究中，通过距骨颈内侧截骨实现足内翻对线，对后足跟造成了严重影响；足的位置被改变，包括跟骨内旋、后跟内翻、前足内收。距骨颈骨折改变后足力学，是距下关节创伤性关节炎发生的主要因素。

手术时机仍有争议，但是最近的文献已经摒弃了先前的惯例，认为闭合的距骨颈骨折属于真正的骨科急诊。Kellam等认为，损伤程度与复位质量和维持对远期疗效有极大的影响，而非手术时机。Lindvall等对6小时内手术与延迟手术治疗的患者疗效进行比较。发现结果没有明显差别。然而，有评论说，所有开放骨折比闭合骨折表现更为糟糕，骨折愈合率更低、骨坏死率更高，再手术和感染率显著更高。移位的距骨体骨折通常有极高的发病率。Vallier等报道26例随访至少1年的距骨体骨折影像学表现，记录了38%的缺血性坏死率、65%的创伤后胫距关节炎和34%的创伤后距下关节炎发病率。类似距骨颈骨折，预后不良的结果与粉碎性骨折、合并距骨颈骨折和开放骨折相关联。Sneppen等（1977年）回顾了51例距骨体骨折。严重距骨压缩骨折的患者踝关节炎发病率＞50%；如果距骨呈剪切型损伤，踝关节和距下关节创伤性关节炎的发生率为41%，进一步说，大概1/4患者出现踝关节或距下关节骨性关节炎。结论是，距骨体骨折的结果与初始损伤程度直接相关，对于在初期损伤时距下关节和距胫的关节存在半脱位和关节损害的患者，应警惕长期预后不佳。

十二、外科解剖、体位与入路（距骨骨折）

距骨具有独特的形态和功能：没有肌肉附着，其表面2/3由软骨构成，血供脆弱。距骨是足部三个基本关节的组成部分。距骨的凸头与舟骨凹面形成距舟关节。下方、距骨与跟骨形成距下关节。上方、距骨与胫骨形成踝关节。距骨沟是深沟，由前内侧面的足底边界和后关节面形成。以40°从后外侧向前内侧指向；其广泛的外侧形成跗骨窦，内侧形成跗骨管，形成配对一致的跟骨沟。跗骨窦和跗骨管覆盖骨间韧带复合体——强壮地附着于距骨和跟骨之间，和跗骨窦、跗骨管动脉吻合部，其为约2/3的距骨体提供血供。

Helfet和Lorich最近的一篇文章讨论了距骨的动脉血供，发现胫后动脉共提供4个分支供养距骨。各分支的出现部位极不恒定，但所有标本在距骨后结节均有由胫后动脉和腓动脉组成的强大的吻合网。跗骨管动脉与腓动脉的分支——跗骨窦动脉相吻合，不仅存在于跗骨管，而且存在于"距骨本身骨性结构。"同时还注意到，胫后动脉与胫前动脉在距骨颈内侧和上表面之间存在吻合网。因此，建议在外科解剖时要格外小心，以防止对血管的不必要的损伤。具体而言，在双侧入路时避免在背侧和底侧解剖，必须非常小心，以免损伤足背动脉分支和在跗骨管的吻合网（图29.11和图29.12）。

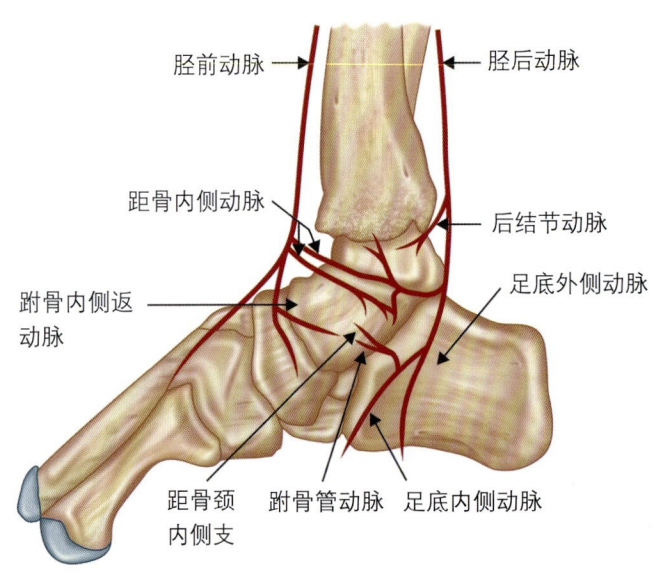

图29.11 距骨颈骨折相关的内侧血管结构

（图中标注：胫前动脉、胫后动脉、距骨内侧动脉、后结节动脉、跗骨内侧返动脉、足底外侧动脉、距骨颈内侧支、跗骨管动脉、足底内侧动脉）

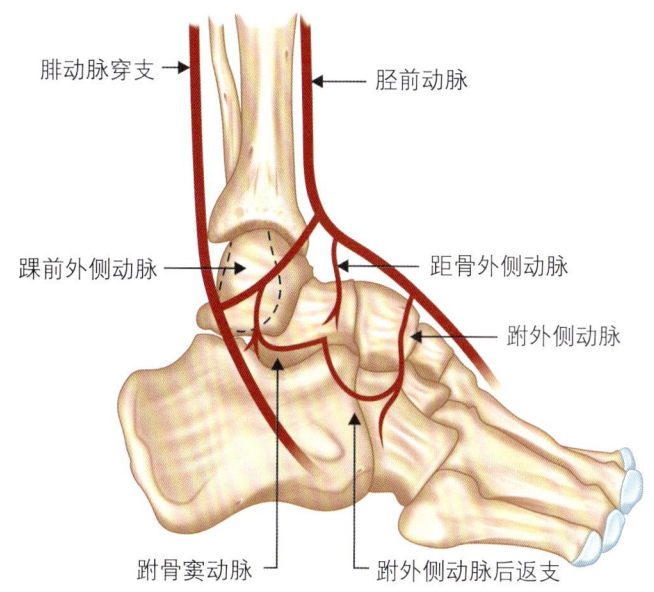

图29.12 距骨颈骨折有关的外侧血管结构

手术复位技术的发展是对骨折模式变化的更深入理解的结果。这种变化决定了各种手术复位和临时固定技术的发展。对大多数技术而言，患者可侧卧位或俯卧位，这是基于手术的选择。俯卧位通常是双侧损伤，允许足踝悬垂下对双侧距骨骨折进行固定。

十三、手术方法（距骨骨折）

（一）距骨颈前内侧入路

前内侧入路仍然是移位的距骨颈骨折的主要切口。处理距骨体骨折时，切口可向近端延伸，且可行内踝截骨以获得更好的暴露。要在内侧面作切口，应从胫距关节水平处开始，后至内踝，沿胫后肌腱向距舟关节延伸。向下分离，分隔胫前肌腱和胫后肌腱。如果切开距舟关节囊，手术结束前必须缝合。如果需要内踝截骨，应行于胫距关节肩部水平，成45°～60°角向近端延伸。截骨可以是横形或人字形。建议为最终固定的2枚螺钉提前钻孔。截骨开始时用锯但接近完成时用骨凿，避免关节表面锯切成曲线，以免改变踝关节肩部的曲度。

（二）距骨颈前外侧入路

距骨外侧入路，或从腓骨远侧末端向第4跖骨基底做切口，或做Bohler切口（图29.13）。体表解剖标志是Chaput结节和第3和第4跖骨干之间的区域。切口从踝关节近端约5cm处开始，向踝关节走行，在Chaput结节的稍内侧，直线向远端延伸，指向第3和第4跖骨基底近端（图29.14）。在解剖过程中必须避免形成部分全厚皮瓣。识别腓浅神经并加以保护，继续分离皮下组织，暴露上、下伸肌支持带、趾长伸肌、第3腓骨肌和趾短伸肌腱（图29.14）。上、下伸肌支持带都要分开。其次，趾长伸肌和第3腓骨肌肌腱，腓深神经和足背动脉牵拉向内侧。在切口远端，可看到趾短伸肌的肌腹，如果需要更大的暴露，可以横向撑开或在起点切断并向远端翻折。腓深神经外侧支和跗外侧动脉在这一水平上出现，应注意保护这些结构。然后切口到达近端胫骨骨膜的水平、踝关节囊及跟骰关节远端。此时，腓动脉穿支在胫骨和腓骨之间，切口近端边缘，应该结扎或烧灼处理此穿支。分离骨膜和关节囊，然后切开跗骨窦脂肪和Chopart关节囊。解剖继续朝向骰骨和第4跖骨的关节。一旦完成，切口暴露允许进入跟骰关节、距舟关节和大部分距骨颈，距下关节的后关节面、踝关节前方和胫骨远端前面（图29.15）。手术完成后，松解肌腱和神经血管结构。从修复上和下伸肌支持带开始，接着修复皮下层。皮肤可用尼龙缝合线间断缝合或皮内缝合，如果担心血肿形成，可在跗骨窦放置引流管。不管使用什么切口，都应该保留腓浅神经的皮支，趾短伸肌从跖侧牵向背侧。

　　值得注意的是，处理距骨颈粉碎性骨折时，如果仅重建内侧骨性标志，则距骨有屈曲和内翻的风险。通常情况下，外侧颈部与外侧突交界处很少存在粉碎的情况。这对于距骨恢复适当的长度和对线至关重要。要进行骨折块特殊固定，使用小的螺钉和微型钢板会有帮助。

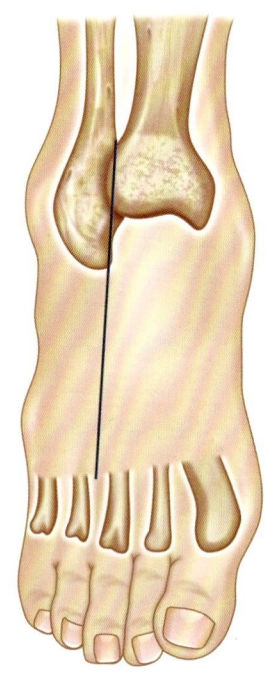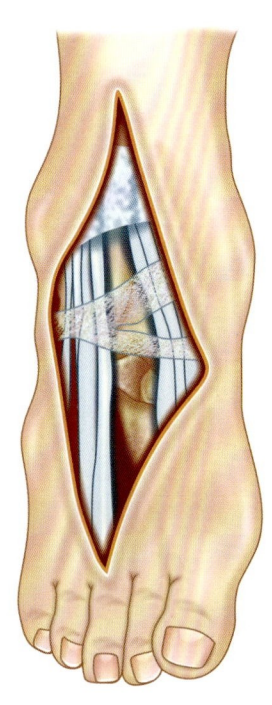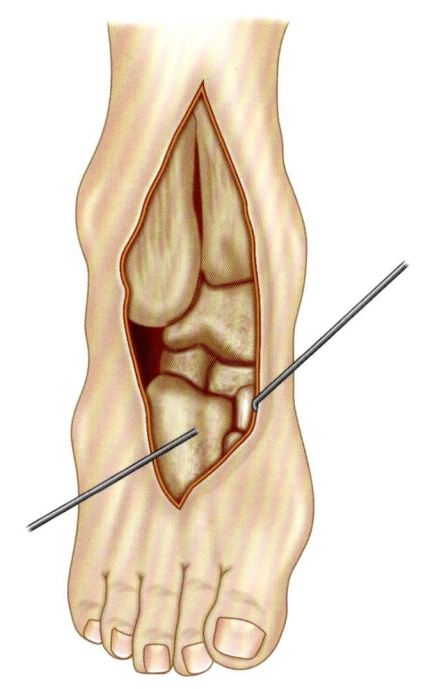

图29.13　距骨颈前外侧暴露的Bohler切口

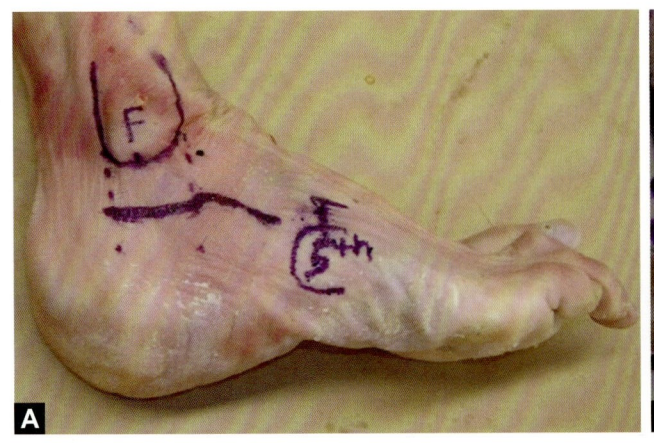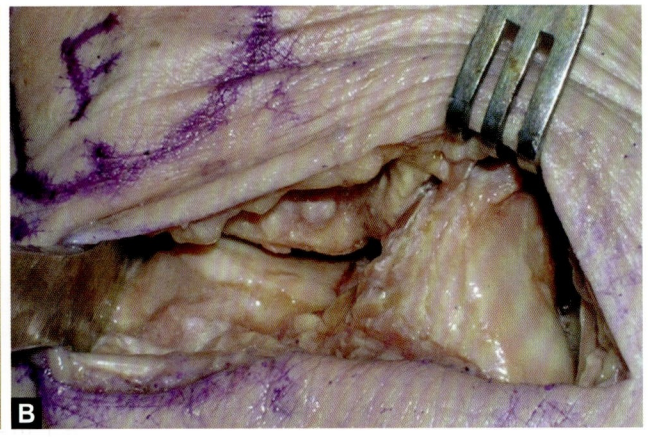

图29.14　外侧入路暴露距下关节

（A）体表标志线（F：腓骨；5th：第5跖骨基底）　（B）暴露距下关节

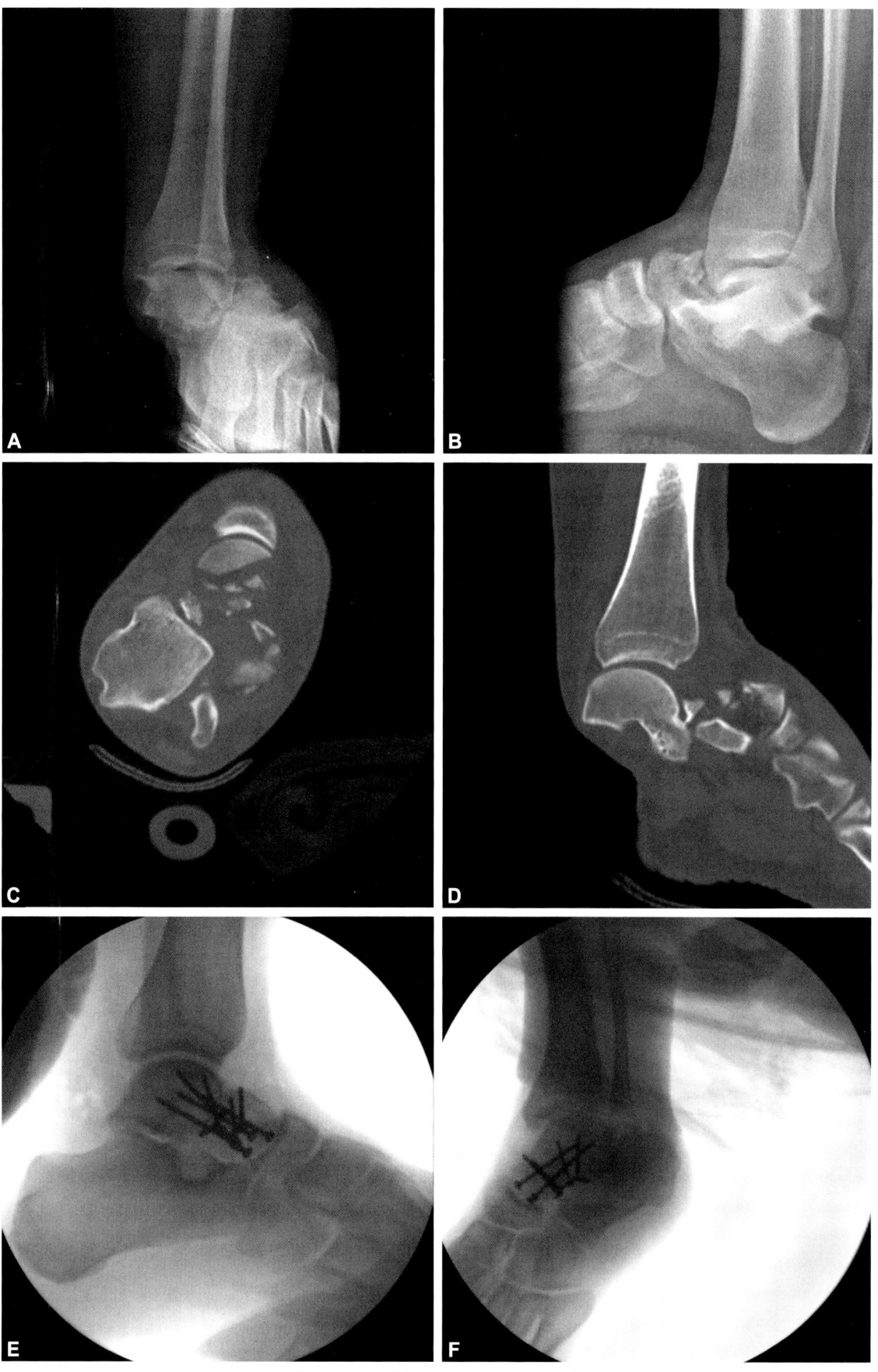

图29.15 距骨颈骨折切开复位内固定

（A、B）距骨颈粉碎性骨折术前X线片 （C、D）CT图像显示粉碎程度 （E~G）术中透视显示解剖复位并内固定

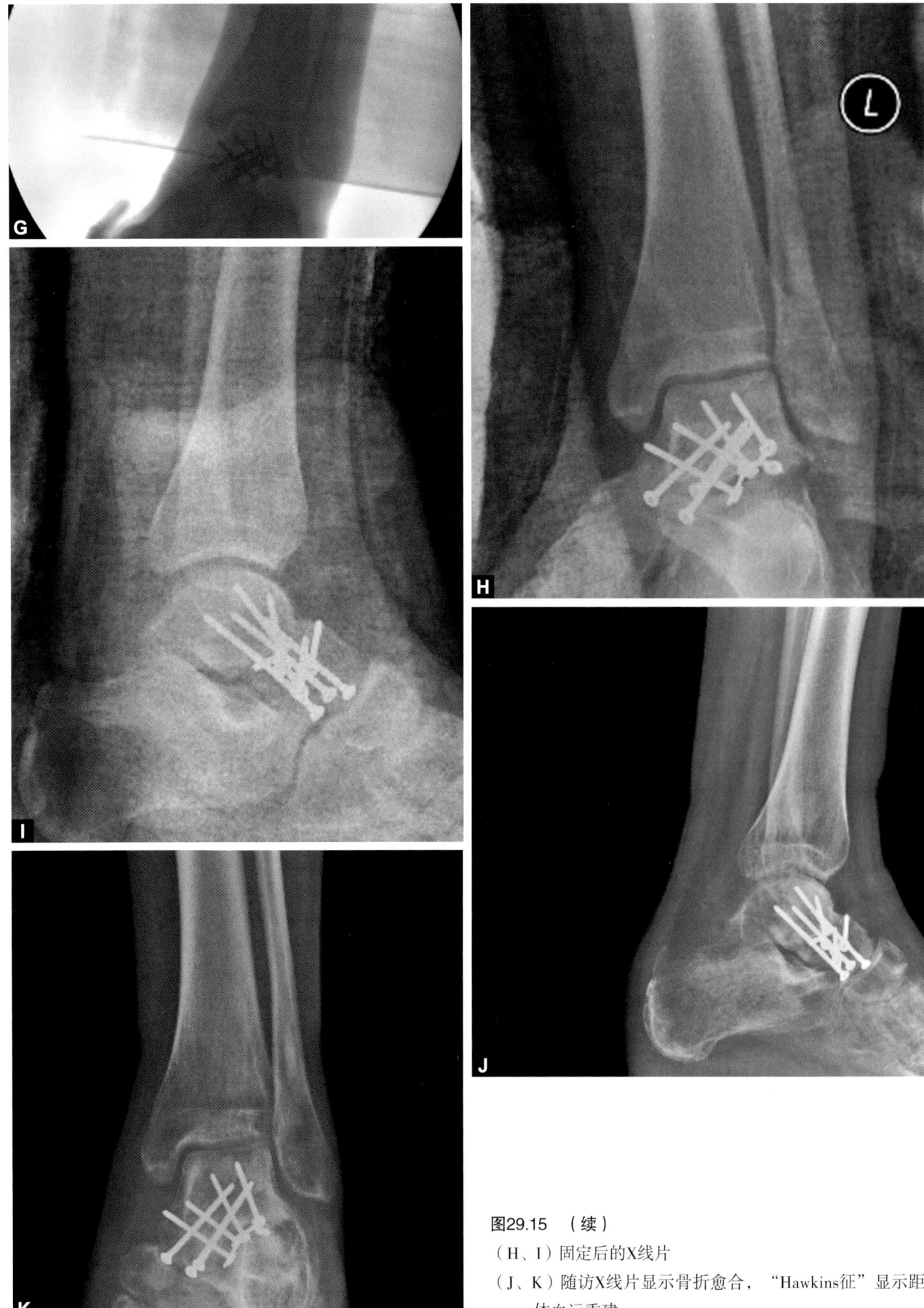

图29.15 （续）

（H、I）固定后的X线片

（J、K）随访X线片显示骨折愈合，"Hawkins征"显示距骨体血运重建

距骨颈前内侧和前外侧入路的经验与教训：

（1）不要忽视跖底内侧的粉碎性距骨颈骨折。

（2）不要忽视累及距骨体从近端延伸到距骨外侧突的损伤。

（3）对于高能量损伤，利用两种入路基于最小粉碎侧（最常见的是外侧）进行复位，避免冠状面和矢状面畸形（最为常见的是内翻和屈曲）。

（4）避免医源性破坏深层三角动脉分支。

十四、并发症（距骨骨折）

众多并发症已得到描述，包括骨坏死、骨折延迟愈合、感染、畸形愈合、骨不愈合、创伤性关节炎。在文献中，距骨颈畸形愈合发生率接近30%。骨折粉碎程度使解剖复位更加困难，与非粉碎性骨折相比，粉碎性骨折畸形愈合率更高。畸形愈合的结局有很多种，包括内翻力线偏移导致距下关节活动范围减少、距下关节炎和外侧柱超载。距骨颈及体部骨折与好几种常见晚期并发症有关，这可能与损伤程度、手术本身或与两者都有关。早期并发症包括伤口问题，有时可通过注意手术切口的位置和手术治疗的时间避免。对距骨体脱位的病例，早期手术处理是必要的，可避免由脱位部分骨块压力引发的皮肤坏死。两种入路的使用与伤口并发症并无相关性。骨不愈合是不常见的，但是晚期并发症包括缺血坏死，踝关节和距下关节的创伤性关节炎，骨折畸形愈合。

（一）缺血性坏死

距骨颈骨折后，缺血性坏死经常发生，文献报告的发病率为10%~50%。随着骨折移位的增加，通过Hawkins分型预测，其缺血性坏死率也增加。颈部骨折后X线片显示大多数患者有密度增加的迹象；这一发现并不一定预示着距骨塌陷或较差的临床结局。这些病例中有很大一部分将由硬化骨重建血运，而另一些则会持续硬化而不会塌陷。缺血坏死伴随距骨体塌陷是一个非常不利的并发症，将导致疼痛伴有踝关节和距下关节炎。复杂的二次重建手术是必要的。开放性伤口与距骨体和距骨颈损伤缺血坏死率的相关性增加，文献报告发病率为69%~86%。

（二）畸形愈合

距骨颈畸形愈合是由手术复位不良或先前复位的骨折在愈合前复位丢失造成的。常见的畸形模式包括缩短、内翻、背伸。这些晚期畸形与之前急性期发现的粉碎损伤相关联。距骨颈内翻畸形直接与距下关节的运动损失和足部外翻丧失相关联。这些并发症最好通过张力侧（通常是跖侧和外侧）的骨折精准复位，结合跨越粉碎性区域（通常是背部和内侧）的稳定固定来避免。钢板放在最粉碎侧可能有助于减少后期的畸形。如果距骨颈的长度重建后在背侧和内侧存在空洞，固定的同时进行急性骨移植通常是必要的。

（三）关节炎

在距骨颈和距骨体骨折后，距骨周围关节僵硬和关节炎常发生。距骨颈骨折发生后，距下关节炎更常见，有60%～100%的发病率。发病率与Hawkins分型有直接相关。距骨体骨折增加踝关节骨性关节炎的发生率。尽管X线片显示许多患者的关节间隙缩窄，但是通常很少需要二次重建手术。

到目前为止，距骨畸形愈合累及关节后行挽救性手术主要包括对受影响的关节行融合术。许多研究已经描述了创伤性关节炎、骨折畸形愈合、不愈合和缺血性坏死后的踝关节、距下关节、距舟关节、胫距跟关节或三关节融合术。由于全人工踝关节置换术已得到认可，有些人认为对于单独性踝关节炎的患者，全人工踝关节置换术可以替代关节融合术。然而，对于创伤后缺血性坏死或移除距骨假关节后存在骨质疏松的病例，使用全踝关节置换的效果并不理想。这点尤其重要，正如一些学者报道，距骨比胫骨更容易失败。此外，目前没有可靠的距下关节和距舟关节成形术。尽管报道称关节融合术能够极大缓解疼痛，但是功能障碍依然存在，长期效果有限，这是由相邻关节退行性改变造成的。据报道，通过三关节融合术治疗距骨颈内翻对线不良也没有取得令人满意的结果。解剖重建畸形愈合的距骨骨折，保存基本关节是至关重要的。

1. 距下关节融合术

决定进行距下关节融合的主要依据是患者的症状以及结合退行性变化和/或进行性畸形（即冠状面后足畸形，扁平的距骨等）的影像学证据。如果非手术措施，如抗炎药物的注射或口服不足以缓解疼痛，那么应考虑融合。根据先前的切口位置和软组织质量决定切口位置。

下面描述了一项距下关节融合技术，前提是不存在明显畸形。如果之前的跟骨切开复位内固定留下L形切口，这切口可以与初次手术相似的方式使用，但可能需要向近端延长，以便更好地暴露距下关节。拆除原来的钢板和螺钉，并分别从跟骨和距骨的后侧面切除关节软骨和软骨下骨。如果有改良的跗骨窦切口，也可以使用。随后使用骨凿或2mm的钻头在软骨下钻孔，"粗糙化"骨关节表面，可促进关节表面血管化。其次，关节表面应基本一致，并维持后足外翻5°。接下来，用于引导7.3mm空心螺钉的2枚导针经皮插入，从跟骨后结节的跖侧或后侧跨关节到距骨体。选用部分螺纹螺钉，螺纹只放置在距骨，不跨越关节。拆除导针，关闭切口。

2. 距下骨融合与骨栓关节融合术

如果距骨水平移位随时间进展，无论是否存在跟骨后关节面凹陷伴内翻，都应考虑距下关节融合术。如果可能的话，特别是以前采取非手术治疗的情况下，做8～10cm长的垂直切口，与腓骨平行，中心位于距下关节。与水平切口比较，这种垂直切口在畸形矫正后闭合时会出现较少的问题，尤其是当距骨水平和跟骨缩短时。制作全厚皮瓣和避免腓肠神经、腓骨肌腱损伤是最重要的。如有必要可行跟骨外侧壁外生骨疣切除术。当切口完成，就要进行距骨和跟骨关节面清除的准备。

然后经皮由内侧向外侧于距骨足底后部放置5.0mm斯氏针。第2枚斯氏针由内侧向外侧放置在胫骨干远端1/3部位。可在斯氏针上应用股骨牵引器，以促使后足跟延长、力线调整和内翻畸形矫正。

可在三皮质髂骨嵴取骨，最好取自体骨或从骨库取骨。如果选择自体骨移植，必须准备好同侧髂区。从髂前上棘近端沿髂嵴做10～12cm的切口。必须注意不要损伤股外侧皮神经。血管分支位于髋关节的外展肌和腹外斜肌肌肉之间，沿髂骨外板行走至髂嵴，然后骨膜下深层到达内板髂骨。根据畸形矫正后的间隙选择合适大小的骨块。最好是从臀肌脊骨质最坚硬的区域取骨，大概位于髂前上棘近端4～6cm处。然后要做致密的分层闭合。

一旦摘取和裁剪移植骨，应将其紧密嵌入由股骨牵引器矫正畸形所形成的间隙。使用克氏针临时固定移植骨块。然后将2枚7.3mm空心螺钉经导针植入，如同无畸形融合时那样做法，但使用2枚全螺纹螺钉维持畸形矫正。在融合区域周围填充颗粒异体移植骨。

3. 交锁髓内钉胫距跟融合术

在踝关节和距下关节发生退行性改变的情况下，无论是否存在僵硬畸形，胫距跟融合术都是一个非常可行的选择。基于距下关节的外侧入路可沿腓骨近端延长，随后将腓骨远端切除进入踝关节。有时，进入踝关节内侧的肩部需要一个小的、前内侧踝关节的入路。切除的远端腓骨可制作成颗粒，用来填补缺损。胫骨远端关节面和距骨圆顶关节面应像距骨和跟骨表面融合描述的那样做制备，或者踝关节可以通过直接前侧入路进入。以踝穴为中心，向踝关节近端延长5cm和远端延长3cm。注意避免损伤腓浅神经及其分支。在趾长伸肌的一侧进行深部解剖，注意深部腓深神经血管束。最近，一项关于49例Pilon骨折的回顾性分析指出，使用直接前侧入路后，并发症发生率低且软组织干扰最小。

一旦准备好关节表面，就可以临时固定已对齐的胫骨、距骨和跟骨。在足底做2~3cm的切口，以插入导丝，放置开放性钻孔器，置入选好的胫距跟关节型髓内钉。按照髓内钉制造商说明的标准方法步骤完成髓内钉置入。大多数髓内钉允许加压，这样更好。

十五、典型并发症案例（距骨骨折）

例：距骨切开复位内固定术后慢性感染

下面的案例对许多操作原则、危险性和补救性技术进行说明。该案例是一名69岁男性，除其他骨科损伤外，还有左侧距骨挤压损伤——距骨开放性骨折脱位，伴有同侧跟骨骨折、双踝骨折、腓骨短肌腱部分撕裂和肢体血运障碍（图29.16A、B）。有约16cm长的开放性伤口，始于踝关节外侧腓骨远端约8cm。伤口向远端、内侧延长，指向中线，然后朝腓骨后方的跟骨结节的方向弯向后方。第1天，接受了跟骨、踝关节和距骨骨折切开复位内固定术。在这之前，距骨在多粘菌素和杆菌肽增强生理盐水溶液中浸泡10分钟，连续浸泡3次。此外，修复其腓骨短肌腱，用外固定支架固定（图29.16C、D）。血管组在血管造影显示股骨股浅动脉完全闭塞后进行股骨至膝人造血管旁路移植术。创面用3-0薇乔缝合皮下缝合和3-0尼龙皮肤缝合。20天后，患者重返手术室进行清创手术，清除伤口区域的坏死组织。伤口清创及培养。安装负压引流敷料。经感染科专家会诊，患者开始接受经验性治疗，在培养发现感染耐甲氧西林金黄色葡萄球菌、铜绿假单胞菌后过渡到有针对性抗生素治疗。在最初的4~5个月，距骨明显发展为感染性骨不愈合。在预期的胫跟融合前，对患者伤口进行灌洗和清创，摘除距骨，置入包含妥布霉素和万古霉素的骨水泥（图29.16E、F）。在与整形外科小组配合的情况下采用游离全厚皮片移植闭合伤口。

距骨切除2个月后，患者进行逆行髓内钉胫距跟关节融合术，与如跟骰关节和距舟关节融合术一样使用辅助骨诱导骨移植材料（脱钙骨基质和骨形态发生蛋白）。伤口使用分层褥式缝合，负压引流装置放置于创面，以促进这名已知有血管病变患者的复杂伤口的愈合（图29.16G~I）。刺激骨生长也被尝试用来改善骨融合。但是，游离全厚皮片移植失败，需要进一步清创。经多次企图挽救后，在原始损伤约9个月后，患者最终同意和接受膝下截肢术，原因是慢性感染骨不连（图29.16J、K）。在类似情况下，另外一种可替代逆行融合髓内钉的方法是环形外固定架（图29.17），用于挤压损伤性距骨切开复位内固定术后骨髓炎的各类患者。

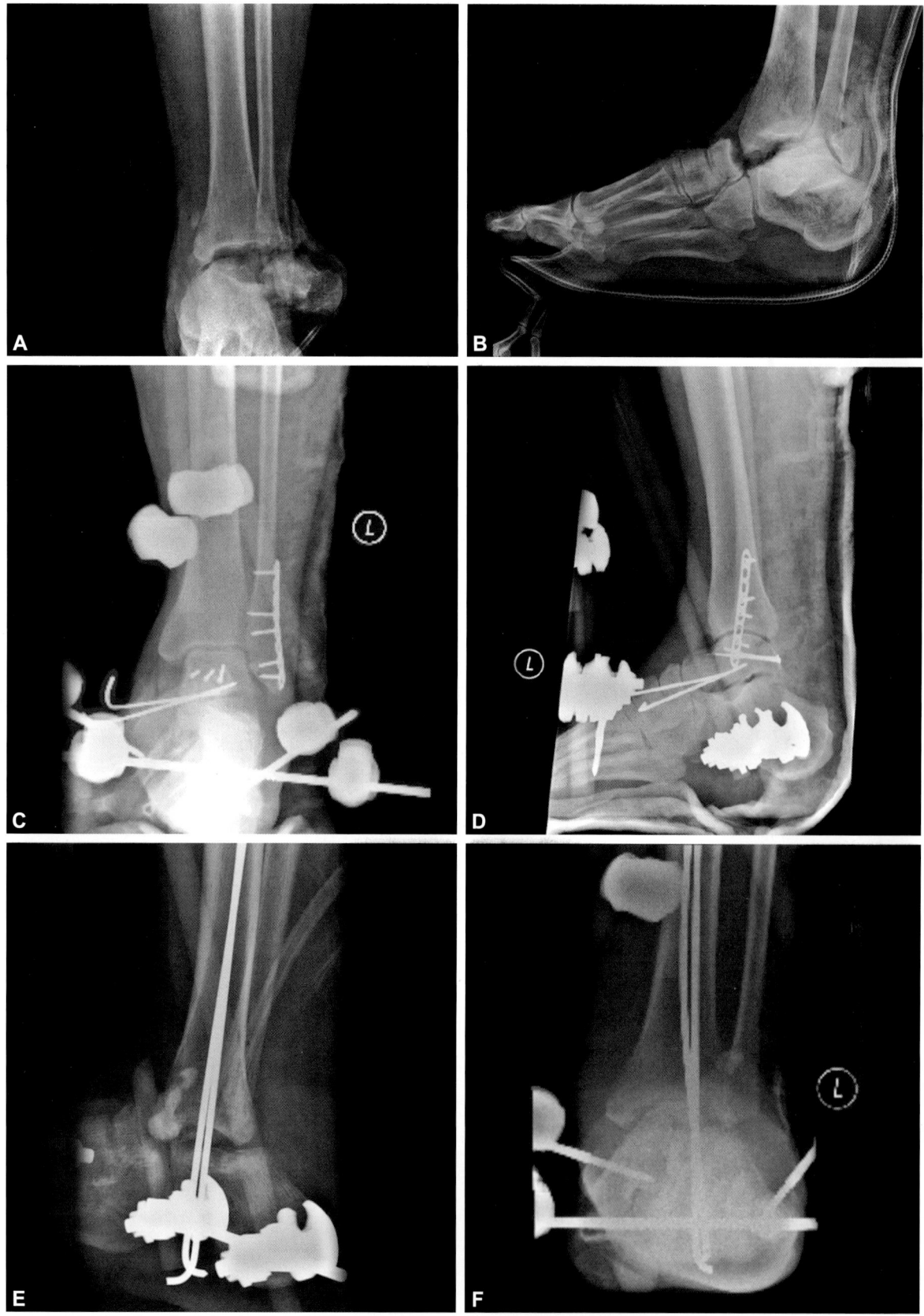

图29.16 距骨骨折内固定后期感染并发症处理

（A、B）X线片显示开放性距骨挤压骨折脱位伴腓骨远端骨折

（C、D）冲洗、清创，切开复位内置入固定和外固定

（E、F）切除距骨，外固定，置入抗生素骨水泥

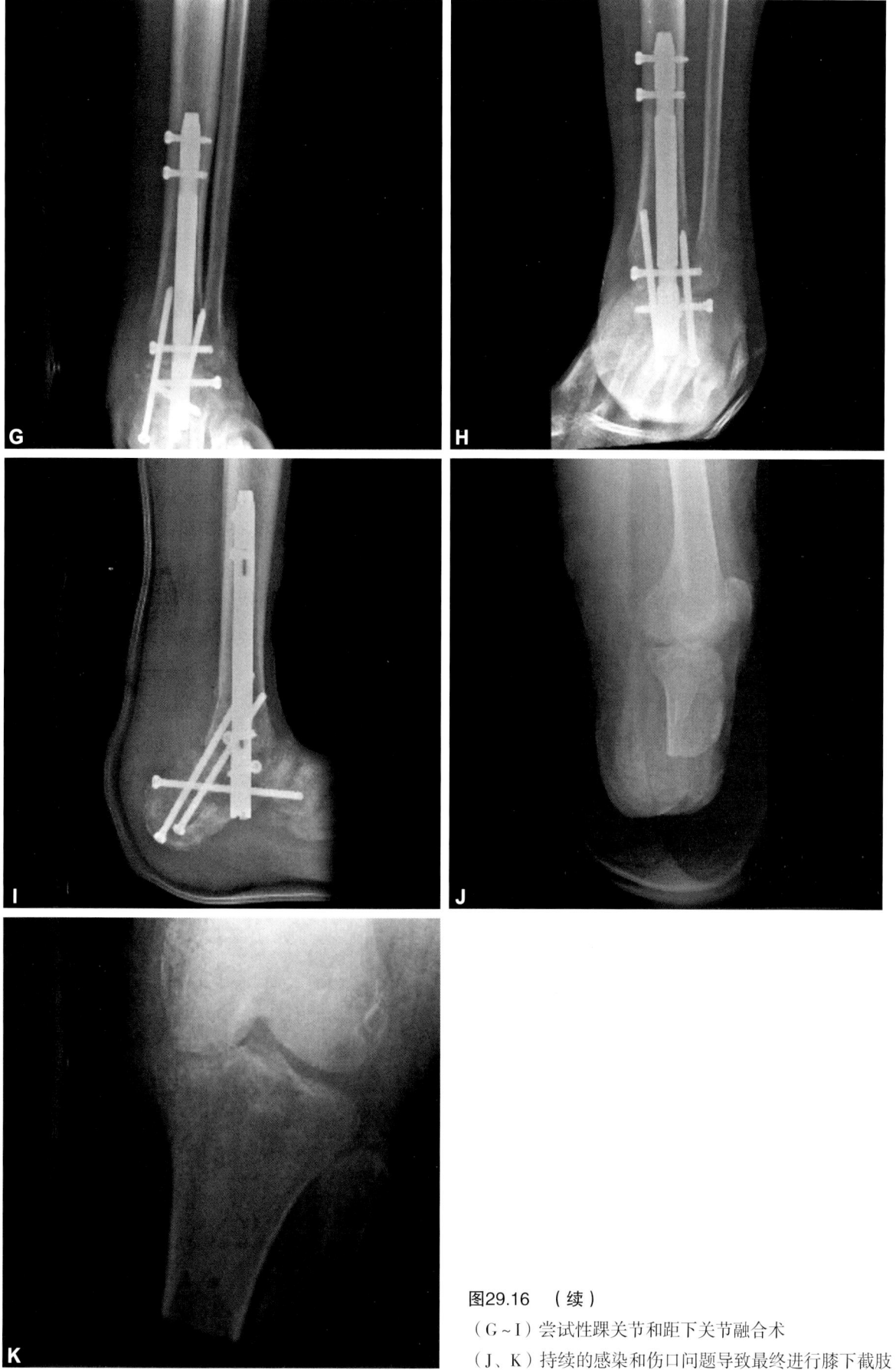

图29.16 （续）

（G~I）尝试性踝关节和距下关节融合术

（J、K）持续的感染和伤口问题导致最终进行膝下截肢

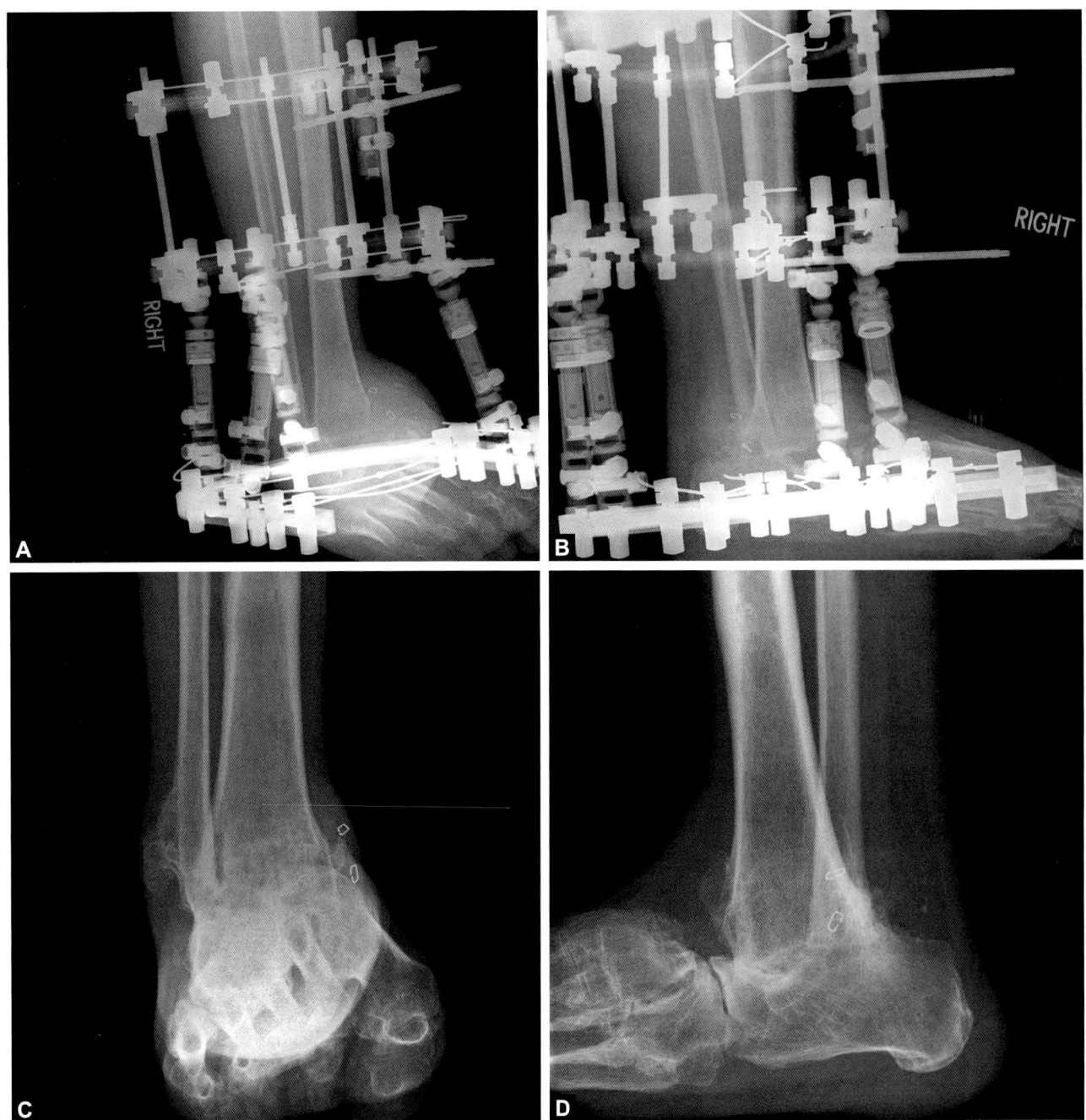

图29.17 距骨骨折切开复位内固定后期感染并发症的处理

（A、B）X线片显示距骨切开复位内固定术后慢性骨髓炎，彻底清创踝关节，使用环形固定器、加压和万古霉素浸泡的硫酸钙颗粒进行融合 （C、D）成功融合

由Saqib Rehman提供

十六、小结

后足骨折仍然是棘手的损伤，原因是伤口并发症和缺乏一个真正的达成共识的治疗。目前，跟骨的延长外侧入路和距骨的前内侧入路是常用的切口。然而，由于后足跟的骨组织和软组织周围的血管不稳定，因此开发混合技术和有限暴露以优化复位和减少并发症。无论目前的治疗方法如何，都必须密切注意软组织肿胀情况和

干预时机。尽管严格遵守现代治疗原则，但并发症不可避免且频繁发生。希望提出一个针对跟骨、距骨颈和距骨体骨折的合理诊断策略、治疗方案和挽救性手术。

（莫勇军 梁旭权 译）

参考文献

[1] Heier KA, Infante AF, Walling AK, et al. Open fractures of the calcaneus: soft-tissue injury determines outcome. J Bone Joint Surg. 2003;85-A(12):2276-2282.

[2] Harty M. Anatomic considerations in injuries of the calcaneus. Orthop Clin North Am. 1973;4(1):179-183.

[3] Bezes H, Massart P, Delvaux D, et al. The operative treatment of intra-articular calcaneal fractures. Indications, technique, and results in 257 cases. Clin Orthop Relat Res. 1993; (290):55-59.

[4] Soeur R, Remy R. Fractures of the calcaneus with dis-placement of the thalamic portion. J Bone Joint Surg Br. 1975;57(4):413-421.

[5] Browner BD, Jupiter JJ, Levine AM, et al. Skeletal Trauma, 4th edition. Volume 2. Philadelphia, PA: WB Saunder; 2009. pp. 2585-2748.

[6] Koski A, Kuokkanen H, Tukiainen E. Postoperative wound complications after internal fixation of closed calcaneal fractures: a retrospective analysis of 126 consecutive patients with 148 fractures. SJS. 2005;94(3):243-245.

[7] Bezes H, et al. The operative treatment of intra-articular calcaneal fractures. Indications, technique, and results in 257 cases. Clin Orthop Relat Res. 1993;(290):55-59.

[8] Gilmer PW, Herzenberg J, Frank JL, et al. Computerized tomographic analysis of acute calcaneal fractures. Foot Ankle. 1986;6(4):184-193.

[9] McLaughlin HL. Treatment of late complications after os calcis fractures. Clin Orthop Relat Res. 1963;30:111-115.

[10] Watson TS. Soft tissue complications following calcaneal fractures. Foot Ankle Clin. 2007;12(1):107-123.

[11] Essex-Lopresti P. The mechanism, reduction technique, and results in fractures of the os calcis. Br J Surg. 1952; 39(157):395-419.

[12] Watson TS. Soft tissue complications following calcaneal fractures. Foot Ankle Clin. 2007;12(1):107-123.

[13] Al-Mudhaffar M, Prasad CV, Mofidi A. Wound compli-cations following operative fixation of calcaneal fractures. Injury. 2000;31(6):461-464.

[14] Borrelli J, Jr, Lashgari C. Vascularity of the lateral calcaneal flap: a cadaveric injection study. J Orthop Trauma. 1999;13(2):73-77.

[15] Howard JL, Buckley R, McCormack R, et al. Complications following management of displaced intra-articular cal-caneal fractures: a prospective randomized trial comparing open reduction internal fixation with nonoperative manage-ment. J Orthop Trauma. 2003;17(4):241-249.

[16] Palmer I. The mechanism and treatment of fractures of the calcaneus; open reduction with the use of cancellous grafts. J Bone Joint Surg Am. 1948;30A(1) 2-8.

[17] Harvey EJ, Grujic L, Early JS, et al. Morbidity associated with ORIF of intra-articular calcaneus fractures using a lateral approach. Foot Ankle. 2001;22(11):868-873.

[18] Liporace F, Berberian WS, Najarian RG, Lin SS. Displacement of the sustentacular fragment in intra-articular calcaneus fractures. Paper #62, Annual Meeting of the Orthopaedic Trauma Association, Denver, CO, October 2008.

[19] Stannard JP, Robinson JT, Anderson ER, et al. Negative pressure wound therapy to treat hematomas and surgical incisions following high-energy trauma. J Trauma. 2006; 60(6):1301-1306.

[20] Banerjee R, Saltzman C, Anderson RB, et al. Management of calcaneal malunion. J Am Acad Orthop Surg. 2011; 19(1):27-36.

[21] Radnay CS, Clare MP, Sanders RW. Subtalar fusion after displaced intra-articular calcaneal fractures: does initial operative treatment matter? Surgical technique. J Bone Joint Surg Am. 2010;92 Suppl 1 Pt 1:32-43.

[22] McCann PA, Jackson M, Mitchell ST, et al. Complications of definitive open reduction and internal fixation of pilon fractures of the distal tibia. Int Orthop. 35(3):413-418.

[23] Rammelt S, Zwipp H. Talar neck and body fractures. Injury. 2009;40(2):120-135.

[24] Syme J. Contribution to the pathology and practice of surgery 1848. Edinburgh: Sutherland and Knox.

[25] Lindvall E, Haidukewych G, DiPasquale T, et al. Open reduction and stable fixation of isolated, displaced talar neck and body fractures. J Bone Joint Surg Am. 2004;86-A(10):2229-2234.

[26] Vallier HA, Nork SE, Barei DP, et al. Talar neck fractures: results and outcomes. J Bone Joint Surg Am. 2004;86-A(8):1616-1624.

[27] Vallier HA, Nork SE, Benirschke SK, et al. Surgical treatment of talar body fractures. J Bone Joint Surg Am. 2004;86-A Suppl 1(Pt 2):180-192.

[28] Hawkins LG. Fractures of the neck of the talus. J Bone Joint Surg Am. 1970;52(5):991-1002.

[29] Fortin PT, Balazsy JE. Talus fractures: evaluation and treatment. J Am Acad of Orthop Surg. 2001;9(2):114-127.

[30] Sangeorzan BJ, Wagner UA, Harrington RM, et al. Contact characteristics of the subtalar joint: the effect of talar neck misalignment. J Orthop Res. 1992;10(4):544-551.

[31] Daniels TR, Smith JW, Ross TI. Varus malalignment of the talar neck. Its effect on the position of the foot and on subtalar motion. J Bone Joint Surg Am. 1996;78(10): 1559-1567.

[32] Kellam J, Bosse M, Obremskey W. Timing of surgical fixation of talar neck fractures. Paper 2745. Presented at: Orthopaedic Trauma Association General Meeting. Salt Lake City, Utah. 2003.

[33] Sneppen O, Christensen SB, Krogsoe O, et al. Fracture of the body of the talus. Acta orthop Scand. 1977;48(3): 317-324.

[34] Prasarn ML, Miller AN, Dyke JP, et al. Arterial anatomy of the talus: a cadaver and gadolinium-enhanced MRI study. Foot Ankle Int. 2010;31(11):987-993.

[35] Herscovici D, et al. Bohler incision: an extensile anterolateral approach to the foot and ankle. J Orthop Trauma. 2000; 14(6):429-432.

[36] Frawley PA, Hart JA, Young DA. Treatment outcome of major fractures of the talus. Foot Ankle Int. 1995;16(6): 339-345.

[37] Charlson MD, Parks BG, Weber TG, et al. Comparison of plate and screw fixation and screw fixation alone in a comminuted talar neck fracture model. Foot Ankle Int. 2006;27(5):340-343.

[38] Fleuriau Chateau PB, Brokaw DS, Jelen BA, et al. Plate fixation of talar neck fractures: preliminary review of a new technique in twenty-three patients. J Orthopc Trauma. 2002; 16(4):213-219.

[39] Elgafy H, Ebraheim NA, Tile M, et al. Fractures of the talus: experience of two level 1 trauma centers. Foot Ankle Int. 2000;21(12):1023-1029.

[40] Gagneux E, Gerard F, Garbuio P, et al. [Treatment of complex fractures of the ankle and their sequellae using trans-plantar intramedullary nailing]. Acta Orthop Belg. 1997; 63(4):294-304.

[41] Kitaoka HB, Patzer GL. Arthrodesis for the treatment of arthrosis of the ankle and osteonecrosis of the talus. J Bone Joint Surg Am. 1998;80(3):370-379.

[42] Rockett AK, Mangum G, Mendicino SS. Bilateral intra-osseous cystic formation in the talus: a complication of subtalar arthroeresis. J Foot Ankle Surg: official publication of the American College of Foot and Ankle Surgeons. 1998; 37(5):421-425.

[43] Chou LB, Mann RA, Yaszay B, et al. Tibiotalocalcaneal arthrodesis. Foot Ankle Int. 2000;21(10):804-808.

[44] Easley ME, Trnka HJ, Schon LC, et al. Isolated subtalar arthrodesis. J Bone Joint Surg Am. 2000;82(5):613-624.

[45] Hintermann B, Valderrabano V. Total ankle replacement. Foot Ankle Clin. 2003;8(2):375-405.

[46] Buechel FF, Buechel FF, Pappas MJ. Ten-year evaluation of cementless Buechel-Pappas meniscal bearing total ankle replacement. Foot Ankle Int Am. 2003;24(6):462-472.

[47] Knecht SI, Estin M, Callaghan JJ, et al. The Agility total ankle arthroplasty. Seven to sixteen-year follow-up. J Bone Joint Surg Am. 2004;86-A(6):1161-1171.

[48] Spirt AA, Assal M, Hansen ST. Complications and failure after total ankle arthroplasty. J Bone Joint Surg Am. 2004;86-A(6):1172-1178.

[49] Coester LM, Saltzman CL, Leupold J, et al. Long-term results following ankle arthrodesis for post-traumatic arthritis. J Bone Joint Surg Am. 2001;83-A(2):219-228.

[50] Fuchs S, Sandmann C, Skwara A, et al. Quality of life 20 years after arthrodesis of the ankle. A study of adjacent joints. J Bone Joint Surg Br. 2003;85(7):994-998.

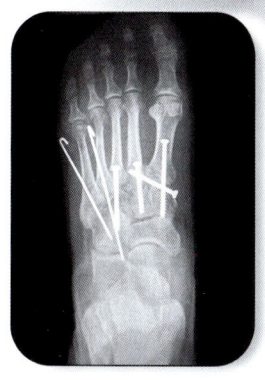

第30章

中足与前足骨折
Midfoot and Forefoot Fractures

Jamal Ahmad

一、导言

　　中足和前足骨折与脱位多种多样，要熟悉中足和前足复杂的解剖结构，才能正确理解这些损伤。中足由3块楔骨、骰骨和第1～第5跖骨近端构成。中足关节被称为跗跖关节或Lisfranc关节联合，后者以医生Jacques Lisfranc de Saint-Martin（1787—1847）的名字来命名，在陆军战队做外科医生时，他描述了这些关节的截肢。涉及舟楔关节、骰楔关节、楔骨间关节和第1～第5跗跖关节，具体是第1跖骨-内侧楔骨、第2跖骨-中间楔骨、第3跖骨-外侧楔骨、第4跖骨-骰骨和第5跖骨-骰骨关节。中足的稳定性基于其独特的关节解剖结构和韧带的限制。第1～第5跗跖关节排列呈罗马弧形状，第2跗跖关节如基石样嵌入内侧和外侧楔骨复合体。第1～第3跗跖关节比较稳固，而第4～第5跗跖关节较松动。第1～第3跗跖关节提供弧形支撑并作为足推进的杠杆臂，第4～第5跗跖关节让足适应不平的地面。多个足背韧带、骨间韧带和足底韧带共同维持跗跖关节的稳定，三者中最强的是足底韧带。虽然没有第1～第2近端内侧跖骨间韧带，但内侧楔骨仍然稳定于第2跖骨，因为有中足最大的韧带——跖跗韧带支持。

前足由第1～第5跖骨远端，踇趾内侧和外侧籽骨，第1～第5近节趾骨，第2～第5中节趾骨，第1～第5远节趾骨构成。前足关节包括跖趾关节、第1趾间关节、第2～第5趾近侧趾间关节和第2～第5趾远侧趾间关节。远端跖骨间韧带、跖趾关节的足底韧带、趾侧副韧带和屈伸肌腱共同提供前足的稳定性（图30.1）。

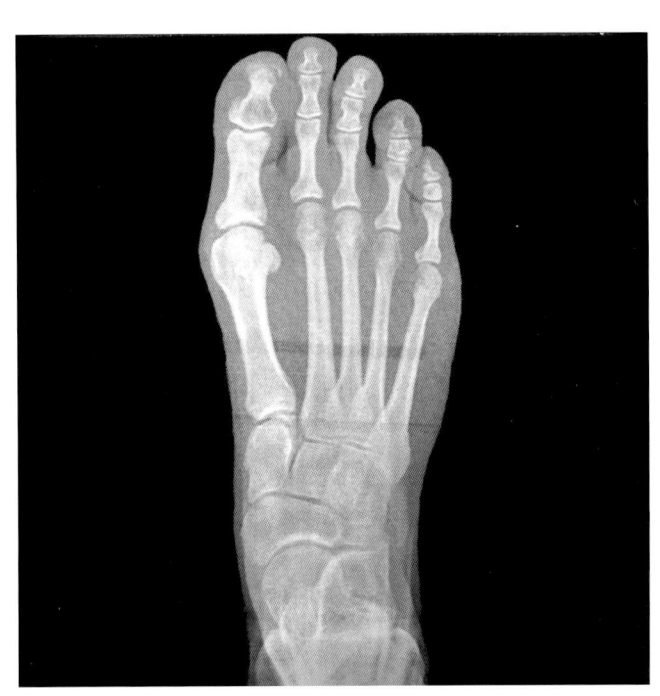

图30.1 中足和前足的X线片
注意：第2跖骨基底嵌插在中间楔骨；第1～第5跖骨头的抛物线型的外观

由于超过20块骨和关节构成中足和前足，因此，可以存在多种类型的骨折和/或脱位，重点介绍不稳定以及需要手术治疗的损伤，包括：①Lisfranc（跖跗关节）损伤；②关节外第1～第4跖骨骨折；③第5跖骨近端骨折、踇趾骨折和/或脱位、踇趾籽骨骨折。前足损伤，包括较小的趾骨骨折和较小的跖趾关节、趾间关节、趾间关节脱位，通常可以采用非手术治疗。Lisfranc骨折与脱位占所有骨折的0.2%。致伤原因包括从直接高能量到间接低能量损伤。直接损伤是力量撞击从跖跗关节的背侧到底侧，间接损伤通常是在前足扭曲和整个足跖屈时，被轴向力量撞击。Lisfranc骨折脱位可根据骨或韧带损伤的不同程度呈多样化。须注意有些单纯的韧带损伤能导致跖跗关节脱位，在初步评估时可能漏诊。这种严重的脱位一直到亚急性或慢性期，发展到不可逆的中足不稳定时才明显表现出来。由于中足失去其固有的稳定性，导致创伤性关节炎并且出现僵硬的扁平外翻足畸形。

关节外第1～第5跖骨骨折占全部骨折的2%。根据不同部位可分成3种类型：①基底部；②骨干；③头和/或颈部。这种损伤可能表现为单个或多个跖骨联合骨折。许多骨折是由于强大压力的冲击，如车祸、高处坠落或挤压伤。由于第1跖骨对步态和负重很关键，相比中间跖骨更不允许移位。

第5跖骨近端骨折进一步分为3种类型：①结节或茎突骨骨折；②在干骺端的Jones骨折；③骨干应力性骨折。结节骨折是由后足内翻时腓骨短肌的作用力所致。最近的研究表明，足底筋膜外侧带急性挛缩是

Jones骨折损伤的确切机制。Jones骨折是以Robert Jones的名字命名的，1902年，他首先描述了这种损伤。Jones骨折之所以治疗效果差，是因为其所在位置的血供较粗隆及骨干的血供少。这些损伤是由足跖屈时前足内收所致。骨干应力骨折是骨干受到反复的应力作用的病理性骨折。

蹈趾损伤包括骨折和脱位。大多蹈趾骨折是由直接损伤所致，如重物砸伤蹈趾。这种损伤在体力劳动者中很常见。大多数第1跖趾关节脱位是背侧脱位，当关节过度背屈时，轴向作用力导致跖板从原先第1跖骨颈底部处断裂。随着进一步的背屈，跖板和籽骨跟随着近节趾骨移位至跖骨头上方。这种损伤最常见于车祸或接触运动。与第1跖趾关节类似，大多数第1趾间关节也是背侧脱位，由关节过度背屈时被轴向撞击所致。

由于其独特的位置和功能，蹈短屈肌覆盖蹈趾内侧和外侧籽骨，可使第1跖骨头平滑、无痛地负重。具体而言，籽骨抬高了第1跖骨头，同时增加蹈短屈肌腱功能的机械优势。籽骨骨折多数由第1跖趾关节过伸引起，橄榄球和足球运动员较常见。

许多因素影响中足和前足骨折脱位的成功治疗。这些包括关节的修复，坚强的骨固定，达到骨愈合，避免如创伤性关节炎、骨折不愈合等并发症。

二、诊断

对受伤的足部进行体格检查，首先对其神经血管状况进行充分评估。腓肠神经、胫神经和腓浅神经分别支配足外侧、足底、足背侧和内侧皮肤感觉。腓深神经支配足虎口区的皮肤感觉。此外，胫神经和腓深神经分别支配足屈肌和伸肌。对比检查对侧足的外周血管及毛细血管充盈状况，以评估血运。因为足背动脉在足中间区域，因此治疗时存在损伤的风险。当足背动脉搏动不可触及时，用血管多普勒超声或血管造影进行检测是必要的，以完善血管评估。任何闭合复位操作后，都应再次检查血管、神经。足部应充分暴露，以便重复检查。

一旦损伤以后，定期进行足部软组织的检查很重要。高能量损伤常引起开放性伤口、闭合性水疱和严重软组织肿胀。开放性骨折通常发生在足背，尤其重要的是不能忽略小伤口。所有开放性伤口都应评估其大小，然后冲洗和清创治疗。骨折水疱含有血清或血液，后者是提示软组织严重损伤。而对于急性骨折水疱治疗没有共识，首选处理是针刺引流，保持皮肤完整，覆盖非黏性敷料如塞罗仿或合适的纱布。当急性肿胀时，必须评估是否存在骨筋膜室综合征。筋膜室综合征的早期症状为足疼痛，与损伤或者被动活动造成的疼痛不相符。后期症状包括苍白、麻痹、脉搏弱和感觉异常。骨筋膜室综合征的客观测量是足的9个间室（内侧、外侧、表浅、内收、跟骨和4个骨间肌）中的任何一个＞30mmHg的压力或患者的舒张压在30mmHg以内时可以确诊。这种情况需急诊行筋膜室减压或筋膜切开治疗。足部没有骨筋膜室综合征，仍然要注意肿胀程度。当足软组织肿胀还没改善前施行手术，则有较高的风险，导致手术切口并发症如切口裂开。在这种情况下，延迟2～3周手术，以便软组织肿胀有所改善后进行手术。最终，手术治疗的时机取决于足部软组织的状态。

中足和前足的影像诊断，开始需要做X线检查，包括前后位、侧位和斜30°位。如果怀疑患者第1趾籽骨损伤，还应包括籽骨切线位X线片（图30.2）。

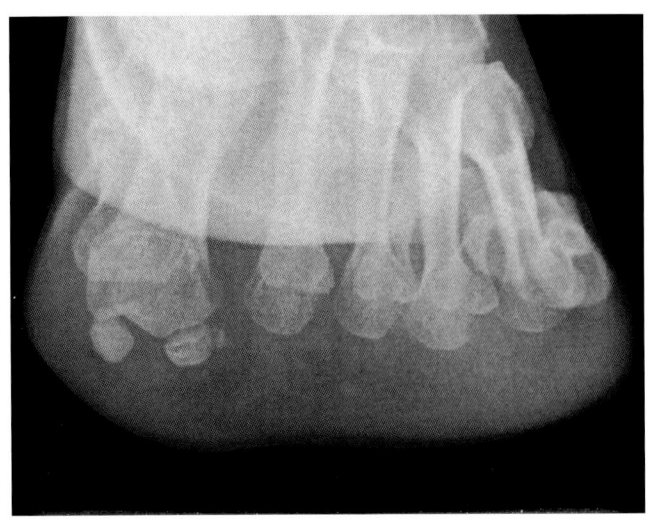

图30.2 籽骨切线位X线片显示腓侧籽骨骨折

对侧未受伤的足X线片，也可用来做对比。如果骨折和/或关节不稳是明确的，非负重位X线片足以指导治疗。然而，如果非负重位X线片没有显示骨折或关节不稳，那么负重位X线片在评估患者的损伤程度方面是至关重要的。虽然在受伤后拍负重位X线片可能加重患者足部疼痛，但这对确定可能的骨折和/或关节不稳定是很重要的。如果患者开始不能拍负重位X线片，则应在7～10天进行负重检查。到那时，大部分患者都能拍负重位X线片。在麻醉下对患者整个损伤情况进行影像学检查评估较少应用。Lisfranc关节损伤的影像学征象，包括跖跗关节紊乱，第2跖骨底部和内侧楔骨间隙增宽，以及跖跗关节撕脱骨折的"斑点征"（图30.3）。

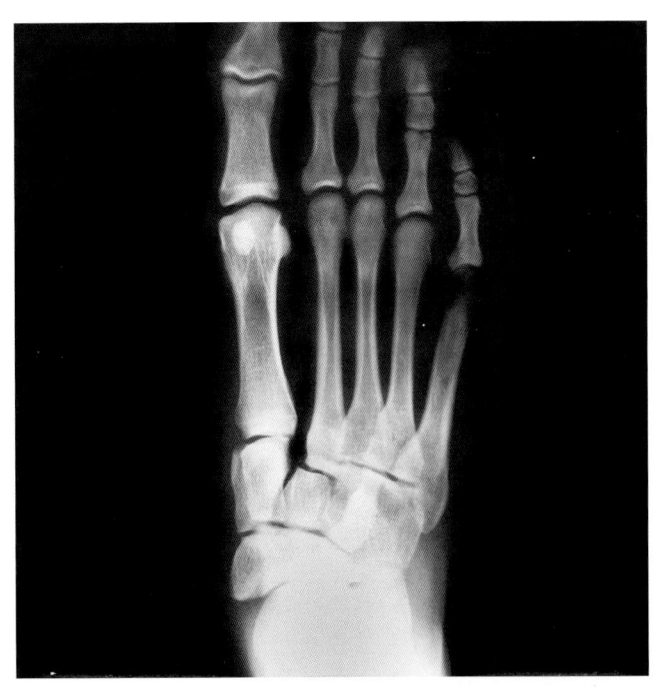

图30.3 Lisfranc关节损伤，局限于Lisfranc韧带

注意：第2跖骨底部和内侧楔骨间隙显著增宽

在某些中足和前足损伤，CT可能是一个必要的辅助检查。在一般情况下，CT扫描对大多数关节内骨折的评估价值重大，值得推荐。这对治疗Lisfranc骨折脱位尤为重要，因为CT扫描在检测骨损伤程度、粉碎性骨折、关节内损伤、关节匹配程度方面比较精确。不管X线片表现如何，通常对所有的Lisfranc损伤患者进行CT扫描，目的是避免漏诊任何一个细微的骨或关节损伤。CT扫描有助于更好地诊断跗趾关节内或跖趾关节较小的损伤。

MRI在急性中足和前足损伤的评估作用有限。然而，最近已用于诊断单纯Lisfranc韧带损伤，患者有明显的中足疼痛，但没有急性韧带不稳的影像学表现。这种细微损伤的发现是很重要的。忽略的话，会导致早期损伤后中足不稳定和/或关节炎。尽管MRI能作为重要的影像工具，但确诊Lisfranc韧带损伤仍然高度依赖图像的质量及医生的分析。

 中足和前足骨折诊断的经验与教训：

（1）开放性创伤，神经血管情况和软组织间室应慎重评估。

（2）骨折性水疱应引流和包扎，使皮肤覆盖完整。

（3）非负重位X线片，对有明显的骨折和/或韧带不稳的评估已经足够。负重位X线片可以用于明确不明显骨折和/或脱位。

（4）CT扫描对于关节内骨折脱位的特征描绘和术前规划是非常有价值的。MRI在评估一些X线片显示正常但可能存在跗跖关节韧带损伤的患者是有帮助的。最好是在足部软组织最佳状态时手术治疗。因此，推迟10～14天再手术是合理的。

三、分型

对于Lisfranc骨折脱位的分型已有几种分型系统。以往的分型包括Quenu和Kuss的原始分型以及Hardcastle之后对其进行的改良分型。建议使用Myerson提出的分型方法，其中分为3种基本的类型。A型损伤称为完全的同侧损伤，伴有第1～第5跗跖关节脱位。5个跖骨作为一个整体在单一方向脱位，可以是背侧、跖侧或侧方的（图30.4）。

B型损伤称为不完全同侧损伤，伴有部分跗跖关节脱位，进一步分为内侧B1型和外侧B2型损伤。B1型损伤只涉及第1个跗跖关节，而B2型损伤包括第2～第5中的一个或多个跗跖关节（图30.5）。

C型损伤称为散发损伤，伴有第1跗跖关节内侧脱位和任何第2～第5跗跖关节侧方脱位。进一步细分为部分C1和总C2型损伤，分别涉及第2～第5跗跖关节中的某几个关节。

关节外第1～第5跖骨骨折，根据位置不同有3种类型：①基底部；②骨干；③头和/或颈部。第5跖骨近端骨折，根据其位置或区域进一步分型。1区骨折发生在结节或茎突；2区或Jones骨折发生在干骺端交界；3区骨折发生在骨干，但通常是应力性骨折而不是急性损伤（图30.6和图30.7）。

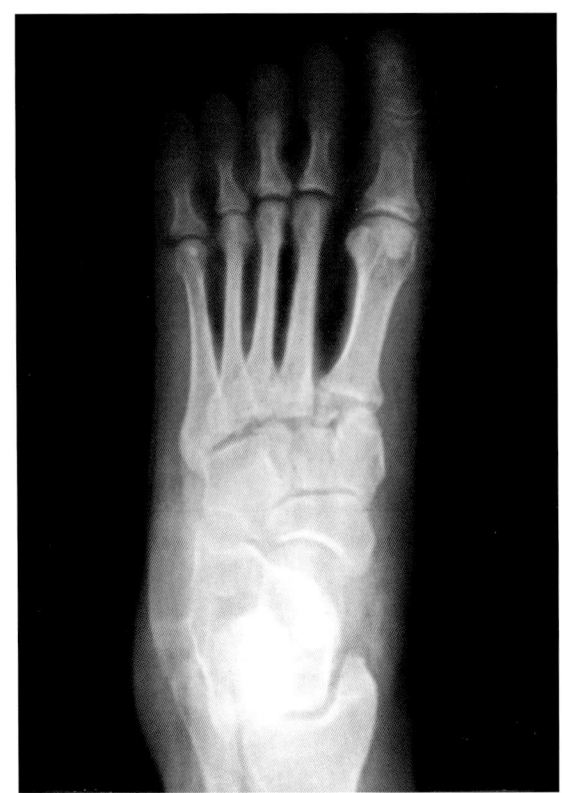

图30.4　A型损伤，Lisfranc完全骨折脱位

注意：第1～第5跖骨的侧向移位

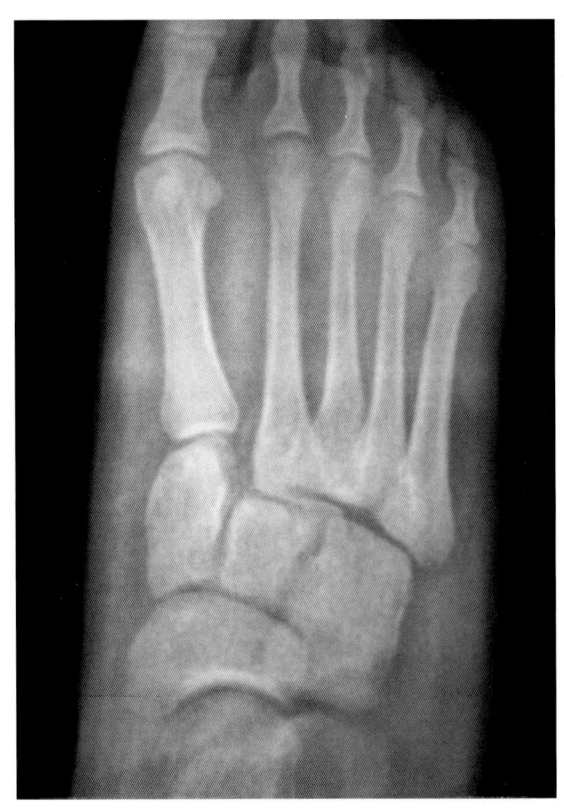

图30.5　B2型损伤，同侧Lisfranc不完全骨折脱位

注意：第2～第4跖骨外侧位移，第1跖跗关节是稳定的

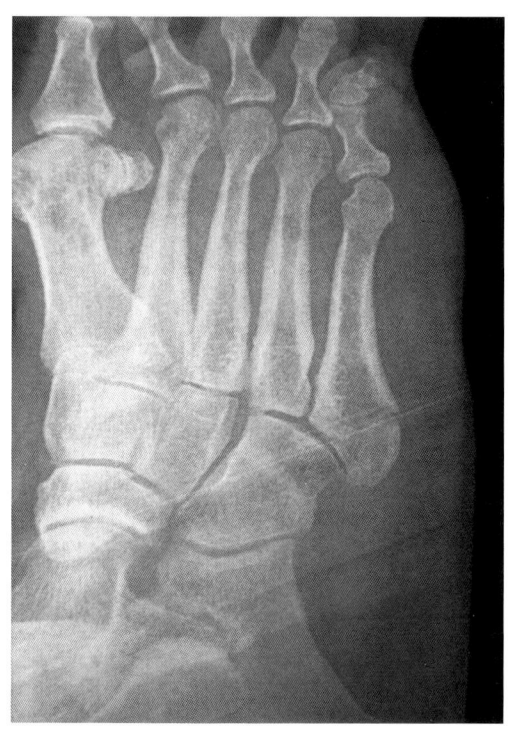

图30.6　第5跖骨骨折

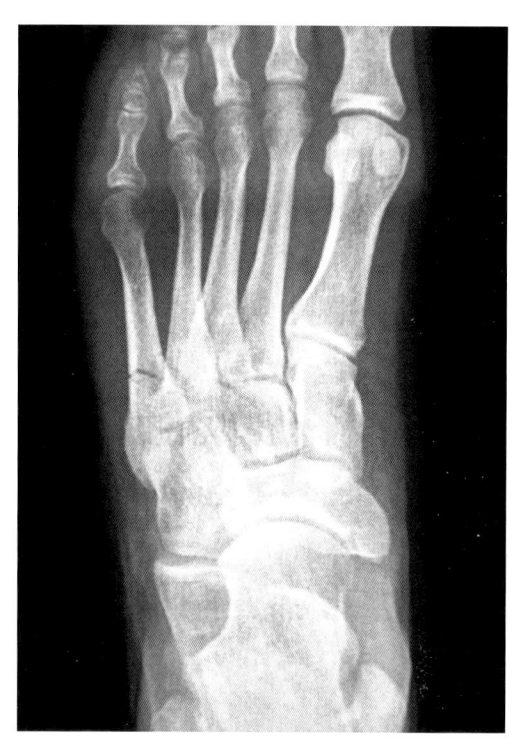

图30.7　无移位的第5跖骨Jones骨折

　　姆趾关节损伤包括在跖趾关节或趾间关节的骨折。第1近节趾骨骨折要么是关节内，要么是关节外，在跖趾关节上的关节内骨折是基部，而在趾间关节上的是髁部。关节外近节趾骨骨折被认为是骨干骨折。大多数第1远节趾骨骨折称为簇状骨折（图30.8）。

　　姆趾关节损伤，还包括第1跖趾关节和趾间关节脱位，其中大部分是背侧脱位。Jahss根据跖板复合体的稳定性，对第1跖趾关节背侧脱位进行分型。在Ⅰ型脱位中，跖板和籽骨保持完整。然而，这会导致第1跖骨头足底嵌顿。尝试闭合复位，只会进一步使跖骨头周围韧带紧缩。最终，这种脱位往往需要关节切开复位。相比之下，Ⅱ型和Ⅲ型脱位存在跖板或籽骨的损伤。ⅡA型和ⅢA型脱位分别指跖板部分、完全破裂。大多数这些损伤可以通过闭合复位成功治疗。ⅡB型脱位是指1或2个籽骨的断裂和跖板部分撕裂。ⅢB型脱位是指1或2个籽骨的断裂和跖板完全撕裂。如果籽骨远极嵌顿在跖趾关节内，闭合复位一般很难成功。最终，这些ⅡB型和ⅢB型脱位可能需要关节切开复位。Miki根据关节复位的能力，把背侧第1趾间关节脱位分为两种类型。就一般情况而言，第1趾间关节脱位，跖板完全破裂。Ⅰ型和Ⅱ型损伤之间的区别是前者跖板被嵌顿，后者无嵌顿。其结果是，在Ⅱ型损伤的趾间关节脱位往往可以进行闭合复位，但Ⅰ型的损伤则是不可以进行闭合复位。

　　姆趾籽骨骨折分为胫内侧和腓外侧籽骨骨折。两籽骨急性损伤是非常罕见的。这些骨折没有具体的分型，可根据位置来描述分型。骨折分为3种类型：①近端1/3或近端；②中间1/3或腰部；③远端1/3或远端。

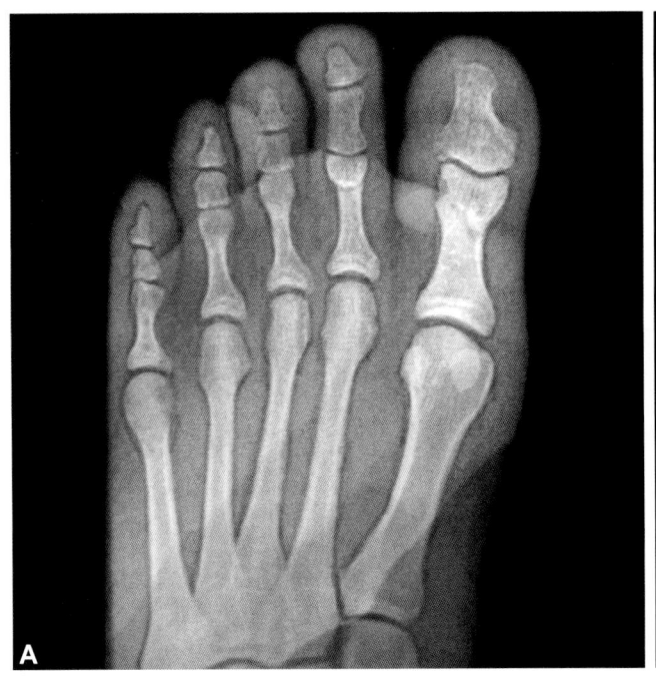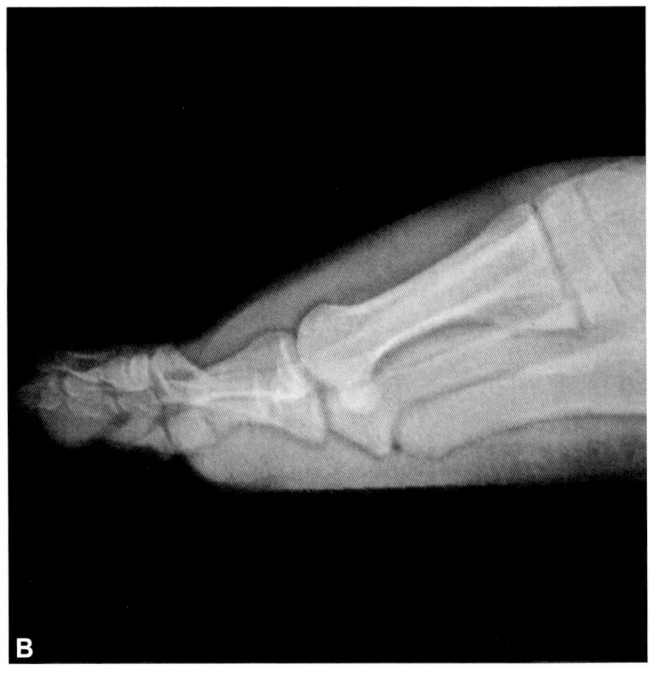

图30.8　第1近节趾骨移位、成角骨折，伴无移位的第2趾骨近节骨折

（A）正位X线片　（B）侧位X线片

注意：踇趾侧位X线片的背侧成角

四、手术指征

对Lisfranc骨折与脱位而言，大多数采取常规手术治疗。这些损伤常常是不稳定的，伴有韧带损伤和/或关节内有移位和粉碎性骨折。由于骨软骨碎片和软组织往往嵌入跖跗关节，石膏闭合治疗不足以提供关节稳定。非手术治疗只适合于Lisfranc韧带单独的部分破坏或扭伤，限于非弧形塌陷及内侧楔骨和第2跖骨之间分离≤2mm。

第1～第5跖骨关节外骨折的手术适应证是根据涉及哪些以及多少跖骨来定的。由于第1跖骨对步态、平衡和负重很重要，骨折移位难以接受。第1跖骨骨折造成任何的成角、旋转、短缩、粉碎或＞2mm的移位，最好手术治疗。相反，第2～第5跖骨较大角度移位是能够接受的。第2～第5跖骨骨折成角和旋转＞10°以及短缩和移位1cm时，则适合手术治疗。多发跖骨骨折更应考虑手术处理，因为这些损伤往往是高能量损伤。一些第5跖骨2区无移位的骨折，也建议手术治疗。这些患者的足可能需要从事长时间的高要求的活动，如运动员或体力劳动者。采取这种积极治疗方法的理由是，由于位置处在一个骨血供的分水岭区域，第5跖骨近端骨折的骨不连风险较高。

踇趾和籽骨骨折脱位的手术指征根据关节受累情况而不同。因为第1跖趾关节对步态、平衡、负重很关键，故其或第1近节趾骨移位都是难以接受的，踇趾关节内骨折2mm或以上的移位需要手术治疗。第1近节趾骨关节外骨折，导致任何成角、旋转、缩短、粉碎或＞5mm的移位，最好手术治疗。大多数第1远节趾骨骨折为簇状，非手术治疗也可有很好的效果。当然，踇趾脱位不能闭合复位就要切开复位。这在所有的跖趾关节或趾间关节Ⅰ型脱位中尤为典型。急性籽骨骨折，移位≥1cm，建议手术治疗。

总的来说，出现中足和前足的骨折和/或脱位，并且伴有不能通过闭合方式恢复骨的移位和/或关节不匹配，都是手术指征。重要的是，大多数的第2～第5跖骨关节外和趾骨骨折，1cm以内的位移是可以接受的，但在关节和第1跖骨＞2mm的移位则难以接受。其他情况下，需要手术治疗包括开放性骨折，血管损伤和多发伤。手术方法可分为三大类：切开复位内固定、经皮闭合复位穿针固定和关节融合或关节成形术。

（一）切开复位内固定

中足和前足骨折和/或脱位最常使用的手术方法是切开复位内固定，通过坚强的固定恢复稳定性和解剖关系。中间楔骨和第1～第3跖跗关节需要部分螺纹松质骨螺钉恢复稳定，而相对活动度大的第4、第5跖跗关节可以用克氏针固定。单独螺钉或钢丝难以固定那些伴有严重骨质缺损或粉碎性骨折的Lisfranc损伤。这种情况需要钢板和螺钉固定，以恢复足够的长度和对位。第1～第4跖骨关节外骨折因其较小的骨折块而用单独钢丝或螺钉治疗。在过去的10年中，骨折固定技术已发展到有微型钢板和螺钉，能给这些损伤提供一个内部支撑和最佳稳定性。第5跖骨近端骨折传统上用部分螺纹髓内松质螺钉固定，也可使用带或不带螺钉的张力带结构作为替代治疗，跗趾籽骨骨折可以用微型螺钉治疗。以前，籽骨骨折难以获得坚强固定，随着技术的发展，如更小的植入物，可起到提高固定的效果，但这仍然有争议。

（二）经皮闭合复位穿针固定

在因软组织条件还不能允许切开复位内固定治疗时，需要临时稳定骨折端，闭合复位经皮穿针固定，可作为一个临时处理方法。

由于挤压伤而导致的完全Lisfranc骨折脱位，对软组织严重损伤的患者，可进行临时闭合复位经皮穿针固定。可恢复骨骼长度，防止进一步因不稳定而造成的皮肤和软组织的损伤。需要血管修复和/或间室减压的患者，也适宜临时闭合复位经皮穿针固定，以便可以保护修复的血管和伤口护理。

（三）关节融合或关节成形术

某些Lisfranc损伤更适合行关节融合或关节成形术，而不是切开复位内固定，认识到这点很重要。一些骨折脱位可出现严重的骨丢失和软骨损伤，跖跗关节不能恢复正常。错过或忽略的亚急性和慢性Lisfranc损伤是导致永久性跖跗关节损伤的另一种情况，这仅仅是由于从出现到意识到损伤之间的时间过久而造成。Trevino等发现超过6周后处理，会降低切开复位内固定的成功率，因为在手术时已发现关节软骨损伤和韧带的松弛。根据前瞻性研究，Ly和Coetzee最近指出，所有急性韧带损伤A型（完全同侧）和C2型（完全不同侧）Lisfranc脱位，最好采取融合而不是尝试切开复位内固定治疗。这个问题还在争论中，但当出现严重的关节损伤，软骨不能恢复或损伤超过6周以上的情况，中足融合手术仍然是作为Lisfranc损伤治疗的主要方法。与切开复位内固定类似，关节融合术受限于受影响的关节。中间楔骨和第1～第3跖跗关节可单螺钉或钢板螺钉融合。从以往的例子看，如果这些Lisfranc损伤涉及第4、第5跖跗关节，也会被融合。在过去的15年中，有人担心，如果对有活动度的第4、第5关节进行融合，可能出现对步态的不利影响。所以进行关节成形术，而不是关节融合术。如果需要保留第4、第5跖跗关节的活动度，可以做切除第4、第5跖跗关节后植入趾短伸肌以保留空间的关节成形术。

五、外科解剖、体位与入路

（一）应用解剖

熟悉中足和前足的解剖结构，对其骨折脱位进行手术治疗很关键。中足是由三柱组成：内侧柱是第1跖跗关节；中间柱为第2、第3跖跗关节；外侧柱为第4、第5跖跗关节。内侧柱和中间柱作为一个刚性杆，连接后足与前足并提供减震。相反，比起内侧柱和中间柱，外侧柱表现出更多的活动性能。外侧柱的主要功能是适应不平整的地面。这具有手术意义，因为患者也许不能忍受外侧柱活动度的降低。要意识到中足的稳定性是由独特的关节解剖结构及跖跗关节上的韧带维持的。第1～第5跖跗关节排列成罗马弧形，嵌入的第2跖跗关节作为复合体的关键点。背侧、骨间和足底韧带进一步稳定关节。前足分为五趾，每趾由远端跖骨和相应的趾骨组成。如前所述，前足的稳定性由远端跖骨间韧带、跖底板，侧副韧带以及屈伸肌腱提供。

中足和前足手术入路有重要原则，大多数骨折和/或脱位通过足背入路。足背部皮肤薄而松弛，有助于拉拢缝合。一般情况下，应利用纵向全层皮肤切口，以获得最大限度暴露和减少皮肤坏死的概率。在深部解剖之前，必须确定和保护腓浅神经的皮下分支。浅静脉位于足背弓内，且在有需要时可予以结扎，以便于骨和关节暴露。趾长伸肌、趾短伸肌、跛长伸肌和跛短伸肌肌腱处在神经和血管深层。唯一在足背伸肌腱和骨骼间的结构是第1跖骨近端的足背动脉。当然，上述的神经血管结构和肌腱在足部背侧手术入路中存在风险。然而，在足背切口的主要优势是，位于足底的绝大部分的神经、静脉、动脉和肌腱很少会损伤。

某些中足和前足损伤的手术入路，最好通过足的其他部位进行切口显露。单独的第1跖骨、跛趾胫侧籽骨，可通过内侧皮肤切口治疗，这种方法有损伤腓浅神经的皮肤分支的风险。大部分第5跖骨骨折是通过外侧皮肤切口显露的，这种方法有损伤腓肠神经皮支的风险。跛趾腓侧籽骨骨折处理，可用足底切口，除了有损伤足底神经分支的风险外，还应注意避免在第1趾的负重区域形成疼痛性瘢痕。

（二）体位

对于大多数中足和前足损伤，推荐取平卧位在可透视的手术台上，且同侧髋部垫高。这克服了休息位时肢体外旋，可同时对所有中足和前足进行X线透视。足放在床的边缘上，可轻易得到无干扰的图像。常规使用充气止血带充气到250mmHg。在单独第5跖骨近端骨折，取侧卧位，用布袋垫高更好。

（三）手术入路

对于Lisfranc骨折脱位，切开复位内固定的手术入路取决于损伤的程度。Lisfranc韧带、内侧楔骨和第1～第2跖跗关节，都可以通过一个以足背的第1跖骨近端内侧区域为中心的单一纵行切口显露。这个切口有导致腓深神经和足背动脉损伤的风险。事实上，足背动脉在这一区域由足背向足底移行。以第4跖跗关节为中心的另一纵行切口可显露第3～第5跖跗关节。这两个切口都有损伤伸肌腱和腓浅神经分支的风险。这些切口应足够长（≥7cm），以达到显露中足。应该知道中足是非常靠近踝关节前皮肤皱纹的，故切口不能开得太近。这种方法的优势是，可以广泛显露Lisfranc韧带和5个跖跗关节。然而，如果皮肤切口间距离＜7cm，多切口有伤口愈合不良的风险（图30.9）。

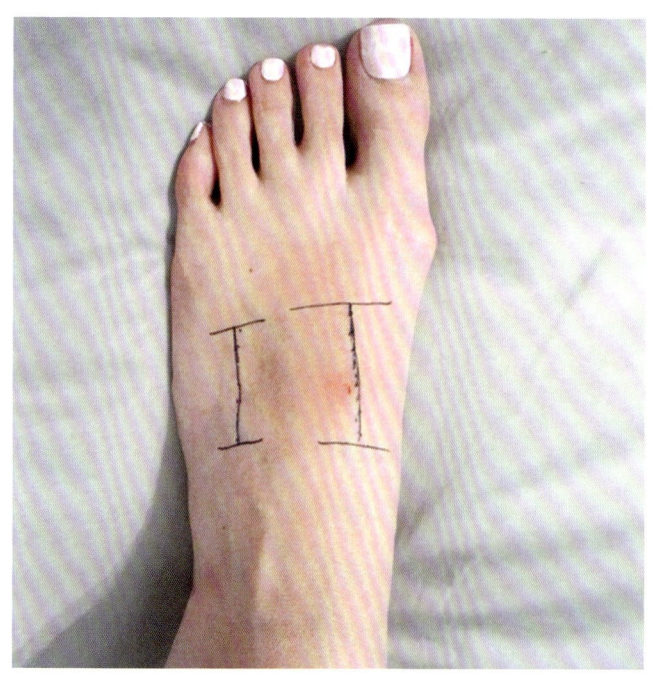

图30.9　Lisfranc关节损伤，切开复位内固定的标准切口

对于那些存在不可修复软骨破坏的Lisfranc损伤需要关节融合治疗，包括急性高能量损伤或延迟治疗超过6周的，这种手术入路可以改变。如果患者有慢性Lisfranc韧带不稳或第1～第2跖跗关节炎，以第1跖骨近端内侧区域为中心的纵行切口仍然可以使用。如果患者有第1～第5跖跗关节炎，则需通过三切口完成融合手术。第1跖跗关节通过其为中心纵向内侧切口显露。注意避免损伤背侧、跖侧的胫前肌腱和腓骨长肌腱。第2、第3跖跗关节可通过中心在第2跖骨近端区域的纵行切口显露。第4、第5跖跗关节通过中心在第4跖骨近端区域的纵行切口显露。由于腓骨肌肌腱和趾短伸肌腱位于跖跗关节的表面，任何一根肌腱都可以用来作为关节成形术的填充物。这种方法的好处是，可以广泛显露5个跖跗关节。然而，这些多切口有损伤伸肌腱和腓浅神经分支的风险。如果皮肤切口间距离＜7cm，也有伤口愈合不良的风险。

对跖骨关节外骨折进行手术治疗，也取决于损伤的程度。第1跖骨，通过第1跖跗关节远端的内侧纵行切口显露（图30.10）。第2～第4跖骨，通过跖跗关节远端的背侧纵行切口可以显露。切口的具体定位取决于哪一跖骨骨折。单一骨折于跖骨上直接切开。2个跖骨骨折的切口则在2个跖骨中间。如果第2～第4跖骨全部骨折，切口应在第3跖骨干上以便显露全部3个跖骨。第5跖骨的近端和骨干骨折可以通过第5跖骨外侧纵行切口显露，腓肠神经的分支位于该区域皮肤内。认识到腓骨短肌就嵌插在该区域下方很重要。这种入路方法的优点是能够广泛显露全部5个跖骨，同时各切口之间有足够的皮肤。然而，缺点是这些切口有损伤伸肌腱、腓肠神经、腓浅神经分支的风险（图30.11）。

跗趾跖趾关节和趾间关节损伤的手术入路是通过背侧切口。跖趾关节通过在关节跗长伸肌腱内侧的纵行切口显露。趾间关节损伤通过"阶梯状"切口显露。切口的水平线在趾间关节上。内侧和外侧的纵行切口分别向近端、远端延长。关节囊通过纵行切口进行。这些切口的优点是，最大限度地减少神经血管损伤，最适合治疗这两个关节的背侧脱位。这些切口的主要缺点是，如果过度向远端牵拉而不注意保护，则会损伤甲床、跗长伸肌腱和腓浅神经分支（图30.12）。

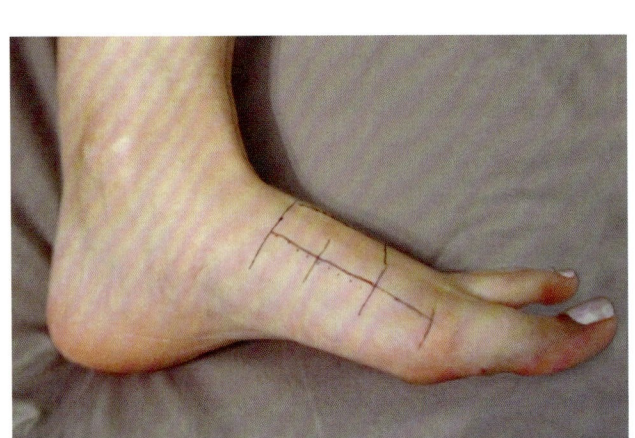

图30.10　第1跖骨切开复位内固定术的标准切口

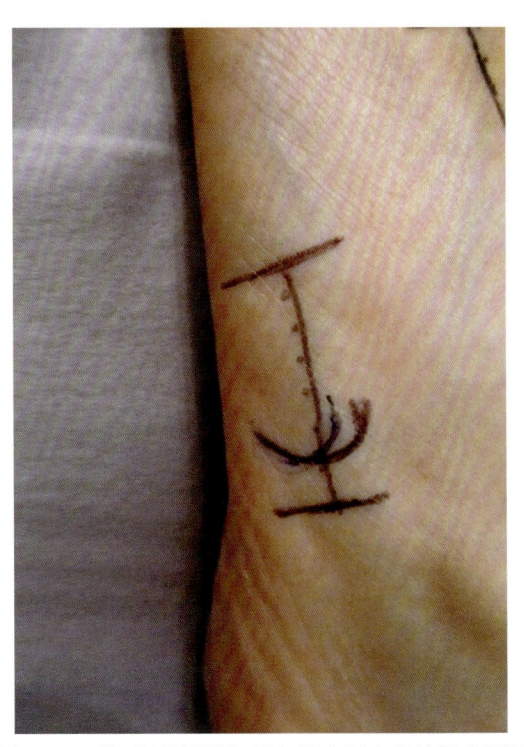

图30.11　第5跖骨近端切开复位内固定术的标准切口

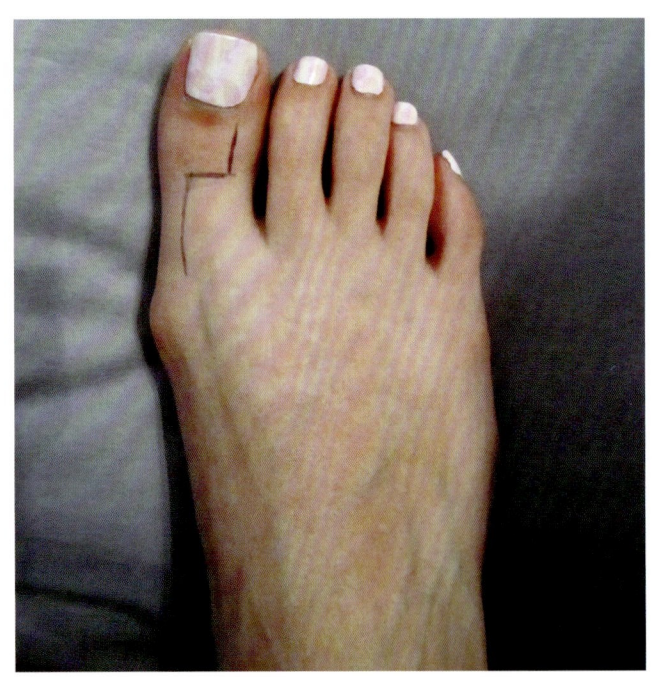

图30.12　第1趾间关节切开复位标准切口

　　踇趾籽骨骨折的手术入路是通过两个独立的切口。内侧或胫侧籽骨于第1跖骨头内侧偏下纵行切口显露。外侧或腓侧籽骨可显露于第1跖骨远端底部的纵向弧线切口。尽管背侧切口，可以充分显露腓侧籽骨，足底切口对骨折的显露和治疗更好。一旦籽骨显露，趾间神经应予以显露并牵开。注意避免将切口直接在籽骨上，造成行走时疼痛性瘢痕。这些入路的优点是可以理想的显露。缺点是有趾神经损伤的风险（图30.13）。

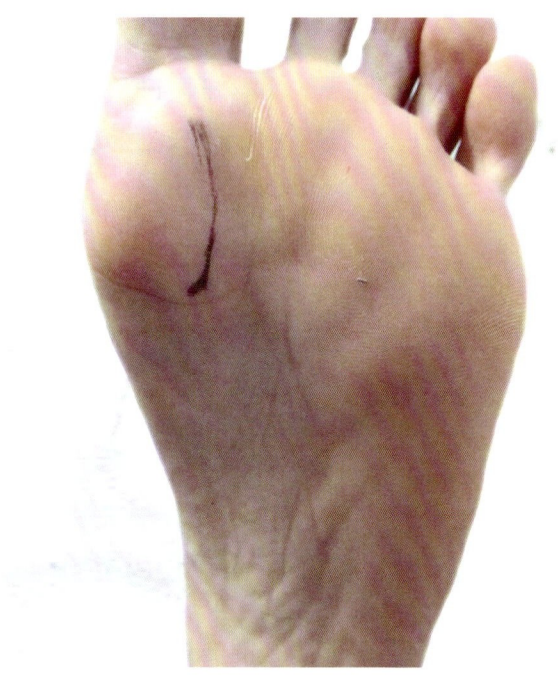

图30.13　腓侧籽骨切开复位标准切口

六、手术方法

（一）切开复位内固定治疗Lisfranc骨折脱位

1. 术前规划

（1）解剖因素：舟楔关节、骰楔关节、楔骨间关节和第1～第5跖跗关节排列成以足背为顶点的罗马弧形。中足背侧手术入路能广泛地显露骨与关节的解剖结构。背侧切口，损伤肌腱和神经血管的风险较小。由于足背有较少的软组织覆盖，在这个区域植入内固定物时不应该突出，否则当损伤愈合后触及足硬物时会导致不适。术前计划应包括通过X线片和CT扫描，了解损伤程度。在某些情况下，对比健侧足X线片，可了解患者的正常足部解剖。

（2）仪器和植入物因素：术前计划完成后，应确保所有的工具和植入物准备完成。切开复位内固定治疗包括一些用于复位的工具如中型的点状复位钳、气动或电动钻。术中成像需要可透视X线手术台和C型臂。如果使用一个大的C型臂，可以考虑使用无菌的"三角"膝定位器协助足的固定。使用这样的装置将允许足平放在手术台上，获得理想的前后位图像。常用的植入物包括用于第4、第5跖跗关节的1.6mm克氏针和用于第1～第3跖跗关节、楔骨间关节的4mm部分螺纹空心松质骨螺钉。使用空心螺钉的优点是可以通过导针定位进行放置。如果临时固定的初始位置不理想，用这些细克氏针时不会造成太多骨损伤。当某些骨折脱位难以复位，2.5mm Schanz半钉可协助复位操作。这些克氏针可以钻入跖骨干作为"操纵杆"，适当地调整跖骨近端达到可接受的复位。

严重的骨及关节粉碎性骨折，使用螺钉和/或克氏针固定治疗可能不够。这种情况下可能需要钢板和螺钉固定，以恢复足的长度和对齐。内侧的小T形板可以连接足舟骨-内侧楔骨和第1跖跗关节，通过用3.5mm螺钉固定在舟骨、跖骨干上。背侧2.0或2.4mm微型骨板可用于跨舟楔骨和第2、第3跖跗关节的固定。这些植入物也可用于第4、第5跖跗关节。在过去的2年中，为用于中足而设计的特定锁定钢板已经可以获得。这样的置入物包括ModularFootSet（Synthes, Paoli, PA, USA），还有ALPS（Depuy, Warsaw, IN, USA）。这些钢板有各种各样的宽度、长度和形状。这些置入物因其轮廓设计和锁定钢板技术而在理论上具有优势，可以提高粉碎性骨折的固定效果。这些材料的疗效还需要进一步研究和文献支持。

（3）患者因素：切开复位内固定治疗前，应对患者全身和局部因素进行评估。如果患者身体情况未达到最佳条件时，加上麻醉和中足手术压力会导致效果不好。这些患者不良情况包括血流动力学不稳定、不受控制的败血症和多器官衰竭。在切开复位内固定前，足部软组织的状态也应考虑。局部感染和皮肤水疱是切开复位内固定手术禁忌证。这些情况应该手术前解决。待足肿胀消退后再手术，否则手术伤口有较高并发症风险，如骨筋膜室综合征、伤口裂开、感染。因此，可能需要延迟14天或更长的时间才能进行手术，直至足部软组织改善。在中足不稳定和严重肿胀时，最好的治疗是以分阶段的方式进行。闭合复位经皮克氏针固定应该急诊手术，以恢复解剖复位。一旦软组织改善，第二阶段的手术就是切开复位内固定术。

2. 手术要点

患者仰卧位于可透视的手术台上。给予全身或脊髓麻醉。不建议使用留置硬膜外导管进行术后疼痛管理，因为这可能会影响术后神经系统和筋膜间室检查。皮肤切开术后1小时内使用静脉抗生素预防皮肤菌群细菌。止血带放置在小腿并充气到250mmHg。用一张卷起的床单或垫子放在同侧臀部，以对抗髋关节外旋。抗血栓袜和靴子应放在对侧肢体。

各种Lisfranc损伤的手术治疗都在第1跖骨近端的区域切开，以便显露Lisfranc韧带，楔骨间关节和第1、第2跖跗关节。游离皮下时，腓浅神经的分支须识别和保护。随着显露的深入，趾长伸肌牵向外侧和足背动脉牵向内侧保护。一旦显露楔骨间关节和第1、第2跖跗关节后，就清除血肿、纤维组织和骨碎片。清除后，Lisfranc韧带应清晰可见。用1个咬骨钳或刮匙清理韧带的两端。所有骨折块进行检查和清创，尽可能保留软组织附着点的完好。

如果Lisfranc韧带从第2跖骨基底部撕脱性骨折，而不是韧带中段损伤这个特别重要。一旦通过切口看见所有骨折和脱位，便可根据损伤程度进行不同顺序的复位。首先处理内侧或中间楔骨骨折，这些大部分都是水平的、关节内及背侧移位。用点状复位钳来加压骨折，用1枚4mm空心螺钉从足背至足底固定各骨。继续用点状复位钳加压第2跖骨基底与内侧楔骨。一旦这个间隙减小，用1枚导针从第2跖骨基底外侧逆行打入内侧楔骨，该针进入直到它不再从第2跖骨旁边突出。仔细检查前后位和侧位透视图像以确保导针的位置合适。导针位置合适后，将1枚4mm螺钉顺着导针从内侧楔骨钻入第2跖骨近端。接着评估楔骨间关节是否稳定。如果仍有间隙，一边用点状复位钳来加压这些关节，再经皮使用1枚4mm螺钉从内侧到外侧固定。通过该切口评估的下一个关节是第1、第2跖跗关节。如果其中任何一个仍有不稳定，则用点状复位钳加压这些关节，同时导针逆行钻进行复位固定。导针与跖骨的角度尽可能平行，以便增加螺钉的长度、杠杆和强度。侧位及前后位透视图像进行仔细的检查，确保导针位置合适。另外足背伸30°拍一个中足正位X线片。一旦导针位置确定后，导针在跖骨基底位置埋头，确保螺钉头不可触及。然后将4mm螺钉沿导针逆行打入，以穿过第1和/或第2跖跗关节。当内侧跖跗关节以上述方式解决后，第3~第5跖跗关节可以通过透视检查。如果这些关节自行复位可以经皮固定。第3跖跗关节可以通过逆行导针复位，然后用1枚4mm螺钉固定。第4、第5跖跗关节可分别用逆行的1.6mm克氏针来固定。

如果第3~第5跖跗关节损伤，而不能自行复位，则需要一个另外的背侧切口。这个切口在第4跖跗关节上。在切开时应识别和保护腓浅神经的分支。随着显露的深入，趾长伸肌牵向内侧。当第3~第5跖跗关节显露后，清除血肿、纤维组织和骨碎片。对所有骨折碎块进行检查和清创，尽可能保持软组织附着点完好。用第3跖跗关节切口治疗中足外侧部分损伤。这个关节用点状复位钳加压固定，尽可能以水平和平行第3跖骨的角度逆行打入导针复位。当透视确认导针位置合适，在跖骨基底用埋头钻钻孔，确保螺钉头不可触及。1枚4mm螺钉顺着导针逆行贯穿第3跖跗关节。最后，第4、第5跖跗关节的复位和固定到楔骨，可用逆行的1.6mm克氏针来固定。

固定后，以多平面对骨关节和内固定物位置进行透视评估。中足的稳定应经临床和影像学证实。必须检查螺钉和导针，确保达到理想的位置（图30.14和图30.15）。

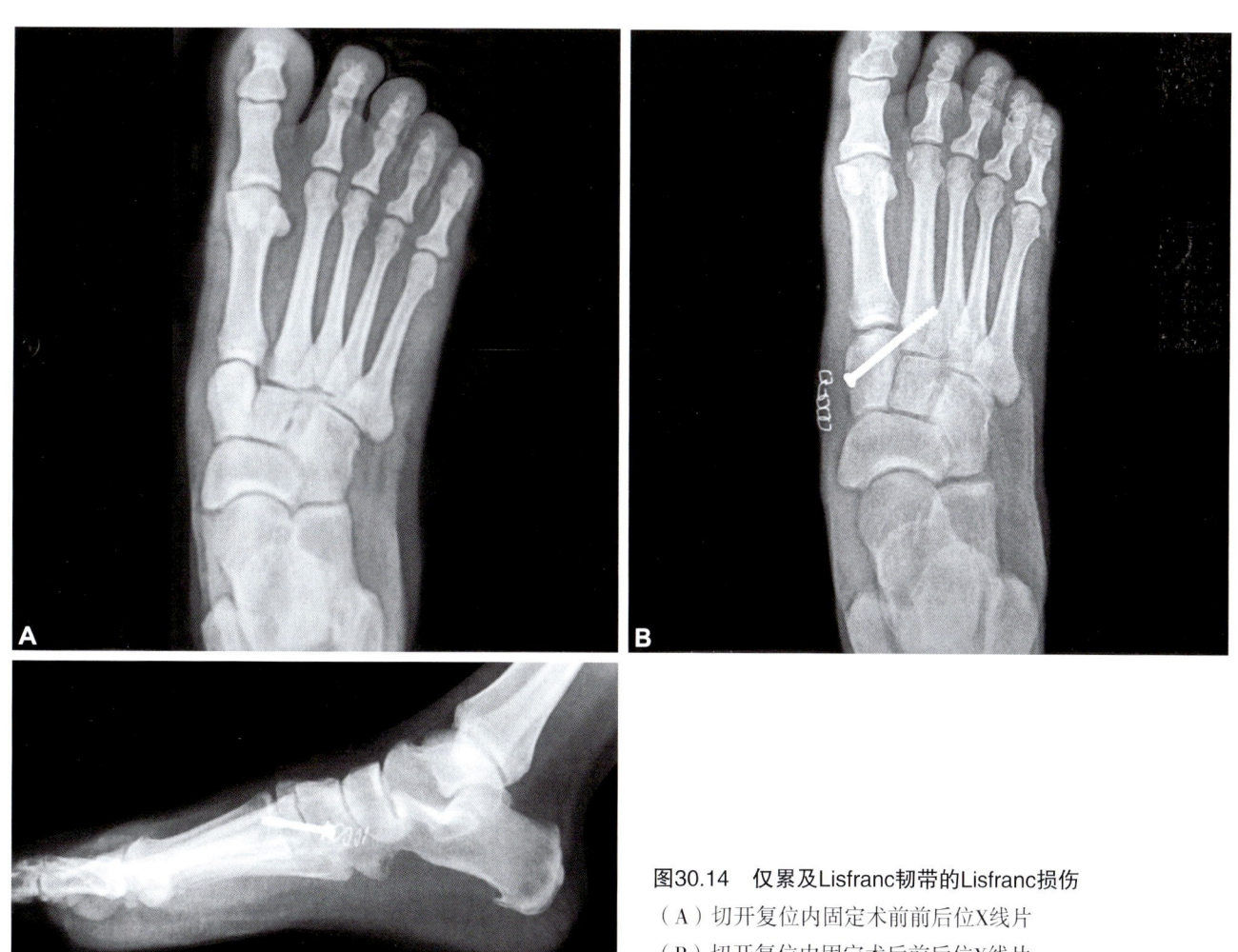

图30.14　仅累及Lisfranc韧带的Lisfranc损伤

（A）切开复位内固定术前前后位X线片

（B）切开复位内固定术后前后位X线片

（C）切开复位内固定术后侧位X线片

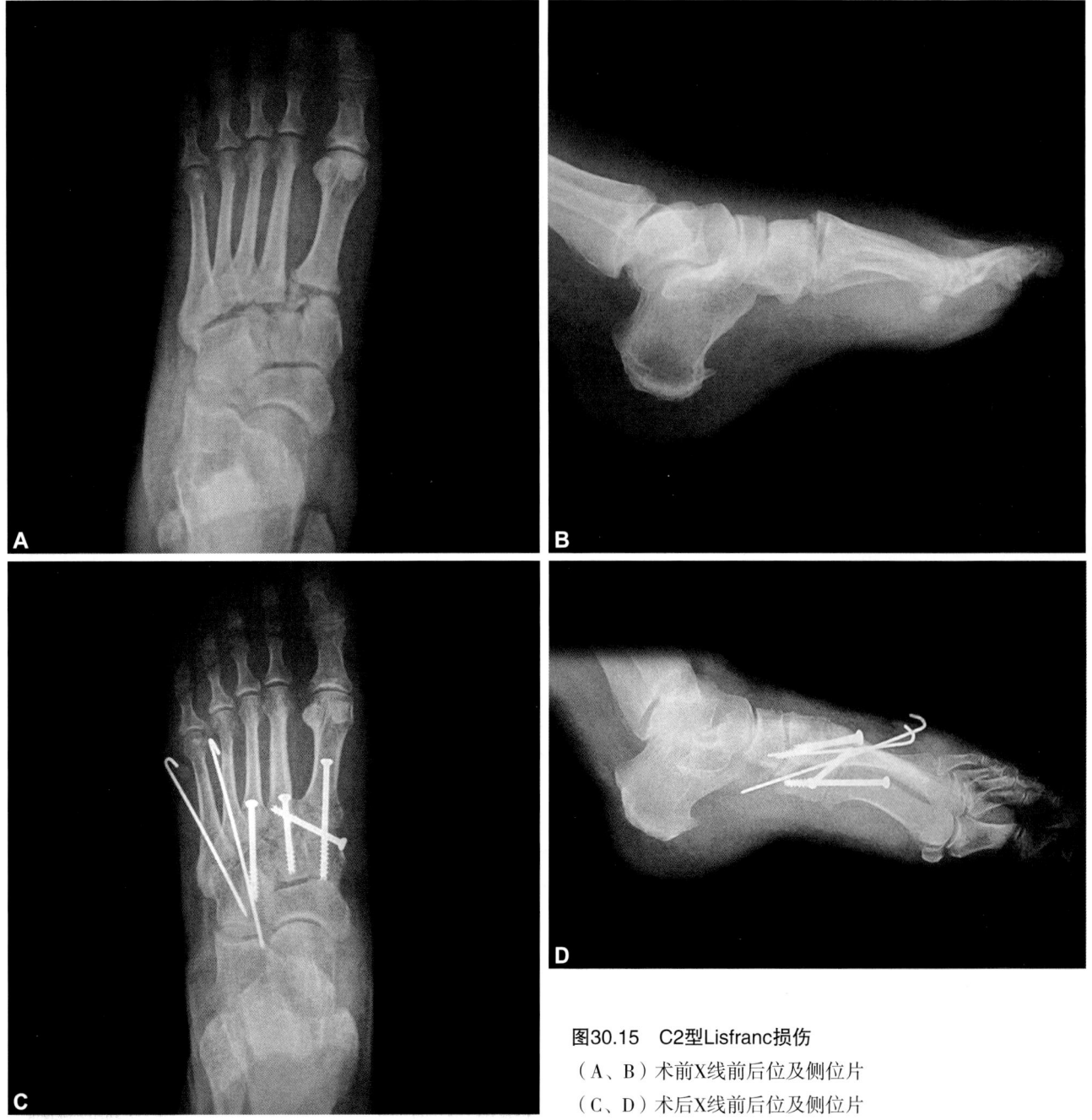

图30.15　C2型Lisfranc损伤

（A、B）术前X线前后位及侧位片

（C、D）术后X线前后位及侧位片

3. 闭合切口

当骨和关节已复位，内固定物位置合适，便可开始闭合伤口。止血带可以放气恢复足血供，同时检查出血血管。通过电灼止血减少术后血肿形成。伤口使用大量生理盐水冲洗。伤口注射适量的无肾上腺素的0.5%布比卡因辅助局部麻醉。用2-0薇乔缝线单层间断缝合皮下组织。用2-0尼龙缝线单层间断缝合皮肤。术后覆盖敷料前检查足远端动脉搏动。伤口覆盖无菌非粘连塞罗仿敷料、纱布和联结的纤维网垫。非负重短腿夹板固定足部。对于严重的损伤，需留院观察，以便监测患者的疼痛和骨筋膜室综合征的症状。

4. 康复

对患者进行每月随访，直到完全康复。术后在夹板保护下进行非负重康复。鼓励髋关节和膝关节运动练习。手术2周后，取出夹板，开始穿受限制的踝关节运动靴。淋浴和睡觉时才可脱掉靴。根据足的肿胀程度，术后2~4周拆除缝线。患者保持非负重穿靴训练，直到手术6周后，X线片显示关节正常对位和骨折开始愈合。经皮穿钉治疗第4和/或第5跖跗关节的患者，如果关节保持稳定，手术6周后拆除克氏针。术后6周可渐进式负重穿靴训练，也可脱靴进行规范的足踝关节运动训练。一直使用足靴到全部骨和韧带愈合，这通常是术后3~4个月。在完全愈合后，患者可以穿上正常的鞋子，回到日常生活的大部分活动中。患者常规穿戴定制模塑矫形器维持中足的稳定，并提供弧形支撑。如果患者出现僵硬、乏力或步态功能障碍，可根据个人要求进行物理治疗。高强度运动应推迟到术后6~9个月，这时可以考虑拆除中足螺钉，以避免因延长内固定物安置而导致内植物断裂和潜在的软骨损伤。

 切开复位内固定治疗Lisfranc骨折脱位的经验与教训：

（1）切口长度要充分。切口长度≥7cm，以充分显露跖跗关节。

（2）尽管有各种各样的Lisfranc损伤，所有结构须按顺序处理。

（3）固定顺序应该是：楔骨骨折，Lisfranc韧带，楔骨间关节，第2跖跗关节，第1跖跗关节，第3跖跗关节，第4跖跗关节，第5跖跗关节。

（4）在放置导针时确保关节解剖复位。针穿过跖跗关节时应尽可能水平平行。一旦导针适当在位，应充分透视。螺钉安放前应小心以确保导针不太偏向背侧、跖侧，或过长。

（二）中足关节融合治疗不可修复的Lisfranc骨折脱位

1. 术前规划

（1）患者因素：对某些Lisfranc损伤而言，受累跖跗关节融合或关节成形术，比切开复位内固定术更合适作为主要的治疗方法，意识到这一点很重要。一些骨折脱位可出现严重的骨丢失和软骨损伤，以至于跖跗关节不能恢复正常。误诊或漏诊6周以上的Lisfranc损伤，是另一种导致永久性跖跗关节损伤的情况，这是由从损伤到诊断出该损伤之间的时间延长所造成的。与切开复位内固定类似，关节融合术是仅限于受影响的关节。楔骨间关节和第1~第3跖跗关节可以用单螺钉融合。一些存在着骨量减少或骨质疏松的关节融合，可使用钢板和螺钉组合替代。为了保留中足活动性，第4、第5跖跗关节行关节切除成形术和嵌入伸肌腱以保留空间。

类似于切开复位内固定治疗，进行关节融合术前，应评估患者的全身和局部因素。如果患者身体未达最佳状态时，麻醉和中足融合的风险会导致效果不好。在进行关节融合术前，也要考虑足部软组织的情况。局部感染和皮肤水疱是关节融合的禁忌证。手术前应对足部肿胀进行处理，以减少手术并发症的风险，如筋膜间室综合征、伤口裂开和伤口感染。如果出现急性不可修复的软骨损伤，中足明显不稳定及严重肿胀，最好分阶段治疗。应该进行急诊麻醉下闭合穿针固定以恢复明显的脱位。当患者的软组织达到最佳状态，第二阶段的治疗就是关节融合术。

（2）解剖因素：中足背侧手术入路仍然可以用来进行融合，因其可以广泛显露骨和关节的解剖。另一种可以选择的显露第1跖跗关节的入路是内侧切口。应注意避免损伤胫骨前肌和腓骨长肌肌腱，因它们嵌入在第1跖骨近端。术前规划应包括关节损伤和畸形程度的X线片、CT图像和MRI图像的信息。在某些情况下，比较对侧足X线片，可用于观察患者的正常足部解剖。

（3）仪器和植入物因素：术前规划完成后，应确保所有的工具和植入物准备完成。进行融合术需要的仪器包括微振矢状锯、骨凿、咬骨钳、刮匙、木槌、骨折复位工具（如中型点状复位钳、气动或电动钻）、可透视的手术台和C型臂。用于楔骨间关节和第1~第3跖跗关节融合术的常见植入物包括4mm部分螺纹空心螺钉。在一些骨量减少，骨丢失和/或严重（扁平外翻）畸形情况下，仅以螺钉固定并不足够。这种情况可能需要钢板和螺钉固定，以恢复足的长度、对齐和稳定性。小T形钢板放置内侧能够融合舟楔关节和第1跖跗关节。背侧2mm或2.4mm微型钢板，可以用于融合剩余的舟楔关节和第2、第3跖跗关节。1.6mm克氏针用于第4、第5跖跗关节切除成形术。在过去的2~3年，预制专门设计的弧形锁定板和垫片，已可以商业应用于第1~第3和第4、第5跖跗关节。然而，疗效仍然需要进一步研究。

2. 手术要点

患者仰卧位于可透视的手术台上。给予全身或脊髓麻醉。皮肤切开术后1小时内使用静脉抗生素预防皮肤菌群细菌。止血带放置在小腿和充气到250mmHg。垫置于同侧臀下，以克服髋关节的外旋。抗血栓袜和靴子应放在对侧肢体。

在无法修复的Lisfranc关节损伤中。一种常见的情况是漏诊或忽略了的Lisfranc韧带损伤，表现为楔骨间关节和第2跖跗关节的损坏和/或不稳定，伴有第2跖骨基底和内侧楔骨底间隙增宽。类似于切开复位内固定，手术切口仍在第1跖骨近端的区域。剥离浅层组织时识别腓浅神经分支。随着显露的深入，趾长伸肌牵向外侧而足背动脉牵向内侧保护。显露楔骨和第2跖跗关节后，清除纤维组织和骨碎片。Lisfranc韧带由于慢性退化可能无法见到。用微振矢状锯清除病变软骨以便显露软骨下骨。一般去除2~4mm厚的骨质。注意切除第2跖骨的足底部分骨要多于足背部分骨以保留中足的弧形。用咬骨钳或刮匙进一步清理，使松质骨的两端变新鲜。可以按不同顺序恢复中足的稳定性，首先使用点状复位钳加压第2跖骨基底和内侧楔骨，当这个间隙缩小后，置入导针固定。只要X线片确定导针的位置合适，这时顺着导针打入1枚4mm的螺钉。下一步是用点状复位钳加压内侧楔骨与中间楔骨进一步增加稳定性。然后由内到外经皮打入1枚4mm螺钉固定。最后，第2跖跗关节被手动压缩并用逆行导针进行复位。就像切开复位内固定，导针尽可能水平平行跖骨放置。一旦透视下导针位置合适，埋头钻在导针的跖骨基底部钻孔，1枚4mm的螺钉沿导针贯穿第2跖跗关节固定（图30.16）。

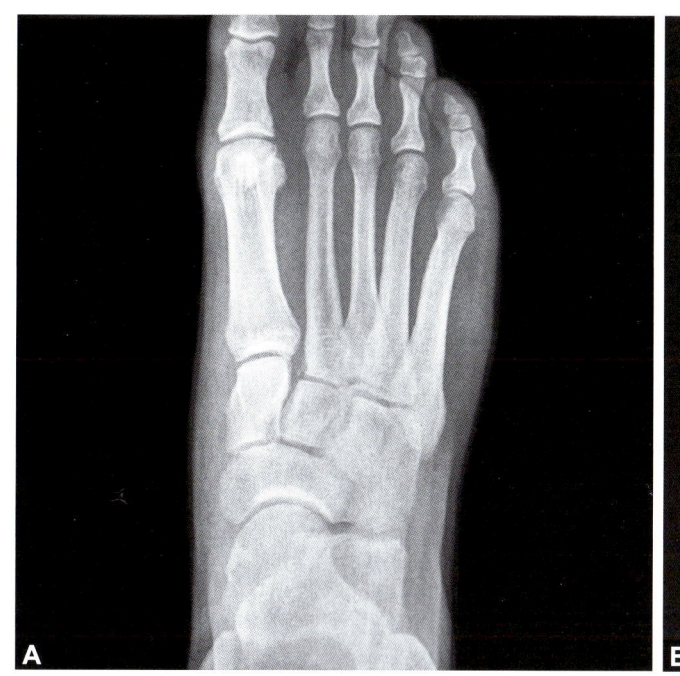
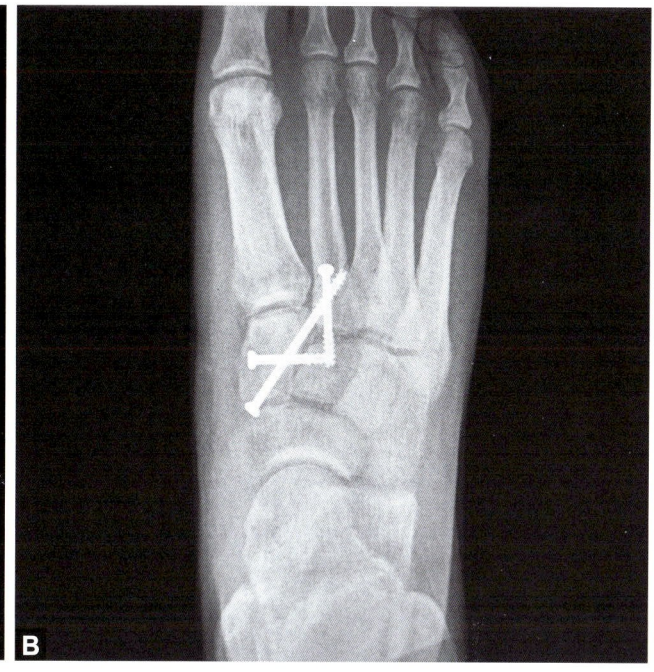

图30.16　漏诊的Lisfranc韧带损伤的治疗案例

（A）Lisfranc韧带损伤　（B）关节融合术

　　不可修复的第1~第3跖跗关节的软骨损伤使用双切口的入路。第1跖跗关节中心的内侧切口显露第1跖跗关节，识别并分离腓浅神经的分支，胫骨前肌和腓骨长肌腱于足背和足底分别保护。当第1跖跗关节显露后，清除纤维组织和骨碎片。用矢状锯去除病变软骨并显露软骨下骨。要注意小心去除内侧、外侧楔骨和第一跖骨基底部分的厚层软骨，如有需要，可以对第1跖骨进行畸形矫正。当骨平面已准备好，交叉导针固定关节。尽管两者都是从背侧到足底，但1枚导针是从远端到近端，另1枚导针是从近端到远端放置。如果导针的位置是适当的，2枚4mm螺钉沿导针打入并埋头。在第2跖骨近端的背侧切口显露第2、第3跖跗关节。分离和保护腓浅神经的分支和趾长伸肌。类似于第1跖跗关节，对显露的第2、第3跖跗关节进行纤维组织和骨碎片的清除。清除关节软骨层，在第2、第3跖骨基底部，清除足底骨多于足背骨。这可保持中足的弧形。用咬骨钳或刮匙进一步清除或新鲜裸露松质骨两端。当第2、第3跖跗关节可以手动压缩，导针贯穿放置。只要X线片确认导针位置合适，用1枚4mm螺钉沿各自导针贯穿并埋头以实现两个关节的融合（图30.17）。

　　如果第4、第5跖跗关节也存在不可修复的软骨损伤，应该先融合第1~第3跖跗关节后再处理。通过第4跖骨近端的切口显露外侧关节。在浅表剥离时，分离和保护腓浅神经的分支。随着显露的深入，趾长伸肌牵向内侧。第4、第5跖跗关节显露后清除纤维组织和骨碎片。用矢状锯切除关节软骨层。确定趾短伸肌腱，切断近端置于两关节内。趾短伸肌腱作为填充材料，使第4、第5跖跗关节复位并分别通过逆行的1.6mm克氏针与骰骨固定（图30.18）。

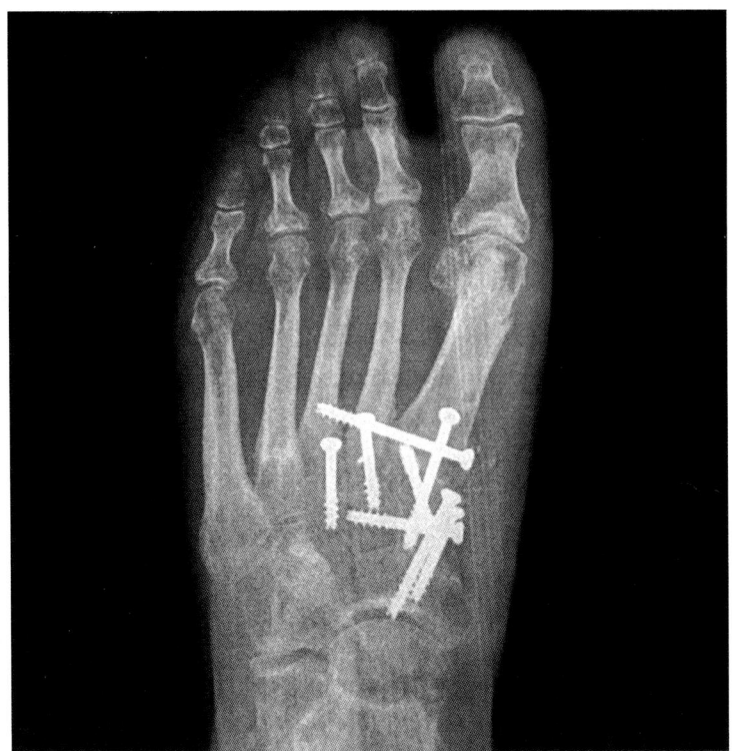

图30.17　第1～第3跖跗关节和舟楔关节融合

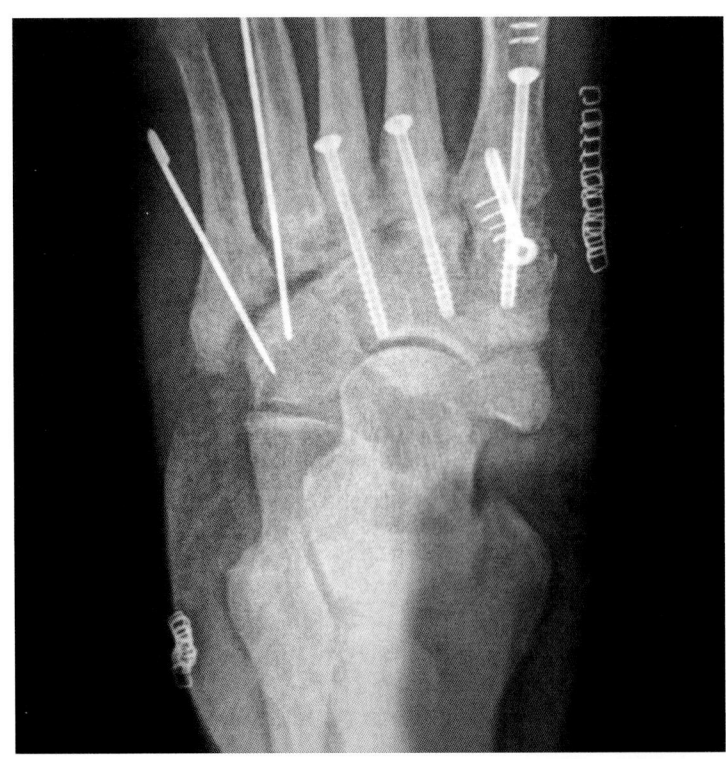

图30.18　合并第4～第5跖跗关节成形的第1～第3跖跗关节融合

不是在所有情况都使用骨移植。对于损伤部位骨丢失的案例，可考虑使用骨移植。有些患者可能会受益于骨移植，如果有并发症，如糖尿病或类风湿关节炎，存在骨难以愈合的风险。通常应用自体跟骨骨移植，进行各种中足关节融合术，通过腓骨远端后侧的一个独立垂直切口，取跟骨作为移植骨。切开皮肤后，用止血钳分离到跟骨壁，识别腓肠神经并将其牵往一侧。用1枚2.5mm的钻头或适当大小的环钻在跟骨外侧壁钻一个直径1cm的圆形孔。用刮匙取跟骨丰富的松质骨，植入内侧和中间跗跖关节。

无论融合是否进行植骨，都需要使用透视影像多平面评估骨关节复位和植入物位置的情况。中足的稳定应经临床和影像学证实。须检查螺钉和导针，以确保在理想的位置。

3. 闭合切口

当中足融合恰当，而植入物位置理想，可以关闭伤口。止血带放气以检查出血血管，通过止血以减少术后血的形成。用大量生理盐水冲洗伤口。伤口注射适量的无肾上腺素0.5%布比卡因进行局部麻醉。2-0薇乔缝线单层间断缝合皮下组织。2-0尼龙缝线单层间断缝合皮肤。术后敷料覆盖前检查远端动脉搏动。伤口覆盖无菌非粘连的塞罗仿敷料，纱布和联结的纤维网垫。使用非负重短腿夹板固定足部。患者须留院观察，以便监测疼痛和骨筋膜室综合征的症状。

4. 康复

每月随访，直到患者完全恢复。术后在夹板保护下进行非负重康复。鼓励髋关节和膝关节运动。手术2周后取出夹板，患者开始穿足踝靴。只有淋浴和睡觉时可以脱掉该靴。缝线在手术后2～4周拆除，这取决于足的肿胀程度。患者术后6周内穿靴不负重，直到术后X线片显示关节位置正常并开始关节融合。如果患者第4和/或第5跗跖关节有克氏针固定，手术后6周拆除克氏针，前提是关节仍保持稳定。术后6周后开始穿靴进行渐进式负重。这时，可以脱靴进行定期足踝ROM练习。这个靴使用至达到完全骨性融合，通常是在术后3～4个月。在完全愈合后，患者可以穿上正常的鞋子，回到日常生活的大部分活动中。患者常规穿戴定制模塑矫形器维持中足的稳定，并提供弧形支撑。只有当患者表现出残余步态功能障碍时，才行物理治疗。当中足融合后而想回到高强度的活动往往是不可能的。在中足融合最常见的后遗症，是患者在行走不同类型的地面时出现短暂的不适。

 中足关节融合治疗不可修复的Lisfranc骨折脱位的经验与教训：

（1）关节融合术可用于拯救患有无法修复软骨损伤的患者，包括误诊和漏诊超过6周的损伤。

（2）漏诊的Lisfranc韧带损伤的治疗方法包括用螺钉固定第2跖骨与内侧楔骨，以及中间楔骨与第2跗跖关节的融合。

（3）第1跗跖关节的融合通过内侧切口实现。第2、第3跗跖关节通过背切口融合。第4、第5跗跖关节行关节成形术而不是关节融合术。

（4）当有少量的骨丢失和畸形时可以用螺钉来融合。当需要恢复长度和纠正畸形作为关节融合术的一部分时，纵形钢板可能是一个更好的选择。

（三）切开复位内固定治疗关节外第1～第4跖骨骨折

1. 术前规划

（1）解剖因素：第1～第4跖骨排列成抛物线形，彼此相对的长度至关重要。第1跖骨长度最短，其骨皮质最厚。内侧手术入路用于显露第1跖骨，而背侧切口，用来显露第2～第4跖骨。内侧和背部的切口对肌腱和神经血管结构造成损伤的风险最小，而足底包含更多神经、肌腱、血管。内侧和足背有较少的软组织覆盖。植入物在这些区域不应该突出。术前计划应包括使用X线片了解损伤的程度。在某些情况下，比较对侧足X线片，可用于观察患者的正常足部解剖。

（2）仪器和植入物因素：术前计划完成后，应确保所有仪器和植入物已准备完成。用于切开复位内固定的治疗仪器包括骨折复位工具像中型点状复位钳、气动或电动钻。可透视X线的手术台和C型臂。如果使用一个大的C型臂，可以使用无菌的"三角"膝定位器协助足的位置，以获得理想的前后位图像。常用于第1跖骨切开复位内固定的植入物，包括小的长形或T形微型钢板和2.7mm皮质螺钉放置于内侧。用于第2～第4跖骨的植入物包括2mm或2.4mm的长形或T形微型钢板和适当大小的螺钉。对于骨干的中断骨折，使用长形钢板已经足够，但对于骨干的基底或颈部骨折，最好使用T形板。无论是在基底或颈部，在骨的同一水平上，T形钢板的横面可以允许固定1枚以上的螺钉。预制的锁定板已可以使用，但其疗效需要进一步研究。

（3）患者因素：切开复位内固定治疗前，应对全身和局部因素进行评估。如果患者身体不在最佳状态，麻醉和切开复位内固定会导致效果不好。在切开复位内固定前，也应考虑足部软组织的状况。局部感染和皮肤水疱是切开复位内固定的禁忌证，应该在手术前解决这些情况。待足肿胀消退后再手术，否则手术伤口易出现并发症，如骨筋膜室综合征、伤口裂开、感染等风险。因此，需延迟14天或更长的时间再进行切开复位内固定治疗，直至足部软组织改善。

2. 手术要点

患者仰卧位于可透视的手术台上。给予全身或脊髓麻醉。不建议使用留置硬膜外导管做术后疼痛处理，因为这可能会影响术后神经系统和间室检查。皮肤切开术后1小时内使用静脉抗生素预防皮肤菌群细菌。止血带放置在小腿并充气到250mmHg。用一张卷起的床单或垫子置于同侧臀下，以克服髋关节的外旋。抗血栓袜和靴子应放在对侧肢体。

当跖骨多处骨折时，首先治疗第1跖骨。通过可触及骨的内侧切口显露第1跖骨。识别并牵开腓浅神经的分支。分别保护背侧和足底的胫骨前肌和腓骨长肌腱。显露骨折后，清除血肿、纤维组织和骨碎片。用咬骨钳或刮匙进行骨折两端的清创。所有骨折块都进行检查和清创，尽可能保留软组织附着处完好。当骨折部位准备好并且正确对齐时，骨内侧置入钢板。钢板的放置方式应能允许在骨折远近两端都可以置入至少2枚螺钉。仔细检查前后位X线片和侧位片，确保合适的骨排列和植入物的位置。

当确认第1跖骨是以上述的方式稳定，第2～第4跖骨可通过单独的背侧切口处理。具体的伤口位置取决于跖骨骨折的数量。单跖骨骨折时切口于骨折上。当2个骨折时，切口应位于相应的跖骨间间隙。如果第2～第4跖骨都骨折，切口应在第3跖骨干上以便充分暴露。在浅层剥离时，识别和保护腓浅神经的分支。随着显露的深入，趾长伸肌牵向内侧。显露跖骨后，清除血肿、纤维组织和骨碎片。所有骨折块进行检查和清创，尽可能保留骨块软组织附着点完整。当骨折部位准备好且正确对齐，钢板放于骨背侧上。长形板用于中段骨干损伤，而T形板用于基底或颈骨折。钢板在骨折远、近两端都有至少2枚螺钉的位置。仔细地检查前后位X线片和侧位片X线片，确保合适的骨排列和植入物的位置（图30.19和图30.20）。

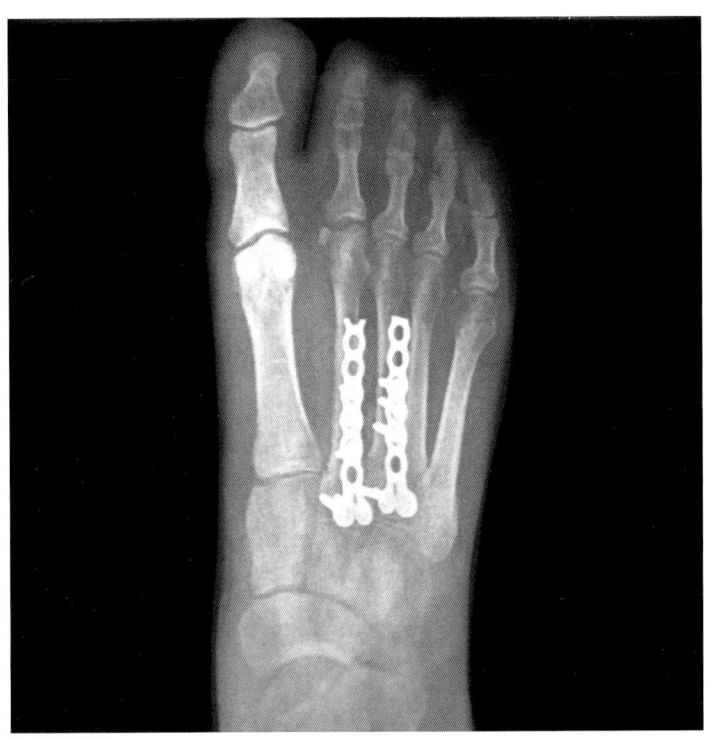

图30.19　关节外跖骨基底部骨折切开复位内固定

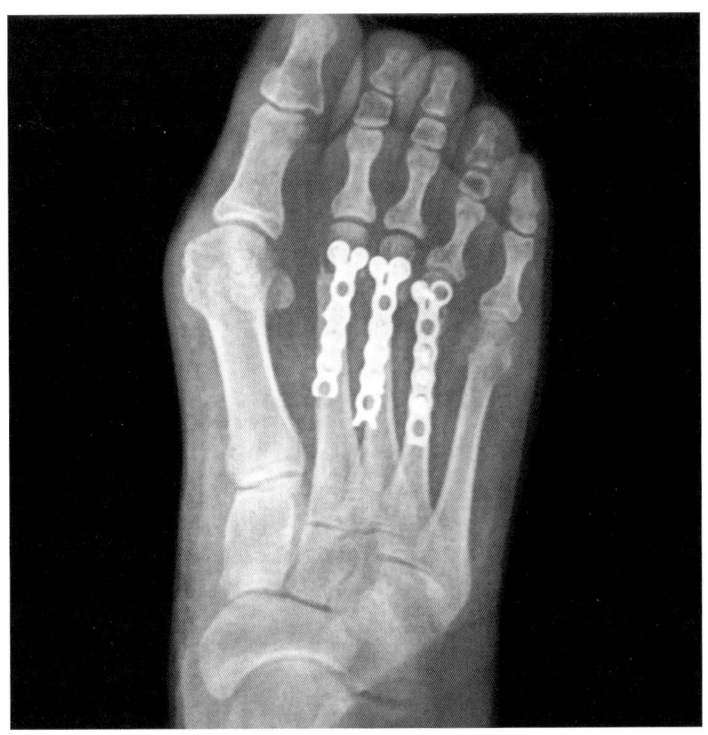

图30.20　关节外跖骨头骨折切开复位内固定

固定后，采取多平面透视对骨折复位和植入物位置的合适度进行评估。骨稳定性应经临床和影像学证实。须检查螺钉和钢板，以确保不是过长。特别是，钢板不应跨过跖跗关节或跖趾关节。在骨折部位的骨丢失可以实施骨移植。当骨折清创后存在骨丢失时，可在相关区域内填充Vitoss（Orthovita, Malvern, PA, USA），这是一种人工合成和骨引导的同种异体骨移植物。

3. 闭合切口

当骨和关节正常对齐，植入物位置适当，便可以关闭伤口。止血带放气恢复足血供，同时检查出血血管，通过电凝止血以减少术后血肿形成。伤口使用大量生理盐水冲洗。伤口注入适量的无肾上腺素0.5%布比卡因进行局部麻醉。用2-0薇乔缝线单层间断缝合皮下组织。用2-0尼龙缝线单层间断缝合皮肤。另外，内侧皮肤切口可以用皮肤缝合器闭合。敷料覆盖前检查足远端脉搏。伤口覆盖无菌非粘连的塞罗仿敷料、纱布和联结的纤维网垫。非负重短腿夹板固定足部。第1～第4跖骨手术治疗的患者，需留夜以便监测患者的疼痛和骨筋膜室综合征的症状。对于那些有限跖骨骨折的患者来说，只要疼痛很轻，手术当天便可出院。

4. 康复

每月随访，直到患者完全恢复。术后在夹板内保护下进行非负重训练。鼓励进行髋关节和膝关节运动。手术2周后拆除夹板，开始穿足踝靴。只有淋浴和睡觉时可以脱掉该靴。缝线在手术后2～4周拆除，这取决于足的肿胀程度。术后6周内患者穿靴不负重，直到术后X线片显示骨开始愈合。术后6周开始穿靴进行渐进式负重。这时，可以脱靴进行定期足踝ROM练习。使用该靴直到完全骨愈合，通常是术后3～4个月。完全愈合后，患者可以穿上正常的鞋子，回到日常生活的大部分活动中。如果患者表现出僵硬、乏力或步态功能障碍，可根据需要进行物理治疗。回归高强度的活动要推迟到骨愈合后1个月。

 切开复位内固定治疗第1～第4跖骨关节外骨折的经验与教训：

（1）钢板和螺钉结构，为跖骨骨折提供坚强的固定。

（2）应力争在骨折近端和远端至少各上3枚螺钉。如果因骨折太接近关节面不能上3枚螺钉，那么近端和/或远端各2枚螺钉也是足够的。

（3）T形板可以很好地固定累及近端基底部或远端颈部的骨折。

（4）注意放置钢板时不要跨越任何关节。

（四）切开复位内固定治疗第5跖骨近端骨折

1. 术前规划

（1）解剖因素：第5跖骨在所有的跖骨中位于最外侧和底侧。第5跖骨采取外侧手术入路，这样肌腱和神经血管结构损伤最小。足外侧有较少的软组织覆盖。植入物在这些区域不应该突出。术前计划应包括通过X线片了解损伤程度。近端第5跖骨骨折大多数是横断的。在某些情况下，比较对侧足的X线片，可用于观察患者的正常足部解剖。

（2）仪器和植入物因素：术前计划完成后，应确保所有仪器和植入物已准备完成。切开复位内固定治疗使用的仪器包括骨折复位工具，如中型点状复位钳、气动或电动钻。可透X线的手术台和C型臂。常用于第5跖骨切开复位内固定治疗的植入物，包括一系列4.5~6.5mm部分螺纹空心松质骨螺钉，置于髓腔内。近年来，主张对于较大型骨而言，用更大的植入物有利于更加坚强的固定。有些想法是在粉碎性骨折时使用1.6mm克氏针。另外考虑使用张力带结构增加髓内钉固定，但这是不必要的。

（3）患者因素：切开复位内固定治疗前，应对全身和局部因素进行评估。如果患者身体不在最佳状态，麻醉和切开复位内固定会导致效果不好。在术前足部软组织的状况也应考虑。局部感染和皮肤水疱是切开复位内固定治疗手术的禁忌证。这些情况应该在术前解决。待足肿胀消退后再手术，否则手术伤口易并发如骨筋膜室综合征、伤口裂开、感染等风险。因此，需延迟14天或更长的时间再行切开复位内固定治疗，直至足部软组织改善。

2. 手术要点

给予全身或脊髓麻醉。患者用沙袋侧卧位于可透视的手术台上。枕头放在两腿之间，以防止对侧腿的压疮。不建议使用留置硬膜外导管做术后疼痛处理，因为这可能会影响术后神经系统和间室检查。皮肤切开术后1小时内使用静脉抗生素预防皮肤菌群细菌。止血带放置在小腿并充气到250mmHg。抗血栓袜和靴子应放在对侧肢体。

第5跖骨以沿骨表面的外侧切口显露。识别并牵开腓肠神经的分支，识别和保护腓骨短肌腱。骨折显露后，清除血肿、纤维组织和骨碎片。用一把咬骨钳或刮匙进行清创或新鲜化骨折的两端。对所有骨折块进行检查和清创，尽可能保留骨块附着点完整。当骨折部位准备好并且正确对齐时，用导针从结节处打入髓腔。导针穿过骨折部位，但不超过跖骨颈部。拍前后位和侧位片X线片，仔细检查，以确保骨折对位和内固定位置的合适性。一旦确认，1枚4.5mm螺钉穿过导针打入，不超过跖骨颈部。螺钉应该足够长，以便螺纹完全穿过骨折部位，提供最大的骨折加压。但也不应过长，否则会导致跖骨颈形成一个应力。在螺钉固定好后，进行多平面地透视以评估骨复位和植入物位置的合适性。骨稳定性应经临床和影像学证实。在骨折部位的骨丢失可以接受骨移植。当骨折清创后存在骨丢失时，可在相关区域内填充Vitoss（Orthovita, Malvern, PA, USA），这是一种人工合成和骨引导的同种异体骨移植物（图30.21）。

3. 闭合切口与康复

治疗方案与上述第3个方案一致。

 切开复位内固定治疗第5跖骨近端骨折的经验与教训：

（1）将患者置于侧卧位进行手术，有利于骨折显露和通过结节部置入螺钉。

（2）术中应有全面的透视图像，确保导针和螺钉必须完全在髓内。

（3）确保螺丝既不过短也不过长。

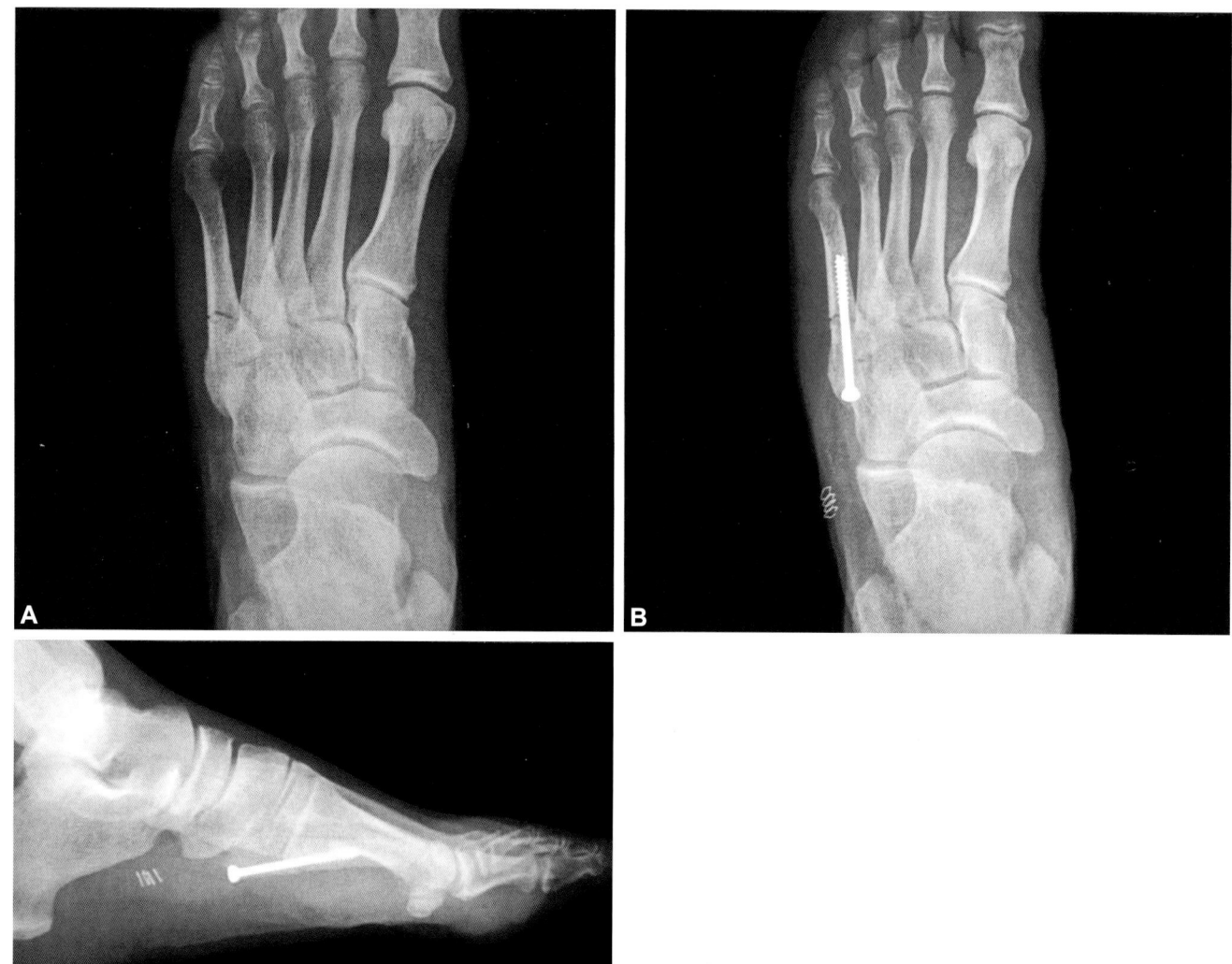

图30.21 第5跖骨骨折切开复位内固定
（A）切开复位内固定术前前后位X线片
（B）切开复位内固定术后前后位X线片 （C）切开复位内固定术后侧位X线片

（五）切开复位内固定治疗踇趾骨折脱位

1. 术前规划

（1）解剖因素：踇趾对提供稳定的负重和步态至关重要。跖趾关节是一个复杂的球窝关节，通过滑动和滚动提供跖屈和背伸。趾间关节是一个铰链连接，提供了跖屈和背屈。一个背侧或内侧手术入路，可显露跖趾关节。背侧切口用于显露趾间关节。尽管这些切口导致肌腱和神经血管损伤的风险最小，但在第1趾的软组织覆盖少。植入物在这些区域不应该留下突出。术前计划应包括通过X线片、CT扫描对损伤程度进行了解。在某些情况下，比较对侧足的X线片，可用于观察患者的正常足部解剖。

（2）仪器和植入物因素：术前计划完成后，应确保所有适当的仪器和植入物已准备完成。切开复位内固定治疗，使用的仪器包括气动或电动钻和骨折复位工具，如1.14mm和1.6mm克氏针。可透X线的手术台和C型臂。如果使用一个大的C型臂，可以考虑使用无菌的"三角"膝定位器协助足的位置，以获得理想的前后位图像。常用于踇趾切开复位内固定的植入物，包括2mm微型皮质螺钉，用于大的碎骨块和1.3～1.7mm生物可吸收钉（Orthosorb, Depuy, Warsaw, In, USA）用于大的骨软骨骨折。另外的选择，经皮置入克氏针也可用于骨折固定术。

（3）患者因素：切开复位内固定治疗前，应对全身和局部因素进行评估。如果患者身体不在最佳状态时，麻醉和切开复位内固定会导致效果不好。手术前应考虑足部软组织的状况。局部感染和皮肤水疱是切开复位内固定治疗的禁忌证。这些情况应该在手术前解决。待足肿胀消退后再手术，否则手术伤口易并发如骨筋膜室综合征、伤口裂开、感染等风险。因此，须延迟14天或更长的时间，直至足部软组织状况改善再行切开复位内固定治疗。然而，当关节脱位不能通过闭合手法复位时，应尽快进行切开复位内固定治疗，以减少关节损伤。

2. 手术要点

患者仰卧位于可透视的手术台上。给予全身或脊髓麻醉。不建议使用留置硬膜外导管做术后疼痛处理，因为这可能会影响术后神经系统检查。皮肤切开术后1小时内使用静脉抗生素预防皮肤菌群细菌。止血带放置在小腿并充气到250mmHg。一张卷起的床单或垫子放在同侧臀部，以对抗髋关节外旋。抗血栓袜和靴子应放在对侧肢体。

第1跖趾关节和趾间关节的主要手术入路是在关节背侧切口。尽管有可能通过内侧切口显露第1跖趾关节，但趾间关节切口总是在背侧，形状像一个"楼梯状"，水平线在趾间关节上，远端和足底纵向延长。识别腓浅神经的皮支并牵向内侧。识别踇长伸肌腱并牵向外侧。背侧切开关节囊进行显露跖趾关节和趾间关节的骨折和/或脱位。纵向切开跖板3～4mm。纵向牵引复位跖趾关节和趾间关节。如果这个手法复位不成功，那么使用骨剥或探针来移开跖板，然后纵向牵引复位关节。骨折显露后，清除血肿、纤维组织和骨碎片。使用一把咬骨钳或刮匙进行清创或新鲜化骨折的两端。检查和清创所有骨折块，尽可能保留骨折块附着软组织完整。一旦骨折部位准备好且正确对齐，第一步是复位关节面。大骨折块用2mm螺钉固定，骨软骨骨折用生物可吸收钉通过关节固定。采取透视进行骨复位和植入物合适性的多平面的评估。骨及关节稳定性应经临床和影像学证实。须检查螺钉，确保它们不会过长。如果怀疑结构稳定性，则辅以克氏针经皮固定。

3. 闭合切口

当骨和关节准确对齐，植入物位置适当，则可以关闭伤口。这时止血带放气进行足趾充血及检查出血血管，电凝止血以减少术后血肿形成。用球形注射器对伤口进行大量生理盐水冲洗。伤口注射适量的无肾上腺素0.5%布比卡因进行局部麻醉。跖板用2-0爱惜邦（Ethibond）缝线进行缝合。用0号薇乔缝线对关节囊进行单层间断缝合，用2-0薇乔缝线单层间断缝合皮下组织，使用2-0尼龙缝线单层间断缝合皮肤。另外，内侧皮肤切口可以选择用皮肤缝合器闭合。敷料覆盖前检查足远端血运。伤口覆盖无菌非粘连的塞罗仿敷料、纱布和联结的纤维网垫。然后足放置在手术硬底鞋里。只要疼痛很轻，可以在术后当天出院。

4. 康复

每月随访，直到患者完全恢复。术后立即在手术靴保护下进行非负重锻炼。鼓励进行膝关节和踝关节运动。手术2周后可足跟负重，缝线在手术后2～4周拆除，这取决于足的肿胀程度。患者术后6周应保持穿足跟负重靴直到术后X线片显示关节保持在位和骨开始愈合。手术6周后开始穿靴进行渐进式负重。这时，可以脱靴进行定期第1趾ROM练习。这个靴使用直到达到完全骨愈合，这通常是术后3个月。在完全愈合后，患者可以穿上正常的鞋子，回到日常生活的大部分活动中。如果患者表现出僵硬、乏力或步态功能障碍，可根据个人要求进行物理治疗。回归高强度的活动，要推迟到骨愈合后1个月。

 切开复位内固定治疗跛趾骨折脱位的经验与教训：

（1）背侧切口，可以在术中广泛显露跛趾。

（2）需要时，可通过跖板切开进行复位。

（3）微型螺钉和生物可吸收螺钉，可提供坚强内固定作用。

（4）克氏针可以提供额外的固定。

（六）切开复位内固定治疗跛趾籽骨骨折

1. 术前规划

（1）解剖因素：籽骨位跛短屈肌腱中，跛长屈肌将其彼此分离，跛趾的正常功能和稳定至关重要。因为它们和足底第1跖骨头通过关节连接起来，故可抬高跖骨并提供一个用于承重的滑动表面。内侧手术入路用于显露胫侧籽骨，而足底切口用来显露腓侧籽骨。内侧伤口的风险最小，而足底切口有屈肌腱和趾神经损伤的风险。因为籽骨是承重骨，故经籽骨固定的植入物不应突出。术前计划应包括X线片、CT扫描对损伤程度进行了解。在某些情况下，比较对侧足的X线片，可用于观察患者的正常足部解剖。

（2）仪器和植入物因素：术前规划完成后，应确保所有仪器和植入物已准备完成。切开复位内固定治疗使用的仪器包括气动或电动钻，骨折复位工具，如1.14mm克氏针和小点状复位钳，可透X线的手术台和C型臂。如果使用一个大的C型臂，那么可以考虑使用无菌的"三角"膝定位器协助足的位置，以获得理想的前后位图片。常用于籽骨切开复位内固定的植入物，包括1.5mm微型皮质螺钉。

（3）患者因素：在切开复位内固定治疗前，应对全身和局部因素进行评估。如果患者身体不在最佳状态，麻醉和切开复位内固定会导致效果不好。手术前应考虑足部软组织的状况。局部感染和皮肤水疱是切开复位内固定治疗的禁忌证。这些情况应该在手术前解决。待足肿胀消退后再手术，否则手术伤口易并发如导致骨筋膜室综合征、伤口裂开、感染等风险。因此，需延迟14天或更长的时间，直至足部软组织状况改善再行切开复位内固定治疗。

2. 手术要点

患者仰卧位于可透视的手术台上。手术台的放置应取反向特伦德伦伯格位（reverse Trendelenburg），角度约15°，以便跛趾进行足底切口。给予全身或脊髓麻醉。皮肤切开术后1小时内使用静脉抗生素预防皮肤菌群细菌。止血带放置在小腿并充气到250mmHg。用一张卷起的床单或垫子放在同侧臀部，以对抗髋关节外旋。抗血栓袜和靴子应放在对侧肢体。

　　胫侧籽骨主要的手术入路，是在第1跖趾关节内侧纵行切口。识别腓浅神经的皮支并往背侧牵开。在跖趾关节内侧L形切开关节囊，显露跖骨头，胫侧籽骨就显露在足底跖骨头上。

　　腓侧籽骨的主要手术入路是在足底第1跖骨远端区域的弧形切口。识别姆长屈肌腱并向内侧牵开。显露趾间神经并向外侧牵开。识别姆短屈肌腱并纵向切开即可显露腓侧籽骨。

　　当骨折显露后，清除血肿、纤维组织和骨碎片。用一把咬骨钳或刮匙进行清创或新鲜骨折的两端。检查和清创所有骨折块，尽可能保留骨折块附着软组织完整。当骨折部位准备好且正确对齐时，便可用1～2枚微型螺钉进行固定。第1跖趾关节跖屈可以帮助复位移位的骨折。采取多平面透视进行评估骨及关节复位和植入物的合适性。骨及关节稳定性应经临床和影像学证实。须检查螺钉，以确保达到理想的位置。

3. 闭合切口

　　当骨和关节对齐、植入物位置适当时，便可关闭伤口。这时止血带放气，进行足趾充血及检查出血血管，电凝止血以减少术后血肿形成。用球形注射器和大量生理盐水冲洗伤口。伤口注射适量的无肾上腺素0.5%布比卡因进行局部麻醉，深层结构如第1跖趾关节内侧关节囊姆短屈肌腱使用0薇乔缝线进行单层间断缝合。用2-0薇乔缝线单层间断缝合皮下组织，用2-0尼龙缝线单层间断缝合足底和内侧皮肤。足底皮肤上的缝线垂直褥式缝合，以避免产生疼痛性足底瘢痕。敷料覆盖前检查足远端血运。伤口覆盖无菌非粘连的塞罗仿敷料、纱布和联结的纤维网垫。然后足放置在手术硬底鞋里。只要患者疼痛很轻，便可以在术后当天出院。

4. 康复

　　每月随访，直到患者完全康复。术后在手术鞋保护下进行非负重锻炼。鼓励膝关节和踝关节运动。手术2周后可足跟负重，缝线在手术后2～4周拆除，这取决于足的肿胀程度。患者术后6周应保持穿足跟鞋直到术后X线片显示关节保持在位且骨开始愈合。手术6周后开始穿鞋进行渐进式负重。这时，可以脱鞋进行定期第1趾ROM练习。坚持穿足跟鞋直到骨完全愈合，这通常是术后3个月。在完全愈合后，患者可以穿上正常的鞋子，回到日常生活的大部分活动中。配给患者鞋垫使用以便减轻籽骨的负重。如果患者表现出僵硬、乏力或步态功能障碍，根据个人要求进行物理治疗。回归高强度的活动要推迟到骨愈合后1～2个月。

 切开复位内固定治疗姆趾籽骨骨折的经验与教训：

　（1）内侧切口，显露胫侧籽骨。足底切口，显露腓侧籽骨。

　（2）足底的切开和闭合，须仔细操作以避免产生疼痛的足底瘢痕。

　（3）微型植入物提供坚强的内固定。

七、疗效

急性、慢性及漏诊的Lisfranc骨折脱位经手术治疗后，要获得理想的效果，关键在于骨和关节的解剖复位。在过去20年长期随访研究中，切开复位内固定治疗急性损伤和中足融合治疗慢性损伤的患者，有65%～90%的患者的功能结果表现良好。40%～90%切开复位内固定治疗急性损伤的患者，发展为不同程度的中足创伤性关节炎。与术后疗效较差相关联的关节退变，发生在那些切开复位内固定治疗后有单纯Lisfranc损伤的情况。切开复位内固定治疗后创伤性关节炎的发生率仍较高，一些专家建议，某些急性跗跖关节韧带损伤采取中足融合作为主要治疗。至今，仍是一个备受争议的问题。大多数急性损伤进行切开复位内固定治疗，不可修复的关节损伤如慢性或漏诊的损伤，建议使用关节融合治疗。

关于跖骨关节外骨折切开复位内固定疗效有不同文献报道。关于第1～第4跖骨骨折切开复位内固定疗效的研究很少。大多数报道患者对不稳定损伤采取非手术治疗，疗效差。但有很多文献是关于第5跖骨骨折切开复位内固定的治疗效果是好的。大多数研究报道愈合率高达100%，可在4～5个月恢复到损伤前的活动水平。

关于跗趾骨折脱位和籽骨骨折采取切开复位内固定治疗的疗效的文献报道少。关于外科治疗这些损伤的大多数研究仅限于案例分析，有很高的愈合率及疼痛缓解。患者接受开放治疗跗趾脱位后，最常见的主诉是关节僵硬，发生率为25%～50%。

八、并发症

中足和前足骨折脱位的手术治疗，有一定并发症。虽然有方法治疗术后并发症，但仍需努力减少风险。

（一）术后感染

足部损伤的手术治疗后，任何时候都可以发生感染。表现从浅表蜂窝织炎到深部脓肿。开放性骨折发生感染的风险高于闭合性骨折。预防是避免感染的第一步。切开伤口1小时内给予抗生素，术后仍需持续应用24小时。应严格遵守在手术室无菌操作的原则，使用碘伏或氯己定做皮肤消毒。此外，植入物和器械应覆盖无菌布类。

（二）伤口并发症

足部损伤手术治疗后，伤口并发症并不少见。这是因为足部在创伤和术后容易出现严重肿胀。由于足通常处在负重的位置，并且在解剖位置上最远离心脏，因此，足肿胀的及时解决具有挑战性。术前应鼓励患者进行冰敷和尽可能多地抬高足，以改善术前软组织条件。在手术过程中，小心处理全厚皮瓣。尽可能减少伤口张力，以减少对皮肤血管的损伤。手术后，仍然要求患者继续冰敷并尽可能地抬高足部，以减少术后肿胀。4周后才拆除缝线，以进一步减少伤口裂开问题。

（三）创伤性关节炎

尽管关节内骨折进行手术治疗，但创伤性关节炎仍可发生，在Lisfranc损伤的情况中也不例外。尽管Lisfranc损伤接受手术治疗，但表现出关节退变的发生率仍比较高。疾病范围包括从轻度到重度，并不是所有的关节炎患者都有疼痛。虽然不可能避免中足关节软骨损伤，但手术中某些措施可以减少创伤性关节炎发生的风险。关节应彻底清创、清除骨和/或软骨碎片。大的骨软骨骨折应用小螺钉固定，关节应解剖复位和坚强固定。

（四）骨不连

骨不愈合是手术治疗后的潜在并发症。对中足和前足损伤，切开复位内固定和中足融合治疗可能有骨不愈合。萎缩性骨不愈合的发生是因为骨的血液供应差。可能导致骨不愈合的因素包括尼古丁、类固醇、糖尿病、炎症和血管疾病。易发生萎缩性骨不愈合的骨因素是伴有骨膜剥离的骨膜损伤。肥大性骨不连是由于在骨折处过度运动，或融合部位的植入物稳定性差所导致。其他的不愈合是感染造成的。考虑到这些因素，可以采取一些措施，以尽量减少骨不愈合的风险。建议患者停止使用尼古丁和类固醇。在专科医学专家协助下，改善患者的内科并发症。手术过程中尽量减少骨膜的剥离。术中确认植入物的强度和骨折的稳定性。对于某些可能有骨愈合差风险的患者，可使用钢板和螺钉结构而不是单纯螺钉融合中足。为了避免植入物过早失效的风险，不建议患者过早负重，直到在X线片上看到骨痂生成。如上所述，采取措施将感染风险降到最低。

（五）骨筋膜室综合征

骨折外科治疗后，发生的足部骨筋膜室综合征是一个严重问题。如果漏诊，是非常痛苦的，可能导致不可逆转的肌肉坏死和功能障碍。对中足和前足的高能量Lisfranc损伤，在术后发展为骨筋膜室综合征的风险最高。防止骨筋膜室综合征是很难的，因为这可能在损伤本身后就出现了。应避免留置硬膜外导管，因为可能会影响术后疼痛评估。需注意确保手术后夹板不过紧，包括石膏夹板及石膏下面联结的纤维网。高能量损伤的患者有发生骨筋膜室综合征的风险，因此应留院观察。

九、典型并发症案例

例1：Lisfranc损伤切开复位内固定术后创伤性中足关节炎的治疗

通过各种研究表明，尽管Lisfranc损伤手术治疗，关节炎发生率仍高，范围为40%～100%。虽然有些患者可能只有轻微的关节炎和轻微的症状，但其他患者可能会有更严重的退行性改变和严重的疼痛。非手术治疗措施，如抗炎药物和坚固的矫形器，可以尝试作为一线治疗。如果失败，下一步的治疗是中足融合。

65岁，女性，5年前遭遇机动车事故，导致同侧的跖跗关节韧带闭合损伤。损伤1周后，在外院进行骨折切开复位内固定（图30.22）。手术采用通过第1跖骨近端区域的单一切口，术后没有马上发生并发症。切开复位内固定术后1年，因为认为植入物疼痛，取出植入物。当时第1～第5跖跗关节在多年的非手术治疗后，已经出现严重的创伤后中足关节炎。经过讨论，进行中足融合手术。

采用双切口入路进行中足融合手术。第一切口是通过以前第1跖骨近端区域愈合的瘢痕，显露第1～第2跖跗关节。关节显露后，清除纤维组织和病变的关节软骨。注意在第1、第2跖骨的足底侧比足背侧去除更多的骨，以便恢复足部弧形。第二切口在第4跖骨背上，显露第3～第5跖跗关节。关节显露后，清除纤维组织和病变软骨。注意在第3跖骨的足底侧比足背侧去除更多的骨，以便保持足部的弧形。然后用咬骨钳和刮匙进行进一步清创或新鲜化所有5个跖跗关节的松质骨两端。第三切口在跟骨外侧取自体跟骨移植。这种骨移植放置在第1～第3跖跗关节。第1～第3跖跗关节正确对齐后，用2枚导针在第1跖骨和第1楔骨交叉固定，第2和第3跖跗关节分别用1枚导针贯穿固定。只要X线片确认导针位置合适，4mm螺钉沿导针打入并埋头。第1～第3跖跗关节融合后，在第二切口识别并切断趾短伸肌腱放到第4、第5跖跗关节，以趾短伸肌腱作为填充材料，第4、第5跖跗关节与楔骨复位后，分别用1.6mm克氏针逆行固定。透视图像确认关节和植入物位置适当。在4个月内，患者完全康复，没有并发疼痛复发或畸形（图30.22）。

本案例处理的重要原则如下：

（1）翻修手术的入路切口，包括先前的中足切口。

（2）同时进行关节融合和畸形矫正，以达到足部的稳定性、功能性及跖行性。

例2：第5跖骨近端骨折后的骨不连与再骨折

虽然大多数文献报道，第5跖骨骨折切开复位内固定有很高的愈合率，但一些研究显示在竞技运动员当中有再骨折和/或骨不愈合的高发生率。Larson等报道在15个接受切开复位内固定的患者中，有4名出现再骨折，2名出现骨不愈合。其实这些再骨折在手术后的某个时候已愈合，但又再次损伤。在体育界人群，再骨折和骨不连的可能原因包括骨的血液供应不足、植入物的强度不够以及解剖特征如内翻后足导致外侧柱过度负重。非手术治疗措施，如骨的刺激和坚固的矫形器，可以尝试作为一线治疗。如果失败，应用自体骨移植进行第5跖骨的开放性修复。

18岁，女性，2年前在一次激烈的高中足球比赛中发生第5跖骨骨折闭合损伤。受伤后1周外院进行切开复位内固定术。手术采用切口在第5跖骨外侧切口并用克氏针固定。虽然手术后没有发生并发症，但在6个月内反复疼痛。认为因植入物疼痛，切开复位内固定术后1年取出植入物（图30.23）。术后重返足球竞技运动，数月来反复出现第5跖骨疼痛。X线片显示第5跖骨骨折骨不愈合伴少量骨痂。接诊后数周的非手术治疗失败了。经过讨论，进行第5跖骨的切开复位自体植骨内固定。

采用双切口入路进行第5跖骨的切开复位内固定。第一切口是通过先前在第5跖骨外侧愈合的瘢痕。骨折不连处显露后，通过X线片引导清除纤维组织和骨痂。对骨不愈合进行清创，以便显露渗血的软骨下骨。使用导针经结节处在髓腔开孔，并用尽可能大的钻头扩髓。第二切口在外侧跟骨取自体跟骨移植，然后将其置于第5跖骨骨折部位进行植骨。置入第5跖骨上的螺钉，是1枚5.5mm的空心部分螺纹松质螺钉。注意确保使用的螺钉既不过长也不过短。透视确认关节复位和植入物位置适当。在3个月内，患者完全康复。穿戴定制外翻模型矫形器以减轻外侧柱负担。到目前为止，没有复发疼痛，恢复到受伤前的踢足球水平（图30.23）。

本案例处理的重要原则如下：

（1）运动员出现第5跖骨近端的再骨折和/或骨不连，应积极治疗。

（2）尽量使用自体骨移植。

（3）成功治疗骨不连，需要彻底清创骨折端。

（4）尽可能应用大的部分螺纹螺钉。

例3：足部骨筋膜室综合征的治疗

在中足和前足受伤的情况下，高能量导致的Lisfranc损伤，术后发生骨筋膜室综合征的风险最高。在足部的9个骨间室内，任何一个的压力增加超出动脉内压力，都可发生骨筋膜室综合征。如果未做处理，最终会导致肌肉和软组织灌注下降，进而发展为不可逆的组织坏死。治疗非常紧急，需要切开所有9个间室（内侧、外侧、表浅、内收、跟骨和4个骨间肌）进行减压。完全康复关键在于及时治疗。

16岁，女性，7天前遭遇机动车事故，发生了B2型（不完全同侧，外侧）跖跗关节骨折脱位的闭合性损伤。Lisfranc韧带和第2～第4跖跗关节不稳。当时足部只是中度肿胀，于受伤当周进行切开复位内固定。手术是通过单一切口进行。原切口在第1跖骨近端的区域，显露Lisfranc韧带和第2跖跗关节。第2跖跗关节显露后，清除血肿、纤维组织和骨碎块。可见Lisfranc韧带并进行清创，第2跖骨基底与内侧楔骨用单一螺钉加压固定，第2跖跗关节用单一螺钉加压固定，可以使第3、第4跖跗关节自行复位。第3跖跗关节用单一螺钉固定，第4跖跗关节经皮克氏针进行固定。透视确认骨关节复位和植入物位置适当。创面用标准技术关闭，短腿夹板固定（图30.24）。

术后12小时，患者主诉疼痛加剧，移除夹板，以便对足做适当的检查。虽然足有明显的脉搏和正常的感觉，但有严重的足肿胀和轻触疼痛。临床上高度怀疑术后发生骨筋膜室综合征，紧急进行足筋膜室切开术。通过三个切口进行筋膜室减压（图30.25）。再次打开足背切口（第一个切口）以便中间骨间隔室减压。在第4跖骨上的足背侧做第二个切口，用以外侧骨间肌间室减压。第三个切口在足内侧弧形切开，用以减压其余的5个间室。从足背切口清除血肿，用大量生理盐水灌洗三个切口。在筋膜切开后，用钉和橡皮导管采取绑鞋带技术，给伤口提供一定张力，同时在伤口进行负压治疗。

经过骨筋膜切开后，患者感到疼痛但即刻缓解。2天后对伤口进行评估，并进一步冲洗和清创。此时，已消肿，关闭三个伤口，用夹板固定足部。在3个半月内，伤口痊愈，既没有创伤后中足关节炎，也没有任何骨筋膜室综合征后遗症。

本案例处理的重要原则如下：

（1）治疗中足高能量损伤时，须要高度怀疑是否有骨筋膜室综合征。

（2）治疗骨筋膜室综合征是紧急的，需要三个切口来对所有9个间室减压。完全恢复依赖于快速诊断和治疗。

（3）伤口负压治疗，有助于伤口愈合。

（4）治疗骨筋膜室综合征，采取筋膜切开术后产生的伤口感染可能是灾难性的。如果伤口不能在1～2周闭合，则需要植皮。

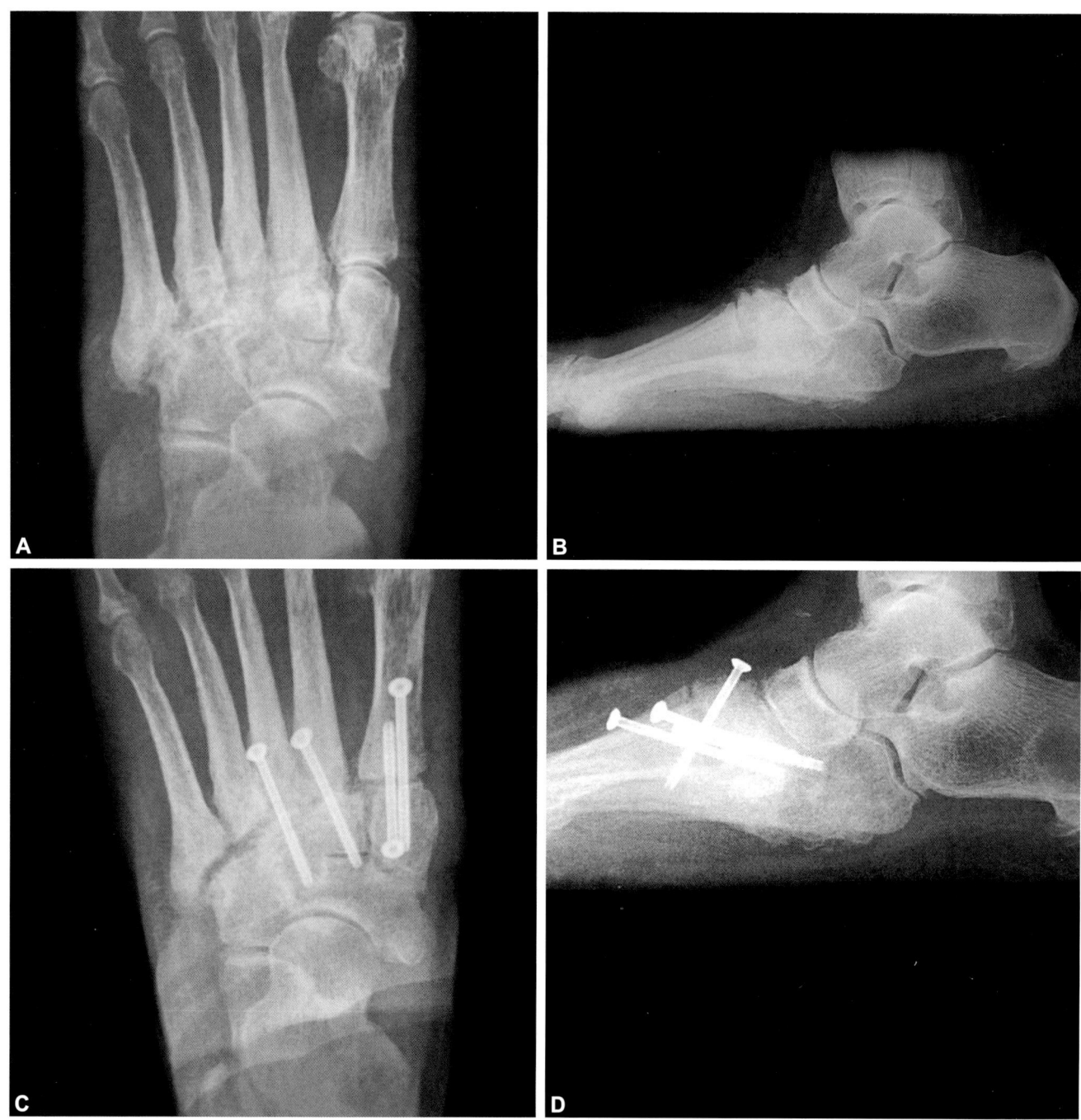

图30.22　Lisfranc损伤术后创伤性关节炎术前术后X线片

（A、B）Lisfranc损伤行切开复位内固定术，因植入物引起疼痛后取出，随后出现中足创伤性关节炎

（C、D）中足关节炎疼痛，最终行中足融合挽救性治疗

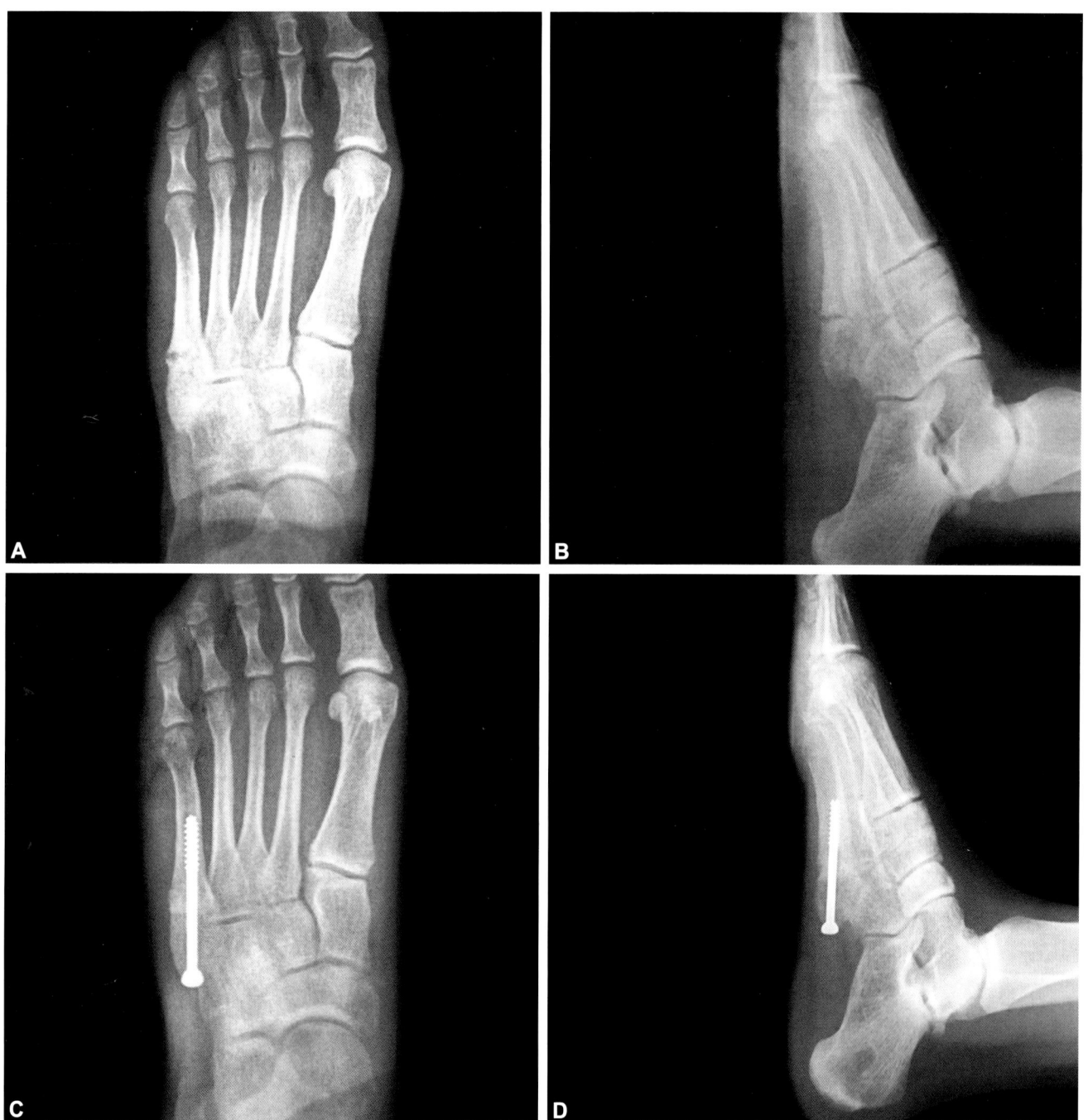

图30.23 切开复位内固定术后第5跖骨不愈合
（A、B）自体植骨翻修术前前后位及侧位X线片 （C、D）自体植骨翻修术后前后位及侧位X线片

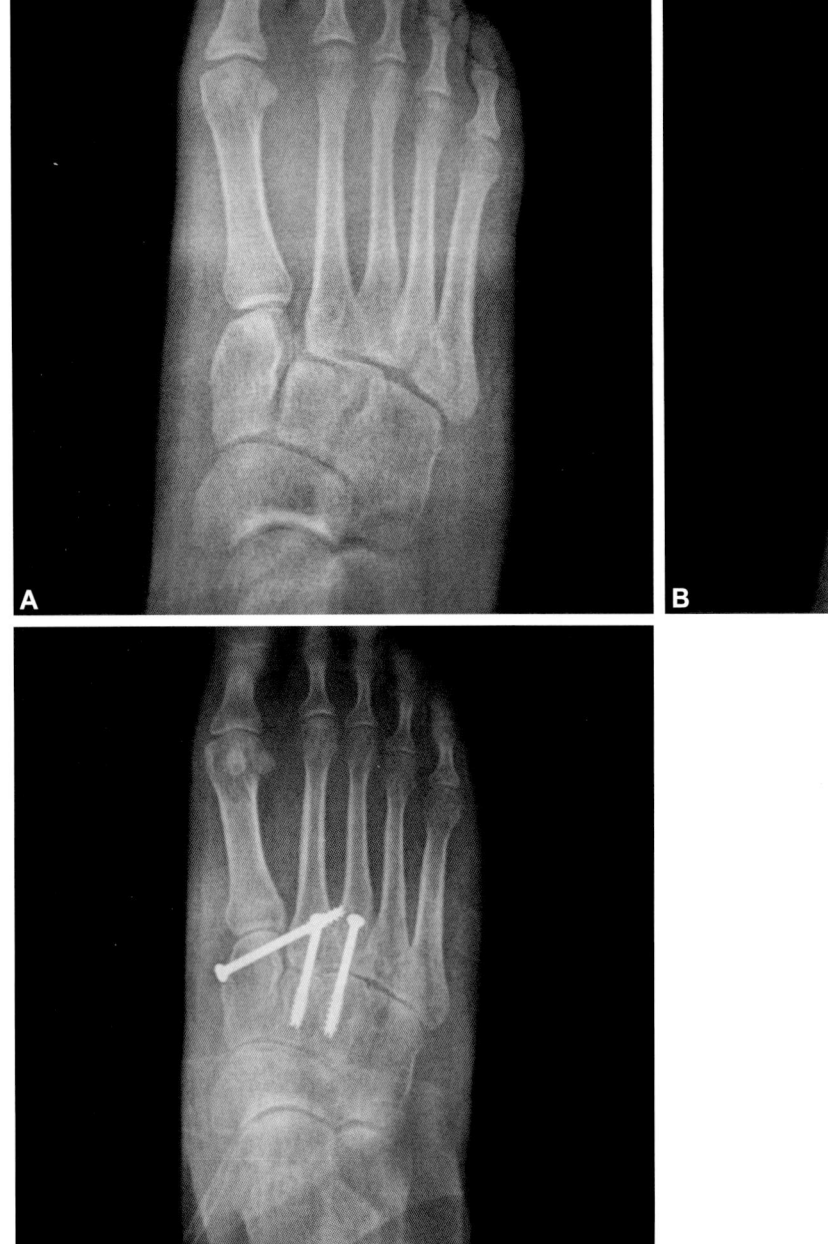

图30.24 Lisfranc不完全骨折损伤，切开复位内固定X线片

（A）切开复位内固定术前前后位X线片

（B）切开复位内固定术后即刻的前后位X线片 （C）最终拆除克氏针后的前后位X线片

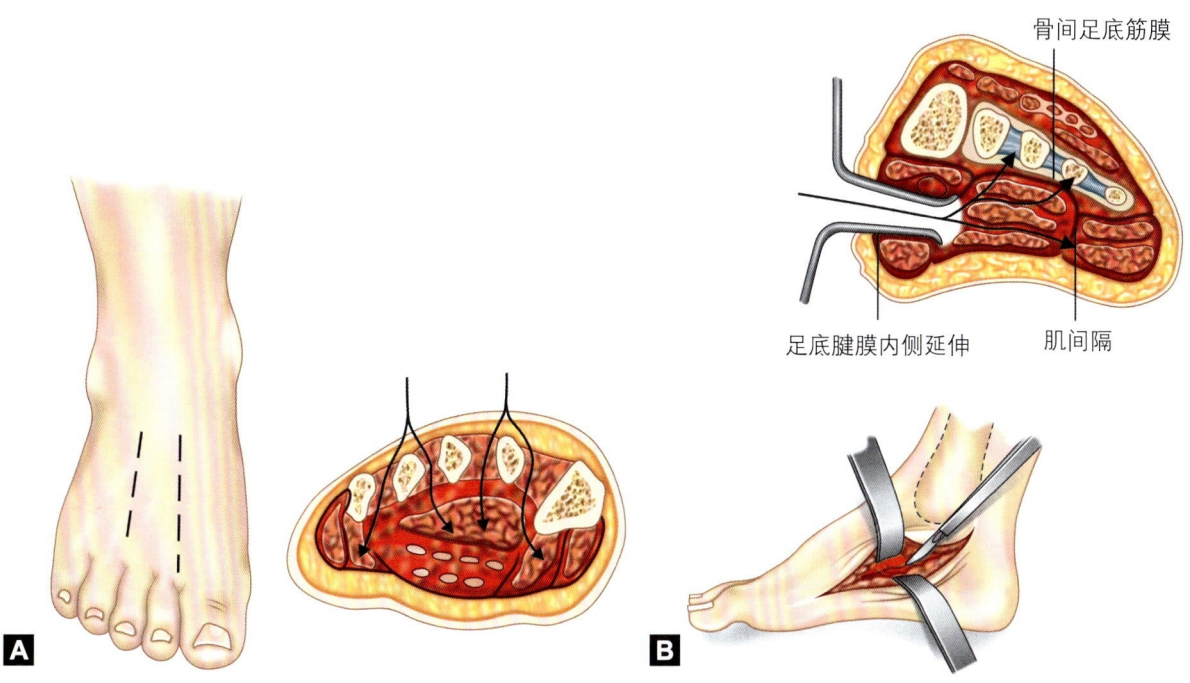

图30.25　足底筋膜室综合征手术切口示意图
（A）背部切口及横断面示意图　（B）内侧切口及横断面示意图

十、小结

外科治疗不稳定的中足和前足骨折脱位是具有挑战性的。使用现代仪器进行切开复位内固定，是大多数这些损伤的标准治疗方式。唯一例外的是，出现了不可修复软骨损伤的跗跖关节（Lisfranc）损伤，这时更适合采取关节融合术治疗。切开复位内固定及融合术，一般都获得满意的效果。获得理想效果的关键在于适当的手术时机、术前计划和骨与关节解剖复位。然而，即使有精细的手术技术，也有可能发生并发症。应该警惕在任何有高能量导致的中足和前足损伤的患者出现骨筋膜室综合征。其他手术后可能出现的并发症包括创伤性关节炎和骨折不愈合。应为处理这些损伤及潜在并发症做好准备，因为它们随时都会出现。

（莫勇军　梁旭权　译）

参考文献

[1] Lisfranc J. Nouvelle methode operatoire pour l'amputation partielle du pied par son articulation tarso-metatarsienne. Paris, Gibbon, 1815.

[2] Aronow MS. Treatment of the missed Lisfranc injury. Foot Ankle Clin. 2006;11(1):127-142.

[3] Richli WR, Rosenthal DI. Avulsion fracture of the Fifth metatarsal: experimental study of pathomechanics. AJR Am Roentgenol. 1984;143(4):889-891.

[4] Jones R. Fracture of the base of the Fifth metatarsal bone by indirect violence. Ann Surg. 1902;35(6):697-700.

[5] Smith JW, Arnoczky SP, Hersh, A. The intraosseous blood supply of the fifth metatarsal: implications for proximal fracture healing. Foot Ankle. 1992;13(3):143-152.

[6] Perry MD, Manoli A. Foot compartment syndrome. Orthop Clin North Am. 2001;32(1):103-111.

[7] Olson SA, Glasgow RR. Acute compartment syndrome in lower extremity musculoskeletal trauma. J Am Acad Orthop Surg. 2005;13(7):436-444.

[8] Myerson MS, Fisher RT, Burgess, AR, et al. Fracture dislocations of the tarsometatarsal joints, end results correlated with pathology and treatment. Foot Ankle. 1986; 6(5):225-242.

[9] Raikin S, Elias I, Dheer S, et al. Prediction of midfoot instability in the subtle Lisfranc injury. Comparison of magnetic resonance imaging with intraoperative findings. J Bone Joint Surg Am. 2009;91(4): 892-899.

[10] Quenu E, Kuss G. Etude sur les luxations du metatarse. Review de Chirgurie Paris.1909;39.

[11] Hardcastle PH, Reschauser R, Kutscha-Lissberg E, et al. Injuries to the tarsometatarsal joint: incidence, classification, and treatment. J Bone Joint Surg Br. 1982;64(3): 349-356.

[12] Jahss MH. Traumatic dislocations of the first metatarsophalangeal joint. Foot Ankle. 1980;1(1):15-21.

[13] Maskill JD, Bohay DR, Anderson JG. First ray injuries. Foot Ankle Clin. 2006;11(1):143-163.

[14] Miki T, Yamamuro T, Kitai T. An irreducible dislocation of the great toe. Report of two cases and review of the literature. Clin Orthop Relat Res. 1988;230:200-206.

[15] Rosenberg, GA, Sferra JJ. Treatment strategies for acute fractures and nonunions of the proximal fifth metatarsal. J Am Academy of Orthop Surg. 2000;8(5):332-338.

[16] Trevino SG, Kodros, S. Controversies in tarsometatarsal joints. Orthop Clin North Am. 1995;26(2):229-338.

[17] Ly TV, Coetzee JC. Treatment of primarily ligamentous Lisfranc joint injuries: primary arthrodesis compared with open reduction and internal fixation. A prospective, randomized study. J Bone Joint Surg Am. 2006;88(3):514-520.

[18] Berlet GC, Hodges Davis W, Anderson RB. Tendon arthroplasty for basal fourth and fifth metatarsal arthritis. Foot and Ankle Int. 2002;23(5):440-446.

[19] Sides SD, Fetter NL, Glisson R, et al. Bending stiffness and pull-out strength of tapered, variable pitch screws, and 6.5 mm cancellous screws in acute Jones fractures. Foot Ankle Int. 2006;27(10):821-825.

[20] Richter M, Wipperman B, Krettek C, et al. Fractures and fracture dislocations of the midfoot: occurrence, causes and long-term results. Foot Ankle Int. 2001;22(5):392-398.

[21] Komenda GA, Myerson MS, Biddinger KR. Results of arthrodesis of the tarsometatarsal joints after traumatic injury. J Bone Joint Surg Am. 1996;78(11):1665-1676.

[22] Sánchez Alepuz E, Vicent Carsi V, Alcántara P, et al. Fractures of the central metatarsal. Foot Ankle Int. 1996;17(4):200-203.

[23] Porter DA, Duncan M, Meyer SJ. Fifth metatarsal Jones fracture fixation with a 4.5-mm cannulated stainless steel screw in the competitive and recreational athlete: a clinical and radiographic evaluation. Am J Sports Med. 2005; 33(5):726-733.

[24] Larson CM, Almekinders LC, Taft TN, et al. Intramedullary screw fixation of Jones fractures. Analysis of failure. Am J Sports Med. 2002;30(1):55-60.